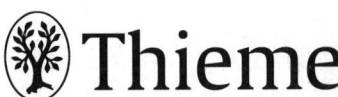

Chirurgie

**Herausgegeben von
Volker Schumpelick
Niels M. Bleese
Ulrich Mommsen**

6. Auflage
1267 Abbildungen in
über 2122 Einzeldarstellungen,
181 Tabellen

Georg Thieme Verlag
Stuttgart · New York

Prof. Dr. med. Dr. h. c. Volker Schumpelick
Direktor der Chirurgischen Klinik und Poliklinik
der RWTH Aachen
Pauwelsstraße, D-52057 Aachen

Prof. Dr. med. Niels M. Bleese
Chefarzt der kardiochirurgischen Abteilung
des Albertinen-Krankenhauses Hamburg
Süntelstraße 11a, D-22457 Hamburg

Prof. Dr. med. Ulrich Mommsen
Chefarzt der Klinik für Unfall-, Hand-
und Wiederherstellungschirurgie
Klinikum Osnabrück
Am Finkenhügel 1, D-49076 Osnabrück

Der überwiegende Teil der Zeichnungen stammt
von **Gisela Tambour**, Göttingen, und **Ingrid von
Marchtaler,** Hamburg, weitere Zeichnungen von:
Christine Lackner, Ittlingen, **Angelika Kramer,**
Stuttgart, und **Joachim Hormann,** Stuttgart

Umschlaggestaltung: Thieme Verlagsgruppe
Umschlagfoto: PhotoDisc, Inc.

*Bibliografische Information der
Deutschen Bibliothek*

Die Deutsche Bibliothek verzeichnet diese Publika-
tion in der Deutschen Nationalbibliografie; detaillierte bibliografische Daten sind im Internet über
http://dnb.ddb.de abrufbar.

1. Auflage 1986
2. Auflage 1989
3. Auflage 1994
4. Auflage 1999
5. Auflage 2000

© 1986, 2004 Georg Thieme Verlag
Rüdigerstraße 14, D-70469 Stuttgart
Unsere Homepage: http://www.thieme.de

Printed in Germany

Satz: Hagedorn Kommunikation, Viernheim
Druck: Druckhaus Götz, Ludwigsburg

ISBN 3-13-127126-4   1 2 3 4 5 6

Wichtiger Hinweis
Wie jede Wissenschaft ist die Medizin ständigen
Entwicklungen unterworfen. Forschung und klinische Erfahrung erweitern unsere Erkenntnisse,
insbesondere was Behandlung und medikamentöse
Therapie anbelangt. Soweit in diesem Werk eine
Dosierung oder eine Applikation erwähnt wird,
darf der Leser zwar darauf vertrauen, dass Autoren,
Herausgeber und Verlag große Sorgfalt darauf verwandt haben, dass diese Angabe **dem Wissensstand
bei Fertigstellung des Werkes** entspricht.

Für Angaben über Dosierungsanweisungen und
Applikationsformen kann vom Verlag jedoch keine
Gewähr übernommen werden. **Jeder Benutzer ist
angehalten,** durch sorgfältige Prüfung der Beipack-
zettel der verwendeten Präparate und gegebenen-
falls nach Konsultation eines Spezialisten festzustellen, ob die dort gegebene Empfehlung für Dosierungen oder die Beachtung von Kontraindikationen gegenüber der Angabe in diesem Buch ab-
weicht. Eine solche Prüfung ist besonders wichtig
bei selten verwendeten Präparaten oder solchen,
die neu auf den Markt gebracht worden sind. **Jede
Dosierung oder Applikation erfolgt auf eigene Gefahr des Benutzers.** Autoren und Verlag appellieren
an jeden Benutzer, ihm etwa auffallende Ungenau-
igkeiten dem Verlag mitzuteilen.

Geschützte Warennamen (Warenzeichen®) werden **nicht immer** besonders kenntlich gemacht.
Aus dem Fehlen eines solchen Hinweises kann
also nicht geschlossen werden, dass es sich um
einen freien Warennamen handelt.

Vorwort zur 6. Auflage

„Nur was sich ändert, bleibt sich gleich" – chinesisches Sprichwort.

Nichts ist beständiger als der Wandel. Seit der ersten Auflage hat sich das Spektrum der Chirurgie fundamental gewandelt u.a. in Form der Aufteilung in mehr als 15 Gebiete, Teilgebiete, Schwerpunkte und fakultative Weiterbildungsinhalte. Auch der Studentenunterricht blieb nicht der gleiche, formal und inhaltlich hat er sich vielfach verändert. Dennoch blieb das Fach Chirurgie zentraler Schwerpunkt in der Ausbildung zum Mediziner, in der praktischen Krankenbetreuung und in den Lehrinhalten. So will dieses Buch auch 18 Jahre nach seiner Erstfassung weiterhin für den Lernenden die Einheit der Chirurgie in der Vielfalt der chirurgischen Disziplinen darstellen, d.h. das Gemeinsame der divergierenden Tendenzen herausstreichen. Wir danken allen Autoren für ihren Beitrag, vor allem jenen, die sich trotz zwischenzeitlich gewonnener Selbständigkeit ihrer Gebiete weiter an dieser Synopsis beteiligen.

Die Neuauflage dieses Buches erfolgt jetzt im Thieme Verlag, da sich der Enke Verlag leider auflöste. Wir danken Herrn Albrecht Hauff dafür, dass er dieses Standardwerk in seinem Hause weiterführen wird, d.h. die Tradition der „Chirurgie" bewahrt. Das Buch erfuhr eine wünschenswerte Straffung und Reduktion auf das für den Studenten Wesentliche, es soll ein Taschenbuch bleiben. Aus diesem Grunde haben wir bewusst das Format der ersten Auflagen wieder übernommen, was auch ein vielfach geäußerter Wunsch zahlreicher Leser war. Wir glauben, dass wir so die Kliniknähe in der Ausbildung dokumentieren, damit sowohl Studenten, AiP's, aber auch junge Assistenten das Buch stets dabei haben können. Alle Kapitel wurden aktualisiert und mit wesentlichen Ergänzungen versehen. Neu ist der Versuch, die „take home messages" der jeweiligen Kapitel als Merksätze zum Schluss der Kapitel darzustellen, so dass der Student das Wesentliche in Kürze rekapitulieren und sich einprägen kann.

Wir danken allen am Zustandekommen der 6. Auflage Beteiligten, den beratenden Studenten, den Autoren, den Zeichnern, den Fotografen, den Sekretärinnen und anderen nicht namentlich Erwähnten. Ganz besonders danken wir Herrn Spencker, Frau Dr. Bettina Hansen und Frau Dr. Eva-Cathrin Schulz vom Thieme Verlag, die dieses Buch jetzt in ihre Obhut genommen und sich in aufopfernder Weise um die Neuauflage gekümmert haben. Möge unser Buch auch im neuen Verlag an seinen alten Erfolg anknüpfen, wobei wir meinen, mit dieser Neuauflage die besten Voraussetzungen hierfür geschaffen zu haben.

Im September 2003

V. Schumpelick, Aachen
N. M. Bleese, Hamburg
U. Mommsen, Osnabrück

Inhalt

Schlussredaktion und „Merken"
(M. Jansen, J. J. Höer, M. Stumpf)

Mitarbeiterverzeichnis

RWTH = Rheinisch-Westfälische Technische Hochschule

PD Dr. med. G. Arlt
Park-Klinik Weißensee
Schönstraße 80
13086 Berlin

Professor Dr. med. R. Babayan
Facharzt für Chirurgie
Max-Brauer-Allee 52
22765 Hamburg

Professor Dr. med. H. Bause
Allgemeines Krankenhaus Altona
Abt. für Anästhesiologie
Paul-Ehrlich-Straße 1
22763 Hamburg

Professor Dr. med. N. M. Bleese
Albertinen-Krankenhaus
Kardiochirurgische Abt.
Süntelstraße 11 A
22457 Hamburg

Professor Dr. B. J. Braun
Rotes Kreuz-Krankenhaus
Allgemein- und Unfallchirurgie
St. Pauli-Deich 24
28199 Bremen

Prof. Dr. med. J. Bruns
Orthopädische Universitätsklinik
Martinistraße 52
20246 Hamburg

Claus Carow
Krankengymnast
Chirurgische Klinik der RWTH
Pauwelsstraße 30
52074 Aachen

Dr. med. S. Conrad
Universitäts-Krankenhaus Eppendorf
Urologische Klinik und Poliklinik
Martinistraße 52
20251 Hamburg

Prof. Dr. M. Dallek
Chirurgische Klinik und Poliklinik
Abteilung Unfallchirurgie
Universitäts-Krankenhaus Eppendorf
Martinistraße 52
20246 Hamburg

Professor Dr. med. M. Doehn
Krankenhaus Merheim
Abt. für Anästhesie
Ostmerheimer Straße 200
51109 Köln

PD Dr. med. B. Dreuw
St. Clemens Hospital
Chirurgische Klinik
Wilhelmstraße 34
46145 Oberhausen

Professor Dr. med. H.-P. Eichfuß
Nachtigallenweg 4
31241 Ilsede

Professor Dr. med. J. Faß
Städtische Kliniken Kassel
Allgemein und Thoraxchirurgie
Mönchebergstr. 41-43
34125 Kassel

Professor Dr. med. D. Grossner
Universitäts-Krankenhaus Eppendorf
Abt. für Unfall- und Wiederherstellungschirurgie
Martinistraße 52
20251 Hamburg

Professor Dr. med. G. Grubel
Universitäts-Krankenhaus Eppendorf
Neurochirurgische Klinik
Martinistraße 52
20251 Hamburg

PD Dr. med. Dennis von Heimburg
Praxisklinik Kaiserplatz
Plastische Chirurgie
Kaiserstr. 14
60311 Frankfurt am Main

PD Dr. med. J.J. Höer
Marien-Hospital
Chirurgische Klinik
Rochusstraße 2
40479 Düsseldorf

PD Dr. Dieter Holzrichter
Kritenbarg 7
22391 Hamburg

Professor Dr. med. H. Huland
Universitäts-Krankenhaus Eppendorf
Urologische Klinik und Poliklinik
Martinistraße 52
20251 Hamburg

Frau Dr. med. G. Hutschenreuter
Institut für Transfusionsmedizin
Medizinische Einrichtungen der RWTH
Pauwelsstraße 30
52074 Aachen

Dr. med. M. Jansen
Chirurgische Universitäts- und Poliklinik der RWTH
Pauwelsstraße 30
52074 Aachen

Dr. med. E. Jungck
Kreiskrankenhaus Gummersbach
Zentrale Abteilung für Anästhesiologie,
Intensivmedizin, Schmerztherapie
Postfach 100564
51605 Gummersbach

Prof. Dr. med. R. Kasperk
Katholisches Klinikum Dusiburg
An der Abtei 7-11
47166 Duisburg

PD Dr. med. U. Klinge
Chirurgische Universitäts- und Poliklinik der RWTH
Pauwelsstraße 30
52074 Aachen

Professor Dr. med. G. Klose
Zentralkrankenhaus „Links der Weser"
Medizinische Klinik
Senator-Weßling-Straße 1
28277 Bremen

Professor Dr. med. W. Lambrecht
Universitäts-Krankenhaus Eppendorf
Abt. für Kinderchirurgie
Martinistraße 52
20251 Hamburg

Professor Dr. med. H.-U. Langendorff
Städtische Kliniken Dortmund
Unfall-, Hand- und Wiederherstellungschirurgie
Münsterstraße 240
44145 Dortmund

PD Dr. med. S.W. Lemmen
Zentralbereich für Krankenhaushygiene des
Klinikums der RWTH Aachen
Pauwelsstraße 30
52074 Aachen

Professor Dr. med. R. Maerker
Städtische Kliniken Dortmund
Klinik für Mund-, Kiefer- und Gesichtschirurgie
Münsterstraße 240
44145 Dortmund

Dr. med. J. Meentken
Städtische Kliniken Osnabrück
Unfallchirurgische Klinik
Am Finkenhügel 1
49076 Osnabrück

Professor Dr. med. U. Mommsen
Klinikum Osnabrück
Unfall-, Hand- und Wiederherstellungschirurgie
Am Finkenhügel 1
49076 Osnabrück

Dr. med. G. Neumann
Städtische Kliniken Dortmund
Klinik für Thorax-, Herz- und Gefäßchirurgie
Beurhausstraße 40
44137 Dortmund

PD Dr. med. E.M. Noah
Klinik für Plastische, Rekonstruktive und
Ästhetische Chirurgie
Rotes Kreuzkrankenhaus
Hansteinstr. 29
34121 Kassel

Professor Dr. med. Dr. N. Pallua
Klinik für Plastische Chirurgie, Hand- und
Verbrennungschirurgie der RWTH
Pauwelsstraße 30
52074 Aachen

PD Dr. med. Chr. Peiper
Evangelische Krankenhaus Witten
Chirurgische Klinik
Pferdebachstr. 27
58455 Witten

Prof. Dr. med. B. Pötzsch
Rheinische Freidrich-Wilhelms-Universität Bonn
Institut für Experimentelle Hämatologie und
Transfusionsmedizin
Sigmund-Freud-Straße 25
53105 Bonn

Professor Dr. med. M.-J. Polonius
Städtische Kliniken Dortmund
Klinik für Thorax-, Herz- und Gefäßchirurgie
Beurhausstraße 40
44137 Dortmund

PD Dr. med. K.-P. Riesener
Marien-Hospital
Chirurgie und Unfallchirurgie
Hervester Str. 57
45768 Marl

PD. Dr. med. F.-C. Rieß
Albertinen-Krankenhaus
Kardiochirurgische Abteilung
Süntelstr. 11 a
22457 Hamburg

Professor Dr. med. E. Schippers
Juliusspital
Chirurgische Klinik
Juliuspromenade 19
97070 Würzburg

Dr. med. H. Schöntag
Universitäts-Krankenhaus Eppendorf
Chirurgische Klinik
Abt. für Unfall- und Wiederherstellungschirurgie
Martinistraße 52
20251 Hamburg

Dr. med. F. Schröder
Universitäts-Krankenhaus Eppendorf
Neurochirurgische Klinik
Martinistraße 52
20251 Hamburg

Professor Dr. med. Dr. h. c. V. Schumpelick
Chirurgische Universitäts- und Poliklinik der RWTH
Pauwelsstraße 30
52074 Aachen

Dr. med. U. Seitz
Universitäts-Krankenhaus Eppendorf
Chirurgische Klinik und Poliklinik
Klinik für Interdisziplinäre Endoskopie
Martinistraße 52
20251 Hamburg

Professor Dr. med. N. Soehendra
Universitäts-Krankenhaus Eppendorf
Chirurgische Klinik und Poliklinik
Klinik für Interdisziplinäre Endoskopie
Martinistraße 52
20251 Hamburg

Professor G. Solbach
Berghansweg 9
49716 Meppen

PD Dr. med. G. Steinau
Chirurgische Universitäts- und Poliklinik der RWTH
Pauwelsstraße 30
52074 Aachen

Dr. med. M. Stumpf
Chirurgische Universitäts- und Poliklinik der RWTH
Pauwelsstraße 30
52074 Aachen

Professor Dr. med. G. Thoma †

PD Dr. med. A. Tittel
Chirurgische Universitäts- und Poliklinik der RWTH
Pauwelsstraße 30
52074 Aachen

Privatdozent Dr. med. Chr. Töns
Marien-Hospital
Chirurgische Klinik
Rochusstraße 2
40479 Düsseldorf

Professor Dr. med. W. Tolksdorf
Städtisches Krankenhaus Hildesheim
Klinik für Anästhesiologie
Weinberg 1
31134 Hildesheim

Privatdozent Dr. med. K.-H. Treutner
Chirurgische Universitäts- und Poliklinik der RWTH
Pauwelsstraße 30
52074 Aachen

Professor Dr. med. S. N. Truong
Chirurgische Universitäts- und Poliklinik der RWTH
Pauwelsstraße 30
52074 Aachen

PD Dr. med. S. Willis
Chirurgische Universitäts- und Poliklinik der RWTH
Pauwelsstraße 30
52074 Aachen

Professor Dr. med. R. Winkler
Martin-Luther-Krankenhaus
Chirurgische Klinik
Lutherstraße 22
24837 Schleswig

D. Zoerner
Städtische Kliniken Dortmund
Klinik für Thorax-, Herz- und Gefäßchirurgie
Beurhausstraße 40
44137 Dortmund

Dem Patienten und
seinem Arzt,
dem fortwährenden Studenten

„Der Student kann doch nirgends so viel
lernen wie aus dem Buch der persönlichen
Erfahrung; je dicker es wird, um so besser."

Th. Billroth, 1876
in „Das Lehren und Lernen an den
Universitäten der Deutschen Nation"

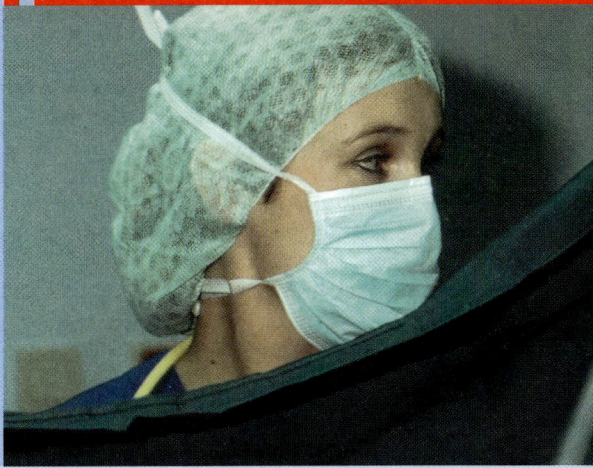

Teil 1

Allgemeine Chirurgie

1   Voraussetzungen des operativen Eingriffs

1.1   Indikation, Aufklärung und Vorbereitung

Grundsätzlich ist **jeder** operative Eingriff mit Nebenfolgen und Risiken verbunden. **Nebenfolgen** sind unerwünschte Veränderungen, die voraussehbar mit dem Eingriff verbunden und nicht vermeidbar sind, wie z.B. Narbenbildung und Anlage eines Anus praeter. Mit dem Begriff **Risiko** meint man diejenigen intra- und postoperativen Komplikationen, die zu Gesundheitsnachteilen, Morbidität und Letalität führen können. Das Ausmaß des Risikos ist von der Schwere des Eingriffs, von der Grundkrankheit, den Begleiterkrankungen und dem biologischen Alter des Patienten abhängig – aber auch von der Qualität der chirurgischen und anästhesiologischen Versorgung sowie der apparativen und personellen Ausstattung des Krankenhauses.

Nebenfolgen und Risiken: Preis jeder Operation

Stets müssen die Heilungschancen, die vorauszusehenden Nebenfolgen und das mögliche Risiko eines operativen Eingriffes mit denjenigen des nichtoperativen Vorgehens verglichen werden. Der Chirurg ist daher verpflichtet, über ausreichende Kenntnisse alternativer konservativer Therapieverfahren zu verfügen.

Jedes operative Vorgehen ist nur dann legitim, wenn zu erwarten ist, dass es unter den gegebenen Umständen das überlegene Therapieprinzip darstellt, und der hinreichend aufgeklärte Patient einverstanden ist. Dabei müssen die Nebenfolgen und das Operationsrisiko in einem vertretbaren Verhältnis zum erwarteten Gewinn an Lebensqualität stehen. Somit kommt sowohl der Indikationsstellung als auch der Patientenaufklärung überragende Bedeutung zu; sie zählen zu den wichtigsten und zugleich schwierigsten Aufgaben des Chirurgen!

Indikation und Aufklärung: Schwierige und verantwortungsreiche chirurgische Aufgabe

1.1.1   Indikationsformen s. Tab. 1.1

Bei der **relativen Operationsindikation** erfolgt die Entscheidung, dem Patienten zur Operation zu raten, unter Berücksichtigung der Chancen und Risiken alternativer Therapieoptionen sowie des Interesses von Patient und Arzt. Bei der **prophylaktischen Operationsindikation** erfolgt sie nach sorgfältiger Abwägung der therapeutischen Ziele und der individuellen Risiken. Hierbei werden eigene Erfahrung, Ergebnisse anderer Operateure, die zu erwartende Verbesserung oder Einschränkung der Lebensqualität (Anus praeter), die Lebenserwartung (ein 80-Jähriger verfügt noch über eine statistische Lebenserwartung von acht Jahren!), die Art der Grunderkrankung und die individuelle Belastbarkeit im Verhältnis zum Ausmaß der geplanten Operation berücksichtigt.

1.1.2   Kontraindikation

Die Gegenanzeige zu einer Operation kann absolut oder relativ sein. Begleiterkrankungen (frischer Myokardinfarkt, Niereninsuffizienz) oder hohes Alter können eine absolute Kontraindikation zur Elektivoperation darstellen. Im Notfall kann Risikoabwägung aus einer absoluten eine relative Gegenanzeige werden, d. h. der Eingriff ist trotz erheblichen Risikos zur Abwendung größerer Gefährdung unvermeidlich.

1.1.3   Inoperabilität

Liegen absolute Kontraindikationen vor oder handelt es sich um einen technisch nicht angehbaren Tumor, so ist der Patient inoperabel. Daraus resultiert für den behandelnden Arzt eine besondere Verantwortung. Gerade diese Patienten benötigen menschlichen Zuspruch. Dabei sollte – soweit vertretbar – unbedingt der Eindruck der hoffnungslosen Situation vermieden werden. Eine Verbesserung der verbliebenen Lebensqualität ist anzustreben, z.B. durch Analgetika, palliative Strahlen- oder Chemotherapie. Schmerzlinderung gehört zu den wichtigsten Pflichten des Arztes. Sie ist auch dann erlaubt, wenn dadurch eine eventuelle Lebensverkürzung in Kauf genommen wird.

Die Humanität gebietet wirksame und großzügige Schmerztherapie

Der Einsatz aller medizinisch-technischen Möglichkeiten darf einem würdevollen Sterben nicht im Wege stehen und ist rechtlich auch nicht geboten.

Tabelle 1.1 Indikationsformen für operative Eingriffe

Indikationsform	gilt für/in	Beispiele
Klassifikation nach Dringlichkeit		
Indikation zur sofortigen (Not-) Operation	▪ unmittelbar lebensbedrohliche Erkrankungen	Schlagaderverletzung, Spannungspneumothorax, Milz-Leber-Ruptur, epidurales Hämatom
	▪ Erkrankungen, bei denen die Gefahr akuter irreversibler Schäden an Organen oder Strukturen besteht	akuter peripherer Gefäßverschluss (Gefahr des Verlusts der Extremität), akuter Bandscheibenprolaps (Gefahr eines Querschnittsyndroms)
Indikation zur dringlichen Operation	Erkrankungen, bei denen eine Operation zur Abwendung irreversibler Schäden an Organen oder Strukturen innerhalb weniger Stunden (maximal 6 Std. nach der letzten Mahlzeit) zwingend erforderlich ist	akute Appendizitis, offene Fraktur, mechanischer Ileus, Abszess
Indikation zur elektiven Operation	Erkrankungen, bei denen die Operation geplant, d. h. unter optimalen Voraussetzungen durchgeführt werden kann	symptomatische Cholezystolithiasis, Hernie, chronische Niereninsuffizienz (Nierentransplantation bei Lebendspender)
Klassifikation nach therapeutischen Gesichtspunkten		
absolute Indikation zur Operation	▪ Erkrankungen, die eine sofortige oder dringliche Operation erfordern	akute Appendizitis
	▪ Erkrankungen, bei denen eine elektive Operation eine vitale Gefährung bzw. irreversible Schäden verhindern kann	Aortenaneurysma, Magenkarzinom, Kolonkarzinom, Hernien
	▪ Erkrankungen, bei denen es zur (elektiven) Operation keine therapeutische Alternative gibt	arterielles Aneurysma, Herzklappenfehler, Patellaquerfraktur
relative Indikation zur Operation Sonderformen:	Erkrankungen, bei denen es zur Operation therapeutische Alternativen gibt	chronisches Magenulkus, Duodenalulkus, Cholelithiasis, Fraktur
▪ soziale Indikation zur Operation	Situationen, in denen aus sozialen oder beruflichen Gründen eine Operation anderen therapeutischen Alternativen vorgezogen werden kann	Schwangerschaftsabbruch
▪ psychische Indikation zur Operation	körperliche Deformität, die die Lebensqualität des Patienten erheblich einschränkt	Trichterbrust
prophylaktische Indikation zur Operation	Erkrankungen, bei denen eine zu erwartende Komplikation durch eine Operation abzuwenden ist	asymptomatische Stenose der A. carotis

1.1.4 Präoperative Aufklärung

Rechtliche Leitlinien

Jeder ärztliche Eingriff, ob diagnostischer oder therapeutischer Art, schwer oder leicht, ob notwendig, erfolgreich oder misslungen, berührt das allgemeine Persönlichkeitsrecht des Patienten und wird von der Rechtsprechung in Deutschland tatbestandsmäßig als **Körperverletzung** eingeordnet. **Rechtmäßig** ist die ärztliche Maßnahme nur dann, wenn sie medizinisch indiziert und der Patient mit ihr einverstanden war.

Diese Bewertung gründet sich auf die Grundrechte (Art. 1 I, 2 I, 2 GG): Jeder kann selbst frei entscheiden, ob und wie er behandelt werden will. Mit der Feststellung, der ärztliche Eingriff sei tatbestandsmäßig eine Körperverletzung des Patienten, ist keine negative Beurteilung verbunden. Diese (erststufige) Bewertung folgt aus der in Deutschland herrschenden Rechtsdogmatik, die erst in einem zweiten Schritt die Frage der Rechtmäßigkeit oder Rechtswidrigkeit beantwortet (im Gegensatz etwa zu den arztrechtlichen Regeln in Österreich mit dem Sondertatbestand der „eigenmächtigen Heilbehandlung").

Eine rechtlich wirksame Entscheidung setzt zweierlei voraus:
- Der Patient muss wissen, worüber er bestimmt.
- Er muss fähig sein, seine Krankheit und die in Betracht kommenden medizinischen Maßnahmen zu erfassen, das Für und Wider abzuwägen und sich dafür oder dagegen zu entscheiden: **informed consent** bzw. **informed refusal**.

Daher ist die **Aufklärung zur Selbstbestimmung** des Kranken, der mitwirkendes Subjekt der ärztlichen Therapie ist, Teil der beruflichen Pflichten des Arztes.

Geschäftsfähigkeit, also ein Alter von 18 Jahren, ist für die Einwilligung des Patienten nicht erforderlich: Die Einwilligung ist keine rechtsgeschäftliche Willenserklärung, wie sie zum wirksamen Abschluss von Verträgen notwendig ist, sondern eine Willensäußerung, gerichtet auf Gestattung und Ermächtigung, tatsächliche Handlungen vorzunehmen, nämlich mit medizinischem Vorgehen in die körperliche Integrität einzugreifen. Sie ist schon dann wirksam, wenn der Patient im konkreten Fall die erforderliche **natürliche Einsichts- und Urteilsfähigkeit** besitzt. Dies muss der Arzt feststellen und dabei die geistigen Fähigkeiten des Patienten, seinen Entwicklungsstand, Dauer und Schwere der Krankheit und die in Aussicht genommenen medizinischen Maßnahmen in Betracht ziehen. Handelt es sich um leichtere, risikoarme Eingriffe, kann die Urteilsfähigkeit etwa ab einem Alter von 16 Jahren gegeben sein. Bei anderen chirurgischen Eingriffen wird Volljährigkeit vorauszusetzen sein.

Ist der Patient nicht entscheidungsfähig, etwa weil er zu jung oder trotz Volljährigkeit wegen seines akuten Zustandes nicht ansprechbar oder einsichtsfähig ist, kann der ärztliche Eingriff auf andere Weise gerechtfertigt werden.
- Muss sofort gehandelt werden, um Leben oder Gesundheit zu retten, kann dies geschehen, wenn der Kranke mit dem ins Auge gefassten Eingriff **mutmaßlich einverstanden** wäre. Der Arzt hat aufgrund der ihm in der zur Verfügung stehenden Zeit zugänglichen Erkenntnisquellen zu überlegen, welche Entscheidung der Kranke treffen würde. Entscheidend ist nicht immer das medizinisch Vernünftige, sondern die subjektive Einstellung des Kranken, die sich in der Regel – mangels konkreter anderer Anhaltspunkte – am Bild eines Patienten, der gesund werden will, orientiert. Ein bewusstloser **Zeuge Jehovas** wird allerdings auch mutmaßlich nicht mit einer Bluttransfusion einverstanden sein, selbst wenn diese medizinisch unabdingbar ist.

- Kann mit dem medizinischen Vorgehen zugewartet werden, ist die Entscheidung des gesetzlichen Vertreters des Kranken einzuholen. Das sind bei Minderjährigen grundsätzlich Vater und Mutter, bei Volljährigen der vom Vormundschaftsgericht zu bestellende Betreuer.
- Nach §§ 1896 II, 2 und 1904 I, II BGB kann eine rechtsgeschäftliche Vorsorgevollmacht auch in Gesundheitsangelegenheiten erteilt werden: Der Bevollmächtigte entscheidet dann für den kranken Vollmachtgeber, wenn dieser entscheidungsunfähig geworden ist. Die Vollmacht muss **schriftlich** erteilt sein und **ausdrücklich** die im § 1904 I, 1 BGB genannten Maßnahmen umfassen, nämlich eine Untersuchung des Gesundheitszustandes, eine Heilbehandlung oder einen ärztlichen Eingriff, wenn die begründete Gefahr besteht, dass der Kranke aufgrund der Maßnahmen stirbt oder einen schweren und länger dauernden gesundheitlichen Schaden erleidet. Die Einwilligung des Bevollmächtigten zu medizinischen Vorhaben bedarf – wie die des Betreuers – der Genehmigung des Vormundschaftsgerichtes, wenn es sich um die erwähnten gefährlichen Maßnahmen des § 1904, I 1 BGB handelt, es sei denn, ein Aufschub wäre gefährlich (§ 1904, I.2 BGB).

> Die Zustimmung von nicht zum Betreuer bestellten oder nicht bevollmächtigten Angehörigen ersetzt nicht die Einwilligung des Patienten!

Entscheidungen der gesetzlichen Vertreter und eines Bevollmächtigten sind unbeachtlich, wenn sie **rechtsmissbräuchlich** sind. Das ist z.B. dann der Fall, wenn Eltern aus religiösen Gründen trotz absoluter Indikation eine Bluttransfusion oder eine unabdingbar erforderliche Operation für ihr krankes Kind verweigern. Der Arzt kann in Notfällen sofort eingreifen (rechtfertigender Notstand); ansonsten muss das Vormundschaftsgericht die Rechtsmissbräuchlichkeit feststellen, selbst entscheiden oder einen Vertreter bestellen.

Aufklärungspflichtiger
Die präoperative Aufklärung des Patienten muss grundsätzlich vom verantwortlichen Operateur durchgeführt werden. Die Aufklärung darf jedoch an einen mit der Behandlung vertrauten Arzt delegiert werden; sie entlastet den Operateur aber nur, wenn keine Bedenken gegen die Qualifikation des Arztes vorliegen, zur Ausübung stringente Anweisungen bestehen und deren Befolgung mindestens mit Stichproben überprüft wird.

Aufklärungsadressat

Aufzuklären ist (sind) der(die)jenige(n), der (die) zu dem beabsichtigten ärztlichen Vorgehen seine (ihre) Einwilligung erteilen muss (müssen):
- der entscheidungsfähige Patient,
- der Betreuer (Ergänzungspfleger),
- die Eltern des nicht entscheidungsfähigen Minderjährigen,
- der Bevollmächtigte.

Der Rechtsprechung hat die Tatsache berücksichtigt, dass häufig nur ein Elternteil das Kind begleitet: Bei leichten, alltäglichen Eingriffen kann der Arzt darauf vertrauen, dass der das Kind begleitende Elternteil vom nicht erschienenen Teil **ermächtigt** ist, für ihn mitzuentscheiden. Bei größeren Operationen, die keine schwierigen Überlegungen erfordern, hat der Arzt den das Kind begleitenden Elternteil zu befragen, ob er zur **Mitentscheidung ermächtigt** ist. Auf eine entsprechende Erklärung kann er sich verlassen. Bei schwerwiegenden Eingriffen, die schwierige und weitreichende Überlegungen und Entscheidungen voraussetzen, sind **beide Eltern** zu beteiligen.

Inhalt der Aufklärung

Die Aufklärung soll den Patienten in die Lage versetzen, seine Krankheit sowie die Art und Schwere der Operation einzuschätzen, damit er unter Berücksichtigung der Heilungschancen, der Risiken sowie der Folgen des Eingriffs für sein Leben das Für und Wider abwägen und entscheiden kann. Der Umfang der Aufklärung wird durch das Wesen des Eingriffs mit seinen Gefahren, vor allem aber auch durch die Persönlichkeit und die Lebensumstände des Patienten bestimmt. Je notwendiger und dringender eine Operation ist, um Gesundheit und Leben zu erhalten, umso geringer kann der Umfang der Aufklärung sein; je weniger der Eingriff geboten ist, desto weiter geht die Aufklärungspflicht. Bei sozialer oder psychischer Operationsindikation und insbesondere bei kosmetischen Operationen wie Brustvergrößerung oder -verkleinerung, bei denen keine therapeutische Indikation besteht, sind die Anforderungen an Umfang und Intensität der Aufklärung besonders streng. Insbesondere aus forensischen Gründen sind hier Indikationsstellung, Aufklärung und Einwilligung sehr sorgfältig (präoperatives Foto) zu dokumentieren.

Das medizinische Vorgehen muss dem Patienten im Großen und Ganzen dargelegt werden. Detaillierte Erläuterungen sind ebenso wenig erforderlich wie Hinweise darauf, dass Behandlungsfehler vorkommen können; auch kann der Arzt in der Regel davon ausgehen, dass der Patient weiß, dass eine Operation mit allgemeinen Gefahren wie Schmerzen, Infektionen, Narbenbrüchen und Embolien verbunden ist.

Es kann auch rechtswirksam auf **genaue** Aufklärung **verzichtet** werden, eine Möglichkeit, die wohl von sensiblen Patienten nach einem vertrauensvollen Gespräch mit dem Arzt, das sie über alle wesentlichen Fragen unterrichtet hat, gerne ergriffen wird.

Die **Aufklärung zur Selbstbestimmung des Patienten** betrifft
- die **Diagnose**,
- den **Verlauf** der Krankheit,
- den beabsichtigten **Eingriff** und
- **alternative Behandlungsverfahren** mit ihren Chancen und Risiken.

Der Arzt wird den Patienten in der Regel über die Art seiner Erkrankung unterrichten, falls erforderlich in vorsichtiger Form. Die genaue Diagnose hat er mitzuteilen, wenn der Patient danach dezidiert fragt oder wenn eine Entscheidung des Patienten von genauer Kenntnis seiner Krankheit beeinflusst wird (Zustimmung zur Operation bei HIV-Infektion, Osteoporose, bei Berufssportlern).

Mit der **Verlaufsaufklärung** soll der Patient über seine Krankheit und darüber informiert werden, welcher Eingriff geplant, von welcher Schwere er ist und welche Erfolgsaussicht besteht. Bei vielen Operationen werden Art und Umfang des Vorgehens vor dem Beginn des Eingriffs nicht sicher festzulegen sein. In diesem Fall ist der Patient auf mögliche Operationsänderungen und -erweiterungen vorzubereiten und entsprechend aufzuklären. Außerdem sollte seine Einwilligung eingeholt werden, denn ohne sie kann die Operation nur erweitert werden, wenn der Eingriff nicht ohne erhebliches Risiko für den Patienten abgebrochen werden kann. War die Notwendigkeit einer Operationserweiterung nicht voraussehbar oder gibt es keine vernünftige Alternative, um das Leben des Patienten zu retten oder schwere Gesundheitsbeeinträchtigungen abzuwenden, so kann der Arzt davon ausgehen, dass der Patient mit einer Operationserweiterung mutmaßlich einverstanden ist.

Kommt auch eine andere als die geplante Therapie in Betracht, die andere Risiken, aber gleiche Aussichten hat, oder entspricht der geplante Eingriff nicht der Methode der Wahl, so ist der Patient auch hierüber aufzuklären. Ein signifikantes Beispiel hierfür ist die vom Bundesgerichtshof bejahte **Pflicht des Arztes, über die Möglichkeit einer Eigen-**

blutspende zu informieren, wenn im konkreten Fall eine Bluttransfusion ernsthaft in Betracht kommt. Der Grund hierfür liegt im Bereich der **Risikoaufklärung**. Homologe und heterologe Transfusionen sind mit unterschiedlichen Gefahren verbunden. Trotz aller Sicherheitsmaßnahmen sind bei einer Blutspende Hepatitis- oder HIV-Infektionen nicht ausgeschlossen, beide können verheerende Folgen für den Patienten haben, weshalb trotz des geringen Risikos hierüber zu informieren ist.

Der Umfang der Aufklärung hinsichtlich der Gefahren einer Operation, die auch bei fehlerfreiem Vorgehen nicht auszuschließen sind, lässt sich nicht allgemein bestimmen. Einerseits sind allgemeine Risikostatistiken kein verwendbarer Maßstab, denn es kommt stets auf das Befinden des einzelnen Patienten, auf die Situation im konkreten Krankenhaus und auf die Kunstfertigkeit des operierenden Arztes an. Andererseits hat sich der Umfang der Risikoaufklärung vornehmlich daran zu orientieren, was bei der beabsichtigten medizinischen Maßnahme für den Patienten bei seiner Krankheit, in seinem Alter und bei seiner Lebensführung für seine Entscheidung von Bedeutung ist. Auf **typische Gefahren** der Operation, die dem Patienten als Laien unbekannt sind, aber für seine Entscheidung wichtig sein können, ist er auch dann hinzuweisen, wenn das Risiko sehr gering ist. Je schwerer die Folgen bei einer Verwirklichung der Gefahr sind, je zweifelhafter der Operationserfolg ist, desto weiter geht die Aufklärungspflicht.

Zwar kann der Arzt davon ausgehen, dass der Patient die allgemeinen Gefahren einer Operation, etwa die Infektion, kennt. Dieses angenommene Patientenwissen hat aber seine Grenzen. Seltene Folgerisiken, z.B. die Gelenkversteifung bei Infektion nach eine Eingriff an einem großen Gelenk, können nicht als bekannt vorausgesetzt werden. Weitere aufklärungsbedürftige typische Risiken sind die Querschnittlähmung bei Bandscheibenoperation, die Rekurrensparese bei Strumektomie und die Hodenatrophie bei Leistenbruchoperation.

Eine Kontraindikation zur vollständigen Aufklärung kann vorliegen, wenn die Information des Kranken eine schwere und nicht behebbare Gefahr für seine Gesundheit herbeiführen würde. Die Gerichte erkennen ein therapeutisches Privileg, die Aufklärung auch in anderen Fällen zu unterlassen, z.B. wenn eine erhebliche psychische Störung zu erwarten sei, nicht an.

Nicht zur Selbstbestimmungsaufklärung gehört die sog. **Sicherungs-** oder **therapeutische Aufklärung**. Hierbei handelt es sich um therapeutische Hinweise an den Patienten, die dessen Verhalten zur Sicherung der Heilung bestimmen sollen. Besondere Bedeutung erlangt dies bei ambulanten Operationen.

Art und Weise der Aufklärung

> Die Information hat mündlich zu erfolgen. Aufklärungsformulare können und dürfen nur Hilfsmittel sein.

Das Aufklärungsgespräch mit dem Patienten hat ohne Zeitdruck, in ausreichendem zeitlichem Abstand zur Operation (von Notfällen abgesehen), spätestens am Vortag der Operation, bei gewichtigen, mit erheblichen Risiken verbundenen Operationen schon früher, bei größeren elektiven Eingriffen bei Festlegung des Operationstermins zu erfolgen. Der Patient muss die Freiheit haben, in Ruhe zu überlegen und abzuwägen. Nur so kann das Selbstbestimmungsrecht sinnvoll ausgeübt und die rechtliche Voraussetzung zur Wirksamkeit der Einwilligung in die ärztliche Maßnahme geschaffen werden.

Die verständnisvolle Aufklärung des Patienten ist die Grundlage des so wichtigen Vertrauensverhältnisses zwischen ihm und den behandelnden Ärzten. Vorrangiges Ziel des Gesprächs sollte dabei nicht allein die rechtlich geforderte Einholung der Einverständniserklärung zur Operation sein, sondern das Bemühen, dem Patienten die Notwendigkeit der Operation einsichtig zu machen und ihn von unnötigen Ängsten und Sorgen zu befreien.

Aufklärungsformulare sind Hilfsmittel; sie können das vertrauensvolle Gespräch zwischen Arzt und Patient nicht ersetzen. Vielfach kann es sinnvoll sein, Angehörige zum Gespräch hinzuzuziehen. Dies darf aber nur im Einverständnis mit dem Patienten erfolgen, denn auch Angehörigen gegenüber ist der Arzt grundsätzlich zur Verschwiegenheit verpflichtet. Nur durch offene und vertrauensvolle Aufklärung können Patienten (und Angehörige) adäquat auf die u.U. schwierige postoperative Zeit vorbereitet und zur Mitarbeit motiviert werden. Sprachliche und intellektuelle Verständigungsprobleme müssen durch geduldige und verständnisvolle Rücksichtnahme überbrückt werden. Der Arzt muss sich immer wieder bewusst machen, dass er der Wissende, Überlegene und Gesunde, der Patient aber der Unwissende, Unterlegene und Kranke voller Ängste ist. Deshalb besteht stets die Gefahr einer nicht adressatenbezogenen asymmetrischen Kommunikation. Dies ist mit allen Mitteln zu verhindern. Der Arzt muss bei den meisten Patienten Fremdwörter vermeiden; er muss sich auf die **Sprachebene seines Patienten** einstellen und ihm verständlich machen, worum es geht; dabei ist zu berücksichtigen, dass viele Menschen mit ihrem Körper, dem Sitz sowie der Aufgabe der Organe nicht vertraut sind und Krankheiten nicht oder nur unvollkommen kennen. Bei Patienten, die der deutschen Sprache nicht mächtig sind, ist ein Dolmetscher hinzuzuziehen.

Der Arzt muss sich in die **Denk- und Fühlweise** seines Patienten hineinversetzen. Dazu gehören adäquate äußere Bedingungen. Sie sind wichtig für die Aufnahmebereitschaft des Patienten. Eine ruhige Gesprächsatmosphäre setzt voraus, dass der Arzt genügend Zeit hat, und das Gespräch weder durch Telefonanrufe noch durch Dritte gestört wird.

Es hat sich bewährt, als erstes auf die vom Patienten geäußerten Beschwerden einzugehen und die normalen Funktionen des erkrankten Organs sowie die eingetretenen Veränderungen zu schildern. Als nächstes sollte der Patient über Art und Bedeutung seiner Krankheit sowie die Prognose bei Spontanverlauf bzw. unter konservativer Therapie, anschließend über Art und Bedeutung der geplanten Operation und alternative Behandlungsverfahren unterrichtet werden. In diesem Teil des Gesprächs ist auch die Aufklärung über Heilungschancen und die voraussichtliche Lebensqualität des Kranken einzubetten. Erst danach sollte der Patient über die voraussichtliche Dauer des Krankenhausaufenthalts, die Nebenwirkungen des Eingriffs sowie über die zu erwartenden Risiken fürsorglich und schonend unterrichtet werden, um seine Entscheidung für einen notwendigen Eingriff zu erleichtern. In diesem Zusammenhang ist auch die Frage zu erörtern, ob stationär oder ambulant operiert werden soll.

Konkrete Wünsche des Patienten nach Information muss der Arzt erfüllen.

Dokumentation

Die Aufklärung des Patienten muss im Gespräch erfolgen, um rechtlich wirksam zu sein. Die Entscheidung des Patienten hat rechtlich Bestand, auch wenn sie nur mündlich erteilt wird. Um so wichtiger ist die Dokumentation darüber, dass der Patient rechtzeitig und lege artis aufgeklärt worden ist und er danach in die Operation eingewilligt hat. Im Zivilrechtsstreit muss der Arzt beides beweisen. Im Strafverfahren ist eine entsprechende Doku-

mentation von großem Wert. Für die Beweisführung ist ein Aufklärungs- und Einwilligungsformular nützlich, wenn es neben dem Gedruckten handschriftliche Ergänzungen sowie Antworten des aufklärenden Arztes auf Fragen des Patienten über seine Krankheit und den vorgesehenen Eingriff enthält, und der Patient unterzeichnet hat. Zur Dokumentation ausreichend sind aber auch entsprechende Eintragungen des Arztes im Krankenblatt. Dienlich ist eine **bestätigende Abzeichnung durch eine zweite Person**. Je sorgfältiger und konkreter die Vermerke und Hinweise im Krankenblatt sind, desto beweissicherer sind sie.

> Ohne sorgfältige Aufklärung und Einwilligung wird jeder Eingriff zur strafbaren Körperverletzung

◼◼▮ Merken
- **Indikationsstellung zur Operation und Aufklärung setzen eine genaue Kenntnis von Risiken und Nebenfolgen und von alternativen Therapieverfahren voraus.**
- **Indikation zur dringlichen Operation: Eingriff zur Abwendung lebensbedrohlicher Schäden zwingend erforderlich.**
- **Schmerzlinderung gehört zu den wichtigsten Pflichten des Arztes, auch wenn damit eine eventuelle Lebensverkürzung verbunden ist.**
- **Jeder ärztliche Eingriff ohne gültige Aufklärung und Einwilligung erfüllt den Tatbestand der Körperverletzung.**
- **Die Fähigkeit zur Einwilligung in einen operativen Eingriff ist nicht an die Volljährigkeit gebunden.**
- **Der Umfang und die Präzision der Aufklärung sind umgekehrt proportional zur Dringlichkeit des Eingriffes. Der Umfang wird außerdem vom Wesen des Eingriffs und der Persönlichkeit des Patienten bestimmt.**
- **Es besteht die Verpflichtung zur Aufklärung über die Möglichkeit der Eigenblutspende.**
- **Aufklärung bei Elektivoperationen in der Regel nach Festlegung des Operationstermins.**
- **Aufklärungsformulare ersetzen nicht die mündliche Aufklärung.**
- **Die Aufklärung muss auf der Sprachebene des Patienten erfolgen.**

1.2   Präoperative Diagnostik

Pro Jahr unterziehen sich schätzungsweise 10 % einer westlichen Bevölkerung einer Operation. Etwa die Hälfte der über 60-Jährigen muss bis zum Lebensende mit mindestens einem chirurgischen Eingriff rechnen. Unerlässliche Voraussetzung sicherer chirurgischer Behandlung ist die präoperative Diagnostik. Ihr Umfang hängt vom erwarteten Risiko des Patienten und von der Art des Eingriffs ab. Auch unter Kostengesichtspunkten ist relevant, dass die Häufigkeit des Absetzens eines geplanten Eingriffs wegen am Operationstag plötzlich problematisch erscheinender Befunde durch präoperative Diagnostik um über 80 % reduziert werden konnte.

Ziel der präoperativen Diagnostik ist die Gewinnung rationaler Kriterien für die Operationsindikation, die Risikoabschätzung und die Verfahrenswahl.

Die präoperative Diagnostik muss Notfall- und Elektivbedingungen berücksichtigen.

Fast 90 % der Risikoeingriffe fallen wegen der mit dem Lebensalter zunehmenden Häufigkeit von Begleiterkrankungen, vor allem Herz- und Kreislaufproblemen, in die Gruppe der Elektivoperationen.

> Die Sorgfaltspflicht des Chirurgen erstreckt sich auch auf die präoperative Diagnostik

1.2.1   Einfluss auf die OP-Indikationsstellung

Eine internistische Konsiliaruntersuchung kann den Anästhesisten und Chirurgen die Risikoabschätzung nicht abnehmen. Sie soll lediglich durch genaue Befunderhebung und Behandlungsvorschläge die Kriterien dafür liefern und bei der Entscheidung helfen, ob bei Operation im Vergleich zum natürlichen Verlauf des Leidens und zur konservativen Therapie bessere Voraussetzungen zur Heilung oder Besserung bestehen. Hierbei sind folgende Gesichtspunkte zu berücksichtigen:
- Prognose begleitender Erkrankungen (z.B. metastasierende Tumoren, irreversible kardiale Komplikationen, Beeinträchtigung zentralnervöser Funktionen)
- Neigung zu Komplikationen
- Möglichkeit zur Milderung der Folgen eines unheilbaren Leidens (palliativer Eingriff).

Die Dringlichkeit der Operation hat zwar Einfluss auf das Ausmaß der präoperativen Diagnostik, jedoch kann gerade die Prognose von Notfalloperationen durch die rechtzeitige Erkennung und Behandlung von Risikofaktoren verbessert werden.

1.2.2   Erfassung und Behandlung von Risikofaktoren

Das Risiko der Anästhesie und Operation wird wesentlich von **Begleiterkrankungen** bestimmt (Tab. 1.2). Während kardiovaskuläre Erkrankungen einen besonderen Stellenwert für das Narkoserisiko haben, gefährden Krankheitszustände mit hohem Infektionsrisiko (z.B. respiratorische Insuffizienz, Niereninsuffizienz, Leberinsuffizienz) vor allem den postoperativen Verlauf. Die Beeinträchtigung mehrerer Organsysteme geht mit einer dramatischen Verschlechterung der Prognose einher. So reduziert beispielsweise die gleichzeitig renale und respiratorische Insuffizienz die Überlebenschance nach chirurgischen Eingriffen auf < 50 %.

Mit dem **Alter** der Patienten nimmt die Wahrscheinlichkeit multipler Organerkrankungen zu. Chirurgische Eingriffe am alten Menschen sind somit regelhaft Risikoeingriffe. Dank subtiler Narkose- und Operationstechnik sowie einer postoperativen intensivmedizinischen Überwachung ist ein Großteil der chirurgischen Eingriffe auch beim über 70-Jährigen vertretbar. Voraussetzung ist jedoch die präoperative Abklärung und Behandlung der Risikofaktoren.

Inhalationsnarkotika bedingen eine Einschränkung der myokardialen Funktion. Manipulationen wie Laryngoskopie, endotracheale Intubation sowie chirurgische Maßnahmen (z.B. Inzisionen, Sternotomie) bewirken Reaktionen des autonomen Nervensystems. Häufig sind reaktive Tachykardie, Anstieg des peripheren Widerstandes und erhöhter myokardialer Sauerstoffbedarf, die sich auf ein vorgeschädigtes Herz deletär auswirken können. Die

Tabelle 1.2 Bestimmende Faktoren für das Narkose- und Operationsrisiko

- Lebensalter
- Kardiovaskuläre Erkrankungen
- Pulmonale Erkrankungen
- Störungen der Nierenfunktion
- Störungen der Leberfunktion
- Infektionen
- Immunsuppression
- Störungen im Säure-, Basen-, Wasser- und Elektrolythaushalt
- Anämie sowie Zustand nach Polytransfusionen
- Antikoagulation
- Morbide Adipositas
- Malnutrition

Tab. 1.3 Skalierung kardialer Risikofaktoren (nach Goldmann, Caldera, Nussbaum et al.)

Kriterien	Punkte
Anamnese	
Alter über 70 Jahre	5
Myokardinfarkt innerhalb der letzten 6 Monate	10
Klinischer Befund	
Galopp-Rhythmus, Jugularvenenstauung	11
erhebliche valvuläre Aortenstenose	3
EKG	
Supraventrikuläre Extrasystolen	7
oder Abweichungen von Sinusrhythmus	
mehr als 5 ventrikuläre Extrasystolen pro Minute	3
Allgemeiner medizinischer Status	
$pO_2 < 60$ mm Hg oder	3
$pCO_2 > 50$ mm Hg (< 8 kPa; > 7 kPa)	
K < 3 mmol/l oder $HCO_3 < 20$ mmol/l	
Harnstoff-N > 50 mg/100 ml oder	
Kreatinin > 3 mg/100 ml	
(> 8 mmol/l; > 265 µmol/l)	
erhöhte Transaminasen oder Zeichen	
chronischer Lebererkrankungen Bettlägerigkeit	
aus nicht kardialer Ursache	
Art der Operation	
Intraperitoneale, intrathorakale	3
oder Aortenoperation	
Notfalloperation	4

Weist die Aufsummierung bis zu 26 Punkte auf, muss man mit lebensbedrohlichen Komplikationen (11 %) und erhöhter kardialer Mortalität (bis 2 %) rechnen, kommen aber mehr als 26 von 49 möglichen Punkten zusammen, steigt die Anzahl kardial bedingter Todesfälle auf über 50 %

Wahrscheinlichkeit einer kardialen Vorschädigung nimmt mit dem Alter zu. Allerdings können auch jüngeren Patienten mit verkanntem Vitium, Myokarditis u.ä.m. Gefahren drohen. Somit hat die präoperative Diagnostik **kardialen Risikofaktoren** in allen Altersgruppen Rechnung zu tragen. Die multifaktorielle Analyse dieser Faktoren erlaubt eine Skalierung des kardiovaskulären Risikos (Tab. 1.3).

1.2.3 Einfluss auf die Verfahrenswahl

Die Ergebnisse der präoperativen Diagnostik gehen in die Wahl des **Anästhesieverfahrens** ein (s. Kap. 1.3). Im Einzelfall (z.B. Hernienoperation, Frakturversorgung) wird die Entscheidung zwischen Allgemein- oder Regionalanästhesie durch den präoperativ erhobenen kardiovaskulären Befund erheblich beeinflusst. Gleiches gilt für die **chirurgische Verfahrenswahl**. Durch gewissenhafte Befunderhebung ist es möglich, die Belastbarkeit des Pa-

tienten präoperativ zu evaluieren. Wichtige Indikatoren sind nächtliche Luftnot, Dyspnoe beim Treppensteigen, abendliche Knöchelödeme und Nykturie. So lassen sich Kriterien für die Ein- oder Mehrzeitigkeit eines operativen Eingriffes gewinnen (z.B. bei Dickdarmkarzinom, s. Kap. 27).

1.2.4 Präoperative Diagnostik bei Notfalloperationen

Die Indikation zur Notfalloperation bedeutet, dass zum schnellstmöglichen Termin ohne Zeitverlust operiert werden muss. Für eine umfangreiche präoperative Diagnostik und die Behandlung der evtl. festgestellten Funktionsstörungen ist hier keine Zeit. Massive intraabdominelle Blutungen können aufgrund des klinischen und sonographischen Befundes ohne weitere Verzögerung die sofortige Einleitung einer chirurgischen Therapie bei gleichzeitiger Substitution ungekreuzter Blutkonserven (Blutgruppe: Null Rhesus negativ) und von FFP (fresh frozen plasma, Blutgrupe AB) erforderlich machen.

> Massive Blutung: Notoperation mit FFP und ungekreuztem Blut (0 Rh –) beginnen!

In den meisten Fällen kann die Zeit bis zur Narkoseeinleitung und zum Operationsbeginn jedoch noch für die Durchführung eines **Minimal- und Notfallprogramms** (Tab. 1.4) genutzt werden:

Anamnese
Die Anamnese, ggf. die Fremdanamnese oder die Rücksprache mit dem vorbehandelnden Arzt, muss Auskunft geben über:
- kardiale, pulmonale, renale, hepatische oder metabolische Funktionsstörungen, die die akute Erkrankung begleiten,
- die bestehende Medikation: kreislaufwirksame Pharmaka, Antidiabetika, Steroide)
- eine hämorrhagische Diathese
- eine allergische Diathese.

Tab. 1.4 Notfallprogramm präoperativer Diagnostik

- Anamnese (Rücksprache mit vorbehandelndem Arzt!)
- Klinischer Befund
- EKG
- Sonographie
- Röntgen-Thorax
- Blutgasanalyse, Leukozyten, Hb, Hämatokrit, Thrombozyten, Natrium, Kalium, Harnstoff-N, Kreatinin, SGOT, SGPT, CK, Gesamteiweiß, Blutzucker, Quick, PTT, Blutgruppe, Kreuzblut

Der am meisten gefährdete Patient ist der unbekannte, der schlecht vorbereitete und der sog. „Routinefall"

Klinischer Befund
Die klinische Untersuchung sollte folgende Gesichtspunkte berücksichtigen:
- Bewusstseinslage
- Blutdruck, Puls
- Temperatur
- Respiration
- Füllungszustand der Halsvenen
- Beschaffenheit der sichtbaren Schleimhäute
- extravasale Flüssigkeitseinlagerungen, Ödeme.

Apparative Diagnostik
- *EKG:* Die Extremitäten- und Brustwandableitungen geben Hinweise auf therapiebedürftige Überleitungsstörungen, Ersatzrhythmen sowie Erregungsbildungsstörungen. Abweichungen vom Sinusrhythmus oder Erregungsrückbildungsstörungen weisen auf myokardiale Schädigung hin.
- *Sonographie:* Hinweise auf intraabdominelle oder intrathorakale Flüssigkeitsansammlungen (Aszites, Pleuraerguss), Beurteilung der intraabdominellen Organe.
- *Röntgen-Thorax:* p.a.-Aufnahme zur Beurteilung von Herzgröße, Minderbelüftung bei Infiltrationen, Ergüssen oder Atelektasen sowie raumfordernden Prozessen.

Labordiagnostik
Folgende Laboruntersuchungen geben Aufschluss über ggf. intraoperativ beeinflussbare Funktionsstörungen oder weisen auf drohende Komplikationen von Erkrankungen lebenswichtiger Organe hin:
- Blutbild, Thrombozyten, Hämatokrit, PTT, Quick
- Blutgase, pH, Standard-Bikarbonat
- Natrium, Kalium, Chlorid, Glukose, Harnstoff-N, Kreatinin
- SGOT, SGPT, CK, CK-MB (CK über 100 U/l)
- Gesamteiweiß.

1.2.5   Präoperative Diagnostik bei elektiven Eingriffen

Allgemeine präoperative Diagnostik
Der Umfang der präoperativen Diagnostik bei elektiven Eingriffen wird bestimmt durch
- Lebensalter des Patienten
- voraussichtliche Dauer der Operation

- Vorerkrankungen mit persistierenden Funktionsstörungen.

Anamnese
Die aktuelle Vorgeschichte ist durch gezieltes Befragen nach **Vorerkrankungen** (Beeinträchtigung der Herz-, Kreislauf-, Leber- und Nierenfunktion, Diabetes mellitus, Funktionsstörungen von Schilddrüse und Nebenniere) zu ergänzen.

Obligat ist die **Medikamentenanamnese** (kreislaufwirksame Pharmaka, Antikoagulanzien, die Thrombozytenfunktion beeinträchtigende Medikamente [z.B. Aggregationshemmer, trizyklische Antidepressiva, Phenothiazine, Valproinsäure, bestimmte Penicilline, Cephalosporine], Antidiabetika, Steroide, Immunsuppressiva). Aus ihr ergeben sich zum einen wichtige Hinweise auf häufig vom Patienten nicht mitgeteilte Störungen, zum anderen müssen die Thrombozytenfunktion hemmende Medikamente vor Eingriffen mit großen Wunden und Gefahr postoperativer Blutungen möglichst früh abgesetzt werden. Die Medikamentenanamnese muss ggf. durch Nachfrage beim vorbehandelnden Arzt vervollständigt werden.

Hausarzt: Wichtigster Partner bei der präoperativen Diagnostik

Körperliche Untersuchung
- Vitalfunktionen (Puls, Blutdruck, Atemfrequenz, Körpertemperatur)
- Einschätzung des Allgemein- und Ernährungszustandes sowie der Schwere der Erkrankung
- Beurteilung sichtbarer Krankheitszeichen (Farbe und Beschaffenheit von Haut und sichtbaren Schleimhäuten, Auge, Nase, Ohren, Hals, Gelenke)
- Untersuchung auf tastbare Veränderungen (Tumoren, Lymphome, Resistenzen, Deformationen, Druckschmerzhaftigkeit, Abwehrspannung, Pulsationen bzw. fehlende Pulse)
- Beobachtung und Auskultation von Atemstörungen (Obstruktion, Hyperventilation, Rasselgeräusche)
- Auskultation des Herzens (zusätzliche Herztöne, pathologische Geräusche, Reiben) und des Abdomens (Darmgeräusche)
- Prüfung auf neurologische Ausfälle.

Apparative Diagnostik
Die in Tab. 1.5 aufgeführten Untersuchungen sollten auch bei jüngeren Patienten und vor „kleineren" Operationen erfolgen.

Tab. 1.5 Standardprogramm apparativer Untersuchungen vor elektiven Eingriffen

- EKG
- Röntgen-Thorax
- Labor: kleines Blutbild, Hk, Quick, PTT, Na, K, Glukose, Harnstoff-N, Kreatinin, Gesamteiweiß, GOT, SGPT, CK, Blutgruppe

Spezielle präoperative Diagnostik

Erweiterungen des Standardprogramms können sich aus der Diagnose von Erkrankungen sowie aus der Art der vorgesehenen Operation ergeben. Wichtigster Partner des klinischen Chirurgen ist auch hier der Hausarzt.

Kardiale Erkrankungen

Bei entzündlicher, valvulärer, ischämischer oder degenerativer Herzerkrankung besteht ein
- **hohes Operationsrisiko** (Ereigniswahrscheinlichkeit > 5%) bei großen Notfalloperationen, vor allem bei älteren Patienten, bei chirurgischen Eingriffen an großen Gefäßen (Aorta) und Eingriffen von langer Dauer mit relevanten Blutverlusten
- **mittleres Operationsrisiko** (Ereigniswahrscheinlichkeit 1–5%) bei Endarterektomie der Karotiden, Operationen im Hals- und Nackenbereich, abdominalen und thorakalen Operationen, Prostataoperationen
- **niedriges Operationsrisiko** (Ereigniswahrscheinlichkeit < 1%) bei endoskopischen Operationen, Kataraktoperationen, Mammaoperation.

Die Symptome (Leistungsminderung, Dyspnö, Ödemneigung, Nykturie, Angina pectoris) entstehen durch eine Verminderung des Cardiac output, Arrhythmien, Lungengefäßstauung und Pleuraergüsse, eine Zunahme des extrazellulären Flüssigkeitsvolumens sowie inadäquate myokardiale Blutversorgung.

Besonderheiten der präoperativen Diagnostik:
- Belastungs-EKG (Objektivierung einer koronaren Herzkrankheit)
- Echokardiogramm (Klappenfunktion, Perikarderguss)
- Langzeit-EKG (Rhythmusstörungen)
- Herzkatheter.

Lungenerkrankungen

Störungen der Atemmechanik und Störungen des Gasaustausches haben bei allgemeinchirurgischen Patienten einen Anteil von 30% an der Letalität.

Bei **restriktiven Ventilationsstörungen** ist die totale Lungenkapazität vermindert. Ursache kann eine eingeschränkte Dehnungsfähigkeit der Lungen (z.B. diffuse pulmonale Infiltrationen, Lungenstauung), Kompression gesunder Lungenanteile durch raumfordernde Prozesse (Tumoren, Ergüsse, Pneumothorax), muskuläre Schwäche (neurologische Erkrankungen) oder nicht ventilierbares Lungenparenchym (Atelektase, Pneumonie) sein.

Obstruktive Ventilationsstörungen (Asthma, chronische Bronchitis) sind durch einen erhöhten Atemwegswiderstand charakterisiert.

Besonderheiten der präoperativen Diagnostik:
- Blutgasanalyse
- Lungenfunktionsprüfung (Objektivierung und Abschätzung obstruktiver und/oder restriktiver Ventilationsstörungen)
- Tomographie, Bronchoskopie
- zytologische und bakteriologische Sputumdiagnostik
- transbronchiale oder perkutane Lungenbiopsie.

Störungen des Säure-Basen-Haushaltes

(s. a. Kap. 3.5)
- **metabolische Azidose**: vermehrte H-Ionen-Bildung (Niereninsuffizienz, Diabetes mellitus, Schock), eingeschränkte H-Ionen-Abgabe (Niereninsuffizienz), erhöhter Bikarbonatverlust (Diarrhö, Ureterosigmoideostomie, biliäre oder pankreatische Fistel)
- **respiratorische Azidose**: Einschränkung des alveolären Gasaustausches (Hypoventilation) (s.a. Kap. 20)
- **metabolische Alkalose**: bei chronischem Erbrechen (hypochlorämische Alkalose), Diuretika, Hyperaldosteronismus, Alkali-Gabe (Antazida!)
- **respiratorische Alkalose**: bei Hyperventilation, Leber- und ZNS-Erkrankungen.

Besonderheiten der präoperativen Diagnostik:
- Blutgasanalyse
- Berücksichtigung der vielfältigen Ätiologie (s.a. Kap. 3.1–3.5).

Störungen des Wasser- und Elektrolythaushaltes

Ursachen der isotonen, hypertonen bzw. hypotonen
- **Dehydratation**: Flüssigkeitsverlust, Natriumverarmung,
- **Hyperhydratation**: Herzinsuffizienz, nephrotisches Syndrom, erhöhte NaCl-Zufuhr, vermehrte Flüssigkeitsaufnahme.

Besonderheiten der präoperativen Diagnostik:
- ZVD, Körpergewicht
- Serumosmolalität, Elektrolytkonzentrationen
- Osmolalität im Urin.

Diabetes mellitus

Diabetiker haben ein (dreifach) erhöhtes kardiales Risiko. Diabetische Stoffwechselstörungen sind Schrittmacher chirurgisch zu behandelnder Komplikationen (z.B. Infektion, Abszess, Angiopathie). Operative Eingriffe können die Stoffwechsellage nachhaltig stören, da aus dem operativen Stress im sog. Postaggressionsstoffwechsel höhere Blutzuckerwerte bzw. ein höherer Insulinbedarf resultieren. Andererseits können längere Nahrungspausen das Risiko für Hypoglykämien erhöhen.

Diabetiker sind präoperativ auf Altinsulin einzustellen, um eine bessere Steuerbarkeit des Blutzuckers zu gewährleisten.

Besonderheiten der präoperativen Diagnostik:
- chemische Urinuntersuchung (Glukose, Protein, Azeton)
- Blutgasanalyse
- häufigere Blutzucker- und Elektrolytkontrollen, insbesondere Kalium.

Niereninsuffizienz

Sie hat prärenale (z.B. Hypovolämie, Schock, Flüssigkeitsverluste), renale (z.B. nephrotoxische Substanzen, Traumen, parenchymatöse Nierenerkrankung) oder postrenale Ursachen (z.B. Steine, Tumoren im kleinen Becken, Bestrahlungsfolgen, Prostataadenom).

Besonderheiten der präoperativen Diagnostik:
- Clearance-Untersuchungen
- Sonographie
- i.v.-Urographie (cave bei ANV)
- ggf. Nierenpunktion.

Leberfunktionsstörungen und Aszites

Die Ursachen können kardiovaskulär (z.B. Stauungsleber), entzündlich (z.B. Virushepatitis, pyogener Abszess, Amöbenabszess, Sarkoidose, Brucellose), infiltrativ (z.B. Amyloidose, Hämochromatose), toxisch (Alkohol, Medikamente, Halothan) oder biliär (z.B. Gallenwegskonkremente, Pankreatitis) sein.

Symptome sind Müdigkeit bis hepatische Enzephalopathie, Ikterus, Zeichen der portalen Hypertension (Aszites, Ösophagusvarizen, Child-Kriterien, s. Tab. 35.1).

Besonderheiten der präoperativen Diagnostik:
- Hepatitis-Serologie, Untersuchung auf hepatotrope Viren
- Sonographie
- Leberbiopsie
- Computertomographie, endoskopische retrograde Cholangio-Pankreatikographie (ERCP, s. Kap. 11), perkutane transgepatische Cholangiographie (PTC)

- alkalische Phosphatase, LDH, ChE, Ammoniak, Eiweiß-Elektrophorese
- Blutungszeit und Gerinnungszeit, Gerinnungsfaktorenanalyse (II, V, VII, IX, X).

Fieber

Ätiologisch kommen vor allem Infektionen, Neoplasien sowie Kollagenosen und chronisch-entzündliche Darmerkrankungen in Betracht.

Besonderheiten der präoperativen Diagnostik:
- bakteriologische Sekret- und Körperflüssigkeitsuntersuchungen
- Autoantikörper
- Diagnostik nach Maßgabe der vielfältigen Ätiologie
- Blutkultur ($3\times$).

Immunsuppression

Eine Immunsuppression besteht am häufigsten als Folge der notwendigen Behandlung von Autoimmunerkrankungen und zur Vermeidung von Abstoßungsreaktionen nach Organtransplantationen. Chirurgische Eingriffe an immunsupprimierten Patienten gehen mit einer gesteigerten postoperativen Morbidität einher, vor allem durch septische Komplikationen und Wundheilungsstörungen. Darüber hinaus besteht eine gesteigerte Inzidenz gastrointestinaler Notfälle in Form von Blutungen und intraabdominellen Perforationen (Magen, Duodenum, Dünndarm, Dickdarm [Divertikulitis]).

Zu den Konsequenzen gehören sorgfältige klinische Überwachung und lückenloses Monitoring der Immunsuppression besonders bei Transplantierten. Weitere Probleme sind oftmals atypisch verlaufende Infektionen (Fehlen von Fieber, Schmerzen oder Leukozytose) und die Nephrotoxizität, die u.U. eine Infektionsprophylaxe mit Antibiotika und die präoperative Gabe von Hydrokortison erfordern.

Anämie

Das Operationsrisiko und die Therapiebedürftigkeit von Blutbildungsstörungen, Blutungs- und hämolytischen Anämien hängen davon ab, ob eine akute oder chronische Anämie vorliegt.

Besonderheiten der präoperativen Diagnostik:
- Serumeisen, Ferritin, Transferrin
- radiologische und endoskopische Fahndung nach Blutungsquellen
- Retikulozyten, LDH, Coombs-Test
- Knochenmarkpunktion.

Antikoagulation
Häufigste Indikationen einer Antikoagulanzientherapie sind Vorhofflimmern, mechanische Herzklappen und venöse Thromboembolieprophylaxe.

Die orale Langzeittherapie erfolgt in der Regel mit Cumarinderivaten oder ASS. Bei kurzfristiger Antikoagulation ist Heparin gebräuchlich.

Risiken ergeben sich in Form thromboembolischer Komplikationen bei vorübergehend ausgesetzter Antikoagulation oder als Blutung bei noch zu starker Gerinnungsstörung.

Konsequenzen für Elektivoperationen sind das Absetzen der Cumarintherapie bis zum Erreichen einer INR von 1,5 – 2,0, meist nach 3 Tagen, und das Umsetzen auf eine Heparintherapie, die meist für 6 Stunden nach der Operation unterbrochen wird. Für Notfalloperationen kann die Substitution von Vitamin K oder FFP erforderlich sein. ASS (> 100 mg/die) ist 1 Woche vor der Operation abzusetzen (s. Kap. 3.10).

Ernährungsstörungen
Ihre Ätiologie ist komplex (Malabsorption, Maldigestion, Anorexie, Diarrhö, gastrointestinale Erkrankungen mit Passagebehinderung, endokrine Störungen, konsumierende Erkrankungen, Tumorkachexie) und z.T. noch ungeklärt. Sie manifestieren sich als Unter- oder Übergewicht.
Besonderheiten der präoperativen Diagnostik:
- Resorptions- und Pankreasfunktionstests
- radiologische und endoskopische gastroenterologische Diagnostik
- endokrine Diagnostik
(Schilddrüsenhormone, Kortisol)
- Berücksichtigung der vielfältigen Ätiologie.

Besonderheiten der präoperativen Diagnostik je nach Art der Operation
s. Spezielle Chirurgie. Hervorzuheben ist die Notwendigkeit einer ausgiebigen Diagnostik vor langen, mit hohen Kreislaufbelastungen einhergehenden Eingriffen. Dazu zählen kardiochirurgische Operationen, für die zur präoperativen Diagnostik der Ausschluss chronisch-entzündlicher Erkrankungen, infektiöser Foci, Allergietestung und eine neurologische Untersuchung gehören.

Keine Operation ohne vorhergehende Diagnostik!

▄▄ Merken
- **Das Ausmaß der präoperativen Diagnostik wird diktiert von der Dringlichkeit, dem Umfang des anstehenden Eingriffs und dem zu erwartenden Risiko des Patienten.**
- **Zahl und Ausprägung von Begleiterkrankungen bestimmen wesentlich das Überleben nach einem chirurgischen Eingriff.**
- **Die Erfassung perioperativer Risikofaktoren ist Aufgabe des Chirurgen und beeinflusst die Verfahrenswahl.**
- **Eine präoperative Optimierung der Organfunktion von Herz und Lunge verbessert den postoperativen Verlauf erheblich.**
- **Immunsuppressive Therapie maskiert nicht selten das klinische Erscheinungsbild akut entzündlicher Krankheitsbilder (Appendizitis, Cholezystitis, Sigmadivertikulitis).**

1.3 Anästhesie

Schmerzhafte Untersuchungen und Behandlungen werden in Anästhesie (Schmerzausschaltung) vorgenommen. Mit Ausnahme der Infiltrationsanästhesie und ausgewählten Nervenblockaden wird sie heute von Anästhesisten durchgeführt. Die Aufgabe des Anästhesisten umfasst neben der Schmerzausschaltung auch die Aufrechterhaltung der lebenswichtigen Funktionen während des operativen Eingriffs. Daher gilt:

Keine Anästhesie ohne präoperative Diagnostik!

Man unterscheidet zwischen der Regionalanästhesie (örtliche Betäubung) und der Allgemeinanästhesie (Narkose).

Bei der **Regionalanästhesie** werden mit Lokalanästhetika umschriebene Körpergebiete von der Schmerzempfindung ausgeschlossen.

Bei der **Allgemeinanästhesie** werden das Bewusstsein und das Schmerzempfinden im ganzen Körper ausgeschaltet.

Jedes Betäubungsverfahren hat Vor- und Nachteile. Obgleich schwere, lebensbedrohliche Anästhesiezwischenfälle heute ausgesprochen selten sind, ist das Anästhesieverfahren präoperativ sorgfältig auszuwählen. Von besonderer Bedeutung sind für den Chirurgen die Anästhesieverfahren, die er selbst durchführen kann: Vor allem Verfahren der Regionalanästhesie.

1.3.1   Regionalanästhesie

Die Regionalanästhesie beeinträchtigt den Stoffwechsel, den Säure-Basen-Haushalt sowie die Lungen- und Hirnfunktion in geringerem Maße als die Allgemeinanästhesie. Daher kann sie durchgeführt werden, wenn eine Allgemeinanästhesie unerwünscht oder zu risikoreich ist. Auch eine Kombination von Allgemein- und Regionalanästhesie ist möglich.

Die zur Regionalanästhesie verwendeten Pharmaka (Lokalanästhetika, LA) blockieren die Nervenleitung reversibel, in Konzentrationen, die für den übrigen Organismus weitgehend unschädlich sind. Sie stabilisieren das Membranpotenzial und verhindern eine Depolarisation und somit die Auslösung eines Aktionspotentials.

Die chemische Struktur aller LA ist ähnlich. Nach ihrer Zwischenkette werden esterartige LA von säureamidartigen unterschieden (s. Tab. 1.6). Wegen der kürzeren Wirkdauer und der höheren Allergierate spielen die esterartigen LA keine wichtige Rolle mehr. Tab. 1.6 zeigt die heute meist gebräuchlichen LA.

Um die Wirkdauer der Lokalanästhetika zu verlängern, ist in besonderen Fällen der Zusatz von **Vasokonstringenzien** (z. B. Adrenalin) erlaubt. Er verbietet sich bei der Anwendung an den Akren (Nekrosegefahr!).

Durchführung
Die Infiltrationsanästhesie und die periphere Nervenblockade werden meist vom Chirurgen ohne große Vorbereitungen durchgeführt. Bei Risikopatienten und ausgedehnten Formen der Regionalanästhesie sollte ein Anästhesist zu Rate gezogen werden.

In jedem Falle sind folgende **Grundregeln** bei der Durchführung einer Regionalanästhesie zu beachten:
1. intravenöse Infusion über eine Kunststoff-Verweilkanüle anlegen
2. EKG-Monitoring und Blutdrucküberwachung des Patienten (LA wirken negativ chrono- und dromotrop bis zur Asystolie und bewirken Vasodilatation)
3. Instrumentarium für die kardiopulmonale Reanimation bereitlegen
4. sterile Arbeitsweise
5. vor der Injektion des Lokalanästhetikums aspirieren, um festzustellen, dass weder ein Gefäß noch der Subduralraum punktiert wurde.
6. Bei der Plexus-, Spinal- und Periduralanästhesie kann durch Prämedikation mit Benzodiazepinen

Tab. 1.6 Die heute meistgebräuchlichen Lokalanästhetika

Freiname	Handelsname, Konzentration	Maximale Dosis (mg)	Wirkungseintritt, Wirkungsdauer	Hauptanwendungen
Procain (Ester)	Novocain 1–2 %	500 o. A. 750 m. A.	langsam, 30–60 min	Infiltrations-, Spinalanästhesie
Tetracain (Ester)	Pantoacain Trockensubstanz	100 spinal: 20	langsam, 2–3 h	Oberflächen-, Infiltrationsanästhesie
Lidocain (Amid)	Xylocain, Lidocain 0,5–5 %	200 o. A. 500 m. A.	rasch, 60–120 min	Alle Anästhesieformen
Mepivacain (Amid)	Scandicain Meaverin 0,5–4 %	300 o. A. 500 m. A.	langsam, 90–120 min	Infiltrationsanästhesie, periphere Nervenblockade, Peridural-, Spinalanästhesie
Bupivacain (Amid)	Carbostesin Bupivacain 0.25–0,75 %	150	langsam, 2–4 h	Alle Formen außer Oberflächenanästhesie
Ropivacain (Amid)	Naropin 0,2–1 %	225	rasch, 2–6 h	Alle Anästhesieformen
Etidocain (Amid)	Duranest 1 %	300	rasch, 3–6 h	Periduralanästhesie, periphere Nervenblockade, Infiltrationsanästhesie
Prilocain (Amid)	Xylonest 0,5–2 %	400 o. A. 600 m. A.	rasch, 60–120 min	Periphere Nervenblockade, Infiltrations-, Periduralanästhesie

o. A. = ohne Adrenalin, m. A. = mit Adrenalin

(z. B. Midazolam, Dormicum®) das Risiko generalisierter Krampfanfälle durch LA vermindert werden.

Kontraindikationen
1. Überempfindlichkeit gegen LA (cave: anaphylaktischer Schock!)
2. Störungen der Blutgerinnung
3. nicht kooperative Patienten und Kinder, soweit mit ihrer Mitarbeit nicht gerechnet werden kann
4. komplexe kardiale Rhythmusstörungen

> **Keine Lokalanästhesie ohne vorherige Frage nach Allergien**

5. Schädel-Hirn-Trauma für Peridural- bzw. Subduralanästhesie (Einklemmung der Medulla oblongata).

Formen der Regionalanästhesie
Die Reizleitung wird unterbrochen an:
- Nervenendaufzweigungen in der Subkutis = Oberflächen- und Infiltrationsanästhesie
- großen peripheren Nerven sowie Nervengeflechten = Leitungsanästhesie
- Nervenwurzeln (Periduralraum, Subduralraum) = rückenmarksnahe Anästhesie.

Oberflächen- und Infiltrationsanästhesie
Die Ausschaltung der sensiblen Nervenendigungen in der Subkutis gewährleistet eine für operative Eingriffe ausreichende Analgesie (Schmerzfreiheit), ohne die Motorik zu beeinflussen.
Die wichtigsten Formen sind:

- **Oberflächenanästhesie:** Sie dient zur Betäubung von Bindehaut, Hornhaut und Schleimhäuten (Mund, Nase, Rachen, Ösophagus, Kehlkopf und Trachea).
  Applikation: als Spray oder mit Wattetupfer.
- **Infiltrationsanästhesie:** Hierbei wird die Lokalanästhesielösung fächerförmig in oder um den zu anästhesierenden Bezirk injiziert (Feld-Block) (Abb. 1.1).

Leitungsanästhesie
Hierbei wird das LA direkt an den Nervenstamm (bzw. Plexus) oder in dessen Nähe injiziert. Durch diese periphere **Nerven-** bzw. **Plexusblockade** wird die sensible Leitungsfähigkeit für ein neuroanatomisch abgegrenztes distales Nervenversorgungsgebiet unterbrochen. Die dickeren motorischen Nervenfasern werden erst bei stärkerer Konzentration oder längerer Einwirkung des Lokalanästhetikums blockiert.
Typische Anwendungen sind:

- **Oberst-Anästhesie** (Abb. 1.2): Sie bietet die beste und einfachste Möglichkeit der Schmerzausschaltung an Fingern und Zehen durch Blockade der zwei volaren und zwei dorsalen sensiblen Nervenäste in Höhe des Grundgelenks. Bei dieser Technik dürfen keine Vasokonstriktiva verwendet werden (Nekrosegefahr!).
- **Blockade des Plexus brachialis:** häufig bei Operationen an der oberen Extremität. Die Blockade kann erfolgen
  - an der Austrittsstelle im Paravertebralraum (interskalenärer Zugang nach Winnie)

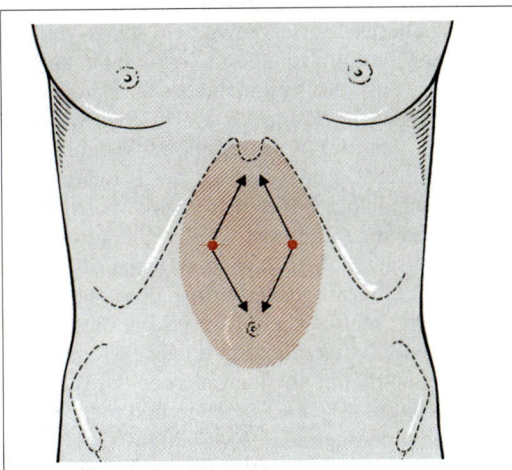

Abb. 1.1 Infiltrationsanästhesie. Injektionsorte (Punkte) und Infiltrationsrichtung (Pfeile)

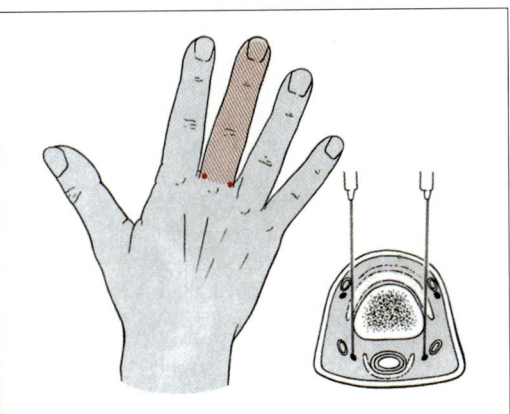

Abb. 1.2 Leitungsanästhesie nach Oberst. Injektionsrichtung von dorsal nach ventral, perineurales Anästhetikum-Depot (ca. 2 ml) in den 4 Quadranten

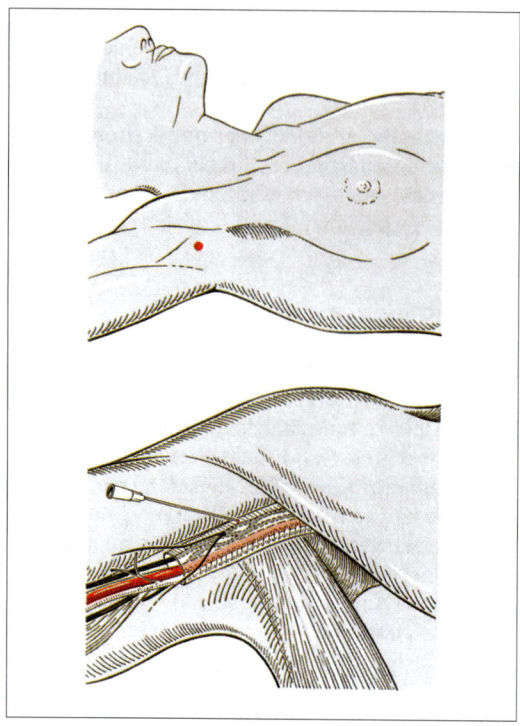

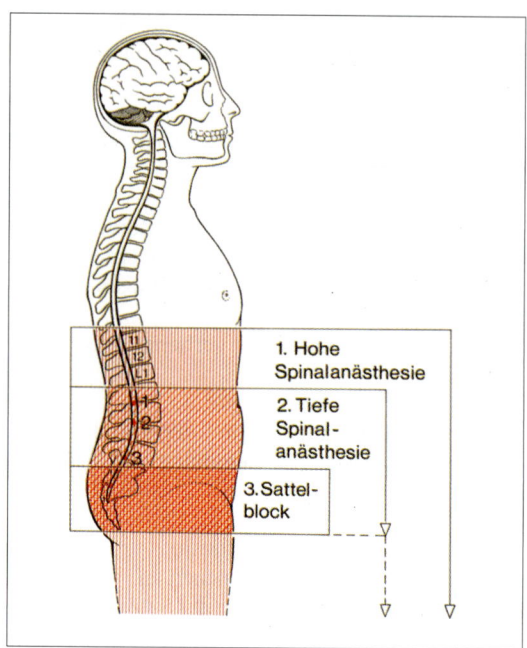

Abb. 1.4 Formen der Spinalanästhesie

Abb. 1.3 Axilläre Plexusblockade

■ an der Durchtrittsstelle des Plexus brachialis durch die Skalenuslücke oberhalb der ersten Rippe (Technik nach Winnie und Kulenkampff)
■ ventral infraclaviculär (VIP)
■ an dem Gefäß-Nerven-Strang der Achselhöhle (axillärer Zugang, **Abb. 1.3**).

Die Wahl des Punktionsortes bestimmt die Ausbreitung der Anästhesie.

Der Plexusblockade ist immer dann der Vorzug zu geben, wenn das endgültige Ausmaß des Eingriffs vom Operateur nicht mit Sicherheit zu überschauen und muskuläre Entspannung erwünscht ist.

Durch Anwendung von **Kathetertechniken** (kontinuierliche Applikation) sind praktisch unbegrenzte Operationszeiten möglich.
■ Blockade des N. medianus, N. radialis, N. ulnaris oder des N. femoralis, N. ischiadicus, N. cutaneus femoris lateralis oder N. obturatorius
■ Blockade der Interkostalnerven

Rückenmarknahe Anästhesieverfahren
Als rückenmarknahe Anästhesieverfahren werden die Spinal- und Periduralanästhesie bezeichnet. Sie werden für Eingriffe an der unteren Extremität, im Dammbereich, im Unterbauch und bei der Ge-

burtshilfe angewandt. Die Vorteile liegen in der vollständigen Analgesie beim wachen, kooperativen Patienten. Nachteile können in den Nebenwirkungen liegen (s. u.).

Zur **Spinalanästhesie** wird ein Lokalanästhetikum mit hoher Konzentration (4%ig) und kleinem Volumen (2–3 ml) in den Subarachnoidalraum unterhalb des Conus medullaris injiziert (beim Erwachsenen unterhalb des 2. Lendenwirbels) (**Abb. 1.4**). Die Anästhesie der Nervenwurzeln hängt von der Verteilung des Anästhetikums im Liquor ab. Die Höhe der Ausbreitung (analgetischer Bereich) ist abhängig vom Injektionsort, spezifischen Gewicht, Volumen und der Konzentration der injizierten Lösung sowie von der Lagerung des Patienten.

Der Spinalblock bildet sich in einer bestimmten Reihenfolge aus: Zunächst werden die autonomen Nerven ausgeschaltet, dann die Fasern, die Kälte, Wärme, Schmerz und Berührung übertragen, erst danach die motorischen Fasern. Die Restitution der Nervenfunktion erfolgt in umgekehrter Reihenfolge und beträgt in Abhängigkeit von der Wahl des Anästhetikums 1 ½ bis 3 Stunden und mehr.

Nebenwirkungen dieses Verfahrens sind:
■ Frühreaktionen (hohe oder totale Spinalanästhesie) mit Sympathikusblockaden und Lähmung der Atemmuskulatur sowie

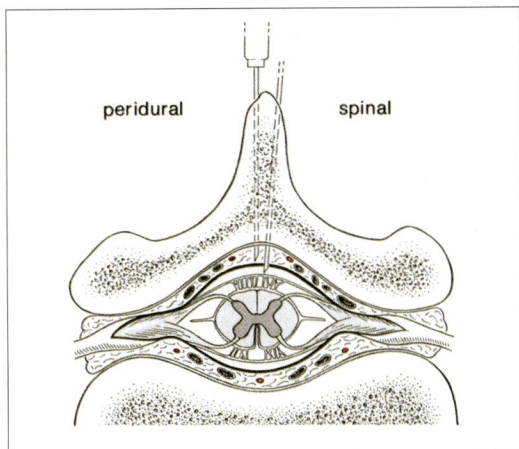

Abb. 1.5 Injektionsorte bei Peridural- (links) und Spinalanästhesie (rechts)

peridural spinal

- Spätfolgen, z. B. Postpunktions-Kopfschmerz oder Blasenfunktionsstörungen.

Ein Vorteil der **Periduralanästhesie (PDA)** im Vergleich zur Spinalanästhesie liegt darin, dass eine Regionalanästhesie erzielt wird, ohne die Dura punktieren zu müssen **(Abb. 1.5)**. Deshalb kommt es nur akzidentell zum Postpunktions-Kopfschmerz. Bei der PDA wird ein niedrig konzentriertes Anästhetikum (0,5 %ig) mit größerem Volumen (10–25 ml) in der Regel am sitzenden Patienten in den Periduralraum injiziert. Dies ist theoretisch im gesamten Bereich der Wirbelsäule möglich. In der Praxis ist jedoch der Zugang im **Bereich der Lendenwirbelsäule** vorzuziehen, weil er bedeutend weniger Komplikationsmöglichkeiten bietet. Das **Prinzip** dabei ist, die sensiblen Wurzeln „extradural" auszuschalten.

Ein weiterer Vorteil der PDA ist, dass man das Anästhetikum über einen Katheter, der durch eine sog. Tuohy-Nadel in den Periduralraum eingelegt wird, kontinuierlich applizieren kann, z. B. bei chronisch paralytischem Ileus. Ausdehnung und Wirkdauer der PDA werden von den gleichen Faktoren wie bei der Spinalanästhesie beeinflusst.

Zu den **Nebenwirkungen** s. Spinalanästhesie (abgesehen vom Postpunktions-Kopfschmerz).

1.3.2 Allgemeinanästhesie

Die Allgemeinanästhesie setzt sich aus den Komponenten Schlaf, Schmerzfreiheit und Muskelentspannung zusammen. Heute werden mehrere Pharmaka kombiniert, um die erwünschten Wirkungen zu erzielen (balancierte Anästhesie). Die Kombination von Hypnotika, Analgetika und Muskelrelaxanzien ermöglicht eine Allgemeinanästhesie mit vergleichsweise geringen Dosierungen und entsprechend weniger Nebenwirkungen. Die Analgesie kann mit Lokalanästhetika herbeigeführt werden (s. o.).

Die Allgemeinanästhesie umfasst die Risikoabschätzung, Prämedikation sowie bei Ewachsenen eine 6-stündige, bei Säuglingen und Kleinkindern eine 4-stündige Nahrungs- und Flüssigkeitskarenz.

Prämedikation
Die Prämedikation ist unverzichtbarer Bestandteil jeder Allgemeinanästhesie. Da diese deutlich in die Funktions- und Stoffwechselabläufe des Organismus eingreift, sollten während der Prämedikationsvisite folgende Punkte berücksichtigt werden:

Anamnese: Herzinsuffizienz? Herzrhythmusstörungen oder Angina pectoris? Leistungsfähigkeit? Wenn ja, sind ggf. internistisches Konsil, spezielle kardiologische Vorbehandlung, erweitertes intraoperatives Monitoring notwendig (z. B. Pulmonaliskatheter, s. Kap. 3.9.2), denn Narkotika wirken negativ inotrop, können also eine Herzinsuffizienz manifest werden lassen.

Überempfindlichkeitsreaktionen bzw. Allergien. Wenn ja, Vermeidung allergener Medikamente, ggf. dermatologisches Konsil, Haut-Allergie-Test, Austestung der zum Einsatz kommenden Medikamente, ggf. $H_1 + H_2$-Rezeptor-Antagonisten, denn viele Narkotika wirken histaminliberierend, können also eine allergisch hyperergische Reaktion auslösen.

Körperliche Untersuchung: Sie liefert wichtige Informationen, z. B. über anatomisch bedingte Intubationshindernisse. Sie wird durch das heute nicht mehr obligate **EKG** sowie gezielte **Laboruntersuchungen** ergänzt (Hämoglobin, BZ, Elektrolyte, Harnstoff, Bilirubin). In speziellen Fällen sind Blutgasanalyse sowie Gerinnungsstatus erforderlich.

Bei Patienten mit **respiratorischen Störungen** ist eine postnarkotische Verschlechterung der Lungenfunktion zu erwarten, daher präoperative Lungenfunktionsdiagnostik, broncholytische und krankengymnastische Vorbehandlung, postoperative Vermeidung zentral dämpfender Analgetika.

Bei Patienten mit **eingeschränkter Nierenfunktion** ist die Elimination intravenöser Narkotika verzögert, daher präoperative Nierenfunktionsüberprüfung, evtl. sogar präoperative Dialyse-Behandlung. Cave bei der Gabe bestimmter Muskelrelaxanzien.

Aus Anamnese und Untersuchung ergibt sich die **präoperative Risikoeinschätzung**. Sie entscheidet über die präoperative Vorbereitung, das Narkoseverfahren und die postoperative Nachsorge.

Aufklärung: Sie muss sehr ernst genommen werden. In einem ausführlichen Gespräch sollte dem Patienten verständlich gemacht werden, was mit ihm geschehen wird, wie er überwacht und betreut wird und was ihn nach der Operation erwartet. Der Gesprächsinhalt wird schriftlich festgehalten und vom Patienten sowie dem behandelnden Arzt unterschrieben.

Medikamentöse Prämedikation: Sie soll den Patienten sedieren, angstfrei machen, Vagusreflexe ausschalten, eine antiemetische bzw. Antihistaminwirkung und – falls erforderlich – eine ausreichende analgetische Wirkung haben. Diese Anforderungen können mit keinem Medikament in idealer Weise erreicht werden, daher die vielen unterschiedlich empfohlenen und praktizierten Prämedikationsschemata. Beispiele für Medikamente s. **Tab. 1.7**.

Tab. 1.7 Medikamente zur Prämedikation

Sedativa:	Atosil®	1 mg/kg KG
Anxiolytika:	Diazepam	0,2 mg/kg KG
	Midazolam®	0,1–0,15 mg/kg KG
Analgetika	Dolantin®	1 mg/kg KG
Vagolytika:	Atropin	0,1 mg/10 kg KG

Bei Kombination von Medikamenten können Wechselwirkungen auftreten, z. B. Atemdepression durch Kombination von Morphin mit Barbituraten; Diazepam verstärkt die Muskelschwäche bei Myasthenia gravis. Deshalb verbietet sich jede starre Schematisierung der Prämedikation. In den letzten Jahren gewinnt die orale Prämedikation mit Benzodiazepinen zunehmend an Bedeutung.

Prämedikation individuell handhaben

Zur Narkose verwendete Medikamente

In Abhängigkeit von der Dosierung können mit jedem Narkosemittel die drei wichtigsten Narkoseziele (= Narkosestufen) erreicht werden:
1. Bewusstlosigkeit (= Schlaf)
2. Schmerzlosigkeit (= Analgesie)
3. Muskelerschlaffung (= Relaxation).

Eine gute und häufig sinnvolle Ergänzung ist die vegetative Blockade (Neuroleptanalgesie, s. u.).

Narkose = Schlaf + Analgesie + Relaxation

Anhand des Verlaufes einer Äther-Inhalationsnarkose (erste Allgemeinnarkose von Morton 1846) teilte Güdel die **Narkosestadien** folgendermaßen ein **(Abb. 1.6)**:

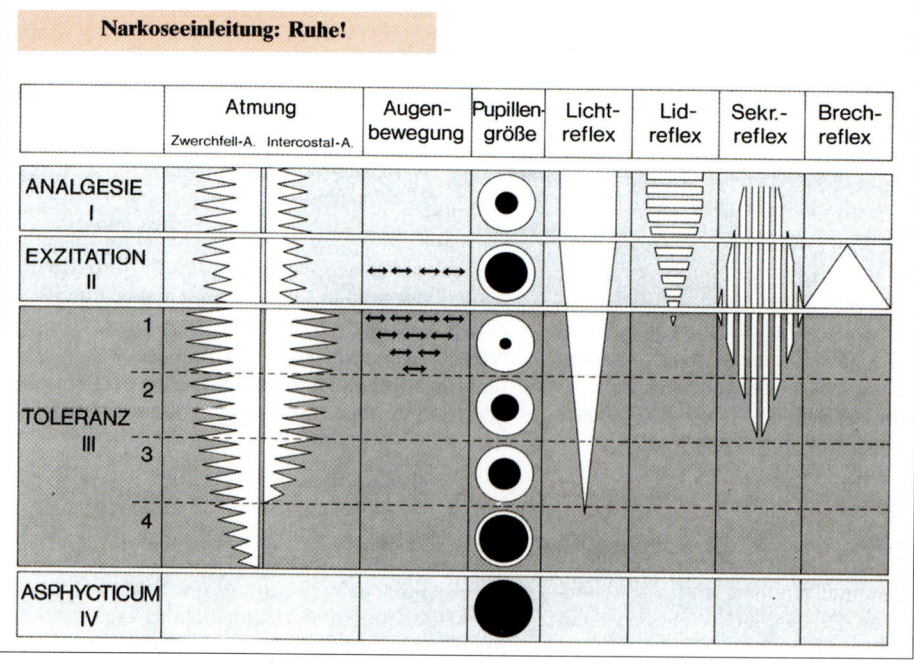

Abb. 1.6 Narkosestadien nach Güdel und ihre Beziehung zu Atmung, Augenbewegung, Pupillengröße und Reflexverhalten

- **Stadium I:** zunehmende Analgesie und Ammesie
- **Stadium II:** Beginn der Bewusstlosigkeit, gleichzeitig Einsetzen von motorischer Unruhe **(Exzitation)**, unregelmäßiger Atmung, Neigung zu Brechreiz und Bronchospasmus sowie Hypertonie und Tachykardie. Diese können durch äußere Reize gefährlich verstärkt werden. Darum Abschirmung aller äußeren Reize in dieser Phase.

> Narkoseeinleitung: Ruhe!

- **Stadium III:** Die Symptome der Exzitation kommen zur Ruhe, die Pupillen werden eng, die Atmung regelmäßig. Man spricht vom **Toleranz-Stadium**, da hier alle chirurgischen Eingriffe möglich sind. Die Erschlaffung der Skelett- und Abdominalmuskulatur bewirkt eine Hypoventilation.

- **Stadium IV (Asphyktikum):** Atemlähmung und schwerste Kreislaufdepression mit der Notwendigkeit zur sofortigen Reanimation.

Hypnotisch wirkende Injektionsanästhetika (Tab. 1.8)

- **Barbiturate:** Sie sind auch heute noch wichtig zur Narkoseeinleitung. Am häufigsten werden N-methylierte (z.B. Brevimytal) und Thiobarbiturate (z.B. Trapanal) verwendet. Die kurze Wirkungsdauer ist eine Folge der Verteilung im Muskel-/Fettgewebe, nicht der Elimination (Abb. 1.7).

Cave: Herz-Kreislauf und Atemdepression, Bradykardie, Laryngo- und Bronchospasmus, unerwünschter Nachschlaf, da Fettgewebe noch 30 min nach der Injektion Barbiturat einlagert und erst Stunden später wieder freisetzt.

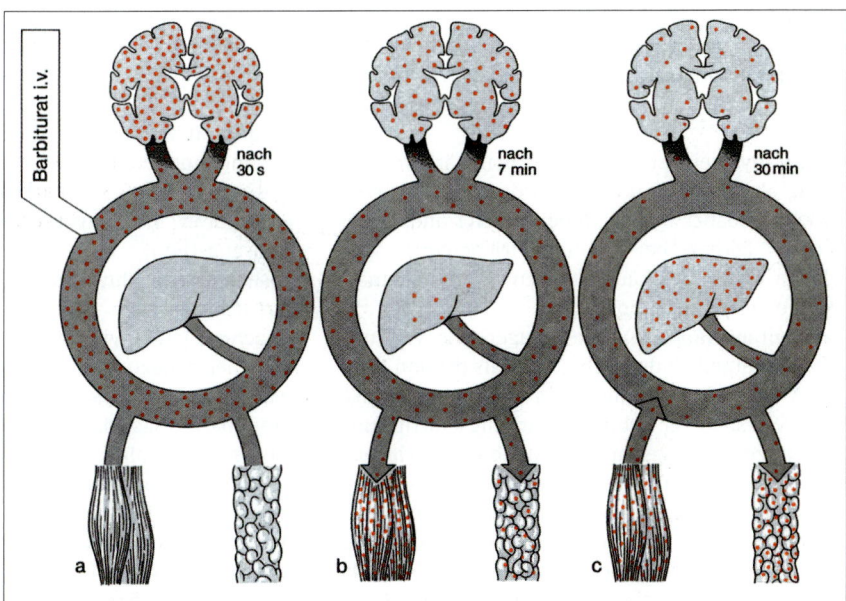

Abb. 1.7 a–c Verteilungsmuster von Barbituraten im Kreislauf, Gehirn, Muskel- und Fettgewebe sowie in der Leber:
a 30 Sekunden nach Injektion (maximale Hirnkonzentration)
b 7 Minuten nach Injektion (abnehmende Hirnkonzentration, Einlagerung in Muskel- und Fettgewebe)
c nach 30 Minuten ggf. Nachschlaf durch Freisetzung aus dem Muskel-, später auch aus dem Fettgewebe. Gleichzeitige Metabolisierung in der Leber

Tab. 1.8 Vorwiegend hypnotisch wirkende Injektionsanästhetika

Freiname	Handelsname	Dosis (mg/kg KG)	Cave
Thiopental	Trapanal	3–5	Negativ inotrop, atemdepressiv, Kontraindikation: Porphyrie
Methohexital	Brevimytal	1	s.o.
Etomidat	Hypnomidate	0,15–0,3	Hemmung der Kortisolsynthese, Myoklonie
Propofol	Disoprivan	1–2,5	Blutdruckabfall, Atemdepression
Midazolam	Dormicum	0,1–0,15	Atemdepression
Flunitrazepam	Rohypnol	0,015–0,03	Atemdepression

- **Etomidat (Hypomidate®):** Die hypnotische Wirkung scheint auf einer GABA-ähnlichen Wirkung zu beruhen. Von Vorteil ist vor allem die fehlende Kreislaufwirkung.
- **Propofol (Disoprivan®):** Dies ist ein Hypnotikum ohne analgetische Potenz. Es wird für die Einleitung und Aufrechterhaltung der Narkose angewandt. Der Vorteil liegt in der schnellen Wiederherstellung der Vigilanz und der antiemetischen Wirkung.
- **Benzodiazepine:** Sie bewirken substanzabhängig eine tiefe Sedierung bis Schlaf. Ihre Wirkungsdauer ist deutlich länger als die der o. g. Substanzen, ihr Vorteil jedoch ist die geringe Beeinflussung des Herz-Kreislauf-Systems, weshalb sie gerne zur Einleitung und Aufrechterhaltung der Anästhesie bei Risikopatienten eingesetzt werden.

Analgetisch wirkende Injektionsanästhetika
(Tab. 1.9)
- **Opiate**
  - **Morphin** bewirkt Analgesie durch Besetzung von Opiatrezeptoren. Es wird weniger zur Anästhesie als zur prä- und postoperativen Analgesie verwendet.
  - **Fentanyl** weist eine etwa 100-mal stärkere Wirkung als Morphin auf. Wegen der relativ kurzen Wirkungsdauer (guter Steuerbarkeit) und seiner hohen Potenz bei geringen Nebenwirkungen dürfte es das am häufigsten zur Allgemeinanästhesie verwendete Opiat sein.
  - **Alfentanil (Rapifen):** Die analgetische Wirkung von Alfentanil ist deutlich größer als die von Morphin und etwas geringer als die von Fentanyl. Vorteile sind der schnelle Wirkungseintritt und die kurze Wirkungsdauer, weshalb es vorwiegend bei Kurzeingriffen angewendet wird.
- **Ketamin (Ketanest):** Der Wirkmechanismus von Ketamin, das eine gewisse Sonderstellung einnimmt, ist nicht vollständig geklärt. Nach der Injektion kommt es weniger zu einem Schlaf- als zu einem Zustand, der gekennzeichnet ist durch eine Abkoppelung des Patienten von der Umgebung („dissoziative Anästhesie"). Im Vergleich zu den

Opiaten ist die Atmung weniger beeinträchtigt. Als einziges Anästhetikum bewirkt Ketamin eine Stimulation des Sympathikus mit Blutdruck- und Herzfrequenzanstieg. Diese Reaktion sowie die (bei Mononarkosen häufigen Pseudohalluzinationen und Träume unterschiedlich angenehmen Inhalts lassen sich durch Vorgabe von Benzodiazepin (Midazolam, Flunitrazepam) weitgehend vermeiden.

> Ketamin nur in Kombination mit Benzodiazepinen!

Inhalationsanästhetika
- **Halothan** ist ein halogenierter Kohlenwasserstoff, der schon bei Zimmertemperatur verdampft (Siedepunkt 50,2 °C). Mit Hilfe einer speziellen Verdampferapparatur (Vapor) wird es in einer Konzentration von 0,5–1,5 Vol% beigemischt.
- **Enfluran** entspricht weitgehend dem Halothan, hat ihm gegenüber jedoch den Vorteil einer schnelleren Elimination und besseren Muskelrelaxation. Dosierung 1–3 Vol%.
- **Isofluran** hat den Vorteil der geringsten Metabolisierung und damit der geringsten Lebertoxizität. Dosierung: 0,7–2,5 Vol%.
- **Desfluran** und **Sevofluran** sind neuere Inhalationsanästhetika und zeichnen sich durch geringe Löslichkeit im Blut aus. An- und Abflutung gestalten sich rascher.
- **Lachgas (N_2O)** wird als starkes Analgetikum weltweit bei nahezu allen Allgemeinanästhesien angewandt. Es ist ein anorganisches, inertes, nicht brennbares Gas, das im Blut nur schlecht löslich ist. Es wird üblicherweise in einer Konzentration von 66 % in Kombination mit 33 % Sauerstoff angewandt. Diese hohe Konzentration ist nötig, um bei der schlechten Blutlöslichkeit einen ausreichend hohen Wirkspiegel zu erzielen. Die schlechte Blutlöslichkeit hat jedoch den Vorteil, dass Lachgas nach Unterbrechung der Zufuhr schnell über die Alveolen abdiffundiert. Diese Eigenschaften begründen seine gute Steuerbarkeit.

Tab. 1.9 Vorwiegend analgetisch wirkende Injektionsanästhetika

Freiname	Handelsname	Dosis (mg/kg KG)	Cave
Morphin	Morphium hydrochloricum	5–20	Atemdepression, Hypotonie
Fentanyl	Fentanyl	0,005–0,01	Atemdepression
Alfentanil	Rapifen	0,015–0,02	Atemdepression
Ketamin	Ketanest	1–2	Hypertonie, Tachykardie, psychomimetische Phänomene

Cave: Hypoxie bei Sauerstoffanteil < 21 %.

Kein Lachgas ohne Sauerstoff

Muskelrelaxanzien

Beim Eintreffen einer Erregung an der Muskelendplatte wird Acetylcholin aus den Nervenenden freigesetzt, diffundiert durch den synaptischen Spalt und führt über spezifische Rezeptoren an der postsynaptischen Membran zur Depolarisation und Muskelkontraktion. Die Repolarisation wird durch Spaltung des Acetylcholins durch die Cholinesterase innerhalb von Millisekunden ermöglicht. Die neuromuskuläre Reizübertragung kann gestört werden durch:

■ Medikamente mit **depolarisierender Wirkung**: schwer spaltbare, in ihrer Wirkung dem Acetylcholin ähnliche Substanzen, z. B.

▪ **Succinylcholin**, das u. a. wegen seiner u. U. tödlichen Nebenwirkungen (maligne Hyperthermie, s. u.) nur noch selten eingesetzt wird

▪ **Suxamethonium** (z. B. Lysthenon): Dosierung 1 mg/kg KG, bewirkt innerhalb von 30 s eine vollständige Muskellähmung, die 3–5 min anhält. Es ist somit vor allem zur schnellen endotrachealen Intubation geeignet. Der Abbau erfolgt enzymatisch durch die Pseudocholinesterase.

Nebenwirkungen: Die „overall"-Depolarisation führt zur Hyperkaliämie, die bei polytraumatisierten und Patienten mit Verbrennungen oder neuromuskulären Erkrankungen zum Herzstillstand führen kann, Todesfälle durch Rhabdomyolyse.

■ Medikamente mit **kompetitiv hemmender Wirkung:** Langwirkende, Acetylcholinrezeptoren blockierende Substanzen (z. B. Curare, Pancuronium, Vecuronium). Sie führen innerhalb von 2–4 min zur Muskellähmung, die 20–30 min anhält. Sie werden heute überwiegend eingesetzt.

Neuentwicklungen (Cis-Atracurium, Mivacurium, Rocuronium): schneller Wirkungseintritt oder organunabhängiger Abbau.

Nebenwirkungen: verlängerte Wirkung bei Nieren- bzw. Leberinsuffizienz, Myasthenia gravis, Histaminliberation mit Blutdruckabfall.

Antidot: Cholinesterasehemmer, z. B. Neostigmin (Prostigmin®).

Da alle Muskelrelaxanzien die Atemmuskulatur lähmen, müssen die Patienten künstlich beatmet werden.

Muskelrelaxation erzwingt künstliche Beatmung

Narkoseinstrumentarium

Die Zufuhr des Sauerstoff-Lachgas-Gemisches einschließlich der Inhalationsanästhetika erfolgt über eine Gesichtsmaske, eine Larynxmaske **(s. Abb. 4.8)** oder einen Endotrachealtubus.

Gesichtsmasken liegen in unterschiedlicher Größe vor, um stets den sicheren und luftdichten Abschluss über Mund und Nase zu gewährleisten. Gesichtsmasken sollen mit der Hand gehalten werden.

Der **Endotrachealtubus** ist das sicherste Instrument zur künstlichen Freihaltung der Atemwege. Er ermöglicht die Beatmung während lang dauernder Operationen sowie die gezielte Bronchialtoilette. Endotrachealtuben sind mit einer Blockermanschette (Cuff) zur Trachealabdichtung versehen **(Abb. 1.8)**. Ausnahme: Säuglinge/Kleinkinder.

Für die seitengetrennte Beatmung, z. B. bei der Lungenresektion, werden Doppellumentuben mit der Möglichkeit zur seitengetrennten Blockung von Trachea und linkem Hauptbronchus verwendet (z. B. Carlens-Tubus, **Abb. 1.9**).

Intubationsnarkose

Die endotracheale Intubation unter Sicht erfolgt mit einem Laryngoskop **(s. Abb. 1.13)**. Am gebräuchlichsten ist das Laryngoskop nach MacIntosh. Es besteht aus einem Batteriegriff und einem abklappbaren L-förmigen Spatel mit einer Lichtquelle am

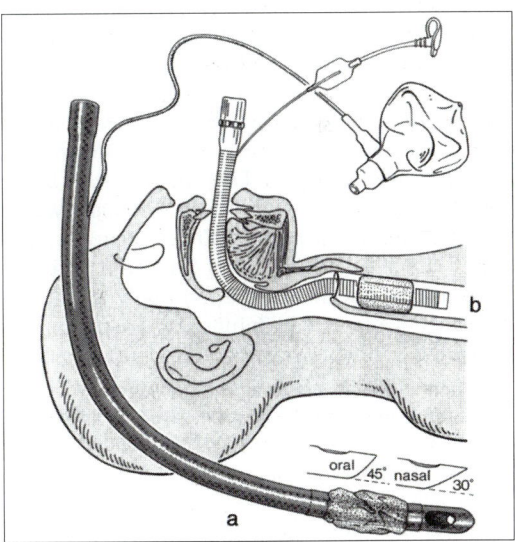

Abb. 1.8 a,b Orotracheale Intubation:
a Endotrachealtubus mit Blockermanschette und unterschiedlicher Anschrägung zur oralen oder nasalen Intubation
b Regelrechte Tubuslage

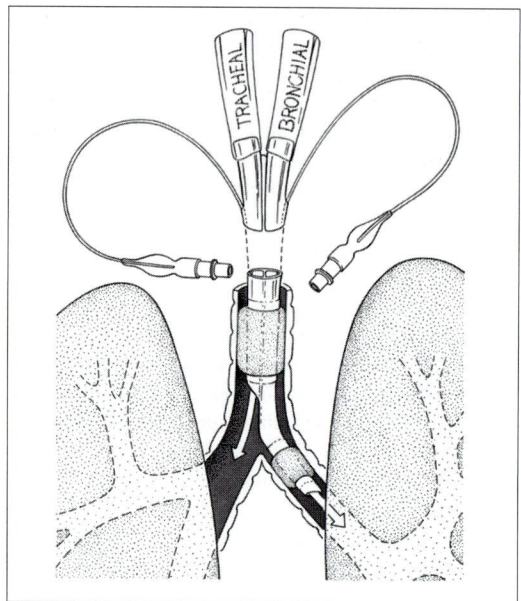

Abb. 1.9 Carlens-Tubus zur seitengetrennten Blockung von Trachea und linkem Hauptbronchus

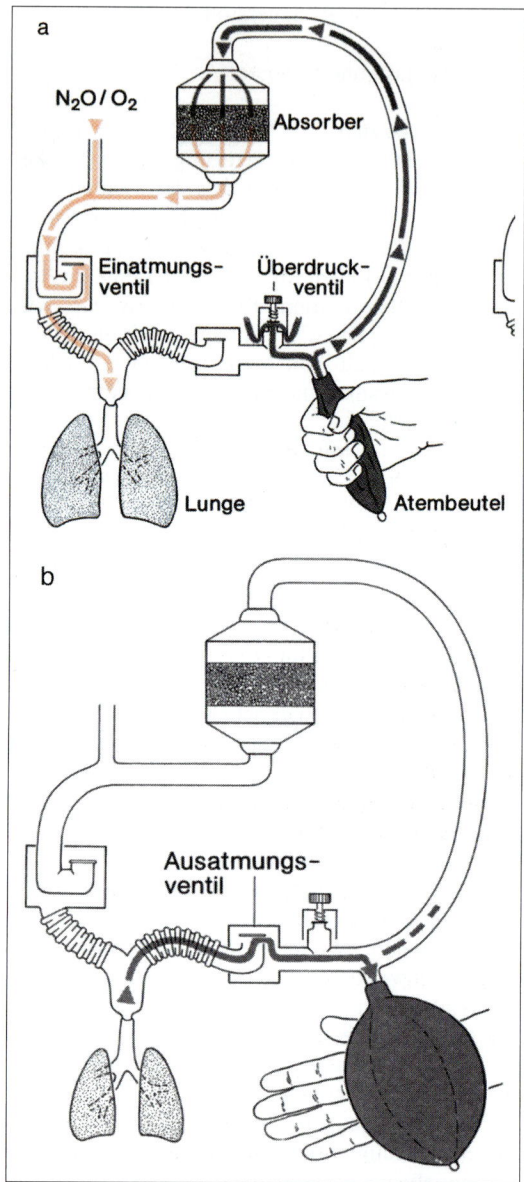

Abb. 1.10 a,b Narkoseapparat mit Kreissystem:
a Einatmungsphase,
b Ausatmungsphase

vorderen Ende. Der Spatelgröße differiert für Erwachsene, Kinder und Säuglinge.

Narkoseapparat: Am gebräuchlichsten ist das Kreissystem (Abb. 1.10). Der Patient atmet das Sauerstoff-Narkose-Gemisch über den Einatmungsschlauch ein, über den Ausatmungsschlauch wieder aus. Die Gasströmungsrichtung wird mit zwei Ventilen so gesteuert, dass ein Gas-Kreislauf entsteht. Bei der Ausatmung gelangt ein Teil der Atemluft in ein dehnbares Reservoir, den sog. Atembeutel, und aus diesem bei der Einatmung in die Lunge des Patienten. Ohne Zufuhr von Frischgas würde das Gasgemisch sowohl im Kreissystem als auch in der Lunge des Patienten an Sauerstoff und Narkosemitteln verarmen sowie mit Kohlendioxid angereichert werden. Die Zufuhr von Frischgas (z. B. Sauerstoff 2 l/min, Lachgas 4 l/min) in das Kreissystem wird über den sog. Rotameterblock gesteuert. Die vom Patienten nicht verbrauchte Frischgasmenge kann aus dem Kreissystem über ein Überdruckventil entweichen.

Zur Entfernung des vom Patienten produzierten CO_2 aus dem Kreissystem dient ein integrierter CO_2-Absorber, der mit Atemkalk gefüllt wird.

Über das dargestellte Kreissystem kann der Patient sowohl spontan atmen als auch mit intermittierendem Überdruck künstlich beatmet werden.

Im Falle der **Spontanatmung** ist das Überdruckventil vollständig zu öffnen. Der Atembeutel erfüllt dann in halbgefülltem Zustand die Reservoirfunktion für Ein- und Ausatembewegungen. Im Falle der **Beatmung** muss die Verstellschraube des Überdruckventils derart angezogen werden, dass während der manuellen Kompression des Atembeutels

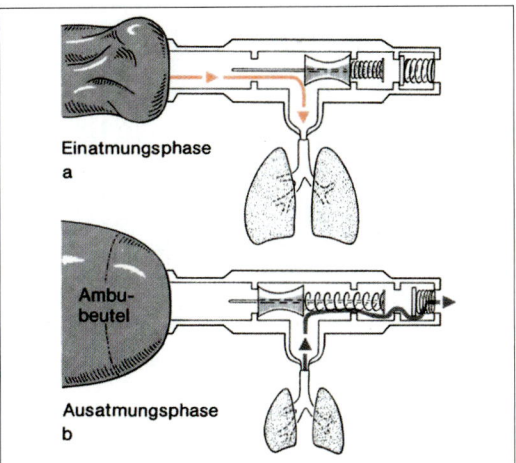

Abb. 1.11 a,b Ambu-Beutel: Ventilmechanismus
a In der Einatmungsphase
b In der Ausatmungsphase

(Frequenz: etwa 15/min) jeweils ein Teil des Atemgases in die Lunge gedrückt wird und ein anderer Teil über das Überdruckventil entweicht. Die Verstellschraube des Überdruckventils ist dabei so zu regulieren, dass der Atembeutel weder völlig leer noch prall gefüllt wird.

Für Säuglinge eignet sich das technisch wenig aufwendige **Kuhn-Beatmungssystem**. Ein hoher Frischgasstrom (Atemvolumen × 3) verhindert die Rückatmung und erübrigt einen CO_2-Absorber. Überflüssiges Gas entweicht durch ein Loch im Beatmungsbeutel, das bei Überdruckbeatmung mit dem Daumen verschlossen werden kann.

Für kurzfristige manuelle Beatmung mit Außenluft dient der transportable **Ambu-Beutel** (Abb. 1.11).

Durchführung der Allgemeinanästhesie
Vor der Narkoseeinleitung müssen Blutdruck und Pulsfrequenz gemessen und die zur Reanimation nötigen Geräte und Medikamente bereitgestellt werden.

Das Anlegen einer intravenösen Verweilkanüle ist obligat, ebenso ein EKG-Monitor und die Pulsoxymetrie. Die Vorbereitungen und Sicherheitsvorkehrungen sind immer gleich, ungeachtet der Dauer der Allgemeinanästhesie. Für kurze Eingriffe (ambulantes Operieren) werden häufig intravenös zu verabreichende kurz wirkende Anästhetika verwandt. Man injiziert langsam, um die Wirkung abschätzen zu können. Dauert der Eingriff länger, besteht die Möglichkeit, die Anästhesie mit volatilen Anästhetika zu verlängern.

Die Aufgaben des Anästhesisten bestehen dabei in der Überwachung und evtl. Therapie der Kreislauf- und Atemfunktion.

Ist es absehbar, dass der Eingriff länger als 30 min dauern wird, sollte eine **Intubationsnarkose** durchgeführt werden.

> Intubation:
> Vorher: Spatel, Tubus, Cuff prüfen
> Nachher: Seitengleiche Beatmung überprüfen!

Hierzu wird – nach sorgfältiger Überprüfung des notwendigen Instrumentariums (Spatel, Tubus, Cuff, Narkosegerät) – zunächst reiner Sauerstoff über eine Maske vorgeatmet. Nach 3 Minuten wird ein Hypnotikum (Hypnomidate, Brevimytal) langsam bis zum Erreichen des Narkosestadiums III injiziert. Zur Erleichterung der schonenden Intubation injiziert man ein Muskelrelaxans (s. o.).

30–180 Sekunden später kann die **endotracheale Intubation** vorgenommen werden (Abb. 1.12). Der Kopf wird rekliniert, das mit der linken Hand gehaltene Laryngoskop rechts in den Mund eingeführt, um die Zunge aus dem Sichtfeld nach links abdrängen zu können. Man führt den Spatel so weit vor, bis die Epiglottis sichtbar ist, platziert den Spatel

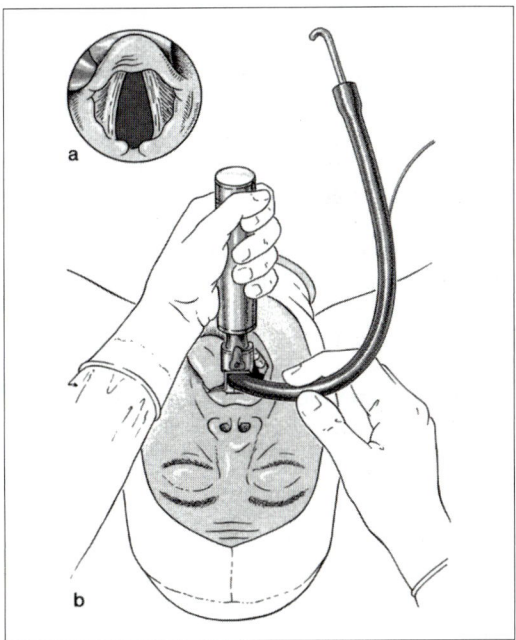

Abb. 1.12 a,b Orotracheale Intubation:
a Laryngoskopischer Aspekt der Stimmritze
b Durchführung

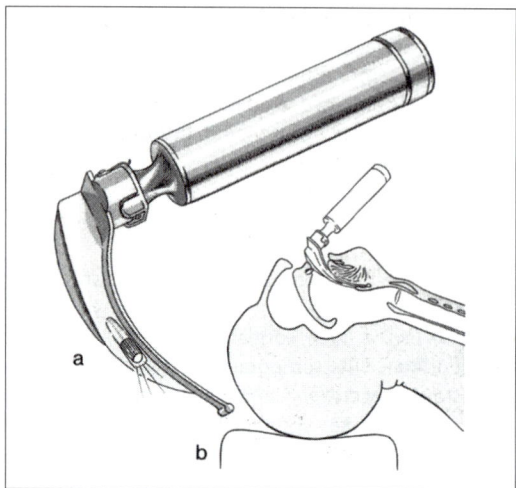

Abb. 1.13 a,b Orotracheale Intubation:
a Laryngoskop
b Seitenansicht mit Platzierung des Laryngoskops in der epiglottischen Falte und Anhebung der Glottis

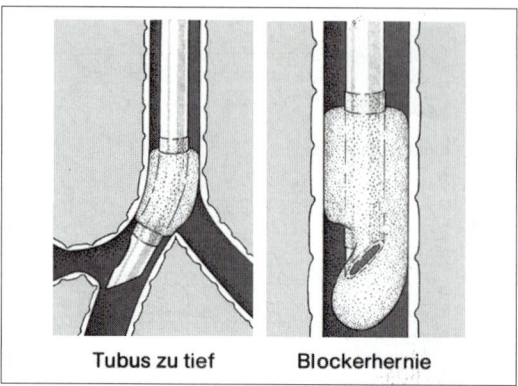

Tubus zu tief   Blockerhernie

Abb. 1.14 a,b Fehler bei der endotrachealen Intubation:
a Zu tiefe Tubuslage (meist rechts) mit Blockade eines Hauptbronchus
b Blockierhernie durch Manschettenprolaps (meist links)

in die epiglottische Falte **(Abb. 1.13)** und kann dann durch Anheben der Glottis die Stimmbänder darstellen **(s. Abb. 1.12a)**. Nun kann man den Tubus unter direkter Sicht in die Trachea einführen, bis die Blockermanschette hinter den Stimmbändern verschwindet. 5–15 ml Luft sind nötig, um die Manschette so weit aufzublasen, dass während der Einatmung keine Nebengeräusche mehr hörbar sind (Blockung nach Gehör).

Da N_2O in den Cuff diffundiert, erhöht sich im Lauf der Zeit der Cuffdruck, was zu Schäden an Kehlkopf und Trachea führen kann. Der Überprüfung der korrekten Lage dienen die beidseitige Auskultation der Lungenoberfelder sowie die Inspektion der Thoraxexkursionen.

Regelmäßig Cuffdruckkontrolle!

Weitere **Gefahren** bei der endotrachealen Intubation:
1. einseitige Intubation durch zu weit vorgeschobenen Tubus (zumeist rechts, **Abb. 1.14a**)
2. nicht erkannte Fehlintubation in den Ösophagus
3. Traumatisierung von Zähnen und Stimmapparat
4. Verlegung des Tubuslumens (Fremdkörper, Abknickung, Manschettenprolaps = Blockerhernie [**Abb. 1.14b**])
5. Trachealverletzung.

Postnarkotisch sollte jeder Patient in einen speziell dafür vorgesehenen **Aufwachraum** verlegt wer-

den. Dort werden die Vitalparameter überwacht und protokolliert. Dabei sollte die Sauerstoffsättigung des Blutes kontinuierlich transkutan überwacht werden, da die normalen Reaktionsmechanismen des Patienten während der Aufwachphase beeinträchtigt sind und sein Sensorium getrübt ist. Der Patient bleibt so lange im Aufwachraum, bis er das Bewusstsein und seine Reflexe vollständig wiedererlangt hat, die Wirkungen von Lokalanästhetika abgeklungen und alle Vitalparameter stabil sind. Er sollte möglichst schmerzfrei sein (Dolantin, Dipidolor, ggf. mittels einer vom Patienten kontrollierten Schmerzpumpe [ODA, s. Kap. 3.3.3]).

Der **Zeitpunkt der Extubation** ist abhängig von
- Art des Narkoseverfahrens
- Dauer der Narkose
- Abklingen der Muskelrelaxation
- Qualität der Spontanatmung
- Bewusstseinslage bzw. Kooperationsfähigkeit
- Körpertemperatur
- Allgemeinzustand.

Nach der Extubation erhält der Patient bei Bedarf unter pulsoxymetrischer Kontrolle Sauerstoff, z. B. über eine flexible Nasensonde, zugeführt.

Maligne Hyperthermie
Die maligne Hyperthermie ist eine seltene, potenziell lebensbedrohliche Komplikation der Allgemeinanästhesie. Die (wahrscheinlich autosomal dominant) vererbte Erkrankung wird von Triggersubstanzen initiiert: vor allem Succinylcholin und Halothan, aber auch Isofluran und Enfluran, Atropin und Belladonna Alkaloide, trizyklische Antidepressiva, Monoaminoxidaseinhibitoren u. a.

Das **klinische Bild** ist gekennzeichnet durch Fieber (über 42 °C), Rigor und alle Symptome einer hyperkatabolen Stoffwechsellage.

Therapie: Außer der Gabe des spezifischen Antidots Dantrolen® symptomatisch.

> Bei maligner Hyperthermie sofort Dantrolen®

Die Letalität beträgt bei behandelter maligner Hyperthermie etwa 30 %, bei unbehandelter 60–70 %.

■■**I Merken**
- **Keine Anästhesie ohne präoperative Diagnostik**
- **Regionalanästhesie: Ersatz oder sinnvolle Ergänzung der Allgemeinanästhesie**
- **Kein Zusatz von Vasokonstringenzien zu Lokalanästhetika bei Eingriffen an den Akren**
- **Schwerste Nebenwirkungen der Lokalanästhesie: Herzstillstand ⇒ EKG- und Blutdruck-Monitoring des Patienten**
- **Nebenwirkungen rückenmarknaher Anästhesieverfahren: Lähmung der Atemmuskulatur, Postpunktions-Kopfschmerz, Blasenfunktionsstörungen**
- **Kathetertechniken der Regionalanästhesie ermöglichen postoperative analgetische Therapie über mehrere Tage.**
- **Allgemeinanästhesie: Kombination von Schlaf, Schmerzfreiheit und Muskelrelaxation (balancierte Anästhesie)**
- **Angestrebtes Narkosestadium: Toleranzstadium (Stadium III)**
- **Barbiturate: Nachschlaf durch verzögerte Freisetzung aus dem Fettgewebe**
- **Ketamin nur in Verbindung mit Benzodiazepinen**
- **Muskelrelaxation erzwingt künstliche Beatmung**
- **Allgemeinanästhesie: iv.-Zugang, EKG und Pulsoxymetrie unverzichtbar**
- **Gefahren der endotrachealen Intubation: Fehllage endobronchial, Fehllage ösophageal, Traumatisierung von Zähnen, Zunge, Stimmapparat und Trachea, Lumenverlegung**
- **Maligne Hyperthermie: Dantrolen®**

1.4 Wunde, Wundheilung und Wundbehandlung

Eine Wunde ist eine mit Substanzverlust einhergehende Zusammenhangstrennung von Geweben.

1.4.1 Wundarten

Man unterscheidet:
- mechanische Wunden
- thermische Wunden
- chemische Wunden
- aktinische Wunden (Strahlenschäden)
- chronische Wunden (durch lokale Durchblutungsstörungen bedingte Nekrosen).

Mechanische Wunden
Mechanische Wunden werden nach morphologischen und ätiologischen Gesichtspunkten eingeteilt. Nach dem morphologischen Aspekt unterscheidet man
- die **offene Wunde** (**Vulnus**): Hier ist die Haut durchtrennt. Sind darüber hinaus Körperhöhlen eröffnet, spricht man von einer **penetrierenden Wunde**.
- die **geschlossene Wunde** (**Laesio**): Hier sind Haut und Schleimhäute intakt.
- Offene und geschlossene Wunden werden nach ätiologischen Gesichtspunkten weiter unterteilt:

Zu den **offenen Wunden** gehören:
- **Schnittwunde**: Charakteristisch sind glatte Wundränder, die bei Verlauf parallel zu den Hautlinien wenig, bei Verlauf senkrecht zu den Hautlinien stärker klaffen. Sonderform: Operationswunde.
- **Stichwunde**: Charakteristisch ist eine kleine Eintrittspforte mit glatten Wundrändern (**Abb. 1.15**). Da diese häufig verkleben, können sich in die Wunde eingebrachte Keime in der Tiefe vermehren: Gefahr der Stichkanalinfektion!

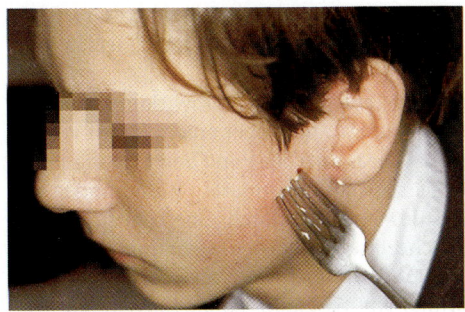

Abb. 1.15 Stichwunde durch Gabelstich linke Wange

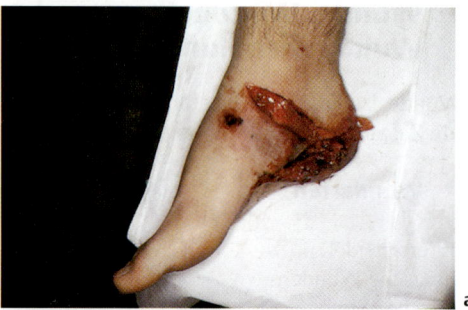

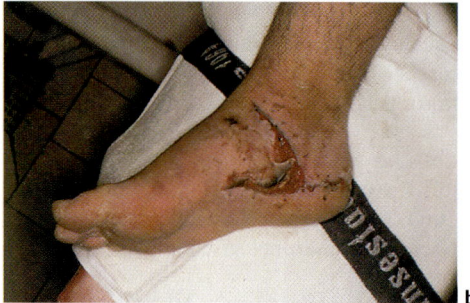

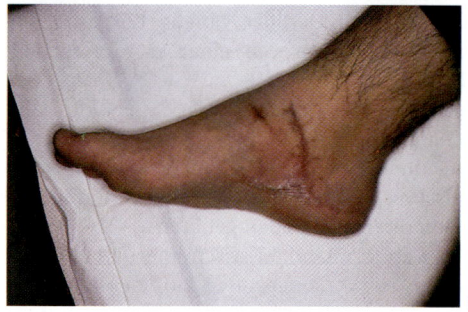

Abb. 1.16 a–c Veraltete (> 8 h) Riss-Quetschwunde an der rechten Ferse durch Motorradunfall mit Sekundärheilung
a bei Aufnahme in die Klinik,
b in der Proliferationsphase,
c nach kosmetisch befriedigender Narbenbildung

Eine Sonderform ist die **Pfählungsverletzung**, die durch das Eindringen eines pfahlähnlichen Gegenstands in den Körper bedingt ist. Sie tritt meist in Kombination mit penetrierenden und Quetschwunden (s. u.) auf.

- **Platzwunde**: entsteht durch Einwirkung stumpfer Scherkräfte auf Hautteile über einem festen Widerlager (z. B. Galea, Knochen) und zeigt häufig unregelmäßige, schlecht durchblutete Wundränder.
- **Risswunde**: entsteht durch Überbeanspruchung der Gewebeelastizität durch Dehnung oder Zerrung. Die Wundränder sind meist unregelmäßig gezackt und weisen häufig Randnekrosen auf (Abb. 1.16a).

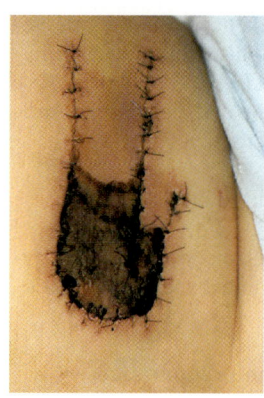

Abb. 1.17 Décollement rechter Oberschenkel mit Refixierung und partieller Hautnekrose

- **Schürfwunde** (**Excoriatio**, **Exkoriation**): entsteht durch tangentiale Einwirkung von Scherkräften auf die Epidermis bei erhaltener Basalmembran. Sie heilt ohne Narbenbildung ab.
- **Décollement** (**Ablederung**): entsteht durch tangentiale Einwirkung von Scherkräften auf Epidermis, Dermis und evtl. Subkutis. Die unverletzte Epidermis ist – evtl. mit Dermis und Subkutis – flächenhaft von ihrer Unterlage abgelöst. Bei zirkulärem Wundverlauf an Extremitäten lässt sich die Haut evtl. handschuhartig umstülpen. Große Hautlappen sind hochgradig nekrosegefährdet, da der venöse Rückfluss unterbrochen ist und das Stauungsödem die Thrombose der Gefäße begünstigt (Abb. 1.17). Sonderform: Skalpierungsverletzung = Ablederung der Kopfhaut.
- **Bisswunde**: Kombination aus Stich- und Quetschwunde mit großer Infektionsgefahr (z. B. Tollwut, Pest, HIV u. ä.), auch bei Menschenbisswunden, da sich die mit dem Speichel eingedrungenen Keime im gequetschten, minderdurchbluteten Gewebe schnell vermehren. So können beim Biss der Waldzecke (Ixodes ricinus) Arboviren, die Erreger der Frühsommermeningoenzephalitis (FSME), und Borrelia burgdorferi, der Erreger der Lyme-Krankheit, übertragen werden. Charakteristische Symptome der Lyme-Krankheit sind Erythema migrans, Fieber, Arthritis, seltener Karditis oder Neuropathie; die Diagnose wird durch den Nachweis erhöhter IgM- und IgG-Titer gesichert.

Bei Schlangenbisswunden können die eingebrachten Toxine außerdem toxische und allergische Reaktionen auslösen.

- **Insektenstich**: Auch hier besteht die Gefahr einer Infektion durch beim Stich übertragene Keime, außerdem einer toxischen oder allergischen Reaktion auf das Insektengift.

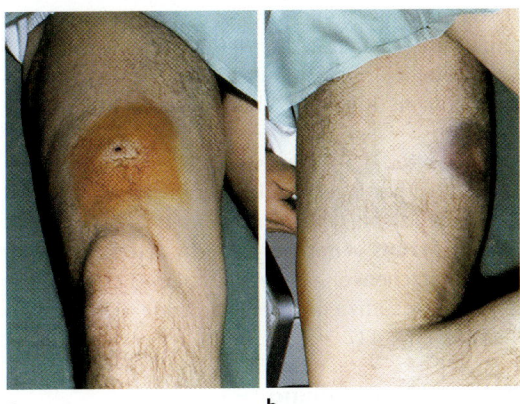

a   b

Abb. 1.18 a,b Schussverletzung am rechten Oberschenkel
a Einschuss mit kleinem Defekt
b Ausschuss mit größerem Defekt und Hämatom

■ **Schusswunde**: Diese Kombination aus Riss- und Quetschwunde entsteht durch Zerreißung und Druckschädigung des Gewebes. In der unmittelbaren Umgebung des Wundkanals findet sich druckgeschädigtes oder devitalisiertes Gewebe (Infektionsgefahr durch Fremdkörpereinsprengungen!). Die Einschussöffnung ist meist klein. Dies darf nicht über das tatsächliche Ausmaß der Verletzung hinwegtäuschen **(Abb. 1.18)**: Durch intrakorporale Ablenkung des Geschosses kann die Verletzung sehr ausgedehnt sein. Je nach Geschossqualität sind zusätzliche (Explosions-, Dum-Dum-, Splitter-) Verletzungen möglich.

■ **traumatische Amputation**: Kombination von Riss-, Quetsch- und Platzwunde (s. u.). Diese schwerste Form der offenen Wunde ist durch Verletzung großer Blutgefäße und begleitender Nerven meist lebensbedrohlich.

Zu den **geschlossenen Wunden** gehören:

■ **Prellung** (**Contusio, Kontusion**): entsteht durch senkrechte Einwirkung stumpfer Gewalt auf die Haut mit Hämatom und Ödem der Weichteile sowie schmerzhafter Bewegungseinschränkung. Klinisch bedeutsam sind die Contusio cerebri (s. Kap. 17), Contusio cordis et thoracis (s. Kap. 21) und das stumpfe Bauchtrauma (s. Kap. 31).

■ **Quetschung** (**Compressio**): entsteht durch tangentiale bilaterale Einwirkung stumpfer Gewalt auf die Haut, sei es durch zangenartige Kompression (Zangenverletzung, Verletzung an einer Presse) oder durch stumpfe Scherkräfte bei festem Widerlager. Die Haut ist nicht verletzt. Aufgrund der bilateralen Gewalteinwirkung ist der Schaden stets ausgedehnter und tiefgreifender als bei der

Prellung. Zerreißungen in der Tiefe des Gewebes mit nachfolgender Gefahr der Gewebsnekrose sind in die Beurteilung dieser Wundform einzubeziehen.

■ **Distorsion**: durch Drehung bedingte geschlossene Gelenkverletzung. Da die physiologischen Bewegungsgrenzen überschritten werden, können Überdehnungen oder Zerreißungen des Kapsel-Bandapparates oder Knorpelschäden (flake fracture) auftreten. Am häufigsten sind Distorsionen des Sprunggelenkes (Sportverletzungen).

Thermische Wunden

Unter diesem Begriff werden Gewebeschädigungen durch Wärme oder Kälte zusammengefasst.

■ **Verbrennung**: s. Kap. 6

■ **Erfrierung** bzw. **Unterkühlung**: Der Kälteschaden der Haut wird nicht allein durch die absolute Temperatur bestimmt, sondern hängt auch von der den Körper umgebenden Warmlufthülle ab. Aufkommender Wind z. B. zerstört die Warmlufthülle und führt auch bei relativ milden Temperaturen zu Kälteschäden („wind chill"). Eine Außentemperatur von – 20 °C bei einer Windgeschwindigkeit von 20 m/s entspricht einer Temperatur von – 52 °C bei Windstille.

Der lokale Kälteschaden, die **Erfrierung**, entsteht durch Zusammenbruch des Lewis-Reflexes (Histamin-gesteuerte, reflektorische Gefäßdilatation zur Nekroseprophylaxe). Die Folgen sind Stase der Blutsäule und ein konsekutiver Sauerstoffmangel, der bei Grad I der Erfrierung zu Blässe des betroffenen Gewebes, bei Grad II zu Blasenbildung und bei Grad III zu einer Koagulationsnekrose (Gangrän) führt.

Bei der (systemischen) **Unterkühlung** führt die Absenkung der zentralen Körpertemperatur zu typischen Organschäden (z. B. Herzrhythmusstörungen bei Körpertemperatur < 32 °C).

Chemische Wunden

Hierunter versteht man eine Schädigung der Haut und/oder Schleimhaut durch Säuren und Laugen.

Säuren

Salpeter-, Schwefel-, Salz- u. a. Säuren bewirken „Verbrennungen" aller Schweregrade mit Ausbildung einer Koagulationsnekrose (trockener, fester, oberflächlich liegender Schorf).

Die **Flusssäureverätzung** ist von besonderer Bedeutung. Charakteristisch ist eine besonders aggressive Ausbreitungstendenz in Breite und Tiefe, bedingt durch die Lipidlöslichkeit von Flusssäure. Zell- und Gewebekalzium werden ausgefällt. Die

Haut erscheint weißlich mit schmerzhafter Blasenbildung, Ödem und schließlich Nekrose.

Laugen
Laugenverätzungen führen über eine Basen-Eiweiß-Verbindung zur Kolliquationsnekrose. Klinisch imponiert ein weicher, weißlicher, tief ins Gewebe reichender Schorf.

Aktinische Wunden

Aktinische Wunden entstehen durch Einwirkung ionisierender (Alpha-, Beta-, Gamma-) Strahlen. Die Lokalisation der Schädigung hängt von der Dosis **(Tab. 1.10)** und von der Strahlenqualität (Eindringtiefe) ab. So betreffen die Strahlenfolgen einer Röntgenbestrahlung insbesondere die Haut und das Knochengewebe, die Strahlenfolgen einer Kobalttherapie insbesondere das Subkutangewebe. Schnelle Elektronen haben eine größere Eindringtiefe, so dass hier eher mit Strahlenfolgen an Organen zu rechnen ist (z. B. an der Blase bei Bestrahlung des Rektumkarzinoms).

Man unterscheidet akute und chronische Strahlenfolgen. Akut kommt es schon während oder kurz nach Beendigung der Bestrahlung zu allen Zeichen einer sterilen Entzündung mit Ödem und lokaler Durchblutungsstörung. Chronische Strahlen (= Spät-)folgen treten nach einem beschwerdefreien Intervall von unterschiedlicher Dauer auf. Das pathophysiologische Korrelat ist eine chronische Durchblutungsstörung. Nekrosen z. B. der Haut oder chronische, nicht heilende Ulzera (Strahlenulkus) sind die klinischen Korrelate.

Die Behandlung von Strahlenschäden entspricht der von Verbrennungen (s. Kap. 6).

Chronische Wunden

Chronische Wunden sind persistierende Hautdefekte auf der Basis von Durchblutungsstörungen.

Zu den chronischen Wunden zählen:

1. **Gangrän**: Koagulationsnekrose meist des Fußes und Unterschenkels auf der Basis einer diabetischen Angiopathie. Unterschieden werden die trockene, nicht infizierte und die feuchte, infizierte Gangrän.
2. **Dekubitus**: Hautnekrose im Bereich von Auflagestellen bei bettlägerigen Patienten (Steißbein, Wirbelsäule, Fersen, Ohrmuschel etc.)
3. **Ulcus cruris venosum**: schlecht heilender Defekt am Unterschenkel auf der Basis einer chronischen venösen Insuffizienz (persistierende Perforansvenen) (s. Kap. 42).

1.4.2   Wundheilung

Von chronischen Wunden abgesehen ist der Körper in der Lage, den entstandenen Gewebsdefekt zu verschließen. Um den Defektverschluss von der physiologischen Regeneration abzugrenzen, bei der der normale Zellverschleiß ersetzt wird, bezeichnet man die Wundheilung als **pathologische Regeneration**.

> Wundheilung = Pathologische Regeneration

Man unterscheidet:

- **vollständige pathologische Regeneration**: Der Defekt wird durch funktionell gleichartige Zellen ersetzt und der Normalzustand des Gewebes ohne Narbenbildung wiederhergestellt. Die Voraussetzungen dazu sind:
  - Die Zellen des Gewebes müssen teilungsfähig sein. Eine vollständige Regeneration ist in irreversibel postmitotischen Ruhegeweben wie Herzmuskel und Nervengewebe nicht möglich.
  - Die Struktur (Basalmembran, Gefäßbindegewebe), die für den spezifischen Zellersatz zuständig ist, muss intakt sein.
- **unvollständige pathologische Regeneration**: Der Defekt heilt unter Bildung eines funktionell minderwertigen Ersatzgewebes (Narbengewebe) ab.

Tabelle 1.10 Schweregrade des Strahlenschadens

Schweregrad	Bezeichnung	auslösende Dosis	Symptome
1	Früherythem	< 6 Gy	Hautrötung, Schuppung, lokaler Haarausfall (reversibel)
2	Dermatitis erythematodes	> 6 Gy	akute Dermatitis mit Rötung, Epitheldefekten und Nässen
3	Dermatitis bullosa	8 – 10 Gy	Verbrennungen 2. Grades mit Untergang der Talgdrüsen und irreversiblem Haarausfall
4	Dermatitis gangraenosa	> 10 Gy	Strahlenulzera

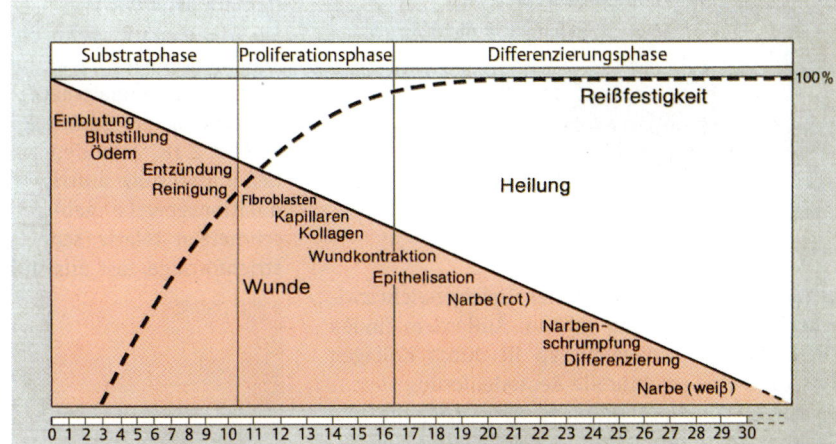

Abb. 1.19 Phasen der kutanen Wundheilung und Entwicklung der Narben-reißfestigkeit

Eine Hautwunde heilt also nur dann ohne Narbenbildung ab, wenn die Basalmembran erhalten ist (z. B. bei der Schürfwunde).

Ablauf der Wundheilung
Der Ablauf der Wundheilung kann in drei Hauptphasen unterteilt werden:
- Substratphase:
  - Exsudationsphase
  - Resorptionsphase.
- Proliferationsphase
- Differenzierungsphase (reparative Phase).

Eine Störung oder Verlängerung einer dieser Phasen gefährdet die gesamte Wundheilung. Die Phasen der Wundheilung lassen sich am Beispiel der Heilung von Hautwunden darstellen (Abb. 1.19).

Substratphase (0. bis ca. 4. Tag)
Die pathophysiologischen Grundprinzipien der Substratphase sind Hämostase und Inflammation.

In der **Exsudationsphase** treten – direkt nach der Verletzung – Blut und Blutplasma in den Gewebedefekt aus. Abgesehen von einem Spüleffekt werden durch Kontakt der Thrombozyten mit Kollagen die Thrombozytenaggregation und die Blutgerinnung ausgelöst: Der Defekt wird von einem dichten Filz aus Fibrin ausgefüllt. Im Rahmen der Aggregation setzen die Thrombozyten u. a. chemotaktische Mediatoren frei. Innerhalb von Stunden wandern neutrophile Granulozyten und Monozyten (Makrophagen) in den Gewebedefekt ein.

In der **Resorptionsphase** kommt es zur Fibrinolyse. Neutrophile und aktivierte Makrophagen phagozytieren das nekrotische Gewebe und bauen es mit Hilfe lysosomaler Enzyme ab. Makrophagen

setzen Stickoxid und Sauerstoffradikale frei, die ein antimikrobielles Milieu gewährleisten. Außerdem sezernieren sie Mediatoren, die weitere Makrophagen und Granulozyten in den Wundbereich locken.

Proliferationsphase (ca. 5. – 14. Tag)
Diese Phase ist durch die Bildung von Granulationsgewebe gekennzeichnet.

Fibroblasten aus dem umgebenden Gewebe wandern in den Wundbereich ein und werden aktiviert. Beide Prozesse werden durch Mediatoren aus Makrophagen vermittelt. Die aktivierten Fibroblasten synthetisieren Glykoproteine, Proteoglykane und Kollagen.

Kapillaren wachsen vom Defektrand her in die Wunde vor: Aus benachbarten, intakten Kapillaren sprossen solide Endothelzellzapfen aus, wandeln sich in Endothelzellen um und bilden ein Netz vorwachsender Kapillaren. Auch dieser Prozess wird durch Mediatoren aus Makrophagen ausgelöst.

So entsteht ein stark kapillarisiertes junges Bindegewebe, das vom Defektrand ins Zentrum vorwächst und den Defekt schließlich vollkommen ausfüllt. Makroskopisch erscheint seine Oberfläche durch die Vielzahl von Kapillaren als körnig (granulum (lat.) = das Körnchen). Daher wird es als **Granulationsgewebe** bezeichnet (Abb. 1.20, s. Abb. 1.24b).

Differenzierungsphase (ab 3. Woche)
In dieser Phase sinkt die Zahl der Bindegewebszellen im Wundbereich, es wird verstärkt Interzellularsubstanz produziert. Im Wundbereich entsteht ein zellarmes, kapillararmes, aber faserreiches Bindegewebe (**Narbengewebe**). Der Prozess der Nar-

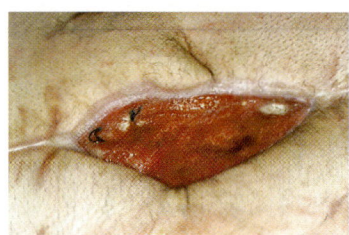

Abb. 1.20 Sekundär heilende Wunde in der Proliferationsphase

benbildung ist ein dynamisches Gleichgewicht zwischen Kollagenan- und -abbau. Außerdem finden ein Ersatz von Kollagen Typ III durch Kollagen Typ I und eine strukturelle Remodellierung statt.

Durch **Wundkontraktion** (s. Abb. 1.24), die eine Funktion der Fibroblasten zu sein scheint, verkleinert sich die Wundfläche auf je nach Körperregion 50 – 99 % des ursprünglichen Defektes. Je beweglicher die umgebende Haut ist, desto größer ist die Wundkontraktion. Eine sauber granulierende Defektwunde schrumpft pro Tag um ca. 1 – 2 mm.

Mit der **Epithelisation** schließt die Wundheilung ab. Die Überhäutung der Wunde erfolgt durch Migration der randständigen Epithelzellen (s. Abb. 1.24). Anschließend imponiert eine leicht erhabene, im Vergleich zur Umgebung rötliche Narbe, die sich erst allmählich dem Hautniveau angleicht und nach Wochen langsam zu verblassen beginnt.

Mechanische Belastbarkeit der Wunde im Verlauf der Wundheilung

Im Zeitraum zwischen dem Abraum der Nekrose und dem Aufbau des Granulationsgewebes ist die mechanische Belastbarkeit der Wunde am geringsten. Mechanische Belastungen in dieser Phase können zu schwerwiegenden Komplikationen führen (z. B. Anastomoseninsuffizienz, Herzwandruptur bei Herzinfarkt). Nach Einsetzen der Kollagensynthese nehmen die mechanische Belastbarkeit und Reißfestigkeit der Wunde kontinuierlich zu. Zur Orientierung können folgende Zahlen dienen: Nach 1 Woche beträgt die Reißfestigkeit einer Wunde 3 %, nach 3 Wochen 20 % des Maximums. Das Maximum – ca. 80 % der Reißfestigkeit unverletzter Haut – ist nach 3 Monaten erreicht.

Formen der Wundheilung

Es gibt drei Formen der Wundheilung:
- Wundheilung per primam intentionem (p. p.-Heilung, primäre Wundheilung)
- Wundheilung per secundam intentionem (p. s.-Heilung, sekundäre Wundheilung)
- Wundheilung unter dem Schorf.

Primäre Wundheilung
Sie findet statt, wenn die Wundränder zwanglos aneinanderliegen, z. B. bei chirurgisch gesetzten Wunden oder glattrandigen Gelegenheitswunden, die entlang der Spaltlinien der Haut nach Langer (s. Abb. 2.18) verlaufen **(Abb. 1.21)**, und keine Wundheilungsstörung auftritt. Es wird nur wenig Granulationsgewebe gebildet, die Wundränder verschmelzen relativ schnell. Das Resultat ist eine strichförmige, fast unsichtbare Narbe **(Abb. 1.22)**.

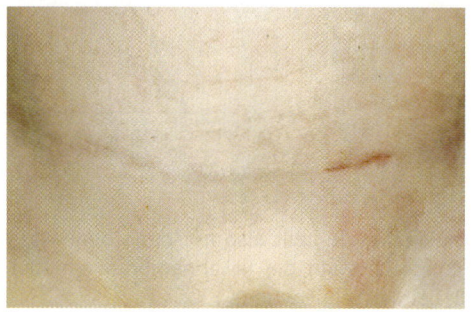

Abb. 1.21 Die Schnittführung parallel zu den Hautspaltlinien nach Langer **(s. Abb. 2.18)** ergibt die besten kosmetischen Ergebnisse. Hier waagerechter Hautschnitt in der Leistenbeugenfalte

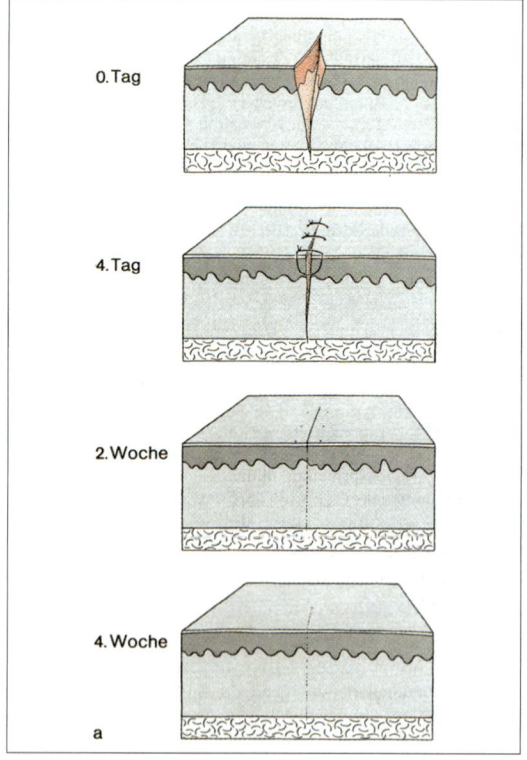

0. Tag

4. Tag

2. Woche

4. Woche

a

Abb. 1.22 Primäre Wundheilung

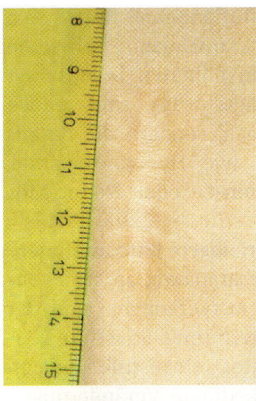

Abb. 1.23 Hautschnitte, die die Hautspaltlinien nach Langer kreuzen (hier Pararektalschnitt bei Appendektomie), ergeben breite Narben

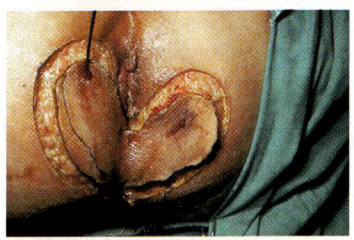

a

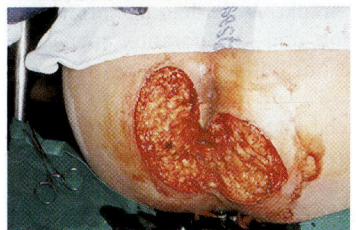

b

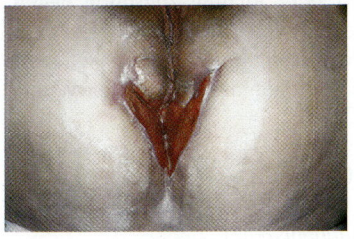

c

Abb. 1.24 a–c Beispiel einer sekundären Wundheilung nach Exzision eines ausgedehnten Analfistelsystems:
a intraoperativer Befund
b 19. Tag postoperativ: Ausfüllung des Wundgrundes durch Granulationsgewebe, Epithelisierungssaum am Wundrand
c 40. Tag postoperativ: Fast vollständige Ausfüllung des Wundkraters durch Granulationsgewebe, breiter Epithelisierungssaum, Narbenkontraktion. Nach 3 weiteren Wochen war die Wunde geschlossen

Sekundäre Wundheilung

Sie findet statt, wenn die Wundränder auseinanderklaffen, d.h. ein Gewebedefekt besteht. Der Wundverschluss erfolgt durch Bildung von Granulationsgewebe, Wundkontraktion und Epithelisation (Abb. 1.24) und dauert daher länger als bei der Primärheilung (Abb. 1.25). Die Unterschiede zur Primärheilung sind jedoch nur quantitativer Art. Das Resultat ist eine breite, häufig eingezogene, kosmetisch und auch oft funktionell störende Narbe (Abb. 1.23 und 1.25).

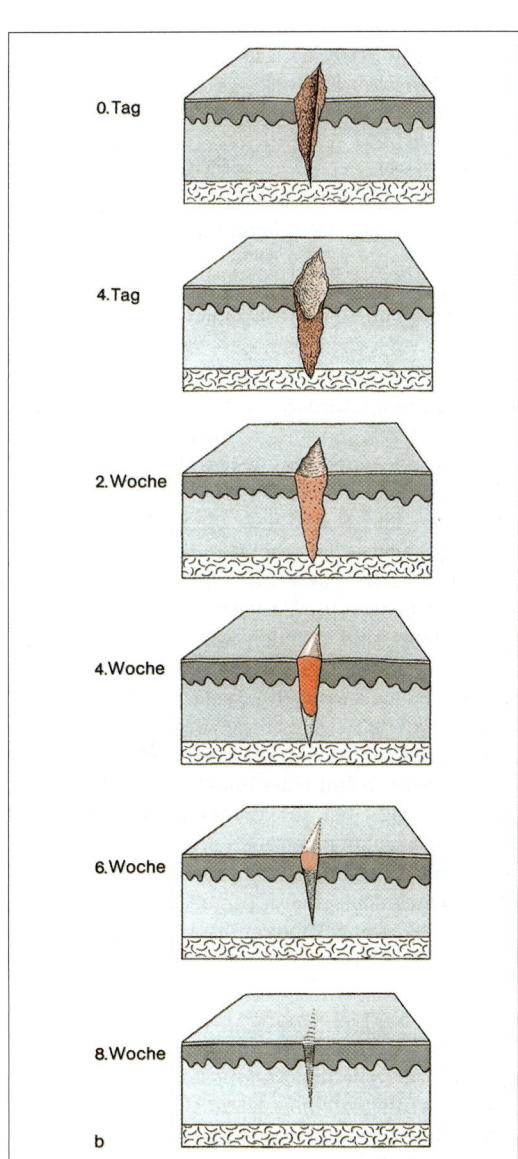

0. Tag

4. Tag

2. Woche

4. Woche

6. Woche

8. Woche

b

Abb. 1.25 Sekundäre Wundheilung

Wundheilung unter dem Schorf
Sie findet vor allem bei oberflächlichen Hautläsionen ohne Mitbeteiligung der Subkutis statt, z. B. bei Schürfwunden oder bei offener Wundbehandlung (s. Kap. 4.3.1) von Hautentnahmestellen. Die Wunde wird von Fibrin und Zelldetritus (Schorf) überzogen, der sie vor Austrocknung und Infektion schützt, und heilt darunter ab (s. Kap. 4.2.1). Ist die Epithelisierung abgeschlossen, löst sich der Wundschorf spontan.

Störfaktoren der Wundheilung
Störfaktoren können eine oder mehrere Phasen der Wundheilung betreffen und führen meist zu einer verzögerten Wundheilung. Es lassen sich lokale und allgemeine Störfaktoren unterscheiden.

Lokale Störfaktoren
Lokale Störfaktoren bedingen in erster Linie die Entstehung einer **Wundinfektion**. Diese Faktoren sind:
- **hochvirulente Erreger**: In chirurgisch versorgten und später infizierten Wunden sind bevorzugt resistente Bakterienstämme (Hospitalkeime) nachweisbar.
- **Durchblutungsstörung**: Eine Wundinfektion entsteht leichter, wenn in der Umgebung der Wunde eine Durchblutungsstörung besteht, z. B. bei arteriosklerotischer oder diabetischer Angiopathie.
- **Nekrosen und Hohlräume**: Ausgedehnte Nekrosen oder nicht drainierte Hohlräume im Wundbereich fördern bakterielle Infektionen, da sie gute Bedingungen für die Vermehrung von Keimen bieten. Daher sind Wunden mit Gewebszerreißungen und Quetschungen mit ausgedehnten Gewebetaschen besonders infektionsgefährdet.
- **Fremdmaterial**: Jeder Fremdkörper, auch chirurgisch eingebrachtes Fremdmaterial (z. B. Nahtmaterial), birgt die Gefahr einer Infektion in sich. So sind zur Erzeugung eines subkutanen Abszesses ca. 10^6 Keime im Subkutangewebe erforderlich. Werden die Keime zusammen mit einem ungeknoteten Faden eingebracht, sind dazu nur noch 10^4, zusammen mit einem geknoteten Faden nur noch 10^2 Keime erforderlich.

Allgemeine Störfaktoren
Es gibt im Wesentlichen drei Allgemeinsituationen, die mit einer erhöhten Rate postoperativer Wundheilungsstörungen einhergehen:
- mangelndes Rohstoffangebot
- veränderte Blutzusammensetzung
- reduzierte Perfusion.

Ein **vermindertes Rohstoffangebot** findet sich bei konsumierenden Erkrankungen, schweren Zweiterkrankungen oder in höherem Lebensalter. Auslöser der Wundheilungsstörung sind jedoch nicht diese Faktoren an sich, sondern die daraus resultierenden Störungen wie Hypoproteinämie, Elektrolytstörungen, Vitamin-C- oder Faktor-XIII-Mangel.

Gleiches gilt für eine **veränderte Blutzusammensetzung**: Nicht die Grunderkrankung an sich, sondern ihre pathologischen Auswirkungen sind der Auslöser der Wundheilungsstörung. So ist die Leukose dann als Risikofaktor einzustufen, wenn krankheits- oder therapiebedingte Veränderungen der Blutzusammensetzung auftreten, z. B. eine Verminderung der zellulären Blutbestandteile aufgrund von Verdrängung durch Leukämiezellen oder Knochenmarkdepression. Auch Störungen der zellulären Immunabwehr, z. B. bei AIDS, beeinträchtigen die Wundheilung, ebenso Medikamente, insbesondere Kortison: Es bewirkt eine Membranstabilisierung, die die Funktion der zellulären Blutbestandteile einschränkt. Außerdem beeinträchtigt es die Zellmigration und -proliferation sowie die Angiogenese, was zum Teil durch Vitamin A zu beheben ist.

Die Hauptursache von Wundheilungsstörungen ist jedoch die **reduzierte Perfusion** des Wundgebietes. Der Perfusionsstörung können Gefäßveränderungen bei Diabetes oder Hypertonie, respiratorische Insuffizienz oder Anämie zugrunde liegen. Zusätzliche biochemische Veränderungen (z. B. reduzierte Zellaktivierung und Chemotaxis beim Diabetes mellitus) erhöhen das Risiko einer Wundheilungsstörung.

Wundheilungsstörungen

Wundruptur (Wunddehiszenz)
Als Wundruptur wird das Aufplatzen einer Wunde bezeichnet, die vorher durch eine chirurgische Naht verschlossen wurde **(Abb. 1.26)**. Nach Zeitpunkt und Ursache unterscheidet man folgende Formen:
- **frühe Ruptur** (bis zum 5. postoperativen Tag): ist in der Mehrzahl der Fälle durch fehlerhaftes Knoten bedingt
- **aseptische Ruptur** (zwischen dem 5. und 15. postoperativen Tag): erfolgt in der kritischen Phase am Übergang von der Resorptions- zur Proliferationsphase der Wundheilung
- **infektiöse Ruptur** (zwischen dem 5. und 15. postoperativen Tag): Folge einer Wundinfektion

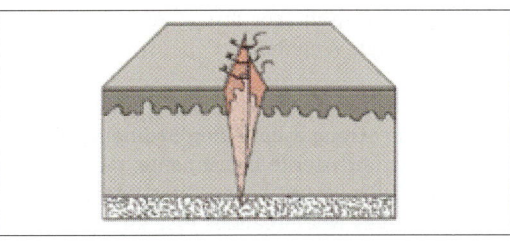

Abb. 1.26 Wundruptur einer Hautwunde

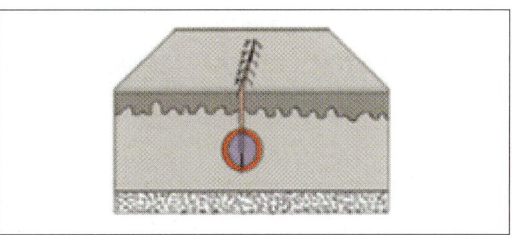

Abb. 1.28 Serom bei Hautwunde

■ **Spätruptur** (nach dem 20. postoperativen Tag): geht in der Regel aus einer latenten inkompletten Ruptur hervor, die jetzt erst manifest wird.
Therapie: Eine Wunde mit kompletter oder inkompletter Wundruptur wird sofort komplett revidiert, d. h. komplett eröffnet und inspiziert, Nekrosen werden entfernt. Im Falle eines kompletten Platzbauches (Nahtdehiszenz nach Laparotomie) werden die Bauchdecken bei aseptischer Ruptur möglichst mit einer fortlaufenden Naht (s. Kap. 2.4.4) verschlossen. Alternativ und bei infektiöser Ruptur wird eine temporäre Laparostomie (Offenlassen der Bauchwunde und temporärer Verschluss z. B. mit einem Kunststoffnetz) angelegt.

Wundinfektion
Klinische Hauptzeichen der Wundinfektion sind neben dem Fortbestehen eines **lokalen Reizzustandes** (Rubor, Tumor [Abb. 1.27], Dolor) das Auftreten **febriler Temperaturen** und eine **Temperaturdifferenz zwischen Wundgebiet und Umgebung** von mehr als 2 °C. Da die Durchblutung im Wundbereich gestört ist (Blutstillung!), entwickelt sich ein Abszess.
Therapie: Sofortige Eröffnung der Wunde, Abstrichentnahme, Débridement (s. Kap. 1.4.3) und offene Wundbehandlung (s. Kap. 1.4.3). Eine zu-

sätzliche antibiotische Therapie ist indiziert, wenn eine Phlegmone oder ein lokoregionärer Infekt mit Lymphangitis und Lymphadenitis auftritt, die Wundinfektion also nicht komplett chirurgisch saniert werden kann.

Serom
Mit Blutserum und Lymphe gefüllter, primär steriler Hohlraum im Wundbereich (Abb. 1.28). Da Flüssigkeit ein Nährboden für Keime ist, besteht die Gefahr einer sekundären Wundinfektion.
Therapie: Sterile Punktion (Einstichstelle fern vom Serom!), Druckverband. Die Entleerung des Seroms muss vollständig sein, damit der Druckverband den Hohlraum beseitigt. Bei Rezidiven oder größeren Seromen Wundrevision und Resektion der Seromhülle, Saugdrainage mit Redon-Drain.

Fremdkörpergranulom
Entzündliche Abkapselung und immunologische Ausschaltung nicht resorbierbarer Fremdkörper (z. B. chirurgisches Nahtmaterial [Fadengranulom], Netzimplantate) durch eine lokale Gewebereaktion.
 Leitsymptom ist der Schmerz. Bei Superinfektion kann es zu einer Abszedierung und Entwicklung einer Fistel kommen („spitting knots = spuckende Knoten").
Therapie: Komplette Exstirpation.

Caro luxurians
Überschießende Bildung von Granulationsgewebe, das das Hautniveau überragt („wildes Fleisch", Abb. 1.29).
Therapie: Chemische Reduktion des Granulationsgewebes durch Ätzung mit Silbernitrat (Höllenstein) oder mechanische Abtragung mit dem scharfen Löffel.

Hypertrophe Narbe und Keloid
Überschießende Narbenbildung über das Niveau der angrenzenden Haut hinaus. Beschränkt sich

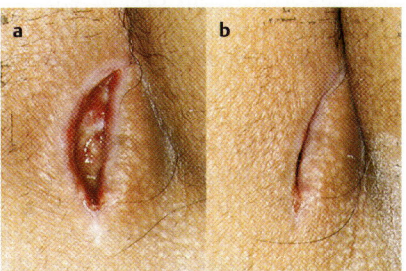

Abb. 1.27 a,b Wundinfekt:
a mit sekundär heilender Wunde
b gute Narbenbildung nach offener Wundbehandlung

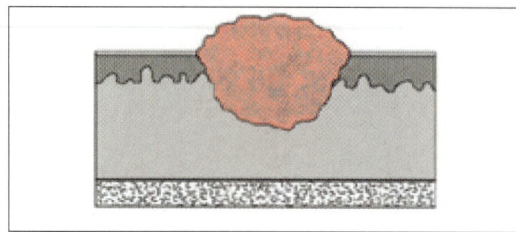

Abb. 1.29 Caro luxurians

die verstärkte Narbenbildung nur auf das Wundgebiet, spricht man von einer **hypertrophen Narbe**. Dehnt sich die verstärkte Narbenbildung auf die angrenzende Haut aus, spricht man von einem **Keloid**. Ursächlich wird eine Störung des Kollagenmetabolismus diskutiert.
Therapie: Auch bei chirurgischer oder dermatologischer Revision (Abschleifung, Exzision und neuerliche Naht) ist die Rezidivquote hoch.

1.4.3   Wundbehandlung

Die Wundbehandlung dient der Abwendung der Infektionsgefahr und der Förderung der primären Wundheilung mit ihrem kosmetisch und funktionell akzeptablen Ergebnis einer feinen Narbe.

Prinzip

Primäre chirurgische Wundversorgung (Primärnaht, primärer Wundverschluss)
Das Prinzip der primären chirurgischen Wundversorgung – Reinigung und Inspektion der Wunde mit Entfernung von nekrotischem, schlecht durchblutetem oder verschmutztem Gewebe und anschließendem Wundverschluss – wurde 1898 von Friedrich vorgestellt.
Indikation: Frische (6 – 8 Stunden alte), unkomplizierte, gut durchblutete akzidentelle Wunden, insbesondere im Gesichts- und Kopfbereich (hier lässt sich nur durch Primärnaht ein gutes kosmetisches Ergebnis erzielen).
Kontraindikationen:
■ Bisswunden
■ tiefe Stichwunden (Keimverschleppung in die Tiefe)
■ stark verschmutzte Wunden
■ infizierte und nekrotische Wunden
■ fremdkörperhaltige Wunden.
   Derartige Wunden sollten wegen der großen Infektionsgefahr stets offen behandelt werden (s. u.).

Keine primäre Naht bei Biss-, tiefen Stich- und verschmutzten Wunden!

Technik: Die primäre chirurgische Wundversorgung erfolgt unter **streng aseptischen Bedingungen** (sterile Handschuhe, sterile Instrumente, sterile Abdeckung) in dafür vorgesehenen Operationsräumen.
■ **Abnahme des Notverbandes** erst im Operationsbereich unmittelbar vor der Wundversorgung, da wiederholte Wundinspektionen die Gefahr einer sekundären Keimbesiedlung erhöhen
■ **Untersuchung**: Inspektion der Wunde und Prüfung von peripherer Durchblutung, Nervenfunktion sowie Funktionsfähigkeit des betroffenen Abschnittes (Sehnenfunktion, Bandfunktion). Bei möglicherweise infizierten Wunden (Unfallhergang!) sollte vor der Wundversorgung ein Abstrich entnommen werden.
■ **Vorbereitung der Wunde** (Abb. 1.30a): Reinigung der Wundumgebung mit einem milden Antiseptikum, Enthaarung (nicht im Bereich der Augenbrauen!) und Desinfektion des Verletzungsbereichs (s. Kap. 1.6). Sterile Abdeckung. Eine Blutsperre im Extremitätenbereich sollte nur ausnahmsweise und kurzfristig angelegt werden.
■ **Anästhesie**: Kleine Gelegenheitswunden können unter Infiltrationsanästhesie versorgt werden (Abb. 1.30b). Größere Wunden erfordern eine Leitungsanästhesie oder Allgemeinnarkose. An den Fingern sollte immer eine Leitungsanästhesie nach Oberst durchgeführt werden.
■ **Wundausschneidung** (Exzision bzw. Débridement): radikales Entfernen von nekrotischen, schlecht durchbluteten und verschmutzten Gewebeteilen mit kompletter Revision des gesamten Wundbereichs, um Verletzungen tiefer liegender Strukturen (Sehnen, Nerven, Gefäße, etc.) oder Hohlräume in der Tiefe auszuschließen.
   Gequetschte Wundränder werden ≥ 5 mm im gut durchbluteten, gesunden Gewebe ausgeschnitten (Abb. 1.30c). Bei Wunden im Gesicht oder an den Fingern reicht eine sparsamere (1 – 2 mm) Ausschneidung oder das Débridement, d. h. Nekrosektomie, des Wundgrundes ohne Exzision der Hautränder. Bei größeren, in die Tiefe reichenden Wunden verbieten die anatomischen Verhältnisse die Exzision der gesamten Wunde en bloc. In diesen Fällen muss die Wunde unter gewebeschonender Operationstechnik schichtweise revidiert werden und ein Débridement erfolgen. Hierbei wird die Haut sparsam ausgeschnitten, wohingegen die Subkutis großzügiger exzidiert werden kann. Freiliegende verunreinigte Faszienpartien müssen exzi-

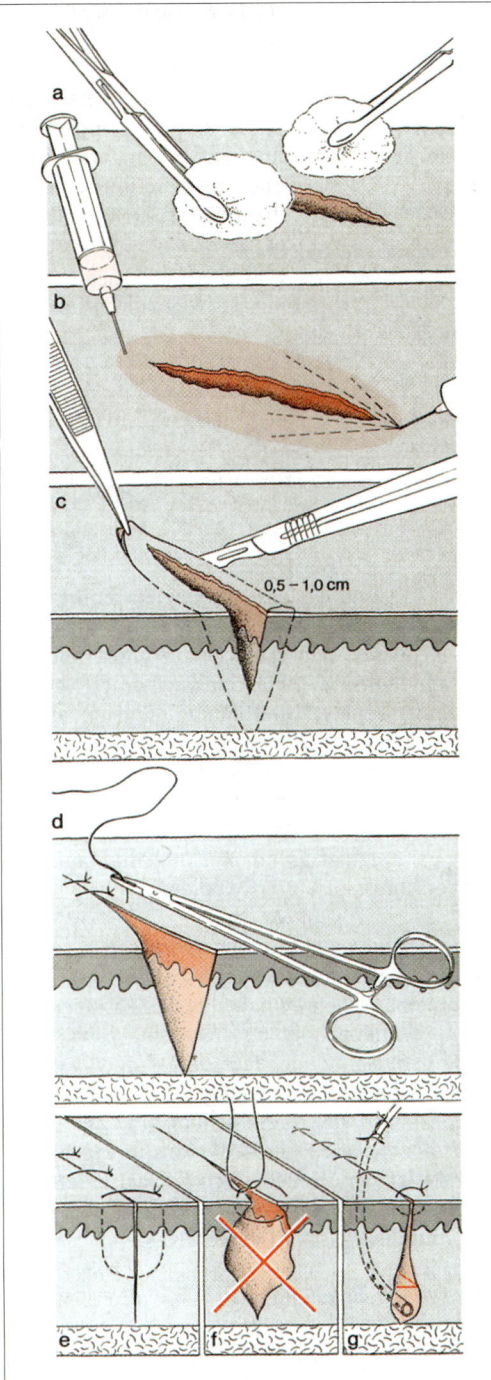

Abb. 1.30 a–g Primäre chirurgische Wundversorgung nach Friedrich:
a Säuberung und Desinfektion der Wunde
b Infiltrationsanästhesie
c Wundausschneidung
d Wundnaht
e wünschenswerte Wundrandadaptation
f Vermeidung von Hohlräumen
g bei großen Hohlräumen und gekammerten Wunden: Drainage

diert werden: Bleibt beim Kneifen mit der Pinzette oder Einsatz des Elektrokauters die Kontraktion der Muskelfasern aus, ist dies ein Hinweis auf ihre irreversible Schädigung. Wundtaschen werden eröffnet und sorgfältig revidiert. Funktionell wichtige Strukturen wie Sehnen, Gefäße und Nerven sind beim Débridement grundsätzlich zu schonen bzw. zu rekonstruieren.

Im Bereich des Gesichts und der Hand sind großzügige Wundrandexzisionen zu vermeiden, um ein kosmetisch und funktionell ansprechendes Ergebnis erzielen zu können. In diesen Bereichen ist die Haut so gut durchblutet, dass ein primärer Wundverschluss auch ohne größere Wundrandausschneidung möglich ist.

> Wundversorgung: Keine Naht ohne Wundexzision oder Débridement!

■ **Wundverschluss** (Abb. 1.30d–g): Nach sorgfältiger Spülung der Wunde mit physiologischer Kochsalzlösung und Kontrolle auf Bluttrockenheit wird die Wunde verschlossen: Ermöglicht die Mobilisation der umgebenden Haut oder oberflächennaher Faszien eine spannungsfreie Adaptation der Wundränder, wird die Wunde durch eine Hautnaht (monofiler, nichtresorbierbarer Kunststoff, s. Kap. 4.1 und 10.1), Gewebekleber (z. B. Ethibond®), sterile Pflasterstreifen (z. B. Leukostrip®) oder Klammerapparate verschlossen (Abb. 1.31–1.34). Stark klaffende Wunden müssen durch resorbierbare Subkutannähte (3/0 PGS) oder unter Zuhilfenahme plastischer Operationstechniken (z. B. Z-Plastik, s. Kap. 10.3) spannungsfrei adaptiert werden. Können Hohlräume nicht durch eine schichtweise Adaptation der Wundränder aufgehoben werden, müssen sie drainiert werden.

Postoperativer Verlauf: Durch klinische Routineüberwachung und regelmäßige Verbandsvisiten lassen sich Wundkomplikationen rechtzeitig erkennen. Zusätzlich gilt: Schonung, Waschverbot und Ruhigstellung, solange die Fäden liegen. Der Zeit-

diert werden. Traumatisierte Muskulatur muss wegen der Gefahr einer postoperativen Anaerobierinfektion (Gasbrand, s. Kap. 7.3.2) sorgfältig revi-

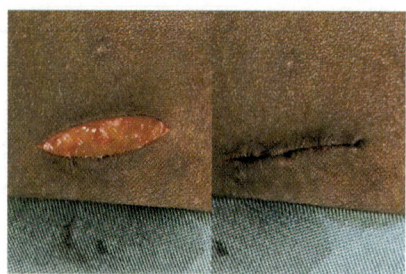

Abb. 1.31 Wundverschluss durch Intrakutannähte

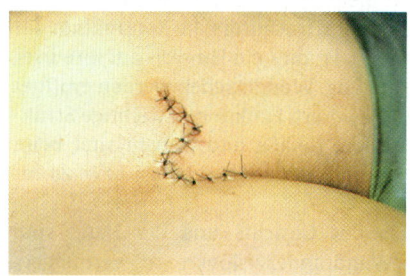

Abb. 1.32 Wundverschluss durch Einzelknopf-Nähte (Schwenklappenplastik)

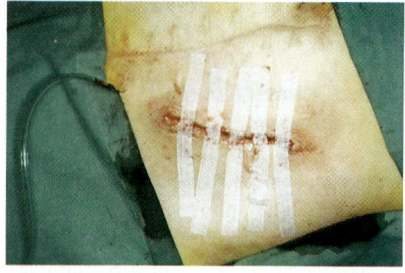

Abb. 1.33 Wundverschluss durch Klebestreifen (Steristrip®)

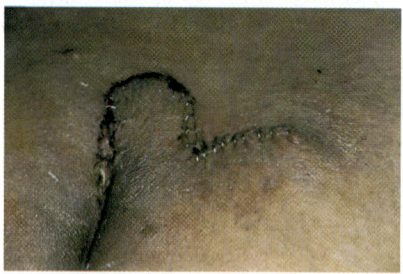

Abb. 1.34 Wundverschluss durch Hautklammern (Schwenklappenplastik)

punkt der Fadenentfernung ist je nach Körperregion, Alter und Wundausdehnung unterschiedlich (Tab. 1.11). Als Richtgröße gilt am Hals der 3. – 5. Tag, am Kopf der 6. – 9., am Rumpf der

Tabelle 1.11 Zeitpunkt der Hautnahtentfernung bei unterschiedlichen Lokalisationen

Lokalisation	Tag
Kocher-Kragenschnitt (Schilddrüse)	3–5
Kopf	6–9
Leistenregion (Hernie)	5
Wechselschnitt (Appendektomie)	5–7
Mediane Laparotomie	10–12
Rippenbogenrandschnitt	8
Thorakotomie	12
Extremitäten gelenknah	12 14
Hand	8–12

10. – 12. Tag und an der unteren Extremität der 12. – 14. Tag.

Bei erneuter Zunahme der Wundschmerzen oder eindeutigen Infektionszeichen (Rötung, Schwellung, Temperaturerhöhung) sind unverzüglich die Fäden zu entfernen und die Wunde zu eröffnen. Nur so kann eine subkutane Ausbreitung der Infektion verhindert werden. Die weitere Behandlung erfolgt offen (s. u.), bis die Wunde vollständig gereinigt ist. Erst dann kann ein sekundärer Wundverschluss diskutiert werden.

Verzögerte (aufgeschobene, postprimäre) Wundnaht (sekundärer Wundverschluss)
Bei problematischen Wunden (s. Indikationen der offenen Wundbehandlung) werden nach dem Débridement Nähte vorgelegt, die Wunden werden zunächst jedoch offen behandelt (s. u.). In der Proliferationsphase der Wundheilung, ca. am 5. – 7. Tag, erfolgt die verzögerte Wundnaht. Zu diesem Zeitpunkt ist der Wundbereich hochvaskularisiert und zellreich, die Wundheilung verläuft unter optimalen immunologischen Voraussetzungen.

Offene Wundbehandlung
Indikationen:
- infizierte oder nekrotische Wunden
- fremdkörperhaltige Wunden
- Bisswunden
- Stich- und Schusswunden (sofern sie nicht komplett exzidiert werden können)
- potenziell infizierte Wunden („Metzgerverletzungen")

- mehr als 8 – 12 Stunden alte Wunden
- Wunden ohne komplettes Débridement
- Schürfwunden
- chronische Wunden.

Technik:
- Verbandsabnahme bis Untersuchung s. primäre Wundversorgung.
- In Lokal- oder Allgemeinanästhesie wird ein Débridement der Wunde durchgeführt, um in der obligat besiedelten offenen Wunde eine Keimreduktion zu erreichen. Dies geschieht chirurgisch (s. primäre Wundversorgung) und durch Spülung mit physiologischer Kochsalzlösung.
- Beim Wundverband wird das Débridement durch Auflage desinfizierender Salben oder von Feuchtverbänden fortgeführt.
- Im weiteren Verlauf lässt sich die Zahl oberflächlicher Keimkolonien am besten durch rein mechanische Spülung der Wunde mit physiologischer Kochsalzlösung oder antiseptischen Flüssigkeiten wie Rivanol®, Chlorina® oder Betaisodona® reduzieren. Nach Ausbildung eines sauberen, stabilen Granulationsgewebes und vollständiger Reinigung des Wundgrundes kann eine verzögerte Wundnaht erwogen werden, insbesondere wenn im Rahmen der offenen Wundheilung eine kosmetisch oder funktionell störende Narbe zu erwarten ist. Die komplett offene Wundbehandlung weist jedoch die geringste Zahl postoperativer Komplikationen auf.

Spezielle Wundbehandlung

Schnittwunden heilen in gut durchbluteten Körperregionen (z. B. Hand, Gesicht) auch ohne Wundexzision primär. In schlechter durchbluteten Gebieten (prätibial!) muss das Débridement besonders sorgfältig erfolgen. Kleinere Schnittwunden lassen sich gut mit Wundkleber oder Klebestreifen adaptieren, sofern die Wunde nicht in einem funktionell stark beanspruchten Körperbereich liegt. Das kosmetische Ergebnis ist in kontrollierten Studien nicht schlechter als das einer Naht.

> Schnittwunde: Wundexzision oder Débridement, primäre Naht oder Wundkleber

Eingeschlossene Keime lassen aus harmlos aussehenden **Stichwunden** gefährliche Stichkanalinfektionen entstehen. Selbst einfache Verletzungen wie Dornen- oder Nadelstiche können schwerwiegende Entzündungen hervorrufen. Deshalb muss der Stichkanal komplett exzidiert und Fremdkörper müssen entfernt werden. Grundsätzlich ist

eine offene Wundheilung indiziert, nur im Ausnahmefall darf eine Stichwunde nach vollständiger Exzision des gesamten Stichkanals unter Einlage einer Drainage vernäht werden. Eine Ruhigstellung auf einer Schiene oder einem Gipsverband ist unerlässlich.

Bei tiefen Stichwunden sind die Grenzen der Wundausschneidung oftmals überschritten. In diesen Fällen wird man sich auf Débridement und die Entfernung von Fremdkörpern beschränken und die offene Wundheilung einleiten müssen, ggf. Gabe eines Breitbandantibiotikums.

Im Thoraxbereich ist die Röntgenthoraxaufnahme zum Ausschluss eines Pneumo- oder Hämatothorax indiziert. Ist die Thoraxhöhle eröffnet, muss eine Bülau-Drainage gelegt werden. Die chirurgischen Maßnahmen richten sich nach dem klinischen Bild.

Im Bereich des Abdomens sind Stichverletzungen mit der Sonographie oder im Zweifelsfall durch eine diagnostische Laparotomie oder Laparoskopie abzuklären. Die chirurgische Wundversorgung besteht hier in der Regel in einer vollständigen Exzision des Stichkanals und dem Primärverschluss. Im Zweifelsfall werden die tiefen Wundschichten vernäht und die Haut offen gelassen.

> Stichwunde: Offene Wundbehandlung nach kompletter Exzision

Riss- und Quetschwunden weisen zerrissene und oftmals stark gequetschte Wundränder auf. Deshalb ist ein primärer Wundverschluss ohne Wundrandexzision nicht zulässig. Kleinere Wunden können primär verschlossen werden, größere oder stark verunreinigte Wunden müssen nach sorgfältigem Débridement zunächst offen behandelt werden.

> Riss- und Quetschwunden:
> Ausgedehntes Débridement, ggf. Naht

Schürfwunden werden gereinigt, von Fremdkörpereinsprengungen befreit, desinfiziert und offen behandelt – ohne Wundverband, da sie unter dem Schorf schneller heilen als unter einem chirurgischen Verband. Antibiotikahaltige Wundpuder oder Salben sind grundsätzlich entbehrlich.

> Schürfwunde: Offene Wundbehandlung

Beim **Décollement** ist das primäre Wiederannähen abgelöster Hautabschnitte nicht indiziert. Erst nach gewissenhafter Abtragung des anhängenden Fettgewebes ist es sinnvoll, die abgelöste Haut als Vollhautlappen auf den Wundbereich zu verbringen. Tägliche Wundkontrollen zur Klärung der Durchblutungssituation dieses autologen, orthotopen Transplantates sind besonders wichtig.

Im Sonderfall der **Skalpierungsverletzung** muss zwischen der gestielten Verletzung und der Totalskalpierung unterschieden werden. Bei der **gestielten Verletzung** sind noch Gefäßverbindungen erhalten, die Prognose bei Replatzierung der Haut ist günstig. Bei **Totalskalpierung** ist die Prognose primär nicht abzusehen. Nach Reinigung und Abrasieren der Haare wird der Skalp dem Defekt als biologischer Verband aufgelegt. Sehr oft ist dies nur eine temporäre Maßnahme: Nach Ausbildung eines Granulationsrasens ist die Voraussetzung für eine erfolgreiche Hauttransplantation gegeben. Im Einzelfall ist der Versuch der Replantation durch mikrochirurgische Gefäßanastomosen zu diskutieren.

Décollement:
Naht, ggf. Retransplantation als Vollhautlappen

Bei **Bisswunden** besteht durch die Quetschung des Gewebes eine lokale Durchblutungsstörung und somit eine Störung der lokalen Abwehr gegen die massenhaft mit dem Speichel eingedrungenen Bakterien. Daher wird jede Bisswunde nach dem Débridement offen behandelt. Der Wundbereich wird ruhiggestellt. Neben der obligatorischen Überprüfung des Tetanusschutzes ist die Möglichkeit einer Tollwutinfektion zu eruieren.

Beim **Zeckenbiss** muss die Zecke herausgedreht werden, da bei Abreißen der Zecke der Kopf meist in der Haut verbleibt. Zur Prophylaxe der FSME in Endemiegebieten (z. B. Süddeutschland) empfiehlt sich die Schutzimpfung. Die Lyme-Krankheit wird durch hochdosierte Gabe von Penicillin G behandelt.

Bisswunden: Offene Wundbehandlung

Die Therapie von **Insektenstichen** besteht in der Stachelextraktion und Applikation von Ammoniaklösung oder Acetylsalicylsäure; bei allergischer Disposition zusätzlich Antiallergika zur Prophylaxe eines anaphylaktischen Schocks. Zur Therapie sekundär infizierter Stiche (Abszess, Phlegmone) s. Kap. 7.3.1.

Bei **Schusswunden** (Abb. 1.35) muss zur Lokalisation des Projektils bzw. Projektilanteilen und zum Ausschluss von Knochenverletzungen (Schussfraktur) eine Röntgenuntersuchung erfolgen. Wenn

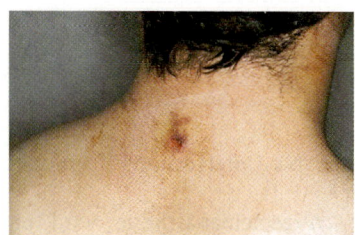

Abb. 1.35
Nackenschusswunde mit Projektil im ventralen Hals, keine HWS-Verletzung

möglich, wird der Schusskanal exzidiert und das Projektil entfernt. Anschließend offene Wundbehandlung, Ruhigstellung und Tetanusprophylaxe. Tiefe Verletzungen, insbesondere durch Ablenkung des Geschosses, sind grundsätzlich abzuklären; im Zweifelsfall Laparotomie bzw. Thorakotomie.

Schusswunde: Röntgen (Projektil? Schussfraktur?) und offene Wundbehandlung

Bei **traumatischer Amputation** Aufbewahrung der Gliedmaßen bei 4 °C, ohne dass das amputierte Glied direkten Kontakt zum Eis hat (Zweibeutelmethode). Bei kleineren Defekten (Amputation von Fingerkuppe, Nasenspitze, Ohrläppchen) kann ein direkter Replantationsversuch ohne Gefäßreanastomosierung erfolgen. Größere Defekte müssen nach den Kriterien der mikrochirurgischen Transplantationstechnik versorgt werden (s. Kap. 10).

Traumatische Amputation:
Versuch der Retransplantation

Zur Therapie der **Verbrennung** s. Kap. 6.

Jede **Erfrierung** II. oder III. Grades bedarf der stationären Behandlung. Nach Anlegen eines trockenen sterilen Verbandes wird die Extremität druckfrei gelagert. Im Vordergrund stehen Maßnahmen zur Verringerung der Blutviskosität und Förderung lokalen Durchblutung (Gefäßdilatation). Unter Durchführung einer Sympathikusblockade muss versucht werden, den arteriellen und venösen Gefäßspasmus im betroffenen Gebiet zu durchbrechen. Infektionsprophylaxe durch Breitspektrumantibiotika und Tetanusprophylaxe sind indiziert. Erfrierungen III. Grades sollten, wenn möglich, aus der feuchten in die trockene Gangrän (Mumifizierung) überführt werden, um nach Ausheilung des Kältetraumas eine sog. Grenzzonenamputation zu ermöglichen.

Bei gleichzeitiger **Unterkühlung** hat die zentrale Aufwärmung des Körpers Vorrang vor Lokalmaßnahmen. Empfohlen wird das sog. vernünftige Wiedererwärmen (reasonable rewarming): Die Temperatur eines Wasserbades wird langsam von 10 °C auf 40 °C erhöht, sofern die Schmerzen dies zulassen. Weitere Maßnahmen zur Erhöhung der Kerntemperatur sind das Anwärmen der Inspirationsluft und der Infusionen, Erwärmung im Luftkissenbett oder extrakorporaler Kreislauf.

> **Unterkühlung:**
> Zentrale Erwärmung vor jeder Lokalmaßnahme!

Die Therapie der **Säureverätzung** besteht in der sofortigen Verdünnung der Noxe durch Spülung mit reichlich Wasser und rascher Neutralisation der Säure mit Milch oder Natriumbikarbonatlösung. Bei der **Flusssäureverätzung** wird die geschädigte Region mit Calcium gluconicum um- und unterspritzt. Durch Bildung eines unlöslichen Kalziumfluorids wird Flusssäure inaktiviert.

Die Therapie der Laugenverätzung besteht in rascher Verdünnung der Lauge durch Spülung mit Wasser und Neutralisation durch Essig, Zitronensaft oder Borsäurelösung. Die weitere Behandlung chemischer Hautverätzungen entspricht der Behandlung von Verbrennungen (s. Kap. 6).

> **Verätzung:**
> Sofort und ausgiebig mit Wasser spülen!

Die Therapie **chronischer Wunden** besteht
- bei der **Gangrän** in Nekrosenentfernung, offener Wundbehandlung, häufig Amputation oberhalb der Demarkationslinie, ggf. nach Angiographie,
- beim **Dekubitus** in Wundexzision oder Nekrosenentfernung, offener Wundbehandlung und Schwenklappendeckung,
- beim **Ulcus cruris venosum** in Nekrosenentfernung, offener Wundbehandlung, Varizenoperation, Perforansvenenligatur (ggf. minimal-invasiv).

Infektionsprophylaxe

Tetanusprophylaxe
Die Tetanusimpfung ist eine höchst wirksame und gut verträgliche Prophylaxe der Tetanuserkrankung.

Bei der **Erstimpfung** werden ein aktiver und ein passiver Impfstoff simultan verabreicht:
- **aktive Immunisierung**: Das wirksame Prinzip des Tetanusimpfstoffes ist das Tetanustoxoid. Es hat dieselben antigenen Eigenschaften wie Tetanustoxin, ist jedoch ungiftig. Die Entgiftung des Toxins

zum Toxoid erfolgt durch Formaldehyd. Zur Verstärkung der immunisierenden Wirkung ist Aluminiumhydroxid zugesetzt.

Die **Grundimmunisierung** besteht aus drei i. m.-Injektionen (jeweils 0,5 ml Tetanol®). Hierbei ist die zweite Impfung 2 – 6 Wochen, die dritte 6 – 12 Monate nach der Erstimpfung zu verabfolgen (Merksatz: 1 Tag, 1 Monat, 1 Jahr). Die Grundimmunisierung kann in jedem Lebensalter erfolgen. Nach ordnungsgemäßer Grundimmunisierung besteht für 1 – 2 Jahre ein aktueller Schutz gegen Wundstarrkrampf, dem sich eine latent anhaltende Immunität für den Rest des Lebens anschließt. Nach abgeschlossener Grundimmunisierung sollten routinemäßige **Auffrischimpfungen** alle 10 Jahre erfolgen. Nach Verletzungen empfiehlt sich die Auffrischimpfung bei Problemwunden schon nach 5 Jahren.

Kontraindikationen gegen eine prophylaktische Grundimmunisierung sind Allergie gegen Tetanustoxoid, eitrige Affektionen der Haut, akute Infektionskrankheiten und vorausgegangene Impfungen gegen Pocken, Polio und Gelbfieber, wobei mindestens ein zeitlicher Abstand von 4 Wochen eingehalten werden soll. Bei Marcumarisierung ggf. subkutane Applikation von Tetanustoxoid.

- **passive Immunisierung**: Da die durch die aktive Immunisierung induzierte Antikörperbildung nach 2 Wochen beginnt und nach etwa 4 Wochen im therapeutischen Bereich liegt, muss dieses Intervall durch Applikation eines Tetanushyperimmunglobulins überbrückt werden (250 I. E. Tetagam® i. m.).

Im **Verletzungsfall** empfiehlt die Deutsche Gesellschaft für Chirurgie folgendes Vorgehen **(Abb. 1.36)**:

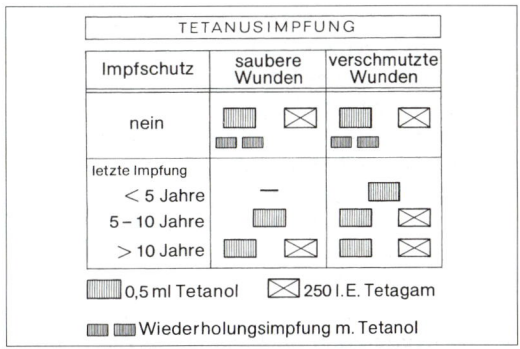

Abb. 1.36 Vorgehen zur Errechnung eines Tetanusimpfschutzes

■ bei **Patienten ohne Impfschutz** (ohne Grund-immunisierung): Tetanussimultanimpfung (0,5 ml Tetanol® i. m. + 250 I. E. Tetagam® i. m.) zum Zeit-punkt der Verletzung. Zur Vermeidung von Inter-aktionen sollten die Impfstoffe kontralateral appli-ziert werden. Wiederholung der aktiven Immuni-sierung nach 14 Tagen und nach 6–12 Monaten (Ausstellung eines Impfausweises!).

■ bei **Patienten mit unvollständigem Impfschutz** (Ausweis!):

▪ **letzte Impfung vor weniger als 5 Jahren**: aus-gedehnte, verschmutzte oder zerfetzte Wunde und Impfung vor mehr als 1 Jahr → Auffrischimp-fung (0,5 ml Tetanol® i. m.)

▪ **letzte Impfung vor 5–10 Jahren**: Auffrischimp-fung (0,5 ml Tetanol® i. m.); passive Immunisie-rung (250 I. E. Tetagam® i.m) nur bei stark ver-schmutzter, zerfetzter oder gekammerter Wunde

▪ letzte Impfung vor mehr als 10 Jahren: Tetanus-simultanimpfung (s. o.).

> Jede Wunde: Tetanusimpfschutz!

Gasbrandprophylaxe
Die beste Prophylaxe des Gasbrands (s. Kap. 7.3.2) ist die sachgerecht ausgeführte chirurgische Wund-versorgung. Nur durch Wundausschneidung bzw. Débridement gelingt es, die Absiedlung anaerober Keime zu verhindern. Infektionsgefährdete Wun-den sind offen zu behandeln.

■■▌ Merken

- **Distorsion: Möglichkeit der Knorpel-verletzung**
- **Wundinfektion und Wundruptur: Indikation zur sofortigen Revision**
- **Keine Rasur im Bereich der Augenbrauen!**
- **Keine Wundversorgung ohne Exploration des Wundgrundes**
- **Vor dem Wundverschluss Ausschneidung avitaler Gewebeanteile (Ausnahme: Gesicht und Hände)**
- **Zeitgrenze für den primären Wundver-schluss: 6–8 Stunden**
- **Keine primäre Naht bei Bisswunden, tiefen Stichwunden und verschmutzten Wunden**
- **Mögliche Wundkontamination: nach Wundversorgung Ruhigstellung auf einer Schiene**
- **Stichverletzung im Bereich des Abdomens: bei unklarem Verletzungsausmaß explora-tive Laparotomie oder Laparoskopie**

- **Schussverletzung: Röntgenaufnahme obligat**
- **Unterkühlung: zentrale Wiedererwärumg vor allen anderen Maßnahmen**
- **Jede offene Wunde: Abklärung des Teta-nusimpfstatus; im Zweifel Simultanimpfung**

1.5 Nichtoperative chirurgische Technik

Bei den nachfolgend dargestellten nichtoperativen invasiven chirurgischen Maßnahmen müssen die Indikationsstellung, Aufklärung und Wahl der Anästhesieform ebenso sorgfältig erfolgen wie bei großen chirurgischen Operationen.

Generell gilt, dass strengste Asepsis gewahrt werden muss. Hierzu zählen: Säuberung der Haut (ggf. Rasur), Hautdesinfektion, steriles Abdecken, Händedesinfektion, sterile Handschuhe, sterile In-strumente, steriler Verband, möglichst atraumati-sches Vorgehen.

1.5.1 Punktionen

Vor einer Punktion ist eine Gerinnungskontrolle an-zuraten.

Gelenkpunktion
Indikationen: Diagnostik und Therapie von Gelenk-ergüssen, Applikation von Medikamenten.
Technik: Immer unter sterilen Bedingungen, bei Be-darf in Lokalanästhesie mit adäquater Kanülen-stärke und -länge. Bei dicken Kanülen zuvor Stich-inzision zur Vermeidung der Epithelverschleppung. Ggf. Bildwandlerkontrolle.
Komplikation: Infektion (Empyem)!

> Jede Gelenkpunktion unter sterilen Bedingungen!

■ **Schultergelenk** (Abb. 1.37a): Punktion möglichst am sitzenden Patienten mit um 10° abduziertem Arm. *Zugänge:*
1. von hinten durch den M. deltoideus unterhalb des Akromions in Richtung auf den Processus cora-coideus
2. von vorne senkrecht auf den Humeruskopf zu.
■ **Ellenbogengelenk** (Abb. 1.37b): Punktion am lie-genden oder sitzenden Patienten mit rechtwinklig gebeugtem Ellenbogengelenk.
Zugänge:
1. seitlich hinter dem Epicondylus radialis ober-halb des Radiusköpfchens

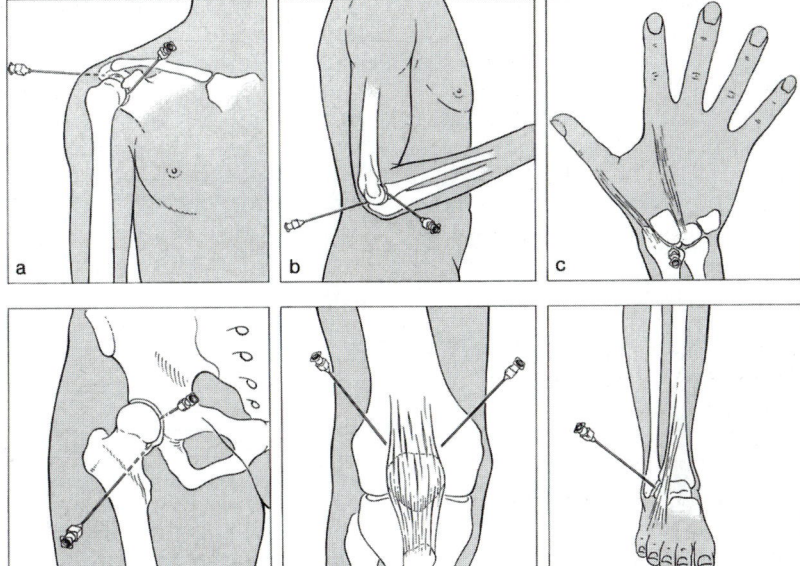

Abb. 1.37 a–f Technik der Gelenkpunktionen:
a Schultergelenk
b Ellenbogengelenk
c Handgelenk
d Hüftgelenk
e Kniegelenk
f Oberes Sprunggelenk

2. direkt von hinten durch die Trizepssehne knapp oberhalb der Olekranonspitze.

■ **Handgelenk** (Abb. 1.37c): Unterarm auf fester Unterlage in Pronationsstellung.
Zugang: Streckseitig distal des Processus styloideus radii zwischen der Sehne des M. extensor indicis und des M. extensor pollicis longus.

■ **Hüftgelenk** (Abb. 1.37d): Punktion am liegenden Patienten mit gestrecktem Hüftgelenk.
Zugänge:
1. von der Seite distal des Trochantermassivs, ventral des Femurs, parallel zum Schenkelhals.
2. von vorn unterhalb des Leistenbandes, 2 QF lateral der A. femoralis senkrecht nach dorsal
   Cave: femorale Nerven und Gefäße.

■ **Kniegelenk** (Abb. 1.37e): Punktion am liegenden Patienten mit fast gestrecktem Knie (160°).
Zugang: Oberer Recessus: Eingehen im medialen oder lateralen oberen Quadranten, 1 QF oberhalb des Patellarandes. Die Stichrichtung ist schräg nach dorsal und distal parallel zur hinteren Patellarfläche. Bei dicker Kanüle vorherige Stichinzision der Haut.

■ **oberes Sprunggelenk** (Abb. 1.37f): Punktion am liegenden Patienten mit Unterschenkel auf fester Auflage.
Zugang: 2 QF oberhalb der Außenknöchelspitze in Höhe des Gelenkspaltes zwischen dem Außenknöchel und der Sehne des M. extensor digitorum longus. Stichrichtung auf den medialen Fußrand.

Pleurapunktion und Pleuradrainage

Pleurapunktion
Indikationen:
■ Diagnostik und Therapie von Pleuraergüssen (Hämato-, Sero-, Chylothorax)
■ Drainage eines Pneumothorax im Notfall
■ Medikamentenapplikation.

Punktion in der Regel am sitzenden, bei schlechtem Allgemeinzustand auch am liegenden Patienten. *Zugang bei Pleuraerguss:* Hintere oder mittlere Axillarlinie, je nach Lokalisation (Perkussion, Auskultation, Sonographie, Röntgen-Thorax, CT-Thorax; Punktionsstelle markieren!). Typische Punktionsstelle ist der 7 – 8. ICR in der hinteren Axillarlinie. *Zugang bei Pneumothorax:* 2. ICR Medioklavikularlinie.

Pleurapunktion: Zu hoch → Punctio sicca, zu tief → intraabdominelle Verletzung. Einstich am Oberrand der Rippe!

Technik:
■ **bei Pleuraerguss** (Abb. 1.38): Unter sterilen Kautelen örtliche Betäubung von Haut, Subkutis, Periost und Pleura bei gleichzeitiger Probeaspiration. Einstechen einer lumenstarken Punktionskanüle am Oberrand der Rippe zur Schonung der am Unterrand gelegenen Interkostalgefäße, evtl. mit Einschleusen eines Plastikkatheters (Cava-Katheter-

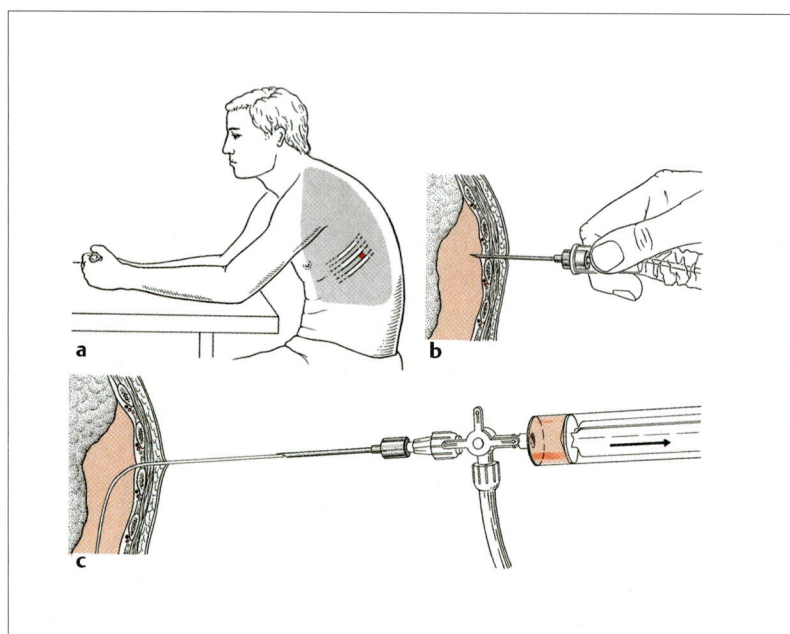

Abb. 1.38 a–c Technik der Pleurapunktion:
a Punktionsort am sitzenden Patienten
b Schonung der Interkostalgefäße durch Eingehen am Oberrand der Rippe
c Ableitung über ein Drainagesystem mit Dreiwegehahn, Aspiration mit Spritze in dieser Stellung. Entleerung der Spritze nach Umschaltung des Dreiwegehahns in die angeschlossene Ableitung

Set; geringere Verletzungsgefahr der Lunge). Das Nadel- oder Katheterende ist mit einem Dreiwegesystem (Rotandaspritze, Dreiwegehahn) verbunden, an das eine 50-ml-Spritze und eine Ableitung angeschlossen sind. Das Abziehen der Flüssigkeit oder Luft erfolgt in diesem Fall per Hand. Vielerorts finden Einmalbestecke mit Unterdruckflaschen (Blutentnahmebesteck) Verwendung.

Bakteriologische und zytologische Untersuchung des Punktats und Bestimmung der Bronchialkarzinom-Tumormarker (s. Kap. 8.1).

Pleurapunktion: Strenge Asepsis!

Das System muss in sich geschlossen sein, denn jedes Eindringen von Luft führt zu einem Pneumothorax. Nach Beendigung der Punktion steriler Verband sowie Röntgenaufnahme.
Komplikationen: Pneumothorax, Hämatothorax, Pleuraempyem, Thoraxwandhämatom.

Pleurapunktion:
Luftdichtes System. Cave: Pneumothorax!

■ **bei Pneumothorax** zur Druckentlastung im Notfall: s. Kap. 4.7.1.

Pleuradrainage (Bülau-Drainage)
Indikationen:
■ Pneumo-, Hämatothorax, rezidivierender Serothorax zur fortlaufenden Entlastung von Luft oder Flüssigkeit
■ nach Thorakotomie (Eröffnung des Brustkorbs), um die Entfaltung der Lunge zu gewährleisten.
Technik: Lokalanästhesie s. o., in der Regel am liegenden Patienten. Nach Desinfektion Hautinzision 1 – 2 ICR unterhalb der Durchtrittsstelle in den Pleuraraum (5. oder 6. ICR, vordere Axillarlinie). Anschließend „Tunneln", d. h. Spreizen des Gewebes mittels stumpfer Schere, in Richtung der Durchtrittsstelle, dort Eröffnung der Pleura parietalis am Rippenoberrand mit einer stumpfen Schere. Austasten des Pleuraraums mit dem Finger, um sicher zu sein, dass nicht der Peritonealraum eröffnet wurde und dass keine Pleuraverwachsungen vorliegen (sie könnten bei blindem Einführen der Drainage zu Punktion der Lunge führen). Einbringen der Bülau-Drainage mit einem Trokar, dabei Drainage in ca. 5 cm Entfernung von der Eintrittsstelle in den Pleuraraum festhalten, um eine Punktion der Lunge zu vermeiden. Ableitung der Drainage (unter Wasser). Bei korrekter Lage entleert sich Luft oder Flüssigkeit.

Das Tunneln der Drainage vermindert das Risiko der Keimaszension in den Pleuraraum bzw. des Eindringens von Luft bei Entfernung der Drainage.

Aszitespunktion

Indikationen:
- diagnostisch: Nachweis von Tumorzellen, Blut, Eiter
- therapeutisch: bei Behinderung der Respiration.

Zugang: Am Übergang vom mittleren zum äußeren Drittel der Linie zwischen linker Spina iliaca anterior superior und Nabel (Abb. 1.39), wenn möglich unter sonographischer Kontrolle, insbesondere nach Voroperation.

Technik: Unter sterilen Bedingungen in örtlicher Betäubung Einstechen einer lumenstarken Nadel, ggf. Einschleusung eines Katheters. Ablauf erfolgt aufgrund des erhöhten intraabdominellen Druckes passiv über Infusionssystem.

> Cave: Kreislaufdepression durch veränderten Bauchinnendruck, Aszites daher langsam abfließen lassen!

Bakteriologische, zytologische Untersuchung des Punktats, spezifisches Gewicht, laborchemisch – in der Aszitesflüssigkeit – Glukose, Protein, Cholesterin, LDH, Leukozyten, Erythrozyten, Hämoglobin.
Komplikationen: Blutung, Darmverletzung, Peritonitis.

Peritoneallavage
(s. Kap. 30)

Harnblasenpunktion

Indikationen:
- akute Harnverhaltung, falls Katheter nicht möglich (z. B. bei Striktur)
- Urinkultur
- Dauerableitung durch suprapubischen Katheter (s. u.).

Zugang: 2 QF oberhalb der Symphyse in der Medianlinie bei sicher tastbarer oder perkutierbarer Harnblase (evtl. vorher reichlich trinken lassen und/oder Diuretika verabreichen), ggf. unter sonographischer Kontrolle.

Technik (Abb. 1.40): Unter sterilen Bedingungen in örtlicher Betäubung mit ca. 7 cm langer Kanüle und aufgesetzter Spritze senkrecht zur Bauchdecke eingehen. Stichrichtung schräg nach kranial, Vorschieben unter Aspiration.

Komplikationen: Blutung, Verletzung intraabdomineller Organe, Infektion, Urinphlegmone.

Feinnadelpunktion

Indikation: Zytologische und bakteriologische Diagnostik von Schilddrüse, Lymphknoten, Prostata, Lunge, Leber, Pankreas, Niere etc.

Technik (Abb. 1.41): Punktion des fraglichen Bezirkes (z. B. Pankreas, Lebermetastase) mit sehr dünner Kanüle, wenn möglich in mehreren Ebenen unter Sicht oder Palpation (intraoperativ), alternativ per-

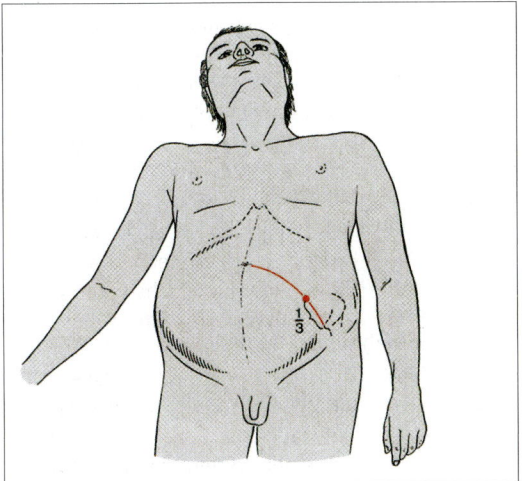

Abb. 1.39 Punktionsort bei Aszitespunktion

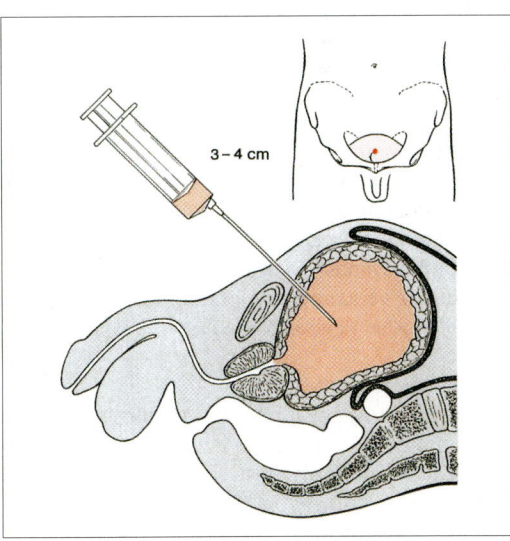

Abb. 1.40 Punktionsort bei suprapubischer Blasenpunktion. Voraussetzung ist eine gefüllte Blase

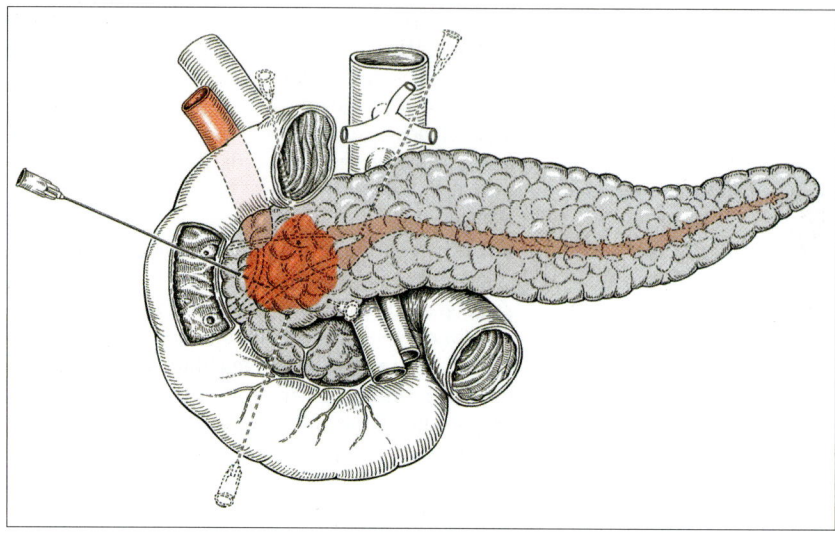

Abb. 1.41 Feinnadelpunktion des Pankreaskopfes bei Verdacht auf Tumor, perkutan unter sonographischer bzw. computertomographischer Kontrolle oder intraoperativ

kutan unter sonographischer oder computertomographischer Kontrolle. Anfertigung von Ausstrichen für die zytologische Auswertung.
Komplikationen: Sehr selten (Organverletzung, Blutung).

Punktion der A. femoralis
Indikationen:
■ Blutgasanalyse
■ Einbringen von Kathetern zur Angiographie, Herzkatheterisierung, Dialyse, Druckmessung
■ intraarterielle Injektion von Medikamenten.
    Voraussetzung: Gerinnungskontrolle.
Technik: Unter sterilen Bedingungen Einstechen der Punktionskanüle senkrecht zur Körperachse zwischen den die A. femoralis palpierenden Fingern. Bei richtig liegender Kanüle pulssynchrones Austreten von hellrotem Blut. Nach Entfernung der Kanüle manuelle Kompression der Punktionsstelle für 5 – 10 Minuten, ggf. Sandsack oder Druckverband.
Komplikationen: Leistenhämatom, Aneurysma spurium, arteriovenöse Fistel, retroperitoneales Hämatom durch verkannte Verletzung der Hinterwand (ggf. operative Revision).

Intrakardiale Punktion
Indikationen: Applikation von Medikamenten bei Reanimation. Heute von der Medikamentenapplikation über Tubus abgelöst.
Zugang: Links parasternal 2. – 4. ICR.
Technik: Senkrechtes Einstechen einer dünnen Punktionskanüle. Vorschieben unter Aspiration.
Komplikationen: Verletzung der Herzkranzgefäße.

Perikardpunktion
Indikationen:
■ Entlastung der Herzbeuteltamponade
■ diagnostische Punktion.
Zugänge:
1. epigastrischer Winkel links zwischen Xiphoid und linkem Rippenbogenrand
2. linke Medioklavikularlinie in Höhe des 4. oder 5. ICR.
    Technik: Sterile Bedingungen, Regionalanästhesie.
■ bei Zugang 1 Vorschieben einer langen Punktionskanüle mit aufgesetzter Spritze vom Epigastrium aus im spitzen Winkel nach kranial, evtl. EKG-Monitoring über die Punktionskanüle, um den Kontakt mit dem Herzmuskel sichtbar zu machen **(Abb. 1.42)**
■ bei Zugang 2 ähnlich wie bei intrakardialer Punktion (s. o.).
Komplikationen: Herzkranzgefäß-Verletzung, Infektion, Herzbeuteltamponade durch Punktion des rechten Ventrikels.

Lumbalpunktion
Indikationen:
■ Liquorentnahme bei Erkrankungen des ZNS
■ Myelographie
■ Medikamentenapplikation (z. B. intrathekale Instillation, Lumbalanästhesie).
Kontraindikationen: Hirndruck (Gefahr der Einklemmung der Medulla oblongata), Gerinnungsstörungen.

Vor jeder Lumbalpunktion Kontrolle des Augenhintergrundes (Stauungspapille?) und der Gerinnung

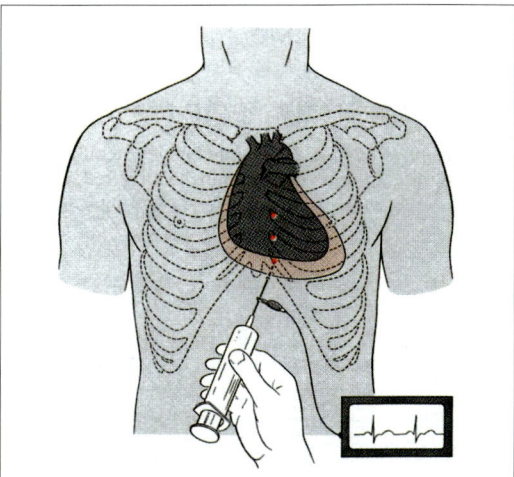

Abb. 1.42 Perikardpunktion, Markierung der 3 möglichen Punktionsorte. EKG-Kontrolle über Punktionskanüle

Zugang: Zwischenwirbelraum L3, L4 (Schnittpunkt zwischen Wirbelsäule und Verbindungslinie beider Beckenkämme (Abb. 1.43).
Technik: Unter sterilen Bedingungen in Lokalanästhesie am sitzenden oder seitlich liegenden Patienten mit kyphosierter Wirbelsäule („Katzenbuckel") Vorschieben einer 8 – 10 cm langen Kanüle mit Mandrin in der Medianlinie schräg nach kranial. Abnahme des Widerstands beim Durchtritt der Nadel durch das Lig. flavum. Probeweise Entfernung des Mandrins. Bei richtiger Lage tropft Liquor ab.

Liquorentnahme: So sparsam wie möglich

Komplikationen: Einklemmung der Medulla oblongata, Infektion, intrathekale Blutung, Nervenschädigung, Querschnittsymptomatik.

1.5.2 Katheter

Harnblasenkatheter
Indikationen:
- akute Harnverhaltung (z. B. bei Prostataadenom)
- intra- und postoperative Bilanzierung der Ausscheidung
- Diagnostik (Sediment, Urinkultur, Zystogramm)
- pflegerische Gesichtspunkte (Inkontinenz).

Harnblasenkatheter: Strengste Asepsis!

Transurethraler Katheter
Übliche Kathetertypen: Nélaton, Tiemann, Mercier für die Einmalkatheterisierung, Foley als häufigste Form der Verweilkatheter (Abb. 1.44). Material: Gummi oder Kunststoff, Silikon, weich bis halbstarr.
Katheterstärke: 14 – 18 Charrière (1 Ch = 1/3 mm).
Katheterlänge: Frauen 8 – 25 cm, Männer 40 cm.
  Das Einführen des Katheters ist bei Frauen meist unproblematisch, beim Mann erschwert durch die S-förmige Krümmung der Harnröhre und den Bulbus urethrae.
Technik (Abb. 1.45): Unter sterilen Bedingungen am liegenden Patienten Säuberung des Orificium urethrae, Einbringung des Gleitmittels in die Urethra und auf die Katheterspitze. Bei der Frau direktes Einführen unter Sicht nach Auffaltung der Labien. Beim Mann Einführen des Katheters unter Stre-

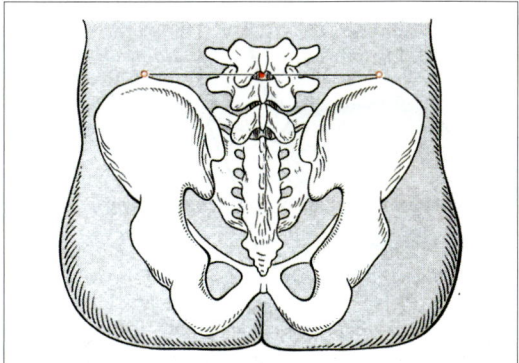

Abb. 1.43 Lumbalpunktion, Punktionsort am Schnittpunkt zwischen den Dornfortsätzen und der Verbindungslinie beider Beckenkämme

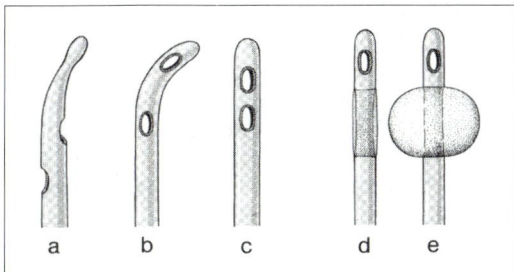

Abb. 1.44 a–e Unterschiedliche Formen der Spitzen von Blasenkathetern:
a Tiemann
b Mercier
c Nélaton
d Foley entblockt
e Foley geblockt

ckung und Anhebung des Gliedes. Zum Passieren des Sphinkter externus Senkung des gestreckten Gliedes. Bei regelrechter Katheterlage entleert sich nach 25–30 cm Urin. Dann Blockung des Ballonkatheters mit 5–10 ml Aqua ad injectabilia, Ableitung über geschlossenes steriles System.
Komplikationen: Aszendierende Infektion, Verletzung der Urethra (Via falsa!), Druckulzera.

> Transurethraler Katheter:
> Verweildauer so kurzfristig wie möglich

Suprapubischer Katheter
Länger liegende Verweilkatheter sollten suprapubisch und nicht transurethral platziert werden.
Vorteile: Bessere subjektive Toleranz, wegen größerer Weichteilabdeckung geringeres Infektionsrisiko.

Technik (**Abb. 1.46**): Blasenpunktion nach Füllen der Blase mit 300–500 ml steriler Lösung. Evtl. sonographische Kontrolle. Nach Laparotomie häufig veränderte Anatomie! Einschleusen eines Plastikkatheters über die Punktionskanüle (Cystofix®). Sicherung des Katheters durch Pflaster oder Naht.
Komplikationen: s. Blasenpunktion.

Venenkatheter
Der kurzzeitige **peripher venöse Zugang** ist in der Regel die **Venenverweilkanüle**. Punktionsorte sind die Armvenen (**Abb. 1.47**). Eine Venenverweilkanüle (z. B. Braunüle®) ist ungeeignet zur Applikation hyperosmolarer Lösungen (z. B. parenterale Ernährung) oder längerdauernder (> 3 Tage) Infusionen. In diesen Fällen wird die Venenverweilkanüle durch den **V.-cava-Katheter** (**zentralvenöser Zugang**) ersetzt.

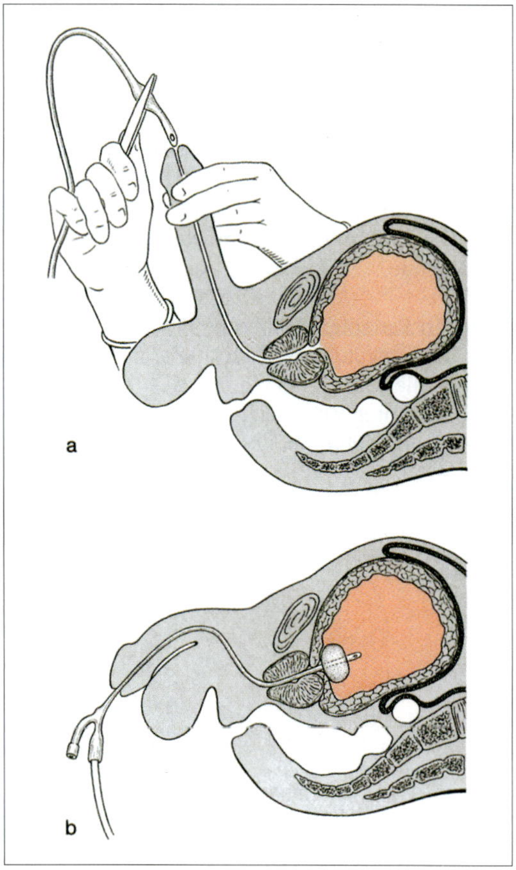

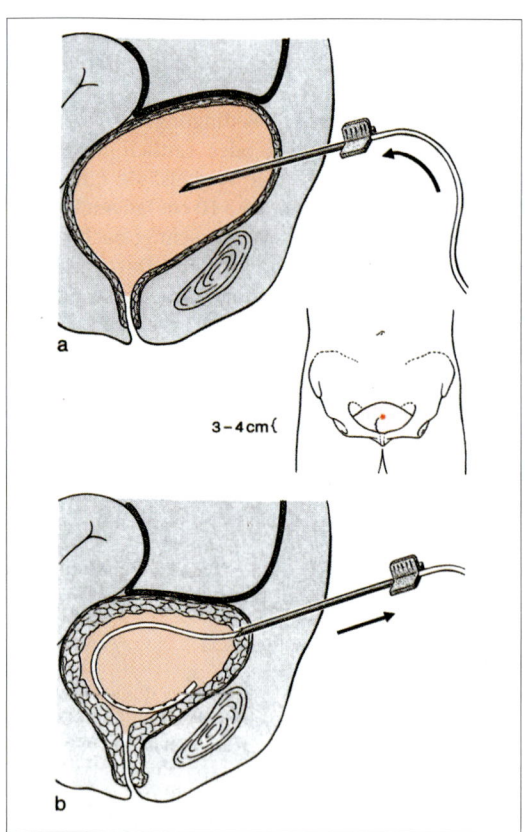

Abb. 1.45 a,b Durchführung des Blasenkatheterismus beim Mann:
a Einführen des Katheters
b Lage nach Blockung des Katheters

Abb. 1.46 a,b Durchführung der suprapubischen Blasenpunktion:
a Blasenpunktion durch Hohlkanüle
b Einführung des Katheters und Zurückführen der Kanüle

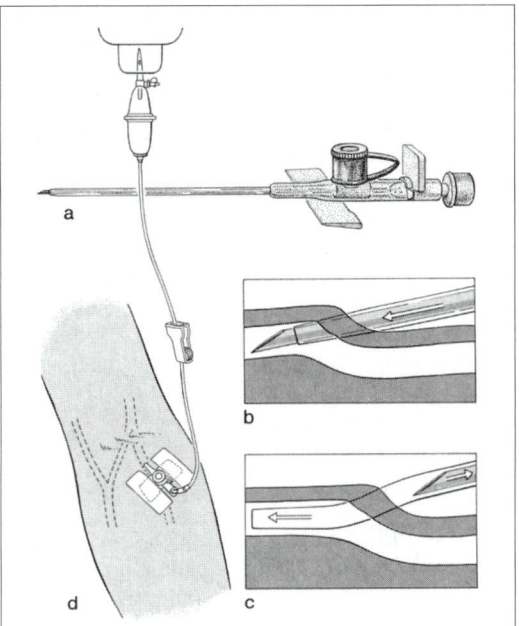

Abb. 1.47 a–d Venenverweilkanüle, Technik der Einführung
a Kanüle
b Punktion der Vene
c Zurückführen des Mandrins
d Fixation der Kanüle, Anschluss der Infusion

Indikationen für zentralvenösen Zugang:
- parenterale Ernährung mit hochkalorischen Lösungen
- Messung des zentralvenösen Druckes
- Notfallzugang bei kollabierten peripheren Venen
- langdauernde Infusionstherapie.
Zugänge zur Vena cava: V. subclavia, V. jugularis interna, V. jugularis externa, V. femoralis, V. cubitalis.

Cava-Katheter: Sorgfältige Indikation und Technik

Komplikationen: Kathetersepsis bei bis zu 3 % der Punktionen. Häufigkeit steigt mit der Liegedauer des Katheters (7 % nach 10 Tagen), daher bei unklarem Fieber Katheterwechsel!
Technik (Seldinger): Einführen eines feinen Führungsdrahtes über eine lumenstarke Kanüle nach Venenpunktion, nach Entfernen der Kanüle Vorschieben des Katheters über den Draht. Nur selten ist eine Venae sectio (s. u.) erforderlich. Die Technik ist am Beispiel der beiden häufigsten Zugänge zur V. cava superior beschrieben:

- **V.-subclavia-Katheter** (Abb. 1.48): Punktion unter sterilen Bedingungen in Regionalanästhesie am liegenden Patienten.
  - Einstich im Bereich des mittleren Drittels der Klavikula unterhalb der knöchernen Prominenz,

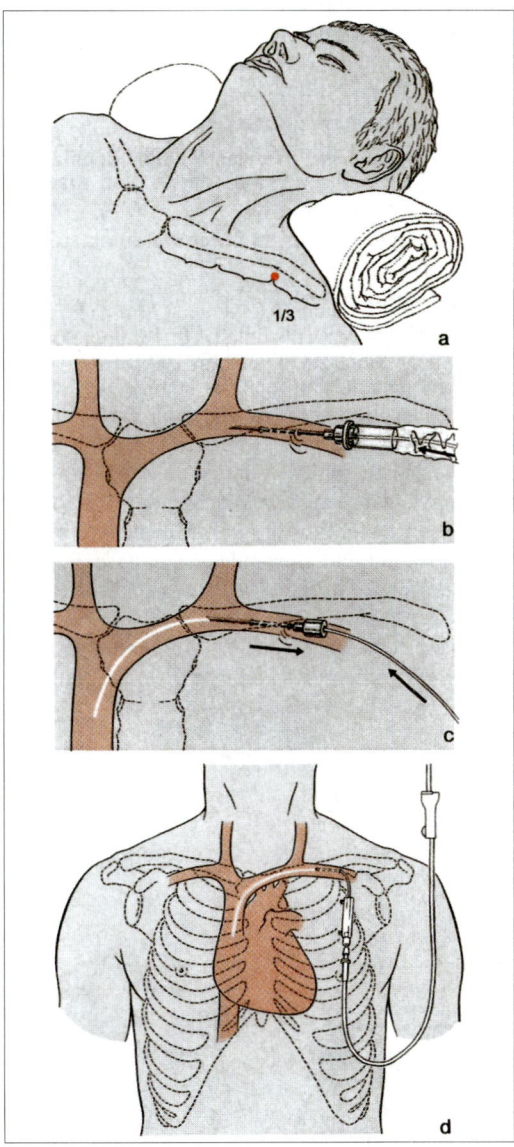

Abb. 1.48 a–d V.-subclavia-Katheter:
a Punktionsort am Übergang vom mittleren zum lateralen Drittel
b Gefäßpunktion mit lumenstarker Kanüle
c Einführen eines flexiblen Führungsdrahtes (Seldinger-Draht) über die Kanüle
d Nach Entfernen der Einführungskanüle Vorschieben des Katheters über den Führungsdraht

Vorschieben der Nadel unter die Klavikula im Winkel von ca. 45° in Richtung auf die Wirbelsäule (Übergang HWS/BWS). Die Aspiration von venösem Blut zeigt die richtige Lage.

- Einführen eines flexiblen Führungsdrahtes (Seldinger-Draht) über die Kanüle
- Nach Entfernen der Einführungskanüle Vorschieben des Katheters über den Führungdraht, ggf. nach vorheriger Aufbougierung
- Entfernen des Drahtes unter Fixierung des Katheters in der korrekten Lage im Gefäß
- Röntgen- oder Bildwandlerkontrolle (die Spitze des Katheters sollte in Höhe der V. cava superior liegen)
- Sicherung des Katheters durch Naht und steriler Verband.

- **V.-jugularis-interna-Katheter**: Punktion unter sterilen Bedingungen in Lokalanästhesie am liegenden Patienten in leichter Kopftieflage, vereinfacht nach vorheriger sonographischer Festlegung des Gefäßverlaufs. Palpation der A. carotis communis mit Zeige- und Mittelfinger der linken Hand. Infiltration mit Lokalanästhetikum in der Mitte des M. sternocleidomastoideus von der Kreuzung der V. jugularis externa beginnend auf die unmittelbar lateral der A. carotis communis liegende V. jugularis interna zu. Aspirationskontrolle! Einstechen der Punktionskanüle im Winkel von 45° zur Körperachse lateral der palpierten Arterie **(Abb. 1.49)**. Die Aspiration venösen Blutes zeigt die richtige Lage an. Weiteres Vorgehen wie bei V.-subclavia-Katheter.

> Cava-Katheter: Auskultation, Röntgen-Thorax (Katheterlage? Pneumothorax?)

Infusion hyperosmolarer Lösungen erst nach Röntgen-Kontrolle.

Katheterpflege: Verbandswechsel täglich unter aseptischen Bedingungen, keine Kontamination der Anschlüsse, bei unklaren Fieberzuständen oder Infektion der Hauteinstichstelle Katheterneuanlage. Beim Entfernen des Katheters stets auf Vollständigkeit prüfen und die Katheterspitze bakteriologisch untersuchen.

Komplikationen: Cava-Thrombose, Embolie, Phlebitis, Sepsis, Pneumothorax, Hämatothorax, Arterienpunktion, Hämatome, Gefäßperforation, Herzperforation, Luftembolie, Katheterembolie, Plexus-, N. recurrens-Schädigung, Arrhythmien bei zu tiefer Lage im rechten Vorhof.

> Cava-Katheter und unklares Fieber: Katheterwechsel!

Venae sectio

Die Venae sectio hat durch die perkutan zu platzierenden Cava-Katheter an Bedeutung verloren, doch gibt es auch heute noch Einsatzgebiete.

Indikationen: Erfolglose Suche nach peripherem oder zentralvenösem Zugang durch Punktion, Anlage eines Portsystems.

Zugang **(Abb. 1.50)**: Periphere Venen, die rasch in großlumige Venen übergehen.

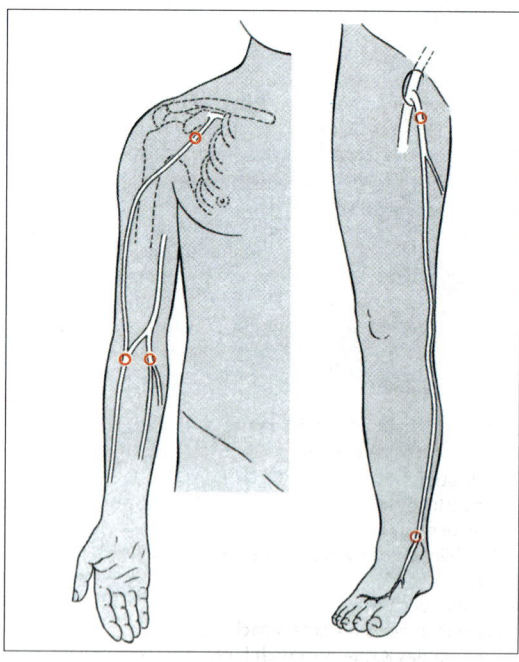

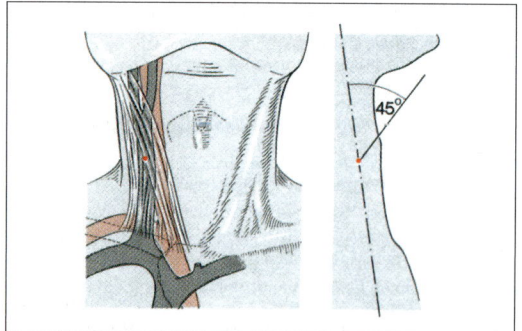

Abb. 1.49 Punktionsort der V. jugularis interna

Abb. 1.50 Übliche Regionen zur Venae sectio

Technik (Abb. 1.51): Hautschnitt am liegenden Patienten nach sterilem Abdecken und Lokalanästhesie. Aufsuchen der Vene und doppeltes Anschlingen. Einbringung des Katheters über einen Hauttunnel, der ca. 3–5 cm distal der endgültigen Einmündungsstelle liegt. Punktion der Vene zwischen den beiden Umschlingungen und Einführen des Katheters durch die Punktionsstelle. Gelingt die Punktion nicht, distale Ligatur der Vene, Einführen des Katheters über einen Froschmaulschnitt

(Abb. 1.51e, f). Nach Positionierung des Katheters lockere proximale Ligatur der Vene über dem Katheter zur Fixation. Wundverschluss und steriler Verband.

Vorteil der Punktion ist, dass der Katheter weiter von Blut umspült werden kann, während beim Froschmaulschnitt durch die Ligatur eine Thrombosierung der Vene obligat ist.

Bei Katheterfehllage Korrektur unter Bildwandlerkontrolle oder Neuanlage.

Komplikationen: Thrombophlebitis, Sepsis, Wundinfektion, Fehllage des Katheters.

Arterielle Katheter

Indikationen: Blutige Blutdruckmessung bei Risikopatienten, Blutgasanalyse (BGA).

Zugänge: A. radialis, A. femoralis, A. brachialis, A. dorsalis pedis.

Technik: Am liegenden Patienten unter sterilen Bedingungen Palpation der Arterie und Punktion im 45°-Winkel mit einer dünnen Kanüle. Weiteres Vorgehen in Seldinger-Technik (s. Venenkatheter). Extremitätendurchblutung kontrollieren!

> Kanülierung der A. radialis nur bei tastbarer A. ulnaris (Allen-Test)

Katheterpflege: s. Venenkatheter.

Komplikationen: s. Venae sectio. Bei arteriosklerotisch veränderten Gefäßen Gefahr der Gangrän, die zur Amputation führen kann.

> Arterieller Katheter: Deutlich kennzeichnen! Keine Medikamentenapplikation!

1.5.3 Sonden

Magensonden
Indikationen:
- diagnostisch: Blutung, Sekretionsanalyse
- Entlastung von Luft und Flüssigkeit
- mechanischer Ileus
- paralytischer Ileus (z. B. bei Peritonitis)
- Magendilatation (z. B. Magenausgangsstenose)
- postoperative Magen-Darm-Atonie
- Aspirationsprophylaxe bei bewusstseinsgestörten und beatmeten Patienten.

Zugänge: Nase, in Ausnahmefällen Mund (Würgereiz).

Technik: Überwiegend Verwendung einer doppellumigen Kunststoffsonde (Entlüftung). Beim sitzenden oder liegenden Patienten transnasales Vor-

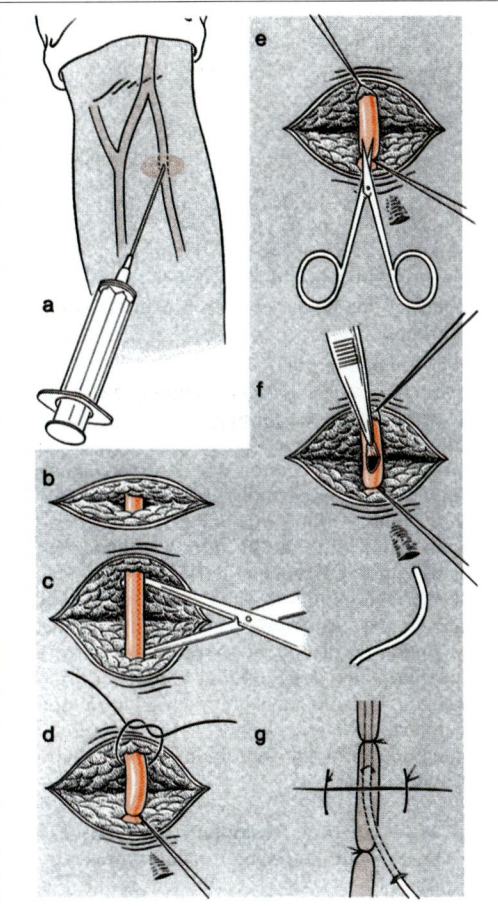

Abb. 1.51 a–g Durchführung der Venae sectio:
a Infiltrationsanästhesie
b Aufsuchen der Vene
c Freilegen der Vene
d Anschlingen der Vene nach proximal und Ligatur nach distal
e Inzision der Vene
f Einbringen eines Katheters nach subkutaner Tunnellierung
g Fixation des Katheters durch lockere Ligatur der kranialen Anschlingung, Hautnähte

schieben in den Hypopharynx, Schlucken auf Kommando bei gebeugtem Kopf. Gleichzeitiges gewaltloses Vorschieben der Sonde in den Magen (ca. 45 cm). Bei Misslingen gleichzeitiges Trinkenlassen von Flüssigkeit. Bei Fehllage im Bronchialsystem heftiger Hustenreiz oder atemsynchrone Zischlaute am Ende der Sonde. Erneuter Versuch nach Zurückziehen in den Hypopharynx. Grobe Lagekontrolle durch Einblasen von Luft über die Sonde, hörbar durch Aufsetzen des Stethoskops über dem Magen. Bei bewusstlosen Patienten Versuch, die Sonde blind vorzuschieben, sonst Einführen unter Sicht (Laryngoskop, Magill-Zange). Sicherung der Sonde an der Nase durch Pflaster, Aspiration mit Magenspritze von Hand oder durch Unterdruck (Heberprinzip). Ableitender Beutel.

Komplikationen: Stille Aspiration, Druckulzera der Schleimhäute, Perforation (Via falsa), Fehllage (Bronchialsystem).

Dünndarmsonden

Indikationen:
- Entlastung des Dünndarmes bei akutem oder chronischem Ileus bzw. Subileus
- intraoperative Dünndarmschienung (Druckentlastung des Darmes, Verhinderung eines mechanischen Ileus durch unkontrollierte Verwachsungen in der postoperativen Phase)

Durch die Entlastung des Darmes Verbesserung der Sauerstoffversorgung der Darmwand, dadurch Aufbau einer normalen Wandspannung möglich.
- Sondenernährung, z.B. bei Anorexie („intestinal feeding").

Kontraindikationen: Kompletter paralytischer Ileus.

Sondenart und -aufbau: Überwiegend finden dreilumige Dünndarmsonden aus Kunststoff (Dennis) mit einer Gesamtlänge von 2,5 m Verwendung (Abb. 1.52). Aufbau der Sonden:
- 1. Lumen: zum Absaugen von Darminhalt, Durchmesser wie Magensonde
- 2. Lumen: zum Anspülen des Darmes und zur Entlüftung der Sonde, d.h. der Verhinderung des Festsaugens, Durchmesser wie Venenkatheter
- 3. Lumen: zum Aufblasen des an der Sondenspitze lokalisierten Ballons (Füllvolumen 10 – 20 ml), Durchmesser wie Venenkatheter.

Technik: Am sitzenden oder liegenden Patienten transnasale Einführung der Sonde (s. Magensonde) bis in den Magen. Vorschieben in den Dünndarm unter gastroskopischer oder röntgenologischer Kontrolle. Hier Transport der Sonde bei aufgeblasenem Ballon mit Hilfe der Peristaltik in tiefere Darmabschnitte. Nachschieben der Sonde von

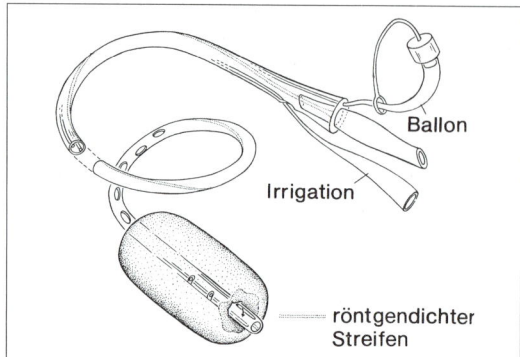

Abb. 1.52 Dünndarmsonde nach Dennis von 2,5 m Länge. 3kanaliger Aufbau zur Blockung (Ballon), Spülung (Irrigation) und Absaugung. Markierung durch röntgendichten Streifen

Hand gelegentlich nötig. Radiologische Lagekontrolle während der ersten beiden Tage. Entblocken des Ballons nach Erreichen der angestrebten Lage – sonst iatrogener Obturationsileus! Kritische Punkte der Sondenpassage sind der Pylorus, das untere Duodenalknie und das Treitz-Band. Meist ist die endoskopische Platzierung erforderlich. Gelingt intraoperativ die transnasale, transgastrale, transduodenale Platzierung der Sonde nicht (Treitz-Band!), kann die Dünndarm-Sonde über eine Jejunostomie transkutan eingelegt werden.

Bei richtiger Platzierung kann über die Sonde intermittierend abgesaugt und damit der Darm entlastet werden. In der Regel wird die Sonde für 10 – 12 Tage belassen, danach schrittweise Entfernung der Sonde über 12 – 24 Stunden.

> **Dünndarmsonde:**
> vor dem Zurückziehen Ballon entblocken!

Dünndarmsonden entlasten nicht den Magen. Bei Magenatonie ist eine zusätzliche Magensonde erforderlich!

Komplikationen: Druckulzera, Perforation, Blutung.

Kompressionssonden

Indikationen: Blutungen aus Ösophagusvarizen, Mallory-Weiss-Syndrom, Ösophagitis, Fundusvarizen.

Sondenformen (Abb. 1.53): Doppelballonsonde nach Sengstaken-Blakemore, Einballonsonde nach Linton-Nachlas.

Technik: Am liegenden oder sitzenden Patienten transnasale (schlechter: transorale) Einführung

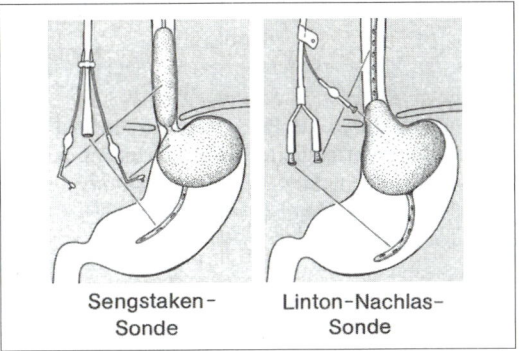

Abb. 1.53 a,b Ösophageale Kompressionssonden nach Sengstaken-Blakemore **a** oder Linton-Nachlas **b**. Jeweils dreikanaliger Aufbau zur getrennten Blockung oder Absaugung

ggf. unter Verwendung der Magill-Zange. Vorschieben der 1 m langen Sonde bis in den Magen. Blockung des Magenballons mit Luft und Platzierung unter leichtem Zug in der Kardia (Abb. 1.54). Anschließend bei der Sengstaken-Blakemore-Sonde Füllen des ösophagealen Ballons mit Luft bis zu einem Druck von 30–40 mmHg (Bestimmung mit Cuff-Druckmesser: Druck über venösem Druck und unter arteriellem oder kapillärem Druck). Durch anhaltende Kompression des Kardiabereiches und des ösophagokardialen Überganges Unterbrechung des Zuflusses zu den Ösophagusvarizen. Bei der Linton-Nachlas-Sonde ausreichende

Kompression durch einen birnenförmigen Ballon. Beide Sonden dienen gleichzeitig als Magensonde (Spülung, Arzneimittelzufuhr). Maximale Verweildauer 24–48 (72) Stunden.

Entfernung der Sonde: Abbau des Zuges und Entblocken der Sonde mit Spritze. Patienten schluckweise trinken lassen (Lösung von Verklebungen zwischen Ballon- und Ösophaguswand). Kontrolle des Mageninhaltes auf Rezidivblutung über 6 Stunden unter Liegenlassen der entblockten Sonde, erst danach die Sonde entfernen.

Komplikationen: Druckgeschwür, Wandnekrose, Dislokation nach kranial mit Erstickung!

> Kompressionssyndrom: Dislokation bei zu starkem Zug, zu schwach geblähtem Magenballon oder großer Hiatushernie

Ernährungssonden

Nasal, oral oder intraoperativ platzierte Sonden
Die sehr feinen und gewebeverträglichen Sonden vermeiden Druckschäden auch bei extrem langer Liegedauer. Sie ermöglichen die frühzeitige postoperative enterale Ernährung. Die Sondennahrung ist meist voll bilanziert, ohne Enzymaufschlüsselung resorptionsfähig und führt zu keinen größeren Stuhlmengen (Pflegeerleichterung).
Indikationen:
■ enterale Ernährung bei gestörtem Schluckakt

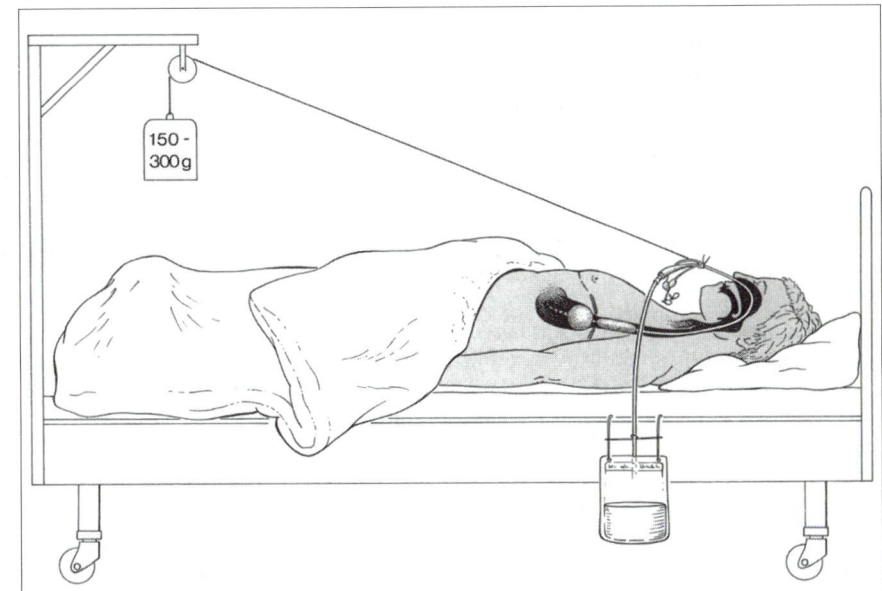

Abb. 1.54 Korrekte Sondenlage bei Sengstaken-Blakemore-Sonde unter leichtem Zug bei geblockten Magen- und Ösophagusballons. Ableitung des gastralen Inhalts in Ableitungsbeutel

■Hyperalimentation (z.B. bei Schädelhirntrauma, Hirntumoren).

■postoperative enterale Ernährung („jejunal feeding").

Zugänge:

■transnasal oder transoral

■Gastro- oder Jejunostoma.

Technik:

■bei transnasalem oder transoralem Zugang: Vorschieben des 1,5–5 mm dicken weichen Plastikschlauches wie bei Magensonde, evtl. unter Röntgenkontrolle oder gastroskopischer Führung. Bei dreilumiger Sonde (ein Lumen im Magen, eins im Duodenum und eins zur Entlüftung) endoskopische Platzierung.

■bei Zugang über Gastro- oder Jejunostoma: Einführen der Ernährungssonde durch intraoperativ platzierte Kathetergastro- oder besser -jejunostomie. Hierzu Punktion der Darmwand mit einer speziellen Kanüle unter submuköser Kanülierung. Sicherung der Sonde durch Tabaksbeutelnaht, Anheftung der Darmschlinge am parietalen Peritoneum.

Komplikationen: Dislokation, osmotische Diarrhoe.

Perkutan endoskopische Gastrostomie (PEG)

Die PEG ist ein komplikationsarmes, sicheres und den Patienten wenig belastendes Verfahren. Lässt sich die Einstichstelle mittels Diaphanoskopie festlegen (s.u.), gelingt das Verfahren fast immer. Es erfordert lediglich eine Lokalanästhesie.

Indikationen: Inoperable Tumorstenosen im Kardiabereich (sofern gastroskopisch passierbar), Tumorkachexie, länger andauernde Schluckstörungen jeder Genese, Kontraindikationen einer peroralen Ernährungssonde (z.B. Ösophagitis, neurologische Schluckstörungen), vor Strahlentherapie bei oropharyngealen Tumoren.

Kontraindikationen: Gerinnungsstörung, fehlende Diaphanoskopie, portale Hypertension (Blutungsgefahr), massiver Aszites (Infektionsgefahr), Peritonitis, allgemeine Kontraindikationen gegen eine enterale Ernährung, Peritonealkarzinose, moribunder Patient.

Technik: Einführen des Gastroskops bis zum Magenkorpus. Unter Luftinsufflation wird der Magen entfaltet. Mit Hilfe der Diaphanoskopie wird die Einstichstelle auf der Bauchhaut festgelegt und diese mit Lokalanästhetika umspritzt (Abb. 1.55a). Perkutane Punktion des Magens (Abb. 1.55b). Dabei wird die Punktionsnadel mit aufgesetzter Kunststoffkanüle bis ins Magenlumen eingestochen. Nach Entfernung der Punktionsnadel Einführen eines Führungsfadens, der vom noch liegenden

Gastroskop gefasst und aus dem Mund herausgezogen wird (Abb. 1.55c), Fixierung des oralen Fadenendes am PEG-Katheter (Abb. 1.55d). Durch Zug am distalen Fadenende wird der Katheter nun in den Magen und durch die Punktionsstelle gezogen, bis der am Katheter angebrachte Widerhaken der Magenwand anliegt. Sicherung des Katheters durch eine Silikonscheibe auf der Bauchhaut vor Dislokation nach innen. Endoskopische Platzierung des intragastralen Katheterschenkels wenn möglich im Duodenum (Abb. 1.55e, f). Langsamer Aufbau der enteralen Ernährung (verhindert osmotische Diarrhö).

Komplikationen: Kutane Dislokation, Okklusion, Magenfistelbildung bei unsachgemäßer Fixierung, Blutung; bei fehlerhafter Nachsorge lokale Infektion, Peritonitis.

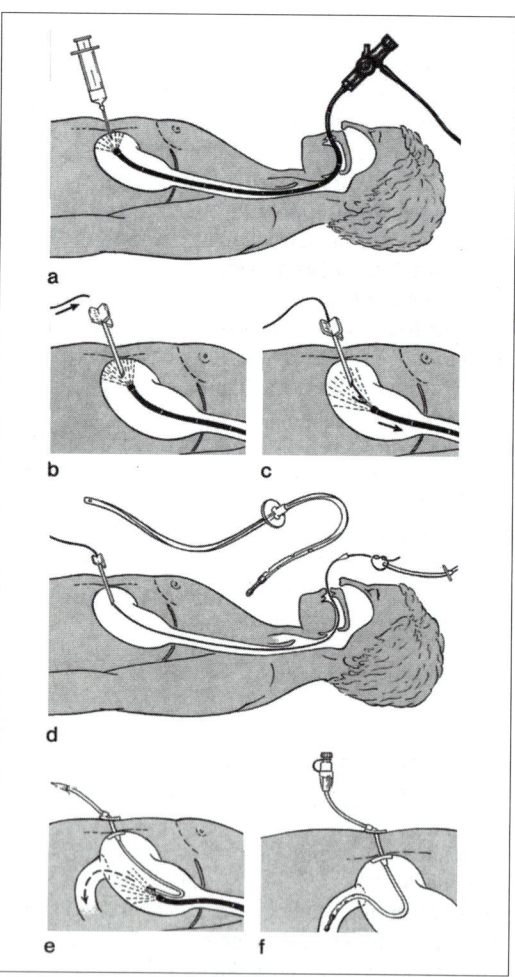

Abb. 1.55 a–f Technik der perkutanen endoskopischen Gastrostomie (PEG, s. Text)

1.5.4 Darmrohre

Indikationen:
- Reinigungseinläufe prä- und postoperativ
- Kolon-Kontraströntgen
- Erleichterung des postoperativen Windabganges.

Technik: In Seitenlage, seltener in Rückenlage, Inspektion des Anus und digitale Austastung der Rektumampulle. Danach gewaltloses Einführen des mit Gleitmittel versehenen 40 cm langen Rohres in die Rektumampulle (15–20 cm). Das Vorschieben darf keinerlei Schmerzen erzeugen und muss ohne Widerstand gelingen. Bei Angabe heftiger Schmerzen oder Verschlechterung des Allgemeinzustandes ist eine Perforation auszuschließen (Abdomenübersicht im Stehen, Röntgen-Kolon mit Gastrografin, klinische Überwachung).

Komplikation: Perforation.

■■I **Merken**
- **Nichtoperative chirurgische Maßnahmen: Aufklärung und sterile Kautelen!**
- **Pleurapunktion: Sonographische Festlegung der Organgrenzen senkt Komplikationsrate.**
- **Aszitespunktion: Zur Prophylaxe der Kreislaufdepression langsame Entlastung**
- **Urinkatheter: Notwendigkeit täglich überprüfen!**
- **ZVK: bei rasch ansteigendem, unklarem Fieber Entfernung und mikrobiologische Untersuchung**
- **Nach ZVK-Anlage Röntgen-Thorax obligat (Katheterlage, Pneumothorax)**
- **Arterieller Zugang: keine Medikamentenapplikation, sorgfältige Kontrolle der Extremitätendurchblutung**
- **Kompressionssonden: maximale Liegedauer in geblocktem Zustand 72 Stunden**
- **Hochkalorische enterale Sondenernährung: langsame Steigerung der applizierten Menge verhindert osmotische Diarrhö.**

1.6 Asepsis, Antisepsis, Hospitalinfektion

Postoperative Wundinfektionen zählen in Deutschland mit 16 % zu den häufigsten im Krankenhaus erworbenen Infektionen. Insbesondere tiefe Wundinfektionen führen zu einer deutlichen Verlängerung der stationären Liegedauer, erhöhen die Letalität und bedeuten zusätzliches Leiden für die Patienten.

Tabelle 1.12 Die häufigsten Erreger von Wundinfektionen

Erreger	Häufigkeit
Staphylococcus aureus	35 %
Enterococcus spp.	22 %
Koagulase-negative Staphylokokken	10 %
Proteus spp.	12 %
Pseudomonas aeruginosa	11 %
Escherichia coli	10 %

Die häufigsten Erreger von Wundinfektionen sind in Tab. 1.12 dargestellt.

Die wichtigsten **Risikofaktoren für eine postoperative Wundinfektion** sind:
- Wunden werden je nach Ausmaß der bakteriellen Kontamination und Körperregion eingeteilt in
  - **aseptisch:** keimfrei: Wunden mit geringem Gewebstrauma ohne Durchtrennung von Schleimhäuten
  - **bedingt aseptisch:** Wunden in kontaminierten Regionen, z. B. Mund- oder Nasenhöhle, stark behaarten Regionen, Perineum
  - **kontaminiert:** Unfallwunden, akute nichteitrige Entzündung
  - **septisch:** eitrige Entzündung, Nekrose, Fremdkörper
- reduzierter Immunstatus des Patienten (z. B. Alkoholabusus, Diabetes mellitus, Malignom, Organinsuffizienz)
- Alter des Patienten (kritisch sind Frühgeburt, hohes Alter)
- Implantation von Fremdkörpern
- lange OP

Die endogenen (Patienten-)Faktoren sind wenig oder gar nicht zu beeinflussen, daher gilt den exogenen Risikofaktoren das Hauptaugenmerk.

Ziel von Asepsis und Antisepsis ist die Elimination bzw. Reduktion von Mikroorganismen auf ein Maß, bei dem von ihnen keine Infektionsgefährdung für den Patienten ausgeht.
- **Asepsis:** die Prophylaxe von Wundinfektionen durch Reduktion des Risikos der mikrobiellen Wundkontamination, z. B. durch den Gebrauch von sterilen Instrumenten
- **Antisepsis:** die aktive Entfernung transienter Mikroorganismen und die Reduktion der residenten Flora von bzw. auf der Haut sowie die Entfernung von Mikroorganismen in der unbelebten Umwelt, z. B. durch Desinfektionsmittel.

1.6.1 Präoperative Hygienemaßnahmen

- **Bakterielle Infektionen** (z. B. Harnwegsinfekt, Bronchitis) sollten **vor elektiven Eingriffen therapiert** werden, wenn sie nicht selbst der Grund für die Operation sind.
- Die präoperative **stationäre Liegezeit** sollte bei elektiven Eingriffen **so kurz wie möglich** sein.
- Eine präoperative **Haarentfernung** sollte nur erfolgen, wenn die Haare im OP-Gebiet stören, und zwar durch eine elektrische Kurzhaarschneidemaschine **kurz vor der Operation** auf Station (**nicht im OP-Saal**). Eine Rasur mit einem scharfen Einmalrasierer erhöht die Infektionsrate.
- Die präoperative Sanierung von nasalen Staphylococcus aureus-Trägern bei Eingriffen am offenen Herzen oder vor Implantation großer Fremdkörper reduziert möglicherweise die Zahl postoperativer Staphylokokkeninfektionen und wird zur Zeit wissenschaftlich untersucht.
- Die präoperative **intravenöse Gabe von Basisantibiotika** in normaler Dosierung reduziert **bei gesicherter Indikation** (z. B. Kolonchirurgie, Hysterektomie, Herzoperation, Gefäßimplantation) signifikant die Wundinfektionsrate. Der optimale Applikationszeitpunkt ist **30 Minuten vor Beginn der Operation**. Dauert die Operation länger als 4 Stunden, wird eine zweite Dosis intraoperativ gegeben. Die postoperative Weiterführung der Antibiotikaprophylaxe reduziert die Wundinfektionsrate nicht zusätzlich, führt jedoch zur bakteriellen Resistenzentwicklung.

1.6.2 Perioperative Hygienemaßnahmen

- Im OP-Bereich tätige Personen sollten hierbei **keine Ringe, Uhren oder Armbänder** tragen.
- Das OP-Team soll vor dem ersten Eingriff die **Hände und Unterarme** bis zum Ellenbogen für **ca. 1 Minute waschen.**
- **Wenn notwendig** müssen ausschließlich die **Nagelfalze und Fingernägel** für **maximal 1 Minute** gebürstet werden; die Hände und Unterarme sollen nicht gebürstet werden.
- Es folgt die **chirurgische Händedesinfektion** mit einem alkoholischen Händedesinfektionsmittel über **3 Minuten**.
- Beim Betreten des OP-Saals sollen eine **OP-Haube** und ein **Mund-Nasen-Schutz** getragen werden; dieser soll Mund und Nase sollständig bedecken und fest am Gesicht anliegen. Ein Wechsel des Mund-Nasen-Schutzes ist sinnvoll während längerer Operationen, bei Durchfeuchtung sowie zwischen Operationen.
- Das Anlegen von **steriler Kleidung** und Anziehen der **sterilen Handschuhe** erfolgt im OP-Saal.
- Die **Wischdesinfektion des OP-Feldes** wird mit PVP-Alkohollösung für **3 Minuten** durchgeführt. Im Schleimhautbereich (z. B. urogenital) wird ein Schleimhaut-Desinfektionsmittel (z. B. Octenidin) empfohlen. Das desinfizierte Hautareal sollte so groß sein, dass der Chirurg nicht im Bereich unvorbereiteter Haut operiert.
- Das gesamte **invasiv eingesetzte OP-Instrumentarium** muss **steril** sein (s. Kap. 1.6.7).
- Die Verwendung von Mehrweg- vs. Einwegmaterial als Abdeckmaterial oder OP-Kleidung hat keinen infektionspräventiven Vorteil.
- Die Anzahl der **Personen**, die **im OP-Saal** ist bzw. ihn betritt, sollte auf ein **Mindestmaß** begrenzt werden.
- **Während der Operation** sollte **wenig und leise gesprochen** werden.
- Während der Operation sollte ein **15- bis 20facher Luftwechsel** pro Stunde erfolgen; die gesamte Luft sollte vor Eintritt **keimarm gefiltert** werden (HEPA-Filter). Ausschließlich im OP-Saal selbst muss während einer Operation im Verhältnis zu den umliegenden Räumen Überdruck herrschen; um dies zu gewährleisten, müssen während der Operation die OP-Türen geschlossen gehalten werden.
- **Zwischen zwei Operationen** soll der **OP-Saal wischdesinfiziert** werden. Auch nach Eingriffen der Wundkontaminationsklasse „kontaminiert" oder „septisch" sind keine spezielle Reinigung, Desinfektion, Sperrung des OP-Saals oder weitere zusätzliche Hygienemaßnahmen erforderlich.

1.6.3 Postoperative Hygienemaßnahmen

- Eine **hygienische Händedesinfektion** muss vor und nach jedem Verbandswechsel sowie bei Kontakt mit der frischen Wunde durchgeführt werden (s. Kap. 1.6.6).
- Ein **Verbandswechsel** sollte in **„steriler Technik"** (sterile Handschuhe und sterile Pinzetten) oder in der **„no-touch-Technik"** (kein Hand- und Wundkontakt) erfolgen.
- Eine separate Station für Patienten mit kontaminierten oder septischen Operationswunden oder und postoperativen Wundinfektionen (sog. „septische Station") ist aus krankenhaushygienischer Sicht nicht notwendig; frisch Operierte mit Wundinfektionen sollten jedoch **nicht im selben Zimmer**

liegen, um das Risiko der Erregerübertragung durch das Personal zu verringern.

- Bei **gehäuftem Auftreten** von Wundinfektionen oder **Infektionen** mit demselben Erreger (V. a. Ausbruch) müssen in Rücksprache mit der Krankenhaushygiene **epidemiologische Untersuchungen** eingeleitet werden.
- **Patienten,** welche **mit multiresistenten Erregern** (z. B. Methicillin-resistenter Staphylococcus aureus = MRSA) **kolonisiert** oder **infiziert** sind, müssen **isoliert** werden; zusätzliche Hygienemaßnahmen sind gefordert (s. Kap. 1.6.5).
- Es ist unklar, inwieweit bei primär verschlossenen Wunden nach 48 Stunden ein Verband notwendig ist.
- Es ist ungeklärt, ab wann mit primär verschlossenen Wunden geduscht oder gebadet werden kann.

1.6.4 Surveillance postoperativer Wundinfektionen

Unter Surveillance versteht man die prospektive systematische Erfassung, Analyse und Bewertung von im Krankenhaus erworbenen, d. h. nosokomialen Infektionen wie z. B. Pneumonie, katheterassoziierte Sepsis, postoperative Wundinfektionen. Die Surveillance stellt das Basisinstrument einer modernen Qualitätssicherung und Dokumentation dar und ist seit Beginn des Jahres 2001 durch das Infektionsschutzgesetz vorgeschrieben.

Für Deutschland stellt das KISS-Projekt (Krankenhaus-Infektions-Surveillance-System) des Nationalen Referenzzentrums für Krankenhaushygiene und des Robert-Koch-Institutes die Referenzmethode dar. Grundlage sind standardisierte Kriterien zur Erfassung nosokomialer Infektion, z. B. die Durchsicht der Krankenakten aller Patienten, die sich einer Indikatoropention unterzogen haben, mikrobiologische Befunde oder Antibiotikaverordnungen. Die Ergebnisse der Erfassung werden der Station zeitnah vorgestellt und gemeinsam interpretiert. So lässt sich ein gehäuftes Auftreten nosokomialer Infektionen schnell und durch gezielte Gegenmaßnahmen bekämpfen. Neue Hygienemaßnahmen oder Veränderungen z. B. in der Operationstechnik lassen sich durch das Erfassungssystem evaluieren. Es hat sich gezeigt, dass eine prospektive Surveillance die postoperative Wundinfektionsrate signifikant senkt.

1.6.5 Spezielle Hygienemaßnahmen bei Methicillin-resistentem Staphylococcus aureus (MRSA)

Staphylococcus-aureus-Stämme, welche gegen Methicillin resistent sind, sind nur noch mit wenigen Antibiotikasubstanzklassen therapierbar (Glykopeptide, Oxazolidinone und Quinupristin bzw. Dalfopristin). MRSA-Stämme sind nicht virulenter als Oxacillin-empfindliche Staphylococcus-aureus-Stämme und verursachen die gleichen Infektionen, wie Wundinfektionen, Pneumonien, Katheterinfektionen oder Haut- bzw. Weichteilinfektionen; ausschließlich aufgrund der Antibiotikaresistenz versucht man durch die im Folgenden aufgeführten Hygienemaßnahmen, die weit über das Maß der Standardhygienemaßnahmen hinausgehen, die Übertragung im Krankenhaus von Patient zu Patient zu vermeiden.

Inwieweit Neuaufnahmen aus Alten- und Pflegeheimen, Rehabilitationszentren oder aus anderen Krankenhäusern, insbesondere von Intensivstationen oder aus Ländern mit hoher MRSA-Prävalenz, routinemäßig auf MRSA untersucht oder initial isoliert werden sollen, hängt von der lokalen epidemiologischen Situation ab und muss individuell entschieden werden.

Im Infektionsschutzgesetz ist die Erfassung und Bewertung multiresistenter Erreger (z. B. MRSA) gefordert. Die zeitnahe Erfassung neuer „MRSA-Patienten" auf einer Station ermöglicht die frühzeitige Erkennung eines nosokomialen Ausbruchs und die schnelle Einleitung von Isolationsmaßnahmen.

Die **speziellen Hygienemaßnahmen** bei mit MRSA kolonisierten oder infizierten Patienten sind:
- **Isolation** in Einzelzimmern bzw. Kohortenisolation in Mehrbettzimmern
- **Händedesinfektion** vor Betreten und bei Verlassen des Patientenzimmers
- Anlegen von **Einmalhandschuhen** bei direktem Patientenkontakt oder Kontakt mit der Umgebung
- Anziehen eines **Schutzkittels** bei Betreten des Zimmers, der Kittel verbleibt im Patientenzimmer oder in der Schleuse.
- **Mund-Nasen-Schutz** bei Betreten des Raumes **bei aerosolproduzierenden Tätigkeiten** (Intubation, Extubation, Bronchoskopie oder nasopharyngeales Absaugen) oder bei Patienten mit MRSA-Pneumonie
- **tägliche Flächendesinfektion** sämtlicher patientennaher Flächen in üblicher Desinfektionsmittelkonzentration

- **Eradikationstherapie** mit Nasensalbe (z. B. Mupirucin oder Octenidin) nur **bei nasaler Besiedlung**
- Behandlung mit einem **Antibiotikum** nur **bei systemischer Infektion**, nicht bei Kolonisation mit MRSA
- bei nicht vermeidbarem Transport im Krankenhaus:
  - Händedesinfektion des Patienten
  - Verbandswechsel bei MRSA in der Wunde und wenn der alte Verband durchnässt ist
  - frisches Bett oder Trage
  - bei nasaler Besiedlung oder MRSA-Pneumonie: Mund-Nasen-Schutz für den Patienten
  - Information an die betroffenen Abteilungen (Röntgen, OP) bereits bei Terminvereinbarung
- Aufhebung der Isolation nach drei negativen Abstrichen von der initial positiven Stelle an direkt aufeinander folgenden Tagen
- In speziellen epidemiologischen Situationen (z. B. Ausbruch, hohe endemische Rate oder Verdacht auf kolonisiertes Personal) kann eine Untersuchung des Personals auf MRSA mittels Nasenabstrichen sinnvoll sein. MRSA-positive Mitarbeiter sollten keinen direkten Patientenkontakt haben, können jedoch administrative Aufgaben übernehmen.
- Bekannte MRSA-Patienten sollten bei Wiederaufnahme bis zum Vorliegen eines negativen Nasenabstriches bzw. einer negativen Kultur der vormals positiven Lokalisation im Einzelzimmer isoliert werden.

Der Nachweis von MRSA sollte für nachfolgende Institutionen, wie Alters- und Pflegeheime, Rehabilitationszentren oder andere Krankenhäuser kein Hinderungsgrund für eine Übernahme und Behandlung sein. Der Ort der Besiedlung und die bisher durchgeführten Eradikationsmaßnahmen müssen im Verlegungsbericht mitgeteilt werden. Aus krankenhaushygienischer Sicht gibt es keinerlei Einwände, MRSA-positive Patienten in ihre häusliche Umgebung zu entlassen.

1.6.6 Desinfektion

Ziel der Desinfektion ist die weitgehende Eliminierung von Krankheitserregern (mit Ausnahme von Sporen: Die Zahl der Krankheitserreger auf Flächen oder Gegenständen wird soweit reduziert, dass keine Infektions- bzw. Erregerübertragung mehr möglich ist (drei bis fünf $\log_{10}$-Stufen).

Thermische Verfahren (75 °C für 10 Minuten) sind wegen ihrer Umweltverträglichkeit z. B. für die Wiederaufbereitung von Materialien oder Instrumenten mit Schleimhautkontakt zu bevorzugen. Thermolabile Materialien oder Instrumente (Endoskope) können **chemothermisch** bei 60 °C für 10 Minuten wieder aufbereitet werden.

Chemische Verfahren sollten nur eingesetzt werden, wenn thermische oder chemothermische Verfahren nicht möglich sind. Hierzu sollten ausschließlich Präparate, die die Prüfkriterien der Deutschen Gesellschaft für Hygiene und Mikrobiologie (DGHM) erfüllen, eingesetzt werden.

Nachteile der chemischen Desinfektion sind:
- Wirklücken der Präparate
- bakterielle Kontamination des Desinfektionsmittels (z. B. mit Pseudomonas aeruginosa)
- Restchemikalien im Material bzw. am Instrument
- Primär bakterielle Resistenzen gegenüber chemischen Desinfektionsmitteln sind beschrieben.
- Bei der dezentralen Herstellung bzw. Mischung des Desinfektionsmittels können leicht Fehler hinsichtlich der Konzentrationen auftreten.

Für folgende Einsatzbereiche sind chemische Desinfektionsmittel indiziert:
- **Flächendesinfektion:** vorwiegend mit Aldehyden; kleine Flächen können auch mit Alkohol desinfiziert werden (cave: Explosionsgefahr).
- **Instrumentendesinfektion:** vorwiegend mit Aldehyden, Glukoprotamin, Alkoholen oder Perverbindungen. Die Instrumente müssen vollständig in die Desinfektionslösung eingelegt werden. Die vom Hersteller angegebenen Konzentrationen mit entsprechenden Einwirkzeiten müssen eingehalten werden. Jedesmal wenn ein Instrument hinzu gegeben wird, beginnt die Einwirkzeit neu.
- **Hautdesinfektion:** zur Keimreduktion der Haut vor invasiven Eingriffen. Am häufigsten werden Alkohole und PVP-Jod eingesetzt.
- **Schleimhautdesinfektion:** zur Keimreduktion auf der Schleimhaut, z. B. vor Legen eines Blasenkatheters. Am häufigsten werden PVP-Jod oder Octenidin verwendet.
- **Händedesinfektion:**
  - Die **hygienische Händedesinfektion** beseitigt die hautfremden Keime und reduziert die Zahl der hauteigenen Erreger; sie ist vor und nach infektionsgefährdenden Tätigkeiten indiziert. Gleiches gilt auch nach Ausziehen der Handschuhe, da diese Mikroläsionen aufweisen. Hierzu wird die **gesamte trockene Haut der Hände** mit einer ausreichenden Menge von **60- bis 70%igem Alkohol für ca. 30 Sekunden eingerieben**. Das Waschen der Hände bei sichtbarer Verschmutzung vor der Desinfektion ist selbstverständlich.
  - Bei der **chirurgischen Händesdesinfektion** wird sowohl die transiente als auch die permanente

Hautflora reduziert. Nach **Waschen der Hände und Unterarme** bis zum Ellenbogen **mit Seife für 1 Minute** und lediglich **bei Bedarf Bürsten der Fingernägel und der Nagelfalze** wird ein **alkoholisches Händedesinfektionsmittel für 3 Minuten** in die Hände eingerieben, bis diese trocken sind.

Vor einem weiteren operativen Eingriff ist ein Händewaschen in der Regel nicht nötig, nur bei sichtbarer Verschmutzung. Liegt die letzte Händedesinfektion weniger als 1 Stunde zurück, ist eine Desinfektionsdauer von 1 Minute für den folgenden operativen Eingriff ausreichend. Liegt die letzte Händedesinfektion jedoch länger zurück, muss erneut für 3 Minuten desinfiziert werden.

Die verschiedenen Desinfektionsmittel sind in der Auswahl der Wirkstoffe und Hilfsstoffe der Indikation angepasst. So enthalten Händedesinfektionsmittel rückfettende Substanzen, welche in Flächendesinfektionsmitteln fehlen.

1.6.7 Sterilisation

Durch eine Sterilisation werden alle vermehrungsfähigen Mikroorganismen einschließlich Sporen abgetötet.

Voraussetzung für ein steriles Arbeiten während einer OP ist, dass sämtliche Materialien und Instrumente, die invasiv eingesetzt werden, steril sind (z. B. Abdecktücher, OP-Kleidung, Handschuhe, OP-Instrumente).

Für die Wiederaufbereitung muss das Sterilgut gründlich gereinigt werden, da z. B. Eiweißreste oder Salzkristalle einen Schutz für Mikroorganismen darstellen und so eine sichere Abtötung während der Sterilisation erschwert wird; weiterhin muss es trocken sein.

Aufgrund der unterschiedlichen Beschaffenheit von Sterilgütern (z. B. Thermolabilität, Hohlräume) werden unterschiedliche Sterilisationsverfahren eingesetzt (Tab. 1.13).

Nach dem Medizinproduktegesetz 2002 müssen alle Sterilisatoren während des Sterilisationsvorganges dokumentieren, dass die zur Sterilisation notwendigen Parameter (Temperatur, Druck, Zeit) erreicht wurden. Zusätzlich wird je nach Verfahren das Gerät durch Chemo- und Bioindikatoren (Sporen) regelmäßig überprüft.

Tabelle 1.13 Sterilisationsverfahren

Methoden	Anwendungsbereich	Einwirkungs-bereich	Einwirkungs-druck	Einwirkungs-zeit	Bemerkungen
Heißluft	thermostabile Güter	180 °C	[1]	30 min	–
		160 °C	[1]	200 min	–
Dampf	thermostabile und bedingt thermostabile Güter	134 °C	2,9 bar[2]	5 min	für chirurgische Instrumente, Wäsche, Gummi, Glas, Kunststoff usw.
		121 °C	1,9 bar[2]		
Ethylenoxid-Gas (EO)	thermolabile Güter	20 °C	[1]	45 min	Niederdruck (95 % EO, 5 % CO_2)
		55 °C	4,5 bar[2]	120 min	Hochdruck (15 % EO, 85 % CO_2)
Formaldehyd	thermolabile Güter	60 °C	200 mbar	120 min	alternierendes Vorvakuum erforderlich
Plasma	thermolabile Güter	45 °C			
Kathoden-strahlung	thermolabile Güter				

[1] normaler atmosphärischer Druck (= 0 bar Überdruck)
[2] im Sinne von Überdruck = atmosphärische Druckdifferenz$^*_{Pe}$ (nach DIN 1314)

■■■I Merken

- Postoperativer Wundinfekt: häufigste Krankenhausinfektion
- Präoperative Hygienemaßnahmen: Infektsanierung, kurze präoperative Liegezeit, präoperative Antibiotikaprophylaxe bei ausgewählten Eingriffen
- Keine unkritische Anwendung von Antibiotika!
- Aseptische, kontaminierte und septische Eingriffe können bei Wischdesinfektion zwischen den Eingriffen im selben Saal durchgeführt werden.
- Hygienische Händedesinfektion: nach jedem Patientenkontakt für 30 Sekunden
- Separate Zimmer für frisch Operierte und Patienten mit infizierten Wunden
- Häufung von Wundinfekten: systematische (externe!) Überprüfung der Asepsis und Antisepsis!
- Die systematische, prospektive Erfassung nosokomialer Infektionen senkt die postoperative Wundinfektionsrate signifikant.
- Die frühzeitige Erkennung von Infektionen mit multiresistenten Erregern ist die beste Maßnahme zur Verhinderung einer epidemischen Ausbreitung.
- MRSA-Infektion: striktes Hygieneregime, aber kein Grund gegen eine Entlassung in die häusliche Umgebung

2 Operativer Eingriff

2.1 Grundbegriffe

■ **Amputation:** vollständige Abtrennung eines primär endständigen Körperteils ohne die Möglichkeit zur Wiederherstellung der Kontinuität. Beispiele: Oberschenkel-, Penis-, Mammaamputation, Rektumamputation (-exstirpation)

■ **Anastomose:** Nahtvereinigung von Organlumina. Beispiele: Gastroenterostomie, portokavale Anastomose.

Unterschieden werden End-zu-End (terminoterminale), End-zu-Seit- (termino-laterale), Seit-zu-Seit- (latero-laterale) und Seit-zu-End- (latero-terminale) Anastomosen.

■ **Bypass:** Umgehungsbahn, z. B. im Gefäßsystem oder im Gastrointestinaltrakt. Umgehung eines Hinternisses (Gefäßverschluss, Tumorbypass) oder der Ausschaltung eines Teils der Organfunktion (Dünndarmbypass). Beispiele: Aortokoronarer Venen-Bypass (ACVB), Tumorbypass, z. B. Ileotransversostomie.

■ **Endoskopie:** Untersuchung von Hohlorganen und Körperhöhlen durch optische Geräte. Unterschieden werden die intraluminäre und die intrakavitäre Endoskopie.

Die **intrakavitäre Endoskopie** der Thoraxhöhle und des Bauchraumes wird überwiegend mit starren Endoskopen (beleuchtetes Hohlspekulum: z. B. Laparo-, Mediastino-, Arthroskop), die **endoluminäre Endoskopie** mit flexiblen Geräten (Glasfiberoptik: z. B. Gastro-, Duodeno-, Koloskop, Bronchoskop; Ausnahme: Prokto- und Rektoskop sind starr) durchgeführt. Die Inspektion wird durch eingebrachtes Licht mit geringer Wärmeabstrahlung (Kaltlicht) sowie meist durch ein die betreffende Körperregion aufblähendes Medium (Luft, CO_2, Wasser) ermöglicht. Die Endoskopie wird auch zur Therapie eingesetzt (s. Kap. 11).

■ **Enteroenterostomie:** Anastomosierung zweier Darmabschnitte ohne (Bypass s. o.) oder mit zuvoriger Resektion des dazwischenliegenden Abschnitts (Anastomose). Die Verbindung wird nach den beteiligten Organen, z. B. als Gastroduodenostomie, Ileotransversostomie, bezeichnet.

■ **Enterostomie:** Anlage einer äußeren Darmfistel. Beispiele: Ileostoma, Kolostoma.

■ **Enterotomie:** operative Eröffnung des Darmlumens. Beispiele: Gastrotomie zur Exzision eines Tumors, Kolotomie zur Abtragung eines Polypen.

■ **Enukleation:** Ausschälung eines kapsulär oder pseudokapsulär begrenzten Gewebsanteils. Beispiele: gutartige Tumoren (Myome, Fibrome), palliativ bei bösartigen Tumoren (Sarkome), Prostataadenom, Organzysten

■ **Exkochleation:** Abtragung mit dem scharfen Löffel. Beispiele: Warzen, kleine Hauttumoren, Fistelgänge, Nekrosehöhlen, Atherome.

■ **Exhairese:** Kontinuitätsunterbrechung eines Nerven, z. B. Phrenikusexhairese.

■ **Exstirpation:** komplette chirurgische Enfernung eines Organs oder eines lokalisierten Tumors. Der jeweilige Eingriff wird als -ektomie bezeichnet. Beispiele: Gastrektomie, Cholezystektomie, Pneumonektomie, Kolektomie.

■ **Exzision:** Ausschneidung eines krankhaften Befundes ohne Bezug auf die Organgrenzen und Gewebsstrukturen. Beispiele: Exzision von Hauttumoren, Ulkusexzision.

■ **Gefäßdesobliteration:** Beseitigung des Verschlusses eines obliterierten, d. h. verschlossenen, oder hochgradig stenosierten Gefäßes. Beispiele: Embolektomie, pneumatische Dilatation, Endarteriektomie.

■ **Implantation:** Einpflanzung körperfremder Materialien. Beispiele: Metallplatten, Schrauben, Herzklappen, Mammaprothesen, Schrittmacher.

Diese sog. alloplastischen Materialien können reizlos einheilen, soweit sie gewebsneutral und nicht infiziert sind.

■ **Injektion:** parenterale Einbringung definierter Substanzen, z. B. Medikamente, Nährlösungen, in den Organismus. Die natürliche Barriere der Epidermis wird durch die Injektionskanüle überbrückt, die in der Haut (intra-, subkutan), in der Muskulatur (intramuskulär), in Gefäßen (intravenös, intraarteriell), in Gelenken (intraartikulär), in Körperhöhlen (intrapleural, intraperitoneal), im Spinalkanal (intraspinal), im Hirnventrikel (intrathekal) etc. liegen kann.

■ **Inzision:** operative Eröffnung von Körperhöhlen (Laparotomie, Thorakotomie) oder durch pathologische Vorgänge entstandenen Hohlräumen (Abszess).

■ **Laparostoma:** Offenlassen der Laparotomiewunde, provisorischer Bauchdeckenverschluss mit resorbierbarem Kunststoffnetz, um eine Darmprotrusion zu vermeiden. Beispiele: Platzbauch mit infizierten Bauchdecken, Etappenlavage bei Peritonitis.

■ **Punktion:** Flüssigkeitsentnahme aus einem definierten Hohlraum (präformierte Körperhöhle [z. B. Pleurahöhle], Hohlorgan (z. B. Gefäß), Gelenk oder krankhafte Flüssigkeitsansammlung [Abszess, Hämatom, Zyste]) (s. Kap. 1.5).

- **Rekonstruktion:** operative Wiederherstellung einer anatomisch vorgegebenen Struktur. Beispiele: Sphinkterrekonstruktion, Pylorusrekonstruktion.
- **Replantation:** Wiederanfügen traumatisch abgetrennter Gliedmaßen oder deren Anteile (Finger, Zehen). Sie erfolgt unter Anwendung mikrochirurgischer Operationstechniken und setzt spezielle Erfahrung voraus.
- **Resektion:** Entfernung erkrankten Organabschnitte unter Belassung gesunder Organanteile. Die Resektion beinhaltet im Magen-Darm-Bereich die Wiederherstellung (einzeitig) oder zumindest die Möglichkeit zur Wiederherstellung der Kontinuität (mehrzeitig). Beispiele: Dickdarm-, Rektum-, Schilddrüsen-, Femurresektion.
- **Sklerosierung:** Verödung von varikösen Gefäßen durch intra- und paravasale Injektion sklerosierender, d. h. die lokale Entzündungsreaktion fördernder Substanzen. Beispiele: endoskopische Varizenverödung (s. Kap. 11), Hämorrhoidenverödung (s. Kap. 28).
- **Transplantation:** Gewebsverpflanzung (s. Kap. 9).

2.2 Operationssaal und Operationsablauf

2.2.1 Bauliche Gestaltung des Operationssaals

Der Operationssaal ist von den Krankenstationen räumlich getrennt. Er sollte im Nebenschluss liegen, um jeglichen Durchgangsverkehr zu vermeiden. In modernen Krankenhäusern sind die Operationseinheiten der einzelnen Disziplinen in einer zentralen Operationsabteilung zusammengefasst. In jedem Operationsraum sollte nur ein Operationstisch stehen, um Unruhe und dadurch bedingte Keimaufwirbelung zu vermeiden. Die früher obligate Trennung von septischem und aseptischem OP ist bei strenger Beachtung hygienischer Maßnahmen nicht mehr erforderlich.

Die Operationseinheit (Operationssaal, Waschraum, Ein-/Ausleitung, Nebenräume) ist in der Regel durch Schleusensysteme für Patient, Personal und Material von der übrigen Klinik abgetrennt **(Abb. 2.1)** und kann nur nach Wechseln der Kleidung betreten oder verlassen werden. Diese Barrieren haben die Aufgabe, das Einschleppen, aber auch

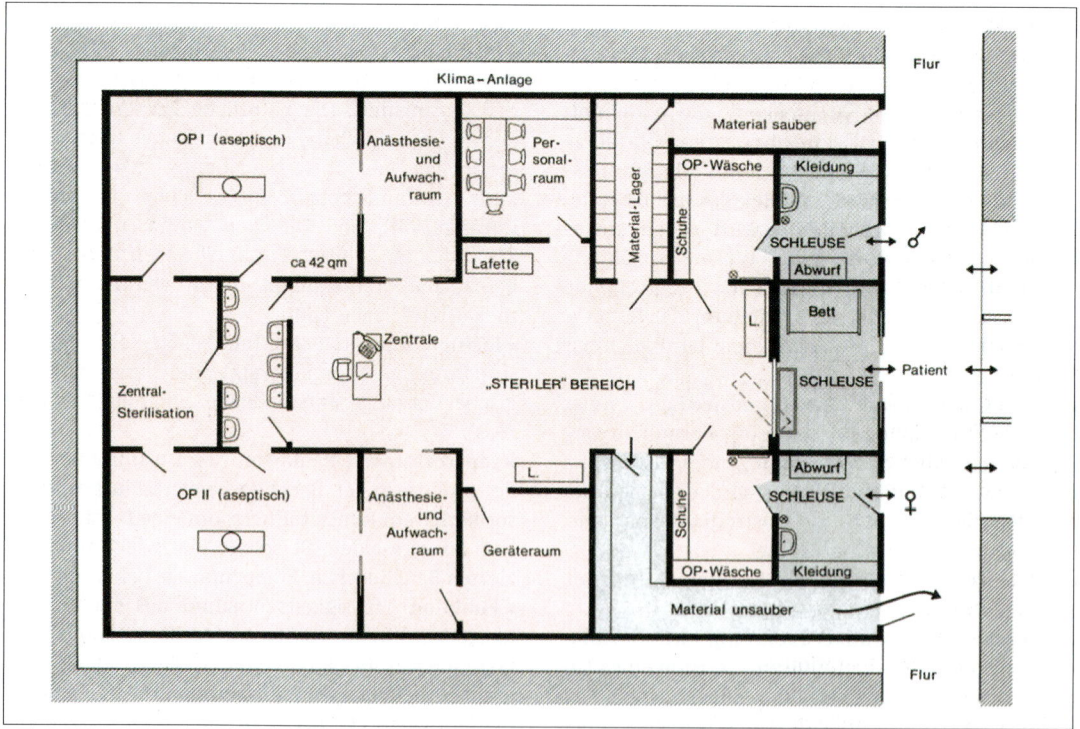

Abb. 2.1 Bau- und Funktionsplan einer Operationseinheit

das Hinaustragen von infektiösem Material zu verhindern.

Die **Personalschleuse** besteht aus einer 3-Raum-Schleuse. Im unreinen Raum wird die Kleidung bis auf die Unterwäsche abgelegt, im reinen Raum wird die meist farbig gekennzeichnete Operationskleidung (Hemd, Hose, Schuhe, Kopfschutz und Gesichtsmaske) angelegt. Das Verlassen der Operationseinheit geschieht über einen unreinen Raum.

Die Patienten werden an einer **Patienten- oder Umbettschleuse** von dem im Operationsbereich arbeitenden Personal übernommen, entweder auf einen Wagen oder direkt auf eine fahrbare Operationsplatte (Lafette) gelagert.

Die **Material- und Geräteschleuse** sollte getrennt für Ver- und Entsorgung angelegt sein. Die im Operationstrakt gebrauchten Geräte werden einer Flächendesinfektion unterworfen. Diese ist als Wisch- oder Scheuerdesinfektion durchzuführen. Das Besprühen von Flächen soll sich auf schwer zugängliche Stellen beschränken.

Der **Operationssaal** besitzt Wände und Fußböden, die abwaschbar und flächendesinfizierbar sind. Der Bodenbelag muss die statische Elektrizität ableiten können. Die Farbe der Wände sollte, um Reflexionen zu vermeiden, nicht zu hell sein. So finden sich grau, graublau oder blau gestrichene oder gekachelte Wände. In der Mitte des Raumes ist der Operationstisch installiert, der entweder als Ganzes beweglich ist mit einem festen Sockel mit fahrbarer Lafette versehen ist. Entweder rein mechanisch oder elektromechanisch kann der auf dem Operationstisch gelagerte Patient in die gewünschte Position gebracht werden. Narkosegase (Sauerstoff, Lachgas), Pressluft und elektrische Anschlüsse werden aus einer Deckenampel entnommen.

Um einer Keimverschleppung zu begegnen, befindet sich im Operationstrakt eine **Klimaanlage** mit Hochleistungsfiltern, die für eine Raumtemperatur zwischen 20 und 22 °C, bei Kindern bis 28 °C, und eine Luftfeuchtigkeit von 60–65 % sorgt. Die eingeführte Luft wird abgesaugt und im Gegensatz zu den üblichen Klimaanlagen nicht wieder in den Raum gebracht. Ein Druckgefälle von dem Gebiet der höchsten Ansprüche auf Asepsis (Operationsräume) bis zu den Schleusen muss aufrechterhalten werden.

Die **Ausleuchtung des Operationsfeldes** wird durch eine oder mehrere schwenkbare, an der Decke installierte Operationsleuchten vorgenommen. Durch konzentrisches Zusammenwirken mehrerer Hohlspiegelreflektoren wird eine schädliche Wärmewirkung vermieden. Um eine optimale Beleuchtung zu erzielen, muss die Umgebung dunkler sein. Dies wird durch Verwendung relativ dunkler Operationswäsche (dunkles Grün oder Blaugrün), reflexionsarme Wände und nichtreflektierende Instrumente erreicht.

Um unnötigen **Luftzug und Staubaufwirbelung** zu vermeiden, wird der Operationstrakt durch Schiebetüren zum Einschleusen der Patienten geöffnet und während der Operation geschlossen gehalten.

Gewöhnlich findet sich in der Operationsabteilung eine eigene Sterilisationsanlage **(s. Abb. 2.1)**.

2.2.2 Vorbereitung zur Operation

Zur Vermeidung einer Keimeinschleppung wird der **Patient** auf der Station (bei Notfällen in der Aufnahme) durch Säuberung, Enthaarung des Operationsfeldes und Einkleidung in saubere OP-Wäsche vorbereitet. Vor längeren Operationen Blasenkatheter.

> Keine Rasur im OP!

Jeder im Operationssaal Tätige muss beim Betreten der Schleuse eine **hygienische Händedesinfektion** durchführen, Operateur, Assistenten und Instrumentierpersonal außerdem im Waschraum eine **chirurgische Händedesinfektion** (s. Kap. 1.6.6). Nach der chirurgischen Händedesinfektion werden die Operationskleidung (Kittel) angelegt und die Handschuhe so übergestreift, dass eine Berührung der Handschuhaußenseite mit den ungeschützten Händen vermieden wird **(Abb. 2.2)**. Nachdem das Operationsteam steril angezogen ist, und die Operationsschwester die Instrumente nach festen Regeln auf dem Operationstisch angeordnet hat, wird das Operationsfeld gereinigt und desinfiziert.

2.2.3 Lagerung des Patienten

Die Lagerung des Patienten auf dem Operationstisch erfolgt nach Einleitung der Narkose. Wir unterscheiden verschiedene standardisierte Lagerungen **(Abb. 2.3)**. Am häufigsten ist die Rückenlagerung in leichter Lordosierung. Je nach Lokalisation des Operationsfeldes kann der Tisch zusätzlich schräg gestellt werden.

- Durch **Kopftieflagerung** fallen die Darmschlingen entsprechend der Schwerkraft nach kranial (Eingriffe im kleinen Becken und Unterbauch).
- Durch **Fußtieflagerung** ergibt sich der gegenteilige Effekt (Eingriffe im Oberbauch).

Weitere Lagerungsformen sind:

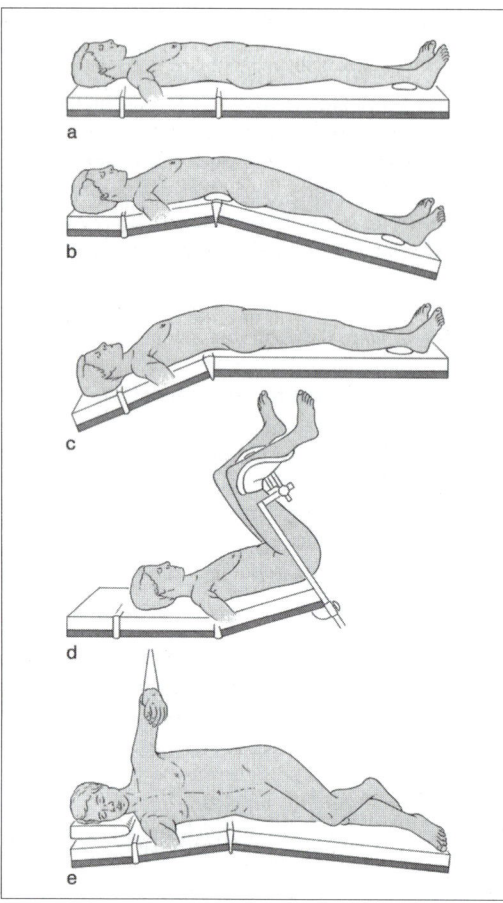

Abb. 2.2 a–e Operationslagerung:
a Rückenlage
b Fußtieflage
c Kopftieflage
d Steinschnittlage
e Seitenlage

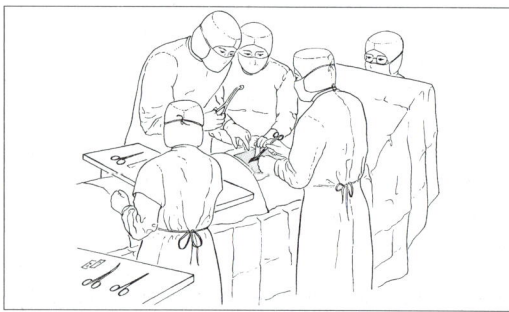

Abb. 2.3 Stellung des Operateurs, des 1. Assistenten (vis-à-vis vom Operateur), des 2. Assistenten (links vom Operateur), des Anästhesisten (Kopfende) und der Operationsschwester (Fußende)

- **Bauchlagerung** (Eingriffe am Rücken und Gesäß),
- **Steinschnittlagerung** (Eingriffe am After und Darm)
- **Seitenlagerung** (Eingriffe am Thorax und Retroperitoneum).

Die Lagerung muss sorgfältig von einer angelernten Pflegekraft durchgeführt werden. Falsche oder unzulängliche Lagerung kann zu bleibenden Schäden führen, die häufigsten sind periphere Nerven- und Plexusschädigungen am Arm (Druckläsionen bzw. Überstreckungstrauma).

Zur Lagerung gehört die **Platzierung der indifferenten Elektrode** der Diathermie. Sie ist die Voraussetzung für die Verwendung des elektrischen Messers (s. u.) während der Operation. Zu lockere Applikation, leitende Desinfektionsmittel im Bereich der Elektrode, Metallkontakt des Patienten am Operationstisch können zu schweren Hautverbrennungen führen. Regressansprüche des Patienten sind in solchen Fällen berechtigt und erfolgreich.

Zur **Vermeidung von Lagerungsschäden** hat sich der Operateur vor Beginn der Operation von sachgemäßer Lagerung und Applikation der Diathermie-Elektrode eigenhändig zu überzeugen.

Lagerung: Bestandteil der Operation

2.2.4 Operationsassistenz

In der Regel führt der Operateur den Eingriff unter Inanspruchnahme eines oder mehrerer Assistenten aus.

Wir unterscheiden den 1., 2. und 3. Assistenten (Abb. 2.4). Während sich der 1. Assistent aktiv assistierend beteiligt (s. u.), kommen dem 2. und 3. Assistenten im Wesentlichen statische Funktionen (Aufsperren des Wundgebietes durch Haken) zu. Diese strikte Aufgabenverteilung ist notwendig, um Unübersichtlichkeit und Hektik im Operationsgebiet zu vermeiden.

Um gut assistieren zu können, muss der Assistent einige Forderungen erfüllen: theoretische Kenntnisse des Eingriffs, der möglicherweise auftretenden Komplikationen und deren Behandlung, ständige Aufmerksamkeit, Anpassungsfähigkeit, Disziplin und die Fähigkeit zu improvisieren. Ein Großteil der geforderten Geschicklichkeit kann durch Übung erworben werden.

Die **Aufgaben der Assistenten** im Einzelnen sind:
1. dafür zu sorgen, dass das Operationsgebiet für den Operateur möglichst optimal zugänglich ist (Ordnen der eingesetzten Wundhaken)

2. Halten der Wundhaken

3. Hilfeleistung bei der Blutstillung: Entfernen von Blut und Sekret mit Stieltupfern oder einem Sauger, damit die blutenden Gefäße deutlich zur Ansicht kommen und durch Kompression, Fassen mit Gefäßklemmen oder durch Elektrokoagulation verschlossen werden können.

4. Fadenführen bei fortlaufender Naht, bei einzelnen Nähten mit der dem Gewebe angepassten Spannung und Zugrichtung, rechtzeitig Loslassen und Wiederfassen des Fadens

5. Adaptation der Wundränder bei Darm- und Hautnähten

> Assistere = beistehen!

2.2.5 Operationsablauf

Nachdem das Operationsteam steril angezogen ist und von der Operationsschwester die Instrumente nach festen Regeln auf dem Tisch geordnet sind, wird das Operationsgebiet desinfiziert, mit sterilen Tüchern abgedeckt und ein Sauger sowie eine Leitung für die Diathermie angebracht.

Zur Stellung der Assistenten und der Operationsschwester s. **Abb. 2.4**. Während der Operation möglichst wenig sprechen!

Die Wunde wird von den Assistenten gespreizt und das Operationsfeld freigehalten. Sie darf nicht mit den Fingern berührt oder gar auseinander gehalten werden. Die Kontaminationsgefahr ist groß,

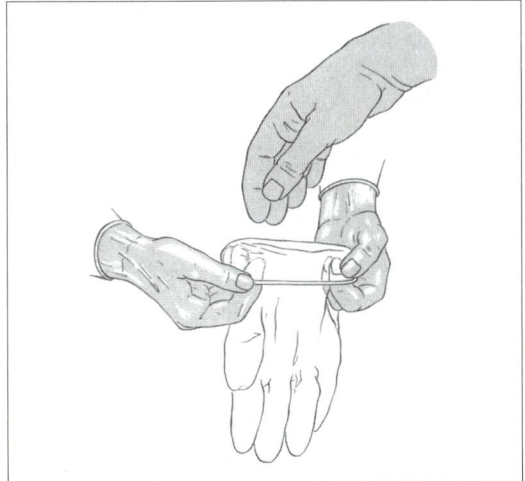

Abb. 2.4 Assistenz beim Anziehen der Operationshandschuhe

da die Gummihandschuhe häufig porös sind. Ein regelmäßiges Wechseln der Handschuhe nach 2 Stunden oder nach Verschluss einer Darmwunde ist obligat.

Die benutzten Instrumente werden der Operationsschwester zurückgegeben und von ihr auf dem Instrumententisch geordnet. Fehlt ein Instrument oder Textil (Bauchtuch, Streifen), wird dieses von der Schwester gemeldet und sofort gesucht.

> Vorschrift ist: Jedes verwendete Textil (Streifen, Bauchtuch, Kompresse) sollte mit einer Klemme gesichert und protokolliert gezählt werden

Außerdem ist die genaue Anzahl der verwendeten Textilien zu protokollieren und ihre Vollständigkeit am Ende der Operation zu überprüfen. Die Tücher sind zudem gewöhnlich mit einer eingewebten Metallfaser versehen, um so eine Identifizierung durch Röntgenaufnahmen zu ermöglichen. Nach Beendigung des operativen Eingriffes wird die Wunde mit einem sterilen Verband bedeckt. Die Drainagen werden in sterile Plastikbehälter abgeleitet oder zum Auffangen des Sekrets mit einem auf der Haut haftenden Plastikbeutel überklebt.

2.3 Instrumente

Die Vielfalt chirurgischer Instrumente lässt sich leichter überblicken, wenn eine Einteilung nach dem Verwendungszweck vorgenommen wird. Unterschieden werden Instrumente zur Gewebedurchtrennung, Blutstillung, Gewebevereinigung, Punktion und Instrumente für spezielle Eingriffe.

2.3.1 Gewebedurchtrennende und -fassende Instrumente

Zur Gewebedurchtrennung werden **schneidende Instrumente** (Skalpell, Messer, Scheren, CO_2-Laser, Sägen) benutzt. Um das zu schneidende Gewebe zu fassen, werden **haltende** (Pinzetten, Zangen), und um das umgebende Gewebe beiseite zu schieben **weghaltende Instrumente** (stumpfe oder scharfe Haken, Wundsperrer) verwendet.

■ **Messer** mit Einmalklinge werden für glatte Hautschnitte verwendet, Subkutis, Faszie, Muskulatur oder parenchymatöses Gewebe können mit dem elektrischen Messer (Diathermie-Messer) durchtrennt werden **(Abb. 2.5)**. Zur Entnahme von Hauttransplantaten wird ein flaches, großes Messer (Thiersch), ein Elektrodermatom (Mollowitz) oder ein Druckluftdermatom verwendet.

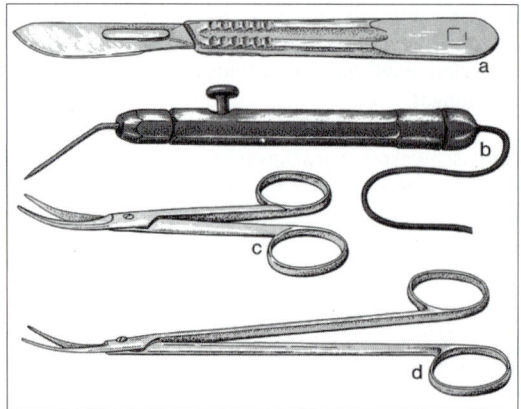

Abb. 2.5 a–d Schneidende Instrumente:
a Skalpell
b Diathermie-Messer
c Cooper-Schere
d Präparier-Schere

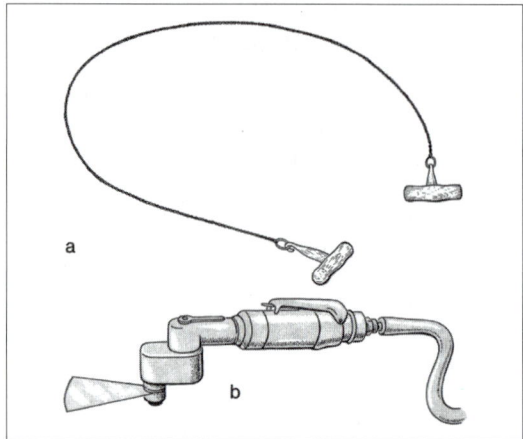

Abb. 2.6 a,b Sägen:
a Gigli-Säge
b Oszillierende Säge

■ Die **Scheren** sind je nach Anwendung spitz oder stumpf, mit gerader oder gebogener Fläche versehen. Kräftige Branchen besitzt die Cooper-Schere **(Abb. 2.5)** für derbes Gewebe, Fäden usw.; schmale Branchen **(Abb. 2.5)** werden zum Präparieren (Mayo, Metzenbaum) benutzt. Knochen werden mit Raspatorien, Meißeln, Zangen, Sägen (Stichsäge, oszillierende Säge, Gigli-Säge, **Abb. 2.6**) oder verschiedenen Bohrern bearbeitet.

■ An **fassenden Instrumenten** gibt es die chirurgischen Pinzetten mit einem Hakenmaul, um derbes Gewebe zu halten, und anatomische Pinzetten mit glatter oder geriffelter Endfläche für verletzliche Gewebe (Darm, Parenchym, Gefäße) **(Abb. 2.7)**. Klemmen **(Abb. 2.7)** werden für Gefäße (Satinsky-, Pott-, Péan-, Moskito-, Bulldog-Klemme), Darm (Duval) sowie Sehnen (Crawfort, Allis) verwendet.

■ Um das Gewebe auseinander zu halten, braucht man stumpfe oder scharfe Wundspreiz- oder gewebeschonende **Haken** (Roux, Langenbeck) **(Abb. 2.8)**.

■ Zur **Blutstillung** werden ebenfalls Klemmen benutzt. Um das blutende Gefäß zu fassen, werden Klemmen nach Péan, Overholt, Kocher **(Abb. 2.7)** oder Pinzetten eingesetzt. Eine vorsorgliche Blutstillung erfolgt bei kleinen Gefäßen durch Koagulation, bei großen durch Verschluss mit Klemmen

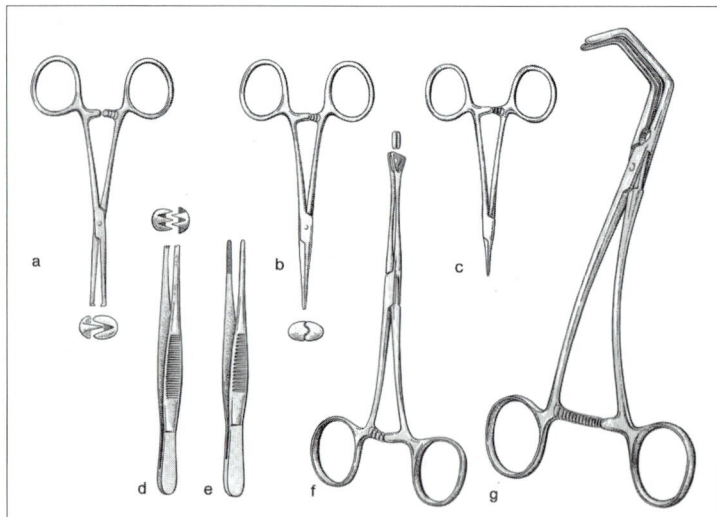

Abb. 2.7 a–g Fassende Instrumente:
a Kocher-Klemme
b Péan-Klemme
c Moskito-Klemme
d Chirurgische Pinzette
e Anatomische Pinzette
f Duval-Klemme
g Satinsky-Klemme

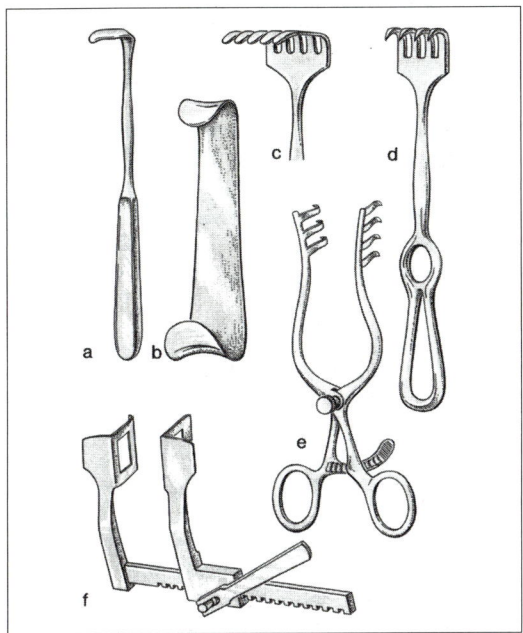

Abb. 2.8 a–f Instrumente zum Aufsperren der Wunde:
a Langenbeck-Haken
b Roux-Haken
c Muskelhaken
d Scharfer Haken
e Wundsperrer
f Rippensperrer

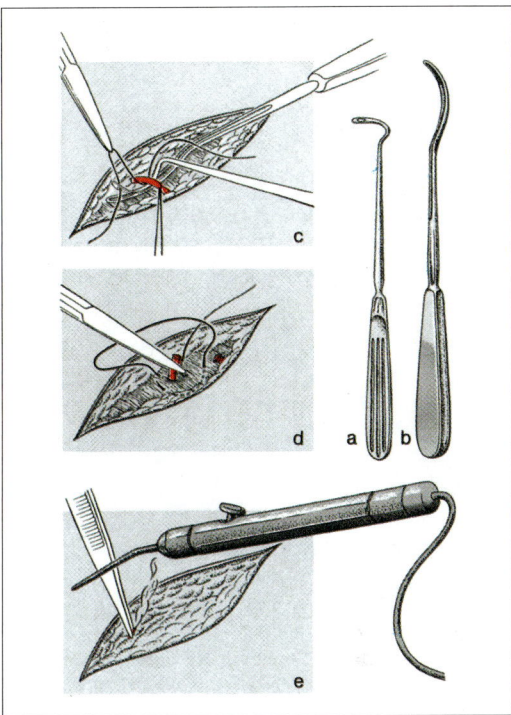

Abb. 2.9 a–e Technik der Blutstillung:
a Fadenführungsinstrument nach Deschamps (Deschamps-Nadel)
b Kocher-Rinne
c Ligatur eines Gefäßes durch Fadenunterführung mit der Deschamps-Nadel auf einer Kocher-Rinne
d Umstechungsligatur eines mit einer Klemme gefassten Gefäßes
e Elektrokoagulation eines mit einer Pinzette gefassten kleinen Gefäßes

und Umstechung oder Unterbindung (Abb. 2.9). Die definitive Blutstillung erfolgt durch Unterbindung, Naht oder Koagulation (Diathermie, Laser).

2.3.2 Gewebevereinigende Instrumente

Es werden Nadeln, Nadelhalter, Klammern und Klebstoffe bzw. Klebestreifen verwendet.

Die **Nadeln** sind scharf oder rund, gerade oder gebogen und besitzen entweder ein Schnapp- (federndes Öhr, Patentöhr) oder ein Einfädelöhr (Abb. 2.10). Für derbes Gewebe (Lederhaut) ist die Nadel geschliffen. Für atraumatische Arbeiten gibt es eine Nadel-Faden-Kombination, bei der der Faden in dem aufgebohrten Nadelschaft versenkt ist (Abb. 2.10 a,b). – Um die Nadeln durch das Gewebe zu führen, werden geschlossene oder offene **Nadelhalter** verwendet (Abb. 2.10).

Zum Verschluss von Hautwunden, aber auch Parenchym (Milz, Leber, Niere), sind **Klebstoffe** geeignet. Zur Adaptation von Hautwunden können **Metallklammern** (Abb. 2.11) oder **Klebestreifen** Verwendung finden.

2.3.3 Punktionsinstrumente

Zu den Punktionsinstrumenten gehören unterschiedlich kalibrige Hohlnadeln und Trokars für die Pleura und Bauchhöhle (s. Kap. 21, 24–27, 30 31 u. a.).

2.3.4 Spezielle Instrumente

Die Spezialisierung hat zur Entwicklung verschiedenster Instrumente geführt. So gibt es z. B. besondere Sortimente für Neurochirurgie, Bauchchirurgie, Unfallchirurgie, Urologie u. a. m.

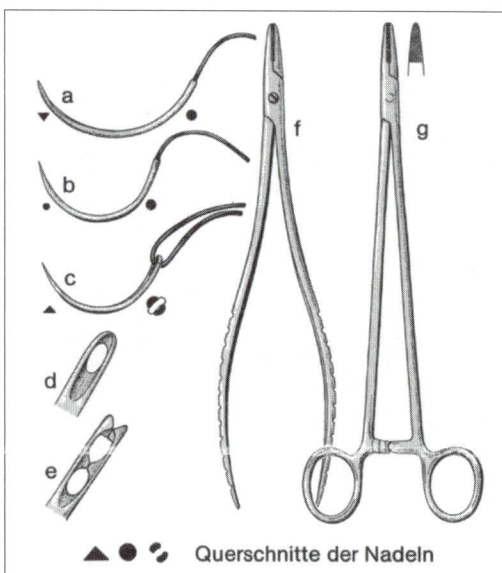

Abb. 2.10 a–g Gewebevereinigende Instrumente: Nadeln und Nadelhalter:
a Atraumatische, scharfe 1/3-Rundnadel
b Atraumatische Halbrundnadel
c Schneidende Halbrundnadel mit Öhr (Periostnadel)
d Einfädelöhr
e Patentnadelöhr
f Offener Nadelhalter
g Geschlossener Nadelhalter nach Mayo

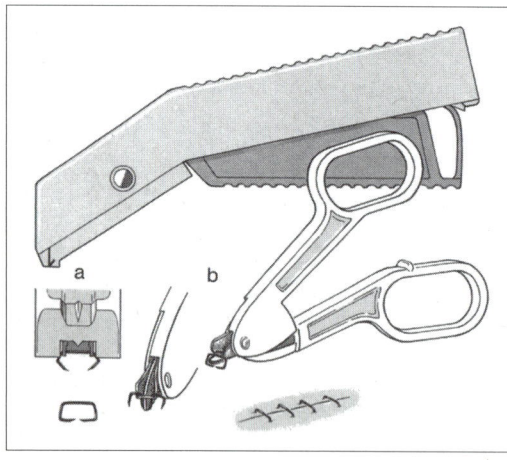

Abb. 2.11 a,b Hautklammergerät:
a Anwendung
b Klammerentferner

2.4 Chirurgische Naht

2.4.1 Nahtmaterial (s. Lesezeichen)

Durchtrennte Gewebe (Haut, Faszie, Darm) werden durch Nähte, Klammern oder Klebstoffe adaptiert. Die Naht unterstützt die Heilung. Unterschieden wird zwischen **nichtresorbierbaren Fäden** (Metall, Seide, synthetische Stoffe) und **resorbierbarem Nahtmaterial** (Polyglykolsäure = PGS, Polydioxanon = PDS).

Die klinisch maßgeblichen Qualitäten sind Sterilität, Gewebeverträglichkeit, Reißfestigkeit, Knotenfestigkeit und Manipulierbarkeit. Die **Fadenstärke** ist in der europäischen Pharmakopoe festgelegt und mit X/0 bezeichnet. Hohe X/0-Werte (z. B. 7/0–10/0) bedeuten besonders dünne Fäden.

- **Nichtresorbierbares Nahtmaterial:**
- **Metall:** Chrom-Nickel-Eisenverbindung (V2A-Stahl).
Eigenschaft: hohe Reißfestigkeit, Gewebeverträglichkeit, keine Dochtwirkung, bakteriostatische und bakterizide Wirkung.
Nachteil: Korrosion, Metallose.
- **Seide:** geflochtener Naturseidefaden.
Eigenschaft: geringe Elastizität, Geschmeidigkeit und sehr gute Knüpfeigenschaften.
Nachteil: Ausgeprägte Fremdkörperreaktion, Dochtwirkung (Infektionsbegünstigung). Bei besonderer Imprägnierung des Fadens keine Dochtwirkung (NC-Seide = non capillary silk).
- **Synthetische Stoffe:** Kunststoffpolymere unterschiedlicher Struktur und Materialien. Sie können monofil (nicht geflochten; Gefäßchirurgie) oder polyfil (geflochten; z. B. Fasziennähte) sein.
Eigenschaften: geringe Fremdkörperreaktion, gute Knotenfestigkeit, geringe Infektionsgefahr.
Nachteil: Allergiegefahr.
- **Resorbierbares Nahtmaterial: PGS** (Polymere der Glykolsäure = Dexon®, Kopolymere aus Glykolyt und Laktid = Vicryl®) sowie PDS (Polymere aus Dioxanon, Polydioxanon).

Eigenschaft: Spaltung im Gewebe durch Hydrolyse in Glykol und Milchsäure, die im intermediären Stoffwechsel abgebaut wird. Resorption: PGS 42 Tage, PDS ca. doppelt so lange. Geringe Fremdkörperreaktion.

Nachteil: Rauhe Oberfläche (PGS), nach Beschichtung besser.

Jede Nahtsubstanz erzeugt eine spezifische Fremdkörperreaktion. Das Ausmaß der **Bindegewebsreaktion** steigt in folgender Reihenfolge: Stahl,

Polyester, PDS, PGS. Für die **Anwendung der einzelnen Materialien** ergibt sich daraus:

- **Hautnaht:** monofiler Kunststoff-Faden, Stahl-Klebestreifen (Steristrips), Klammern.
- **Versenkte Naht:** resorbierbarer Kunststoff-Faden.
- **Schleimhautnaht:** resorbierbarer Kunststoff-Faden.
- **Gefäßnaht:** nichtresorbierbares, synthetisches Nahtmaterial[1].

Zur Ligatur kleinerer Gefäße resorbierbarer Kunststoff.

2.4.2 Nähapparate

Prinzip: Klammern aus Edelstahl (V4A) werden ins Gewebe gedrückt und ihre Spitzen auf einer Andruckplatte umgebogen, d. h. die Klammern verschlossen.

Diese Nähapparate haben sich vor allem in der Chirurgie des Magen-Darm-Traktes, der Lunge

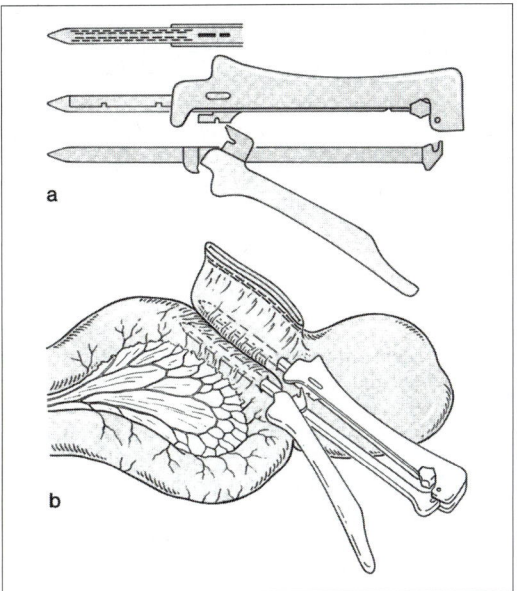

Abb. 2.13 a,b Klammernahtgerät GIA:
a Ansatz des Gerätes
b Beidseitige Klammernahtreihe

und der Haut bewährt. **Gerade Klammernahtgeräte** nach v. Petz, Friedrich oder amerikanische Apparate (TA 30, 55 und 90) **(Abb. 2.12)** werden zum Verschluss von Magen-Darm-Lumina oder Lungenparenchym, **doppelläufige (Abb. 2.13)** zur Herstellung von Seit-zu-Seit-Anastomosen (GIA) und **zirkuläre (Abb. 2.14)** zur Herstellung von End-zu-End-Anastomosen (EEA, z. B. Ösophagojejunostomie, tiefe Rektumresektion).

Einzelklammernahtgeräte werden für Unterbindungen, zum Hautverschluss und in der laparoskopischen Chirurgie (s. Kap. 12) eingesetzt.

2.4.3 Klebstoffe und Klebestreifen

An **Klebstoffen** gibt es verschiedene Fibrinkleber und das Butylcyanoacrylat (Histoacryl), das in Ampullen oder als Spray zur Verfügung steht. Durch Polymerisation unter Mitwirkung der Luftfeuchtigkeit können kleine Hautwunden im Gesicht oder Parenchymdefekte (Leber, Niere, Pankreas, Lunge) verschlossen werden.

Klebestreifen (Steristrip®) werden zum Hautverschluss und bei der Intrakutannaht zur Wundrandadaptation verwendet, um ein möglichst gutes kosmetisches Ergebnis zu erzielen.

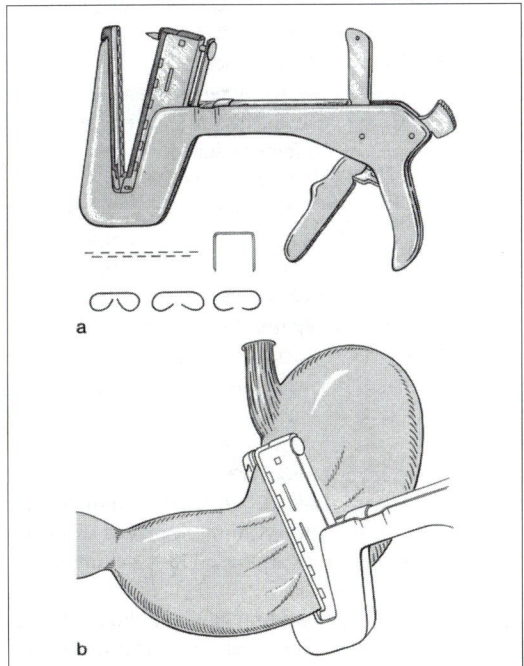

Abb. 2.12 a,b Klammernahtgerät TA 90:
a Im geöffneten Zustand, Muster der Nahtreihe und Klammernähte
b Während des Nähvorgangs, z. B. bei der Magenresektion

---

[1] Es liegen mittlerweile auch positive Erfahrungsberichte über Gefäßnähte mit resorbierbaren Materialien vor

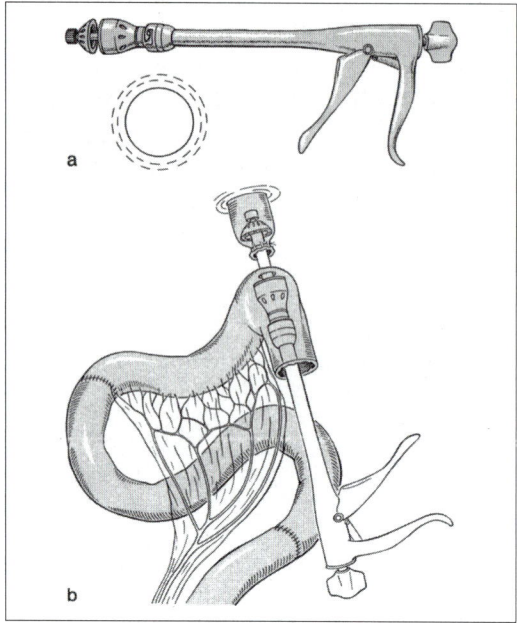

Abb. 2.14 a,b Zirkuläres Anastomosennahtgerät EEA:
a Im geöffneten Zustand, Muster der Nahtreihe
b Bei Anlage einer Ösophagojejunostomie im Rahmen der Ersatzmagenbildung durch Jejunuminterposition (s. Kap. 25)

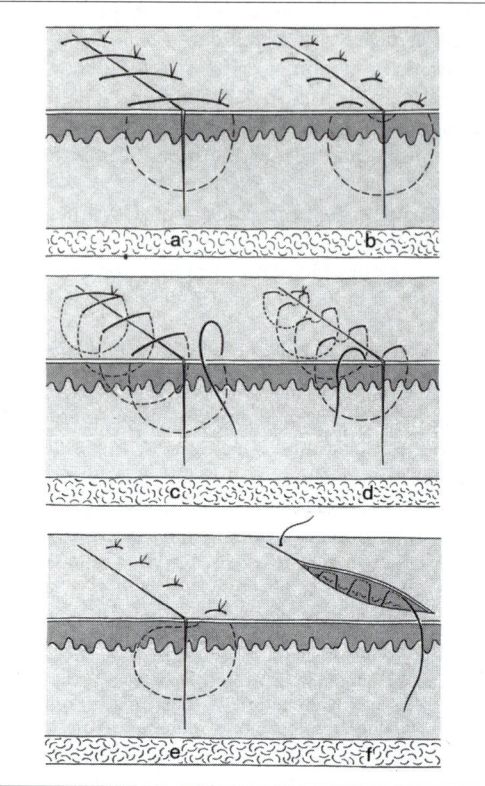

Abb. 2.15 a–f Hautnähte:
a Einzelknopfnähte
b Rückstichnähte nach Donati
c Fortlaufende Kürschner-Naht
d Fortlaufende Rückstichnaht
e Rückstichnaht nach Allgöwer
f Intrakutannaht, fortlaufend

2.4.4 Nahttechnik

Nahtformen
Die Wundadaptation wird durch Einzel- oder fortlaufende Nähte vorgenommen. Zur besseren Adaptation können die Einzelnähte als vertikale Rückstichnähte (Donati, Allgöwer, **Abb. 2.15**) ausgeführt werden. An fortlaufenden Nähten können die Kürschner-Naht, die fortlaufende Rückstichnaht oder aus kosmetischen Gründen die intrakutane Naht durchgeführt werden **(Abb. 2.15)**.

Als **Hautnaht** eignen sich sowohl Einzel- als auch fortlaufende Nähte **(Abb. 2.15)**. Zum Hautverschluss können außerdem Klammern sowie zum nahtlosen Verschluss Klebestreifen (Steristrips®) verwendet werden. Zum Verschluss von **Darmwunden** sind Nahttechniken mit schichtgerechter Adaptation oder evertierende Nähte geeignet **(Abb. 2.16)**.

Faszien werden mit Einzelknopfnähten oder fortlaufend adaptiert.

Gefäßnaht: Hier kommt es auf eine exakte Adaptation der Intima an. Darum wird eine evertierende Naht als Einzel- oder auch fortlaufende Naht angelegt, die Knoten müssen extraluminär liegen.

Knoten
Das oberste Gebot beim Knoten lautet: Ein Knoten muss zuverlässig sitzen, d. h. rutschfest sein. Richtiges Knoten ist nur durch Übung erlernbar! Welche Technik verwendet wird, ist nicht wesentlich. Es kann rein manuell **(Abb. 2.17 e)** oder mit Hilfe eines oder zweier Instrumente (Pinzette, Nadelhalter, Klemme) geknotet werden **(Abb. 2.17 d)**. Gewöhnlich werden 3 Knoten unterschieden **(Abb. 2.17 a–c)**:
- **falscher** oder „Weiber"-Knoten **(Abb. 2.17 a)**
- **Schiffer-** oder **Weberknoten (Abb. 2.17 b)**
- **chirurgischer Knoten (Abb. 2.17 c)**

Der erste Knoten sollte die Schlaufe in ihrer vorgesehenen Stellung fixieren und der gegenläufig angelegte zweite, wenn nötig dritte Knote den ersten fixieren.

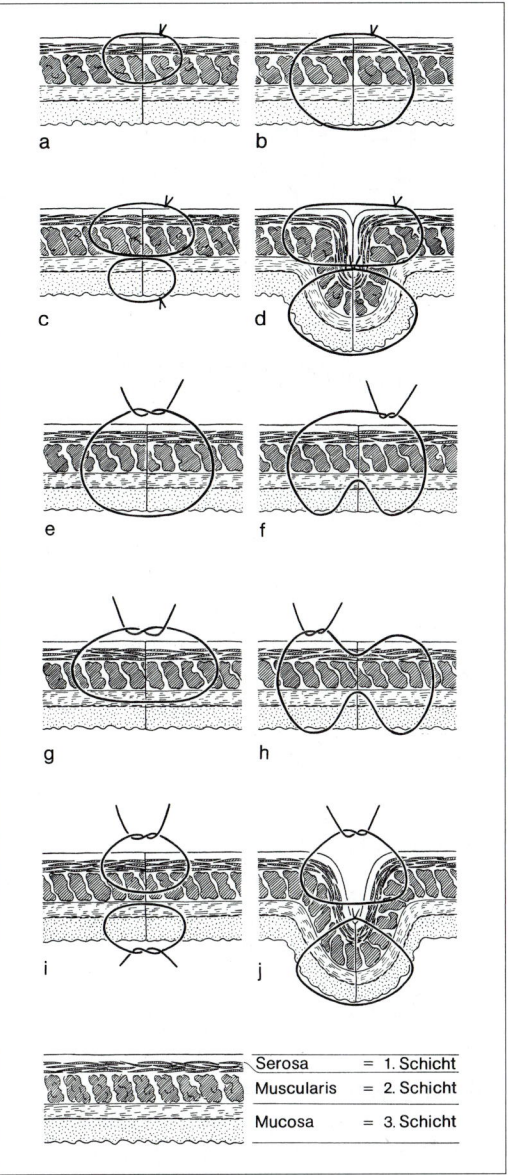

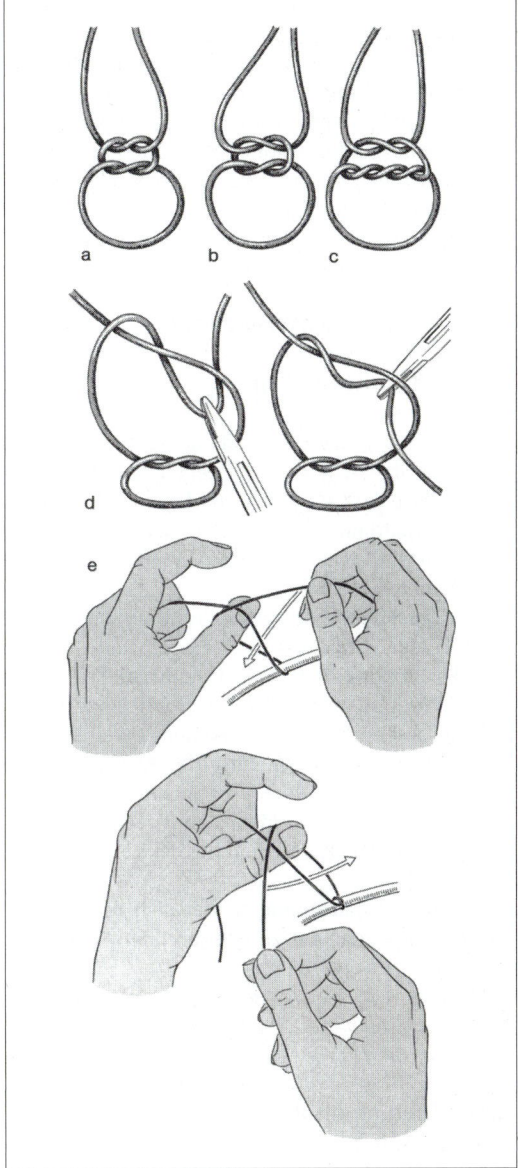

Abb. 2.16 a–j Formen der Darmnähte
Allgemein:
a Seromuskuläre Einzelknopfnaht
b Einzelknopf-Allschichtennaht (= dreischichtig)
c Zweireihige Naht (1. Reihe Mukosa und Submukosa,
2. Reihe Seromuscularis)
d Allschichtennaht mit zusätzlicher seromuskulärer inver-
tierender Naht (v. Mikulicz-Lembert)
Speziell:
e Allschichten-Einzelknopfnaht
f Allschichten-Einzelknopfnaht unter Aussparung der Mukosa
g Zweischichtige Einzelknopfnaht (Aussparung der Mukosa)
h Variante von **b** und **c**
i Zweireihige Naht (1. Reihe Mukosa und Submukosa,
2. Reihe Seromuscularis)
j Allschichtennaht mit zusätzlicher seromuskulärer Deckung
nach Lembert

Abb. 2.17 a–e Knotentechnik:
a Falscher oder „Weiber"-Knoten
b Schiffer- oder Weberknoten
c Chirurgischer Knoten
d Knüpfen mit dem Nadelhalter
e Knüpftechnik von Hand

Üblicherweise reichen 3 Knoten zur Sicherung der Verbindung. Bedingung sind allerdings eine ausreichende Friktion des Fadens (= Knotenfestigkeit durch Reibung) und das Anlegen mindestens eines gegenläufigen (2. oder 3.) Knotens. Bei dünnen und glatten (monofilen) Fäden sind mehr Knoten erforderlich, um eine ausreichende Friktion zu erzielen. Als Regel gilt:
Zahl der erforderlichen Knoten = Fadenstärke + 1 (Beispiel: Fadenstärke 3–0 = 4 Knoten).

2.5   Operationstechnik

2.5.1   Schnittführung

Jede operativ gesetzte Wunde sollte so groß sein, dass eine Übersicht auch der tiefen Abschnitte besteht. Es ist darauf zu achten, dass der Schnitt **in den Hautspaltlinien** nach Langer **(Abb. 2.18)** verläuft. Dies führt zu einer besseren Wundheilung und einer feineren Narbe.

Bei **Bauchdeckenschnitten** sollte außerdem der Verlauf der Muskulatur, Gefäße und Nerven Berücksichtigung finden (Narbenhernie!). In der Notfallchirurgie ist ein Schnitt so anzulegen, dass er ohne besondere Schwierigkeiten erweitert werden kann. Für **septische Eingriffe** (Abszess, Fistel) muss grundsätzlich eine ausreichend große Inzision vorgenommen werden, damit sich die Hautwunde nicht vor der Ausheilung der Granulationshöhle schließt.

Bei einer **Laparotomie** richtet sich die Schnittführung nach Lage des zu operierenden Organs.

> OP-Wunde: So klein wie möglich, so groß wie nötig

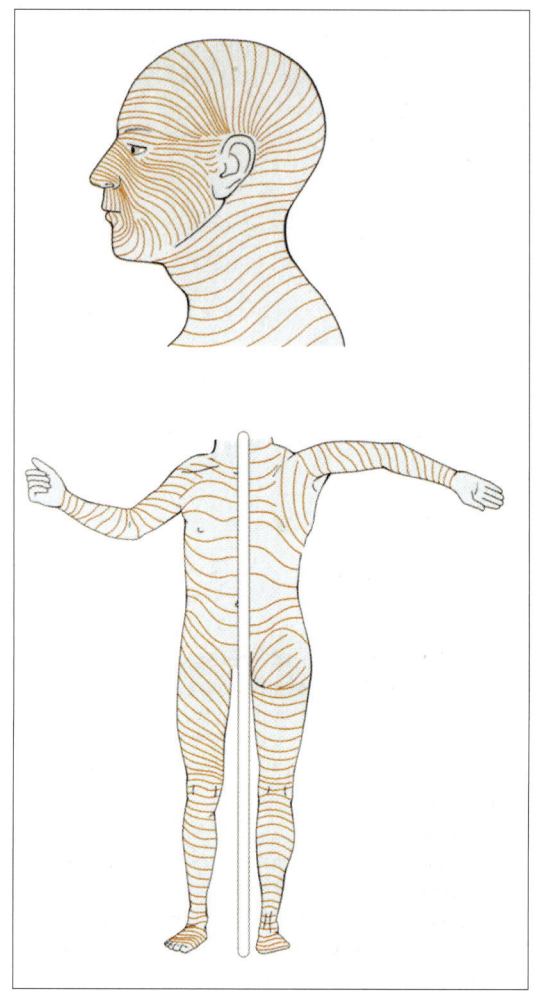

Abb. 2.18 Hautspaltlinien des menschlichen Körpers

Schnittführung an den Bauchdecken (s. Abb. 2.19)

- **Längsschnitte:** Paramedian-, Transrektal-, Medianschnitt unterschiedlicher Ausdehnung
Indikation: Nahezu alle intraabdominalen Eingriffe.
Vorteil: Gute Übersicht. Erweiterungsmöglichkeit nach rechts oder links (Kostoumbilikalschnitt).
Nachteil: Gefahr des Narbenbruchs (10 %).
- **Querschnitte**
Indikation: Eingriffe an Leber, Gallenblase, Pankreas, Milz, Nebenniere, Querkolon, rechtes Kolon, Wiederholungseingriffe.
Vorteil: Geringe Platzbauchneigung, kosmetisch und physiologisch günstiger Bauchschnitt.
Nachteil: Erweiterung nur bedingt möglich.

- **Rippenbogenrandschnitt** (rechts und links)
Indikation: Eingriffe an Gallenblase, Gallenwegen, Leber, Duodenum, Nebenniere, Milz.
Vorteil: Gute Übersicht und sicherer Verschluss.
Nachteil: Evtl. Nervenschaden.
- **Wechselschnitt**
Indikation: Appendektomie
Vorteil: Gutes kosmetisches Ergebnis, selten Narbenbrüche.
Nachteil: Sehr schlechte Erweiterungsmöglichkeit zum Querschnitt, falls erforderlich.

Schnittführung am Thorax (s. Abb. 2.19)

Gewöhnlich im Verlauf der Rippen bzw. Interkostalräume (antero- oder posterolaterale Thorakotomie) (s. Kap. 21).

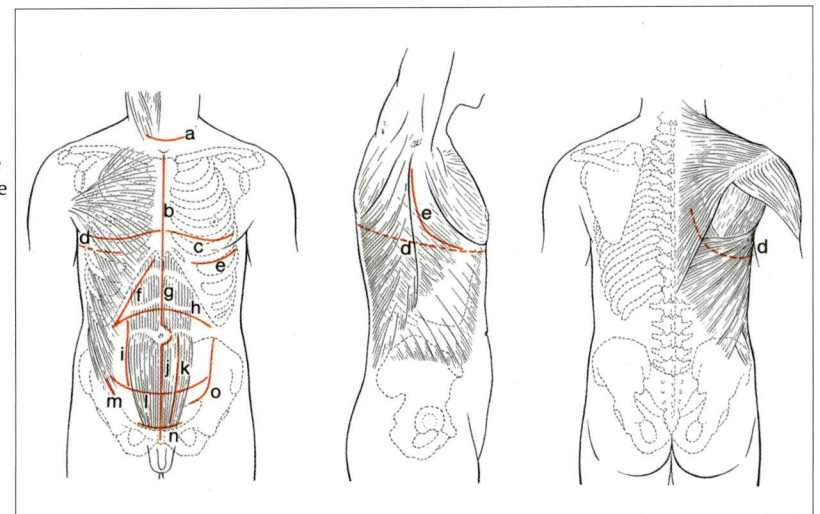

Abb. 2.19 a–o Häufigste Schnittführungen:
a Kocher-Kragenschnitt
b Mediane Sternotomie
c Thoraxquerschnitt
d Dorsolaterale Thorakotomie
e Anterolaterale Thorakotomie
f Rippenbogenrandschnitt rechts
g Oberbauchmedianschnitt
h Oberbauchquerschnitt
i Pararektalschnitt
j Unterbauchmedianschnitt
k Paramedianschnitt (Transrektalschnitt)
l Unterbauchquerschnitt
m Wechselschnitt
n Pfannenstiel-Schnitt
o Unterbauchschnitt zum extraperitonealen Zugang

2.5.2 Blutstillung

Die Blutstillung erfolgt bei **flächenhaften kapillären Blutungen** durch Andrücken von feuchten und heißen Kompressen, mit blutstillendem Material (Fibrinschwamm) oder durch Elektrokoagulation (Diathermie), Laser, Infrarot-Koagulator, Argon-Beamer, Heißluft u. Ä. m.

Die Blutstillung sichtbarer **kleiner Gefäße** erreicht man durch Anklemmen, ggf. Durchtrennung zwischen zwei Klemmen und anschließende Unterbindung der Gefäßstümpfe. Die Unterbindung kann auch mit Kocher-Rinne und Deschamps-Nadel erfolgen. Bei leicht zerbrechlichen Geweben (z. B. Nebenniere) ist die Verwendung von Metallclips zum Verschluss kleiner Gefäße besonders geeignet.

Auch ohne Blutung kann die Durchtrennung von Gefäßen im Rahmen der Präparation erforderlich sein. Sie richtet sich nach den allgemeinen Gesichtspunkten der funktionellen Anatomie. Insbesondere im Rahmen der Resektion von Organen oder Organteilen ist eine derartige **Skelettierung** notwendig (Magenresektion, Dickdarmresektion u. Ä. m.). Hierbei finden gebogene Gefäßklemmen (Overholt), Kocher-Rinne und Deschamps-Nadel oder neuerdings auch sog. Skelettierungsapparate Verwendung.

Bei Verletzung größerer Gefäße ist der Defekt nach den Regeln der Gefäßchirurgie zu versorgen (s. Kap. 42). Kleine Läsionen können durch direkte Naht behandelt werden. Bei größeren Defekten ist ein Venen- oder Kunststoffstück (Patch) in das Gefäß einzunähen.

Unkontrollierte flächenhafte Blutungen (z. B. DIC, Blutungen aus dem Retroperitoneum [s. Kap. 39]) können vielfach nur durch Streifentamponade (Billroth-Gaze, Jodoformstreifen) zum Stillstand gebracht werden. Um einer Infektion vorzubeugen, müssen derartige Tamponaden in den folgenden Tagen entfernt werden.

2.5.3 Drainagen

Die Aufgabe der Drainagen ist die Ableitung von Sekret, Blut und Eiter aus Wund-, Körper- oder Abszesshöhle.

Im Zweifelsfall: Drainage

Große Wundflächen führen auch bei exakter Blutstillung postoperativ zur Serom- und Hämatombildung; dies stellt eine Infektionsgefahr dar. Je größer die Wunde ist, desto eher soll eine Drainage für 48–72 Stunden eingebracht werden. Geeignet für die **subkutane Drainage** sind **Saugdrainagen** (Redon). Der Drainageschlauch wird in eine mit einem Vakuum versehene Plastikflasche abgeleitet **(Abb. 2.20)**.

In der **Bauchhöhle** werden Drains zur Ableitung von Sekret (Blut, Galle, Pankreassaft) und prophylaktisch für den Fall einer Insuffizienz bei gastroenteralen Anastomosen eingebracht. Als Material werden Latexgaze-Drains, welches Paragummi oder Silikonröhren verwendet **(Abb. 2.21)**. Spezielle Saug-Spüldrainagen finden nur selten Anwendung. Alle Saugdrainagen sind in der Bauchhöhle wegen

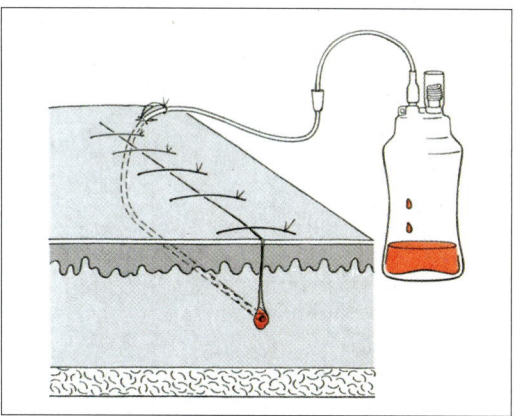

Abb. 2.20 Wunddrainage durch Redon-Drain mit Saugflasche

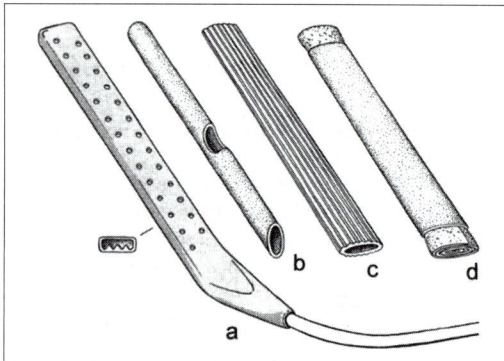

Abb. 2.21 a–d Drainformen zur Peritonealdrainage
a Jackson-Pratt-Drain, Aachener Drain
b Rohr-Drain (Gummi, Silikon)
c Silikonfolien-Drain
d Penrose-Drain mit Gazestreifen

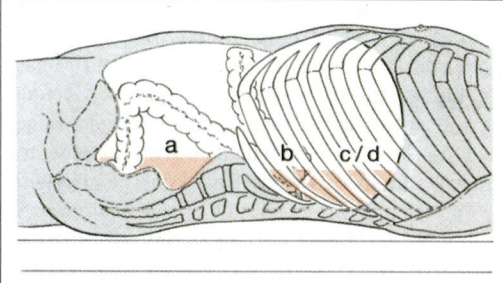

Abb. 2.22 a–d Intraabdominelle Regionen mit Neigung zu Flüssigkeitsansammlungen:
a Douglas-Raum
b Parakolisch (links)
c Subphrenisch (links)
d Subhepatisch (rechts)

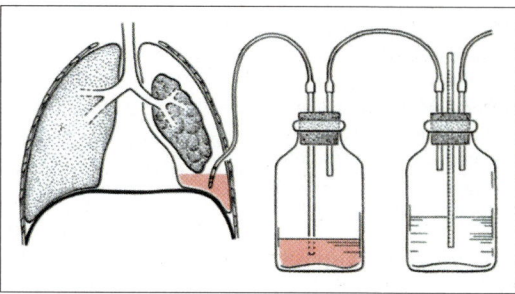

Abb. 2.23 Bülau-Drainage zur Behandlung eines Hydro- und Pneumothorax

der Perforationsgefahr problematisch. In den gefährdeten Lagen des Abdomens (Abb. 2.22) werden vorwiegend **Ablaufdrainagen** zur Ableitung gesammelten Sekrets platziert.

> Drainage: Cave falsche Sicherheit!

Sie können allerdings durch Fibrinthromben oder Abknickung ggf. obturieren und trotz Sekretansammlung nicht fördern (= falsche Sicherheit). Die **Thoraxdrainage** hat die Aufgabe, Eiter, Sekret, Blut oder Luft aus der Pleurahöhle abzusaugen. Verwendet werden **Bülau-Drains** (s. Kap. 4.7.1), die an Saugpumpen mit regulierbarem Sog (gewöhnlich 20 cm H_2O) angeschlossen werden können (Abb. 2.23). Das Thoraxdrain wird nach Hautinzision durch schräge Führung über die Rippe mit Hilfe eines Führungsmandrins in die Pleurahöhle gebracht (s. Kap. 1.5.1 und 21).

■ Merken
- **Im Operationssaal: Sterilität, Ruhe, Disziplin**
- **Rasur des OP-Feldes nicht im OP selbst**
- **Kontrolle der Lagerung des Patienten: Aufgabe des Operateurs**
- **Assistenz bei der Operation: klar gegliederte Aufgabenverteilung notwendig: Übersicht ist erste Pflicht!**
- **Jeder Knoten muss zuverlässig sitzen.**
- **OP-Wunde: so klein wie möglich, so groß wie nötig und entlang der Hautspaltlinien**
- **Im Zweifelsfall Drainage der Wundhöhle, aber: Drainagen bergen die Gefahr der Arrosion von Organen und Gefäßen und der falschen Sicherheit bei Verschluss der Drainage.**

2.6 Bluttransfusion/ Hämotherapie

2.6.1 Qualitätssicherung bei der klinischen Anwendung von Blutprodukten

Nach dem Transfusionsgesetz (TFG) vom 07.07.1998 sind Einrichtungen der Krankenversorgung, die Blutprodukte und – auch gentechnologisch hergestellte – Plasmaderivate zur Behandlung von Hämostasestörungen anwenden, verpflichtet, hierfür ein System der Qualitätssicherung einzuführen. Ziel ist zum einen die größtmögliche Sicherheit bei der Versorgung der Bevölkerung mit Blutprodukten, zum anderen ein hoher Qualitätssicherungsstandard bei der Anwendung von Blutprodukten.

Jede dieser Einrichtungen muss
- einen **Transfusionsverantwortlichen** berufen, der die Einhaltung der maßgeblichen Gesetze, Richt- und Leitlinien überwacht, die Vorbereitung und Durchführung hämotherapeutischer Maßnahmen organisiert, für die qualitätsgesicherte Bereitstellung von Blutprodukten und die Qualitätssicherung verantwortlich ist und konsiliarisch die Behandlung mit Blutprodukten durchführt.
- einen **Transfusionsbeauftragten** berufen, der in Fragen der Indikation, Qualitätssicherung, Organisation und Dokumentation der Hämotherapie berät, den ordnungsgemäßen Umgang mit Blutprodukten sicherstellt und bei Nebenwirkungen der Hämotherapie die zuständigen Stellen informiert (s. Kap. 2.6.8).

Einrichtungen mit eigener Spendeeinrichtung, Institute für Transfusionsmedizin und Krankenhäuser mit Akutversorgung müssen außerdem eine **Transfusionskommission** berufen, die u. a. die Vorgaben für den gesetzmäßigen Umgang mit Blutprodukten erarbeitet, Verbrauchsstatistiken erstellt, die Fortbildung im Umgang mit Blutprodukten regelt und die Zusammenarbeit mit der Arzneimittelkommission koordiniert.

Zur Dokumentation eines Qualitätssicherungssystems ist ein **Qualitätssicherungs** (QS)-**Handbuch** zu erstellen, das Qualitätskriterien, Standardarbeitsanweisungen und Qualitätssicherungsmaßnahmen enthält.

2.6.2 Blutprodukte

Begriffsbestimmung
Der Begriff „Blutprodukte" **(Abb. 2.24)** ist im Transfusionsgesetz weiter gefasst, als der Begriff „Blutzubereitungen" im Arzneimittelgesetz. Er umfasst

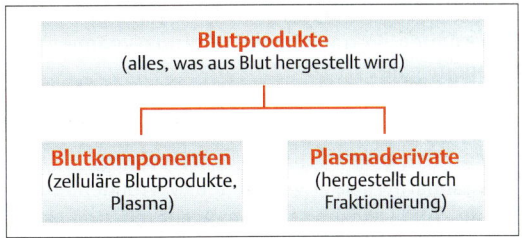

Abb. 2.24 Blutprodukte

auch **Plasma zur Fraktionierung**, z. B. **Humanalbumin, Plasmaproteinlösungen, Immunglobuline, Fibrinkleber...** Er umfasst allerdings keine Blutbestandteile, die nicht als arzneilich wirksame Bestandteile eingesetzt werden, z. B. Hilfsstoffe.

Erythrozytenkonzentrate
Erythrozytenkonzentrate (EK) werden aus einer Vollblutspende oder maschinell durch Zellseparatoren gewonnen. Es sind **leukozytendepletierte EK** zu verwenden. Die Vorteile leukozytendepletierter EK zeigt **Tab. 2.1**.

Tabelle 2.1 Vorteile leukozytendepletierter EK

- Geringere Zytokinakkumulation
- Reduktion der Häufigkeit febriler nichthämolytischer Transfusionsreaktionen (NHFTR)
- Geringere Lagerungsveränderungen
- Schutz vor CMV-Übertragung
- Risikoverringerung der Yersinienübertragung
- Möglicherweise Risikoverringerung der Prionenübertragung
- Reduktion der Immunisierung gegen HLA-Antigene
- Möglicherweise verringerte Immunsuppression

Dosierung

Dosierung von EK: Soviel wie nötig, so wenig wie möglich. Faustregel: Bei einem normalgewichtigen Erwachsenen ohne erhöhten Erythrozytenumsatz steigert 1 EK den Hämoglobinwert um ca. 1,0–1,5 g/dl (0,6–0,9 mmol/l), den Hämatokrit um ca. 3–4 %

Die Übertragung eines einzelnen EK bei Erwachsenen ist nur in Ausnahmefällen gerechtfertigt.

Die mittlere Überlebenszeit transfundierter, kompatibler Erythrozyten beträgt 57,7 Tage.

Ein erhöhter Erythrozytenumsatz besteht bei fieberhaften Erkrankungen, Blutungsanämie und Splenomegalie.

EK-Arten
Leukozytendepletiertes EK in Additivlösung
Als Standardpräparat gilt das leukozytendepletierte EK in Additivlösung. Seine Eigenschaften zeigt **Tab. 2.2**.

Tabelle 2.2 Eigenschaften des leukozytendepletierten EK in Additivlösung

Volumen	200–350 ml
Hämatokrit (Hkt)	50–70 %
Gesamt-Hämoglobingehalt (Gesamt-Hb)	> 40 g (> 24,8 mmol)
Restleukozyten	$< 1 \times 10^6$
Restplasma	< 25 ml
Hämolyse	< 0,8 %
Haltbarkeit	je nach Additivlösung, maximal 49 Tage bei + 4 °C ± 2 °C

Gewaschenes leukozytendepletiertes EK
In **gewaschenen leukozytendepletierten EK** ist der Gehalt an Plasmaproteinen, Leukozyten und Thrombozyten minimiert. Sie haben einen Proteingehalt < 1,5 g/l. Erreicht wird dies durch mehrfaches Waschen mit isotoner Lösung, d. h. Zentrifugation, Entfernen des Plasmas und Resuspension, im funktionell geschlossenen System und abschließende Resuspension in isotoner Kochsalzlösung oder Additivlösung.
Indikationen: Eiweißallergie, Vorliegen von IgA-Antikörpern.
   Gewaschene EK müssen unverzüglich transfundiert werden.

Bestrahltes leukozytendepletiertes EK in Additivlösung
Bei immunkompromittierten Patienten werden **leukozytendepletierte EK in Additivlösung** vor der Transfusion mit 30 Gy **bestrahlt**, um zu verhindern, dass vermehrungsfähige, immunkompetente Lymphozyten eine Graft-versus-Host-Reaktion (GvHR) hervorrufen.
Indikationen: s. **Tab. 2.3**.
   Bestrahlte EK müssen extra für den Patienten angefordert werden.

Tabelle 2.3 Indikationen für bestrahlte leukozytendepletierte EK in Additivlösung

Gesicherte Indikationen	Nicht gesicherte Indikationen
Transfusion bei und nach Knochenmarktransplantation	Austauschtransfusion
Transfusion vor autologer Stammzellentnahme	Transfusion bei Hochdosis-Chemotherapie
Transfusion bei schwerem Immundefektsyndrom	Transfusion bei M. Hodgkin
Intrauterine Transfusion	
Transfusion bei Frühgeborenen	

Tabelle 2.4 AB0-Kompatibilität plasmaarmer EK

Blutgruppe des Patienten	Blutgruppe kompatibler EK
A	A (AB0-identisch) oder 0 (majorkompatibel)
B	B (AB0-identisch) oder 0 (majorkompatibel)
AB	AB (AB0-identisch), A, B oder 0 (jeweils majorkompatibel)
0	0 (AB0-identisch)

Anforderungen an die Blutgruppenkompatibilität
▪ Zwischen Spender und Empfänger **sollte AB0- und Rhesus (Rh)-D-Identität bestehen** (zum AB0- und Rhesus-Blutgruppensystem s. Kap. 6.4.1 und 6.4.2). Bei Verwendung **plasmaarmer EK** können auch **AB0-majorkompatible** Präparate **(Tab. 2.4)** transfundiert werden.
▪ Rh(D)-negative Patienten sollten Rh(D)-negatives Blut erhalten. Nur wenn Rh(D)-negative EK nicht zu beschaffen sind und der Patient keine anderen erythrozytären Antikörper aufweist, kann hiervon abgewichen werden.
▪ Bei Mädchen, Frauen im gebärfähigen Alter, langzeitiger Transfusionsbehandlung oder Vorliegen erythrozytärer Antikörper sollten die Rhesusantigene (C, c, D, E und e) und die Kell-Antigene berücksichtigt werden. Bei **Rh(D)-negativen Mädchen** sowie **Frauen in gebärfähigem Alter** ist die Transfusion von **Rh(D)-positiven EK** unbedingt zu **vermeiden**.
▪ Rh(D)-negative EK können Rh(D)-positiven Empfängern übertragen werden, wenn keine Unverträglichkeit in Folge anderer erythrozytärer Antikörper besteht.

■ Bei **Rh(D)-ungleicher Transfusion** ist 2–4 Monate nach Transfusion eine **serologische Nachuntersuchung** indiziert, um die Bildung von Antikörpern nachzuweisen.

Thrombozytenkonzentrate

Thrombozytenkonzentrate (TK) werden aus einer Vollblutspende oder maschinell durch Zellseparatoren (Thrombozytapherese) gewonnen **(Tab. 2.5)**.

Tabelle 2.5 Verfahren zur Herstellung von TK

Buffy-coat-Verfahren	Apherese-Verfahren
■ Zentrifugation des Buffy coats (Schicht aus Leukozyten und Thrombozyten, die nach längerem Stehenlassen einer Vollblutkonserve Plasma und sedimentierte Erythrozyten trennt)	■ Extrakorporale Zirkulation
■ Separation von Leukozyten und Thrombozyten	■ Separation der Thrombozyten
■ Abpressen der Thrombozyten	■ Retransfusion von Erythrozyten und Leukozyten

Gelagert werden sie unter ständiger Agitation bei + 22 °C ± 2 °C. Sie sind maximal 5 Tage haltbar.
Indikationen: Thrombozytopenische Blutungen, thrombozytäre Bildungs- oder Umsatzstörungen (Blutungsprophylaxe). In beiden Fällen kann ein Thrombozytenmangel oder eine -funktionsstörung bestehen, deren Ursache vor der Verabreichung der TK gefunden werden muss.

Dosierung
Man beginnt mit einer therapeutischen Einheit.

Grundregel: Eine therapeutische Einheit für **Erwachsene** entspricht einem Apherese-TK (s. u.) oder einem Pool-TK aus 4–6 Einzelspender-TK (s. u.) und enthält $200–400 \times 10^9$ Thrombozyten. Ein Einzelspender-TK mit $60–80 \times 10^9$ Thrombozyten enthält genügend Thrombozyten für ein Äquivalent von 15 kg KG.
Kleinkinder und Neugeborene sollen 10 ml TK/kg KG erhalten

TK-Arten
Leukozytendepletiertes Einzelspender-TK
Die Eigenschaften des leukozytendepletierten Einzelspender-TK zeigt **Tab. 2.6**.

Tabelle 2.6 Eigenschaften des leukozytendepletierten Einzelspender-TK

Volumen	> 40 ml
Thrombozytenzahl	$> 60 \times 10^9$/Einheit
Restleukozyten	$< 1 \times 10^6$/Einheit
Resterythrozyten	$< 0,5 \times 10^9$/Einheit

Zum Erreichen einer therapeutischen Einheit für Erwachsene werden im funktionell geschlossenen System in der Regel 4–6 AB0-identische Buffy coats, oder fertige Einzelspender-TK zu einem **leukozytendepletierten Pool-TK** zusammengeführt. Eigenschaften.

Leukozytendepletiertes Pool-TK

Tabelle 2.7 Eigenschaften des leukozytendepletierten Pool-TK

Volumen	200–350 ml
Thrombozytenzahl	$240–360 \times 10^9$
Restleukozyten	$< 1 \times 10^6$/Einheit
Resterythrozyten	$< 0,5 \times 10^9$/Einheit

Leukozytendepletiertes Apherese-TK

Das **leukozytendepletierte Apherese-TK** entsteht durch Thrombozytapherese oder Multikomponentenspende (Apherese [Separation] verschiedener Zellen oder von Zellen und Plasma). Eigenschaften.

Tab. 2.8 Eigenschaften des leukozytendepletierten Apherese-TK

Volumen	> 200 ml
Thrombozytenzahl	$> 200 \times 10^9$/Einheit
Restleukozyten	$< 1 \times 10^6$/Einheit
Resterythrozyten	$< 3 \times 10^9$/Einheit

Immunkompromittierte Patienten erhalten zur Vermeidung einer GvHR **bestrahlte leukozytendepletierte TK** (mittlere Bestrahlungsdosis 30 Gy).

Anforderungen an die Blutgruppenkompatibilität
Bei der Auswahl des TK müssen folgende Antigene auf Thrombozyten berücksichtigt werden:
■ **AB0-Blutgruppenantigene** entsprechend den Regeln für die Erythrozytentransfusion
■ **HLA-Klasse-I-Antigene** bei Vorliegen von HLA-Antikörpern

■ **plättchenspezifische Antigene** (HPA) bei Vorliegen von plättchenspezifischen Antikörpern.

Da ein TK noch – wenn auch wenige – Erythrozyten enthält, ist der Rhesus-Faktor (Rh) zu berücksichtigen. Eine **serologische Verträglichkeitsprobe** mit Spendererythrozyten (s. Kap. 2.6.4) ist wegen des geringen Erythrozytengehaltes **nicht erforderlich**.

Gefrorenes Frischplasma (fresh frozen plasma)

Gefrorenes Frischplasma (GFP, FFP) wird entweder aus dem Plasma eines oder mehrerer Spender durch Zentrifugation und Abpressen oder durch Apherese gewonnen, schockgefroren und bei mindestens –30 °C gelagert. Vor Verwendung wird GFP auf 37 °C erwärmt.
Indikationen: Manifeste komplexe Gerinnungsstörungen.

Kontrollierte klinische Studien zur Effektivität von GFP-Gabe fehlen. Die Indikation ist streng zu stellen, dabei sind die Leitlinien der Bundesärztekammer zur Therapie mit Blutkomponenten und Plasmaderivaten zu beachten.

> Cave: Bei Antithrombinmangel und laufender Heparintherapie kann die Gabe von GFP (das Antithrombin enthält) zu verlängerter Blutungszeit und Blutungskomplikationen führen

GFP ist nicht indiziert
■ als Gerinnungsfaktorersatz allein aufgrund verminderter Gerinnungsparameterwerte (also ohne manifeste Blutungsneigung oder akute Blutung)
■ als Volumenersatztherapie (Studien zeigen keinerlei Vorteile der GFP-Gabe im Vergleich zu Volumensubstitution mit Albumin oder künstlichen kolloidalen Lösungen)
■ zur Erhöhung des kolloidosmotischen Drucks (anstelle von Albumin)
■ zur parenteralen Ernährung
■ zur Substitution von Immunglobulinen

Dosierung

Faustregel: 1 ml GFP/kg KG erhöht den Faktoren- und Inaktivatoren-Gehalt (näherungsweise auch den Quick-Wert) des Patienten um ca. 1–2 %

GFP-Arten
Quarantäne-Plasma ist Einzelspenderplasma, das nach 6-monatiger Quarantänelagerung zum thera-

Tabelle 2.9 Komponenten von GFP und ihre Halbwertzeiten

Komponente	Biologische Halbwertzeit
Fibrinogen	96–120 h
Faktor II	48–60 h
Faktor V	12–15 h
Faktor VII	1,5–6 h
Faktor VIII	8–12 h
von-Willebrand-/Ristocetin-Co-Faktor	6–12 h
Faktor IX	20–24 h
Faktor X	24–48 h
Faktor XI	60–80 h
Faktor XII	48–60 h
Faktor XIII	100–120 h
t-PA	5 min
Plasminogen	36–48 h
Antithrombin	36 h
α2-Antiplasmin	36 h
Protein C	1,5–6 h
Protein S	24–48 h

peutischen Gebrauch freigegeben wird, wenn bei einer nachfolgenden Blutspende oder Blutprobe die Virusmarker Anti-HIV-I/II, Hbs-Antigen, Anti-HCV nicht nachzuweisen sind und die Prüfung auf Hepatitis-C-Viren mittels PCR negativ ist.

Solvent-Detergent (SD)-Plasma ist blutgruppenkompatibles gepooltes Plasma, das einem Virusinaktivierungsverfahren (Solvent-Detergent-Verfahren) unterzogen wird. Dieses bewirkt eine Reduktion der Hämostasefaktoren in SD-Plasma. Da es nicht umhüllte Viren, wie z. B. Parvovirus B 19 oder Hepatitis-A-Viren, nicht inaktiviert, besteht ein geringes Risiko der Übertragung solcher Viren durch SD-Plasma.

Anforderungen an die Blutgruppenkompatibilität
(Tab. 2.10)
GFP muss wegen der darin enthaltenen Isoagglutinine **AB0-kompatibel** verabreicht werden. GFP der Blutgruppe AB ist universell verträglich. Eine serologische Verträglichkeitsprobe ist nicht erforderlich.

Tabelle 2.10 AB0-Kompatibilität von GFP

Blutgruppe des Patienten	Blutgruppe des kompatiblen GFP
A	A oder AB
B	B oder AB
0	0, A, B oder AB
AB	AB

Plasmaderivate

Plasmaderivate sind Blutprodukte, welche aus Plasma durch Fraktionierung gewonnen werden, z. B. Gerinnungsfaktoren, Immunglobuline, Humanalbumin. Sie werden durch Fraktionierung aus Plasmapools hergestellt, die üblicherweise ein Volumen von einigen tausend Litern haben. Jeder Plasmapool wird auf Infektionsmarker getestet. Alle in Deutschland zugelassenen Plasmaderivate werden Verfahren zur Virusinaktivierung/-abreicherung unterzogen. Bei der Anwendung von Plasmaderivaten sind die Leitlinien strikt zu beachten, Plasmaderivate sind Blutprodukte und unterliegen dem Transfusionsgesetz. Es besteht patienten- und produktbezogene Chargendokumentationspflicht.

2.6.3 Hauptindikationen für die Anwendung von Blutprodukten in der Chirurgie

Akuter Blutverlust

Der akute Blutverlust stellt in der Chirurgie die Hauptindikation zur Substitution mit Volumenersatz- und Blutpräparaten dar. Dabei hat die **Aufrechterhaltung des Kreislaufvolumens** absolute Priorität. Das Ziel ist, in kurzer Zeit das Gefäßkompartiment aufzufüllen und so die Herz-Kreislauffunktion aufrecht zu erhalten, um eine adäquate Organperfusion zu sichern. Dies kann mit Elektrolytlösungen, Kolloiden oder Humanalbumin erfolgen.

Bei **Verlust von 1–3,5 l Blut oder Abfall des Hämatokrits unter 0,30** sollten **Erythrozyten substituiert** werden. Die Voraussetzungen einer angemessenen Transfusionsindikation sind:
- frühzeitige Anämie-Diagnostik
- frühzeitiger Einsatz von therapeutischen Transfusionsalternativen (Ringer-Laktat, Plasmaexpander)
- konsequente Nutzung der anästhesiologisch-chirurgischen Transfusionsersatzmaßnahmen (s. o.)
- strikte Beachtung von Fehlindikationen (z. B. Blutungsprophylaxe, Verkürzung des Krankenhausaufenthaltes)

Die **Entscheidung zur Transfusion** ist **anhand des klinischen Gesamtzustandes des Patienten** zu treffen. Der in jüngster Zeit viel diskutierte „kritische Hämatokrit" oder „transfusion trigger" ist eine patientenindividuelle Größe, denn neben dem Hämoglobingehalt (Hb) bzw. Hämatokrit (Hkt) bestimmen „Nicht-Hb-Größen", die vom Allgemeinzustand des Patienten bzw. seiner kardiopulmonalen Kompensationsfähigkeit abhängen, die adäquate Versorgung des Körpers (Tab. 2.11).

Tabelle 2.11 Veränderungen des Hb bzw. Hkt und der „Nicht-Hb-Größen", die die O_2-Versorgung des Körpers gefährden

Messgröße	Veränderung
Hb/Hkt	↓
Herzzeitvolumen	↓
O_2-Bedarf	↑
Arterieller pO_2	↓
Gemischt-venöser pO_2	↓
Arterieller pH	↑
Gemischt-venöser pH	↑

Bei **älteren Patienten** mit Vorerkrankungen des Herz-Kreislaufsystems befindet man sich mit Hb-Werten von 100 g/l (Hkt 30 %) im Allgemeinen auf der therapeutisch sicheren Seite. In Ausnahmefällen kann bei älteren Intensivpatienten mit Herz- und/oder Atemwegserkrankungen die kritische Schwelle des Hämoglobins bereits bei 110–120 g/l liegen. Hingegen tolerieren **jüngere Patienten** mit normaler Herz-Kreislauffunktion einen isovolämischen Abfall des Hämoglobinwertes auf 70–80 g/l gut.

Hat man sich entschieden zu transfundieren, werden nur die Blutbestandteile ersetzt, die der Patient tatsächlich benötigt, hier: Erythrozyten.

> Dosierungsrichtwert:
> 2–3 Erythrozytenkonzentrate pro l Blutverlust

Bei Blutverlust > 3,5 l bzw. nach Transfusion von 7–10 Erythrozytenkonzentraten ist zusätzlich die Gabe von GFP und ggf. Thrombozytenkonzentraten indiziert.

Bei Verlust- und/oder Verdünnungskoagulopathie, insbesondere bei Massentransfusion, d. h. bei Ersatz des gesamten Blutvolumens des Patienten innerhalb weniger Stunden, empfiehlt sich die Gabe eines GFP (250 ml) pro (je nach klinischer

Situation) 3–2–1 Erythrozytenkonzentrat(e) (je 350 ml) (s. a. Kap. 3.10.4).

> Gabe von GFP erst bei einem Blutverlust > 65 % des Blutvolumens

Als Notfallbehandlung bei massiv blutenden Patienten im **persistierenden hämorrhagischen Schock** sollten bereits initial 4 **GFP** (15 ml/kg KG) appliziert werden. Anschließend substituiert man nach Maßgabe der klinischen Wirksamkeit unter kontinuierlicher Kontrolle der Gerinnungsparameter 1 GFP pro 2 Erythrozytenkonzentrate.

Bei besonderem **Blutungsrisiko**, z. B. vorher bestehender Gerinnungsstörung, hoch dosierter Heparinisierung, Schädel-Hirn-Trauma, kann u. U. die zusätzliche Gabe von **Fibrinogen** (2–3 g) oder **Prothrombinkomplexpräparaten** (1000–2000 I. E.) indiziert sein.

> Gabe von Fibrinogen oder Prothrombinkomplexpräparaten erst ab Quick-Wert < 40–50 %, PTT > 55 s und Fibrinogenkonzentration > 1,0 g/l

Die **Thrombozytensubstitution** kann **bei starkem Blutverlust** und/oder **nach Massentransfusion** – meistens nach Austausch von mehr als dem 1,5fachen des Blutvolumens – **und Thrombozytenverminderung auf Werte unter 50000/μl** mit einer sich entwickelnden Blutungsneigung erforderlich werden.

Postoperative Substitution mit Blutprodukten

Patienten mit postoperativen Komplikationen tolerieren Anämien sowie Hypoproteinämien in der Regel schlecht. Hypoproteinämien sollten nur bei Plasmaproteinkonzentrationen unter 45 g/l mit Humanalbumin 20 % behandelt werden. Postoperative Thrombopenien führen meist nicht zu Spontanblutungen und korrigieren sich wie die Gerinnungsfaktoren fast immer von selbst.

2.6.4 Blutgruppenserologische Untersuchungen

Blutgruppen sind erbliche Eigenschaften der roten Blutkörperchen, die Alloantigene darstellen und mit Hilfe spezifischer Antikörper (AK) nachgewiesen werden.

Blutgruppenserologische Untersuchungen umfassen
- die Bestimmung der AB0-Eigenschaften
- die Bestimmung des Rh-Faktors D

- ggf. die Bestimmung weiterer Antigene und Antikörper gegen diese
- die serologische Verträglichkeitsprobe (Kreuzprobe).

Im Regelfall – Ausnahme ist nur die Notfalltransfusion – sind vor allen invasiven und operativen Eingriffen mit möglicher transfusionsbedürftiger Blutungskomplikation eine Blutgruppenbestimmung, ein aktuelles Antikörperscreening sowie eine serologische Verträglichkeitsprobe durchzuführen.

> Für die Transfusion von entscheidender Bedeutung sind die AB0-Blutgruppe und das Rhesussystem

Bestimmung der AB0-Blutgruppenantigene

Die AB0-Blutgruppen sind das einzige Blutgruppensystem, bei dem im Serum obligat **natürliche (reguläre) Antikörper (Isoagglutinine)** gegen diejenigen Erythrozyteneigenschaften vorkommen, die diesem Individuum fehlen:
- Anti-B-Antikörper bei der Blutgruppe A
- Anti-A-Antikörper bei der Blutgruppe B
- Anti-A und Anti-B-Antikörper bei der Blutgruppe 0
- keine Antikörper bei der Blutgruppe AB.

Bei **Fehltransfusionen** kann es aufgrund der direkten Lysinwirkung und Komplementaktivierung von Anti-A- und Anti-B-Antikörpern und der hohen Antigendichte zu sofortigen, z. T. **schweren** und **evtl. tödlich verlaufenden hämolytischen Transfusionsreaktionen** kommen. Die Übertragung von Erythrozyten, die A- und/oder B-Antigene tragen, auf A- bzw. B-negative Empfänger ist besonders gefährlich, da die Antikörper beim Empfänger im Überschuss vorliegen (**Major-Inkompatibilität**). Aus diesen Gründen **muss** die **AB0-Blutgruppe bei Transfusionen immer berücksichtigt werden**. Es müssen sowohl die Serumeigenschaften als auch die Erythrozytenantigene untersucht werden (**Tab. 2.12**). Der Nachweis der Erythrozytenantigene erfolgt mittels einfacher Agglutinationsreaktionen. Entsprechen die Serumeigenschaften nicht den Erythrozytenantigenen, ist immer die Ursache abzuklären.

Die Blutgruppe A kann mittels spezifischer Reagenzien in die Untergruppen A_1 und A_2, die Blutgruppe AB in A_1B und A_2B differenziert werden. Die Unterteilung zwischen A_1 und A_2 ist jedoch von geringer klinischer Relevanz.

> AB0-Blutgruppenverteilung in Mitteleuropa:
> A: 44 %, B: 14 %, 0: 36 %, AB: 6 %

Tabelle 2.12 AB0-Blutgruppenbestimmung

Testseren und Probandenerythrozyten			Testerythrozyten und Probandenserum				Blutgruppe
Anti-A	Anti-B	Anti-AB	A_1	A_2	B	0	
+	–	+	–	–	+	–	A
–	+	+	+	+	–	–	B
+	+	+	–	–	–	–	AB
–	–	–	+	+	+	–	0

Bestimmung der Rhesus-Blutgruppenantigene

Im Rhesus (Rh)-Blutgruppensystem sind neben den serologisch nachweisbaren Hauptantigenen D, D^{weak} (früher als D^u bezeichnet), C, c, C^w, E und e bis heute ca. 45 weitere, vorwiegend hoch- oder niederfrequente Antigene bekannt. Die zahlreichen Rh-Antigene werden über einen Genkomplex aus zwei Genomen gesteuert: RHD und RHCE.

Wegen seiner **starken Immunogenität** und somit hohem hämolytischem Potenzial in vivo ist das **Rh-Antigen D** von größter klinischer Bedeutung. Die Bezeichnung „Rh-positiv" bezieht sich nur auf das Vorhandensein des Antigens D. Rh-positive Individuen sind entweder homozygot DD oder heterozygot Dd. Rh-negative sind homozygot dd.

> Rh-Antigen-D-Verteilung in Mitteleuropa:
> D-positiv: 83 %, D-negativ: 17 %

D^{weak} ist ein schwaches, d. h. weniger häufig exprimiertes D-Antigen ohne nachweisbare qualitative Veränderungen.

Selten weisen Individuen eine qualitative Veränderung des D-Antigens auf: Ihnen fehlen ein oder mehrere Epitope des mosaikartigen D-Antigens. Bisher sind 10 derartige **D-Varianten** (**D-Kategorien**, **D-Klassen**, „partial-D") nachgewiesen. Bei der relativ häufigen Kategorie VI (Frequenz ca. 1 : 3000) fehlen nicht nur mehrere D-Epitope, es liegt insgesamt auch eine verminderte Anzahl von D-Antigenen pro Erythrozyt vor. Die Untersuchung des Rh-Antigens D ist mit zwei verschiedenen monoklonalen Antikörpern (IgM-Typ), die die Kategorie VI nicht erfassen, durchzuführen.

Individuen mit D-Varianten können nach Transfusion Rh-positiver Erythrozytenkonzentrate Anti-D-Antikörper bilden, da die D-Antigene ihrer eigenen Erythrozyten verändert sind.

> Personen mit D-Varianten sind bei der Transfusion als Empfänger als Rh-negativ zu behandeln, als Spender dagegen als Rh-positiv.

> Personen mit dem Merkmal D^{weak} gelten als Rh-positiv (D^{weak} positiv)

Bestimmung weiterer Blutgruppenantigene

Beispiele weiterer erblicher Blutgruppensysteme sind z. B. MNSs, P, Lutheran (Lu), Kell (K), Lewis (Le), Duffy (Fy) oder Kidd (Jk). Falls bei einem Patienten erythrozytäre Antikörper gegen diese Antigene vorliegen, kann die Auffindung kompatibler Konserven ein Problem darstellen. Des weiteren finden sich seltene Antigene (sog. Private-Antigene), die bei Transfusionen zu einer Immunisierung des Empfängers führen können.

Serologische Verträglichkeitsprobe (Kreuzprobe)/Antikörpernachweis

Die serologische Verträglichkeitsprobe (Kreuzprobe) ist die letzte serologische Sicherung vor der Bluttransfusion und dient dem **Nachweis der Verträglichkeit zwischen Spender- und Empfängerblut**. Sie soll beim Empfänger evtl. vorhandene Antikörper erfassen, die eine Transfusionsreaktion verursachen können.

> Die Kreuzprobe ist unabdingbare Voraussetzung jeder geplanten Transfusion. Sie muss auch bei Notfalltransfusionen (s. Kap. 2.6.10) durchgeführt werden, wenn die Konserven aus vitaler Indikation bereits vor Fertigstellung der serologischen Untersuchungen transfundiert werden.

Grundlagen

Aufgrund der Vielzahl der Blutgruppenantigene ist eine Berücksichtigung aller Blutgruppenantigene bei Bluttransfusionen nicht möglich. Daher muss bei **jeder Transfusion** das **Risiko der Alloimmunisierung** in Kauf genommen werden. Die Methodik beim Antikörpersuchtest im Rahmen der serologischen Verträglichkeitsprobe ist so zu wählen, dass klinisch relevante Antikörper gegen Erythrozyten-antigene erfasst werden.

Antikörper gegen Blutgruppenantigene gehören vorwiegend der Klasse IgG und/oder IgM, selten der Klasse IgA an.

IgG-Antikörper reagieren in der Regel am besten bei 37 °C mit in isotoner Kochsalzlösung resuspendierten Erythrozyten, sind also wärmewirksame – vorwiegend Allo- – Antikörper. Zu dieser Gruppe gehören die meisten Antikörper des **Rh-, Kell-, Duffy-** und **Kidd-Systems**, selten solche aus dem MNSs-, P-, Lewis- und Lutheran-System.

IgM-Antikörper hingegen weisen ein Reaktions-optimum bei 4–20 °C auf, sind also vorwiegend kältewirksame natürliche Allo- oder Autoantikörper. Zu dieser Gruppe gehören u. a. **Kälte-Autoantikörper**, **Anti-P^1**, **Anti-Le^a**, **Anti-Le^b** und einige Antikörper aus dem **MNSs**- und aus dem **Lutheran-System**.

IgG-Antikörper gegen einige – insbesondere Rhesus- – Antigene zeigen eine erhöhte Reaktivität bei Zusatz von Enzymen, z. B. Bromelin, Papain. Andere IgG-Antikörper reagieren nur im **indirekten Coombs-Test** (Coombs-Test = Antiglobulintest): Das Serum des Transfusionsempfängers wird mit Spendererythrozyten inkubiert. Dabei binden sich die IgG-Antikörper des Empfängers an die Erythrozyten des Spenders. Anschließend werden Anti-Humanglobulin-Antikörper zugegeben (Coombs-Serum), die die mit IgG-Antikörpern beladenen Spendererythrozyten agglutinieren.

Durchführung
Im **obligaten Teil der serologischen Verträglich-keitsprobe** (**Majortest**, **Abb. 2.25**) wird das Serum des Empfängers mit den Erythrozyten des Spenders inkubiert in verschiedenen Methoden untersucht, um evtl. vorhandene IgM- und/oder IgG-Antikörper nachzuweisen.

> Der indirekte Coombs-Test ist zwingend vor-geschriebener Bestandteil der serologischen Ver-träglichkeitsprobe

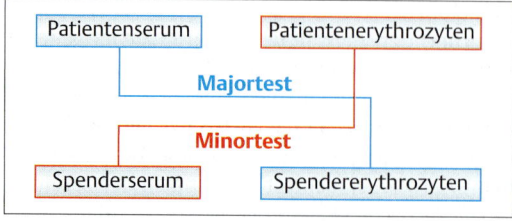

Abb. 2.25 Serologische Verträglichkeitsprobe (Kreuzprobe)

Der **fakultative Teil** der Kreuzprobe – Spenderserum + Empfängererythrozyten (**Minortest**, **Abb. 2.25**) – kann entfallen, wenn Erythrozytenkonzentrate ver-abreicht werden, die auf irreguläre Antikörper ge-testet wurden. Dies ist heutzutage Standard. Zu empfehlen ist die zusätzliche Durchführung des Minortests vor einem Blutaustausch bei Säuglingen, da die Volumenverhältnisse zu Gunsten des Spen-derplasmas verschoben sind.

> Majortest:
> Empfängerserum + Spendererythrozyten = obligat
> Minortest:
> Spenderserum + Empfängererythrozyten = fakul-tativ

> Rückgriff auf Blutgruppenbestimmung aus Not-fallausweisen ohne weitere Bestätigungsteste nur im Katastrophenfall zulässig!

Um transfusionsrelevante Antikörper durch Boos-tereffekt nach Transfusionen innerhalb der letzten 6 Monate erfassen zu können, muss die serologi-sche Verträglichkeitsrobe für weitere Transfusio-nen nach spätestens drei Tagen mit einer frisch ent-nommenen Empfängerblutprobe wiederholt wer-den. Dies gilt auch für vorher bereits als verträglich befundene Blutkonserven.

2.6.5 Durchführung der Transfusion

Aufklärung des Patienten
Vor der Übertragung von Blutprodukten ist der Pa-tient vom behandelnden Arzt **rechtzeitig aufzuklä-ren** (s. Kap. 1.1.4), eine **Einverständniserklärung mit Unterschrift** ist einzuholen (bei Minderjährigen bzw. betreuten Personen das Einverständnis der Er-ziehungsberechtigten bzw. des Betreuers, s. Kap. 1.1.4).

Kommt eine intra- oder postoperative Bluttrans-fusion ernsthaft in Betracht, d. h. bei planbaren Ein-griffen mit einer Transfusionswahrscheinlichkeit von mindestens 10 %, muss der Arzt den Patienten nach dem BGH-Urteil vom 17.12.1991 aufklären über

- das Risiko einer Hepatitis- oder AIDS-Infektion bei Transfusion von Fremdblut
- die Möglichkeit der Eigenblutspende als Alterna-tive zur Transfusion von Fremdblut (unter Zuhilfe-nahme von Verbrauchsstatistiken [„Hausstatistik"] bzgl. des Blutverbrauchs)
- die Risiken der Eigenblutspende

- die Tatsache, dass trotz Eigenblutspende Fremdbluttransfusionen nicht generell ausgeschlossen werden können
- den Verwurf nicht benötigter Eigenblutpräparate nach Ablauf der Lagerungsfrist, spätestens nach Entlassung des Patienten aus dem Krankenhaus.

Nicht benötigte Eigenblutkonserven müssen vernichtet werden. Keine Verwendung zu homologen Transfusion. Bei Eigenblutkonserven ist der **AB0-Identitätstest** sowohl beim Empfänger als auch bei der Konserve vorgeschrieben.

Anforderung der Blutprodukte

Blutprodukte sind Arzneimittel, somit **verschreibungspflichtig**! Sie können nur durch den **behandelnden Arzt** schriftlich angefordert werden. Er muss den Untersuchungs- bzw. Anforderungsschein **eigenhändig vollständig ausfüllen** und **unterschreiben**. Die auf dem Schein notwendigen Angaben zeigt **Tab. 2.13**.

Tabelle 2.13 Zur Anforderung von Blutprodukten notwendige Angaben

- Name, Vorname, Geburtsdatum des Transfusionsempfängers
- Einsender, Lieferadresse
- Klinische Diagnose des Transfusionsempfängers
- Transfusionsanamnese
- OP- bzw. Transfusionstermin
- Zeitliche Dringlichkeit / Datum
- Probenentnahme (s. u.): Datum, Uhrzeit
- Datum und Unterschrift des Arztes

Die Anforderung von Blutprodukten durch Assistenzpersonal ist unzulässig, keine „Blankounterschriften"!

Dem Patienten verabreichte **Medikamente**, die bei blutgruppenserologischen Untersuchungen zu Fehlbestimmungen führen können, z. B. Plasmaexpander, Heparin in hoher Dosierung, sind dem untersuchenden **Labor mitzuteilen**.

Früher erhobene Blutgruppendokumente dürfen nicht alleine als Grundlage einer Erythrozytentransfusion dienen, sondern nur als Bestätigung herangezogen werden.

Hinweise aus blutgruppenserologischen Vorbefunden sind mitzuteilen, z. B. Vorhandensein von Antikörpern.

Probennahme

Für die Bestimmung der Blutgruppe des Patienten und für die serologische Verträglichkeitsprobe sind zwei zeitlich getrennte Blutprobenentnahmen notwendig (zweizeitige Probennahme).

Bei Entnahme einer einzigen Blutprobe für die Blutgruppenbestimmung und die serologische Verträglichkeitsprobe kann die Verwechslung zweier Patienten im Labor nicht bemerkt werden

Bei der Probennahme zur Anforderung von Blutprodukten bzw. für immunhämatologische Untersuchungen ist die **eindeutige Identitätssicherung** entscheidend. Verwechslungen sind häufiger als Fehlbestimmungen.

Verantwortlich für die Identitätssicherung ist – auch bei Delegation an Assistenzpersonal – der **anfordernde Arzt**.

Vor Entnahme des Patientenblutes eindeutige Beschriftung des Blutröhrchens: Name, Vorname, Geburtsdatum, Identifikations-Code des Patienten, Datum und Uhrzeit der Blutentnahme. **Keine Blutentnahme in ein unbeschriftetes Röhrchen – tödliche Verwechslungsgefahr, auch im Notfall eindeutige Identifikation.**

Blutgruppenbestimmung und serologische Verträglichkeitsprobe, Antikörpersuchtest

s. Kap. 2.6.2 „Anforderungen an die Blutgruppenkompatibilität" und 2.6.4 „serologische Verträglichkeitsprobe", Antikörpersuchtest.

Vorbereitende Kontrollen

Sie sind vom **transfundierenden Arzt** vorzunehmen:
- korrekte, kritische Indikationsstellung einschließlich Beachtung von Sonderindikationen
- korrekte Zuordnung des Blutpräparats zum Patienten: Abgleich von Name, Vorname, Geburtsdatum; bei EK Überprüfung der serologischen Verträglichkeitsprobe
- Überprüfung der AB0- und Rh-Blutgruppenkompatibilität von Patient und Blutpräparat
- Abgleich von Chargen-Nr., Patientenangabe, Blutprodukt mit Konservenbegleitschein

Der Konservenbegleitschein darf bis zur Transfusion nicht mehr vom Blutpräparat getrennt werden

■ Überprüfung des Verfallsdatums des Blutpräparates und der Gültigkeit der serologischen Verträglichkeitsprobe (3-Tage-Frist)
■ Überprüfung der Unversehrtheit des Blutpräparats: Beschädigung, Gerinnselbildung, Hämolysezeichen, Verfärbung, sonstige Abweichung vom gewohnten Bild?

> Eine inkorrekte Durchführung der vorbereitenden Kontrollen kann zu Fehltransfusionen mit lebensbedrohlichen Konsequenzen führen

Bedside-Test (AB0-Identitätstest)
Unmittelbar vor der Transfusion von Blutkomponenten ist vom transfundierenden Arzt oder unter seiner direkten Aufsicht der **Bedside-Test am Empfänger** vorzunehmen. Er dient der Bestätigung der zuvor bestimmten AB0-Blutgruppenantigene des Empfängers. Das Testblut wird unmittelbar vor Durchführung des Bedside-Tests am Bett des Patienten abgenommen. Dabei ist darauf zu achten, dass das Patientenblut aus der gelegten Transfusionsnadel, bei Eigenblutspende außerdem Spenderblut unmittelbar aus dem Schlauch der vorbereiteten Blutkonserve entnommen wird.

> Vor jeder Transfusion AB0-Identitätstest, auch im Notfall!
> Keinesfalls darf auf in Stationszimmern gelagerte Blutproben zurückgegriffen werden. Tödliche Verwechslungsgefahr!
> Direkte Durchführung des Bedside-Tests am Bett des Patienten. Unterlassung des Bedside-Tests stellt einen Kunstfehler dar.

> Bei Eigenblutgabe AB0-Identitätstest sowohl beim Patienten als auch bei dem zu transfundierenden Blut

Der Bedside-Test wird mit kommerziell erhältlichen Testkarten durchgeführt, dabei sind die Angaben des Herstellers zu beachten. Das Ergebnis ist schriftlich zu dokumentieren, z. B. auf einem Formblatt oder mittels eines Stempels in der Krankenakte [Abb. 2.26]) und in der Krankenakte abzulegen.

Venöser Zugang und Transfusionsbesteck
Die Transfusion erfolgt mittels eines Transfusionsbestecks (DIN 58360) mit einem Filter der Porengröße 170–200 µm (für alle Blutkomponenten) nach Möglichkeit über einen **eigenen peripheren venösen Zugang**. Maximale Nutzungszeit des Transfusionsbestecks: 6 Stunden (Kontaminationsgefahr!).

> Keine gleichzeitige Verabreichung von Medikamenten bzw. Infusionslösungen (Ausnahme: physiologische Kochsalzlösung) über diesen Zugang, sonst Gefahr der Gerinnungsaktivierung und Hämolyse. Keine Entnahme von Blutproben aus verschlossenen Blutbeuteln.

Anwärmen des Blutpräparats
■ Erwärmen von EK in der Regel nicht nötig
■ Unterbrechung der Kühlkette erst unmittelbar vor der therapeutischen Anwendung
■ Beschränkung des Erwärmens von Blutpräparaten (auf maximal 37 °C) auf spezielle Indikationen, z. B. Massentransfusion, Transfusion bei Neugeborenen,

Empfänger		Konserve		Konserve	
Anti-A	Anti-B	Anti-A	Anti-B	Anti-A	Anti-B
◯	◯	◯	◯	◯	◯

(+ Agglutination, – keine Agglutination)

Blutgruppe: Blutgruppe: Blutgruppe:

Patient: Produkt-Nr.:   Produkt-Nr.:
ID-Nummer:
Name: ☐ AB0-identisch   ☐ AB0-identisch
Vorname: ☐ AB0-verträglich   ☐ AB0-verträglich
Geb.-Datum: ☐ AB0-unverträglich   ☐ AB0-unverträglich
Datum, Uhrzeit:
Unterschrift des Arztes:

Abb. 2.26 Stempelvorschlag für den Bedside-Test

Patienten mit Kälteantikörpern, unterkühlten Patienten

- Einsatz nur von zertifizierten Anwärmgeräten (nicht erlaubt sind z. B. Mikrowellengerät und Wasserbad wegen der Gefahr der Hämolyse und Kontamination). Deren Funktionstüchtigkeit ist regelmäßig zu überprüfen und zu dokumentieren.

Einleitung der Transfusion, Überwachung und Nachsorge

Die Einleitung der Transfusion erfolgt durch den Arzt. Die Blutkonserven sind unter sterilen Bedingungen zu eröffnen und anzustechen, die Tropfkammer des Schlauchsystems ordnungsgemäß zu füllen. Eine Kontamination mit den Fingern ist zu vermeiden.

„Angestochene", d. h. eröffnete Blutkonserven müssen innerhalb von 6 Stunden transfundiert oder verworfen werden. Der Blutbeutel darf keinesfalls belüftet werden!
Adaptierung der Transfusionsgeschwindigkeit an den klinischen Zustand des Patienten, Vermeidung von Hypervolämie

Es ist sicherzustellen, dass während der Transfusion ein **Arzt kurzfristig erreichbar** ist, Temperatur und Puls sollten kontrolliert werden.

Nach einer ambulanten Transfusion muss der Patient mindestens 1 Stunde überwacht und außerdem auf die Notfall-Telefonnummer hingewiesen werden.

Nach Beendigung der Transfusion ist die **Restblutkonserve einschließlich Transfusionsbesteck** (nicht voneinander getrennt) steril abgeklemmt für **24 Stunden bei + 4 °C ± 2 °C aufzubewahren**.

Die **Wirkung** der Blutprodukte ist durch geeignete Parameter **zu überprüfen**, z. B. durch Bestimmung des Hämatokritwertes, Thrombozytenzählung.

2.6.6 Dokumentation und Datenschutz

Dokumentation und Datenschutz dienen dazu, Befunde und Blutpräparate sicher dem Patienten zuordnen zu können, die ordnungsgemäße Verabreichung der Blutprodukte überprüfen und bei Nebenwirkungen die Vorgänge rückverfolgen zu können.

Nach § 14 TFG besteht die **Pflicht zur patienten- und produktbezogenen Chargendokumentation** von Blutprodukten und von Plasmaproteinen zur Behandlung von Hämostasestörungen. **Verantwortlich** für die Dokumentation (notwendige Angaben

s. Tab. 2.14) ist der **behandelnde Arzt**. Neben diesen Angaben sind in der Patientenakte aufzubewahren:

- Aufklärungs- und Einwilligungserklärung des Patienten zur Transfusion
- Ergebnis der Blutgruppenbestimmung und des Antikörpersuchtests
- Bedside-Test
- Anforderungs-/ Konservenbegleitschein
- anwendungsbezogene Wirkungen
- unerwünschte Wirkungen (Meldung entsprechend § 16 TFG, s. Kap. 2.6.8)
- Annahme nach Transport
- Abbruch der Transfusion (Dokumentation nach § 14 TFG)
- nicht angewendete Blutprodukte (Dokumentation nach § 17 TFG).

Der **Aufbewahrungszeitraum** – auch der EDV-erfassten Daten – beträgt **mindestens 15 Jahre**. Werden Daten **länger als 30 Jahre** aufbewahrt, sind diese zu **anonymisieren**.

Bei Weitergabe personenbezogener Daten anlässlich von Straftatsverfolgungen oder Rückverfolgungsverfahren an zuständige Behörden erfolgt die Angabe von Geburtsdatum und Geschlecht der zu behandelnden Personen.

Es ist eine Absprache zu treffen, wer bzgl. der Blutprodukte für die produktbezogene Chargendokumentation in der Abteilung zuständig ist

Tabelle 2.14 Zur patienten- und produktbezogenen Chargendokumentation von Blutprodukten notwendige Angaben

- Patientenidentifikationsnummer oder entsprechende eindeutige Angaben bzgl. Name, Vorname, Geburtsdatum, Adresse
- Chargenbezeichnung / Konservennummer
- Pharmazentralnummer oder Bezeichnung des Präparates, Name oder Firma des pharmazeutischen Unternehmers
- Menge und Stärke des Blutproduktes
- Datum und Uhrzeit der Anwendung

2.6.7 Unerwünschte Wirkungen der Transfusion

Die Zeichen unerwünschter Wirkungen nach Transfusion von Blutkomponenten sind vielgestaltig und uncharakteristisch.

Am häufigsten treten **febrile, nicht hämolytische Transfusionsreaktionen** in unmittelbarem zeitlichen Zusammenhang mit der Transfusion auf. Seltener sind **urtikarielle Hautreaktionen** oder eine **posttransfusionelle Purpura.** Sehr selten kommt es zu einer **transfusionsinduzierten Lungeninsuffizienz** (**TRALI-Syndrom**), einer **GvHR** oder **anaphylaktoiden Reaktionen.**

Hämolytische Transfusionsreaktionen können als **Sofortreaktionen** während oder kurz nach der Transfusion auftreten. Häufigste Ursache lebensbedrohlicher hämolytischer Transfusionsreaktionen ist eine **AB0-Inkompatibilität** in Folge von Verwechslungen.

Verzögerte hämolytische Reaktionen können bis zu 2 Wochen nach Transfusion auftreten. Ursache sind niedrigtitrige erythrozytäre Antikörper, die zum Zeitpunkt der Transfusion nicht nachweisbar waren und nach Transfusion vermehrt gebildet werden.

Darüber hinaus kommen vor allem bei **Massentransfusion** von GFP sowie bei Transfusionen plasmahaltiger Blutkonserven **Zitratreaktionen** vor. Eine transfusionsbedingte **Hyperkaliämie** ist bei Massentransfusion ebenfalls möglich. **Hypothermie** bei Massentransfusion kann durch vorheriges Erwärmen der Blutkomponenten auf maximal + 37 °C verhindert werden.

Tabelle 2.15 Risiken der Bluttransfusion

Risiko	Mortalität pro transfundiertes Präparat
Virusinfektionen	
▪ Hepatitis A	0
▪ Hepatitis B	0–1 : 7.000.000
▪ Hepatitis C	1 : 50.000–1 : 2.000.000
▪ HIV	1 : 200.000–1 : 2.000.000
▪ HTLV-I und HTLV-II	0
▪ Parvo-Virus B 19	0
Bakterielle Kontamination	
▪ Erythrozytenkonzentrat	1 : 10.000.000
▪ Thrombozytenkonzentrat	1 : 50.000
akute Hämolyse	1 : 1.300.000
verzögerte Hämolyse	1 : 2.000.000
transfusions-assoziierte Lungeninfiltrate	1 : 5.000.000

Mit **nicht inaktivierbaren Blutkomponenten** können **Erreger**, z. B. Viren (Tab. 2.15) **übertragen** werden.

> Infektionsrisiko pro transfundiertem Blutpräparat:
> ▪ HIV-Infektion: 1 : 1.300.000–3.000.000
> ▪ Hepatitis B: 1 : 220.000–250.000
> ▪ Hepatitis C: 1 : 350.000–375.000

Treten während der Transfusion unerwünschte Wirkungen auf, muss diese sofort unterbrochen und der Patient bis zum Abklingen der Symptome überwacht werden. Das zuständige Labor ist unverzüglich zu unterrichten, die erforderlichen Untersuchungen sind einzuleiten. Das Behältnis mit dem restlichen Inhalt ist aufzubewahren und ggf. für Untersuchungen heranzuziehen.

2.6.8 Unterrichtungspflichten

Nach § 16 TFG hat bei **unerwünschten Wirkungen**, die sich einem Blutprodukt zuordnen lassen, eine **unverzügliche Meldung** durch den **behandelnden Arzt** auf dem Meldebogen für unerwünschte Arzneimittelnebenwirkungen (UAW-Bogen) zu erfolgen (Angaben s. Tab. 2.16).

Wer die **weiteren Unterrichtungspflichten** gemäß § 16 TFG wahrnimmt, ist im QS-Handbuch festzulegen und vom Transfusionsbeauftragten zu überwachen. Je nach Art der Nebenwirkung sind unterschiedliche Personen bzw. Gremien unverzüglich zu unterrichten:

▪ bei einem **unerwünschten Ereignis**, d. h. allen unerwarteten Komplikationen, auch wenn der Zusammenhang mit der Anwendung von Blutprodukten zunächst nicht unmittelbar erkennbar ist: der **Transfusionsbeauftragte** und die **transfusionsverantwortliche Person**

▪ bei **Verdacht einer Nebenwirkung**, d. h. zeitnahem Zusammenhang der Nebenwirkung mit der Verabreichung von Blutprodukten und wahrscheinlichem Kausalzusammenhang zwischen Blutprodukt und Nebenwirkung: der **Transfusionsbeauftragte**, **Transfusionsverantwortliche** und der **pharmazeutische Unternehmer**

▪ bei **Verdacht einer schwerwiegenden Nebenwirkung**, d. h. wenn die Nebenwirkung tödlich oder lebensbedrohend ist, zu Arbeitsunfähigkeit oder einer Behinderung führt, eine stationäre Behandlung oder eine Verlängerung der stationären Behandlung zur Folge hat: der **Transfusionsbeauftrag-**

te, **Transfusionsverantwortliche**, **pharmazeutische Unternehmer** und die zuständige Bundesoberbehörde des **Paul-Ehrlich-Institutes**.

Bei Verdacht einer Nebenwirkung oder schweren Nebenwirkung muss gleichzeitig die **Arzneimittelkommission** der Deutschen Ärzteschaft informiert werden.

Tabelle 2.16 Meldepflichtige Angaben gemäß § 16 TFG

- Bezeichnung des Blutproduktes
- Name oder Firma des pharmazeutischen Unternehmers
- Chargenbezeichnung
- Menge und Stärke des Blutproduktes
- Datum und Uhrzeit der Anwendung
- Beschreibung der unerwünschten Arzneimittelwirkung
- Prä- bzw. posttransfusioneller infektionsserologischer Befund
- Geburtsdatum und Geschlecht des Patienten

2.6.9 Rückverfolgungsverfahren (Look-back-Verfahren nach § 19 TFG)

Besteht der **begründete Verdacht**, dass Blutprodukte einem Patienten verabreicht und hierbei **Infektionserreger übertragen** wurden, besteht für den **behandelnden Arzt** die Verpflichtung zur **Unterrichtung** nach § 16 TFG des bzw. der

- Transfusionsbeauftragten
- Transfusionsverantwortlichen
- pharmazeutischen Unternehmers
- Bundesoberbehörde
- Arzneimittelkommission.

Ggf. besteht **Meldepflicht** nach dem Infektionsschutzgesetz sowie nach der Laborberichtsverordnung.

Der Patient ist über das Ergebnis des Rückverfolgungsverfahrens durch den behandelnden Arzt zu informieren.

Bei einem vom Spender ausgehenden Rückverfolgungsverfahren gilt:

- unverzügliche Unterrichtung des Transfusionsempfängers
- Empfehlung zur Testung
- schriftliches Einverständnis zur Durchführung des Testes einholen
- eingehende Beratung
- Dokumentation.

2.6.10 Notfalltransfusion

Hierunter versteht man eine Transfusion von Blutprodukten, die vor Abschluss der obligaten blutgruppenserologischen Untersuchungen (s. Kap. 2.6.4) durchgeführt werden muss. Notfalltransfusionen sind auf **vitale Indikationen** zu **beschränken**.

> Notfalltransfusion: erhöhtes Transfusionsrisiko! Identitätssicherung gewährleisten und AB0-Identitätstest durchführen!

Bei Massentransfusion sollen Blutkomponenten warm (37 °C) transfundiert werden, um eine Hypothermie zu vermeiden.

■■■ Merken

- **Der Anwender von Blutprodukten ist zur Qualitätssicherung verpflichtet.**
- **Voraussetzung für EK-Gabe: Bestimmung von AB0- und Rhesus-Blutgruppenantigenen und serologische Verträglichkeitsprobe**
- **1 EK steigert das Hb eines Erwachsenen um ca. 1,0–1,5 g/dl, den Hkt um ca. 3–4 %.**
- **Voraussetzung für TK-Gabe: Bestimmung von AB0- und Rhesus-Blutgruppenantigenen**
- **GFP = Gerinnungstherapeutikum, kein Volumenersatzmittel!**
- **Gabe von GFP: AB0-kompatibel oder GFP der Blutgruppe AB (universell verträglich)**
- **1 ml GFP/kg KG hebt den Quick-Wert um ca. 1 %.**
- **Blutverlust 1–3,5 l: zusätzlich zur EK- auch GFP- und evtl. TK-Gabe**
- **Bei Massentransfusion Anwendung spezieller Substitutionsschemata von EK, GFP, TK, Fibrinogen und Prothrombinkomplexpräparaten; Erwärmung der EK!**
- **Bei Transfusion von Fremdblut Aufklärung über das Risiko einer Hepatitis- oder AIDS-Infektion**
- **Der transfundierende Arzt ist – auch bei Delegation an Assistenzpersonal – verantwortlich für die Identitässicherung der Blutprobe.**
- **Bedside-Test am Transfusionsempfänger: Durchführung durch den transfundierenden Arzt oder unter seiner Aufsicht**
- **Eröffnete Blutkonserven: Transfusion innerhalb von 6 Stunden**
- **Unverzügliche Meldung unerwünschter Wirkungen!**

3 Postoperative Therapie

Die postoperative Therapie ist neben der präoperativen Diagnostik und der Operation das dritte wesentliche Element in der Chirurgie. So manifestieren sich Morbidität und Letalität hier in der Regel in der postoperativen Phase. Neben der Behandlung des Postaggressionssyndroms gilt es, postoperative Komplikationen zu erkennen, zu verhüten oder zu behandeln.

3.1 Postaggressionssyndrom (postoperative Krankheit)

Operationstrauma und Narkose bewirken regelhaft lokale und systemische Reaktionen des Organismus, deren Symptome man als Postaggressionssyndrom (postoperative Krankheit) zusammenfasst. Diese Reaktionen betreffen den Wasser- und Elektrolyt-Haushalt, den Intermediärstoffwechsel, das hormonale und das Immunsystem, den Magen-Darm-Trakt, die Blutgerinnung sowie das Nervensystem.

Wir grenzen das Postaggressionssyndrom als Teil eines unkomplizierten postoperativen Verlaufs von den postoperativen Komplikationen (z. B. Wundheilungsstörung, Sepsis, Herz-Kreislauf-Versagen) ab, da diese durch Versagen physiologischer Kompensationsmechanismen entstehen.

3.1.1 Physiologie und Pathophysiologie

Der Organismus reagiert auf Verletzung mit lokalen und systemischen Reaktionen, die ein Überleben ermöglichen sollen. Die Fortdauer dieser Reaktionen kann jedoch schädigende Auswirkungen haben und in einen Circulus vitiosus münden. So kann eine ausgeprägte Vasokonstriktion bzw. Zentralisation nach einem schweren Unfall momentan lebensrettend sein, da weitere Blutverluste vermieden und lebenswichtige Organe perfundiert werden. Hält dieser Zustand jedoch länger an, führt er zum Multiorganversagen (Nieren, Lunge, Leber, Darm als erste) zum irreversiblen Schock und damit zum Tode.

Lokale Reaktionen
Gefäßspasmen und Thrombozytenaggregation führen zur lokalen Blutstillung. Initiale Entzündungsvorgänge ermöglichen die Resorption von nekrotischem Gewebe sowie die Abtötung von Bakterien und leiten die Wundheilung ein (s. Kap. 1.4).

Systemische Reaktionen
Operationstrauma und Narkose aktivieren über neurohormonale Zentren im Zwischenhirn die Hypophyse und somit das gesamte hormonale System. Dies führt zu tiefgreifenden Veränderungen (Tab. 3.1).

Tabelle 3.1 Systemische Reaktionen im Rahmen des Postaggressionssyndroms

Reaktion	Folgen
Freisetzung kataboler Hormone (STH, ACTH, Glukagon, Thyroxin, Katecholamine)	▪ Glukoseverwertungsstörung: Hyperglykämie, Lipolyse ▪ Katabolie: Proteinolyse, negative Stickstoffbilanz
Hyperaldosteronismus	Natrium- und Wasserretention, Kaliumverlust
erhöhter Grundumsatz	Anstieg von Körpertemperatur, Sauerstoffverbrauch und HZV

Den Kreislaufbelastungen sind vor allem ältere Menschen sowie Patienten mit einem Myokardinfarkt bzw. nach Herzoperation oft nicht gewachsen.

In der Postaggressionsphase ist die **Infektabwehr beeinträchtigt**: Es besteht eine temporäre Funktionsstörung der Zellen der – spezifischen und unspezifischen – Immunabwehr und der natürlichen Infektbarrieren (intakte Hautoberfläche, Peristaltik, Flimmerepithelien, saurer Magensaft). Besondere Bedeutung für die Infektabwehr hat die physiologische Darmflora, deren antimikrobielle Potenz gar nicht überschätzt werden kann. Werden z. B. durch Breitbandantibiotika vorwiegend die anaeroben Keime des Darmes vernichtet, so können sich aerobe gramnegative Keime wie Enterobakterien oder Pseudomonas aeruginosa nahezu ungehemmt vermehren und schwere Allgemeininfektionen verursachen oder Pilze über den partiell dekontaminierten Darm in die Blutbahn gelangen (Candida-Sepsis). Da die Keimflora des Nasopharynx auf Breitbandantobiotika gleichermaßen reagiert, werden besonders bei älteren Patienten gehäuft Pneumonien beobachtet.

In Verbindung mit einer vermehrten Freisetzung von Kortikosteroiden entsteht nach großen operativen Eingriffen regelhaft eine mit immunsuppressiver Therapie vergleichbare Situation.

> Antibiotikaprophylaxe nur bei ausgewählten Indikationen und als „single-shot"-Applikation
> Keine ungezielte Kortikoid-Gabe

3.1.2 Klinik und Verlauf

Die häufigsten Symptome und Befunde des Post-aggressionssyndroms betreffen die Herz-Kreislauf-Regulation, den Energiestoffwechsel sowie die Psyche:

- Tachykardie
- Hypertonie
- Tachypnö bei gleichzeitig oberflächlicher Atmung
- Temperaturanstieg
- Hyperglykämie
- Abnahme des Serumkaliums (postoperativer Hyperaldosteronismus)
- je nach intraoperativer Flüssigkeitsbilanzierung Durst und Oligurie (relativer Volumenmangel) bei fehlender Möglichkeit der Selbstbilanzierung
- Appetitlosigkeit, Adynamie, Müdigkeit, Interesselosigkeit und seelische Verstimmung.

Die Ausprägung der Symptome hängt von der Größe, Lokalisation und Durchführung des Eingriffs (intraoperative(r) Blutdruck, Flüssigkeitsbilanz, Blutverlust) sowie vom biologischen Alter und den Vor- bzw. Begleiterkrankungen des Patienten ab.

Das Syndrom verläuft unabhängig von der Art des Traumas weitgehend gleichförmig. Typisch ist die relative Beschwerdefreiheit am 1. postoperativen Tag mit einem Beschwerdemaximum und Stimmungstief am 2.–3. Tag.

> Man soll den postoperativen Verlauf nicht vor dem 4. Tag loben!

Die Dauer des Postaggressionssyndroms beträgt in der Regel nur wenige Tage. Bis zur völligen Wiederherstellung der präoperativen Leistungsfähigkeit können jedoch u. U. Wochen bis Monate verstreichen.

3.1.3 Überwachung und Therapie

Selbst nach kleinen Eingriffen sollte zur Sicherheit ein durchgängiger venöser Zugang vorhanden sein.

Am Abend des Operationstages sollten routinemäßig bestimmt werden:

- Blutbild (Leukozytose? Anämie?)
- harnpflichtige Substanzen (Anstieg von Harnstoff, Kreatinin?)
- Blutzucker (diabetische Stoffwechsellage?)
- Natrium, Kalium (postoperativer Hyperaldosteronismus)
- Protein (Ödeme? Aszites?)
- Gerinnung (PTT, PTZ).

Blutzuckerbestimmungen auf Station (bei diabetischer Stoffwechsellage vierstündlich) sind erforderlich. Bei vollständiger parenteraler Ernährung sollte auch in den folgenden Tagen (ein- bis zweitäglich) eine Laborkontrolle erfolgen (Kalium!).

Im Verlauf zusätzliche Bestimmung von:

- Bilirubin (postoperativ Erhöhung vor allem des direkten, konjugierten Bilirubins)
- Leberenzymwerte (narkosebedingter Anstieg?)
- Pankreasenzymwerte (Serumamylase und -lipase, Urinamylase: Begleitpankreatitis?)
- Kalzium, Phosphat, Chlorid.
  Fakultativ:
- BSG, CRP (Beschleunigung postoperativ und bei Infekt)
- Gesamteiweiß (Albuminmangel?).

3.2 Allgemeine Nachbehandlung

3.2.1 Postoperative Überwachung

Insbesondere direkt postoperativ bedarf der Patient einer engmaschigen Überwachung, die nach einem vereinbarten Schema von den behandelnden Ärzten bzw. vom Pflegepersonal durchgeführt wird.

Die **Vigilanz** ist engmaschig zu überwachen, um plötzliche Hypoxien durch unzureichende Atemexkursionen oder Verlegung der oberen Luftwege, erneuten Bewusstseinsverlust durch rückflutende Narkotika oder ein metabolisches Koma (Hyper- bzw. Hypoglykämie) frühestmöglich zu erkennen. Gezielte Blickwendungen auf Ansprache und das Befolgen von Aufforderungen („Heben Sie bitte den Kopf hoch") sind einfache und zuverlässige Kriterien zur Überwachung.

> Überwachung direkt nach Narkose: Stetige Blickkontrolle

Die **Oxygenierung** ist engmaschig zu kontrollieren (Tab. 3.2). Die klinische Kontrolle beinhaltet die Atemfrequenz, das Ausmaß der Atemexkursionen und die Färbung der Lippen und Akren (Zyanoseausschluss). Das derzeitige Standardverfahren zur

Tabelle 3.2 Sollwerte der Oxygenierung

Atemfrequenz (AF)	10–20/min
Perkutane O_2-Sättigung (SpO_2)	> 92 %
O_2-Partialdruck	> 70 mmHg

Objektivierung der Oxygenierung ist die perkutane Pulsoxymetrie. Am Operationstag ist eine kontinuierliche Kontrolle der perkutanen O_2-Sättigung sinnvoll. Bei Auffälligkeiten ist eine Blutgasanalyse (BGA) aus einer arteriellen Blutprobe erforderlich.

Standard der **Kreislaufüberwachung** ist die regelmäßige Dokumentation der Herzfrequenz sowie des systolischen und diastolischen Blutdrucks.

Die Überwachung dieser sog. Vitalparameter sollte direkt postoperativ ¼- bis ½-stündlich, später ggf. 4-stündlich erfolgen. Eine sinnvolle Ergänzung ist die ohne Mehraufwand durchführbare Messung des arteriellen Mitteldrucks (MAP), der den relevanten Perfusionsdruck repräsentiert.

Die **Ausfuhrüberwachung** sollte zunächst stündlich erfolgen und sowohl die Urinproduktion als auch Verluste über Magensonde und Drainagen quantitativ und qualitativ erfassen.

> Cave: „Trockene Drainagen" schließen Nachblutung nicht aus

Die **Körpertemperatur** wird mindestens 2-mal täglich kontrolliert. Selbstverständlich sind bei Verdacht auf Temperaturerhöhung zusätzliche Messungen durchzuführen.

Laborkontrollen sollten am Abend des Operationstages und anschließend je nach Allgemeinzustand und Größe der Operation durchgeführt werden. Bei erforderlicher längerfristiger parenteraler Ernährung sollte täglich eine Laborkontrolle erfolgen, die mindestens ein kleines Blutbild, die Elektrolyte, die Blutgerinnung und den Blutglukosespiegel umfasst. Bei Diabetikern sollten frühpostoperativ zusätzliche Stix-Kontrollen durchgeführt werden.

3.2.2 Infusionstherapie

Unter Infusionstherapie verstehen wir die Substitution von Wasser, Elektrolyten, Blutpräparaten und Plasmaexpandern sowie die parenterale Ernährung.

Die postoperative Infusionstherapie richtet sich nach der Art der Operation sowie dem präoperativen Zustand des Patienten. Da wegen der Katabolie (s. Kap. 3.1.1) zugeführte Energie nicht verwertet werden kann, ist unmittelbar postoperativ zunächst nur eine ausgeglichene bilanzierte Wasser- und Elektrolytsubstitution durchzuführen (Wasserbedarf ca. 25–40 ml/kg KG). Ein Vorteil der routinemäßigen frühen postoperativen parenteralen Ernährung ist nicht nachgewiesen.

Postoperativer Infusionsplan 0. Tag (Operationstag): Flüssigkeit insgesamt 2–2,5 l/24 h (nach Thoraxeingriffen 1,5 l/24 h), z. B. 2000 ml Ringer®-Lösung mit Zusätzen (Heparin: 200 IE/kg KG, Stressulkusprophylaxe: z. B. Ranitidin 200 mg/die oder Omeprazol 40 mg/die)

pro 1 °C Temperaturerhöhung + 500 ml Flüssigkeit zum Ersatz der Perspiratio insensibilis.

> Zusätzliche Infusionen bei präoperativer Exsikkose (Ileus), negativer intraoperativer Bilanzierung, starker Diurese nach Diuretikagabe, Flüssigkeitsverlusten in Drainagen oder „third space"

Jede postoperative Wasser- und Elektrolytsubstitution sollte unter Berücksichtigung folgender Faktoren erfolgen:

- Ersatz des normalen Wasser- und Elektrolytverlustes
- Ausgleich bereits erlittener Verluste und
- Ersatz pathologischer Wasser- bzw. Elektrolytverluste.

Zusätzlich müssen Alter und Geschlecht der Patienten, das Ausmaß des erlittenen Traumas sowie etwaige Infektionen berücksichtigt werden.

Volumenhaushalt

Der durchschnittliche Wasserbedarf eines normalgewichtigen gesunden Erwachsenen liegt bei 2,5–4 l/Tag oder rund 30–50 ml pro kg KG. Postoperativ kann der Wasserbedarf auf bis zu 60 ml/kg KG/24 h ansteigen. Der individuelle Flüssigkeitsbedarf errechnet sich unter Berücksichtigung dieses normalen Bedarfs und unter Einbeziehung präexistenter Defizite sowie vor allem abnormer Verluste. Die Errechnung des tatsächlichen Bedarfs kann im Einzelfall außerordentlich schwierig sein. Ein zuverlässiger Parameter ist die **tägliche Gewichtskontrolle**. Bis zur Normalisierung der enteralen Ernährung bedeutet jede Gewichtszunahme eine Überwässerung, deren negative Auswirkungen durch postoperative Herz- und Niereninsuffizienz noch verstärkt werden.

> Postoperative Gewichtszunahme = Hyperhydratation

Bei Patienten mit stärkergradigen Ödemen, die Zeichen eines intravasalen Flüssigkeitsmangels aufweisen, z. B. niedriger ZVD, hoher Hämatokrit, abnehmende Nierenfunktion, liegt – bis zum Beweis des Gegenteils – eine Infektion vor. Patienten mit ungewöhnlich starken Gewichtsverlusten innerhalb der ersten postoperativen Tage sind in der Regel exsikkiert (Abb. 3.1 und 3.2). Nur bei ihnen ist eine Flüssigkeitssubstitution in größerem Umfang als oben beschrieben indiziert.

Eine ausgeglichene Bilanz des Wasser- und Elektrolythaushaltes garantiert die Konstanz des Flüssigkeitsvolumens und der Osmolarität im Extrazellulärraum. Postoperativ wird sie durch den schwer kalkulierbaren intraoperativen Flüssigkeitsverlust erschwert, zumal die Beurteilungskriterien

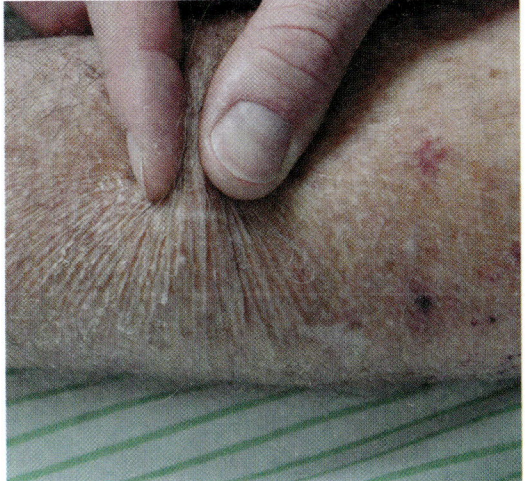

Abb. 3.1 Klinische Exsikkosezeichen I: Trockene Haut mit stehenden Falten

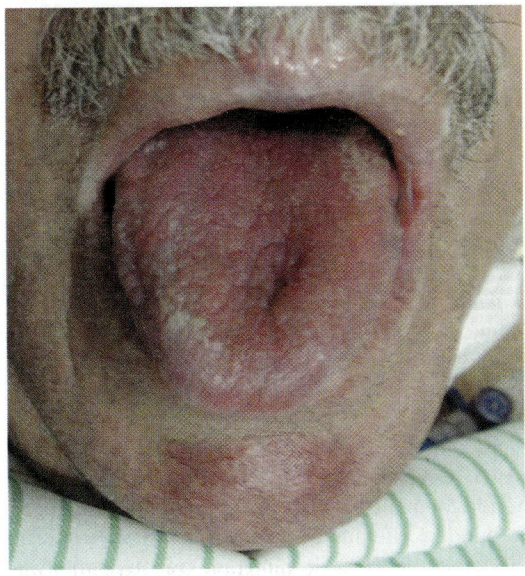

Abb. 3.2 Klinische Exsikkosezeichen II: Trockene Zunge

ZVD, Stundendiurese, Hautturgor, Kreislauf- und Laborparameter häufig kein einheitliches Bild ergeben.

Dehydratation

■ **isotone Dehydratation**: Verlust von isotonen Körperflüssigkeiten (Natrium und Wasser im Verhältnis der osmolaren Zusammensetzung des Extrazellulärraumes).
Ursachen: Blut- und Plasmaverluste, Erbrechen, Diarrhö, Aszites.
Klinik: Durst, Oligurie (Harnkonzentration), Tachykardie, niedriger ZVD, Hypotonie.
Therapie: Volumensubstitution (isotone Kristalloide, Erythrozytenkonzentrate, Humanalbumin, FFP, Plasmaexpander).

■ **hypertone Dehydratation**: Verlust von freiem Wasser mit Anstieg der Plasma-Na-Konzentration → Wasserausstrom aus dem Intrazellulärraum.
Ursachen: Unzureichende Wasserzufuhr („Verdursten"), renale Wasserverluste (Diabetes insipidus, Hyperkalzämie, Diabetes mellitus, polyurisches Stadium des Nierenversagens).
Klinik: Hyperosmolarität des Urins (nicht bei Diabetes insipidus und akutem Nierenversagen) und des Plasmas, neben Zeichen des Volumenmangels Fieber und zentralnervöse Störungen (Delir, Koma).
Therapie: Elektrolytfreies Wasser (z. B. Glukose 5 %). Geschätzte Zufuhr in Liter: $[(Serum-Na^{+} - 142)/142] \times kg\ KG \times 0{,}6$. Größeres Defizit langsam über 48 Stunden korrigieren.

■ **hypotone Dehydratation**: Verlust kochsalzreicher Flüssigkeit und Abnahme der Plasma-Na^{+}-Konzentration mit Flüssigkeitseinstrom in den Intrazellulärraum (Verstärkung des extrazellulären Volumenmangels).
Ursachen: Salzmangelexsikkose, renaler Salzverlust bei Saluretikatherapie, enterale Verluste bei Short-bowel-Syndrom, Ileostomie.
Klinik: Hypotonie, Kollaps, Durst, Oligurie, Tachykardie, niedriger ZVD.
Therapie: Isotone oder hypertone NaCl-Lösung (0,9 %, 5,85 % als Infusionszusatz). Geschätzte Zufuhr in mval: $(142 - Serum-Na^{+}) \times kg\ KG \times 0{,}6$.

Hyperhydratation

■ **isotone Hyperhydratation**: Überschuss an isotoner Flüssigkeit besonders des Extrazellulärraumes, der Intrazellulärraum bleibt weitgehend unbeeinflusst.
Ursachen: Iatrogene Überbilanzierung (Überinfundierung, auch nach orthograder Darmspülung möglich) vor allem bei Niereninsuffizienz, Herz-

insuffizienz, Hyperaldosteronismus und Hypoproteinämie (Leberzirrhose, Glomerulonephritis, Proteinmangel, enteraler Proteinverlust).

Klinik: Generalisierte interstitielle Ödeme, Tachyarrhythmia absoluta (Vorhofbelastung), Herzinsuffizienz, respiratorische Insuffizienz bis zum Lungenödem, ZVD-Anstieg, PCWP-, PAP-Erhöhung.

Therapie: Furosemid (Lasix®), ggf. Spironolacton (Aldactone®), Humanalbumin, Glyceroltrinitrat (Nitrolingual®).

■ **hypertone Hyperhydratation**: Bei akuter Erhöhung der extrazellulären Natriumkonzentration strömt Wasser vom Intra- in den Extrazellulärraum (intrazelluläre Exsikkose trotz Überwässerung).

Ursachen: Infusion oder Trinken großer Mengen hypertoner Lösungen (Meerwasser!), chronische Steroidzufuhr, Conn-Syndrom, Cushing-Syndrom.

Klinik: Unruhe, Hyperreflexie, Koma, Fieber, generalisierte Ödeme, Herzinsuffizienz, Lungenödem.

Therapie: Furosemid (Lasix®), elektrolytfreie Lösung (Glukose 5 %), ggf. Dialyse (bei Niereninsuffizienz).

■ **hypotone Hyperhydratation**: „Wasservergiftung" durch Zufuhr größerer Mengen hypotoner Flüssigkeiten, dadurch extrazelluläre Verminderung der Osmolarität mit Wassereinstrom in den Intrazellulärraum (zelluläres Ödem).

Ursachen: Übermäßiges Trinken von Wasser (z. B. bei gestörter Diurese und vermehrter ADH-Ausschüttung), iatrogen (Überinfundierung mit elektrolytfreien Lösungen, fehlende Elektrolytsubstitution), Magen-, Darm- oder Blasenspülungen mit hypotonen Lösungen.

Klinik: Dyspnö, rasche Entwicklung eines Lungenödems, Hirnödem (Kopfschmerzen, Sehstörungen, Erbrechen, Koma), Herzinsuffizienz, periphere Ödeme (spät, da zunächst Wasserabstrom in die Zellen).

Therapie: Hyperosmolare Lösungen mit Mannit (z. B. Osmofundin® 20 %) oder Natrium (z. B. Tutofusin®), Diuretika unter Elektrolytsubstitution. Geschätzte Urinausscheidung in Liter: $[(142 - \text{Serum-Na}^+)/142] \times \text{kg KG} \times 0,6$. Ggf. Dialyse mit hypertoner Lösung, langsamer Elektrolytausgleich (über Stunden).

Volumensubstitution
(s. a. Kap. 4 und 5)

Unter Volumensubstitution versteht man die intravenöse Applikation von Blut, Blutplasma bzw. kolloidalen Blutersatzflüssigkeiten. Sie zeichnen sich durch eine gute Wasserbindungskapazität aus und verbleiben – unter der Voraussetzung normaler Membranverhältnisse – vorwiegend im Gefäß-

system. Da aber gerade in der frühen postoperativen Phase mit einer erhöhten Zell- und Kapillarpermeabilität zu rechnen ist, besteht die Gefahr, dass auch kolloidale Substanzen in den interstitiellen Raum abwandern.

Der Einsatz von Albuminlösungen und Plasmaexpandern empfiehlt sich erst nach Wiederherstellung normaler Membranverhältnisse in der späteren postoperativen Phase, dann sind sie aufgrund ihrer Wasserbindungskapazität gut zur effektiven Volumensubstitution geeignet.

Elektrolythaushalt

Natrium
Der tägliche Natriumumsatz beträgt 2–6 g. Die Aufnahme erfolgt in erster Linie im Ileum, die Ausscheidung über die Niere.

■ **Hypernatriämie**: Serum-Natrium > 147 mval/l. Bei normaler Nierenfunktion wird die physiologische Natriumkonzentration von 142 mmol/l im Serum nur in Extremsituationen überschritten.

Ursachen: Starke Durstzustände (hypertone Dehydratation, s. o.) und Trinken von Meerwasser (hypertone Hyperhydratation), Steroide, Hyperaldosteronismus (postoperativ, Leberzirrhose, Nebennierentumor), iatrogen (fehlerhafte Infusionstherapie).

Klinik: s. hypertone Dehydratation, hypertone Hyperhydratation.

Therapie: In Abhängigkeit vom Flüssigkeitshaushalt Gabe von freiem Wasser oder Diuretika, Aldosteron-Antagonisten (Spironolacton).

■ **Hyponatriämie**: Serum-Natrium < 137 mval/l.

Ursachen: Exzessive Diuretikabehandlung, Verdünnungshyponatriämie infolge von Infusionen mit isotonen elektrolytfreien Lösungen bzw. Spülen von Körperhöhlen mit salzfreien Flüssigkeiten.

Klinik: s. hypotone Dehydratation, hypotone Hyperhydratation.

Therapie: Orale oder intravenöse Natriumapplikation bei gleichzeitigem Wasserentzug.

Kalium
Täglich werden etwa 3–4 g Kalium umgesetzt (Tagesbedarf 60–80 mval). Die Aufnahme erfolgt in erster Linie im oberen Ileum. In die Zelle gelangt es gegen einen Konzentrationsgradienten. Dort liegt Kalium größtenteils in freier und damit osmotisch wirksamer (Ionen-) Form vor, eine bedeutende Menge ist jedoch an Proteine und Glykogen gebunden. Hieraus erklärt sich das therapeutische Vorgehen bei Hyperkaliämie, da mit Hilfe von Glukose-Insulin-Infusionen größere Kaliummengen

nach intrazellulär verschoben werden können. Beim transmembranösen Transport werden Kaliumionen zur Wahrung der Elektroneutralität stets gegen Natriumionen und Wasserstoffionen ausgetauscht. Bei der Korrektur einer Hyperkaliämie ist also mit einem Absinken des pH-Wertes zu rechnen. Bei gleichzeitiger Azidose wird Kalium im Austausch gegen H^+ aus der Zelle transportiert → intrazelluläre Kaliumverarmung.

Azidose und Hypokaliämie = großes Kaliumdefizit!

■ **Hyperkaliämie**: Serum-Kalium > 5,0 mval/l.
Ursachen: Postoperative Niereninsuffizienz, Behandlungsfehler (zu rasche Kaliuminfusion), Azidose, Z. n. Korrektur metabolischer Alkalosen mit H^+-Ionen, Hypoxie, Intoxikation, ausgedehnte Weichteiltraumen, Reperfusion ischämischer Extremitäten, Transfusion alter Blutkonserven, Hämolyse, Katabolie (Glykogen- und Proteinabbau), depolarisierende Muskelrelaxanzien (Succinylcholin, Lysthenon).
Klinik: Kaum klinische Warnsymptome (Adynamie, Parästhesien), daher besonders gefährlich. Im EKG Erstickungs-T. Ein rascher Anstieg des Serum-Kaliums auf > 6 mmol/l kann zum Herzstillstand führen! Prodrome können Herzrhythmusstörungen jeder Art sein. Der Kalium-induzierte Herzstillstand ist besonders gefährlich, da er trotz aller Wiederbelebungsmaßnahmen inklusive extrathorakaler Herzmassage meist nur zu einer unzureichenden Körperperfusion führt. Die Kaliumsubstitution in der postoperativen Phase ist gleichermaßen unentbehrlich wie auch gefährlich!
Therapie: Kaliumrestriktion, Diuretika (Furosemid = Lasix®), Gabe des Ionenaustauschers Resonium® peroral oder als Einlauf, Hämodialyse. Im Akutfall kann die i. v.-Applikation von 20 ml 20%iger NaCl-Lösung bzw. 10 ml einer 10%igen Kalziumglukonat- oder 5 ml einer 5,5%igen Kalziumchloridlösung helfen. Besonders effektiv ist die Glukose-Insulin-Infusion (100 ml einer 40%igen Glukoselösung mit 10 IE Insulin, 4 g Glukose ≅ 1 IE Insulin, erkennbarer Wirkungseintritt nach 1 h) zur Bindung des Kaliums an intrazelluläres Glykogen. Hierbei ist zu beachten, dass es bei der Mobilisierung dieses Glykogens in der Folgezeit sekundär wiederum zu Hyperkaliämie kommen kann.
■ **Hypokaliämie**: Serum-Kalium < 3,8 mval/l.
Ursachen: Verlust gastrointestinaler Sekrete (z. B. bei Erbrechen, Pankreatitis, Dünndarmfistel, Diarrhö), postoperativer Hyperaldosteronismus, polyu-

rische Phase des akuten Nierenversagens, fehlerhafte Infusionstherapie (ungenügende Substitution), Saluretikabehandlung, Laxanzienabusus.

Ein intrazellulärer Kaliummangel kann bereits längere Zeit bestehen, bevor er sich durch Absinken des Serum-Kaliums bemerkbar macht.
Klinik: Adynamie, gastrointestinale Atonie, Herzrhythmusstörungen (besonders nach Digitalisierung), im EKG U-Welle, T- Welle biphasisch oder negativ.
Therapie: Kaliumsubstitution (Kaliumchlorid 7,46%: 1 ml = 1 mval, Kalinor-Brausetbl.: 1 Tbl. = 40 mval K^+) unter Kontrolle des Serum-Kaliums.

Faustregel: Soll bei einem Nierengesunden das Serum-Kalium um 1 mmol/l erhöht werden, so ist pro 24 Stunden soviel Kalium in mmol zu substituieren, wie das Körpergewicht in kg beträgt

Eine Anhebung des Serum-Kaliums auf 3–4 mval/l erfordert eine Substitution von 80–180 mval, eine Anhebung auf 2–3 mval/l eine Substitution von 180–460 mval, wovon 2/3 des Defizits am 1. Tag und 1/3 am 2. Tag ausgeglichen werden sollen. Höchstdosis wegen der Reizung der Venenwand: 20 (–40) mval/h über zentralen Venenkatheter, 10 mval/h über periphere Venenverweilkanüle.

Hypokaliämie: Neigung zu Herzrhythmusstörungen
Hyperkaliämie: Gefahr des Herzstillstandes

Chlorid
Die Hauptbedeutung des Chloridions liegt in seiner Funktion als Partner des Natriumions. Dies geht daraus hervor, dass die Cl^--Konzentration im Serum passiven Veränderungen der Na^+-Konzentration folgt und somit indirekt auch der Regulation durch das Aldosteron-System unterliegt. Die NaCl-Konzentration hält die Isotonie des Plasmas und der extrazellulären Flüssigkeit aufrecht.

Kalzium
Täglich werden aus der Nahrung etwa 500–600 mg Kalzium zur Deckung des Kalziumabgangs in Stuhl und Urin aufgenommen. Im Körper ist Kalzium zu 99% (ca. 1,5 kg) in den Mineralien der Knochen gebunden, einem Reservoir, aus dem Kalzium mobilisiert und in dem überschüssiges Kalzium deponiert werden kann. Die Plasma-Kalziumkonzentration wird durch Parathormon (Nebenschilddrüse), Vitamin D (Niere) sowie Thyreokalzitonin (C-Zellen der

Schilddrüse) gesteuert. Im Plasma liegt Kalzium teils ionisiert, teils an Proteine gebunden vor; Plasmagesamtkonzentration: 2,25–2,75 mmol/l. Die freien Kalziumionen sind für die Erregungsleitung im Nervensystem und die neuromuskuläre Erregungsübertragung, die Blutgerinnung und die Enzymaktivität von Bedeutung und dichten Gefäßwände ab.

■ **Hypokalzämie**: Serum-Kalziumspiegel < 2,25 mmol/l (Proteinkonzentration beachten!).
Ursachen: Malassimilation, chronische Niereninsuffizienz, postoperativ nach Thyreoidektomie, akute Pankreatitis, Massentransfusion, C-Zell-Karzinom.
Klinik: Tetanie (positive Zeichen nach Chvostek und Trousseau), Depressionen, Hautveränderungen, Abdominalspasmen. EKG: QT-Verlängerung.
Therapie: Calcium gluconicum 20%ig, 1–2 Amp. langsam i. v.

Pathogenese der Tetanie (Serumelektrolytformel von Gyorgy):

$$\frac{K^+ \times HCO3^- \times HPO4^{2-}}{Ca^{++} \times Mg^{++} \times H^+} = K$$

Anstieg von K: Übererregbarkeit
Abnahme von K: Untererregbarkeit des Nervensystems

■ **Hyperkalzämie**: Serum-Kalziumspiegel > 2,75 mmol/l (Proteinkonzentration beachten!).
Ursachen: Primärer und sekundärer (chronische Niereninsuffizienz) Hyperparathyreoidismus, Hyperthyreose, NNR-Insuffizienz, Malignome (auch ohne Osteolyse als paraneoplastisches Syndrom bei Mamma-, Lungen-, Leber-, Nieren-, Ovarialmalignom, durch Osteolyse bei Prostata-Ca, Plasmozytom, M. Hodgkin), Sarkoidose.
Klinik: Hyporeflexie, Muskelschwäche, Bewusstseinsstörungen (Apathie bis Koma), Depressionen, Obstipation, rezidivierende Ulzera, Polydipsie, Polyurie, Urolithiasis, Pankreatikolithiasis, bei Digitalismedikation erhöhte Gefahr der Arrhythmie, EKG: QT-Verkürzung.
Therapie:
■ forcierte Diurese mit NaCl-Lösung 0,9 % und Furosemid, Hämodialyse, Clodronsäure (Ostac®) (schneller Wirkungseintritt)
■ Kortison (z. B. Fortecortin® 2–3 Amp.; hemmt die Ca^{++}-Aufnahme), Calcitonin (400–600 IE/24 h, senkt den Ca^{++}-Spiegel), bei malignen Erkrankungen Plicamycin (Mithramycin® 1 Amp. = 2,5 mg, Zytostatikum, das die Osteoklasten hemmt) (verzögerter Wirkungseintritt).

Hypokalzämie → Übererregbarkeit, Hyperkalzämie → Untererregbarkeit des Nervensystems

Magnesium
Auch Magnesium ist überwiegend (zu 50–70 % bei einem Gesamtbestand von etwa 30 g) in den Knochen gespeichert. Die freien Magnesiumionen wirken in erster Linie als Enzymaktivatoren. Sie sind u. a. auch an allen Reaktionen, die ATP betreffen, beteiligt.
■ **Hypomagnesiämie**: Serum-Mg^{++} < 0,7 mmol/l.
Ursachen: Verminderte Resorption, unzureichendes Angebot, gestörte renale Rückresorption (polyurische Phase des akuten Nierenversagens), Diuretika, akute Pankreatitis, Steatorrhö, Leberzirrhose.
Klinik: Hyperreflexie, tonisch-klonische Krämpfe, Verwirrtheit, Erschöpfungssyndrom, Delir, Muskelzuckungen (Karpopedalspasmen), (normokalzämische) Tetanie, tachykarde Herzrhythmusstörungen, Abdominalspasmen, Gefäßspasmen. EKG: wie bei Hypokaliämie.
Therapie: Magnesiumsubstitution oral (1–3 Btl. Magnesium Verla® à 10 mval Mg^{++}) oder i. v. (Magnorbin® 20%ig 70–140 mval/24 h = 70–140 ml/24 h als Infusionszusatz).
■ **Hypermagnesiämie**: Serum-Mg^{++} > 1,1 mmol/l.
Ursachen: Übermäßige enterale oder parenterale Magnesiumzufuhr, mangelhafte Ausscheidung bei Niereninsuffizienz.
Klinik: Apathie, Bewusstseinsstörung („Magnesiumnarkose"), Hyporeflexie, Muskelschwäche bis -lähmung, Flush (infolge peripherer Vasodilatation), Ateminsuffizienz, Obstipation, Bradykardie. EKG: wie bei Hyperkaliämie, zunehmende AV-Blockierung.
Therapie: Kalzium (Mg-antagonisierende Wirkung, z. B. 1–2 Amp. Calcium gluconicum 10% langsam i. v.), Furosemid (20–40 mg i. v.), ggf. Hämodialyse, bei Atemlähmung mit respiratorischer Insuffizienz Prostigmin (1–2 Amp. i. m.) und Beatmung.

Parenterale Ernährung
Die postoperative Ernährung dient der Aufrechterhaltung des Energie- und Strukturstoffwechsels und somit der Verhinderung bzw. Minimierung einer Proteinkatabolie in der Postaggressionsphase. Sie umspannt den Bereich einer Basissubstitution von Kalorien mit Hilfe physiologischer Zuckerlösungen bei organisch gesunden Patienten nach unkomplizierten Eingriffen bis zur langdauernden kompletten parenteralen bzw. enteralen Ernährung bei schwerstkranken Patienten.

Dabei hat sich bis zur vollen oralen Ernährung folgendes Schema bewährt:

- Patienten mit Nahrungskarenz von 1 bis maximal 2 Tagen benötigen lediglich Flüssigkeit und Elektrolyte.
- Patienten mit Nahrungskarenz bis zu 3 Tagen benötigen zusätzlich Kalorienträger.
- Patienten mit längerer Nahrungskarenz müssen von Anfang an parenteral und später enteral über Sonden voll ernährt werden.

Unstrittig ist, dass der Ausgleich der postoperativen Proteinkatabolie durch eine ausreichende Kalorienzufuhr in Kombination mit der Substitution von Aminosäuregemischen die Stickstoffbilanz verbessern kann. Es wird noch diskutiert, ob Kohlenhydrate oder Fette besser in der Lage sind, die Proteinkatabolie der Postaggressionsphase zu verhindern. Während in den vergangenen Jahren die Kohlenhydrate eindeutig favorisiert wurden, meint man heute, dass die Fette in dieser Hinsicht gleichwertig sind. Eine reine Kohlenhydratverbrennung hat sogar den Nachteil, dass vermehrt CO_2 anfällt und der Patient zu einer verstärkten Atemarbeit gezwungen wird.

Tab. 3.3 zeigt den täglichen Energiebedarf eines Erwachsenen. Wird vollständig parenteral ernährt, so ist wegen der weniger effektiven Verwertung der Kalorienbedarf um ca. 25 % höher anzusetzen.

Parenterale Ernährung in der Postaggressionsphase (über ZVK, Tagesbedarf):

- Flüssigkeitszufuhr variabel, Bilanz + 500– + 800 ml/die (bei Fieber ca. 1–1,5 l mehr wegen Perspiratio insensibilis)
- 1000 ml Aminosäuren 10 % (1,0–1,5 g/kg KG)
- 500–1000 ml Glukose 40–50 % (800–2000 kcal, 3360–8400 kJ)
- 500 ml Fette 10–20 %, jeden 2. Tag mit fettlöslichen Vitaminen
- Zusätze: 200 IE Heparin/kg KG, bei Risikopatienten Omeprazol 40 mg/die zur Stressulkusprophylaxe, Multivitamine, Spurenelemente.

Tabelle 3.3 Energiebedarf pro Tag (Erwachsener, 75 kg KG)

Energieverbrauch	kJ	kcal
Grundbedarf	8000	1800
Postoperativ (schwere Eingriffe)	10 000	2500
Peritonitis, Sepsis	12 000	bis 3000
Verbrennungen	15 000	bis 4000

Pro 1 °C Temperaturzunahme Kalorienmehrverbrauch von 900–1800 kcal

Je länger eine parenterale Ernährung durchgeführt werden muss, um so subtiler muss sie erfolgen. Wichtige Anhaltspunkte für die Bilanz sind Hautturgor, Diuresemenge und Harnkonzentration, ZVD und Herzfrequenz.

Zusätzlich zur Infusionstherapie erfolgt die **parenterale Medikamentenapplikation**, z. B. Antibiotika, Digitalis, Diuretika, Expektoranzien, Antihypertensiva, Analgetika.

Akuter **Volumenbedarf** wird durch Plasmaexpander (z. B. HAES® 10 %, Gelifundol®) gedeckt.

Bestandteile

Kohlenhydrate: Der minimale tägliche Kohlenhydratbedarf für den normalgewichtigen Erwachsenen liegt bei 100 g und erreicht bei 250 g ein Optimum. Bei Erwachsenen mit reiner Kohlenhydraternährung werden allerdings auch bis zu 750 g/24 h, bei Kindern 25 g/kg KG/24 h ohne wesentliche Blutzuckerentgleisungen toleriert. Die entscheidende Aufgabe der Kohlenhydrate liegt in ihrer Rolle als Energieträger. Durch ausreichende Zufuhr von Kohlenhydraten kann die gefürchtete postoperative Ketoazidose in der Regel verhindert werden.

- **Glukose**: Der Vorteil von Glukoseinfusionen liegt darin, dass Glukose als Energieträger nicht nur von allen Organen (sowie Erythrozyten und Nervenzellen) metabolisiert werden kann, sondern dass durch zusätzliche intravenöse Insulingaben der Glukosestoffwechsel unmittelbar und kontrolliert zu beeinflussen ist.
- **Xylit**: Die intravenöse Applikation von reinen Xylitlösungen kann in Einzelfällen zu metabolischer Azidose führen.

Glukose ist das am besten zur intravenösen Ernährung geeignete Kohlenhydrat und sollte daher bevorzugt eingesetzt werden.

Aminosäuren: Von den insgesamt 20 Aminosäuren, die die Zellen für die Eiweißsynthese benötigen, kann der menschliche Organismus acht nicht selbst synthetisieren. Diese sog. essentiellen Aminosäuren müssen dem Organismus zur Verfügung gestellt werden. Hinzu kommt, dass u. U. in der postoperativen Phase zwei Aminosäuren, nämlich Cystin und Tyrosin, die normalerweise nichtessentiell sind, ebenfalls mit der Nahrung zugeführt werden müssen. Andere Aminosäuren, z. B. Phenylalanin, werden unter bestimmten Bedingungen nicht mehr normal verstoffwechselt und erscheinen dann im Urin, wo sie in Form von Kristallen nachgewiesen werden können. Da sich der individuelle Aminosäurenbedarf in der postoperativen Phase nur sehr schwer ermitteln lässt, hat es sich bewährt, auch alle nichtessentiellen Aminosäuren zu substituieren.

Von besonderer Bedeutung ist die Zufuhr von Aminosäuren bei **Patienten mit eingeschränkter Leberfunktion** bzw. vor allem bei Patienten mit einem Coma hepaticum. In dieser Situation überschreitet u. U. das Aminosäureangebot die Metabolisierungskapazität der Leber und es kommt zu einem Anstieg von freien Aminosäuren im Plasma. Da bestimmte Aminosäuren unabhängig von der Leber abgebaut werden können, findet sich bei einer schweren Leberinsuffizienz eine mehr oder weniger typische Aminosäurenkonstellation im Plasma: Vor allem das Verhältnis der verzweigtkettigen Aminosäuren Valin, Leucin und Isoleucin zu den aromatischen Aminosäuren Phenylalanin und Tyrosin (**Fischer-Quotient**) ist für Patienten mit Leberinsuffizienz wichtig. Ihnen müssen Aminosäuregemische appliziert werden, die relativ reich an Valin und arm an Phenylalanin bzw. Tyrosin sind (sog. Komalösungen).

Für den **nicht leberinsuffizienten Patienten** haben sich für die postoperative Phase Aminosäuregemische bewährt, in denen der Anteil essentieller Aminosäuren ca. 45–50 % beträgt (normalerweise sind 20 % ausreichend) und in denen alle anderen nichtessentiellen Aminosäuren gleichermaßen vorkommen. Die Aminosäuren können jedoch nur bei Zufuhr ausreichender Energiemengen zu Eiweißen aufgebaut werden. Man rechnet mit durchschnittlich 200 cal (ca. 840 kJ) pro g Stickstoff und Tag bei einem Mindestbedarf von 15–20 g Stickstoff für den erwachsenen Patienten. Allein daraus errechnet sich schon der tägliche Kalorienbedarf von 3000–4000 kcal (ca. 12500–16750 kJ).

Fette: Der entscheidende Vorteil intravenöser Fettapplikation ist die Zufuhr großer Energiemengen in geringen Infusionsvolumina. Ein weiterer Vorteil ist, dass die für die Struktur und Funktion von Zellmembranen wichtigen essentiellen Fettsäuren zur Verfügung gestellt werden. Es hat sich herausgestellt, dass Fettlösungen, die durch Zusatz von Kohlenhydraten isoton sind, nur selten zu Thrombophlebitiden führen und daher auch über periphere Venen infundiert werden können. Außerdem hat sich gezeigt, dass intravenös applizierte Fette nicht nur die metabolischen Komplikationen vermindern, die bei ausschließlicher Kohlenhydraternährung beobachtet werden können (Hyperglykämie, Hypophosphatämie), sondern auch zu einer Verbesserung der postoperativen Eiweißresynthese führen. Man geht heute davon aus, dass 1–2 500-ml-Infusionen/Woche ausreichen, um den postoperativen Bedarf an essentiellen Fettsäuren zu decken. Darüber hinaus ist bei Patienten mit hohem Energiebedarf die tägliche Gabe von 500 ml einer Fettlösung zu empfehlen.

Vitamine, Spurenelemente und Elektrolyte: Gerade die längere parenterale Ernährung kann zu Mangelerscheinungen (z. B. schwerer Laktatazidose bei Vitamin B_1-[= Thiamin-]Mangel) führen. Unter den Vitaminen sollten speziell die wasserlöslichen substituiert werden, die fettlöslichen sind meist in ausreichender Menge gespeichert. Nach längerer Therapie mit Breitbandantibiotika kann es allerdings zu Vitamin-K-Mangelerscheinungen kommen (Dezimierung der intestinalen Flora).

Unter den Spurenelementen sind gelegentlich Eisen, Zink, Magnesium und Kupfer zu substituieren.

Demgegenüber müssen die Elektrolyte Natrium, Kalium, Kalzium und Phosphat bereits nach kurzer Zeit unter genauer Kontrolle der Plasmaspiegel regelhaft substituiert werden, da Elektrolytentgleisungen zu lebensbedrohlichen Komplikationen (Herzrhythmusstörungen, Asystolie, Kammerflimmern) führen können.

Stellenwert

Die intravenöse Ernährung hat sich als unentbehrlicher Bestandteil der postoperativen Intensivmedizin bewährt. Da mit ihrer dauerhaften und kompletten Anwendung eine Reihe von Nachteilen und Komplikationen verbunden ist, hat sich in letzter Zeit ein Trend zur enteralen Ernährung mit Hilfe von Magen- bzw. Dünndarmsonden entwickelt, mit deren Hilfe auf intravenöse Ernährung ganz oder teilweise verzichtet werden kann.

▬▬I Merken
- **Zentrale Anforderung der postoperativen Phase: Komplikationen verhindern, erkennen und behandeln**
- **Postoperative Überwachung: Wesentliche Parameter sind visuell zu erfassen (klinischer Blick). Laborparameter: besonderes Augenmerk auf Kalium, Leukozyten, Hb, Retentionswerte, Blutzucker, Protein, Gerinnung!**
- **„Trockene" Drainagen schließen eine Nachblutung nicht aus!**
- **Periphere Ödeme, intravasaler Flüssigkeitsmangel, hoher Hämatokrit, abnehmende Nierenfunktion: Infektion?**
- **Azidose und Hypokaliämie: großes Kaliumdefizit!**
- **Hyperkaliämie: Diuretika, Glukose-Insulin-Infusion**

3.3 Chirurgische Nachbehandlung: Schmerztherapie

Jeder Eingriff hat postoperative Schmerzen zur Folge. Ihre Behandlung erfolgt nicht nur aus humanitärer, sondern auch aus pathophysiologischer Indikation: Postoperative Schmerzen führen zu gesteigertem Stress und die schmerzbedingte Schonatmung bei Oberbauch- oder Thoraxeingriffen hat Ventilationsstörungen, Hypoxie, Hyperkapnie oder Atelektase und Pneumonie zur Folge.

> Postoperativer Schmerz: Der Patient hat ein Recht auf Analgesie

3.3.1 Schmerzmodifizierende Faktoren

Die Intensität und Dauer postoperativer Schmerzen wird von der **Art der Operation**, dem **Anästhesieverfahren** und den **subjektiven Faktoren** des Patienten geprägt. Neurotische und ängstliche Patienten sind für postoperative Schmerzen stärker empfänglich. Ethnische Faktoren spielen aufgrund der unterschiedlichen soziokulturellen Einstellung zum Schmerz für die Schmerztoleranz eine große Rolle.

Von besonderer Bedeutung ist die **Aufklärung des Patienten**: Ein gut aufgeklärter Patient hat die Möglichkeit, Schmerzbewältigungsstrategien zu entwickeln, die ihm den Umgang mit den postoperativen Schmerzen erleichtern können.

3.3.2 Schmerzprophylaxe

Der postoperative Schmerz lässt sich präoperativ durch sorgfältige Aufklärung des Patienten über die Operation, den zu erwartenden Schmerz und die Möglichkeiten der Schmerzbehandlung (Angstminderung) und durch die Wahl eines geeigneten Anästhesieverfahrens reduzieren. Intraoperativ sind die schonende operative Technik und das atraumatische Vorgehen der wichtigste Beitrag zur postoperativen Schmerzreduktion, auch eine ausreichende intraoperative Muskelrelaxation trägt zur Minimierung des Operationstraumas bei.

3.3.3 Medikamentöse Schmerztherapie

Die medikamentöse Schmerztherapie hat sich an der Ursache der postoperativen Schmerzen zu orientieren.

Medikamente

Peripher wirkende Analgetika
Peripher wirkende Analgetika werden bei entzündlicher Schmerzgenese erfolgreich eingesetzt.
▪ **Saure antipyretisch-antiphlogistische Analgetika** wirken analgetisch, antipyretisch und antiphlogistisch. Hierzu zählen im Wesentlichen die Salizylate, Oxicame (Tab. 3.4) und Arylpropionsäurederivate (z. B. Ibuprofen).
▪ **Nichtsaure antipyretische Analgetika** wirken analgetisch und antipyretisch, aber nicht antiphlogistisch. Es handelt sich im Wesentlichen um Anilinderivate – wichtigster Vertreter: Paracetamol (Tab. 3.4) – und Pyrazolderivate – wichtigste Vertreter: Metamizol (Tab. 3.4) und Propyphenazon.

Spasmolytisch wirkende Analgetika
Ihre Anwendung ist sinnvoll, wenn Spasmen von Hohlorganen oder Ausführungsgängen solider Organe Schmerzursache sind oder zumindest eine Teilkomponente des Schmerzes darstellen. Man unterscheidet Parasympatholytika und direkt am glatten Muskel wirkende Substanzen (Spasmolytika im eigentlichen Sinne).

Tabelle 3.4 Analgetische Dosis, Wirkungsdauer und Dosierungsschema peripher wirkender Analgetika

Substanzgruppe	Substanz	Analgetische Dosis[a]	Wirkungsdauer[b]	Dosierungsschema
Analgetische Säuren	Acetylsalicylsäure	500–1000 mg	–4 h	4–8 × Tag 500–1000 mg
	Diflunisal	500–750 mg	– 6 h	2–4 × Tag 500–750 mg
Ketoenolsäuren	Piroxicam	40 mg	24 h	1 × Tag 40 mg
Anilinderivate	Paracetamol	500–1000 mg	– 4 h	4–6 × Tag 500–1000 mg
Pyrazolone	Metamizol	1 g	– 4 h	2–6 × Tag 500–1000 mg

[a] Die analgetische Dosis ist auch abhängig von Zusatzmedikamenten
[b] Die Wirkungsdauer kann variieren. Die Angaben sind Richtwerte für einen vorläufigen Therapieplan

■ **Parasympatholytika**: Die wichtigsten Vertreter, Atropin und Scopolamin, hemmen die Kontraktion der glatten Muskulatur und wirken antiemetisch. Sie sind vor allem indiziert, wenn Schmerzen im Abdomen, Retroperitoneum und kleinen Becken auf Spasmen zurückgeführt werden können.

■ **Spasmolytika**: Die gefäßerweiternde Wirkung des Glyzeroltrinitrats (Nitroglyzerin) macht man sich bei pektanginösen Schmerzen zu Nutze. Der Ischämieschmerz wird entweder durch sublinguale Applikation (Nitrolingual®) therapiert oder prophylaktisch mit Hilfe des transdermalen therapeutischen Systems (TTS-Nitroderm®) angegangen.

Glukokortikoide
Sie können in Einzelfällen bei rheumatischen Erkrankungen und bestimmten Formen des Karzinomschmerzes symptomatisch eingesetzt werden.

Zentral wirkende Analgetika (Opioide)
Sie entfalten ihre Wirkungen durch Besetzung von Opiatrezeptoren. Man unterscheidet Agonisten (z. B. Morphin), Agonist-Antagonisten (z. B. Buprenorphin) **(Tab. 3.5)** und Antagonisten (z. B. Naloxon). Bei ungeschickter Kombination von Opioiden kann ihre analgetische Wirkung abgeschwächt werden.

Keine unsinnigen Opioidkombinationen!

■ **Morphin** dient als Referenzsubstanz für andere Opioide. Seine Wirkungsdauer ist mittellang. Die orale Slow-release-Form (MST 30, 60,100) wird wegen der langen Wirkungsdauer vorwiegend bei Tumorschmerzen eingesetzt; die Dosis ist aufgrund des First-pass-Effektes höher als in **Tab. 3.5** angegeben.

■ **Buprenorphin** (Temgesic®) ist ein Agonist-Antagonist mit langer Wirkungsdauer und großer Wirkungsstärke. Obgleich im Wesentlichen parenteral verabreicht, wird die sublinguale Applikationsform zur Tumorschmerztherapie und postoperativen Analgesie eingesetzt. Wegen der geringen Bioverfügbarkeit ist die Einzeldosis jedoch um ⅓ höher als in **Tab. 3.5** angegeben.

■ **Pentazocin** (Fortral®) ist ein Agonist-Antagonist mit relativ kurzer Wirkungsdauer und geringerer analgetischer Potenz als Morphin. Es soll bei Patienten mit pulmonaler Hypertension wegen weiterer Drucksteigerung im kleinen Kreislauf nicht angewendet werden. Häufiger führt es zur Dysphorie. Pentazocin kann auch oral, rektal und parenteral appliziert werden.

■ **Pethidin** (Dolantin®): Dieses synthetische Opioid ist postoperativ zur Durchbrechung des Kältezitterns angezeigt (25–50 mg i. m.). Aufgrund der kurzen Wirkungsdauer sowie häufiger allergischer Reaktionen, Histaminfreisetzung und unberechenbarer Kreislaufstörungen (Hypotonie, Hypertonie) sollte Pethidin nicht zur postoperativen Analgesie eingesetzt werden.

■ **Piritramid** (Dipidolor®) ist ein reiner Agonist mit relativ langer Wirkungsdauer. Es gehört neben Buprenorphin zu den am häufigsten zur postoperativen Analgesie angewandten Opioiden, u. a. wegen der relativ geringen Beeinträchtigung von Kreislauf und Atmung. Piritramid liegt nur zur Injektion vor.

■ **Tramadol** (Tramal®) ist ein Agonist mit vergleichsweise kurzer Wirkungsdauer und geringer analgetischer Potenz. Es ist im Gegensatz zu den vorgenannten Opioiden nicht BTM-pflichtig. Seine Nebenwirkungen auf Kreislauf und Atmung sind gering. Die Anwendung von Tramadol in der

Tabelle 3.5 Mittlere intramuskuläre Einzeldosis und Wirkungsdauer der gebräuchlichsten Opioide sowie atemdepressive und kardiozirkulatorische Nebenwirkungen

	Mittlere analgetische Dosis	Mittlere Wirkungsdauer	Atemdepression	Kreislaufnebenwirkungen
Morphin	10 mg	4 h	++	+
Buprenorphin	0,3 mg	8 h	++	+
Pentazocin	30 mg	3 h	+	++
Pethidin	50 mg	2 h	++	+++
Piritramid	15 mg	6 h	+	+
Tramadol	50 mg	3 h		+
Nalbuphin	15 mg	3 h		+

+++ = stark ausgeprägt; ++ = ausgeprägt; + = gering ausgeprägt

Kinderanästhesie ist vergleichsweise gut dokumentiert (1,5–2 mg/kg KG). Relativ häufige Nebenwirkungen sind Übelkeit und Erbrechen.

■ **Nalbuphin** (Nubain®): Dieser Agonist-Antagonist soll dem idealen Opioid zur postoperativen Analgesie nahekommen. Seine analgetische Wirkung ist vergleichsweise gering, die Wirkung mittellang. Problematisch ist die stark sedierende Wirkung.

■ **Naloxon** (Narcanti®): Der Vollständigkeit halber soll auch der reine Antagonist genannt werden, der bei Überdosierung indiziert ist. Er muss in 0,1-mg-Schritten titriert verabreicht werden.

Psychopharmaka
Sie sind bei chronischen Schmerzzuständen häufig angezeigt. Zur Analgosedierung beatmeter Intensivpatienten haben sich vor allem Benzodiazepine (Midazolam, Flunitrazepam) in Kombination mit Opioiden bewährt.

Applikationsformen
Am häufigsten, aber von vergleichsweise geringer Effizienz ist die Gabe **„bei Bedarf"**. So behandelte Patienten sind häufig unterdosiert.

Dieses Problem wird durch die **„On-demand-Analgesie"** (ODA) umgangen, bei der sich der Patient über einen ODA-Computer das i.v.-Analgetikum bei Bedarf selbst abruft, wobei zur Sicherheit Dosisbegrenzungen programmiert werden. Der Gesamtverbrauch an Analgetika ist bei dieser Methode oft geringer als bei herkömmlicher Analgesie, da der Patient die Kontrolle über seinen Schmerz besitzt.

3.3.4 Regionale Analgesie

Von großer Bedeutung für die postoperative Schmerzbehandlung sind die **Interkostalblockaden** (s. Kap. 1.3), bei entsprechender Indikation die **Plexus-brachialis-Anästhesie** mittels Katheterapplikation (s. Kap. 1.3) und die Periduralanästhesie: Die **Katheter-Periduralanalgesie** (**KPDA**) (Technik s. Kap. 1.3.1) kann bereits prä- oder intraoperativ angewandt werden und ist für den Patienten wenig belastend. Je nach Operationsgebiet kommt die thorakale KPDA (Thorax-, Oberbaucheingriffe) oder die lumbale KPDA (Unterbauch, Nieren oder untere Extremitäten) zur Anwendung. Beide gewährleisten bei intermittierender oder kontinuierlicher Technik Schmerzfreiheit über mehrere Tage. Nicht selten ist die Analgesiedauer durch die Notwendigkeit der Steigerung von Dosis und Volumen (Tachyphylaxie der Lokalanästhetika) begrenzt. Die

Nebenwirkungen am kardiovaskulären System (z.B. Vasodilatation, Blutdruckabfall) erfordern eine sorgfältige Überwachung der Patienten. Bei den geringsten Zeichen der Entzündung an der Einstichstelle ist der Katheter zu entfernen und bakteriologisch zu untersuchen.

Perioperative KPDA: Sorgfältiger, steriler Umgang mit dem Katheter!

■■I Merken
- **Postoperativer Schmerz = gesteigerter Stress, Gefahr der Hypoventilation, Pneumonie und Thrombose, daher Aufklärung, adäquate Anästhesieverfahren, schonende Operationstechniken zur postoperativen Schmerzreduktion**
- **Postoperative Schmerztherapie: Kombination von Substanzen mit peripherem und zentralem Angriffspunkt sinnvoll. Keine unsinnigen Opioidkombinationen!**

3.4 Wundkontrolle

Der chirurgische Lokalbefund wird postoperativ routinemäßig täglich kontrolliert. Der frühpostoperativ meist übliche trockene Kompressenverband kann bei unauffälligen Wundverhältnissen bald durch reine Pflasterverbände ersetzt werden. Die tägliche Wundkontrolle muss neben Nachblutungen auffällige Schwellungen, Indurationen und Rötungen zeitgerecht erfassen und zu weiterer Diagnostik (z.B. Sonographie) oder einer partiellen Wunderöffnung führen. Alle auffälligen Befunde hinsichtlich der Wundheilung sind im Krankenblatt zu dokumentieren.

3.4.1 Wundinfekt

Infektion der Operationswunde.
Klinik: Rötung, Schwellung, Fluktuation, Druckschmerzhaftigkeit der Wunde.
Diagnostik: Sterile Sondierung, Wundabstrich, Entfernung einzelner Fäden, ggf. Sonographie.
Therapie: Breite Wunderöffnung durch Fadenentfernung, Spreizung, Spülung, offene Wundbehandlung (s. Kap. 1.4), nach Wundsäuberung Sekundärnaht.

Postoperatives Fieber: Erster Blick zur Wunde!

3.4.2 Platzbauch

Eine abdominelle Wundruptur (= Platzbauch) nach Laparotomie tritt in ca. 3 % der Fälle auf. Sie kann komplett (Haut, Subkutis, Faszien, Muskeln und Peritoneum betreffend) oder inkomplett (Peritoneum intakt), apparent (freiliegende Darmschlinge) oder inapparent (Hautnaht noch geschlossen) sein.

Klinik: Meist 5–8 Tage postoperativ beginnende, sanguinolente Wundsekretion, Darmparalyse und plötzlicher Vorfall der Darmschlingen vor die Bauchdecke. Häufig wird der Platzbauch anfangs durch die noch intakte Hautnaht kaschiert (inapparenter Platzbauch).

Therapie: Auf der Station: Nach sterilem Abdecken Untersuchung mit sterilen Handschuhen, dann Bedeckung mit feuchten, sterilen Bauchtüchern und Transport in den OP. Dort sofortige Operation mit Sekundärnaht der Bauchdecken (durchgreifende Einzelknopfnähte), bei Infektion der Bauchdecken Implantation eines resorbierbaren Kunststoffnetzes (Vicryl®) und offene Wundbehandlung (s. Kap. 1.4), Versorgung der hieraus resultierenden Bauchwandhernie nach frühestens 1 Jahr.

Prognose: Bei rechtzeitiger Behandlung gut, Letalität unter 20 %. Bei ⅓ der Patienten Hernienbildung. Ein septischer Platzbauch kann unter offener Wundbehandlung gleichfalls ausheilen. Dies gilt auch für den länger inapparenten Befund mit bereits verklebten Darmschlingen. Hier gehört die offene Wundbehandlung zum Standard septischer Chirurgie (s. Kap. 28.2).

> Septischer Platzbauch: Offene Wundbehandlung (= Laparostoma)!

Tabelle 3.6 Den Platzbauch begünstigende Faktoren

▪ Wundinfektion
▪ Ischämisierende Nähte
▪ Malnutrition
▪ Faktor-XIII-Mangel
▪ Adipositas
▪ Konsumierende Erkrankungen
▪ Aszites
▪ Hypalbuminämie
▪ Postoperativer Husten
▪ Zytostatika

Prophylaxe: Vermeidung eines Bauchdeckenverschlusses unter Spannung oder im infizierten Operationsgebiet. Keine mediane Laparotomie bei Risikopatienten (Tab. 3.6). Die früher zur Entlastung durchgeführten Stütznähte (Draht-Gummi-Plattennähte) sind aufgrund der Gefahr des abdominellen Kompartmentsyndroms und der Darmarrosion heute weitestgehend obsolet und der frühzeitigen Implantation von Kunststoffnetzen gewichen. Postoperativ Faktor-XIII-, Vitamin-, Eiweißsubstitution, elastischer Leibwickel, Unterdrücken von starkem Husten (Hustensaft, Atemgymnastik).

3.5 Drainagen und Katheter

3.5.1 Abdominaldrainagen

Bei intraabdominellen Drainagen handelt es sich heutzutage in erster Linie um Silikondrainagen (wegen der guten Biostabilität und Bioverträglichkeit). Je nach Platzierung dienen die Drainagen als Blutungs- oder Ziel-(Insuffizienz)-Drainagen. **Zieldrainagen** sollen u. a. die Heilung von Anastomosen überwachen helfen. Drainagen, die mit diesem Ziel platziert wurden, müssen also meist 5–8 Tage in situ verbleiben. **Blutungsdrainagen** können nach der Phase der Nachblutungsgefahr, also in der Regel nach 48 Stunden, entfernt werden.

3.5.2 Magensonde

Eine Doppellumensonde wird transnasal zur Entlastung von Flüssigkeit und Luft im Magen plaziert (s. a. Kap. 1.5.3). Häufige Indikationen sind intestinale Passagestörungen bis zum Ileus, Magenausgangsstenose mit Magendilatation, postoperative Atonie und Aspirationsprophylaxe bei bewusstseinsreduzierten Patienten. Die Sonde wird bis zum Eintreten regelrechter Motilität von Magen (< 200 ml Sekret pro die) und Dünndarm belassen.

3.5.3 Dünndarmsonden (Dennis-Sonde, Miller-Abbot-Sonde)

Meist dreilumige, 2,5 m lange Sonden, die als innere Schienung zur Prophylaxe eines postoperativen mechanischen Ileus oder bei akutem oder chronischem Ileus bzw. Subileus zur Entlastung des Dünndarms (Reduktion distensionsbedingter Mikrozirkulationsstörungen) dienen soll.

Voraussetzung für eine **endoskopische Platzierung** (Technik s. Kap. 1.5.3) ist eine residuale Peristaltik, die den aufgeblasenen Ballon (3. Lumen =

Sondenspitze, s. Kap. 1.5.3) weitertransportieren kann. Die Sonde muss wandern können, daher Fixierung mit Schlaufe an der Stirn!

Ist die Dünndarmsonde **operativ platziert** worden, liegt der Ballon meist im Colon ascendens. Um ein frühes Zurückrutschen des auf die Sonde aufgefädelten Darms zu vermeiden, wird der Ballon meist erst nach 24 Stunden entlüftet.

> Dennis-Sonde: Vergessenes Entblocken = iatrogener Obstruktionsileus!

Ableitung: mit Heber-Sog (= Unterdruck) entsprechend Wassersäule, besser jedoch durch intermittierende Saugpumpe mit 10–20 cm H_2O-Sog.

Liegezeit: 10–12 Tage als innere Schienung zur Adhäsionsprophylaxe.

> Dünndarmsonden entlasten nicht den Magen. Bei Magenatonie zusätzliche Magensonde!

3.5.4   Völker-Drainage

Intraluminäre Schienung meist zur Strikturprophylaxe bei biliodigestiven Anastomosen, die weiter distal durch die Bauchdecken ausgeleitet ist und wegen der peritonealen Deckung später ohne Probleme entfernt werden kann.

3.5.5   T-Drainage

Die T-förmige, im Gallengang platzierte **T-Drainage** dient zur passageren Ableitung der Gallesekretion nach Eingriffen an den Gallenwegen (Gallengangsrevision) bzw. bei biliärer Pankreatitis. Sie kann nach ca. 5 Tagen abgeklemmt (oder hochgehängt) und bei anschließend unauffälligem Laborstatus und subjektivem Wohlbefinden weitere 24 Stunden später entfernt werden. Um das Drainagematerial hat sich ein bindegewebiger Kanal gebildet, so dass aus der initialen Gallengangsleckage die Galle nur in den Drainagekanal, nicht in die Bauchhöhle austritt.

Andere Galle ableitende Systeme sind die endoskopisch nach Papillotomie platzierte **nasobiliäre Sonde** sowie die perkutan unter sonographischer Kontrolle in dilatierte intrahepatische Gallenwege eingebrachte perkutane transhepatische Drainage (PTC-D). Beide Ableitungssysteme sollten täglich mit physiologischer Kochsalzlösung angespült werden.

3.5.6   Thoraxdrainagen

Sowohl die **Monaldi-Drainage** (2. ICR Medioklavikularlinie) als auch die übliche **Bülau-Drainage** (5.–7. ICR vordere Axillarlinie) (s. Kap. 1.5.1, 4.7.1 und 21.6.1) sollten unter einem Wasserschloss für 4–5 Tage – ggf. mit Sog von 10–20 cm Wassersäule – belassen werden (regelmäßige Röntgenkontrolle!).

> Thoraxdrainagen:
> - atemvariables Spiel der Wassersäule zeigt korrekte Lage an
> - nie über Patientenniveau heben!
> - bei Fistelung nie abklemmen!
> - bei Transport Sicherheitsklemmen am Bett!

Ziehen der Drainage: Bei konsequent ausgedehnter Lunge wird die Drainage probatorisch für 24 Stunden abgeklemmt und nach der radiologischen Kontrolle der entfalteten Lunge die Drainage (vormittags!) gezogen, und zwar nachdem der Patient bei geschlossenem Mund und zugehaltener Nase ausgeatmet hat (Valsalvamanöver), da in maximaler Inspiration die Lunge zwar anliegt, aber durch den höheren Unterdruck Luft angesaugt werden kann. Sinnvoll ist es, die Wunde mit einem Salbenverband abzudichten. Mindestens 6 Stunden später ist eine erneute Röntgenkontrolle erforderlich.

3.5.7   Harnblasenkatheter

Ein Dauerkatheter (DK) kann sowohl transurethral als auch perkutan (suprapubisch) eingebracht werden; Indikationen und Technik s. Kap. 1.5.2.

Die **Verweildauer** eines **transurethralen Katheters** sollte **so kurz wie möglich** sein. Sein wöchentlicher (bei Silikonkathetern 14-tägiger) Wechsel stellt neben einem geschlossenen Ableitungssystem und den täglichen Hygienemaßnahmen (steriler Umgang, Blasenspülung mit antiseptischen Lösungen) den wirksamsten Schutz gegen aszendierende Infektionen dar. Prophylaktische Antibiotikagaben sind ebensowenig indiziert wie die lokale Anwendung antiseptisch wirkender Substanzen.

▮▮▮ Merken
- **Ziel (Insuffizienz)-drainagen: Entfernung nach Anastomosenheilung (5–8 Tage), Blutungsdrainage: Entfernung nach ca. 48 Stunden**
- **Drainagekatheter in Gallenwegen täglich anspülen**

- **Thoraxdrainagen: nur atemvariables Spiel der Wassersäule zeigt korrekte Lage an**
- **Alle Katheter, Drainagen, Sonden und Zugänge wegen Infektions- und Dislokationsgefahr nur so lange wie nötig!**

3.6 Stuhlregulation

Eine Magen-Darm-Atonie tritt mehr oder weniger ausgeprägt nach allen abdominalchirurgischen Eingriffen, nach Wirbelsäulenverletzung mit retroperitonealem Hämatom und bei langzeitimmobilisierten Patienten auf. Die Dauer der Atonie beträgt ca. 3–5 Tage (individuell unterschiedlich). Der Übergang zum paralytischen Ileus ist dabei fließend. Deshalb sollte frühzeitig prophylaktisch mit stuhlregulierenden Maßnahmen begonnen werden; dabei ist täglicher Stuhlgang anzustreben.

Laparotomie ohne Darmanastomose oder -naht: frühe enterale Stimulation durch Laxanzien (z. B. Importal®, Laxoberal®, Liquidepur®, Obstinol®) möglich, ggf. zusätzlich rektales Klysma oder Hebe-Senk-Einlauf am 2. postoperativen Tag, evtl. auch parenterale Stimulation (z. B. Panthenol und Metoclopramid [Paspertin®] je 6 Amp./die) oder Gastrografin® per os. Pyridostigmin (Mestinon®) kontinuierlich 6 Amp./die oder – als Bolus – 1–3 Ampullen alle 4 Stunden, Ceruletid (Takus®, regt die Darmperistaltik an) 1 Amp. = 40 µg via Perfusor über 3 Stunden (cave: Kontraindikationen).

Laparotomie mit hoher Darmanastomose (Ösophagus bis Ileum): primär rektale Klysmen oder Hebe-Senk-Einläufe, medikamentöse bzw. enterale Stimulation nicht vor dem 7. postoperativen Tag.

Laparotomie mit tiefer Anastomose (Dickdarm): Sphinkterdehnung ab 1. postoperativem Tag (sofern keine sphinkternahe Anastomose), primär enterale Stimulation per os oder via Magensonde ab 6. Tag, medikamentöse Stimulation ab 8. Tag.

> OP von Linkskolon und Rektum: Keine Klysmen oder Hebe-Senk-Einläufe!

Nach Operationen mit protektivem Deviationsstoma: primär enterale Stimulation ab 3. postoperativem Tag, medikamentös ab 5. Tag, regelmäßiges Anklistieren der Stomaschenkel (Tab. 3.7) ab 3.–5. Tag.

Retroperitoneales Hämatom oder hochdosierte Opiattherapie: enterale und parenterale Stimulation ab 1. postoperativem Tag!

Tabelle 3.7 Anklistieren eines Stomas

Digitales Vorbougieren des Stomas
Einführen eines blockbaren Katheters (z. B. Harnblasenkatheter 24 Ch)
Blocken mit 10 ml Kochsalz
Instillation der Klysmaflüssigkeit
10 min Abklemmen
Darminhalt ablaufen lassen

Z. n. gastrointestinaler Blutung: Ab 1. Tag Hebe-Senk-Einläufe (Spüleinläufe, um altes Blut zu entfernen), ggf. Laktulose.

Fortgeschrittener paralytischer Ileus: Dennis-Sonde endoskopisch bis ins proximale Jejunum platzieren, ggf. endoskopische Dekompression des gesamten Kolons.

> Postoperative Passagestörung und Ileus: Immer primär chirurgisch behebbare Ileusursache ausschließen!

3.7 Kostaufbau

Der orale Kostaufbau erfolgt in der Regel nach dem Abklingen der postoperativen Magen-Darm-Atonie und Anastomosenheilung stufenweise: schluckweises Trinken, freies Trinken, Quark (Joghurt, Zwieback, Haferschleim), leichte Kost (Tab. 3.8).

Tabelle 3.8 Zeitspanne bis zum Kostaufbau nach abdominalchirurgischen Eingriffen

Kleine Operationen ohne Darmanastomose: z. B. Appendizitis	nüchtern: ca. 12 h
Mittlere Operationen ohne Anastomose: z. B. konv. Cholezystektomie	nüchtern: ca. 24 h
Große Operationen ohne Darmanastomose: z. B. Bauchaortenaneurysma	nüchtern: ca. 24–48 h
Ösophagusresektionen	Trinken: nach 7 d
Magenresektionen	Trinken: nach 4 d
Dünndarmresektionen	Trinken: nach 4 d
Dickdarmresektionen	Trinken: nach 3 d

Kostaufbau: Schluckweises Trinken, freies Trinken, Quark/Joghurt/Zwieback, leichte Kost

Kein Kostaufbau ohne auskultierbare Peristaltik

3.8 Komplikationen

Die folgenden „postoperativen Komplikationen" und andere Komplikationen (z. B. Stressgallenblase, Psychose, Leberversagen) entstehen nicht immer unmittelbar nach der Operation, sondern oft erst im Verlauf von 2–14 Tagen. Je nach Ausmaß der Funktionsstörung einzelner Organe oder dem Zustand des Gesamtorganismus kann dann eine Intensivtherapie erforderlich werden.

3.8.1 Risikofaktoren für postoperative Komplikationen

s. **Tab. 3.9**. Alle prä-, intra- und postoperativen Maßnahmen der Überwachung und Behandlung dienen der Prophylaxe postoperativer Komplikationen!

Tabelle 3.9 Risikofaktoren für postoperative Komplikationen

Präoperative Risikofaktoren
Hohes Alter, Kachexie, Katabolie Herz-Kreislauf-Insuffizienz, koronare Herzkrankheit Arteriosklerose, Hypertonus Manifeste Infektionen Chronisch obstruktive Lungenerkrankung (COLD) Nikotin-, Alkoholabusus Diabetes mellitus, Adipositas Niereninsuffizienz
Intraoperative Risikofaktoren
Unzureichende Atem-Kreislauf-Überwachung (keine Blutgasanalysen bzw. blutige Druckmessung) Große Blutverluste Lange Operationszeiten Eröffnung mehrerer Körperhöhlen Unzureichende(r) Volumensubstitution bzw. Wasser-Elektrolytersatz Starke Blutdruckschwankungen
Postoperative Risikofaktoren
Unzureichende postoperative Überwachung Zu frühe Extubation (Hypoxämie, Hyperkapnie, Aspiration) Inadäquate Volumensubstitution (Volumenmangelschock bzw. Lungenödem) Hypoalimentation (Katabolie) Unzureichende krankengymnastische Mobilisierung bzw. Atemtherapie Elektrolytentgleisungen (Kalium: Herzrhythmusstörungen) Mangelhafte Krankenhaushygiene (postoperative Infektion)

> Die beste Prophylaxe postoperativer Komplikationen ist die korrekte Operationsplanung und -vorbereitung!

Hilfreich ist eine ausführliche **präoperative Indikationsbesprechung** mit Erörterung von:
- spezieller Anamnese (Voroperationen, Vorerkrankungen)
- Befunden der klinischen Untersuchung und der bildgebenden Verfahren
- präoperativer Diagnose
- vorgesehenem Operationsverfahren
- allgemeinen Risikofaktoren
- speziellen operationstaktischen Risikofaktoren (Rezidiveingriff, Voroperationen).

> Häufigste Ursache postoperativer Komplikationen: unerkannte transitorische Hypoxämie in der frühpostoperativen Phase

3.8.2 Pulmonale Komplikationen

Pleuraerguss
Bei Herzinsuffizienz bzw. Hypalbuminämie meist **beidseitige** Symptomatik.

Ein **einseitiger** Pleuraerguss tritt als sympathischer (= vikariierender) Erguss links oft nach Splenektomie, rechts nach Leberresektion oder Eingriffen an den Gallenwegen auf. Darüber hinaus ist jede abdominelle Infektion geeignet, einen reaktiven Pleuraerguss zu provozieren.
Klinik: Ausgeprägte Pleuraergüsse können Dyspnö verursachen und führen über Dystelektasen im Extremfall bis zur Kompressionsatelektase.
Diagnostik: Auskultation und Perkussion im Seitenvergleich (Dämpfung und abgeschwächtes Atemgeräusch über dem Erguss), Sonographie **(Abb. 3.3)**, ggf. Röntgen-Thorax.
Therapie: Bei Befunden über 200 ml pro Seite sonographiegesteuerte Pleurapunktion, chirurgische Ursache ausschließen (subphrenischer Abszess?), ggf. Albuminsubstitution bzw. Therapieerweiterung bei ursächlicher Herzinsuffizienz.

Pneumothorax
Im postoperativen Verlauf entsteht er meist infolge einer Pleurapunktion, der Anlage eines zentralen Venenkatheters oder des Barotraumas bei Langzeitbeatmung, selten spontan bei dysontogenetischen Bullae oder Emphysematikern.
Klinik: Je nach Ausprägung Luftnot, Tachykardie. Bei Parenchymfistel Übergang in Spannungspneu-

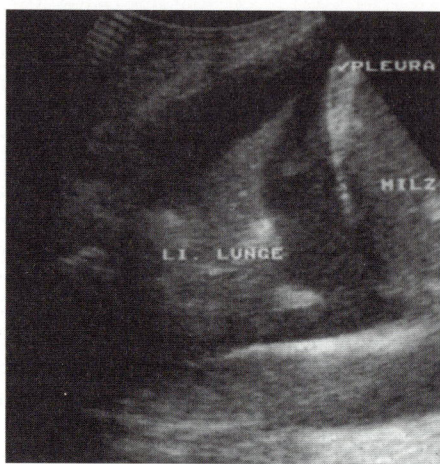

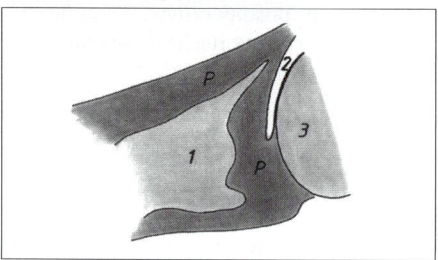

Abb. 3.3 Sonographischer Befund eines Pleuraergusses P mit flottierendem atelektatischem Lungenanteil I, Pleura 2, Milz 3

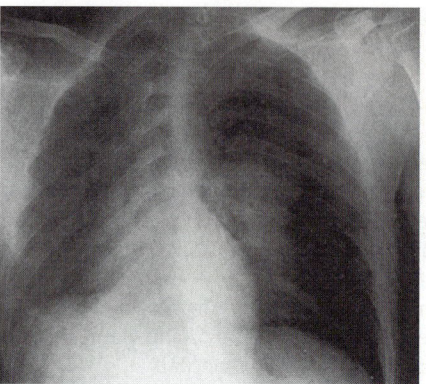

Abb. 3.4 Spannungspneumothorax links mit Verlagerung des Mediastinums nach rechts

wird perfundiert, aber nicht ventiliert, so dass ein erheblicher intrapulmonaler Rechts-Links-Shunt besteht.

Klinik: Eingeschränkte Atemexkursionen auf der betroffenen Seite.

Diagnostik: Inspektion (s. Klinik), Auskultation und Perkussion im Seitenvergleich (aufgehobenes Atemgeräusch und Dämpfung auf der betroffenen Seite), bei sonographischem und radiologischem Verdacht **(Abb. 3.5)** ggf. beweisende Bronchoskopie **(Abb. 3.6)** mit gleichzeitiger Therapiemöglichkeit durch Absaugen des Propfes.

Therapie: Lagerungstherapie mit Ausklopfen, Vibrationstherapie bei gleichzeitiger Gabe von Sekretolytika, engmaschige Sonographie oder Röntgenkontrolle. Bei ausbleibendem Effekt bronchoskopische Absaugung erforderlich. Anschließend intensive

mothorax (viel Luft im Pleuraspalt komprimiert kollabierte Lunge und Mediastinum; gestaute Halsvenen!) (s. Kap. 21.4.5).

Diagnostik: Auskultation und Perkussion im Seitenvergleich (hypersonorer Klopfschall, aufgehobenes Atemgeräusch bzw. „Wind in der Tonne" durch Atemgeräusch auf der Gegenseite), ggf. bei klinisch stabiler Situation Röntgen-Thorax **(Abb. 3.4)**.

Therapie: Thoraxdrainage nach Monaldi (2. ICR Medioklavikularlinie) oder Bülau-Drainage (5. ICR vordere Axillarlinie), Ableitung der Drainage mit Wasserschloss, ggf. Dauersog 10–20 cm H_2O und anschließende Röntgenkontrolle.

> Gestaute Halsvenen zeigen obere Einflussstauung an und lassen einen Spannungspneumothorax vermuten! Sofortige Pleurapunktion erforderlich!

Atelektase

Okklusion eines Segment- oder auch Hauptbronchus meist durch Schleimpropf, selten durch Blut oder Fremdkörper. Das betroffene Parenchymareal

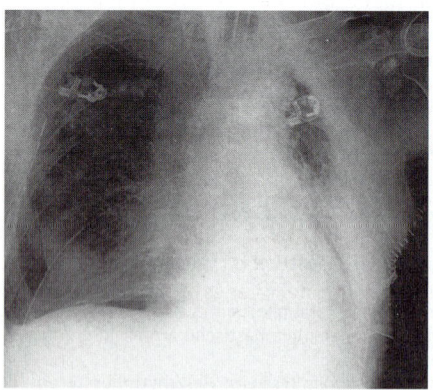

Abb. 3.5 Unter- und Mittellappenatelektase rechts. Richtungsweisend sind fehlende Abgrenzbarkeit von Zwerchfell und Herzschatten rechts.

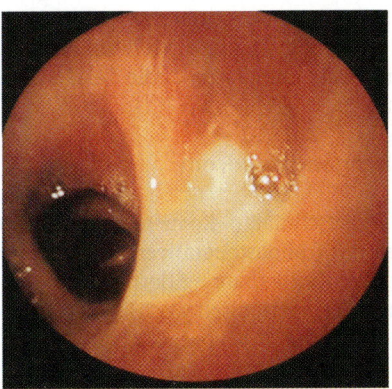

Abb. 3.6 Bronchoskopiebefund bei Mittellappenatelektase durch Schleimpfropf

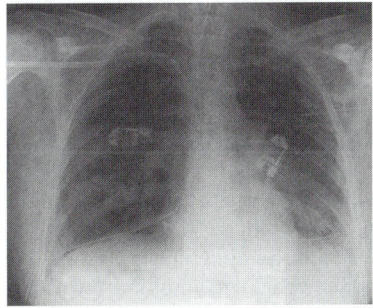

Abb. 3.7 Pneumonisches Infiltrat links basal und retrokardial mit Begleiterguss

mediko-mechanische und krankengymnastische Atemtherapie zur Rezidivprophylaxe obligat.

Pneumonie
Pulmonale Infektion, häufig durch Minderbelüftung bei postoperativer schmerzbedingter Hypoventilation (Atelektase und Sekretstau).
Klinik: Tachypnö, gerötete Wangen, Fieber, Luftnot, Auswurf.
Diagnostik: Auskultation und Perkussion, Röntgen-Thorax (**Abb. 3.7**). Ausschluss eines Pleuraergusses. Diagnostik bei atypischen Pneumonien schwierig.
Therapie: Verstärkung der Atemgymnastik unter suffizienter Analgesie. Physikalische Maßnahmen: passives Blähen der Lungen mittels Respirator oder Atemtrainer, Antibiotika: initial häufig „blind", Überprüfung nach Testung (allerdings lassen sich nur in 45–65 % der Fälle Erreger eindeutig isolieren), ggf. gezielte bronchoskopische Absaugung (auch in Lokalanästhesie möglich), Mobilisation.

Postoperatives Fieber: Ausreichende Atemgymnastik? Pneumonie?

Respiratorische Insuffizienz
Die respiratorische Insuffizienz (Störung der Atmung, Ursachen s. Kap. 4.3.2) lässt sich unterteilen in Partialinsuffizienz (= isolierter pO_2-Abfall) und Globalinsuffizienz (= pO_2-Abfall und pCO_2-Anstieg). Die respiratorische Insuffizienz wirkt sich durch die damit verbundene Hypoxämie auf alle Organe (auch auf die Lunge) aus und steht daher im Zentrum aller perioperativen diagnostischen und therapeutischen Bemühungen.
Klinik: Atemnot (mäßige Korrelation zum pO_2), Tachypnö, Angst, Unruhe, Verwirrtheit, Zyanose, kalter Schweiß, gestaute Halsvenen, pathologische Atemgeräusche. Typische Haltung: sitzend, Einsatz der Atemhilfsmuskulatur, oft oberflächliches „Hecheln". Postoperativ bei Narkoseüberhang maskierter Verlauf, daher postoperativ kontinuierliche transkutane Bestimmung der Sauerstoffsättigung!

Bei Gefahr der respiratorischen Insuffizienz lückenloses Monitoring! Bei postoperativer Unruhe, Verwirrtheit, Tachypnö BGA aus arterieller Blutprobe!

Diagnostik: Bei V. a. respiratorische Insuffizienz kein Zeitverlust durch Diagnostik, sondern sofortige O_2-Applikation bzw. Intubation (s. Kap. 4.3.2). Anschließend Auskultation, Perkussion, BGA aus arterieller Blutprobe, Röntgen-Thorax. Pathognomonisch für eine respiratorische Globalinsuffizienz ist ein pCO_2-Anstieg (Ursache: Verteilungsstörung, alveoläre Hypoventilation, Schocklunge) über 50 mmHg.
Therapie: Erhöhung der Sauerstoffkonzentration in der Inspirationsluft entweder durch Sauerstoffinsufflation oder mit Hilfe der Respiratorbehandlung. Während für leichtere, nur durch Diffusionsstörungen bedingte Gasaustauschstörungen die Insufflationsbehandlung in Kombination mit gezielter krankengymnastischer Therapie in der Regel ausreicht, ist die frühzeitige Respiratorbehandlung bei allen Gasaustauschstörungen, die trotz Sauerstoffinsufflation unzureichende Blutgaswerte aufweisen, die Methode der Wahl. Die arterielle Sauerstoffsättigung sollte nie unter 90 % bzw. der arterielle pO_2 nicht unter 60 mmHg abfallen. Zur Vermeidung einer allgemeinen Gewebshypoxie ist auch auf eine ausreichende Sauerstofftransportkapazität (Hb nicht unter 100 g/l [6,2 mmol/l], Hkt nicht unter

25 %) und eine suffiziente kardiale Pumpleistung zu achten.

Prophylaxe: Vorbeugende Maßnahmen sind
- präoperativ: Rauchverbot, Atemgymnastik, Lungenfunktionsprüfung
- postoperativ: Atemgymnastik, frühe Mobilisation, Bronchialtoilette.

3.8.3 Kardiale Komplikationen

Akutes Herz-Kreislauf-Versagen

Postoperativ auftretender plötzlicher Blutdruckabfall.

Klinik: Blässe, Zyanose, Zentralisation, kalte Extremitäten mit schwachem Kapillarpuls, Patienten oft somnolent, je nach Ursache Tachykardie, Dyspnö, Tachypnö, Lungenödem.

Diagnostik:
- Blutdruck- und Pulsmessung, Auskultation von Herz und Lunge (Stauung?)
- Labor: Herzenzyme: Troponin-T-Test, CK, CK-MB, LDH, GOT, GPT
- EKG
- Röntgen-Thorax, ggf. Pulmonalisangiographie (DSA).

Differenzialdiagnose: Lungenembolie, Herzinfarkt, orthostatischer Kollaps, Volumenmangel, Asthma cardiale, Spannungspneumothorax.

Therapie: Schocklage (cave: Herzinsuffizienz), Sauerstoff über Nasensonde, bei respiratorischer Insuffizienz Intubation, venöser Zugang, vorsichtige Volumensubstitution, frühzeitige intensivmedizinische Überwachung.

> **Akutes Herz-Kreislauf-Versagen:** Stabilisierung der Vitalfunktionen vor aufwendiger Diagnostik!

Dekompensierte Herzinsuffizienz

Folge eines akuten Pumpversagens (Herzinfarkt, Lungenembolie, Herzrhythmusstörungen) oder Dekompensation nach negativ inotrop wirkenden Medikamenten, nicht ausgeglichener Bilanzierung oder Hypoxie bei koronarer Herzkrankheit.

Klinik: Asthma cardiale, Dyspnö, Tachypnö, Lungenödem, Tachykardie, Hypotonie, Ödeme.

Diagnostik: Auskultation, Puls, EKG, Labor (Herzenzyme, Elektrolyte), Röntgen-Thorax, ZVD, BGA, evtl. Echokardiographie.

Therapie: Sauerstoff, Senkung des Preload (Glyceroltrinitrat = Nitrolingual®), Ausschwemmen (Furosemid = Lasix®), Oberkörper hochlagern, bei Tachyarrhythmia absoluta Beseitigung der Tachy-

kardie durch Kalium-Normalisierung bzw. mittels Digitalis oder Verapamil unter Monitorkontrolle. Bei therapierefraktärer Tachykardie elektrische Kardioversion.

3.8.4 Durchgangssyndrom

Hochgradig eingeschränkte Kooperationsfähigkeit des Patienten mit frühpostoperativer Selbstgefährdung durch unkontrollierbare Agitiertheit, mit Verwirrtheitszuständen periodisch wechselnder Intensität sowie variabler psychovegetativer Begleitsymptomatik.

Die richtige Einschätzung der durch das Durchgangssyndrom zusätzlich entstandenen Gefährdung ist wesentlich. Eingeschränkte Kooperativität bedeutet erhöhte pulmonale Gefährdung (Atemgymnastik weniger effektiv, Abhusten eingeschränkt); Agitiertheit und Schlafmangel können innerhalb von 2 Tagen zur relevanten physischen Erschöpfung (z. B. der Atemmechanik) führen.

Prädisponierende Faktoren: Alkoholabusus, Medikamentenabusus (v. a. Barbiturate, Benzodiazepine), Zerebralsklerose sowie Stress, Schlafentzug und Immobilisation.

Klinik: Akuter Beginn, undulierender Verlauf der Intensität aller oder einzelner Symptome (typisches „Auf und Ab"), meist Verschlechterung zur Nacht mit eingeschränkter Kooperation, Verwirrtheitszustände mit periodisch wechselnder Intensität, Desorientiertheit (Ort, Zeit, Personen) bis zur Bewusstseinstrübung, Wahrnehmungsstörungen, meist aggressiver Verfolgungswahn, unkontrollierbare Agitiertheit, gewaltsames Entfernen von Kathetern, Drainagen und Sonden, panische Fluchtversuche sowie Allgemeinsymptome: Schwitzen, Tachykardie, Hypertonus, Tremor und Schlafunfähigkeit bis zur totalen Erschöpfung.

Diagnostik und Differenzialdiagnose: Hypoxie, Hypoglykämie und septische Enzephalopathie (mögliche chirurgische Ursache: Anastomoseninsuffizienz) verursachen ebenfalls Unruhe, Agitiertheit und Verwirrtheit. Daher gilt:

> **Vor Diagnose eines Durchgangssyndroms obligat:**
> - BGA zum Hypoxieausschluss
> - BZ-Stix zum Hypoglykämieausschluss
> - Ausschluss einer chirurgischen Ursache

Therapie und Prophylaxe: In der Therapie und Prophylaxe des agitierten Durchgangssyndroms hat sich der zentrale α_2-Rezeptor-Agonist Clonidin (Catapresan®) bewährt. Er wird kontinuierlich appliziert (0,3–1,8 mg/die = 2–12 Ampullen, je nach Schweregrad des Durchgangssyndroms). Initiale EKG- und Blutdruckkontrolle (Monitorüberwachung), da durch Abnahme des Sympathikotonus neben überschießender Sedierung Bradykardie und Hypotonie auftreten können. Bei rückläufiger Symptomatik Clonidin ausschleichend reduzieren, da bei abruptem Absetzen Reboundphänomene wahrscheinlich sind!

3.8.5 Thrombose und Embolie

Phlebothrombose

Venenentzündung (Phlebitis) mit begleitender oberflächlicher oder tiefer Thrombose. Am Arm häufig bei Venenkathetern.

Klinik: Schmerzhaftigkeit im Bereich der oberflächlichen (Wade, Adduktorenkanal, Hals, Arm etc.) oder der tiefen Venen. Rötung, Schwellung, indurierte Venenzeichnung, bei tiefen Thrombosen Abflussbehinderung.

Diagnostik: Duplexsonographie, Phlebographie.

Therapie: Therapeutische Heparinisierung, bei fehlender Kontraindikation ggf. Lysetherapie (u. U. ab dem 5. postoperativen Tag auch systemische Fibrinolyse), Antiphlogistika, Antipyretika, elastische Beinwickel, Immobilisierung. Ggf. sofortiger Wechsel des Venenkatheters.

Lungenembolie

In der Regel Folge einer tiefen Bein- oder Beckenvenenthrombose, die ohne Heparinprophylaxe immerhin bei 10–50 % der chirurgischen Patienten ohne wesentliche klinische Symptome entstehen kann und etwa bei jedem 5. zu einer klinisch erkennbaren Lungenembolie führt.

Klinik: Je nach Ausmaß des Pulmonalarterienverschlusses (Restlumen!) Dyspnö, Tachykardie, atemabhängige Schmerzen, Blutdruckabfall bis hin zum letalen kardiorespiratorischen Versagen.

Diagnostik: Auskultation (abgeschwächtes Atemgeräusch?), Inspektion (Thrombosezeichen?), EKG, Labor (CK, LDH), ZVD-Anstieg, Echokardiographie, BGA, Röntgen-Thorax, i. v.-DSA der Pulmonalarterien, Ventilations-Perfusionsszintigraphie.

Therapie: Sauerstoff über Nasensonde, therapeutische Heparinisierung (PTT = 2–3faches der Norm), Immobilisierung, Kreislaufüberwachung (möglichst mit Monitor, Intensivstation), bei rezidivierenden Embolien Cava-Schirm, bei fulminantem Verlauf Fibrinolyse bzw. als Ultima Ratio operative Thrombektomie (Trendelenburg-Operation mit Hilfe der Herz-Lungen-Maschine), interventionell radiologische Fragmentation und Entfernung des Embolus.

3.8.6 Stressulkus

Akute Läsionen des oberen Magen-Darm-Traktes in der postoperativen oder posttraumatischen Phase (s. a. Kap. 25). Ursache ist eine abgelaufene Schockphase, die oft Tage zurückliegen kann.

Prädisponierende Faktoren: große Eingriffe, Polytrauma, Transplantation, Verbrennungen, respiratorische, renale oder kardiale Insuffizienz, Schockzustände aller Art, septische Komplikationen (Fieber, Abszess, Wundinfekt), Hypalbuminämie, ZNS-Trauma, ZNS-Tumor.

Klinik: Hämatinisierter Mageninhalt, Kaffeesatz-Erbrechen, Hämatemesis, Melaena oder akutes Abdomen mit freier Luft unter dem Zwerchfell 2–14 Tage postoperativ oder posttraumatisch. Die Symptomatik kann von der leichten erosiven Gastritis bis zur lebensbedrohlichen schweren Blutung reichen (s. Kap. 32). Ulkusperforationen (s. Kap. 25.7.3) sind in 20 % der Fälle zu erwarten.

Diagnostik: Magensaftaspiration (Hämatin? Blut? Galle?), rektale Untersuchung (Teerstuhl?), Blutbildkontrollen, Blutdruck, Puls, ZVD, bei Verdacht Endoskopie (bei lang liegender Magensonde finden sich auch Ösophaguserosionen). Zum Nachweis einer Perforation Röntgen-Abdomenübersicht (freie Luft?) oder Darstellung des Magen-Darm-Traktes mit wasserlöslichem Kontrastmittel (Gastrografin®).

Therapie: Spülung des Magens mit Leitungswasser (14 °C), Versuch der endoskopischen Blutstillung, Fortsetzen der Stressulkusprophylaxe (s. u.). In ca. 60 % der Fälle ist die konservative Blutstillung erfolgreich. Bei Erfolglosigkeit chirurgisches Vorgehen entsprechend den Regeln der Ulkuschirurgie (s. Kap. 25).

Prophylaxe:
- Vermeidung von Flachlagerung (Reflux!)
- frühe orale Ernährung (= Säure- und Refluxpuffer), frühe Darmstimulation (Vermeidung von Reflux)
- adäquate Schocktherapie (Vermeidung der Schleimhautischämie)
- rechtzeitige Behandlung septischer Komplikationen
- Magensonde (Magenentlastung, Blutungskontrolle)
- bei Aspirationsgefahr tracheale Intubation mit sicher geblocktem Cuff. Beim beatmeten Patienten ausreichende Analgesierung und Sedierung.

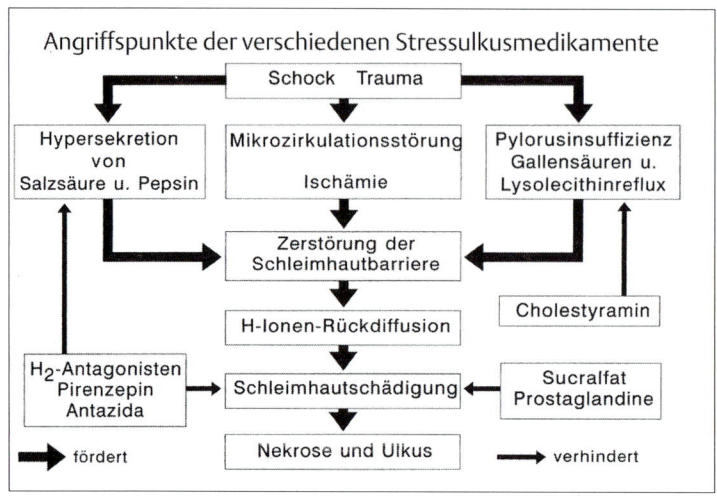

Abb. 3.8 Angriffspunkte der zur Stressulkusprophylaxe eingesetzten Medikamente

■ bei Risikopatienten (s. prädisponierende Faktoren) pharmakologische Prophylaxe (Abb. 3.8): Omeprazol 40 mg/die bzw. Ranitidin 4–6 × 50 mg/24 h oder 1 × 300 mg p. o.). Zielgröße ist die dauerhafte Anhebung des Magen-pH auf 3,5 (Kontrolle mit pH-Papier). Eine Anhebung über diesen Wert birgt die Gefahr der bakteriellen Besiedlung mit endogener Kontamination (z. B. Aspirationspneumonie).

> Sepsis, Schock oder Organinsuffizienz: Stressulkusprophylaxe!

Prognose: Die Letalität der konservativ nicht beeinflussbaren operationspflichtigen Stressblutung liegt über 50 %.

3.8.7 Dekubitus

Hautnekrose im Bereich von Auflagestellen. Gefährdet sind bettlägerige, kachektische und herzinsuffiziente sowie bewegungsarme oder gelähmte Patienten. Dekubitalgeschwüre sind vor allem Ausdruck unzureichender pflegerischer Zuwendung.
Prädilektionsstellen: Os sacrum, Trochanteren, Schulterblätter, Fersen, Knöchel.
Klinik: Flächenhafte, anfangs oberflächliche, später tiefe, schlecht heilende Ulzerationen (s. Abb. 10.38) mit geringer Granulationstendenz.
Therapie: Druckentlastung (Polsterung, Umlagern), Nekrosenabtragung, trockene Verbände (Mercuchrom®), granulationsfördernde Substanzen (Debrisorb®, Actihaemyl®), Umschneidung oder plastische Deckung durch Schwenklappen.

Wichtiger als die Therapie ist die rechtzeitige Prophylaxe.
Prophylaxe: Häufiger regelmäßiger Lagewechsel, Vermeidung von Falten und Krümeln im Bettlaken, Abreibung mit Alkohol zur Durchblutungsförderung, Unterpolsterung gefährdeter Bezirke (Fersenkappe, Bettfell etc.). Bei Langliegern: Wasserbett, pneumatische Matratze oder auflagefreies Clinitron®-Bett (Abb. 3.9). Vermeidung mazerierender Nässe durch Dauerkatheter und sorgfältige Hygiene bei der Defäkation.

> Dekubitus: Die beste Therapie ist eine rechtzeitige Prophylaxe!

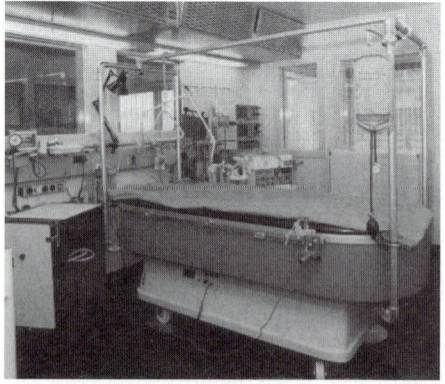

Abb. 3.9 Luftkissen-Bett (Clinitron®) zur Dekubitusprophylaxe

3.8.8 Fieber

Eine postoperative Temperaturerhöhung gehört zum Postaggressionsstoffwechsel. Die Normalisierung tritt am 2.–3. Tag – beim Kleinkind gelegentlich später – ein. Temperaturerhöhungen über diesen Zeitpunkt hinaus und primär stark erhöhte Temperaturen ($> 38,5\,°C$) besitzen insbesondere bei begleitender Leukozytose Krankheitswert.

> Fieber verbraucht Energie: Eine Temperaturerhöhung um $1\,°C$ erhöht den Sauerstoffverbrauch um 12–13 %

Postoperatives Fieber bedarf der umgehenden ursächlichen Abklärung. Auszuschließende Ursachen sind:
- Wundinfekt (klinische Kontrolle, ggf. Sonographie)
- Harnwegsinfekt (Urin-Stix)
- chirurgische Komplikation (Klinik, Sonographie, ggf. radiologische Anastomosendarstellung)
- Pneumonie (Auskultation, Röntgen)
- Kathetersepsis.

> Postoperatives Fieber: 5-P-Fragen:
> - Puls?
> - Pneumonie?
> - Pyelonephritis?
> - Phlebothrombose?
> - Peritonitis?

Wundinfekt
s. Kap. 3.4.1.

> Postoperatives Fieber: Erster Blick zur Wunde!

Harnwegsinfekt
Infektion der Harnwege, häufig durch Blasenkatheter.
Klinik: Dysurie, Pollakisurie, trüber Urin, schmerzhafte Nierenlager.
Diagnostik: Sediment, Urinkultur, ggf. Sonographie (Harnstau?) oder i. v.-Urographie.
Therapie: Vermehrte Flüssigkeitszufuhr, Antibiotika nach Testung, Prophylaxe durch frühes Entfernen des Katheters.

> Postoperatives Fieber: Harnwegsinfekt?

Kathetersepsis
Meist bei Cava-Kathetern (in bis zu 7 % der Fälle, mit der Liegedauer korrelierend), aber auch bei peripheren Venenverweilkanülen möglich (Thrombophlebitis; nach Tagen bis Wochen).
Klinik: Plötzlicher Temperaturanstieg ohne richtungsweisende klinische Befunde, infizierte Eintrittsstelle (nicht obligat), häufig Leukozytose.
Diagnostik und Therapie: Diagnostik ist hier gleich Therapie: Sofortige Katheterentfernung, mikrobiologische Untersuchung der Katheterspitze. Ein neuer Cava-Katheter darf erst nach einem Intervall von 24 Stunden gelegt werden, zwischenzeitlich periphere Venenverweilkanüle.

Pneumonie
s. Kap. 3.8.2.

> Postoperatives Fieber:
> Ausreichende Atemgymnastik? Pneumonie?

Sepsis
Krankheitserscheinungen aufgrund der hämatogenen Aussaat von Bakterien von einem Infektionsherd aus.
Klinik: Septische Temperaturzacken ohne Hinweis auf sonstige Fieberquelle.
Diagnostik: Mehrfache Blutkulturen (aerob und anaerob), Echokardiographie (Endokarditis?).
Therapie: Antibiotika, möglichst nach Testung. Entfernung oder Wechsel von Kathetern, Ausschluss der o. a. Ursachen.

Andere Fieberursachen
Endokrine Störungen (Hyperthyreose), Tumorzerfall, Hypohidrose (Durstfieber) sowie Virusinfekte. Selten ist die lebensbedrohliche maligne Hyperthermie mit Temperatur $> 42\,°C$ als spezifische Reaktionsform des Organismus auf bestimmte Anästhetika.
Allgemeine Therapie: Antipyretika (Pyrazolderivate, Acetylsalicylsäure), Wadenwickel (ab 38 °C), ausreichende Flüssigkeitszufuhr, Antibiotika nur nach gesicherter Diagnose und möglichst nach Austestung.

> Antibiotika sind keine Antipyretika!

3.8.9 Nachblutung

Postoperative Einblutung ins Wundgebiet durch nicht chirurgisch versorgte Gefäße, abgerutschte Ligaturen oder Gerinnungsdefekte. Besondere Beachtung erfordert eine Nachblutung am Hals (z. B. nach Schilddrüsenoperation), da bereits geringe Hämatome zu einem lebensbedrohlichen Stridor führen können.

> Nachblutung = chirurgische, d. h. operationspflichtige Ursache bis zum Beweis des Gegenteils

Klinik: Pulsanstieg, Blutdruckabfall, anhaltender Blutverlust über Drainagen, an Extremität oder Hals Umfangszunahme, bei Laparotomie Zunahme der Flankendämpfung und des Bauchumfanges als Spätzeichen.

> Cave: „Trockene Drainagen" schließen Nachblutung nicht aus

Diagnostik: Sonographie, Blutbild (initial ist ein Hb-Abfall nicht obligat, dieser tritt erst nach einigen Stunden auf!), Gerinnungsstatus zum Ausschluss systemischer Ursachen (Gerinnungsdefekte), ZVD.
Therapie: Bei Ausschluss systemischer Blutungsursachen Indikation zur Reintervention je nach Blutungsausmaß, Grunderkrankung und Operationstyp. Septische Erkrankungen, parenchymatöse Organwunden (Leber, Pankreas) und retroperitoneale Verletzungen neigen eher zur Nachblutung als Elektiveingriffe. Wegen der oft diffusen Blutungsursache ohne definierte Blutungsquelle sollte bei retroperitonealen Verletzungen die Indikation zur Reintervention zögernder gestellt werden. Generell gilt aber eine großzügige Indikation zur Reintervention mit dem Ziel der Blutstillung und Hämatomausräumung zum frühestmöglichen Zeitpunkt (Infektionsgefahr).

3.8.10   Intestinale Passagestörung

Magenatonie
Postoperativer Lähmungszustand des Magens. Ursachen sind regionale oder allgemeine Peritonitis, Kaliummangel, Abszesse und Hämatome. Eine Magenatonie zeigt sich auch nach Vagotomie oder infolge einer Magenüberdehnung bei Anastomosenenge.
Klinik: Übelkeit, Singultus, Aufstoßen, Völlegefühl, gastroösophagealer Reflux, Erbrechen, Aspirationsgefahr.
Therapie: Magensonde, Metoclopramid i. v., Peristaltika, Nahrungskarenz, Abführmaßnahmen. Bei Persistenz Ausschluss einer intraabdominellen Ursache (Abszess, Peritonitis, Hämatom, Platzbauch

etc.), Röntgendarstellung der Magen-Darm-Passage mit wasserlöslichem Kontrastmittel.

> Postoperative Magenatonie: Magensonde!

Singultus
Der postoperative „Schluckauf" basiert auf einer unwillkürlichen krampfartigen Zusammenziehung des Zwerchfells aufgrund lokaler oder zentraler Irritation der Nn. phrenici.
Klinik: Oft salvenartiger Singultus, der gelegentlich über Tage anhalten und den Patienten schwer belasten kann.
Diagnostik: Ausschluss eines subphrenischen Abszesses, eines Ileus mit Magenatonie oder einer generalisierten Peritonitis als Singultusursache.
Therapie: Magensonde, Valsalvamanöver und Luftanhalten, Spülung des Magens mit Eiswasser oder lauwarmer Bikarbonatlösung, Triflupromazin (Psyquil®) 10 mg i. v., Chlorpromazin (Megaphen®) 50 mg i. v., in hartnäckigen Fällen auf der betroffenen Seite Phrenikusblockade im Halsbereich (unter dem M. sternocleidomastoideus) durch Lokalanästhetika.

Darmatonie und Ogilvie-Syndrom

Darmatonie
Diese häufigste postoperative Störung geht aus der physiologischen postoperativen Darmatonie hervor. Sie ist erst ab dem 4.–5. postoperativen Tag behandlungsbedürftig. Der Übergang in einen paralytischen Ileus ist fließend.
Ursachen:
- reflektorisch durch Manipulation am parietalen und viszeralen Peritoneum, wobei die Mesenterialwurzel besonders empfindlich ist
- Hämatome oder Abszesse im Retroperitoneum
- Sympathikomimetika (!) oder Narkotika
- Toxine der Darmbakterien, die nach mangelhafter Vorbereitung des Darms in größerem Ausmaß in der postoperativen Phase freigesetzt werden
- Hypoxämie (auch wenn sie nur kurz andauert!). Eine Hypoxämie schränkt die reparativen Vorgänge nach Darmoperationen ein.

Kommt es im Rahmen einer längeren Darmparalyse zur Durchwanderungsperitonitis und damit zur Intoxikation des Bauchraums, entsteht ein Circulus vitiosus.
Klinik: Meteoristisch aufgetriebenes Abdomen, auskultatorisch spärliche, klingende Peristaltik, Übelkeit, Erbrechen, Elektrolytentgleisung. Die negative

Auswirkung des paralytischen Ileus auf den Gesamtorganismus kann gar nicht überschätzt werden. Im Vordergrund stehen die toxischen Schäden an Leber, Nieren, Lungen und Gehirn. Außerdem kommt es zum Wasser- und Elektrolytverlust (Flüssigkeitsdefizit bis zu 6 l!) in das Darmlumen bis hin zum hypovolämischen Schock.

Diagnostik: Das Wichtigste bei der protrahierten postoperativen Darmatonie ist der Ausschluss einer intraabdominellen Ursache (Peritonitis) durch

- Auskultation, Perkussion und Palpation
- rektal digitale Untersuchung zum Ausschluss eines stenosierenden Tumors und von Skybala (Kotballen)
- Sonographie (intraabdomineller Verhalt? Peristaltik?) **(s. Abb. 13.8)**
- Röntgen: Abdomenübersicht im Stehen oder in Linksseitenlage (Spiegel?), ggf. Magen-Darm-Passage mit wasserlöslichem Kontrastmittel zum Ausschluss von mechanischem Ileus, Anastomoseninsuffizienz **(s. Abb. 29.8)**, Anastomosenstenose.

Therapie: Je nach Distension der Darmschlingen (Sonographie) empfiehlt sich ein abgestuftes Vorgehen:

- Magensonde zur Magenentlastung

> **Voller Magen = Peristaltik-Bremse!**

- digitale rektale Untersuchung (Kotballen?)
- Versuch der Darmstimulation mit feuchter Wärme, systemischen Peristaltika (Neostigmin [Prostigmin®], Metoclopramid [Paspertin®], Panthenol i. v., Periduralkatheter).
- Darmstimulation transanal (Einläufe mit Wasser, Glyzerin, Seifen) oder oral (Bitterwasser, Gastrografin®, X-Prep®) (cave: Anastomosen!)
- Beim Versagen aller dieser Maßnahmen ist die rechtzeitige, ggf. endoskopische Platzierung von Dünndarmsonden (Miller-Abbot, Dennis) zur Entlastung des Darmes geboten.
- Nur in Ausnahmefällen ergibt sich aus der postoperativen Darmparalyse die Indikation zur Operation.

> **Postoperative Darmatonie:**
> - Magensonde
> - digitale rektale Untersuchung
> - Einlauf
> - Peristaltika

Prophylaxe: Ausreichende präoperative Entlastung durch Nahrungskarenz, abführende Maßnahmen oder orthograde Darmspülung. Frühe postoperative Mobilisation. Der beste Stimulus der postoperativen Darmtätigkeit ist die frühzeitige orale Nahrungsaufnahme.

Ogilvie-Syndrom

Unter Katecholamingabe und protrahierter Beatmungstherapie kann sich bei Intensivpatienten das Ogilvie-Syndrom entwickeln: eine mechanisch kaum behandelbare Entleerungsstörung des Kolons mit megakolischer Überdehnung. Sie dürfte auf eine toxische Lähmung nervaler Darmwandstrukturen zurückzuführen sein (Anaerobierintoxikation?) und ist nur durch regelmäßige koloskopische Absaugung oder Anlage einer Zökostomie therapierbar.

3.8.11 Intraabdomineller Abszess und Peritonitis

Intraabdomineller Abszess

Postoperative Eiteransammlung oder postoperatives infiziertes Hämatom im Bauchraum (subphrenisch [links häufiger als rechts], subhepatisch, Douglas-, Schlingenabszess).

Klinik: Darmparalyse, Zwerchfellhochstand, Schulterschmerz, sympathischer Pleuraerguss, regionale Peritonitis, Leukozytose.

Diagnostik: Rektale Untersuchung (fluktuierende schmerzhafte Resistenz bei Douglas-Abszess), Sonographie **(Abb. 3.10)**, CT.

Therapie: Laparotomie, Drainage (ggf. perkutanes Legen eines Sonnenberg-Katheters, bevorzugt unter sonographischer oder CT-Kontrolle). Bei nicht punktionsfähigem, z. B. gekammertem Abszess oder zusätzlichen Komplikationen (z. B. Nahtinsuffizienz) Laparotomie. Bei subphrenischem Abszess chirurgische Drainage, ggf. von einem dorsolumbalen Zugang im Bett der 12. Rippe aus ohne breite Eröffnung des Bauchraums. Bei Douglas-Abszess transrektale Punktion und Drainage (s. Kap. 29) bzw. Relaparotomie. Antibiotika nach chirurgischer Sanierung und Austestung.

> **Postoperatives Fieber nach Appendektomie:**
> **Douglas-Abszess (rektale Untersuchung!)**

Peritonitis

Bauchfellentzündung, z. B. bei Pankreatitis, früher Anastomoseninsuffizienz, Galleaustritt, Darmperforation.

Klinik: Gespannte Bauchdecken, Darmparalyse, positive Flüssigkeitsbilanz, respiratorische Insuffizienz, Nierenversagen, Bewusstseinstrübung, Unruhe, akutes Abdomen.

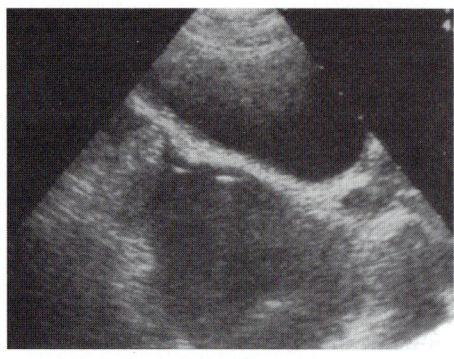

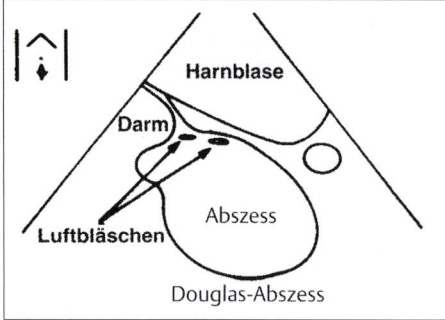

Abb. 3.10 Sonomorphologie eines Douglas-Abszesses mit echogenen Lufteinschlüssen

Diagnostik: Sonographie (freie Flüssigkeit?), CT, Darstellung der Anastomose mit wasserlöslichem Kontrastmittel, explorative Laparotomie.
Therapie: Laparotomie, Spülung, Beseitigung der Peritonitisursache (ggf. Übernähung von Nahtbrüchen, Stomaanlage etc.), Drainage, Spülbehandlung (4-Quadranten-Spülung) oder offene Behandlung (Implantation eines Netzes zum Bauchdeckenverschluss), innere Schienung des Darmes (s. Kap. 29).

▰▰▰ Merken

- Dekubitus: Prophylaxe ist besser als jede Therapie.
- 80 % der Todesfälle in der spät-postoperativen Phase sind durch bakterielle Infektion bedingt. Daher bei postoperativem Fieber erster Blick zur Wunde! Dann Pneumonie, Harnwegsinfekt, Phlebothrombose, Peritonitis, Kathetersepsis ausschließen.
- Erste Maßnahme bei Kathetersepsis: Katheter entfernen
- Postoperative Unruhe, Verwirrtheit, Tachypnö: respiratorische Insuffizienz, Sepsis, Hypoglykämie, chirurgische Ursache?

- Postoperative Nachblutung: großzügige Indikationsstellung zur Reintervention
- Singultus: Ileus, subphrenischer Abszess, Peritonitis?
- Postoperative Passagestörung und Ileus: chirurgische Ursache ausschließen
- Gefahren der postoperativen Darmatonie: paralytischer Ileus → Durchwanderungsperitonitis

3.9 Chirurgische Intensivmedizin

3.9.1 Überwachung

Mit zunehmender Komplexität der Operation und steigender Zahl der Risikofaktoren gewinnt die postoperative Intensivüberwachung eine immer größere Bedeutung, da bereits kleine Komplikationen zur Dekompensation führen können. Neben der **ständigen klinischen Überwachung** umfasst das **apparative Monitoring**:
1. permanente zentrale EKG-Überwachung mit Kontrolle der Herzfrequenz (cave: Alarmgrenzen)
2. Blutdruck (kontinuierlich bis stündlich)
3. kontinuierliche perkutane Bestimmung der Sauerstoffsättigung
4. Diurese (stündlich), Urinosmolarität (einmal täglich)
5. Drainagemenge (stündlich)
6. Temperatur (kontinuierlich bis 2-stündlich)
7. BGA (beim beatmeten Patienten zusätzlich kontinuierliche exspiratorische CO_2-Messung, ansonsten BGA bei Bedarf)
8. Bilanz (6- bis 24-stündlich)
9. Elektrolyte (bis zweimal täglich bzw. Kontrolle nach Therapie)
10. Blutbild, Gerinnung, Harnstoff, Kreatinin und weitere Laboruntersuchungen (täglich, häufiger bei entsprechender klinischer Situation)
11. bei Bedarf apparative Untersuchungen (Röntgen-Thorax, Abdomensonographie, Bronchoskopie).
Wichtig ist die gründliche **Dokumentation der Befunde**, auch der klinischen, um bei den langwierigen, komplizierten Verläufen keine Informationslücken entstehen zu lassen (Informationsübergabe!).
Da die Datenflut bei zunehmender apparativer Ausstattung operativer Intensivstationen die ganze Aufmerksamkeit des Intensivmediziners zu absorbieren droht, muss er die Daten auf ihre klinische Plausibilität prüfen und seinen klinischen Blick kompetent einsetzen.

Keine gute Intensivmedizin ohne Zurückschlagen der Bettdecke

3.9.2 Invasives Monitoring

Hierunter subsumiert man eine komplexe Überwachung der Vitalsysteme (Indikationen s. **Tab. 3.10**) anhand überwiegend hämodynamischer Parameter:
- intraarterielle Blutdruckmessung
- ZVD-Messung über zentralen Venenkatheter
- Pulmonaliskatheter (Swan-Ganz-Katheter) mit der Möglichkeit zur Messung des ZVD, PAP, PCWP, des Herzzeitvolumens bzw. Cardiac index und der zentralvenösen Sättigung.

Relevante Überwachungsparameter:
- Blutdruck (für die regionale O_2-Verteilung erforderlicher Perfusionsdruck)
- Herzzeitvolumen = das pro Zeiteinheit für die Versorgung der parenchymatösen Organe verfügbare zirkulierende Volumen
- Gefäßwiderstand im großen Kreislauf (SVR [systemic vascular resistance], TPR)

Tabelle 3.10 Indikationen für ein invasives Monitoring

Patient mit kardialer oder pulmonaler Vorschädigung
Polytrauma
Schädel-Hirn-Trauma
Verbrennungen
Sepsis
Blutungsschock
Kardiogener Schock
Dekompensierter Ileus
Problematische Ösophagusresektion
Ausgedehnte Leberresektion
Lebertransplantation
Peritonitis
Pankreatitis
Präventive Therapiekonzepte
Katecholamin-Therapie
ARDS
Multiorganversagen
Unklare Akutzustände

- kardiale Pumpleistung (Kontraktilität, Inotropie)
- Volumenhaushalt und die Verteilung des Volumens in verschiedene Kompartimente
- Sauerstoffsättigung in der A. pulmonalis bzw. V. cava
- Sauerstoffsättigung in der V. hepatica als Hinweis auf Änderungen der Mikrozirkulation im Splanchnikusbereich
- Sauerstoff-Transportindex als Information, welche Menge an Sauerstoff insgesamt pro Zeiteinheit zur Verfügung steht
- Sauerstoffverbrauchsindex als indirekter Hinweis, dass das Herzzeitvolumen auch tatsächlich die Zielorgane erreicht hat und die Sauerstoffausschöpfung erfolgt ist.

Das entsprechende Monitoring wird mit Hilfe des Swan-Ganz-Katheters und durch das PICCO®-System ermöglicht (s. intensivmedizinische Spezialliteratur).

3.9.3 Beatmung

Die maschinelle Ventilation beeinträchtigt die Lebensqualität des Patienten stark, denn sie ist eine unphysiologische Atemform mit hämodynamischen Auswirkungen. Daher weist sie eine Eigenmorbidität auf. In der Regel erfordert sie eine **konsequente Sedierung** und **Analgesie**.

Wichtig ist die **wiederholte auskultatorische Lagekontrolle des Tubus**, da es durch Lagerungsmanöver zu Veränderungen der Tubusposition mit nachfolgenden Ventilationsstörungen kommen kann.

Indikationen
- Z. n. lang dauernder Operation mit Auskühlung: Um eine Hypoventilation zu vermeiden, wird der Patient weiter beatmet, bis sich die Körpertemperatur normalisiert, er wach und ansprechbar ist, die BGA eine ausreichende Oxygenierung anzeigt und er tief und kräftig genug atmen kann.
- protrahierte respiratorische Insuffizienz
- Erschöpfung: ein oft unterbewerteter Grund für eine längerfristige Beatmung.

Bislang gibt es keine überzeugenden pharmakologischen Therapiemöglichkeiten. Analeptika können den Patienten allenfalls kurzfristig stabilisieren. Bei ausgeprägter Erschöpfung bleibt letztlich nur die Erholung unter kontrollierter Beatmung.

Die maschinelle Ventilation stellt nur in seltenen Fällen eine kausale Therapie dar, meist hilft sie, die Oxygenierung sicherzustellen, bis eine andersartige kausale Therapie greift.

Beatmungsparameter

- Aus **Atemminutenvolumen** (AMV [l/min], orientiert sich am pCO_2) und **Atemfrequenz** (AF [1/min]) ergibt sich das **Atemzugvolumen** (AZV [ml]). Es sollte ca. 6–8 ml/kg KG betragen, d. h. 450–800 ml.
  - **Hyperventilation:** Sinkt der pCO_2 unter 30 mmHg, wird das AMV durch Veränderung der AF und/oder des AZV reduziert, bis der Patient normoventiliert ist.
  - **Hypoventilation:** Bei pCO_2-Werten > 50 mmHg wird die Beatmung ebenfalls angepasst, bis pCO_2-Werte im Normbereich gemessen werden.
- Der **PEEP** (positive endexpiratory pressure) ist der Beatmungsdruck, der bei reiner maschineller Beatmung nicht unterschritten wird, d. h. jede Beatmung erfolgt über diesem Basisdruck. Ein PEEP führt zur deutlichen Erhöhung des funktionellen Residualvolumens (FRC), d. h. der Vordehnung der Lunge. Aufgrund der unterschiedlichen Herz-Kreislauf-Reaktionen und pulmonalen Bedürfnisse ist der PEEP individuell anzupassen (in der Regel 2–5 cm H_2O).

Beatmungsformen

Bei **kontrollierter Beatmung** macht die Maschine alles, der Patient nichts, bei maschinell **assistierter Beatmung** gibt der Patient den Impuls (= Trigger des Atemzuges), die Maschine unterstützt den jeweiligen Atemzug.

Eindeutige, stets anwendbare Beatmungskonzepte liegen nicht vor. Sie müssen stets an die individuellen Bedürfnisse angepasst werden.

Volumenkontrollierte Beatmung: Standard beim postoperativ sedierten, analgesierten bzw. noch relaxierten Patienten.

Basiseinstellung für Patienten mit 75 kg KG:

Volumenkontrollierte Beatmung: AMV 6–7 l/min, PEEP + 5 cm H_2O, AF 10–12/min, AZV 6–8 ml/kg KG

Druckkontrollierte Beatmung: Bei der druckkontrollierten Beatmung mit/ohne PEEP wird während der Inspiration mit einem vorgegebenen Druck Luft in die Lungen getrieben. Das Druckniveau wird dem erforderlichen AZV angepasst. Diese Beatmung löst die reine volumenkontrollierte Beatmung zunehmend ab.

Biphasic positive airway pressure (**BIPAP**)-**Beatmung**: eine zeitgesteuerte druckkonstante Beatmung über einem phasisch wechselnden Druckniveau, die zu jedem Zeitpunkt die Spontanatmung erlaubt. Der Patient wechselt durch seine Atemaktivität selbst auf assistierte Atmung und später auf Spontanatmung.

Weaning

Das Weaning (= Entwöhnen = Abtrainieren von der Langzeitbeatmung) beansprucht bis zu 60 % der Zeit, die der Patient beatmet wurde, denn:

Beim Weaning kann ein Teufelskreis auftreten: Angst → Hyperventilation → Erschöpfung → erneute Beatmung

Begleitende psychologische Unterstützung, Atemübungen und Bronchialtoilette unter Kontrolle der perkutanen Sauerstoffsättigung sind selbstverständlich.

Weaning-Techniken

Um die Entwöhnungsphase zu erleichtern, schiebt die Maschine bei **Druckunterstützung** (DU) (= maschinell assistierte Beatmung) bei jeder Inspiration mit einem vorgegebenen Druck (Druckniveau 15–25 mbar über PEEP) Luft in die Lungen des Patienten, um die Atemarbeit zu vermindern.

Bei der **volumenunterstützten Atmung** werden durch elektronische Unterstützung hohe Flow-Werte vermieden.

Bei Apnö erfolgt neben dem obligaten Alarm die automatische Umstellung auf eine kontrollierte Beatmung.

Bei **Continuous positive airway pressure** (**CPAP**)-**Beatmung** wird über die PEEP-Einstellung (z. B. + 8 cm H_2O) ein konstanter Restdruck in der Lunge aufrechterhalten. CPAP erhöht deutlich die FRC (funktionelle Residualkapazität) sowie die Vordehnung und erleichtert hierüber ebenfalls die Atemarbeit.

Eine Kombination aus Spontanatmung (hierbei atmet der Patient über den Tubus unter Sauerstoffinsufflation ohne weitere Hilfe spontan) und maschinell assistierter Beatmung ist **SIMV** (synchronized intermittent mandatory ventilation) **mit/ohne DU**. Bei dieser teilassistierten Weaning-Technik wird eine Frequenz vorgegeben, woraus sich zusammen mit dem vorher eingestellten Atemzugvolumen das von der Maschine garantierte Atemminutenvolumen ergibt. Mit dieser Frequenz erfolgen, synchronisiert an die Spontanatmungsfrequenz des Patienten, volumenkontrollierte Beatmungszyklen. Zwischendurch atmet der Patient mit/ohne Druckunterstützung spontan.

Gründe für erfolglose Weaningversuche
Hierzu zählen obstruktive oder restriktive Störungen der Atemmechanik, Erschöpfung des Patienten aufgrund zu hoher Atemarbeit bei Anämie, Fieber, Schmerzen, zentralvenösen oder neuromuskulären Störungen der Atemmotorik.

3.9.4 Störungen des Säure-Basen-Haushalts

Die bei der Oxidation der Substrate im Organismus anfallenden sauren Valenzen (Kohlensäure und organische Säuren) müssen pulmonal (als Kohlendioxid) und renal (als Wasserstoffionen) eliminiert werden. Ein Plasma-pH < 7 bzw. >7,8 ist wegen der Auswirkungen auf den Stoffwechsel, die Membranpermeabilität und die Elektrolytverteilung in der Regel mit dem Leben nicht vereinbar.

Die Kapazitäten der physiologischen Puffersysteme (Natriumbikarbonat [= Natriumhydrogenkarbonat], Phosphat, Hämoglobin und andere Proteine) allein können eine Konstanz des physiologischen pH-Wertes nicht gewährleisten. Der **wichtigste Puffer** für die Akuteinstellung des pH-Wertes ist das **Bikarbonat**-System. Es liegt im Plasma in hoher Konzentration vor und ermöglicht eine dynamische Regulation des pH-Wertes durch Neutralisation anfallender Wasserstoffionen bei gleichzeitiger Abatmung von Kohlendioxid in der Lunge. Die Exkretion der Wasserstoffionen erfolgt unter Regeneration des Natriumbikarbonats im Tubulussystem der Niere. Wasserstoffionen werden hier an Phosphat und Ammoniak (aus Glutamin) gebunden und im Harn eliminiert.

Überfordern die sauren Valenzen die Kapazität des physiologischen Puffersystems, so sinkt der pH-Wert unter 7,36 (**Azidose**). Im umgekehrten Fall steigt er auf über 7,44 an (**Alkalose**). Wird durch Konzentrationsveränderungen der Komponenten des Puffersystems der pH-Wert noch im Normbereich gehalten, bezeichnen wir die Azidose bzw. Alkalose als kompensiert.

Respiratorische Azidose

pCO_2 hoch, pH niedrig, kompensatorisch positiver Base excess (BE).
Ursachen: Respiratorische Globalinsuffizienz, alveoläre Hypoventilation, obstruktive und restriktive Lungenfunktionsstörungen, postoperativer Narkoseüberhang, fehlerhafte Einstellung des Beatmungsgerätes (zu niedriges Atemminutenvolumen, zu hohe Totraumventilation), Atemdepression durch O_2-Gabe.

Klinik: Zyanose, Unruhe, Bewusstseinsstörung.
Therapie: Verbesserung der alveolären Ventilation, kein Bikarbonat! Atemtherapie, Intubation.

Respiratorische Alkalose

pCO_2 niedrig, pH hoch, negativer BE.
Ursachen: Vermehrte Kohlendioxidabatmung durch Hyperventilation, psychogen (Angst), beginnende Sepsis, forcierte kontrollierte maschinelle Beatmung (zu hohes Atemminutenvolumen).
Klinik: Hyperventilationstetanie (Abnahme des ionisierten Kalziums), Hyperreflexie, Unruhe, Hypotonie.
Therapie: Sedierung (Benzodiazepine), Rückatmung von CO_2 (luftundurchlässiger Beutel), bei Beatmung Senkung des AMV.

Metabolische Azidose

pH niedrig, BE niedrig, pCO_2 niedrig.
Ursachen: Glukoseverwertungsstörung mit vermehrtem Anfall fixer Säuren (z. B. Laktatazidose im Schock, Hungerzustand, diabetisches Koma), Intoxikation, verminderte Säure-Elimination (Niereninsuffizienz), gesteigerter Alkaliverlust (chronische Diarrhö, Duodenal-, Gallen-, Dünndarmfistel, Ileus).
Klinik: Azidoseatmung (Kussmaul-Atmung), Schwäche, Hypotonie, bradykarde Herzrhythmusstörungen, verminderte Wirkung von Sympathomimetika.
Therapie:

> Bikarbonatbedarf in mmol: neg. BE × 0,3 × kg KG

Zunächst die Hälfte der errechneten Menge infundieren, dann Kontrolle. Relative Kontraindikation bei schwerer Niereninsuffizienz.

> Kaliumsubstitution vor Azidosepufferung

Tris-steril (THAM) (1 ml = 0,3 mval, geschätzter Bedarf [ml] = neg. BE × kg KG [max. 0,2 ml/kg KG/min]); Kontraindikation bei schwerer Niereninsuffizienz.

Metabolische Alkalose

pH hoch, BE positiv, pCO_2 hoch.
Ursachen: Verlust von Wasserstoffionen (Erbrechen, hochsitzender Darmverschluss, Kaliummangel), übermäßige Basenzufuhr (gastrointestinale Blutung, Leberinsuffizienz), verminderte Basenelimination (Hyperaldosteronismus, Diuretika, Hyperkortizismus, Phäochromozytom).
Klinik: Flache Atmung, Hypoventilation, Adynamie, „Coma hypochloraemicum", Meteorismus, Hyper-

reflexie, „Magentetanie", tachykarde Herzrhyhthmusstörungen.

Therapie: Bei hypokaliämischer Alkalose: Kaliumchlorid 7,46%ig (geschätzter Bedarf s. Hypokaliämie), sonst Arginin-Hydrochlorid (1 ml = 1 mval Cl⁻, geschätzter Bedarf (ml): pos. BE $\times$ kg KG $\times$ 0,3).

■■■ Merken

- **Invasives Monitoring ersetzt nie die klinische Untersuchung!**
- **Voraussetzungen für die postoperative Extubation: normalisierte Körpertemperatur, wacher und ansprechbarer Patient mit ausreichender Spontanatmung**
- **Keine starren, sondern den individuellen Bedürfnissen des Patienten angepasste Beatmungskonzepte**

3.10 Blutgerinnungsstörungen

Blutgerinnungsstörungen können angeboren oder erworben sein und sämtliche Komponenten des Gerinnungssystems betreffen. Je nach Defekt ist die klinische Symptomatik durch eine **Blutungsneigung** (**hämorrhagische Diathese**) oder Thromboseneigung (**Thrombophilie**) gekennzeichnet.

3.10.1 Grundlagen

Das Gerinnungssystem ist ein Multikomponentensystem bestehend aus zellulären – Thrombozyten – und plasmatischen Bestandteilen **(Tab. 3.11)**, das nach einer Verletzung der Gefäßwand durch Bildung eines Blutgerinnsels den Defekt verschließt und so den Blutverlust begrenzt. Dabei wird die Gerinnungsreaktion mittels Regulationsmechanismen auf die verletzte Gefäßwand begrenzt, so dass bei intakter Gefäßwand die Fließfähigkeit des Blutes nicht beeinträchtigt ist.

Nach einer **Verletzung der Gefäßwand** kommt es in Bruchteilen von Sekunden zu einer **Adhäsion von Thrombozyten** u. a. **an Kollagenfibrillen**. Die Adhäsion wird vor allem durch das Adhäsivprotein **von-Willebrand-Faktor** (vWF) vermittelt, das als molekulare Brücke zwischen den Thrombozyten und dem subendothelialen Gewebe fungiert. Die adhärierten **Thrombozyten** werden **aktiviert**: Sie verknüpfen sich miteinander und setzen Inhaltsstoffe frei, die die weitere Thrombozytenaktivierung unterstützen. Gleichzeitig wird die **Gerinnungskaskade aktiviert** **(Abb. 3.11)**. Wichtigster Aktivator ist das auf der Oberfläche nichtendothelialer Zellen exprimierte Gewebethromboplastin (tissue factor, TF), ein Kofaktor, der die Aktivität des Faktors VIIa

Tabelle 3.11 Plasmatische Gerinnungsfaktoren

Faktor	Syntheseort	Plasmakonzentration	Halbwertszeit
Faktor X	Hepatozyten	10 µg/ml	50 h
Faktor V	Hepatozyten, Megakaryozyten	10 µg/ml	15 h
Faktor IX	Hepatozyten	5 µg/ml	12–24 h
Faktor VIII	Sinusoidale Endothelzellen	0,1 µg/ml	8–12 h
Faktor XI	Hepatozyten	5 µg/ml	60 h
Faktor XII	Hepatozyten	30 µg/ml	50 h
Faktor VII	Hepatozyten	0,5 µg/ml	4 h
Faktor XIII	Hepatozyten, Endothelzellen	30 µg/ml	4–7 Tage
Fibrinogen (FI)	Hepatozyten	150–450 mg/dl	3–4 Tage
Gewebethromboplastin	ubiquitär	0	0
Hochmolekulares Kininogen	Hepatozyten	80 µg/ml	?
Präkallikrein	Hepatozyten	30–40 µg/ml	?
Prothrombin (FII)	Hepatozyten	100 µg/ml	72 h
von-Willebrand-Faktor	Endothelzellen, Megakaryozyten	10 µg/ml	24 h

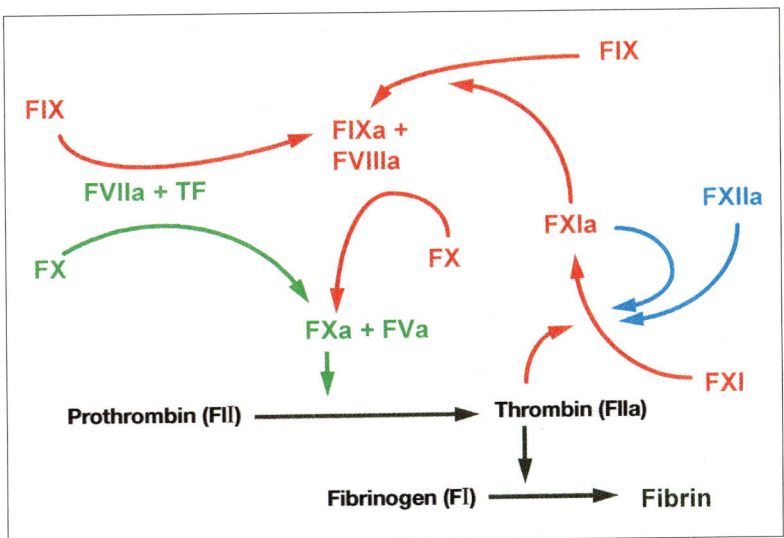

Abb. 3.11 Aktivierung der Gerinnungskaskade

(FVIIa) um mehrere Zehnerpotenzen steigern kann. FVII liegt zu einem geringen Anteil als aktives Enzym (FVIIa) im Plasma vor. Nach einer Gefäßverletzung bildet FVIIa mit TF einen Enzym-Kofaktorkomplex, der die Proenzyme FX und FIX in die enzymatisch aktive Form überführt. Während FXa mit dem Kofaktor FVa Prothrombin (FII) in Thrombin umwandelt (Abb. 3.12), aktiviert FIXa mit dem Kofaktor VIIIa FX zu FXa. Durch den Kontakt mit negativ geladenen Strukturen der verletzten Gefäßwand werden Präkallikrein, hochmolekulares Kininogen und FXII aktiviert. Als Folge wird FXI aktiviert. Da auf diesem Weg (s. Abb. 3.11) – unabhängig vom TF-FVIIa-Komplex, allein durch plasmatische Gerinnungsfaktoren – FX zu FXa aktiviert wird, bezeichnet man diese Reaktionsfolge als intrinsischen, die durch TF initiierte Reaktionsfolge als extrinsischen Aktivierungsweg. Diese Unterscheidung ist jedoch nur in der Diagnostik sinnvoll.

Die **Begrenzung des Gerinnungsprozesses** erfolgt zum einen durch Regulation der Thrombinwirkung und -bildung, zum anderen durch Aktivierung der Fibrinolyse.

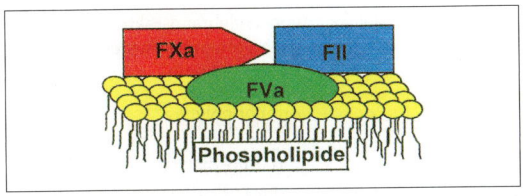

Abb. 3.12 Prothrombinkomplex

Regulation der Thrombinwirkung und -bildung: Wichtigster physiologischer Thrombininhibitor ist das in der Leber synthetisierte **Antithrombin** (AT). Es wird von Thrombin und FXa gebunden. Der Thrombin-AT- bzw. FXa-AT-Komplex wird durch eine kovalente Bindung stabilisiert und der jeweilige Gerinnungsfaktor somit irreversibel gehemmt. In Anwesenheit von Heparin ist die Reaktivität von AT gegenüber Thrombin und FXa um ein Vielfaches erhöht.

Darüber hinaus wird die Thrombinaktivität durch Thrombomodulin moduliert: Bindet Thrombin an das auf der Oberfläche von Endothelzellen exprimierte Thrombomodulin, verändert Thrombin seine Substratspezifität: Es kann jetzt das Proenzym Protein C (PC) in das aktive Enzym **aktiviertes Protein C** (APC) überführen, verliert aber seine prokoagulatorischen Eigenschaften, z. B. die Fähigkeit, Fibrinogen als Substrat zu erkennen. APC inaktiviert mit Kofaktor Protein S (PS) FVIIIa und FVa und verhindert so eine weitere Thrombinbildung (s. Abb. 3.11). Angeborene Störungen des Protein-C-Systems führen zu einer Thrombophilie.

Aktivierung des Fibrinolysesystems: Das in der Leber synthetisierte und im Plasma zirkulierende Proenzym Plasminogen wird von Plasminogenaktivatoren wie t-PA (tissue-type plasminogen activator) und u-PA (urokinase plasminogen activator), die von Endothelzellen synthetisiert und freigesetzt werden, zum aktiven Enzym Plasmin aktiviert. Auch diese Aktivierung wird durch spezifische Inhibitoren reguliert.

3.10.2 Angeborene Gerinnungsstörungen

Angeborene hämorrhagische Diathese
Ursache einer angeborenen hämorrhagischen Diathese kann eine Störung des plasmatischen Gerinnungssystems oder des thrombozytären Systems sein.

Die **häufigste Ursache** ist eine **Störung des plasmatischen Gerinnungssystems**. Sie ist in der Regel durch eine quantitative und/oder qualitative Synthesestörung eines einzelnen Gerinnungsfaktors bedingt. Daher werden diese Krankheitsbilder auch unter dem Begriff „Faktorenmängel" zusammengefasst. In Tab. 3.12 sind Mindestaktivitäten der einzelnen Gerinnungsfaktoren aufgeführt, die bei Durchführung eines operativen Eingriffs vorliegen sollten. Ein Unterschreiten dieser Mindestaktivitäten muss nicht zwangsläufig zu einer klinisch manifesten Blutung führen, macht diese aber insbesondere im Rahmen eines operativen Eingriffs sehr wahrscheinlich. Bei Unterschreiten dieser Mindestaktivitäten ist deswegen in der präoperativen Vorbereitung des Patienten – bis auf im Einzelfall begründete Ausnahmen – die Indikation zur Substitutionsbehandlung gegeben. Dennoch ist die sorgfältige chirurgische Blutstillung während der Operation zur Prophylaxe von Nachblutungen essentiell.

> Bei Patienten mit hämorrhagischer Diathese sorgfältige chirurgische Blutstillung während der Operation!

Hämophilie A (FVIII-Mangel) und Hämophilie B (FIX-Mangel)
Sie werden X-chromosomal-rezessiv vererbt und sind neben der von-Willebrand-Erkrankung (vWE) die häufigsten plasmatischen Gerinnungsstörungen. Die Blutungsneigung des Patienten richtet sich nach der Restaktivität des Faktors.
Klinik: **Blutungen** treten typischerweise **in den großen Gelenken** auf. Deswegen finden sich häufig Gelenkdeformitäten bei Hämophilie-A-Patienten, die in der Wachstumsphase nicht ausreichend substituiert worden sind.
Diagnostik: Sowohl bei FVIII- als auch bei FIX-Mangel ist die aktivierte partielle Thromboplastinzeit (aPTT) verlängert. Diagnostisch beweisend ist der Nachweis einer isolierten Verminderung der Aktivität von FVIII (Hämophilie A) bzw. FIX (Hämophilie B) und einer Normalisierung der Faktor-Aktivität

Tabelle 3.12 Kritische Restaktivität bei angeborenen Faktorenmängeln und deren Therapie

Faktor	Krankheitsbezeichnung	Restaktivität*	Therapie
Präkallikrein	Präkallikrein-Mangel	–	Keine
Faktor XII	FXII-Mangel	–	Keine
Faktor XI	FXI-Mangel	40 %	FFP
Faktor X	FX-Mangel	40 %	FFP, PPSB
Faktor IX	Hämophilie B	40 %	FIX-Konzentrat
Faktor VIII	Hämophilie A	30–40 %	FVIII-Konzentrat
Faktor VII	FVII-Mangel	20 %	FVII-Konzentrat
Faktor V	FV-Mangel	40 %	FFP
Prothrombin	FII-Mangel	40 %	PPSB
Fibrinogen	Hypo-, Dysfibrinogenämie	100 mg/dl	Fibrinogen
von-Willebrand-Faktor	von-Willebrand-Erkrankung	Keine Angabe möglich	von-Willebrand-Faktor-Konzentrat, nach vorheriger Austestung DDAVP (Minirin)
Alpha$_2$-Antiplasmin	Alpha$_2$-Antiplasminmangel	20 %	Antifibrinolytika**
Faktor XIII	FXIII-Mangel	30 %	FXIII-Konzentrat

* Restaktivität des Gerinnungsfaktors, die für den normalen Ablauf einer Blutgerinnung erforderlich ist
** Therapeutisches Vorgehen nach Rücksprache mit einem spezialisierten Hämophilie-Zentrum

durch Zugabe von FVIII bzw. FIX zu Patientenplasma.

Therapie: In der Regel ist die Erkrankung bereits diagnostiziert und Therapieempfehlungen eines auf die Hämophiliebehandlung spezialisierten Zentrums liegen vor. In Notfällen sollte die FVIII- oder FIX-Aktivität durch Gabe eines rekombinanten FVIII- oder FIX-Konzentrats auf 40 % angehoben werden. Die Substitutionstherapie mit Faktor VIII lässt sich mittels der aPTT steuern, da diese – ausgenommen bei Heparintherapie oder in Anwesenheit von Fibrinogenspaltprodukten – gut mit dem Faktor-VIII-Spiegel korreliert. Bei leichter Hämophilie A ist die Gabe des synthetischen Vasopressinanalogons DDAVP (s. u.) eine Alternative zur Substitution. Durch lokale Applikation synthetischer Antifibrinolytika (Tranexamsäure) lässt sich das Blutungsrisiko z. B. bei Zahnextraktionen verringern.

Von-Willebrand-Erkrankung

Die Erkrankung beruht auf einer Synthesestörung des vWF und folgt einem autosomalen Erbgang.

Klinik: Es lassen sich milde von schweren Verlaufsformen unterscheiden.

> Insbesondere bei Patienten mit milder Verlaufsform des vWE können im Rahmen eines operativen Eingriffs oder der Versorgung einer Verletzung erstmals ausgedehnte Blutungen auftreten

Daher ist es wichtig, diese Patienten präoperativ zu identifizieren (**Tab. 3.13**). Bei schweren Verlaufsformen können spontan intramuskuläre Blutungen und gastrointestinale Blutungen auftreten. Gelenkblutungen sind eher selten.

Tabelle 3.13 Hämostaseologische Anamnese

Blutungsanamnese
■ Frage nach Spontanblutungen – Kommt es vor, dass Sie, ohne sich zu verletzen, bluten? Spontanes Nasenbluten? ■ Hämatomneigung – Haben Sie häufig blaue Flecken? ■ Blutungsdauer und -intensität – Lange Nachblutungen, verlängerte und verstärkte Periodenblutungen, transfusionspflichtige Blutungen nach Operationen, Zahnextraktionen, Geburten? ■ Familiäre Blutungsneigung?

Thromboseanamnese
■ Bisher aufgetretene venöse Thrombosen, Spontanthrombosen, Thromboselokalisation, Einnahme von hormonellen Kontrazeptiva, Thrombosen bei Familienangehörigen

Diagnostik: Die vWE lässt sich nicht anhand eines einzelnen Parameters diagnostizieren. Einen ersten Hinweis bietet eine verlängerte Blutungszeit bei normaler Thrombozytenzahl. Die Verdachtsdiagnose lässt sich anhand der Kollagenbindung, der Aktivität des Ristocetin-Kofaktors, der vWF-Plasmakonzentration und der vWF-Multimeranalyse stellen. Zur Diagnosesicherung sollte eine molekulargenetische Untersuchung durchgeführt werden.

Therapie: Zur Therapie und Prophylaxe akuter Blutungskomplikationen bei Patienten mit vWE stehen aus Plasma gereinigte vWF-reiche FVIII-Konzentrate zur Verfügung. Im Unterschied zu den enzymatisch aktiven Gerinnungsfaktoren gibt es für die Substitution mit vWF keinen einheitlichen Parameter zur Überwachung des Substitutionserfolgs und zur Dosisberechnung. Daher wird vWF bei akut blutenden Patienten in der Regel in einer Dosis von 50 E/kg KG/die substituiert, bis die Blutung sistiert. Danach erfolgt die Substitution jeden 2. Tag, bis eine ausreichende Wundheilung erreicht ist. Bei milden Formen der vWE – Ausnahme: Subtyp IIb und III – wird das synthetische Vasopressinanalogon Desamino-8-D-Argininovasopressin (DDAVP, 0,3 µg/kg KG) erfolgreich eingesetzt. Die DDAVP-Wirkung unterliegt einer Tachyphylaxie, so dass nach 2–3 Anwendungen im Abstand von 8 Stunden eine Therapiepause von mindestens 24 Stunden erfolgen muss. Bei längerer Verwendung von DDAVP sind regelmäßige Elektrolytkontrollen notwendig.

Faktor-XIII-Mangel

FXIII ist eine durch Thrombin aktivierbare Transglutaminase. Patienten mit einem FXIII-Mangel können ein entstehendes Fibringerinnsel nur unzureichend stabilisieren. Typischerweise treten Nachblutungen daher mit Verzögerung auf.

Klinik: Nach einer zunächst ausreichend schnell einsetzenden Blutstillung kommt es mit zeitlicher Verzögerung zu Nachblutungen. Außerdem treten bei Patienten mit schwerem FXIII-Mangel gehäuft Wundheilungsstörungen mit überschießender Kallusbildung auf.

> Das typische klinische Symptom des Faktor-XIII-Mangels ist die späte Nachblutung bzw. Wundheilungsstörung

Diagnostik: Eine Bestimmung der FXIII-Aktivität ist mit speziellen Testverfahren möglich.

Therapie: Sie besteht in der Substitution mit FXIII-Konzentrat. Als therapeutischer Grenzwert wird eine FXIII-Aktivität von 30 % angegeben (Tab. 3.12). Eine grenzwertige Erniedrigung der FXIII-Aktivität auf 40–60 % ist als Ursache einer Wundheilungsstörung unwahrscheinlich und rechtfertigt nicht die FXIII-Substitution.

Andere Faktorenmängel

Andere Faktorenmängel sind sehr selten und werden entsprechend den in Tab. 3.12 zusammengefassten Vorgaben therapiert.

Thrombozytär bedingte angeborene hämorrhagische Diathesen

Angeborene Thrombozytopenien und Thrombozytenfunktionsstörungen sind bis auf die Delta-Storage-Pool-Disease äußerst selten. Die präoperative Risikoeinschätzung und Therapie von betroffenen Patienten sollte deswegen spezialisierten Zentren vorbehalten bleiben.

Angeborene Thrombophilie

Eine auf einer angeborenen Störung des Hämostasesystems beruhende Thromboseneigung wird mit dem Begriff der Thrombophilie definiert.

Die Thrombophilie ist durch eine **frühe Erstmanifestation der Thrombose**, das Auftreten von **Spontanthrombosen** (Thrombose ohne erkennbare exogene Risikofaktoren wie die Einnahme von Kontrazeptiva, Immobilisation oder Trauma) und durch die häufig **ungewöhnliche Lokalisation der Thrombose** gekennzeichnet. Bei den Betroffenen besteht häufig eine familiäre Disposition. Da jeder operative Eingriff mit einer Aktivierung des Hämostasesystems einhergeht, sind Patienten mit einer angeborenen Thrombophilie in der perioperativen Phase stärker thrombosegefährdet als gerinnungsgesunde Patienten.

Bei etwa 50 % aller Patienten mit anamnestisch vermuteter angeborener Thrombophilie können heute angeborene Gerinnungsstörungen nachgewiesen werden, zum größten Teil Störungen des Protein-C-Systems. Die Tatsache, dass nicht bei allen Patienten mit der klinischen Diagnose Thrombophilie tatsächlich eine molekulare Ursache nachweisbar ist, und das Fehlen geeigneter Screeninguntersuchungen verdeutlichen die Bedeutung der Thromboseanamnese (Tab. 3.13) in der Identifizierung von Risikopatienten.

> Patienten < 40 Jahre mit venösen thromboembolischen Komplikationen: Verdacht auf eine Gerinnungsstörung

Tabelle 3.14 Diagnostik bei Verdacht auf Thrombophilie

- Faktor-V-Leiden-Mutation
- Protein-S-Aktivität
- Protein-C-Aktivität
- Antithrombin-Aktivität
- Lupus-Antikoagulans
- Plasminogenaktivität
- Prothrombin G 20210 A

Bei klinischem Verdacht auf Thrombophilie sollten zur Diagnosesicherung die in Tab. 3.14 aufgeführten Laboruntersuchungen durchgeführt werden.

Bei Patienten mit nachgewiesener Thrombophilie und bei Patienten mit V. a. Thrombophilie, bei denen ein dringlicher operativer Eingriff noch vor Diagnosesicherung durchgeführt werden muss, sollte postoperativ eine **medikamentöse Thromboseprophylaxe** mit einem niedermolekularen Heparinpräparat in der höchsten zur Thromboseprophylaxe zugelassenen Dosierung erfolgen. Nach operativen Eingriffen mit hoher Blutungsgefahr oder dem Risiko einer Gefährdung des Operationserfolges durch eine postoperative Blutung sollte zur Thromboseprophylaxe ein unfraktioniertes Heparinpräparat i. v. verabreicht werden.

In jedem Fall sollte **vor der Mobilisation** eines thrombophilen Patienten eine **Thrombosediagnostik** mit bildgebenden Verfahren durchgeführt werden, um die Gefahr einer Lungenembolie während der ersten Mobilisation zu minimieren.

Die Behandlung der Akutthrombose bei thrombophilen Patienten unterscheidet sich nicht von der bei Gerinnungsgesunden – Ausnahme: Patienten mit nachgewiesenem Antithrombinmangel. Jedoch unterscheidet sich die Dauer der im Anschluss an die Akutbehandlung eingeleiteten oralen Antikoagulation, denn sie hängt von der Anzahl und Lokalisation der Thrombosen und dem zugrunde liegenden Defekt ab. Betroffene sollten von einem spezialisierten Zentrum behandelt werden.

APC-Resistenz

Die APC-Resistenz ist die häufigste Ursache einer Thrombophilie (Prävalenz in der kaukasischen Bevölkerung der westlichen Industrieländer: 2–7 %). Ihr liegt eine Mutation des für FV kodierenden Gens (Faktor-V-Leiden-Mutation) zugrunde, die bewirkt, dass APC FV nicht inaktivieren kann.

Homozygote Träger der Faktor-V-Leiden-Mutation haben ein 50- bis 100fach erhöhtes Thromboserisiko!

Antithrombinmangel
Der AT-Mangel ist angeboren oder im Rahmen von Lebererkrankungen, nephrotischem Syndrom oder Verbrauchskoagulopathie erworben. Der angeborene AT-Mangel ist selten (geschätzte Prävalenz 0,2 %). Beweisend für sein Vorliegen ist eine AT-Aktivität < 40 % (Vergleich mit einem gesunden Normalkollektiv).

Angeborener AT-Mangel: hohe Prävalenz für thromboembolische Ereignisse

Da die Heparinwirkung von der Konzentration und Funktionsfähigkeit von AT abhängt, muss bei Patienten mit AT-Mangel die Heparinsensitivität unmittelbar nach Diagnosestellung ausgetestet werden. Bei fehlender oder stark eingeschränkter Heparinwirkung besteht eine absolute Indikation zur Substitution mit AT bei Thrombosebehandlung oder -prophylaxe mit Heparin.

3.10.3 Erworbene Gerinnungsstörungen

Hierbei handelt es sich im Gegensatz zu angeborenen Gerinnungsstörungen in der Regel um Kombinationsdefekte, die im Rahmen verschiedenster Erkrankungen oder – weniger häufig – isoliert auftreten. Erworbene Gerinnungsstörungen werden in Synthese-, Bildungs-, Umsatz- und Abbaustörungen unterteilt.

Typische Symptome sind in **Tab. 3.15** dargestellt.

Da die erworbene Gerinnungsstörung meist Folge einer Grunderkrankung ist, kann eine kausale Therapie nur in der Behandlung der Grunderkrankung bestehen. Ziel der hämostaseologischen Therapie ist es, die Akutsymptomatik zu beherrschen,

Tabelle 3.15 Typische Symptome einer erworbenen Gerinnungsstörung

- Fehlende Gerinnselbildung im OP-Feld
- Diffuse Blutungen
- Spontanhämatome und Schleimhautblutungen
- Blutungen aus Punktionsstellen (z. B. periphere oder zentrale Zugänge)
- Blutförderung aus allen liegenden Drainagen

um so Zeit für eine evtl. auch operative Therapie der Grunderkrankung zu gewinnen.

Gerinnungsstörungen bei Leberfunktionsstörungen

Die meisten plasmatischen Gerinnungsfaktoren werden in der Leber synthetisiert **(s. Tab. 3.11)**. Bei akuten und chronischen Erkrankungen der Leber steht daher eine Synthesestörung der Gerinnungsfaktoren im Vordergrund. Die Vitamin-K-abhängig synthetisierten Gerinnungsfaktoren II, VII, IX, X, Protein C und Protein S sind aufgrund ihres komplizierten Syntheseweges, der eine Vitamin-K-abhängige γ-Carboxylierung einschließt, und ihrer kurzen Halbwertszeit zuerst betroffen. Erst bei fortgeschrittener Leberfunktionsstörung ist die Fibrinogensynthese vermindert. Die Gerinnungsstörung wird verstärkt durch eine verminderte Klärung der proteolytischen Spaltprodukte aktivierter und inaktivierter Gerinnungsfaktoren, eine toxische Schädigung der Thrombozyten, eine Thrombozytopenie infolge der häufig bestehenden Hypersplenie und eine sekundäre Hyperfibrinolyse.

Therapie: Das therapeutische Vorgehen hängt von der aktuellen klinischen Situation, der Schwere des bevorstehenden operativen Eingriffs und der daraus resultierenden Blutungsgefahr ab.

Bei **Patienten** mit Leberfunktionsstörung, aber **ohne Blutung** muss präoperativ ab einem Quick-Wert < 40 % substituiert werden. Um eine unnötige Eiweiß- und Volumenbelastung zu vermeiden, werden die Vitamin-K-abhängigen Gerinnungsfaktoren gezielt in Form eines Prothrombinkomplexpräparates (PPSB) substituiert.

Blutungskomplikationen im Rahmen von Lebererkrankungen: gezielte Substitution von Faktorenkonzentraten

Die Substitutionsdosis errechnet sich aus der Differenz zwischen dem Ausgangswert und dem angestrebten Wert. Dabei gilt:

1 Einheit/kg KG eines Gerinnungsfaktorenkonzentrates erhöht die Plasmaaktivität des jeweiligen Gerinnungsfaktors um 1 %

Dementsprechend muss ein 70 kg schwerer Patient mit einem Quick-Wert von 17 % präoperativ 1610 Einheiten PPSB erhalten, damit ein Quick-Wert von 40 % erreicht werden kann. In der klinischen Routine werden dann 2000 Einheiten entsprechend der Packungsgröße verabreicht.

Zur Vermeidung thromboembolischer Komplikationen sollte ein evtl. bestehender AT-Mangel vor Gabe des PPSB durch Verabreichung von AT ausgeglichen werden. Die AT-Dosis sollte der Menge an PPSB-Einheiten entsprechen. PPSB sollte langsam infundiert werden.

Bei **blutenden Patienten** mit nachgewiesener Leberfunktionsstörung sollte PPSB verabreicht und der eintretende Volumenmangel durch Gabe von FFP (fresh frozen plasma) ausgeglichen werden.

Grundsätzlich sollte ein Faktorenersatz nicht als Dauertherapie, sondern nur zur perioperativen Prophylaxe und Therapie von Blutungskomplikationen erfolgen. Ab einer Fibrinogenkonzentration < 100 mg/dl muss zusätzlich Fibrinogen substituiert werden. Die Substitution sollte dann in der Reihenfolge AT, PPSB, Fibrinogen erfolgen.

Bei der Planung der Anlage eines LeVeen- oder Denver-Shunts zur Aszitesdrainage in die V. cava (s. Kap. 35.6) sollte bedacht werden, dass die Reinfusion von Aszitesflüssigkeit zu einer systemischen Aktivierung des Gerinnungssystems führen kann.

Vitamin-K-Mangel

Bei Vitamin-K-Mangel (Ursachen s. **Tab. 3.16**) ist die Vitamin-K-abhängige γ-Carboxylierung der Gerinnungsfaktoren II, VII, IX, X, Protein C und Protein S gestört.

Klinik: Ähnlich wie bei einem quantitativen Faktorenmangel besteht eine Blutungsneigung.

Diagnostik: Der Quick-Wert (= Thromboplastinzeit) erfasst die Aktivität der Vitamin-K-abhängig synthetisierten Gerinnungsfaktoren II,VII und X. Bei Vitamin-K-Mangel ist der Quick-Wert daher vermindert. Bei ausgeprägtem Vitamin-K-Mangel findet sich, bedingt durch den FIX- und FII-Mangel, auch eine Verlängerung der aPTT.

Therapie: Therapie der Wahl ist die Gabe von 10 mg Vitamin K_1/die, je nach klinischer Situation oral oder i.v. (als Kurzinfusion wegen der Gefahr eines

Tabelle 3.16 Ursachen des Vitamin-K-Mangels

- Antibiotikatherapie (z.B. Cephalosporine)
- Malabsorptionssyndrome (Sprue, Mukoviszidose)
- Gallenwegsverschluss bei Cholestase, Zirrhose (gestörter enterohepatischer Kreislauf)
- Vitamin-K-Mangel bei Neugeborenen
- Cumarin-Intoxikation
- Vitamin-K-freie Ernährung

anaphylaktischen Schocks). Die i.m.-Gabe ist wegen Blutungsgefahr kontraindiziert.

> Vitamin-K-Substitution bei Patienten mit künstlichen Herzklappen und ungenügender Antikoagulation durch Heparin: Gefahr der Klappenthrombose

In der unmittelbaren Operationsvorbereitung oder bei akuten Blutungen ist die alleinige Gabe von Vitamin K nicht ausreichend, da die Wirkung erst nach ca. 8 Stunden einsetzt. Hier müssen die Vitamin-K-abhängigen Gerinnungsfaktoren je nach Dringlichkeit der Situation durch Gabe von FFP oder PPSB substituiert werden.

Disseminierte intravasale Gerinnung (Verbrauchskoagulopathie)

Die disseminierte intravasale Gerinnung (disseminated intravascular coagulation, DIC) ist durch eine systemische Gerinnungsaktivierung mit Verbrauch von Gerinnungsfaktoren und Thrombozyten gekennzeichnet. Zu den in der Chirurgie relevanten Ursachen s. **Tab. 3.17**. Die Folgen sind **Mikrothrombosen bei gleichzeitig bestehender Blutungsneigung**. Die intravasale Fibrinbildung induziert eine sekundäre Hyperfibrinolyse. Diese Vorgänge führen zu einer hypoxisch-hämorrhagischen Schädigung verschiedenster Organe und Organsysteme.

Klinik: Nebeneinander von Blutungszeichen und Thrombosen der kleinen Gefäße, z.B. Nierenperfusionsschäden.

Tabelle 3.17 In der Chirurgie relevante Ursachen der Verbrauchskoagulopathie

- Operationen an den Thoraxorganen (z.B. Herzoperationen mit kardiopulmonalem Bypass)
- Operationen an Pankreas, Prostata, Uterus
- Ausgedehnte Verbrennungen
- Organtransplantationen
- Polytraumatisierung (Einschwemmung von Gewebethromboplastinen)
- Schockzustände (Störungen der Mikrozirkulation mit Multiorganversagen)
- Sepsis (Endotoxine)
- Fruchtwasserembolie, Gestosen, infizierte Aborte
- Thrombin-ähnliche Enzyme (Schlangenbissverletzungen)

Tabelle 3.18 Diagnostik der intravasalen Gerinnung (DIC)

Parameter	Kritischer Wert	Tendenz ohne Therapie
Thrombozyten	< 100 000/µl	↓
Thrombinzeit	> 21 s	↑
Quick-Wert	< 50 %	↓
aPTT	> 1,5fache Verlängerung	↑
Fibrinogen	< 100 mg/dl	↓
Faktor V	< 50 %	↓
Antithrombin	< 50 %	↓
Reptilasezeit	> 21 s	↑
D-Dimer	erhöht	↑
Lösliches Fibrin	erhöht	↑

Tabelle 3.19 Therapie der DIC ohne Nierenversagen und ohne Blutungen

Medikament	Bemerkung/Dosierung	Therapeutischer Bereich
FFP	Kontinuierliche Gabe 5–10 ml/kg KG/h, falls Volumenersatz notwendig: FFP	
Antithrombin	Entsprechend dem Ausgangswert	> 100 %
Heparin	150 IE/h	
Aprotinin	200 000 KIE*/h	
Thrombozyten	Strenge Indikationsstellung: nur bei Werten < 20 000/µl und akuter Blutungsgefahr	30 000 bis 40 000/µl

* KIE = Kallikrein-Inaktivator-Einheit

Diagnostik: Tab. 3.18 zeigt die DIC-typische Laborkonstellation.

Differenzialdiagnose: Die DIC muss von einer Verlustkoagulopathie (s. u.) abgegrenzt werden. Wegweisend sind die Grundkrankheit, die das Auftreten einer DIC wahrscheinlich (z. B. Sepsis) oder eher unwahrscheinlich macht, und die Tatsache, dass es bei Verlustkoagulopathie durch Substitution in der Regel zu einer ausreichenden Normalisierung der Gerinnungsparameter kommt.

Therapie: Da die Grunderkrankung den Verlauf der DIC beeinflusst, hängt das therapeutische Vorgehen von ihr ab, darüber hinaus vom Schweregrad des

Tabelle 3.20 Therapie der DIC mit akutem Nierenversagen, aber ohne Blutungen

Medikament	Bemerkung/Dosierung	Therapeutischer Bereich
FFP	Entsprechend den Volumenverhältnissen	
Antithrombin	Entsprechend dem Ausgangswert	> 100 %
Heparin	100 IE/h	
Aprotinin	2×10^6 KIE i. v. Bolus, gefolgt von 500 000 KIE*/h	
Thrombozyten	Strenge Indikationsstellung: nur bei Werten < 20 000/µl und akuter Blutungsgefahr	> 40 000/µl
PPSB	Strenge Indikationsstellung: Quick-Wert < 10 %	> 40 %
Fibrinogen	Bei Werten < 50 mg/dl	> 50 mg/dl

* KIE = Kallikrein-Inaktivator-Einheit

Tabelle 3.21 Therapie der DIC bei dringlichen operativen Eingriffen oder akuter Blutung

Medikament	Bemerkung/Dosierung	Therapeutischer Bereich
Thrombozyten	Prä- und intraoperativ	50 000/µl
FFP	Präoperativ entsprechend den Volumenverhältnissen Intraoperativ zum Volumenersatz	75–100 %
Antithrombin	Immer vor PPSB-Gabe entsprechend Ausgangswert oder 50 % der PPSB-Dosierung	> 100 %
PPSB	Keine Überdosierung! Quick-Wert muss nicht > 60 % liegen	Quick-Wert 40–60 %
Fibrinogen	Immer erst PPSB transfundieren	50 bis 100 mg/dl
Aprotinin	50 000 KIE*/h	
Heparin	Bei akuter Blutungsgefahr **kein** Heparin	

* KIE = Kallikrein-Inaktivator-Einheit

Schockzustandes und von der Nierenfunktion. Tab. 3.19 – 3.21 zeigen Therapievorschläge. Grundsätzlich sollte ein Volumenmangel bei DIC-Patienten durch

Gabe von FFP ausgeglichen werden, da FFP alle Gerinnungsfaktoren und Inhibitoren in physiologischer Konzentration enthält. Gleichzeitig sollte der Plasmaspiegel von AT durch Gabe eines AT-Konzentrats über 100 % gehalten werden. Für die Prognose der DIC entscheidend ist die erfolgreiche Therapie der Grunderkrankung, da die Gerinnungsaktivierung nur so dauerhaft unterbrochen werden kann.

> Eine kausale Therapie der DIC ist nur die Behandlung der Grunderkrankung. Die Gerinnungstherapie ist immer eine supportive Therapie

Autoimmunthrombozytopenie

Immunthrombozytopenien sind durch das Auftreten von Auto- oder Alloantikörpern charakterisiert, die gegen thrombozytäre Antigene gerichtet sind. Die häufigste Form ist die auch als idiopathische thrombozytopenische Purpura (ITP) bezeichnete Autoimmunthrombozytopenie. Mit Immunglobulinen beladene Thrombozyten werden in der Milz und/oder in der Leber schnell aus der Zirkulation entfernt. Aufgrund der daraus resultierenden Thrombozytopenie besteht eine **erhöhte Blutungsneigung**.

Diagnostik: Mit speziellen ELISA-Techniken lassen sich im Plasma zirkulierende sowie an die Thrombozytenmembran gebundene antithrombozytäre Antikörper nachweisen. Der Antikörpernachweis gelingt jedoch nur bei ca. 30–40 % der ITP-Patienten. Deswegen wird die Diagnose ITP häufig durch Ausschluss anderer Thrombozytopenieursachen gestellt (Tab. 3.22).

Tabelle 3.22 Ursachen einer Thrombozytopenie

- Hereditär
- Immunologische Prozesse
- Zahlreiche Infektionskrankheiten
- Ionisierende Strahlen
- Knochenmarkerkrankungen
- Zahlreiche Medikamente
- Verbrauchskoagulopathie
- Extrakorporale Zirkulation
- Posttransfusionelle Purpura
- Pseudothrombozytopenie (EDTA)

Therapie: Patienten mit chronischer ITP sind in der Regel an niedrige Thrombozytenwerte adaptiert, so dass eine spontane Blutung häufig erst bei Thrombozytenwerten deutlich < 10 000/µl auftritt. In der Vorbereitung von Elektivoperationen lässt sich durch Gabe von Immunglobulinen (1 g/kg KG an 2 aufeinanderfolgenden Tagen) in der Regel ein Anstieg der Thrombozytenzahl erzielen. Eine Alternative ist die Gabe von Glukokortikoiden (100 mg/ die). Bei akuter Blutung und Notfalleingriffen ist eine Substitution mit Thrombozyten bis zum Sistieren der Blutung notwendig. Aufgrund des sofortigen Thrombozytenverbrauchs sind im Einzelfall erhebliche Mengen an Thrombozyten notwendig. Wegen der zu erwartenden Exposition mit Blutprodukten sollten ITP-Patienten deswegen direkt nach Diagnosestellung eine Hepatitis-B-Impfung erhalten.

> ITP: Thrombozytensubstitution nur in Notfallsituationen, da die Substitution zu einer Boosterung des Antikörpers führt

Heparin-induzierte Thrombozytopenie Typ II

Es gibt zwei Formen der Heparin-induzierten Thrombozytopenie (HIT):

Der klinisch bedeutungslose Typ I tritt sofort nach Beginn der Heparintherapie auf und entsteht durch Interaktion des Heparins mit der Thrombozytenoberfläche. Die Thrombozytenzahl sinkt nicht unter 70 % des Ausgangswertes.

Die immunologisch bedingte Form, der Typ II, gehört dagegen zu den schwerwiegendsten Komplikationen einer Heparintherapie. Ursache sind Antikörper, die gegen Protein-Heparin-Komplexe gerichtet sind. Sie bewirken eine intravasale Thrombozytenaktivierung, die 5–10 Tage nach Beginn der (erstmaligen) Heparintherapie zu einer Thrombozytopenie mit Thrombozytenzahlen < 100 000/µl oder < 50 % des Ausgangswertes führt. Trotz der Thrombozytopenie kommt es in der Regel nicht zu Blutungskomplikationen, sondern es besteht ein **hohes Risiko thromboembolischer Komplikationen sowohl im arteriellen als auch im venösen Gefäßsystem**. Die Inzidenz der HIT Typ II hängt von der Molekülgröße des eingesetzten Heparins, der Expositionsdauer und dem Patientenkollektiv ab.

Diagnostik: Die klinische Verdachtsdiagnose sollte durch Bestimmung der heparinabhängigen und thrombozytenaktivierenden Antikörper bestätigt werden. Ein Antikörpernachweis ist nur bis zu

8 Wochen nach Beendigung der Heparintherapie möglich.

Therapie: Bereits beim Verdacht einer HIT Typ II sollte Heparin abgesetzt und eine alternative Antikoagulation eingeleitet werden. Für diese Indikation sind in Deutschland ein rekombinantes Hirudinpräparat (r-Hirudin) und Danaparoid zugelassen. Hirudin ist ein monospezifischer Thrombininhibitor, der ursprünglich aus den Speicheldrüsen des Blutegels (Hirudo medicinalis) isoliert wurde. r-Hirudin wird körpergewichtsbezogen parenteral verabreicht. Zur Therapieüberwachung dient zurzeit die aPTT-Ratio, d. h. der Quotient aus der aPTT des Patienten und dem Mittelwert des aPTT-Normwertbereiches.

> V. a. HIT Typ II: Sofort Heparin absetzen und bei Notwendigkeit einer Antikoagulation r-Hirudin oder Danaparoid ansetzen

Verlustkoagulopathie

Eine Verlustkoagulopathie entsteht bei einer ausgeprägten Blutung, da der Verlust an Gerinnungsfaktoren und Thrombozyten nicht sofort durch Neusynthese zu kompensieren ist. **Tab. 3.23** zeigt, wann mit einer Verlustkoagulopathie zu rechnen ist.

Klinik: Ungerinnbarkeit des Blutes bei schwerstem Blut-, d. h. Faktorenverlust.

Diagnostik: Alle Global-Gerinnungsparameter und die Thrombozytenzahl sind erniedrigt.

Therapie: Bei Unterschreiten der Werte in **Tab. 3.23** ist in der Regel eine Korrektur durch alleinige Substitution von FFP nicht mehr möglich, es müssen Gerinnungsfaktorkonzentrate substituiert werden.

Prophylaxe: Zur Prophylaxe der Verlustkoagulopathie ist die Substitution von FFP in einem festen Verhältnis zu den verabreichten Erythrozytenkonzentraten (EK) notwendig. Bei frühem Substitutionsbeginn wird ein Verhältnis von FFP zu EK von zunächst 1 : 4, später 1 : 3 und ab dem 10. EK von 1 : 2 empfohlen. Bei Patienten, deren geschätzter Blutverlust zu Beginn der Notfallversorgung mehr als 20 % des berechneten Blutvolumens beträgt, wird ein Verhältnis von FFP zu EK von 1 : 2 gewählt. Bei einer Thrombozytenzahl < 50 000/μl ist bei fortbestehender Blutung die Transfusion von Thrombozyten erforderlich.

Hyperfibrinolyse

Eine erhöhte fibrinolytische Aktivität beruht auf einem Ungleichgewicht zwischen Fibrinolyseaktivatoren und -inhibitoren. Unabhängig von der Ursache **(Tab. 3.24)** überwiegen die Fibrinolyseaktivatoren. Es resultiert ein vermehrter und beschleunigter Abbau von Fibrin oder Fibrinogen, der zu einer **erhöhten Blutungsneigung** und erhöhter Konzentration von Fibrin(ogen)spaltprodukten führt. Die Fibrin(ogen)olyse ist systemisch oder lokal. Die fibrinolytische Aktivität kann so ausgeprägt sein, dass sie mit einer generalisiert erhöhten Blutungsneigung einhergeht.

Diagnostik: Plasminnachweis, Fibrinogenkonzentration.

Therapie: Fibrinolytische Blutungen können mittels Antifibrinolytika (Aprotinin, Tranexamsäure) zum Stillstand gebracht werden. Die Handhabung sollte restriktiv sein, da bei prädisponierten Patienten Thrombosen begünstigt werden können.

Der Serinproteinasen-Inhibitor Aprotinin, der durch reversible Komplexbildung Trypsin, Kallikrein, Plasmin, Protein C und wesentlich langsamer den Plasmin-Streptokinase-Komplex hemmt, wird seit mehreren Jahren insbesondere in der Herzchirurgie eingesetzt, um die intraoperative und postoperative Blutungsneigung während und nach kardiopulmonalem Bypass zu reduzieren.

Tabelle 3.23 Konstellation der Gerinnungsparameter, bei der eine Verlustkoagulopathie auftritt

Parameter	Wert
Thrombozytenanzahl	< 50 000 μl
Quick-Wert	< 40 %
aPTT	> 1,5fache Verlängerung des Normalwertes
Fibrinogen	< 100 mg/dl

Tabelle 3.24 Erkrankungen mit erhöhter fibrinolytischer Aktivität

- Reaktiv bei Verbrauchskoagulopathie
- Tumor-assoziierte Fibrinolyse: Ovarialkarzinom, Prostatakarzinom, kolorektale Karzinome, Pankreastumoren
- Lebererkrankungen
- Operationen (Uterus, Prostata, Lunge, Mundhöhle)
- Hämolytisch-urämisches Syndrom
- Angeborener Mangel an Alpha$_2$-Antiplasmin

3.10.4 Diagnostik

Anamnese
Die Erhebung der Blutungs- und Thromboseanamnese (s. Tab. 3.13) ist das wichtigste diagnostische Mittel, um Risikopatienten präoperativ zu erfassen und einer gezielten hämostaseologischen Diagnostik zuzuführen. Die Erhebung dieser Anamnese mit einem standardisierten Fragebogen hat sich bewährt.

Blutungzeit
Die Bestimmung der Blutungszeit mit einem standardisierten Schnepper nach Anlage eines venösen Staus von 40 mmHg ist ein wichtiges diagnostisches Hilfsmittel bei V. a. hämorrhagische Diathese.

Laboranalytik
Es stehen verschiedene funktionelle, immunologische und molekulargenetische Testverfahren zur differenzialdiagnostischen Abklärung von Gerinnungsstörungen zur Verfügung. Die Globalteste aPTT, Thromboplastinzeit, Thrombinzeit sowie die Bestimmung der AT-Aktivität, der Plasminogenaktivität und der Fibrinogenkonzentration sind in den meisten Krankenhauslaboratorien durchführbar. Darüber hinausgehende Untersuchungstechniken sind spezialisierten Zentren vorbehalten.

3.10.5 Therapie mit Blutprodukten (s. Kap. 2.6.2)

3.10.6 Therapie mit Antikoagulanzien

Als Antikoagulanzien werden alle Pharmaka bezeichnet, die eine dosisabhängige Hemmung der plasmatischen Gerinnungsreaktion bewirken. Sie lassen sich nach der Applikationsform in orale Antikoagulanzien und parenteral verfügbare Antikoagulanzien (Heparin [s. u.], r-Hirudin [s. o.]) unterteilen.

Orale Antikoagulanzien
Die zur Stoffgruppe der Cumarine zählenden oralen Antikoagulanzien sind **Vitamin-K-Antagonisten**. Sie induzieren eine Vitamin-K-Mangelsituation mit Synthese funktionell beeinträchtigter PIVKA (Proteins induced by vitamine K absence)-Faktoren. Während in den angelsächsischen Ländern vor allem Warfarin (Coumadin®, HWZ 44 h) eingesetzt wird, ist im deutschsprachigen Raum Phenprocoumon (Marcumar®HWZ 7 Tage) weit verbreitet.

Von den Vitamin-K-abhängig synthetisierten Gerinnungsfaktoren hat das antikoagulatorisch wirkende Protein C die kürzeste Halbwertszeit. Unmittelbar **nach Beginn der oralen Antikoagulation** besteht daher für kurze Zeit eine **Hyperkoagulabilität mit Gefahr Cumarin-induzierter Hautnekrosen**. Daher darf die orale Antikoagulation nur unter **Heparinschutz** initiiert werden.

> Zu Beginn einer oralen Antikoagulation Heparinschutz wegen Gefahr der Cumarin-induzierten Hautnekrose

Dosierung und Therapieüberwachung: Sie erfolgen anhand der Thromboplastinzeit (**Quick-Wert**) oder – besser – anhand der im Gegensatz zum Quick-Wert reagenzien- und geräteunabhängigen International Normalized Ratio (**INR**). Die angestrebten INR-Zielbereiche hängen – wie die Therapiedauer – von der Indikation ab und sind in Tab. 3.25 zusammengefasst. Die Sicherheit einer langfristig notwendigen oralen Antikoagulation lässt sich bei Patienten mit guter Compliance durch die Einführung der Selbstkontrolle mittels geeigneter Geräte steigern.

Operationsvorbereitung: **Vor einer geplanten Operation** muss die **Cumarintherapie beendet** werden, da ihre Wirkung schlecht steuerbar ist. Besteht eine absolute Indikation zur Antikoagulation (z. B. künstliche Herzklappen, Vorhofflimmern), muss ab Erreichen eines Quick-Wertes von 40 % eine überlappende Antikoagulation mit Heparin begonnen werden, da sonst schwerwiegende Komplikationen wie Klappenthrombosen, Hirnembolien u. a. auftreten können.

Tabelle 3.25 Empfohlener INR-Wert bei verschiedenen Indikationen

Indikation	Empfohlener INR-Wert
Rezidivprophylaxe tiefer Venenthrombosen	2,0–3,0
Vorhofflimmern/-flattern	2,0–3,0
Herzklappenersatz:	
▪ biologische Prothese*	2,0–3,0
▪ mechanische Prothese	
in Aortenposition	2,0–3,0
in Mitralposition	3,0–4,0

* Postoperativ fakultativ für 3 Monate; auf Dauer bei Vorhofflimmern/-flattern

Ist **akut** ein **operativer Eingriff** erforderlich, erfolgt eine schnelle Korrektur des Quick-Wertes durch **Gabe von PPSB** (50 E/kg KG). Parallel werden 10 mg **Vitamin K** i. v. appliziert. Wegen der langen Halbwertszeit der oralen Antikoagulanzien wird die Vitamin-K-Gabe am 1. und 2. postoperativen Tag wiederholt. Entsprechend der Indikation zur oralen Antikoagulation muss nach Normalisierung der Gerinnungsparameter eine Antikoagulation mit Heparin begonnen werden.

Heparin

Das aus der Mukosa des Schweines und Rindes gewonnene Heparin ist ein polymeres Glykosaminoglykan, das in einem Molekulargewichtsbereich zwischen 3000 und 30000 Dalton vorliegt. Für den klinischen Einsatz sind verschiedene Heparinpräparationen verfügbar. **Unfraktioniertes Heparin** enthält Heparinmoleküle aller o. g. Molekulargewichte, **niedermolekulares** (**fraktioniertes**) Heparin dagegen nur Heparinmoleküle bis zu einem Molekulargewicht von 8000 Dalton.

Die antikoagulatorische Wirkung von Heparin beruht darauf, dass es mit AT einen Komplex bildet und damit die Reaktivität von AT zu FXa und Thrombin steigert. Im Unterschied zu unfraktioniertem Heparin kann niedermolekulares Heparin nur die Inaktivierung von FXa, nicht aber die von Thrombin beeinflussen.

Dosierung und Therapieüberwachung: Die **intravenöse Antikoagulation** wird in der Regel mit einem unfraktionierten Heparin durchgeführt. Nach Gabe einer Bolusinjektion von 5000 IE folgt eine kontinuierliche intravenöse Dauerinfusion mit zunächst 1000 IE/h. Die Wirkung der intravenösen Antikoagulation mit Heparin wird anhand der aPTT kontrolliert. Die aPTT sollte auf das 2- bis 3fache verlängert sein. Die erste aPTT-Bestimmung sollte ca. 4 Stunden nach Beginn der Heparintherapie erfolgen.

> Die Heparinwirkung wird anhand der aPTT kontrolliert

Bei Einsatz **extrakorporaler Zirkulationssysteme** wie der Herz-Lungen-Maschine werden höhere Heparindosen benötigt. Hier wird unfraktioniertes Heparin in einer Dosis von 400 IE/kg KG eingesetzt. Bei dieser hohen Dosis wird die Heparinwirkung anhand der Activated Clotting Time (ACT) kontrolliert.

Nebenwirkungen: Die häufigste Nebenwirkung einer Heparintherapie ist die **Blutung**. Das therapeutische Vorgehen hängt vom Schweregrad der Blutung ab. Bei starker Blutung wird die Heparinwirkung durch Gabe von Protamin neutralisiert. Protamin ist ein stark basisches Peptid, das mit Heparin einen Komplex bildet und es dadurch inaktiviert.

Eine schwerwiegende Nebenwirkung der Heparintherapie ist die **HIT Typ II** (s. Kap. 3.10.3).

Bei längerfristiger Anwendung von Heparin besteht die Gefahr einer **Osteoporose**.

Medikamentöse Thromboseprophylaxe

Jeder operative Eingriff führt zu einer Aktivierung des Gerinnungssystems, die zusammen mit dem Operationstrauma und der anschließenden Phase der Immobilisation das postoperative Thromboserisiko auch des Gerinnungsgesunden erhöht. Die konsequent durchgeführte medikamentöse Thromboseprophylaxe senkt das Thromboserisiko signifikant. Zur medikamentösen Thromboseprophylaxe ist sowohl unfraktioniertes als auch fraktioniertes Heparin geeignet. Niedermolekulare Heparine werden jedoch bevorzugt eingesetzt, zum einen, weil ihre Halbwertszeit länger ist als die des unfraktionierten Heparins und sie daher nur einmal täglich appliziert werden müssen, zum anderen wegen der geringeren Inzidenz der HIT. In der Regel wird die Thromboseprophylaxe bis zur vollständigen Mobilisation des Patienten durchgeführt. Trotz konsequenter medikamentöser Thromboseprophylaxe wird bei verschiedenen operativen Eingriffen, insbesondere in der Orthopädie, die Operationsletalität maßgeblich durch das Auftreten tödlicher Lungenembolien bestimmt. Erste klinische Studien zeigen, dass hier neue Antikoagulanzien die Thrombosehäufigkeit noch effektiver als niedermolekulare Heparine senken können.

3.10.7 Therapie mit Thrombozytenfunktionshemmern

Thrombozytenfunktionshemmer beeinflussen selektiv die Thrombozytenfunktion und werden zur Prophylaxe arterieller thromboembolischer Komplikationen eingesetzt. Der am häufigsten verordnete Thrombozytenaggregationshemmer ist Acetylsalicylsäure, die durch irreversible Hemmung der thrombozytären Cyclooxygenase die Bildung von Thromboxan blockiert und damit einen der wichtigsten Induktoren der Thrombozytenfunktion ausschaltet. Alle zurzeit eingesetzten Thrombozytenfunktionshemmer **hemmen** die **Thrombozytenfunktion irreversibel**, so dass in einer Notfallsituation mit akuter Blutung nur durch Thrombozytentransfusion eine ausreichende Hämostase erreicht werden kann. Thrombozytenaggregationshemmer sollten **8 Tage vor geplanten operativen Eingriffen abgesetzt** werden. Bei Patienten mit einem hohen Risiko arterieller thromboembolischer Komplikationen sollte überlappend eine intravenöse Antikoagulation begonnen werden.

> Thrombozytenfunktionshemmer sind ungeeignet zur Prophylaxe der venösen Thrombose. Ihre Wirkung kann in Notfallsituationen nur durch Thrombozytentransfusion aufgehoben werden

3.10.8 Therapie mit Fibrinolytika

Die Plasminogenaktivatoren Urokinase, Streptokinase und t-PA werden zur Lyse arterieller und – seltener – venöser Thrombosen eingesetzt. In Notfallsituationen hängt die Operabilität eines Patienten während oder nach einer Fibrinolysetherapie von der aktuellen Fibrinogenkonzentration ab. Als Grenzwert gilt ein Fibrinogenwert von 50 mg/dl. Bei niedrigeren Werten sollte prä- oder intraoperativ Fibrinogen substituiert werden. Zusätzlich ist bei Fibrinolysepatienten mit Indikation zur sofortigen Operation die Gabe des Antiplasmins Aprotinin (Kurzinfusion von 1×10^6 KIE) zur Neutralisation der Plasminämie zu empfehlen.

■■■ Merken

- **Präoperative Gerinnungsdiagnostik zur Erkennung blutungsgefährdeter Patienten. Anamnese wesentlich!**
- **Sorgfältige chirurgische Blutstillung zur Verhinderung der Nachblutung bei Gerinnungsstörungen essentiell!**
- **Häufigste plasmatische Gerinnungsstörungen: Hämophilie A und B, von Willebrand-Erkrankung**
- **Typisches Symptom des Faktor-XIII-Mangels: verzögerte Nachblutung**
- **Thrombophilie: Spontanthrombosen oft an ungewöhnlicher Lokalisation mit häufig familiärer Disposition. Anamnese wesentlich!**
- **Erworbene Gerinnungsstörungen: in der Regel Kombinationsdefekte. Wesentlich: Behandlung der Grunderkrankung!**
- **Gerinnungsstörung bei Lebererkrankung: Präoperativ Substitution von PPSB bei Quick-Wert $\leq 40\%$, bei manifester Blutung PPSB, FFP, AT**
- **V. a. Gerinnungsstörung gleich welcher Art: keine intramuskulären Injektionen!**
- **DIC: Entscheidend ist die Therapie der Grunderkrankung! Die Substitution von FFP und AT in Notfallsituationen ist supportiv.**
- **ITP: Thrombozytensubstitution wegen Boosterung der Immunreaktion nur in der Notfalltherapie**
- **HIT Typ II: schwerste Komplikation einer Heparintherapie, Thrombosen trotz Thrombozytopenie**
- **Thrombozytenabfall unter 100 000/µl oder Halbierung der Ausgangzahl: an HIT denken! Heparin sofort absetzen, alternative Antikoagulation**
- **Unkritische Gabe von Antifibrinolytika bei Hyperfibrinolyse: Gefahr der Thrombose**
- **Perioperative Thromboseprophylaxe: signifikante Senkung der postoperativen Thromboseinzidenz**
- **Thrombozytenfunktionshemmer sind ungeeignet zur Prophylaxe venöser Thrombosen.**

4 Chirurgischer Notfall

4.1 Definitionen

Als **Notfälle** gelten Patienten, deren Vitalfunktionen akut lebensbedrohlich gestört sind oder bei denen diese Gefahr besteht oder nicht sicher auszuschließen ist.

Die **Vitalfunktionen** zeigt Abb. 4.1.

Unterschiedliche Grunderkrankungen aus allen Gebieten der Medizin können Störungen der Vitalfunktionen hervorrufen und bestimmen Verlauf und Prognose oft entscheidend. Unbehandelt verursachen sie häufig den Tod des Patienten. Je früher sinnvolle Hilfe einsetzt, desto wahrscheinlicher können bleibende Folgen vermieden werden.

> Jeder Arzt sollte in der Lage sein, einen Notfallpatienten sachgerecht zu versorgen!

Die **Notfallversorgung** besteht aus:
- Notfalldiagnostik (Tab. 4.1)
- Sofortmaßnahmen = rasche Korrektur oder Beseitigung der Störung der Vitalfunktionen
- Herstellung der Transportfähigkeit
- sachgerechtem Transport unter Fortführung der lebenserhaltenden Sofortmaßnahmen
- klinischer Erstversorgung.

4.1.1 Notfalldiagnostik

Erster Schritt ist die Beurteilung der Dringlichkeit der Notfallversorgung durch Inspektion und Palpation: Atmung? Puls? Ansprechbarkeit?

Bei offensichtlichem Kreislaufstillstand:

- Einleitung der Reanimation vor weiteren diagnostischen Maßnahmen.

Als zweiter Schritt wird die **Notfalldiagnose** nach den gleichen Prinzipien wie die übliche klinische Diagnose – in verkürzter Form – gestellt:

Anamnese: kurz, nur Wesentlichstes, evtl. Zeugen befragen

Körperliche Untersuchung: Zunächst orientierend nach Dringlichkeit (s. Tab. 4.1), dann systematisch, wenn möglich am entkleideten Patienten:

- **Blutdruckmessung**
- **Kopf:** Inspektion/Palpation, Wunden, Hämatome, Stufen, Deformierung, Blutung aus Gehörgang, Nase, Mund, Bulbusstellung, Pupillenweite und -reaktion, freie Atemwege?
- **HWS:**
  - Inspektion: Einfluss-Stauung?
  - Palpation: abnorme Beweglichkeit? Vorsicht! Karotispuls?
- **Thorax:**
  - Inspektion: Deformierung, seitengleiche Exkursion?
  - Auskultation: Atemgeräusche: seitengleich? pathologisch?

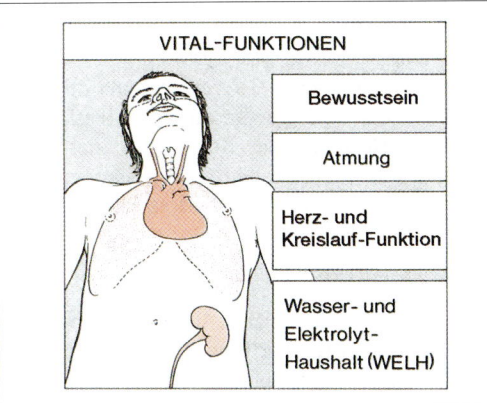

Abb. 4.1 Vitalfunktionen des Organismus

Tabelle 4.1 Außerklinische Notfalldiagnostik

1. Inspektion und Palpation, Beurteilung der Dringlichkeit:
Atemstillstand, Pulslosigkeit, Zyanose, Tachypnö, Dyspnö, Bewusstlosigkeit, Zentralisation, Anämie, Blutaustritt? Atem- und Herzstillstand → Abbruch der Diagnostik, sofortige Therapieeinleitung
2. Orientierende körperliche Untersuchung (Reihenfolge nach Dringlichkeit):
■ **Thorax:** Prellmarken, seitengleiche Belüftung, Atemgeräusch, Pneumothorax, Deformierung, paradoxe Atmung, Instabilität, Kompressionsschmerz? ■ **Abdomen:** Prellmarken, weich, aufgetrieben, Abwehrspannung, Schmerzhaftigkeit? ■ **ZNS, Bewusstsein:** Ansprechbarkeit, zeitlich und örtlich orientiert? Glasgow Coma Scale (GCS)
Nach Ausschluss akuter vitaler Bedrohung **systematische Untersuchung**:
■ **Kopf:** Prellmarken, Wunden, Deformierung, Blutungen aus Gehörgang oder Nase, Pupillenreaktion? ■ **Becken:** pathologische Beweglichkeit, Hämatome, Kompressionsschmerz? ■ **Wirbelsäule:** Prellmarken, Schmerzen? ■ **Extremitäten:** Durchblutung (periphere Pulse), Motorik (Beweglichkeit in den Gelenken) und Sensibilität, Wunden, Prellmarken, Gelenkerguss, Schmerzen? (Was muss geröntgt werden?)

- Palpation: Krepitation? Kompressionsschmerz? Hautemphysem?
- Perkussion: Dämpfung? Tympanie?
- **Abdomen:**
  - Inspektion: Verletzungszeichen?
  - Palpation: weich? Abwehrspannung? Schmerz?
- **Wirbelsäule:**
  - Inspektion: Stufen, Hämatom?
  - Palpation: Klopf-, Druck-, Stauchungsschmerz?
- **Extremitäten:**
  - Inspektion: abnorme Stellung, Durchblutung, Wunden?
  - Palpation: Schmerz auf Druck, Bewegung, Stauchung? abnorme Beweglichkeit? Arterienpulse?
- **ZNS:**
  - Bewusstsein?
  - Pupillenweite und -reaktion
  - Reflexe?
  - Lähmungen?
  - Krämpfe?
  - Sensibilität?
  - Glasgow Coma Scale (GCS)?

Das absolut notwendige Minimalprogramm zur Erkennung von Störungen der Vitalfunktionen ohne Hilfsmittel stellt die Notfallcheckliste (nach F. W. Ahnefeld) dar (Tab. 4.2).

Tabelle 4.2 Notfallcheckliste (nach F. W. Ahnefeld)

1. Bewusstsein	ja	nein
ansprechbar	☐	☐
bewusstlos	☐	☐
2. Atmung		
Atembewegungen feststellbar	☐	☐
Atemstörung	☐	☐
Atemstillstand	☐	☐
3. Herz-Kreislauf-Funktion		
Puls-/Herzfrequenzveränderung	☐	☐
Hautblässe/Hautkälte	☐	☐
Schockzeichen	☐	☐
erkennbare Blutung	☐	☐
Blutlache	☐	☐
Hinweis auf innere Blutung	☐	☐
4. Flüssigkeitsverluste		
starker Durst	☐	☐
Haut in Falten abhebbar	☐	☐
geringe Urinausscheidung	☐	☐
abnorme Flüssigkeitsverluste	☐	☐

4.2 Sofortmaßnahmen

Ihr Ausmaß und ihre Qualität sind abhängig vom Ausbildungsstand und von der Ausrüstung des Ersthelfers (Laie, Pflege- und Rettungspersonal, Arzt). Sie bestehen aus allgemeinen und speziellen Sofortmaßnahmen (Tab. 4.3). Die allgemeinen Sofortmaßnahmen dienen der Lebenserhaltung. Besonders wichtig sind die Maßnahmen zur Behebung von Störungen der Atem- und Herz-Kreislauf-Funktion (kardiopulmonale Reanimation). Die speziellen Sofortmaßnahmen erfordern Hilfsmittel.

Tabelle 4.3 Sofortmaßnahmen

Allgemeine Sofortmaßnahmen

- Retten und Bergen
- Lagern
- Freimachen und Freihalten der Atemwege
- Künstliche Beatmung ⎱ kardiopulmonale
- Externe Herzmassage ⎰ Reanimation
  (ergänzend: medikamentöse und elektrische Reanimation)
- Schock-Erstbehandlung
- Blutstillung
- Ruhigstellung von Frakturen

Spezielle Sofortmaßnahmen

- Anwendung spezieller Hilfsmittel (z. B. Intubation)
- Spezielle Eingriffe (z. B. Pneumothoraxdrainage)
- Medikamentöse Therapie (z. B. Schmerzbekämpfung)

4.2.1 Retten, Bergen und Lagern

- Nach **Absichern der Unfallstelle** (Blinkanlage, Warndreieck usw.) **Retten aus dem Gefahrenbereich** (z. B. fließender Verkehr, ausströmendes Gas, einsturzgefährdete Gebäude) mit dem Rautek-Griff (Abb. 4.2).
- **Lagerung:**
  - **Stabile Seitenlage** (Abb. 4.3): Standardlagerung bei bewusstlosen, spontan atmenden Patienten
  - **Schädel-Hirn-Trauma:** Hochlagern des Oberkörpers (15–30°) zur Hirndrucksenkung, sofern freie Atemwege sichergestellt (z. B. Intubation), sonst stabile Seitenlage
  - **Schock:** 15°-Kopftieflage, sofern kein Schädel-Hirn-Trauma, evtl. zusätzlich Beine anheben (Taschenmesserposition) zur „Autotransfusion"
  - **Wirbelsäulentrauma:** Lagerung auf flacher harter Unterlage ohne Kopfpolster, besser Vakuummatratze, Anlegen einer Halskrawatte (besser

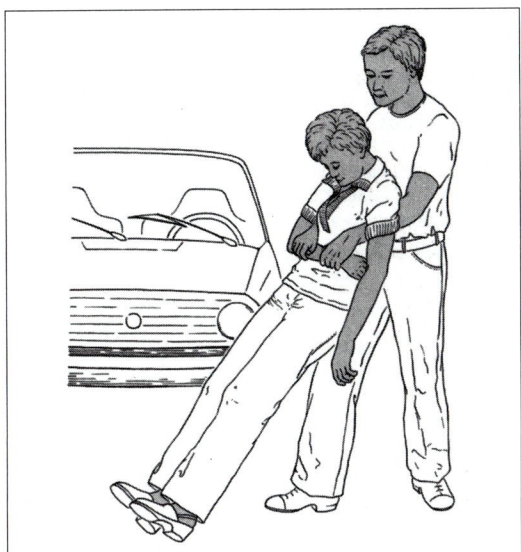

Abb. 4.2 Rautek-Griff zur Bergung Verletzter

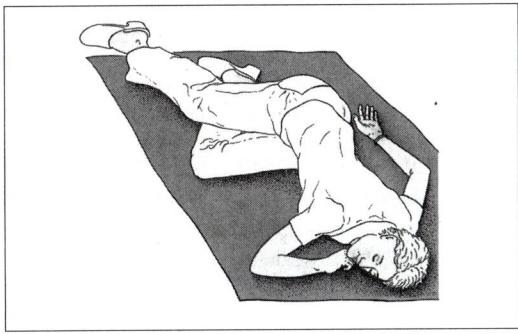

Abb. 4.3 Stabile Seitenlage

„stiff-neck"), Anheben und Umlagern immer mit mindestens drei Helfern!

Bei HWS-Trauma vorsichtiger Zug am Kopf mit beiden Händen in Längsrichtung der HWS oder Transportextensionsgerät (Schlaufen oder „stiff-neck"), Transport in Spezialklinik

▪ **Atemnot:** Halbsitzende Lagerung

▪ **Bauchtrauma, akutes Abdomen:** Flachlagerung mit Kopfkissen und Knierolle zur Entspannung der Bauchdecke

▪ **Kiefer- und Gesichtsverletzungen** (stark blutend)**:** Bauchlage, Polster unter Thorax (Bauch hängt frei!) und Stirn (Kopfüberstreckung), falls der Patient nicht intubiert ist.

4.2.2 Kardiopulmonale Reanimation

Indikationen

Atemstillstand
Ursachen eines Atemstillstands sind:

▪ **Verlegung der Atemwege** (Nase, Mundhöhle, Pharynx, Larynx, Trachea, Bronchien) durch Fremdkörper (Blut, Erbrochenes, Zahnprothese o. Ä.) oder, bei Bewusstlosigkeit, durch Zurücksinken des Zungengrundes in Rückenlage

▪ **Störung der Lungenfunktion** nach Aspiration, bei Lungenödem (neurogen, toxisch, kardiogen), Schocklunge, Zunahme des intrapulmonalen Shunts (Atelektase, Pneumonie, toxisch)

▪ **mechanische Behinderung von Thorax- und Lungenexkursion** als Folge von Rippen-, Sternumfrakturen, Spannungspneumothorax, Thoraxeinklemmung (Perthes-Syndrom), Hämatothorax

▪ **Störung des Atemzentrums** (Schädel-Hirn-Trauma, hohe Querschnittsläsion, Vergiftung)

▪ **Kreislaufstillstand** (auch Volumenmangel).

Klinik: **s. Abb. 4.4**.

Diagnostik: Inspektion der oberen Luftwege, bei Atemstillstand (fehlende Atemexkursion: Hände flach auf das Epigastrium, Bewegung?, fehlendes Atemgeräusch – Ohr oder Stethoskop dicht vor Nase oder Mund des Patienten – und Zyanose) sofortige Einleitung einer Beatmung. Falls Stethoskop vorhanden, Auskultation und Ausschluss eines Spannungspneumothorax (s. Kap. 4.7.1), da dieser vor jeder Beatmung drainiert werden muss. Setzen nicht rechtzeitig geeignete Sofortmaßnahmen ein, so folgt dem Atemstillstand nach 3–5 min der Kreislaufstillstand, einem Kreislaufstillstand nach 30–60 s der Atemstillstand.

> Hoher Beatmungswiderstand und hypersonorer Klopfschall: Spannungspneumothorax?

Therapie: Kardiopulmonale Reanimation (s. u.). Starke Blutverluste nach außen sind unverzüglich durch Kompressionsverbände zu stoppen (auch eine Kopfplatzwunde kann zu erheblichem Blutverlust führen!).

Kreislaufstillstand
Ursachen:

▪ **chirurgisch:** hämorrhagischer Schock, Contusio cordis bei Thoraxtrauma, Herzbeuteltamponade, Hypoxie bei Atemstillstand, Spannungspneumothorax.

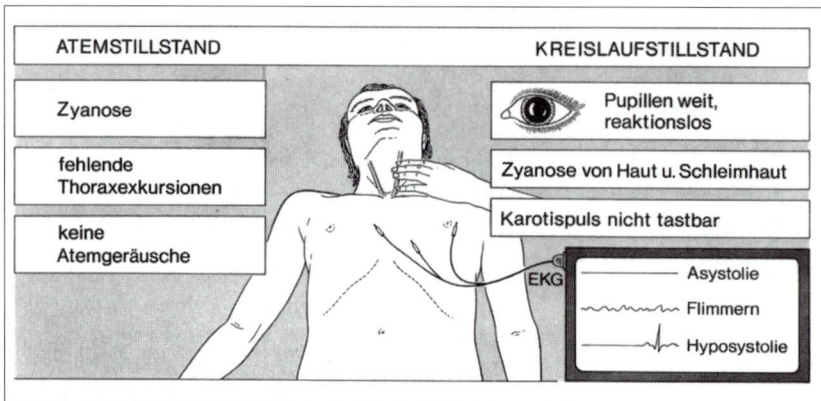

Abb. 4.4 Symptome des Atem- und Kreislaufstillstands

■ **allgemein:** Asystolie, Kammerflimmern, „weak action" (= Hyposystolie = elektromechanische Entkoppelung), extreme Bradykardie, z. B. bei AV-Block III[0].

Potenziell reversible Ursachen **s. Tab. 4.4**.

Klinik: Pulslosigkeit (A. carotis, A. femoralis) nach 6–12 s Bewusstlosigkeit, graue bis blass-zyanotische Farbe von Haut und Schleimhäuten, Pupillendilatation (maximale Erweiterung nach 45–60 s), ca. 20 s nach Pulslosigkeit Schnappatmung durch hypoxische Zwerchfellkontraktion, nach 30–60 s Atemstillstand, nach 20–40 s Krampfanfälle, nach > 5 min hypoxischer Hirnschaden bis zum Hirntod. Ausnahme: bei Unterkühlung und Schlafmittelintoxikation ist wegen reduzierten Hirnstoffwechsels nach länger Zeit eine Reanimation ohne Dauerschaden möglich.

> Kreislauf- und Atemstillstand über 5 Minuten: Irreversibler Hirntod!

Tabelle 4.4 Potenziell reversible Ursachen des Kreislaufstillstands

Die 5 Hs
■ Hypoxie
■ Hypovolämie
■ Hyper- oder Hypokaliämie
■ Hypokalzämie oder Azidose
■ Hypothermie

Die „HITS"
■ Herzbeuteltamponade
■ Intoxikation
■ Thromboembolie
■ Spannungspneumothorax

Therapie: Unverzügliche manuelle externe Herzmassage, bei Atemstillstand unter gleichzeitiger Beatmung (s. u.).

Durchführung: ABCD-Regel (Abb. 4.5)

> A = Atemwege freimachen und freihalten
> B = Beatmung
> C = Cardiozirkulatorische Reanimation
> D = Definitive Maßnahmen („Drugs", Defibrillation, Schrittmacher)

A = Atemwege freimachen und freihalten
1. Kopf überstrecken **(Abb. 4.6)**, Vorsicht bei Verdacht auf HWS-Verletzungen

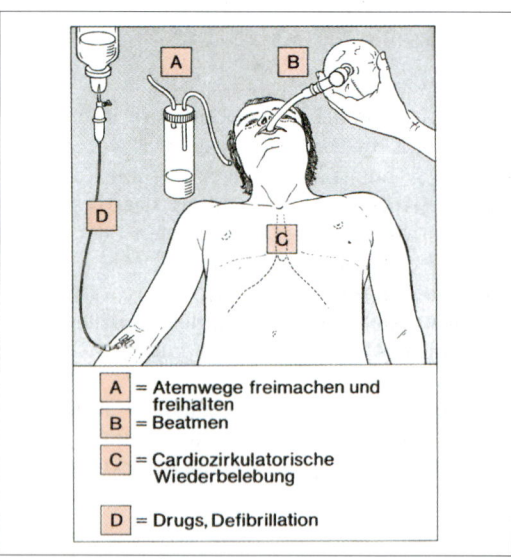

Abb. 4.5 ABCD-Regel

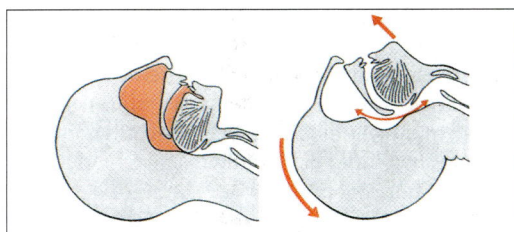

Abb. 4.6 Freimachen der Atemwege durch maximale Reklination des Kopfes

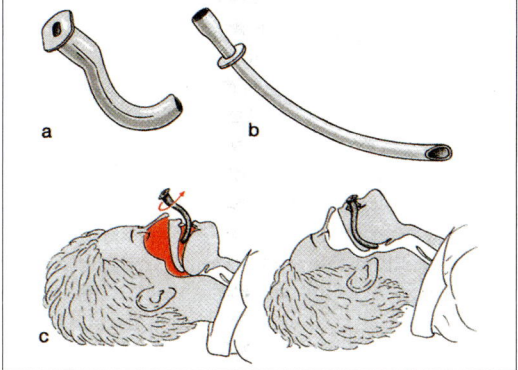

Abb. 4.7 a–c
a Guedel-Tubus
b Wendl-Tubus
c Applikation des Guedel-Tubus

2. Unterkiefer nach ventral vorziehen, Mund des Patienten öffnen **(Esmarch-Handgriff)**. Maßnahmen zu 1. und 2. heben den bei Bewusstlosen zurückgesunkenen Zungengrund von der Rachenhinterwand ab, der Luftweg wird frei.
3. Mundhöhle und Rachen freimachen, falls Fremdkörperverlegung (Blut, Erbrochenes, Zahnprothese o. Ä.). Hierzu Zeige- und Mittelfinger mit Tuch umwickelt benutzen.
    Vorsicht! Bei noch reagierenden Patienten Beißschutz (Gummikeil) verwenden.
4. evtl. Mund/Rachen absaugen.
5. Freihalten der Atemwege: Kopf überstreckt, Unterkiefer vorgezogen halten. Hilfsmittel s. u.
6. Sauerstoffzufuhr, wenn möglich: 4–6 l/min über Nasensonde oder Maske.
    Kommt es nach Freimachen und -halten der Atemwege nicht zum Wiedereinsetzen der Spontanatmung, folgt „B".

Hilfsmittel zum Freihalten der Atemwege
■ **Guedel-Tubus** (Abb. 4.7a): oropharyngeale Luftbrücke; hält bei korrekter Lage die Atemwege gut frei. Anwendung s. Abb. 4.7c.
Nachteil: Bei erhaltenen Reflexen können Würgereiz, Husten, Pressen und Erbrechen ausgelöst werden.
■ **Wendl-Tubus** (Abb. 4.7): nasopharyngeale Luftbrücke. Bei erhaltenen Reflexen vorzuziehen, da weniger Abwehrreflexe provoziert werden.
Nachteil: Löst zuweilen Nasenbluten aus.
■ **Beatmungsmaske:** Unterschiedliche Maskentypen und -größen gestatten dem Geübten(!) eine ausreichende Beatmung, besonders in Kombination mit Guedel- oder Wendl-Tubus. Jedoch besteht kein Schutz vor Aspiration oder Magenüberblähung, gelegentlich mit Magenruptur!

> Lieber Atemspende als falsche Maskenbeatmung!

■ **Larynxmaske:** Eine neuere Methode zum Freihalten der Atemwege und zur Beatmung ist die Larynxmaske (Abb. 4.8). Da kein Aspirationsschutz besteht, stellt sie keine ideale Alternativ zur Intubation dar, da der Patient im Stress immer aspirationsgefährdet ist, bietet aber bei nicht möglicher Intubation bei korrekter Lage die Möglichkeit einer suffizienten Beatmung.
■ **Intubation:** garantiert auch unter ungünstigen Umständen freie Atemwege, verhütet die Aspiration und schafft optimale Voraussetzungen für die Beatmung (Mund-zu-Tubus, Ambu-Beutel, Beatmungsgeät).
▪ **Orotracheale Intubation:**
Technik (s. Kap. 1.3.2)*:* Lagerung des Hinterkopfes auf flachem, hartem Kissen, Überstrecken des Kop-

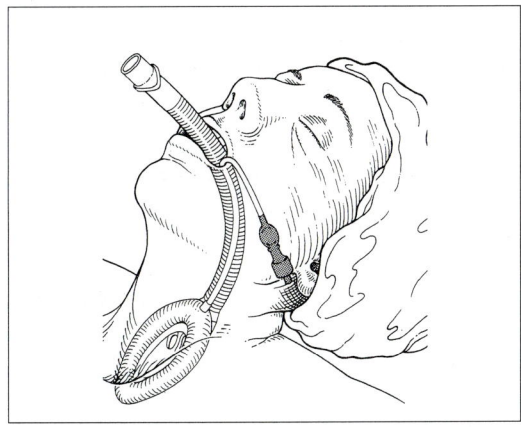

Abb. 4.8 Larynxmaske und ihre Lage im Pharynx

fes („Schnüffelstellung" = verbesserte Jackson-Position), Öffnen des Mundes mit überkreuztem Daumen und Mittelfinger der rechten Hand, Einsetzen des Laryngoskops (übliches Modell: gebogener Spatel nach Macintosh) vom rechten Mundwinkel her. Verdrängen der Zunge nach links unter vorsichtigem Vorschieben der Spatelspitze in die Plica glossoepiglottica: Man sieht jetzt auf die kraniale Seite der Epiglottis. Das Aufrichten der Epiglottis durch Betonung der Spatelspitze unter Zug am Laryngoskopgriff (nicht hebeln!) gibt den Blick auf die Stimmritze frei. Einführen des Endotrachealtubus vom rechten Mundwinkel her unter Sicht. Aufblasen der Blockermanschette. Beatmen und Thorax auskultieren: Beatmung seitengleich? Wenn Atemgeräusch einseitig hörbar; zu tiefe endobronchiale Tubuslage, meist im rechten Hauptbronchus. Tubus unter Auskultation zurückziehen, bis Atemgeräusch seitengleich. Ist kein Atemgeräusch oder ein „Blubbern" hörbar, liegt der Tubus im Ösophagus: Zurückziehen, erneut intubieren! Zwischenzeitlich bei Atemstillstand mit Maske oder Atemspende beatmen.

> Nur sichere intratracheale Intubation, sonst Atemspende

Ist infolge Verlegung der oberen Luftwege (schweres Gesichtsschädeltrauma, Bolus vor dem Larynx) ein Zugang zur Trachea auch mit der Intubationstechnik nicht möglich, muss operativ unterhalb der Verlegung ein Luftweg geschaffen werden:

- **Koniotomie** (Abb. 4.9): Innerhalb weniger Augenblicke möglich: Man tastet das Lig. cricothyreoideum (conicum) zwischen Schild- und Ringknorpel, durchtrennt es quer (Skalpell, Taschenmesser) und legt durch die Öffnung einen dünnen Endotrachealtubus ein (26–28 Ch). Blocken, Beatmung und Absaugen sind möglich. Alternativ Notfall-Koniotomie-Set (Quicktrach® oder Portex-Minitrach®).

- **Trachealpunktion**
  Ermöglicht in verzweifelten Fällen eine Minimalatmung und Beatmung: Mehrere dicklumige „Braunülen" werden zwischen den ersten Trachealringen und/oder durch das Lig. cricothyreoideum eingestochen. Über die Kanülen kann Sauerstoff insuffliert, mit hohen Drucken (Ambu-Beutel mit Adapter) auch beatmet werden.

B = Beatmung
Stets zur Verfügung stehen Mund-zu-Mund-, Mund-zu-Nase-, Mund-zu-Mund-und-Nase-Beatmung. Maskenbeatmung häufig möglich, bei Beherrschung der Notfallintubation und verfügbarem Instrumentarium Beatmung über Endotrachealtubus, alternativ Larynxmaske, s. o. Immer O$_2$ geben, falls verfügbar.

- **Mund-zu-Mund-Beatmung:** Überstrecken des Kopfes (Abb. 4.6). Eine Hand des Helfers liegt an der Stirn-Haar-Grenze, die andere flach unter dem Unterkiefer und Kinn. Der Daumen hält durch Zug am Kinn den Mund geöffnet. Der Helfer atmet etwas tiefer ein als normal und umschließt mit weit geöffneten Lippen den Mund des Patienten, dessen Nase er mit Daumen und Zeigefinger der auf der Stirn liegenden Hand oder mit der Wange verschließt (Abb. 4.10) und atmet seine Luft ca. 2 s in den Mund des Patienten aus. Aus ästhetischen Gründen kann der direkte Kontakt durch ein zwischengelegtes Taschentuch vermieden werden.
  Heute bedingt die zunehmende Durchseuchung mit AIDS auch eine erhöhte Gefährdung des Helfers bei direktem Kontakt mit Sekret und/oder Blut des Verletzten. Daher wurden Hilfsmittel entwickelt, die direkte Berührung vermeiden, z. B. Oropharyn-

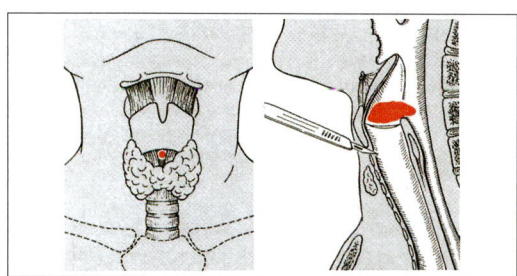

Abb. 4.9 Koniotomie im Bereich des Lig. cricothyreoideum zwischen Schild- und Ringknorpel

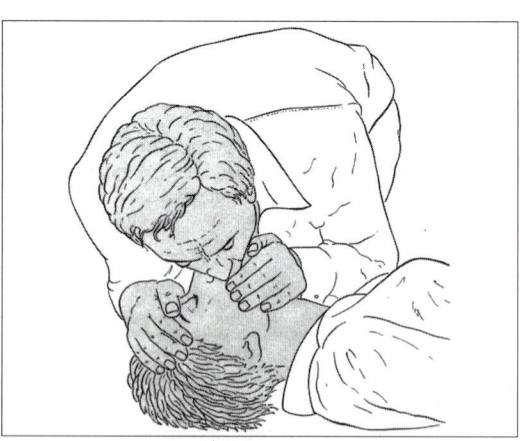

Abb. 4.10 Mund-zu-Mund-Beatmung

gealtuben mit Ventilen, welche die Exspirationsluft des Verletzten über einen separaten Auslass ableiten. Somit wird der Inspirationskanal nicht kontaminiert.

Beatmungsrhythmus: Bei Erwachsenen 12–16/ min, bei Kindern altersentsprechend schneller (Säuglinge 40/min) und mit geringem Druck.

Erfolgskontrolle: Nach jeder Atemspende Kopf heben und seitwärts auf den Thorax des Patienten blicken: Senkt sich dieser jetzt wieder und fühlt man die Ausatemluft, war die Technik korrekt. Sind weder Thoraxbewegung noch Atemstoß feststellbar, ggf. Korrektur folgender Fehler:
- unzureichende Überstreckung
- Einblasdruck zu stark (Luft gelangt in Ösophagus und Magen statt in die Lunge)
- Einblasdruck zu gering.

Zur Beatmung ist gewöhnlich nur ein geringer Druck (ca. 15 cm H_2O) erforderlich. Man braucht nur etwas tiefer als gewöhnlich einzuatmen, um ein ausreichendes Atemzugvolumen zu erreichen. Zu tiefes und schnelles Atmen ermüdet und kann beim Helfer zum Hyperventilationssyndrom (tetanischer Anfall) führen.

> Atemspende: Ruhiges Atmen reicht für beide!

- **Mund-zu-Nase-Beatmung:** ebenfalls Kopf durch Hand an der Stirn-Haar-Grenze überstrecken. Die zweite Hand liegt flach unter dem Unterkiefer, zieht diesen nach vorn und verschließt mit dem Daumen den Mund. Nun beatmet man über die Nase.
- **Mund-zu-Mund-und-Nase-Beatmung:** besonders sinnvoll bei Säuglingen und Kleinkindern: Technik im Wesentlichen wie bei Mund-zu-Mund-Beatmung, jedoch umschließt der Mund des Helfers gleichzeitig Nase und geöffneten Mund des Patienten.

Kehrt nach Freimachen der Atemwege und unter Beatmung nicht unverzüglich eine ausreichende Kreislauffunktion zurück (Kontrolle nach jeder 10. Beatmung für maximal 10 s), d. h. besteht weiter Pulslosigkeit, Zyanose und Pupillendilatation, muss unverzüglich die kardiozirkulatorische Wiederbelebung („C") eingeleitet werden.

C = Cardiozirkulatorische Wiederbelegung

Diese besteht aus der externen Herzmassage, selbstverständlich unter fortgesetzter Beatmung. Sie sollte innerhalb von 4–6 min nach Herzstillstand einsetzen, um die Zeit bis zum Eintreffen des Notarztes (Einleiten der erweiterten lebensrettenden Sofortmaßnahmen) zu überbrücken. Ein

präkordialer Faustschlag (Schlag aus 20–30 cm Höhe auf die Mitte des Brustbeins) kann, falls der Herzstillstand unmittelbar z. B. am EKG-Monitor erkannt wird, ein Wiedereinsetzen der Herzfunktion bewirken, z. B. bei AV-Block oder Kammerflattern oder -flimmern. Erfolgsaussichten bestehen nur in den ersten 30 s; die Durchführung durch **Laien** wird **nicht empfohlen**.

Kardiozirkulatorische Wiederbelebung bei Erwachsenen:

- **Externe Herzmassage:** Durchführung nach Lagerung des Patienten auf einer harten Unterlage (Umlagern vom Bett auf den Fußboden, Reanimationsbrett). Der Helfer kniet oder steht quer neben dem Patienten. Druckpunkt für die Herzmassage ist das untere Sternumdrittel (Abb. 4.11). In Sternumlängsrichtung setzt man den Handballen einer Hand auf den Druckpunkt, die zweite Hand liegt ebenfalls mit dem Handballen quer auf der ersten. Fingerspitzen anheben, Arm im Ellbogengelenk gestreckt! Der Druck muss von oben aus dem

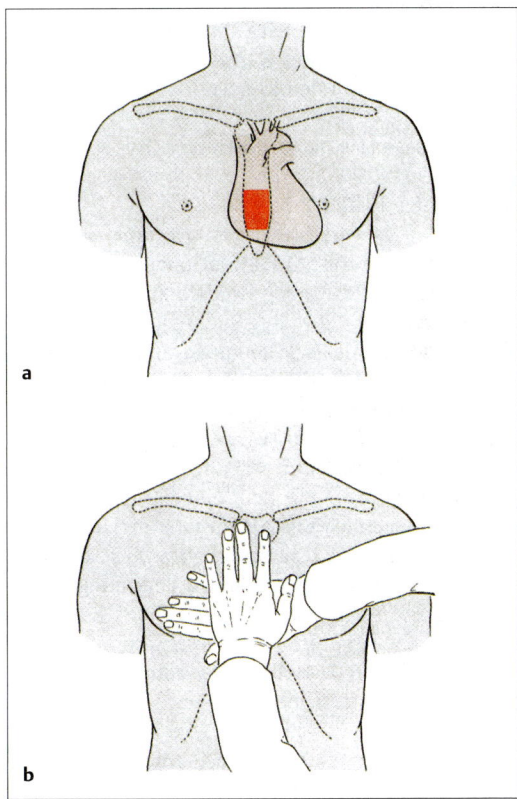

a

b

Abb. 4.11 a,b Externe Herzmassage.
a Lokalisation des Druckpunktes,
b Technik

ganzen Gewicht des Oberkörpers, nicht aus der Armmuskulatur kommen: Nur so ist eine länger dauernde Reanimation ohne vorzeitige Erschöpfung möglich. Die Herzmassage soll das Sternum um mindestens 4 cm gegen die Wirbelsäule durchbiegen, so dass Herz und intrathorakale Gefäße komprimiert werden (cardiac pump theory, thoracic pump theory) und den Auswurf eines Mindestschlagvolumens bewirken.

Bei suffizienter Herzmassage lassen sich systolische Blutdrücke von über 100 mmHg, allerdings bei vermindertem Blutfluss und diastolischem Blutdruck erreichen. Eine Fortsetzung einer Reanimation über 45 Minuten ohne Erreichen einer kardialen Eigenaktivität ist – bei Normothermie und Ausschluss einer Intoxikation – praktisch aussichtslos.

- **Koordination von Herzmassage und Beatmung:** Die Herzmassage wird immer mit der Beatmung kombiniert (Atemspende, Maskenbeatmung).

Optimal: Intubation, Beatmung, Sauerstoff. 60 Herzmassagen/min sind Mindestfrequenz für einen Minimalkreislauf (optimal 100/min), sie werden mit mindestens 12 Beatmungen/min kombiniert. 3–4 Atemspenden sollten den ersten Herzmassagen vorgeschaltet werden, um bereits sauerstoffreiches Blut in den Kreislauf zu schleusen.

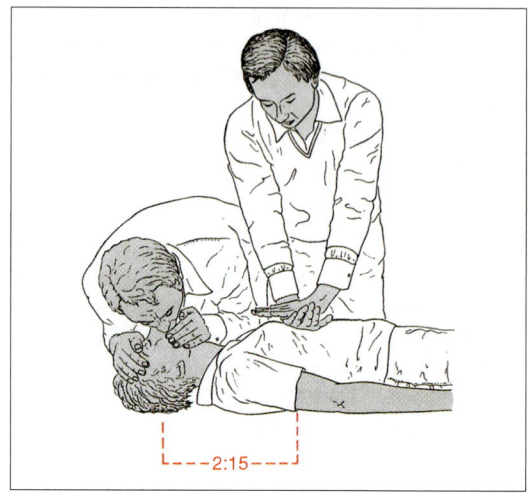

Abb. 4.12 Koordination von externer Herzmassage und Atemspende bei 2 Helfern im Verhältnis 15 : 2

> Herzmassage (HM) und Beatmung (B):
> Ein Helfer 15 HM:2 B
> Zwei Helfer 15 HM:2 B

- **Ein-Helfer-Methode (15:2):** Ist nur ein Helfer zur Stelle, muss er Beatmung und Herzmassage allein durchführen. Nur mit folgendem Rhythmus lässt sich eine Minimalventilation und -zirkulation erreichen (F. W. Ahnefeld): Beginn mit 3–5 Beatmungen, dann 15 Herzmassagen, gefolgt von 2 Beatmungen (15 HM:2 B) usw.

Zwei-Helfer-Methode (15:2): Für zwei Helfer (Abb. 4.12) ist es einfacher, einen ausreichenden Kreislauf und eine Minimalventilation zu bewirken. Wieder werden 3–5 Insufflationen vorgeschaltet, es folgen 15 Herzmassagen, dann 2 Beatmungen (15 HM:2 B) usw. Nach jeder Serie von Thoraxkompressionen macht der 1. Helfer eine Pause für die Beatmung durch den 2. Helfer. Die Hände verbleiben ohne Druck in Massageposition.

Bei **intubierten Patienten** können ohne Zwischenpausen Beatmung und Herzmassage gleichzeitig erfolgen: Beatmungsfrequenz 12–15/min, Kompressionsfrequenz 80–100/min.

Beatmung über Ambu-Beutel mit O_2-Anschluss oder Beatmungsgerät.

- **ACD-CPR (Aktive-Kompressions-Dekompressions-Pumpe):** Mit einem neuen Hilfsmittel („Cardiacpump", Fa. Ambu) lässt sich der Effekt der externen Herzmassage möglicherweise verbessern: Hierbei folgt mittels „Saugnapf-Prinzip" jeder Kompression eine aktive Expansion des Thorax, aus der ein verbesserter venöser Rückfluss zum Herzen resultieren soll.

- **Komplikationen bei der Herzmassage:** Sie treten vor allem bei unkorrekter Technik (falscher Druckpunkt, übermäßiger Massagedruck usw.) auf, jedoch gibt es bislang keinen eindeutigen Hinweis auf eine Erhöhung der Letalitätsrate durch Reanimationsschäden wie

  - Rippenfrakturen
  - Sternumfrakturen
  - Pneumothorax
  - Herzkontusion
  - Lungenkontusion
  - Zerreißung von Milz, Leber, Magen.

- **Interne Herzdruckmassage:** Eine interne (offene, direkte) Herzmassage ist effektiver als die externe Herzmassage, da ein etwa doppelt so großes HZV und eine nahezu normale koronare und zerebrale Perfusion erzielbar sind. Die Anwendung ist nur in der Klinik bei bestimmten **Indikationen** sinnvoll:

  - Herz-Kreislauf-Stillstand bei schwerer Hypothermie
  - intraoperativer Herzstillstand bei offenem Thorax
  - perforierende Thoraxverletzung
  - Thoraxdeformitäten.

Wiederbelebung bei Kindern:

Bei **Säuglingen und Kleinkindern** erfolgt die Herzmassage mit einer erhöhten Frequenz von 100–120/min und einer Beatmungsfrequenz von 30–40/min in modifizierter Technik:

■ **„Zwei-Daumen-Methode":** Beide Hände umgreifen von vorn den Thorax: Die Langfinger liegen auf dem Rücken, beide Daumen auf dem unteren Sternumdrittel: Massage mit den Daumen.

■ **„Zwei-Finger-Methode":** Herzmassage nur mit Zeige- und Mittelfinger einer Hand.

■ Bei **älteren Kindern** Herzmassage – Position wie bei Erwachsenen (s. Abb. 4.11).

> Herzmassage (HM) und Beatmung (B):
> Kinder < 8 Jahre: 5 HM:1 B
> Kinder > 8 Jahre: 15 HM:2 B

D = Definitive Maßnahmen
(„Drugs", Defibrillation, Schrittmacher)

Mit Hilfe von Herzmassage und Beatmung ist die unmittelbare Lebensbedrohung zunächst abgewendet. Ziel weiterer Behandlungsmaßnahmen ist die Stabilisierung dieses Behandlungserfolges. Unter Fortführung der Reanimationsmaßnahmen versucht man, die Ursache des Herz- und Atemstillstandes mittels **EKG** zu ergründen:

■ Hyposystolie (= elektromechanische Entkoppelung [Dissoziation] = pulslose elektrische Aktivität)?
■ Kammerflimmern (VF)?
■ pulslose ventrikuläre Tachykardie (VT)?
■ Asystolie?

Grundsätzlich ist eine **Venenverweilkanüle** Voraussetzung der medikamentösen Therapie, wobei eine lumenstarke periphere Kanüle mit laufender Infusion ausreicht. Nur wenn eine periphere Vene nicht auffindbar ist, darf der Geübte einen **zentralvenösen Katheter** legen (s. Kap. 1.5.2).

Punktionsstellen der Wahl sind die Vv. subclaviae, deren Punktion auch im Volumenmangelschock meist gelingt (s. Kap. 1.5.2). Bei Hypovolämie sofort großvolumigen Katheter (Dialyse-Katheter Typ Shaldon®) in Seldinger-Technik einsetzen (nicht am Notfallort).

> Bei Verdacht auf Myokardinfarkt keine Punktion von V. jugularis interna oder subclavia, da nachfolgend keine Lysetherapie möglich!
> Risikoarme Alternativen:
> V. jug. externa
> V. basilica

Intratracheale Applikation von Medikamenten: Nach der Intubation steht stets die endobronchiale Medikamentenapplikation von Adrenalin, Lidocain oder Atropin über den Tubus zur Verfügung, entweder direkt mittels Spritze ohne Kanüle oder besser mit aufgesetzter langer Applikationssonde bzw. über einen an der Spritze adaptierten Venenkatheter. Medikamente mit Aqua dest. auf 10 ml verdünnen (bessere Verteilung durch größeres Volumen, z. B. 2–3 Amp. Suprarenin® (Adrenalin) à 1 mg auf 10 ml). Der Wirkungseintritt von z. B. 2 mg Adrenalin in 10 ml Aqua dest. erfolgt nach 5–15 s und damit fast ebenso schnell wie nach i. v.-Injektion. Die Bioverfügbarkeit liegt bei 80 %, die Halbwertszeit ist auf 15–20 min verlängert. Die endobronchial verabreichte Dosis sollte das 5–10fache der i. v.-Dosis betragen.

Therapie der Asystolie: Adrenalin (Suprarenin®) 1 mg auf 10 ml NaCl 0,9 % verdünnt alle 3 min fraktioniert i. v. unter fortgesetzter Herzmassage, bis im EKG Kammeraktionen sichtbar und Pulse tastbar sind. Häufig gehen nach Katecholamingabe entstehende, anfänglich geordnete Kammeraktionen mit mechanischem Auswurf schnell in Kammerflattern und -flimmern über (Therapie s. u.). Stellen sich im EKG regelmäßige Herzaktionen ohne ausreichenden mechanischen Auswurf dar (Hyposystolie), wird die Adrenalingabe wiederholt. Bei Wirkungslosigkeit kann die Zufuhr von Natriumbikarbonat mit nachfolgender erneuter Adrenalin-Injektion manchmal die zugrunde liegende elektromechanische Entkoppelung aufheben: Man registriert wieder mechanische Herzaktionen. Bikarbonat sollte frühestens nach 20-minütiger Reanimationsdauer in einer Dosis von 0,5 mval/kg KG infundiert werden. Die früher empfohlene Applikation von 10 ml Kalziumglukonat ist heute umstritten, evtl. als letzter Versuch bei Erfolglosigkeit der vorherigen Maßnahmen.

Therapie des Kammerflimmerns: Bei Kammerflimmern erfolgt sofort die **Defibrillation** mit zunächst 200 J, bei Versagen erneut 200 J, evtl. gefolgt von 360 J (erste 3er Serie), bei Erfolglosigkeit erneute 3er Serie (200-200-360 J), bei erneutem Versagen Wiederholung mit der maximalen Gerätekapazität.

Die **Standardpositionen** für die 10–13 cm im Durchmesser großen Elektroden sind rechts parasternal über dem 2.–3. ICR und über der Herzspitze (alternativ: Elektroden ventral und dorsal des Thorax). Kontaktgel! Reanimationspause, damit das Rettungspersonal zurücktreten kann – kein Körperkontakt zum defibrillierten Patienten!

Ggf. erneuter Defibrillationsversuch nach Gabe von 1 mg Adrenalin i. v. Bei persistierendem Kammerflimmern oder pulsloser VT Defibrillation nach 300 mg Amiodaron (Cordarex®) – Fertigspritze i. v., gefolgt von Amiodaron-Infusion (1 mg/min). Amiodaron scheint wirksamer zu sein als die Alternative Lidocain (50–100 mg als Bolus i. v., dann pro infusionem [2 mg/min]).

Bei V. a. Magnesiummangel oder bei Torsades de pointes 20–25 mg/kg KG Mg^{2+} i. v.

Therapie weiterer tachykarder Rhythmusstörungen: R-Zackengesteuerte (= synchronisierte) Kardioversion bei Vorhofflimmern oder -flattern mit 100 J, bei therapierefraktärer supraventrikulärer Tachykardie initial 50 J, bei monotopem Kammerflattern initial 100 J, bei polytopem 200 J.

Therapie bradykarder Rhythmusstörungen: Bei Bradykardien, die nicht auf Atropin (0,5 mg i. v., Wiederholung bis maximal 3 mg) ansprechen, ist ein Versuch mit 2–10 µg/min Adrenalin sinnvoll. Führt dies nicht zu einer ausreichenden Herzfrequenz, ist ein Schrittmacher erforderlich.

Anlage eines transkutanen Schrittmachers: Über zwei großflächige rechts infraklavikulär und über der Herzspitze aufgeklebte Elektroden wird das Herz transthorakal elektrisch stimuliert. Hier sind relativ hohe Stromstärken erforderlich, die Missempfindungen verursachen. Daher ist diese durchaus wirksame Methode nur als Notfallmaßnahme sinnvoll und muss baldmöglichst in der Klinik durch einen transvenösen Schrittmacher (Elektrodenkatheter) ersetzt werden.

Stabilisierung des Reanimationserfolges

Hierzu werden je nach Situation Katecholamine (Adrenalin, Arterenol®, Dopamin, Dobutrex®) oder Volumensubstitution gezielt eingesetzt.

Während allein der Einsatz von Adrenalin bei der Reanimation unumstritten ist, so ist der positive Effekt weiterer medikamentöser Maßnahmen, wie z. B. Kalzium, Bikarbonat, Antiarrhythmika (Lidocain, Ajmalin = Gilurytmal®, Amiodaron, Betablocker) bei fortbestehender Rhythmusstörung fraglich. Für diese existieren bislang keine Studien, die eine eindeutige Prognoseverbesserung beweisen.

Azidosekorrektur

Jeder Herz-Kreislauf-Stillstand über mehr als 15 min führt zur manifesten Azidose. Deren Ausgleich mit Bikarbonat sollte langsam und unter Kontrolle der BGA erfolgen. Ein sofortiger Ausgleich ist nicht erforderlich, da bis zu einem pH von 7,2 die Katecholaminwirkung eher verbessert wird (Wirkungsverlust bei pH unter 6,8). Darüber hinaus führt der pH-Abfall zu einer Senkung der elektrischen Flimmerschwelle und zu einer Rechtsverschiebung der Sauerstoffbindungskurve mit erwünschter Verbesserung der Sauerstoffabgabe im Gewebe. Ohne Möglichkeiten einer BGA als Richtwert für die Blind-Pufferung 0,5–1 mval Natriumbikarbonat/kg KG alle 15 min bei anhaltendem Kreislaufstillstand. Der Einsatz von Bikarbonat bei **jeder** Reanimation ist umstritten.

Reanimation: Atemstillstand – Kreislaufstillstand?
- Beatmung und externe Herzmassage
- EKG, bei Asystolie: Suprarenin, bei Kammerflimmern: Defibrillation

---

Volumensubstitution

Sie erfolgt unter Berücksichtigung etwaiger Volumenverluste und der kardialen Leistungsfähigkeit möglichst unter ZVD-Kontrolle. Am Notfallort Gabe von kristalloiden (Ringer-) und kolloidalen Lösungen wie HES oder Gelatine. In der Klinik bei Hinweis auf Massenblutung Transfusion ungekreuzter Blutkonserven der Blutgruppe 0 Rhesus negativ.

Schmerztherapie

Nach Stabilisierung des Allgemeinzustandes und bei starken Schmerzen unerlässlich.
- **„leichte" Analgetika:** Metamizol (Novalgin®) 3–5 ml (bis 10 mg/kg KG) i. v. bei mäßigen Schmerzen. Sehr wirksam in Kombination mit Tramadol (Tramal®) 50–100 ml (1–1,5 mg/kg KG) und Dehydrobenzperidol 1,25–2,5 mg (Vorteil: Nicht BTM-pflichtig!)
- **„mittelstarke" Analgetika:** z. B. Tramadol (s. o.) oder Tilidin (Valoron®) 1 ml i. v., auch Ketamin in analgetischer Dosis (0,25 mg/kg KG) i. v.
- **Opiate:** z. B. Pethidin (Dolantin®) 0,5–1 ml (0,5–1 mg/kg KG) i. v., Piritramid (Dipidolor®) 7,5–15 mg, Fentanyl 0.1 mg (Kap. 3.1.3).

Cave: bei Opiaten Gefahr von Atemdepression, RR-Abfall, Erbrechen.

Medikamente immer i. v. geben, da bei i. m.-Gabe zu geringe oder verspätete Resorption.

4.2.3 Schock-Erstbehandlung

Der Volumenmangelschock ist **sofort** zu behandeln. Da **am Notfallort** Blutkonserven nicht verfügbar sind, gibt man **Volumenersatzmittel**.

Geeignet sind Ringer-Lösung oder Plasmaersatzstoffe wie Gelatine und Hydroxyethylstärke (HES).

In Zukunft wird die „Small-Volume-Resuscitation" mit hyperton-hyperonkotischen Lösungen (z. B. NaCl 7,2 % mit HES 200/05 4 ml/kg KG) sich wahrscheinlich durchsetzen: Dieses relativ kleine infundierte Volumen „reißt" aufgrund des großen osmotischen Gradienten innerhalb kurzer Frist ein erhebliches Volumen aus dem Interstitium und intrazellulärem Raum ins Gefäßbett und führt so zu einer schnellen Wiederherstellung eines ausreichenden intravasalen Volumens (Notfallmaßnahme, nachfolgende Fortführung des Volumenersatzes notwendig!).

Bei jüngeren, sonst gesunden Patienten lässt sich ein großer Blutverlust oft allein mit Plasmaersatzstoffen ausgleichen.

In der Klinik erfolgt **„Hämotherapie nach Maß"**: Erythrozytenkonzentrate entsprechend dem Hb, RR und ZVD, FFP nach Gerinnungssituation.

4.2.4 Blutstillung

Bei Blutungen aus kleineren und mittleren Arterien und Venen führt ein gut gepolsterter Druckverband, verbunden mit Hochlagerung, fast immer zur Blutstillung.

> Mit richtigem Druckverband stehen 95 % der äußeren Blutungen

Eine **Blutsperre** ist nur bei stärksten arteriellen Blutungen erforderlich: Manschette des Blutdruckapparates aufpumpen, bis Blutung steht.

Keine Abschnürbinden verwenden, Gefäßschädigung gefährdet operative Rekonstruktion. Genaue Protokollierung des Zeitpunktes der Blutsperre. Ist eine Blutsperre nicht möglich, Abdrücken mit dem Finger an den typischen Punkten.

Gelingt dies nicht,
- digitale Kompression in der Wunde,
- Gefäßklemme nur im äußersten Notfall verwenden.

Blutungen in der unteren Körperhälfte aus Gefäßen unterhalb der Aortenbifurkation lassen sich durch Kompression der Aorta gegen das Promontorium (mit der Faust) kontrollieren.

> Häufigste Fehler bei Blutstillung am Unfallort:
> 1. Unnötige Blutsperre (Druckverband ausreichend)
> 2. Insuffiziente Blutsperre (venöser Stau mit Verstärkung der Blutung!)

Innere Blutungen sind ohne Operation nicht stillbar. Daher
- rascher, massiver Volumenersatz mit Plasmaersatzstoffen, danach
- schonender schneller Transport in die Klinik: Notfalleingriff

4.2.5 Ruhigstellung von Frakturen

- Möglichst mit aufblasbaren pneumatischen Schienen, sonst krankes an gesundes Bein anwickeln, frakturieren Arm am Thorax fixieren (Binden, Dreiecktuch).
- Die Vakuummatratze kann so anmodelliert werden, dass Frakturen ruhig gestellt werden, sie dämpft auch transportbedingte Schwingungen. Ideal zum Transport von Polytraumatisierten und Wirbelsäulenverletzten.
- Versuch, Luxationsfrakturen mit Unterbrechung der Durchblutung oder Gefahr schwerer Weichteilschäden (Sprunggelenk) durch Längszug zu reponieren (vorher Dolantin® oder Ketanest® i. v.)

Zur Erstversorgung von perforierenden Verletzungen von Thorax und Abdomen s. Kap. 20 und 30.

4.3 Transport

In der Regel erfolgt der Transport des Notfallpatienten erst, wenn ein stabiler Kreislauf besteht und Atmung bzw. Beatmung sichergestellt sind.

Dauern Kammerflimmern oder Asystolie trotz aller Maßnahmen weiter an, muss der Patient unter fortgesetzter Reanimation in die Klinik transportiert werden.

Beste Voraussetzungen für freie Atemwege und Schutz vor Aspiration bietet die Intubation. Ist diese nicht möglich, wird der bewusstlose, spontan atmende Patient in stabiler Seitenlage transportiert. Diese garantiert weitgehend freie Atemwege und beugt der Aspiration vor.

Notfallpatienten möglichst im Notarztwagen (NAW) transportieren!

4.4 Außerklinische Versorgung

4.4.1 Ablauf

Bei Unfällen außerhalb der Klinik läuft die Versorgung nach folgendem Schema ab:
1. **Erste Hilfsmaßnahmen durch Passanten** (Laien)
- Absichern der Unfallstelle (Blinkanlage, Warndreieck usw.)
- Retten des Verletzten aus dem Gefahrenbereich

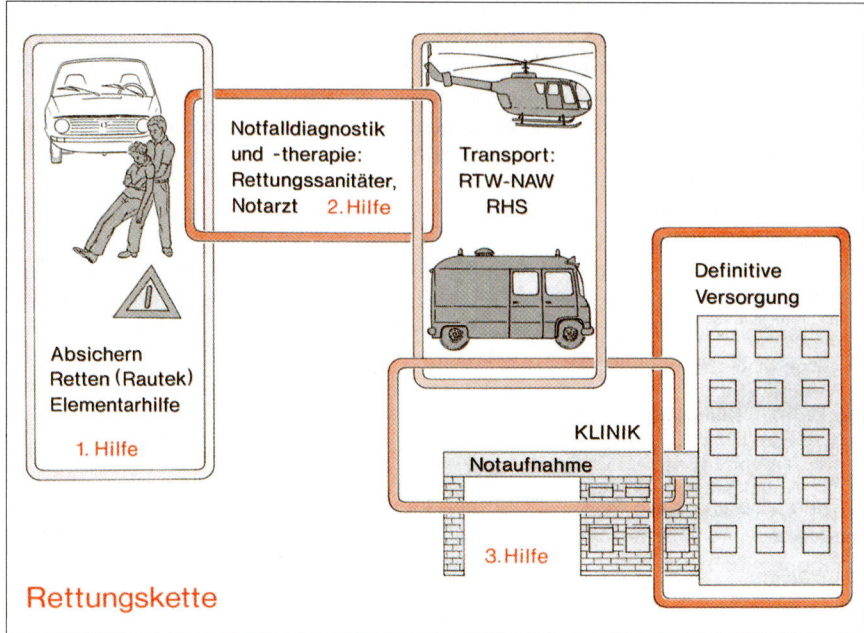

Notfalldiagnostik
und -therapie:
Rettungssanitäter,
Notarzt   2. Hilfe

Transport:
RTW-NAW
RHS

Definitive
Versorgung

Absichern
Retten (Rautek)
Elementarhilfe

1. Hilfe

KLINIK
Notaufnahme

3. Hilfe

Rettungskette

Abb. 4.13 Organisationsschema der außerklinischen Notfallversorgung (Rettungskette nach F. W. Ahnefeld)

- Elementarhilfe, Atemspende
2. **Notfalldiagnostik und -therapie** durch Rettungspersonal und Notarzt, über Funk gezielte Voranmeldung in der Klinik
3. **sachgerechter Transport** mit Rettungswagen (RTW), Notarztwagen (NAW), Rettungshubschrauber (RHS) in die
4. **Notaufnahme der Klinik**. Dort beginnt nach der klinischen Erstversorgung die
5. **definitive Versorgung** (OP, Intensivstation, Normalstation). Diese wie Glieder einer Kette ineinander greifenden Etappen werden nach F. W. Ahnefeld als **Rettungskette** bezeichnet (Abb. 4.13).

4.4.2 Organisation des Rettungswesens

Von Ort zu Ort unterschiedlich sind Feuerwehr, Hilfsorganisationen (DRK, MHD, JUH, ASB u. a.), kommunale Einrichtungen, Katastrophenschutz, Bundeswehr und private Organisationen am Rettungsdienst beteiligt.

In einem optimalen Rettungssystem regelt eine Rettungsleitstelle den Einsatz von Krankenwagen, Rettungswagen, Notarztwagen und Rettungshubschraubern. Sie verhindert unkoordinierte Doppeleinsätze und Konkurrenzdenken. Sie ist über eine einheitliche Notrufnummer und über Notrufsäulen erreichbar, steht in ständigem Telefon- oder Funk-

kontakt mit Krankenhäusern, Rettungsfahrzeugen, Feuerwehr und Polizei.

Rettungsmittel

Die DIN 75 080 legt fest, welchen Mindestanforderungen Rettungsfahrzeuge genügen müssen (Leistung, Abmessungen, Ausrüstung). Danach sind
- **Krankentransportwagen (KTW)** nur zum Transport von „Nicht-Notfallpatienten" bestimmt.
- **Rettungstransportwagen (RTW)** bieten Raum für umfangreiche technische, apparative und medikamentöse Ausrüstung. Die Besetzung mit zwei geschulten Sanitätern ist obligatorisch. RTW dienen der Herstellung und Aufrechterhaltung der Transportfähigkeit sowie zum Transport von Notfallpatienten.
- **Notarztwagen (NAW)** sind Rettungswagen, die zusätzlich zu zwei Sanitätern mit einem Notarzt besetzt werden und weiteres medizinisches Gerät enthalten: EKG, Defibrillator, Beatmungsgerät usw.

Als „vorgeschobener Arm" der Aufnahmeklinik dienen sie der optimalen Erstversorgung von Notfallpatienten. Die Rettungsleitstelle setzt den NAW nach einer Indikationsliste ein. Sinnvoller Aktionsradius des NAW: 15 km (in Großstädten evtl. weniger).
- **Notarzteinsatzfahrzeug (NEF):** mit allen Notfallgeräten und Medikamenten ausgestattetes Zubringerfahrzeug (Pkw: schneller und wendiger als der

NAW). Es bringt den Notarzt rasch zum Patienten, der NAW folgt nach und nimmt Patient und Arzt zum Transport in die Klinik auf ("Rendezvous-System").

■ **Rettungshubschrauber (RHS)** sind personell und apparativ wie ein NAW ausgestattet. Sie dienen dem schnellen Transport des Rettungsteams an den Notfallort und übernehmen auch den Transport in die Klinik, wenn ein Bodentransport zu belastend oder zu zeitraubend wäre (Primäreinsatz). Häufig wird der RHS auch zum Transport aus der erstversorgenden Klinik in ein Krankenhaus der Spezial- oder Maximalversorgung eingesetzt, z. B. bei Verbrennungen, neurochirurgischen Notfällen (Sekundäreinsatz). Der RHS ist eine Ergänzung, kein Ersatz des bodengebundenen Rettungsdienstes, da er nachts und bei bestimmten Wetterbedingungen nicht fliegen kann.

Die Bundesrepublik ist inzwischen mit einem nahezu lückenlosen "Luftrettungsnetz" überzogen. Der Aktionsradius der Rettungshubschrauber liegt für Primäreinsätze bei ca. 50 km (ca. 15 Flugminuten).

Anforderungen an Rettungspersonal und Notärzte

Die vielfältigen Aufgaben in der Erstversorgung von Notfallpatienten erfordern ein erhebliches Maß an Kenntnissen und praktischen Fertigkeiten. Eine entsprechend gute Weiterbildung ist noch nicht überall einheitlich geregelt.

■ **Rettungssanitäter/Rettungsassistent:** Er muss die technischen Rettungsmittel (Bergungs-, Funk-, Lösch- und medizinische Geräte) bedienen und warten. Aufgrund guter medizinischer Kenntnisse unterstützt er den Notarzt und muss notfalls (bei Massenunfällen u. Ä.) auch allein handeln.

■ **Notarzt:** Er sollte ausreichende Kenntnis der Notfalldiagnostik und -therapie besitzen und in den Techniken der Reanimation, einschließlich Intubation, Defibrillation und Punktion zentraler Venen auch unter erschwerten Bedingungen geübt sein. Dies bedingt ausreichend lange Erfahrung in Anästhesie und/oder Chirurgie sowie in der inneren Medizin (Fachkundenachweis "Arzt im Rettungsdienst"). Der Notarzt muss über die örtlichen Gegebenheiten, die Organisation des Rettungsdienstes und die Leistungsfähigkeit der Kliniken seines Bereichs informiert sein. Er entscheidet, wohin der Patient transportiert wird. Hierbei gilt, das für den Notfallpatienten bestgeeignete und nicht das nächstgelegene Krankenhaus anzusteuern.

Der Notarzt dokumentiert alle notfallmedizinisch relevanten Daten und Informationen in einem bundesweit standardisierten **Notarzteinsatzprotokoll**, insbesondere Anamnese, Befund und durchgeführte Therapie. Das Protokoll ist dem aufnehmenden Klinikarzt bei der Patientenübergabe auszuhändigen.

4.4.3 Ausrüstung des Notfallkoffers

Da die ersten Sofortmaßnahmen oft in größerer Entfernung vom NAW oder RHS eingeleitet werden müssen, führen Arzt und Rettungssanitäter die wichtigsten Ausrüstungsgegenstände und Medikamente (Tab. 4.5) in einem oder mehreren Notfallkoffern mit sich. Diese Ausstattung erlaubt eine Erstversorgung aller akuten Vitalgefährdungen. Auch Ärzte, die nur selten Notfälle versorgen, sollten sich eine ähnliche Ausrüstung zusammenstellen.

4.5 Erstversorgung in der Klinik

Auch hier steht die Beherrschung der akuten Vitalgefährdung im Vordergrund (s. o.). Unbedingt notwendig ist eine **Notaufnahme** (Schockraum): Dort stehen alle Hilfsmittel für die Notfalldiagnostik (EKG, Röntgen-C-Bogen, röntgendurchlässiger Tisch, Labor, Sonographie, evtl. Computertomographie) und Notfalltherapie (Defibrillator, Beatmungsgeräte u. a.) sowie Personal bereit.

Ideal ist eine enge örtliche Zuordnung von **Not-OP** und **Intensivstation**. Einen sinnvollen Ablauf der Erstversorgung zeigt der Stufenplan zur Versorgung in der Klinik (Tab. 4.6).

Die Anwendung und Reihenfolge apparativer diagnostischer Verfahren richtet sich nach der momentanen Verfügbarkeit und dem voraussichtlichen Zeitbedarf unter Berücksichtigung der Vitalfunktionen des Patienten (Tab. 4.7).

4.6 Spezielle Notfälle

4.6.1 Spannungspneumothorax

Ein Spannungspneumothorax (s. Kap. 21.4.5) führt innerhalb kurzer Zeit zur vitalen Bedrohung durch Mediastinalverdrängung zur gesunden Seite. Bei Rippenfrakturen häufig Kombination mit Hämatothorax.

Klinik: Dyspnö, Blässe, Zyanose, Tachykardie, zunehmender Blutdruckabfall, Einflussstauung. Die Symptomatik kann sich unter Beatmung (= Überdruckbeatmung) akut verschlimmern oder sich erst entwickeln.

Tabelle 4.5 Ausrüstung des Notarztkoffers (nach B. Gorgass und F. W. Ahnefeld)

Diagnostik:

- Stethoskop
- RR-Messgeräte
- Taschenlampe
- Reflexhammer
- Blutzucker-Teststreifen

Behandlung respiratorischer Störungen:

- 2-Liter-O_2-Flasche (400 l O_2) mit Sekretabsaugung und Beatmungsanschlüssen (oder Festsauerstoffgerät)
- Beatmungsbeutel für Erwachsene und Kinder
- Beatmungsmasken
- Naso- und Oropharyngealtuben (Guedel, Wendl)
- Kornzange (zum Auswischen der Mundhöhle)
- Absaugkatheter
- „Pneukanüle" (nach Tiegel oder Matthys)

Falls Kenntnisse:

- Intubationsbesteck
- Endotrachealtuben
- Skalpell (Koniotomie)

Behandlung von Kreislaufstörungen

- Plasmaexpander (Gelatine, HAES*), 2 × 500 ml in Plastikbeuteln
- Vollelektrolytlösung (Ringer), 2 × 500 ml in Plastikbeuteln
- Natriumkarbonat 8,4 %, 250 ml
- Venenkatheter
- Spritzen, Kanülen, Tupfer

Zusätzlich:

- Verbandmaterial
- pneumatische Schienen

Medikamente**

Adalat, Akrinor, Alupent, Atropin, Beloc® 5 mg i. v., Metoprolol, Berotec-Spray, Brevibloc® 100 mg/10 ml (Esmolol), Buscopan, Catapresan, Kalziumglukonat, Fortecortin (i. v.), Dolantin, Dopamin, Euphyllin, Glukose 40 %, Alt-Insulin, Isoptin, Lanitop, Lasix, Morphin, Nitrolingual, Novalgin, Narcanti, Suprarenin, Tavegil, Valium, Xylocain 2 %, Tramal.
Evtl. Antidote zur Vergiftungstherapie

Nur für Notärzte:

Medikamente zur Anästhesie, einschließlich Muskelrelaxanzien

* Hydroxethylstärke
** fast alles Präparatenamen „®"

Tabelle 4.6 Stufenplan zur Versorgung in der Klinik (nach W. Spier und C. Burri)

1. Stufe

In der Notfallaufnahme: Diagnostik der Vitalfunktionen, Sofortmaßnahmen, Indikationsstellung zur Notoperation:

- EKG
- Intubation und Beatmung, zunächst mit 100 % O_2
- Thoraxauskultation, bei Rippenfrakturen Bülau-Drainage
- intravenöse Verweilkanülen, Blutentnahme (Notfall-Labor, Blutgruppe, Kreuzblut)
- Sonographie (Pleuraerguss?, freie Flüssigkeit intraabdominell: OP!)
- evtl. Peritoneallavage (falls Sono oder CT nicht möglich)

2. Stufe

Ausführliche Diagnostik, Indikation zur Frühoperation:

- Dauerkatheter (Kontrolle Diurese, Hämaturie)
- BGA
- Neurologischer Status
- Extremitäten-Untersuchung
- Röntgendiagnostik: Thorax, Schädel, Wirbelsäule, Becken, Extremitäten je nach Befund Sonographie-Kontrolle (freie Flüssigkeit oft erst nach Kreislaufstabilisierung nachweisbar)
- Schädel-CT
- Angiographie (Luxationsfrakturen)
- evtl. Frühoperation:
  - Laparotomie
  - Trepanation
  - Thorakotomie

Anmeldung auf Intensivstation

3. Stufe (später)

Feindiagnostik, planmäßig vorbereitete Eingriffe

Tabelle 4.7 Zeitbedarf der Notfalldiagnostik

Inspektion „Klinischer Blick"	1–2 min
Klinische Untersuchung	2–5 min
EKG	5 min
Sonographie	10–20 min
ZVD	5 min
Röntgen	30–90 min

Diagnostik: Hypersonorer Klopfschall, abgeschwächtes Atemgeräusch (Cave: Fortleitung des Atemgeräusches von der kontralateralen Seite), zunehmender Beatmungsdruck in Kombination mit Blutdruckabfall und Tachykardie. In der Klinik Röntgen-Thorax bei stabilen Kreislaufverhältnissen, sonst klinische Diagnose.

Spannungspneumothorax: Klinische Diagnose!

Therapie: Im Notfall genügt zur Druckentlastung die Punktion im 2. ICR in der Medioklavikularlinie (nach Monaldi) am Rippenoberrand mit einer einfachen dicken Braunüle: Verwandlung des Spannungspneumothorax in einen offenen Pneumothorax. Oder Verwendung der Fingerlingkanüle nach Tiegel (um den Konus einer Kanüle schnürt man

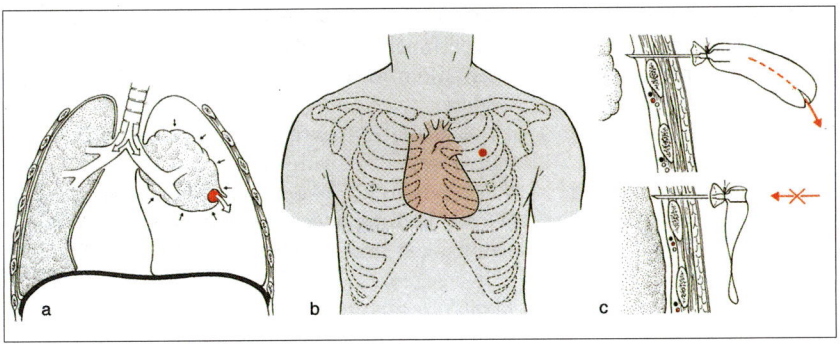

Abb. 4.14a–c Spannungspneumothorax:
a Verlagerung des
Mediastinums zur gesun-
den Seite
b Punktionsort
c Druckentlastung über
eine mit einem einge-
schnittenen Fingerling
armierte, als Ventil wir-
kende Kanüle

mit einem Faden einen Gummifingerling, in den man ein Loch schneidet). Durch dieses kann in der Exspiration Luft entweichen, in Inspiration kollabiert der Fingerling durch den Sog und verschließt die Kanüle **(Abb. 4.14)**. Nach demselben Prinzip funktioniert das fertige System Pleuracath® nach Matthys.

Bei **Verdacht auf ein Thoraxtrauma** sollte wegen des häufig vorhandenen Hämatothorax eine **Bülau-Drainage** im 5. ICR in der vorderen Axillarlinie gelegt werden (ohne diagnostische Hilfsmittel stets oberhalb der Mamillenebene, um Verletzungen von Leber oder Milz zu vermeiden): Hierzu erfolgt mit einer dünnen Kanüle die Lokalanästhesie. Hautinzision (6. oder 7. ICR) mit einem Skalpell. Tunneln und Eröffnen der Pleura parietalis mit einer stumpfen Schere am Rippenoberrand. Einbringen einer Bülau-Drainage mit einem Trokar unter sicherem Festhalten in ca. 5 cm Abstand von der Eintrittsstelle, um ein versehentliches zu tiefes Einstechen zu verhindern. Bei Hämatopneumothorax entleeren sich anschließend beim Husten oder unter Beatmung Luft und Blut. Die Bülau-Drainage wird unter Wasser abgeleitet. Bei persistierender Luftfistel („Sprudeln") sollte die Drainage nie abgeklemmt werden, da anderenfalls sofort wieder ein Spannungspneumothorax entsteht. Bei ausgedehnter Lunge und korrekter intrathorakaler Lage ist ein atemsynchrones Pendeln von Flüssigkeit im Drainagesystem festzustellen („Drainage spielt").

Da bei jedem beatmeten Patienten mit einem Thoraxtrauma und Rippenfrakturen mit dem Auftreten eines – auch beidseitigen – Spannungspneumothorax zu rechnen ist, sollten im Zweifelsfall vor längeren Transporten oder länger dauernden diagnostischen Maßnahmen Bülau-Drainagen gelegt werden.

4.6.2 Schädel-Hirn-Trauma (s. a. Kap. 17.5)

Gewalteinwirkung auf den Schädel führt zu Funktionsverlusten und/oder Gewebezerstörungen des Gehirns. Gefahr droht durch die **intrakranielle Drucksteigerung**, bedingt durch:
- Hirnödem
- intrakranielle Blutung (epidural, subdural intrazerebral).

Folgende Faktoren steigern den Hirndruck zusätzlich:
- O_2-Mangel
- Hyperkapnie
- Kopftieflage
- Einengung der V. jugularis interna (Seitwärtsdrehen des Kopfes)
- intrathorakale Drucksteigerung durch Husten, Pressen, Krämpfe, PEEP-Beatmung
- bestimmte Medikamente, z. B. volatile Anästhetika.

Therapie: Sicherung der Vitalfunktionen (Atmung, Kreislauf), bei Bewusstlosen möglichst Intubation, Sedierung mit Barbiturat, Benzodiazepin oder Propofol. Diese Substanzen senken gleichzeitig den Hirndruck und reduzieren den zerebralen Stoffwechsel (Hirnprotektion), Beatmung mit O_2 (Normoventilation), Oberkörperhochlage 15–30°, Nichtintubierte in stabile Seitenlage bringen. Unterbrechung von Krämpfen mit Valium® (5–10 mg i. v.) oder Trapanal® (2–5 mg/kg KG i. v.).

Cave: Blutdruckanfall!
Zur Erhaltung eines ausreichenden zerebralen Perfusionsdruckes (CPP) muss der mittlere arterielle Druck (MAP) ausreichend hoch sein:
CPP = MAP – ICP (intrakranieller Druck)
MAP > 100 mmHg anstreben!

- Cave: Atemdepression!

Schonender Transport nicht in die erstbeste, sondern in die nächsterreichbare geeignete Klinik (Intensivstation, Neurologe, Neurochirurg erreichbar). Möglichst NAW oder RHS (Zeitgewinn!). Vor RHS-Transport Bewusstlose immer intubieren.

> Schädel-Hirn-Trauma: Keine Maßnahmen zur Dehydratation am Unfallort!

4.6.3 Darmeventeration

Vorfall von Eingeweiden bei perforierenden Bauchverletzungen.
Therapie: Kein Repositionsversuch, sterile Abdeckung, Lagerung mit Knierolle, Schmerzbekämpfung, schonender Transport.

4.6.4 Einklemmung

Der Patient ist am Notfallort so eingeklemmt, dass er erst nach Einsatz technischer Hilfsmittel gerettet werden kann.
Therapie: Versorgung „vor Ort" durch den Notarzt vor und während der Befreiung durch den Rettungsdienst.

Atemwege freihalten (evtl. Intubation), Schocktherapie (venöser Zugang), Schmerzbekämpfung gestattet schonende Befreiung (kleine Dosen Morphin, Ketamin).

Möglichst keine Notamputation, sondern Demontage auch großer Werkstücke (Trennscheibe, hydraulische Schere, Wagenheber, Kran u. a.).

4.6.5 Ertrinken

Definitionen und Pathophysiologie (nach Modell, 1971):
- **1) Ertrinken ohne Aspiration** = trockenes Ertrinken (selten). Beim Versinken kommt es zum Glottiskrampf: Tod durch Asphyxie und Reflexmechanismen, keine Wasseraspiration.
1a) Beinahe-Ertrinken ohne Aspiration: Wenigstens vorübergehendes Überleben von 1.
- **2) Ertrinken mit Aspiration** = feuchtes Ertrinken: Tod durch Kombinationswirkung von Asphyxie und Veränderungen nach Flüssigkeitsaspiration während des Versinkens.
  - **Süßwasseraspiration:** Resorption des Surfactant führt zu massiven Atelektasen. Resorption des hypotonen Süßwassers kann interstitielles Lungenödem, Hämolyse oder Elektrolytstörungen bewirken.

- **Salzwasseraspiration:** Osmotischer Gradient des hypertonen Salzwassers zieht Wasser aus dem Interstitium in die Alveolen: osmotisches Lungenödem.
2a) Beinahe-Ertrinken mit Aspiration: wenigstens zeitweises Überleben von 2.
- **Sekundäres Ertrinken:** Tod nach scheinbar erfolgreicher Rettung oder Wiederbelebung nach Beinaheertrinken durch Entwicklung eines akuten Lungenversagens.
Klinik:
- Atemstillstand
- Kreislaufstillstand
- evtl. Hypothermie.
Therapie:
- Freimachen und Freihalten der Atemwege
- Atemspende, Beutelbeatmung und O_2, besser Intubation
- extrathorakalae Herzmassage
- Medikamente: Adrenalin, ggf. Natriumbikarbonat usw. (s. Kap. 4.2.2)
- Defibrillation bei Kammerflimmern, evtl. Lidocain
- Hirnödemprophylaxe.

Bei **Ertrinken in kaltem Wasser** besteht auch nach längerem Kreislaufstillstand durch den Einfluss der Hypothermie Aussicht auf Wiederbelebung ohne bleibende Schäden. Die Reanimation deshalb nicht abbrechen, sondern Transport des Patienten in die Klinik unter fortgesetzten Maßnahmen. Wegen der Gefahr des „sekundären Ertrinkens" müssen die Patienten auch nach primärer Erholung mit dem Notarzt zur Intensivüberwachung für 48 Stunden in die Klinik gebracht werden.

> Ertrinken im kalten Wasser: Wiederbelebungsversuch mindestens über 1 Stunde!

4.6.6 Unterkühlung

Durch niedrige Umgebungstemperatur bedingter Wärmeverlust mit Körpertemperatur unter 35 °C. Begünstigend wirken Intoxikationen mit Alkohol, Barbituraten, Phenothiazinen.
Pathophysiologie: Sinkende Außentemperaturen beantwortet der Organismus mit dem Versuch, die Wärmeabgabe durch periphere Vasokonstriktion zu drosseln und die Wärmeproduktion, u. a. durch Muskelzittern, zu erhöhen. Wegen begrenzter Energiereserven ist dies nur einige Zeit möglich.

Klinik:
- 1. Phase (Abwehrstadium): Rektaltemperatur über 34 °C, psychische Erregung, Vasokonstriktion, Muskelzittern, Schmerzen an den Akren
- 2. Phase (Erschöpfungsstadium): Rektaltemperatur 34–27 °C, Versagen der Regulationsmechanismen, Bewusstlosigkeit, Bradykardie, J-Welle im EKG, Muskelstarre, flache Atmung
- 3. Phase (Lähmungsstadium): Rektaltemperatur unter 27 °C, alle Lebenszeichen erloschen, „Scheintod": periphere Pulse nicht tastbar, im EKG Bradyarrhythmie, ventrikuläre Extrasystolen, Vorhof- oder Kammerflimmern. Atmung nicht registrierbar.

Therapie:
- **am Unfallort:** Stützung der Ventilation, evtl. Reanimation. (Wegen hypothermiebedingter Stoffwechselreduktion Aussicht auf zerebrale Erholung.) Schutz vor weiterer Auskühlung (isolierende „Rettungsdecke").
- **in der Klinik:** EKG-Kontrolle, anfängliche Wiedererwärmung im warmen Bad unter Aussparung der Extremitäten (sonst zu großer Volumenverlust), warme Infusionen, Erwärmung durch Luftkissenbett (Clinitron®), pneumatische Wärmedecke, Beatmung mit warmem Atemgas, Peritoneal- oder Hämodialyse mit warmer Lösung oder Erwärmung über extrakorporalen Kreislauf (Herz-Lungen-Maschine). Übliche intensivmedizinische Maßnahmen. Therapie der Rhythmusstörungen.

4.6.7 Hitzeschäden

Sonnenstich
Meningeale Reizung als Folge direkter Sonneneinstrahlung. (Säuglinge sind besonders gefährdet.)
Klinik: Kopfschmerz, Unruhe, Übelkeit, Nackensteife, hochroter, heißer Kopf (meist kühle Körperhaut), in schweren Fällen Bewusstlosigkeit, Krämpfe.
Therapie: Kalte Umschläge auf Kopf und Nacken, Lagerung mit erhöhtem Kopf in kühler Umgebung.
  Bei Zeichen von Hirndruck osmotische Therapie mit 150–200 ml Mannit 20 % i. v., evtl. Beatmung, Hyperventilation, sofortige Klinikeinweisung.

Hitzeohnmacht
Vorübergehende zerebrale Mangeldurchblutung durch periphere Vasodilatation bei längerem Stehen im Wärmestau.
Klinik: Typischer Ohnmachtsanfall.
Therapie: Flachlagerung, Beine in Taschenmesserposition. Evtl. Vasopressor (Akrinor® 0,5–1 ml i. v.).

Hitzekrämpfe
Extrazellulärer Flüssigkeitsverlust (2–4 l) mit Natriumverlust durch Schwitzen bei schwerer Arbeit in hoher Temperatur.
Klinik: Muskelzuckungen und Krämpfe der beanspruchten Muskeln.
Therapie: Kühle Umgebung, Ruhepause, Trinken von 1–2 l Elektrolytlimonade (Liquisorb® oder 1–2 Teelöffel Salz/l Wasser), in schweren Fällen 2–3 l Ringer-Laktat i. v.

Hitzschlag
Schwerste Störung der Wärmeregulation.
1. klassischer Typ: tritt besonders bei älteren Personen mit Vorerkrankungen (kardiovaskulär, renal, pulmonal, metabolisch) auf:
Ursache: Längere Einwirkung hoher Umgebungstemperatur bedingt unzureichende Wärmeabgabe, besonders bei Dehydratation und wärmestauender Kleidung.
Klinik: Kopfschmerzen, Übelkeit, Schwindel, Bewusstseinstrübung bis -verlust, Hyperventilation. Puls über 140/min, RR anfangs erhöht mit großer Amplitude, später Schock. Haut zunächst rot, heiß, trocken, später grau-zyanotisch, Temperatur über 40 °C. Erhöhte Leberwerte, evtl. Nierenversagen, **keine** Rhabdomyolyse.
Therapie: Kühle Umgebung. Flachlagern mit erhöhtem Kopf, Kaltwasserbad oder kalte Umschläge, Eisstücke, Überwachung von RR, Puls, Rektaltemperatur, 1000–1500 ml kalte Ringer-Lösung i. v., O_2-Gabe, evtl. Beatmung, Abkühlung auf 38,5 °C, Barbiturate bei Krämpfen.
2. nichtklassischer Typ: Besonders bei jungen gesunden Sportlern durch extreme Anstrengung (z. B. Marathon) hevorgerufene starke Wärmeproduktion, auch bei kühlerer Außentemperatur. Hierbei Symptome wie oben, aber zunächst hyperdyname Kreislaufreaktion (RR↑ und HF↑), auch Schwitzen, Rhabdomyolyse.

4.6.8 Elektrounfall

Schädigung durch Kontakt mit Stromquellen: Niederspannung (bis 1000 V), Hochspannung (über 1000 V).
  Ab 500 V immer schwere Gewebezerstörungen.
  Blitzschlag (bis 20 000 A und 50 Mio. V).
Pathophysiologie:
1. **thermisches Trauma:** Fließt Strom durch den Körper des Verletzten, entsteht Widerstandswärme (Verbrennung).

2. **nichtthermisches Trauma:** Der Stromfluss führt zum Zusammenbruch des Zellmembranpotenzials und zur Zerstörung der Zellwand.

Folgen:
- Verbrennungen 1.–4. Grades, „Strommarken" am Ein- und Austrittspunkt **(s. Abb. 6.19)**.
- Muskelkontraktionen durch direkte elektrische Reizung können Muskelrisse, Frakturen und Luxationen erzeugen.
- Elektrische Reizung des Herzens kann Kammerflimmern oder Asystolie auslösen.
- Stromfluss durch das Gehirn führt zu schweren neurologischen Ausfällen, Bewusstlosigkeit, evtl. Atemstillstand.

Klinik:
- Kreislaufstillstand (EKG: Asystolie oder Flimmern?)
- Verbrennungen (s. Kap. 6).

Therapie:
- Zunächst unbedingt **Stromkreis unterbrechen** (Sicherung, Stecker), bei Hochspannung (Industrie, Bahn, Überlandleitung) Abschalten und Erden nur durch Fachpersonal!

Ist Abschalten des Stroms nicht möglich: Schuhe mit Gummisohlen oder Gummistiefel und Isolierhandschuhe anziehen, mit trockener Holzstange oder Stab aus Isolierstoff (z. B. Pertinax®) spannungsführende Teile (Leitung o. Ä.) vom Verletzten oder Verletzen von Stromquelle wegschieben.

> Elektrounfall: Vor der Unfallrettung Stromkreis unterbrechen!

- **Wiederbelebung** von Atmung und Kreislauf, EKG-Überwachung, Verbrennungsbehandlung (s. Kap. 6), Notverbände, Schienung, Transport.
- Auch bei scheinbar symptomlos verlaufenem Stromunfall wird der Patient in die **Klinik** gebracht (dort Monitorüberwachung!), weil Rhythmusstörungen, pektanginöse Beschwerden, Synkopen und sonstige EKG-Veränderungen folgen können.

4.6.9 Dekompressionsunfall (Caisson- oder Taucherkrankheit!)

Bei zu raschem Auftauchen aus mehr als 10 m Tiefe durch Dekompression bedingte schnelle Ausdehnung der in Blut, Geweben, Körperhöhlen und Atemwegen gelösten bzw. enthaltenen Atemgaskomponenten: Ausperlen von Gasblasen (Stickstoff und O_2) in Blut und Geweben.

Klinik:
1. Zeichen der zentralnervösen Gasembolie: Rückenmarks- und Hirnschäden (Lähmung, Sehstörungen, Bewusstlosigkeit u. a.)
2. Innenohrschäden: Schwindel, Schwerhörigkeit, Übelkeit
3. Kreislauf- und Lungenschäden: Schock, Atemnot, Hämoptoe, evtl. Pneumothorax, Hautemphysem.

Therapie: Stabilisierung bzw. Wiederherstellung der Vitalfunktionen nach der ABCD-Regel. Bei Pneumothorax Pneukanüle (besser Pleuracath®) im 2. ICR, Beatmung mit 100 % Sauerstoff, Rekompression auf bis zu 6 Bar (60 m Wassertiefe) innerhalb von 3–5 min, wenn Überdruckkammer in unmittelbarer Nähe (z. B. an Caissonbaustelle), sonst schnellstmöglicher Transport zur nächsten hyperbaren Therapieeinheit (Rettungshubschrauber, niedrige Flughöhe!).

Zentraler Nachweis Europa für HBO-Zentren: Tel.: 0041–1/383–1111 (REGA Zürich).

4.6.10 Verätzung

(s. a. Kap. 1.4)

Kontakt der Körperoberfläche oder des Gastrointestinaltrakts mit Laugen (fortschreitende Kolliquationsnekrose) oder Säuren (mehr oberflächliche Koagulationsnekrose). Unfall oder Suizid.

Klinik: Nach Verschlucken Schmerzen im Mund, Rachen, retrosternal und im Epigastrium. Nach einiger Zeit evtl. Atemnot durch Pharynxödem, Schock, Zeichen der Organperforation (Ösophagus, Magen). Bei Säuren sichtbare Ätzschorfe, bei Laugen mehr glasig-sulzige Veränderungen der Schleimhaut. Oft typischer Geruch (Essig, Ammoniak u. Ä.).

Therapie:
- **Oberflächliche Verätzungen:** mit reichlich Wasser, evtl. Natriumbikarbonat spülen. Lockerer Verband.
- Bei **Verätzungen des Gastrointestinaltraktes** frühzeitig Magensonde legen, bevor durch tief greifende Wandnekrose erhöhte Perforationsgefahr besteht.
- **Säureingestion:** Trinken lassen von Milch (evtl. mit 20 g Magnesia usta), über Sonde Natrumbikarbonat.

Vorsicht: Gasbildung im Magen bei Neutralisation. Kein Erbrechen auslösen wegen Aspirationsgefahr, eine schwere Aspirationpneumonie wäre die Folge!
- **Laugeningestion:** Wasser oder leicht saure Flüssigkeit (1 %ige Essigsäure) trinken lassen oder

über Magensonde geben. Über Magensonde absaugen.

■ **Allgemeine Therapie:** Schockbehandlung, bei Aspirationsgefahr oder Atemnot: Intubation.

Sedierung, Schmerzbekämpfung, parenterale Ernährung, Breitbandantibiotika, Notfall-Gastroskopie, bei Nachweis einer Perforation durch Gastrografin®-Darstellung ggf. Diskontinuitätsresektion (s. Kap. 23.7.4).

4.6.11 Vergiftungen

Eine unübersehbare Vielzahl von Substanzen führt – abhängig von der Dosis – zu Vergiftungen (Unfall, Suizid, Verbrechen). Sie können peroral-intestinal, perkutan oder durch Inhalation aufgenommen werden.

Klinik: Die spezielle Symptomatik muss nachgelesen (z.B. in Schuster, Notfallmedizin, Enke-Reihe zur AO[Ä], Kap. 7) oder in Giftinformationszentralen (Tab. 4.8) erfragt werden.

Diagnostik:

Anamnese: Möglichst genau (Zeugen, Angehörige) Art des Giftes und Zeitpunkt der Aufnahme erfragen. Umgebung des Vergifteten durch Polizei oder Rettungspersonal absuchen lassen: Flaschen? Behälter? Tablettenröhrchen? Gas u. a.?

Therapie:

   allgemein:

■ **Sicherung der Vitalfunktionen**

  ▪ Atemstörungen behandeln (s.o.). **Vorsicht!** Bei stark wirkenden Giften keine Mund-zu-Mund-Beatmung!

  ▪ Herz- und Kreislaufstörungen beheben (s.o.).

■ **Entgiftung:**

▪ **Erbrechen** auslösen (nur bei erhaltenem Bewusstsein!), entweder durch Trinken von NaCl-Lösung (3 Teelöffel Kochsalz auf 100 ml Wasser) oder durch Injektion von Apomorphin 0,1 mg/kg KG i. m. als Mischspritze mit 0,14 mg/kg KG Novadral® zur Vermeidung von Kreislaufdepressionen

▪ **Magenspülung:** Bei bewusstseinsklaren Patienten dicken Magenschlauch einführen. In Bauch- oder Links-Seitenlage bis zum klaren Rücklauf mit Wasser spülen. Bewusstlose vor Spülung intubieren!

Kontraindikationen der Magenspülung und des provozierten Erbrechens:

▪ Verätzung

▪ Vergiftung durch Kohlenwasserstoffe.

■ **Elimination über den Darm:** nach Ende der Spülung Aktivkohle (0,5–1 g/kg KG) als Absorbens sowie 15–30 g Natriumsulfat als Abführmittel durch den Schlauch instillieren.

■ **Elimination über die Niere:** forcierte Diurese durch 125–250 ml Mannit-Lösung (5–10%) oder Furosemid (Lasix®) i. v.; Peritoneal- und Hämodialyse; Hämofiltration.

> Vergiftungen: Beim Bewusstlosen vor der Magenspülung Intubation zum Schutz vor Aspiration!

Spezielle Therapie, Antidote: Zusätzlich zur allgemeinen Therapie ist bei einigen Vergiftungen die Gabe von Antidoten wirksam, z. B. bei

■ **Zyanidvergiftung:** 3,25 mg/kg KG 4-DMAP® i. v., danach 6–12 g Natriumthiosulfat i. v.

■ **Organophosphatvergiftung** (z. B. mit E 605): Kohle, Natriumsulfat, Atropin 2–5 mg i. v.; wiederholen

Tabelle 4.8 Giftinformationszentralen in Deutschland

Zentrale	Telefon	Fax	e-mail
GIZ-Nord Göttingen (Bremen, Hamburg, Niedersachsen, Schleswig-Holstein)	0551 /19 240 0551 /38 31 80 (für Ärzte)	0551 /38 31 881	
GIZ Erfurt: Mecklenburg-Vorpommern, Sachsen, Sachsen-Anhalt, Thüringen	0361 / 730 730	361 / 730 7317	
Giftnotruf Berlin	030 /19 240	030 / 32680-799	
GIZ Nordrhein-Westfalen (Univ. Kinderklinik Bonn)	0228/ 19 240	0228 /287-3314	
Giftinfo Mainz (Rheinland-Pfalz, Hessen)	06131 /19 240	06131 / 17-6605	
Baden-Württemberg (Univ. Kl. Freiburg)	0761 / 19 240	0761 / 270-4457	
Bayern (Univ. Kl. München)	089 / 19 240	089 / 4140-2467	tox@lrz.tum.de
Saarland (Univ. Kl. Homburg/Saar)	06841 /19 240	06841 /16 4017	

bis zu Pupillenerweiterung. Zusätzlich 3–4 mg/kg KG Toxogonin® i. v.

- **Opiatvergiftung:** Narcanti® 0,2–0,4 mg langsam i. v., nach 20–30 min gleiche Dosis i. m.
- **CO-Vergiftung:** „Spezifisches Antidot" ist O_2: 100 % Sauerstoff über Maske, besser Intubation und Beatmung mit 100 % O_2, hyperbare O_2-Therapie.

◼◼◼ Merken

- Notfall: Akut lebensbedrohliche Störung der Vitalfunktionen Atmung, Kreislauf und Bewusstsein liegt vor, droht oder ist nicht sicher auszuschließen.
- Chirurgischer Notfall: sofortige Maßnahmen zum Erhalt und der Wiederherstellung der Vitalfunktionen
- Adäquates Trauma, hoher Beatmungsdruck, hypersonorer Klopfschall: Spannungspneumothorax?
- Lieber korrekte Mund-zu-Mund- oder Mund-zu-Nase-Beatmung als falsche Maskenbeatmung oder Fehlintubation!
- Vitalstörungen von Atmung und Kreislauf: Vorgehen nach der ABCD-Regel
- Massenblutung: Blutsubstitution falls unumgänglich mit Konserven der Blutgruppe 0 Rh-negativ
- Ein korrekt angelegter Druckverband bringt 95 % der äußeren Blutungen zum Stillstand. Blutsperre nur bei stärksten arteriellen Blutungen!
- Bei Verdacht auf innere Blutungen: unverzügliche Einleitung der Schocktherapie, rascher Transport in die Klinik
- Luxationsfrakturen oder Frakturen mit schwerer Achsenfehlstellung: Repositionsversuch durch axialen Zug am Unfallort
- Pneumothorax: klinische Diagnose – im Zweifelsfall immer Thoraxdrainage!
- Bewusstloser Patient: falls möglich, vor RHS-Transport intubieren!
- Hitzschlag: Rhabdomyolyse möglich
- Elektrounfall: Gefahr von Rhythmusstörungen
- Bei Intoxikation mit starken Giften: Keine Mund-zu-Mund-Beatmung! Risiko der Selbstgefährdung!
- Bei Verätzung: kein Erbrechen auslösen

5 Polytrauma

5.1 Definition und Ätiopathogenese

Als Polytrauma bezeichnet man die gleichzeitig entstandene Verletzung mehrerer Körperregionen oder Organsysteme, wobei wenigstens eine Verletzung oder die Kombination mehrerer Verletzungen lebensbedrohlich ist (Tscherne).

81 % aller Polytraumen sind Folge eines Verkehrsunfalls. Als Folge der Polytraumatisation entwickelt sich eine **„Zweitkrankheit"**. Diese ist nicht einfach die Summe der Einzelverletzungen und ihrer typischen Verläufe, sondern zeigt eine gewisse Eigenständigkeit. Sie ist hauptsächlich bedingt durch massiven Schock, Hypoxie und metabolische Fehlsteuerungen. Besondere Bedeutung kommt dem „Reperfusionsschaden" (Ischämie-Reperfusionssyndrom) nach Wiederherstellung der Makro- und Mikrozirkulation zu: Entstehende Mediatoren, z.B. freie O_2-Radikale, TNF-α, Stickoxid (NO) führen zu Schäden auf zellulärer Ebene, Membran- und Endothelschäden. Je schneller Hypotonie und Hypoxie ausgeglichen werden können, umso geringer sind die Folgeschäden.

Je nach Ausmaß des Polytraumas, Intervall bis zum Behandlungsbeginn und Therapiequalität treten in unterschiedlich starker Ausprägung als Schockfolgen auf:
- „Lunge im Schock" mit eventueller Entwicklung einer Schocklunge (akutes Lungenversagen = ARDS)
- „Niere im Schock" → „Schockniere" (akutes Nierenversagen = ANV)
- „Leber im Schock" → akutes Leberversagen
- Multiorganversagen (MOV)
- Gerinnungsstörungen (Verdünnungskoagulopathie, DIC, s. Kap. 3.10.3)
- Stoffwechselentgleisung (Postaggressionssyndrom) (s. Kap. 3.1)
- Sepsis (SIRS plus positive septische Blutkultur)
- SIRS (**s**ystemic **i**nflammatory **r**esponse **s**yndrome)

5.2 Vorgehen am Unfallort

Nach einer Polytraumatisation entwickelt sich stets ein mehr oder minder stark ausgeprägter **hämorrhagischer Schock**, bedingt durch Blutverlust nach innen und/oder außen. Bei schweren Gefäßverletzungen oder Rupturen parenchymatöser Organe im Abdomen oder Thorax gehen schnell mehrere Liter Blut verloren. Blutverluste bei geschlossenen Frakturen werden oft unterschätzt **(Tab. 5.1)**.

Tabelle 5.1 Blutverluste bei geschlossenen Frakturen (nach Burri)

Unterarm	50–400 ml
Humerus	100–800 ml
Becken	500–5000 ml
Femur	300–2000 ml
Tibia	100–1000 ml

Zusätzlich kommt es beim Polytrauma sehr häufig zu Hypoxie und Hyperkapnie durch Zunahme intrapulmonaler Shunts, Atelektasen, gesteigerte Totraumventilation, Aspiration, verlegte obere Atemwege und Störungen der zentralen Atemregulation. Daher sollte die Therapie so frühzeitig wie möglich, also am Unfallort beginnen. Untersuchungen belegen signifikant höhere Überlebensraten bei Erstversorgung durch den Notarzt (NAW/RHS), Frühintubation, Volumensubstitution und Beatmung zur Prophylaxe der Schocklunge.

> Polytrauma:
> Therapie muss am Unfallort beginnen

5.2.1 Diagnostik

Die Notfalldiagnostik (s. Kap. 4.2) besteht aus Kurzanamnese mit Frage zum Unfallmechanismus, klinischer Untersuchung mit Vorrang der Vitalfunktionen (s. Tab. 4.1) und Messung von Blutdruck und Puls. Wertvolle Hinweise zur Schwere des Schocks gibt der **Schockindex** nach Allgöwer (Tab. 5.2).

Bei jungen Patienten ist der Schockindex wegen der guten Kompensationsmöglichkeiten wenig aussagekräftig, so dass auch bei negativem Schockindex ein manifester Schock vorliegen kann.

Besonders zu achten ist auf:
- Schädel-Hirn-Trauma, HWS-Fraktur
- Blutung: intrathorakal, intraabdominell, retroperitoneal
- Spannungspneumothorax

Tabelle 5.2 Schockindex nach Allgöwer

$\dfrac{\text{Puls}}{\text{Blutdruck (syst.)}}$ * =	0,5: normal 1,0: drohender Schock 1,5 und mehr: manifester Schock

* Merkwort für Schockindex: „Puck" → Puls/Blutdruck

5.2.2 Therapie

- **Freimachen und Freihalten der Atemwege:** Frühbeatmung mit positiv-endexspiratorischem Druck (PEEP) von 5 cm H_2O
- **Schockbekämpfung** zur Wiederherstellung einer ausreichenden Perfusion und Mikrozirkulation durch Volumenersatz mit Plasmaersatzmitteln und/oder Elektrolytlösung
- **Schmerzbekämpfung** (s. Kap. 4.2.2) und evtl. Sedierung oder Narkose vermindern die schmerzbedingte sympathoadrenerge Reaktion, deren Folgen u. a. Vasokonstriktion, metabolische Fehlsteuerung, Azidose sind.
- **Entlastung eines Spannungspneumothorax:** (s. Kap. 4.6.1)
- **Ruhigstellung von Frakturen** (Vakuummatratze, pneumatische Schienen), Luxationsfrakturen mit Gefahr der Durchblutungsstörung oder schwerer Weichteilschäden durch Längszug reponieren
- **Schonender Transport** in die Klinik unter Weiterführung von Volumensubstitution, Beatmung, Analgesie und Sedierung (NAW/RHS). Über Funk gezielte Vorinformation der Klinik, evtl. schon Blut zur Blutgruppenbestimmung und Kreuzprobe mit Polizei oder Feuerwehr vorausschicken.

> Beatmung bei Rippenserienfraktur: Bülau-Drainage obligat!

5.3 Vorgehen in der Klinik

Voraussetzung zur optimalen Behandlung eines Patienten mit Polytrauma ist ein gut organisierter Aufnahmeraum (Notaufnahme, Schockraum). Enge Zusammenarbeit von Chirurgen, Anästhesisten, Neurologen und fallweise zusätzlichen Fachärzten (HNO, Kieferchirurgie, Neurochirurgie, Augenheilkunde, Urologie, Herz- und Gefäßchirurgie u. a.) ist unerlässlich. Nur so können kurzfristig die Diagnose gestellt, die Behandlungtaktik und insbesondere Prioritäten für Operationen festgelegt werden. Unter Zeitdruck muss hier konzentriert, sorgfältig und effektiv diagnoziert und gehandelt werden, um die entscheidende „golden hour in shock" nicht zu verpassen.

> Polytrauma: Alle für einen

5.3.1 Diagnostik

Erste Überprüfung der Vitalfunktionen (s. Tab. 4.2):
- **Bewusstsein:**
  - Neurologischer Status, Glasgow Coma Scale
  - Zusatzuntersuchungen: Schädel-Rö., WS-Rö., CCT
- **Atmung:**
  - Inspektion, Auskultation, Pulsoxymetrie
  - Perkussion
  - Zusatzuntersuchungen: Rö.-Thorax, Rö. knöcherner Hemithorax (Pneu? Frakturen? Aspiration? Hämatothorax? Mediastinalverbreiterung? Tubus- und Venenkatheterlage?)
- **Herz-Kreislauf-Funktion:**
  - RR-Messung, Puls, EKG
  - Zusatzuntersuchungen: arterielle Punktion (Druckmessung), Cavakatheter (ZVD), evtl. Swan-Ganz-Katheter, Bestimmung der zentralvenösen O_2-Sättigung (HZV-Schätzung)
- **Abdomen:**
  - Inspektion, Palpation, Auskultation, Sonographie
  - Zusatzuntersuchungen: ggf. Lavage, Rö.-Beckenübersicht
- **Säure-, Basen-, Wasser- und Elektrolythaushalt:**
  - Labor: Hb, HkT, Elektrolyte, BGA, Blutgruppe, Kreuzprobe (ausreichend viele Konserven bereitstellen!), Gerinnungsstatus, Amylase, Blutzucker, Kreatinin, Gesamteiweiß (s. Kap. 1.2)
  - Transurethraler oder suprapubischer Blasenkather: Stundendiurese kontrollieren.

5.3.2 Therapie

Aufnahme und Reanimationsphase

- Massive **Volumensubstitution:** Kristalloide, Kolloide: unter Abwägung des Transfusionsrisikos Erythrozytenkonzentrate (ggf. ungekreuzt 0 neg.) und FFP. Der Hb bzw. Hkt hinkt dem Blutverlust um mehrere Stunden hinterher! Bester Parameter für Volumenmangel: ZVD und Diurese. Vorsichtige Volumensubstitution bei Verdacht auf Lungenkontusion und ARDS.
- Maschinelle **Beatmung** initial mit 100 % O_2 (FiO_2 = 1,0) unter engmaschiger Kontrolle der arteriellen BGA, kapillare BGA bei Zentralisation häufig nicht möglich. Einsatz von PEEP bei stabilen Kreislaufverhältnissen ($\rightarrow$ RR-Abfall).
- Langsame **Korrektur der Azidose** nach BGA mit 8,4 %igem Natriumbikarbonat. Richtwert: Körpergewicht × 0,3 × Baseexcess × 1/2.
- **Schmerzbekämpfung** mit Fentanyl®, Sedierung mit Dormicum® nach Erhebung eines neurologischen Status, evtl. zusätzlich Relaxation.

■ Auch eine Alpha-Sympathikolyse, z. B. mit Hydergin® oder DHBP, kann bei fortbestehender Zentralisation nach ausreichender Volumensubstitution sinnvoll sein.

Erste Operationsphase

Frühoperationen müssen sofort – u. U. bei noch bestehender Schocksymptomatik – durchgeführt werden, wenn in der Reihenfolge ihrer Bedeutung eine vitale Bedrohung besteht durch

■ **intraabdominelle Blutung:** vorher möglichst Prüfung mittels Sonographie oder Peritoneallavage (s. Kap. 29.1.3): Laparotomie und Versorgung von Verletzungen an Leber, Milz, Gefäßen u. a.

■ **intrathorakale Blutung, Spannungspneumothorax:** Bülau-Drainage, evtl. Thorakotomie mit Versorgung von Verletzungen großer Gefäße und/oder des Herzens

■ **Blutung bei Beckenfrakturen:** Muss in der Erstdiagnostik schleunigst erkannt werden, da häufig Quelle schwerster Massenblutung. Blutstillung meist nur durch sofortige Kompression der Fraktur („Beckenzwinge" oder operative Stabilisierung: Fixateur externe/interne, Plattenosteosynthese).

■ **intrakranielle Drucksteigerung** (sub- oder epidurales Hämatom): Trepanation. Aber: Vordringlich ist meist die primäre operative Stillung einer lebensbedrohlichen Blutung (z. B. Bauch, Becken), da ein ausreichender Blutdruck für einen Mindest-CPP (zerebralen Perfusionsdruck) erforderlich ist! Evtl. Simultanoperation durch 2 Teams.

■ Intraabdominelle Blutung → sofortige Operation
■ Intrathorakale Blutung → verzögerte Operation (erst Bülau-Drainage)
■ Beckenblutung → sofortige Stabilisierung
■ Intrakranielle Blutung → umgehende Operation

In der Regel ergibt sich folgendes Vorgehen:
1. operative Stillung einer lebensbedrohlichen Blutung (Bauch, Becken)
2. neurochirurgische Intervention
3. ggf. Stillung einer Thoraxblutung (> 2 l/24 h).

Erste Stabilisierungsphase
Fortführung der allgemeinen Therapie.

Zweite Operationsphase
Aufgeschobene chirurgische Versorgung erfolgt nach Stabilisierung der Schocksituation bei primär nicht vital bedrohlichen, aber dringlichen Verletzungen wie

■ Verletzungen von Hohlorganen (Magen, Darm, Blase usw.)
■ Verletzungen im Stirnhöhlenbereich (s. Kap. 18)
■ Mittelgesichts- und Kieferverletzungen (s. Kap. 18)
■ offene Frakturen II. und III. Grades (s. Kap. 47)
■ dislozierte Gelenkfrakturen und Luxationen.

　　Möglichst schonendes und kürzestes Operationsverfahren wählen.

Operationen beim Polytrauma: So viel wie nötig, so wenig wie möglich

Zweite Stabilisierungsphase
In der folgenden, durch die „Zweitkrankheit" bestimmten Phase, deren Dauer ca. 10 Tage bis zu mehreren Wochen betragen kann, sollten wegen der zusätzliche Gefährdung durch das Operationstrauma und der nachgewiesenen schlechten Operationsergebnisse keine Wahleingriffe durchgeführt werden! Erst nach der glücklich überstandenen Phase der Intensivtherapie des Polytraumas (Tab. 5.3) folgt die dritte Operationsphase.

Tabelle 5.3 Intensivtherapie des Polytraumas

■ Volumenkonstante Beatmung mit PEEP, physikalische Therapie

■ Analgetika, Opiate, Sedativa, Relaxanzien

■ Kreislaufüberwachung: „Blutige" RR-Messung, ZVD, EKG, evtl. Swan-Ganz-Katheter

■ Frühzeitiger Beginn einer parenteralen Ernährung mit Kohlenhydraten, Aminosäuren und Fett, frühestmöglich enteral (Sondenkost)

■ Volumensubstitution nach RR, ZVD, Hb, Hkt, Diurese, Bilanz

■ Evtl. Behandlung des gleichzeitigen Schädel-Hirn-Traumas (Normoventilation, Barbiturate, Oberkörper hochlagern u. Ä. m.)

■ Behandlung der Schockfolgen an Leber und Niere: forcierte Diurese, Ultrafiltration, Hämodialyse, Gabe spezieller Aminosäurelösungen usw.

■ Stress-Ulkus-Prophylaxe, z. B. Sucralfat (Ulcogant®) per Magensonde, Pirenzepin (Gastrozepin®) i. v.

Dritte Operationsphase
■ Zweiteingriffe (Korrekturen, plastische Operationen)
■ Spätosteosynthesen nach primärer Stabilisierung durch Gips, Extension oder Fixateur externe.

5.4 Vorgehen bei mehreren Verletzten, Massenunfällen, Katastrophen

Findet man am Unfallort mehrere Verletzte vor, muss der Arzt entscheiden, wer vordringlich zu versorgen und zu transportieren ist. „Bei einer großen Anzahl von Verletzten ist die rasche Feststellung des Verletzungsgrades notwendig, um gezielte Maßnahmen zu treffen. Die Erstversorgung hoffnungslos Verletzter mit minimalen oder fehlenden Lebenszeichen steht an zweiter Stelle zugunsten schwer Traumatisierter mit reellen Überlebenschancen" (G. Muhr).

5.4.1 Schweregrad der Verletzung

Zur Festlegung des Verletzungsschweregrades gibt es mehrere Scores (Beispiel: Tab. 5.4). Die Schwerverletzten werden zuerst versorgt (vitale Funktionen sichern!) und vom Notarzt in die Klinik begleitet (NAW/RHS). Leichtverletzte: Erstversorgung, Transport im RTW ohne Notarzt.

Tabelle 5.4 Einteilung des Verletzungsschweregrades

Schweregrad 1:
Mäßig verletzt, stationäre Behandlung erforderlich: **Kein Schock, arterieller pO$_2$-normal** (z. B. multiple Prellungen, oberflächliche und tiefe Wunden, Gelenk- und Muskelzerrungen, leichtes Schädel-Hirn-Trauma mit nur kurzzeitiger Bewusstlosigkeit, kombiniert mit 1–2 Frakturen der oberen Extremitäten, einer einzelnen Unterschenkelfraktur, Beckenrandbruch oder einseitigem vorderen Beckenringbruch)
Schweregrad 2:
Schwer verletzt, zunächst nicht lebensbedrohlich: **Schock**, wenigstens ein Parameter weist auf **Verlust von bis zu 25 % des Blutvolumens** hin, arterieller pO$_2$ erniedrigt (z. B. eine Oberschenkelschaftfraktur, zwei Unterschenkelschaftfrakturen, Trümmerfrakturen besonders der unteren Extremitäten, komplexe Beckenringfrakturen, offene Frakturen II. und III. Grades, ausgedehnte tief greifende Weichteilwunden mit oder ohne Schädel-Hirn-Trauma II. Grades: Patienten nicht ansprechbar, aber gezielte Schmerzreaktion)
Schweregrad 3:
Lebensbedrohlich verletzt: **Schwerer Schock**. Geschätzter **Blutverlust** bis zur **Hälfte oder mehr des Blutvolumens**, arterieller pO$_2$ unter 60 mmHg (gefährliche Thorax- und Bauchverletzungen, Wunden mit gefährlicher Blutung, Schädel-Hirn-Trauma III. und IV. Grades kombiniert mit offenen oder geschlossenen Extremitätenfrakturen)

5.4.2 Triage (Sichtung)

Steht bei Massenunfällen, Natur- oder technischen Katastrophen ein kleines Team von Helfern einer sehr großen Zahl von Verletzten gegenüber, kann nur sinnvoll geplantes Handeln eine ausreichende Versorgung möglichst vieler Personen garantieren. Hierbei wird die Festlegung von Behandlungs- und Transportprioritäten anhand eines Schemas empfohlen (Rossetti 1980, Hartel 1991, Tab. 5.5). Die Triage ist Aufgabe eines erfahrenen Chirurgen oder Notarztes. In der Bundesrepublik wurden in den letzten Jahren organisatorische Vorkehrungen zur Bewältigung von Massenunfällen und Katastrophen geschaffen (Verordnungen bzw. Gesetze der Länder). Hierbei ist am Notfallort der LNA (Leitende Notarzt) sowohl für die medizinische Organisation wie auch für die Triage zuständig. Der LNA sollte ein erfahrener Notarzt mit einer speziellen Zusatzausbildung sein (Fachkundenachweis).

Tabelle 5.5 Dringlichkeitsstufen von Behandlung und Transport (nach Hartel 1991)

1. Dringlichkeit: Behandlungspriorität aus vitaler Indikation am Unfallort
▪ drohender Kreislaufstillstand ▪ Erstickungsgefahr ▪ Blutung ▪ Sepsis
2. Dringlichkeit: Transportpriorität aus vitaler Indikation bei kurzfristig entstehenden irreversiblen Schäden
▪ Polytraumatisierte ▪ Körperhöhlenverletzungen ▪ Offene Frakturen und Luxationen ▪ Zunehmende Querschnittsymptomatik ▪ Penetrierende Schädel-Hirn-Verletzungen ▪ Urogenitalverletzungen
3. Dringlichkeit: Verzögerter Abtransport und aufgeschobene Behandlung
▪ Geschlossene Frakturen ▪ Schädel-Hirn-Verletzungen ▪ Gesichts Kiefer Hals Verletzungen ▪ Wirbelsäulen- und Rückenmarksverletzungen ▪ Augen- und Ohrenverletzungen
4. Dringlichkeit: Leichtverletzte (Selbst- und Kameradschaftshilfe)
Schwerstverletzte mit minimaler Überlebenschance unter den Bedingungen des Massenanfalls; symptomatische Behandlung und wiederholte Sichtung bei Verbesserung der allgemeinen Lage

■■■ Merken

- Polytrauma: gleichzeitig entstandene Verletzung mehrerer Körperregionen und/oder Organsysteme, die für sich allein oder in ihrer Kombination lebensbedrohlich sind
- „Zweitkrankheit" nach Polytrauma: ausgelöst durch Schock, Hypoxie und metabolische Fehlsteuerung mit Auswirkungen auf Lunge, Niere, Stoffwechsel und Blutgerinnung
- Polytrauma-Management beginnt am Unfallort durch Stabilisierung der Vitalfunktionen, Schock- und Schmerztherapie.
- Polytrauma-Management in der Klinik: optimale interdisziplinäre Zusammenarbeit unabdingbar
- Hämoglobin und Hämatokrit: keine Parameter für das Ausmaß des Blutverlustes in der Akutsituation
- Erste Priorität im Schockraum und bei der Primärversorgung:
  - Ausschluss vital bedrohlicher Blutungen in Thorax, Abdomen und aus Beckenfrakturen
  - Ausschluss Pneumothorax
  - Ausschluss intrakranieller Blutungen
- Zweite Operationsphase: nach Stabilisierung der Schocksituation
- Massenanfall von Verletzten: Versorgung der Verletzten mit reellen Überlebenschancen hat Priorität (Triage)

6 Thermisches Trauma

6.1 Erfrierung und Unterkühlung (s. Kap 1.4)

6.2 Verbrennung

6.2.1 Epidemiologie

Die technischen Errungenschaften des 20. Jahrhunderts haben als Schattenseite das Risiko einer Brandverletzung drastisch erhöht. Im mitteleuropäischen Raum zieht sich jede 5. Person im Laufe des Lebens eine Verbrennungsverletzung zu. Die Kassenärztliche Vereinigung der Bundesrepublik Deutschland beziffert die Gesamtzahl der von niedergelassenen Ärzten pro Kalenderjahr behandelten Verbrennungspatienten auf etwa 355 000.

Die von der Deutschen Gesellschaft für Verbrennungsmedizin für das Jahr 2001 erhobene Statistik erbrachte, dass bundesweit in 12 Schwerverbranntenzentren 1052 Patienten mit einer durchschnittlich verbrannten Körperoberfläche von 21,2 % behandelt wurden. Dabei lag die durchschnittliche Letalitätsrate bei 15,2 %.

6.2.2 Pathophysiologie

Eine Erhitzung der Haut auf über 56 °C schädigt die Haut auf zweierlei Arten:

■ Zunächst kommt es zur **direkten thermischen Schädigung der Zelle**, die durch Denaturierung von Struktur- und Enzymproteinen zu einer Koagulationsnekrose führt.

■ Im Anschluss daran lösen die Zerstörung des Gefäßnetzes der Endstrombahn und die Aktivierung mehrerer Mediatorkaskaden mit Freisetzung von Entzündunsmediatoren eine **systemische Entzündungsreaktion** sowie einen **fortschreitenden lokalen Zellschaden** aus.

Thermische Energie führt aufgrund der geringen thermischen Leitfähigkeit von Wasser erst relativ spät zu definitiven Schäden der **Gewebe mit hohem Wassergehalt**, wie z. B. der Haut. Allerdings erfolgt auch die Wärmeabgabe entsprechend langsam, so dass es zum **Phänomen des „Nachbrennens"** kommt, d. h. die Hitzeeinwirkung im Gewebe dauert deutlich länger als die äußere Einwirkung. Das Ausmaß der Gewebsschadens ist hierbei sowohl vom Temperaturgrad als auch von der Dauer der Hitzeeinwirkung abhängig.

Die von Jackson getroffene **histologische Einteilung (Abb. 6.1)** der Verbrennungswunde in 3 zentrische Zonen ist für die chirurgische Behandlung von grundlegender Bedeutung. Die direkte thermische Zellschädigung führt zu Störungen des **Wasser- und Elektrolytgleichgewichtes**. Die systemische Reaktion auf den thermischen Schaden wird als **Verbrennungskrankheit** bezeichnet. Dabei freigesetzte gefäßaktive Substanzen (biogene Amine, Kinine, Prostaglandine, Zytokine) bewirken 8 bis 24 Stunden nach dem Trauma eine vermehrte Durchlässigkeit der Kapillarwand für höhermolekulare Proteine. Der Übertritt der Proteine ins Interstitium erhöht

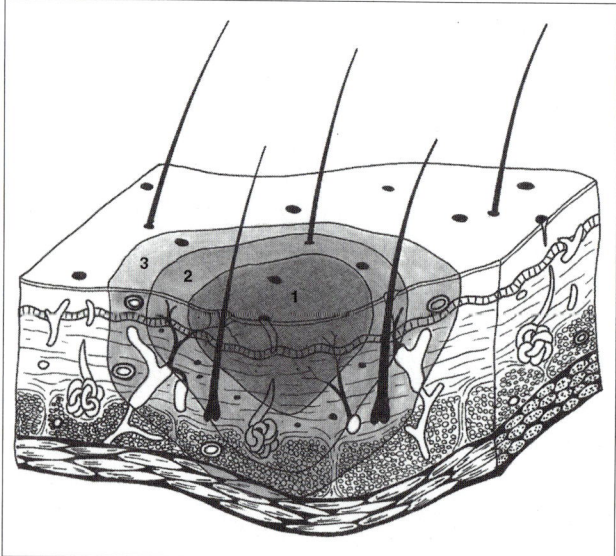

Abb. 6.1 Histologische Einteilung der Verbrennung nach Jackson:
1. Zone der Nekrose (irreversibel)
2. Zone der Stase (reversibel-irreversibel)
3. Zone der Hyperämie (reversibel)
(aus: Töns/Schumpelick)

den onkotischen Gewebsdruck und führt zu Flüssigkeitsverschiebungen. Das Ausmaß des Ödems kann an der Gewichtszunahme des Patienten gemessen werden und bis zu 15 % des Körpergewichtes betragen. Aufgrund des traumatischen Epithelverlustes kommt es auch zu Flüssigkeitsverlust nach außen: als Exsudat (ca. 3000 ml/m² VKOF (verbrannte Körperoberfläche, pro 24 Stunden) und als Evaporation der wasserdampfdurchlässigen verbrannten Haut (ca. 4000 ml/m² VKOF pro 24 Stunden).

Diese Verschiebungen im Flüssigkeits- und Elektrolytgleichgewicht führen unbehandelt zum Schock.

6.2.3 Einteilung

Die Verbrennung lässt sich nach Tiefe und Art einteilen.

Art der thermischen Schädigung
- Verbrühung
- Flammenverbrennung
- Kontaktverbrennung
- Lichtbogenverbrennung
- Strahlenverletzung
- chemische Verbrennung
- Elektroverbrennung: Sie entsteht beim Durchfluss von Strom durch den Körper. Der Patient ist dabei der Leiter. Durch den dem Stromfluss entgegengesetzten Widerstand kommt es zur Hitzeentwicklung und somit zu Verbrennungen der Haut, aber auch der tiefer gelegenen Gewebsschichten wie Muskeln, Gefäße und Nerven.

Stromunfälle am **220 Volt-Netz** führen selten – und nur zu geringen – thermischen Gewebsschäden (Abb. 6.7), häufiger zu Rhythmusstörungen.

Drehstrom (360 Volt) kann durch einen explosionsartigen Kurzschluss umschriebene drittgradige Nekrosen im betroffenen Körperareal hervorrufen.

Starkstromverbrennungen (> 1000 Volt) führen zu ausgedehnten Nekrosen der Muskulatur und zu Gefäßthrombosen (Abb. 6.8).

Durch aus den Muskelnekrosen anfallende Proteine kommt es zum Nierenversagen.

Tiefe der thermischen Schädigung (Abb. 6.2)
- **Verbrennung Grad I:** (Abb. 6.3)
  - Verletzung der Epidermis
  - Rötung der Haut ohne Blasenbildung; Hyperämie, Schmerz
  - heilt ohne Narbenbildung.
- **Verbrennung Grad IIa:** (Abb. 6.4)
  - oberflächlich dermale Schädigung
  - Blasenbildung, Schmerz
  - Ritztest mit Nadel schmerzhaft und blutend
  - spontane Heilung innerhalb von 14 Tagen aus den intakten Hautanhangsgebilden möglich, keine oder geringe Narbenbildung.
- **Verbrennung Grad IIb:** (Abb. 6.5)
  - tief dermale Schädigung
  - große Blasen, freiliegendes Korium weiß-rotfleckig, Schmerz

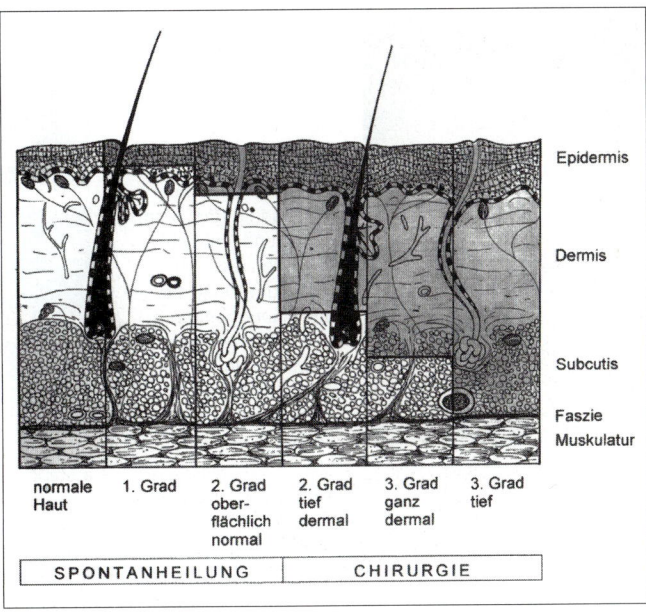

Abb. 6.2 Veranschaulichung der Verbrennungstiefe an normaler Haut mit den Hautanhangsorganen, aus denen die Reepithelisierung erfolgt (aus: Töns/Schumpelick)

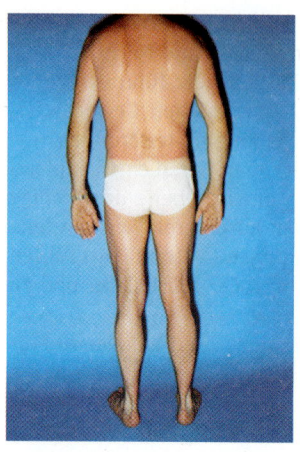

Abb. 6.3 Erstgradige Verbrennung des Rückens durch Sonnenlicht. Das Erythem ist am Übergang zur nichtexponierten Haut deutlich zu sehen

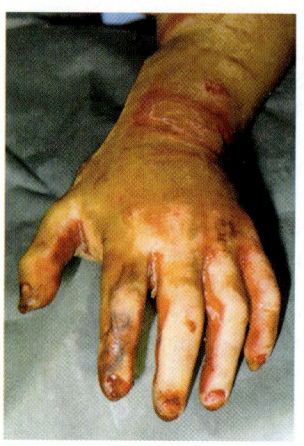

Abb. 6.6 Verbrennung Grad III (tief) der Hand. Die thrombosierten Gefäße und die abgelösten Fingernägel (Hautanhangsgebilde) sind typisch für tiefe drittgradige Verbrennungen

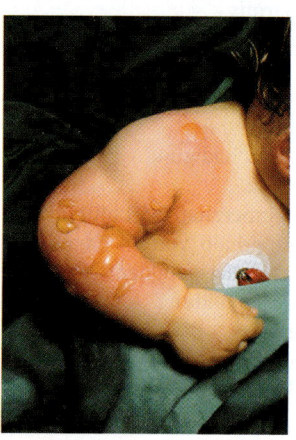

Abb. 6.4 Verbrühung 1. Grades und Grad IIa am Arm eines Kleinkindes. Im Bereich des Erythems finden sich intakte Blasen, die typisch für die oberflächlich dermale Hautschädigung sind

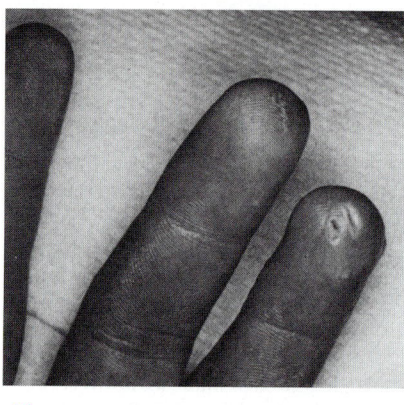

Abb. 6.7 Haushaltsstrom kann bei Kurzschlussentladungen kleine Hautdefekte verursachen

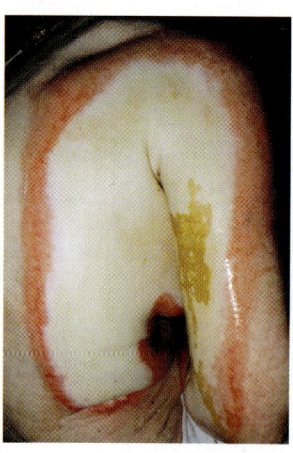

Abb. 6.5 Verbrennungen Grad IIb und III am Thorax und am rechten Arm. Die weißliche Verfärbung zeigt die tiefe Hautschädigung, der Randsaum ist hyperämisch und feuchtglänzend als Zeichen der zweitgradigen Verbrennung

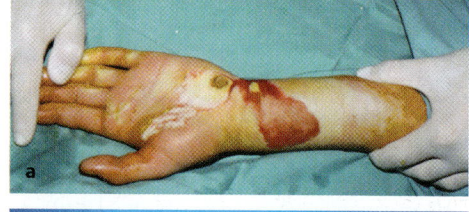

a

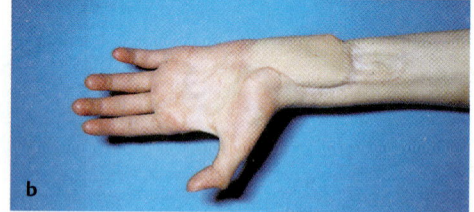

b

Abb. 6.8 a,b Starkstromverletzung. **a** Starkstromdurchfluss führt zu schweren Verletzungen entsprechend dem Stromfluss, hier von der Eintrittsmarke an der Hand bis zum Austritt an den Füßen. **b** Nach der plastischen Deckung durch einen Leistenlappen. Die Sehnen- und Nervendefekte sind durch Transplantate rekonstruiert

- Ritztest abgeschwächt schmerzhaft
- Narbenbildung
- OP-Indikation.
- **Verbrennung Grad III:** (Abb. 6.6)
  - komplett dermale Schädigung, evtl. auch Schädigung der Subkutis (Grad III tief)
  - ledrig-trockener Wundgrund, Gewebsschrumpfung, fehlender Schmerz
  - Ritztest nicht wahrnehmbar, nicht blutend
  - OP-Indikation.

Die neuste Klassifikation von Verbrennungen nach den Richtlinien der European Burns Association lautet wie folgt (*aus Burns 2001*):

- **Superficial burns** – nur epidermale Beteiligung
- **Superficial partial thickness burns** – Beteiligung der Epidermis und der papillären Dermis
- **Deep dermal partial thickness burns** – Beteiligung der Epidermis und der reticulären Dermis
- **Full thickness burns** – Beteiligung der gesamten Haut mit möglicher subkutaner Beteiligung

6.2.4 Begleitverletzungen

Ein **Inhalationstrauma** entsteht durch Inhalation von Flammen oder heißer Luft und bezeichnet thermische Schäden des Tracheobronchialbaumes.

25 % der Patienten, die in ein Schwerverbrannten-Zentrum eingeliefert werden, haben zusätzlich zu Hautverbrennungen ein Inhalationstrauma.

Anzeichen sind periorale oder perinasale Verbrennungen (Abb. 6.9), Verbrennungen im Mund-, Pharynxbereich, rußiges Sputum und Dyspnö.

Bronchoskopische Zeichen sind Rötung und Ödem (Grad I), Blasen (Grad II) sowie Ischämie und Ulzeration (Grad III).

Ein stattgehabtes drittgradiges Inhalationstrauma wird durch einen über 24 Stunden anhaltenden pathologischen Oxygenierungsindex PaO_2/FiO_2 (< 2) bestätigt.

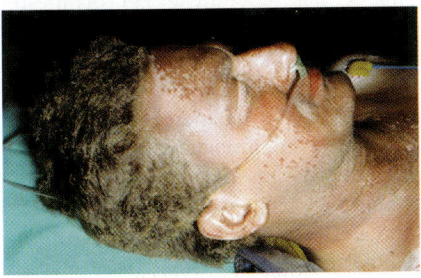

Abb. 6.9 Verbrennungen im Gesicht mit angesengten Wimpern-, Nasen- und Barthaaren sind Anzeichen eines Inhalationstraumas

Ein Inhalationstrauma beeinflusst die Prognose des Patienten erheblich: ARDS und Bronchopneumonie können sich ausbilden. Daher ist die frühzeitige adäquate Therapie entscheidend.

> Patienten mit Inhalationstrauma gehören immer in ein Schwerverbrannten-Zentrum!

Die **Kohlenmonoxidvergiftung** entsteht bei unvollständiger Verbrennung und führt zur kompetitiven Verdrängung des O_2 am Hämoglobin durch CO. Bereits am Unfallort muss bei Verdacht reiner Sauerstoff insuffliert werden. Bei nachgewiesenen Werten von > 25 % CO-Hb besteht absolute Indikation zur hyperbaren Oxygenierung innerhalb der ersten 6 Stunden nach dem Trauma, außerdem bei erhöhten CO-Hb-Werten zusammen mit primärer Bewusstlosigkeit, neurologischer Auffälligkeit oder Schwangerschaft.

Neben CO werden die Atemwege durch weitere **toxische Produkte**, die bei der Verbrennung von Kunststoffen entstehen (u. a. Zyanid, Acrolein, Phosgen, Formaldehyd), belastet. Die Inhalation dieser Stoffe kann zu Bronchospasmus + Epithelschädigung und Lungenödem führen.

Weitere Begleitverletzungen, die nicht unmittelbar mit der Verbrennung in Verbindung stehen (z. B. Schädel-Hirn-Trauma) verlangen interdisziplinäre Behandlung.

6.2.5 Diagnostik

Um den Schweregrad der Verbrennung einzuschätzen, sind deren Art (s. o.) und Ausmaß sowie Begleitverletzungen (s. o.) zu erheben.

Das Ausmaß der Verbrennung hängt von Tiefe (s. o.) und Ausdehnung (Fläche) ab.

Die **Fläche der thermischen Schädigung** lässt sich anhand der von Wallace beschriebenen **Neuner-Regel** (Abb. 6.10) bestimmen:

Beim Erwachsenen wird die Körperoberfläche in Regionen aufgeteilt, die 9 % der Körperoberfläche entsprechen (Abb. 6.10b); die Handfläche und das Genitale entsprechen jeweils ca. 1 % der Körperoberfläche.

Beim Kind nimmt der Kopf im Verhältnis zum Körper einen größeren Anteil ein (Abb. 6.10a) – beim 1-Jährigen 19 %! Die prozentualen Anteile der Regionen an der Körperoberfläche ändern sich mit dem Alter (Wachstum) des Kinds erheblich (s. Spezialliteratur).

Die **Entscheidung zum Transport des Patienten in ein Schwerverbrannten-Zentrum** sollte anhand

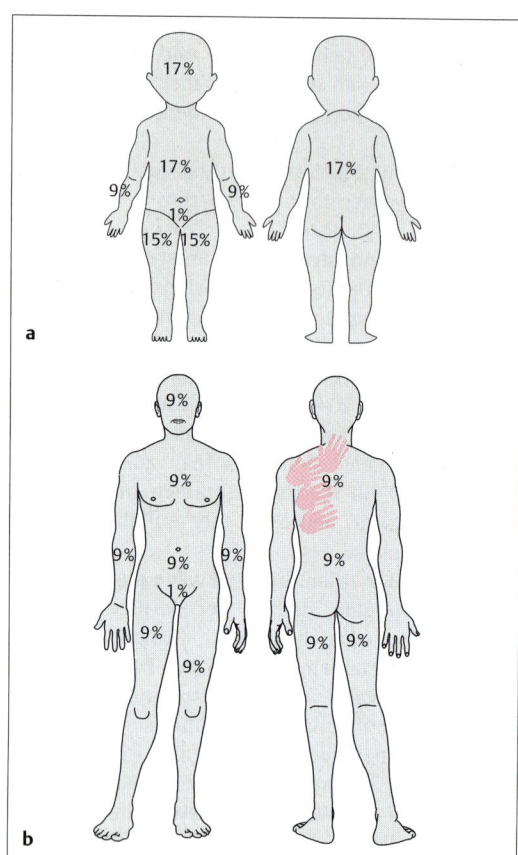

Abb. 6.10 Neuner-Regel nach Wallace zur Einschätzung der verbrannten Körperoberfläche.
a beim Kind
b beim Erwachsenen

der Kriterien der Gewerblichen Berufsgenossenschaften erfolgen:

Transport in ein Schwerverbrannten-Zentrum:
1. Patienten mit mehr als 20 % zweitgradig verbrannter Körperoberfläche (VKOF)
2. Patient mit mehr als 10 % drittgradig verbrannter Körperoberfläche
3. Beteiligung von Gesicht/Hals, Händen, Füßen, Ano-Genitalregion, Achselhöhlen, Bereichen großer Gelenke
4. Patienten mit begleitenden mechanischen Verletzungen
5. Patienten mit Inhalationstrauma
6. Patienten mit signifikanten präexistenten Erkrankungen
7. Patienten unter 8 bzw. über 60 Jahren
8. Patienten mit Elektroverbrennungen

Bei **Starkstromverletzungen** sollte bei Aufnahme in die Klinik ein **EKG** angefertigt werden (Rhythmusstörungen?, Herzmuskelschädigung?), außerdem **Bestimmung von Myoglobin** und **Hämoglobin im Urin** (Erkennung von Myolysen und Gewebeschaden an Leber, Herz und Nieren) und **Myoglobin**, **CK**, **GOT** und **LDH im Serum** (Erkennung von Myolysen und Gewebeschaden an Leber, Herz und Nieren). Das Ausmaß der Muskelnekrosen lässt sich nuklearmedizinisch bestimmen.

Auch bei **Niederspannungsunfällen** ist ein EKG-Monitoring für 24 Stunden erforderlich (Rhythmusstörungen?).

6.2.6 Therapie

Soforttherapie

Erstmaßnahmen am Unfallort beinhalten Entfernen des Patienten von der Feuerstelle, Ablöschen, Entkleiden und Lagern. Nach Sicherung der Vitalfunktionen sollten die betroffenen Areale sofort mit kaltem Wasser (15 °C) über 15–30 Minuten behandelt werden. Die **Kaltwassertherapie**, innerhalb der ersten 30 Minuten nach dem Trauma begonnen, reduziert das „Nachbrennen". Dies ist die einzige Methode, ein Fortschreiten der Mikrozirkulationsstörung in der Verbrennungswunde aufzuhalten. Eine Unterkühlung des Patienten muss dabei vermieden werden.

Keine lokale Behandlung der Verbrennungswunde!

Nach der Versorgung mit **großvolumigen Zugängen**, die auch durch verbrannte Körperareale gelegt werden können, erfolgt die Gabe von **kristalloiden Lösungen** (Ringer-Laktat), orientiert an der Parkland-Formel (s. u.). Keine kolloidalen Lösungen und kein Kortison systemisch verabreichen! Die **i. v.-Analgesie** wird mit Opiaten erreicht. Eine Intubation erfolgt bei hochgradigem Verdacht auf Inhalationstrauma (s. Abb. 6.9) sowie bei manifester Ateminsuffizienz. Bei Behinderung der Atemexkursionen durch Verbrennungsschorf (Eschar), muss unter Umständen schon am Unfallort escharotomiert werden (s. u.).

Bei Starkstromverbrennungen muss das Kompartment mit nekrotischer Muskulatur zur Vermeidung systemischer Folgen (SIRS, Crush-Niere u. ä. m.) sofort entlastet werden. Eine spätere Amputation der betroffenen Extremität lässt sich jedoch trotzdem häufig nicht vermeiden.

Beim Transport muss der Patient vor weiterer Auskühlung geschützt werden (durch Metallfolien und Decken).

Allgemeintherapie

Die Flüssigkeitsverluste werden durch die **Zufuhr großer Mengen von Elektrolytlösungen** in den ersten 24 Stunden ausgeglichen. Die **Parkland-Formel nach Baxter** hat sich als Orientierung bewährt, wobei 50 % der Flüssigkeit in den ersten 8 Stunden, 50 % in den nachfolgenden 16 Stunden infundiert werden.

> Flüssigkeitssubstitution in den ersten 24 Stunden: 4 ml Ringer-Laktat × kg KG × % VKOF

Hauptüberwachungsparameter für eine ausreichende Flüssigkeitszufuhr ist die **Diurese**: Richtwert = 1 ml/kg KG/h, bei Elektroverbrennungen > 1 ml/kg KG/h. Bei Patienten mit **Starkstromverbrennungen** sollte der Urin alkalisiert werden, um die infolge der Muskelnekrosen im Urin enthaltenen Proteine in Lösung zu halten.

Etwa 18–24 Stunden nach dem Trauma stabilisieren sich die Zellmembranen, und es beginnt die Resorptionsphase. Nun muss die ausgeprägte Hypoproteinämie korrigiert werden. Dies geschieht durch **Substitution großer Mengen** von Plasmaeiweiß (FFP). Dadurch erhöht sich der intravasale onkotische Druck, so dass die interstitielle Flüssigkeit rückresorbiert wird, außerdem werden die beim Schwerverbrannten deutlich verminderten Gerinnungsfaktoren ersetzt. In manchen Zentren werden auch kolloidale Lösungen oder Albumin verabreicht.

Besteht Unklarheit über kompletten Tetanusschutz, wird eine **Tetanussimultanimpfung** durchgeführt.

Entgegen früheren Ansichten wird die **hochkalorische enterale Ernährung** bereits unmittelbar nach Aufnahme des Patienten begonnen. Obligat ist die Substitution spezieller Kombinationen von Vitaminen, Aminosäuren und Spurenelementen (Vitamin C und E, Selen, Kupfer, Zink).

Behandlung von Komplikationen

Die zu erwartenden Komplikationen der Verbrennungskrankheit müssen rechtzeitig erkannt und behandelt werden (s. Kap. 3.9):

- **Sepsis:** Sie stellt beim Schwerverbrannten die häufigste Todesursache dar. Gezielte antibiotische Therapie, rasche Ursachensuche und Behandlung entscheiden über den Verlauf.
- **Pneumonie:** Therapie s. Kap. 3.8.2
- **ARDS:** Therapie s. Kap. 3.8.2 (respiratorische Insuffizienz)
- **Nierenversagen**
- **Stressulkus:** Therapie s. Kap. 3.8.6, 25.7.1
- **Reflektorischer Ileus:** Therapie s. Kap. 3.8.10, 29.3.6.

Durch streng festgelegte Routinemaßnahmen im Rahmen der speziellen intensivmedizinischen Behandlung ist es gelungen, die Komplikationsrate zu senken und somit die Überlebensraten deutlich zu verbessern (isolierte Patientenunterbringung, aggressives Wundmanagement, flexible operative Versorgung orientiert am Wundbefund zu jeder Tages- und Nachtzeit in direkt angeschlossenem Operationssaal und Routinediagnostik: u.a. täglich COLD/PICCO, 3×/Woche umfassende bakteriologische Untersuchungen, Pilzantigen und -serologie 2×/Woche, tägliche Bestimmung des Körpergewichts, tägliche Thoraxröntgenaufnahme, breite Indikationsstellung zum Pulmonaliskatheter).

Die Schwerverbrannten-Intensivmedizin erfordert spezielle Konzepte.

Spezielle Wundtherapie

> Ziel der Behandlung von Verbrennungen ist die Elimination avitalen Gewebes und das Erreichen eines permanenten Hautschlusses.

Entfernung avitalen Gewebes

Débridement: Bei der Aufnahme werden die Verbrennungswunden unter sterilen Bedingungen débridiert. Dabei werden Blasendecken, anhängendes avitales Gewebe und Auflagerungen entfernt, Haare rasiert und die Wunden gereinigt.

Escharotomie: Eine tiefe Verbrennung führt zu einer dreidimensionalen Schrumpfung der Haut. Ein zirkulärer, starrer Verbrennungsschorf (= Eschar) am Hals, am Brustkorb und an den Extremitäten verursacht eine Behinderung der Atemexkursion bzw. der peripheren Durchblutung. Besteht ein solches Kompressionssyndrom, besteht die absolute Indikation zur sofortigen Entlastung.

> Die Inszisionen der Escharotomie verlaufen geschwungen und über den Gelenken quer (Abb. 6.11).

Bei V. a. Kompartmentsyndrom muss zusätzlich eine Fasziotomie erfolgen.

Nekrektomie: Der Operationszeitpunkt zur Exzision großer Flächen verbrannten Gewebes muss möglichst früh gewählt werden, um so das Auftre-

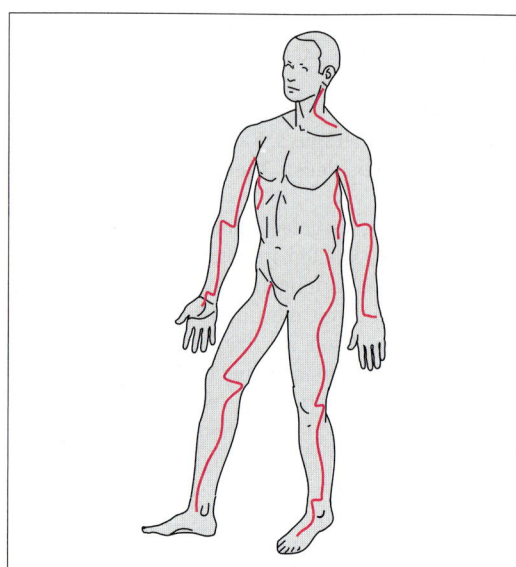

Abb. 6.11 Inzisionslinien zur Escharotomie

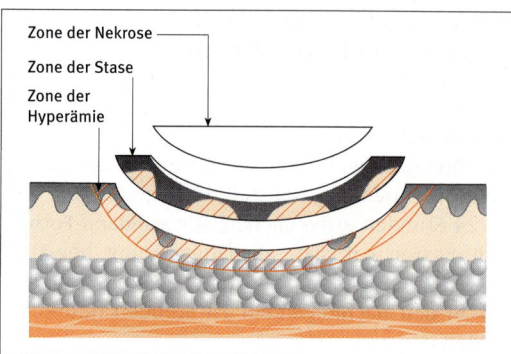

Abb. 6.12 Schema der tangentialen Nekrektomie. Tangential erfolgt das scharfe schichtweise Abtragen, bis ein transplantationsfähiger Wundgrund geschaffen ist.

ten systemischer Endotoxin-induzierter Komplikationen zu verhindern.

> Die Sofortnekrektomie verringert septische Komplikationen!

Bereits am Unfalltag sollen nach Stabilisierung die Thorax- bzw. Rumpfwand des „noch gesunden" Patienten, am 2. Tag das Gesicht und die Hände und am 3. und 4. Tag in Blutleere die Extremitäten von Nekrosen befreit werden.

- **Tangentiale Nekrektomie** (Abb. 6.12)**:** Oberflächliche Dermisanteile und Fett können erhalten bleiben. *Vorteil:* kosmetisch und funktionell besser (Gesicht, Hand, Gelenke).

Nachteil: hoher Blutverlust und schlechteres Einheilen der Transplantate.
- **Epifasziale Nekrektomie** (Abb. 6.13)**:** Exzision bis auf die Muskelfaszie.
Vorteil: kurze Operationsdauer selbst großer Flächen, geringer Blutverlust, gutes Einheilen der Transplantate.
Nachteil: kosmetisch ungünstig.

Wunddeckungsverfahren
Die Wunden müssen nach Entfernen des avitalen Gewebes verschlossen werden, um ein Austrocknen, einen vermehrten Flüssigkeitsverlust und ein erhöhtes Infektionsrisiko zu vermeiden.
- **Nach dem Débridement** frischer (< 8 Stunden alter) Wunden ergibt die temporäre Wundbedeckung mit einer Silikon/Nylon-Folie (Biobrane®) einen guten semipermeablen Schutz während der spontanen Reepithelisierung (Abb. 6.14). Tägliche schmerz-

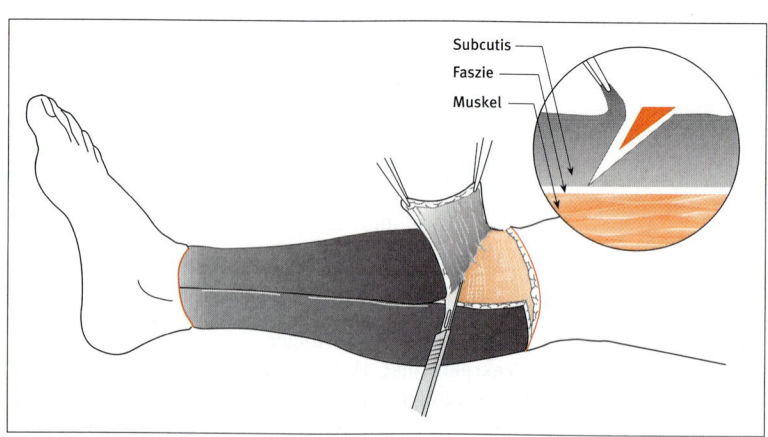

Abb. 6.13 Epifasziale Nekrektomie am Beispiel des Unterschenkels

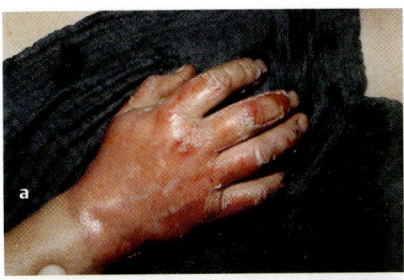

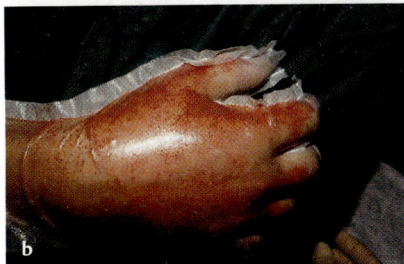

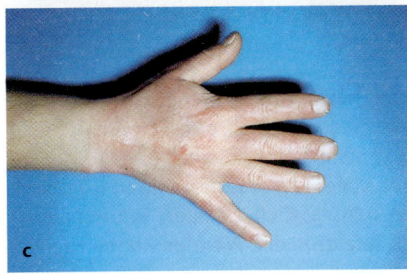

Abb. 6.14 a–c Temporäre Wundbedeckung einer frischen Verbrühung.
a Am Handrücken eines 10-jährigen Jungen, Grad IIa
b Die Dermabrasion schafft einen vitalen Untergrund. Unter der aufgebrachten synthetischen Folie kommt es innerhalb 1 Woche zur Reepithelisierung
c Nach 3 Monaten zeigt die Haut eine normale Struktur, ist allerdings noch hypopigmentiert

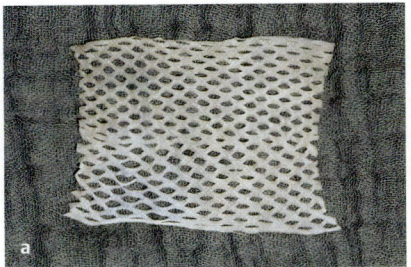

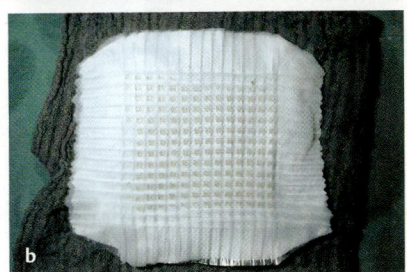

Abb. 6.15 a,b Mesh- und MEEK-Transplantate vor Transplantation.
a Das durch die Schlitzung entstehende Mesh-Transplantat hat eine vergrößerte Oberfläche
b Bei der Methode der MEEK-Transplantate kommen nur die Hautinseln zur Transplantation, die Oberfläche wird so weiter vergrößert

hafte Verbandswechsel entfallen bei diesem Konzept.

■ **Nach der Nekrektomie** ist der Standard die Deckung mit autogenen Spalthauttransplantaten von 0,2–0,3 mm Dicke. Zur Vergrößerung der begrenzt verfügbaren Eigenhaut kann durch die Methode des Hautnetztransplantates (Mesh 1:1,5) bzw. der Inseltransplantate (MEEK 1:4–1:6) eine Vergrößerung erreicht werden (Abb. 6.15, 6.16).

■ **Bei ausgedehnten Verbrennungen** (> 70 % VKOF) besteht die Möglichkeit, zweizeitig vorzugehen und somit zunächst Hautentnahmestellen zu vermeiden. Diese Art der Defektdeckung erfolgt mit dermaler Matrix (z. B. Integra®) und etwa 2 Wochen später nach Entfernen der Silikonfolie mit auto-

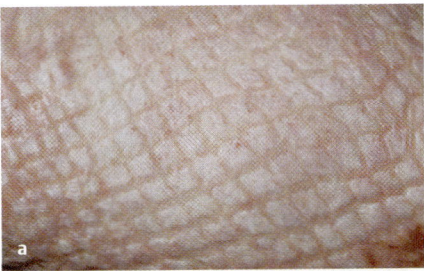

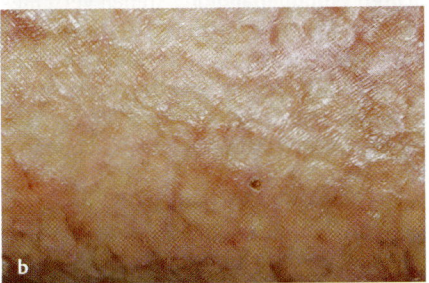

Abb. 6.16 a,b Mesh- und MEEK-Transplantate nach Einheilung.
a Eingeheilte Mesh-Transplantate zeigen dauerhaft das typische Netzmuster
b Die eingeheilten MEEK-Transplantate ergeben ein natürlicheres Muster. Die Flächen zwischen den Inseltransplantaten sind noch gerötet (hier 8 Wochen nach Deckung)

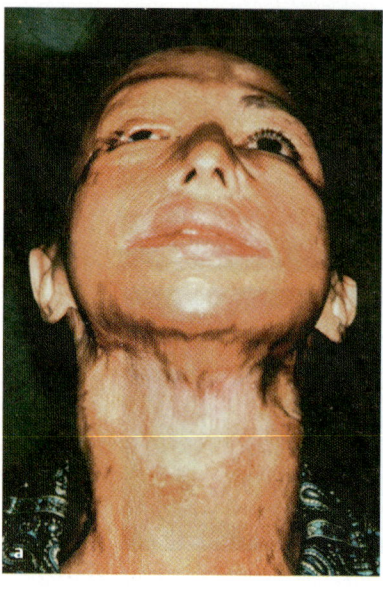
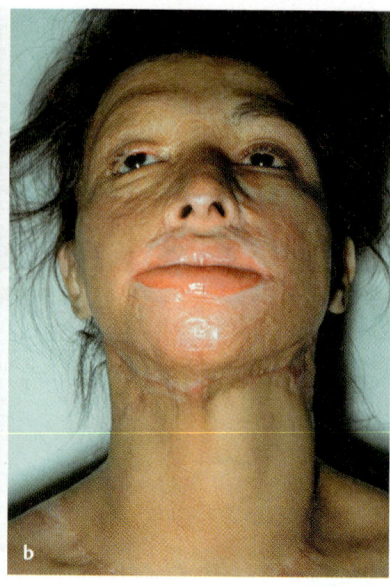

Abb. 6.17 a,b Zustand nach Verbrennung. Mentosternale Kontraktur durch Narbenschrumpfung.
a Präoperativ.
b Nach Rekonstruktion des Halses durch einen supraclaviculären Insellappen (SIF-Lappen) kann die Patientin den Mund wieder schließen.

gener Spalthaut (Mesh bzw. MEEK) oder in der Zwischenzeit gezüchteter autogener Keratinozytensheets bzw. -supensionen. Möglich ist auch der gleichzeitige Wundschluss mit azellulärer Dermismatrix (z. B. Alloderm®) und Eigenhaut.

Freiliegende Sehnen und Nerven, Knorpel und Knochen erfordern Deckungsverfahren durch vaskularisiertes Gewebe. Gestielte oder freie Lappenplastiken (s. Kap. 10) kommen zur Anwendung.

Konservative Wundtherapie
Nur oberflächliche Verbrennungswunden (Grad IIa) können nach dem Débridement auch konservativ behandelt werden.

Zur **feuchten Wundbehandlung** stehen verschiedene Therapeutika zur Verfügung, bei deren Auswahl darauf zu achten ist, dass die Wunden nicht austrocknen und es nicht zur Infektion kommt: Infektionen können die Spontanheilung verhindern und aus oberflächlichen Defekten tiefe und operationsbedürftige Wunden machen.
- **Silbersulfadiazin-Creme** (Flammazine®) oder **Silbersulfadiazin-Creme mit Ceriumnitrat** (Flammacerium®): Ein Teil der Sulfonamidkomponente dringt in den Wundschorf ein, die Anwendung ist schmerzlos. Ceriumnitrat erhöht die antimikrobielle Wirksamkeit.
- **Mafenidacetat-Creme** (Sulfamylon®) wirkt bei Wundinfektionen mit Pseudomonas. Im Gegensatz zu anderen Lokaltherapeutika ist die Anwendung schmerzhaft.

- **Antibiotische bzw. antiseptische Fettgaze:** Der Wirkstoff kann jedoch durch den Fettgehalt nicht optimal in den Schorf eindringen.
- **Verband mit Mafenidacetat-getränkten Kompressen,** die mehrmals täglich erneuert werden. Austrocknen und Infektion der Wunden können so unterdrückt werden.

Bei der **„trockenen" Behandlung** wird durch Gerbung ein Schorf auf der Verbrennungswunde erzeugt, unter dem es zur Spontanheilung kommt. Der Vorteil ist ein geringer Flüssigkeitsverlust. Der Schorf ist allerdings sehr rigide und wird bei Bewegung rissig, eine Wundkontrolle ist nicht möglich.

Unter täglichen Verbandwechseln mit den Lokaltherapeutika und Säuberung der Wunden kommt es innerhalb von 14 Tagen zur spontanen Epithelisierung. Unterbleibt die Spontanheilung, so liegt keine IIa-Verbrennung vor; eine Operation ist angezeigt.

6.2.7 Rehabilitation und Rekonstruktion

Die Rehabilitation eines Patienten nach Verbrennungstrauma erfolgt medizinisch, psychologisch und sozial.
- **Medizinische Rehabilitation:**
  - Die **konservative Narbenbehandlung** beinhaltet Narbenmassage und Narbencremes und – besonders entscheidend – eine **konsequente Kompressionsbehandlung** über Jahre durch maßangefertigte Kompressionskleidung.

Narbenkontrakturen, instabile oder überschießende Narben und die Veränderungen des äußeren Erscheinungsbildes fordern **operative Rekonstruktion** durch sämtliche Möglichkeiten der Plastischen Chirurgie (Abb. 6.17), um durch Wiederherstellung von Form und Funktion die Reintegration des Patienten zu erleichtern. Die Zusammenarbeit mit anderen Fachdisziplinen ist besonders wichtig; krankengymnastische Behandlungsstrategien und moderne Konzepte der Ergotherapie komplettieren die medizinische Rehabilitation.

- **Psychologische und soziale Rehabilitation:** Erst wenn ein Verbrennungspatient gelernt hat, sowohl im privaten als auch im gesamten sozialen Umfeld unbefangen mit der veränderten Situation umgehen, kann er als rehabilitiert angesehen werden. Selbsthilfegruppen sind hilfreiche Stützen auf dem Weg der Wiedereingliederung.

6.2.8 Prognose

Die Prognose des Brandverletzten wird von folgenden Faktoren bestimmt: Alter und Geschlecht des Patienten, Ausmaß der verbrannten Körperoberfläche, Vorhandensein eines Inhalationstraumas und die Tiefe der Verbrennungswunden. Alte Menschen sind aufgrund von Vorerkrankungen besonders gefährdet.

Die Verbesserung der Überlebensrate und der Lebensqualität nach Verbrennung stellen therapeutische Herausforderungen dar.

▰▰ Merken

- **Verbrennung: lokale Zellschädigung und systemische Entzündungsreaktion**
- **Einteilung: nach Entstehungsart, Tiefenausdehnung (Grad I-III), VKOF = verbrannte Körperoberfläche (Neuner-Regel nach Wallace)**
- **Elektroverbrennung: kleine Strommarke, aber ausgedehnte Verletzung tiefer liegender Strukturen möglich!**
- **Niederspannungsunfälle: EKG-Monitoring für 24 h**
- **Inhalationstrauma (Grad I-III) und Intoxikation (CO?) ausschließen**
- **Frühzeitige Kühlung mit Wasser (15 °C für 15 min) verringert die thermische Nachschädigung. Keine sonstige Lokaltherapie!**
- **Wesentliche Maßnahmen bei Verbrennung: Schocktherapie und Schockprophylaxe**
- **Schwerverbrannte und Patienten nach Starkstromunfällen gehören in ein Schwerverbrannten-Zentrum**
- **Volumenersatz beim schwerverbrannten Patienten: in den ersten 24 h kristalloide Lösungen (Parkland-Formel nach Baxter), erst danach FFP, kolloidale Lösungen und Humanalbumin**
- **Großzügige Indikationsstellung zur Intubation beim Brandverletzten ermöglicht suffiziente Oxygenierung und adäquate Schmerztherapie.**
- **Komplikationen im Rahmen der Verbrennungskrankheit: Sepsis, Pneumonie, ARDS, Nierenversagen, Stressulkus, reflektorischer Ileus**
- **Wundtherapie beim Brandverletzten: Entfernung von avitalem Gewebe (Débridement, Escharotomie, Nekrektomie) und Erreichen eines permanenten Hautverschlusses**
- **Standard der Deckung von nekrektomierten Brandwunden: autologes Spalthauttransplantat (Mesh, MEEK)**
- **Verfahren der Zukunft: gezüchtete autogene Keratinozytensheets/-suspensionen**

7   Infektionen in der Chirurgie

7.1   Pathophysiologische Grundlagen

Eine **Infektion** besteht, wenn Mikroorganismen (Bakterien, Viren, Pilze, Parasiten) in den Makroorganismus Mensch eindringen und sich in ihm vermehren.

Eintrittspforten sind die natürlichen Körperöffnungen oder Verletzungen der Haut und Schleimhäute. Besonderes Augenmerk muss heute auf die iatrogenen Infektionswege und die daraus resultierenden Hospitalinfektionen gelegt werden. Durch eine Vielzahl ärztlicher Maßnahmen wird der Infektionsweg gebahnt (z. B. durch endotracheale Intubation, Blasenkatheterisierung) oder direkt geschaffen (z. B. durch Punktion von Blutgefäßen, operative Eingriffe, perkutane Drainagen). Die im Krankenhaus erhöhte Zahl pathogener Keime, ihre durch Antibiotikaselektion erhöhte Virulenz und der krankheitsbedingt gestörte Allgemeinzustand des Patienten führen unter diesen Bedingungen nur allzu leicht zu einer Infektionskrankheit. Deshalb muss jede invasive ärztliche und pflegerische Maßnahme kritisch überprüft werden.

Setzt sich der Organismus mit den Mikroorganismen auseinander, kann eine **Infektionskrankheit** entstehen. Ob aus der (stummen) Infektion eine Infektionskrankheit wird, hängt von drei Faktoren ab:
1. der Zahl der Mikroorganismen
2. ihrer Virulenz (Grad der Pathogenität; krankheitserregende Mikroorganismen werden im Folgenden als Erreger bezeichnet)
3. dem Allgemeinzustand des Patienten (z. B. Immunitätslage, Durchblutung der Gewebe).

Kommt es zu einer Interaktion zwischen Organismus und Erreger, läuft diese als Entzündung ab, d. h. eine vom Bindegewebe und Gefäßsystem getragene, von Mediatoren vermittelte Immunreaktion mit dem Zweck, Entzündungsreize zu beseitigen.

7.1.1   Entzündungsablauf am Beispiel der bakteriellen Invasion

Um im menschlichen Organismus Fuß zu fassen, muss ein Bakterium zunächst das **unspezifische Abwehrsystem** überwinden. Hat es die **physikalischen und chemischen Barrieren** (erste Verteidigungslinie) – Haut, Schleimhäute, Magensäure und Lysozym in Tränenflüssigkeit, Speichel- und Nasensekret – passiert, werden die **Makrophagen** aktiviert.

Sie phagozytieren insbesondere unbekapselte Bakterien, zerlegen sie und präsentieren charakteristische bakterielle Bruchstücke auf ihrer Zelloberfläche. Diese werden von sich anlagernden **Lymphozyten**, die das **spezifische zelluläre Abwehrsystem** bilden, erkannt. Die Folge ist eine spezifische Immunantwort. Im Fall extrazellulärer Bakterien besteht sie aus der B-Zell-vermittelten Produktion von **Antikörpern**, dem **spezifischen humoralen Abwehrsystem**. Diese können Bakterien unschädlich machen durch

1. **bakterizide Wirkung**: Der Antigen-Antikörper-Komplex aktiviert das Komplementsystem, was zur Membranolyse unbekapselter Bakterien führt (complement-dependent cytotoxicity, CDC).

2. **Opsonierung**: Sie lagern sich an Bakterien an und begünstigen so die Phagozytose **(Abb. 7.1)**. Bekapselte Bakterien, z. B. Haemophilus influenzae, Klebsiella pneumoniae, Pseudomonas aeruginosa, Salmonella typhi, E. coli, können erst nach Opsonierung phagozytiert werden.

3. **Neutralisation von Bakterientoxinen**, indem sie sie immunologisch maskieren oder aus dem Gefäßsystem abfangen.

Die Freisetzung von Mediatoren aus Makrophagen lockt Granulozyten (Teil des unspezifischen Abwehrsystems) an. Neutrophile Granulozyten phagozytieren, Basophile setzen Histamin frei, das zu einer vermehrten Durchblutung des Entzündungsgebietes und zu erhöhter Gefäßpermeabilität führt. Erstere äußert sich in Rötung (Rubor) und Erwärmung (Calor), letztere in einem Ödem (Tumor =

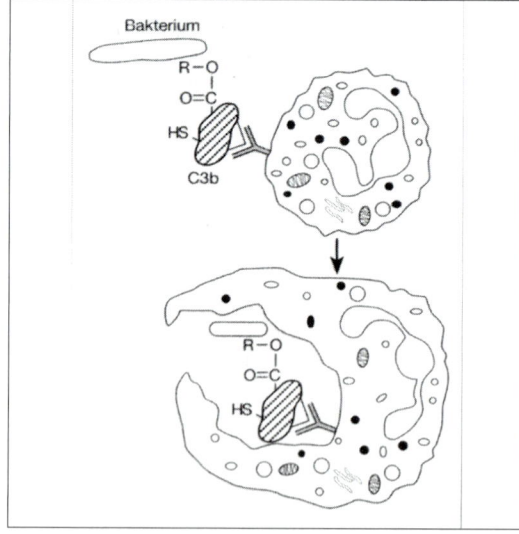

Abb 7.1 Phagozytose eines durch Komplement opsonierten Bakteriums

Schwellung). Die ebenfalls von Basophilen freigesetzten Prostaglandine und die Gewebsspannung durch das Ödem lösen Schmerz (Dolor) aus. So entstehen die Kardinalsymptome der Entzündung, die schon Celsus (25 v. Chr.– 40 n. Chr.) beschrieben hat, und denen Galen (130 – 201 n. Chr.) die gestörte Funktion (Functio laesa) des Entzündungsgebietes hinzufügte.

Kardinalsymptome der Entzündung: Rubor, Calor, Dolor, Tumor, Functio laesa

7.1.2 Bakteriämie und Sepsis

Das Eindringen von Bakterien in die Blutbahn (**Bakteriämie**) löst eine massive und primär systemische Entzündungsreaktion (**Sepsis**) aus. Auslöser sind **bakterielle Toxine** – Exotoxine (z. B. porenbildende Zytolysine der Streptokokken, Hämolysin von E. coli), das beim Zerfall gramnegativer Bakterien frei werdende Endotoxin bzw. das beim Zerfall gram-

positiver Erreger frei werdende „Super-Antigen". Sie induzieren die systemische Freisetzung von Mediatoren, die den Organismus „überschwemmen". Es kommt zum **septischen Schock** (Pathogenese s. **Abb. 7.2**). Das Vollbild des septischen Schocks entwickelt sich bei Bakteriämie mit grampositiven Bakterien nur bei jedem 20. Patienten, bei Endotoxinbildnern dagegen bei jedem 4. Patienten.

Die **initiale Phase** des septischen Schocks wird aufgrund der Symptome Tachykardie, erhöhtes Herzminutenvolumen und periphere Vasodilatation auch **hyperdyname Phase** genannt. Trotz der sympathoadrenergen Gegenregulation in dieser Phase ist die Blutversorgung der Peripherie infolge der massiven lokalen Mediatorwirkung mangelhaft, so dass es zu Azidose und irreversibler Dilatation der Arteriolen kommt. Die Volumenbelastung des Herzens bei erhöhtem HMV führt zu einer **progredienten Herzinsuffizienz**, das HMV nimmt ab. Hiermit beginnt die **hypodyname Phase** des septischen Schocks. Sie ist durch die in **Abb. 7.3** gezeigten Veränderungen charakterisiert.

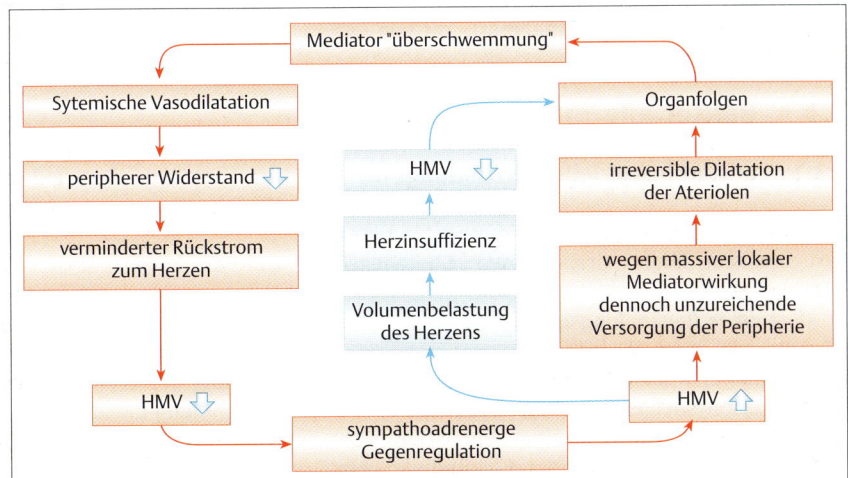

Abb 7.2 Der Circulus vitiosus der Organschädigung im septischen Schock

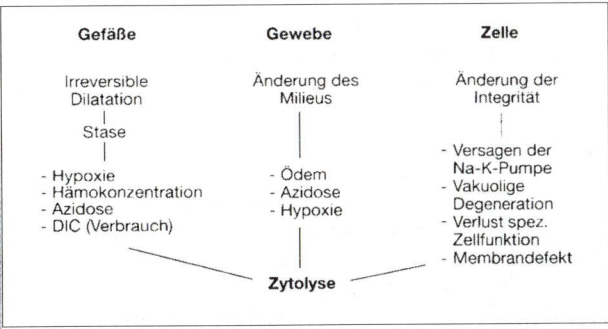

Abb 7.3 Die Pathomechanismen der Zytolyse

7.2 Einteilung

Die in der Chirurgie relevanten Infektionen lassen sich einteilen nach

- ihrer **Ausdehnung** in lokale, loko-regionäre (Entzündungsherd plus regionäre Lymphadenitis) und systemische Infektionen (Sepsis)
- der **dominanten Lokalisation des primären Entzündungsherdes** in Infektionen des Respirationstraktes, der Haut, des Urogenital- oder Gastrointestinaltraktes etc.
- dem **Exsudatcharakter** (serös, eitrig, hämorrhagisch etc.)
- ihrer **Ursache** (bakteriell, viral, parasitär etc.)
- ihrer **Pathogenese**.

Durchgesetzt hat sich folgende Systematik:
1. bakterielle Infektionen
- eitrige bakterielle Entzündungen
- spezifische bakterielle Infektionen
2. virale Infektionen
3. parasitäre Infektionen.

Dabei sind nosokomiale, d. h. im Krankenhaus erworbene Infektionen wegen der erhöhten Virulenz der dort vorkommenden Erreger und des reduzierten Immunstatus des Patienten (s. o.) von besonderer Bedeutung.

7.3 Bakterielle Infektionen

7.3.1 Eitrige bakterielle Entzündungen

Als eitrig bezeichnet man Entzündungen, in deren Exsudat neutrophile Granulozyten überwiegen **(Abb. 7.4)**.

Allgemeine Behandlungsgrundsätze sind:
- Am Beispiel eines Abszesses:
  - **frühzeitige, großzügige chirurgische Entlastung**, d. h. Inzision oder Exzision, ggf. Drainage, **in Allgemeinnarkose**: Die frühzeitige Entlastung verhindert das Fortschreiten der Entzündung vom Entzündungsherd in die regionären Lymphknoten und von den nachgeschalteten Lymphbahnen in das Venensystem (Bakteriämie und Sepsis). Zudem schafft sie Druckentlastung, da der Druck in Abszessen meist über dem Perfusionsdruck des Nachbargewebes liegt, d. h. ischämische Gewebsnekrosen induziert. Sie muss großzügig erfolgen, um durch Wundverklebung oder Keimverschleppung bedingte „Pseudorezidive" zu vermeiden. Die Verfahren der Regionalanästhesie bergen die Gefahr der iatrogenen lymphogenen Verschleppung in sich und sind daher kontraindiziert. Als Palliativmaßnahme kann die Inzision unter

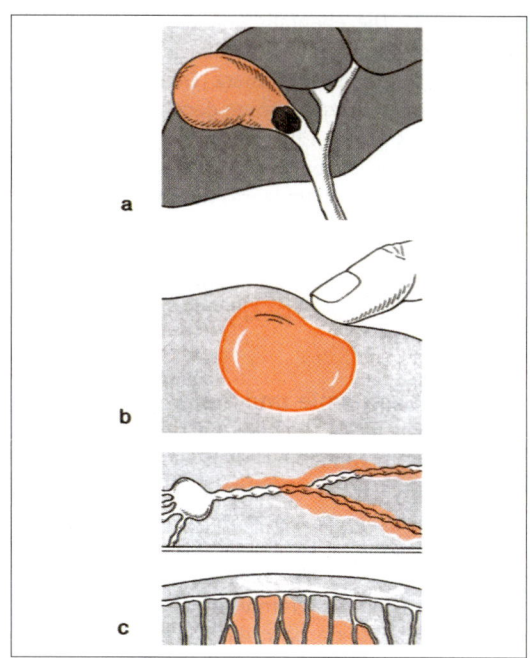

Abb 7.4 a–c
a Empyem
b Abszess
c Phlegmone

Chloräthyl-Spray erwogen werden, jedoch nur im Notfall, da die Rezidivquote nach inadäquater Inzision hoch ist.

Ubi pus, ibi evacua!

- Nach **Entnahme eines Abstrichs**, der **vollständigen Revision** (Drainage von Wundtaschen!) und **Spülung des Wundgebietes** ist die **offene Wundbehandlung** indiziert. Erst nach kompletter Sanierung des Infektes darf die Sekundärnaht erwogen werden.
- bei allen eitrigen Entzündungen:
  - Eine **Antibiotikatherapie** hat additiven Charakter und ist **nur indiziert**, **wenn** eine **komplette chirurgische Sanierung** des Infektes **nicht möglich** ist (z. B. bei Phlegmone oder Organinfektion). Sie beginnt „blind" mit einem Antibiotikum, dessen Wirkungsspektrum die häufigsten Erreger eitriger Entzündungen abdeckt (z. B. Amoxicillin). Nach Eintreffen des Resistogramms (Abstrich!) ggf. Wechsel des Antibiotikums.
  - Wenn möglich, sollte der **Entzündungsherd** zur Prophylaxe einer lymphogenen Streuung (Muskelpumpe!) **ruhig gestellt** werden.

Empyem

Eitrige Entzündung in einem präformierten Körperhohlraum, z.B. Pleurahöhle, Gallenblase, meist durch Fortleitung einer eitrigen Organentzündung in den benachbarten Körperhohlraum.

Pleuraempyem

Pathogenese: Fortschreiten einer bakteriellen Lungenentzündung (Pneumokokken, Staphylokokken, Streptokokken) in den Pleuraspalt. Zunächst fibrinöse Pleuritis, die infolge starker Granulozytenexsudation in den Pleuraspalt eitrig wird.

Klinik: Fieber, Leukozytose, Atemnot.

Diagnostik: Röngen-Thorax: typische Ergussverschattung (Ellis-Damoiseau-Linie) mit Gaseinschlüssen.

Therapie: Pleurapunktion unter sonographischer oder CT-Kontrolle und Drainage des Pleuraspalts mittels zweier Thoraxdrainagen (Abb. 7.5) oder Platzierung der Saug- und Spüldrainage mittels einer Mini-Thorakotomie. In Anbetracht der Pathogenese ist eine Antibiotikatherapie indiziert.

Gallenblasenempyem

Pathogenese: Eine mechanische Obstruktion am Gallenblasenausgang, z.B. durch inkarzeriertes Konkrement im Ductus cysticus, führt bei anhaltender Sekretion zur Überdehnung der Gallenblasenwand mit konsekutiver Durchblutungsstörung und Schädigung der Schleimhaut. Bakterielle Superinfektion (vor allem durch E. coli, Klebsiellen, Proteus, Enterokokken) und massive Einwanderung von Granulozyten führen zum Vollbild des Gallenblasenempyems.

Klinik: Fieber, Schmerz, tastbar vergrößerte Gallenblase (Hydrops!).

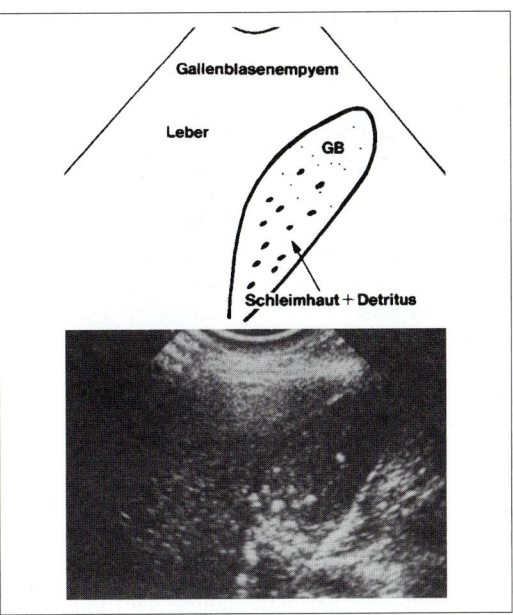

Abb 7.6 Sonographie bei Gallenblasenempyem. GB = Gallenblase

Diagnostik: Anamnese, Untersuchung, Sonographie (Abb. 7.6).

Therapie: Die sofortige Cholezystektomie weist die besten Resultate auf. Erfolgt sie nicht rechtzeitig, besteht die Gefahr einer lokalen Peritonitis (Empyema necessitatis), einer diffusen Peritonitis (Peritonealempyem) oder einer aszendierenden Cholangitis.

Abszess

Lokale, eitrige Gewebseinschmelzung, häufig im Bereich der Haut, der Appendix (perityphlitischer Abszess), von Organen, des Anus und Sakrums.

Pathogenese: Ein Abszess entsteht, wenn die eitrige Entzündung mit einer lokalen Kreislaufstörung kombiniert ist. Diese entsteht durch Bakterien, vor allem Staphylokokken, oder iatrogen: Bakterielle Emboli und die von Staphylokokken produzierten Koagulasen führen ebenso wie die chirurgische Blutstillung zur Thrombose der Blutgefäße im Entzündungs- bzw. Wundgebiet. In der Folge entsteht dort eine Nekrose, in die Granulozyten einwandern, um sie abzuräumen. So bildet sich ein mit Eiter und Bakterien gefüllter Hohlraum, der zunächst durch Granulationsgewebe, später durch eine bindegewebige Abszessmembran abgekapselt wird.

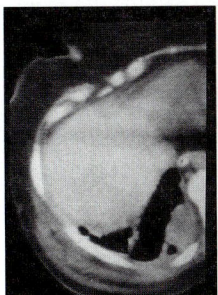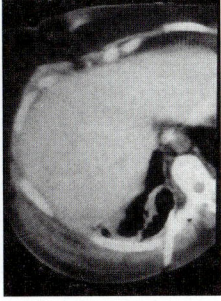

Abb 7.5 CT-gesteuerte Punktion eines Pleuraempyems rechts basal. **Links:** initiales Computertomogramm mit nachgewiesenem Pleuraempyem; **Rechts:** deutliche Rückläufigkeit des Pleuraempyems nach perkutaner Drainage

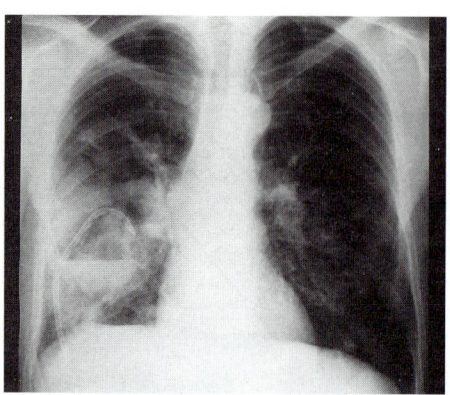

Abb 7.7 Perkutane Drainage eines Lungenabszesses rechtsseitig (Röntgen-Thorax a. p.)

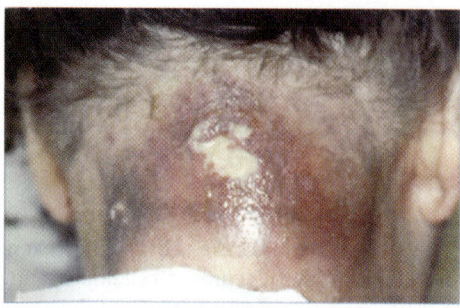

Abb 7.9 Nackenkarbunkel

Der Abszessinhalt kann sich spontan nach außen oder in ein Hohlorgan entleeren. Pathologische Verbindungen zwischen Entzündungsherd und äußeren oder inneren Oberflächen heißen **Fisteln**. Eine Fistel kann nur ausheilen, wenn die zugrunde liegende Entzündung ursächlich behandelt wird.
Klinik und Diagnostik: Bei leicht zugänglichen Abszessen (Haut) sind die Kardinalsymptome der Entzündung wegweisend. Im Gegensatz zur Phlegmone lässt sich eine Fluktuation tasten und sonographisch der flüssige Inhalt nachweisen.
Therapie: Frühzeitige **chirurgische Entfernung** einschließlich der Abszessmembran in Allgemeinnarkose.

Die **perkutane Drainage** (Abb. 7.7) insbesondere intraabdomineller Abszesse ist möglich, wenn folgende Kriterien erfüllt sind:
- unilokulärer Abszess ohne Septen
- sicherer Zugangsweg

- gut abgegrenzte Abszesshöhle
- drainierbarer (flüssiger) Inhalt.

Follikulitis, Furunkel und Karbunkel
Auslöser sind Staphylokokken. Die Infektion erfolgt entlang der Haarfollikel. Hier entsteht eine umschriebene eitrige Gewebsnekrose. Ist die abszedierende Entzündung innerhalb der anatomischen Grenzen des Follikels lokalisiert, bezeichnet man sie als **Follikulitis** (Abb. 7.8a), bei Überschreitung dieser Grenzen als **Furunkel** (Abb. 7.8b). Eine abszedierende Entzündung mehrerer benachbarter Follikel heißt **Karbunkel** (Abb. 7.8c und 7.9).

Leberabszess
Primäre Leberabszesse entstehen durch eine lokale Durchblutungsstörung, die durch Erreger (Entamoeba histolytica), Hämatom oder Nekrose ausgelöst wird.
Sekundäre Leberabszesse entstehen durch hämatogene oder kanalikuläre Fortleitung einer extrahepatischen Entzündung. Beispiele sind der pylephlebitische Leberabszess, der bei perforierter Appendizi-

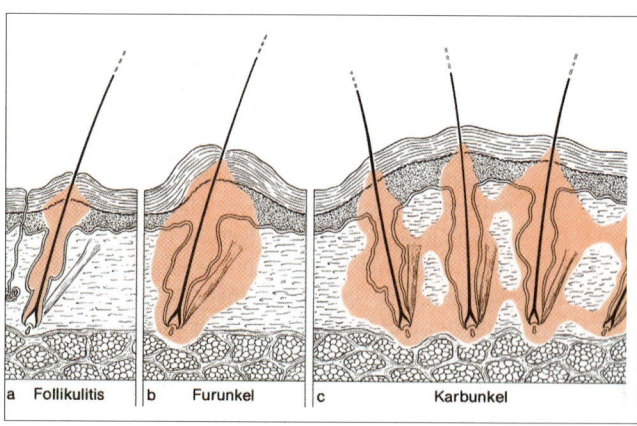

Abb 7.8 a–c Formen der kutanen Infektion
a Follikulitis
b Furunkel
c Karbunkel

tis durch intraportale Keimverschleppung entsteht, der pericholangitische Leberabszess bei eitriger Cholangitis und intrahepatische septische Metastasen (bei Sepsis).

Perianaler Abszess

Pathogenese: Die Infektion erfolgt entlang der in Höhe der Linea dentata mündenden, blind endenden rudimentären Proktodeal (= Duft) drüsen. Risikofaktor: Obstipation (lange Kontaktzeit zwischen bakterienhaltigem Stuhl und Drüsengang). Es entsteht eine inkomplette innere Fistel, aus der sich infolge eitriger Gewebsnekrose ein intersphinkterer, ischiorektaler, submukös-subkutaner oder pelvirektaler Abszess entwickelt.

Therapie: Der perianale Abszess wird akut durch operative Spaltung behandelt, zur endgültigen Heilung kommt es meist jedoch erst, wenn in einer zweiten Sitzung die Fistel zum Darm exzidiert wird.

Pilonidalabszess („Jeep disease")

Bohrt sich ein abgebrochenes Haar mit Hilfe seiner Hornschuppen als Widerhaken durch die Haut bis zur Sakralfaszie, entsteht über der Sakralfaszie eine eitrige Gewebseinschmelzung im Bereich des „Haarnestes" (Pilus = Haar; Nidus = Nest). Risikofaktoren sind vermehrter Haarwuchs in der hinteren Schweißrinne und eine überwiegend sitzende Tätigkeit (z. B. Kraftfahrer, Reiter, Beamter).

Schweißdrüsenabszess (Hidradenitis suppurativa)

Pathogenese: Die Infektion erfolgt entlang eines Ausführungsgangs der großen apokrinen Schweißdrüsen, meist in der Axilla, seltener im Warzenhof der Brustdrüse, in der Leisten- und Schamgegend oder der Umgebung des Afters. In den Drüsenendstücken kommt es zur eitrigen Gewebseinschmelzung, die auf die Umgebung übergreift.

Therapie: Möglichst vollständige Exzision des Abszesses einschließlich der Abszessmembran.

Phlegmone

Eitrige Entzündung, die sich im interstitiellen Bindegewebe z. B. der Haut (Erysipel), des Mediastinums (Mediastinalphlegmone), der Skelettmuskulatur (Muskelphlegmone) oder von Schleimhäuten (z. B. phlegmonöse Appendizitis, Cholezystitis) ausbreitet.

Pathogenese: Einige Bakterien verfügen über Enzyme, die die Interzellularsubstanz des Bindegewebes auflösen und sich so im interstitiellen Bindegewebe ausbreiten können. Dazu gehören Streptokokken (Hyaluronidase, Streptokinase, Streptodornase), Pseudomonas (Elastase) und Clostridien (Kollagenase). Das betroffene Bindegewebe wird diffus von Granulozyten durchsetzt.

Therapie: Antibiotika (z. B. Penicillin) in hohen Dosen, Ruhigstellung und lokale antiphlogistische Maßnahmen (z. B. Kühlung). Ausnahmen von dieser Regel stellen lokale Komplikationen (Einschmelzung), Befundprogredienz unter der antibiotischen Therapie und besondere Lokalisationen (z. B. phlegmonöse Appendizitis) dar.

Erysipel (Wundrose)

Diese phlegmonöse Entzündung der Haut wird durch β-hämolysierende Streptokokken verursacht. Die Eintrittspforte ist nicht immer nachweisbar. Das Korium und das subkutane Bindegewebe sind ödematös aufgelockert und mit Streptokokken, Granulozyten, Lymphozyten und Monozyten durchsetzt.

Risikofaktoren: Lokale Durchblutungsstörungen (arterielle Verschlusskrankheit, chronische venöse Insuffizienz, Mikroangiopathie bei Diabetes mellitus).

Klinik: Scharf begrenzte, flächenhafte Rötung der Haut mit zungenförmigen Ausläufern, schmerzhafter, mäßiger Schwellung und deutlicher Überwärmung. Die regionären Lymphknoten sind in der Regel geschwollen. Hohes Fieber, ausgeprägtes Krankheitsgefühl. Es kann zu einer Streptokokkensepsis mit Fernkomplikationen (Endokarditis) kommen. Bei Verschleppung des Krankheitsbildes sind Abszedierung und Superinfektion mit Candida möglich.

Differenzialdiagnose: Erysipeloid (s. u.).

Therapie: Penicillin in hohen Dosen, konsequente Ruhigstellung (beim Erysipel im Gesichtsbereich: Sprech- und Kauverbot!).

Prognose: Trotz häufiger komplikationsloser Ausheilung neigt das Erysipel zu hartnäckigen Rezidiven.

Erysipeloid

Der ubiquitäre Erreger, Erysipelothrix insidiosa, wird meist durch Kontakt mit erkrankten Tieren (z. B. Schweine) oder mit deren Produkten übertragen. Daher sind Tierärzte und Metzger besonders gefährdet. Die Eintrittspforten sind akzidentelle Haut- oder Bissverletzungen.

Klinik: Nach einer Inkubationszeit von 1–5 Tagen entsteht eine begrenzte, rote bis blaurote Schwellung. Gelegentlich sind die regionären Lymphknoten geschwollen. Nur selten kommt es zu Bakteriämie und Meningitis, Arthritis oder Endokarditis.

Therapie: Unter offener Wundbehandlung, Ruhigstellung und Penicillin G heilt der Lokalbefund meist komplikationslos ab.

7.3.2 Spezifische bakterielle Infektionen

Gasbrand (Gasödem)

Ursache dieser schweren Infektionskrankheit sind ubiquitäre, sporenbildende, grampositive anaerobe Stäbchenbakterien. Die wichtigsten sind Clostridium perfringens, Clostridium septicum und Clostridium oedematiens (novyi).

Risikofaktoren für eine Clostridieninfektion sind:
- anaerobes Milieu
- nekrotische Muskulatur
- starke Wundverschmutzung
- vermindertes Redoxpotenzial im Wundgebiet.

Deshalb disponieren insbesondere verschmutzte Muskelwunden bei gleichzeitiger Gefäßverletzung zum Gasbrand.

Pathogenese und Klinik: Gasbranderreger produzieren Enzyme (Kollagenasen, Proteasen, Hyaluronidase, Desoxyribonuklease) und eine Vielzahl von Exotoxinen, die zum Untergang folgender Zellen und typischen Folgeerscheinungen führen:
- Erythrozyten: Hämolyse
- Muskelzellen: Myolyse und durch die Exotoxine bedingter anaerober Glykogenabbau (Gasbildung)
- Granulozyten, Makrophagen und Lymphozyten: Schwächung der körpereigenen Abwehrmechanismen, die die Entstehung des Exotoxinschocks begünstigt.

Gasbrand tritt in 90 % der Fälle im Bereich der Extremitäten auf, davon in 70 % im Bereich von Oberschenkel und Gesäß, nur in 20 % im Bereich der oberen Extremitäten.

Nach einer Inkubationszeit von meist 48 Stunden treten schlagartig heftige Wundschmerzen auf. Der Wundbereich ist ödematös geschwollen.

Die Haut ist prall gespannt, schmutzig graubraun verfärbt (Abb. 7.10) und kann Blasen aufweisen. Auf Druck entleert sich übelriechendes, serös-hämorrhagisches Exsudat mit Gasbläschen. Das klassische Gasknistern bei Palpation des Wundbereiches kann jedoch fehlen.

Rasch entwickelt sich eine prognostisch ungünstige systemische Intoxikation, die sich zunächst durch deutlichen Pulsanstieg ohne wesentliche Temperaturerhöhung, dann außerdem durch delirante Verwirrung, Anämie und Ikterus äußert. Entscheidend für den Ausgang der Erkrankung ist die Dauer des Intervalls zwischen ersten Symptomen und dem Beginn der Therapie.

Diagnostik: Anfangs ist allein das **klinische Bild** wegweisend, wobei Lokalbefund und Verlauf entscheidend sind. Das schnelle Fortschreiten eines nekrotisierenden Prozesses mit Übergriff auf gesunde Muskulatur ist ein bedeutsameres diagnostisches Zeichen als der mikroskopische Nachweis von grampositiven Stäbchen oder die Züchtung von Clostridien aus dem Wundabstrich. Diese beweisen zwar die Anwesenheit von Gasbranderregern, jedoch zeigt nur das klinische Bild, ob es sich um eine Kontamination oder eine Infektion handelt.

> Gasbrand ist eine klinische Diagnose!

Ein wertvoller diagnostischer Hinweis ist die **Darstellung der Muskelfiederung im Röntgenbild** (Abb. 7.11): Sie ist für die maligne Verlaufsform des Gasbrands pathognomonisch.

Differenzialdiagnose: Clostridienzellulitis, nicht clostridiale Wundinfekte, feuchte Gangrän, Rhabdomyolyse.

Therapie: Bei klinischem Verdacht, d. h. auch ohne mikrobiologischen Nachweis von Gasbranderregern, **unverzügliche chirurgische Intervention**: Die Wunde muss breit eröffnet und nekrotisches Gewebe vollständig entfernt werden. Muskelgewebe, das nicht blutet, muss exzidiert werden. Wenn

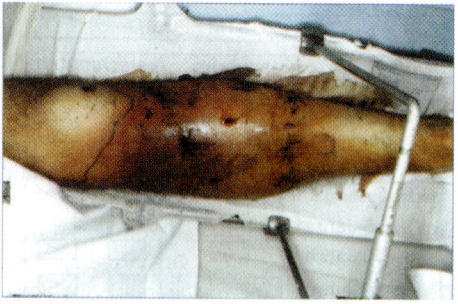

Abb 7.10 Gasbrandinfektion bei offener Unterschenkelfraktur

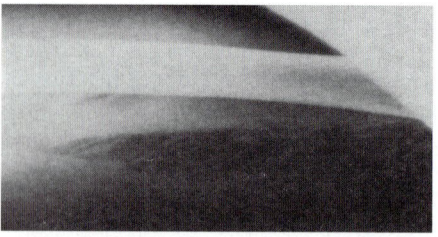

Abb 7.11 Gasbrand mit klassischer Muskelfiederung im Röntgenbild (in der unteren Bildhälfte)

nötig, Amputation („life before limb"). Offene Wundbehandlung.

Unterstützend wird die **hyperbare Oxygenierung** eingesetzt. Sie hat das Ziel, durch Atmung reinen Sauerstoffs bei 3 bar soviel Sauerstoff physikalisch im Plasma und per diffusionem in allen Geweben zu lösen, dass eine Toxinbildung unterbrochen wird.

Weitere unterstützende Maßnahmen sind die **Antibiotikatherapie** (z. B. Penicillin G) und intensivmedizinische Maßnahmen der Sepsis-Behandlung.

Die Gabe eines Antitoxins ist heute in Anbetracht des fraglichen Nutzens bei u. U. schweren Nebenwirkungen (Anaphylaxie!) nicht mehr gerechtfertigt.

Tetanus

Ursache dieser schweren Infektionskrankheit ist das ubiquitäre, sporenbildende, grampositive anaerobe Stäbchenbakterium Clostridium tetani, dessen endständige Spore seine charakteristische Tennisschlägerform hervorruft.

Pathogenese: Tetanospasmin, das außerordentlich starke Neurotoxin von Clostridium tetani (1 mg reinen Extraktes vermag 20 Millionen Mäuse zu töten), wandert aus der Wunde entlang der peripheren Nerven ins Rückenmark und von dort ins Gehirn. Seine spasmenauslösende Wirkung beruht auf der Blockade inhibitorischer Neurone (Renshaw-Zellen) im Rückenmark. Infolge einer generalisierten Stimulation werden alle Muskelgruppen gleichzeitig aktiviert. Die kräftigeren und somit dominanten Muskelgruppen sind für die charakteristischen Symptome verantwortlich.

Klinik: Auf Prodromi – Kopf- und Rückenschmerzen, Schlaflosigkeit, Schweißausbruch, muskuläre Übererregbarkeit, Lichtscheu und Schreckhaftigkeit – folgen eine rasche Ermüdbarkeit und Steifheit der Gesichtsmuskulatur. Muskelspasmen treten meist zuerst in den Kaumuskeln auf und führen zur Kiefersperre (**Trismus**). Innerhalb weniger Stunden erfassen sie die übrige Gesichtsmuskulatur und führen zum **Risus sardonicus**. Nach Zungen- und Schlundmuskulatur werden die Muskeln des Halses und Rückens von Spasmen erfasst. Die dominanten dorsalen Muskelgruppen bewirken das typische „Kissenbohren" (**Opisthotonus**). Im Bereich der oberen Extremität treten Beugekrämpfe, an den unteren Extremitäten Streckkrämpfe auf. Bei vollem Bewusstsein der Patienten ist die allgemeine Reflexerregbarkeit deutlich erhöht. Ein plötzlicher Lichteinfall, das Zuschlagen der Tür oder das versehentliche Anstoßen am Krankenbett können einen generalisierten tonischen Krampfanfall auslösen. Spasmen der Zwerchfell- und Atemhilfsmuskulatur führen schließlich zur Asphyxie. Zusätzlich führt das Toxin zu ständigen Schwankungen von Blutdruck, Herzfrequenz und Körpertemperatur.

Die Inkubationszeit schwankt zwischen 4 und 21 Tagen. Sie stellt einen wichtigen prognostischen Parameter dar, da eine kurze Inkubationszeit einen schweren Krankheitsverlauf erwarten lässt.

> **Tetanus: je kürzer die Inkubationszeit – desto schwerer der Verlauf!**

Noch größer ist der Vorhersagewert der **Anlaufzeit**, des Intervalls zwischen ersten Symptomen und dem Auftreten von Krämpfen. Beträgt die Anlaufzeit ≤ 36 Stunden, ist ein sehr schwerer Verlauf, bei ≤ 3 Tagen ein schwerer, bei > 3 Tagen ein mittelschwerer oder leichter Verlauf zu erwarten.

Verläuft die Erkrankung nicht letal, dauert sie 12–21 Tage. Mit Eintritt der Genesung lässt die Muskelstarre langsam nach, zuletzt in der Kaumuskulatur.

Komplikationen: Bronchopneumonie, Beinvenenthrombose, Frakturen (!).

Diagnostik: Die Diagnose wird klinisch gestellt und elektromyographisch gesichert. Der Erregernachweis im Tierversuch gelingt nur in 50 % der Fälle und ist meist von dokumentarischem Wert, da die Therapie bei klinischem Verdacht sofort eingeleitet werden muss.

Therapie und Prognose: Die Therapie verfolgt drei Ziele:

1. **Ausschalten der Toxinquelle** durch sorgfältige chirurgische Wundrevision (ausgedehntes Débridement oder großzügige Exzision der Wunde) plus Penicillin (10–20 Mio. IE/die)

2. **Neutralisation des zirkulierenden Toxins** durch homologes Tetanushyperimmunglobulin (3000–10 000 IE/die als Dauerinfusion während der 1. Behandlungswoche). Mit der aktiven Immunisierung (s. Kap. 1.4.3) wird am Aufnahmetag begonnen.

3. **Komplikationsprophylaxe**: Kupierung von Krampfanfällen durch konsequente Sedierung und Relaxierung. Lässt sich die Krampfbereitschaft mit Diazepam nicht unterdrücken, muss peripher relaxiert und beatmet werden. Die vegetative Symptomatik wird durch sympatholytische Medikation beherrscht.

Trotz dieser Maßnahmen beträgt die Gesamt-letalität 30 – 50 %, so dass auch heute gilt:

> Tetanus: Die beste Therapie ist die Prophylaxe. Prophylaxe s. Kap. 1

Aktinomykose

Ursache und Pathogenese: Actinomyces israelii ist ein ubiquitäres, anaerobes grampositives Bakteri-um, das als normaler Saprophyt den Gastrointesti-naltrakt bewohnt. Erst im Rahmen einer endogenen Infektion, d. h. nach Eindringen in mikroaerophile oder anaerobe Abschnitte infolge einer Verletzung der Schleimhaut, wird es pathogen und löst eine subakute oder chronische granulomatöse Entzün-dung aus.

Klinik: Je nach Lokalisation der Entzündung lassen sich folgende Formen der Aktinomykose unter-scheiden:

- zervikofazial (z. B. nach Zahnextraktion, Mund-schleimhautverletzung)
- thorakal (nach Aspiration)
- abdominal (nach Appendektomie, perityphliti-schem Abszess).

Bei der zervikofazialen Form imponiert eine mäßig schmerzhafte Resistenz, über der die Haut rötlich violett verfärbt und derb infiltriert ist. Bei der Inzision solcher Herde findet man grüngelbe Körner („Schwefelkörner").

Für die chronische progrediente Erkrankung ist Fistelung charakteristisch.

Diagnostik: Die Diagnose wird durch Erregernach-weis in Eiter, Exsudat oder Probeexzision (um-gehender Transport im anaeroben Medium) ge-stellt.

Bei der abdominalen Form ist in der Regel eine fistelnde ileozökale Raumforderung nachweisbar, die sich auf umliegende Organe (Urogenitaltrakt, Wirbelkörper) ausbreitet oder über die Pfortader in die Leber verschleppt wird.

Differenzialdiagnose: Andere chronisch-fistelnde Er-krankungen wie Morbus Crohn, Tuberkulose.

> Chronische Fistelung im rechten Unterbauch: Morbus Crohn? Tuberkulose? Aktinomykose?

Therapie: Penicillin (2 – 6 Mio. IE/die) über 4 – 6 Wochen.

Wunddiphtherie

Diese in unseren Breiten sehr seltene Infektion durch Corynebacterium diphtheriae kommt in feuchten, tropischen Gegenden – unter schlechten hygienischen Bedingungen – häufig vor. *Klinik:* Erstsymptom ist eine Pustel. Nach deren Aufbre-chen entsteht ein ausgestanztes, ovales Ulkus mit einer grauweißen diphtherischen Pseudomembran an der Ulkusbasis.

Therapie: Procain-Penicillin (600000 IE 6-stündlich i. m.). Diphtherie-Antitoxin (Allergiegefahr [Pfer-deeiweiß]!) kann für maximal 8 – 12 Tage zusätz-lich verabfolgt werden (10000 IE/die).

Milzbrand

Ursache und Pathogenese: Bacillus anthracis, ein grampositives, aerobes, sporenbildendes Stäbchen-bakterium, wird durch Nutztiere (Rind, Schwein, Ziege, Pferd) übertragen. Daher sind z. B. Tierärzte, Tierpfleger und Bauern gefährdet. Je nach Eintritts-pforte tritt Hautmilzbrand (> 90 % der Fälle), Lun-genmilzbrand oder Darmmilzbrand auf.

Bacillus anthracis produziert ein Exotoxin (α-To-xin), das bei Hautmilzbrand in der Umgebung der Eintrittspforte eine hämorrhagisch-ödematöse Lä-sion hervorruft.

Klinik: Bei Hautmilzbrand entsteht eine blau-schwarze Milzbrandpustel mit rotem Saum (**Pus-tula maligna**), aus der sich ein Ulkus mit kohl-schwarzem Ulkusgrund entwickelt. Das Ulkus ist trotz seines bösartigen Aspekts typischerweise schmerzlos. Im weiteren Verlauf treten eine Lymphangitis und Lymphadenitis auf.

Bei Hautmilzbrand ist eine systemische Infek-tion mit foudroyanter Sepsis selten, diese tritt häu-figer bei Lungen- oder Darmmilzbrand auf und weist wegen der Kombination von Sepsis und sys-temischer Intoxikation eine sehr hohe Sterblichkeit auf (> 80 %).

Therapie: Primär konservativ: Penicillin. Eine Ru-higstellung zur Prophylaxe der Lymphangitis ist sinnvoll.

> Schmerzlose Pustel: Milzbrand?

Toxisches Schocksyndrom (Toxic shock syndrome, TSS)

Ursache und Pathogenese: Das erstmals 1978 bei Tamponbenutzerinnen beschriebene TSS wird durch einen Exotoxin-produzierenden Staphylococ-cus aureus verursacht, der neben Zervix und Vagina auch Furunkel, chirurgische Wunden, Punktions-kanäle u. a. besiedelt. Das Exotoxin ist pyrogen und löst ein systemic inflammatory response syn-drome (SIRS) aus.

Klinik: Die Kriterien zur Diagnose des TSS beinhalten:
- Fieber > 38,9 °C
- diffuses, flüchtiges Exanthem, besonders der Handflächen und der Fußsohlen, das nach 1 – 2 Wochen zur Schuppung führt
- Hypotension (< 90 mmHg systolisch)
- Beteiligung von drei oder mehr der folgenden Organsysteme:
  - Gastrointestinaltrakt: Übelkeit, Erbrechen, Diarrhö zu Beginn der Erkrankung
  - Schleimhaut: Hyperämie z. B. des Oropharynx und der Konjunktiva
  - Muskulatur: schwere Myalgien oder Erhöhung von CK/Phosphokinase um mehr als das Doppelte
  - Niere: Pyurie mit > 5 Leukozyten/Blickfeld oder Erhöhung von Harnstoff und Kreatinin
  - Leber: Erhöhung von GOT, GPT und Bilirubin um mehr als das Doppelte
  - ZNS: Bewusstseinsstörungen und Desorientiertheit ohne neurologische Herdzeichen.

Diagnostik: Die Diagnose wird klinisch gestellt. Abstriche und Kulturen sowie serologische Untersuchungen dienen nur dem differenzialdiagnostischen Ausschluss anderer Ursachen eines septischen Schocks.

Therapie: Die Gabe eines **Penicillinase-resistenten Antibiotikums** dient nur der Prophylaxe eines Rezidivs; die durch Intoxikation bedingten Symptome sind antibiotisch nicht zu beeinflussen.

   Intensivmedizinische symptomatische Therapie: Volumen- und Elektrolytsubstitution, Korrektur des Säure-Basen-Haushalts, Katecholamine, evtl. Steroide, Monitoring.

Prognose: Die Letalität liegt bei frühzeitiger Diagnose und adäquater Therapie bei 3 %, kann bei Verschleppung der Diagnose jedoch mehr als 10 % betragen.

Toxic shock-like syndrome und nekrotisierende Fasziitis (TSLS)

Ursache und Pathogenese: Krankheitsursache sind Streptokokken der Gruppe A (S. pyogenes). Eintrittspforte ist meist eine Bagatellverletzung. Hauptverantwortlich für die fulminante Symptomatik scheint das Exotoxin Typ A (SPEA = streptococcal pyrogenic exotoxine A) zu sein, das ein mediatorvermitteltes SIRS induziert. Auch Oberflächenproteine (M-Proteine), insbesondere die Serotypen Typ 1 und Typ 3, spielen eine Rolle.

Klinik: Initial lokale Schmerzen, Abgeschlagenheit, Myalgien, Fieber. Innerhalb von 24 – 48 Stunden Entwicklung eines foudroyanten Schocks mit Mul-

Tab. 7.1 Diagnosekriterien des streptococcal toxic shock-like syndrome („The Working Group on Severe Streptococcal Infections")

I. Nachweis von Streptokokken der Gruppe A (S. pyogenes)
A: In einer normalerweise sterilen Körperregion oder -flüssigkeit (z. B. Blut, Liquor, Pleura- und Peritonealsekret, Gewebsbiopsien)
B: In einer normalerweise nicht sterilen Körperregion oder -flüssigkeit (z. B. Sputum, Rachen, Vagina, Hautläsionen oder -wunden)

II. Klinische Zeichen
A: Hypotension: < 90 mmHg systolisch B: Vorliegen von 2 der folgenden Kriterien: - Nierenversagen (Kreatinin 177 μmol/l, bei vorbestehender Niereninsuffizienz Verdoppelung der Kreatininkonzentration) - Verbrauchskoagulopathie (Thrombozyten < 100 000/μl oder disseminierte intravasale Gerinnung) - Leberversagen (GOT, GPT oder Bilirubin auf mehr als das Doppelte der Norm erhöht) - Lungenversagen (adult respiratory distress syndrome, ARDS) - generalisierter, erythematöser, evtl. blasenbildender Hautausschlag - Weichteilnekrosen (z. B. nekrotisierende Fasziitis, Myositis, Gangrän)

Die Diagnose des TSLS gilt als gesichert bei Vorliegen der Kriterien IA und II (A und B), als wahrscheinlich bei Vorliegen der Kriterien IB und II (A und B) und Ausschluss einer anderen Krankheitsursache.

tiorganversagen (SIRS). Parallel dazu entwickelt sich eine progrediente nekrotisierende Fasziitis (Phlegmone).

Diagnostik: s. **Tab. 7.1**.

Therapie und Prognose: Im Vordergrund steht die **frühzeitige**, **aggressive chirurgische Therapie der nekrotisierenden Fasziitis**: breite Eröffnung des Wundbereiches, komplettes Débridement und suffiziente Drainage bei grundsätzlich offener Wundbehandlung. Wiederholte Operationen („Etappen-Débridement") sind regelhaft erforderlich. Als Ultima Ratio muss eine Amputation erfolgen.

   Die **antibiotische Therapie** mit Penicillin, Erythromycin oder Clindamycin dient in erster Linie der Rezidivprophylaxe, da die Erkrankung primär eine Intoxikation darstellt.

   Trotz adäquater Therapie liegt die Letalität bei ca. 30 %.

7.4 Virale Infektionen

7.4.1 Tollwut (Rabies)

Ursache und Pathogenese: Krankheitsursache sind den Rhabdoviren zugehörende neurotrope Viren, die unter dem Rasterelektronenmikroskop wie Pistolenkugeln aussehen. Sie werden mit dem Speichel tollwütiger Tiere – durch Biss oder zutrauliches Lecken im Bereich kleiner Hautverletzungen – übertragen. Die häufigste Infektionsquelle ist der Hund, aber auch andere Haus- und Wildtiere (z. B. Katze, Fuchs, Fledermaus) übertragen die Viren. Leitsymptom eines befallenen Tieres ist die fehlende Scheu vor den Menschen in freier Wildbahn.

Rabiesviren wandern entlang der peripheren Nervenbahnen ins Rückenmark und Gehirn und vermehren sich in Ganglienzellen (Negri-Körperchen aus Nukleokapsiden und unreifen Viren). Ist eine bestimmte Viruskonzentration erreicht, breiten sich die Viren entlang der Nervenbahnen zentrifugal aus (Speicheldrüsenbefall!).

Klinik: Tollwut ist eine Myeloenzephalitis mit der Symptomentrias
- Erregungszustände
- Krämpfe
- Lähmungen.

Die Inkubationszeit beträgt 3 – 12 Wochen, je nach Menge und Virulenz der Erreger und Lokalisation der Verletzung: Je kürzer der Weg ins ZNS, desto kürzer die Inkubationszeit.

Das unterschiedlich lange **Prodromalstadium** ist durch leichte Temperaturerhöhungen, depressive Gemütslage, Angstzustände und unbestimmte Kopfschmerzen gekennzeichnet (melancholisches Stadium).

Das **Erregungsstadium** kündigt sich durch Schlingbeschwerden und Atemstörungen an. Angst und gesteigerte psychische Erregbarkeit führen schon bei geringsten Anlässen zu Wutanfällen. Schon der Anblick von Flüssigkeit löst heftige Schlundmuskelkrämpfe aus (Hydrophobie). Speichel kann nicht geschluckt werden und läuft aus dem Mund. Die Körpertemperatur kann bis auf 42 °C ansteigen.

Nach 1 – 3 Tagen beginnt unter Rückgang der Erregbarkeit das **paralytische Stadium** mit progredienten sensiblen und motorischen Lähmungen. In diesem Stadium ist der letale Ausgang therapeutisch nicht mehr aufzuhalten.

Therapie: Nur die direkt postexpositionelle aktive und passive Immunisierung kann den Krankheits-verlauf beeinflussen: Bei rechtzeitiger Impfung beträgt die Letalität < 1 %. Daher gilt:

> Bei begründetem Tollwutverdacht:
> Simultanimpfung!

Die Impfung besteht aus der simultanen Applikation von HDC-Vakzine (aktive Impfung, insgesamt 6-mal) und homologem Tollwut-Immunglobulin (passive Impfung mit 20 IE/kg KG, einmalig, die Hälfte in den näheren Wundbereich, die andere Hälfte i. m.).

Bei V. a. Tollwut, nachgewiesener Erkrankung und bei Todesfall besteht gesetzliche Meldepflicht.

7.4.2 AIDS

Die postoperative Komplikationsrate ist bei HIV-Positiven deutlich höher als bei HIV-Seronegativen. Das perioperative Management HIV-positiver Patienten muss dem Rechnung tragen:

Durch präoperative Bestimmung von Albumin, Präalbumin und der Lymphozytenzahl im Serum kann das ernährungsbedingte Risiko abgeschätzt und der Patient präoperativ ggf. zusätzlich parenteral ernährt werden. Wenn möglich, sollten außerdem die CD4-Zellzahl und die Viruslast im Serum bestimmt werden. Bei hoher Viruslast kann eine HAAR (highly active antiretroviral)-Therapie die perioperative Morbidität und Letalität um 75 % senken. Eine möglichst stark reduzierte Viruslast (< 200 – 500 Virusmoleküle/ml Plasma) minimiert das Risiko des Patienten und verringert das Infektionsrisiko des OP-Personals bei akzidentellen Verletzungen.

Maßnahmen zur Reduktion des Infektionsrisikos des Chirurgen sind:
- Vermeidung des Blutkontaktes durch Tragen von Handschuhen (z. B. bei Blutentnahmen)
- „double gloving" bei operativen Eingriffen
- Augenschutz (Schutzbrille oder -schild) bei operativen Eingriffen
- flüssigkeitsdichte OP-Kleidung
- Verwendung von Skalpellen nur für den Hautschnitt
- Vermeidung scharfer Haken oder Klemmen
- indirektes Instrumentieren (Ablegen der Instrumente auf einer „neutralen" Zone zwischen instrumentierender Schwester und Operateur).

7.5 Parasitäre Infektionen: Echinokokkose

Ursache und Pathogenese: Echinococcus granulosus („Hundebandwurm") und Echinococcus multilocularis („Fuchsbandwurm") entwickeln sich im Darm der Wirtstiere (z. B. Hund, Fuchs, Wolf), nachdem diese finnenhaltiges Fleisch gefressen haben, und produzieren Eier, die mit dem Kot ausgeschieden werden.

Die Entwicklung vom Ei zur Finne erfolgt in einem Zwischenwirt (Mensch und fast alle Warmblüter): Nach der oralen Aufnahme der Eier löst sich die Eihülle im Magen auf und die sog „Sechshakenlarven" schlüpfen aus. Sie durchbohren die Darmwand und gelangen über die Pfortader in die Leber. Hier verwandeln sich die Larven in die Finnen = **Hydatiden** (gr.: Wasserblasen) **(Abb. 7.12)**, die beim E. granulosus als E. cysticus, beim E. multilocularis als E. alveolaris (multivesicularis) bezeichnet werden und aus denen sich die infektiösen Skolizes entwickeln. Die Hydatide des **E. granulosus** besteht aus einer äußeren Chitinmembran (Cuticula) und einer inneren Keimschicht, der die Skolizes entstammen. Sie wächst verdrängend. Die Hydatide des **E. multilocularis** besteht aus vielen, sich vermehrenden Blasen, so dass ein infiltrierendes (alveoläres) Wachstum resultiert.

Die Skolizes können nach einiger Zeit absterben und so ihre Infektiosität verlieren. Von der Leber aus können Hydatiden in den großen Kreislauf gelangen und in nahezu allen Organen (z. B. Lunge, Gehirn, Milz, Nieren) auftreten.
Klinik: Die Symptome sind meist unspezifisch: bei Leberbefall Druckgefühl und evtl. palpabler Tumor im Oberbauch. Bei Kompression von Gallengängen Ikterus, bei Gallefistel aszendierende Cholangitis, bei Gefäßkompression Durchblutungsstörung der Leber, ggf. mit Segmentatrophie.
Therapie: s. Kap. 34.5.2.

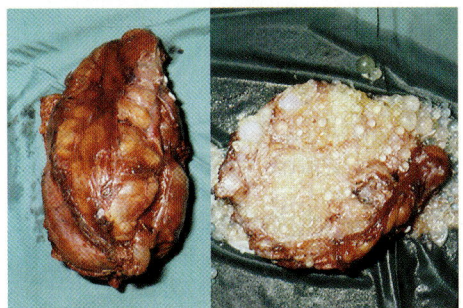

Abb 7.12 Hydatide des Echinococcus granulosus (cysticus)

7.6 Nosokomiale Infektionen

Eine nosokomiale Infektion ist jede durch Mikroorganismen hervorgerufene Infektion, die in kausalem Zusammenhang mit einem Krankenhausaufenthalt steht, unabhängig davon, ob Krankheitssymptome bestehen. Die Gesamtprävalenz beträgt 4 – 14 %.

Bedingt durch den erhöhten Selektionsdruck im Krankenhaus ist das Keimspektrum bei nosokomialen Infektionen ungünstiger, was bei der Auswahl des Antibiotikums zu ihrer Therapie zu berücksichtigen ist. Im Extremfall sind einzelne Keime nur noch für wenige Reserveantibiotika empfindlich (z. B. Methicillin-resistenter Staphylococcus aureus [MRSA]).

Die häufigsten nosokomialen Infektionen sind:
- Harnwegsinfektionen
- Wundinfektionen
- Atemwegsinfektionen
- Katheterinfektionen.

Die wesentlichen Infektionswege stellen Katheter (transurethraler Blasenkatheter, Magensonde, zentraler Venenkatheter) und das Krankenhauspersonal dar. Daher sind eine strenge Indikationsstellung für invasive Eingriffe und die Einhaltung hygienischer Maßnahmen (Händedesinfektion!) erforderlich.

7.7 Antibiotikatherapie

Antibiotika können aus chirurgischer Sicht therapeutisch oder – in bestimmten Situationen – prophylaktisch eingesetzt werden.

7.7.1 Prinzipien der Antibiotikatherapie

Die meisten bakteriellen Infektionen erfordern eine antibiotische Therapie. Aus chirurgischer Sicht sind dies insbesondere die Infektionen, die nicht primär chirurgisch zu behandeln (z. B. postoperative Pneumonie) oder operativ nicht komplett zu sanieren sind (z. B. Phlegmone) sowie die bakterielle Sepsis (z. B. bei Peritonitis).

Therapiert wird immer nur der nachgewiesene bakterielle Infekt, nicht ein relativ unspezifisches Symptom, wie z. B. Fieber.

Ein Antibiotikum ist kein Antipyretikum!

Ein viraler Infekt kann dieselbe Symptomatik zeigen wie ein bakterieller Infekt (z. B. Fieber, Myalgien, Gelenkschmerzen, Abgeschlagenheit), ohne jedoch einer antibiotischen Therapie zu bedürfen.

Tab. 7.2 In der Chirurgie häufig eingesetzte Antibiotika

Freiname	Handels-name	Anwendungsgebiete	Dosierung	Nebenwirkungen
Amoxicillin/ Clavulansäure	Augmen-tan®	Bronchitis, Weichteilinfektionen, Cholangitis, Harnwegsinfektion	$3 \times 625 - 1250$ mg p. o., $3 - 4 \times 1,2 - 2,2$ g i. v.	Diarrhö, Exanthem, Ikterus
Ampicillin/ Sulbactam	Unacid®	Cholangitis/Cholezystitis, Leber-abszess, Pankreatitis, Peritonitis, Pneumonie, Sepsis	$3 - 4 \times 0,75 - 3$ g i. v., i. m.	Diarrhö, Exanthem, Fieber
Ceftriaxon	Rocephin®	Pankreatitis, Peritonitis, Pneumonie, Sepsis, Aktinomykose, Borreliose, Cholangitis/Cholezystitis, nekrotisierende Fasziitis	$1 \times 1 - 2$ g i. v., i. m.	Thrombophlebitis, Exanthem, Transaminasenanstieg, Leuko- und Thrombopenie, Anaphylaxie, Nephrotoxizität
Ciprofloxacin	Ciprobay®	Osteomyelitis, Peritonitis, Pankreatitis, Pneumonie, Cholangitis	$2 \times 0,25 - 0,75$ g p. o., 2×200 mg $- 3 \times 400$ mg i. v.	Diarrhö, ZNS-Störungen, Allergien, Tendovaginitis, Blutbildveränderungen
Clindamycin	Sobelin®	Knochen- und Weichteilinfektionen, nekrotisierende Fasziitis, Gasbrand	$3 - 4 \times 300$ mg p. o., $3 - 4 \times 600$ mg i. v.	pseudomembranöse Enterokolitis, Exanthem, Leukopenie, Diarrhö
Cotrimoxazol	Bactrim®	Harnwegsinfektion, Bronchitis, Cholangitis, Typhus	2×2 Tbl. p. o.	Stevens-Johnson-Syndrom, Allergie, Thrombopenie, Leukopenie
Flucloxacillin	Staphylex®	Osteomyelitis, Mastitis, nekrotisierende Fasziitis	$3 - 4 \times 0,5 - 1$ g p. o., i. m., i. v. (bis 12 g/die)	Diarrhö, Exanthem, Leukopenie, Transaminasenanstieg
Gentamicin	Refobacin®	Leberabszess, Pneumonie, Sepsis	$3 - 5$ mg/kg/die i. m., i. v. in $1 - 3$ Einzeldosen	Ototoxizität, Nephrotoxizität, Arthralgie, Exanthem
Imipenem/ Cilastatin	Zienam®	Pankreatitis, Peritonitis, Pneumonie (Reserveantibiotikum!)	$3 - 4 \times 0,5 - 1,0$ g i. v.	Blutbildveränderungen, Exanthem, Thrombozytose, Transaminasenanstieg, Diarrhö, Schwindel, Krämpfe, Verlängerung der Prothrombinzeit
Metronidazol	Clont®	Amöbiasis, pseudomembranöse Enterokolitis, Leberabszess, Pankreatitis, Peritonitis	$2 - 3 \times 400$ mg p. o., $2 - 3 \times 500$ mg i. v.	gastrointestinale Störungen, Störungen des Geschmackssinns
Penicillin G		Aktinomykose, Borreliose, Erysipel, Gasbrand, nekrotisierende Fasziitis, Osteomyelitis, Tetanus	$4 \times 0,6 - 1,2$ Mio. I. E. i. v. bis maximal 6×4 Mio I. E. i. v.	Exanthem, hämolytische Anämie, Anaphylaxie
Piperacillin/ Tazobactam	Tazobac®	Osteomyelitis, Peritonitis, Pankreatitis, Sepsis	$2 - 3 \times 4,5$ g i. v.	Diarrhö, Exanthem
Vancomycin	Vancomycin®	pseudomembranöse Enterokolitis, Sepsis, MRSA-Infektion	2×1 g i. v., 3×125 mg p. o. (bei pseudomembranöser Kolitis)	Nephro- und Ototoxizität, Leukopenie, Thrombopenie, Exanthem, Phlebitis

Voraussetzung für eine antibiotische Therapie ist daher die durch mikrobiologischen **Erregernachweis** gesicherte Diagnose. Einzige **Ausnahme** von dieser Regel ist der **Risikopatient**, der einer umgehenden und damit zunächst ungezielten Antibiotikatherapie bedarf. Hierzu gehören

- Patienten hohen Alters oder mit reduziertem Immunstatus und einem fokalen, chirurgisch nicht komplett zu sanierenden Infekt (z. B. postoperative Pneumonie)
- septische Patienten
- febrile leukopenische Patienten
- Patienten mit V. a. akute Endokarditis.

Bei diesen Patienten müssen vor der ersten Applikation des Antibiotikums Proben für den mikrobiologischen Erregernachweis entnommen werden

(z. B. Blutkultur, aerobe und anaerobe Abstriche, Katheterurin, bronchoskopische Sekretgewinnung), damit die Therapie ggf. anhand des Ergebnisses und des Resistogramms modifiziert werden kann.

Das **Antibiotikum** wird **nach folgenden Gesichtspunkten ausgewählt:**

- **Lokalbefund**: Die Art der Entzündung und ihre Lokalisation deuten oft auf den Erreger der Infektion hin: Insbesondere im Bereich der Haut lässt die Art der eitrigen Entzündung auf den Erreger schließen. Folglich muss das Wirkungsspektrum eines Antibiotikum bei einer Phlegmone Streptokokken und gramnegative Keime (Pseudomonas!), bei einem Abszess Staphylokokken, bei Wundinfekt besonders Staph. aureus einschließen. Im Zweifelsfall hilft hier die rasch durchzuführende Gramfärbung bei der groben Differenzierung der Erreger. Auch andere Infektionen werden gehäuft durch bestimmte Erreger verursacht, so z. B. die akute Cholezystitis durch E. coli oder Klebsiellen, die Mastitis durch Staph. aureus, die Peritonitis durch E. coli, B. fragilis oder Klebsiellen und die Kathetersepsis durch Staph. aureus. Daher lassen sich anhand des Wirkungsspektrums eines Antibiotikums seine Anwendungsgebiete festlegen **(Tab. 7.2)**.

- **Alter des Patienten**: Die Meningitis z. B. wird bei Neugeborenen meist durch Streptokokken der Gruppe B, bei Kindern unter 2 Jahren durch Hämophilus und bei älteren Kindern durch Hämophilus, S. pneumoniae oder Neisserien verursacht. Auch die Wahl und die Dosierung des Antibiotikums sind natürlich altersabhängig (keine Tetrazykline bei Kindern unter 8 Jahren, Gefahr des Gray-Syndroms bei Verabreichung von Chloramphenicol an Neugeborene).

- **Schwere der Infektion**: Bei schweren Infektionen (z. B. Peritonitis, Sepsis) empfiehlt sich die Kombination von Antibiotika, um das wahrscheinlich breite Erregerspektrum abzudecken.

- **Epidemiologie**: Nosokomiale Infektionen werden häufig durch gramnegative Bakterien verursacht, die sehr oft gegen Penicillin, Erythromycin o. Ä. resistent sind. Dies ist bei der Wahl des Antibiotikums zu berücksichtigen. Insbesondere bei Hospitalinfekten mit Staphylokokken muss man damit rechnen, dass sie penicillinresistent sind. Wurde ein Infekt prästationär schon mit einem Antibiotikum anbehandelt, prädisponiert dies für eine Besiedlung mit resistenten Keimen.

- **Allergiestatus des Patienten**: Er schließt bestimmte Antibiotika (Allergene und Kreuzallergene) primär aus. Wichtig ist, sowohl den Handels-

als auch den Freinamen der allergenen Präparate zu erfragen.

- **Pharmakokinetik**: Anflutung, Wirkkonzentration am Ort der Infektion und Ausscheidung eines Antibiotikums sind zur Beurteilung seines Effekts wesentlich.

- **Pharmakodynamik** (bakteriostatische vs. bakterizide Wirkung): Voraussetzung für die Gabe bakteriostatischer Antibiotika ist ein intaktes Immunsystem, denn erst dieses tötet die Bakterien ab. Ist es gestört (Neutropenie, Immunsuppression), muss ein bakterizid wirkendes Antibiotikum verabreicht werden.

- **Nebenwirkungen**: Die möglichen Nebenwirkungen eines Antibiotikums (z. B. Nephrotoxizität) dürfen nicht mit den Risikofaktoren des Patienten (z. B. Nierenschädigung) kollidieren. Daher müssen die wichtigsten Nebenwirkungen der gängigen Antibiotika dem behandelnden Arzt bekannt sein.

- **Kosten**: Bei gleicher Eignung ist das billigere Antibiotikum einzusetzen, wobei als Berechnungsgrundlage die gesamten Therapiekosten zu berücksichtigen sind.

7.7.2 Antibiotikaprophylaxe

Da der allgemeine und unkritische Einsatz von Antibiotika zu einer enormen Resistenz- und Allergieentwicklung führen würde, ist eine wissenschaftlich überprüfte Kosten-Nutzen-Analyse Voraussetzung für ihren prophylaktischen Einsatz.

Die Antibiotikaprophylaxe besteht in der einmaligen Gabe des Antibiotikums (**„single shot"**); der **Zeitpunkt** der Applikation ist so zu wählen, dass zum Zeitpunkt der Inzision ein therapeutischer Wirkspiegel besteht und für ca. 3 – 4 Stunden anhält. Nur **bei länger dauernden Operationen** ist eine **zweite**, intraoperative **Dosis gerechtfertigt**.

Wissenschaftlich gesichert ist die Antibiotikaprophylaxe in Situationen, in denen das Risiko einer Bakterieninokulation hoch ist (lumeneröffnende Eingriffe am Gastrointestinaltrakt) oder Fremdgewebe dauerhaft in den Körper verbracht wird. Hieraus leiten sich die **Indikationen** ab: kolorektale Chirurgie, Gallenchirurgie bei Risikopatienten (Alter > 70 Jahre, Verschlussikterus, akute Cholezystitis, Choledochuskonkrement), gastroduodenale Eingriffe bei Karzinom (bakterielle Überwucherung), vaginale Hysterektomie, offene Frakturen, Endoprothesen, Gefäßprothesen und Gefäßeingriffe in der Leistenregion.

Die **Wahl des Antibiotikums** richtet sich nach der Art des Eingriffs und den zu erwartenden Erregern und besteht bei der Mehrzahl der Elektiveingriffe in einem Cephalosporin der 2. Generation (z. B. Spicef u. a.). In der kolorektalen und der gynäkologischen Chirurgie muss das Wirkungsspektrum gramnegative Erreger einschließen (z. B. Metronidazol). Wird kein Hohlorgan eröffnet (z. B. in der Unfall- oder Gefäßchirurgie), muss es insbesondere Staphylokokken (S. aureus und S. epidermidis) einschließen.

Die **Hauptnachteile der Antibiotikaprophylaxe** dürfen jedoch nicht übersehen werden: Die Resistenzlage wird durch den Selektionsdruck verschlechtert, wodurch es zu einer Superinfektion mit resistenten Erregern kommen kann. Es können toxische oder allergische Reaktionen auftreten. Außerdem besteht die Gefahr einer „falschen Sicherheit": Ein Antibiotikum ist kein Ersatz für sorgfältige und bluttrockene Operationstechniken.

■ Merken
- Jede ärztliche oder pflegerische Maßnahme muss wegen eines möglichen Infektionsrisikos auf ihre Notwendigkeit hin überprüft werden.
- Lokale eitrige Entzündung (Furunkel, Karbunkel, Abszess, Empyem, Phlegmone): frühzeitige, großzügige Entlastung zur Verhinderung einer systemischen Ausbreitung!
- Eine entzündungsbedingte Fistel heilt nur aus, wenn die Entzündung beseitigt wird.
- Bei geringstem Verdacht auf Gasbrand (Wundödem und -schmerzen, graubraune Verfärbung der Haut, übelriechendes serö-hämorrhagisches Exsudat) breite Eröffnung der Wunde, Nekrektomie und Exzision von abgestorbenem Muskelgewebe
- Tetanus: Die beste Therapie ist die Prophylaxe durch konsequentes Impfen. Bei Tetanusinfektion chirurgische Wundrevision, Tetanushyperimmunglobulin, Sedierung und Relaxierung zur Kupierung von Krampfanfällen
- Chronische Fistelung im rechten Unterbauch: M. Crohn, Tbc, Aktinomykose?
- Schmerzloses Ulcus mit tiefschwarzem Grund: Milzbrand?
- Nekrotisierende Fasziitis: breite Eröffnung des Wundbereiches, komplettes Débridement und suffiziente Drainage
- Bei begründetem Tollwutverdacht Simultanimpfung!
- HIV: Präoperative Senkung der Viruslast senkt das Infektionsrisiko des OP-Personals
- Echinokokkose: OP-Indikation
- Antibiotika sind keine Antipyretika!
- Ungezielte Antibiotikatherapie nur nach Probenentnahme für den Erregernachweis und nur bei chirurgisch nicht vollständig zu sanierenden Infektionen sowie bei Risikopatienten. Sofortige Anpassung der Therapie nach Erstellung eines Resistogramms!
- Antibiotikaprophylaxe nur bei lumeneröffnenden Eingriffen am Gastrointestinal- und Urogenitaltrakt, Gallenchirurgie bei Risikopatienten, offenen Frakturen und bei operativer Einbringung von Fremdmaterial!

8   Chirurgische Onkologie

8.1   Terminologie

Die **chirurgische Onkologie** befasst sich mit der Entwicklung, dem Wachstum sowie der Therapie von Geschwülsten.

Man unterscheidet benigne, maligne und semimaligne Geschwülste. Die Termini „Geschwulst", „Tumor", „Neoplasie" = „Neubildung" beinhalten keine Aussage über die Dignität, im Gegensatz zu „Krebs" oder „Cancer", die bösartige epitheliale Neubildungen bezeichnen. Besser ist es, nicht von einem Tumor, sondern von einer Neoplasie zu sprechen. Als **Neoplasie** (Neubildung) bezeichnen wir eine abnorme Gewebsmasse, die durch eine autonome, progressive und überschießende Proliferation körpereigener Zellen entsteht. Eine maligne Neoplasie bezeichnen wir als **Malignom**.

Tumormarker im weiteren Sinne sind im Serum messbare Substanzen, die auf ein Malignom hindeuten (z. B. HCG bei Hodentumoren). Im engeren Sinne versteht man darunter tumorassoziierte Antigene, die vor allem von malignen Zellen exprimiert werden **(Tab. 8.1)**, in geringem Maße jedoch auch von nichtmalignen Zellen. Daher können Tumormarker auch bei Gesunden erhöht sein (z. B. CEA, CA 19-9 bei Rauchern), während umgekehrt ein niedriger Tumormarkerwert das Vorliegen eines Malignoms nicht ausschließt. Tumormarker spielen deshalb keine Rolle bei der primären Diagnostik eines Malignoms, sind jedoch von großem Nutzen für die Verlaufskontrolle krebsoperierter Patients: Sie erlauben die frühzeitige Diagnose eines Tumorrezidivs.

Tabelle 8.1 Tumorassoziierte Antigene

Organ	Tumormarker
Bronchialkarzinom	CEA, NSE, SCC
Magenkarzinom	CEA, CA 19-9, CA 50
Kolonkarzinom	CEA, CA 19-9, CA 50
Pankreaskarzinom	CEA, CA 19-9, CA 50
Hepatozelluläres Karzinom	AFP
Mammakarzinom	CA 15-3, CEA
Ovarialkarzinom	CA 12-5, CEA
Prostatakarzinom	PSA

8.2   Epidemiologie

Maligne Neoplasien haben in den letzten Jahrzehnten ständig an Häufigkeit zugenommen **(Abb. 8.1)** und sind in der Bundesrepublik Deutschland die zweithäufigste Todesursache (hinter den Herz-Kreislauf-Erkrankungen).

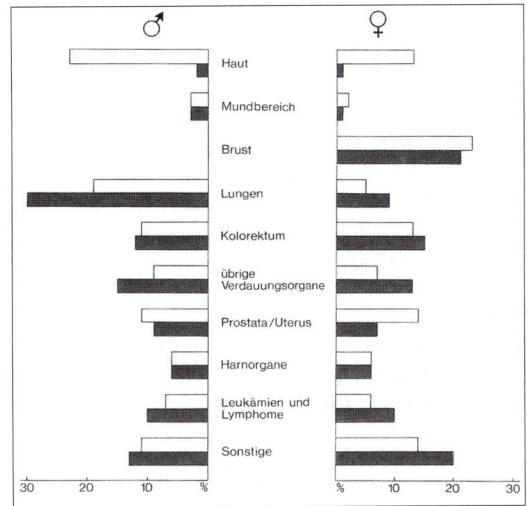

Abb. 8.1 Häufigkeit der verschiedenen Krebslokalisationen (□) und ihr Anteil an der Krebssterblichkeit (■) (nach Angaben der amerikanischen Krebsgesellschaft)

8.3   Charakteristika von Neoplasien

8.3.1   Benigne Neoplasien

Benigne Neoplasien erfüllen häufig eine spezifische Leistung der Zelle, aus der sie entstanden sind. Oft grenzt sie eine Tumorkapsel vom gesunden Gewebe ab. Sie **wachsen langsam**, **expansiv** und **verdrängend** und **metastasieren nicht**. Ihr Krankheitswert ergibt sich aus der lokalen Raumforderung infolge einer Druckatrophie benachbarter Organe oder der Verlegung benachbarter Lumina (z. B. Gefäße, Nerven, Gallengang, Ösophagus). Grundsätzlich ist eine benigne Neoplasie nicht als Vorstufe eines Malignoms anzusehen, nur in einigen Ausnahmefällen (z. B. Adenom-Karzinom-Sequenz beim Dickdarmkarzinom) existieren eindeutige Indizien für die Entartung einer benignen Neoplasie.

8.3.2 Maligne Neoplasien

Malignome **wachsen infiltrierend und destruierend** – die benachbarten Organe werden von Tumorzellverbänden durchsetzt. Die Tumorzellverbände lassen in der Peripherie, d. h. tumorfern, keine oder nur eine unvollständige Kapselbildung erkennen. **Metastasierung**, d. h. Absiedlung und Proliferation von Tumorzellen in einem tumorfernen Organ, ist das sicherste Zeichen der Malignität.

Zytologische Merkmale von Malignomen sind **erhöhte Mitoseraten**, stark wechselnde Zellkerngrößen (**Kernpolymorphie**) sowie wechselnde Zellgrößen und Zellformen (**Zellpolymorphie**).

Malignome führen zur **Tumorkrankheit**, die sich durch unspezifische Symptome wie Leistungsschwäche, Abgeschlagenheit, Inappetenz und Gewichtsverlust äußert. Sie wird wahrscheinlich durch Zytokine (z. B. TNF) ausgelöst, die in unphysiologisch hoher Konzentration von Immun- und Tumorzellen gebildet werden. Malignome führen durch Kachexie, schwere Infektionen (z. B. Pneumonie) infolge Schwächung des Kreislauf- und Immunsystems oder durch Folgen ihres Wachstums (z. B. Arrosion von Blutgefäßen, Ileus) zum Tode.

Einige Malignome bilden und sezernieren spezifische Substanzen, die zu einem **paraneoplastischen Syndrom** führen (z. B. Cushing-Syndrom beim ACTH-sezernierenden kleinzelligen Bronchialkarzinom, Flush bei Serotonin-sezernierenden Karzinoiden).

8.3.3 Semimaligne Neoplasien

Diese **wachsen infiltrierend und destruierend** und **rezidivieren** hartnäckig, setzen jedoch **keine Metastasen**. Zu diesem Typ gehören das Basaliom (Basalzellkarzinom), das Zylindrom (adenoidzystisches Karzinom), das Desmoid, die aggressive Fibromatose u. a.

8.4 Entstehung von Malignomen (Karzinogenese)

8.4.1 Karzinogenese

Proliferation und Differenzierung von Zellen bzw. Zellverbänden sowie Zelltod (Apoptose) laufen nach genetisch determinierten Programmen ab. Diese werden vor allem durch Signale anderer Zellen ausgelöst, die die Aktivität einzelner Gene bzw. Genabschnitte bestimmen. Fehlregulationen der

Genaktivität können zu unkontrolliertem und damit neoplastischem Zellwachstum führen.

Es bedarf mit hoher Wahrscheinlichkeit mehrerer Veränderungen auf unterschiedlichen Ebenen (**„Mehrstufentheorie"**), um eine Tumorzelle entstehen zu lassen. Zusätzlich ist davon auszugehen, dass die genetischen Veränderungen (Mutationen) an unterschiedlichen Stellen, meist an mitogenen „Schaltstellen" (Protoonkogenen) stattfinden, die wichtige Steuerfunktionen beim Zellwachstum und Zellzyklus ausüben oder deren Mutation zu einem Verlust von Tumorsuppressorgenen (= Proliferationsbremse) führt. Tumorsuppressorgene sind rezessiv, d. h. beide Allele müssen durch Mutation geschädigt werden (**Two-hit-theory**). Die Akkumulation spezifischer Mutationen führt schließlich zum Malignom.

Das Paradebeispiel ist die hypothetische Mehrstufenmutation beim Kolonkarzinom (nach Fearon und Vogelstein, 1990):

Normales Epithel
⇓ Verlust des APC-Gens (Chr. 5q)
Hyperproliferatives Epithel
⇓ DNA-Hypomethylierung
Frühes Adenom
⇓ Aktivierung des K-RAS-Gens (12p)
Intermediäres Adenom
⇓ Verlust des DCC-Gens (18q)
Spätes Adenom
⇓ Verlust des p53-Gens (17p)
Karzinom
⇓ Zusätzliche Mutationen
Metastasen

Experimentellen Karzinogenesemodellen zufolge lässt sich die Karzinogenese in **4 Phasen** einteilen:

> Phasen der Karzinogenese:
> I   Initiation
> II Promotion
> III Progression
> IV Metastasierung

Bei der **Initiation** wirkt eine karzinogene Substanz mutagen, d. h. sie löst erste genetische Fehlregulationen aus.

Während der **Promotion** wird die betroffene Zelle durch Promotoren (Kokarzinogene) in eine Tumorzelle mit autonomem Mitoserhythmus umgewandelt.

In der Phase der **Progression** ist das zunehmend autonome und schließlich auch invasive Zellwachstum mit einer zunehmenden Maskierung verbunden. Die Tumorzellen versuchen, körpereigene Abwehrmechanismen zu unterlaufen (immune escape phenomenon).

Zur **Metastasierung** sind weitere Änderungen der Zelleigenschaften erforderlich.

Die Karzinogenese dauert Jahre bis Jahrzehnte: So erfolgt die Initiation beim malignen Melanom der Haut im Kindes- und Teenageralter, das Melanom wird jedoch erst zwischen dem 40. und 60. Lebensjahr apparent. Die längste Promotionszeit (> 60 Jahre) zeigt das Peniskarzinom.

8.4.2 Bedeutung des Immunsytems für die Karzinogenese

Obwohl in jedem gesunden Organismus täglich Tausende maligner Zellen entstehen, stellt die Entwicklung eines Karzinoms die Ausnahme dar, denn das Immunsystem kann Tumorzellen erkennen, da sie körperfremde Antigene exprimieren, und eliminieren:
1. Phagozytose der Tumorzellen durch Abwehrzellen (natürliche Killerzellen [NK-Zellen], Makrophagen)
2. Tumorantigen-Präsentation durch Makrophagen
3. Aktivierung von B-Lymphozyten durch T-Helferzellen, Antikörperproduktion
4. Induktion einer antikörperabhängigen zellvermittelten Zytotoxizität (ADCC, antibody-dependent cellular cytotoxicity), Lyse von Tumorzellen durch Antikörper-vermittelte Aktivierung des Komplementsystems (CDC, complement-dependent cytotoxicity)
5. Aktivierung zytotoxischer T-Lymphozyten (T-Killerzellen) und Antikörper-unabhängige Elimination von Tumorzellen.

Allerdings können Tumorzellen der körpereigenen Abwehr durch folgende Mechanismen entgehen:
1. fehlende oder verringerte Expression oder Maskierung des Tumorantigens → Tumorzellen werden nicht erkannt
2. Antigenblockade durch Antikörper ohne Effektorfunktion
3. verringerte Expression von MHC-Klasse-I-Antigenen → keine Bindung von T-Lymphozyten an Tumorzellen (diese erfolgt nur bei kombiniertem Erkennen von MHC-Klasse-I- und Fremdantigen)
4. Antigenmodulation (fortlaufende Veränderung der Oberflächenantigene)
5. hohe Zellteilungsrate, Überschreitung der Eliminationsrate des Abwehrsystems.

8.5 Ausbreitung von Neoplasien

Bis zu einer Größe von ca. 2 mm ernähren sich Neoplasien durch Diffusion von Nährstoffen. Zu einem weiteren Größenwachstum bedarf es der Nährstoffversorgung durch Gefäßneubildung (**Angiogenese**). Diese wird durch vom Tumor oder dem umgebenden Stroma freigesetzte Angiogenesefaktoren (z. B. VEGF) vermittelt. Die Angiogenese erleichtert die hämatogene Metastasierung von Malignomen (s. u.) wesentlich.

Die Ausbreitung von Neoplasien manifestiert sich in
- Expansion (bei benignen Neoplasien)
- Infiltration und Invasion (Einbrechen in Blut- oder Lymphgefäße) (bei Malignomen)
- Metastasierung (bei Malignomen).

Für die Infiltration, Invasion und Metastasierung spielt die Zelloberfläche eine entscheidende Rolle: Zellkontakte und chemische Zellkommunikation im Zellverband, die nichtmaligne Zellen im geordneten Gefüge halten, fehlen bei Malignomen. Maligne Tumorzellen lösen sich bereitwilliger als normale Zellen aus dem Zellverband. Dabei spielen auch mechanische Kräfte eine Rolle: Muskelbewegung, Peristaltik, Traumata und Operationen(!). Die Tumorzelle kann sich außerdem durch Sekretion proteolytischer Enzyme (z. B. Kollagenasen, Proteinasen, Hyaluronidase) aus dem Zellverband lösen.

8.5.1 Expansion

Bei expansivem Wachstum wächst die Neoplasie vom Zentrum her in alle Richtungen vor. Das umgebende Gewebe wird zusammengedrückt; hochdifferenzierte Parenchymzellen gehen als erste zugrunde. Es bleibt ein bindegewebiges Gerüst übrig, das eine Pseudokapsel um die Neoplasie bildet. Hauptwachstumskräfte sind intratumorale Drucksteigerung und passives Vorpressen der Tumorzellen in präformierte Gewebsspalten.

8.5.2 Infiltration und Invasion

Das infiltrative Wachstum ist die charakteristische Wachstumsform von Malignomen. Mit Hilfe der o. g. Mechanismen wühlen sich die Ausläufer des Tumors in das umgebende Gewebe vor. Infiltration und Destruktion können mit dem Verlust spezifischer Funktionen der betroffenen Organe einhergehen.

Malignome können in Gefäße einbrechen und dadurch **Kreislaufstörungen** hervorrufen. Zunächst sind die Venen betroffen, denn Arterien setzen wegen der größeren Wanddicke (elastische Membran) dem Tumorwachstum mehr Widerstand entgegen. Thrombosen (Paget-v. Schroetter-Syndrom beim Pancoast-Tumor) und Embolien können durch lokale Strömungsverlangsamung infolge Tumorkompression des Gefäßes oder durch systemische Hyperkoagulabilität entstehen. Kreislauf- und Durchblutungsstörungen führen nicht selten zu Nekrosen infiltrierter Organe.

Blutungen sind häufige Komplikationen von Malignomen und ein wesentliches diagnostisches Kriterium. Akute Blutungen können z. B. bei Harnblasenkarzinom, Uteruskarzinom oder gastrointestinalen Karzinomen auftreten. Hämoptysen sind für das Bronchialkarzinom typisch.

Auch **Ulzerationen** (Folge von Tumornekrosen bei Minderdurchblutung) sind typische makroskopische Tumorkorrelate. Zur Ulzeration neigen besonders das Magen-, Gallenblasen- und Dickdarmkarzinom sowie Basaliom und Plattenepithelkarzinom der Haut.

8.5.3 Metastasierung

Mechanismen
Mutationen führen innerhalb eines Primärtumors zur Bildung einer Zellsubpopulation, die zur Metastasierung fähig ist: Diese Zellen sind beweglich und sezernieren proteolytische Enzyme, die die extrazelluläre Matrix auflösen. Mittels spezifischer Rezeptoren haften sie am Endothel des Zielorgans (Adhäsion) und durchwandern die Gefäßwand (Translokation). Kommt es im Gewebe des Zielorgans zu Angiogenese, bilden sich aus den Mikrometastasen Metastasen.

Ein Malignom kann bis zu 10^4 Zellen/g/ 24 Stunden abstoßen. Molekularbiologisch erfüllt jedoch nur 1 % der malignen Tumorzellen die Voraussetzungen für eine Metastasierung, und von diesem 1 % wird ein Großteil durch T-Lymphozyten vernichtet (s. Kap. 8.4.2). Ob sich eine überlebende Zelle in einem Organ festsetzt und vermehrt, d. h. metastatisch absiedelt, ist ungewiss.

Metastasierungswege

Lymphogene Metastasierung
Hierbei gelangen Tumorzellen über Lymphspalten in den Lymphabstrom. Sie können mit diesem weitertransportiert werden, um schließlich das Venen-

system zu erreichen, oder in den regionären Lymphknoten abgefangen werden. Letzteres geschieht jedoch nur, wenn die Zahl der Tumorzellen im Lymphknoten gering ist; bei Durchsetzung des Lymphknotens mit Tumorzellen dagegen wirkt dieser wie ein Verteiler von Tumorzellen.

Hämatogene Metastasierung
Sie beginnt mit dem Einbruch ins venöse System. Insbesondere wenn der Tumor rasch Anschluss an das Gefäßsystem gewinnt (z. B. mangels umgebender Grenzstrukturen, wie beim Mammakarzinom), kommt es zu einer frühen Metastasierung und damit zur Systemisierung des Tumorleidens.

Nach der „Filtertheorie" werden Tumorzellen im venösen Abstrom im ersten Organ, das das venöse Blut durchströmt, gefiltert. Hier setzen sich bevorzugt Metastasen fest. Erst später ist in der Regel eine Streuung in dem Gesamtkreislauf zu erwarten.

Nach der Lokalisation des Primärtumors lassen sich 4 **Haupttypen der hämatogenen Metastasierung** unterscheiden:

- **Lungentyp** (arterieller Typ, Abb. 8.2a): Vom Bronchialkarzinom ausgehend gelangen Tumorzellen in die Lungenvenen, von hier aus in das linke Herz und von dort in den großen Kreislauf, bevorzugt in Gehirn, Leber, Nebenniere und Knochen.
- **Lebertyp** (Abb. 8.2b): Der Primärtumor befindet sich in der Leber. Durch Einbruch in die Lebervenen gelangen Tumorzellen in die Lunge und als Enkelmetastasen entsprechend dem Lungentyp in den großen Kreislauf.
- **Kavatyp** (Abb. 8.2c): Der Primärtumor befindet sich im Einflussgebiet der Vena cava (z. B. Nierenkarzinom). Von hier gelangen Tumorzellen in die Lunge (erster Filter), anschließend in den großen Kreislauf.
- **Pfortadertyp** (Abb. 8.2d): Fast alle Darmmalignome (Ausnahme: tiefe Rektumkarzinome = Kavatyp!) breiten sich nach diesem Modus aus. Der erste Filter ist die Leber, die Streuung erfolgt entsprechend dem Lebertyp.

Seltene Typen der hämatogenen Metastasierung sind der Zisternentyp und der Wirbelvenentyp. Beim **Zisternentyp** gelangen Tumorzellen unter Umgehung der Pfortader in die Cisterna chyli, von dort direkt in den Venenwinkel und zunächst in die Lunge, dann in den großen Kreislauf. Beim **Wirbelvenentyp** (z. B. Prostatakarzinom) gelangen die Tumorzellen über die Wirbelvenen in die Wirbelkörper (ohne Einschaltung des großen Kreislaufs).

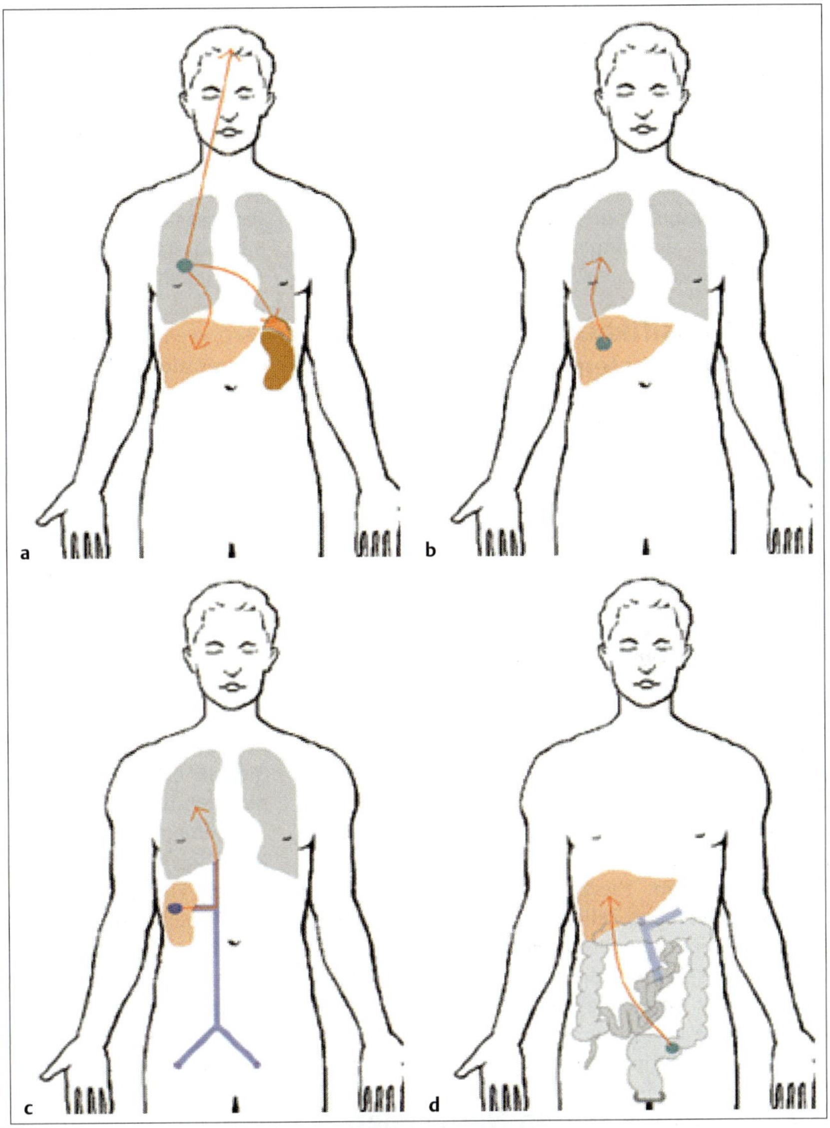

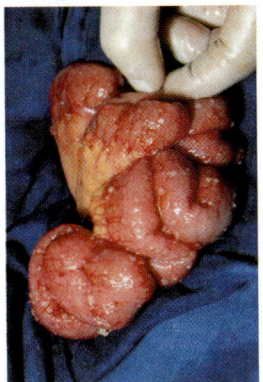

Abb. 8.2 a–d Haupttypen der hämatogenen Metastasierung:
a Lungentyp
b Lebertyp
c Kavatyp
d Pfortadertyp

Metastasierung in präformierte Körperhöhlen
Dieser Metastasierungsweg ist selten, jedoch für einige Malignome typisch: So können Magen-, Pankreas-, Kolon-, Ovarial- und Uteruskarzinome in die Peritonealhöhle einbrechen und dort Metastasen setzen (Peritonealkarzinose), die als grauweiße kleine Knoten imponieren **(Abb. 8.3)**. Auf diese Weise entstehen Metastasen des Magenkarzinoms an den Ovarien (Krukenberg-Tumoren), die oft vor der Entdeckung des Magenkarzinoms diagnostiziert werden. Medullo- und Retinoblastome können sich im Zerebrospinalraum ausbreiten. Auch in epithelialen

Abb. 8.3 Intrakanalikuläre Metastasierung am Beispiel einer ausgedehnten Peritonealkarzinose

Hohlräumen (Mundhöhle, Larynx, Konjunktiven, Vulva) können sich Malignomzellen ausbreiten (intrakanalikuläre Metastasierung).

Perineurale Metastasierung
Eine perineurale Invasion, d. h. der Einbruch in die Nervenscheiden, ist z. B. beim lokoregionären Rezidiv des Rektumkarzinoms bewiesen. Es treten daher präsakrale Schmerzen auf, lange bevor das präsakrale Rezidiv nachzuweisen ist.

8.6 Klassifikation von Neoplasien

Tumoren werden nach international festgesetzten Regeln (UICC=Unio internationalis contra cancrum) klassifiziert nach
- ihrer **Histomorphologie**, d. h. dem Ursprungsgewebe und dem Differenzierungsgrad (Typing und Grading, s. u.): So unterscheidet man **bei Malignomen** nach dem Ursprungsgewebe
  - **Karzinome:** Sie entstehen aus epithelialem Ursprungsgewebe und machen 90 % aller Malignome aus. Am häufigsten treten Mamma-, Prostata-, Lungen- und Kolonkarzinome auf **(s. Abb. 8.1)**.
  - **Sarkome:** Sie sind mesenchymalen Ursprungs und machen weniger als 10 % der Malignome aus. Entsprechend dem Ursprungsgewebe unterscheidet man Weichteilsarkome und vom Knochen ausgehende Sarkome.
  - **Sonderformen:** Hierzu gehören Teratome, die aus pluripotenten Zellen in Keimdrüsen entstehen, und embryonale Tumoren (z. B. Neuroblastom, Wilms-Tumor), die aus nicht differenzierten Zellen einer Organanlage entstehen.
- ihrer **Größe** und **Ausbreitung** zum Zeitpunkt der Ersttherapie (Staging, s. u.).

8.7 Diagnostik von Neoplasien

8.7.1 Methodik

Allein die histologische Untersuchung beweist das Vorliegen einer Neoplasie. Verschiedene Methoden stehen zur Verfügung:

Zytologie
Hierunter versteht man die mikroskopische Untersuchung von Zellen in Ausstrichpräparaten. In manchen Fällen ist die zytologische Artdiagnose von Tumorzellen unmöglich, z. B. beim Alveolarzellkarzinom oder dem Adenokarzinom der Lunge. Ist eine detaillierte Klassifikation des Tumors erfor-

derlich, um die geeignete Therapie zu wählen, reicht die Zytologie daher nicht aus.
Nach der Art der Materialgewinnung unterscheidet man:
- **Exfoliativzytologie**: Das Material wird aus (Sediment-)Ausstrichen von Körperflüssigkeiten und Sekreten (z. B. Aszites, Pleuraerguss, Sputum, Urin, Pankreassekret), aus Sedimentausstrichen von Spülflüssigkeiten (z. B. Bronchiallavage) oder aus Abstrichen und Bürstungen von Haut und Schleimhäuten (z. B. Ösophagus, Mundhöhle, Bronchialsystem) gewonnen.
- **Aspirationszytologie**: Das Material entstammt Ausstrichen von Feinnadelpunktionen (s. Kap. 1.5.1).
- **Imprintzytologie**: Hier werden Ausstriche und Tupfpräparate von endoskopisch oder operativ gewonnenen Gewebsproben beurteilt. Diese Untersuchung ist grundsätzlich bei allen Biopsien und Operationspräparaten möglich.

Biopsie
Voraussetzung für eine differenzierte chirurgische Therapie einer Neoplasie ist die differenzierte morphologische Diagnose (Tumortyp, Malignitätsgrad und Wachstumsart). Hierzu ist eine **präoperative Biopsie** erforderlich. Man unterscheidet die Teilbiopsie und die Exzisionsbiopsie.

Teilbiopsien sollen aus dem Randbereich der Neoplasie entnommen werden, um Infiltrationen vitalen Tumorgewebes in die Umgebung belegen zu können. Biopsien aus dem Tumorzentrum enthalten meist Tumornekrosen und sind daher ungeeignet. Teilbiopsien gewinnt man durch
- **Stanzbiopsie** mittels grober Nadeln (TruCut®, Menghini, Silwerman) oder Bohrern
- **Inzisionsbiopsie**: chirurgische Entfernung eines mindestens 1 × 1 × 1 cm großen Bezirkes aus dem Randbereich der Neoplasie. Sonderformen sind die überwiegend endoskopisch gewonnene **Zangenbiopsie** (Knipsbiopsie) und die **Schlingenbiopsie**.

Die **Exzisionsbiopsie** (total biopsy) ist das zuverlässigste Biopsieverfahren: Der gesamte Tumor wird inklusive eines dünnen Randsaumes gesunden Gewebes chirurgisch entfernt. So lassen sich insbesondere hochdifferenzierte Tumoren, Mischtumoren mit unterschiedlicher Differenzierung, Frühkarzinome und polypoide Tumoren histologisch komplett beurteilen. Außerdem ist die Gefahr einer Tumorzellverschleppung entlang der „Punktionsstraße" (Implantationsmetastasen) geringer als bei der Teilbiopsie.

Kann aus lokalen Gründen eine präoperative Biopsie nicht gewonnen werden oder ist das Ergebnis trotz klinischen Verdachtes negativ, sollte eine **chirurgische Exploration** erfolgen. Hierbei lässt sich mit Hilfe der intraoperativen Schnellschnittuntersuchung die Tumorart feststellen, die Ausdehnung belegen und die Resektabilität klären. Meist kann die chirurgische Therapie in der gleichen Sitzung folgen.

8.7.2 Artdiagnose (Typing), Bestimmung des Differenzierungsgrades (Grading) und der Ausbreitung (Staging)

Beim **Typing** wird anhand der Histomorphologie die Art des Tumors festgestellt. Sie ist von großer Bedeutung für die Prognose.

Beim **Grading** wird der Differenzierungsgrad des Tumors festgestellt:
- G1 = hoch differenziert
- G2 = mäßig differenziert
- G3 = niedrig differenziert
- G4 = undifferenziert.

Klinisch und experimentell korreliert der Differenzierungsgrad mit dem Wachstumsverhalten, d. h. mit der Tumorverdopplungszeit als Maß für die Malignität des Tumors:
- G1-Tumoren: Tumorverdopplungszeit ca. 60 – 150 Tage
- G3/G4-Tumoren: Tumorverdopplungszeit ca. 20 – 40 Tage.

Das maligne amelanotische Melanom, ein hochmaligner Tumor (G4), besitzt eine Tumorverdopplungszeit von nur 7 Tagen.

Das **Staging** bestimmt die anatomische Ausbreitung des Tumors und beruht auf der Feststellung dreier Komponenten **(Abb. 8.4)**:

> Staging: TNM-Klassifikation **(Tab. 8.2–8.4)**:
> T: Ausdehnung des Primärtumors (T1 – T4)
> N: Fehlen (N0) oder Vorhandensein und Ausdehnung von regionären Lymphknotenmetastasen (N1 – N3)
> M: Fehlen (M0) oder Vorhandensein von Fernmetastasen (M1)

Im Stadium M1 kann die Lokalisation der Metastasen durch einen Buchstabencode dargestellt werden **(Tab. 8.2)**.

Folgende Kürzel erweitern die TNM-Klassifikation:

p = postoperative, histopathologische Klassifikation

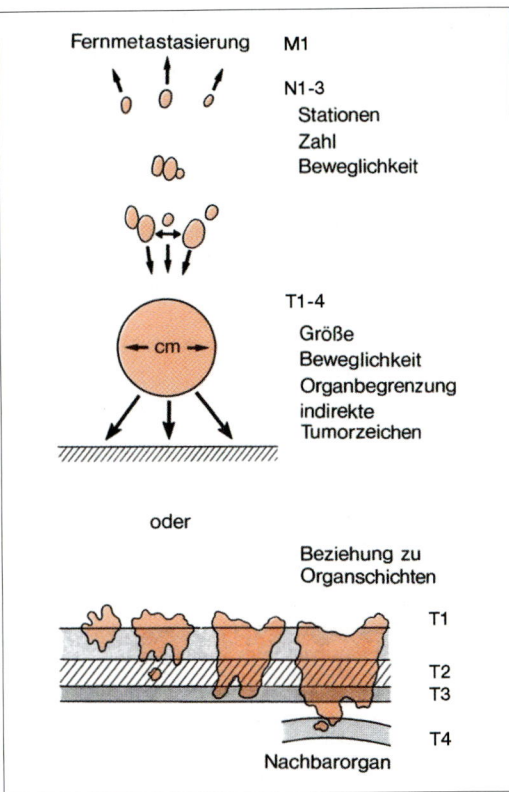

Abb. 8.4 Schema zur TNM-Klassifikation

Tabelle 8.2 T-Klassifikation des Kolonkarzinoms

T =	Primärtumor
T_X	Primärtumor kann nicht beurteilt werden
T0	Kein Anhalt für Primärtumor
Tis[1]	Carcinoma in situ
T1	Tumor infiltriert Submukosa
T2	Tumor infiltriert Muscularis propria
T3	Tumor infiltriert durch die Muscularis propria in die Subserosa oder in nicht peritonealisiertes perikolisches oder perirektales Gewebe
T4[2]	Tumor perforiert das viszerale Peritoneum oder infiltriert direkt in andere Organe oder Strukturen

[1] Tis liegt vor, wenn Tumorzellen innerhalb der Basalmembran der Drüsen (intraepithelial) nachweisbar sind, ohne dass eine Ausbreitung durch die Muscularis mucosae in die Submukosa feststellbar ist
[2] Direkte Ausbreitung in T4 schließt auch die Infiltration anderer Segmente des Kolorektums auf dem Weg über die Serosa ein, z. B. die Infiltration durch ein Zäkalkarzinom

Tabelle 8.3 pT-Klassifikation des Mammakarzinoms

pT0	kein Anhalt für Primärtumor
PTis	Carcinoma in situ: intraduktales Karzinom oder lobuläres Carcinoma in situ oder M. Paget der Mamille ohne nachweisbaren Tumor
pT1	Tumor 2 cm oder weniger in größter Ausdehnung
pT1a	0,5 cm oder weniger in größter Ausdehnung
pT1b	Mehr als 0,5 cm, aber nicht mehr als 1 cm in größter Ausdehnung
pT1c	Mehr als 1 cm, aber nicht mehr als 2 cm in größter Ausdehnung
pT2	Tumor mehr als 2 cm, aber nicht mehr als 5 cm in größter Ausdehnung
pT3	Tumor mehr als 5 cm in größter Ausdehnung
pT4	Tumor jeder Größe mit direkter Ausdehnung auf Brustwand oder Haut
pT4a	Mit Ausdehnung auf die Brustwand
pT4b	Mit Ödem (einschließlich Apfelsinenhaut), Ulzeration der Brusthaut oder Satellitenmetastasen der Haut der gleichen Brust
pT4c	Kriterien 4a udn 4b gemeinsam
pT4d	Entzündliches Karzinom

Tabelle 8.4 N-(Regionäre Lymphknoten-)Klassifikation beim Bronchialkarzinom

NX	Regionäre Lymphknoten können nicht beurteilt werden
N0	Keine regionären Lymphknotenmetastasen
N1	Metastasen in ipsilateralen peribronchialen Lymphknoten und/oder in ipsilateralen Hiluslymphknoten (einschließlich einer direkten Ausbreitung des Primärtumors)
N2	Metstasen in ipsilateralen mediastinalen und/oder subcarinalen Lymphknoten
N3	Metastasen in kontralateralen mediastinalen, kontralateralen Hilus-, ipsi- oder kontralateralen Skalenus- oder supraklavikulären Lymphknoten

a = Klassifikation anlässlich einer Autopsie
u = präoperative, endosonographische Klassifikation
m = multiple Primärtumoren in einem anatomischen Bezirk
y = Klassifikation während oder nach multimodaler Therapie

Tabelle 8.5 Differenzierung der Metastasenlokalisation nach UICC

Lunge	PUL
Knochenmark	MAR
Knochen	OSS
Pleura	PLE
Leber	HEP
Peritoneum	PER
Hirn	BRA
Nebennieren	ADR
Lymphknoten	LYM
Haut	SKI
Andere Organe	OTH

r = Rezidivtumoren nach krankheitsfreiem Intervall
Zusätzlich existieren fakultative TNM-Kriterien, die den Informationswert der Tumorbeschreibung erhöhen (Tab. 8.3).

Ein zusätzlicher C-Faktor (Certainty) benennt den Sicherheitsgrad der Diagnose (z. B. C1: diagnostischer Standard, C4: definitive Chirurgie und pathologische Untersuchung des Resektates).

Dadurch ist die TNM-Klassifikation in der Lage, eine Vielzahl von Zustandsbildern einer Tumorerkrankung in kurzer und reproduzierbarer Form darzulegen.

8.8 Krebsfrüherkennungsuntersuchungen

Ziel dieser Untersuchungen ist, das Tumorleiden zum Zeitpunkt erster histologisch fassbarer Veränderungen, d. h. präkanzeröser Läsionen oder intraepithelialer Tumoren, also in der In-situ-Phase zu erkennen. Hier ist der Tumor noch auf sein Ursprungsgewebe begrenzt, die Basalmembran noch nicht überschritten, so dass bei fehlendem Anschluss an Lymph- oder Blutgefäße keine Metastasierungsgefahr besteht. Eine Entdeckung in diesem Stadium geht mit einer ca. 90 %igen Heilungsrate einher.

Nur bei wenigen Tumorlokalisationen sind **Massenuntersuchungen** (**Screening**) zur Erkennung okkulter maligner Neoplasien und ihrer Vorstadien möglich und vertretbar. Voraussetzungen für ein Massenscreening sind:

■ hohe Tumorinzidenz (z. B. kolorektales Karzinom in Europa und Amerika, Magenkarzinom in Japan, Ösophaguskarzinom in Teilen Chinas, malignes Melanom in Australien)

■ zumutbare Patientenbelastung (nichtinvasive Diagnostik bei guter diagnostischer Zugänglichkeit des Tumors)

■ vertretbarer zeitlicher, personeller und apparativer Aufwand

■ vertretbare Kosten-Nutzen-Relation

■ hohe Spezifität, Sensitivität und Treffsicherheit

■ Akzeptanz durch die Betroffenen (zurzeit nehmen nur ca. 15 % der Männer und 30 % der Frauen eine Vorsorgeuntersuchung in Anspruch!).

Das von der Sozialversicherung getragene **gesetzliche Krebsfrüherkennungsprogramm** (seit 1971) bezieht sich auf Tumoren von

■ Mamma: Anleitung zur Selbstuntersuchung, Palpation, Mammographie bzw. Sonographie

■ Darm: rektale Palpation, Okkultbluttest

■ Uterus: Kolposkopie, Zytologie

■ Prostata: rektale Palpation.

Die speziellen Untersuchungen werden jeweils ergänzt durch eine gezielte Anamnese (Blutungen, Hautveränderungen, Blut oder Schleim im Stuhl).

Außerdem ist das Vorsorgeprogramm altersgebunden. Es umfasst:

■ bei Frauen
- ab 20 Jahre inneres und äußeres Genitale
- ab 30 Jahre Mammae und Haut
- ab 45 Jahre Rektum und Kolon

■ bei Männern ab 45 Jahre äußeres Genitale, Prostata, Haut, Rektum, Kolon (seit 2003 inklusive Coloskopie für beide Geschlechter).

8.9 Therapie von Neoplasien

8.9.1 Operative Therapie

Malignomchirurgie = Chirurgie des Primärtumors, der Faszien und Lymphabflusswege

Radikaloperation

(En-bloc-)Exstirpation der Neoplasie mit ausreichenden Sicherheitsabständen unter Mitnahme des regionären Lymphabstromgebietes. Leitschienen sind die Gefäßversorgung und die Fasziengliederung. Um eine intraoperative Tumorzellverschleppung durch mechanische Irritationen zu vermeiden, wird die Radikaloperation nach den Regeln der **No-touch-isolation-Technik** (Turnbull, 1967) durchgeführt: Die Neoplasie wird erst mobilisiert, wenn die zuführenden Gefäße radikulär abgesetzt sind. Oftmals erfordert die Radikaloperation wegen ihres Ausmaßes ausgedehnte und komplexe Rekonstruktionen, z. B. bei Ösophagektomie, Gastrektomie. Das Synonym „kurative Operation" trifft nur auf wenige Radikaloperationen zu.

Solider Tumor:
Beste Therapie ist die Radikaloperation!

Superradikale Verfahren

Radikaloperation unter Mitnahme auch seltener betroffener, atypischer oder retrograder Lymphstationen und/oder von Nachbarorganen, z. B. radikale Pankreaskopfresektion unter Mitnahme eines Pfortadersegmentes, Ösophagusresektion mit zervikaler, thorakaler und abdominaler Lymphadenektomie. Superradikale Verfahren haben sich nicht durchsetzen können, da der Radikalitätsgewinn oftmals das Operationsrisiko, den Mehraufwand und die beträchtlichen Operationsfolgen nicht aufwiegt.

Subradikale Verfahren

Tumorexstirpation mit histologisch nachgewiesenen, tumorfreien Resektionsrändern ohne Mitnahme regionärer Lymphknoten. Ziel ist die Vermeidung verstümmelnder Operationen (z. B. Mammaamputationen, Rektumexstirpationen). Subradikale Verfahren sind zulässig bei Tumorstadium T1, N0, M0, gut differenzierten Tumoren und effektiver adjuvanter Zusatztherapie.

Sentinel node Lymphadenektomie

Gezielte Entfernung spezieller Lymphknotenstationen als Indikator des tatsächlichen Lymphknotenbefalls. Falls negativ, auf komplette Lymphonodektomie verzichten.

Nichtkurative Operationen

Sie kommen zum Einsatz, wenn eine Heilung des Tumorleidens wegen Tumorexpansion, Metastasierung, Komorbidität oder Risikofaktoren (z. B. Alter) unmöglich ist. Ziel ist die Behebung von Tumorfolgen (palliative Therapie) oder ihre Linderung (symptomatische Therapie). Indikationsgrundlagen sind das Symptom, sein Beschwerdewert und die Aussicht, durch eine Operation bei einem Minimum an Morbidität die Lebensqualität zu steigern. Die beste Palliativoperation ist die Radikaloperation.

Metastasenchirurgie (s. Tab. 8.5)

Die Indikation zur **Entfernung von Metastasen zum Zeitpunkt der Primärtumoroperation** ist gegeben, wenn der Primärtumor kurativ resektabel ist, prognostisch günstige Metastasen vorliegen (solitäre Metastasen im ersten Filter) und keine weiteren Fernmetastasen nachweisbar sind. **Metastasen, die nach** erfolgter **kurativer Operation eines Primärtumors auftreten**, können entfernt werden, wenn kein lokoregionäres Rezidiv und keine weiteren Fernmetastasen vorliegen, die Metastasen prognostisch günstig sind und die funktionelle Reservekapazität des zu resezierenden Organs ausreicht.

Staging-Operation

Laparotomie bzw. Laparoskopie zur Festlegung des Tumorstadiums im Hinblick auf die therapeutische Strategie, z. B. neoadjuvante Chemotherapie des Magenkarzinoms, Stadieneinteilung bei Morbus Hodgkin oder Non-Hodgkin-Lymphomen.

Rezidivoperation

Intervention bei gesichertem Tumorrezidiv. Wegen Aufhebung der Grenzstrukturen bei der Voroperation (z. B. Zerstörung der Fasziengliederung), die zu ungehemmter Ausbreitung und atypischer lymphatischer Streuung führt, ist die Prognose dieser Operation erheblich eingeschränkt und meist nur lokale Radikalität möglich. Sie ist trotzdem sinnvoll, da viele Neoplasien erst rezidivieren und dann Fernmetastasen setzen (z. B. Weichteilsarkom).

Second-look-Operation

Operative Exploration des ehemaligen Operationsgebietes zur Früherkennung und eventuellen Elimination eines asymptomatischen Lokalrezidivs. Eine Second-look-Operation ist in der Tumornachsorge z. B. bei signifikantem CEA-Anstieg nach postoperativer Normalisierung indiziert.

8.9.2 Kombinierte Geschwulstbehandlung

Eine Chemo-, Hormon- oder Strahlentherapie kann prä-, peri-, intra- oder postoperativ durchgeführt werden (Abb. 8.5). **Präoperative Ziele** sind:
- Reduktion der Tumormasse, um die Exstirpation zu ermöglichen oder zu erleichtern
- Prophylaxe der intraoperativen Tumorzellverschleppung.

Postoperative Ziele sind:
- lokoregionäre Sicherung des Operationserfolges (Radiatio)
- systemische adjuvante, d. h. die Wirkung der Tumoroperation unterstützende Therapie eines primär systemischen Tumorleidens (z. B. Mammakarzinom) (Chemo- oder Hormontherapie).

Nur für wenige Tumoren gibt es derzeit gesicherte Indikationen und Strategien der adjuvanten Chemo-, Hormon- oder Strahlentherapie (Tab. 8.4). *Vorteil* der adjuvanten Therapie ist eine für diese Tumoren nachgewiesene Verbesserung der Überlebenszeit. Hier kann die adjuvante Therapie die Heilungsresultate langfristig verbessern, da nach radikaler Operation evtl. verbleibende Tumorzellen durch eine antineoplastische Therapie eliminiert werden können (Abb. 8.6).

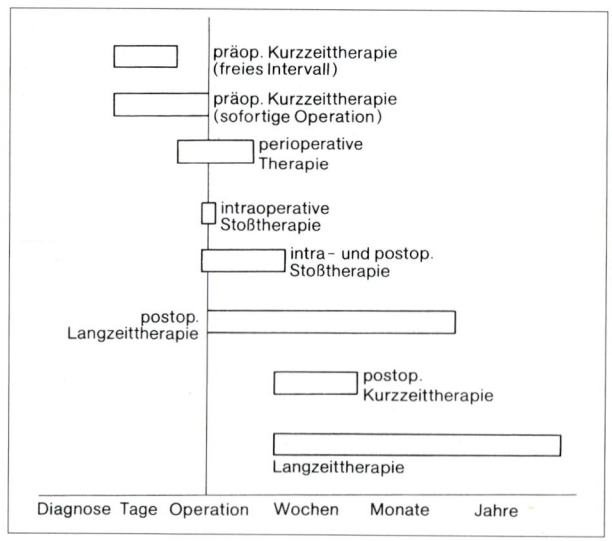

Abb. 8.5 Formen adjuvanter Therapiestrategien

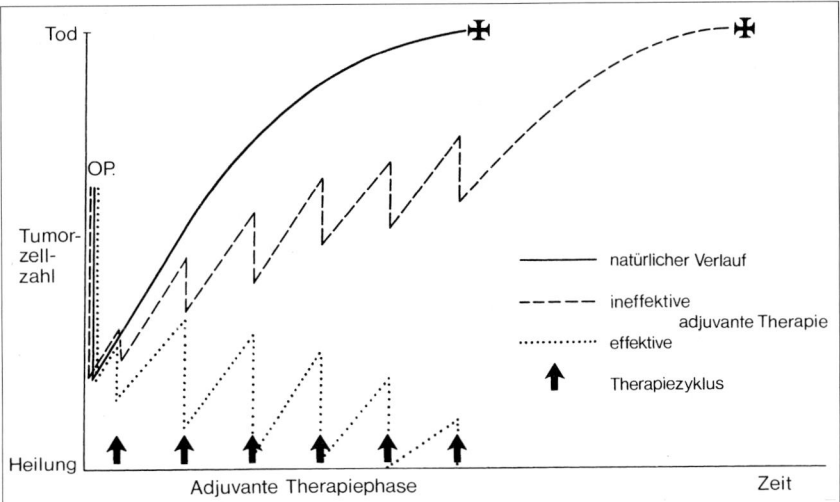

Abb. 8.6 Adjuvante Therapieeffekte bei nicht kurativer Tumorexstirpation. Nur wenn mehr Krebszellen durch den Therapiezyklus vernichtet werden, als zwischenzeitlich nachwachsen, ist Heilung möglich (derzeit bei soliden Tumoren noch die Ausnahme)

Nachteile der adjuvanten Therapie sind die erhebliche Zusatzbelastung für den Patienten, weshalb diese Therapie auf Tumoren mit hohem Rezidiv- bzw. Progredienzrisiko beschränkt werden muss, und die noch immer mangelhaften Auswahlkriterien der Patienten, die tatsächlich von einer adjuvanten Therapie profitieren.

8.9.3 Strahlentherapie

Sie steigert bei bestimmten Tumoren die lokoregionäre Radikalität, indem nach Entfernung der Tumorhauptmasse strahlensensible Proliferationen und (Mikro-)Metastasen radiologisch sterilisiert werden.

Techniken

Vorbestrahlung
Vorteile: Tumorreduktion, Prophylaxe der intraoperativen Tumoraussaat (zytotoxische Wirkung für 48 – 72 Stunden, innerhalb dieses Zeitraums muss die Operation erfolgen).
Nachteile: Mögliche operative Risiken (z.B. Heilungsstörungen von Anastomosen, Infektanfälligkeit), die jedoch abhängig von der Technik (Gesamtdosis, Fraktionierung, Bestrahlungsplanung, Rotations- oder Pendelbestrahlung) sind.

Vor- und Aufsättigungsbestrahlung (Sandwichtechnik)
Nutzung der Vorteile von Vor- und Nachbestrahlung unter Minderung der Risiken.

Intraoperative Bestrahlung
Vorteile: Maximale Schonung des umliegenden Gewebes.
Nachteile: Hoher apparativer und räumlicher Aufwand, nicht überall möglich.

Nachbestrahlung
Vorteile: Stadiengerechte Indikation.
Nachteile: Höhere Nebenwirkungsquoten:
- allgemein: postoperativ reduzierter Immunstatus
- lokal: verstärkte Mesenchymreaktion, Narbenbildung, Stenose, Adhäsionen, Entzündungsparameter erhöht.

Limitierende Faktoren der Strahlentherapie
Die Strahlensensibilität hängt vom Zyto- und Histotyp und der Proliferationsaktivität des Tumors, der Zellzyklusphase bei Bestrahlung, dem Anteil hypoxischer Tumorareale und der Tumorlokalisation ab. Ein weiterer limitierender Faktor ist die Strahlenbelastung von Haut und Nachbarorganen.

Moderne Entwicklungen
Hierzu zählen computergesteuerte, dreidimensionale Bestrahlungsplanung (optimaler Isodosenverlauf), Verbesserung der Strahlenwirkung durch strahlensensibilisierende bzw. den Zellzyklus synchronisierende Substanzen (z.B. Miesonidazol, bestimmte Zytostatika) und neue Strahlenarten (schnelle Neutronen). Die interstitielle Strahlentherapie, bei der Strahlenträger in Tumoren oder Metastasen eingebracht werden („Afterloading"), gewinnt zunehmend an Bedeutung.

8.9.4   Chemotherapie

Die Chemotherapie hat zu großen Fortschritten in der Behandlung pädiatrischer bzw. hämatologischer Systemerkrankungen geführt. Bei den meisten chirurgisch relevanten soliden Organtumoren ist der Erfolg der Chemotherapie jedoch weiterhin beschränkt (s. Tab. 8.4).

Meist wird eine **Polychemotherapie** durchgeführt, um Zellen in verschiedenen Zyklusphasen erfassen und die Dosis der Einzelkomponenten (und so die Zahl spezifischer Nebenwirkungen) reduzieren zu können. Die z. T. erheblichen Nebenwirkungen erfordern strenge Indikationsmaßstäbe.

Eine andere Möglichkeit der Verabfolgung hoher Dosen bei Minimierung der Nebenwirkungen stellt die **gezielte Organperfusion** dar (z. B. Extremitätenperfusion bei Sarkomen, Leberperfusion bei Lebermetastasen).

Bei inkurablen soliden Tumoren wird die Chemotherapie meist in fortgeschrittenen Stadien als symptomatische Therapie eingesetzt.

8.9.5   Hormontherapie

Einige Karzinome (z. B. Mamma-, Prostatakarzinom) zeigen einen durch (Geschlechts-)Hormone stimulierbares Wachstum, so dass entgegengesetzt wirkende Hormone antiproliferativ wirken können. Wo möglich, sollte vor Beginn der Hormontherapie die Zahl der jeweiligen Rezeptoren am nativen Tumor bestimmt werden. Optimal ist die Gabe von Hormonrezeptorblockern (z. B. Tamoxifen beim Mammakarzinom), da diese keine Eigenwirkung haben.

Da Kortikoide antiproliferativ wirken, werden sie in die chemotherapeutischen Konzepte integriert. Außerdem werden sie in der palliativen Therapie zur Reduktion des peritumorösen Ödems eingesetzt.

8.9.6   Immuntherapie

Haupteinsatzgebiet sind aus dem Zellverband herausgelöste Tumorzellen. Bei manifesten (Makro-) Karzinomen (1 g = 10^9 Zellen) versagt die Tumorabwehr jedoch. Vielversprechend erscheinen monoklonale antineoplastische Tumorantikörper. Eine unspezifische Immunstimulation durch BCG, Levamisol u. a. ist problematisch, da spezifische Nebenwirkungen auftreten können und sich der Tumor ausbreiten kann (Hemmung der Immunabwehr durch Antikörper).

8.10   Prognose, Rehabilitation und Nachsorge

Die **Prognose** ist eine auf ärztlicher Erfahrung und wissenschaftlichen Kriterien basierende Vorhersage über Verlauf und Ausgang einer Krankheit. Es handelt sich um einen statistischen Mittelwert bzw. eine statistische Prognosewahrscheinlichkeit, die hauptsächlich der kritischen Einordnung der Leistungsfähigkeit des angewandten Therapieregimes, weniger der individuellen Vorhersage für den betroffenen Patienten dient.

> Prognose: Keine Vorhersage für den Einzelfall!

Basis einer Prognose sollten daher statistisch sauber erhobene Daten sein: Das Krankengut muss definiert sein. In die Berechnung der Prognose eines bestimmten Krankheitsbildes (z. B. Kolonkarzinom) müssen alle Patienten eingehen, bei denen diese Diagnose gestellt wurde. Nach einer Nachbeobachtungszeit von 5 Jahren wird die **5-Jahres-Überlebensrate** – der Prozentsatz der Patienten, der 5 Jahre nach der Diagnosestellung bzw. der operativen Tumorentfernung noch lebt – als Prognosekriterium angegeben. Da es sich meist um ältere Patienten handelt, werden heute international sog. alterskorrigierte Überlebensraten angegeben, bei denen die Überlebenswahrscheinlichkeit der Gesamtbevölkerung gleichen Alters berücksichtigt wird.

Die Prognose hängt vom Tumortyp und dem Differenzierungsgrad ab: So beträgt die alterskorrigierte 10-Jahres-Überlebenszeit für das (differenzierte) follikuläre Schilddrüsenkarzinom 92 %, die mediane Überlebenszeit beim undifferenzierten Schilddrüsenkarzinom nur 6 Monate.

Die 5-Jahres-Überlebensrate der häufigsten Malignome beträgt:
- Magenkarzinom: 20 – 30 %
- Kolonkarzinom: 50 %
- Mammakarzinom: 50 – 70 %
- Bronchialkarzinom 5 % – 10 %.

Differenzierter ist die Angabe der **5-Jahres-Überlebenszeit bezogen auf die Tumorstadien nach UICC**. Sie beträgt z. B. für das Magenkarzinom im Stadium I 75 %, im Stadium II 70 % und im Stadium III ca. 30 %.

Der Vergleich mit den globalen Überlebensraten verdeutlicht, dass sich die meisten Malignome zum Zeitpunkt der Operation schon in fortgeschrittenem Stadium befinden. Deshalb wurden für die meist palliative Therapie zusätzliche **Therapie-Beurteilungskriterien** eingeführt:

■ **komplette Remission** (CR): vollständiges Verschwinden aller nachweisbaren Tumormanifestationen, der klinischen Symptome und der pathologisch veränderten Laborparameter. Altersentsprechende Leistungsfähigkeit des Patienten. Dauer: mindestens 1 Monat.

■ **partielle Remission** (PR): objektivierte Verkleinerung des Tumors ≥ 50 %. Subjektiv deutliche Besserung von Tumorsymptomen. Dauer: mindestens 1 Monat.

■ **no change**: keine objektivierbare Änderung der Tumorgröße (< 50 % Verkleinerung oder < 25 % Vergrößerung) oder CR bzw. PR von < 1 Monat Dauer.

■ **Progression**: Größenzunahme des Tumors (Flächenausdehnung oder Volumen) von mehr als 25 % oder Neuauftreten anderer Tumormanifestationen während der Behandlung.

Die Beurteilung aller Therapieformen muss die **Lebensqualität** des Patienten berücksichtigen. Dies kann anhand eines Indexes (z. B. performance status nach Karnofsky, WHO-Index) überprüft werden, der subjektive Beschwerden, körperliche und soziale Aktivitäten und Hilfsbedürftigkeit mit einem Punktesystem misst, oder anhand eines Lebensqualitätsindexes, der den Zeitanteil der Beschwerdefreiheit in % der Überlebenszeit angibt. Alle Zeiten subjektiver Beschwerden, Komplikationen oder Krankenhausaufenthalte werden von der Überlebenszeit abgezogen. Eine palliative Therapiemodalität, die mit häufigen Krankenhausaufenthalten einhergeht, schneidet daher schlechter ab als eine einmalig durchgeführte effektive chirurgische Maßnahme (z. B. Ösophagusresektion versus Tubus- oder Stent-Implantation, operative Drainage versus Endoprothese beim malignen Verschlussikterus).

Neben tumorspezifischen Faktoren (s. o.) und den anatomischen Verhältnissen hängt die Prognose von zahlreichen schwer kalkulierbaren und individuell z. T. entgegengesetzt wirkenden Faktoren ab: Im hohen Lebensalter kann das Tumorwachstum stark verlangsamt sein, so dass das Malignom okkult bleibt oder nur so geringe Beschwerden verursacht, dass aggressive, risikoreiche Therapien nicht zu rechtfertigen sind.

Von der **Rehabilitation** wird eine (noch unbewiesene) Förderung der unspezifischen Tumorabwehr erwartet; unbestreitbar sind die günstigen Auswirkungen auf den psychophysischen und sozialen Bereich (auch die Immunabwehr unterliegt psychischen Einflüssen!).

Die **Nachsorge** ist Teil der Rehabilitation und u. a. das Ziel der Rezidivfrüherkennung. Sie wird nach einem stadiengerechten Stufenplan durchgeführt (s. z. B. Kap. 27.7.6). Die Untersuchungsintervalle sollten in den ersten 2 Jahren 12 Wochen, danach 6 Monate und ab dem 5. postoperativen Jahr 1 Jahr umfassen. Die Entwicklung von Nachsorgestrategien hat die Grundlagen geschaffen, um wirksamer werdende Tumortherapien schnell und effektiv umsetzen zu können. Immer noch strittig ist die Kosten-Nutzen-Relation der Nachsorge. So führt die konsequente Überwachung des CEA-Wertes beim kolorektalen Karzinom nur zu einer medianen Lebensverlängerung von 2,8 Tagen. Trotzdem bietet die konsequente Nachsorge ggf. die Möglichkeit, einen Rezidiveingriff rechtzeitig und damit potentiell kurativ durchzuführen.

> Krebstherapie = Vorsorge und Früherkennung, Behandlung und Nachsorge!

■ Merken

- **Benigne Neoplasien wachsen langsam, expansiv und verdrängend. Keine Infiltration oder Destruktion, keine Metastasierung. Aber: Adenom-Karzinom-Sequenz!**
- **Maligne Neoplasien wachsen infiltrierend und destruierend und metastasieren.**
- **Paraneoplastisches Syndrom: durch vom Tumor gebildete Substanzen (Hormone, Mediatoren) ausgelöste charakteristische Begleiterkrankung**
- **Karzinogenese: Fehlregulation der zellulären Genaktivität auf der Basis der Mehrstufentheorie. Dauer bis zur Manifestation der Neoplasie: Jahre bis Jahrzehnte**
- **Invasion und Metastasierung: begünstigt durch erhöhte Eigenbeweglichkeit, verminderte Adhäsion der Tumorzellen im Zellverband und proteolytische Enzyme der Tumorzellen**
- **Krebsfrüherkennung: Ziel ist die Detektion des Tumors zum frühestmöglichen Zeitpunkt. Im Frühstadium liegt die Heilungschance bei ca. 90 %.**
- **Karzinomdiagnose: Allein der histologische Befund ist beweisend!**

- Tumorbiopsie: immer multipel und aus dem Randbereich des Tumors. Wenn möglich: total biopsy!
- Ist eine Biopsie unmöglich, chirurgische Exploration zur Sicherung der Diagnose
- Tumorgrading und -staging: Beurteilung von Histomorphologie und Ausbreitung
- Ausmaß der Radikalität: Abwägung zwischen den Erfolgsaussichten und den durch die Operation bedingten Risiken
- Bei nicht kurativem Therapieansatz ist die Verbesserung bzw. der Erhalt der Lebensqualität oberstes Ziel aller Maßnahmen der chirurgischen Onkologie.

9   Transplantation

9.1   Geschichte und Häufigkeit

Die Idee, Gewebe und Organe eines gesunden Menschen auf einen Erkrankten zu übertragen, um diesen zu heilen oder seine Leiden zu lindern, hat Mediziner seit Jahrhunderten fasziniert. Die Entschlüsselung der Immunprozesse bei der Transplantationsabstoßung in den 40er Jahren des 20. Jahrhunderts ermöglichte es, diese medikamentös zu unterdrücken, aber erst die Entwicklung subtiler chirurgischer Techniken, insbesondere der Gefäßanastomosierung, ermöglichte die erste erfolgreiche Organtransplantation: Am 23.12.1954 transplantierten Murray, Merril und Harrison die Niere eines Lebendspenders dessen eineiigem Zwillings-

bruder. Bald darauf erlaubte die Entwicklung potenter Immunsuppressiva die Übertragung von Nieren zwischen genetisch unterschiedlichen Individuen. In den 60er Jahren wurden in rascher Folge die Herz-, Leber- und Pankreastransplantation beim Menschen etabliert. Durch die ständige Verbesserung von Immunsuppression und Rejektionstherapie stiegen in den folgenden Jahrzehnten die Überlebensraten von Organempfängern, aber auch die der transplantierten Organe so erheblich, dass heute die Transplantation von Niere, Leber, Herz, Pankreas und Kornea zu den medizinischen Standardtherapieverfahren bei irreversiblem Ausfall des Organs gehören. Abb. 9.1 zeigt die Entwicklung der Transplantation von Niere, Leber, Herz, Lunge und Pankreas.

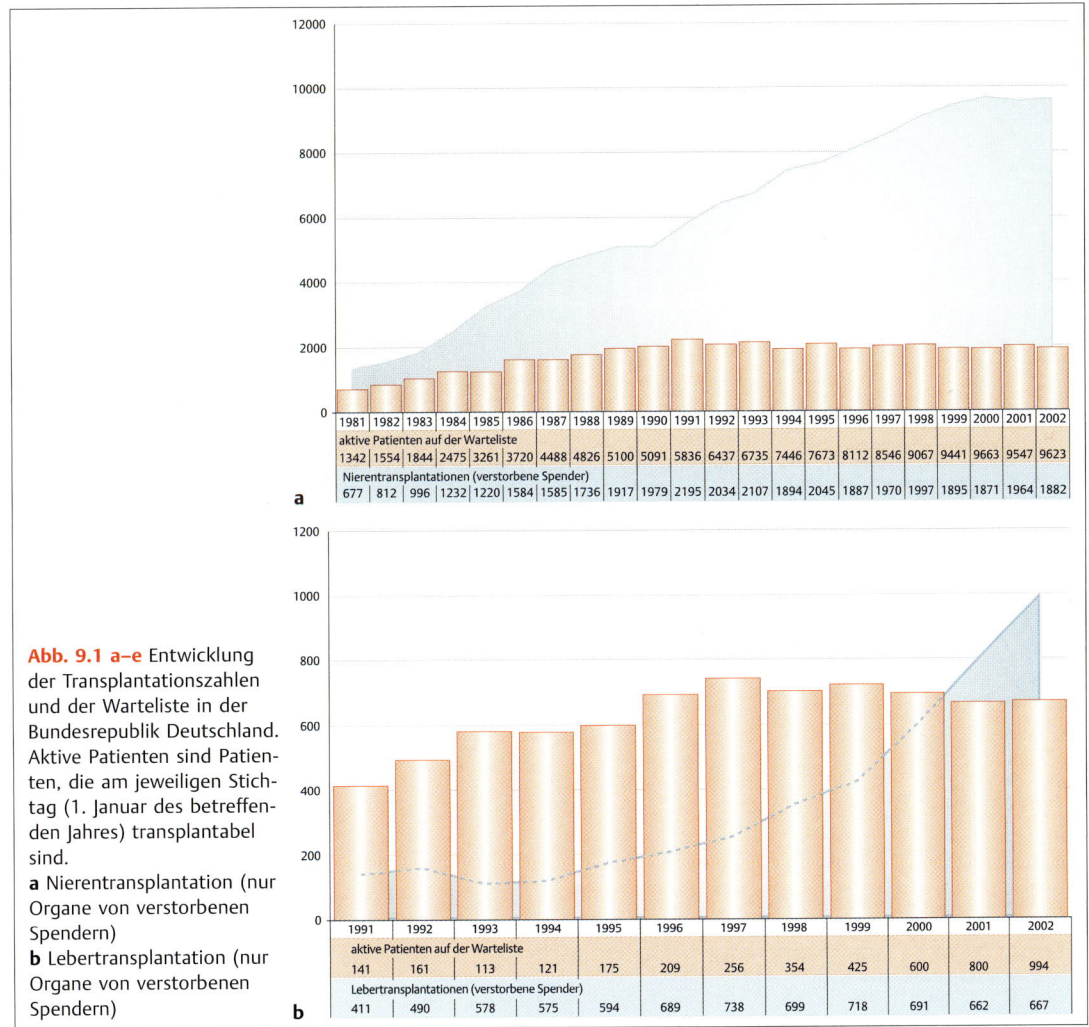

Abb. 9.1 a–e Entwicklung der Transplantationszahlen und der Warteliste in der Bundesrepublik Deutschland. Aktive Patienten sind Patienten, die am jeweiligen Stichtag (1. Januar des betreffenden Jahres) transplantabel sind.
a Nierentransplantation (nur Organe von verstorbenen Spendern)
b Lebertransplantation (nur Organe von verstorbenen Spendern)

a

	1981	1982	1983	1984	1985	1986	1987	1988	1989	1990	1991	1992	1993	1994	1995	1996	1997	1998	1999	2000	2001	2002
aktive Patienten auf der Warteliste	1342	1554	1844	2475	3261	3720	4488	4826	5100	5091	5836	6437	6735	7446	7673	8112	8546	9067	9441	9663	9547	9623
Nierentransplantationen (verstorbene Spender)	677	812	996	1232	1220	1584	1585	1736	1917	1979	2195	2034	2107	1894	2045	1887	1970	1997	1895	1871	1964	1882

b

	1991	1992	1993	1994	1995	1996	1997	1998	1999	2000	2001	2002
aktive Patienten auf der Warteliste	141	161	113	121	175	209	256	354	425	600	800	994
Lebertransplantationen (verstorbene Spender)	411	490	578	575	594	689	738	699	718	691	662	667

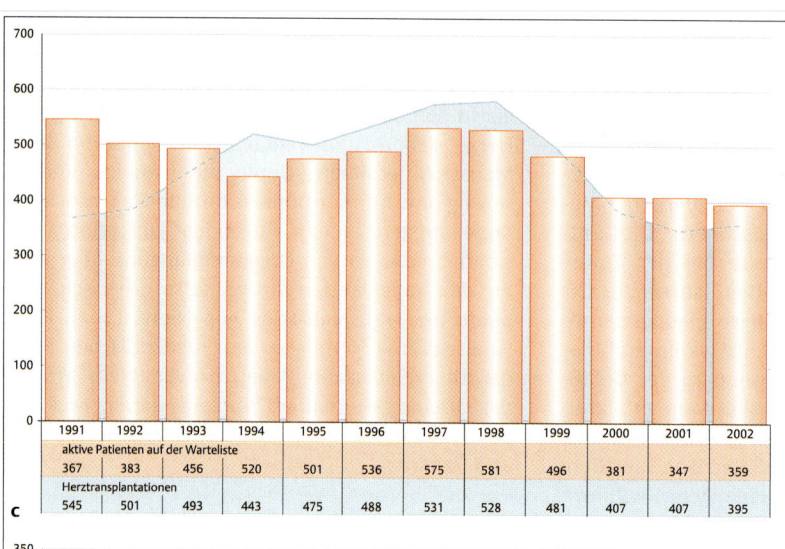

	1991	1992	1993	1994	1995	1996	1997	1998	1999	2000	2001	2002
aktive Patienten auf der Warteliste	367	383	456	520	501	536	575	581	496	381	347	359
Herztransplantationen	545	501	493	443	475	488	531	528	481	407	407	395

c

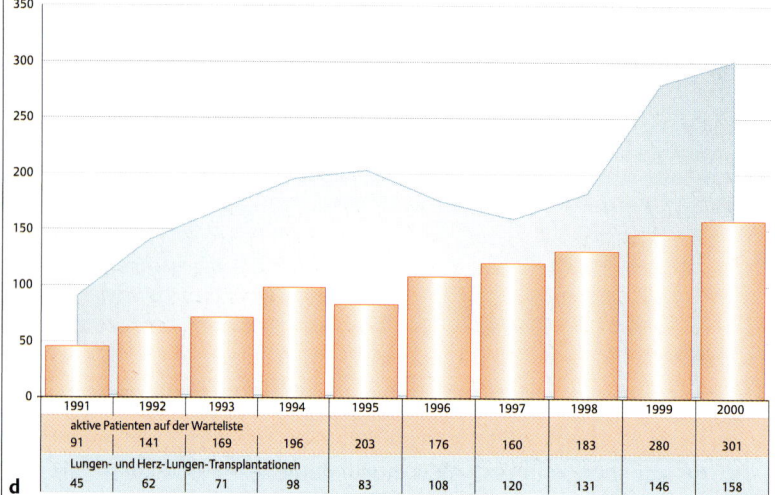

	1991	1992	1993	1994	1995	1996	1997	1998	1999	2000
aktive Patienten auf der Warteliste	91	141	169	196	203	176	160	183	280	301
Lungen- und Herz-Lungen-Transplantationen	45	62	71	98	83	108	120	131	146	158

d

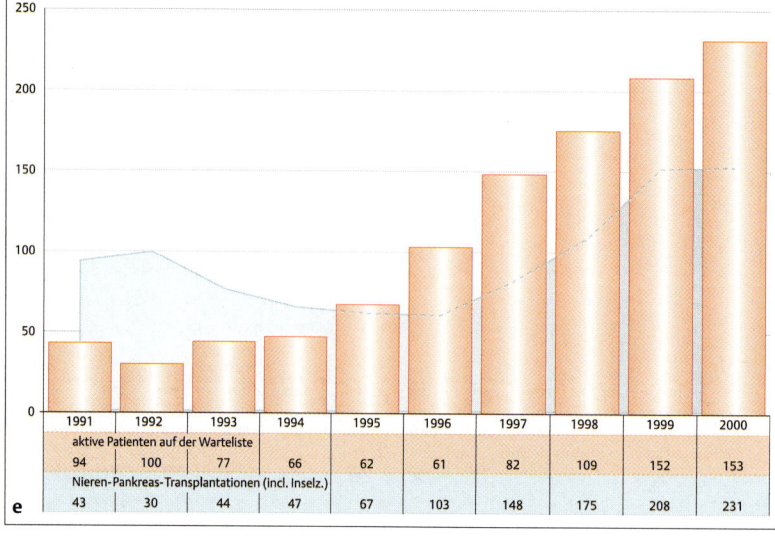

	1991	1992	1993	1994	1995	1996	1997	1998	1999	2000
aktive Patienten auf der Warteliste	94	100	77	66	62	61	82	109	152	153
Nieren-Pankreas-Transplantationen (incl. Inselz.)	43	30	44	47	67	103	148	175	208	231

e

Abb. 9.1 a–e (Fortsetzung)
c Herztransplantation (ohne kombinierte Herz-Lungen-Transplantation)
d Lungentransplantation (incl. kombinierte Herz-Lungen-Transplantation)
e kombinierte Nieren-Pankreas- und Nieren-Inselzell-Transplantation

> Die Zahl der durchgeführten Organtransplantationen ist heute lediglich durch die Anzahl der zur Verfügung stehenden Spenderorgane limitiert

Die Gesamtzahl der Organspender in Deutschland ist seit 1998 weitgehend unverändert. Die Zahl der Nierenspender (ein langfristig wirksames Ersatzverfahren steht nur für die Niere, nicht für Leber oder Herz zur Verfügung) reicht nicht aus, um den Transplantationsbedarf zu befriedigen: Die Warteliste für eine Nierentransplantation ist kontinuierlich auf über 9000 Patienten angewachsen.

9.2   Definitionen

■ **Autotransplantation**: Transplantation bei ein- und demselben Individuum: Das entnommene Organ wird an anderer Stelle wieder eingepflanzt. Beispiel: Autotransplantation der Niere in die Fossa iliaca zur Überbrückung langstreckiger hochgradiger Harnleiterschädigungen.
■ **Isotransplantation**: Transplantation zwischen eineiigen Zwillingen, d. h. genetisch identischen (syngenen) Individuen
■ **Allotransplantation** (**Homotransplantation**): Transplantation zwischen genetisch nicht identischen (allogenen) Individuen der gleichen Spezies (z. B. Mensch zu Mensch)
■ **Xenotransplantation** (**Heterotransplantation**): Transplantation zwischen (xenogenen) Individuen verschiedener Spezies (z. B. Schwein zu Mensch)
■ **Organtransplantation**: Übertragung eines vollständigen Organs (z. B. Niere)
■ **Gewebstransplantation**: Übertragung von Geweben des Spenderorgans auf ein Empfängerorgan (z. B. Kornea)
■ **Zelltransplantation**: Transplantation bestimmter Zellen eines Organs (z. B. Inselzellen des Pankreas, Knochenmarkzellen)
■ **substitutive Transplantation**: Das transplantierte Organ ersetzt vollständig das körpereigene Organ (z. B. Herztransplantation).
■ **auxiliäre Transplantation**: Das transplantierte Organ unterstützt das in situ verbliebene Organ des Transplantatempfängers (z. B. auxiliäre Lebertransplantation).
■ **orthotope Transplantation**: Das transplantierte Organ wird an die Stelle des entfernten eigenen Organs implantiert (z. B. Herz-, Lebertransplantation).
■ **heterotope Transplantation**: Das transplantierte Organ wird an anderer anatomischer Position implantiert (z. B. Nieren-, Pankreastransplantation).

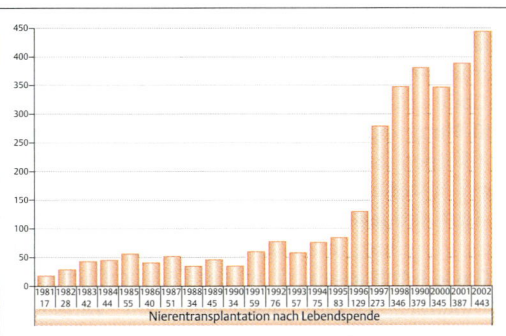

Abb. 9.2 Entwicklung der Nierentransplantation nach Lebendspende in der Bundesrepublik Deutschland

■ **Kadaverspende** (**Leichenspende**): Die Entnahme des Transplantats erfolgt nach Feststellung des Hirntodes des Organspenders bei noch erhaltener Kreislauffunktion und maschineller Beatmung.
■ **Lebendspende**: Die Organentnahme erfolgt am lebenden, freiwilligen Spender. Dies ist möglich bei der Entnahme einer Niere, eines Lebersegmentes sowie von Knochenmark.

Spendet ein Blutsverwandter (**living related donor**) das Transplantat, so spricht man von **Verwandtenlebendspende**. Handelt es sich beim Spender dagegen um eine dem Empfänger stark verbundene, jedoch nicht blutsverwandte Person – in der Regel Lebenspartner – (**living non related donor**), so spricht man von einer **nicht-verwandten Lebendspende**.

Die Lebendspende spielt in Deutschland im Vergleich zur Kadaverspende noch eine geringe Rolle, hat jedoch aufgrund des Mangels an hirntoten Organspendern in den letzten Jahrzehnten erheblich zugenommen (Abb. 9.2), insbesondere die Zahl der nicht-verwandten Lebendspenden. In anderen Ländern, insbesondere in einigen skandinavischen Ländern, werden weitaus mehr Lebendspenden als Kadaverspenden durchgeführt.

9.3   Transplantationsimmunologie

Bei jeder **Allotransplantation** kommt es ohne Immunsuppression zu einer **Immunantwort des Empfängers**, die durch **Histoinkompatibilität** bedingt ist: Die Antigene auf den Zelloberflächen des transplantierten Organs unterscheiden sich von denen des Empfängers, werden vom Immunsystem des Empfängers „erkannt", und antigenhaltiges Spendergewebe wird zerstört.

Die wichtigsten Oberflächenantigene sind die AB0-Blutgruppen- und die HLA-Antigene. Letztere werden von den Genen des MHC (major histocompatibility complex) auf Chromosom 6 kodiert. Gegen **AB0-Blutgruppenantigene** existieren präformierte Antikörper, die bei AB0-Inkompatibilität zur sofortigen Abstoßung des Spenderorgans führen.

HLA-Antigene sind Glykoproteine, die sich nach ihrer Verteilung in 2 Klassen einteilen lassen:
- **Klasse-I-Antigene** sind auf der Zelloberfläche aller kernhaltiger Organ- und Blutzellen vorhanden (Ausnahme: plazentare Trophoblasten). Sie entsprechen beim Menschen **HLA-A-, -B- und -C-Antigenen**.
- **Klasse-II-Antigene** werden nicht von allen kernhaltigen, sondern überwiegend von phagozytierenden Zellen, z.B. Makrophagen und dendritischen Zellen, exprimiert. Sie entsprechen beim Menschen den HLA-D-Antigenen und sind von entscheidender Bedeutung für die Regulation und Intensität der Immunantwort und damit der Abstoßungsreaktion.

Die Vielfalt der Phänotypen in jedem einzelnen HLA-Abschnitt hat zur Folge, dass die theoretische Wahrscheinlichkeit einer kompletten HLA-Identität bei nicht Blutsverwandten nur ca. 1 : 20 000 000 beträgt, und nur bei kompletter HLA-Identität bleibt eine Immunantwort des Empfängers aus.

9.3.1 Ablauf der Immunantwort

Die Immunantwort gegen Alloantigene ist in der Regel T-Lymphozyten-abhängig

Auch wenn T-Zellen wahrscheinlich Antigene des Transplantats erkennen können, wird die T-Zell-Immunantwort in der Regel durch **antigenpräsentierende Zellen**, insbesondere Monozyten und Makrophagen, in Gang gesetzt: Nach Phagozytose präsentieren sie Bruchstücke der Transplantatantigene auf ihrer Oberfläche. **T-Zellen binden** diese **Fremdantigene** mit dem T-Zell-Rezeptor, der eine immunglobulinähnliche Struktur aufweist, und gleichzeitig die dem Fremdantigen benachbarten **HLA-Antigene** der antigenpräsentierenden Zellen: T-Helfer-Zellen binden Klasse-I-Antigene mittels CD4-Rezeptor, zytotoxische T-Zellen binden Klasse-II-Antigene mittels CD8-Rezeptor. Dies führt zu einer Komplexierung des T-Zell-Rezeptors, des CD4- bzw. CD8-Antigens und des CD3-Antigens (= Teil des T-Zell-Rezeptors), die die **T-Zelle aktivieren**:
- Durch Aktivierung der Proteinkinase C steigt die intrazelluläre Konzentration an freiem Kalzium. Dies führt über eine veränderte Expression von Transkriptionsfaktoren zu vermehrter Expression von Genen, die für die Proliferation von T-Zellen von zentraler Bedeutung sind. Die Folge ist die **Proliferation spezifischer zytotoxischer T-Zellen**. Sie wird durch Zytokine der antigenpräsentierenden Zellen unterstützt.

Wahrscheinlich sind neben den o.g. Membranproteinen der antigenpräsentierenden und der T-Zellen weitere Rezeptorproteine für die Initiierung der Immunreaktion essentiell.
- Die aktivierte T-Zelle produziert und sezerniert **Interleukin-2**, das auf der sezernierenden T-Zelle zu verstärkter Expression des Interleukin-2-Rezeptors führt und andere T-Zellen aktiviert, also für die **Aufrechterhaltung und Verstärkung der T-Zell-Antwort** entscheidend ist. Es induziert die Entwicklung antigenspezifischer, transplantatinfiltrierender zytotoxischer T-Zellen und **aktiviert** (ebenso wie Interleukin-4 der T-Zellen) **B-Zellen und natürliche Killerzellen**. Diese werden z.T. auch durch direkten Zellkontakt mit T-Zellen aktiviert.

Aktivierte B-Zellen reifen zu **Plasmazellen**, die **Antikörper gegen Transplantatantigene** produzieren. Diese wirken durch Komplementbindung oder durch Bindung an Makrophagen und natürliche Killerzellen zytotoxisch (complement-dependent cytotoxicity, CDC [s. Kap. 7.1], bzw. antibody-dependent cytotoxicity, ADCC [s. Kap. 8.4.2]).

9.3.2 Immunologische Voraussetzungen für die Organtransplantation

Wegen präformierter Antikörper gegen das AB0-Blutgruppensystem muss das Transplantat mit dem Empfänger **AB0-kompatibel** sein.

AB0-Kompatibilität entsprechend den Regeln der Bluttransfusion (s. Kap. 2.6.4) ist eine Grundvoraussetzung der erfolgreichen Organtransplantation

HLA-Antikörper (sog. panelreaktive Antikörper) werden nach Bluttransfusionen (durch die geringe Zahl mittransfundierter Spenderleukozyten), vorangegangenen Organtransplantationen und nach Schwangerschaften gebildet. Sie lassen sich mit einem Screening-Test gegen ein großes Spektrum von HLA-Antigenen auf Testleukozyten quantitativ nachweisen. Patienten mit einem hohen Prozentsatz panelreaktiver HLA-Antikörper gelten als hoch immunisiert; ihr Risiko der Transplantatabstoßung ist besonders hoch. Sie erhalten daher immunologisch möglichst günstige Spenderorgane.

Hoher Prozentsatz panelreaktiver HLA-Antikörper → besonders hohes Abstoßungsrisiko

Wurde ein Organspender gefunden, wird ein **Cross-match** durchgeführt, um **HLA-Antikörper beim Empfänger auszuschließen**: Lymphozyten des Spenders werden mit Serum des Empfängers inkubiert. Nur wenn eine Lyse der Spenderlymphozyten ausbleibt (**Cross-match negativ**), ist eine Transplantation möglich.

Eine Transplantation erfolgt nur bei AB0-Kompatibilität und negativem Cross-match

9.4 Immunsuppressive Therapie

Ein bislang nicht erreichbares Ziel ist, beim Empfänger eine Immuntoleranz gegen das Transplantat zu induzieren. Diese tritt lediglich sporadisch bei Langzeittransplantierten auf und ihre Mechanismen sind weitgehend ungeklärt. Daher ist bei allogener Transplantation nach wie vor eine immunsuppressive Therapie unumgänglich.

9.4.1 Immunsuppressiva

Kortikosteroide
Wirkungsmechanismus: Hemmung der Proliferation der T-Zellen → Unterdrückung der T-Zell-Antwort, Hemmung der Expression der für Interleukin-1, -2 und -6, Interferon-γ und TNF-α kodierenden Gene → Hemmung der B-Zell-Proliferation und der Antikörperproduktion durch Plasmazellen.
Dosierung: Initial Bolusgaben von 500 mg/die mit rascher Dosisreduktion innerhalb von 2 – 4 Wochen auf eine Erhaltungsdosis von 0,1 – 0,2 mg/kg/die.
Nebenwirkungen: Magen-Darm-Ulzera mit Blutung oder Perforation, Diabetes mellitus, Osteoporose, aseptische Knochennekrosen, Katarakt, Muskelatrophie, Psychosen, Hypertonie.

Azathioprin
Wirkungsmechanismus: Nach Metabolisierung in der Leber zu 6-Mercaptopurin Blockade der Synthese von DNA und RNA (Purinantagonist) → antiproliferative Wirkung auf T- und B-Zellen, aber auch auf andere proliferierende Zellen.
Dosierung: 2 – 3 mg/kg/die.
Nebenwirkungen: Knochenmarkdepression, Hepatotoxizität.

Mykophenolatmofetil
Wirkungsmechanismus: Mykophenolatmofetil wird zu Mykophenolsäure (MPA) verstoffwechselt. Diese hemmt selektiv, nicht kompetitiv und reversibel die Inosin-Monophosphat-Dehydrogenase (IMPDH) und damit die De-novo-Synthese der Guanosinnukleotide. Da dieser Syntheseweg bei proliferierenden B- und T-Lymphozyten sehr, bei anderen proliferierenden Zellen dagegen weniger ausgeprägt ist, hemmt Mykophenolatmofetil die Lymphozytenproliferation selektiver als Azathioprin.
Dosierung: 1 – 2 g/die. Eine Dosis von 3 g/die zeigt nach klinischen Studien keine größere Wirkung bei häufigeren Nebenwirkungen.
Nebenwirkungen: Diarrhö, Erbrechen, Knochenmarkdepression.

Cyclosporin A (Ciclosporin)
Cyclosporin A ist ein Peptid, das aus Pilzkulturen gewonnen wird. Sein Einsatz in Kombination mit Kortikosteroiden und Azathioprin war ein Meilenstein in der Entwicklung der Immunosuppression nach Organtransplantation: Er steigerte die 5-Jahres-Überlebensraten von Nierentransplantaten um 20 – 30 %.
Wirkungsmechanismus: Unterdrückung der T-Zell-Antwort: Cyclosporin A bildet einen heterodimeren Komplex mit dem intrazellulären Rezeptorprotein Cyclophilin. Dieser bindet die Phosphatase Calcineurin, die für die Signaltransduktion bei der T-Zell-Aktivierung (s. Kap. 9.3.1) von Bedeutung ist, und hemmt sie. Dadurch wird die Interleukin-2- und Interleukin-2-Rezeptor-Synthese gehemmt, gleichzeitig die Aktivierung von TGF-β stimuliert. TGF-β ist ein potenter Inhibitor der Interleukin-2-stimulierten T-Zell-Proliferation.
Dosierung: Initial je nach Art und Zahl der zusätzlich angewandten Immunsuppressiva 3 – 12 mg/kg/die, in der Folge nach regelmäßiger Kontrolle des Vollblutspiegels. Grund hierfür ist die sehr unterschiedliche Resorption des fettlöslichen Cyclosporins A. Der Vollblutspiegel sollte in den ersten 3 Monaten nach Transplantation 180 – 220 ng/ml, ab dem 4. Monat 150 – 200 ng/ml, ab dem 6. Monat 100 – 150 ng/ml betragen (Werte jeweils im monoklonalen Assay). Der Blutspiegel wird durch eine Reihe von Medikamenten mit hoher Plasmaeiweißbindung beeinflusst.
Nebenwirkungen: Nephrotoxizität bis hin zum akuten Nierenversagen durch Tubulusschädigung und Tonuserhöhung im Vas afferens mit konsekutiver Abnahme der glomerulären Filtration. Hepatotoxizität, Neurotoxizität (insbesondere Tremor, gele-

gentlich Parästhesien), Hypertension, Hirsutismus, Gingivahyperplasie.

Tacrolimus (FK 506)

Wirkungsmechanismus: Das Makrolid bildet einen Komplex mit dem intrazellulären FK-bindenden Protein, der Calcineurin hemmt (s. Cyclosporin A). *Dosierung:* Initial 0,15 – 0,2 mg/kg/die, in der Folge Dosierungskontrolle nach Vollblutspiegel. Dieser sollte initial bei 10 – 15 ng/ml, später bei 5 – 10 ng/ml liegen.
Nebenwirkungen: Neurotoxizität (insbesondere Tremor), Nephrotoxizität, Diabetes mellitus.

Anti-T-Lymphozytenglobulin (ATG)

Wirkungsmechanismus: ATG ist ein durch Immunisierung von Pferden oder Kaninchen gegen menschliche T-Lymphozyten hergestelltes polyklonales Immunoglobulin, das verschiedene Oberflächenantigene humaner T-Lymphozyten bindet. Diese Lymphozyten, durch Kreuzreaktion in geringerem Maße auch Granulozyten und Thrombozyten, werden anschließend lysiert.
Dosierung: Kaninchenglobulin: 2 – 7,5 mg/kg/die je nach Präparat, Pferdeglobulin: 10 – 15 mg/kg/die.
Therapieüberwachung: Anhand täglicher Bestimmung der zirkulierenden T-Zellen.
Nebenwirkungen: Fieber, Schüttelfrost, anaphylaktische Reaktion, Thrombopenie, Granulozytopenie, erhöhtes Risiko maligner Lymphome. Bildung ATG-inaktivierender Antikörper.

Anti-CD3-Antikörper (OKT-3)

Wirkungsmechanismus: Der monoklonale Antikörper der Maus bindet spezifisch an das CD3-Antigen des T-Zell-Rezeptors und inaktiviert ihn dadurch. Z. T. kommt es zur Lyse der T-Lymphozyten.
Dosierung: 2,5 – 5 mg/die als Bolus. Eine kumulative Dosis von 75 mg sollte nicht überschritten werden.
Therapieüberwachung: Anhand täglicher Bestimmung der zirkulierenden T-Zellen.
Nebenwirkungen: In der Regel kommt es zu einer **first dose reaction** (**cytokine release syndrome**): Der T-Zell-Rezeptor wird vor seiner Inaktivierung aktiviert, was zur Freisetzung von Zytokinen, insbesondere TNF-α, führt. Klinisch äußert sich dies in Fieber mit Schüttelfrost, Kopfschmerzen, Meningismus, Nausea, abdominellen Beschwerden, evtl. sogar Lungenödem.

> Bei Überwässerung und Prä-Lungenödem ist OKT-3 kontraindiziert

Insbesondere bei Überschreitung der kumulativen Dosis von 75 mg drohen Thrombozytopenie und maligne Lymphome (verminderte Elimination von Tumorzellen, s. Kap. 8.4.1!).

Weitere Immunsuppressiva

Ein viel versprechendes neues Immunsuppressivum ist **Rapamycin** (**Sirolimus**), ein Makrolid mit ähnlicher Struktur wie Tacrolimus, aber anderem Wirkungsmechanismus. Es unterdrückt die Interleukin-2-Expression und wirkt dadurch synergistisch mit Cyclosporin und Tacrolimus. Möglicherweise kann es durch Dosisreduktion von Cyclosporin oder Tacrolimus eine Verringerung der Toxizität bewirken.

Antikörper gegen Adhäsionsmoleküle auf der Lymphozytenmembran blockieren die Signaltransduktion nach Antigenbindung und wirken auf diesem Wege der T-Zell-Proliferation entgegen.

Weitere Substanzen befinden sich zurzeit in der klinischen Prüfung.

9.4.2 Formen der immunsuppressiven Therapie

Man unterscheidet die Induktionstherapie, die Basis- oder Erhaltungstherapie und die Rejektionstherapie.

Induktionstherapie

Hierunter versteht man die Inaktivierung des Immunsystems vor, während und in den ersten Tagen nach der Organtransplantation. In vielen Zentren werden hierfür die gleichen Immunsuppressiva wie zur Basisimmunsuppression (**Cyclosporin A, Tacrolinus, Azathioprin bzw. Mykophenolatmofetil, Kortikosteroide**) verwandt, jedoch initial in deutlich höheren Dosen als in Kap. 9.4.1 angegeben. Der frühzeitige Einsatz von Calcineurininhibitoren hat aber insbesondere bei der Nierentransplantation den Nachteil, dass ihre nephrotoxische Wirkung den Ischämie-Reperfusionsschaden des Organs verstärkt, so dass eine Primärfunktion des Transplantats evtl. ausbleibt. Deshalb ist es an einigen Zentren Usus, zusätzlich zur Therapie mit Kortikosteroiden und Azathioprin bzw. Mykophenolatmofetil eine Induktionstherapie mit ATG oder OKT-3 über 5 – 10 Tage durchzuführen und erst dann überlappend den Calcineurininhibitor zu verabreichen. Aufgrund des erhöhten Lymphomrisikos bei Gabe von ATG und OKT-3 wird diese Form der Induktionstherapie jedoch vielerorts wieder verlassen.

Basistherapie (Erhaltungstherapie)

Die Basistherapie dient der Prophylaxe der Transplatatabstoßung. In der Regel handelt es sich heute um eine **Tripeltherapie**: Bis vor kurzem war die Kombination aus **Kortikosteroiden**, **Azathioprin** und **Cyclosporin A** die erfolgreichste Form der Langzeitimmunsuppression. Inzwischen wird statt Azathioprin zunehmend **Mykophenolatmofetil** eingesetzt, weil es die Lymphozytenproliferation spezifischer hemmt (s. Kap. 9.4.1). In Dosen, die die Häufigkeit von Abstoßungsreaktionen senken, scheint jedoch die Inzidenz von Virusinfekten zuzunehmen.

Statt Cyclosporin A wird inzwischen häufiger **Tacrolimus** eingesetzt. Insbesondere bei der Lebertransplantation ist dessen fehlende Hepatotoxizität von Vorteil. Seine im Vergleich zu Cyclosporin A geringere hypertensive Wirkung könnte für die Nierentransplantation nützlich sein. Ob seine etwas höhere immunsuppressive Potenz von klinischem Nutzen für die Langzeitprognose ist und das Risiko opportunistischer Infektionen höher ist, wird zurzeit diskutiert.

Rejektionstherapie (s. Kap. 9.5)

9.4.3 Allgemeine Nebenwirkungen

Die immunsuppressive Therapie sichert einerseits das Überleben des Transplantats, stellt andererseits jedoch die wichtigste Quelle postoperativer Morbidität des Transplantatempfängers dar: Neben den spezifischen Nebenwirkungen der Immunsuppressiva (s. Kap. 9.4.1) treten trotz aller Fortschritte in der Entwicklung von Immunsuppressiva in den letzten 30 Jahren weiterhin Infektionen und Malignome auf.

> Infektionen und Malignome sind heute die wesentlichen Probleme des Transplantatempfängers nach erfolgreicher Transplantation

Infektionen

Unter Immunsuppression nach Transplantation ist die Inzidenz von bakteriellen, viralen und Pilzinfektionen gleichermaßen erhöht. Während **in den ersten Wochen** Infektionen prädominieren, deren Erreger mit dem Transplantat übertragen werden (**CMV u. a. Viren**) oder die typischen perioperativen Infektionen hervorrufen (**Bakterien**), kommt es **zwischen dem 2. und 6. Monat** unter fortdauernder Immunosuppression insbesondere zu **opportunistischen Infektionen**. Im weiteren Verlauf nimmt die Infektionswahrscheinlichkeit dann wieder ab und gleicht sich in Intensität und Spektrum zunehmend der Normalbevölkerung an.

Frühzeitig nach Transplantation auftretende Infektionen

Zytomegalievirus (CMV)-Infektion:

■ *Pathogenese:* Die Durchseuchung mit CMV beträgt bei Erwachsenen > 80 %. Daher ist das Risiko einer CMV-Infektion im Rahmen einer Transplantation groß. Es ist besonders groß bei einem CMV-seronegativen Empfänger, der ein seropositives Organ erhält. Bei seropositiven Empfängern kann die CMV-Infektion unter Immunsuppression reaktiviert werden. Bei Transplantation eines CMV-negativen Organs auf einen seronegativen Empfänger kann CMV durch die Transfusion CMV-positiver Konserven übertragen werden. Insgesamt kommt es je nach Serokonstellation ohne Infektionsprophylaxe bei 60 – 90 % der Transplantierten zu einer stummen (serologisch nachweisbaren), bei 20 – 60 % zu einer manifesten CMV-Infektion.

> CMV: häufigste Ursache einer Infektion nach Organtransplantation

■ *Symptome*: Zunächst unspezifisch: Fieber, Krankheitsgefühl, Gliederschmerz bei deutlicher Leukopenie. Letztere verstärkt die Immunsuppression und erhöht so das Risiko zusätzlicher opportunistischer Infektionen (s. u.). Nach Organbefall organspezifische Symptome. Folgende Organe sind häufig befallen:

- Lunge: interstitielle Pneumonie
- Leber: CMV-Hepatitis (häufigste Hepatitisform nach Lebertransplantation, Letalität ca. 20 %)
- Gastrointestinaltrakt: Ulzera und Blutungen im Ösophagus, Duodenum und Kolon
- Gehirn: Enzephalitis mit Bewusstseinstrübung, Meningismus und Krampfanfällen.

■ *Diagnostik:* Nachweis des immediate early antigen sowie von CMV-DNA in Leukozyten mittels Polymerase-Kettenreaktion (PCR), da die Serokonversion erst im Verlauf der Infektion stattfindet. Dann lassen sich CMV-IgM-Antikörper bzw. bei Reaktivierung der Infektion ein Anstieg des IgG-Titers um das Vierfache nachweisen.

■ *Therapie:* Ganciclovir (2 × 5 mg/kg/die). Bei schwerer Infektion empfiehlt sich eine deutliche Reduktion der Dosis der Immunsuppressiva und die Gabe eines CMV-Hyperimmunglobulins.

■ *Prophylaxe:* Wegen des Mangels an Organspendern bei starker Durchseuchung kann auf CMV-positive Organe zurzeit nicht verzichtet werden. Sero-negative Empfänger sollten aber nach Möglichkeit nur seronegative Organe sowie leukozytenarme oder seronegative Blutkonserven erhalten. Unter Rejektionstherapie mit ATG oder OKT-3, evtl. auch bei seropositivem Organ und seronegativem Empfänger sollte eine primäre Prophylaxe mit Ganciclovir (2 × 5 mg/kg/die i. v., bei eingeschränkter Nierenfunktion 2 × 2,5 mg/kg/die) erfolgen. Für eine orale Prophylaxe stehen seit kurzem Valganciclovir und Valaciclovir zur Verfügung.

Epstein-Barr-Virus (EBV)-Infektion: Sie kann ein ähnliches klinisches Bild wie die CMV-Infektion zeigen. Bei EBV-Infektion und Immunsuppression kann ein malignes Lymphom entstehen.

Herpes-simplex-Virus (HSV)-Infektion: Ca. 50 % der Transplantierten entwickeln postoperativ Herpeseffloreszenzen an Haut und Schleimhäuten, in der Regel durch Virusreaktivierung. Eine generalisierte Erkrankung mit Hepatitis und Enzephalitis ist möglich.
Therapie: Aciclovir 3 × 5 mg/kg/die i. v. oder 5 × 200 mg/die p. o.

Varizella-zoster-Virus (VZV)-Infektion: Bei **Virusreaktivierung** (Gürtelrose) wird oral oder lokal therapiert, beim seltenen **Primärinfekt** mit u. U. lebensbedrohlichem generalisierten Krankheitsbild systemisch.

Hepatitis-B-Virus (HBV)-Infektion: Die Durchseuchung mit HBV ist nicht nur bei Leberempfängern signifikant erhöht, sondern auch bei chronisch Niereninsuffizienten, die bereits lange Zeit dialysepflichtig sind. HBs-Antigen-positive Lebertransplantierte mit präoperativer Virusreplikation haben eine Rezidivrate von bis zu 90 %, solche ohne Replikation eine Rezidivrate von 40–50 % im 1. Jahr. Eine HBV-Reaktivierung zeigt sich zunächst meist nur durch einen mäßigen Transaminasenanstieg, später durch eine progrediente Leberzirrhose, ggf. ein hepatozelluläres Karzinom.
Prophylaxe: Empfohlen wird die Hepatitis-B-Impfung vor und Gabe von Hepatitis-B-Hyperimmunglobulin im Rahmen der Transplantation. Durch Gabe von Lamivudine kann in der Lebertransplantation ein Rezidiv im Transplantat und in der Nierentransplantation eine Progredienz der Erkrankung verhindert werden.

Bakterielle Wundinfekte: Sie treten bei allen Organtransplantationen im Vergleich zu entsprechenden Operationen ohne Immunsuppression um ein Mehrfaches häufiger auf.
Therapie: s. Kap. 1.4.

Bakterielle Harnwegsinfekte: Sie finden sich ohne Infektionsprophylaxe bei 40–80 % aller Nierentransplantierten. Die meisten Harnwegsinfekte verlaufen asymptomatisch, können jedoch in der Frühphase nach Transplantation mit schwerer interstitieller Nephritis, Organversagen, Bakteriämie und Sepsis einhergehen.

Infektionen nach mehrwöchiger Immunsuppression
Opportunistische Infektionen treten häufig auf, wenn die immunosuppressive Therapie bereits mehrere Wochen durchgeführt wurde. Das Risiko solcher Infektionen ist besonders hoch nach einer Rejektionstherapie mit Kortikosteroiden in hohen Dosen und/oder mit Antikörperpräparaten oder einer lang dauernden Antibiotikatherapie. In diesen Situationen treten opportunistische Infektionen oft erst dann auf, wenn durch eine Virusinfektion (insbesondere mit CMV) die Immunabwehr zusätzlich gehemmt ist. Dann ist das Krankheitsbild oft lebensbedrohlich. Opportunistische Infektionen sind daher eine wesentliche Ursache der Mortalität von Transplantatempfängern im 1. postoperativen Jahr.

Wichtige Erreger opportunistischer Infektionen sind **Pneumocystis carinii** (Primärmanifestation als Pneumonie, Generalisierung möglich), **Toxoplasma gondii** (Enzephalitis, Myokarditis und Chorioretinitis), **Listeria monocytogenes** (Meningitis und Enzephalitis), **Aspergillus** (Pneumonie, Enzephalitis) und **Candida albicans** (gastrointestinale und urogenitale Schleimhautinfektionen, Pneumonie, Sepsis).

Neben der spezifischen Therapie des Erregers ist bei schweren opportunistischen Infektionen die Dosisreduktion bzw. das Absetzen der Immunsuppressiva erforderlich.

Malignome

Die Hemmung des spezifischen Immunsystems durch Immunsuppressiva führt zu verminderter Elimination von Tumorzellen (s. Kap. 8.4.2), so dass z. B. bei Gabe von ATG oder OKT-3 maligne Lymphome gehäuft auftreten.

9.5 Transplantatabstoßung (Rejektion)

Man unterscheidet die hyperakute, die akute und die chronische Rejektion.

9.5.1 Hyperakute Rejektion

Transplantatabstoßung innerhalb von Minuten bis Stunden nach Herstellung des Blutflusses.

Ursache sind **präformierte Antikörper gegen AB0- oder HLA-Antigene** des Transplantats. Nach Komplementaktivierung kommt es zu Fibrinablagerung und Thrombenbildung in kleinen Gefäßen mit nachfolgenden Nekrosen. Wegen routinemäßig durchgeführter Cross-match-Untersuchungen (s. Kap. 9.3.2) sind hyperakute Rejektionen heute sehr selten.

9.5.2 Akute Rejektion

Sie tritt innerhalb von Tagen bis Monaten nach Transplantation auf. Eine Rejektion zwischen 2. und 5. postoperativen Tag bezeichnet man als akzeleriert. Akute Rejektionen sind insbesondere bei Nierentransplantationen häufig.

Ursache: In der Regel eine T-Zell-, selten eine humorale Immunantwort auf **HLA-Antigene** des Transplantats. Bei **T-Zell-Anwort** zeigt das Transplantat eine ausgeprägte lymphozytäre Infiltration des Interstitiums (**interstitielle Rejektion**), bei **humoraler Antwort** in der Regel zelluläre Infiltrate um größere Transplantatgefäße, zwiebelschalenförmige Endothelproliferationen und Entzündungszellen im Glomerulum (**vaskuläre Rejektion**).

Symptome:
- Schmerzen im Transplantat durch Schwellung, subfebrile Temperaturen, Blutdruckanstieg, grippeähnliche Symptome
- nach Nierentransplantation Anstieg des Serum-Kreatinins mit Diureserückgang, Flüssigkeitsretention und Gewichtszunahme
- nach Lebertransplantation Anstieg der Transaminasen und des Bilirubins.

Diagnostik und Differenzialdiagnose: Da (insbesondere Virus-)Infektionen ähnliche Symptome zeigen, Rejektionen aber auch symptomarm ablaufen können, ist zur Bestätigung der Diagnose insbesondere nach Nieren- und Lebertransplantation eine Transplantatbiopsie angezeigt.

Therapie: Unter Fortführung der Basistherapie (s. Kap. 9.4.2) versucht man die akute Rejektion in der Regel durch **Kortikosteroide** zu durchbrechen. Ist nach 2- bis 3-tägiger **Bolustherapie** keine Besserung zu erkennen (**steroidresistente Rejektion**), wird in der Regel **ATG oder OKT-3** einige Tage lang bis zum Verschwinden der zirkulierenden T-Lymphozyten verabreicht. Unter einer Immunosuppression mit Cyclosporin A kann auch ein Wechsel dieses Medikamentes auf temporär höher dosiertes Tacrolimus erfolgreich sein. Steroidresistente **interstitielle Rejektionen** lassen sich so in der Regel durchbrechen, allerdings kann eine De-

fektheilung auftreten, die nach wiederholten akuten zellulären Rejektionen zum Funktionsverlust des Transplantats führen kann. Bei steroidresistenten **vaskulären Rejektionen** ist der Einsatz von ATG und OKT-3 nicht sinnvoll. Sie können in Einzelfällen durch **Plasmapherese** (Entzug der zirkulierenden Antikörper) therapiert werden, bei Rejektion unter Basistherapie mit Cyclosporin A oft durch Wechsel von Cyclosporin A auf Tacrolimus.

9.5.3 Chronische Rejektion

Transplantatabstoßung Monate bis Jahre nach der Transplantation, die sich meist als progrediente Funktionseinschränkung des Transplantats manifestiert. Sie ist die wichtigste Ursache des Transplantatverlustes im Langzeitverlauf.

Ursache: Der Pathomechanismus ist nicht vollständig geklärt. Neben Läsionen durch Immunprozesse scheinen primäre Ischämie- bzw. Reperfusionsschäden, z.B. infolge der Entstehung freier Sauerstoffradikale, und Mikroangiopathie eine Rolle zu spielen: Die Überlebensrate von Nierentransplantaten mit primärer Funktion ist höher als die von solchen mit verzögerter Funktionsaufnahme **(Abb. 9.3)**, offensichtlich bedingt durch eine geringere Inzidenz der chronischen Rejektion. Auch wiederholte akute Rejektionen in der Vorgeschichte und CMV-Infektion erhöhen das Risiko einer chronischen Rejektion.

Im Transplantat finden sich interstitielle und perivaskuläre Infiltrate (T-Zell- bzw. humorale Immunantwort, s. o.), die jedoch geringer ausgeprägt sind als bei der akuten Rejektion, sowie fibrosierende Veränderungen.

Therapie und Prophylaxe: Eine spezifische Therapie gibt es bislang nicht. Daher müssen alle denkbaren Risikofaktoren ausgeschlossen werden durch
- optimale Konservierung von Spenderorganen
- Einhalten einer kurzen kalten Ischämiezeit, um den Ischämie- bzw. Reperfusionsschaden so gering wie möglich zu halten
- bestmögliche Immunsuppression zur Vermeidung akuter Abstoßung
- Prophylaxe von CMV-Infektionen
- konsequente antihypertensive Therapie beim Organempfänger.

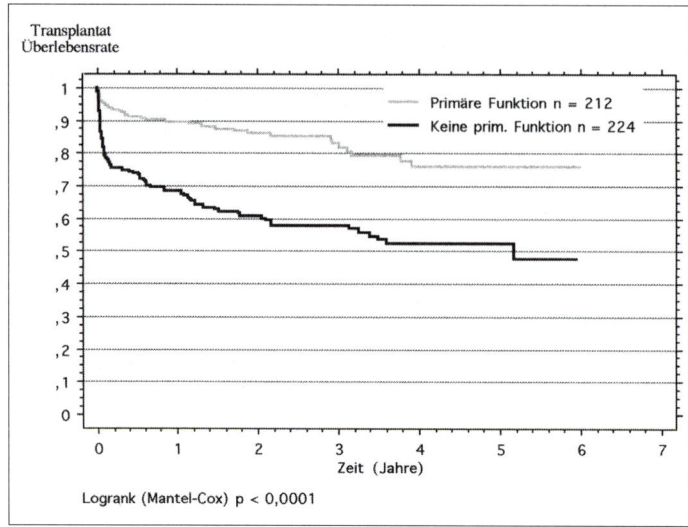

Abb. 9.3 Transplantat-Überlebensraten nach Nierentransplantation unter Cyclosporin-A-Immunosuppresion in Abhängigkeit von der primären Organfunktion (436 Nierentransplantationen 1991–1996, Klinik für Urologie, Universität Hamburg)

9.6 Gesetzlicher und organisatorischer Rahmen

Gesetzlicher Rahmen ist das Gesetz über die Spende, Entnahme und Übertragung von Organen (Transplantationsgesetz) vom 1.12.1997.

9.6.1 Organspende

Gesetzlich erlaubt sind:
- die Organentnahme bei verstorbenen (hirntoten) Spendern (Leichenspende)
- die Organspende durch lebende Personen (Lebendspende).

Leichenspende
Die Organentnahme beim hirntoten Spender ist nur erlaubt, wenn sich dieser zu Lebzeiten für eine Organentnahme nach seinem Tode ausgesprochen hat (z.B. durch Organspenderausweis). Hat sich der Verstorbene zu Lebzeiten weder für noch gegen eine Organentnahme ausgesprochen (häufigster Fall), ist der nächste Angehörige des Verstorbenen zu befragen, der die Zustimmung nach dem mutmaßlichen Willen des Verstorbenen geben oder verweigern soll.

Lebendspende
Für eine Lebendspende kommen heute insbesondere eine Niere oder – bei Versagen der kindlichen Leber – einzelne Lebersegmente in Frage. Voraussetzung ist natürlich, dass dem Spender durch die Organentnahme kein wesentlicher Schaden ent-

steht. Diese besteht nur, wenn das kontralaterale bzw. das Restorgan einwandfrei funktioniert und Risikofaktoren, die eine spätere Schädigung wahrscheinlich machen (z.B. Diabetes mellitus, signifikanter Hypertonus), fehlen.

Nach dem Transplantationsgesetz ist eine Lebendorganspende nur einem Verwandten 1. oder 2. Grades, dem Ehepartner und „anderen Personen, die dem Spender in besonderer persönlicher Verbundenheit offenkundig nahestehen", erlaubt. Die Freiwilligkeit der Entscheidung für die Organspende wird von einer Kommission überprüft. Eine psychologische Betreuung vor und insbesondere nach der Organspende ist dringend erforderlich, insbesondere bei Störungen der Transplantatfunktion. Die Organentnahme selbst unterscheidet sich von der beim Leichenspender, denn das Organ wird nicht in situ, sondern erst nach Entnahme (ex situ) perfundiert **(Abb. 9.4)**.

9.6.2 Spendervoraussetzungen

Für Organspender gibt es keine absolute Altersobergrenze. Wichtig ist der Nachweis einer **ausreichenden Funktion des zu entnehmenden Organs**. Oft lässt sich dies erst intraoperativ, in Einzelfällen erst nach histologischer Untersuchung des Transplantats nach der Organentnahme klären.

Bei **florider Infektion** (z.B. Tbc, Lues, HIV), **Malignom** (Ausnahme: primäre Hirntumoren), **chronischer Erkrankung des zu transplantierenden Organs** oder **Erkrankungen, die Vorschäden dieses Organs wahrscheinlich machen** (z.B. Nephropathie

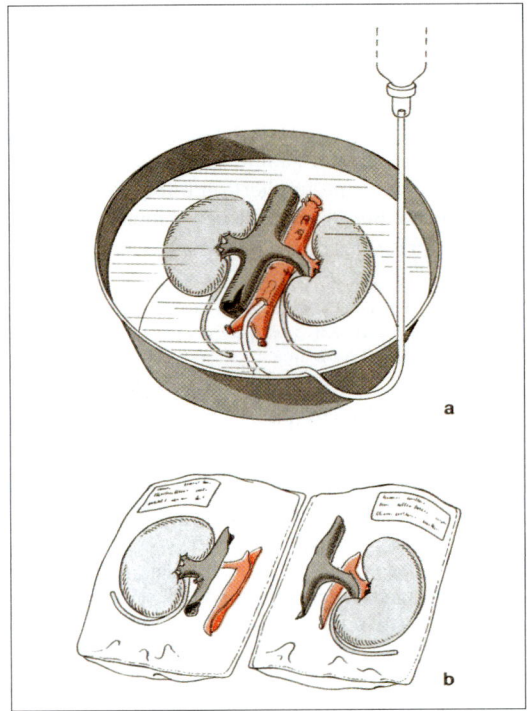

Abb. 9.4 a, b
a Organkonservierung (ex situ-Perfusion)
b und Transport bei Nierentransplantationen

bei langjährigem Diabetes mellitus) ist eine **Organspende ausgeschlossen**.

Voraussetzung zur Organentnahme sind **stabile Kreislaufverhältnisse nach Eintritt des Hirntodes**. Diese Voraussetzungen werden nur durch eine fortdauernde spezielle intensivmedizinische Betreuung des Organspenders nach Eintritt des Hirntodes erreicht.

9.6.3 Hirntod

Kriterium für den Tod des Menschen nach dem Transplantationsgesetz ist der Hirntod, d. h. „der endgültige, nicht behebbare Ausfall der Gesamtfunktion des Großhirns, des Kleinhirns und des Hirnstamms" (§ 3, Abs. 2).

Die **Feststellung des Hirntodes** erfolgt durch **2 Ärzte** – unabhängig voneinander –, die nicht dem Transplantationsteam angehören dürfen und über langjährige Erfahrung auf dem Gebiet der Neurologie verfügen müssen. Wesentlich für die Feststellung des Hirntodes sind **klinische Zeichen** wie
- Ausfall der Spontanatmung (Apnoe-Test)
- lichtstarre Pupillen
- fehlende Hirnstammreflexe (okulozephaler Reflex, Korneal-, Pharyngeal- bzw. Trachealreflex).

Diese Zeichen müssen bei primärem Hirnschaden (z. B. Schädel-Hirn-Trauma, Subarachnoidalblutung) im Abstand von mindestens 12 Stunden, bei sekundärem Hirnschaden (z. B. Hypoxie, Intoxikation) im Abstand von 3 Tagen geprüft werden. Werden zusätzliche **apparative Nachweise** des Hirntodes erbracht (0-Linien-EEG, fehlende intrakranielle Perfusion im Angiogramm oder in der Doppler-Sonographie), ist ein Zeitabstand zwischen den klinischen Untersuchungen nicht notwendig.

Für **kindliche Organspender vor dem 3. Lebensjahr** gelten **besondere Regelungen**. Umstände, die die neurologische Situation verschleiern würden (z. B. fortbestehende Intoxikation, Relaxation, Hypothermie, metabolisches oder endokrines Koma), müssen bei der Diagnostik ausgeschlossen sein.

9.6.4 Organentnahme und -konservierung

Jede Ischämie führt zu Mangel an Sauerstoff und Substraten und so zum Erlöschen energieabhängiger Prozesse, die die intrazelluläre Homöostase aufrechterhalten, und zum Zell- und Organuntergang. Daher müssen bei der Organtransplantation energieverbrauchende und azidosefördernde intrazelluläre Stoffwechselvorgänge auf ein Minimum reduziert werden, um eine möglichst lange tolerable Ischämiezeit zu erreichen. Die wichtigste Methode ist die **rasche Abkühlung des entnommenen Organs auf ca. + 4 °C**. Dies lässt sich am besten erreichen, indem das Organ im Moment der Kreislaufunterbrechung über die zuführenden Gefäße mit einer vorgekühlten Lösung **perfundiert** wird. Dieser **Flush** hat gleichzeitig zum Ziel, die Gefäße möglichst weitgehend von Blutbestandteilen zu befreien.

Für die weitere **Konservierung des explantierten Organs** gibt es im Wesentlichen zwei Möglichkeiten:
- **kontinuierliche hypotherme Perfusion**: Diese technisch aufwändige Lösung hat den Vorteil, dass das Organ mit Substraten versorgt und die trotz der Abkühlung auf + 4 °C stattfindende Anhäufung azidotischer Stoffwechselprodukte vermieden wird. Sie hat sich wegen vielfältiger Probleme jedoch nicht durchsetzen können.
- **hypotherme Konservierung ohne Perfusion**: Nach Flush-Perfusion wird das Organ mit Konservierungslösungen in einem kleinen Flüssigkeitsvolumen in Kühlboxen auf Eis konserviert. Diese Form der Konservierung ist von der Handhabung her wesentlich einfacher und wird daher zurzeit fast ausschließlich angewandt.

Als **Perfusionslösung** dienten ursprünglich Kochsalz- oder Ringer-Lösung. Veränderung bzw. Hinzufügen verschiedener Komponenten verbesserte die Konservierungsergebnisse wesentlich. Die lange Zeit verbreitete Euro-Collins-Lösung ist zurzeit weitgehend durch die **UW (University of Wisconsin-)Lösung nach Belzer** oder die **HTK-Lösung nach Brettschneider** ersetzt worden. Diese bieten neben der reinen thermischen Kühlung noch folgende Vorteile:
- Pufferung der Azidose (Phosphatpuffer, Histidinpuffer)
- Vermeidung des intrazellulären Ödems, das bei sistierender Natrium-Kalium-Pumpe durch Natriumeinstrom entsteht, durch nichtpermeable Zucker und große Anionen bei verminderter Natrium- und Chloridkonzentration und erhöhter Kaliumkonzentration
- Prophylaxe des interstitiellen Ödems durch Zugabe von Kolloiden (z. B. Hydroxyethylstärke)
- Abfangen von toxischen O_2-Radikalen durch Xanthinoxidaseinhibition (Allopurinol) oder Reduktionsmittel (Glutathion)
- Aufrechterhaltung energieverbrauchender Stoffwechselprozesse durch Bereitstellung von ATP-Vorstufen (Adenosin).

Bei den heute am häufigsten durchgeführten **Multiorganentnahmen beim Leichenspender** werden die intra- und retroperitonealen Organe (Leber, Nieren, Pankreas) in situ en bloc über einen Perfusionskatheter in der distalen Aorta perfundiert, das Perfusat läuft über die V. cava inferior ab. Die Leber wird zusätzlich über die V. portae mittels eines 2. Perfusionskatheters in der V. mesenterica superior durchspült **(Abb. 9.5)**. Das Herz wird separat über eine Perfusionskanüle in der abgeklemmten Aorta ascendens perfundiert (anterograde Koronarperfusion). Bei gleichzeitiger Lungenentnahme wird separat über die A. pulmonalis perfundiert.

Nach Entnahme werden die Organe in Konservierungslösung verpackt und auf Eis gelagert. In diesem Zustand beträgt die **tolerable kalte Ischämiezeit** für
- das Herz ca. 4 Stunden
- die Leber ca. 14 Stunden
- das Pankreas ca. 12 Stunden
- die Nieren deutlich über 24 Stunden.

Diese Ischämiezeiten erlauben eine großräumige optimierte Organverteilung.

9.6.5 Organverteilung (Allokation)

Die Vergabe von Spenderorganen sollte den Ansprüchen an höchste Effizienz und Gerechtigkeit genügen. Die Organverteilung wird für Deutschland und Österreich zentral von Eurotransplant in Leiden (Niederlande) geregelt (in der Schweiz übernimmt dies Swisstransplant). Bei Eurotransplant sind die Daten aller potentiellen Organempfänger auf den Wartelisten in den Beneluxstaaten, Öster-

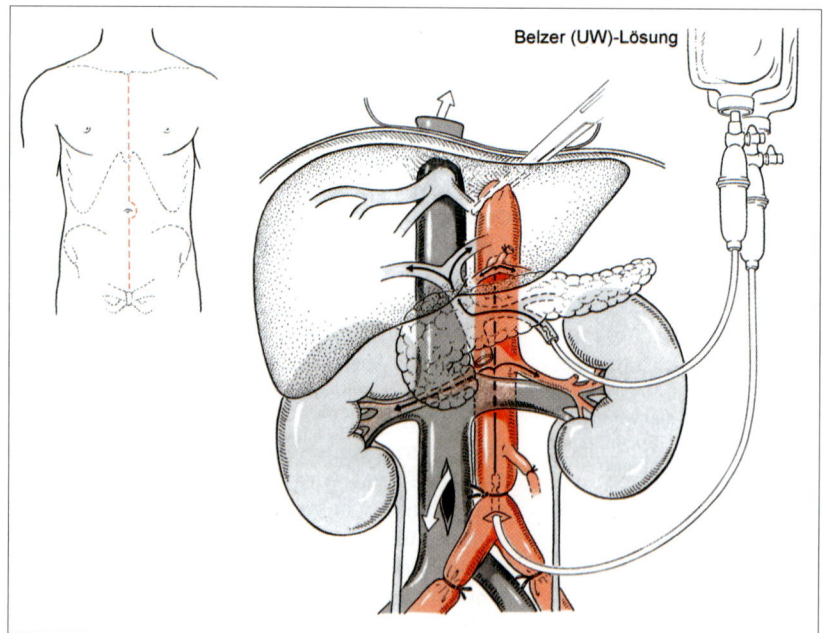

Abb. 9.5 Situs nach Einbringen der Perfusionskatheter in die Aorta abdominalis und die V. mesenterica inferior zur Multiorganentnahme (In-situ-Perfusion)

reich und der Bundesrepublik Deutschland gespeichert. Die Organvergabe erfolgt nach einem computergestützten Algorithmus, wobei der Immunisierungsstatus des Empfängers, kindlicher Empfänger u.a. Faktoren, bei Nierentransplantationen insbesondere die HLA-Kompatibilität von Spender und Empfänger sowie die Wartezeit des Empfängers berücksichtigt werden. Durch diesen Algorithmus wird versucht, eine größtmögliche Gerechtigkeit in der Organverteilung zu erreichen und jedem Empfänger ein möglichst gut passendes Organ zur Verfügung zu stellen.

9.7 Beispiel: Nierentransplantation

9.7.1 Spender

Leichenspender
Ein hirntoter potenzieller Nierenspender muss neben den o. g. Voraussetzungen eine ausreichende Nierenfunktion aufweisen: **adäquate Diurese, Serum-Kreatininwert < 2 mg/dl, keine renalen Erkrankungen** in der Vorgeschichte, soweit der Ausschluss möglich ist. Ist die Urinausscheidung des potentiellen Spenders auf der Intensivstation unzureichend, ist vor Annahme eines Nierenschadens eine **Hypovolämie auszuschließen**: Bei Hirntod kommt es wegen Ausfall der ADH-Sekretion zu zentralem Diabetes insipidus, der eine massive Volumensubstitution erforderlich macht. Unterbleibt diese, kommt es zur Hypotension und schließlich zur Oligurie. Die **durch Hypovolämie bedingte Hypotension** darf **nicht mit Vasokonstriktiva** (z. B. Katecholamine) **behandelt** werden, da diese die Nierenperfusion weiter verschlechtern würden.

> Eine obere Altersgrenze für die Nierenentnahme gibt es nicht

Zwar sind die Transplantationsergebnisse bei Nieren älterer Spender (> 60 Jahre) insgesamt etwas schlechter als bei Nieren Jüngerer, dieser Nachteil kann jedoch wahrscheinlich durch die **Verkürzung kalter Ischämiezeiten** und die **Vermeidung nephrotoxischer Substanzen bei der Transplantation von Nieren älterer Spender** ausgeglichen werden. Die Qualität der entnommenen Nieren lässt sich erst nach Freipräparation vom umgebenden Fettgewebe und bei eventueller Nachperfusion ermitteln. In Zweifelsfällen kann die histologische Untersuchung einer Transplantatbiopsie vor Implantation klären, ob die Niere als Spenderorgan geeignet ist.

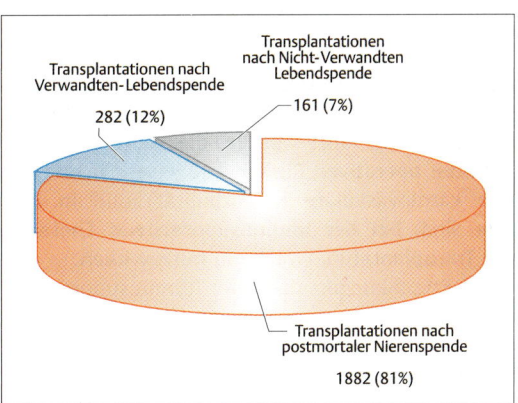

Abb. 9.6 Anteil der Nierentransplantationen von verwandten und nicht-verwandten Lebendspendern an der Gesamtzahl der Nierentransplantationen in der Bundesrepublik Deutschland im Jahr 2002

Lebendspender
Der Anteil an Lebendspendern betrug 2002 in der Bundesrepublik Deutschland 19 % **(Abb. 9.6)**, er hat sich demnach gegenüber 1996 (7 %) mehr als verdoppelt. Ursachen sind die fortbestehende Organknappheit (s. o.) und ein zunehmendes Bewusstsein der Möglichkeit der Lebendspende, insbesondere unter Ehepartnern. Beispiele aus den USA und Skandinavien zeigen, dass mehr als 50 % der Patienten auf der Warteliste mit Organen von Lebendspendern versorgt werden können. In diesen Ländern beträgt die mittlere Wartezeit auf eine Niere nur wenige Monate, in Deutschland dagegen ca. 5 Jahre.

9.7.2 Empfänger

Die Entscheidung, ob ein Dialysepatient ein geeigneter Nierenempfänger ist, hängt im Einzelfall von der Abwägung der Nutzen und Risiken einer Transplantation ab.

> Die Lebenserwartung unter Hämodialyse und nach Nierentransplantation ist heute vergleichbar

Allerdings spricht die elementar verbesserte Lebensqualität nach der Transplantation für die Nierentransplantation: Im optimalen Fall ist der Transplantierte vom Dialysezentrum unabhängig, die Flüssigkeitsrestriktion fällt weg, die renale Anämie, der renale Hypertonus und die renale Osteopathie verschwinden, die urämische Polyneuropathie geht zurück. Die Spermiogenese normalisiert sich bzw. der Menstruationszyklus setzt wieder ein, so dass Schwangerschaft möglich ist.

Zudem sind die kumulativen Kosten für Transplantation und Nachsorge deutlich geringer als die der Langzeit-Hämodialyse.

Somit sollten Nierentransplantationen bei Patienten durchgeführt werden, die **keine erheblich erhöhten operativen Risiken** aufweisen (insbesondere kardiovaskuläre Komorbidität) und **in der Lage sind**, **bei der immunsuppressiven Therapie und Transplantatüberwachung mitzuwirken**.

Bei Erkrankungen, die unter Immunsuppression exazerbieren können, wie akuten und chronischen **Infektionen, floriden Ulcera ventriculi et duodeni**, **akuten Psychosen**, ist die **Nierentransplantation** solange **kontraindiziert, bis** sie **adäquat therapiert** worden sind. Bei **Malignomen** in der Vorgeschichte müssen zwischen kurativer Tumortherapie und Organtransplantation Karenzzeiten eingehalten werden, da Malignome unter Immunsuppression häufiger rezidivieren. **Erkrankungen, die zu raschem Funktionsverlust des Transplantats führen können**, beeinflussen ebenfalls die Indikationsstellung: Bei Wegener-Granulomatose, Goodpasture-Syndrom, Purpura Schoenlein-Henoch und hämolytisch-urämischem Syndrom (HUS) besteht ein erhebliches Risiko eines Rezidivs im Transplantat. Daher müssen bei diesen Erkrankungen ca. 2 Jahre (HUS im Kindesalter: 1 Jahr) ohne Erkrankungsaktivität vergehen, bevor eine Transplantation angestrebt wird.

Bei **Oxalose** wird eine **kombinierte Leber- und Nierentransplantation** durchgeführt, damit die Stoffwechselstörung therapiert wird und die zur Niereninsuffizienz führende Nephrokalzinose nicht im Transplantat rezidivieren kann.

Bei **fokal sklerosierender Glomerulonephritis** beträgt die Rezidivrate im Transplantat > 90 %. Der Patient muss über die resultierende geringere Lebenserwartung des Transplantats aufgeklärt werden. Eine Lebendspende kommt bei dieser Erkrankung nicht in Betracht.

9.7.3 Indikationen

Dringliche Indikationen
Sie ergeben sich aus typischen Dialyseproblemen:
- Shunt-Komplikation
- schwere renale Osteopathie
- progrediente Polyneuropathie
- zunehmende Enzephalopathie
- therapierefraktärer Hypertonus
- Polyserositis
- massive Anämie (selten seit Einführung des rekombinanten Erythropoetins)
- psychische Probleme (z. B. Suizidalität)
- schwere soziale Probleme (beruflich, familiär).

Patienten mit dringlicher Indikation können unter gewissen Voraussetzungen mit dem Zusatz „high urgency" (hohe Dringlichkeit) auf der Warteliste geführt und bei der Organallokation bevorzugt werden.

Sonderindikationen
Eine frühzeitige Transplantation empfiehlt sich bei Patienten mit **Glomerulosklerose im Rahmen eines Diabetes mellitus Typ I**. Bei schwerer Einstellbarkeit des Diabetes ist ggf. eine kombinierte Nieren- und Pankreastransplantation angezeigt.

Bei **Kindern** ist die Transplantationsindikation dringlicher als bei Erwachsenen, da trotz moderner Dialyseverfahren renaler Minderwuchs und Dystrophie nur unzureichend behandelt werden können.

9.7.4 Operation

Nieren werden heterotop transplantiert, d. h. sie werden extraperitoneal in die linke oder rechte

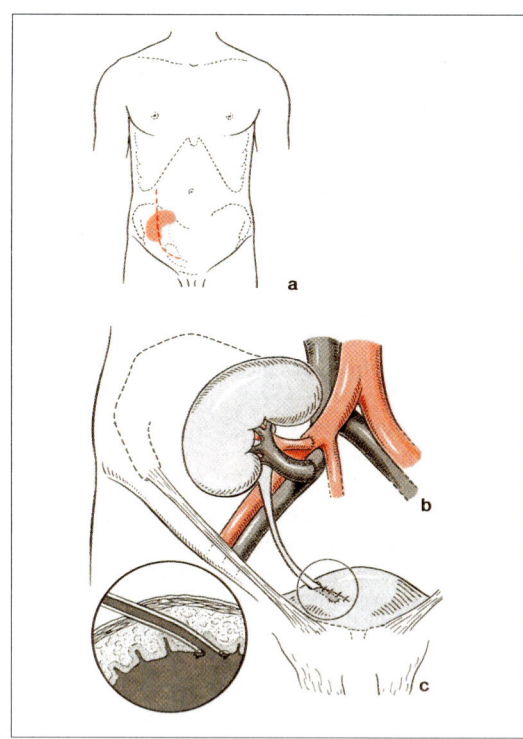

Abb. 9.7 a–c Organimplantation in die Fossa iliaca bei Nierentransplantation.
a Hautschnitt und Lokalisation
b Gefäßanastomosen
c Ureterozystoneostomie

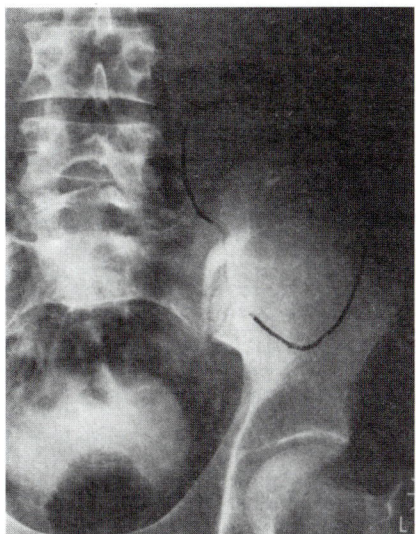

Abb. 9.8 Intravenöses Urogramm der transplantierten Niere

Fossa iliaca positioniert. Nach (in der Regel End-zu-Seit-)Anastomosierung der Spendergefäße mit der A. und V. iliaca externa wird der Harnleiter am Blasendach mit einem submukösen Tunnel (Antirefluxmechanismus) anastomosiert (Abb. 9.7). Das typische Röntgenbild einer transplantierten Niere (i. v.-Urographie) zeigt Abb. 9.8.

9.7.5 Kontrolluntersuchungen

Engmaschige postoperative Kontrollen erfassen die Transplantatfunktion und dienen dazu, Abstoßungsreaktionen und technische Komplikationen der Nierentransplantation auszuschließen:

■ Etwa 60–70 % aller transplantierten Nieren zeigen heute eine primäre Funktionsaufnahme mit Diurese noch auf dem Operationstisch. Bei diesen Organen ist die **Diurese** einer der wichtigsten Verlaufsparameter und wird anfänglich stündlich, später einmal täglich gemessen. Ein Rückgang der Ausscheidung ist ein erstes Zeichen einer Abstoßungsreaktion, aber auch von technischen Problemen (z. B. arterielle oder venöse Thrombose, Harnleiterleckage) sowie von medikamentös-toxischen Transplantatschäden (z. B. Cyclosporin-A-Toxizität).

■ **Regelmäßige Kontrollen des Körpergewichts** verhindern eine Überwässerung bei unzureichender Transplantatfunktion. Beginnende Rejektionen zeigen ebenfalls einen Anstieg des Körpergewichts, oft noch vor einem messbaren Rückgang der Diurese.

■ Die Entgiftungsfunktion des Transplantats wird durch **tägliche Kontrolle der Retentionswerte und der Elektrolyte** überwacht.

■ Die regelmäßige Messung des Vollblutspiegels von Cyclosporin A und Tacrolimus bzw. Beurteilung der T-Zell-Differenzierung bei Gabe von ATG oder OKT-3 dient dem **Monitoring der Immunosuppression**.

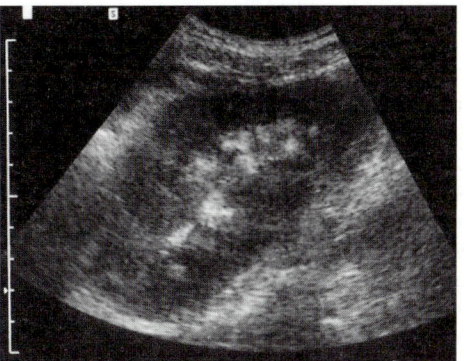

a

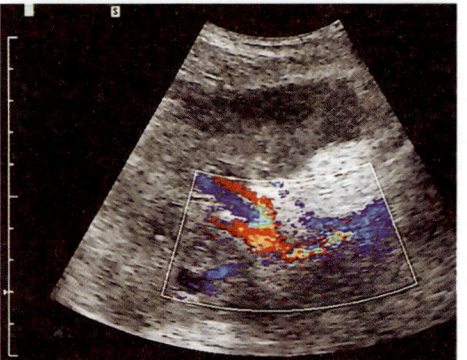

b

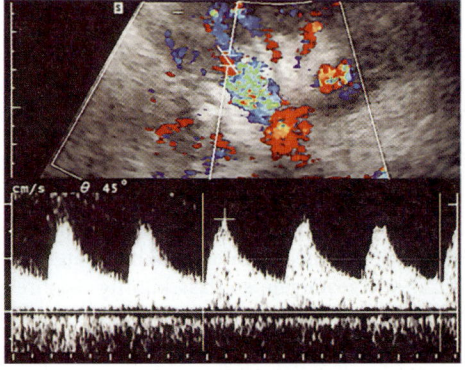

c

Abb. 9.9 a–c Duplexsonographie der Transplantatniere.
a Darstellung des Transplantates im B-Bild
b Farbkodierte Darstellung der arteriellen und venösen Gefäße
c Dopplersonographische Darstellung des Flussspektrums in einer Interlobärarterie (Normalbefund)

■ Bei **V. a. Infektion** werden Blut-, Urin, Sputum- und ggf. Stuhlkulturen angelegt. Serologische Untersuchungen (s. Kap. 4.3.1) dienen dem Ausschluss der wichtigsten Virusinfekte und opportunistischen Infektionen.

■ Die regelmäßige **sonographische Kontrolle** des Transplantats (Abb. 9.9a) gilt heute als Standard. Sie weist Harnabfluss-Störungen, Lymphozelen und Hämatome um das Transplantat nach. Durch die **Duplexsonographie** (Abb. 9.9b) lassen sich die Transplantatgefäße hervorragend darstellen, so dass z. B. Anastomosenstenosen und Thrombosen frühzeitig zu erkennen sind. Die Analyse des Doppler-Spektrums der Interlobärarterien (Abb. 9.9c, Normalbefund) liefert Hinweise auf das Vorliegen einer Abstoßungsreaktion. Dabei ist bei erhaltenem systolischen Fluss der diastolische Fluß durch das Parenchymödem drastisch reduziert.

■ Die **szintigraphische Untersuchung** des Transplantats, früher eine Routineuntersuchung, wird heute nur noch in Ausnahmefällen durchgeführt.

9.7.6   Ergebnisse

Die perioperative Mortalität der Nierentransplantation liegt heute unter 2 %. Auch wenn die Langzeitmortalität von Transplantierten im Vergleich zu einem gleich alten Normalkollektiv aufgrund kardiovaskulärer Begleiterkrankungen und der Tumorinzidenz insgesamt erhöht ist, beträgt die 5-Jahres-Überlebensrate nach Nierentransplantation heutzutage 85 %.

> Das Transplantatüberleben hat sich seit der Einführung von Cyclosporin A dramatisch gebessert

Die 1-Jahres-Funktionsrate der in den letzten 10 Jahren transplantierten Nieren beträgt weltweit ca. 80 %, die 5-Jahres-Funktionsrate ca. 60 %. Das mediane Organüberleben (Transplantat-Halbwertszeit) beläuft sich somit auf mehr als 8 Jahre.

Durch weitere Verbesserung der Organperfusion und Konservierung, Operationstechnik und Immunsuppression sind die 1-Jahres-Funktionsraten auf heute ca. 90 % gestiegen, so dass künftig 5-Jahres-Überlebensraten von > 70 % wahrscheinlich sind. Dabei ist die Transplantat-Überlebensrate bei Retransplantation deutlich geringer als bei Ersttransplantation, bedingt durch die Bildung von HLA-Antikörpern und eine höhere Inzidenz operativer Komplikationen. Zum Einfluss der primären Organfunktion auf die Langzeitprognose s. Kap. 9.5.3.

Insgesamt hat sich die Nierentransplantation in drei Dekaden von einer der größten medizinischen Pionierleistungen zu einem optimierten Standardtherapieverfahren der terminalen Niereninsuffizienz entwickelt. Trotz Verbesserung der Hämo- und Peritonealdialyse ist kein Dialyseverfahren in der Lage, dem Patienten eine vergleichbare Normalisierung seiner Lebensqualität über viele Jahre zu ermöglichen.

9.8   Lebertransplantation (s. Kap. 34)

9.9   Pankreastransplantation (s. Kap. 37)

9.10   Herztransplantation (s. Kap. 22)

▓▓▌ Merken

- **Organtransplantationen gehören heute zu den chirurgischen Standardverfahren.**
- **Das Spenderorgan kann das des Empfängers unterstützen (auxiliäre Transplantation) oder ersetzen (substitutive Transplantation), die Transplantation kann orthotop (Herz, Lunge, Leber) oder heterotop (Niere, Pankreas) erfolgen.**
- **Möglichkeit der Organentnahme: Kadaverspende und Lebendspende**
- **Für die Transplantation wichtigste Antigensysteme: AB0-Blutgruppen- und HLA-Antigene. Eine Transplantation setzt AB0-Kompatibilität und ein negatives Cross-match (keine HLA-Antikörper nachweisbar) voraus.**
- **Keine Organtransplantation ohne immunsuppressive Therapie**
- **Stadien der immunsuppressiven Therapie: Induktions-, Basis- bzw. Erhaltungstherapie, Rejektionstherapie**
- **Wichtigste Komplikationen der immunsuppressiven Therapie: Anfälligkeit für bakterielle, virale (CMV, EBV, Hepatitis) und durch Pilze ausgelöste Infekte, Malignom**
- **Wichtigste, auf das Spenderorgan bezogene Komplikation: Abstoßungsreaktion (Rejektion). Formen: hyperakut, akut, chronisch.**
- **Kalte Ischämiezeiten der Spenderorgane: Herz ca. 4 h, Leber ca. 14 h, Pankreas ca. 12 h, Niere deutlich über 24 h.**
- **Organisation der Organvergabe in Europa: Eurotransplant-Zentrale in Leiden (NL).**

10   Plastische Chirurgie

Die Plastische Chirurgie ist ein eigenes Fachgebiet und umfasst

■ die Versorgung bzw. Korrektur von Veränderungen, die durch Krankheit oder Verletzung (z. B. Tumor, Verbrennungen) hervorgerufen wurden (rekonstruktive ästhetische Chirurgie)
■ die Korrektur angeborener Anomalien (z. B. von Handfehlbildungen)
■ die Verbesserung der Körperform und sichtbarer Körperfunktionen (ästhetische Chirurgie).

Daher hat die Wundversorgung in der Plastischen Chirurgie zentrale Bedeutung. Im Gegensatz zur Allgemeinen Chirurgie gibt es nur wenige standardisierte Operationsverfahren. Der Plastische Chirurg muss fundamentale Operationstechniken – von der Schnittführung über kleine Lappenplastiken bis hin zur mikro-neurovaskulären Transplantation – sowie Laser- und endoskopische Operationsverfahren beherrschen. Im Mittelpunkt der Operationsplanung steht die ästhetisch-funktionelle Rekonstruktion. Daher sind genaueste anatomische und physiologische Kenntnisse und ein hoher ästhetischer Anspruch essentiell.

10.1   Wundversorgung nach plastisch-chirurgischen Prinzipien

Die chirurgische Wundversorgung stellt die Basistätigkeit eines Chirurgen dar und sollte nach plastisch-chirurgischen Prinzipien durchgeführt werden (s. Kap. 1.4.3).

Die wichtigsten **Voraussetzungen für eine gute und rasche Wundheilung** sind:
1. Vorbereitung der Wunde (s. Kap. 1.4.3)
2. Schnittführung
3. Hämatomvermeidung
4. Nahttechniken
5. postoperative Versorgung.

10.1.1 Schnittführung

Planung vor Anzeichnen vor Schnitt

Nur so lassen sich gute chirurgische Ergebnisse erreichen. Narben lassen sich jedoch trotz größter Sorgfalt nicht vermeiden.

Kann der Chirurg die Schnittlinie bestimmen, sollte er sich an anatomischen Regionen orientieren. Möglichkeiten zur Vermeidung unschöner Nar-

ben bieten **natürliche Grenzlinien**, z. B. Haaransatz, Lippenrot-Haut-Grenze, Ohrmuschel, Wange, Axillarlinie. An der Hand stehen die Hautleisten als Muster für die Schnittführung zur Verfügung.

Praktische Bedeutung, besonders in der Gesichtschirurgie, haben **Hautfalten**. Hier können Narben unauffällig platziert werden. Beim Jüngeren lassen sie sich durch Grimassieren darstellen. Am Körper folgen die Falten den **Spaltlinien der Haut** nach Langer (s. Abb. 2.18). Dies sind Vektoren geringster Hautspannung. Sie verlaufen senkrecht zu den Spannungsvektoren der Muskelaktivität. Meist lassen sie sich durch Zusammendrücken der Zielregion verdeutlichen.

Bei **gelenküberschreitender Schnittführung** sollten gerade Schnitte vermieden werden und die Planung schon Schrumpfungen der Narbe berücksichtigen.

Bei **Notfallversorgungen** (s. Kap. 2, Operativer Eingriff) sollte die Richtung der sich entwickelnden Narbe berechnet und an die genannten Prinzipien angeglichen werden, wenn der Verschmutzungsgrad der Wunde und die Risskanten dies zulassen. Im Zweifelsfall ist später eine Narbenkorrektur möglich, ausgenommen bei großen Weichteilverletzungen des Gesichtes: Hier müssen bereits bei der Primärversorgung die ästhetischen Einheiten des Gesichtes (Abb. 10.1) berücksichtigt werden.

In jedem Fall ist eine Planung der Schnittführung erforderlich und das Anzeichnen von Schnittführung oder Erweiterungsschnitten anzuraten.

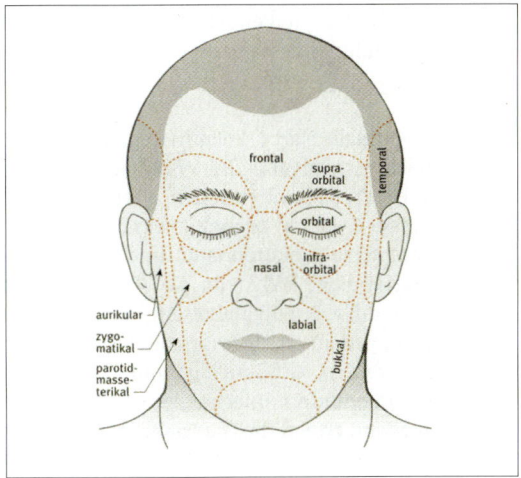

Abb. 10.1 Ästhetische Einheiten des Gesichtes. In der Rekonstruktion von Gesichtswunden sollten neben den Hautspaltlinien auch die ästhetischen Einheiten des Gesichtes beachtet und diese nicht durch Narben unterteilt werden.

Analyseschritte Schnittführung:
1. Natürliche Trennungslinien
2. Hautfalten
3. Spannungslinien
4. Gelenkbewegungen

10.1.2 Hämatomvermeidung

Zur Verringerung des Infektionsrisikos und der Wundspannung ist eine Hämatomvermeidung unabdingbar.

An den **Extremitäten** lassen sich viele plastisch-chirurgische Eingriffe unter **Blutleere** durchführen. Diese ermöglicht eine gewebeschonende, atraumatische Präparation in den anatomischen Schichten. Sie sollte nach spätestens 2 Stunden gelöst werden. Während der Reperfusion kommt es zunächst zu verstärkten Blutungen. Nach ca. 5 Minuten Wartezeit erfolgt eine exakte Blutstillung. Zur punktgenauen, atraumatischen Blutstillung wird der Gebrauch einer bipolaren Pinzette empfohlen.

Ins **Wundbett** sollten **Saug- oder Laschendrainagen** gelegt werden, um auch kleinere Hämatome zu vermeiden.

10.1.3 Nahttechniken

Nahtmaterial wird in resorbierbares und nicht-resorbierbares eingeteilt (s. Kap. 2.4.1). In der Plastischen Chirurgie wird die Fadenstärke in USP (United States Pharmakopee) angegeben, z. B. 4/0 USP = 0,15 – 0,19 mm. Mit steigender USP-Zahl verringert sich der Fadendurchmesser.

Hautnähte
Um eine optimale Narbe zu erhalten, sollten die Wundränder vertikal und die Wundränder gleich dick sein. Die Wundränder sollen ohne Spannung und in leichter Eversion adaptiert werden. Dies geschieht durch eine **Subkutannaht**, für die resorbierbares Material einer HWZ von ca. 70 – 100 Tagen verwendet wird, z. B. Polyglykolsäure (PGS). Seitliche Einziehungen durch Mitfassen der Kutis müssen vermieden werden. Größere Spannung lässt sich durch Wundranduntermierung verringern.

Anschließend erfolgt die **Hautnaht** in Form einer Einzelknopf- oder fortlaufenden Naht. Hierbei hat sich in der Plastischen Chirurgie monofiler Faden der Stärke 5/0 – 6/0 USP bewährt.

Einzelknopfnaht, einfach (s. Abb. 2.15a)
Indikation: Standardnaht.

Technik:
- senkrechtes Einführen der Nadel
- Vermeiden von Pinzettenquetschung des Wundrandes (Wundhäkchen)
- an beiden Wundrändern identische Tiefe und Abstand zur Wunde
- leichter Zug des Knotens auf „unbewegliche" Wundseite.

Einzelknopfnaht, Rückstich
Vorteil: Ausgleich unterschiedlicher Wundranddicken.
Indikationen: Handbereich, Areolen, Kopf.
Technik:
- Allgöwer: intrakutaner Rückstich (s. Abb. 2.15e)
- Donati: Ausstich an Gegenseite (s. Abb. 2.15b).

Fortlaufende Naht (s. Abb. 2.15)
Vorteile: Vermeidung von Strangulationen, Druckverteilung, Zeitersparnis.
Techniken (Auswahl):
- intrakutane Fadenführung (Abb. 10.2):
  - zickzackförmige Stichweise im Stratum reticulare der Dermis. Die Fadenenden werden entweder geknotet oder mit Klebestreifen fixiert.
  - Durch Zug kann der Faden nach Abschluss der Wundheilung entfernt werden. Bei längeren Nahtstrecken sollten intermittierende Ausstiche gesetzt werden.
Indikationen: Mammachirurgie, Gesichtschirurgie, feine Hautnähte.
- überwendliche Fadenführung: Der in Einzelknopf-Technik geführte Faden wird jeweils durch eine Schlinge des vorhergehenden Knotens geführt.
Indikationen: Faszienfixierung, Spalthautfixierung.

Gefäßnähte
Die mikrochirurgische Gefäßnaht ist in den meisten Fällen eine Einzelknopfnaht einer Fadenstärke von 9/0 – 10/0 USP (Durchmesser 25 μm). Sie wird unter starker Lupenvergrößerung oder unter dem Operationsmikroskop angelegt, wie in Abb. 10.3 gezeigt.
Indikationen: Freie Transplantation, Replantation, Revaskularisation.
Technik:
- End-zu-End-Anastomosierung (Abb. 10.3):
  - Abklemmen der Gefäßenden mit Mikro-Bulldogklemme
  - Ausspülen der Stümpfe
  - Entfernung der Adventitia
  - Approximierung der Stümpfe
  - Setzen der 1. Naht, 2. Naht im 120°-Winkel zur ersten

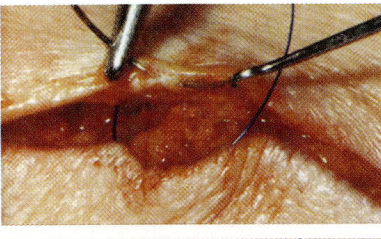

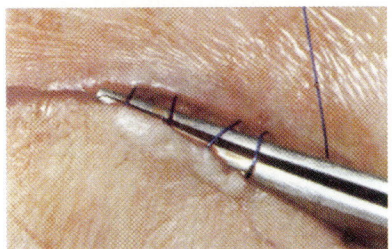

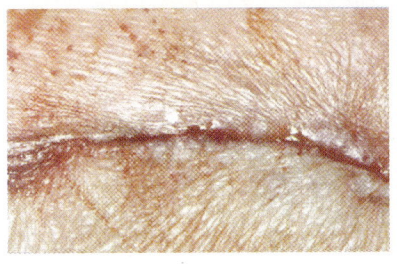

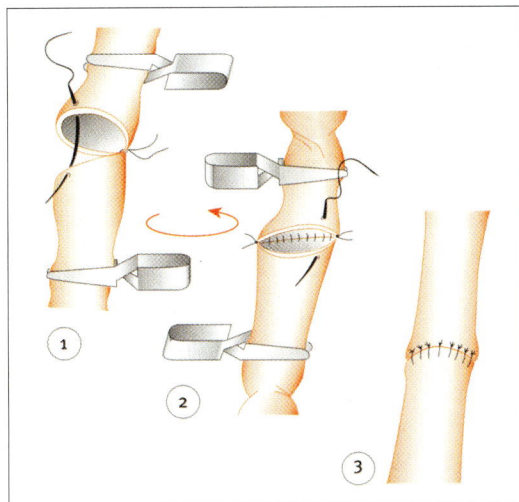

Abb. 10.3 Gefäßnaht: Die abgeklemmten Enden der Gefäße von überstehender Adventitia und Blutresten gereinigt und mit der ersten Naht zusammengeführt (1). Nach kompletter Naht einer Wand wird das Gefäß durch Herumklappen der Gefäßklemmen gedreht. Jetzt kann die Nahtreihe von innen begutachtet (2) und die Gefäßnaht beendet werden (3).

Abb. 10.2 a–c Wundverschluss mit intrakutaner Naht. Nach Adaption der Wundränder mit subkutanen Nähten erfolgt die intrakutane, fortlaufende Fadenführung.
a Die Nadel wird hierbei im Wundrandverlauf im Korium geführt.
b Es ergibt sich ein leicht geschwungener Fadenverlauf.
c Durch diese Technik lassen sich Fadenaustrittsmarken vermeiden.

■ Darstellung der Gefäßrückwand durch Kippen der Klemmen
■ Naht der Rückwand, erneutes Kippen
■ Fertigstellen der Naht
■ Durchgängigkeitsprüfung.
■ End-zu-Seit-Anastomosierung: An Hauptgefäßen muss eine Anastomosierung z. B. eines freien Lappens in End-zu-Seit-Technik erfolgen. Hierbei wird das Spendergefäß tangential eingeschnitten und das Lappengefäß im stumpfen Winkel eingenäht.
Nach Setzen der Eckfäden erfolgt zunächst die Naht der Rückwand und dann der Vorderwand.

Nervennähte
Während bei der mikrochirurgische Gefäßnaht der Erfolg (Durchgängigkeit) sofort geprüft werden

kann, ist der Erfolg der Nervennaht oft erst langfristig zu beurteilen. Wie bei der Gefäßnaht ist die exakte Technik die Grundlage einer erfolgreichen Nervennaht (Koaptation). Die Nähte müssen unbedingt ohne Spannung angelegt werden und das Perineurium fassen. Die Anatomie der Nervenfaszikel muss berücksichtigt werden. Das monofile Nahtmaterial wird in einer Stärke von 10/0 oder 11/0 USP verwendet.

10.1.4 Dog-ear-Korrektur

Nach Entfernung einer runden oder ovalen Läsion besteht bei einem Direktverschluss der Wunde ein tütenförmiger Hautüberschuss an den Inzisionsgrenzen („dog ear").
Technik der Korrektur (Abb. 10.4):
■ Verschluss der Inzision bis zur Bildung des Hautüberschusses
■ Hochziehen des Hautüberschusses mit Wundhäkchen
■ Abtrennung der Basis des Hautüberschusses auf einer Seite
■ Überschlagen des Hautüberschusses, Abtrennung der Basis auf der Gegenseite = Abtragung.

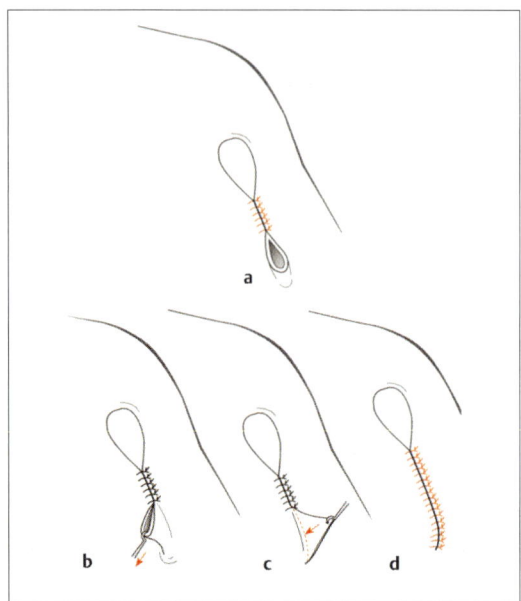

Abb. 10.4 a–d Dog-ear-Korrektur.
a Verschluss der Inzision bis zur Bildung des Hautüberschusses
b Hochziehen des Hautüberschusses mit Wundhäkchen
c Nach Abtrennung der Hautüberschuss-Basis auf einer Seite Überschlagen und Abtrennung der Basis auf der anderen Seite → Abtragung des Hautüberschusses
d Hautverschluss

10.1.5 Postoperative Betreuung

Ziel ist die Verhütung von Infektionen und Hämatomen. Die beste Voraussetzung für einen komplikationslosen postoperativen Verlauf bietet die Ruhigstellung der Extremität durch Verbände oder Fixierung (Gips, Fixateur externe) in Kombination mit leichtem verteiltem Druck auf das Operationsareal.

Die Naht kann durch Steri-Strips entlastet werden. Der Zeitpunkt der Nahtentfernung variiert in der Regel von 4 – 6 Tagen bei Gesichtswunden bis zu 14 – 18 Tagen bei unter Spannung gelegten Fäden.

Der Operateur sollte Art und Dauer der Ruhigstellung, Beginn einer Übungsbehandlung sowie Zeitpunkt der Fädenentfernung festlegen.

10.2 Plastisch-chirurgische Methoden

Durch Transplantate oder Lappen lassen sich die meisten Defekte, z. B. Weichteildefekte, instabile

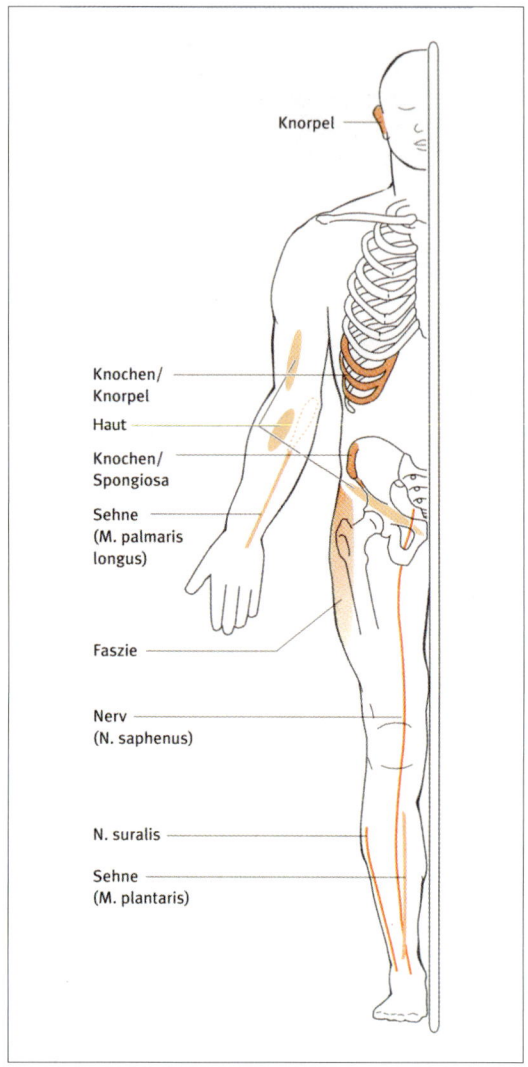

Abb. 10.5 Häufig genutzte freie Transplantate und deren Entnahmestellen. Diese Gewebe werden ohne mikrochirurgischen Anschluss direkt transplantiert.

(= einreißende oder ulzerierende) Narben oder Problemwunden, mit unterschiedlichem Operationsaufwand verschließen. Ein **Transplantat** enthält in der Regel ein Gewebe (z. B. Haut), ein **Lappen** Haut, Unterhaut und evtl. weitere Gewebe. Besteht während des Transfers keine Verbindung mit dem Körper, spricht man von einem **freien Transplantat** (Abb. 10.5) bzw. **freien Lappen**. Bleibt die Gefäßverbindung eines Lappens zum Körper bestehen, spricht man von einem **konventionellen** (**gestielten**) **Lappen**.

10.2.1 Hauttransplantation

Die Hauttransplantation ist eine einfache, wenig belastende Methode der Defektdeckung. Bei rein kutanen Defekten mit guter Vaskularisation des Empfängerbetts (es handelt sich um ein freies Transplantat!) ist sie die Methode der Wahl. Als Empfängerbett (Transplantatlager) eignen sich Muskulatur, Granulationsgewebe und – mit Einschränkung – Faszien. Nicht geeignet sind Fettgewebe, freiliegender Knochen, Knorpel oder Sehnen.

Das Transplantat sollte gut in das Lager eingepasst und unter leichter Spannung mit Druck fixiert werden.

> Das ästhetische Ergebnis ist umso besser, je näher das Spenderareal am Empfängerareal liegt

Hauttransplantate, die aus Epidermis und gesamtem Korium (Dermis) bestehen, bezeichnet man als **Vollhauttransplantate**, solche, die aus Epidermis und einem Teil des Koriums bestehen, als **Spalthauttransplantate**. Letztere werden nach ihrer Dicke weiter unterteilt (Abb. 10.6).

Vollhauttransplantat (Abb. 10.7)
Vorteile: Gute Konsistenz- und Farbübereinstimmung mit der Umgebung des Defekts, geringe Schrumpfung.
Nachteile: Limitierte Spenderareale, problematischere Einheilung als bei den dünneren Spalthauttransplantaten.
Indikationen: Mechanisch beanspruchte Transplantatlager (Hände, Gelenke), sichtbare Areale (Hals, Gesicht).

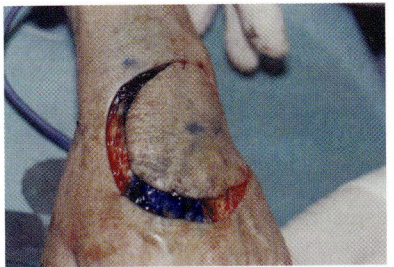

a

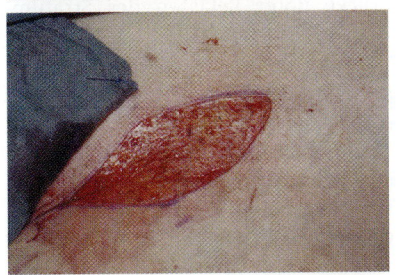

b

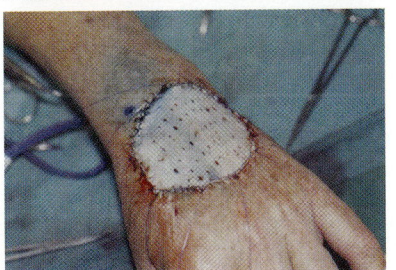

c

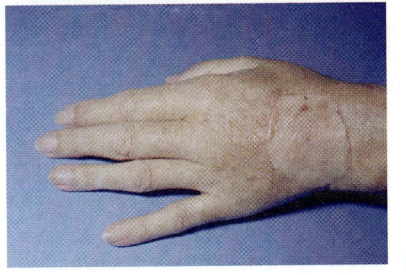

d

Abb. 10.7 a–d Defektdeckung durch Vollhauttransplantation.
a Operative Entfernung eines malignen Melanoms am Handrücken. Die Blau-Markierung dient zur Darstellung des Sentinel-Lymphknotens.
b Entnahme des Vollhauttransplantates aus der Leiste.
c Einnaht in den Defekt.
d Postoperatives Ergebnis.

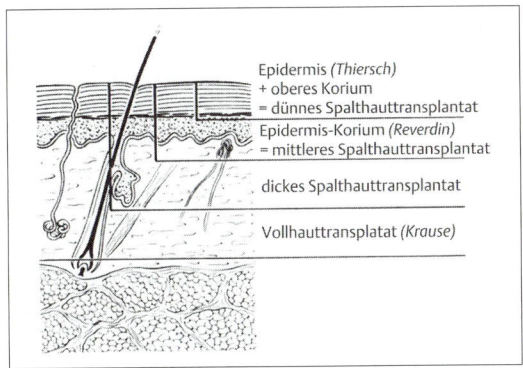

Epidermis *(Thiersch)*
+ oberes Korium
= dünnes Spalthauttransplantat
Epidermis-Korium *(Reverdin)*
= mittleres Spalthauttransplantat
dickes Spalthauttransplantat
Vollhauttransplatat *(Krause)*

Abb. 10.6 Hauttransplantate

Spenderstellen: Retroaurikulär, supraklavikulär, Oberarm-Innenseite für Gesicht bzw. Hals; Leiste, Oberarm, Unterarm.
Technik:
▪ Entnahme mit Skalpell nach Schablonenmaß

- Entfettung des Transplantats
- Primärverschluss der Spenderregion
- Einnaht mit Einzelknopf-Fixierungsnähten und fortlaufender Naht
- Überknüpfverband und ggf. Fixierung der Empfängerregion.

Spalthauttransplantat (s. Kap. 10, S. 159)

Entnahme epidermaler Hautschichten von 0,2 – 0,4 mm Dicke unter Belassen des Stratum basale.

Vorteile: Viele Spenderstellen, ggf. mehrmalige Entnahme an derselben Spenderstelle möglich, hohe Einwachsrate. Die Entnahme kleiner Spalthauttransplantate kann z. B. am Unterarm in Infiltrationsanästhesie durchgeführt werden.

Nachteil: Schrumpfungsneigung.

Indikationen: Großflächige Defekte

Technik:

- Entnahme mit Dermatom, flach geführtem Skalpell, Weck- oder Humby-Messer
- Blutstillung des Spenderareals mit adstringierender Substanz
- Verband der Spenderstelle z. B. mit Fettgaze
- Aufspannen des Hauttransplantats wie bei Vollhaut
- ggf. Weiterverarbeitung zum Maschentransplantat.

Maschentransplantat (Netztransplantat, Meshgraft)

Weiterverarbeitung mitteldicker Spalthaut mit einem Meshgraft-Gerät: Das Spalthauttransplantat wird auf eine gerillte Platte gelegt und mittels rotierender Schneidemesser ein netzartiges Schnittmuster erzeugt **(s. Abb. 6.15)**. Je nach gewähltem Schnittmuster lässt sich die Fläche des Transplantats so auf das 1,5- bis 9fache vergrößern.

Vorteile: guter Sekretabfluss, Größenexpansion.

Nachteil: Maschenmuster nach Abheilung **(s. Abb. 6.16)**.

Indikationen: Restinfektion der Wunde, große Wundfläche.

MEEK-Transplantat (Inseltransplantat)

Hierbei wird Spalthaut mittels einer speziellen Schneidemaschine in Quadrate von 4 mm Kantenlänge unterteilt **(s. Abb. 6.15)**. Diese Quadrate werden en bloc auf eine Spezialfolie aufgebracht, die sich wie eine Ziehharmonika auseinanderziehen lässt. So lassen sich für Spezialindikationen (Schwerstverbrennungen) Expansionsraten von bis zu 1:9 erzielen. Das Muster nach Abheilung ist natürlicher als das eines Meshgrafts **(s. Abb. 6.16)**.

10.2.2 Fetttransplantation

Die Transplantation von Fettgewebe zum Ausgleich von Defekten oder Falten war bisher problematisch.

Kleine Fetttransplantate wurden oft abgebaut, so dass der primäre Erfolg, z. B. Lippenvergrößerung oder Faltenglättung, nach einigen Monaten wieder verblasste. Eine verfeinerte Absaugtechnik mit stumpfen Kanülen und Zentrifugieren des abgesaugten Fettgewebes (**Coleman-Technik**) ermöglicht eine höhere Einwachsrate. Sie wird zunehmend zur Ausbesserung von Konturdefekten nach Liposuktion und zur Auffüllung von Falten (Nasolabialfalte, Stirnfalte) eingesetzt.

Größere Fetttransplantate induzieren eine Fibrosierung und können zu Verformung der Kontur führen.

10.2.3 Faszientransplantation

Klassische Faszientransplantate werden aus der Fascia lata gewonnen und zur Behebung von Bruchlücken, Sehnen- oder Banddefekten verwendet. Heute wird die Fascia lata aufgrund der besseren Verfügbarkeit alloplastischen Materials nur noch selten benötigt.

Faszienlappen (gestielt oder frei) werden in der rekonstruktiven Chirurgie und der Handchirurgie verwendet (s. Kap. 10.3).

10.2.4 Kutistransplantation

Zur Unterfütterung oder Verstärkung werden reine Kutistransplantate verwendet. Diese werden nach Entfernung der Epidermis entnommen. Der Defekt kann primär (Leiste) oder mit der entnommenen Epidermis gedeckt werden.

10.2.5 Knorpeltransplantation

Aufgrund der guten Verformbarkeit eignen sich Knorpeltransplantate zur Rekonstruktion und zur Glättung kleinerer Strukturunregelmäßigkeiten. Kleine Transplantate werden z. B. von der Ohrmuschel oder bei der Rhinoplastik vom resezierten Alaknorpel gewonnen und zum Alaaufbau, zur Glättung des Nasenrückens oder Unterlidstärkung verwendet.

Zur Ohr- und Nasenrekonstruktion (s. Kap. 10.3) wird Rippenknorpel entnommen und das Ohr- bzw. Nasenskelett nachgeformt.

10.2.6 Knochentransplantation

Zur Deckung von Knochendefekten kann Rippenknochen, Spongiosa aus dem Beckenkamm oder ein Teil der Fibula (s. Kap. 10.2.8) entnommen werden.

10.2.7 Nerventransplantation

Bei Läsionen des peripheren Nervensystems kann zur Überbrückung einer Defektstrecke eine Nerventransplantation erforderlich sein. Am häufigsten werden die sensiblen N. suralis, N. saphenus und N. cutanaeus antebrachii verwendet. Der Nerv kann über serielle Schnitte entnommen und mikrochirurgisch zwischen den Nervenstümpfen eingesetzt werden (Interpositionstransplantat). So erhält man eine spannungsfreie Koaptation. Die regenerierenden Axone des proximalen Stumpfes nutzen das Transplantat als Leitschiene (durchschnittliche Wachstumsrate des regenerierenden Nervs: 1 – 2 mm/die). Die Schwann-Zellen des Transplantats begünstigen die Regeneration.

10.2.8 Lappenplastik

Für Defekte, die aufgrund des Wundgrundes durch Hauttransplantation nicht zu verschließen sind, stehen Lappenplastiken zur Verfügung. Ziel ist die Deckung und Unterfütterung des Defekts.
Vorteil: Sehr gute Farb- und Texturübereinstimmung mit der Umgebung des Defekts.
Nachteil: Da der Defekt durch Gewebeverlagerung verschlossen wird, kann es an den Wundrändern zu erhöhter Spannung kommen. Bei Entnahme großer Lappen entsteht ein sekundärer Defekt.

Klassifikation

Lappenplastiken lassen sich nach den eingesetzten Lappen einteilen. Diese werden klassifiziert nach der

- **Gefäßverbindung zum Körper während des Transfers**: **Konventionelle Lappen** behalten während des gesamten Transfers eine Gefäßverbindung zum Körper, **freie Lappen** nicht.
- **Lokalisation der Spenderstelle** in Bezug zum Defekt **(Tab. 10.1)**:
  - **lokaler Lappen**: Die Spenderstelle grenzt unmittelbar an den Defekt.
  - **Nahlappen**: Die Spenderstelle liegt in der Umgebung des Defekts.
  - **Fernlappen**: Die Spenderstelle liegt fernab des Defekts.
- **Gewebezusammensetzung (Tab. 10.2)**. Welche Gewebezusammensetzung man wählt, hängt von Tiefe, Region und Begleitumständen des Defekts ab: So muss bei Defekten mit freiliegenden Sehnen und Gleitstrukturen eine Gleitschicht transplantiert werden (z. B. Faszienlappen), bevor er mit Hauttransplantaten gedeckt wird, da Hauttransplantate am Wundgrund adhärieren. Schlecht durchblutete, evtl. infizierte Wunden oder Knochenvorsprünge

Tabelle 10.1 Lappenklassifizierung nach Lokalisation der Spenderstelle

Lokale Lappen	Verschiebelappen, Schwenklappen, Rotationslappen
Nahlappen	axiale Insellappen, Cross-Lappen
Fernlappen	Cross-Lappen, Rundstiellappen, freie Lappen

Tabelle 10.2 Lappenklassifizierung nach Gewebezusammensetzung

Lappentyp	Gewebe	Beispiel	Einsatz
Hautlappen	Haut, Unterhaut	Leistenlappen, Verschiebelappen	Handdefekte
fasziokutaner Lappen	Haut, Unterhaut, Faszie	A.-radialis-Lappen, A.-dorsalis-pedis-Lappen	Handdefekte, freier Lappen
myokutan/myofasziokutaner Lappen	Haut, Unterhaut, Muskel	M.-latissimus-, M.-glutaeusmaximus-, M.-gracilis-Lappen	Mammarekonstruktion, Dekubitus, funktionelle Rekonstruktion
osteokutaner Lappen	Haut, Unterhaut, Knochen	Fibulalappen, gestielter Beckenkammlappen	Unterkieferrekonstruktion, Knochendefekte
osteomyokutaner Lappen	Haut, Unterhaut, Muskel, Knochen	Skapulalappen	komplexe Rekonstruktionen

Tabelle 10.3 Lappenklassifizierung nach Gefäßversorgung

Axial gestielte Lappen	Glabellalappen, Leistenlappen, A.-supraclavicularis-Lappen, A.-dorsalis-pedis-Lappen, A.-radialis-Lappen
Zufallsversorgte Lappen	Rotationslappen, Schwenklappen, Verschiebelappen, Muffplastiken

müssen mit gut durchblutetem Gewebe gedeckt werden (z. B. Muskellappen).

■ **Art der Lappenverlagerung**: z. B. Rotation (Rotationslappen), Schwenkung (Schwenklappen)

■ **Gefäßversorgung** (Tab. 10.3): Sie ist die Grundlage für die Wahl des Lappentyps (s. u.).

  ■ **Axial gestielte Lappen** (**axial pattern flaps**) werden durch isolierte Gefäße versorgt (Abb. 10.8).

> Die anatomische Region, die von einer definierten Arterie versorgt wird, wird als Angiosom bezeichnet (Abb. 10.9)

Wird die Haut um ein Angiosom komplett durchtrennt, spricht man von einem **axialen Insellappen**.

Die axiale Gefäßversorgung eines Hautareals kann direkt oder indirekt sein.

Eine **direkte Gefäßversorgung** findet sich bei **Hautlappen**: Hier verlassen die Arterien die Stammgefäße und ziehen direkt zum Hautareal (z. B. A. circumflexa ilium superficialis beim Leistenlappen) oder verlaufen in Septen und versorgen das Hautareal über fasziokutane Perforatoren (A.-radialis-, A.-supraclavicularis-Lappen).

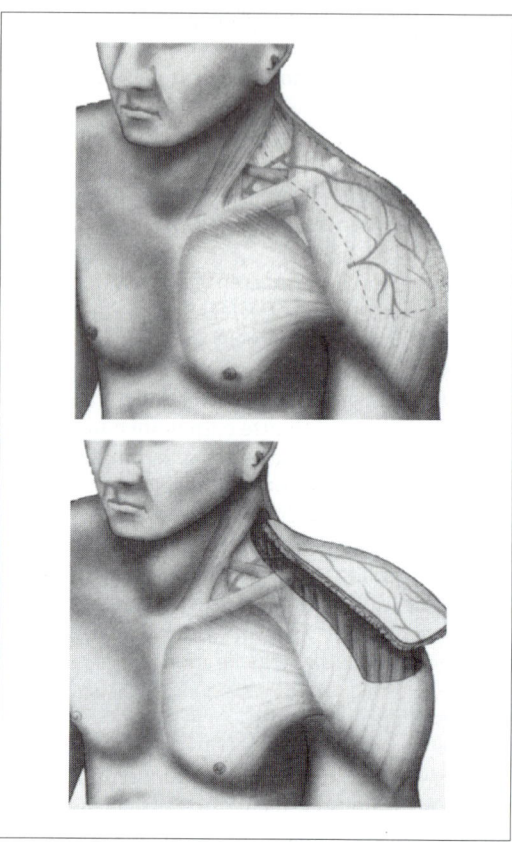

Abb. 10.9 Angiosom der A. supraclavicularis (fasziokutaner Lappen der Schulter) (aus Pallna et al., Plastic and Reconstructive Surgery, 1997)

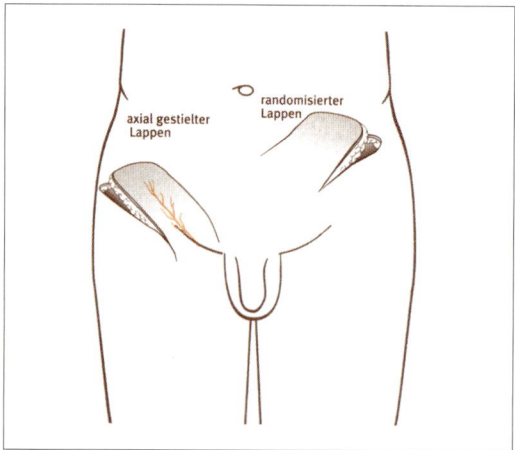

Abb. 10.8 Gefäßversorgung eines axial gestielten und eines zufallsversorgten Hautlappens

Eine **indirekte Gefäßversorgung** findet sich bei **myokutanen Lappen**. Die Arterien versorgen zunächst den Muskel, durchstoßen dessen Faszie und versorgen dann das Hautareal. Bei **Perforatorlappen** (s. u.) nutzt man die indirekte Gefäßversorgung zur Schonung der Muskulatur.

> Der axial gestielte Lappen kann präpariert werden, ohne ein bestimmtes Längen-Breiten-Verhältnis einzuhalten

  ■ **Zufallsversorgte Lappen** (**random pattern flaps**) besitzen keine definierte Gefäßversorgung, sondern werden durch subdermale Gefäßplexus versorgt. Um Durchblutungsstörungen vorzubeugen, sollte das Verhältnis Lappenbasis zu Lappenlänge daher 1 : 1,5 nicht überschreiten. Im Gesicht kann in Sonderfällen von dieser Regel abgewichen und ein Verhältnis von 1 : 4 erreicht werden.

Zufallsversorgte Lappen: Lappenbasis: Lappenlänge= 1 : 1,5

Limitierend ist vor allem der venöse Abfluss. Bei Abflussproblemen kommt es zu livider Verfärbung und Schwellung, wodurch die arterielle Versorgung eingeschränkt wird. Hier helfen u. a. Blutegel (Hirudines), die das venöse Blut aussaugen und durch Freisetzung von Hirudin die lokalen rheologischen Bedingungen verbessern.
Bei vielen Lappen sind die axiale und die Zufallsversorgung kombiniert. Immer wieder werden neue Gefäßversorgungsmuster aufgedeckt, die ein neues Lappendesign ermöglichen.

Operationsplanung

Voraussetzung für jede Lappenplastik sind detaillierte anatomische Kenntnisse. Der Operateur sollte mehrere Lappenplastiken beherrschen, um den für die Defektdeckung optimalen Lappen einsetzen zu können.

Jede Lappenplastik ist individuell zu planen. Die **Art der Lappenplastik** ist **abhängig von**:
- **Konstitution** und **Kooperation des Patienten** (beeinflussen maximalen Operationsaufwand)
- **Gefäßstatus** des Patienten (Conditio sine qua non für freie Lappenplastiken): In der präoperativen Diagnostik sind Gefäß-Doppler-Untersuchung oder Angiographie hilfreich.
- **Voroperationen**, **Vortraumen** (können lokale und Nahlappen unmöglich machen)
- **Zielgebiet des Lappens**: Beschaffenheit des Wundgrundes
- **Aufgabe des Lappens**: reine Defektdeckung vs. funktionelle Rekonstruktion, unterschiedliche Festigkeit und Belastbarkeit der Lappen, Lappenfaltbarkeit, Sensibilität
- **ästhetischen Gesichtspunkten** (Entnahmedefekt, Farb- und Textur-Übereinstimmung zwischen Lappen und Defektumgebung).

Zur **Lappenplanung** können Schablonen entworfen werden, mit deren Hilfe Größe und Stiellänge des Lappens und der Drehpunkt bereits im Vorfeld geklärt werden können.

Der Erfolg der Operation hängt von den technischen Möglichkeiten im Operationssaal, der Erfahrung des Operateurs und des gesamten Operationsteams und der postoperativen Überwachung von Patient und Lappen (Lappenmonitoring, **Tab. 10.4**) ab.

Sollten **Komplikationen** (**Tab. 10.5**) auftreten, muss eine Revisionsoperation zu jeder Tages- und Nachtzeit möglich sein.

Tabelle 10.4 Methoden des Lappenmonitorings

- Rekapillarisierung (einer Hautinsel)
- Temperatur
- Farbe
- Umfang
- Doppler-Untersuchung des Gefäßstiels
- Laser-Doppler (Kapillardurchblutung)

Tabelle 10.5 Häufigste Komplikationen einer Lappenplastik

- Hämatom
- Gefäßthrombosen
- Lösung des Lappens
- Infektion

Konventionelle Lappen

Operationsplanung
Sämtliche klassischen Lappenplastiken mit den im Folgenden aufgeführten Lappen lassen sich kombinieren. Die **Wahl des Lappens** hängt ab von
- Elastizität der Haut und Durchblutungsverhältnissen in den verschiedenen Körperregionen
- der Form des Defekts.

Durch kräftigen Nahtzug sind ausgezogene unschöne Narben zu erwarten. Dies sollte in der Primäroperation durch Erweiterungsschnitte oder weitere Präparation der Wundränder vermieden werden. Lassen sich Defekte an Entnahmestellen nicht primär verschließen, kann eine Spalthauttransplantation notwendig werden. Im Gesichtsbereich sollte jedoch auf diese verzichtet werden. Durch Erfassung des zu erwartenden Defekts und exakte Operationsplanung lassen sich jedoch in fast allen Fällen kleinere bis mittlere Defekte durch Nahlappen verschließen.

Hautlappen
Hautlappen werden bei lokalen Hautlappenplastiken eingesetzt, z. B. bei der Z-, W- und der U-Lappen-Plastik nach Burow.

Z-Plastik: Häufigste Hautlappenplastik in der Plastischen Chirurgie.
Indikationen: Narbenkorrektur, Kontrakturen, Spannungsentlastung bei Wunden.
Technik: Zwei dreieckige Lappen werden gegeneinander ausgetauscht. Die Schenkel der Lappen

sind in der Regel gleich lang, die Winkelöffnung beträgt 60° ± 15°.

- Einzeichnen der Resektionslinie: Sie entspricht dem Verlauf der Narbe, Kontraktur oder Wunde.
- Einzeichnen der im 60° ± 15°-Winkel zur Resektionslinie stehenden Schenkel der Dreiecke

- Exzision der Narbe
- Fassen der Dreieckslappenspitzen mit Wundhäkchen und Vorpräparation in Subkutanschicht, bis Dreieckslappen mobil sind
- Lösung der Kontraktur
- Versetzen der Lappen mit Austausch der Dreiecke
- Der gemeinsame Schenkel der Dreiecke ist nun um 90° versetzt und die Narbe, Kontraktur oder Wunde verlängert (Abb. 10.10, 10.11).

Der Grad der Verlängerung lässt sich durch unterschiedliche Schenkellänge und Winkelgrößen variieren. Bei einem 60°-Öffnungswinkel beträgt der Längengewinn ca. 75 %.

Bei der **seriellen Z-Plastik** werden mehrere Z-Plastiken direkt aneinandergesetzt. Der Längengewinn ergibt sich aus der Summe der einzelnen Z-Plastiken. Da er zu Lasten der Breite geht, hat die serielle Z-Plastik den Vorteil, die Narbe in viele kleine Segmente zu unterteilen, ohne dass

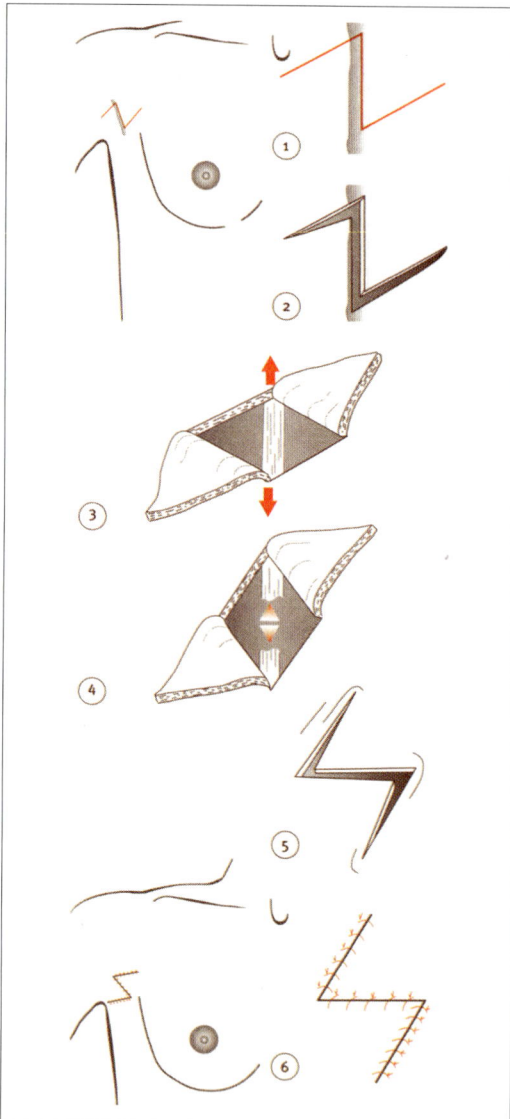

Abb. 10.10 Ablauf einer Z-Plastik bei einer Kontraktur:
1. Mittelsteg des Z wird auf die Kontraktur platziert
2. Inzision
3. Abpräparation der Hautlappen
4. Auflösung der Konktraktur
5. Umlegen der Hautlappen
6. Resultat nach Hautverschluss: Rückgang der Verkürzung durch Verlängerung

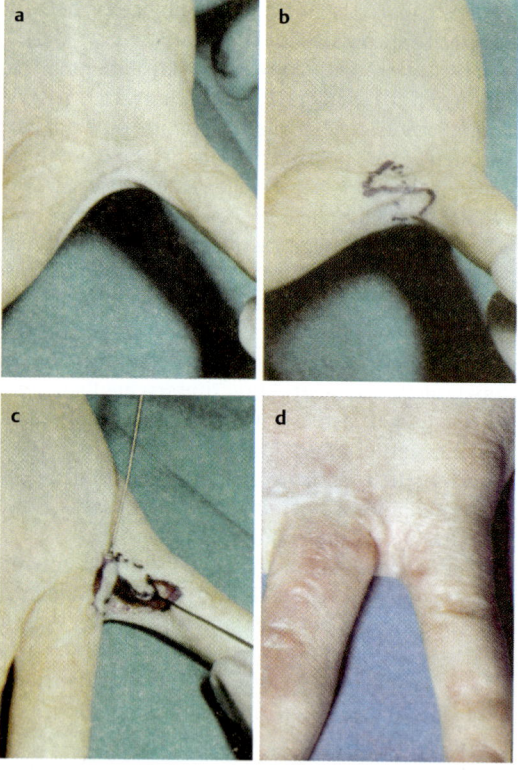

Abb. 10.11 a–d
a Z-Plastik zur Auflösung einer Narbe in der 4. Interdigitalfalte,
b Anzeichnung,
c Hebung der Läppchen,
d postoperatives Ergebnis

seitlich zu große Gewebsareale mobilisiert werden müssen.

Komplikationen:
- Nekrose der Lappenspitze
- unschöne endgültige Narbe bei ungenauer Planung und Nichtbeachtung der Hautspannungslinien.

   W-Plastik:
Indikationen: Narbenkorrektur, Narbenkontrakturen, Exzision von Hauttumoren.
Technik: Die Exzisionslinie, z. B. einer Narbe, wird in Zickzackform geplant und auf der kontralateralen Seite gespiegelt (Abb. 10.12, 10.13).
- Genaueste Anzeichnung der Resektionslinien, ggf. mit Durchnummerierung der gegenüberliegenden Lappenspitzen
- Resektion des Gewebes
- Wundrandmobilisation
- Wundverschluss.

   U-Lappen-Plastik nach Burow: Der U-Lappen ist rechteckig, die Lappenbasis belassen (Abb. 10.14).
Indikationen: Rauten- bis rechteckförmige Defekte, z. B. nach Tumorexzision.
Technik:
- Planung des Lappens unter Berücksichtigung der Bedingungen für zufallsversorgte Lappen (s. o.).
- Lappenlänge und -lage werden den Hautspaltlinien angepasst
- Mobilisation eines Haut-Unterhaut-Lappens und Zug in den Defekt mittels Haken

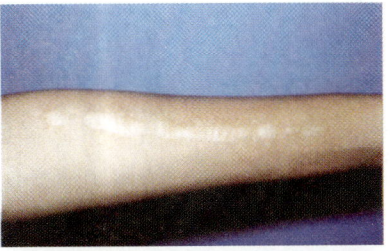

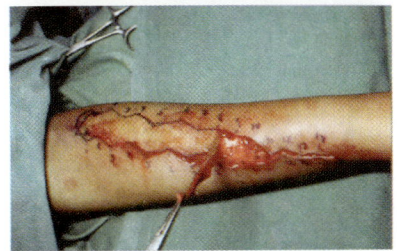

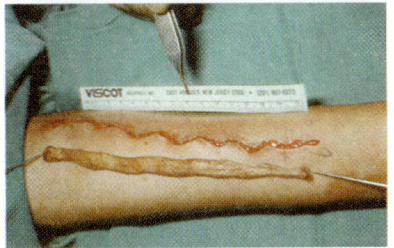

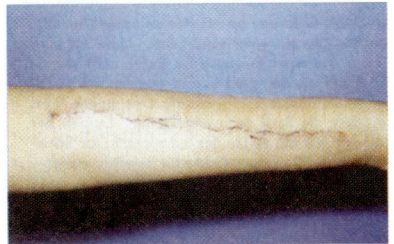

Abb. 10.13 a–d
a Auflösung einer breiten Narbe am Unterarm mittels W-Plastik.
b Anzeichnung und
c Resektion der Narbe.
d Frühes postoperatives Ergebnis

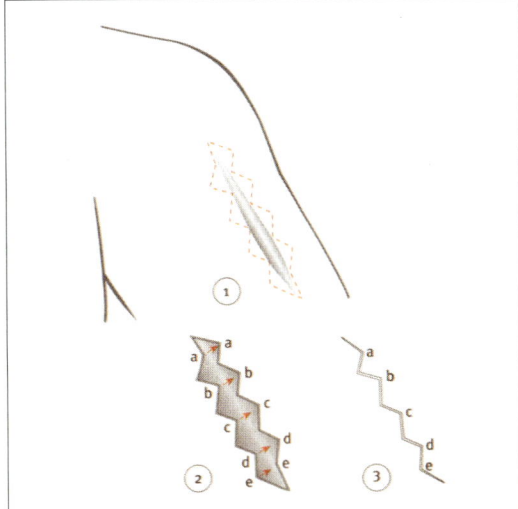

Abb. 10.12 Narbenauflösung mit W-Plastik. Die unterbrochenen Linien lassen die Narbe unauffällig erscheinen und verteilen den Zug auf die Narbe

- An der Lappenbasis kann zur besseren Mobilisierung des Lappens die Entfernung zweier lateral der Basis liegender dreieckiger Hautläppchen (Burow-Dreiecke) im Sinne eines Rückschnittes notwendig sein (Abb. 10.14).

Schwenklappen
Der Schwenklappen ist eine Form des lokalen Lappens, ein Haut-Unterhaut-Lappen, der an den Defekt angrenzt, und zur Defektdeckung um einen

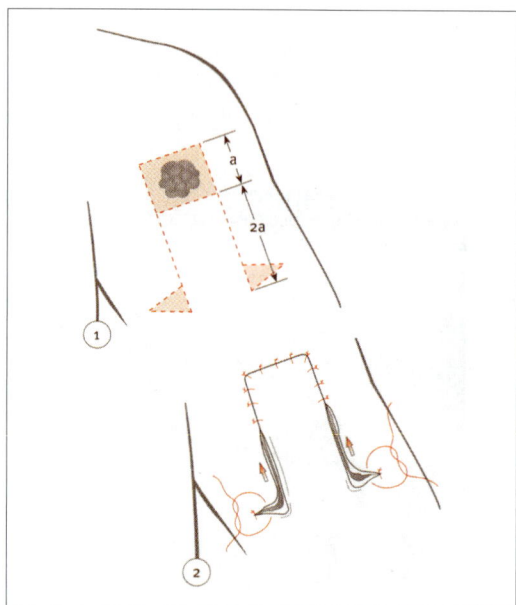

Abb. 10.14 Vorschub eines U-Lappens. An der Basis müssen zur Vermeidung von Hautfalten kleine, dreieckige Läppchen entfernt werden.

Drehpunkt an der Lappenbasis geschwenkt wird. Aufgrund der durch den Lappenstiel gegebenen Einschränkungen der Lappenverlagerung (Transposition) ist eine sehr genaue Planung der Lappengröße unter Berücksichtigung des Drehpunktes notwendig. Der Defekt an der Entnahmestelle kann durch Verschiebung oder durch weitere kleine Schwenklappen geschlossen werden.

Mehrflügeliger Schwenklappen: Dies ist ein Lappen mit fingerförmigem Design und breiter Basis, der aus mehreren aneinanderhängenden Lappen abnehmender Größe besteht (**bilobed** oder **trilobed flap**, Abb. 10.15).

Indikationen: Runde bis ellipsoide Defekte, z.B. nach kleineren Tumoroperationen, auch im Gesichtsbereich.

Technik:
- exakte Darstellung der Defektgröße nach Débridement oder Tumorentfernung
- Design eines mehrflügeligen Schwenklappens
- Inzision und komplette Hebung eines Haut-Unterhaut-Lappens unter Belassung einer breiten Basis
- Schwenkung des gesamten Lappens: Verschluss des Defekts mit dem größten Lappen, Verschluss der Entnahmestellen mit dem folgenden Lappenflügel. Im Bereich des „letzten Flügels" gelingt

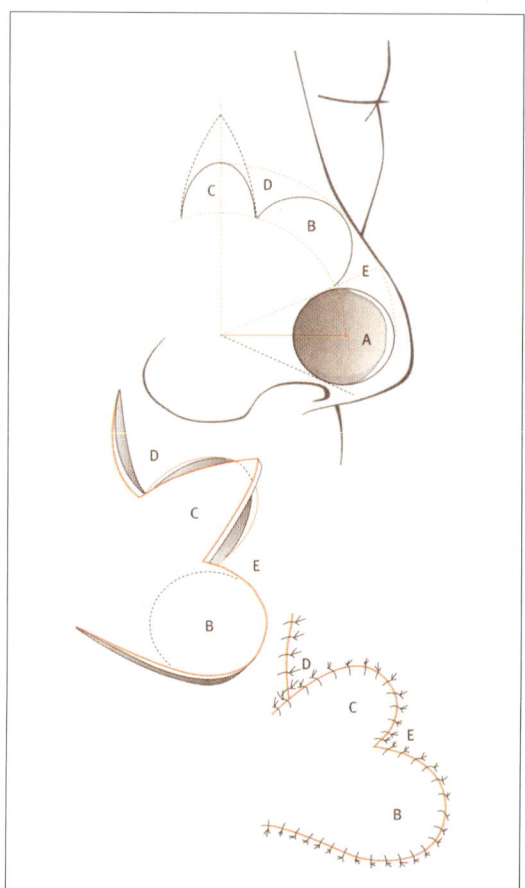

Abb. 10.15 Design eines zweiflügeligen Lappens zum Defektverschluss. Bestimmung des Rotationspunktes als Schnittpunkt aus einer senkrechten Linie aus dem Defekt und einer Tangente am Defektrand. Um diesen Punkt werden zwei Kreise gezogen. Radius 1 = ½ Defekt; Radius 2 = ⅓ Defekt. Der innere Kreis bestimmt die Basis der nachfolgenden Lappen, der äußere Kreis die Spitze des 1. Lappens. Der Scheitelpunkt des 2. Lappens kann für einen besseren Primärverschluss etwas verlängert werden.

der Direktverschluss meist nach Mobilisation der Wundränder.

Komplikationen: Falsche Lappenplanung und ungenügende Mobilisation.

Limberg-Lappen:

Indikationen: Mit diesem von Limberg 1946 entwickelten und von Duformentel 1962 modifizierten Lappen lassen sich rautenförmige Hautdefekte am gesamten Körper elegant verschließen.

Technik:
- Débridement bzw. Exzision in Form eines rautenförmigen Defekts

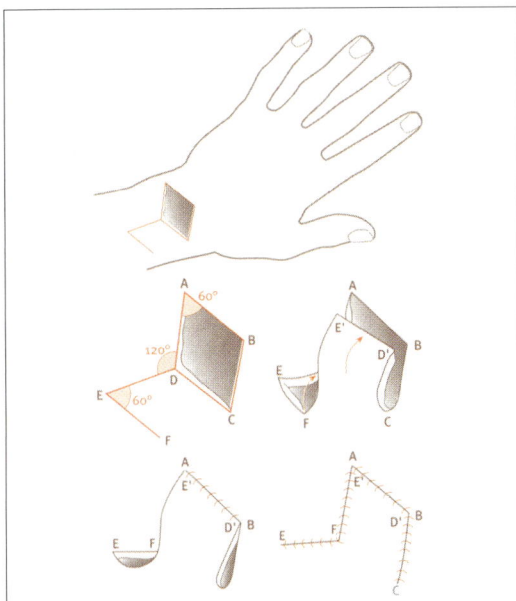

Abb. 10.16 Design eines Limberg-Lappens. Bei rhomboiden Defekten mit einem Scheitelpunktwinkel von 60° wird ein Schwenklappen in Form eines Parallelogramms zu Deckung und Primärverschluss genutzt

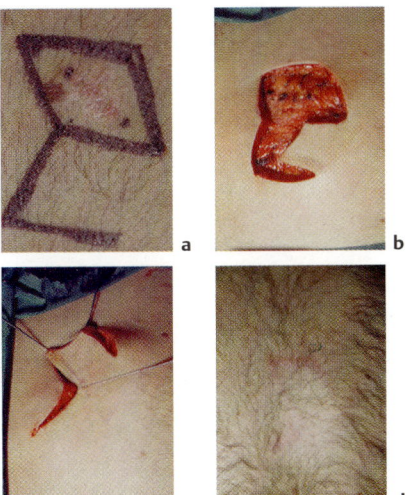

Abb. 10.17 a–d Operatives Vorgehen bei Anwendung eines Limberg-Lappens zur Nachexcision eines malignen Melanoms.
a Anzeichnung.
b Excision und Mobilisation.
c Transposition des Lappens in den Defekt.
d Postoperatives Ergebnis.

■ Je nach Verlauf der Hautspaltlinien kann von jedem Punkt der Raute eine Inzision senkrecht (Limberg, **Abb. 10.16, 10.17**) oder im spitzen Winkel (Duformentel) gezogen werden. Der Schlusspunkt der Inzision (E in **Abb. 10.16**) hängt von der Defektgröße ab. Von ihm aus erfolgt eine zum Defekt aufsteigende Inzision (E → F). Der Winkel dieser lappenbegrenzenden Inzision bestimmt den Öffnungswinkel des Defekts.
■ Mobilisation eines Haut-Unterhaut-Lappens und komplette Transposition des Lappens in den Defekt
■ Durch Zug des rautenförmigen Lappens in den Defekt wird wie bei der Verschiebung eines Parallelogramms ein Direktverschluss des Entnahmegebietes möglich.
Komplikationen: Mangelnde Lappendurchblutung und Lage der endgültigen Narbe senkrecht zu den Spaltlinien durch falsche Operationsplanung.

Verschiebeschwenklappen nach Schrudde: Bei der Schwenkung dieses Lappens in den Defekt wird Gewebe mobilisiert, das den primären Defekt und den Entnahmedefekt zu verschließen hilft.
Indikationen: Runde bis ellipsoide Defekte am gesamten Körper.
Technik (**Abb. 10.18, 10.19**):
■ Planung eines fingerförmigen zufallsversorgten Lappens zum Einschwenken in den Defektbereich

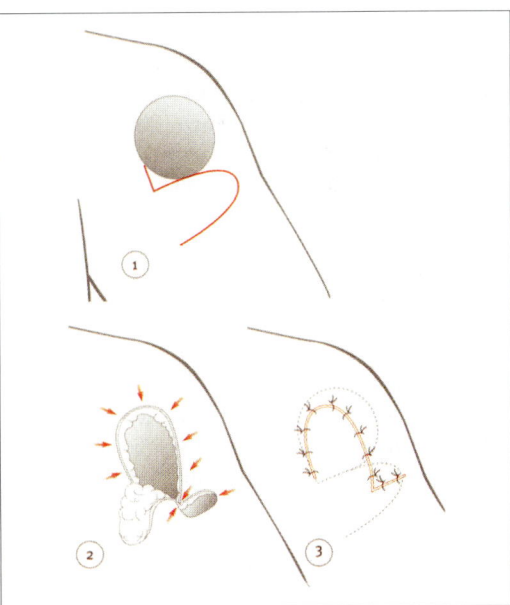

Abb. 10.18 Design eines Schrudde-Lappens: Ein im rechten Winkel zum Defekt stehender Verschiebelappen sichert den Defektverschluss, der Entnahmedefekt wird durch die mobilisierte Gegenseite verschlossen – Verschiebe-Gleittechnik

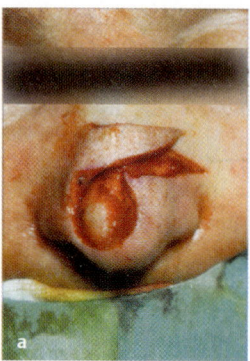
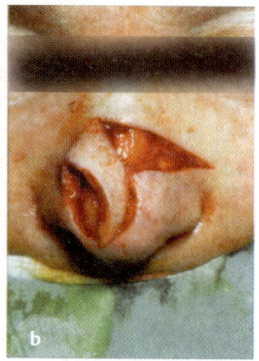
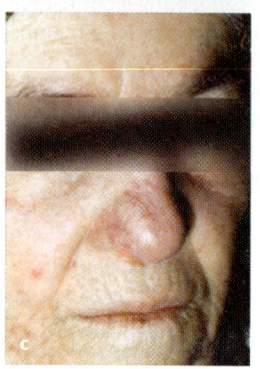

Abb. 10.19 a–c Defektdeckung eines Nasen-
rückendefekts mit einem
Verschiebe-Transpositions-
lappen.
a, b Defekt und Lappenhebung.
b Um einen besseren Verschluss des Entnahmedefek-
tes zu erreichen, wurde der
Lappen in Form eines kleinen Fähnchens gewählt.
c Postoperatives Ergebnis.
Die dargestellte Operationstechnik stellt nur eine
Möglichkeit der Defektdeckung an der Nase dar. Zur besseren Beachtung der ästhetischen Einheiten eignet sich hier
eher ein sog. Glabella-Nasenrückenlappen oder ein Lappen
aus der Nasolabialfalte.

▪ Mobilisation der Wundränder, insbesondere der
der Lappenbasis entgegengesetzten Defektränder
▪ Einschwenken des mobilisierten Lappens in den
Defekt und Verschiebung der mobilisierten Defektränder in Richtung Entnahmedefekt. Hierdurch
Verkleinerung des primären und des Entnahme-
defekts.
Komplikationen: Falsche Lappenplanung, Durchblutungsstörungen.

Rotationslappen
Der bogenförmige Rotationslappen wird durch Drehung in den Defekt verlagert. Oft ist zur Kompensation des Zuges am Lappen ein Rückschnitt notwendig.
Indikation: Dreieckige Hautdefekte unterschiedlicher Größe und Lokalisation.
Technik (Abb. 10.20, 10.21):
▪ Der klassische Rotationslappen bildet einen annähernd kreisförmigen Bogen, wobei der Defekt Teil
des Bogens ist. Der Drehpunkt liegt etwa auf der
Hälfte zwischen der Spitze des dreieckigen Defekts

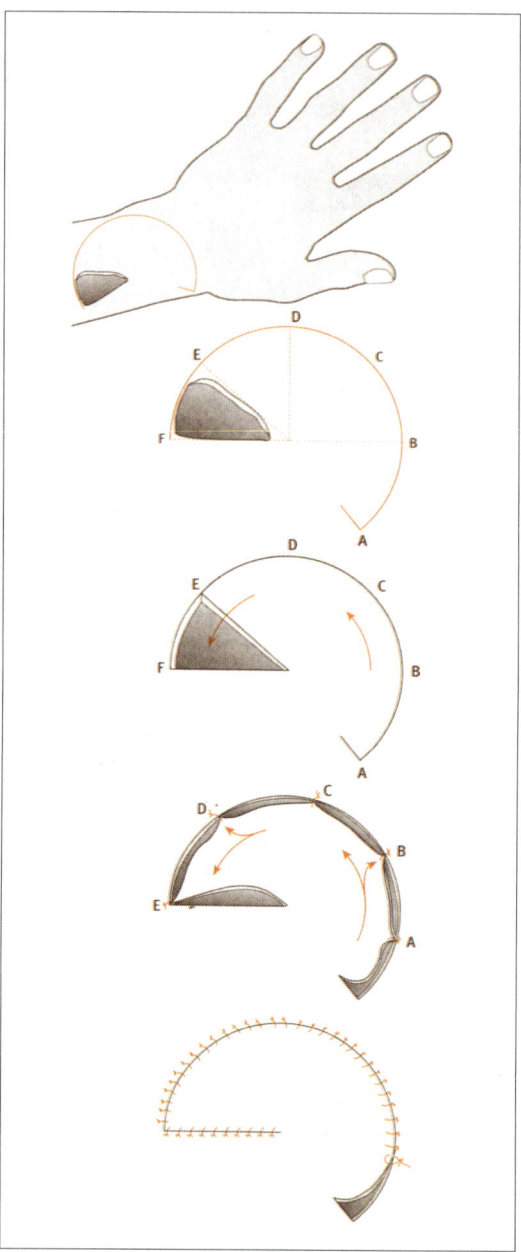

Abb. 10.20 Design eines Rotationslappens und Verschluss
eines dreieckigen Defektes mit dem weit mobilisierten, in
den Defekt gedrehten Lappen.

und dem Ende des zu erwartenden Rückschnittes
(zum Defekt zeigende Inzision bei A in Abb. 10.20).
▪ Inzision der Lappengrenze und Mobilisation auf
Haut-Unterhaut-Niveau sowie Eindrehen des Lappens in den Defekt. Zeigt sich an der defektfernen

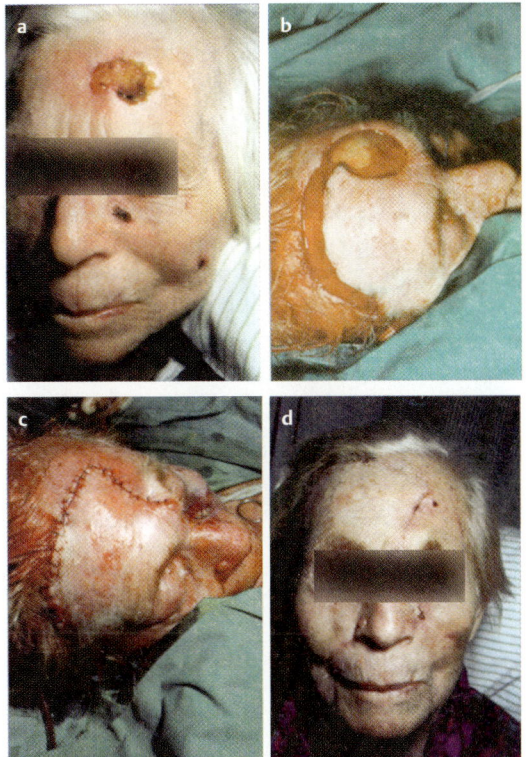

Abb. 10.21 a–d
a Basaliom im Stirnbereich.
b Exzision und Vorschneiden eines Rotationslappens.
c Einnaht des Lappens und
d postoperatives Ergebnis

Lappenbasis ein dog ear, wird dieses korrigiert (s Kap. 10.1.4).

Insellappen
Insellappen können zufallsversorgt oder axial gestielt sein. Entscheidend ist, dass die Haut zirkulär umschnitten wird.

Zufallsversorgte Insellappen sind meist defektangrenzend. Sie werden für die lokale **V-Y-Plastik** eingesetzt. Sie wird häufig in der Handchirurgie, aber auch bei der Deckung von Dekubitalulzera verwendet. Als reine Verschiebeplastik ist sie abhängig von der Mobilisation und der Elastizität der Haut.

Indikationen: Defekte im Bereich der Hände, vor allem Fingerkuppen, Dekubitalulzera (Abb. 10.22).

Technik:
- Der Defektrand stellt die Basis eines gleichschenkligen dreieckigen Lappens dar. Die Größe des Lappens hängt von der Größe des Defekts ab.
- Präparation von Haut und Unterhaut mit Lösung kleinerer faseriger Verbindungen.
- Gleitfähigkeit und Durchblutung des Lappens werden während der Präparation ständig überprüft.
- Der Lappen wird mit kleinen Hauthäkchen in den Defekt gezogen und am distalen Defektrand mit feinem Nahtmaterial fixiert.
- Verschluss des Hebedefekts bis zur Lappenspitze mit direkter Naht. Hier bildet sich der gemeinsame Schenkel des Y. Nun Verschluss der seitlichen Lappenränder.

Abb. 10.22 a–d Deckung eines Dekubitalulkus mit zwei V-Y-Glutaeus-maximus-Lappen.
a Klinisches Bild.
b Das Ausmaß des Defekts erkennt man erst nach radikalem Débridement.
c Zur Deckung wird der Glutaeus maximus komplett vom Ursprung und Ansatz sowie der Unterfläche gehoben und an seinen Gefäßstielen (Aa. glutaea sup. et inf.) nach medial transpositioniert.
d Nur durch die komplette Deckung des Defekts mit Muskulatur erhält man einen langfristigen Verschluss des Defekts.

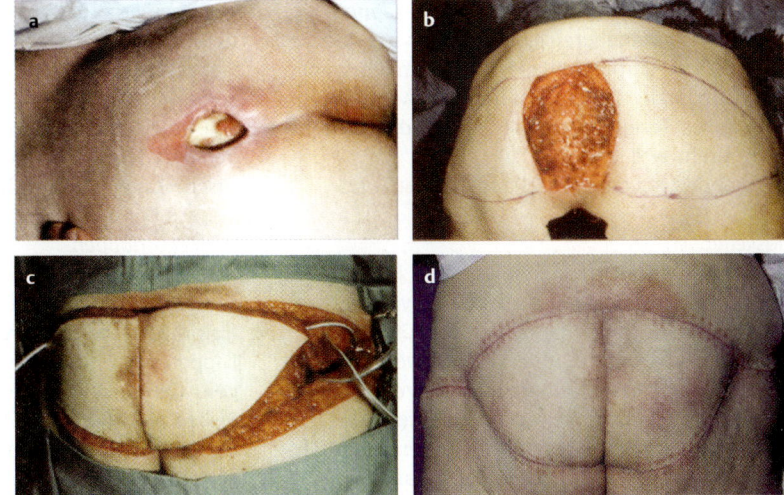

Tabelle 10.6 Axiale Insellappen und deren typische Indikationen

Insellappen	Gefäßstiel	Einsatz
Unterarmlappen	A. + V. radialis	Handdefekte
Schulterlappen	A. + V. supra-clavicularis	Hals, Gesichts- und Rumpfwanddefekte
Temporalis-lappen	A. + V. temporalis	Gesichtsdefekte, Ohrrekonstruktion
Leistenlappen	A. + V. circum-flexa ilium super-ficialis	Handdefekte
hinterer Unter-schenkellappen	A. suralis, V. saphena parva	Fußdefekte
Instep-Lappen	A. plantaris medialis	Fußdefekte

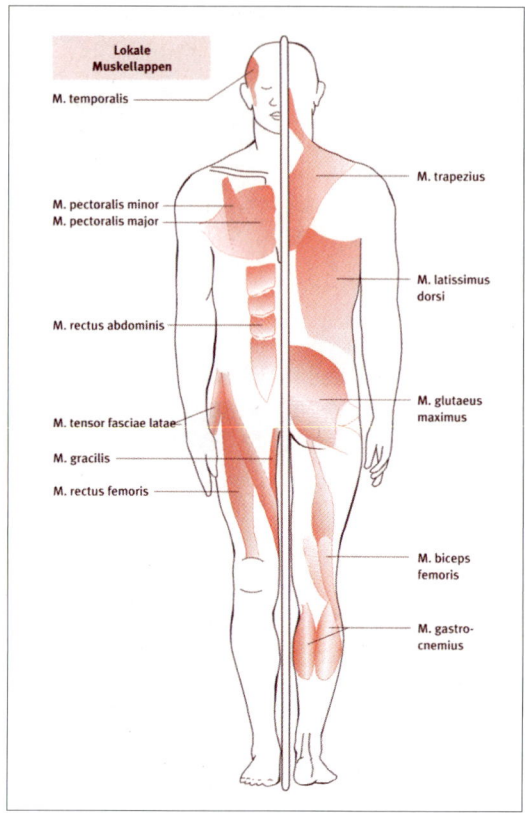

Abb. 10.23 Darstellug der gebräuchlichsten lokalen Muskellappen

Komplikationen: Ungenügende Mobilisation des Lappens, Durchtrennung des Gefäßstiels.

Axiale Insellappen sind durch einen zu einem Lappenareal gehörenden Gefäßstiel definiert, nach dem sie meist benannt werden. Sie können lokale oder Nahlappen sein. Bei Beachtung der axialen Gefäßversorgung lässt sich das komplette Angiosom en bloc in einen Defekt einsetzen. Die Länge des Gefäßstiels bestimmt die Translokationsmöglichkeiten.

Bei den durch Perforatoren versorgten Angiosomen (s. o.) lässt sich die Möglichkeit eines umgekehrten Blutflusses nutzen: Sie werden nicht wie üblich anterograd, sondern wegen der distalen Anastomosierung retrograd aufgefüllt. Ein typisches Beispiel ist der **Arteria-radialis-Lappen**. Bei Defekten im Handbereich, besonders streckseitig, kann dieser Hautfaszienlappen als Umkehrlappen nach proximaler Durchtrennung der A. radialis in Form eines Insellappens in den Handbereich hineingedreht werden.

Zu anderen axialen Insellappen s. **Tab. 10.6**.

Muskellappen

Ähnlich wie Insellappen können auch Muskeln an ihrem primären Gefäß- oder Gefäßnervenstiel verlagert werden. Muskellappen **(Abb. 10.23, Tab. 10.7)** werden häufig zum Aufbau von Gewebe in ausgedehnten Defekten, über Knochenvorsprüngen, nach Débridement von Knocheninfekten oder zur Rekonstruktion einer gesamten Körperregion verwendet. Bei guter Kenntnis der Anatomie lässt sich jeder Muskel zur Rekonstruktion transplantie-

ren, doch der Nutzen und die Ausfälle an der Spenderstelle sind sorgfältig abzuwägen.

Das hohe angiogenetische Potential des Muskelgewebes erlaubt den Einsatz bei infizierten Wunden. Grundsätzlich muss bei der Präparation der Gefäßstiel dargestellt und nach Transposition auf seine Durchgängigkeit geachtet werden. Das Belassen einer Hautinsel, die durch Perforationsgefäße versorgt wird, ermöglicht in vielen Fällen das klinische Lappenmonitoring **(s. Tab. 10.4)**.

Perforatorlappen

Bei Perforatorlappen werden dünne, die Muskulatur durchbohrende Gefäße bis zum Hauptgefäßstiel freipräpariert. Hierdurch lässt sich ein Haut-Fett-Lappen gewinnen, ohne die Muskulatur zu schädigen. Gebräuchlich sind der **DIEP-Lappen** und **der S- bzw. I-GAP-Lappen**. Sie sind nach den dominanten Gefäßstielen benannt: DIEP = deep inferior epigastric perforator, S (I) GAP = superior (inferior) gluteal artery perforator.

Tabelle 10.7 Einige gestielte Muskellappen und deren Indikationen

Muskel	Gefäßstiel	Einsatz
M. latissimus dorsi	A. + V. thoracodorsalis	Mammarekonstruktion
M. pectoralis	Aa. pectorales aus A. mammaria interna und A. thoracoacromialis	Sternumdefekte, Halsdefekte
M. rectus abdominis	A. epigastrica inferior A. epigastrica superior	Leistendefekte Mammarekonstruktion
M. trapezius	A. transversa colli	Rücken-/Halsdefekte
M. glutaeus maximus	Aa. glutaea inferior Aa. glutaea superior	Sakraldefekte
M. rectus femoris	Perforatoren A. fem. profunda	Leisten-/perineale Defekte
M. biceps femoris	Perforatoren A. fem. profunda	Gluteadefekte
M. gastrocnemius	Muskelast der A. poplitea	Kniedefekte

Fernlappen
Lassen sich Defekte nicht durch lokale oder Nahlappen decken, muss Gewebe aus entfernten Körperregionen entnommen werden. Vor Einführung der mikrochirurgischen Technik wurde dies häufig mit Cross-Lappen oder Rundstiellappen durchgeführt.

Cross-Lappen sind zufallsversorgte oder axial gestielte Lappen, die von einer Extremität oder einem Finger entnommen und auf der anderen bzw. dem benachbarten in einen Defekt gesetzt werden.

An den **Extremitäten** ist die Indikation für Cross-Lappen auf Sonderfälle begrenzt, denn vor Durchtrennung des Lappenstiels ist eine mindestens dreiwöchige Gipsfixierung beider Extremitäten notwendig, so dass Kontrakturen auftreten.

An den **Fingern** sind kleinere Cross-Lappen zur Deckung beuge- und streckseitiger Defekte bei freiliegenden Sehnen sehr hilfreich. Die beiden Finger müssen für ca. 3 Wochen fixiert werden.

Muffplastiken werden z. B. bei schweren Handverletzungen mit Ablederungen des gesamten Weichteilmantels eingesetzt: Die Hand wird unter einen Unterhautlappen der Bauchregion eingenäht. Das Durchtrennen der Lappengrenzen erfolgt nach 3 – 4 Wochen, wenn sichergestellt ist, dass der Lappen im genügenden Maße durch das Empfängerareal neovaskularisiert ist. Auch axial gestielte Lappen wie der Leistenlappen können eingesetzt werden. Sie eignen sich zur Deckung großer Weichteildefekte bei handchirurgischen Notfällen. Der Gefäßstiel kann sukzessive abgeklemmt werden, um einen Ischämiereiz zu setzen und so eine Vaskularisierung aus dem Empfängerbett zu induzieren.

Weitere Spendergebiete für Muffplastiken sind z. B. Oberarminnenseite oder Oberarmaußenseite (Colson-Lappen).

Als Sonderform der Fernlappen gelten die **Rundstiellappen**: Ein zufallsversorgter oder axial gestielter Lappen wird über mehrere Stationen transplantiert. Bei jeder Station muss die Vaskularisierung aus dem Zwischenempfängerareal gesichert sein. Durch Einführung mikrochirurgischer Techniken sind Rundstiellappen heute nur noch selten indiziert.

Freie Lappen

Voraussetzungen, Operationsplanung und Operationsablauf
Technische Voraussetzungen sind ein modernes biokulares Operationsmikroskop, adäquates mikrochirurgisches Instrumentarium sowie ein Operationsteam mit Erfahrung in der Mikrochirurgie.

Bezüglich der **klinischen Voraussetzungen** ist der Allgemeinzustand und Gefäßstatus des Patienten entscheidend. Letzterer kann durch Palpation, dopplersonographische oder angiographische Methoden erfasst werden.

Bei der **Operationsplanung** muss beachtet werden, dass die freie Lappenplastik den Defekt komplett abdeckt. Die mikrochirurgische Anastomosierung darf nicht im Traumagebiet liegen. Neben den arteriellen Anastomosen ist besonders auf einen guten venösen Abfluss zu achten. Bei Thrombose in der Anamnese ist präoperativ eine Phlebographie notwendig. Der Operateur muss die End-zu-End- sowie die End-zu-Seit-Anastomosierung beherrschen.

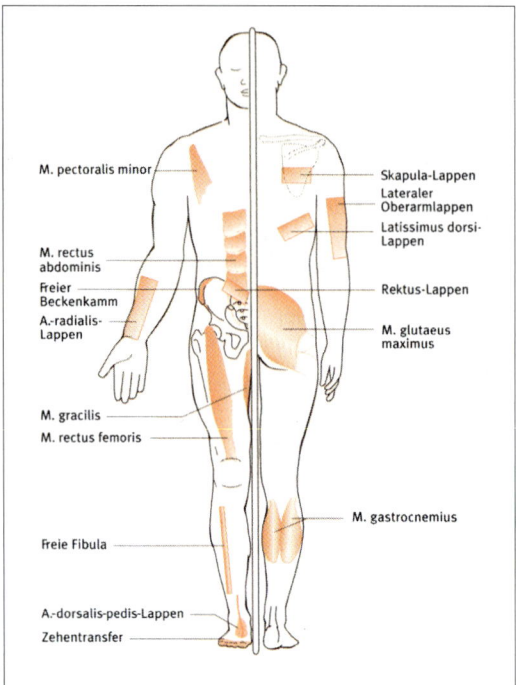

M. pectoralis minor

Skapula-Lappen
Lateraler
Oberarmlappen
Latissimus dorsi-
Lappen

M. rectus
abdominis
Freier
Beckenkamm
A.-radialis-
Lappen

Rektus-Lappen

M. glutaeus
maximus

M. gracilis
M. rectus femoris

M. gastrocnemius

Freie Fibula

A.-dorsalis-pedis-Lappen
Zehentransfer

Abb. 10.24 Die häufigsten freien Lappen von der Ventralfläche (links) und Dorsalfläche (rechts) des Körpers

Bei der **Wahl des Lappens** sind die **Stiellänge**, die **maximale Größe** und die **speziellen Anforderungen im Empfängergebiet** zu berücksichtigen. Der Hebedefekt darf in der Entnahmeregion nicht zu behindernden Funktionsausfällen führen. **Abb. 10.24** zeigt die am häufigsten verwendeten freien Lappen.

Intraoperativ empfiehlt sich die Arbeit in zwei Operationsteams. Während Team I die Empfängerregion vorbereitet, evtl. nachdébridiert und die Gefäße darstellt, präpariert Team II den Lappen. Der Anästhesist sollte besonders nach Anastomosierung für einen adäquaten Blutdruck sorgen. Der Einsatz von Katecholaminen ist kontraindiziert. Zur Darstellung der Nervenversorgung sollte auf eine Relaxierung verzichtet werden.

Um die Ischämiezeit des zu transplantierenden Gewebes möglichst gering zu halten, sollten vor endgültiger Durchtrennung des Lappens in der Spenderregion Operationsmikroskop, Instrumentarium und die gesamte Lagerung des Patienten vorbereitet sein. In vielen Fällen empfiehlt sich das Absetzen des Lappens durch den Operateur, der die Mikroanastomosen durchführt. Während der mikrochirurgischen Rekonstruktion durch den Opera-

teur wird zeitgleich der Entnahmedefekt durch das Team II verschlossen.

Nach Durchtrennung des Gefäßstieles wird der Lappen in den Defekt eingepasst. Er sollte so fixiert werden, dass größere Verschiebungen ausgeschlossen sind. Der Gefäßstiel des Lappens wird so positioniert, dass keine Torquierungen auftreten können.

Insbesondere bei einer funktionellen Rekonstruktion muss bei der Einpassung des Lappens auf die Vorspannung der Muskelfasern geachtet werden. Die Sehnen, die für die zu rekonstruierende Bewegung verantwortlich sind, müssen für die Naht an die Sehnen des Muskeltransplantates vorbereitet sein. Die Vorspannung der Sehnen sollte im mittleren Funktionsgrad (je nach Gelenkbeweglichkeit) liegen.

Arteria-radialis-Lappen
Anatomie: Versorgendes Gefäß ist die A. radialis, die knapp distal des Ellenbogengelenks aus der A. brachialis entspringt. Sie verläuft im Septum intermusculare des Unterarms zwischen den Extensoren und Flexoren zur Hand und versorgt die Haut im Bereich der Unterarmbeugeseite auf der Radialseite mittels Perforatoren. Vor der Hebung des A. radialis-Lappens muss die Durchgängigkeit der A. ulnaris mittels Allen-Test geprüft werden.

Der venöse Abfluss erfolgt über Begleitvenen. Der Lappen kann durch Mitnahme der Nn. cutanei antebrachii lateralis und medialis als sensibler Lappen verwendet werden.
Indikation: Als relativ dünner Hautfaszienlappen ist der A.-radialis-Lappen für Deckungen im Bereich der Hand sowie bei prätibialen Defekten, aber auch für Rekonstruktionen im Bereich des Kopfes geeignet.
Technik: Präoperativ kann der Verlauf der A. radialis und der Subkutanvenen markiert werden. Die erforderliche Lappengröße wird am Unterarm eingezeichnet (**Abb. 10.25**). Sie kann je nach Körpergröße bis zu 10 × 20 cm betragen.
■ Durchtrennen des subkutanen Fettgewebes bis zur tiefen Unterarmfaszie.
■ Durchtrennen der tiefen Unterarmfaszie und Anbringen von Haltenähten zwischen Lappenhaut und Unterarmfaszie.
■ Hebung der Unterarmfaszie von ulnar: am proximalen Unterarm auf die Muskelbäuche, am distalen Unterarm auf das Paratenon (Gleitgewebe der Sehne).
■ Darstellung der A. radialis mit Begleitvenen distal und proximal.

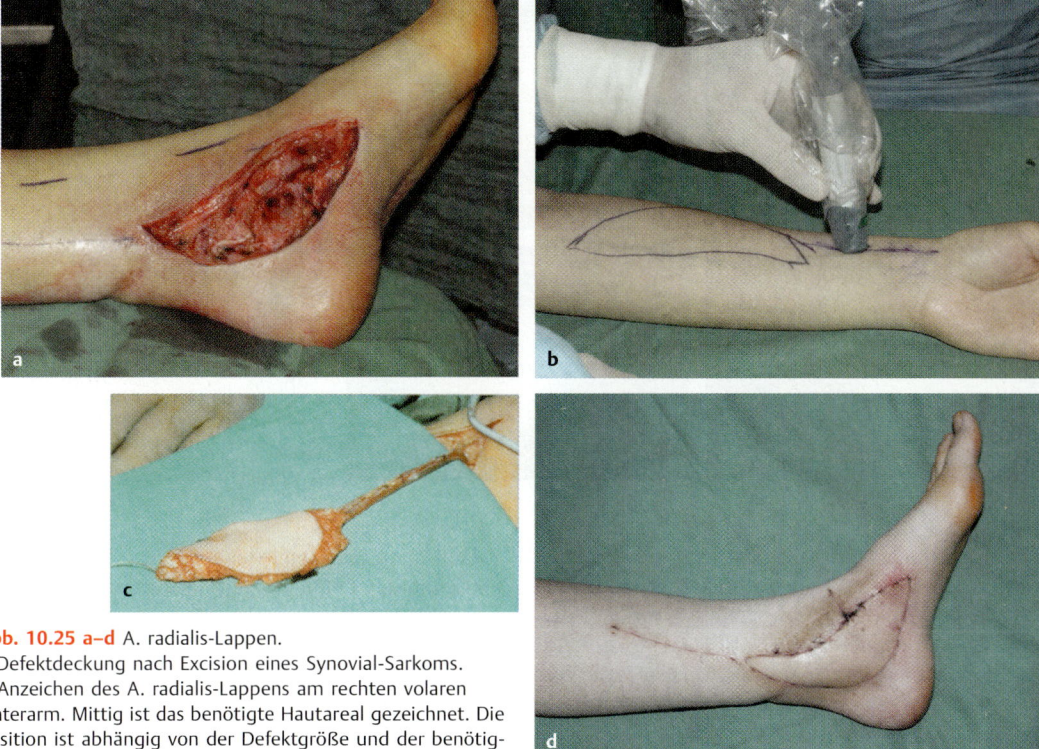

Abb. 10.25 a–d A. radialis-Lappen.
a Defektdeckung nach Excision eines Synovial-Sarkoms.
b Anzeichen des A. radialis-Lappens am rechten volaren Unterarm. Mittig ist das benötigte Hautareal gezeichnet. Die Position ist abhängig von der Defektgröße und der benötigten Länge des Gefäßstiels. Intraoperativ wird das Gefäß dopplersonographisch dargestellt.
c Nach Hebung ist der Lappen noch an seinem proximalen Stiel belassen worden.
d Frühes postoperatives Ergebnis.

■ Die Lappenhebung sollte in Blutsperre erfolgen.
■ Nach Vorbereitung des Empfängergebietes Durchtrennen der Arterie proximal und distal.
■ Rekonstruktion der Arterie mit Hilfe eines Venentransplantates.
■ Deckung des Defekts mit Spalthaut.
Komplikationen: Wundheilungsstörungen an der Spenderstelle durch freiliegende Sehnen. Kausalgie im Ramus superficialis des N. radialis.

Lateraler Oberarmlappen
Anatomie: Versorgende Arterie ist der Ramus posterior der A. collateralis radialis aus der A. profunda brachii. Die A. collateralis radialis zieht dorsal des Humerus in das laterale intermuskuläre Septum zwischen M. triceps und M. brachialis. Der Ramus posterior versorgt das dorsolaterale Humerusperiost und das mittlere Drittel der dorsolateralen Haut des Oberarms.
Indikationen: Dünne, eine Lappenplastik erfordernde Defekte.

Technik:
■ Markieren eines spitz-ovalären Hautbezirks als Verbindungslinie zwischen Sulcus deltoideus und lateralem Epikondylus
■ Durchtrennen der Haut und des subkutanen Fettgewebes an den eingezeichneten Lappengrenzen bis auf die tiefe Faszie
■ Subfasziale Lappenhebung von dorsal auf dem Muskelbauch des M. triceps
■ Darstellung des Gefäßes und Abpräparation des Lappens. Wichtig ist, dass der N. radialis sowie die A. profunda brachii geschont werden.
Komplikation: Läsion des N. radialis.

Musculus-latissimus-dorsi-Lappen
Der M. latissimus ist ein Standardmuskel zur Defektdeckung in der Plastischen Chirurgie. Aufgrund seines langen Hauptgefäßstiels und nur einigen kleineren, zusätzlich segmental versorgenden Gefäßen, klarer Innervation und des nur geringen Funktionsausfalls nach Entfernung hat er ein weitreichendes Einsatzgebiet.

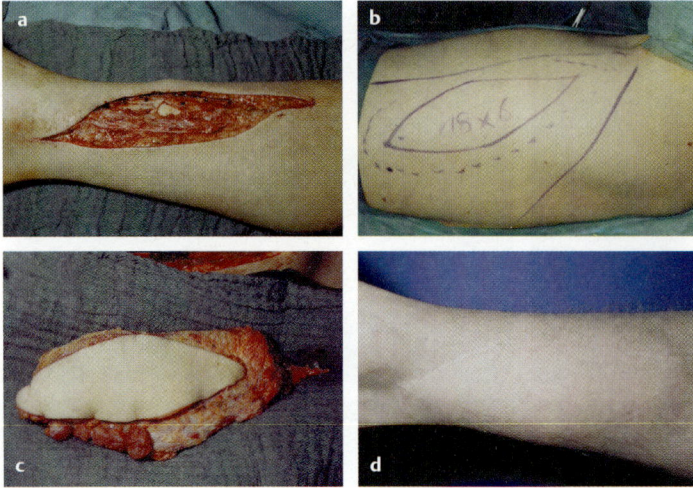

Abb. 10.26 a–d M. latissimus dorsi Lappen.
a Situs nach Débridement des Unterschenkels bei nekrotisierender Fasciitis.
b Anzeichen des M. latissimus dorsi Lappens. Mittig ist das benötigte Hautareal von 18 × 6 cm angezeichnet.
c Hebung des myokutanen Lappens. Rechts ist der proximale Gefäßstiel zu sehen.
d Postoperatives Ergebnis.

Anatomie: Der Muskel entspringt breitgefächert von der Fascia thoracolumbalis (Th6 – L5) bis auf Höhe der 9. – 12. Rippe und setzt an der Crista tuberculi minoris humeri an. Die Hauptgefäßversorgung stellen die A. thoracodorsalis aus der A. subscapularis und mehrere Begleitvenen. Der Muskel wird vom N. thoracodorsalis aus dem Fasciculus posterior innerviert. Da die über dem Muskel liegende Haut über Perforatoren versorgt wird, kann sie bis zu einem Ausmaß von 20 × 20 cm mit transplantiert werden.

Indikationen: Als großer Muskel- oder Hautmuskellappen wird der M. latissimus dorsi zum funktionellem, dynamischen Muskelersatz oder zur Deckung großer Defekten am gesamten Körper eingesetzt.

Technik (Abb. 10.26):
- Der Patient muss für die Lappenhebung in Seitenlage gelagert werden.
- Die Inzision verläuft von der Axilla entlang der hinteren Axillarlinie je nach Ausmaß des zu entfernenden Muskelanteils auf den Beckenkamm zu.
- Darstellung des Muskelvorderrandes
- Präparation des Lappenstiels mit Darstellung von Arterie, Vene und Nerv. Evtl. muss das Gefäß zum M. serratus durchtrennt werden.
- Nach sicherer Darstellung des Gefäßstiels wird der Muskel von seinen thorakalen Ansätzen gelöst. Hier bestehen einige distale Perforatoren, die ligiert werden müssen.
- Nach kompletter distaler Abhebung wird der Ursprung durchtrennt und der Lappen von der A. axillaris unter Schonung der A. circumflexa scapulae abgesetzt.

Komplikationen:
- Serom an Entnahmestelle
- Läsion des Gefäß-Nerven-Strangs in der Axilla.

Musculus-gracilis-Lappen

Der M. gracilis ist Teil der Adduktorengruppe am Oberschenkel und kann als freier Muskel ohne große Funktionsausfälle und ohne große Narben entnommen werden.

Anatomie: Ursprung am unteren Schambeinast, Ansatz am Pes anserinus. Blutversorgung: Ast der A. femoralis profunda und Begleitvenen. Innervation: N. obturatorius.

Indikationen: Unterarmrekonstruktion, N.-fazialis-Chirurgie.

Skapula-Lappen

Der Skapula-Lappen kann als fasziokutaner, osteokutaner oder osteomyokutaner Lappen gehoben werden.

Anatomie: Angiosom des Hautastes der A. circumflexa scapulae aus der A. subscapularis.

Indikationen: Dünne fasziokutane Defekte, z. B. im Gesicht. Als osteomyokutaner Lappen für große Defekte geeignet, ggf. zur funktionellen Rekonstruktion. Kombination mit dem M. latissimus dorsi möglich.

Fibula-Transfer

Bei Knochendefekten kann für ein reines Knochentransplantat oder einen osteokutanen Lappen ein Großteil der Fibula entnommen und an der A. fibularis (peronea) transplantiert werden.

Anatomie: Gefäßstiel: A. fibularis aus der A. tibialis posterior.

Indikationen: Knochenersatz am gesamten Körper, vor allem bei Mandibula-Rekonstruktion und großen Knochendefekten am Unterarm.

10.2.9 Sonderformen mikrochirurgischer Eingriffe

Die bei der Transplantation freier Lappen beschriebenen Prinzipien müssen auch bei der Replantation, bei Transplantation nach Amputation und bei prefabricated flaps eingehalten werden.

Replantation
Bei der Replantation abgetrennter Glieder bleibt meist keine Zeit, um aufwändige präoperative Diagnostik wie Angiographie oder Duplexsonographie durchzuführen, denn die Ischämiezeit muss zur höchstmöglichen Sicherheit gering gehalten werden. Das Amputat sollte kühl, aber nicht direkt auf Eis gelagert in einem speziellen Amputationsbeutel in die Klinik gebracht werden.

Trotzdem die Amputation das klinische Bild beherrscht, gelten bei Schwerverletzten die Prinzipien der Polytrauma-Behandlung. So muss je nach Unfallmechanismus eine klinische Diagnostik mit Sonographie, konventionellem Röntgen und evtl. CT durchgeführt werden. Es gilt das Prinzip „life before limb".

Während der Diagnostik kann das Amputat von einem Operationsteam bereits vorbereitet werden: radikales Débridement zur Entfernung gequetschten Gewebes. Nach Lagerung des intubierten und beatmeten Patienten im Operationssaal kann die Amputationswunde vorbereitet werden. Ausgiebiges, auch knöchernes Débridement ist meist notwendig. Bestehen besonders bei Nerven verschiedene Schnitthöhen, wird der proximale Schnitt als Replantationsort gewählt. In solchen Situationen werden Verkürzungsosteosynthesen toleriert. Der Einsatz von Veneninterponaten muss frühzeitig festgelegt werden. Nach ausgiebiger Vorbereitung des Empfängergebietes und des Amputats erfolgt zunächst die Osteosynthese, dann die Naht der Sehnen und schließlich die Revaskularisierung und mikrochirurgische Nervennaht. Auf eine ausreichende Drainage muss geachtet werden.

Replantation:
1. Osteosynthese
2. Sehnennaht
3. Gefäßnähte (arteriell und venös)
4. Nervennaht

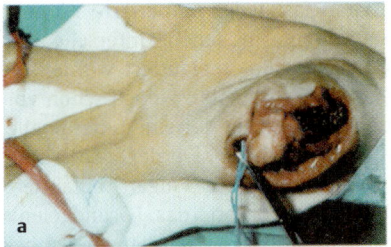
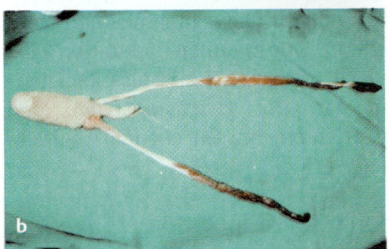
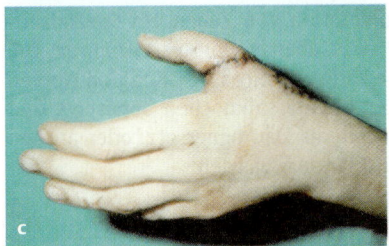
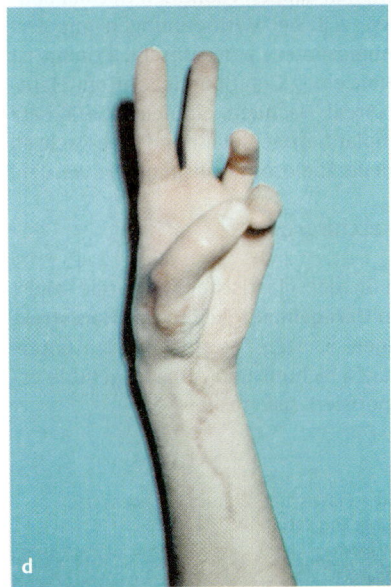

Abb. 10.27 a–d Replantation des Daumens.
a Ausrissamputation des Daumens der linken Hand auf Höhe des Grundgelenkes.
b Das gekühlte Amputat mit der lang ausgerissenen Beugesehne (oben) und Strecksehne (unten).
c Zustand nach Replantation.
d Postoperatives, gutes funktionelles Ergebnis.

Grundsätzlich kann fast jedes amputierte Körperteil (Finger, Hand, Oberarm, Zehen, Unterschenkel, Oberschenkel, Penis, Skalp) replantiert werden. Je nach Ausmaß des Traumas sollte jedoch schon vor der Replantation die Aussicht auf eine funktionelle Rehabilitation berücksichtigt werden. So sollte heute nicht jeder amputierte Finger replantiert werden, insbesondere wenn das Grundgelenk eines Langfingers zerstört ist: Der Finger ist bei später eingeschränktem Bewegungsausmaß eher störend als helfend. Eine Daumenamputation (Abb. 10.27) stellt jedoch immer eine absolute Replantationsindikation dar. Die Lebensumstände und Wünsche des Patienten müssen ebenfalls berücksichtigt werden.

Transplantation nach Amputation
Nach Mehrfachamputationen im Bereich der Hand ist die Transplantation von Zehen ein Spezialzentren vorbehaltenes, aber etabliertes Verfahren. Die 2. oder 1. Zehe kann mit ihren Gefäßen und Nerven im Bereich der Metatarsalknochen abgesetzt und auf die Hand, z. B. als Daumenersatz, oder an den Unterarm transplantiert werden.

Prefabricated Flaps
Diese „geschaffenen Lappen" kommen nur bei Sonderindikationen, z. B. bei Verbrennungen mit Zerstörung der Angiosome, zum Einsatz. Prinzip ist die Implantation eines Gefäßbündels in ein Haut-Unterhautfett-Areal. Nachdem ein neues Gefäßnetz aus diesem implantierten Gefäßbündel gewachsen ist, kann das neue Angiosom transplantiert werden.

10.2.10 Laserchirurgie

Laser werden in der Plastischen Chirurgie meist eingesetzt, um **Unregelmäßigkeiten der Hautstruktur** zu **beseitigen**. Je nach Lasertyp werden unterschiedliche Hautschichten und Anhangsgebilde erreicht und vaporisiert (Tab. 10.8).

Tabelle 10.8 In der Plastischen Chirurgie eingesetzte Lasertypen und ihre Indikation

Lasertyp	Indikationen
Erbium-Laser	„skin resurfacing", Aknenarben
Farbstoff-Laser	Tätowierungen, Altersflecken
Rubin-Laser	Tätowierungen, Epilation
CO_2-Laser	Blepharoplastik, „skin rejuvenation"

10.2.11 Endoskopisch assistierte Chirurgie

Zur Vermeidung langer Inzisionen findet das Endoskop Anwendung in der Plastischen Chirurgie. Da der Plastische Chirurg den Arbeitsbereich für den endoskopischen Teil der Operation erst durch Dissektion der anatomischen Schichten schaffen muss, erfordert dies genaue Kenntnis der konventionellen, offenen Operationsmethoden und der Anatomie des Operationssitus. Der Umstieg auf konventionelle Methoden muss beherrscht werden.

Einsatzgebiete sind:
- Stirn-Lifting, Face lifting (mit Einschränkungen)
- Mammaaugmentation
- Abdominoplastik
- Hebung von Muskellappen (M. latissimus dorsi, M. gracilis), Fascia-lata-Präparation
- Entfernung von Lipomen und kleineren Tumoren
- Karpaltunnelspaltung.

10.3 Rekonstruktive ästhetische Chirurgie

Die nach Trauma oder Operation am Körper entstandenen Defekte können mit Hilfe plastisch-chirurgischer Techniken gedeckt werden. Hierbei müssen Prinzipien der funktionellen und der ästhetischen Rekonstruktion miteinander kombiniert werden.

10.3.1 Narbenkorrektur

Die Differenzierung einer Narbe (s. Kap. 1.4) ist nach 6 – 12 Monaten abgeschlossen. Narbenkorrekturen sollten, sofern keine funktionelle Behinderung besteht, frühestens nach Ablauf dieser Zeit erfolgen.

Zu den Basistechniken der Narbenkorrektur s. Kap. 2.8. Meist kommen nach Exzision der Narbe die **Z-Plastik**, die **W-Plastik** oder **kleinere Lappenplastiken** zum Einsatz. Bei der **seriellen Exzision** wird ein großes Narbenfeld, z. B. nach Verbrennungen, Stück für Stück reseziert und in den einzelnen Operationsschritten die Elastizität der anliegenden Haut genutzt, um die Narbe ohne Vordehnung zu resezieren.

Gewebeexpansion
Expander sind meist aus Silikon hergestellte ballonartige Implantate in unterschiedlichen Größen und Formen, mit denen die an das Narbenareal grenzende Haut gedehnt werden kann.

Indikationen: Ausgedehnte Narbenareale, Rekonstruktion von Defekten der behaarten Kopfhaut.

Technik:
- präoperative Testung der Hautverschieblichkeit und Ausmessen der erforderlichen Expandergröße
- 1. Operation:
  - narbennahe Inzision und weitreichende Unterminierung der gesunden Haut-Unterhaut
  - Einlage des Expanders mit Minimalfüllung
  - Positionierung des Ventils expanderfern.
- Nach einer Einheilungszeit von ca. 2–3 Wochen sukzessive Auffüllung des Expanders, meist mit isotoner Kochsalzlösung, durch perkutane Injektion unter sterilen Bedingungen. Nach maximaler Aufdehnung sollte der Expander, wenn keine Infektionszeichen auftreten, einige Zeit belassen werden.

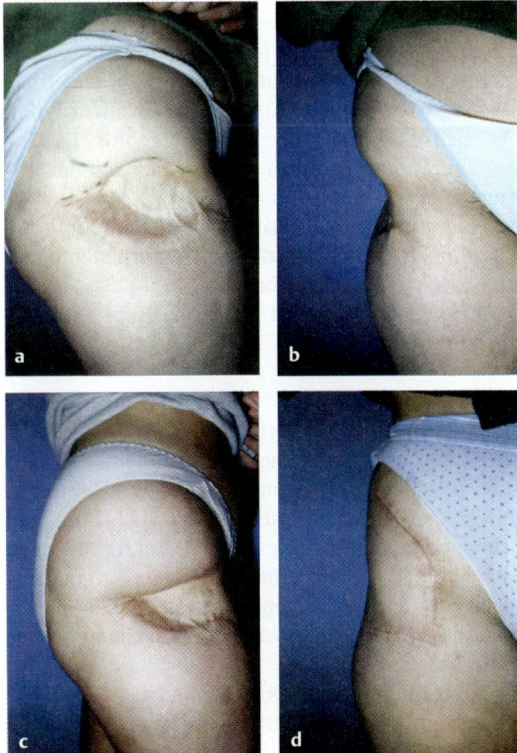

Abb. 10.28 a–d Narbenkorrektur nach Gewebeexpansion.
a, b Großer Defekt in der Regio trochanterica nach Tumorentfernung, mit Spalthaut gedeckt. Nach tumorfreiem Intervall erfolgt Narbenkorrektur mit einem kranial eingebrachten Hautexpander.
c Durch Füllung des Expanders mit 1000 ml Dehnung der Haut.
d Nach Explantation des Expanders wurde die Spalthaut exzidiert und der Defekt mit dem gedehnten Gewebe gedeckt.

- 2. Operation:
  - Entnahme des Expanders
  - Entfernung des Narbenareals und Defektdeckung mit der expandierten Haut durch Verschiebe- oder Schwenklappenplastik (Abb. 10.28).

Chemisches Peeling

Entfernung der obersten Hautschichten mit Hilfe von Säuren (Retinoidsäuren [Vitamin A], Trichloressigsäuren, Carbolsäuren [Phenol]). Je nach Einwirkzeit der Säuren können unterschiedliche Hautschichten abgeschält werden.

Je nach Substanz können die Ätzkräfte so stark sein, dass der Eingriff in Sedierungs- oder Vollnarkose durchgeführt werden muss. Besonders bei phenolhaltigen Peelings sollte aufgrund der toxischen Belastung die Herz-, Nieren- und Leberfunktion überwacht werden.

Indikationen: Aknenarben, Verbrennungsnarben, Altersflecken, Pigmentflecken.

Technik:
- penible Hautsäuberung
- gleichmäßiges Auftragen der Säure
- Entfernung der Säure
- kosmetische Nachbehandlung (die Kooperation mit spezialisierten Kosmetikern ist hilfreich).

Komplikationen: Pigmentverschiebungen, Narben, toxische Nebenwirkungen.

Dermabrasio

Entfernung der obersten Hautschichten durch Abschleifen. So können Form und Oberflächenstruktur größerer Narbenfelder oder von Narben im Gesicht verbessert werden (Abb. 10.29).

Zunächst sollte eine Testschleifung an einem kleinen Areal erfolgen, um die individuelle Reaktion der Haut beurteilen zu können. Kommt es im Testfeld nicht zu einer extremen Überreaktion, kann das gesamte Narbenareal dermabradiert werden.

Die obersten Hautschichten sollten bis zur gefäßführenden Schicht entfernt werden. Der Eingriff kann je nach Ausmaß des Areals in Oberflächen-, Leitungsanästhesie oder Vollnarkose durchgeführt werden.

Meist werden ein Elektromotor und ein rotierender Schleifkopf, z. B. diamantbesetzt, verwendet.

Indikationen: Aknenarben, Verbrennungsnarben, Altersflecken, Pigmentflecken.

Technik:
- ausreichende Kühlung der Haut durch simultanes Aufträufeln steriler 0,9 %iger NaCl-Lösung

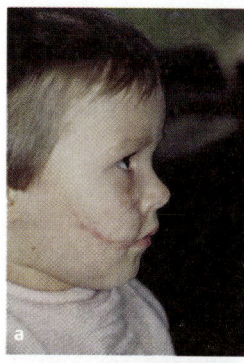
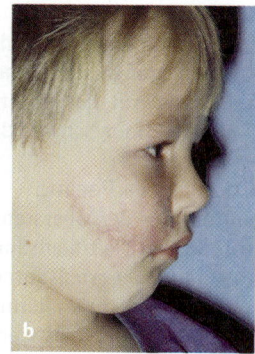
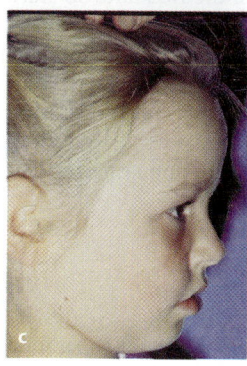

Abb. 10.29a–c Dermabrasio.
a Präoperativer Befund:
Zweijähriges Kind mit multiplen Narben im Gesicht bei
Zustand nach Autounfall.
b Zwischenergebnis nach
Dermabrasio-Anwendung.
c Postoperatives Ergebnis
nach 12 Monaten.

ein Débridement bis zum Erreichen gut durchbluteter Wundränder. Je nach Allgemeinzustand kann zunächst eine Wundgrundkonditionierung erfolgen. Eine sekundäre Deckung mit Spalthaut ist anzustreben. Bei Patienten in gutem Allgemeinzustand ist auch die Deckung mit Nah- oder Fernlappen möglich. Bei entsprechenden angiologischen Voraussetzungen können freie Hautfaszienlappen für die Rekonstruktion der Haut genutzt werden.

> Jede instabile Narbe muss definitiv versorgt werden

10.3.3 Defektdeckungen

Bei der Deckung von Defekten nach Trauma oder Operation (z. B. Tumoroperation) muss die Operationsstrategie individuell festgelegt und ein – u. U. mehrschrittiger – Operationsplan erstellt werden. Wichtig ist sowohl die funktionelle Rekonstruktion als auch das ästhetische Gesamtergebnis. Bei Tumoroperationen müssen die Exzisionsränder tumorfrei sein.

Eine gute Zusammenarbeit mit Traumatologen, Viszeralchirurgen, Onkologen, Internisten und Anästhesisten ist notwendig.

Im Folgenden sind exemplarische Defektdeckungen aufgeführt.

Defektdeckung nach Entfernung von Hauttumoren im Gesicht

Defekte nach Entfernung von Basaliomen lassen sich je nach Größe und Lokalisation **einzeitig** durch lokale Lappenplastiken (z. B. mehrflügeliger Schwenklappen, Limberg-Lappen, Rotationslappen [Abb. 10.30], V-Y-Plastik) decken. Im Bereich der Augenlider muss der postoperative Narbenzug in der Planung vorberechnet werden, um einem Ektropium vorzubeugen.

Hauttumoren im Gesicht können auch **mehrzeitig** versorgt werden. Hierbei wird im 1. Schritt die Läsion entfernt und der Defekt temporär gedeckt. Nach genauer histologischer Begutachtung der Exzisionsränder erfolgt die definitive Deckung. So können Nachresektionen in lappengedeckten Arealen vermieden werden.

Nasenrekonstruktion

Die Rekonstruktion von Nasenanteilen oder der gesamten Nase kann nach Tumorentfernung oder Trauma notwendig werden.

- gleichmäßige Schleifung, Geschwindigkeit und Schleiftiefe
- sterile Verbände.

Komplikationen: Narbenbildung bei zu tiefer Schleifung, Pigmentverschiebungen, Sonnenempfindlichkeit.

Laserbehandlung

Narbenfelder können mit einem vaporisierenden Laserstrahl (CO_2-Laser) behandelt werden. Langzeitergebnisse und Ergebnisse nach Behandlung großflächiger Narbenfelder liegen noch nicht vor.

10.3.2 Therapie instabiler Narben

Eine Narbe ist instabil, wenn sie immer wieder Ulzerationen oder Lazerationen (Einrisse) aufweist. Ursachen sind Lage im Gelenkbereich und Scherkräfte. Instabile Narben finden sich häufig bei Patienten in reduziertem Allgemeinzustand. Aufgrund der dauernden Reparationsvorgänge können Narbenkarzinome entstehen.

Meist müssen diese Narben weit exzidiert und definitiv gedeckt werden. Im Vordergrund steht

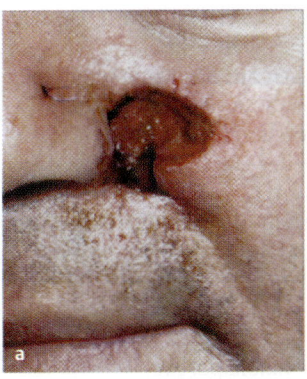
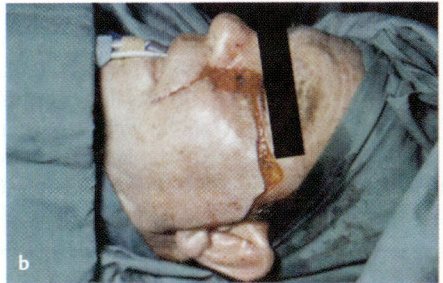
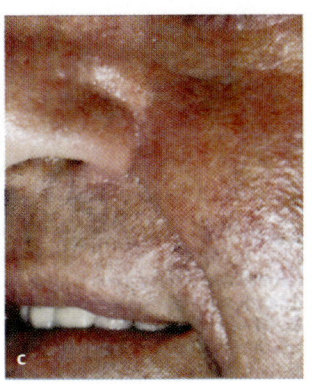

Abb. 10.30 a–c Defekt in Nasolabialfalte nach Tumorentfernung. Hebung eines Wangenrotationslappen nach Esser. Dieser Lappen beachtet besonders natürliche Grenzflächen im Gesicht (b). Postoperatives Ergebnis nach Einheilung des Lappens (c).

Zur **Rekonstruktion des Nasenskeletts** können Knorpeltransplantate z. B. aus dem Ohr oder noch vorhandenem Septum gewonnen werden.

Anschließend erfolgt der **Weichteilaufbau**: Der klassische Lappen ist der Stirnlappen (Glabellalappen). Er kann bei Nasenspitzendefekten als Schwenklappen oder Rundstiellappen benutzt werden. Eine weitere Quelle für Weichteilgewebe ist die Nasolabialfalte. Gestielte Lappen können an Endästen der A. facialis zur Rekonstruktion gehoben werden. Zur Wiederherstellung der Schleimhaut müssen sie subepidermal gehoben und mit Spalthaut gedeckt werden.

Muss die gesamte Nase rekonstruiert werden, lässt sich vorgedehnte Haut aus dem Stirnbereich verwenden.

Lippenrekonstruktion

Bei der Rekonstruktion von Lippendefekten nach Trauma oder Tumor müssen die anatomischen Grenzen, besonders die Lippenrot-Haut-Grenze und die Grenze zwischen verhornter und nichtverhornter Schleimhaut, exakt beachtet werden (Abb. 10.31). Defekte von ⅓ der Lippe lassen sich meist primär ohne wesentliche Funktionsausfälle verschließen. Größere Defekte, z. B. der Unterlippe, können durch einen Abbé- oder zwei Karapandzik-Lappen versorgt werden.

Abbé-Lappen

Dies ist ein V-förmiger, medial oder lateral an der A. labialis gestielter Lappen der nicht beschädigten Lippe (Abb. 10.32). Nach Schwenkung des Lappens in den Defekt wird die Entnahmestelle primär verschlossen. Nach 2 – 3 Wochen lässt sich der Stiel

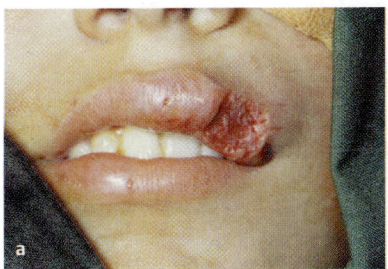
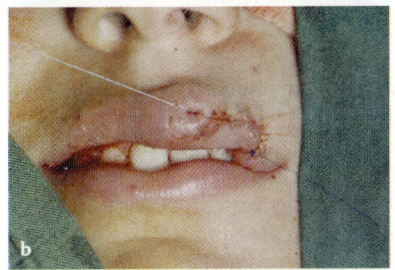
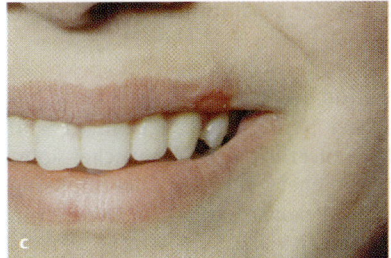

Abb. 10.31 a–c Lippenrekonstruktion.
a Entfernung eines Basalioms an der Oberlippe.
b Zur Defektdeckung wird ein gestielter Mukosa-Transpositions-Lappen von der Oberlippeninnenseite eingenäht.
c Postoperatives Ergebnis.

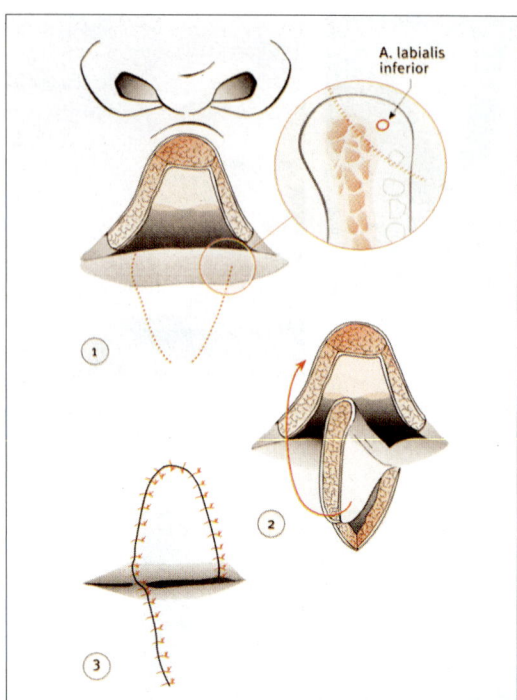

A. labialis inferior

Abb. 10.32 Abbé-Lappen. V-förmiger Lappen, gestielt an der A. labialis zur Defektdeckung an der gegenüberliegenden Lippe.

des Lappens durchtrennen und so die Lippenkontur wiederherstellen.

Karapandzik-Lappen
Bei großen Defekten der Unterlippe werden zwei seitlich gestielte Lappen bis zur Nasolabialfalte vorgeschnitten und komplett um 120° bilateral rotiert. So gelingt es, fast die gesamte Unterlippe zu rekonstruieren.

Ohrrekonstruktion
Nach Trauma oder Verbrennungen kann es zum Komplett- oder Teilverlust der Ohrmuschel kommen. Bei angeborenen Aplasien des äußeren Ohres sollte die Rekonstruktion im Alter von 10 – 12 Jahren erfolgen.

Meist erfolgt die Ohrrekonstruktion in mehreren Schritten.
Technik: Anteile des Ohrmuschelskeletts lassen sich aus dem Rippenknorpel der 6. – 8. Rippe rekonstruieren. Der Rippenknorpel wird entnommen und unter Beachtung der Symmetrie zur Gegenseite modelliert. Meist wird ein äußerer C-förmiger Bogen mit einem inneren Y-förmigen Skelett ver-

bunden. Das gesamte Skelett wird fest vernäht. Nach Anlage an den Schädel erfolgt die Deckung mit einem Faszienlappen aus der Regio temporalis. Die Faszie wird mit Spalthaut gedeckt.

In weiteren Operationsschritten erfolgt die plastische Rekonstruktion des Ohrläppchens, meist mit lokalen Lappenplastiken.

Eine Alternative stellt die Rekonstruktion mit Orthesen dar, die nach dem Vorbild der Gegenseite individuell angefertigt und mit implantierten Druckknöpfen fixiert werden.

Rekonstruktion bei Fazialisparese
Nach Tumoroperation kann es zu einer partiellen oder kompletten Fazialisparese kommen. Die Art der Rekonstruktion hängt vom Alter des Patienten und dem Befund ab. Ziel der Rekonstruktion ist die Wiedererlangung unwillkürlicher Bewegungen in der gelähmten Gesichtshälfte.

Bei **Patienten höheren Alters** oder bei **Teilläsionen** können **lokale Muskelplastiken**, z. B. der Temporalistransfer, den Lidschluss und die Hebung des Mundwinkels wiederherstellen. Beim **Temporalistransfer** wird der M. temporalis entweder umgeschlagen oder der Ansatz am Processus coronoideus mandibulae zum Mundwinkel verlängert. So kann der Patient durch Aktivierung des M. temporalis Gesichtsbewegungen ausführen (Abb. 10.33).

Bei frischen Fazialisläsionen sollte eine **primäre Rekonstruktion des Nervs** folgen **oder**, falls dies nicht möglich ist, eine **Rekonstruktion mit Nerventransplantaten**. Bei letzterer werden Nerventransplantate (gewonnen aus dem N. suralis) von der nicht gelähmten zur gelähmten Gesichtshälfte subkutan getunnelt. In der nicht gelähmten Gesichtshälfte werden die Nerventransplantate an Seitäste des N. facialis koadaptiert (**Cross-facial-nerve-grafting**, CFNG). Nach Einsprossen der Axone in die gelähmte Gesichtshälfte können bei kurzer Denervierungszeit die Fasern des N. facialis koadaptiert werden (max. 16 – 30 Monate nach Trauma), bei langer Denervierungszeit kann bei einer 2. Operation ein freier Muskel in die gelähmte Gesichtshälfte transplantiert werden (Abb. 10.34). CFNG sollte nur in Spezialzentren durchgeführt werden.

Rekonstruktion bei Läsionen der oberen Extremität

Rekonstruktion bei Muskelläsionen
Bei Verletzungen der Hand, des Unter- oder Oberarms oder der Schulter können Weichteildefekte entstehen und Muskeln verletzt werden. Dann er-

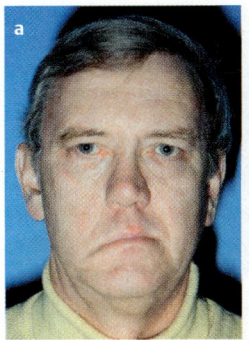
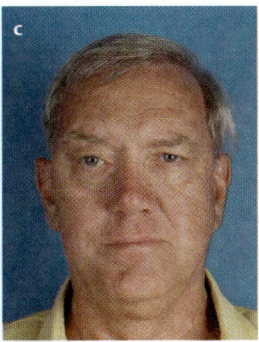
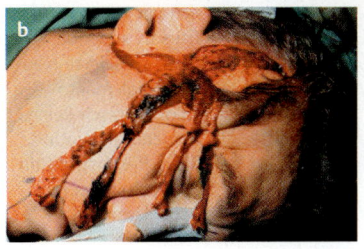

Abb. 10.33 a–c Rekonstruktion bei Fazialisparese.
a Patient mit Parese des N. facilis rechts nach Entfernung eines Akustikusneurinoms. Rekonstruktion mit einem Temporalistransfer auf Wunsch des Patienten.
b Intraoperatives Bild zeigt einzelne Muskelzügel des M. temporalis. Mit den oberen Zügeln wird der gelähmte Augenschluss dynamisch rekonstruiert. Die unteren Zügel werden zum Mundwinkel gebracht.
c Postoperatives Ergebnis nach 5 Jahren: Ein Verschluss des Auges und Hebung des Mundwinkels ist erreicht.

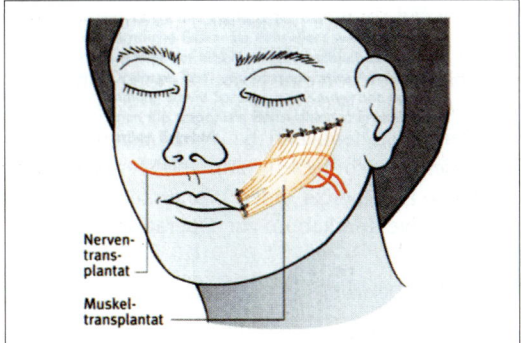

Abb. 10.34 Fazialisparese. Beispiel eines „Cross-facial-nerve-grafting" mit Ausschluss an ein freies Muskelpaket.

folgt die plastisch-chirurgische Rekonstruktion meist in mehreren Schritten. Liegt z. B. am Unterarm eine große Weichteilverletzung mit Verlust der Unterarmbeugemuskulatur vor, muss in der Primäroperation evtl. zusammen mit Traumatologen oder Orthopäden eine knöcherne Refixierung und Revaskularisierung erfolgen. Schon jetzt sollten für die weitere Rekonstruktion die noch vorhandenen Nerven (z. B. motorische Äste des N. medianus) gekennzeichnet werden. Nach Stabilisierung des Patienten kann mit Hilfe eines freien Muskellappens (z. B. M. gracilis, M. latissimus) eine funktionelle Rekonstruktion durchgeführt werden. Beim Einsetzen des Lappens muss die Vorspannung des Muskels berücksichtigt werden, um einen adäquaten Hub zu erreichen. Aus dem Nervenstumpf oder einem Nerventransplantat müssen Axone in den motorischen Nerv des Muskellappens einwachsen. Daher funktioniert ein Muskeltransplantat nicht sofort nach der Operation, sondern erst nach einem Intervall, dessen Dauer von der Länge des am Muskel belassenen Nervs abhängt. Dies und weitere Gründe (Vorspannung, Muskeldurchblutung, Fasertypisierung) führen zu einem 25 – 50 %igen Kraftverlust im transplantierten Muskel.

Eine sehr genaue Aufklärung des Patienten über diese Zusammenhänge schützt vor einer übertriebenen Erwartungshaltung.

Rekonstruktion bei Läsion des Plexus brachialis
Eine Rekonstruktion bei geschädigtem Plexus brachialis kann nur selten als Primäroperation angegangen werden, da die Patienten meist mit zeitlicher Verzögerung in die Spezialzentren eingewiesen werden. Im Vordergrund steht nun die Diagnostik zur Feststellung der geschädigten Nerven und Festlegung der Läsionshöhe.

Der Plexus brachialis kann supra- und infraklavikulär freigelegt werden. Intraoperative elektrische Stimulierung kann bei vorhandener Restfunktion die Identifikation der einzelnen Nerven erleichtern. Zwingend erforderlich sind die **Identifikation der einzelnen Nervenwurzeln** und die **Exploration der Nervenaustrittspunkte**, um Ausrisse der Nervenwurzeln aus dem Rückenmark feststellen zu können.

Dann können **Nerventransplantate** (Abb. 10.35) mit noch intakten Nervenwurzeln oder Nachbarnerven verbunden werden. Hierbei werden intraplexische und extraplexische (z. B. Interkostalnerven) unterschieden. Meist erfolgen diese Rekonstruktionen in mehreren Schritten, wobei jeweils die Nervenregenerationszeit abgewartet werden muss.

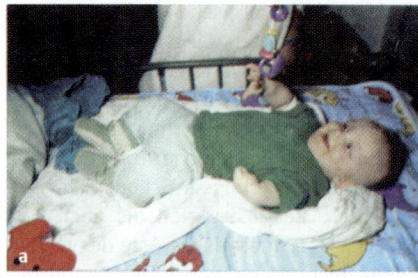
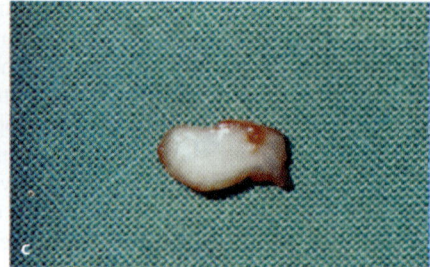
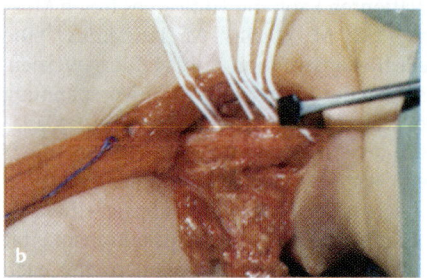
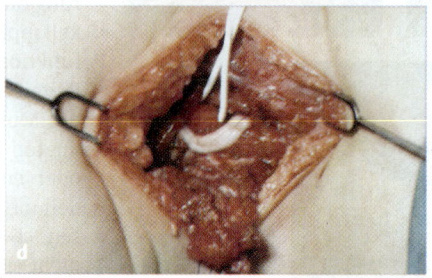

Abb. 10.35 a–d Kind mit geburtstraumatischer Läsion des linken Plexus brachialis.
a Die noch vorhandene Beugefunktion der Finger sowie die Parese der Schulter und des M. bizeps brachii lassen auf eine Läsion der oberen Wurzel (Erb'sche Läsion) schließen.
b Intraoperativ zeigte sich ein Neurom im Truncus superior.
c Das resezierte Neurom zeigt makro- wie mikroskopisch keine Nervenregeneration.
d Die Rekonstruktion erfolgt mit Nerventransplantaten.

Bei **langer Denervierungszeit** können die Muskelfasern nicht mehr regenerieren. Dann bieten der Transfer **freier Muskellappen** (M.-latissimus-dorsi-, M.-gracilis-Lappen) sowie **Muskelumsetzplastiken** (**motorische Ersatzoperationen**) die Möglichkeit, Restfunktionen wiederherzustellen. Bei Muskelumsetzplastiken werden noch funktionsfähige Muskeln – komplett oder nur der Muskelansatz – umgesetzt und so ausgefallene Muskelgruppen ersetzt. So kann bei einer chronischen Radialisparese ein Handgelenksbeuger (meist M. flexor carpi ulnaris) auf die Ansatzsehnen des M. extensor digitorum „umgesetzt" werden. Zwar ist die absolute Kraft der umgesetzten Muskeln meist geringer (s. o.), aber der Patient kann mit ihrer Hilfe Grobbewegungen ausführen.

Rekonstruktion bei Rumpfläsionen
Defekte und Läsionen am Rumpf sind meist Folge von Operationen oder Infekten.

Rekonstruktion nach Tumoroperation
Defekte nach kleineren Tumoroperationen im Rumpfbereich lassen sich meist mit Schwenk- oder Rotationslappen verschließen. Selten sind größere rekonstruktive Maßnahmen notwendig. Als Standardmuskel zur Deckung ausgedehnter Defekte im oberen Thoraxbereich dient der M. latissimus dorsi.

Deckung von Dekubitalulzera
Lokaler Druck an exponierten Stellen, z. B. über dem Os sacrum, Tuber ischiadicum oder Trochanter major, führt zur lokalen Ischämie der Haut und des Unterhautgewebes und zur Nekrose (Dekubitus). Oft ist das Ausmaß der Nekrose erst beim Débridement zu erkennen. Dekubitalulzera werden nach Campbell anhand ihrer Tiefe klassifiziert (Tab. 10.9).

Man unterscheidet absolute und relative **Indikationen zum operativen Verschluss eines Dekubitalulkus**: Eine absolute Indikation zur sofortigen Operation liegt bei schwerster Sepsis oder akuten Arrosionsblutungen vor, eine absolute Indikation außerdem bei tiefer Osteomyelitis, einem Dekubitalulkus über einem Gelenk und bei Narbenkarzinom. Bei chronischen Schmerzen, zur Pflegeerleichterung oder zur Prophylaxe eines Wundinfektes besteht eine relative Indikation zur Operation. In jedem

Tabelle 10.9 Dekubitalulzera nach Campbell

Grad 1	Haut
Grad 2	Subkutis
Grad 3	bis an die tiefe Faszie
Grad 4	durch die tiefe Faszie
Grad 5	Beteiligung der Muskulatur
Grad 6	bis ans Periost
Grad 7	Knochenbeteiligung

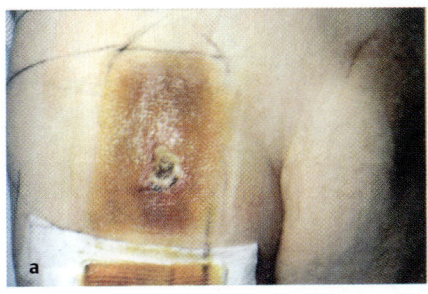
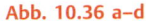
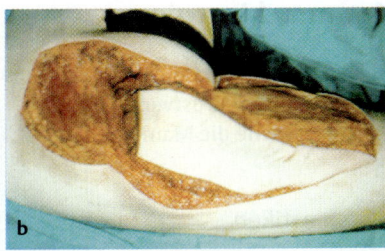
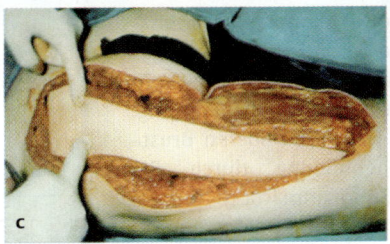
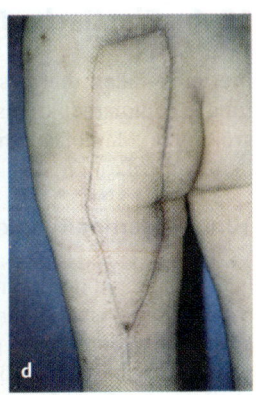

Abb. 10.36 a–d
a Tiefe, chronische Läsion über dem Tuber ischiadicum. Nach Exzision der Läsion und des geschädigten Gewebes ist der Defekt „lappenpflichtig".
b Hebung des M. biceps femoris.
c Nach Durchtrennung von Ursprung und Ansatz und Lösung von der Unterlage kann der myokutane Lappen an seinen Gefäßstielen nach kranial transpositioniert werden.
d Postoperatives Bild.

Fall muss der Dekubitus vor der Rekonstruktion radikal débridiert werden, evtl. unter Mitentfernung der Knochenvorsprünge. Sämtliche Fistelgänge müssen entfernt werden.

Deckungsmöglichkeiten: V-Y-Lappen des Glutaeus maximus, Rotationslappen des Glutaeus maximus, V-Y-Lappen des Biceps femoris (Abb. 10.36), Schwenklappen des Tensor fasciae latae oder mikrochirurgische freie Lappentransplantation als Ultimo ratio.

Rekonstruktion bei Läsionen der unteren Extremitäten
Defekte und Läsionen an der unteren Extremität können Folge einer Tumoroperation, eines Traumas oder eines chronischen Infektes sein. Nach kleineren Tumoroperationen kann eine Spalthauttransplantation erfolgen. Ansonsten ist eine Defektdeckung mit lokalen Lappenplastiken aus Ober- oder Unterschenkel anzustreben.

Bei größeren Defekten muss zwischen funktioneller Rekonstruktion und einfacher Defektdeckung unterschieden werden. Beide können jedoch mit lokalen oder freien Muskellappen durchgeführt werden.

Rekonstruktion bei Läsion peripherer Nerven
Läsionen des N. ischiadicus, N. femoralis oder N. peronaeus müssen exploriert und rekonstruiert werden.

Aufgrund der langen Regenerationsstrecke werden darüber hinaus besonders bei hohen Läsionen

Muskelumsetzplastiken erforderlich. Bei lange bestehender Peronäusläsion kann z.B. der M. tibialis posterior an seinem Ansatz durchtrennt und mit der Sehne der Peronäusgruppe verflochten werden.

Traumen der unteren Extremitäten können zu Vernarbung im Nerven-Bindegewebe und dadurch zu Nervenschädigung führen. Die Nerven müssen möglichst atraumatisch im Gesunden aufgesucht und mikrochirurgisch freipräpariert werden (Neurolyse). Im Extremfall kann die Trennung der einzelnen Faszikel des Nervs notwendig sein. Bei maximaler Schädigung ist der Ersatz des Nervs im geschädigten Bereich durch Nerventransplantate erforderlich.

Deckung diabetischer Ulzera
Die Behandlung diabetischer Ulzera erfordert eine intensive Zusammenarbeit von Internisten, Gefäßchirurgen und Plastischen Chirurgen.

Bei guter Einstellung des Diabetes und eventueller Rekonstruktion der Gefäßbahn lassen sich Ulzera mit Hilfe plastisch-chirurgischer Methoden erfolgreich behandeln: Für kleinere Ulzera sind lokale Lappenplastiken indiziert, z.B. der Instep-Lappen (an der A. plantaris medialis), der A.-dorsalis-pedis-Lappen oder der A.-suralis-Lappen (Fasziokutanlappen an N. suralis und Begleitarterie retrograd gestielt).

Die freie Muskel- oder Myokutan-Lappentransplantation setzt die Durchgängigkeit der großen Beinarterien voraus.

10.4   Plastische Mammachirurgie

Hierunter fallen die Plastiken zur Brustverkleine-rung (Mammareduktionsplastiken), die Brustver-größerung (Mammaaugmentation) sowie die Mam-marekonstruktion.

10.4.1   Mammareduktionsplastiken

Indikationen: Abnorm große Mammae (**Mamma-hyperplasie**), insbesondere deren Extremform (**Ma-kromastie**), können eine psychische Belastung sein und zu organischen Störungen wie Fehlhaltung, Myalgien im Bereich der Hals- und oberen Brust-wirbelsäule, Schnürfurchenbildung durch BH sowie Ekzemen in der Submammärfalte führen. Weitere Indikationen sind extreme **Mastoptose**, **Asymmetrie** der Mammae und **Fehlbildungen**.
Technik: Es gibt unterschiedliche Techniken der Mammareduktionsplastik. Sie unterscheiden sich in der Art der Inzisionslinien, in der Stielung der Areole und Mamille und der Art der Brustdrüsenre-sektion. Folgende Vorgehensweise ist für alle Tech-niken identisch:

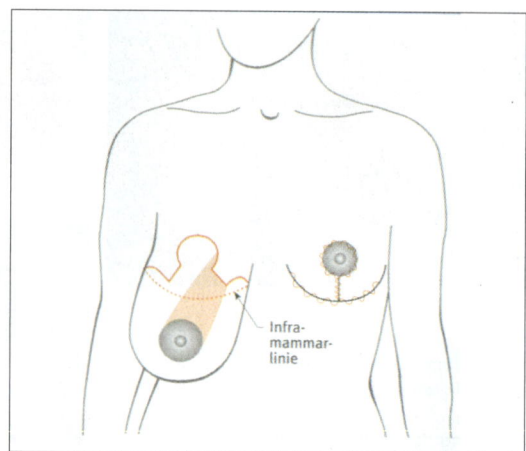

Abb. 10.37 Mammareduktionsplastik nach Strömbeck. Nach Resektion des Drüsenkörpers verbleibt die Mamille medial gestielt. Es ergibt sich eine Narbe in Form eines inversen T.

Mammareduktionsplastik:	
Präoperativ:	Mammographie bzw. Mamma-sonographie
	Festlegung der Operationstechnik
	Anzeichnung der Inzisionslinien
Intraoperativ:	Gewichtsbestimmung des Resektats
	Symmetriekontrolle
	Einsendung des Resektats zur histologischen Untersuchung
Postoperativ:	Unterstützung durch BH ca. 3 Monate

Im Folgenden sind exemplarisch die klassische Operationstechnik nach Strömbeck und die ver-tikale Mammaplastik nach Lejour dargestellt.
Komplikationen: Infektion, Sensibilitätsstörungen, Verlust der Stillfähigkeit, Mamillennekrose.

Operationstechnik nach Strömbeck
Präoperative Markierung:
- Festlegen des Jugulum-Mamillen-Abstandes
- Einzeichnen der Medianlinie, der thoraxhalbie-renden Linie beidseits sowie der Submammärfalte beidseits
- Kennzeichnen der neuen Lage des Mamillen-Areolen-Komplexes durch Druck von inframammär

(im Durchschnitt 18 – 22 cm in der Medioklaviku-larlinie bzw. in Höhe der Oberarmmitte)
- Einzeichnen des neuen Mamillen-Areolen-Kom-plexes. Markieren der seitlichen Resektionslinie mit Schablone oder freihändig: Sie verläuft vom eingezeichneten Mamillen-Areolen-Komplex im 80 – 120°-Winkel über 6 – 7 cm nach medial und la-teral **(Abb. 10.37)**, bei massiver Mammahyperplasie bis in die Axilla. Verbindung dieser Linie in der neu zu entstehenden Submammärfalte. Abschlie-ßend Überprüfen der Brustform und -größe durch Imitation der Resektion.
Operative Schritte:
- Vorschneiden des Mamillen-Areolen-Komplexes bei vorgespannter Brust
- Deepithelisieren innerhalb der Resektionsgrenzen
- En-bloc-Resektion der Brustdrüse entsprechend den präoperativ festgelegten Resektionsgrenzen nach Anheben des Mamillen-Areolen-Komplexes in horizontaler Richtung
- seitliche Unterminierung der Wundränder und Markierung der Areole mit Faden
- Verschluss der vertikalen Naht und der Submam-märfalte.
- Vorschneiden des neuen Mamillen-Areolen-Sitzes sowie Herausluxieren und Einnaht des Mamillen-Areolen-Komplexes.

   Bei dieser Technik (Ergebnis s. **Abb. 10.38**) liegt die Hauptspannung auf der Haut. Hierdurch können die Narben auseinandergezogen werden und spätere Narbenkorrekturen notwendig ma-chen.

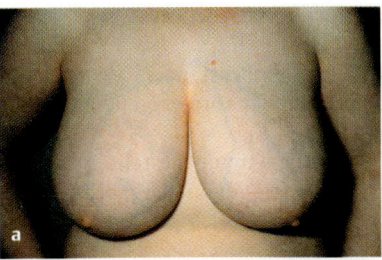

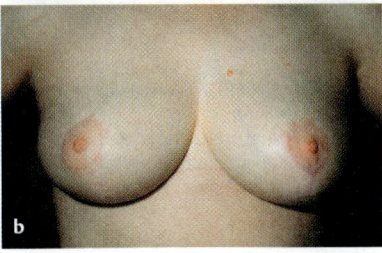

Abb. 10.38 a,b Mammareduktionsplastik.
a Mammahyperplasie bei einer 20jährigen Patientin.
b Postoperatives Ergebnis.

Vertikale Mammaplastik nach Lejour

Der teilresezierte Drüsenkomplex wird in sich vernäht und an der Brustwand fixiert.

Vorteil dieser Technik ist die Vermeidung der umgekehrten T-förmigen Narbe; es resultiert lediglich eine vertikale Narbe (Abb. 10.39, 10.40).

Nachteil ist eine starke Raffung der vertikalen Naht. Das Ergebnis lässt sich daher erst nach einigen Wochen endgültig beurteilen.

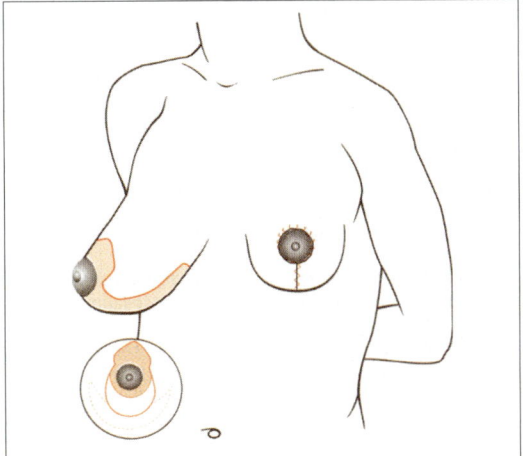

Abb. 10.39 Reduktionsplastik in der Technik nach Madleine Lejour. Durch weite kutane Mobilisation und Naht des verbleibenden Drüsenkörpers wird die Retraktionsfähigkeit der Haut genutzt, um „narbensparend" zu operieren. Es ergibt sich nur eine vertikale Narbe.

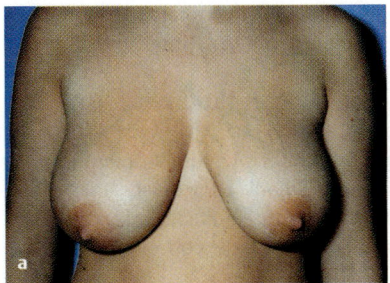

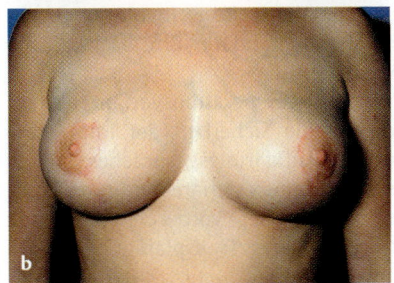

Abb. 10.40 a,b Mammastraffung.
a Mammaptosis mit leichter Asymmetrie.
b Frühes postoperatives Ergebnis mit symmetrischer Projektion der Mamillen.

Präoperative Markierung:
■ Bestimmung und Anzeichnen des neuen Mamillen-Areolen-Komplexes sowie Einzeichnen der Mittellinie und der Submammärfalte beidseits
■ Einzeichnen der thoraxhalbierenden Linie beidseits
■ Festlegung der seitlichen Resektionslinien durch Verschiebung der Brust nach medial bzw. lateral und Projektion auf die vertikale Linie
■ konisches Zusammenführen der seitlichen Begrenzungslinien mit Scheitelpunkt ca. 3 cm oberhalb der Submammärfalte
■ Anzeichnen der periareolären Inzisionslinien mit einer Seitenlänge von jeweils ca. 7 cm.
Operative Schritte:
■ Vorschneiden des Mamillen-Areolen-Komplexes und Deepithelisieren innerhalb der Resektionslinien
■ weite Mobilisierung des Haut- und Unterhautfettgewebes medial, lateral sowie in der Submammärfalte
■ kaudale En-bloc-Resektion eines dreieckigen Drüsenkörperareals unter Belassen eines zentralen Drüsenstiels
■ Formung des teilresezierten Drüsenkörpers durch invertierende Nähte sowie Fixieren des Drüsenkörpers in Höhe des 2. ICR

- Fixieren und Einnähen der Areolen und Wundverschluss mit intrakutanen Raffnähten.

10.4.2 Mammaaugmentation

Die Brustvergrößerung erfolgt mit Implantaten. Es stehen mit Silikon, Sojaöl oder Kochsalz gefüllte Implantate zur Verfügung. Je nach Einlagetiefe unterscheidet man subpektorale von subglandulären Implantaten.

Indikationen: Mammahypoplasie, Involutionshypoplasie der Mammae, sekundärer Brustaufbau nach subkutaner Mastektomie.

Aufklärung: Neben dem Operationsverfahren steht die Diskussion um die Sicherheit der Implantate im Mittelpunkt des Aufklärungsgespräches.

Technik: Inzisionen können periareolär, in der Submammärfalte oder in der vorderen Axillarlinie durchgeführt werden. Das Transplantatlager wird präoperativ angezeichnet (Abb. 10.41). Bei allen Zugangswegen wie auch bei beiden Implantationsebenen ist eine genau geplante Unterminierung zur Schaffung eines Transplantatlagers notwendig. Die Implantation der Prothesen muss unter streng sterilen Kautelen erfolgen.

Komplikationen: Kapselbildung, Bleeding (Austritt der Füllsubstanz).

Prognose: Im Langzeitverlauf Neigung zur Verhärtung der Prothese durch fibröse Kapselschrumpfung.

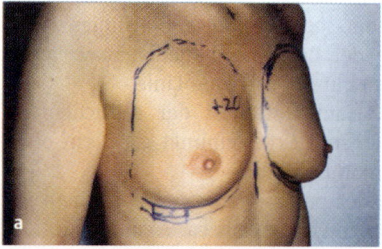
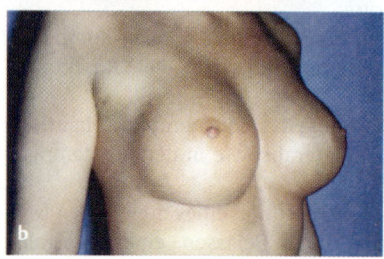

Abb. 10.41 a,b Patientin mit Wunsch zur Brustvergrößerung.
a Präoperatives Anzeichnen des Transplantatlagers.
b Postoperatives Ergebnis.

10.4.3 Mammarekonstruktion

Die Rekonstruktion der Brust nach Mastektomie kann mit Implantaten oder körpereigenem Gewebe erfolgen (Tab. 10.10).

Als Folge der Mastektomie besteht meist ein Weichteildefizit, so dass die noch vorhandenen

Tabelle 10.10 Möglichkeiten der Mammarekonstruktion

1. Prothetischer Wiederaufbau	
Einsatz bei	Primär- oder Sekundärrekonstruktion
Vorteil	einfaches Verfahren
Nachteil	Fremdmaterial, ausreichender Hautweichteilmantel erforderlich, kontraindiziert bei adjuvanter Strahlentherapie
2. Expanderprothese	
Einsatz bei	Primär- oder Sekundärrekonstruktion
Vorteil	Aufdehnung bis zur Wunschgröße, Einsatz bei Weichteildefizit möglich
Nachteil	Fremdmaterial, meist zweizeitige Operation, Aufwand in der Auffüllphase
3. Lokale Hautlappenplastik	
Einsatz bei	Sekundärrekonstruktion
Vorteil	Rekonstruktion des Hautdefizits
Nachteil	Implantat notwendig, evtl. zusätzliche Narben
4. Aufbau mit Hautmuskellappen (M. latissimus dorsi)	
Einsatz bei	Primär- oder Sekundärrekonstruktion
Vorteil	Körpereigenes Gewebe mit guter Druchblutung, auch nach Radiatio zu verwenden
Nachteil	Narbe an Entnahmestelle, evtl. zusätzliche Prothese notwendig
5. Gestielte Hautlappenplastik vom Abdomen	
Einsatz bei	Sekundärrekonstruktion (meistens)
Vorteil	Hautmuskelgewebe, auch bei Radiatio zu verwenden
Nachteil	Narbe am Abdomen, evtl. Hernienbildung
6. Freier Gewebetransfer	
Eingesetzte Lappen	TRAM (transverse rectus abdominis muscle; transversaler abdominaler Insellappen) M.-glutaeus-maximus-Lappen
Einsatz bei	Sekundärrekonstruktion (meistens)
Vorteil	Narbe wie Abdominoplastik, Eigengewebsaufbau, meist kein prothetischer Aufbau notwendig
Nachteil	Gefahr des Lappenuntergangs und Hernienbildung
Neben dem TRAM-Lappen (transversaler abdominaler Insellapen, transverse rectus abdominis muscle-Flap) besteht die Möglichkeit des freien Gewebetransfers des M. glutaeus maximus	

Hautanteile vor der Rekonstruktion aufgedehnt werden müssen. Deshalb wird in einem 1. Schritt ein Expander subkutan implantiert, der sukzessive bis zur gewünschten Größe der Mamma aufgefüllt wird.

Zur **prothetischen Rekonstruktion** bietet sich bei Patientinnen mit modifizierter radikaler Mastektomie die submuskuläre Einlage einer Prothese an. Nach erfolgtem Brustaufbau wird in einem 2. Operationsschritt der Areolen- und Mamillen-Komplex wiederhergestellt (s. u.).

Eleganter ist die Rekonstruktion durch freien Gewebetransfer. Hier stellt mittlerweile der **Perforatorlappen** (DIEP- oder S-GAP-Lappen) den Standard dar.

Die Mammarekonstruktion kann in derselben Sitzung wie die Mastektomie (**Sofort- odr Primärrekonstruktion**) oder später (**Sekundärrekonstruktion**) erfolgen. Bei adjuvanter Chemotherapie erfolgt sie nach 3 – 6 Monaten, bei Bestrahlung in der Regel nach 12 Monaten, je nach Strahlenreaktion der Haut. Ist eine Strahlentherapie geplant, sollte die Implantation von Prothesen oder Expandern vermieden werden.

10.4.4 Mamillen- und Areolenrekonstruktion

Der **Mamillen-Areolen-Komplex** kann durch Tätowierungen imitiert oder durch Transplantation von Vollhaut von der kontralateralen Areole einschließlich der Mamillenspitze oder von der Oberschenkelinnenseite oder den Oberlidern rekonstruiert werden.

Die **Mamille** lässt sich mittels Keilexzidaten aus dem Ohrläppchen oder aus den Labia minora oder mittels lokaler Schwenklappenplastiken (z. B. Malteserkreuz-Technik) rekonstruieren.

10.5 Plastische Chirurgie von Fehlbildungen

10.5.1 Lippen-Kiefer-Gaumen-Spalten (s. Kap. 18.5)

10.5.2 Handfehlbildungen

Die Inzidenz der Handfehlbildungen liegt bei 1 : 625 – 1 : 3000. Diese Spannbreite ergibt sich aus der unterschiedlichen Ausprägung von Handfehlbildungen, die von der Kamptodaktylie (Finger-Beugekontraktur) bis zur Fingerduplikation, von der Syndaktylie bis zur Spaltbildung der Hand reichen kann.

Die **Diagnostik** umfasst die klinische Untersuchung, die Beobachtung des Kindes, um die Einsatzfähigkeit der missgebildeten Hand beurteilen zu können, und je nach Fehlbildungsmuster die radiologische Untersuchung.

Der **optimale Zeitpunkt der operativen Intervention** ist abhängig vom Grad der Fehlbildung und eventueller sekundärer Schäden, z. B. Zug an nicht geschädigten Fingern, Einschnürungen. Knöcherne Verbindungen, Duplikationen in der 1. Interdigitalfalte, Einschnürungen, komplexe Syndaktylien mit Fingern unterschiedlicher Länge sowie schwere Radialdeviationen machen eine frühzeitige Korrekturoperation erforderlich. Ansonsten lässt sich der Zeitpunkt der chirurgischen Intervention, z. B. für eine Pollizisation (Umsetzen des 2. Fingers als Daumenersatz), im Alter von 1 – 3 Jahren ansetzen.

Duplikationen

Die Duplikationen (Doppelanlage der Phalangen) bilden die größte Gruppe der Fehlbildungen der oberen Extremität.

Sie können eingeteilt werden in
- Typ I: reine Weichteilduplikationen
- Typ II: inkomplette Duplikationen mit teilweise knöchernen Verbindungen
- Typ III: komplette Duplikationen mit Metakarpalknochenverdoppelung.

Daumenduplikationen werden in 9 weitere Untergruppen unterteilt, wobei die häufigsten Duplikationen im Bereich des distalen Metacarpus liegen.

Zur Rekonstruktion muss neben der Fusion der knöchernen Strukturen auch eine Rekonstruktion des Muskel- und Sehnensystems erfolgen.

Syndaktylien

Als Syndaktylie bezeichnet man die Fusion von normalen Fingern oder Zehen.

Je nach Ausmaß lassen sich einfache und komplexe, inkomplette und komplette Syndaktylien unterscheiden. Bei den komplexen Syndaktylien können knöcherne oder knorpelige Verbindungen der Finger bestehen.

Bei überzähligen Phalangen und Duplikationen in den verwachsenen Fingern sowie bei Zug an den Nachbarfingern müssen Syndaktylien im Alter von 6 – 18 Monaten korrigiert werden.

Bei einfachen Syndaktylien sollte die Trennung der Finger im dorsalen und palmaren Zickzackmuster erfolgen. In der Regel sind zusätzliche Hauttransplantationen notwendig (Abb. 10.42).

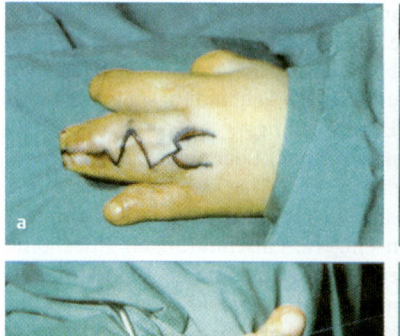
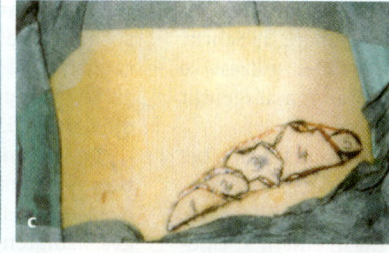
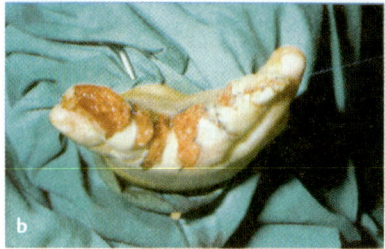
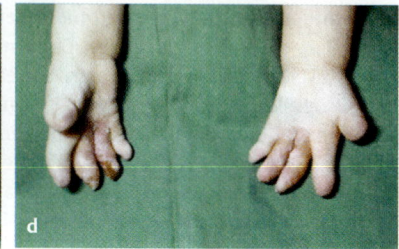

Abb. 10.42 a–d Kutane Syndaktylie der Finger 3 und 4.
a Einzeichnung der Inzisionslinien beuge- und streckseitig.
b Situs nach Trennung der Finger und erfolgter Einnaht der Hautläppchen am 3. Finger. Die Restdefekte erfordern Vollhauttransplantate.
c Einzeichnung der Vollhauttransplantate in der Leiste entsprechend der Hautdefekte an den Fingern.
d Frühes postoperatives Ergebnis.

Kamptodaktylie

Beugekontraktur eines Fingers, meist des 5., seltener des 3. und 4. Fingers.

Sie wird eingeteilt nach Ausmaß der Biegung. Je nach Genese lässt sich zwischen rein kutanem Zug, Sehnenzug oder Knochenfehlbildung unterscheiden. Bei extremer Kontraktur kann eine frühe Rekonstruktion erforderlich werden.

10.6 Ästhetische Chirurgie

Der Wunsch nach Veränderung des Körperäußeren, der an Plastische Chirurgen herangetragen wird, hat unterschiedliche Gründe. Ein Großteil der ästhetischen Eingriffe hat die Intention, altersregressive Veränderungen zu reduzieren.

Indikation zur Operation ist der Wunsch nach ästhetischer Verbesserung. Da psychosoziale Faktoren eine zentrale Rolle spielen, ist ein ausgeprägtes Einfühlungsvermögen in die Persönlichkeit des Patienten unter Berücksichtigung seiner individuellen Umgebung erforderlich.

> Hauptaufgabe des Plastischen Chirurgen vor einer kosmetischen Operation ist, das operativ Mögliche und Notwendige darzustellen und an die individuellen Bedürfnisse des Patienten anzupassen

Dabei ist eine **umfassende Aufklärung** des Patienten hinsichtlich der operativen Möglichkeiten, ihrer Komplikationen und Folgen notwendig.

In dieser Konstellation erfüllt der Plastische Chirurg eine Dienstleistung. „Händler" und „Kunde"

sollten vom Handel zurücktreten, wenn keine Kooperationsbasis gefunden werden kann, denn die ästhetische Chirurgie ist nur bei intakter und ehrlicher Kooperationsbasis sinnvoll und ratsam. Eine Zusammenarbeit zwischen Plastischen Chirurgen und erfahrenen Psychologen kann für solche Kooperationen hilfreich sein.

10.6.1 Ästhetische Chirurgie im Bereich des Kopfes

Blepharoplastik und Unterlidplastik

Blepharoplastik
Indikationen: Blepharochalasis (Herabhängen der Haut des Oberlides, Abb. 10.43).
Technik:
- präoperativ Messen des Hautüberschusses und Anzeichnen der Inzisionslinien
- Lokalanästhesie, Exzision des Hautüberschusses meist in Form einer Spindel mit medialem Schwalbenschwanz
- Einkerbung des M. orbicularis oculi, Entfernung überschüssiger Fettdepots bzw. Verschluss prolabierter Fettgewebshernien
- Wundverschluss unter Beachtung des lateralen Kanthus.

Unterlidplastik
Indikationen: Blepharochalasis (s. Abb. 10.43), Fettgewebsprolaps.

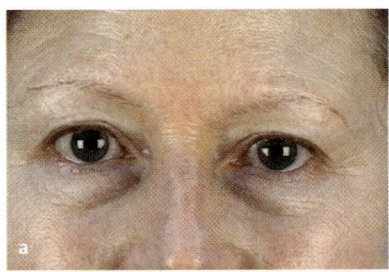
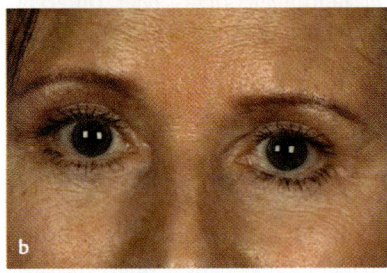

Abb. 10.43 a,b Blepharoplastik.
a Patientin mit ausgeprägter Blepharochalasis mit Einschränkung des Blickfeldes.
b Postoperatives Ergebnis nach Haut- und Fettexzision im Bereich der Ober- und Unterlider.

Technik:
■ Lokalisation und Anzeichnen des Fettgewebsprolaps und der überschüssigen Haut
■ Resektion an der Unterlidkante unter Beachtung der Hautspannungslinien (bei ausschließlichem Fettgewebsprolaps transkonjunktivaler Zugang)
■ Teilresektion des M. orbicularis oculi, Resektion des Fettes bzw. Verschluss prolabierter Fettgewebshernien
■ Hautresektion, Wundverschluss.
Komplikationen: Unterkorrektur, Lagophthalmus, Ektropium, Läsion des Tränennasenganges.

Face lifting
Indikationen: Cutis laxa faciei, altersregressive Veränderungen im Gesicht.
Technik (Abb. 10.44):
■ Vollnarkose oder Lokalanästhesie
■ Inzision präaurikulär mit Verlängerung (Backcut) im behaarten Bereich der Regio temporalis und retroaurikulär
■ ausgedehnte Hautlappenbildung und Unterminierung der Gesichtshaut
■ Präparation des superfiziellen muskuloaponeurotischen Systems (SMAS)
■ Aufhängung des SMAS
■ Zug der Haut nach dorsokranial und Bestimmung der Resektionsgrenzen (auf Symmetrie zur Gegen-

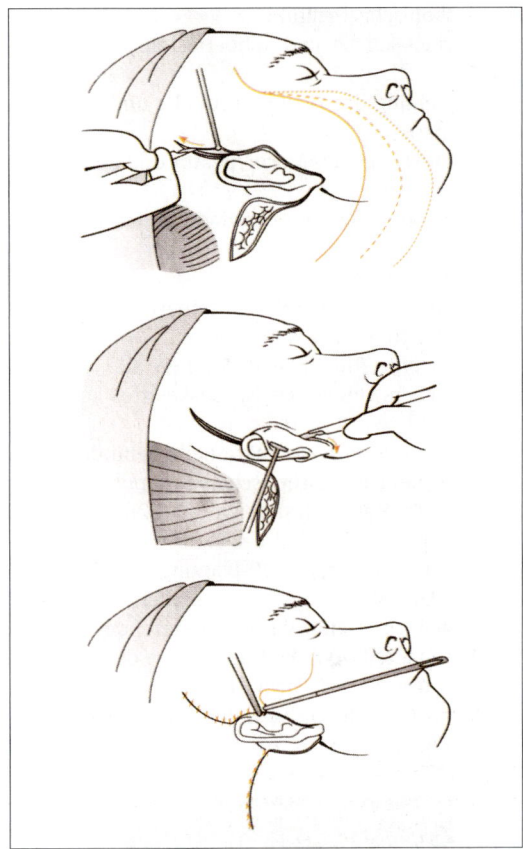

Abb. 10.44 Face-lift-Operation: Präaurikuläre Schnittführung mit Backcut in retroaurikulären Haarsansatz (1), Unterminierung der Haut, Straffung der mobilisierten Gesichtshaut und Resektion des Überschusses (2), Wundverschluss (3).

seite achten!), Resektion der überschüssigen Haut, Hautverschluss.
Komplikationen: Asymmetrien, Verletzung des N. facialis, insbesondere des Ramus temporalis, Narbenhypertrophie, Alopezie, Verzug des Ohrläppchens.

Stirn-Lifting
Indikationen: Cutis laxa frontalis, Faltenbildung auf der Stirn, „grimmiges Aussehen".
Technik:
■ offene Technik:
  ▪ Inzision an der Stirnhaargrenze oder fakultative Koronarinzision
  ▪ subperiostale Präparation und Mobilisierung der Stirnhaut
  ▪ Hautresektion, evtl. Durchtrennung des M. corrugator

■ endoskopische Technik:
- ▪ 3 Arbeitskanäle und subperiostale Vorpräparation
- ▪ Darstellung des N. supraorbitalis und N. supratrochlearis
- ▪ Durchtrennen des M. corrugator und des M. procerus
- ▪ Aufhängung des Periosts, dadurch Lifting-Effekt.

Rhinoplastik

Indikationen: Höcker- oder Sattelnase, Nasendeviation, Verformung der Nasenspitze.

Durch eine Rhinoplastik können alle Knorpel- und Knochen-Anteile des Nasenskelettes korrigiert werden.

Präoperativ müssen funktionelle Behinderungen abgeklärt und die ästhetischen Komponenten der Nasendeformität analysiert werden. Zur Korrektur des äußeren Profils sind das Anfertigen von Fotografien und eine exakte OP-Planung unerlässlich.

Technik: Es gibt geschlossene und offene Techniken.

Je nach Deformität wird korrigiert: der knorpelige Nasenanteil bzw. die Nasenspitze durch Teilresektion der Knorpelstrukturen **(Abb. 10.45)**, die Höckernase durch Abtragen der den Höcker bildenden Knorpel- und Knochen-Anteile, die Langnase durch Kürzung des Septums, die Breit- bzw. Schiefnase im knöchernen Bereich durch laterale Osteotomien. Die bei der Resektion entnommenen Knorpelanteile können für den Nasenaufbau benutzt werden.

Bei Septumdeviation kann das Nasenseptum in situ korrigiert oder komplett entnommen, extern geformt und dann replatziert werden.

Komplikationen: Blutungen, Über- oder Unterkorrektur, funktionelle Behinderung der Nasenatmung.

Otoplastik

Indikation: Ohrfehlbildungen, abstehende Ohren **(Abb. 10.46)**.

Die Otoplastik sollte bereits im Kindesalter erfolgen.

Präoperativ sollten das Ausmaß des Ausstellwinkels und Fehlbildungen des Knorpelgerüsts analysiert werden.

Technik: Je nach Lebensalter wird die Operation in Intubationsnarkose oder Lokalanästhesie durchgeführt.

Man unterscheidet reine Schnitttechniken, Nahttechniken und eine Kombination beider Techniken.

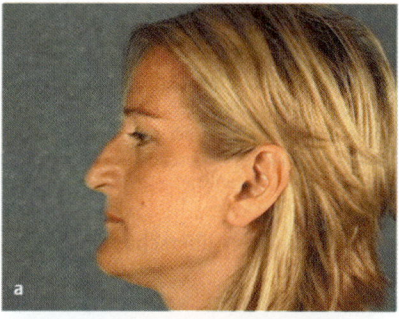
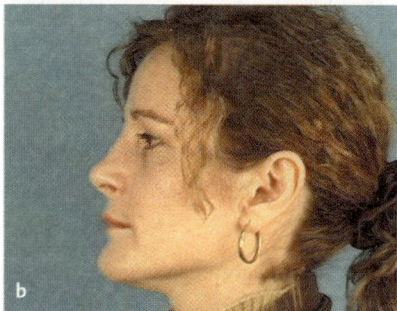

Abb. 10.45 a,b Junge Patientin mit Wunsch zur Rhinoplastik.
a Präoperativ.
b Postoperativ.

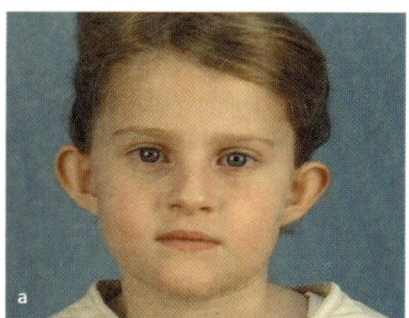
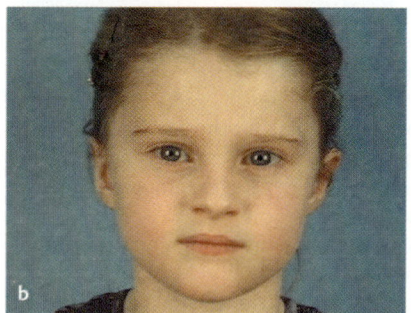

Abb. 10.46 a,b Kind mit abstehenden Ohren.
a Präoperativ.
b Postoperativ.

Zunächst sollte die gewünschte Biegelinie erfasst und angezeichnet werden. Diese Linie wird auf die Rückseite der Ohrmuschel übertragen und über eine spindelförmige Hautexzision der Knorpel freigelegt. Je nach Technik wird der Knorpel teilweise entfernt, angefräst oder gedoppelt. Postoperativ sollte 14 Tage lang ein Kompressionsverband in Form eines Stirnbandes getragen werden.

Faltenausgleich

Indikation: Psychosozial, tiefe Gesichtsfalten.
Techniken: Zum Ausgleich von Falten kann Eigen- oder Fremdgewebe verwendet werden:

■ **Eigenfettinjektion**: Abgesaugtes Fett wird mit verschiedensten Verfahren aufbereitet, evtl. zentrifugiert oder gefiltert, und dann unter die Falte gespritzt.

■ **Kollageninjektion**: Fertigpräparate ermöglichen die gezielte Injektion von Kollagen unter tiefe Hautfalten.

■ Injektionen mit **Silikon** oder **Bioplastik**, **Polymethyl mit Akrylat**, **Fibrinkleber** oder **Paraffin** sind beschrieben. Die Haltbarkeit und die Gefahren solcher Injektionen müssen individuell abgeklärt werden.

Alopeziebehandlung

Die Behandlung der Kahlköpfigkeit reicht von der Implantation kleiner haartragender Transplantate bis zu haartragenden Lappenplastiken.

Bei der **Haartransplantation** werden kleine haartragende Hautstanzen meist am Hinterkopf entnommen, in Gewebsportionen unterschiedlicher Größe unterteilt und im Bereich der alopektischen Haut eingesetzt.

Bei **Lappenplastiken** wird der haartragende Skalpanteil mittels Expander gedehnt. Nach ausreichender Expansion wird der nicht haartragende Skalpanteil entfernt und der Defekt mit dem expandierten haartragenden Hautlappen gedeckt.

Die gute Durchblutung der Kopfhaut wird zum Einsatz verschiedenster Skalplappen genutzt, wobei auf die unterschiedliche Wachstumsrichtung der Haare in den unterschiedlichen Kopfregionen zu achten ist.

10.6.2 Ästhetische Chirurgie des Rumpfes

Abdominoplastik

Nach extremem Gewichtsverlust oder mehrfacher Schwangerschaft kann eine nicht mehr retraktionsfähige Expansion der Bauchhaut resultieren, so dass neben der ästhetischen auch eine hygienische Indikation besteht.

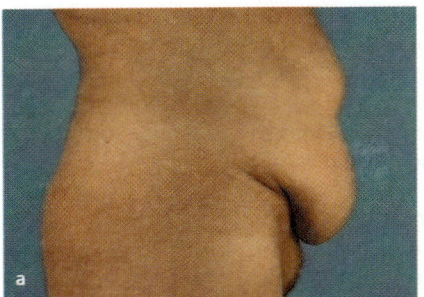
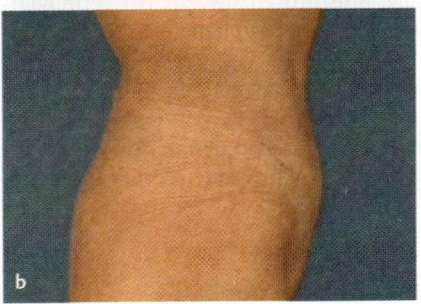

Abb. 10.47 a,b
Patient mit Wunsch zur Abdominoplastik.
a Präoperativ.
b Postoperativ.

Technik:
■ präoperativ Markieren der Resektionslinien am stehenden sowie am sitzenden Patienten. Evtl. Bauchdeckenschwächen oder Hernien aufsuchen.
■ bogenförmige Inzision von Spina iliaca anterior über Pubisbereich zur kontralateralen Seite (Abb. 10.47)
■ Vorpräparieren bis auf die Bauchwand und weite epifasziale Unterminierung bis zum Xiphoid
■ Umschneidung des Nabels
■ Mobilisation der gesamten Bauchhaut nach distal, Bauchwandplastik bei Bauchwandschwächen oder Hernien
■ Resektion des überschüssigen Haut- und Unterhautfettgewebes, Einnaht des Nabels, Wundverschluss.
Komplikationen: Wundheilungsstörungen, Nekrose des Nabels.

Fettabsaugung

Indikationen: Lipomatosen im Bereich des Abdomens, der Hüfte, der Oberschenkel, im Kniebereich, am Gesäß, am Kinn und an den Mammae.
Technik:
■ präoperativ Einzeichnen von topographischen Höhenkurven, um das Ausmaß der Absaugung festzulegen

- In Intubationsnarkose oder Lokalanästhesie werden kleine Inzisionen durchgeführt.
- Einbringung von Absaugkanülen unterschiedlicher Größe
- Absaugen unter Führung der Kanüle mit der flachen Hand.

Gynäkomastie

Die Vergrößerung der Brustdrüse beim Mann kann unterschiedliche Ursachen haben: reine Fettansammlung, Brustdrüsenzuwachs bei vermindertem Östrogenabbau, in Einzelfällen ein Mammakarzinom.

Indikationen: Psychosozial, evtl. diagnostisch.

Technik:
- halbmondförmige Inzision periareolär
- Freipräparation des Drüsenfettkörpers und angleichende Liposuktion
- Wundverschluss.

10.6.3 Transsexualismus

Die Behandlung von Patienten mit dem Wunsch nach Geschlechtsumwandlung bedarf größten psychologischen Geschicks sowie enger Zusammenarbeit mit Urologen, Psychologen und Psychiatern. Als **Voraussetzungen** der chirurgischen Geschlechtsumwandlung gelten die Empfehlungen der Kommission der Deutschen Gesellschaft für Sexualforschung:

1. abgeschlossene psychosexuelle Entwicklung, Operation nicht vor dem 21. Lebensjahr
2. gründliche diagnostische Abklärung somatisch wie psychiatrisch

3. 1- bis 2-jährige ärztliche Beobachtung
4. mindestens 1 Jahr unter Hormonbehandlung in angestrebter Geschlechtsrolle leben
5. Indikationsstellung zur Operation
6. ausführliche Aufklärung über Risiken und Folgen
7. postoperative ärztliche und soziale Betreuung.

Operation Mann zu Frau

Die Operation besteht aus den Schritten Orchektomie, Penektomie, Vaginabildung, evtl. Korrekturoperationen.

Technik:
- Eröffnung des Skrotums und Orchektomie
- Entfernung von Corpora cavernosa und Urethra aus dem Hautsack
- Trennung der Glans penis und der Corpora spongiosa von Corpora cavernosa und Urethra
- Ausbildung einer Vaginalhöhle unter Nutzung des Penishautschlauches
- Einnähen der Glans penis als Klitoris
- Einnaht der Urethra
- Bildung von Schamlippen aus Hodensacklappen.

Komplikationen: Rektale Fistelbildung, Einfallen der Vaginalhöhle.

Operation Frau zu Mann

Operationsschritte sind:
- Ablatio mammae
- Hysterektomie und Verschluss der Vagina
- Verlegung der Urethra
- Phalloplastik. Hier hat sich die Unterarmlappenplastik unter Gebrauch eines A.-radialis-Lappens zur Bildung eines Neopenis durchgesetzt (**Abb. 10.48**).

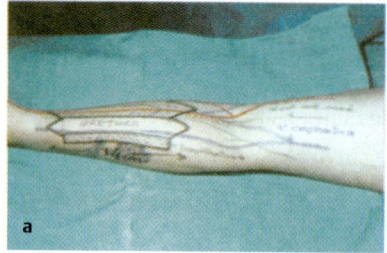
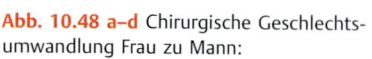
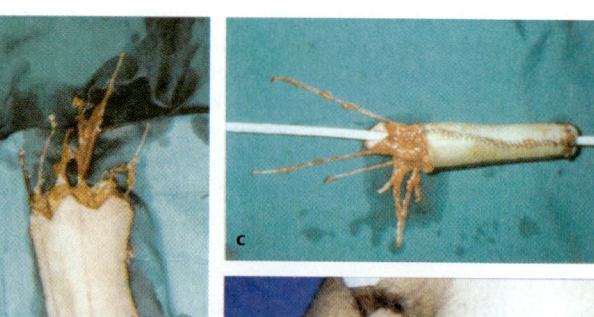
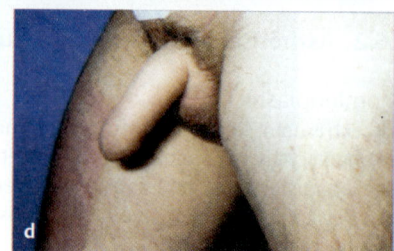

Abb. 10.48 a–d Chirurgische Geschlechtsumwandlung Frau zu Mann:
a Planung des Neopenis am Unterarm. Markierug der Gefäße sowie der zukünftigen Harnröhre.
b Hebung des Radialislappen und
c Konstruktion des Neopenis noch am Unterarm.
d Postoperatives Ergebnis nach Transplantation.

■■I Merken:

- Plastische Chirurgie: ästhetische und funktionelle Wiederherstellung, Behandlung von Problemwunden
- Voraussetzungen für gute Wundheilung: Vorbereitung der Wunde, Schnittführung, Hämatomvermeidung, Nahttechniken, postoperative Versorgung
- Schnittführung: Orientierung an den Spannungslinien der Haut, bei gelenküberschreitenden Schnitten keine gerade Schnittführung
- Blutleere: maximale Dauer 2 Stunden
- Exakte Nahttechnik = Grundvoraussetzung für erfolgreiche Rekonstruktion von Gefäßen und Nerven
- Hauttransplantate = freie Transplantate: keine Verbindung mit dem Körper während des Transfers
- Maschentransplantat: Vorteil: Größenexpansion und guter Sekretabfluss, Nachteil: Maschenmuster nach Abheilung

- Lappenplastik zur Defektdeckung: Erfolg nur bei kooperativem Patienten, technisch korrekter Entnahme und Verpflanzung sowie adäquater Nachbehandlung
- Zufallsversorgte Lappen: Verhältnis Lappenbasis zu Lappenlänge = $1:1,5$
- Häufigste Hautlappenplastik: Z-Plastik
- Replantation: Life before limb
- Indikationsstellung zur Replantation: funktionelle Gesichtspunkte und Lebensumstände des Patienten berücksichtigen
- Vorgehen bei Replantation: Osteosynthese, Sehnennaht, Gefäßnaht, Nervennaht
- Daumenamputation = absolute Replantationsindikation
- Rekonstruktive Chirurgie: interdiziplinäre Zusammenarbeit unabdingbar
- Ästhetische Chirurgie: nur bei intakter und ehrlicher Kooperationsbasis zwischen Patient und Chirurgen sinnvoll und ratsam.
- Ästhetisch-chirurgische Eingriffe: Ausführliche Aufklärung unabdingbar!

11   Chirurgische Endoskopie

11.1   Einführung

Die Endoskopie ermöglicht die direkte Inspektion intraluminaler pathologischer Prozesse, die Biopsie (Probenentnahme, PE) und die therapeutische Intervention (s. a. Spezielle Chirurgie). **Tab. 11.1** zeigt eine Übersicht der Verfahren in der endoskopischen Chirurgie.

In der Abdominalchirurgie kommt der Endoskopie des Gastrointestinaltrakts zur präoperativen Diagnostik, Lokalisation einer Blutungsquelle, intraoperativ und bei der Tumornachsorge (Anastomosenkontrolle) eine besondere Bedeutung zu.

Ösophago-Gastro-Duodenoskopie (ÖGD), Koloskopie und endoskopisch retrograde Cholangio-Pankreatikographie (ERCP) sind ausgereifte Methoden. Die Enteroskopie wird wegen ihrer Kompliziertheit eher selten angewandt, meist kommt die

Tabelle 11.1 Verfahren der chirurgischen Endoskopie

- **Angioskopie:** Inspektion von Gefäßen (z. B. Femoralarterien) vor rekonstruktiven Eingriffen, Kombination mit transluminaler Endosonographie, Laserangioplastie, Ballon-Dilatation (Dotter, Judkins), endoskopischer Arthrektomie, Rotations-Aspirations-Thromboembolektomie, Metallendoprothesen (Stents)

- **Arthroskopie:** Gelenkspiegelung zur Diagnostik und Therapie, z. B. arthroskopische Meniskektomie

- **Bronchoskopie:** Inseptkion der oberen Luftwege (Trachea, Haupt-, Segmentbronchien) mit Möglichkeit der PE, Bronchiallavage (Zytologie, Mikrobiologie), transbronchialen Biopsie, Kombination mit Endosonographie und Laser

- **Cholangio-Pankreatikoskopie:** Transpapillär mit Hilfe des Motherscope (s. Kap. 11.3.2) oder direkt perkutan-transhepatisch mit Möglichkeit der PE bzw. einer intraduktalen Lithothripsie

- **Endoskopisch retrograde Cholangio-Pankreatikographie (ERCP):** Duodenoskopie mit Sondierung der Papilla Vateri zur Kontrastdarstellung des Gallen- und Pankreassystems, also ein kombiniertes endoskopisches und radiologisches Verfahren, mit den Möglichkeiten der Steinextraktion, Sondeneinlage, Einlage von Plastik- oder Metallendoprothesen (Stents), Bougierung

- **Endosonographie (Endoskopischer Ultraschall, EUS):** An der Spitze des Echoendoskops ist ein Schallkopf eingebaut. Durch intraluminale Platzierung des Schallkopfs in unmittelbarer Nähe der Läsion werden Artefakte (z. B. durch Luft) vermieden und eine höhere Auflösung erreicht

- **Enteroskopie:** Endoskopie des Dünndarms. Von oral bzw. anal aus ist jedoch nur der proximale bzw. distale Anteil einsehbar.

- **Ileokoloskopie:** Endoskopie des Dickdarms und des terminalen Ileums mit den Möglichkeiten der Polypektomie, der PE, der Absaugung, Bougierung und Blutstillung

- **Kapselendoskopie:** Ein Kapsel, die eine Kamera und einen Sender enthält, wird vom Patienten geschluckt. Ca. 50 000 Bilder werden auf einem tragbaren Rekorder aufgezeichnet und am Computer ausgewertet. Die Kapselendoskopie erlaubt die vollständige Beurteilung des Dünndarms

- **Laparoskopie:** Inspektion der Abdominalhöhle nach Anlage eines Pneumoperitoneums mit den Möglichkeiten von Adhäsiolyse, Eingriffen im gynäkologischen Bereich, Cholezystektomie, Appendektomie, Herniotomie, in geübten Händen auch von Fundoplikatio, Kardiomyotomie, Splenektomie, Linksresektion des Pankreas, Magenübernährung, Kolonresektion

- **Mediastinoskopie:** Inspektion des oberen Mediastinums bis zur Trachealbifurkation bei Raumforderungen, zur Lymphknoten-PE (Staging bei Bronchial-Neoplasma), Eingriffen im Mediastinum und am Ösophagus

- **Ösophago-Gastro-Duodenoskopie (ÖGD):** Obere Panendoskopie bis zur Flexura jejunalis (Treitz) mit Möglichkeit der Polypektomie, der PE, Unterspritzung, Sondeneinlage (Tubus, Dennis-, Ernährungs-Sonde), Bougierung. Kombination mit Endosonographie und Laser, Einlage von Plastik- oder Metallendoprothesen (Stents)

- **Proktoskopie:** Inspektion des Analkanals (Hämorrhoiden, Fisteln, Polypen)

- **Rektoskopie:** Starre Endoskopie des Rektums mit den Möglichkeiten der PE, Sklerosierung, Bougierung und transanaler Operationen bis zur Vollwandresektion (Instrumentarium nach Buess)

- **Thorakoskopie:** Inspektion der Pleura und der Lungenoberfläche mit Möglichkeit der PE (Pleura-Tumor), thorakoskopischen Vagotomie, Lungenresektion

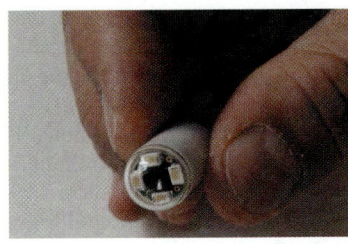

Abb. 11.1
Endoskopie-
kapsel

Kapselendoskopie zum Einsatz. Das Schlucken einer Endoskopiekapsel (Abb. 11.1) ist für den Patienten angenehmer als das Schlucken eines Schlauches, jedoch ist die kapselendoskopische Darstellung von Ösophagus, Magen und Kolon nicht suffizient; Biopsien und Interventionen sind nicht möglich. Allerdings ermöglicht die Kapselendoskopie erstmals eine vollständige Beurteilung des Dünndarms.

> Voraussetzung für ÖGD: Nüchterner Patient
> Voraussetzung für Koloskopie: gesäubertes Kolon

Die bei der ÖGD, Koloskopie und ERCP eingesetzten **flexiblen Endoskope** mit Außendurchmessern von 6–15 mm sind vollständig wasserdicht und können in geeigneten Maschinen problemlos gereinigt und desinfiziert werden. Während in früheren Endoskopen das Bild über Glasfaserbündel zum Okular gelangte, wird in den modernen Videoendoskopen (Abb. 11.2) das Bild von einer kleinen Kamera an der Gerätespitze aufgenommen und auf einem Bildschirm wiedergegeben. Endoskope der letzten Generation stellen die Oberfläche des Gastrointestinaltrakts bereits bei Lupenvergrößerung dar.

Starre Endoskope für die Rektoskopie sind beleuchtete Hohlspekula.

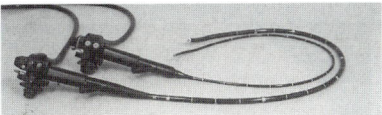

Abb. 11.2 Vollflexible Videoendoskope mit einem Kaliber von 6 mm für die Routinediagnostik und einem Durchmesser von 11,2 mm für therapeutische Zwecke

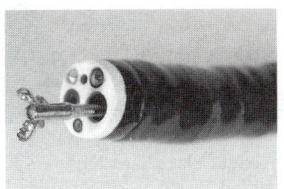

Abb. 11.3 Biopsie-zange, die durch den Arbeitskanal des Endoskops geschoben wird

Als **Hilfsmittel für Eingriffe** dienen Zangen (Abb. 11.3), Schlingen, Schneidedrähte, Scheren, Injektionssonden und Klippapplikatoren, die durch den Arbeitskanal der Endoskope eingeführt werden.

11.2 Endoskopische Therapie am Gastrointestinaltrakt

Tab. 11.2 zeigt endokopische Behandlungen am Gastrointestinaltrakt.

11.2.1 Fremdkörperextraktion

Fremdkörper werden gehäuft verschluckt von
- Kleinkindern (Münzen, Spielzeugteile, Knöpfe, Knopfbatterien)
- Personen bestimmter Berufsgruppen, z. B. Näherin (Nadeln), Dekorateur (Nägel)
- Gefangenen (um Haftunterbrechung zu erzielen)
- Geisteskranken.

90 % der verschluckten Gegenstände gehen per vias naturales ab (s. Kap. 25). 10 % verursachen Per-

Tabelle 11.2 Endoskopische Behandlungsmöglichkeiten am Gastrointestinaltrakt

■ Fremdkörperextraktion
■ Polypektomie
■ Endoskopische Mukosaresektion
■ Blutstillung
■ Endoskopische Behandlung von Ösophagus- und Fundusvarizen
■ Bougierung und thermische Rekanalisation bei Stenosen
■ Tubusimplantation bei inoperablen Ösophagus- und Kardiakarzinomen
■ Endoskopische Behandlung der Ösophagusachalasie
■ Papillotomie, Steinextraktion aus dem Gallen- und Pankreasgang, Lithotripsie
■ Einführung von Kathetern in den Galllengang zur Drainage und Spülbehandlung
■ Endoskopische Behandlung der chronischen Pankreatitis
■ Pekutan-endoskopische Gastrostomie (PEG)
■ Einführung von Intestinalsonden zur Darmdekompression bei Ileus oder zur Ernährung
■ Septektomie beim Zenker-Divertikel
■ Okklusion von Fisteln
■ Endosonographisch gezielte Punktion, Drainage und Injektion

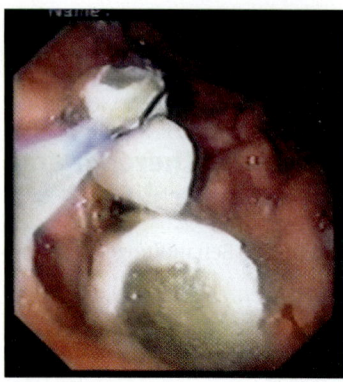

Abb. 11.4 Endoskopische Extraktion einer versehentlich beim Zahnarzt verschluckten Zahnprothese (3 Molaren). Das hintere Ende der im Magen liegenden Prothese wurde mit dem Körbchen gefangen. Der eingefangene Fremdkörper kann nun mit dem Endoskop zusammen unter Sicht vorsichtig herausgezogen werden

foration, Einklemmung und Blutung. Fremdkörper müssen daher unverzüglich entfernt werden. Die endoskopische Entfernung gelingt in über 90 % der Fälle.

Indikationen: Für die Indikationsstellung sind entscheidend:

■ **Form des Fremdkörpers:** Spitze, scharfe, kantige Gegenstände (Abb. 11.4), sind gefährlich, wobei die Fremdkörper im Gastrointestinaltrakt in der Regel mit der stumpfen Seite voraus transportiert werden (Exner-Refelex).

■ **Größe des Fremdkörpers:** Größere Gegenstände (> 2,5 mm Durchmesser) können den Pylorus und die Ileozäkalklappe nicht passieren.

■ **Beschaffenheit des Fremdkörpers:** Schwermetalle oder andere giftige Chemikalien müssen entfernt werden.

■ **Verweildauer des Fremdkörpers im Magen:** Die Aussicht des spontanen Abganges ist nach 1 Woche sehr gering.

■ **Alter des Patienten:** Bei Säuglingen können bereits kleinere Münzen zu erheblichen Druckschäden führen (Abb. 11.5). Bei Kindern Endoskopie in Narkose.

Kontraindikationen: Unter Beachtung o. g. Indikationskriterien gibt es keine spezielle Kontraindikation zum endoskopischen Extraktionsversuch.

Komplikationen: Bei unsachgemäßer Durchführung ist eine Verletzung der Ösophagusinnenwand während des Extraktionsmanövers durch scharfe Gegenstände möglich, daher Schutz durch Überzug (der Fremdkörper wird in einen über das Endoskop vorgeschobenen Kunststofftubus gezogen).

> Endoskopische Fremdkörperextraktion –
> wann verschluckt?
> wo gelegen?
> wie groß?
> welche Beschaffenheit?

11.2.2 Polypektomie

Unter „Polyp" versteht man eine erhabene Schleimhautveränderung, die aus dem Epithel oder aus der Submukosa hervorgehen kann. Die histologische Differenzierung ist nur durch Aufarbeitung des gesamten Polypen möglich. Die Polypektomie ist daher ein diagnostischer Eingriff.

90 % aller Polypen im oberen Verdauungstrakt (Ösophagus, Magen, Duodenum) und im Dickdarm können auf endoskopischem Weg abgetragen werden. Die Abtragung erfolgt mit der Diathermieschlinge, die Bergung durch Einsaugen oder Einfangen mit einem Greifer oder einem Netz.

Indikationen: Geeignet zur Polypektomie sind wegen der anschließenden histologischen Untersuchung Polypen, die größer als 5 mm sind.

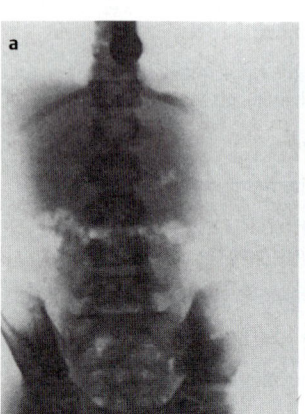
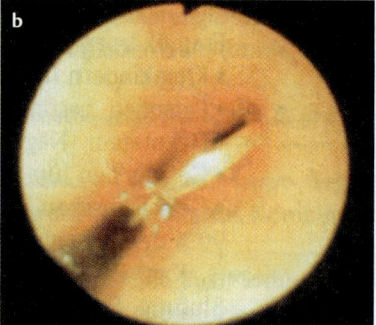
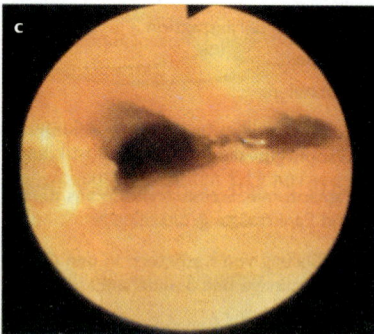

Abb. 11.5 a–c Eingeklemmte Münze im terminalen Ösophagus eines Säuglings. **a** Röntgenbild, **b** endoskopische Extraktion, **c** nach Extraktion

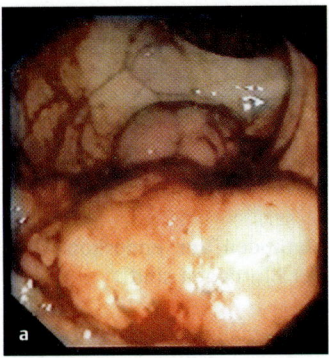
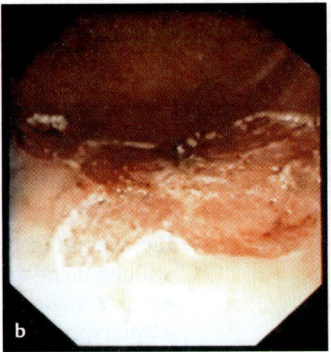
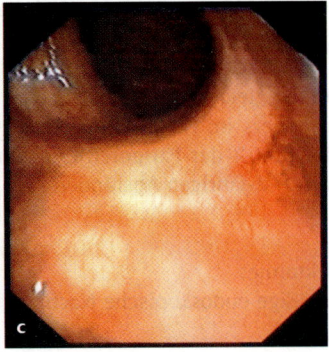

Abb. 11.6 a–c Endoskopische Abtragung eines ausgedehnten Kolonadenoms (**a**). Die Abtragung erfolgt in mehreren Stücken, bis die Muskularis freigelegt ist (**b**). Bei der endoskopischen Kontrolle nach 6 Wochen zeigt sich eine reizlose narbige Abheilung (**c**).

Kontraindikationen: Gerinnungsstörung, Malignitätsverdacht (Ulzeration und Induration), zu große Polypen (Gefahr der Darmwandperforation und Blutung).

Die obere Grenze der Abtragbarkeit liegt für breitbasige Polypen bei 30 mm Durchmesser. Diese Grenze ist relativ, da mit zunehmender Erfahrung auch größere Polypen stückweise in mehreren Sitzungen endoskopisch abgetragen werden können (Abb. 11.6).

Komplikationen: Nachblutung (1,5 %) und Perforation (weniger als 0,5 %), Letalität 0,03 %. **Nachblutungen** treten meist sofort auf. In der Regel ist die endoskopische Blutstillung durch die gute Lokalisierbarkeit der Blutungsquelle unkompliziert. Besonders geeignet sind Klipps und die Unterspritzung mit Adrenalinlösung. Um Nachblutungen zu vermeiden, können Polypenstiele vor der Abtragung mit Nylonschlingen („Endoloop", Abb. 11.7) oder Klipps ligiert oder mit Adrenalin unterspritzt werden.

Endoskopische Polypektomie: Der histologische Befund bestimmt das weitere Vorgehen

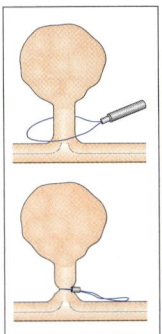

Abb. 11.7 Endoloop zur Ligatur eines dicken Polypenstiels als Blutungsprophylaxe vor der Abtragung

Vorgehen nach endoskopischer Polypektomie: Histologisch dominieren unter den Polypen das Adenom und der entzündlich hyperplastische Polyp. Nur Adenome sind neoplastischer Natur, d. h. sie besitzen eine gewisse maligne Potenz (Adenom-Karzinom-Sequenz). Je nach Größe des Adenoms kann die Malignitätsrate bis zu 15 % betragen. Kleine Polypen (< 1 cm) sind jedoch meist benigne.

Die Polypektomie als Therapie ist nicht ausreichend, wenn im abgetragenen Adenom ein invasives Karzinomwachstum (Lamina muscularis mucosae durchbrochen) festzustellen und die Abtragungs-

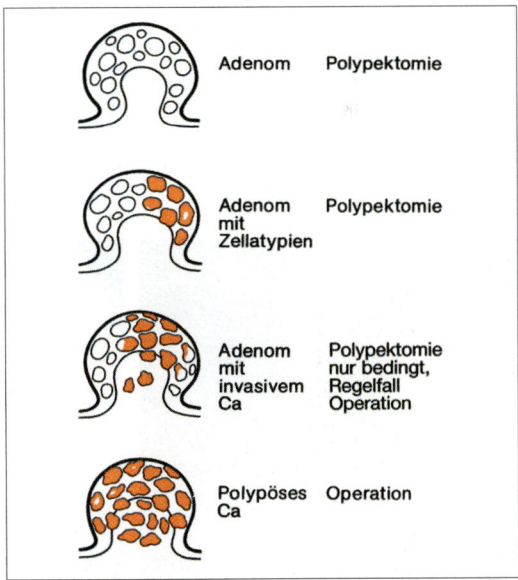

Abb. 11.8 Therapiekonzept bei kolorektalen Adenomen. Vorgehen nach endoskopischer Polypektomie

stelle nicht tumorfrei ist. In solchen Fällen ist eine nachträgliche Resektion erforderlich (Abb. 11.8).

Nachsorge: Nach einer Polypektomie können sowohl an der gleichen Stelle als auch an anderen Orten, besonders im Kolorektum, Rezidive auftreten (bei bis zu 40 % der Patienten). Regelmäßige Kontrollen in 1–2-jährigen Abständen sind daher angezeigt.

> Polypektomie:
> Regelmäßige endoskopische Nachkontrollen

11.2.3 Endoskopische Mukosaresektion (EMR)

Bei der EMR handelt es sich um die Schlingenexzision flacher, auf die Schleimhaut begrenzter neoplastischer Läsionen. Dabei wird in der Regel auch die Submukosa entfernt. Die EMR ist eine ausgereifte endoskopische Methode mit geringen Risiken, allerdings technisch komplizierter als die Polypektomie.

Indikationen: Umschriebene hochgradige Dysplasien (nach WHO 2000: „hochgradige intraepitheliale Neoplasie") und mukosale Karzinome (T1m).

Die Histologie des Präparates entscheidet, ob die EMR als alleinige Therapie ausreicht.

Bei Befall der Submukosa wird in der Regel die Operation vorgezogen, da in bis zu 45 % der Fälle bereits eine Lymphknotenmetastasierung aufgetreten ist.

Während in Japan die EMR eine verbreitete Methode zur Behandlung von Magen- und Ösophagusfrühkarzinomen (auf die Mukosa oder Submukosa beschränkte Karzinome, Abb. 11.9) darstellt, wird sie in westlichen Ländern zunehmend beim Barrett-Ösophagus angewandt.

Komplikationen: Am häufigsten Blutungen, die fast immer endoskopisch stillbar sind. Eine Perforation wird bei sachgerechter Durchführung sehr selten beobachtet.

11.2.4 Endoskopische Stillung nichtvariköser Blutungen

Die wesentlichen Methoden zur endoskopischen Stillung nichtvariköser Blutungen sind:
- Clip-Verfahren
- Unterspritzung mit Adrenalinlösung (1:20 000)
- Argon-Plasma-Koagulation (APK)

Außerdem werden bipolare Elektrokoagulation (BICAP), Fibrinklebung und Laser eingesetzt.

Erfolgsaussicht: Bei Beachtung der u. g. Kontraindikationen ist die endoskopische Blutstillung mit Hilfe aller verfügbaren Methoden, insbesondere mit dem Einsatz von Clips, in 90 % der Fälle definitiv.

Clip-Verfahren

Mit Hilfe eines Applikators lassen sich die Clips durch den Arbeitskanal des Endoskops einführen, aufspreizen und auf die blutende Gefäße setzen (Abb. 11.10).

Vorteil: Wenig traumatisierend.

Nachteil: Genaue Lokalisation der Blutungsquelle erforderlich.

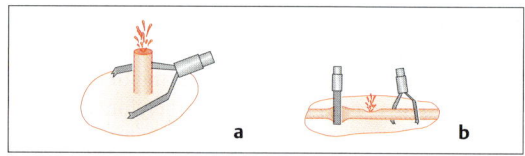

Abb. 11.10 a,b Clip-Verfahren

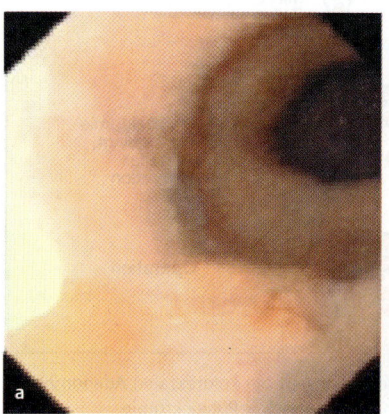
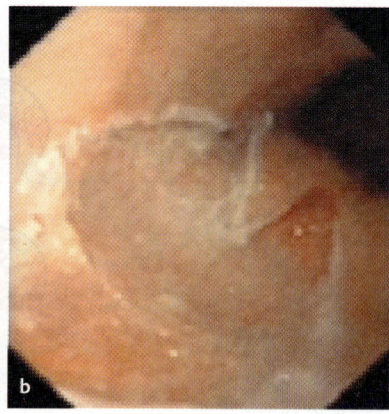

Abb. 11.9 a,b Frühkarzinom (**a**) vor und (**b**) nach endoskopischer Mukosaresektion

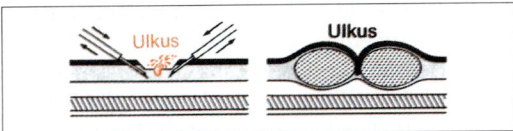

Abb. 11.11 Prinzip der endoskopischen Unterspritzung zur Blutstillung im Verdauungstrakt am Beispiel eines blutenden Ulkus

Unterspritzung

Submuköse Injektion einer Adrenalinlösung (Verdünnung 1:20 000) zur Kompression und Kontraktion des blutenden Gefäßes (Abb. 11.11).
Vorteil: Einfach und kostengünstig.
Nachteil: Relativ hohe Rezidivblutungsrate.

Argon-Plasma-Koagulation

Kontaktlose Koagulation mit monopolarem Hochfrequenzstrom. Übertragung durch ionisiertes Argongas (Plasma).
Vorteil: Im Vergleich zu anderen thermischen Methoden geringe Perforationsgefahr.
Nachteil: Für arterielle Blutungen weniger geeignet.
Indikationen: Alle gut erkennbaren Blutungen aus umschriebenen Läsionen im oberen Verdauungstrakt und Dickdarm, z. B. Ulkus, Hämangiom, Angiodysplasie, Nachblutung nach Polypektomie, Mallory-Weiss-Syndrom. Bei sichtbarem großem Gefäßstumpf (Organarterie) ist die Operation indiziert (s. Kap. 32).
Kontraindikation: Massive arterielle Blutung ohne klare Sichtverhältnisse. Hier muss ohne Zeitverlust sofort operiert werden (s. Kap. 32).

Komplikationen: Perforation, insbesondere bei frustranen unkontrollierbaren Blutstillungsversuchen.

11.2.5 Endoskopische Behandlung von Ösophagus- und Fundusvarizen

Ziel der endoskopischen Behandlung von Ösophagus- und Fundusvarizen ist
- im akuten Stadium: sofortige Blutstillung
- im Intervall: Verhütung von Rezidivblutungen.

   Durch die **Sklerotherapie** mit 1 % Ethoxysklerol oder anderen Sklerosierungsmitteln werden die Ösophagusvarizen verödet und die Innenwand des Ösophagus fibrosiert, damit sich keine neuen Varizen bilden können.

   Neuerdings wird der **Gummibandligatur** (Abb. 11.12) wegen der geringeren Komplikationsrate der Vorzug gegeben. Die so erzielte Eradikation von Ösophagusvarizen ist aber oft nicht dauerhaft, so dass vielfach noch eine Nachbehandlung mit der Sklerotherapie erforderlich ist.

   Für blutende Fundusvarizen und massiv blutende Ösophagusvarizen ist die endoskopische **Obliteration mit flüssigem Gewebekleber** die Therapie der Wahl. Hierbei werden die Varizen durch den schnell aushärtenden Kleber sofort okkludiert. Der Kleber wird spätestens nach einigen Monaten spontan aus den Varizen durch Schleimhautnekrosen ins Lumen des Ösophagus bzw. des Magens abgestoßen.
Erfolgsaussicht: Blutungen werden in bis zu 100 % der Fälle gestillt. Varizen können mit der Sklerotherapie vollständig beseitigt werden. Rezidive sind aufgrund der bestehenden portalen Hypertension

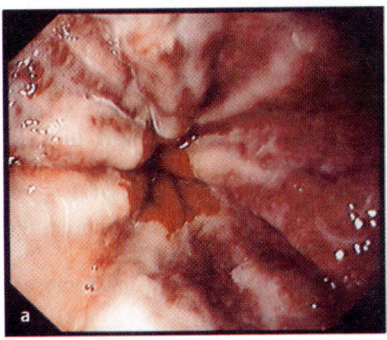
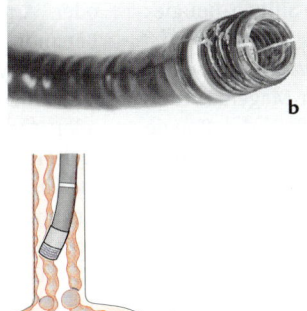
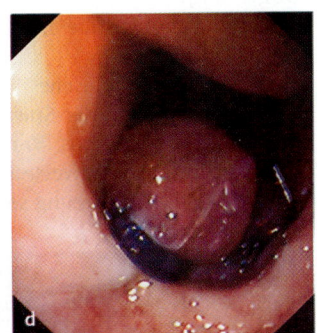

Abb. 11.12 a–d
a Endoskopisches Bild drittgradiger Varizen mit „red spots" (dünne Wandbezirke) im distalen Ösophagus
b Der transparente Kunststoffzylinder, der 4–10 Gummiringe trägt, wird auf die Spitze des Endoskops gesteckt
c Die Varizen werden in den Zylinder gesaugt. Danach werden die Gummiringe mit Hilfe von Zugschnüren freigesetzt, um die Varizen zu legieren
d Endoskopisches Bild einer mit Gummiband ligierten Ösophagusvarize

möglich. Ein gutes Langzeitergebnis wird bei regelmäßigen endoskopischen Kontrollen und wiederholter Behandlung erzielt.

Vorteile gegenüber operativen Behandlungen:
- anwendbar auch bei schwerkranken Patienten (z. B. mit dekompensierter Leberzirrhose)
- geringes Behandlungsrisiko.

Indikationen:
- im Intervall nach stattgehabter Varizenblutung (häufigste Indikation)
- therapeutisch bei blutenden Ösophagusvarizen
- prophylaktisch bei Patienten mit erhöhter Blutungsgefährdung (starke Varizenbildung, hoher portaler Druck).

Kontraindikationen:
- moribunde Patienten (tief komatös bei Leberausfall oder -zerfall)
- therapeutisch unbeeinflussbare schwere Gerinnungsstörung.

Komplikationen:
- **Sklerotherapie:** hauptsächlich narbige Stenosen (2–3 %), die bougierungsbedürftig sind, selten Perforation (1 %) durch Nekrosebildung.
- **Gummibandligatur:** sehr selten Stenose oder Perforation.

> Die endoskopische Behandlung der Varizen ist eine Palliativtherapie, da sie keine Senkung des portalen Druckes und keine Besserung der Leberfunktion bewirkt

11.2.6 Endoskopische Behandlung von Stenosen

Bougierung
Bewährt haben sich die flexiblen Silikon-Bougies nach Savary-Gilliard (Abb. 11.13)
Vorgehen: Endoskopische Platzierung eines Führungsdrahtes mit der Spitze im Magenantrum, Entfernen des Endoskops, Vorschieben der Bougie über den Draht, schrittweise Bougierung mit steigendem Kaliber. Pro Sitzung sollten wegen der Per-

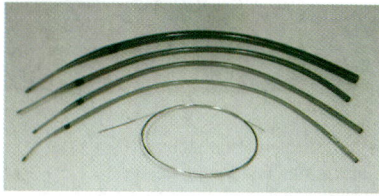

Abb. 11.13 Savary-Gilliard-Bougies aus Silikon in verschiedenen Durchmessern (7–14 mm) mit Führungsdraht

forationsgefahr nicht mehr als 2 mm Durchmesser aufgeweitet werden.
Erfolgsaussicht: Die Bougierung ist meist nur eine palliative Behandlung, da die Ursache der Stenose nicht beseitigt wird, so dass wiederholte Behandlungen erforderlich sind.

Bei Stenosen durch Tumoren wird daher ein Kunststofftubus oder ein selbstexpandierender Metallstent implantiert.

Indikationen:
- peptische Strikturen (Refluxösophagitis Stadium IV)
- narbige Stenosen (z. B. nach Säure- oder Laugenverätzung)
- postoperative Strikturen (z. B. nach Ösophagus-, Magen- oder Rektum-Resektion)
- tumorbedingte Stenosen (z. B. Ösophagus- und Kardiakarzinom).

Kontraindikationen:
- alle Stenoseformen, die mit geringerem Risiko operativ definitiv behandelbar sind
- tumorbedingte Stenosen, wenn eine kurative Resektion möglich ist.

Komplikationen: Blutungen durch Einrisse, Perforation, Mediastinitis, Pleuraempyem nach Stenosen im Kardiabereich, Peritonitis sind bei vorsichtiger schrittweiser Bougierung in mehreren Sitzungen sehr selten.

> Ösophagus-Bougierung: Ausschluss der Malignität durch Biopsie

Thermische Methoden
Zur **Rekanalisation bei Tumorstenosen** werden auch thermische Verfahren, wie Neodym: YAG-Laser oder Argon-Plasma-Koagulation, verwendet. Der Behandlungseffekt hält meist nur 3–4 Wochen an, so dass Wiederholungen erforderlich sind.

Narbenstrikturen können mit Diathermie, Laser oder Argon-Plasma-Koagulation inzidiert und erweitert werden.

Indikationen:
- exophytisch ins Lumen wachsende Tumoren, die operativ nicht kurabel sind
- zirkuläre narbige Strikturen (Anastomosen, Schatzki-Ring).

Kontraindikationen:
- ausgedehntes, infiltrierendes Tumorwachstum
- Fistelbildung zum Tracheobronchialsystem
- frische Anastomosen.

Komplikationen: Perforation, Blutung.

Implantation von Plastiktuben oder Metallstents (Stenting)

Die Implantation von Kunststofftuben oder selbstexpandierenden Metallstents zur Wiederherstellung der Passage im Verdauungstrakt ist eine palliative Maßnahme, die ausschließlich bei inoperablen Patienten angewandt wird (Abb. 11.14). Ein erneutes Zuwachsen des Lumens nach Bougierung oder ablativen Maßnahmen kann dadurch verhindert werden. Auch Fisteln lassen sich abdichten.

Erfolgsaussicht: Fast immer gelingt die Einführung des Tubus oder Metallstents. Nur bei einem kompletten Tumorverschluss ist die Implantation unmöglich, da der Einführungsdraht nicht durchgeschoben werden kann.

Indikationen:
- inoperable Tumorstenosen am Ösophagus oder Mageneingang mit oder ohne Fistelbildung
- inoperable Tumorstenosen am Magen, Duodenum oder Rektum, auch bei postoperativen Tumorrezidiven. In solchen Fällen kommen fast ausschließlich die flexiblen selbstexpandierenden Metallstents zum Einsatz.

Kontraindikationen:
- präfinales Tumorstadium
- Tumorinfiltration des oberen Ösophagussphinkters.

Komplikationen: Perforation, Blutung (eingriffbedingt oder später durch Drucknekrosen), Bolusobstruktion bei falscher Kost, Tumorüberwuchs, Tumorinfiltration bei nichtbeschichteten Metallstents, Tubusdislokation.

Inoperable stenosierende Tumoren mit Fistelbildung: Stenting

11.2.7 Endoskopische Behandlung der Ösophagusachalasie

Die fehlende Relaxation des unteren Ösophagussphinkters lässt sich endoskopisch behandeln durch:
- **Dilatation** mit einem Ballon (harte hydrostatische oder weiche Latexballons) unter endoskopischer oder radiologischer Kontrolle
- endoskopische intramuskuläre **Injektion von Botulinustoxin.**

Mit beiden Methoden lässt sich ein beschwerdefreies Intervall von Monaten bis Jahren erreichen. Der Effekt bei noch nicht sehr ausgeprägter Achalasie ist gut.

Falls nach mehreren Behandlungsversuchen keine Besserung eintritt, besteht die Indikation zur Kardiomyotomie.

Komplikationen: Perforation (bei Anwendung hydrostatischer Ballons).

Pneumatische Dilatation: Initialtherapie der Achalasie

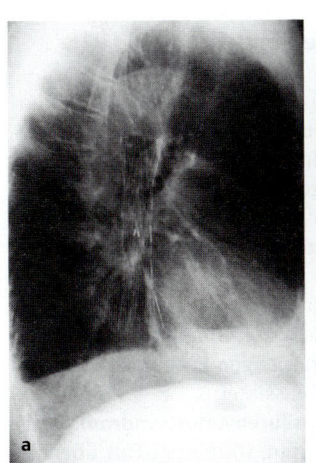
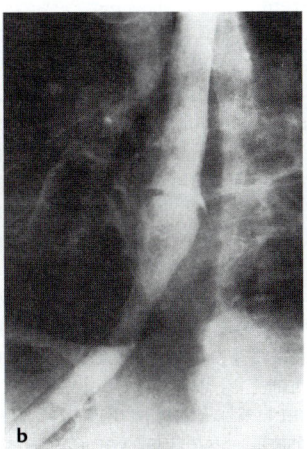
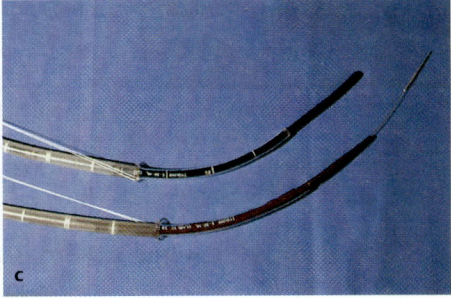

Abb. 11.14 a–c
a Röntgenbild eines endoskopisch eingesetzten Metallstents bei inoperablem Ösophaguskarzinom, um das Lumen offen zu halten
b Röntgenbild (seitlich). Celestin-Tubus im unteren Ösophagus bei einem inoperablen stenosierenden Kardia-Karzinom
c Zur Implantation wird der Plastiktubus zusammen mit dem „Pusher" auf eine Bougie geladen. Das Vorschieben erfolgt über einen zuvor endoskopisch platzierten Führungsdraht

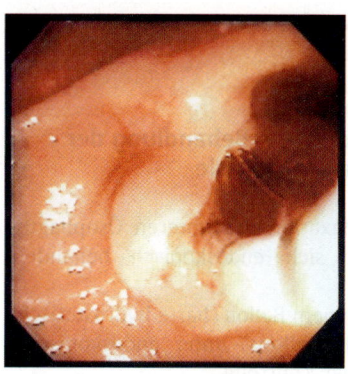

Abb. 11.15 Endoskopische Papillotomie. Vor einer Steinextraktion wird die Papille mit Hilfe eines mit einem Schneidedraht versehenen Katheters (Papillotom) eröffnet

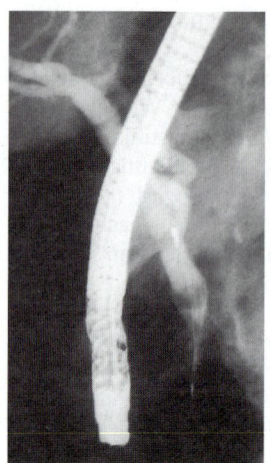

Abb. 11.16 Endoskopische Extraktion eines Gallengangssteines mit Hilfe eines Dormia-Körbchens

11.3 Endoskopische Therapie am Gallengang

11.3.1 Endoskopische Papillotomie (EPT)

Spaltung des Sphinkter Oddi unter endoskopischer Sicht ohne Laparotomie. Der Schnitt erfolgt durch eine mit Schneidedraht versehene Diathermiesonde (Papillotom), die in den terminalen Ductus choledochus eingeführt wird (Abb. 11.15). Der Eingriff stellt vielfach die Voraussetzung für weitere Behandlungsmaßnahmen, wie Steinextraktion und Kathetereinlage, dar.
Erfolgsaussicht: Die Erfolgsrate der Papillotomie beträgt maximal 98 % (je nach Erfahrung des Untersuchers). Beim operierten Magen nach Billroth-II mit langer zuführender Jejunumschlinge kann die EPT unmöglich sein.
Indikationen:
■ Gallengangssteine, Cholangitis, biliäre Pankreatitis
■ Einlage von Kathetern in den Gallengang (Stent, nasobiliäre Sonde)
■ benigne zirkumskripte Papillenstenose.
Kontraindikation: Gerinnungsstörung.
Komplikationen: Insgesamt 5–10 % mit einer Letalität von 1 %. Es handelt sich der Häufigkeit nach um akute Pankreatitis, Blutung und Perforation (retroduodenaler Abszess).

11.3.2 Steinextraktion und Lithotripsie

Zur **Steinextraktion** aus dem Gallengang dienen Dormia-Körbchen (Abb. 11.16) oder Ballonkatheter. Zu große, nicht extrahierbare Steine können mechanisch im Körbchen mit Hilfe einer Metallsonde zerkleinert werden (**mechanische Lithotripsie**). Technisch aufwendiger sind die **elektrohydraulische** (EHL) und die **Laser-Lithotripsie**. Für große im Gallengang eingeklemmte Steine kann das

Mother-Babyscope-System zur Intraduktalen Lithotripsie eingesetzt werden. Hierbei wird durch das spezielle Duodenoskop (Motherscope) ein kleines Endoskop (Babyscope) in den Gallengang eingeführt. Über den Arbeitskanal wird dann die Lithotripsiesonde an den Stein gebracht (Abb. 11.17).
Erfolgsaussicht: 85 % bei sofortiger Extraktion mit Körbchen oder Ballonkatheter im Anschluss an die erfolgreiche EPT. Misserfolge sind bedingt durch Übergröße der Steine oder zu engen distalen Choledochus. Mit mechanischer, elektrohydraulischer oder Laser-Lithotripsie ist die Erfolgsrate auf über 95 % zu steigern. Extrakorporale Stoßwellen-Lithotripsie (ESWL) wird in erster Linie bei intrahepatischen Steinen angewandt, während die Litholyse (mit Gallensäuren und EDTA[1]-Lösung) wegen geringer Erfolgsaussicht kaum mehr praktiziert wird.

11.3.3 Nasobiliäre Sonde

Ein 200 cm langer, etwa 2 mm dicker Teflonschlauch- oder Polyethylen-Katheter, der endoskopisch transpapillär in den Gallengang eingeführt und über den Magen transnasal herausgeleitet wird (Abb. 11.18). Zur Vermeidung der Dislokation ist die Spitze der Sonde gekrümmt ("Pigtail"-Form).
Indikationen:
■ bakterielle Cholangitis
■ Lithotripsie eingeklemmter Steine (EHL, ESWL)
■ präoperativ zur kurzfristigen Entlastung des Gallengangs beim Verschlussikterus.
Komplikationen: **Gallensäurenverlustsyndrom:** Durch Verlust von Gallensäuren, in diesem Fall über die

---

[1] EDTA = **E**thylene **d**iamine **t**etraacetate = Ethylendiamintetraessigsäure (Chelatbildner)

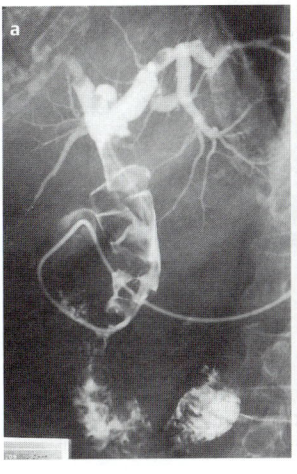
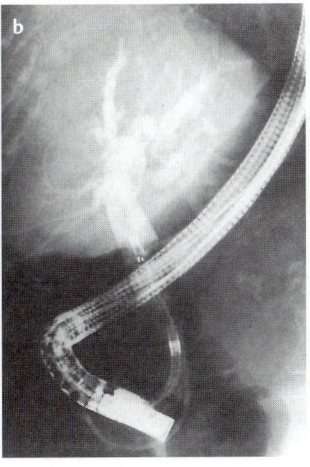
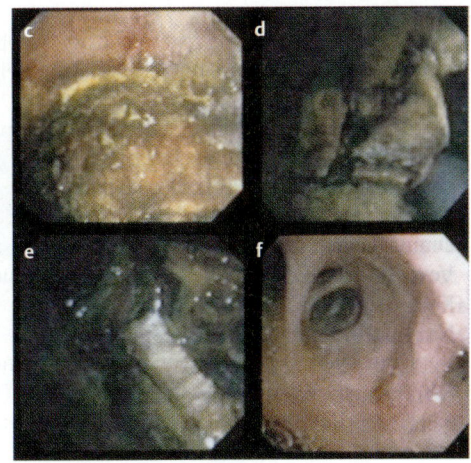

Abb. 11.17 a–f
a Multiple, zum Teil inkarzerierte Steine im Gallengang
b Einführung eines Babyscopes über das Motherscope
c Stein in situ
d Zerstörung mit Lithotripsie
e Abgang der Trümmer
f steinfreie Hepatikusgabel

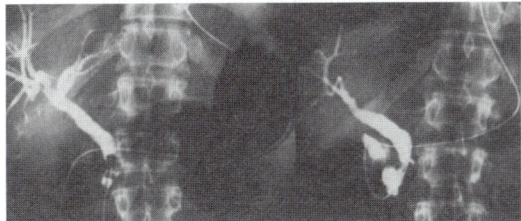

Abb. 11.18 Nasobiliäre Sonde

Sonde, ist die Fettresorption gestört, so dass es zu Diarrhö und Steatorrhö kommt.

> Nasobiliäre Sonde:
> Cave Gallensäurenverlustsyndrom

11.3.4 Endoprothese (Stent)

Einlage einer 7–20 cm langen, 2–3,5 mm dicken Plastikprothese in den gestauten Gallengang zur inneren Drainage **(biliäre Dekompression)**. Die Einführung erfolgt über einen Führungsdraht (nach dem Seldinger-Prinzip) mit Hilfe einer Vorschiebsonde (Abb. 11.19). Als Prothesen dienen auch selbstexpandierende Metallstents, die aufgrund ihrer großen Lumina einen sehr guten Drainageeffekt haben und kaum zur Dislokation neigen.

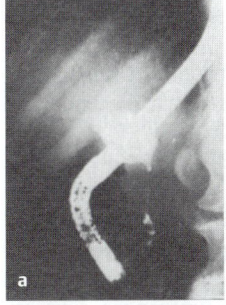
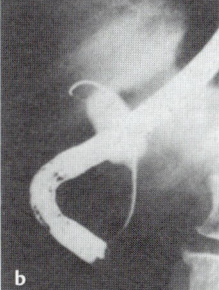
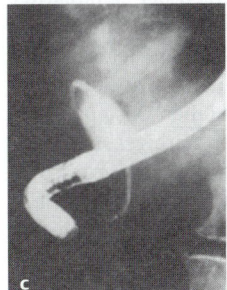
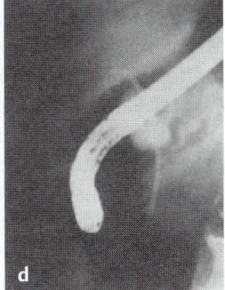

Abb. 11.19 Endoskopisch-transpapilläre Einführung einer Pigtail-Endoprothese in den gestauten Choledochus bei einem inoperablen Pankreaskopfkarzinom (langstreckige Stenose des distalen Choledochus in (**a**) zu erkennen)

Vorteile der Endoprothese gegenüber der nasobiliären Sonde: kein Gallensäurenverlust, keine Belästigung des Patienten.

Nachteile: Keine Spülmöglichkeit (bei Verstopfung muss die Prothese ausgewechselt werden).

Erfolgsaussicht:
- bei nicht resektablem Pankreaskopf- oder distalem Choledochuskarzinom 85–90 %
- bei proximalen (hilusnahen) Gallengangsstenosen 80 %.

Indikationen:
- Verschlussikterus bei allen inoperablen Tumoren im Bereich des extrahepatischen Gallengangs (Pankreaskopf-, Gallengangs- oder Gallenblasenkarzinom, Metastasen im Leberhilus)
- Verschlussikterus bei sklerosierender Cholangitis
- andere operativ nicht mehr reparable Strikturen am extrahepatischen Gallengang
- Verschlussikterus durch endoskopisch nicht mehr angehbare Choledocholithiasis (nur zur Entlastung)
- Abdichten einer Zystikusinsuffizienz oder Gallengangleckage nach Cholezystektomie oder Leberresektion.

Komplikationen:
- Okklusion bei Plastikprothesen, Tumoreinwuchs bei Metallstents
- Cholangitis (meist bei insuffizienter Drainage)
- Perforation des Duodenums durch die Endoprothese (sehr selten)
- Dislokation der Endoprothese.

11.4 Endoskopische Behandlung der chronischen Pankreatitis

Obstruktionen des Pankreashauptganges sind oft eine der Ursachen der Schmerzen bei Pankreatitis. Sie sind wahrscheinlich auch mitverantwortlich für die rezidivierenden Schübe, die letztlich zur fortschreitenden Destruktion der Drüse führen.

Bei akuter Pankreatitis entstehen Obstruktionen meist in Form umschriebener narbiger Stenosen. Der gesamte Verlauf von einer akuten zur chronischen Pankreatitis verläuft wie ein Circulus vitiosus über Jahre. In der Übergangsphase bilden sich aufgrund der rezidivierenden Pankreatitiden neue Stenosen, Steine im Gang und Zysten.

Der Sphinkter des Pankreasgangs kann, ähnlich wie der des Gallengangs mittels EPT gespalten werden. **Stenosen** lassen sich nach dem Seldinger-Prinzip transpapillär mit einer Endoprothese, in der Regel einem 2–3 mm dicken Plastikkatheter **(Abb. 11.20)**, oder durch Ballondilatation behandeln.

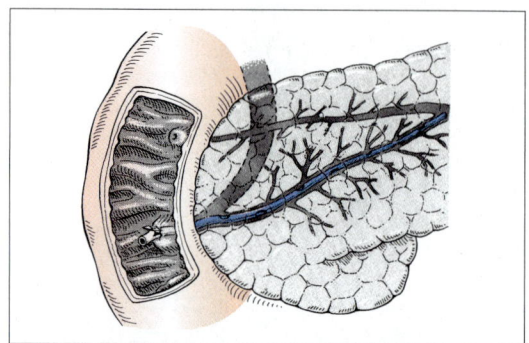

Abb. 11.20 Drainage des Pankreashauptgangs. Transpapillär wird ein radiopaquer Teflonkatheter durch die Stenose eingelegt (Akzessorische Papilla minor oral der Papille).

Intraduktale Pankreassteine werden ähnlich wie die Gallengangssteine mit einem Dormia-Körbchen oder Ballon-Katheter extrahiert. Inkrustierte Konkremente können vorher mit Hilfe der ESWL zertrümmert werden.

Symptomatische Zysten (in der Regel größer als 6 cm im Durchmesser), die sich nicht spontan zurückbilden, können endoskopisch transmural durch die Magen- oder Duodenalwand punktiert und nach innen drainiert werden **(Abb. 11.21)**. Bei fehlendem Kontakt der Zyste zur Magen- oder Duodenalwand ist eine endosonographische Steuerung erforderlich. Bei infizierten Zysten bzw. Abszessen wird zusätzlich eine nasozystische Sonde zur Spülung eingelegt.

Cholangio-Pankreatikoskopie: Transpapillär mit Hilfe des Motherscope (s. Kap. 11.2.2) oder direkt perkutan-transhepatisch mit Möglichkeit der PE bzw. einer intraduktalen Lithotripsie.

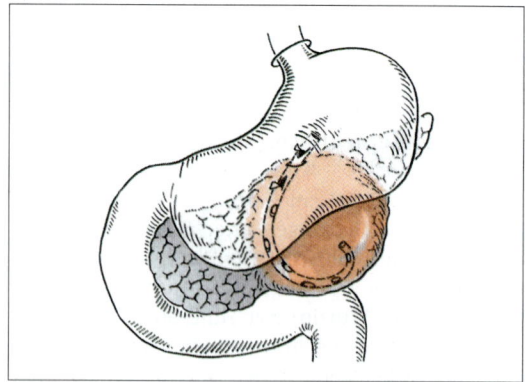

Abb. 11.21 Transmurale Drainage einer Pseudozyste durch die Magenwand mit Hilfe einer „Pigtail"-Prothese

Erfolgsaussicht: Die Erfolgsrate der Inzision der Pankreasgangmündung ist ähnlich der EPT des Gallengangs. Die Einlage einer Prothese in den Pankreasgang ist wegen der komplizierten Strukturen meist schwieriger, die Erfolgsrate daher niedriger. Die Steinextraktion aus dem Pankreasgang ist mit Hilfe der ESWL in etwa 90 % der Fälle erfolgreich.

Die transmurale Zystendrainage gelingt nur, wenn die Zyste nicht zu weit von der Magendarmwand entfernt ist.

Der Langzeiterfolg der endoskopischen Behandlung wird geschmälert durch die Möglichkeit der Katheterverstopfung und durch das oft nicht aufzuhaltende Fortschreiten der Entzündung.

Indikationen: Nur manifeste Obstruktionen (d. h. die mit deutlichem Aufstau des Hauptgangs und Schmerzen einhergehen) stellen eine Indikation zur endoskopischen Behandlung dar.

Kontraindikationen:
■ fortgeschrittene Stadien der chronischen Pankreatitis mit weitgehender Destruktion der Drüse ohne Aussicht auf Behandlungserfolg
■ Gerinnungsstörungen
■ bei Zysten das Vorliegen einer portalen Hypertension (infolge einer Milzvenenthrombose).

Komplikationen: Wie bei der biliären Papillotomie und Drainage: Blutung, Perforation, Pankreatitis und Infektion.

> Endoskopische Katheterdrainagen nur bei Obstruktionen sinnvoll. Hauptziel ist die Schmerzbeseitigung. Regelmäßige Kontrolle wegen Katheterverstopfung

11.5 Endoskopische Platzierung von Sonden

11.5.1 Duodenalsonden

In der postoperativen Phase kann sich eine Indikation zur Einlage einer dünnen Ernährungssonde stellen. Die Sonde lässt sich am einfachsten endoskopisch platzieren. Durch den Arbeitskanal eines therapeutischen Endoskops wird die Sonde ohne Durchleuchtung gezielt ins Duodenum geschoben. Nach Entfernung des Endoskops wird das äußere Ende der Sonde mit Hilfe eines dickeren Katheters über den Mund aus der Nase herausgeleitet. Abschließend wird ein Adapter für den Spritzenanschluss angebacht.

11.5.2 Perkutan endoskopische Gastrostomie (PEG) (s. a. Kap. 1.5.3)

Die PEG ist eine andere Möglichkeit zur enteralen Ernährung. Sie hat die klassisch-chirurgisch angelegte Witzel-Fistel ersetzt. Bei Langzeitanwendung wird die PEG der transnasalen Ernährungssonde vorgezogen, weil Komplikationen am Ösophagus (Reflux, Blutung) entfallen.

Vorgehen: Zuerst Gastroskopie und Leersaugen des Magens, um Aspiration zu vermeiden. Ausschluss einer Magenausgangsstenose. Durch maximale Luftinsufflation wird die Magenvorderwand an die Bauchdecke gebracht. An der Stelle der Diaphanoskopie (bei abgedunkeltem Raum) transkutane

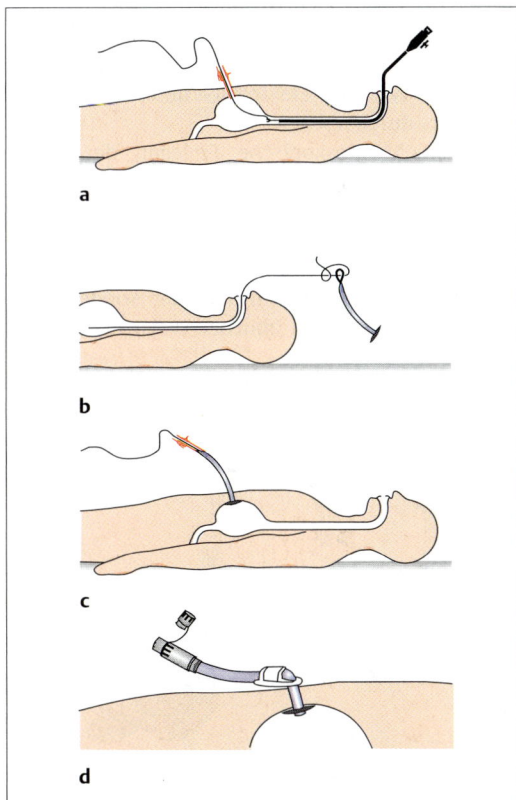

Abb. 11.22 a–d PEG
a Ein Faden wird durch eine Kanüle in den Magen geschoben, mit einer Zange gefasst und mit dem Endoskop herausgezogen
b Die PEG-Sonde wird an den Faden geknotet
c am Faden in den Magen und durch die Bauchwand gezogen
d Die Sonde wird durch eine innere und eine äußere Halteplatte fixiert und mit einem Adapter für Infusionssysteme und Magensondenspritze versehen

Punktion des Magens nach Lokalanästhesie. Einführen eines Fadens, der endoskopisch mit einer Fasszange aus dem Mund herausgezogen wird. Die PEG-Sonde wird an den Faden geknüpft und durch die Magen- und Bauchwand gezogen. Die Fixation der Sonde erfolgt durch ein inneres und äußeres Halteplättchen (Abb. 11.22).
Erfolgsaussicht: s. Kap. 1.5.3.
Indikationen: s. Kap. 1.5.3.
Kontraindikationen: s. Kap. 1.5.3.
Komplikationen: s. Kap. 1.5.3.

11.5.3 Intestinalsonden

Intestinalsonden (z. B. Miller-Abbot- oder Dennis-Sonde) dienen beim Ileus zur Absaugung und damit Entlastung des gestauten Darms. Dadurch wird der Circulus vitiosus aus Wandüberdehnung, Zirkulations- und Permeabilitätsstörung, Entgleisung des Wasser-, Elektrolyt- und Säure-Basen-Haushalts durchbrochen.

Das nichtendoskopische Einlegen der Sonde scheitert meist an der Passage des Pylorus. Endoskopisch lässt sich die Sonde mit Hilfe einer Fasszange gezielt und sicher durch den Magen in den oberen Dünndarm einbringen (Abb. 11.23).
Vorgehen: Zunächst Einführung der Sonde transnasal in den Magen in üblicher Weise, dann Leer-

saugen des Magens, um Aspiration zu vermeiden. Anschließend Endoskop peroral einführen. Im Magen wird die Sondenspitze mit der Zange erfasst und unter Sicht weiter durch den Pylorus in den Zwölffingerdarm eingeschoben. Durch die Peristaltik wird der mit 10–15 ml Luft geblockte Ballon vorwärts getrieben (Fixierung in lockerer Schlaufe an der Wange, nicht an der Nase!). Zusätzlich wird die Sonde alle 2 Stunden ca. 10 cm vorgeschoben. Nach 24 Stunden Rö.-Abdomen zur Lagekontrolle (s. Abb. 29.24). Bei Erreichen der endgültigen Position (Colon ascendens, vor Stenose) Entblocken des Ballons, ggf. gezielte Röntgen-Darstellung mit wasserlöslichem Kontrastmittel (Gastrografin®).
Erfolgsaussicht: s. Kap. 1.5.3.
Indikationen: s. Kap. 1.5.3.
Kontraindikationen: s. Kap. 1.5.3.
Komplikationen: s. Kap. 1.5.3.

> Intestinale Sonde bei mechanischem Ileus: Maßnahme zur Vorbereitung, nicht zur Verzögerung der Operation

11.5.4 Kolondekompressionssonden

Bei akuter Pseudoobstruktion des Kolons (Ogilvie-Sondrom, s. Kap. 3.8.10) kann koloskopisch eine Sonde zur Entlastung gelegt werden, um die Gefahr einer Perforation zu bannen.

11.6 Seltene endoskopische Behandlungsmethoden

11.6.1 Septektomie beim Zenker-Divertikel

Endoskopisch kann das Septum des Divertikels mit einer Diathermie-Nadel oder der Argon-Plasma-Koagulation abgeflacht werden, so dass die Nahrungspassage in den Ösophagus verbessert wird (Abb. 11.24). Dieses Verfahren bietet sich als Alternative zur Operation an, da eine Vollnarkose nicht erforderlich ist.

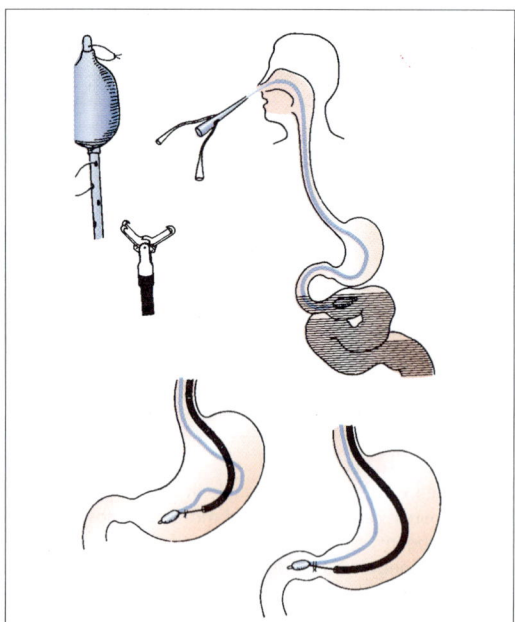

Abb. 11.23 Technik der endoskopischen Einführung einer Intestinalsonde

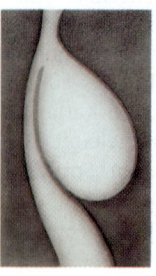 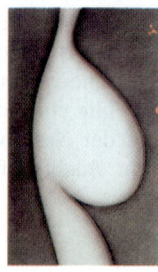

Abb. 11.24 a,b Zenker-Divertikel **a** vor endoskopischer Behandlung **b** nach endoskopischer Behandlung

11.6.2 Fistelokklusion

Gastrointestinale Fisteln, kleine ösophagotracheale oder -bronchiale Fisteln und Pankreasfisteln lassen sich vielfach endoskopisch mit Fibrin- oder Gewebeklebern verschließen. Voraussetzung ist, dass kein Abszess vorliegt. Die Fistelgänge werden vorher entweder mit einer feinen Bürste oder einer sklerosierenden Substanz angefrischt.

11.6.3 Endosonographische Interventionen

Neben dem lokoregionären Staging von Tumoren des Verdauungstrakts mit dem Radialscanner **(Abb. 11.25)** dient der endoskopische Ultraschall (EUS) auch zur gezielten **Drainage von Pankreaspseudozysten oder -abszessen** und **Applikation von Medikamenten** (z. B. Blockade des Plexus coeliacus bei therapierefraktären Schmerzen). Hierzu wird der Sektorscanner mit Farbdoppler verwendet **(Abb. 11.26)**. Mit diesem Gerät wird auch die **EUS-gesteuerte Feinnadelaspiration** (FNA) der paraösophagealen und paragastralen Lymphknoten zur zytologischen Untersuchung vorgenommen.

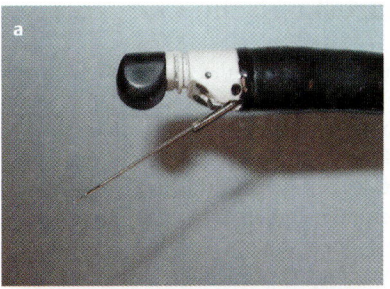

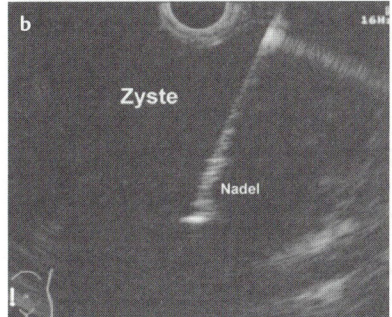

Abb. 11.26 a,b Sektorscanner mit Farbdoppler.
a Spitze des linearen Echoendoskops mit Punktionsnadel
b EUS-gesteuerte Punktion zur Drainage einer Pankreaspseudozyste. die Nadel ist in der echoarmen Zyste klar erkennbar.

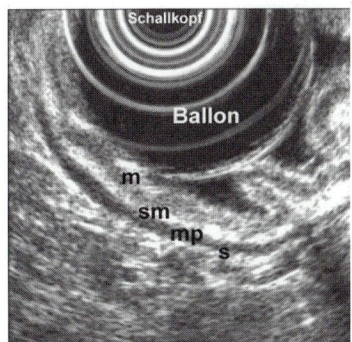

Abb. 11.25
EUS-Darstellung normaler Magenwandschichten (m = Mukosa, sm = Submukosa, mp = Muscularis propria, s = Serosa) mit einem rotierenden 7,5-MHz-Schallkopf

▮▮▮ Merken

- **Endoskopische Methoden: diagnostische und mit Ausnahme weiter Teile des Dünndarms auch therapeutische Interventionsmöglichkeit am gesamten Gastrointestinaltrakt**
- **Interventionelle Endoskopie = wesentliches unterstützendes, ergänzendes und in Teilbereichen klassische Operationen ersetzendes Teilgebiet der Chirurgie**
- **In Kombination mit radiologischen Verfahren diagnostische und therapeutische Möglichkeiten über die intestinalen Hohlorgane hinaus**

12   Laparoskopische Chirurgie

Klassische Eingriffe, wie z. B. die Cholezystektomie, werden heute routinemäßig laparoskopisch durchgeführt. Videooptisch gesteuert lassen sich chirurgische Eingriffe im künstlich erzeugten Pneumoperitoneum mit Mikroinstrumentarium realisieren. Große Laparotomiewunden mit postoperativem Wundschmerz, Pneumonierisiko und Wundheilungsstörungen sind so vermeidbar.

> Laparoskopische Chirurgie: Chirurgie durch kleinen Zugang

12.1   Apparative Ausstattung

Die Entwicklung des Instrumentariums ist durch den zunehmend interventionellen Charakter laparoskopischer Eingriffe geprägt. Miniaturisierte Videokameras, elektronisch gesteuerte Gas-Insufflatoren, verbesserte Licht- und Optiksysteme und spezielles Mikroinstrumentarium gehören mittlerweile zur Standardausrüstung eines modernen OPs. Künftig werden zunehmend sprachgesteuerte computerunterstützte Roboter assistierend eingesetzt werden.

Insufflationsapparat: Zur Aufrechterhaltung eines konstanten Pneumoperitoneums von 12–15 mmHg wird CO_2 durch Insufflatoren mit einem hohen Flow von bis zu 20 l/min in den Bauchraum insuffliert. Die Vorteile von CO_2 bestehen in guter Löslichkeit im Blut (geringes Embolierisiko), rascher Elimination über die Lunge und fehlender Entflammbarkeit.

Lichtquelle, Optik und Videoeinheit: Die Verwendung von Halogenlampen mit bis zu 400 Watt Leistung gewährt eine maximale Ausleuchtung der Bauchhöhle. In Verbindung mit einer hochauflösenden Video-3-Chip-Kamera entsteht so ein tageslichtähnliches Bild auf dem Monitor. Den optimalen Bildausschnitt gewährt eine 10-mm-Geradeausoptik **(Abb. 12.1)**.

Instrumentarium: Spezifische Instrumente sind die Verres-Nadel zur Anlage des Pneumoperitoneums, Trokare verschiedenen Durchmessers zum Ein-

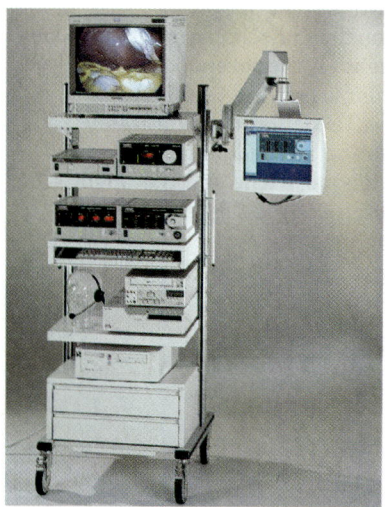

Abb. 12.1 Mobile Videoeinheit mit Monitor, Lichtquelle, Insufflationsapparat und Optik

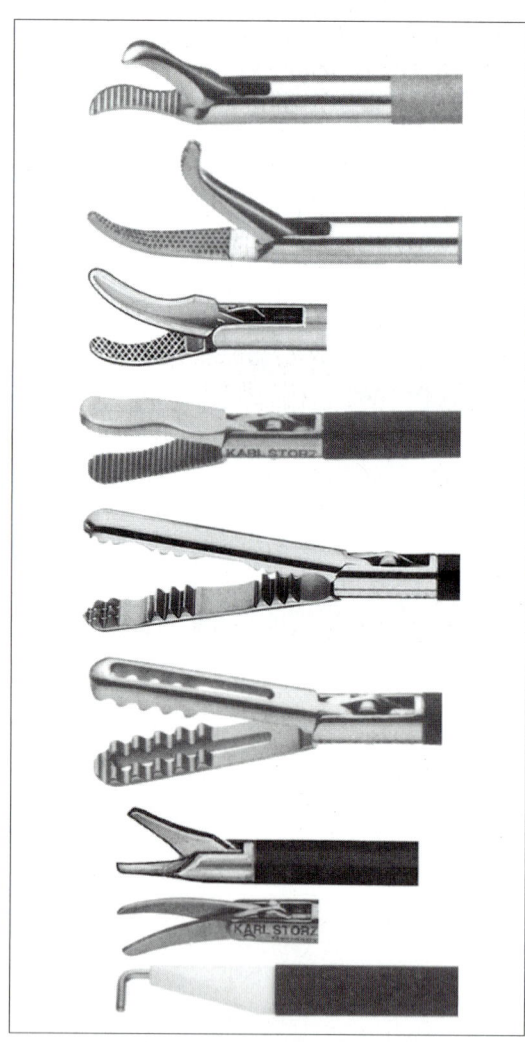

Abb. 12.2 Instrumentarium für die laparoskopische Chirurgie (z. B. Schere, Fasszange, Nadelhalter)

führen der Instrumente und zur Extraktion resezierter Organe sowie Koagulationselektroden und spezielles Nahtmaterial. In Analogie zur offenen Chirurgie stehen Scheren, Fasszangen, Clip-Applikatoren, Nadelhalter, Punktionskanülen, Saug- und Spülrohre als Mikroinstrumente zur Verfügung (Abb. 12.2).

12.2 Auswirkungen der CO₂-Insufflation und ihre Therapie

Wird die Ventilation intraoperativ nicht gesteigert, wird CO_2 unzureichend eliminiert und es kommt zu **respiratorischer Azidose**.

Durch intraabdominelle Druckerhöhung bewirkt das Pneumoperitoneum Veränderungen der Hämodynamik und der Ventilation: Durch Kompression der V. cava **nimmt** der venöse Rückstrom zum Herzen, durch Druck auf das Zwerchfell die **Compliance des Thorax ab**. Durch den erhöhten intraabdominellen Druck steigt der arterielle Gefäßwiderstand. So kommt es gleichzeitig zu einer Abnahme der kardialen Vorlast und Zunahme der Nachlast, die ohne Gegenmaßnahmen, z. B. Volumensubstitution, zu einer **Abnahme des Herzzeitvolumens** führen.

12.3 Vor- und Nachteile

Vorteile: Die kleinen Inzisionen zur Einführung der Trokare bedingen ein geringes Zugangstrauma und dadurch eine im Vergleich zu konventioneller Technik verkürzte Periode postoperativer Darmatonie und geringen Wundschmerz. Hieraus resultieren eine frühe Mobilisation, kurze Hospitalisation (mit deutlicher Kostenersparnis pro Eingriff) und rasche Wiederaufnahme körperlicher Aktivität.

Laparoskopische Chirurgie:
Geringes Zugangstrauma!

Trotz kleiner Inzisionen der Bauchdecke ist eine ausgezeichnete intraabdominelle Übersicht gewährleistet. Dies bedingt die Wertigkeit der Laparoskopie in der Diagnostik unklarer Abdominalbeschwerden (Abb. 12.3).

Besonders der adipöse Patient profitiert von laparoskopischen Verfahren, denn bei dicken Bauchdecken sind bei konventioneller Technik große Laparotomien erforderlich.

Weitere Vorteile der laparoskopischen Techniken sind eine verminderte Adhäsionsbildung und ein geringes Infektionsrisiko für den Operateur.

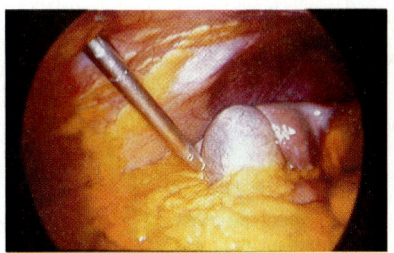

Abb. 12.3 Diagnostische Laparoskopie bei rechtsseitigem Abdominalschmerz zeigt eine akute Cholezystitis

Wundinfektionen sind bei den kleinen Wunden selten, die Narben kosmetisch günstig.

Nachteile: Der vermehrte Einsatz technischer Hilfsmittel stellt hohe Ansprüche in Bedienung und Wartung an Pflegepersonal und Operateur. Der vermehrte Einsatz von Einmalinstrumentarium ist kostensteigernd. Erschwerend für den laparoskopisch operierenden Chirurgen ist der ungewohnte Zugang, das zweidimensionale Bild und der Verlust des Tastsinns.

Laparoskopische Chirurgie:
Hoher technischer Aufwand!

12.4 Diagnostische Laparoskopie

Indikationen (Tab. 12.1):
- **onkologische Fragestellungen**: Die explorative Laparoskopie ermöglicht in Verbindung mit der intraoperativen Sonographie bei gastrointestinalen Tumoren eine Aussage über Ausdehnung des Organbefalls bzw. Fernmetastasen. Gleichzeitig sind Biopsien aus Tumoren sowie suspekten Arealen der Leber und des Bauchfells möglich. Insbesondere bei Magenkarzinomen wird die diagnostische Laparoskopie vermehrt zur Abklärung der Operationsindikation eingesetzt.

Der Erfolg einer vorangegangenen operativen, radiologischen bzw. zytostatischen Therapie ist makroskopisch zu verifizieren.
- **Abklärung atypischer Abdominalbeschwerden**: Bei der Abklärung unklarer Abdominalbeschwerden ist die explorative Laparoskopie diagnostisch einzusetzen. In der Beurteilung lokaler Spätfolgen nach abdominalchirurgischen Eingriffen sichert die Laparoskopie die Diagnose „Adhäsionsbeschwerden".

Kontraindikationen: Es gelten die methodenspezifischen allgemeinen Kontraindikationen:

Tabelle 12.1 Indikationen zur Laparoskopie

Diagnostisch:
■ Onkologie:
▪ Tumorstaging
▪ Biopsie
▪ Therapiekontrolle
■ Differentialdiagnose:
▪ Atypische Abdominalbeschwerden
▪ Rechtsseitiger Unterbauchschmerz
▪ „Adhäsionsbeschwerden"

Therapeutisch:
■ Akute Appendizitis
■ Akute Cholezystitis
■ Symptomatische Cholezystolithiasis
■ Asymptomatische Cholezystolithiasis mit drohenden Komplikationen
■ Asymptomatische Cholezystolithiasis bei Zustand nach EPT
■ Adhäsiolyse
■ Refluxkrankheit
■ Sigmadivertikulitis, kolorektale Adenome
■ Leistenhernienrezidiv

■ **kardiorespiratorische Störungen** wie dekompensierte Herzinsuffizienz, Störungen des Reizleitungssystems, frischer Herzinfarkt. Schwere obstruktive Lungenerkrankung können durch Anlage des Pneumoperitoneums zunehmen (s. o.).

■ **Gerinnungsstörungen**: Therapierefraktäre Gerinnungsstörungen sind absolute Kontraindikationen für einen laparoskopischen Eingriff.

■ **Ileus**: Luft- bzw. flüssigkeitsgefüllte Darmschlingen beim mechanischen bzw. paralytischen Ileus können zu Fehlpunktionen bei Anlage des Pneumoperitoneums führen.

■ **Infektionen**: Infektionen im Bereich der Bauchdecken beinhalten ebenso wie die generalisierte Peritonitis das Risiko einer intraabdominellen Keimverschleppung.

12.5 Therapeutische Laparoskopie

12.5.1 Laparoskopische Appendektomie

Indikation: Die Laparoskopie ist indiziert zur Sicherung der Diagnose bei klinisch verdächtigem Befund. Bei Bestätigung der klinischen Diagnose folgt die laparoskopische Therapie unmittelbar. Bei unauffälliger Appendix ist ohne zusätzliche Traumatisierung der Bauchorgane die Peritonealhöhle zu explorieren.

Kontraindikationen: Die definitive Entscheidung zur therapeutischen Laparoskopie fällt intraoperativ in Abhängigkeit vom Lokalbefund. Eine Zäkumwandphlegmone im Bereich der Appendixbasis und die basisnahe Appendixperforation sind Kontraindika-

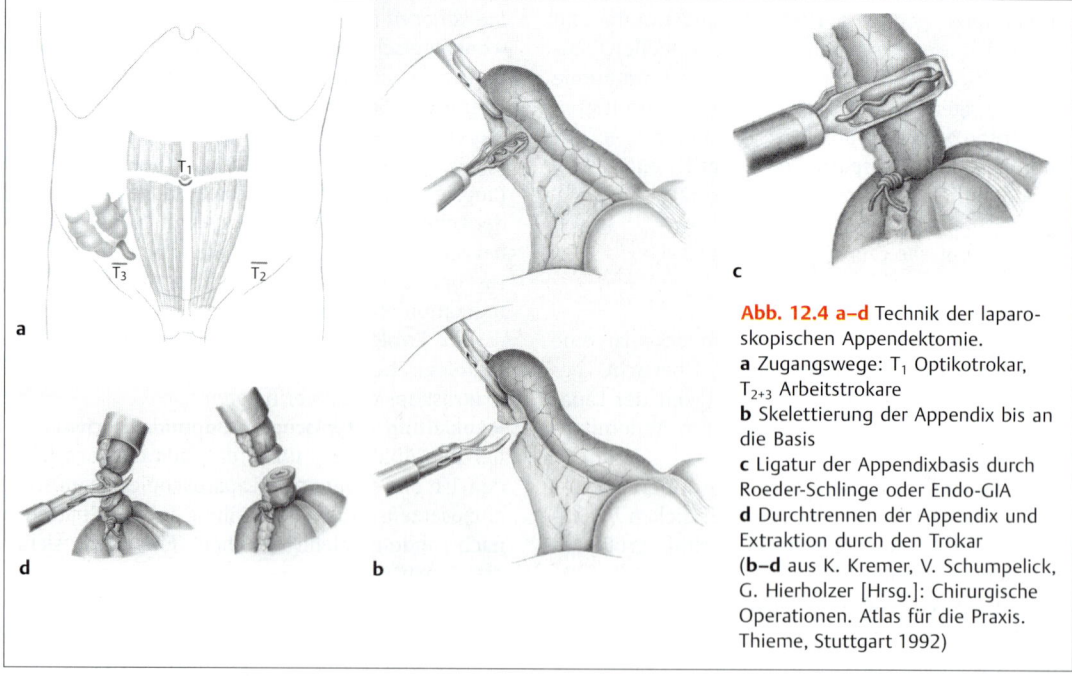

Abb. 12.4 a–d Technik der laparoskopischen Appendektomie.
a Zugangswege: T_1 Optikotrokar, T_{2+3} Arbeitstrokare
b Skelettierung der Appendix bis an die Basis
c Ligatur der Appendixbasis durch Roeder-Schlinge oder Endo-GIA
d Durchtrennen der Appendix und Extraktion durch den Trokar
(**b–d** aus K. Kremer, V. Schumpelick, G. Hierholzer [Hrsg.]: Chirurgische Operationen. Atlas für die Praxis. Thieme, Stuttgart 1992)

tionen der laparoskopischen Operation. Auch das Appendixkarzinoid bzw. Appendixkarzinom ist laparoskopisch nur durch den Erfahrenen im Rahmen einer laparoskopisch gestützten Hemikolektomie rechts radikal zu operieren.

Technik: Inzision am kaudalen Nabelrand und Anlage des Pneumoperitoneums. Einführen des Optiktrokars, diagnostischer Rundblick mit Beurteilung der Operabilität. Platzierung der Arbeitstrokare unter Sicht und Luxieren der Appendix an der Spitze, schrittweise Präparation des Mesenteriolums, Ligatur der Basis, Koagulation mit bipolarem Hochfrequenzstrom, scharfe Durchtrennung und Extraktion der Appendix durch den Trokar (**Abb. 12.4**).

12.5.2 Laparoskopische Cholezystektomie

Indikationen: **s. Tab. 12.1** (wie bei konventioneller Technik). Ein intraoperativ diagnostiziertes Gallengangskonkrement bedingt beim älteren Patienten die alleinige Cholezystektomie; die Steinextraktion erfolgt später durch Endoskopie. Beim jungen Patienten erfolgen Choledochotomie und Steinextraktion durch Laparoskopie oder Laparotomie in gleicher Sitzung wie die Cholezystektomie.

Kontraindikationen:
- **präoperativ**: akute Pankreatitis, Choledocholithiasis mit Verschlussikterus, V. a. Gallenblasenkarzinom bzw. Tumoren der Gallengänge.
- **intraoperativ**: Perforation der Gallenblase mit galliger Peritonitis, entzündlich verändertes Lig. hepatoduodenale und eine Gallenblase, die direkt dem Ductus choledochus aufsitzt.

Technik: Inzision am Nabeloberrand und Anlage des Pneumoperitoneums. Diagnostischer Rundblick mit Beurteilung der Operabilität und Platzieren von drei weiteren Arbeitstrokaren unterhalb des rechten Rippenbogens. Zirkuläre Dissektion von Ductus cysticus und A. cystica. Doppelte Clip-Ligatur und Durchtrennung. Präparation der Gallenblase retrograd mit Präparationstupfern und Schere. Die Extraktion der Gallenblase erfolgt durch die ggf. zu erweiternde Nabelinzision (**Abb. 12.5**).

12.5.3 Laparoskopische Adhäsiolyse

Indikation: Bei typischer Anamnese (abdominale Voroperation), klinischer Symptomatik und Ausschluss anderer Ursachen durch bildgebende bzw. endoskopische Verfahren ist die Indikation zur ex-

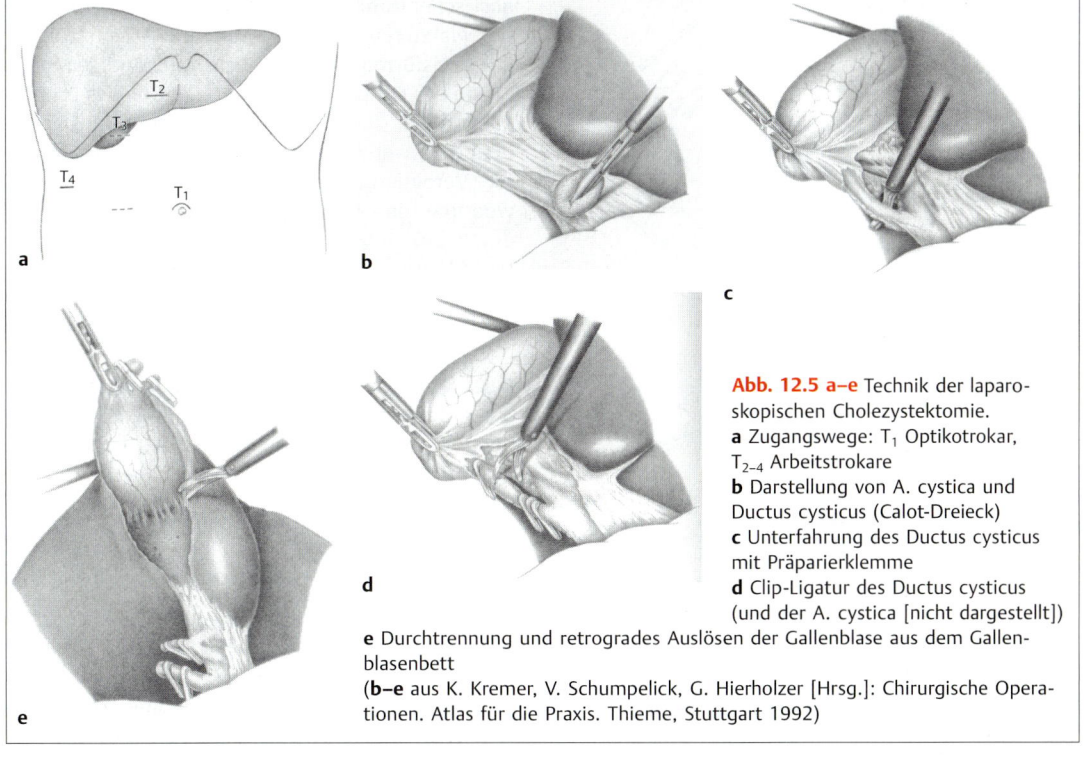

Abb. 12.5 a–e Technik der laparoskopischen Cholezystektomie.
a Zugangswege: T_1 Optikotrokar, T_{2-4} Arbeitstrokare
b Darstellung von A. cystica und Ductus cysticus (Calot-Dreieck)
c Unterfahrung des Ductus cysticus mit Präparierklemme
d Clip-Ligatur des Ductus cysticus (und der A. cystica [nicht dargestellt])
e Durchtrennung und retrogrades Auslösen der Gallenblase aus dem Gallenblasenbett
(**b–e** aus K. Kremer, V. Schumpelick, G. Hierholzer [Hrsg.]: Chirurgische Operationen. Atlas für die Praxis. Thieme, Stuttgart 1992)

plorativen Laparoskopie gegeben. Bestätigt sich die Diagnose, erfolgt die laparoskopische Durchtrennung von Verwachsungen zur Bauchdecke im Anschluss.

Kontraindikation: Verwachsungen zwischen Darmschlingen (Risiko einer Darmläsion!).

Technik: Einführen des Optiktrokars unter Sicht, alternativ Minilaparotomie mit Abdichtung des Peritoneums durch Tabaksbeutelnaht. Nach Exploration des Bauchraums Einführen von zwei weiteren Arbeitstrokaren. Lokalisation der Inzisionen für Arbeitstrokare im diametranen Quadranten in Abhängigkeit von den Voroperationen. Wahlweise blutige bzw. unblutige Adhäsiolyse:

■ **unblutige Adhäsiolyse**: Anspannen der Adhäsionen mit einer atraumatischen Fasszange. Koagulation der aufgespannten Verwachsungsstränge mit der Bipolarzange und anschließend scharfe Durchtrennung

■ **„blutige" Adhäsiolyse**: Voraussetzung für die blutige Adhäsiolyse ist ein einwandfreier Zugang zur Abtragungsstelle. Aufspannen der Verwachsungsstränge durch Zug mit einer atraumatischen Fasszange, Durchtrennen mit der Schere bauchwandnah. Fassen der blutenden Abtragungsstelle und Platzieren einer Schlingenligatur (Abb. 12.6).

12.5.4 Laparoskopische Hiatoplastik und Fundoplicatio

Indikation: Bei typischer Anamnese, klinischer Symptomatik und endoskopischem Nachweis einer Refluxösophagitis ist nach frustranem konservativem Therapieversuch die Indikation zur laparoskopischen Fundoplicatio gegeben. Präoperativ muss die Insuffizienz des unteren Ösophagussphinkters durch Manometrie nachgewiesen, die Ösophagusmotilität überprüft und beides dokumentiert werden.

Kontraindikation: ausgedehnte Voroperationen im Oberbauch (je nach Erfahrungsgrad des Operateurs).

Technik: Inzision in der Medianen oberhalb des Nabels und Anlage des Pneumoperitoneums. Diagnostischer Rundblick mit Beurteilung der Operabilität. Platzieren von vier weiteren Arbeitstrokaren halbkreisförmig im Oberbauch. Vollständige Mobilisation des Ösophagus und Verlagerung des ösophagokardialen Übergangs in den Bauchraum. Darstellung der Zwerchfellschenkel und **hintere Hiatoplastik** (Vereinigung der hinteren Zwerchfellschenkel, wodurch der Hiatus oesophageus kleiner wird) durch 2–3 Einzelknopfnähte aus nichtresorbierbarem Material. Schrittweise Mobilisation der großen Kurvatur mit Durchtrennung der Vasa gastrica brevia. Anschließend wird aus Vorder- und Hinterwand des Magenfundus eine Manschette um den terminalen Ösophagus gebildet (**Fundoplicatio**): Die 360°-Manschette wird durch 2–3 Einzelknopfnähte der retroösophageal durchgezogenen Funduswand mit der ventralen Funduswand gebildet (Abb. 12.7).

12.5.5 Laparoskopisch assistierte Sigmaresektion

Indikation: Wie bei konventioneller Technik besteht bei Divertikulitis die Indikation zur elektiven laparoskopischen Sigmaresektion. Breitbasige, endoskopisch nicht abtragbare Adenome im Kolorektum sind bei fehlendem Karzinomverdacht eine

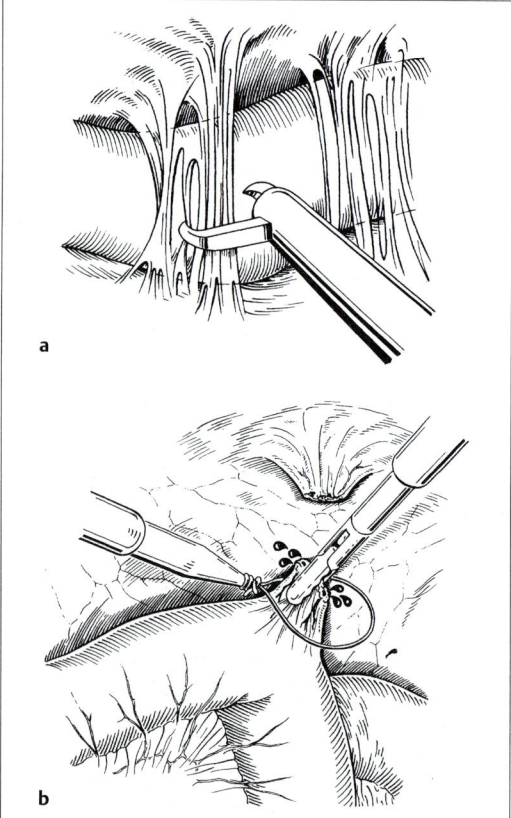

Abb. 12.6 a,b Technik der laparoskopischen Adhäsiolyse.
a Durchtrennung der Verwachsungsstränge mittels Schere
b Versorgung der blutenden Enden mittels Schlingenligatur
(aus K. Kremer, V. Schumpelick, G. Hierholzer [Hrsg.]: Chirurgische Operationen. Atlas für die Praxis. Thieme, Stuttgart 1992)

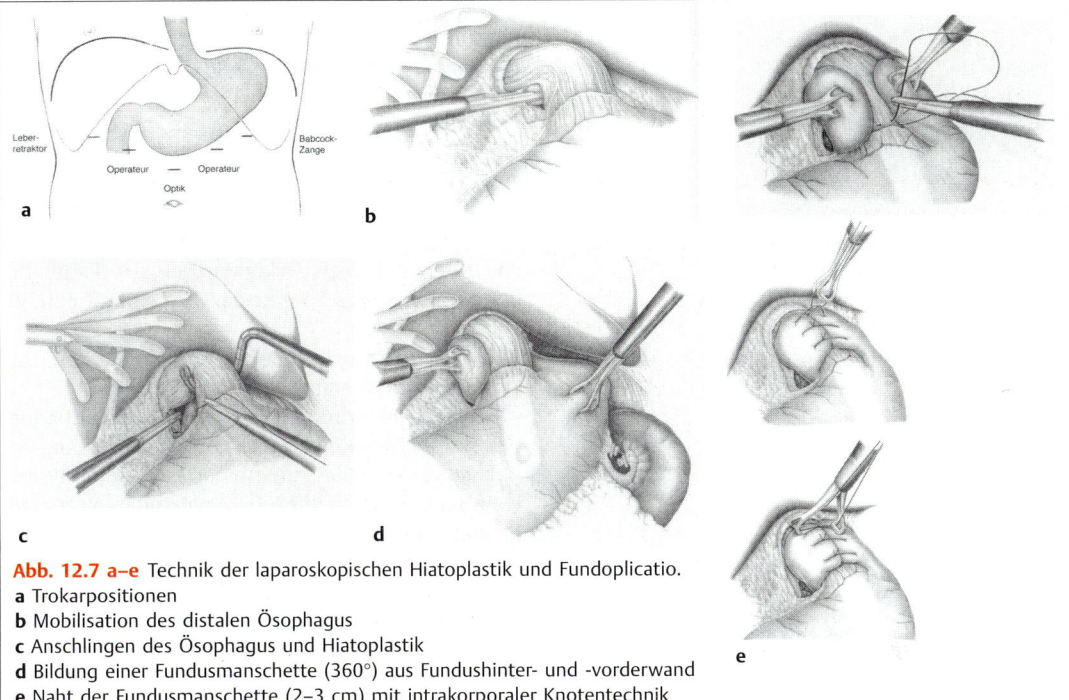

Abb. 12.7 a–e Technik der laparoskopischen Hiatoplastik und Fundoplicatio.
a Trokarpositionen
b Mobilisation des distalen Ösophagus
c Anschlingen des Ösophagus und Hiatoplastik
d Bildung einer Fundusmanschette (360°) aus Fundushinter- und -vorderwand
e Naht der Fundusmanschette (2–3 cm) mit intrakorporaler Knotentechnik

weitere Indikation zur laparoskopischen Segment-resektion.

Kontraindikationen: Akute Komplikationen wie Perforation und Peritonitis, Fistelbildung bei chronisch komplizierter Divertikulitis. In diesen Fällen ist die konventionelle (offene) Sigmaresektion indiziert.

Technik: Inzision am Nabelunterrand und Anlage des Pneumoperitoneums. Diagnostischer Rundblick mit Beurteilung der Operabilität. Platzierung von 3 weiteren Arbeitstrokaren halbkreisförmig im Unterbauch. Mobilisation von Colon sigmoideum und Mesosigma mit Darstellung des linken Ureters. Markierung der Resektionsgrenzen und Präparation eines Fensters im Mesosigma. Schrittweise Durchtrennung des Mesosigmas und dorsale Mobilisation des Mesorektums bis zur distalen Resektionsgrenze. Hier wird das Rektum mit dem Endostapler durchtrennt. Minilaparotomie über Pfannenstielschnitt. Eventeration des Colon sigmoideum und Präparation der proximalen Resektionsgrenze darmnah. Resektion des befallenen Darmabschnittes. Einknüpfen der Andruckplatte des Klammernahtgerätes und Reposition in den Bauchraum. Einführen des zirkulären Klammernahtgerätes in den Rektumstumpf. Herstellung der Anastomose in „Double-stapling"-Technik **(Abb. 12.8)**.

12.5.6 Laparoskopische Leistenhernienreparation

Indikation: Spezielle Formen der Rezidivhernie im Erwachsenenalter.

Kontraindikationen: Risikofaktoren, die gegen eine Vollnarkose sprechen; ausgeprägte respiratorische Störungen, Infektion der Bauchdecken, Inkarzeration, Ileus, Darmischämie.

Technik: Inzision der Haut infraumbilikal, stumpfe Dissektion mit dem Finger des präperitonealen Raumes zwischen Hinterwand der Rektusscheide und Fascia transversalis. Fortsetzung der stumpfen Dissektion des extraperitonealen Raumes unter Sicht und gleichzeitiger Insufflation von CO_2. Einbringen von 2 weiteren Arbeitstrokaren in einem Halbkreis um die zu operierende Leistenregion. Präparation der anatomischen Landmarken wie Anulus inguinalis profundus, A. und V. epigastrica inferior, A. und V. iliaca externa. Reposition des Bruchsackes in den präperitonealen Raum und Dissektion von Ductus deferens und A. und V. testicularis. Einbringen eines nichtresorbierbaren Netzes und Platzierung unter Abdeckung der Bruchpforten. Fixation des Netzes durch Stapler bzw. Naht am Lig. pectineale **(Abb. 12.9)**.

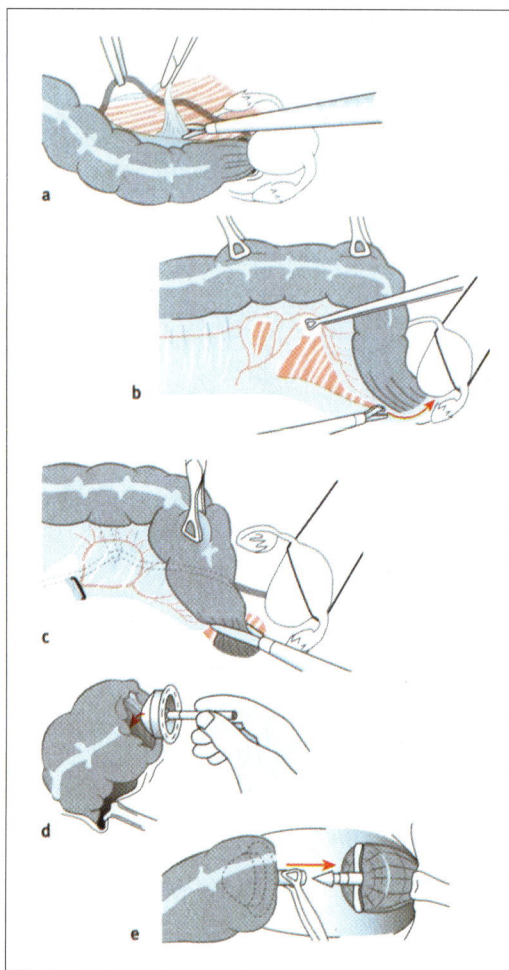

Abb. 12.8 a–e Technik der laparoskopischen Sigmaresektion.
a Mobilisation des Colon sigmoideum und des Mesosigmas mit Darstellung des linken Ureters
b Dissektion des Mesenteriums
c Distale Resektion mit dem Endostapler
d Minilaparotomie und Eventeration des Darmes mit Einbringen der Andruckplatte
e Anastomose in „Double-Stapling"-Technik. Die Andruckplatte im Colon descendens wird auf das perianal in den Darm eingeführte Klammernahtgerät aufgesetzt

12.5.7 Verfahren in Erprobung

In Erprobung sind derzeit laparoskopische Techniken zur chirurgischen Therapie der Adipositas (Gastric Banding, **s. Abb. 25.56**) und zur Therapie des Narbenbruches. Etabliert, jedoch aufgrund kleiner Fallzahlen den Zentren vorbehalten sind laparoskopische Techniken zur Splenektomie, Ösopha-

gusmyotomie bei Achalasie, Adrenalektomie, Entfernung von Leber- und Milzzysten, der Choledochusexploration und der Rektopexie (Befestigung des Rektums an der Wirbelsäule mittels Netzimplantats) zur Behandlung des Rektumprolaps.

12.6 Komplikationen

Morbidität und Letalität variieren in Abhängigkeit von Alter und Begleiterkrankungen des Patienten und Erfahrung des Operateurs. Die Letalität beträgt 0–0,3 %.

Wesentliche **intraoperative Komplikationen (Tab. 12.2)** und ihre Therapie sind:

■ **Fehlpunktion durch Verres-Nadel**: Gasinsufflation bei extraperitonealer Nadellage durch zu tangentiale bzw. zu tiefe Punktion. Das Gasemphysem von Haut, präperitonealem Raum oder Netz und Mediastinum wird vom Körper folgenlos resorbiert. Die Punktion eines Hohlorgans kommt unter konservativen Maßnahmen wie Magensonde, Nahrungskarenz und Antibiotikaschutz zur Ausheilung. Fehlpunktionen von Gefäßen beinhalten das Risiko einer Gasembolie und Blutung.

■ **Trokarverletzung**: Blutungen in die Bauchdecke durch Verletzung eines Gefäßes beim Einführen des Optik- bzw. Arbeitstrokars werden durch Kompression beherrscht. Die Verletzung eines Hohlorgans oder parenchymatöser Organe macht ebenso wie die Läsion größerer Gefäße eine sofortige Laparotomie erforderlich.

Tabelle 12.2 Komplikationen laparoskopischer Eingriffe

Bei Anlage des Pneumoperitoneums:
■ Emphysem von Haut, präperitonealem Raum, Netz und Mediastinum
■ Gasembolie
■ Gefäßpunktion
■ Punktion eines Hohlorgans

Bei Einführen der Trokare:
■ Perforation eines Hohlorgans
■ Verletzung größerer Gefäße
■ Blutung in die Bauchdecke
■ Parenchymläsion

Eingriffsspezifisch:
■ Verletzung von Intestinum und parenchymatösen Organen durch Instrumentarium
■ Hitzeschäden bei der Koagulation

Postoperativ:
■ Schulterschmerz
■ Netz- bzw. Darminkarzeration

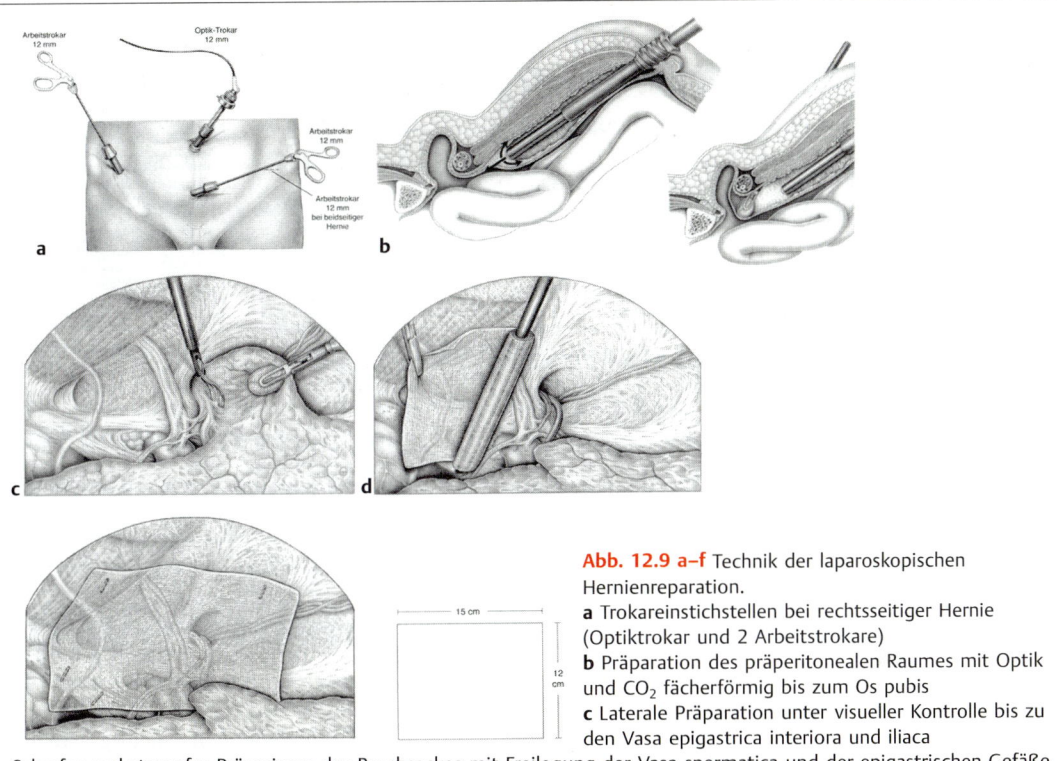

Abb. 12.9 a–f Technik der laparoskopischen Hernienreparation.
a Trokareinstichstellen bei rechtsseitiger Hernie (Optiktrokar und 2 Arbeitstrokare)
b Präparation des präperitonealen Raumes mit Optik und CO_2 fächerförmig bis zum Os pubis
c Laterale Präparation unter visueller Kontrolle bis zu den Vasa epigastrica interiora und iliaca
Scharfes und stumpfes Präparieren des Bruchsackes mit Freilegung der Vasa spermatica und der epigastrischen Gefäße
d Platzierung eines Netzes unter Abdecken aller Bruchpforten, Fixation des Netzes mit 1–2 Clips am Lig. pectineale

■ **Darmverletzung**: Die Manipulation von Magen- und Darmtrakt mit Halte- und Fasszangen birgt ebenso wie die Hochfrequenzkoagulation (z. B. bei der Appendektomie) das Risiko einer Läsion von Magenwand und Darmschlingen.

■ Methodenspezifische **postoperative Komplikationen** (Tab. 12.2) sind

■ der **Schulterschmerz** durch unvollständig aus der Bauchhöhle abgelassenes CO_2 (**Phrenikusschmerz**)

■ **Netz- bzw. Darminkarzeration** in der Inzisionsstelle durch zu schnelles Ausleiten der Trokare bei nicht vollständig abgelassenem Pneumoperitoneum.

> Laparoskopische Komplikationen:
> Im Zweifel Konversion zur Laparotomie!

■■■I Merken
- **Laparoskopische Chirurgie: „Große Chirurgie" bei reduziertem Zugangstrauma**
- **Kostenersparnis durch kurze Liegezeiten, aber hohe apparative Kosten und großer technischer Aufwand**
- **Gleichzeitige Möglichkeit der Biopsiegewinnung, des Staging und der Therapie**
- **Kontraindikationen der laparoskopischen Chirurgie: Kardiorespiratorische Störungen, Gerinnungsstörungen, Ileus, Infektion der Bauchdecke, Peritonitis**
- **Wer laparoskopisch operiert, muss zunächst die konventionelle Operation beherrschen**
- **Komplikationen: Fehlpunktion beim Anlegen des Pneumoperitoneums (Blutung, Stuhlfistel, Luftembolie), Trokarverletzungen (Darm, parenchymatöse Organe, Gefäße)**
- **Im Zweifelsfall Konversion vom laparoskopischen zum konventionellem Vorgehen!**

13 Chirurgische Sonographie

13.1 Indikationen

In der **präoperativen Diagnostik** und der **perioperativen Überwachung** ist die Sonographie das wichtigste bildgebende Verfahren für den Chirurgen. Sie wird in der Chirurgie aber auch **intraoperativ**, **postoperativ** – zur Überwachung von Intensivpatienten – und zur **Verlaufskontrolle** vor allem bei onkologischen Patienten eingesetzt.

Als nichtinvasives, beliebig oft wiederholbares, jederzeit verfügbares und leicht anzuwendendes Verfahren kann sie sofortige Informationen bei **chirurgischen Notfällen**, z. B. bei akutem Abdomen und stumpfem Bauchtrauma, liefern.

Die **interventionelle Sonographie** bietet dem Chirurgen darüber hinaus die Möglichkeit, wichtige diagnostische und therapeutische Maßnahmen durchführen zu können.

Insgesamt eröffnet die Sonographie dem Chirurgen den „Blick hinter den Vorhang der Körperoberfläche".

Sonographie: Stethoskop der Chirurgen

Voraussetzung für die Interpretation des Sonogramms ist eine möglichst exakte Kenntnis des klinischen Befundes. Im Gegensatz zu anderen bildgebenden Verfahren wie Röntgen oder CT ist die Aussagekraft der Sonographie eng an die Erfahrung des Untersuchers gebunden.

13.2 Physikalische Grundlagen

Ultraschallwellen sind an Materie gebundene, mechanisch-elastische Schwingungen. Im menschlichen Körper breiten sie sich in Form longitudinaler Wellen aus und werden an Grenzflächen von Geweben mit unterschiedlicher akustischer Impedanz (= Widerstand) teilweise oder ganz reflektiert. Die Impedanz ist das Produkt aus der Dichte des Mediums und der Schallgeschwindigkeit.

Für den hochfrequenten Ultraschall gelten oft die Gesetze der Optik, z. B. treten Reflexion, Beugung, Streuung und Absorption auf. Treffen die Schallwellen auf Knochen, Luft oder Steine, erfolgt eine totale Reflexion. Die Folge ist eine Schallauslöschung hinter der Grenzfläche, der sog. distale (dorsale) **Schallschatten** (Abb. 13.1). Der Schallschatten und Medien ohne akustische Grenzflächen, z. B. Flüssigkeit (Zysten!), sind **echofreie Zonen**.

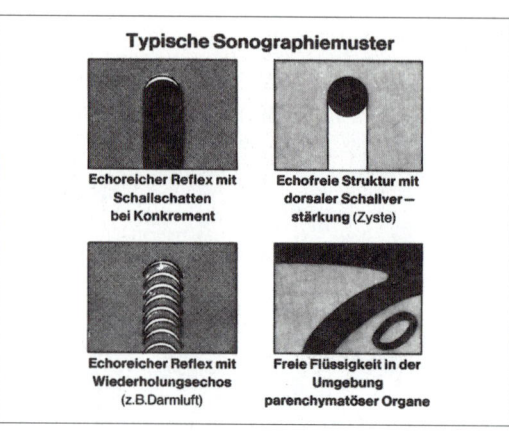

Typische Sonographiemuster

Echoreicher Reflex mit Schallschatten bei Konkrement

Echofreie Struktur mit dorsaler Schallverstärkung (Zyste)

Echoreicher Reflex mit Wiederholungsechos (z.B.Darmluft)

Freie Flüssigkeit in der Umgebung parenchymatöser Organe

Abb. 13.1 Darstellung verschiedener Sonographiemuster

Helle (**echoreiche**) **Reflexe** entstehen an der Grenzfläche zweier Medien mit stark unterschiedlicher akustischer Impedanz.

Auflösung und Eindringtiefe der Schallwellen sind vor allem von ihrer Frequenz abhängig. Die Standardfrequenzen in der medizinischen Ultraschalldiagnostik liegen bei 3,5–7,5 MHz (ca. 220–80 mm Eindringtiefe, denn niedrige Frequenz = geringe Auflösung und hohe Eindringtiefe, hohe Frequenz = hohe Auflösung und geringe Eindringtiefe).

13.3 Sonographie bei chirurgischen Notfällen

13.3.1 Akutes Abdomen

Bei Patienten mit akutem Abdomen kann die Sonographie nach kurzer Anamnese und allgemeiner körperlicher Untersuchung eingesetzt werden. Durch schnelles Erkennen pathologischer Veränderungen im Abdomen und Bestimmung der Organzugehörigkeit können der diagnostische Weg verkürzt und therapeutische Konsequenzen frühzeitig gezogen werden.

Akute Cholezystitis
Die Diagnose der akuten Cholezystitis ist aus dem klinischen Bild und laborchemischen Entzündungszeichen in Zusammenhang mit dem sonographischen Befund zu stellen.
Sonographische Schnittführung: Flanken- und Subkostalschnitt.

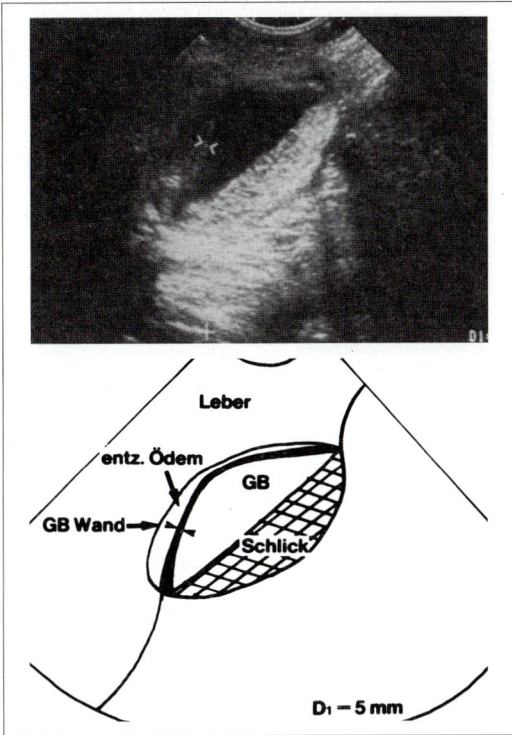

Abb. 13.2 Sonographie bei akuter Cholezystitis.
GB = Gallenblase

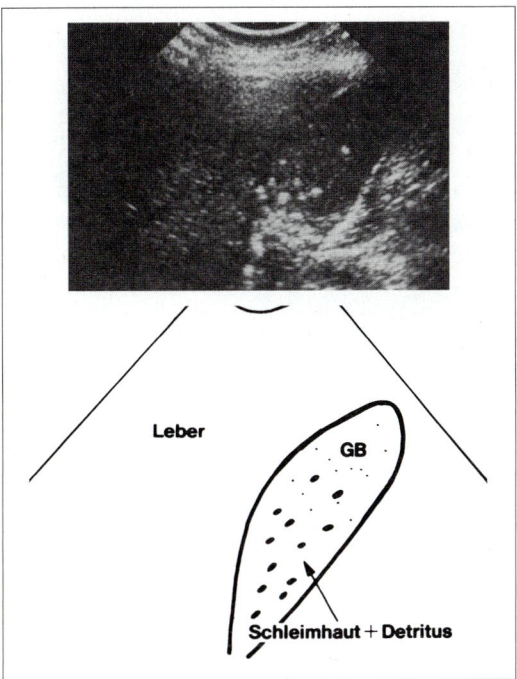

Abb. 13.3 Sonographie bei Gallenblasenempyem.
GB = Gallenblase

Sonographische Diagnosekriterien: Durchmesser der Gallenblasenwand > 4 mm, echoarmer Saum um die Gallenblase (perivesikales Ödem) **(Abb. 13.2)**, Druckdolenz bei der Palpation.

Konkremente oder eine Gallenblasenvergrößerung können vorliegen.

Beim Gallenblasenempyem findet man reflexreiches Material in der Gallenblase, bestehend aus Eiter, Cholesterinkristallen oder Zelldetritus **(Abb. 13.3)**.

Differenzialdiagnose:

■ **Cholelithiasis**: Beweisend für das Vorhandensein von Konkrementen sind 3 Kriterien:

1. intraluminal lokalisierter echoreicher Reflex **(Abb. 13.4)**
2. zugehöriger distaler (dorsaler) Schallschatten durch Schallauslöschung **(Abb. 13.4)**
3. Lageänderung des Konkrementes bei Positionswechsel des Patienten (Rolling-stone-Phänomen).

Bei kleinen Konkrementen (< 3 mm) können Schallschatten fehlen. Falsch positive Befunde sind durch Luftüberlagerung (Darmschlingen) möglich. Die Treffsicherheit der Sonographie bei Gallenblasenerkrankungen liegt bei > 90 %.

Der Nachweis von Zystikussteinen ist gelegentlich schwierig, da durch fehlende Impedanzunterschiede zur umgebenden Zystikuswand nicht immer ein echogener Reflex und ein Schallschatten auftreten. Bei V. a. Zystikusobstruktion kann eine Sonographie nach Gabe von Takus® oder einer Reizmahlzeit (beide induzieren eine Gallenblasenkontraktion) durchgeführt werden. Bleibt die Entleerung der Gallenblase aus, liegt eine Zystikusobstruktion vor.

■ **Cholestase**: Bei mechanischem Verschluss im Bereich des Gallengangsystems kann mit Hilfe der Sonographie – durch einen schräg verlaufenden und einen longitudinalen Schnitt am rechten Rippenbogen – eine extra- oder intrahepatische Cholestase nachgewiesen werden **(Abb. 13.5)**.

> Oberbauchsonographie: Ductus choledochus oben, V. portae in der Mitte und V. cava tief unten

Typisch für die **intrahepatische Stauung** ist die Erweiterung der intrahepatischen Gallengänge mit echoarmer Schlängelung nach peripher (Bild eines „knorrigen Baumes"). Bei **Stauung des Ductus choledochus** ist dessen Lumen auf mehr als 9 mm ver-

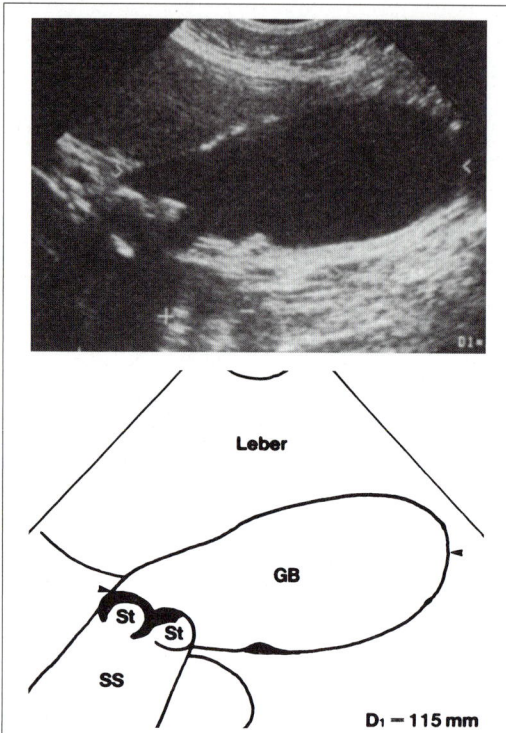

Abb. 13.4 Sonographie bei Cholezystolithiasis:
Steine und Gallenblasenhydrops
ST = Stein
GB = Gallenblase
SS = Schallschatten

breitert. Je nach Ursache können zusätzlich Konkremente oder Raumforderungen nachgewiesen werden.

Akute Pankreatitis

Sonographische Schnittführung: Transversal-, Schräg- und Longitudinalschnitt in Rückenlage. Als Leitstruktur wird die V. lienalis aufgesucht. Das Pankreas ist ventral der V. lienalis lokalisiert.

> Oberbauchsonogramm:
> Pankreas reitet auf V. lienalis

Bei normaler Größe des Pankreas ist der Pankreaskopf < 3 cm, der Körper < 2,5 cm und der Pankreasschwanz < 2,5 cm.

Sonographische Diagnosekriterien:

- Im **Stadium I** der akuten Pankreatitis findet man eine diffuse umschriebene Größenzunahme des Pankreas. Bei zunehmender ödematöser Schwellung wird die Pankreasstruktur echoärmer.

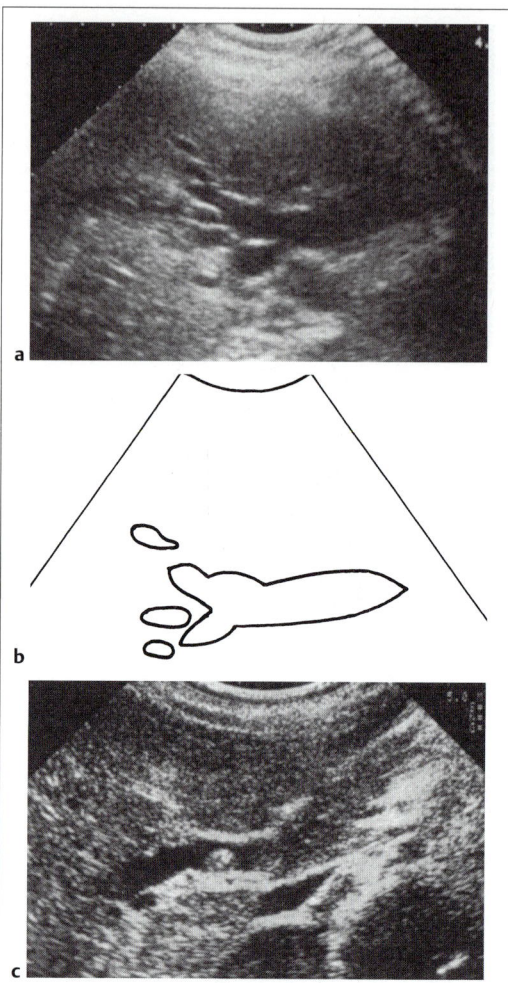

Abb. 15.5 a–c Sonographie bei Cholestase:
a, b intrahepatische Cholestase: gestautes intrahepatisches Gallengangsystem
c extrahepatische Cholestase: gestauter Ductus choledochus bei Choledocholithiasis

- Im **Stadium II** findet man umschriebene echoarme Bezirke innerhalb des Pankreas: partielle Nekrosen (Abb. 13.6).
- Im **Stadium III** finden sich in der Pankreasloge echoarme, aber auch Binnenecho-reiche Bezirke durch Pankreasreste dar.

Differenzialdiagnose:

- **Pankreaspseudozyste**: echoarme bis echofreie Raumforderung in der Pankreasloge
- **chronisch kalzifizierende Pankreatitis**: Sonographisch sind multiple, durch Verkalkung bedingte Reflexe in der Pankreasloge nachweisbar. Der

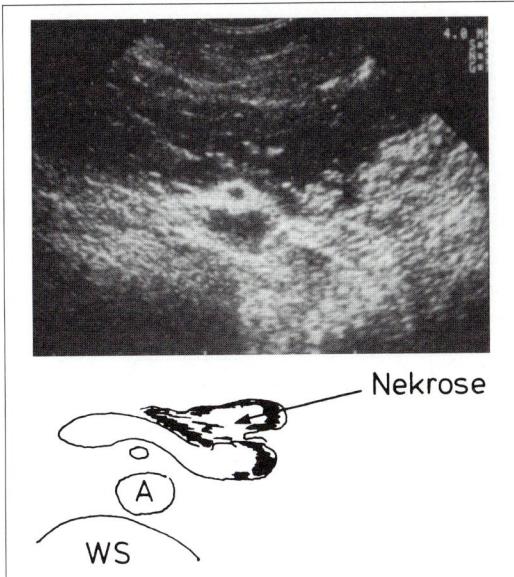

Abb. 13.6 Sonographie bei akuter Pankreatitis mit partieller Nekrose
A = Aorta
WS = Wirbelsäule

Hauptausführungsgang des Pankreas (Ductus Wirsungianus) ist erst sonographisch darstellbar, wenn er auf > 3 mm erweitert ist.

■ **Pankreastumor**: unregelmäßige Begrenzung mit unterschiedlichem Echomuster, evtl. auch Infiltration in die Leber oder in die V. cava. Kompression des Ductus choledochus mit Choledochuserweiterung und intrahepatischer Stauung.

Abdominales Aortenaneurysma

Klinisch besteht eine abdominale Schmerzsymptomatik mit oder ohne pulsierende Resistenz im Abdomen.

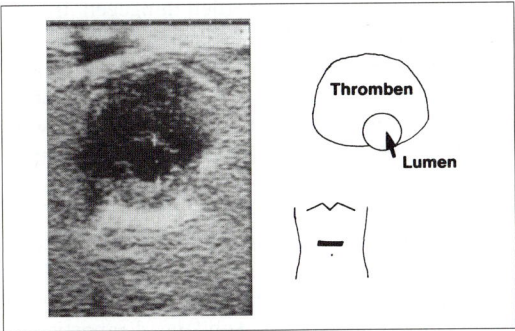

Abb. 13.7 Sonographie bei Aortenaneurysma

Sonographische Schnittführung: Longitudinalschnitt links der Linea alba und in der Medianlinie, transversale Schnitte in unterschiedlicher Höhe.
Sonographische Diagnosekriterien: Aufweitung des Aortenlumens auf > 3 cm, evtl. mit echogenen Massen (Thromben) im Aortenlumen (Abb. 13.7).

Ileus

Bei Störung der Darmmotilität kann mit Hilfe der Sonographie die Art der Motilitätsstörung (mechanischer oder paralytischer Ileus) diagnostiziert werden: Im Real-time-Bild findet man im **Frühstadium des mechanischen Ileus** dilatierte, mit Flüssigkeit und Luft gefüllte Darmschlingen sowie eine gesteigerte Pendelperistaltik, distal davon kollabiertes Darmlumen („Hungerdarm"). In der **Übergangsphase** sind die Kontraktionen seltener, das Kontraktionsausmaß verringert sich eindeutig. In der **Spätphase** ist ein mechanischer Ileus sonographisch nicht mehr vom paralytischen Ileus abzugrenzen. Die extrem dilatierten Darmschlingen erscheinen als nebeneinander aufgereihte echoarme Kugeln (Abb. 13.8). Im Real-time-Bild ist keine Darmperistaltik mehr nachweisbar und der pharmakologische Test mit Prostigmin ist negativ.

Ein den mechanischen Verschluss verursachender Tumor kann sonographisch als Kokardenstruktur (Kokardenphänomen) nachgewiesen werden (Abb. 13.9).

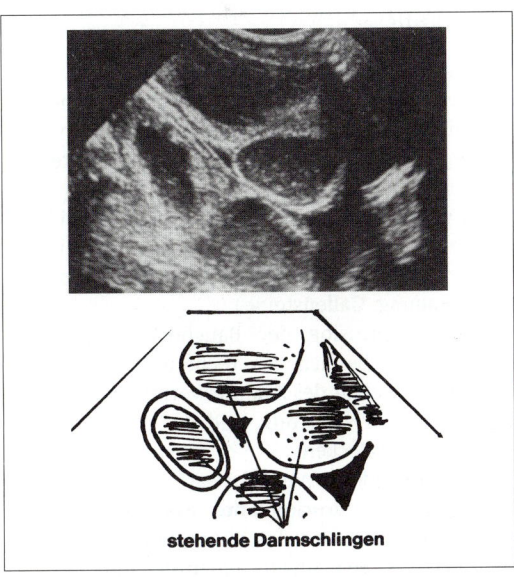

Abb. 13.8 Sonographie bei Ileus

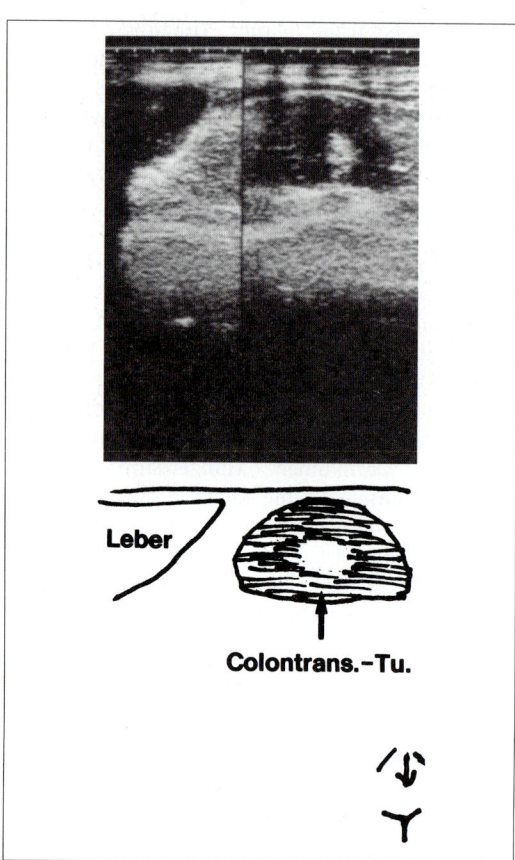

Abb. 13.9 Sonographisches „Kokardenphänomen" bei stenosierendem Tumor des Colon transversum

Appendizitis

Bei ulzerophlegmonöser Appendizitis hat die Sonographie eine Trefferquote von bis zu 85 %. Eine katarrhalische Appendizitis lässt sich nur selten darstellen. Der negative Befund schließt eine akute Appendizitis nicht aus.

Ein Vorzug der Ultraschalluntersuchung bei Verdacht auf Appendizitis liegt in der Möglichkeit der Differenzialdiagnostik (z. B. ruptierte Ovarialzyste, Nierenstauung, Gallensteine).

Durch Impression der Bauchdecke mit dem Schallkopf im Bereich des rechten Unterbauches wird der Luftgehalt des Zäkums vermindert. „Landmarken" zur Orientierung sind der M. psoas und das knöcherne Becken.

Der entzündete Wurmfortsatz stellt sich im Querschnitt als **druckdolente Kokarde** dar. Im Längsschnitt lässt sich das blinde Ende darstellen, peristaltische Bewegungen fehlen vollständig **(Abb. 13.10)**. Für eine perforierte Appendix spricht der zu-

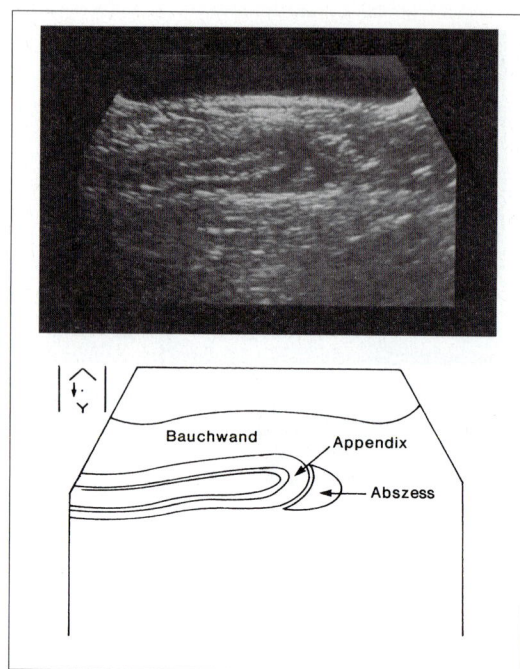

Abb. 13.10 Ulzerophlegmonöse Appendizitis im Längsschnitt (aus S. Truong, G. Arlt, V. Schumpelick [Hrsg.]: Chirurgische Sonographie. Enke, Stuttgart 1991)

sätzliche Nachweis von freier Flüssigkeit in Form einer echofreien Raumforderung um den Wurmfortsatz.

> Appendizitis: Sonographie ergänzt die klinische Diagnose, ersetzt sie aber nicht

Sigmadivertikulitis

Die Sonographie dient der Verlaufskontrolle und Früherkennung von Komplikationen. Die unkomplizierte Sigmadivertikulitis lässt sich oft nicht darstellen. Komplikationen werden hingegen in ca. 90 % der Fälle korrekt diagnostiziert.

Klassische Befunde sind die **druckdolente Kokarde** im Querschnitt **(Abb. 13.11)** sowie der **allmähliche Übergang der** pathologischen **Darmwandverdickung in einen normalen Dickdarm** im Längsschnitt. Die Peristaltik ist meist aufgehoben. Bei der komplizierten Form findet man zusätzlich extraintestinale echoarme bis echofreie Raumforderungen als Hinweis auf eine Abszessbildung. Entzündliche Stenosen können oft indirekt durch die Zeichen eines Ileus bzw. Subileus diagnostiziert werden.

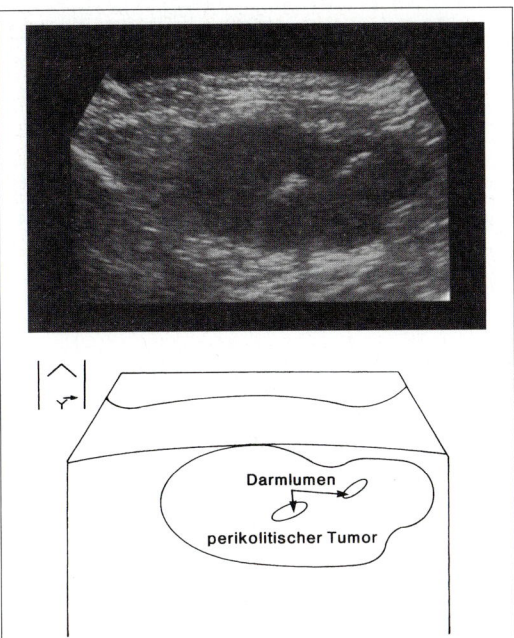

Abb. 13.11 Fortgeschrittene Sigmadivertikulitis im Querschnitt (aus S. Truong, G. Arlt, V. Schumpelick [Hrsg.]: Chirurgische Sonographie. Enke, Stuttgart 1991)

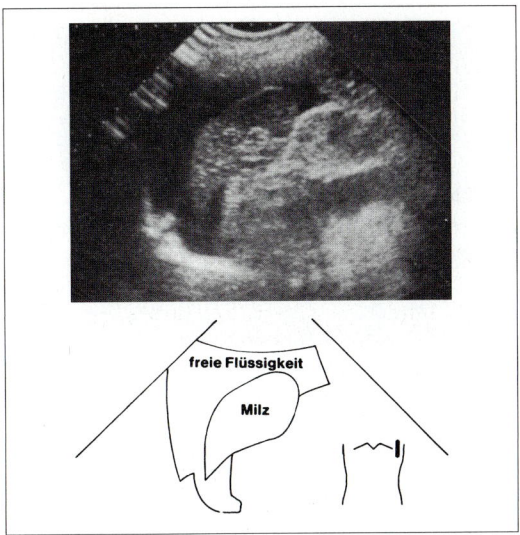

Abb. 13.12 Sonographie bei freier Flüssigkeit/links subphrenisch

13.3.2 Stumpfes Bauchtrauma

Beim stumpfen Bauchtrauma eignet sich die Sonographie zur **Abklärung von Organverletzungen** oder **freier intraabdomineller Blutung**. Die Sonographie sollte sofort bei Einlieferung in die Klinik parallel zur Schocktherapie bei voller Harnblase durchgeführt werden.

Freie Flüssigkeit findet sich im Oberbauch rechts im Recessus hepatorenalis, links subphrenisch um die Milzloge **(Abb. 13.12)**. Freie Flüssigkeit im Douglas-Raum lässt sich nur bei gefüllter Harnblase nachweisen. Bei primär negativem Nachweis freier Flüssigkeit im Abdomen soll die Ultraschalluntersuchung in kurzen Zeitabständen (alle 3–4 Stunden) wiederholt werden.

Die Sensitivität des Blutungsnachweises liegt bei 95 %. Rupturen parenchymatöser Organe oder subkapsuläre Blutungen können ebenfalls sonographisch erkannt werden. Ein retroperitoneales Hämatom lässt sich mittels Flankenschnitt und suprapubischen Schnitten nachweisen.

> Stumpfes Bauchtrauma: Engmaschige (3- bis 4-stündige) sonographische Verlaufskontrolle

13.4 Sonographie zur präoperativen Diagnostik

13.4.1 Perkutane Sonographie von Abdomen, Hals und Thorax

Im **Bereich des Abdomens** eignet sich die Sonographie bei onkologischen Patienten als Screening-Verfahren zum **Nachweis von Tumormetastasen**. So lassen sich Lebermetastasen **(Abb. 13.13)** bei einem Durchmesser von mehr als 1,5 cm in ca. 80 % der Fälle korrekt diagnostizieren. Intraabdominal können Lymphknotenvergrößerungen paraaortal, im Leber- und im Milzhilusbereich ebenfalls gut dargestellt werden **(Abb. 13.14)**.

Bei Rektumtumoren oder retroperitonealen Tumoren erlaubt die Sonographie den Ausschluss einer Harnstauung.

Bei **unklaren schmerzhaften Beschwerden in der Bauchdecke** mit oder ohne tastbaren pathologischen Befund liefert die Sonographie wertvolle Informationen. So lassen sich Hernien, z. B. epigastrische, Leisten- oder Femoralhernien, anhand von Bruchpforten und Fasziendefekten nachweisen **(Abb. 13.15)**. Zudem lassen sich Bauchdeckenhämatome (in der Rektusscheide), Lymphome und Abszesse nachweisen.

In der **präoperativen Diagnostik der Erkrankungen von Schilddrüse und Nebenschilddrüsen** ist die Sonographie unabdingbar. Auch kleinere Be-

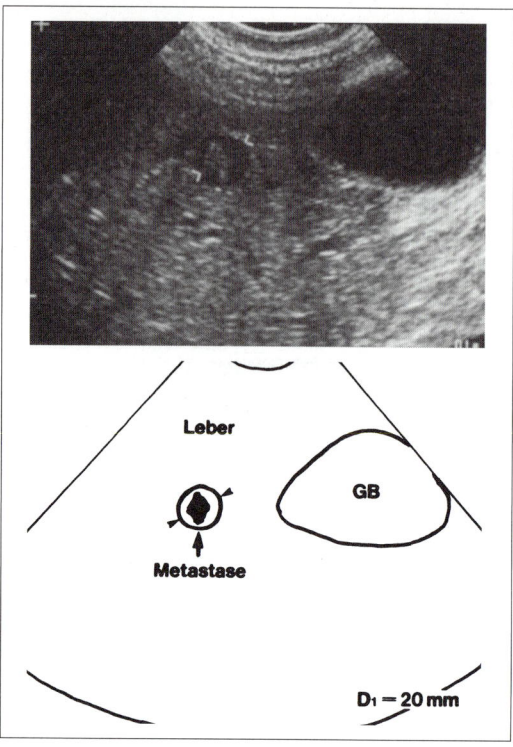

Abb. 13.13 Sonographie bei Lebermetastasen. GB = Gallenblase

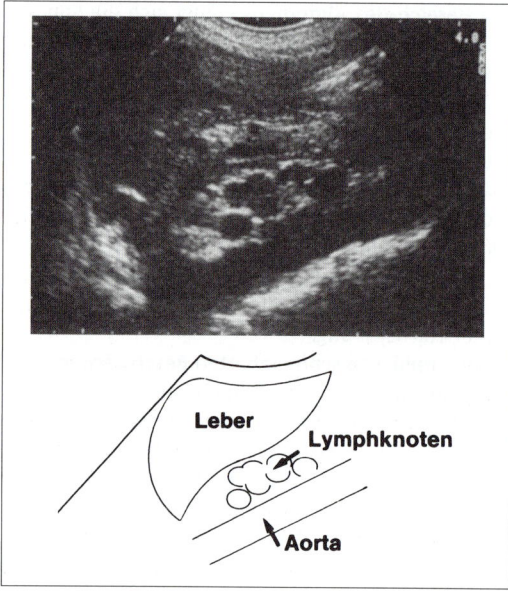

Abb. 13.14 Sonographie bei paraaortalen Lymphknoten

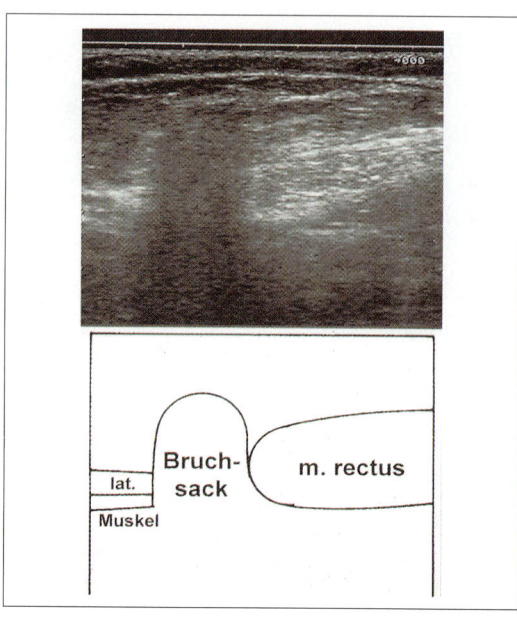

Abb. 13.15 Sonographischer Befund einer Spieghel-Hernie (Hernia lineae semilunaris) (aus S. Truong, G. Arlt, V. Schumpelick [Hrsg.]: Chirurgische Sonographie. Enke, Stuttgart 1991)

funde wie Zysten oder Tumoren mit einem Durchmesser unter 5 mm lassen sich zuverlässig lokalisieren.

Für die **Thoraxchirurgie** hat die Sonographie bei der **Lokalisation wandständiger Flüssigkeitsansammlungen** (Pleuraerguss, Blutung, Pleuraempyem) große Bedeutung.

13.4.2 Endorektale Sonographie

Mit Hilfe spezieller (linearer oder Rotations-) Schallköpfe kann man die Tiefeninfiltration von Rektumtumoren bestimmen sowie ihre Metastasierung in regionale Lymphknoten nachweisen und somit das **Tumorstaging** vornehmen. Ferner kann der Schließmuskelapparat beurteilt werden.

Die Ultraschallsonde wird über das Rektoskop eingeführt (Abb. 13.16). Die akustische Ankoppelung erfolgt über einen mit Wasser gefüllten Gummiballon.

Das Ultraschallbild der Darmwand ist durch fünf abwechselnd echoreiche und echoarme Banden gekennzeichnet (Abb. 13.17). Je nach Infiltrationstiefe der (immer echoarmen) Tumoren lässt sich eine – mit der histologischen Klassifikation korrespondie-

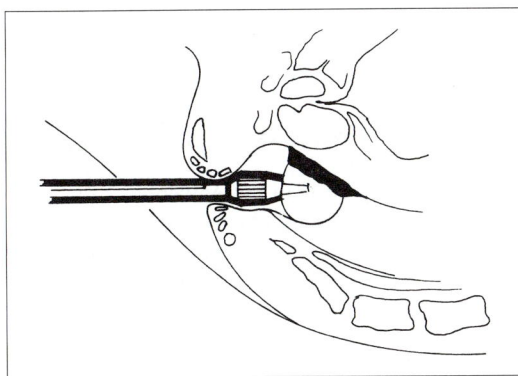

Abb. 13.16 Endorektale Sonographie

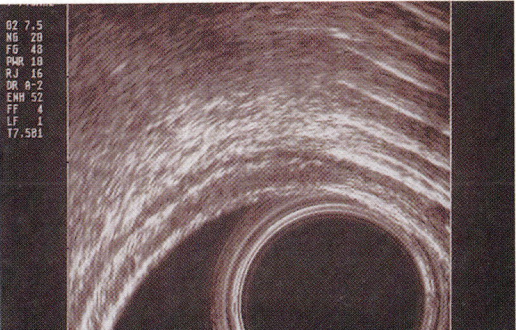

Abb. 13.17 Normalbefund der Rektumwand in der endorektalen Sonographie (aus S, Truong, G, Arlt, V. Schumpelick [Hrsg.]: Chirurgische Sonographie. Enke, Stuttgart 1991)

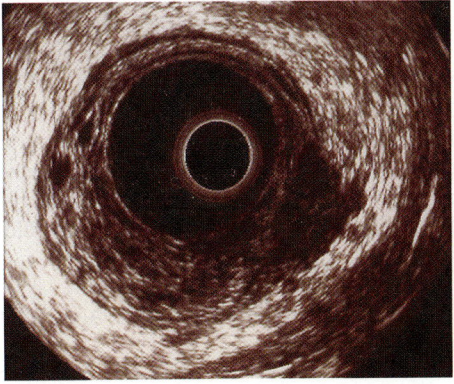

Abb. 13.18 T_3-Tumor des Rektums mit vollständiger Durchsetzung der Darmwand und Einbruch in das perirektale Fettgewebe (aus S. Truong, G. Arlt, V. Schumpelick [Hrsg.]: Chirurgische Sonographie. Enke, Stuttgart 1991)

rende – Einteilung in uT1- bis uT4-Tumoren vornehmen (u = Ultraschall) **(Abb. 13.18)**.

Die Tiefeninfiltration wird mittels endorektaler Sonographie in 90 % der Fälle korrekt bestimmt.

13.4.3 Endosonographie

Mit rotierenden Schallsonden am Kopf flexibler Endoskope lassen sich **Tumoren des Ösophagus, Magens** und **Pankreas** hinsichtlich der Infiltrationstiefe, der Beziehung zu Nachbarorganen und des Lymphknotenstatus beurteilen.

Weitere neue Entwicklungen sind
■ die **endobronchiale Sonographie** im Rahmen der Bronchoskopie zum Nachweis pulmonaler und mediastinaler Tumoren und Beurteilung des Lymphknotenstatus oder von Gefäßen vor Lasertherapie
■ die **intravaskuläre Sonographie** vor Angioplastie zur Analyse von Plaquedicke, Konsistenz der Stenose und Kalzifizierungsgrad.

13.4.4 Sonographie von Gelenken, Weichteilen, Sehnen und Knochen

Ultraschallwellen werden durch knöcherne Strukturen komplett reflektiert. Intraossäre Veränderungen oder retroossäre Befunde sind daher einer diagnostischen Beurteilung nicht zugänglich, Veränderungen an Knorpel oder Bandstrukturen können jedoch sonographisch erfasst werden.

Arthrosonographie
An Knorpel-Knochen-Grenzen entstehen echoreiche Reflexe. Der Knorpel selbst kommt als echoarmer Saum zur Darstellung. Bandstrukturen sind an der Oberfläche schalldicht, d. h. echoreich, der Verlauf des Bandes stellt sich jedoch unter normalen Bedingungen hypodens, d. h. echoarm, dar.

Die Sonographie von Schulter, Knie und Hüfte ist chirurgischer Standard, die des Ellenbogen-, Hand- und Sprunggelenks liefert bei einigen Fragestellungen (Gelenkerguss, Bandverletzung) gute Ergebnisse, ist jedoch noch nicht allgemein etabliert.

An der **Schulter** lassen sich insbesondere Veränderungen der Rotatorenmanschette (Ruptur, Teilruptur), der langen Bizepssehne (Ruptur, Luxation aus dem Sulcus intertubercularis) und Reizzustände der Bursa subacromialis erfassen.

Am **Knie** dient die Sonographie dem Nachweis von Ergüssen, dorsalen Gelenkzysten (Baker-Zyste), Meniskusläsionen **(Abb. 13.19)** und Veränderungen des Gelenkknorpels.

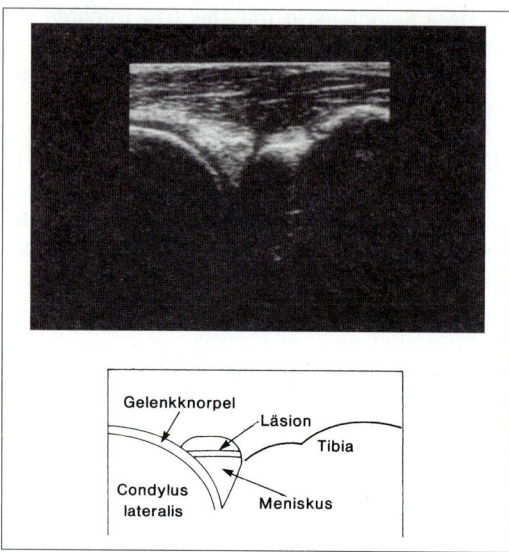

Abb. 13.19 Längsschnitt über dem Hinterhorn des Meniskus. Die basisnahe Läsion zeigt sich in Form eines echoreichen Reflexbandes

Im Bereich der **Hüfte** ist die Suche nach Gelenk-ergüssen, Bursitiden und Weichteilveränderungen eine häufige Indikation zur Sonographie.

Weichteile, Sehnen

In der Traumatologie hat sich die Sonographie au-ßerdem zur Untersuchung von Weichteilen und Sehnen bewährt. Technische Zusatzausrüstungen wie Vorlaufstrecken und hochfrequente Schallköpfe erlauben eine kontinuierliche Ausweitung der Indi-kationen.

Eine Routineindikation ist die Fahndung nach **Weichteilhämatom**, **Muskelfaserriss** und **Achilles-sehnenruptur**. Schwellungen im Sehnenverlauf oder über knöchernen Strukturen können lokali-siert und ihre Ursache (**Ganglion**, **Periostunterblu-tung**, **Exostose**) geklärt werden.

Osteosonographie

Zum Ausschluss knöcherner Verletzungen ist die Röntgenuntersuchung das Verfahren der Wahl, ins-besondere bei Kindern muss jedoch die Strahlenbe-lastung berücksichtigt werden. Bei **Extremitäten-verletzungen bei Kindern** ist die seitenvergleichende Sonographie einen zuverlässige Alternative zur Röntgenunterschung: Dislozierte Frakturen sind am Kortikalisversatz, Grünholzfrakturen an der Abhebung des kräftigen kindlichen Periosts ein-deutig zu erkennen. An den sonographischen Frak-turnachweis kann sich die Röntgenuntersuchung anschließen. Dieses Vorgehen reduziert die Zahl der negativen Röntgenuntersuchungen.

13.5 Intraoperative Sonographie

Hierunter versteht man die Anwendung der Sono-graphie im Operationsgebiet. Man benutzt sterili-sierbare Schallköpfe oder versieht den Schallkopf mit einem sterilen Bezug. Für den Einsatz bei der Laparoskopie stehen spezielle Sonden zur Verfü-gung.

Indikationen zur intraoperativen Sonographie sind Operationen an parenchymatösen Organen wie Leber und Pankreas und die Planung derselben. In der **Leberchirurgie** eignet sich die intraoperative Sonographie zur Lokalisation von Tumoren und zur Beurteilung ihrer Beziehung zu den intrahepati-schen Gefäßen. In der **Pankreaschirurgie** dient sie dem Nachweis und der Lokalisation von Tumoren, Pankreasgangveränderungen und Konkrementen. Die **laparoskopische Sonographie** wird vielfach zur Abklärung der Resektabilität von Leber- und Pan-kreastumoren eingesetzt.

13.6 Sonographie zur Erfassung postoperativer Komplikatio-nen bei Intensivpatienten

Frühpostoperative Komplikationen sind unter in-tensivmedizinischen Bedingungen nur schwer zu diagnostizieren: Der intubierte Patient kann sich nicht artikulieren, der abdominelle Befund ist unter diesen Bedingungen nur bedingt verwertbar und objektive Parameter, z. B. pathologisch verän-derte Labor- oder Überwachungsparameter, sind multikausal und bedürfen damit der Interpretation.

Die Sonographie auf der chirurgischen Intensiv-station ist mit geringem Aufwand möglich und hat den Vorteil des mobilen, überall verfügbaren Ein-satzes.

> Postoperative Sonographie = das 2. Auge des Intensivmediziners

13.6.1 Postoperative Blutungen

Die Indikation zur Sonographie ergibt sich aus dem in adäquaten Anstieg des Hb bzw. Hkt nach erfolg-ter Bluttransfusion oder der inadäquaten Reaktion nach Korrektur eines klinisch manifesten Volumenmangels. Hauptlokalisationen von Flüssigkeitsansammlungen sind beim liegenden Patienten der subhepatische, der subphrenische und der Douglas-Raum. Sensitivität und Spezifität des sonographischen Blutungsnachweises betragen mehr als 95 %.

Eine exakte Lokalisation der Blutungsquelle ist sonographisch meist nicht möglich.

13.6.2 Intraabdominelle Abszesse

Bei postoperativen septischen Temperaturen unklarer Genese, Leukozytose und Darmparalyse sollte eine Abdomensonographie durchgeführt werden. Gut nachweisbar sind intraabdominelle Abszesse im Recessus hepatorenalis, subphrenisch und im Douglas-Raum. Der Nachweis von Schlingenabszessen gelingt wegen Darmgasüberlagerung nur in 50 % der Fälle. Insgesamt beträgt die Sensitivität der Sonographie bei der Erfassung von Abszessen ca. 80 %.

Sonographische Kriterien für einen Abszess sind **umschriebene, nicht frei auslaufende, flüssigkeitshaltige, extraparenchymatös liegende Raumforderungen** mit Verdrängung angrenzender Strukturen. Frische Abszesse imponieren als echofreie Bezirke. In länger bestehenden Abszessen sind einzelne Binnenechos durch Zelldetritus, Granulationsgewebe und Lufteinschlüsse nachweisbar **(Abb. 13.20)**.

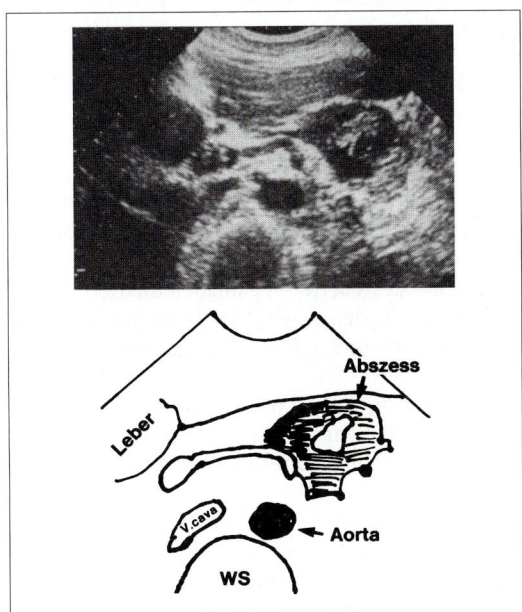

Abb. 13.20 Sonographie bei intraabdominellem Abszess. WS =Wirbelsäule

Douglas-Abszess: Sonographischer Nachweis bei gefüllter Harnblase leichter!

13.6.3 Akute reaktive Cholezystitis

Diese seltene postoperative Komplikation tritt z. B. bei Polytraumatisierten auf. Bei entsprechender Leukozytose und Cholestasezeichen mit Schmerzsymptomatik im rechten Oberbauch sollte an diese Komplikation gedacht werden.

Zu den sonographischen Kriterien s. Kap. 13.3.1. Die Sensitivität des sonographischen Nachweises liegt bei über 90 %.

13.6.4 Akute Pankreatitis

Nach operativen Eingriffen im Bereich der Oberbauchorgane, z.B. nach Magenresektion, tritt in ca. 3 % der Fälle eine postoperative Pankreatitis auf. Aufgrund der gleichzeitig vorliegenden Darmparalyse und des ausgeprägten Meteorismus ist nur in 60–80 % der Fälle ein sonographischer Befund nachweisbar.

13.6.5 Postoperativer Ileus

Zu den sonographischen Befunden bei mechanischem oder paralytischem Ileus s. Kap. 13.3.1.

13.6.6 Postoperativer Pleuraerguss

Ein Pleuraerguss nach Splenektomie, Mediastinaleingriffen oder Lungenresektion lässt sich sonographisch bereits ab ca. 50 ml nachweisen und ggf. gezielt punktieren. Abgekapselte Ergüsse und Atelektasen lassen sich voneinander abgrenzen.

13.6.7 Postoperative Wundheilungsstörung

Ein oberflächlicher Wundinfekt ist meist problemlos klinisch zu diagnostizieren. Mittels Sonographie der Bauchdecken lassen sich auch subfaszial gelegene Sekretansammlungen nachweisen und gezielt punktieren.

13.7 Sonographie zur postoperativen Nachsorge

Bei onkologischen Patienten dient die Sonographie als Screening-Verfahren zur Erfassung von Tumorrezidiven oder Metastasen. Durch den Nachweis eines Aszites kann der Verdacht auf eine Peritonealkarzinose erhoben werden.

Bei Z. n. palliativer endoskopischer Gallenwegsdrainage mit einem Pigtail-Katheter (s. Kap. 11.3.4) lassen sich mit Hilfe der Sonographie die Lage der inneren Drainage und der Zustand des Gallengangsystems beurteilen.

Bei gutartigen Leiden, z. B. bei Z. n. Drainage von Pankreaszysten oder Leberzysten, lässt sich der Verlauf (Abnahme der Zystengröße) beurteilen.

13.8 Interventionelle Sonographie

Die sonographisch gesteuerte Punktion verfolgt zwei Ziele:
1. Diagnostik (Materialgewinnung zur zytologischen, histologischen oder bakteriologischen Untersuchung)
2. Therapie durch Drainage von Hämatomen, Abszessen, Pleuraergüssen, Aszites u. Ä. m.

13.8.1 Instrumentarium

Hochauflösende Real-time-Geräte mit entsprechender Vorrichtung zur Steuerung der Punktionsnadel oder mit einem zentral perforierten Punktionstransducer. Zur Gewinnung von Material für die histologische Untersuchung verwendet man eine Feinnadel mit einem äußeren Durchmesser von 0,6 mm oder eine Schneidbiopsiekanüle zur Entnahme von Gewebszylindern als Punktionsnadel.

13.8.2 Vorbereitung des Patienten

Wie vor jedem operativen Eingriff muss der Patient aufgeklärt und die Gerinnungsanamnese erhoben werden. Der Eingriff muss unter sterilen Kautelen (steriles Abdecken und steriler Schallkopf) erfolgen.

> Sonographische Intervention = Operation, daher Aufklärung, Sterilität, Sorgfalt

13.8.3 Sonographisch gesteuerte Feinnadelpunktion

Unter sonographischer Kontrolle wird die Führungsnadel durch die Haut und das subkutane Gewebe eingeführt. Nachdem die Nadelspitze das Gewebe erreicht hat, wird durch Zurückziehen des Kolbens das Material in die Nadel gesaugt. Der Nadelinhalt wird auf einen Objekt-träger ausgespritzt und ausgestrichen, fixiert und gefärbt.

Die Treffsicherheit der sonographisch gesteuerten Feinnadelpunktion liegt bei 85–95 %.

13.8.4 Sonographisch gesteuerte perkutane transhepatische Cholangiographie (PTC)

Indikation: Unmöglichkeit einer ERCP (z. B. nach Billroth-II-Magenresektion).
Technik: Die Punktionsstelle liegt dort, wo der erweiterte Gallengang der Haut am nächsten liegt. Nach Gabe eines Lokalanästhetikums wird die Nadel unter sonographischer Kontrolle eingeführt. Nach Aspiration von Galle wird zur Darstellung des Gallengangs röntgendichtes Kontrastmittel injiziert.

13.8.5 Sonographisch gesteuerte perkutane transhepatische Gallenwegsdrainage (PTCD)

Im Anschluss an die PTC kann eine Gallenwegsdrainage erfolgen: Nach Punktion des Gallengangs führt man einen Führungsdraht in den Gallengang ein. Nach Aufbougierung mit einem Dilatator wird der Drainagekatheter über den Führungsdraht eingeführt und der Führungsdraht entfernt (Seldinger-Technik). Die gestaute Galle kann nach außen abfließen.

13.8.6 Sonographisch gesteuerte perkutane Punktion intraabdomineller Abszesse

Bei Beschwerden und dem Nachweis einer intraabdominellen Flüssigkeitsansammlung kann unter sterilen Kautelen und in Lokalanästhesie eine sonographisch gesteuerte Feinnadelpunktion vorgenommen werden (Abb. 13.21). Das Aspirat wird bakteriologisch und ggf. zytologisch untersucht.

13.8.7 Sonographisch gesteuerte perkutane Drainage intraabdomineller Abszesse

Indikationen: Singuläre, oberflächlich gelegene, gut abgegrenzte und flüssige Abszesse. Bei Fistelbildungen zu Hohlorganen oder Abszesssen bei Darmerkrankungen (z. B. bei Appendizitis, Divertikulitis, Morbus Crohn) ist die Abszessdrainage nur eine zwischengeschaltete Maßnahme, um den Patienten

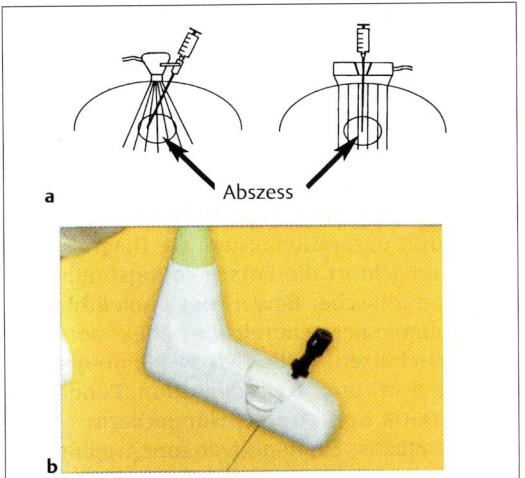

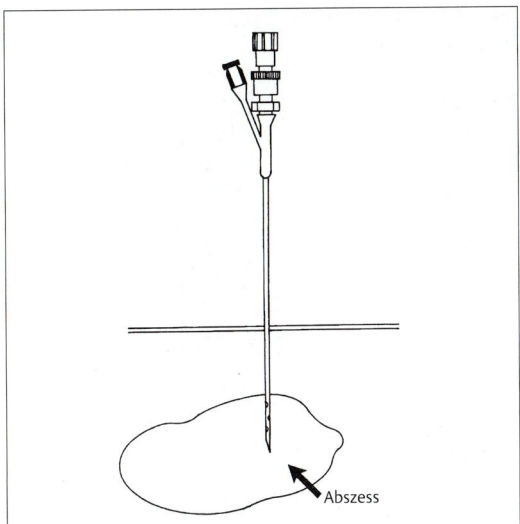

Abb. 13.21 Sonographisch gesteuerte perkutane Punktion intraabdomineller Abszesse.
a Punktion mit einem Schallkopf mit seitlicher Nadelhalterung (links) bzw. mit einem Schallkopf mit zentraler Perforation und Nadelführung (rechts)
b Punktionsschallkopf mit zentraler Perforation und Nadelführung

Abb. 13.23 Sonographisch gesteuerte Abszessdrainage in Trokar-Technik

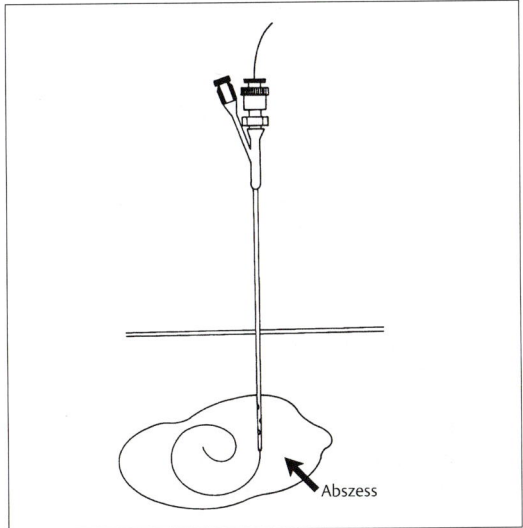

Abb. 13.22 Sonographisch gesteuerte Abszessdrainage in Seldinger-Technik

aus der septischen Phase herauszubringen. Eine endgültige Heilung dieser Erkrankungen ist nur chirurgisch möglich (s. Spezielle Chirurgie).
Technik: Es gibt zwei Techniken:

▪ **Drainage in Seldinger-Technik**: Nach Stichinzision der Haut, Punktion und Aspiration des Abszesses

mit einer 18-Gauge-Nadel unter sonographischer Kontrolle wird ein 0,038 Inch starker, weicher Führungsdraht eingeführt. Nach Entfernung der Nadel erfolgt die Dilatation auf 8 French. Anschließend wird ein Pigtail-Katheter über den Draht eingeführt **(Abb. 13.22)**.

▪ **Drainage in Trokar-Technik**: Nach Stichinzision der Haut wird ein Pigtail-Katheter unter sonographischer Kontrolle direkt in die Abszesshöhle eingeführt. Die Nadel und die Führungshülse werden herausgezogen. Die belassene Spitze des Katheters verformt sich entsprechend dem Pigtail-Katheter **(Abb. 13.23)**.

Die **Wahl der Kathetergröße** hängt von der Beschaffenheit des Abszessmaterials ab. Bei dickrahmigem putridem Sekret empfiehlt sich die Einlage von Spülkathetern mit einer Größe von 12 Charrière. Sehr dünnflüssiges putrides Sekret kann mit dünneren Drainagen abgeleitet werden.

Bei der ersten Ableitung sollte die Abszesshöhle möglichst komplett entleert und mit Kochsalzlösung gespült werden, bis die Flüssigkeit klar zurückkommt. Ohne Sog werden die Drainagen zweimal täglich mit Kochsalzlösung über einen Dreiwegehahn gespült.

In mehrtägigem Abstand wird die Abszesshöhle mit Hilfe von Kontrastmittel dargestellt **(Abb. 13.24)** oder ihre Größe sonographisch bestimmt. Erst bei einer Schrumpfung der Abszesshöhle und Normalisierung der Leukozytenzahl und der Körpertemperatur kann die Drainage entfernt werden.

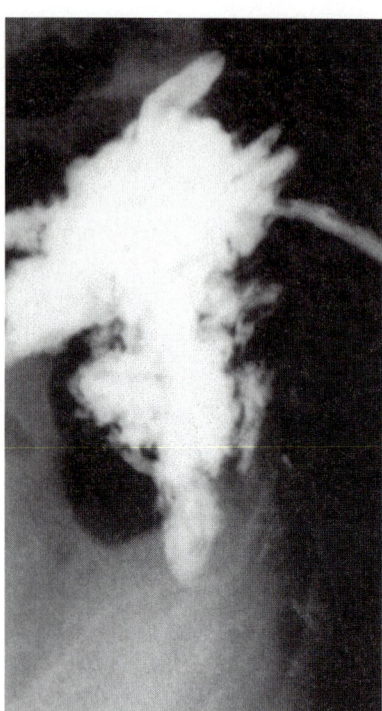

Abb. 13.24 Darstellung der Abszesshöhle durch Gabe von wasserlöslichem Kontrastmittel über den perkutan platzierten Katheter

Durch alleinige perkutane Abszessdrainage wird in 70 % der Fälle eine definitive Ausheilung erreicht. *Komplikationen:* Die Komplikationsrate der perkutanen Abszessdrainage liegt unter 10 %. Schwerwiegende Komplikationen wie Punktion oder Perforation gastrointestinaler Organe (Magen, Dünndarm, Kolon) oder Blutungen treten in weniger als 2 % der Fälle auf. Weitere Komplikationen sind Verletzung des Sinus phrenicocostalis und Pleuraempyem.

▆▆▌ Merken
- Chirurgische Sonographie: nichtinvasiv, wenig belastend, jederzeit verfügbar, beliebig oft wiederholbar
- Sonographie: wichtiges diagnostisches und therapeutisches Hilfsmittel des Chirurgen in Notfall- und Routinediagnostik
- Sonographie beim akuten Abdomen verkürzt und rationalisiert die Diagnostik und erleichtert die Entscheidungsfindung.
- Sonographischer Beweis der Cholelithiasis: endoluminaler echoreicher Reflex, dorsaler Schallschatten, Rolling-stone-Phänomen
- Passagestörung: Darmdilatation, Pendelperistaltik bzw. Atonie, Hungerdarm
- Appendizitis: Ein negativer sonographischer Befund schließt die Appendizitis nicht aus.
- Stumpfes Bauchtrauma: Sonographie bei voller Blase, falls initial keine freie Flüssigkeit nachweisbar ist. Wiederholung der Untersuchung alle 3–4 Stunden.
- Endorektale Sonographie und Endosonographie: Hilfsmittel zum Tumorstaging
- Intraoperative Sonographie erleichtert die Lokalisation von Veränderungen in parenchymatösen Organen und die Festlegung der Resektabilität.
- Postoperative Sonographie: 2. Auge des Intensivmediziners bei Nachblutung, intraabdominellem Abszess, reaktiver Cholezystitis, Pankreatitis, Atonie, Ileus und Pleuraerguss
- Sonographie in der Nachsorge: Screening zur Erkennung von Rezidiven und Metastasen
- Interventionelle Sonographie: aufklärungspflichtige Maßnahme zur Diagnostik (Materialgewinnung) und/oder Drainage (Abszess, Erguss, Hämatom, Biliom, Gallenstau). Komplikationen: Verletzung von Nachbarorganen (Blutung eines Hohlorgans, Peritonitis, Gefäßarrosion durch eingebrachte Sonden und Drainagen, Keimverschleppung).

14 Verbandlehre

Im Allgemeinen werden folgende Formen der Verbände unterschieden:
1. Wundauflagen
2. Pflasterverbände
3. Druck- und Kompressionsverbände
4. ruhigstellende Verbände.

14.1 Wundauflagen

Aufgabe: Schutz der Wunde, Aufsaugen von Sekret.
Anforderung: Keine Verklebung mit der Wunde, gute Saugfähigkeit, Luftdurchlässigkeit, Vermeidung sog. „feuchter Kammern".
Material: Naturfaser (Baumwolle, Zellstoff), halbsynthetische Produkte (Zellwolle) oder synthetische Fasern (Polymerisate). Der Vorteil von Naturfaserplatten ist die bessere Saugfähigkeit, ihr Nachteil die Tendenz, mit der Wunde zu verkleben. Bei synthetischem Material verhält es sich umgekehrt.
Technik: **Primär verschlossene Wunden** werden 2–3 Tage mit einer sterilen trockenen Wundauflage geschützt. Meist wird offen weiterbehandelt: regelmäßige Pinselung der Wunde mit einem Desinfektionsmittel (z. B. Mercurochrom®).
Bei **offenen Wunden** gibt es mehrere Möglichkeiten der Wundabdeckung:
■ Abdecken mit feuchten Mullkompressen (physiologische Kochsalzlösung oder Desinfektionsmittel, z. B. Rivanol®)
■ bei granulierenden Wunden: Bedeckung mit gitterförmigen, mit inertem Fett (Adaptic®), Perubalsam (Branolind®) oder antibiotikahaltiger Salbe (Fucidine®) beschichteten Verbandplatten
■ bei ausgedehnten Wunden (nach Traumen, Verbrennungen oder Verätzungen): Bedeckung mit mehrschichtigen Polyurethanplatten, z. B. Epigard. Diese verfügen über eine gute Saugfähigkeit, sind luftdurchlässig und konditionieren den Wundgrund für die spätere Hauttransplantation.

14.2 Pflasterverbände

Wir unterscheiden Pflaster und Pflasterverbände.

14.2.1 Pflaster

Aufgabe: Fixierung von Wundauflagen oder Adaptierung von Wundrändern.
Anforderung: Gute Hauthaftung.
Material: Pflaster bestehen aus Baum- oder Zellwolle, beschichtet mit einem Zinkoxid-Kautschuk-

kleber. Hierdurch entstehen häufig Hautallergien (Zinkallergie). Andere hautfreundliche Materialien sind Acetatkunstseide, PVC, mit Polyacrylkleber beschichtetes Vlies.

14.2.2 Pflasterverbände

Aufgabe: Selbsthaftende Wundauflage bei kleinen Wunden.
Anforderung: Schnell verfügbar, leicht zu platzieren.
Material: Pflasterverbände haben in der Mitte ein Fasergewebe, das die Wunde abdeckt. Sie sind meist luftdurchlässig und saugfähig.

> Pflaster: Nie zirkulär anbringen!

14.3 Druck- und Kompressionsverbände

14.3.1 Druckverbände

Aufgabe: Stillung kleiner arterieller oder venöser Blutungen.
Anforderung: Schnelle und unkomplizierte Applikationsmöglichkeit.
Technik: Abdecken der Wunde mit einer Verbandplatte, Auflegen eines Tupfers auf die Blutung, festes Anwickeln mit einer Binde. Auch größere arterielle Blutungen lassen sich durch einen entsprechenden Druckverband bis zur Versorgung in der Klinik behandeln (s. Kap. 4.3.4).
Druckverbände können Zirkulationsstörungen verursachen, sie sind deshalb in regelmäßigen Abständen zu lockern.

14.3.2 Kompressionsverbände

Grundlagen
Aufgabe: Blutungsprophylaxe nach Operationen an Extremitäten oder Schädel, Thromboseprophylaxe.
Material:
1. Mullbinden. Nachteil: Schnürfurchenbildung, wenig elastisch
2. elastische Mullbinden (Klinkbinden)
3. elastische Binden (Idealbinden)
4. selbstklebende bzw. selbsthaftende Binden aus synthetischem Material (z. B. Elastoplast®, Elastofix®, Gazomull®, PehaHaft®)
5. elastische Strümpfe.
Technik: Vermeidung von Fenstern (Fensterödem!) und Schnürfurchen beim Anlegen von Kompres-

sionsverbänden (Zirkulationsstörungen, Kompartmentsyndrom!). Vorsicht bei Kompressionsverbänden an der oberen Extremität wegen der geringeren Weichteildeckung von Nerven und Gefäßen. Hier besteht die Gefahr der Druckschädigung der Nerven (Neuropraxie), von Zirkulationsstörungen (Gefahr der Volkmann-Kontraktur und der Sudeck-Dystrophie). Kompressionsverbände an den Extremitäten werden grundsätzlich von distal (Zehen, Finger) nach proximal angelegt, um eine venöse Stauung zu vermeiden.

Zirkuläre Touren sind wegen der Strangulationsgefahr verboten.

> **Kompressionsverband: Immer von distal nach proximal und nie zirkulär wickeln**

Spezielle Kompressionsverbände

Kornährenverband: Spezielle Wickeltechnik von Binden an den Extremitäten, die durch Achtertouren ein kornährenartiges Verbandsmuster erzeugt (s. Kap. 14.1.11). Der Vorteil ist die große Rutschfestigkeit und die geringe Tendenz, Schnürfurchen zu entwickeln.

Beckenspika: Beckenverband zur Kompression des proximalen Oberschenkeldrittels und der Hüftgelenksregion.

Esmarch-Blutsperre: Umschriebene, maximale Kompression bestimmter Extremitätenregionen zur Stillung arterieller Blutungen durch eine ca. 10 cm breite Gummibinde oder eine pneumatische Blutsperre.

> **Blutsperre nie länger als 2 Stunden!**

14.4 Ruhigstellende Verbände

Aufgabe: Ruhigstellung im Bereich der Extremitäten. Dachziegelartige Verbände mit Pflasterstreifen (Leukotape®), sog. Tape-Verbände, erlauben eine funktionelle Belastung bei weitgehend selektiver Ruhigstellung der verletzten Struktur (z. B. eines Gelenks oder Muskels).
Anforderung: Geringes Gewicht, gute Verträglichkeit, minimale Belästigung
Material: Elastische Binden, Binden aus Stärke, Gips oder Kunststoff, Pflasterstreifen, mit Watte gefüllter Schlauchmull (Rucksackverband, Charnley-Schlinge), Schienen aus Plastik, Metall, pneumatische Schienen.

14.4.1 Ruhigstellende Verbände aus elastischem Material

Schanz-Krawatte
Aufgabe: Ruhigstellung der Halswirbelsäule nach Schleudertrauma.
Material: Wattebinden, elastische Binden.
Technik: Lockere, zirkuläre Wickelung zur Einschränkung der Bewegung in den Halswirbelgelenken, schichtweise mit elastischen Binden und Watte.

Henßge-Krawatte
Aus Schaumstoff mit Textilumkleidung und Klettverschluss bestehende vorgeformte Stütze mit ähnlicher Form und Funktion wie die Schanz-Krawatte **(Abb. 14.1)**; in mehreren Größen erhältlich.

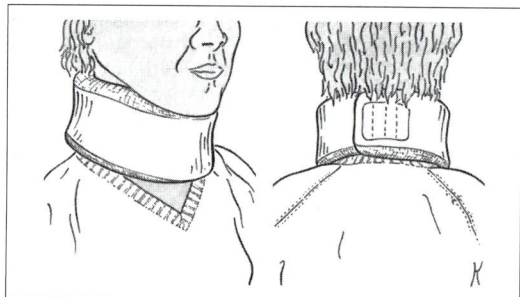

Abb. 14.1 Henßge-Krawatte

Stifneck®
Aus Plastikschienen und Schaumstoff vorgefertigte Stütze, ebenfalls in mehreren Größen.

Desault-Verband
Aufgabe: Ruhigstellung des Schulter- und Ellenbogengelenkes.
Material: Wattepolster mit Talkum bestreut, elastische Binden.
Technik: Einlegen mit Talkum bestreuter Wattepolster unter beide Achselhöhlen, bei Frauen auch unter beide Mammae, um einer Mazeration der Haut durch Schweiß vorzubeugen. Einige Bindentouren kreisförmig um den Brustkorb und den angelegten Oberarm der verletzten Seite (Ellenbogengelenk in Rechtwinkelstellung). Die Bindentour geht von der Achselhöhle der gesunden Seite über die ruhigzustellende Schulter und über das Ellenbogengelenk zur Achselhöhle der gesunden Seite. Der Bindengang ist achtertourig **(Abb. 14.2)**.

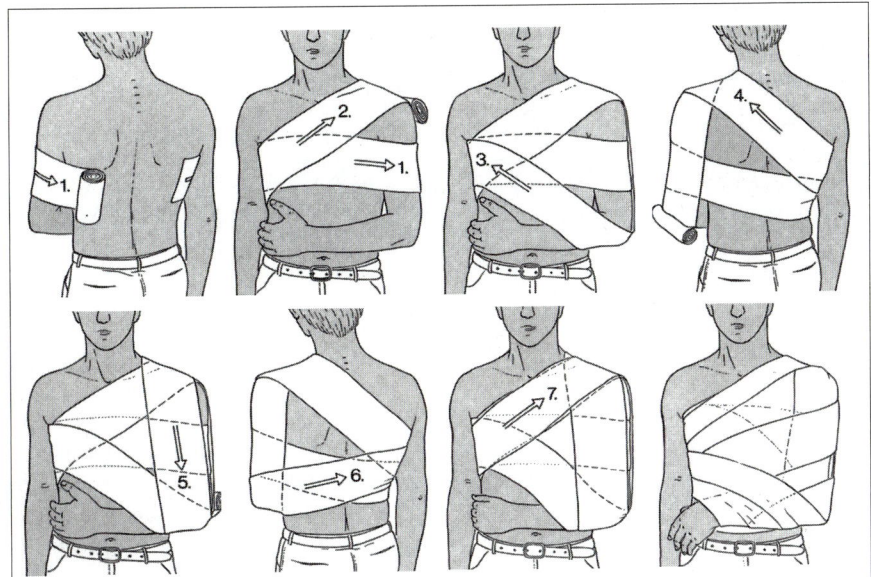

Abb. 14.2 Binden-touren bei Anlage eines Desault-Verbandes (Merkwort ASCHE)

Desault: Achsel – Schulter – Ellenbogen (Asche)

Der Desault-Verband kann mit Stärke-, Gips- oder Kunststoffbinden verstärkt werden.

Velpeau-Verband

Häufigere Anwendung als der Desault-Verband findet heute der Velpeau-Verband.
Technik: Fixation des Armes in angelegter Stellung im Schultergelenk durch einen Trikotschlauch (Tubi-Grip®, Tube-Gauz®).

Gilchrist-Verband

Aufgabe: Ruhigstellung des Schulter- und Ellenbogengelenkes.
Material: Schlauchmull von etwa 4facher Armlänge, 2 Sicherheitsnadeln.
Technik: Einschnitt an einer Drittelgrenze. Einführen des Armes von hier aus in den längeren Teil. Der kürzere Anteil wird um den Hals gelegt, um das Handgelenk geschlungen und mit einer großen Sicherheitsnadel im Sinne einer Schlaufe fixiert **(Abb. 14.3)**. Im Handgelenkbereich erfolgt der zweite Einschnitt, aus dem die Hand herausgeführt wird. Das andere Ende wird um den Brustkorb herumgelegt und am verletzten Arm kurz oberhalb des Ellenbogens um den Oberarm geführt. Danach Fixierung der Schlaufe durch eine zweite große Sicherheitsnadel.
  Gilchrist-Verbände sind in diversen Größen vorgefertigt im Handel erhältlich.

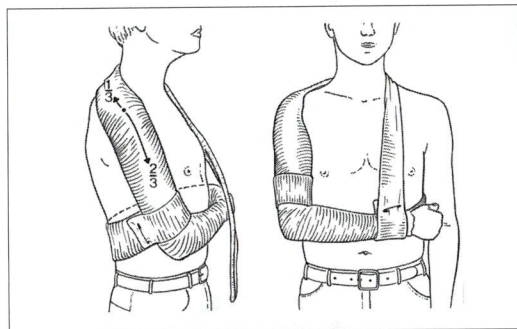

Abb. 14.3 Gilchrist-Verband

Rucksackverband

Aufgabe: Ruhigstellung und Reposition bei Klavikulafrakturen, sofern möglich.
Material: Mit Watte gefüllter Schlauchmull.
Technik: Schlauchmull von hinten um den Hals nach vorn und von vorn durch die Achselhöhle nach hinten führen. Hinter dem Rücken Verknoten beider Enden unter Spannung **(Abb. 14.4)**. Nach Anlage des Verbandes ist die arterielle (Radialispuls!) und die venöse Durchblutung (Blaufärbung!) des Armes zu kontrollieren. Der Rucksackverband muss anfangs täglich kontrolliert und ggf. nachgespannt werden. Das gilt auch für die im Handel angebotenen vorgefertigten und mit Klettverschlüssen versehenen Produkte.

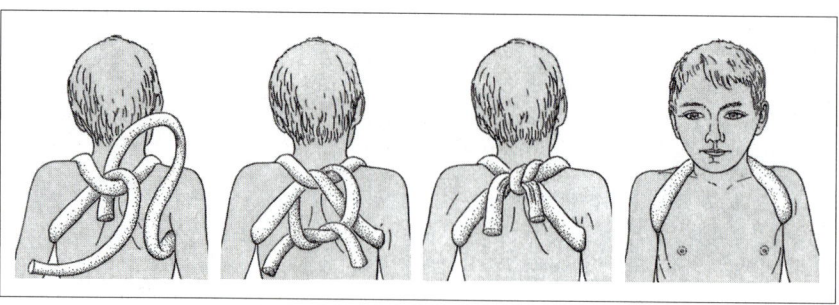

Abb. 14.4 Rucksack-verband (Tägliche Kontrolle, ggf. Nach-spannen!)

Rucksackverband: Tägliche Kontrolle!

Charnley-Schlinge: Radialispuls?

Charnley-Schlinge
Aufgabe: Ruhigstellung des Ellenbogengelenkes bei suprakondylärer Humerusfraktur im Kindesalter.
Material: Handgelenkmanschette mit Klettver-schluss, ca. 40 cm langer, mit Watte gefüllter Schlauchmull.
Technik: Nach Reposition der Fraktur Fixation des Ellenbogengelenkes in Spitzwinkelstellung. Hierzu Anbringen der Klettverschlussmanschette am Handgelenk. Der wattegefüllte Schlauch wird um den Hals gelegt und so verknotet, dass ein Finger bequem zwischen Schlauch und Hals einzulegen ist (Abb. 14.5). Das Ende des Schlauchmulls wird durch die Öse des Klettverschlusses gezogen und verknotet. Der Daumenballen muss in Höhe der A. carotis liegen.

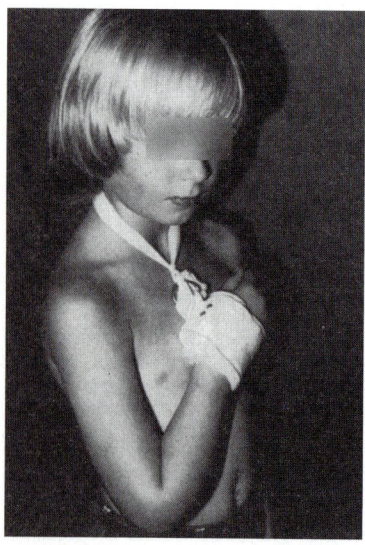

Abb. 14.5 Charnley-Schlinge (in diesem Fall am Hals zu locker!)

Armtragetuch (Mitella)
Aufgabe: Vorübergehende Ruhigstellung bei Verlet-zungen im Schulter-Arm-Bereich (Erste Hilfe).
Material: Dreieckstuch, Sicherheitsnadel.
Technik: Einschlagen des Armes in das Tuch, Ver-knoten der beiden schmalen Zipfel hinter dem Na-cken. Der breite Zipfel wird um den Oberarm geführt und vorn mit der Sicherheitsnadel fixiert. Das Armtragetuch darf nur in den ersten Stunden nach der Ersten Hilfe Verwendung finden. Bei län-gerer Verwendung resultiert eine Schrumpfung der Schultergelenkkapsel mit zunehmender Ver-steifung des Gelenkes.

Armtragetuch: Leichentuch des Schultergelenkes!

Dachziegelverband (nach Gibney)
Aufgabe: Ruhigstellung bei geschlossenen Zehen-verletzungen.
Material: 1 cm breite Pflasterstreifen von 10 cm Länge.
Technik: Abgemessene einzelne Pflasterstreifen von distal-plantar schräg nach proximal-dorsal führen, überkreuzen und festkleben. Der nächste Streifen bedeckt wie ein Dachziegel die Hälfte des vorigen. Zur Kontrolle von Durchblutung und Sensibilität muss die Zehenkuppe frei bleiben.

Kornährenverband
Aufgabe: Ruhigstellung von Gelenken.
Material: Elastische Binden (Breite 6–8 cm).
Technik:
- **Hand:** Anlage von distal (1 in Abb. 14.6) nach pro-ximal (10 in Abb. 14.6) in sich kreuzenden (z.B. 2 und 3 in Abb. 14.6), schräg laufenden Touren
- **Fuß:** Nach zirkulärer Kreistour proximal der Ze-hengrundgelenke Achtertouren vom Außenknöchel

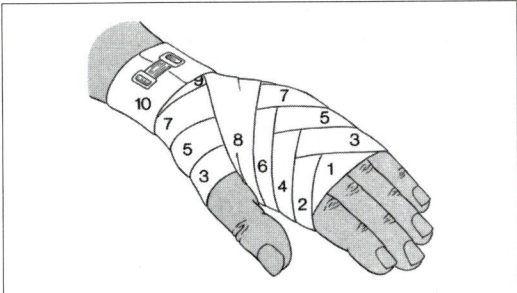

Abb. 14.6 Kornährenverband

über den Spann, Fußinnenseite, Sohle, Fußaußen-
rand zum Innenknöchel. Der Kreuzungspunkt wandert dabei von distal nach proximal, um eine periphere Stauung zu vermeiden.

> Kornährenverband:
> Von distal nach proximal wickeln!

Pneumatische Schienen

Aufgaben: Vorübergehende Ruhigstellung einer Extremität im Rahmen der Ersten Hilfe und des Trans-
portes.
Material: Vorgefertigte, den Extremitäten angepasste Luftschläuche, die mit einem Reißverschluss
verschlossen werden.
Technik: Die Schienen werden luftleer unter die verletzte Extremität gezogen, der Reißverschluss wird
geschlossen und die Schienen werden mit der Luft-
pumpe aufgepumpt.

14.4.2 Gips- und Kunststoffverbände

Grundlagen

Technik und Folgen des Gipsverbandes
Das Prinzip des Gipsverbandes ist die Ruhigstellung
einer Extremität durch Anlage und Anmodellierung
einer äußeren, weitgehend unelastischen Hülle. Im
Gipsverband kann eine Fraktur zwar ruhig gestellt,
nie aber vollständig fixiert werden. Infolge des
Weichteilmantels sind auch im bündig anmodellierten Gips immer noch kleine Bewegungsaus-
schläge möglich.
   Man unterscheidet zwischen ungepolsterten
und gepolsterten Gipsverbänden. Während der **un-
gepolsterte Gipsverband** mit Ausnahme der gefährdeten Druckpunkte (s. u.) unmittelbar der Haut auf-
liegt, wird beim **gepolsterten Gipsverband** vor der

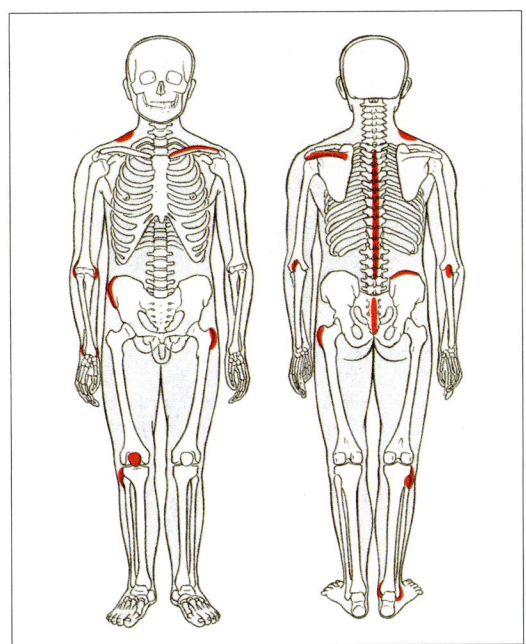

Abb. 14.7 Lokalisation notwendiger Polsterungen bei Gipsverbänden

Gipsanlage die gesamte Extremität gepolstert, z. B.
durch Watte. Bei Anlage jeder Art von Gipsverband
müssen die prominenten Knochenvorsprünge (z. B.
Knöchel, Schienbein, Wadenbeinköpfchen, Beckenkamm, Dornfortsätze u. ä. m., **Abb. 14.7**) gepolstert
werden, z. B. mit Filz.

> Kein Gips ohne Polsterung der Druckpunkte!

Zur Ruhigstellung einer Fraktur ist grundsätzlich
die **Immobilisation beider benachbarter Gelenke**
erforderlich. Damit erstrecken sich nahezu alle
Gipse über mindestens 2 Gelenke.
   Ausnahmen sind z. B.:
- distale Radiusfraktur
(dorsale Unterarmgipsschiene)
- Verletzungen im Ellenbogengelenk
(Oberarmgips ohne Schulter)
- Patella-Infraktionen, Oberschenkeltutor
(ohne Sprung- und Hüftgelenk)
- Außenknöchelfraktur (Unterschenkelgips).

   Bei **frischen Verletzungen** muss der frisch angelegte Gipsverband (Technik s. **Abb. 14.8**) in der Längsachse wieder aufgeschnitten werden **(Abb. 14.8)**,
damit der Gips der Weichteilschwellung nachgeben
kann. Hierfür sind mechanische oder elektrische
Geräte (Gipssäge, Gipsschere, Rabenschnabel und

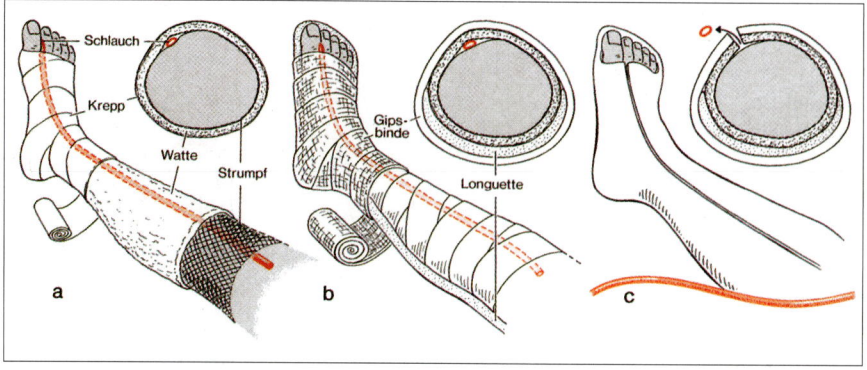

Abb. 14.8 a–c Technik des Gipsverbandes (gepolstert):
a Einwickeln des Markierungsschlauches, Fixation der Wattepolsterung mit Kreppbinde
b Anbringen der Gipslonguette an der Dorsalseite. Fixation mit zirkulären Gipsbindentouren
c Aufschneiden des Gipses bis auf den letzten Faden über dem liegenden Schlauch, Entfernung des Schlauches

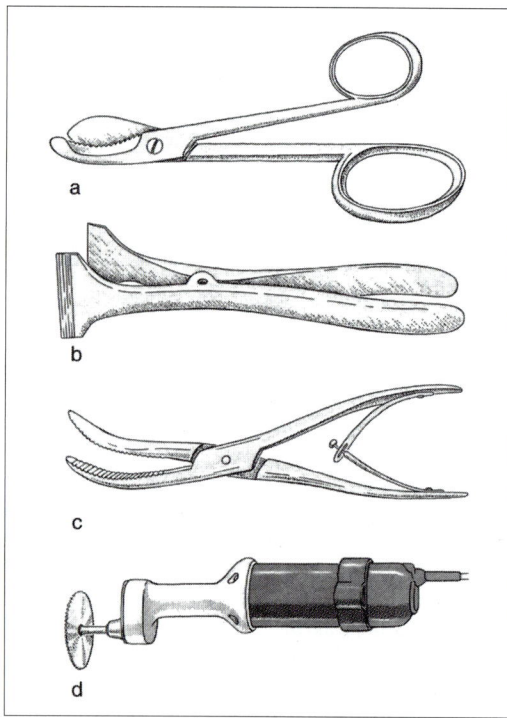

Abb. 14.9 a–d Instrumente zur Gipsbehandlung:
a Gipsschere
b Gipsspreizer
c Rabenschnabel
d Elektrische Gipssäge

Spreizzange, **Abb. 14.9**) erforderlich. Die Gefahr von Zirkulationsstörungen ist durch Spaltung des Gipses deutlich reduziert. Nach Abschwellung der

Weichteile kann ein geschlossener stabiler Gipsverband angelegt werden.

> Gipsverband bei frischer Verletzung: Immer bis auf den letzten Faden aufschneiden!

Primär geschlossene Gipsverbände bei frischen Verletzungen sind **grob fahrlässig**. Durch zunehmende posttraumatische Schwellung kommt es im geschlossenen Rohr des unelastischen Gipsverbandes zum **„exogenen Kompartmentsyndrom"**, d. h. zu Zirkulationsstörungen, Ischämie und Nekrose der Muskulatur, die zum Verlust der gesamten Extremität führen kann.

Aber auch nach vollständigem Aufschneiden des Gipsverbandes (kein zirkulärer Faden darf belassen werden) kann es durch Schwellung der Weichteile zu Zirkulationsstörungen kommen. In diesen Fällen ist selbst der aufgeschnittene Gips noch zu starr. Eine Entfernung ist angezeigt. Um derartige Folgezustände rechtzeitig zu erkennen, muss jeder Patient mit Gips am nächsten Tag vom Arzt untersucht werden. Hierbei ist auf Durchblutung, Sensibilität und Motorik der verletzten Extremität zu achten.

> Frischer Gipsverband:
> Kontrolle durch den Arzt am folgenden Tag!

Nach Abschwellung der Weichteile wird der aufgeschnittene Gipsverband zu weit. Er sollte dann durch einen **geschlossenen und besser anmodellierten Gipsverband** ersetzt werden. Hierbei ist auf den Sitz, auf Druck- und Scheuerstellen sowie die Beweglichkeit der benachbarten, nicht fixierten Gelenke zu achten. Dennoch sind im geschlossenen Gipsverband Weichteilschäden möglich. Aus diesem Grunde sollte bei hartnäckigen Beschwerden nach dem Grundsatz „in dubio pro patiente" verfahren werden.

> Der Patient mit Schmerzen im Gips hat immer Recht!

Das rechtzeitige Erkennen und Behandeln infizierter Druck- und Scheuerstellen schützt vor tiefen Weichteil- oder gar Knocheninfekten.

Weitgehend unvermeidbare **Folgen der Gipsfixation** sind die Folgen der Immobilisierung:
1. Inaktivitätsatrophie von Knochen und Muskulatur
2. Gelenkeinsteifung durch Schrumpfung des Kapselbandapparates und Knorpelatrophie
3. Bewegungseinschränkung durch Verklebungen und Verwachsungen der Sehnengleitgewebe und des Gelenkrezessus.

Diese sog. „Frakturkrankheit" ist durch intensive krankengymnastische Behandlung (meist) ganz oder zumindest teilweise reversibel.

Material und Eigenschaften ruhigstellender Kunststoffverbände
Sie bestehen aus einem Kunstharz, das auf ein Gewirk aus Glasfasern (z. B. Articast®, Cellacast®, Delta lite®, Scotchcast®), Polypropylen (z. B. Dynacast®) oder Polyesterfasern (z. B. Delta-Cast Conformable®) aufgebracht wird, oder aus thermoplastischem Material.

Glasfaser- und **Polypropylenstützverbände** sind weniger gut modellierbar und sehr starr. Sie weisen im Vergleich zu Gipsverbänden eine bessere Strahlendurchlässigkeit auf; die höchste Strahlentransparenz sowie eine bessere Modellierfähigkeit bieten **Polyesterstützverbände**. Alle drei Produktgruppen werden in Longuetten- oder Bindenform geliefert. Ihre Verarbeitung gleicht dem Umgang mit Gips.

Kunststoffstützverbände aus **thermoplastischem Material** (z. B. Cellaform®, Prothera®, Turbocast®) werden als vorgeformte Platten oder fertige Schienen geliefert. Zur Verarbeitung sind Wärmequellen (Wasser- oder Dampfkessel, Wärmeofen) erforderlich.

Vorteile von Kunststoffverbänden im Vergleich zu Gipsverbänden sind die bessere Strahlentransparenz, das geringere Gewicht und die Wasserfestigkeit.

Nachteile: Schlechtere Modellierbarkeit, geringe Stabilität der Schienenverbände, eventuelle größere Vorinvestitionen bei thermoplastischen Materialien, im Verhältnis zu vergleichbaren Gipsverbänden höhere Preise.

Hinsichtlich der **Indikation** ergeben sich **keine nennenswerten Unterschiede zwischen Kunststoff und Gips**. Im Folgenden wird vom Gips als ruhigstellendem Material ausgegangen, mehrheitlich könnte auch Kunststoff verwendet werden.

Ruhigstellende Gipsverbände

Dorsale Unterarmgipsschiene (Abb. 14.10a und b)
Aufgabe: Ruhigstellung im Bereich des Handgelenkes, z. B. bei Radiusfraktur.
Material: Ca. 15 cm breite, 40 cm lange, in mindestens 8 Lagen gefaltete Gipslonguette, Mullbinde, Polsterwatte, 20 cm lange, 16fach gelegte, 2 cm breite Gipslonguette.
Technik: Reposition der Radiusfraktur, Polsterung, Anmodellierung der Gipslonguette auf der Pols-

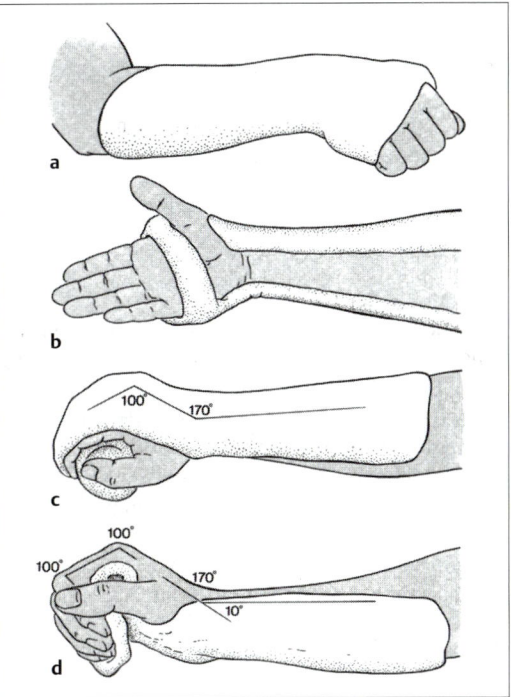

Abb. 14.10 a–d Unterarmgipsschienen:
a und **b** Dorsale Gipsschiene mit Hohlhandsteg (z. B. bei Radiusfraktur)
c Dorsale Gipsschiene unter Einschluss der Finger
d Volare Gipsschiene unter Einschluss der Finger

terung, Anlegen des Handflächensteges mit einer 20 cm langen, 16fachen, ca. 2 cm breiten Longuette (Abb. 14.10b). Ggf. Ruhigstellung des Daumengrundgelenkes durch eine weitere Longuette. Die Gipsschiene soll von den Fingergrundgelenken bis zum Ellenbogengelenk reichen. Sie umgreift beugeseitig den Radius und wird mit Mullbinden fixiert. Nach dem Aushärten wird die Gipsschiene an der Ellenbeuge so weit ausgeschnitten, dass das Ellenbogengelenk frei bewegt werden kann. Auch der Faustschluss und der Spitzgriff aller Finger müssen möglich sein.

Dorsale Unterarmgipsschiene unter Einschluss der Finger (Abb. 14.10c; selten auch in palmarer Form, Abb. 14.10d)
Aufgabe: Ruhigstellung bei Verletzungen von Hand und Fingern.
Material: 15 cm breite, 50 cm lange, 8fache Gipslonguette, Polsterwatte, Mullbinden.
Technik: Auflegen des Unterarmes auf den Gipstisch. Die Hand umgreift eine Bindenrolle. Dadurch geraten Hand- und Fingergelenke in Funktionsstellung: leichte Dorsalflexion bzw. leichte Beugung. Polsterung, Anmodellieren der Gipslonguette. Nach Aushärtung Anwickeln der Mullbinden. Die Longuette soll von den Fingerkuppen bis zum Ellenbogengelenk reichen. Je nach Art der Verletzung können 1–2 Finger ausgespart werden.

Oberarmgipsschiene
Aufgabe: Ruhigstellung von Unterarm und Ellenbogengelenk.
Material: Gipslonguette, 15 cm breit, 8 Lagen von entsprechender Länge.
Technik: Anmodellieren der Longuette von den Fingergrundgelenken bis zum Ansatz des M. deltoideus. Der Ellenbogen befindet sich in Rechtwinkelstellung, der Unterarm in mäßiger Supination (Patient muss in die Handfläche spucken können!) oder Neutral-0-Stellung (Patient muss auf die Streckseite des Daumens sehen können).

Oberarmgipsverband (Abb. 14.11a)
Aufgabe: Ruhigstellung im Ellenbogengelenk, Unterarm und Handgelenk.
Material: Polsterwatte, Gipsbinden.
Technik: s. Oberarmgipsschiene.
    Sonderform: „hanging cast" (Abb. 14.11b), indiziert beim Oberarmschaftbruch.

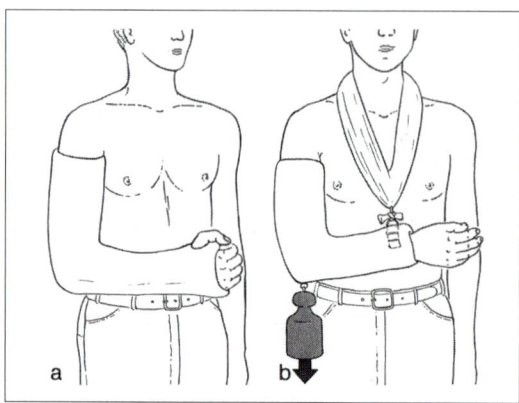

Abb. 14.11 a,b Oberarmgips
a Unter Einschluss des Handgelenks
b „hanging cast" mit Extensionsgewicht zur Behandlung einer Oberarmschaftfraktur

Dorsale Unter- bzw. Oberschenkelgipsschienen (Abb. 14.12a)
Aufgabe: Kurzfristige Ruhigstellung der unteren Extremität, z.B. postoperativ, bei traumatischen Weichteilschäden oder Infektionen.
Material: Abgemessene 20 cm breite 16fach gelegte Gipslonguette, Polsterwatte, Mullbinden.
Technik: Sprunggelenk in 90°-Stellung (Ausnahme Achillessehnenruptur: Spitzfußstellung), Kniegelenk in 20°-Beugung.

Oberschenkelgipsverband (Abb. 14.12b)
Aufgabe: Ruhigstellung des Unterschenkels.
Material: s. o.
Technik: Der Oberschenkelgipsverband reicht von den Zehengrundgelenken bis zum Trochanter major mit Abschrägung zur Innenseite des Oberschenkels. Das Kniegelenk steht in 20°-Beugung. Weiteres s. Unterschenkelgipsverband.

Unterschenkelgipsverband (Abb. 14.12c)
Aufgabe: Ruhigstellung im Sprunggelenk und Fußbereich.
Material: Polsterwatte, Gipsbinden, evtl. Gehstollen (bei Gehgipsverbänden).
Technik: Polsterung, Anwickelung der Gipsbinden im Kreisgang, glattes Anmodellieren besonders der ersten Lage, ggf. Anmodellieren einer Sohle. Anwickeln der restlichen Binden und Anbringen des Gehstollens bei Unterschenkelgehverbänden. Die Achse der Fibula geht durch die Mitte des Gehstollens, er darf nicht verkantet angebracht werden. Der Unterschenkelgipsverband reicht von den Ze-

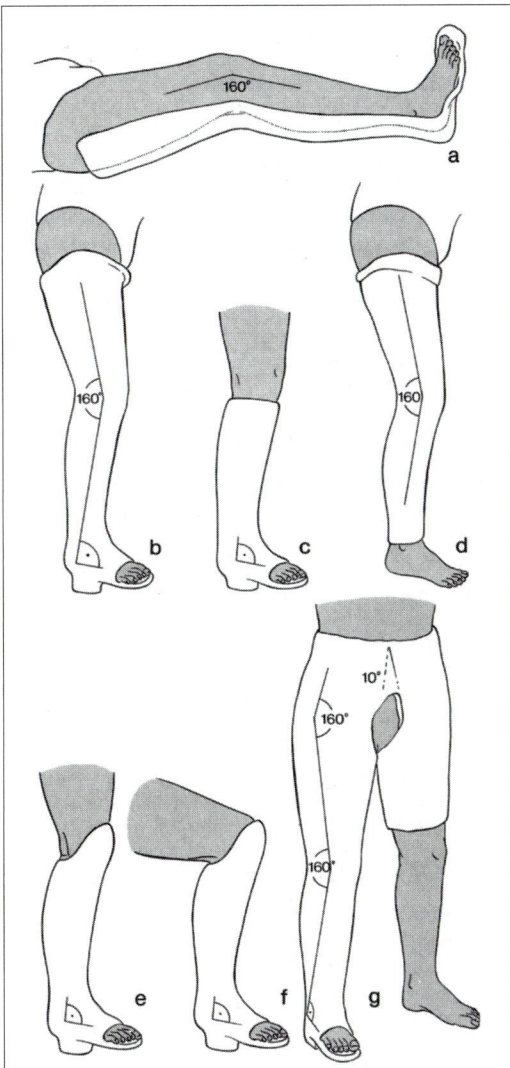

Abb. 14.12 a–g Gipsverbände des Beines:
a Dorsale Oberschenkelgipsschiene
b Oberschenkelgehgips
c Unterschenkelgehgips
d Gipstutor
e Sarmiento-Gips in Streckstellung
f Sarmiento-Gisp in Beugung
g Becken-Beingips

hengrundgelenken bis zum Wadenbeinköpfchen. Polsterung am Innen- und Außenknöchel sowie am Fibulaköpfchen äußerst wichtig (cave: Peronaeusläsion!). Fuß in Rechtwinkelstellung (Neutralstellung).
    Cave: Spitz- oder Hackenfuß.

Gipshülse (Gipstutor) (Abb. 14.12d)
Aufgabe: Ruhigstellung des Kniegelenkes.
Material: Polsterwatte, Gipsbinden.
Technik: Doppelte bis dreifache Polsterung und 4 cm breiter Filzstreifen ca. 3 cm oberhalb des Außenknöchels. Anmodellieren der Gipsbinden bis zum Trochanter major, Kniegelenk in 20°-Beugung. Der noch modellierbare Gips kann im Bereich der Patella halbkreisförmig eingedrückt werden. Auf diese Weise stützt sich der Tutor an den Knöcheln und der Patella ab. Cave: Trichterbildung am Oberschenkel, vermeidbar durch Anmodellieren des Tutors bei entspannter Ober- und Unterschenkelmuskulatur im Liegen.

Sarmiento-Gips (Abb. 14.12e,f)
Aufgabe: Gehverband für Frakturen im mittleren und distalen Drittel des Unterschenkels, Sonderform des Unterschenkelgehgipsverbandes mit besserer Führung im Kniegelenk, auch bei Beugung.
Material: 15 cm breite, 8fache Gipslonguette von den Zehengrundgelenken bis zum Oberrand der Patella, 15 cm breite, 8fache Gipslonguette von den Zehenspitzen bis zur Kniekehle, Polsterwatte, Gipsbinden, Gehstollen.
Technik: Fuß in Rechtwinkelstellung, Polstern, Anmodellieren der Gipslonguetten, Umwickeln mit Gipsbinden. Bei 90°-Beugung des Kniegelenkes sanftes Eindrücken des noch weichen Gipses in der Kniekehle. Oberen Gipsrand so modellieren und ausschneiden, dass der Oberrand der Patella und die Femurkondylen mit Gips bedeckt bleiben, dadurch Scharnierwirkung. Anbringen des Gehstollens. Der Sarmiento-Gipsverband ist besonders gut am sitzenden Patienten anzulegen.

Brace-Verband nach Sarmiento
Aufgabe: Schienung nur der Fraktur. Benachbarte Gelenke sollten aktiv bewegt werden. Empfehlenswert lediglich in der späteren Phase der Bruchheilung, wenn die Fragmente mindestens bindegewebig überbrückt sind und nicht mehr dislozieren.
Indikation: Oberarmschaftbrüche.
Material: Polsterwatte, Gipsbinden.
Technik: Polsterung, Wickelung einer Hülse mit Gipsbinden unter Einbeziehung des Ellenbogenlenkes bis hinauf zur Schulterhöhe. Nach Abbinden des Gipses Zurückschneiden am Ellenbogengelenk, bis der Unterarm gestreckt und bis 90° gebeugt werden kann. Zur Vermeidung von Rotationsbewegungen im noch nicht fest verheilten Bruch müssen medial und lateral des Ellenbogengelenkes Stege als Widerlager verbleiben.

Becken-Bein-Gips (Abb. 14.12g)
Zur Technik sei auf die Spezialliteratur verwiesen.

Lagerungs- und Bewegungsschienen

Volkmann-Schiene
Aufgabe: Postoperative Ruhigstellung der unteren Extremität in Streckstellung.
Material: Metall (Polsterung erforderlich, sonst Gefahr von Druckstellen) oder Schaumgummi **(Abb. 14.13a)**.

Vorteil der Metallschiene: verstellbar in Breite und Länge. Nachteil: Gefahr der Druckschädigung des N. peronaeus bei Außenrotation des Beines (Schenkelhalsfraktur).

Vorteil der Schaumgummischiene: keine Druckstellen. Nachteil: nicht verstellbar in Breite und Länge, schwierig zu reinigen.

Braun-Schiene
Aufgabe: Ruhigstellung der unteren Extremität in Funktionsstellung.
Material: Schaumgummi mit Holzrahmen **(Abb. 14.13b)** oder Metallgestell, das mit elastischen Binden umwickelt wird **(Abb. 14.13c)**.

Vorteil der Metallschiene: verstellbar in Breite und Länge. Nachteil: Gefahr der Druckschädigung des N. peronaeus bei Außenrotation des Beines (Schenkelhalsfraktur).

Vorteil der Schaumgummischiene: keine Druckstellen. Nachteil: nicht verstellbar in Breite und Länge, schwierig zu reinigen.

Frankfurter Schiene (Abb. 14.14)
Aufgabe: Sie dient weniger der Lagerung als der Übungsbehandlung durch den Patienten nach Anleitung durch die Krankengymnastin.

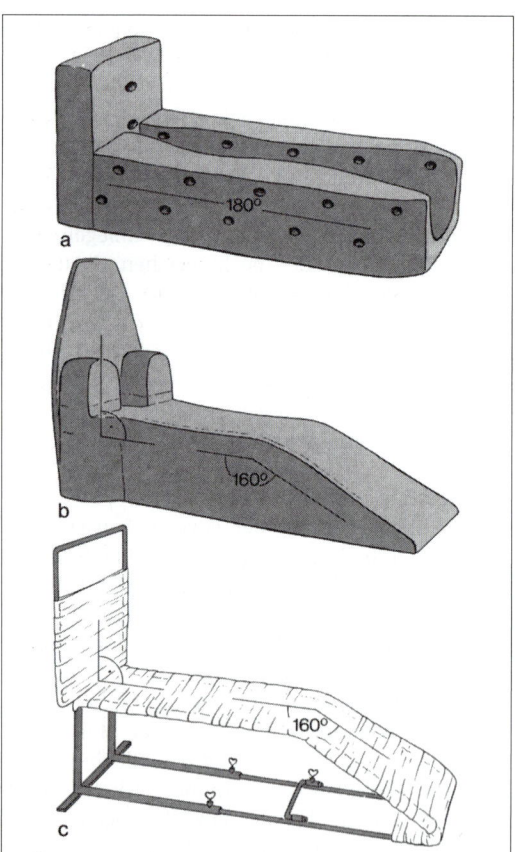

Abb. 14.13 a–c Lagerungsschienen
a Schaumgummischiene (Volkmann)
b Braun-Schiene (Schaumgummi)
c Braun-Schiene (Binden, Metallrahmen)

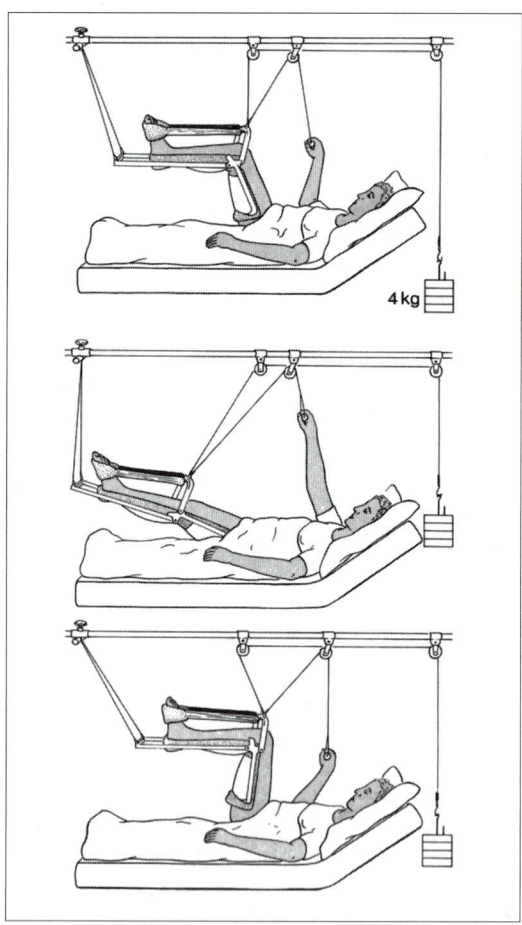

Abb. 14.14 Übungsschiene zur Gelenkmobilisation (Frankfurter Schiene)

Motorschiene (s. Abb. 15.4)

Aufgabe: Sie dient der kontinuierlichen passiven Durchbewegung des Knie- und Hüftgelenkes ohne aktives Zutun des Patienten. Einstellbar sind Bewegungsumfang und Geschwindigkeit des Bewegungsablaufes.

14.5 Extensionen (Streckverbände)

Mit Hilfe des Streckverbandes wird die Fraktur durch die Zugwirkung von Gewichten ruhiggestellt. Durch Traktion am distalen Fragment wird der Muskelzug neutralisiert und der Verkürzungstendenz im Frakturbereich entgegengewirkt. Hierbei dient das Körpergewicht als Gegenzug. Deshalb sind Betten mit hochzustellenden Fußteilen (Extensionsbetten), verstellbare Lagerungsschienen und variable Extensionsstangen (Braun-Lochstab-System®) erforderlich. Hierzu wird z. B. das Bein auf einer verstellbaren Schiene gelagert, wobei der Fuß in Rechtwinkelstellung, das Kniegelenk in 20°-Beugung steht. Die Zugrichtung entspricht der Extremitätenachse.

Zur Vermeidung von Achsenabweichungen, Distraktion und Verkürzungen sind kurzfristige Röntgenkontrollen erforderlich.

Extensionsverband:
Stellungskontrolle bei jeder Visite!
Cave: Rotationsfehler.

Prinzip der Extension ist die Zugwirkung über einen transossär fixierten Kirschner-Draht oder Steinmann-Nagel. Hierbei haben sich definierte Extensionspunkte bewährt (Abb. 14.15).

Bei Kindern Anlage unter Röntgen-Kontrolle zur Vermeidung einer Epiphysenverletzung.

Zur Übertragung der Zugwirkung sind Extensionsbügel erforderlich. Beim Einbringen und der Pflege der Extensionsdrähte bzw. -nägel ist aseptisches Vorgehen essentiell. Seitliche Schraubenplatten schützen vor Verrutschen. Ruhe am Extensionsdraht, kaliberstarke Drähte oder Nägel und aseptisches Vorgehen bei der Entfernung sind selbstverständliche Voraussetzungen zur Vermeidung der gefürchteten Bohrdraht-Osteomyelitis. Grundsätzlich wird in Lokalanästhesie, nach ausreichender Jodierung und unter aseptischen Bedingungen vorgegangen.

14.5.1 Kalkaneusextension
(Abb. 14.15f und 14.16)

Indikation: Unterschenkelfrakturen.

Technik: Lokalanästhesie an der Medial- und Lateralseite des Kalkaneus. Stichinzision medial, Einbringung des Kirschner-Drahtes oder Steinmann-

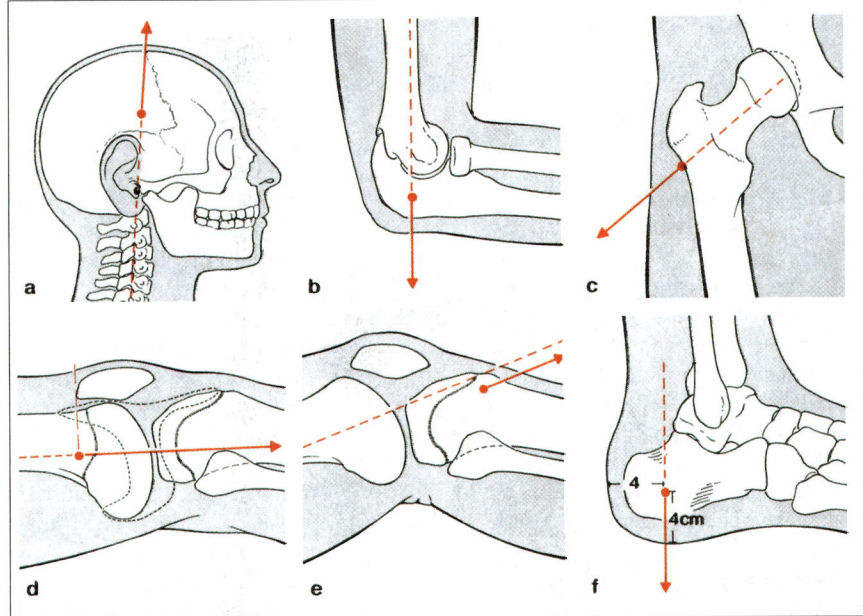

Abb. 14.15 a–f Fixpunkte zum Einbringen von Extensionen:
a Schädel (Crutchfield-Klemme)
b Olekranon
c Trochanter
d Suprakondylär am Femur
e Tibiakopf (Tuberositas tibiae)
f Kalkaneus

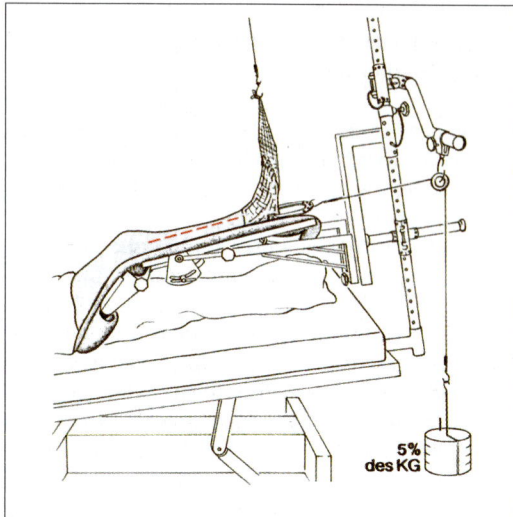

Abb. 14.16 Regelrechte Kalkaneus-Drahtextension mit zusätzlicher Spitzfußprophylaxe

Nagels von medial nach lateral im rechten Winkel zur Unterschenkelachse und parallel zur Unterlage. Zur Vermeidung einer Verletzung der A. tibialis posterior Bohrrichtung von medial nach lateral. Grundsätzlich wird jede Extension von der „gefährlichen" zur „ungefährlichen" Seite gebohrt, da der Extensionsdraht am Eintrittsort leichter dirigierbar ist.

Nach Anbringen des Extensionsbügels und der Schraubenplatten Spannen des Drahtes.
Extensionsgewicht: Ca. 5 % des Körpergewichtes.

> Extension: Von der „gefährlichen" zur „ungefährlichen" Seite bohren!

14.5.2 Tibiakopfextension
(Abb. 14.15e und 14.17a)

Indikation: Kurzfristige präoperative Extension von Frakturen im Oberschenkel- und Schenkelhalsbereich. Zu lange andauernder Zug über das Kniegelenk schädigt den Kapselbandapparat!
Technik: Lokalanästhesie 2 cm ventral des Fibulaköpfchens, breitflächige Infiltration an der medialen Tibiakopfregion. Stichinzision 2 cm vor dem Wadenbeinköpfchen, Einbringen des Kirschner-Drahtes von lateral nach medial zur Schonung des N. peronaeus.

Extensionsgewicht: 10–15 % des Körpergewichtes.

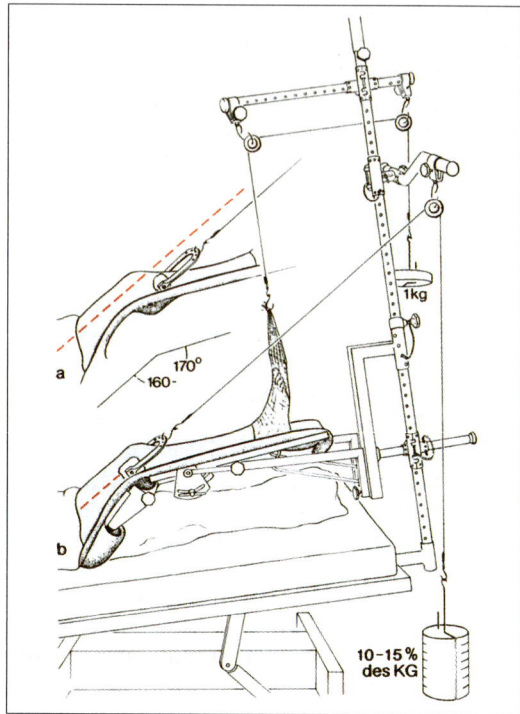

Abb. 14.17 a,b Extensionsmöglichkeiten des Oberschenkelknochens, der Hüftpfanne und des Beckens:
a Tuberositas tibiae
b Suprakondylär am Femur

14.5.3 Suprakondyläre Femurextension
(Abb. 14.15d und 14.17b)

Indikationen: Dauerzug bei Azetabulumfrakturen, dislozierten Beckenfrakturen, reponierten Hüftluxationen, Oberschenkelfrakturen bei Kindern ab dem 3. Lebensjahr. Weitere Indikationen s. Spezielle Chirurgie.
Technik: Einbringen des Kirschner-Drahtes oder Steinmann-Nagels von medial nach lateral 2 cm oberhalb des Patellarandes (Schonung der Gefäße im Adduktorenkanal).

14.5.4 Pflasterzugextension (Abb. 14.18)

Indikationen: Oberschenkelfrakturen bei Kindern bis zum 3. Lebensjahr. Entlastung bei Morbus Perthes.
Technik: Ein 8 cm breiter Leukoplaststreifen oder ein 8 cm breiter, nicht klebender, aber haftender „Spezialiststreifen" von doppelter Beinlänge plus 30 cm wird von der Innenseite des proximalen Oberschenkeldrittels U-förmig um die Fußsohle

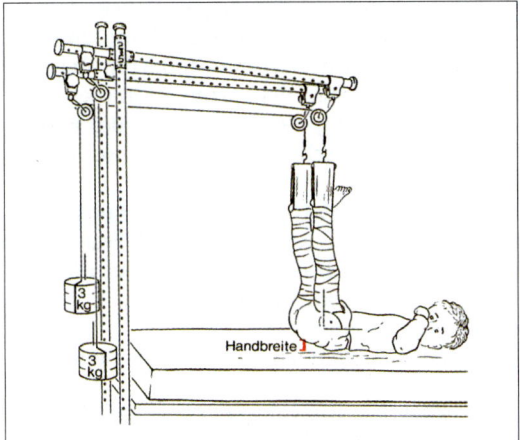

Abb. 14.18 Pflasterzugextension

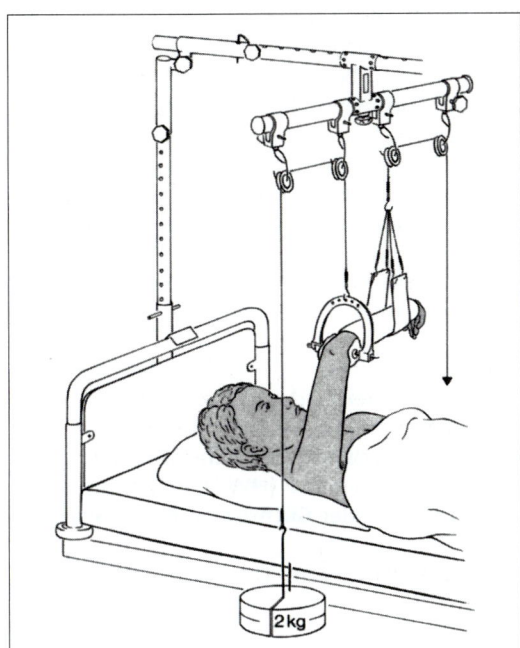

Abb. 14.19 Olekranon-Drahtextension

herum und entlang der Außenseite des Beines zurück zum proximalen Oberschenkeldrittel geführt (Pflaster muss distal der Fraktur enden!). Der Pflasterstreifen muss faltenfrei angebracht sein (Einschnitt am Kniegelenk und beiden Knöcheln). Über der Fußsohle wird ein ca. 8 cm breites Brettchen unter den Verband geklebt (Abstand Brettchen – Fußsohle 10 cm). Anwickeln mit halbelastischen Binden. Prinzipiell werden beide Beine extendiert. Extensionsrichtung senkrecht nach oben, Hüftgelenk 90° gebeugt, das Becken muss schweben. Man soll eine Hand locker zwischen Steißbein und Bett schieben können (Körpereigengewicht = Gegenzug).
Extensionsgewicht: Ca. 15 % des Körpergewichtes.

14.5.5 Olekranonextension
(Abb. 14.15b und 14.19)

Indikation: Extension von Oberarmfrakturen bei bettlägerigen Patienten.
Technik: Bohrrichtung von ulnar nach radial zur Schonung des N. ulnaris ca. 2 cm distal der Olekranonspitze bei Rechtwinkelstellung im Ellenbogengelenk und leichter Pronation der Hand. Zugrichtung in Humerusachse senkrecht nach oben (over head).
Extensionsgewicht: Ca. 2,5 % des Körpergewichtes.

14.5.6 Crutchfield-Extension
(Abb. 14.15a und 14.20)

Indikation: Luxationen und Frakturen im Bereich der HWS.
Technik: Sorgfältige Rasur der Parietalregion und des Hinterkopfes. Lokalanästhesie breitflächig

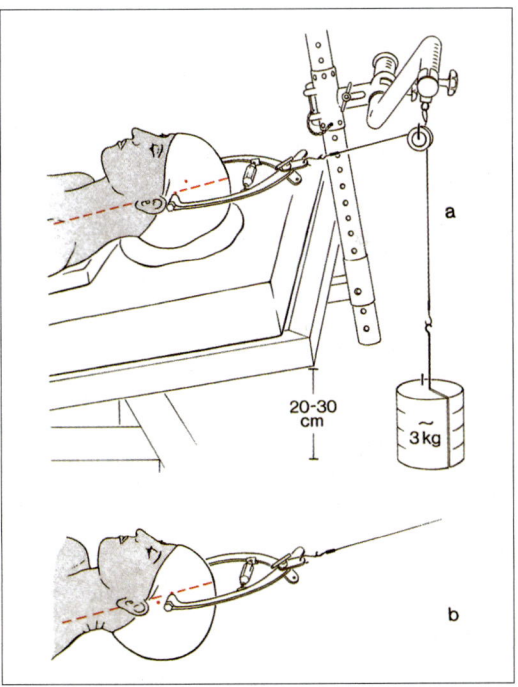

Abb. 14.20 a,b Crutchfield-Extension:
a in Normalstellung der Halswirbelsäule
b mit Hyperlordosierung der Halswirbelsäule

über den Ohrmuscheln. Stichinzision 2 cm über der Ohrmuschel und im Verlauf des äußeren Gehörganges **(Abb. 14.15a)**. Bei beabsichtigter Verstärkung der Lordose (Luxationsfraktur) ventralere Lage der Bohrlöcher **(Abb. 14.20b)**. Perforation der Tabula externa mit zugehörigem Bohrer. Einsetzen der Bolzen des Extensionsbügels in die Perforationsstellen, Fixierung durch Fixations- und Rändelschraube am Bügel. Perforation der Tabula interna vermeiden (intrakranielle Abszesse!).

Extensionsgewicht: Ca. 5 % des Körpergewichtes.

■■I Merken

- Ziele von Verbänden: Wundauflage, Druck und Kompression, Ruhigstellung
- Häufige Verbände zur Ruhigstellung:
  - Schanz-Krawatte (HWS-Distorsion)
  - Desault- oder Gilchrist-Verband (Schulterverletzungen)
  - Rucksackverband (Klavikulafraktur)
- Gipsverband: Polsterung der Druckpunkte, Ruhigstellung in Funktionsstellung, Immobilisierung von zwei benachbarten Gelenken. Bei frischen Verletzungen immer komplette Spaltung des Gipses. Falls der Patient über Druckbeschwerden klagt, Gips immer entfernen.

Alternative: Kunststoffverband aus Kunstharz.

- Streckverband: Zug am distalen Frakturfragment neutralisiert den Muskelzug und damit die Verkürzungstendenz
- Häufige Formen der Extension:
  - Kalkaneusextension bei Unterschenkelfrakturen
  - Tibiakopfextension bei Oberschenkel- oder Schenkelhalsfrakturen
  - Crutchfield-Extension bei HWK-Frakturen
- Streckverbände nur kurzfristig bis zur definitiven Versorgung der Fraktur

15 Physiotherapie, Physikalische Therapie und Rehabilitation

„Physiotherapie" ist der moderne Begriff für „Krankengymnastik". Die physikalische Therapie gilt vielfach als Teil der Physiotherapie.

15.1 Physiotherapie

15.1.1 Präoperative Maßnahmen: Pneumonieprophylaxe

1. Übung der nasalen Einatmung, Ausatmung durch den Mund
2. Übung der kostosternalen Atmung
3. Übung der Bauchatmung und Training der Bauchmuskulatur unter manueller Unterstützung
4. Abklopfungen, Anwendung eines Vibrationsgerätes (Vibrax®)
5. Atemübungen mit dem Giebelrohr (Abb. 15.1) oder der Bülau-Flasche („Pusteflasche", Abb. 15.2) oder bei positivem inspiratorischem Druck (Minibird, Abb. 15.3) zur Vergrößerung des Atemvolumens

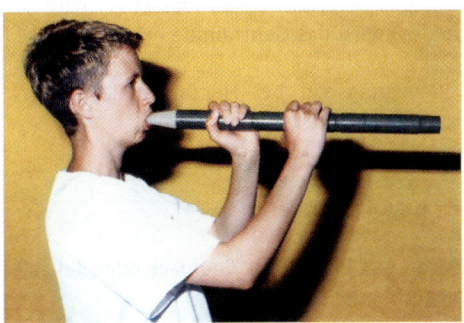

Abb. 15.1 Atemübungen mit dem Giebelrohr

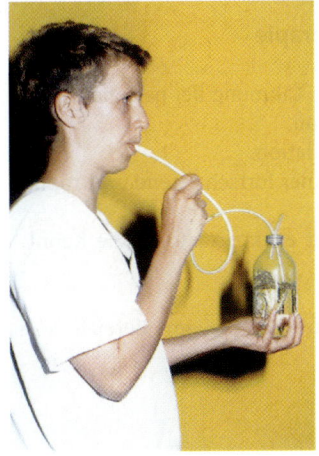

Abb. 15.2 Atem-übungen mit der „Pusteflasche"

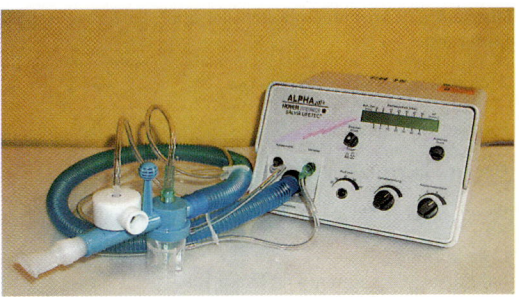

Abb. 15.3 Minibird

6. Inhalation von Aerosolen zur Broncho- und Sekretolyse
7. Ultraschallvernebelung.

15.1.2 Postoperative Maßnahmen

Maßnahmen zur Broncho- und Sekretolyse: s. präoperative Maßnahmen.
  Hilfe beim Abhusten:
■ manuelles Zusammenpressen bzw. Fixierung der OP-Wunde (bei Bauchoperierten)
■ Abklopfungen, Anwendung eines Vibrationsgerätes, Einreibungen.
  Diese Maßnahmen sind zur Verhinderung einer Pneumonie wichtiger als die prophylaktische Antibiotikagabe.

Sekretgefüllte Alveole: Pneumoniegefahr!

Thromboseprophylaxe:
1. Fußtretübungen, Ergometertraining, Bettfahrrad
2. isometrische Spannungsübungen: An- und Entspannen besonders der Beinmuskulatur
3. aktive Bewegungen der unverletzten Extremität (Aktivierung der Muskelpumpe)
4. aktive Bewegungen gegen Widerstand (z. B. PNF)
5. Wickeln der Beine mit elastischen Binden oder Tragen elastischer Strümpfe, besonders bei Patienten mit Krampfadern

Immobilisierung: Cave Thrombose!

Das Risiko einer Thromboembolie (Tab. 15.1) sinkt durch die Thromboseprophylaxe erheblich.
  Kontrakturprophylaxe: Passives Durchbewegen aller Extremitätengelenke, aktives bzw. assistives Bewegen und aktives Üben.
  Mobilisation: Zunächst Sitzen auf der Bettkante, dann im Sessel, dann Stehen im Stehbrett und schließlich Gehen im Gehwagen.

Tabelle 15.1 Thromboembolierisiko ohne Low-dose-Heparinisierung

Abdominal- und Thoraxchirurgie	20–35 %
Elektive Hüftchirurgie	50–60 %
Operative Gynäkologie	20–25 %
Innere Medizin (Myokardinfarkt)	30–40 %
Unfallchirurgie (ambulant, Gips untere Extremität)	10–30 %

Dekubitusprophylaxe: Umlagerung alle 2 Stunden.

Zusätzliche postoperative Maßnahmen in der Traumatologie:

1. Erhalt und Erweiterung des Bewegungsausmaßes durch aktive und passive physiotherapeutische Maßnahmen (z. B. Motorschiene [Abb. 15.4, 15.5], Manuelle Therapie)
2. Mobilisation unter Berücksichtigung der Belastbarkeit der Extremität:
- lagerungsstabil: keine Lageveränderung, nur isometrische Übungen. Gefahr der sekundären Frakturdislokation.

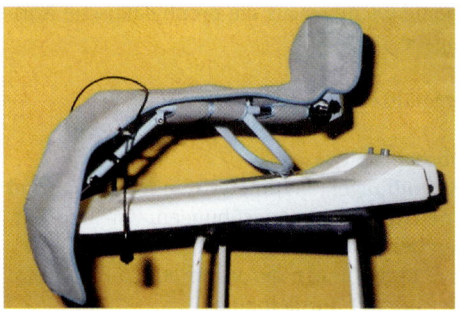

Abb. 15.4 Motorschiene für Hüfte und Knie

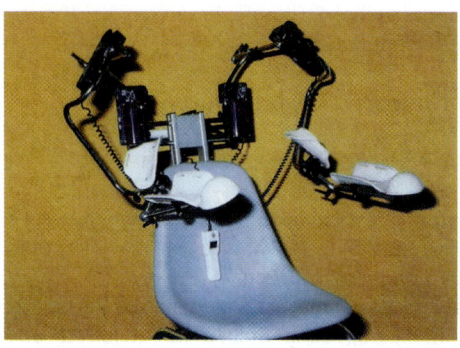

Abb. 15.5 Motorschiene für die Schulter

- übungsstabil: statisches und dynamisches Üben ohne Belastung oder Widerstand
- belastungsstabil:
  - Tippbelastung: Abrollen des Fußes bis 5 kg
  - Teilbelastung: Belastung von z. B. 20 kg ± 5 kg
  - Vollbelastung: volles Körpergewicht.

15.2 Physikalische Therapie

Sie unterstützt die Physiotherapie in der postoperativen Phase.

> Physikalische Therapie:
> Nur in Verbindung mit Physiotherapie!

15.2.1 Hydrotherapie

Mobilisation im Bewegungsbad.
Indikation: Mobilisation muskelschwacher Patienten, die nach Operationen an der unteren Extremität diese gar nicht oder nur teilweise belasten dürfen.
Prinzip: Durch den Auftrieb im Wasser (Prinzip des Archimedes) wird das Gehtraining erleichtert.

> Kein Bewegungsbad bei Herzinsuffizienz (verstärkter venöser Rückstrom)!

15.2.2 Kryotherapie

Applikation von Eisbeuteln, Coolpack oder Kaltlufttherapiegeräten.
Indikation: Reizzustände.
Prinzip: Kälte erhöht die Schmerzschwelle; dies erleichtert die Durchführung der Physiotherapie.

15.2.3 Elektrotherapie

Indikationen: Schlaffe Lähmung bei peripherer Nerven- und Muskelläsion.
Prinzip: Muskelstimulation.
Ziel: Verhinderung einer fortschreitenden Atrophie.

> Elektrotherapie setzt exakte anatomische Kenntnisse voraus

> Vorsicht mit Elektrotherapie im Bereich von Osteosynthesen!

15.3   Rehabilitation

Rehabilitation bedeutet frühzeitige Wiedereingliederung des Kranken in Familie, Beruf und Umwelt mit Hilfe

- medizinischer Maßnahmen (z. B. rekonstruktive Chirurgie)
- der Physiotherapie und physikalischen Therapie
- spezieller Trainingsprogramme und Kuren bzw. Anschlussheilbehandlungen zur Wiedereingliederung ins Berufsleben, die durch die BfA, LVA, Berufsgenossenschaften und andere Versicherungsträger arrangiert und finanziert werden.

Oft sind zusätzlich berufshelfende Maßnahmen erforderlich.

Die Ziele einer erfolgreichen Operation können durch inadäquate Rehabilitation in Frage gestellt, operationsbedingte funktionelle Einbußen andererseits durch adäquate Rehabilitation kompensiert werden.

■■I Merken

- **Postoperative Physiotherapie: gemeinsame Planung durch Arzt und Physiotherapeut**
- **Pneumonieprophylaxe: prä- und postoperativ (Atemübungen, Abklopfungen, Vibrax®, Giebelrohr, Bülau-Flasche)**
- **Thromboseprophylaxe: passives Durchbewegen; Motorschiene; aktive Mobilisation an Bettkante, Sessel, im Stehbrett und Gehwagen; Bewegungsbad; Bewegungsübungen zum Erhalt bzw. zur Erweiterung des Bewegungsausmaßes**
- **Belastbarkeitsgrenzen in der Traumatologie: lagerungsstabil, übungsstabil, belastungsstabil (Teilbelastung, Vollbelastung)**
- **Physikalische Therapiemaßnahmen: Hydrotherapie, Kryotherapie, Elektrotherapie (je nach Verletzung)**
- **Rehabilitation: Wiedereingliederung in Familie, Beruf und Umwelt**

16 Versicherungswesen und Begutachtung

16.1 Versicherungswesen

Man unterscheidet zwischen gesetzlichen und privaten Versicherungen.

Die **gesetzlichen Versicherungen** umfassen
- die gesetzliche und soziale Unfallversicherung
- die Kriegsopferversorgung
- die gesetzliche Kranken-, Renten- und Arbeitslosenversicherung.

Bei den **privaten Versicherungen** gibt es
- die Krankenversicherung
- die Unfallversicherung
- die Haftpflichtversicherung.

16.1.1 Gesetzliche Versicherungen

Gesetzliche Unfallversicherung
Grundlage ist das neugefasste VII. Buch des Sozialgesetzbuches (SGB) vom 7. 8. 1996.

Träger der Unfallversicherung sind die gewerblichen Berufsgenossenschaften (BG), die landwirtschaftlichen BG, die See-BG und die Gartenbau-BG, außerdem Feuerwehr-Unfallkassen, Verwaltungs-BG und BG Gesundheitsdienst und Wohlfahrtspflege. Unfallversicherungen der öffentlichen Hand sind z. B. die „Bundesausführungsbehörde für Unfallversicherung" und entsprechende Einrichtungen von Bahn und Post sowie die Gemeindeunfallversicherungsverbände der Länder.

Zu den **Versicherten** zählen somit fast alle Arbeitnehmer im Rahmen ihrer Berufstätigkeit, aber auch freiwillige Helfer bei Unfällen und unentgeltliche Helfer beim Bau eines Eigenheimes. Auch Kinder in Krippen (bis zur Vollendung des 3. Lebensjahrs), Kindergärten (bis zur Einschulung) und Horten (bis zur Vollendung des 14. Lebensjahres), Schüler, Studenten, Behinderte während ihrer Tätigkeit für eine entsprechende Werkstatt, Heimarbeiter, ehrenamtlich Tätige u. v. a. m. sind gesetzlich unfallversichert.

Aufgaben der Unfallversicherung
- Mitwirkung bei der Verhütung von Arbeitsunfällen, Berufskrankheiten und weiterer Gesundheitsrisiken, die von der Arbeitswelt ausgehen können
- Bereitstellung der Mittel zur Wiederherstellung der Arbeitsfähigkeit nach Arbeitsunfällen und Berufskrankheiten.

Versicherungsfall: Die Unfallversicherung tritt ein, wenn sich ein Arbeitsunfall ereignet hat, d. h.

ein während der Arbeit oder auf dem Weg von und zur Arbeit plötzlich eintretendes, zeitlich eng begrenztes Ereignis, das zu einer körperlichen Schädigung führt und mit der versicherten Tätigkeit ursächlich im Zusammenhang steht. Auch schädigende Einwirkungen, die sich längstens über eine Arbeitsschicht erstrecken, können als Arbeitsunfall anerkannt werden. Außerdem werden Berufskrankheiten von der gesetzlichen Unfallversicherung entschädigt.

Durchgangsarztverfahren
Nach einem Arbeitsunfall muss der Patient so früh wie möglich einem Durchgangsarzt (D-Arzt), der von den berufsgenossenschaftlichen Verbänden bestellt wird, vorgestellt werden. Dieser fertigt für die jeweilige BG, die Krankenversicherung und den weiterbehandelnden Arzt einen **Durchgangsarzt-Bericht** (**D-Arzt-Bericht**) über die erlittenen Verletzungen und deren Behandlung an.

> Arbeitsunfall: D-Arzt-Bericht obligat!

Das **Heilverfahren** richtet sich nach dem Schweregrad der Verletzung: Bei **Bagatelltraumen** wird eine **allgemeine Heilbehandlung** eingeleitet, d. h. die Behandlung kann vom Hausarzt übernommen werden. Bei **mittelschweren Verletzungen** (z. B. stark verschmutzte, infektionsgefährdete Wunde) erfolgt die weitere ärztliche **Betreuung durch den D-Arzt**. Bei allen **schweren Verletzungen** (z. B. offene Unterschenkelfraktur), tritt das sog. **Verletzungsartenverfahren** ein, bei dem die stationäre Behandlung nur in hierfür von der BG zugelassenen Krankenhausabteilungen durchgeführt werden darf.

Bei längeren Heilverfahren verfasst der D-Arzt einen **Zwischenbericht**, ansonsten einen **Abschlussbericht mit Stellungnahme zu** einer eventuellen **Minderung der Erwerbsfähigkeit** (**MdE**, Tab. 16.1) und einem **Vorschlag zum Grad der Rentenanwartschaft**.

Wird ein Verletzter wegen eines Bagatelltraumas von einem Nicht-D-Arzt behandelt, so muss er einem D-Arzt vorgestellt werden, wenn seine unfallbedingte Krankheit länger als 2 Wochen andauert oder sich sein Zustand verschlechtert. Der D-Arzt ist in diesem Fall zu einem **Nachschaubericht** verpflichtet. Er nimmt darin auch Stellung zur weiteren Therapie und kann ggf. das Heilverfahren in ein berufsgenossenschaftliches Heilverfahren überleiten. Ist bei dem Verletzten bei Wiederaufnahme der Arbeit ein vorübergehender oder

Tabelle 16.1 Durchschnittliche MdE-Sätze der gesetzlichen Unfallversicherung (ausgewählte Verletzungen) in Prozent

Bei schmerzhafter Bewegungseinschränkung oder Infektionen wesentlich höhere MdE-Grade	
Verlust eines Armes im Schultergelenk	70–80 %
Verlust eines Armes im Ellbogengelenk	60–70 %
Habituelle Schulterluxation	20–30 %
Verlust einer Hand	50–60 %
Handgelenk versteift	30–40 %
Verlust eines Beines im Hüftgelenk	80 %
Verlust eines Beines im Unterschenkel	40–50 %
Versteifung eines Knies	30–50 %
Versteifung des Sprunggelenks	20–30 %
Zustand nach TEP des Hüftgelenkes	20–40 %
Chronische Osteomyelitis	20–50 %
Zerebrale Anfälle nach SHT	40–100 %
Ausfall des N. radialis	20–25 %
Ausfall des N. ischiadicus	50 %
Narbenbruch	10–40 %
Splenektomie bei Erwachsenen	10–30 %
Splenektomie bei Kindern	10–50 %
Stuhlinkontinenz	30 %
Anus praeter	50 %

bleibender Schaden nachweisbar, so sollte zur Festsetzung der MdE eine Begutachtung durch die BG veranlasst werden.

MdE durch Arbeitsunfall: Rente durch die BG

Die **Höhe der Rente** richtet sich **nach der Minderung der Erwerbsfähigkeit auf dem allgemeinen Arbeitsmarkt** und nicht nach der speziellen Berufsausbildung des Verletzten. Sie wird von dem sog. Rentenausschuss der zuständigen Unfallversicherung unter Berücksichtigung eines ärztlichen Rentengutachtens ermittelt. Eine Rente wird jedoch nur gezahlt, wenn die **MdE mindestens 20 %** beträgt. Dabei unterscheidet man zwischen **vorläufiger Rente** und der **Rente auf unbestimmte Zeit**; letztere wird spätestens nach Ablauf von 3 Jahren festgestellt.

Rente auf unbestimmte Zeit:
Erst ab dem 3. Jahr nach dem Unfall

Kann der Verletzte wegen des unfallbedingten Dauerschadens seine vor dem Arbeitsunfall ausgeübte Berufstätigkeit nicht mehr aufnehmen, werden je nach seiner Eignung sog. **Berufsförderungsmaßnahmen** (z. B. innerbetriebliche Umsetzung, Arbeitsplatzwechsel oder Umschulung) eingeleitet. Bei Unstimmigkeiten zwischen dem Verletzten und dem Versicherungsträger wird das Sozialgericht eingeschaltet.

Kriegsopferversorgung
Sie tritt in Kraft bei Verletzten der Bundeswehr und des zivilen Ersatzdienstes sowie bei Kriegsverletzungen von Soldaten und Zivilpersonen.

Gesetzliche Kranken- und Rentenversicherung
Bei den gesetzlichen Krankenversicherungen gibt es seit einigen Jahren ein Unfallheilverfahren.

Durch das Erstellen von Unfallberichten und Nachschauberichten für den Versicherungsträger sollen der Behandlungsablauf und die Rehabilitationsmaßnahmen besser überwacht und koordiniert werden.

Ein **Entschädigungsanspruch** entsteht bei Berufs- und Erwerbsunfähigkeit infolge von Erkrankungen und privaten Unfällen.

Berufsunfähigkeit: Diese ist gegeben, wenn bei einem Versicherten infolge von Krankheit, Verletzungen oder sonstigen Gebrechen die körperlichen oder geistigen Kräfte im Vergleich zu einem körperlich und geistig Gesunden mit ähnlicher Ausbildung und gleichwertigen Kenntnissen und Fähigkeiten um mehr als die Hälfte (50 %) gemindert sind.

Erwerbsunfähigkeit: Ein Patient ist dann erwerbsunfähig, wenn er infolge körperlicher oder geistiger Schäden außerstande ist, regelmäßig durch mindestens halbschichtige Arbeit Einkünfte von wirtschaftlichem Wert zu erzielen.

Ist zu erwarten, dass die Berufs- oder Erwerbsunfähigkeit in einer absehbaren Zeit zu beheben ist, kann **Rente auf Zeit**, längstens für 2 Jahre nach Bewilligung, gewährt werden.

16.1.2 Private Versicherungen

Hierbei handelt es sich um freiwillige Versicherungen. Die Beiträge trägt der Versicherte selbst, im Gegensatz etwa zur gesetzlichen Unfallversicherung, für die ausschließlich der Arbeitgeber aufkommt.

Private Krankenversicherung

Besteht kein gesetzlicher Versicherungsschutz, empfiehlt sich der Abschluss einer privaten Krankenversicherung. Je nach Vertrag werden dann die Behandlungskosten übernommen und ein vereinbartes Krankenhaustagegeld bzw. Krankentagegeld gezahlt.

Private Unfallversicherung

Diese tritt ein, wenn es infolge eines Unfalls zu einer bleibenden Schädigung gekommen ist. Falls ein Dauerschaden vorliegt, erfolgt die Entschädigung nicht im Rahmen einer Rentenzahlung, sondern als einmalige Abfindung. Der Umfang der Zahlung ist abhängig von der Höhe der abgeschlossenen Versicherungssumme und dem Ausmaß des Dauerschadens. Im Gegensatz zur gesetzlichen Unfallversicherung wird das Ausmaß des Dauerschadens nicht nach der Minderung der Erwerbsfähigkeit auf dem allgemeinen Arbeitsmarkt eingeschätzt, sondern nach der Minderung der Gebrauchsfähigkeit des betroffenen Körperabschnittes (Gliedertaxe). Diese ist berufsabhängig: Sie beträgt bei Fingerverlust eines Geigers oder Chirurgs bis zu 50 %.

Haftpflichtversicherung

Diese tritt ein, wenn durch Fremdverschulden ein Schaden entstanden ist. Neben dem Sachschaden muss die Versicherung auch die Kosten der Heilbehandlung und der Rehabilitationsmaßnahmen übernehmen. Zusätzlich ist Schmerzensgeld zu gewähren. Durch dieses soll der immaterielle Schaden, den der Verletzte durch den Unfall und seine Folgen erlitten hat, kompensiert werden. Bei Dauerschäden wird eine einmalige Abfindung oder eine Rente gezahlt. Bei der Einschätzung eines Dauerschadens wird die Arbeits- und Einsatzfähigkeit des Verletzten mit der eines Gesunden gleichen Alters und desselben Berufes verglichen, wobei Gesundheitsminderung und Tätigkeitseinschränkung (beruflich und privat) des Verletzten berücksichtigt werden.

16.2 Begutachtung

Eine Begutachtung kann im Rahmen eines Formulargutachtens, freien Gutachtens oder Kommissionsgutachtens erfolgen. Der gesetzliche Unfallversicherungsträger schlägt dem Geschädigten drei Gutachter zur Auswahl vor.

16.2.1 Formulargutachten

Aufgrund der in den Akten niedergelegten Befunde sowie einer eingehenden klinischen und radiologischen Untersuchung des zu Begutachtenden werden die im Formular aufgeführten Fragen vom Gutachter beantwortet.

16.2.2 Freies Gutachten

Beim freien Gutachten wird der Gutachter von einem Versicherungträger, einem Rechtsvertreter des Verletzten oder durch ein Gericht beauftragt, in freier Form zu speziellen Fragen Stellung zu nehmen.

Das freie Gutachten gliedert sich in:
- Aufführung von Auftraggeber und Empfänger (inkl. Aktenzeichen)
- Benennung des Untersuchten mit Geburtsdatum und Anschrift
- Aufzählung der vom Auftraggeber gestellten Fragen
- Aufzeichnung der vom Gutachter eingesehenen Akten und Röntgenbilder sowie der vorgenommenen Untersuchungen und der evtl. Zusatzbegutachtung
- Erhebung der Anamnese:
  - Sozialanamnese,
  - unfallunabhängige Vorgeschichte (unfallunabhängige aktuelle und vergangene Erkrankungen)
  - unfallabhängige Vorgeschichte nach eigenen Angaben des Patienten und der Aktenlage
  - Angabe der unfallbedingten Beschwerden (wörtliche Protokollierung erwünscht)
- Aufzeichnung des Befundes. Dabei wird stets der ganze Körper untersucht und im Befund nach Körperregionen gegliedert. Zur Befunderhebung gehören Inspektion, Palpation und die Prüfung der Funktion (Beweglichkeit, Gangbild u. ä.).
- Darstellung sonstiger Untersuchungsbefunde (z. B. Röntgen, Laborchemie)
- Beurteilung: Stellungnahme zu den vom Auftraggeber gestellten Fragen, und zwar unter Berücksichtigung der geschilderten Vorgeschichte, der Beschwerden, der aus den Akten ersichtlichen Vorgeschichte und der Untersuchungsbefunde.

Bei der Einschätzung der MdE ist je nach Unfallversicherung des Verletzten die Minderung der Erwerbsfähigkeit auf dem allgemeinen Arbeitsmarkt oder die Minderung der Gebrauchsfähigkeit der betroffenen Gliedmaße bzw. der geistigen und körperlichen Leistungsfähigkeit maßgeblich (s. o.). Rententabellen sind dabei eine Orientierungshilfe.

In das Gutachten sollen auch Vorschläge für Nachuntersuchungstermine, Gesichtspunkte der Prognose sowie zu empfehlende Heil- und Rehabilitationsmaßnahmen aufgenommen werden.

■■■I Merken

- **Gesetzliche Versicherung: Unfallversicherung (Berufsgenossenschaft), Kriegsopferversorgung, Kranken- und Rentenversicherung**
- **Durchgangsarztverfahren: Erstversorgung eines Arbeitsunfalls durch Durchgangsarzt, Mitteilung an die BG mittels D-Arzt-Bericht,**
  Festlegung der weiteren Therapie als allgemeine (Hausarzt) oder spezielle (D-Arzt) Heilbehandlung
- **Minderung der Erwerbsfähigkeit „MdE": Bewertung eines vorübergehenden oder bleibenden, durch einen Arbeitsunfall bedingten Schadens; Grundlage für Rentenzahlung durch die BG. Die Höhe der Rente orientiert sich an der Minderung der Erwerbsfähigkeit am allgemeinen Arbeitsmarkt.**
- **Private Versicherung: Bewertung von Unfallschäden nach der Gliedertaxe (Funktionseinschränkung einer Körperregion)**

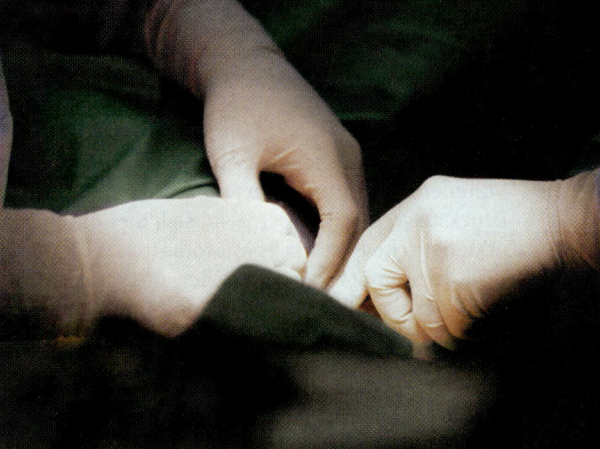

Spezielle Chirurgie

17 Gehirn, Rückenmark, periphere Nerven

17.1 Raumfordernde intrakranielle Prozesse

17.1.1 Pathophysiologie und Klinik

Raumfordernde intrakranielle Prozesse, z. B. Tumoren, Hämatome, Ödeme, Abszesse, führen durch Volumenvermehrung zu einer intrakraniellen Drucksteigerung. Klinisch zeigt sich dies durch charakteristische **Hirndrucksymptome** (Tab. 17.1).

Je ausgeprägter und rascher die Drucksteigerung, desto größer die vitale Bedrohung. Aufgrund der knöchernen Schädelkapsel sind die Kompensationsmöglichkeiten begrenzt und abhängig vom bereits vorhandenen Druckniveau. Bei Druckwerten im Bereich des systemischen arteriellen Blutdrucks kommt es zur arteriellen Perfusionsstörung und schließlich zum intrakraniellen Kreislaufstillstand (= Hirntod).

Lokale raumfordernde Prozesse führen zudem zu Massenverschiebungen und Verlagerungen des Hirngewebes. Dabei können sich Hirnteile unter der Falx cerebri, im Tentoriumschlitz oder im Foramen occipitale magnum einklemmen (Abb. 17.1).

Eine **drohende Einklemmung** zeigt sich in einer **zunächst einseitigen, später beidseitigen Pupillenerweiterung**, die durch Druckschädigung des N. oculomotorius bedingt ist.

> Einseitige Pupillenerweiterung – drohende Einklemmung durch Hirndruck?

Fortschreitende Einklemmung im Tentoriumschlitz führt zum **Mittelhirn-Syndrom** (enge Pupillen, Strecktonus der Extremitäten), die **Einklemmung der Kleinhirntonsillen** im Hinterhauptsloch zu

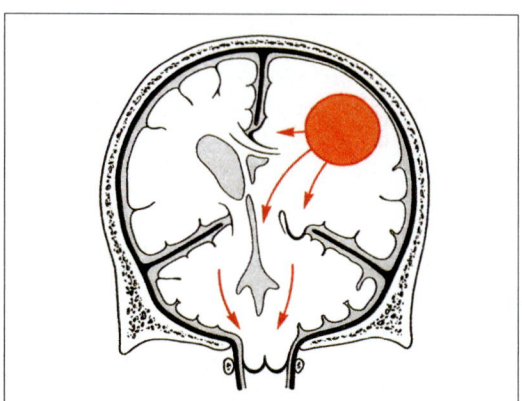

Abb. 17.1 Massenverschiebungen bei einseitiger, supratentorieller Raumforderung. Die Pfeile zeigen die allgemeine Druckrichtung sowie die Einklemmung des Gyrus cinguli unter der Falx, des Gyrus hippocampus im Tentoriumschlitz und der Kleinhirntonsillen im Foramen occipitale magnum. Beachte die Kompression des homolateralen Seitenventrikels sowie die Erweiterung des kontralateralen Ventrikels durch Liquorabflussstörung (Kompression des Foramen Monroi)

Druck auf die Medulla oblongata und dadurch zum **Atemstillstand**.

Lokaler Druck auf die Liquorabflusswege kann zusätzlich einen Liquoraufstau in den Ventrikeln hervorrufen, der zu einer oft raschen und bedrohlichen Zunahme des ohnehin erhöhten Hirndrucks führt (Abb. 17.2). Eine sofortige Druckentlastung durch Ventrikelpunktion (Technik s. Kap. 17.1.3, Hydrozephalus) kann erforderlich sein. Eine Lumbalpunktion würde das kraniospinale Druckgefälle dagegen verstärken und eine Massenverschiebung in axialer Richtung begünstigen.

> Keine Lumbalpunktion bei Hirndruckverdacht!

Raumfordernde Prozesse führen außerdem zu einem generalisierten oder lokalen **Hirnödem**. Man unterschiedet zwei **Formen** des Hirnödems:
1. **vasogen**: bedingt durch Störung der Blut-Hirn-Schranke, meist perifokal (in der Umgebung von Hirntumoren)
2. **zytotoxisch**: bedingt durch Störung des Energiestoffwechsels, die zu Einstrom von Natrium und Wasser in die Gliazellen führt, meist Folge von Ischämien, Intoxikationen, Entzündungen.

Tabelle 17.1 Hirndrucksymptome

▪ Kopfschmerzen
▪ Übelkeit, Erbrechen
▪ Bewusstseinsstörung
▪ Stauungspapille
▪ Pupillenstörung
▪ Nackensteifigkeit
▪ Bradykardie, Blutdruckanstieg (Druckpuls)

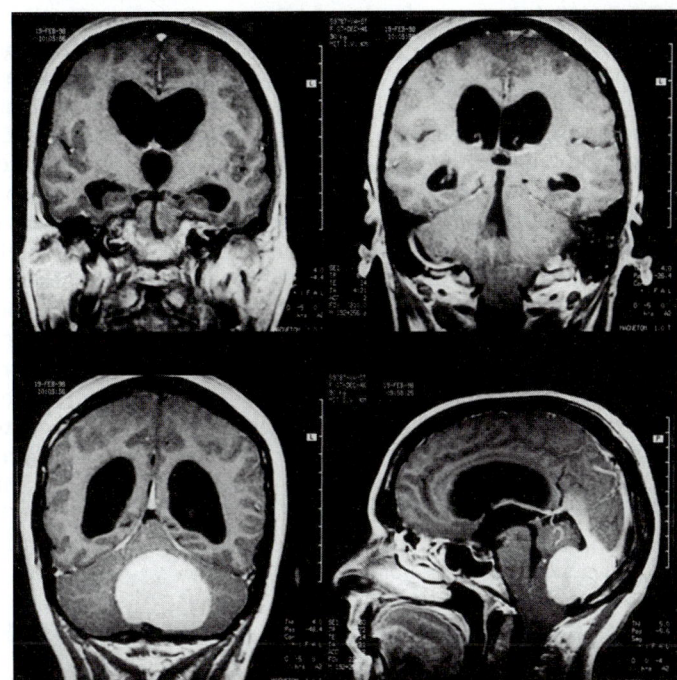

Abb. 17.2 Stauungshydrozephalus aufgrund eines Meningeoms der hinteren Schädelgrube mit Kompression des Kleinhirns und der Liquorabflusswege

17.1.2 Diagnostik

Klinische Untersuchung
Neben den oft erst spät auftretenden **Hirndrucksymptomen** (s. Tab. 17.1) zeigen sich intrakranielle raumfordernde Prozesse durch:
- **Allgemeinsymptome**, z.B. geistige Leistungsminderung, Konzentrationsstörungen, Gedächtnisstörungen, Antriebsstörungen, Wesensänderung
- **Lokalsymptome**: je nach Lokalisation des Prozesses z.B. spastische Hemiparese, halbseitige Sensibilitäts- oder Sprachstörungen, Seh-, Hörstörungen und andere Hirnnervenstörungen, zerebrale Krampfanfälle.

Apparative Diagnostik
Bei jedem Verdacht auf Hirndruck oder eine intrakranielle Raumforderung ist ein **kraniales CT** (**CCT**) zwingend indiziert. Durch intravenöse Kontrastmittelgabe lassen sich bestimmte Tumoren oder andere Strukturveränderungen differenzieren. Knochenstrukturen und Kalkeinlagerungen lassen sich durch geeignete Einblendungen („Knochenfenster") darstellen und Erkrankungen oder Verletzungen des Schädelskeletts beurteilen.

> Bei Va. intrakranielle Raumforderung sofort CCT!

Die **Magnetresonanztomographie** (**MRT**, Kernspintomographie) ist dem CCT durch wesentlich genauere Abbildung von Gehirn- und Rückenmarkstrukturen vor allem bei der Abklärung komplizierter Hirnstamm- und Rückenmarkprozesse wesentlich überlegen. Durch i.v.-Gabe von Gadolinium lassen sich auch feine Gewebsveränderungen darstellen. Die MRT ist ungeeignet zur Abklärung knöcherner Veränderungen.

Hauptindikationen der **Arteriographie** sind intrakranielle Gefäßfehlbildungen (Aneurysmen und arteriovenöse Angiome). Die superselektive Katheterisierung peripherer Hirngefäße mit kleinsten Schwemmkathetern ermöglicht die Darstellung von Tumorvaskularisationen, die Diagnostik und Therapie von Gefäßverschlüssen und die Embolisation von Tumorgefäßen zur Erleichterung der operativen Therapie.

Röntgen-Nativaufnahmen des Schädelskeletts haben gegenüber dem CCT weitgehend an Bedeutung verloren. Sie werden nach wie vor im Kindesalter eingesetzt, da CCT und MRT oft nur in Narkose durchführbar sind. Eine akute intrakranielle Drucksteigerung kann sich durch Auseinanderweichen der Schädelnähte, eine chronische Druckerhöhung in Form eines Wolkenschädels zeigen.

17.1.3 Wichtige raumfordernde Prozesse

Tumoren

Aufgrund klinischer, radiologischer und tumorbiologischer Kriterien lassen sich langsam wachsende (benigne, Grad-I-), Tumoren, semibenigne (Grad-II-), semimaligne (Grad-III-) und rasch wachsende (maligne, Grad-IV-)Tumoren unterscheiden.

Radiologische Zeichen eines raschen, aggressiven Tumorwachstums sind u. a.

- intensive, inhomogene Kontrastmittelanreicherungen im CT und MRT
- zentrale Nekrose
- starke Vaskularisation
- arteriovenöse Kurzschlüsse im Angiogramm
- starke kollaterale Ödembildung.

Gliome

Die meisten hirneigenen Tumoren gehen von den Gliazellen aus, sind also Gliome.

Formen:

- **Astrozytome:**
  - **benigne Astrozytome** („Low-grade"-Gliome, Grad II, histologisch: fibrilläre Astrozytome): Sie sind im CT hypodens und ohne Kontrastmittelanreicherung, im MRT in der T1-Wichtung ebenfalls hypointens, in der T2-Wichtung intensiv hyperintens (Abb. 17.3). Sie kommen überall im Großhirn, in Hirnstamm, Pons und Rückenmark vor. **Sonderformen** im Kindesalter sind pilozytische Astrozytome (Grad I) des N. opticus und Chiasma opticum (meist im Zusammenhang mit Neurofibromatose Typ 1) sowie (meist großzystische) Astrozytome der Kleinhirnhemisphäre.
  - **anaplastische Astrozytome** (Grad III/V) sind histologisch durch starke Entdifferenzierung der Zellen, Mitosereichtum und Nekrosen gekennzeichnet. In der bildgebenden Untersuchung häufig nicht zu unterscheiden von

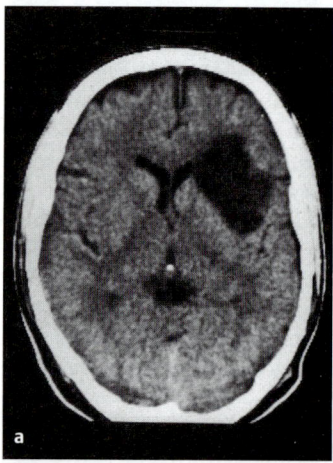

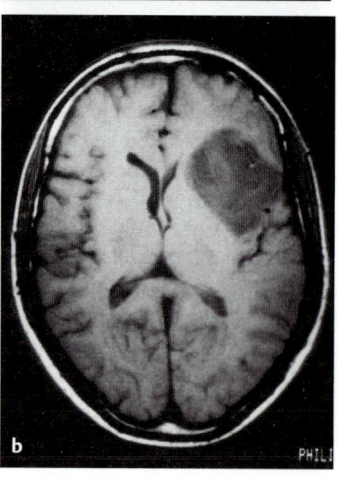

Abb. 17.3 a,b Astrozytom („low grade").
a CT,
b MRT TI-Wichtung

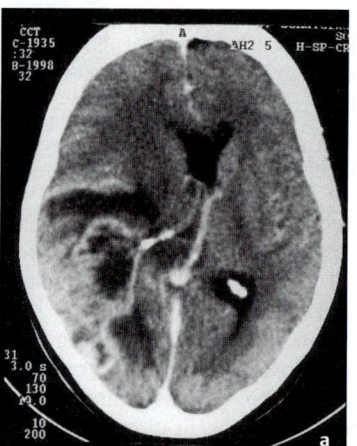

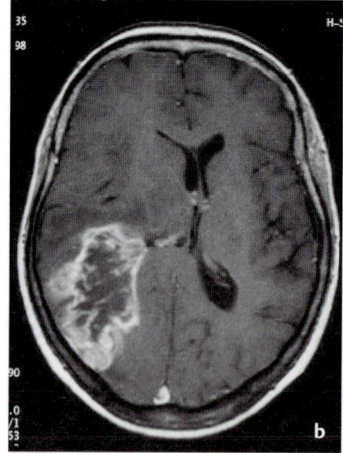

Abb. 17.4 a,b Glioblastom rechts temporookzipital.
a CT,
b MRT. Inhomogene Kontrastmittelaufnahme, zentrale Zerfallshöhle, erhebliches kollaterales Ödem

■ **Glioblastomen** (Grad IV) (Abb. 17.4): Sie zeigen zentrale Nekrosen, die sich im CT und MRT durch intensive, häufig ringförmige Kontrastmittelaufnahme äußern. Deutliche pathologische Gefäßzeichnung im Angiogramm mit Darstellung von Shuntgefäßen ("frühe Venen").

Als **Gliomatose** wird ein absolut infaustes Zustandsbild bezeichnet, bei dem große Teile des Gehirns diffus tumorös verändert sind.

■ **Oligodendrogliome** (Grad II–III): Im CT sind fleckförmige Kalkeinlagerungen charakteristisch.

■ **Mischgliome**: Sie enthalten verschiedene Zellformen.

■ **Ependymome**: Sie gehen von Ependymzellen der Ventrikelwände und des Zentralkanals des Rückenmarks aus; unterschiedliche Malignitätsgrade. Anaplastische Ependymome (Grad III) metastasieren in die Liquorwege und infiltrieren das umgebende Parenchym. Die MRT ist wegweisend.

■ **Medulloblastome** (Grad IV): häufigster Hirntumor im Kindesalter. Lokalisation im Kleinhirnwurm, also mittelständig in der hinteren Schädelgrube. Stauungshydrozephalus durch Kompression der Liquorabflusswege. Rasche Progredienz der Symptome: ataktische Gangstörung, häufiges Fallen, dann Hirndrucksymptome. Diagnostik: MRT (CT).

■ **Primitive neuroektodermale Tumoren** (**PNET**): Diese kindlichen Tumoren, denen auch das Medulloblastom zugerechnet werden kann, gehen von nicht klassifizierbaren, unreifen neuroektodermalen Zellen aus. Sie sind zwar häufig scharf begrenzt, aber aufgrund ihres raschen Wachstums in der Regel als hochmaligne einzustufen.

Therapie:

■ **operativ**: Die Operation ist die Therapie der 1. Wahl, sofern der Tumor nicht z. B. aufgrund seiner Lokalisation inoperabel ist. Allerdings lässt sich der Tumor selten vollständig entfernen (Ausnahme Kleinhirnastrozytom), weil er auch bei optisch scharfer Begrenzung meist das umgebende Parenchym infiltriert. Es wird eine **möglichst vollständige Entfernung** angestrebt. Ziele sind die Druckentlastung durch Verringerung der Tumormasse und die Sicherung der Diagnose (histologische Untersuchung) zur Klärung adjuvanter Therapiemöglichkeiten.

■ **konservativ**: Optionen sind:
  ▪ Steroide
  ▪ osmotisch wirksame Substanzen (z. B. Mannit 1,5 g/kg KG über 24 Stunden)
  ▪ milde Hyperventilation (pCO₂ um 30 mmHg)

▪ Anfallsprophylaxe (Phenytoin, z. B. 3 × 100 mg/die, bei fokalen Anfällen eher Carbamazepin, z. B. 3 × 200 mg/die)
▪ Chemotherapie (Oligodendrogliome)
▪ Radiotherapie (Grad-III- und -IV-Gliome).

Meningeome
Von den Hirnhäuten ausgehende mesodermale Tumoren mit meist langsamem Wachstum (Grad II). Das Hirngewebe wird verdrängt, in der Regel nicht infiltriert, während der Knochen unter Bildung starker Hyperostosen breit infiltriert werden kann (Abb. 17.5). Selten sind Ventrikelmeningeome (vom Plexus chorioideus ausgehend).
Klinik: Je nach Lokalisation und Größe des Tumors sowie dem oft sehr ausgedehnten kollateralen Ödem.
Diagnostik:
■ *CCT:* Homogene, leicht hyperdense Tumoren mit kräftigem Enhancement bei Kontrastmittelgabe, oftmals mit charakteristischen knöchernen Veränderungen.
■ *Angiographie:* Pathognomonisch ist die meist starke Gefäßversorgung aus Ästen der A. carotis externa (z. B. A. meningea media).
Therapie: Bei radikaler Tumorentfernung Dauerheilung möglich. Dabei müssen auch alle vom Tumor infiltrierten Dura- und Knochenpartien reseziert werden. Schwierigkeiten ergeben sich bei basalen Meningeomen mit flächiger Infiltration der Schädelbasis.

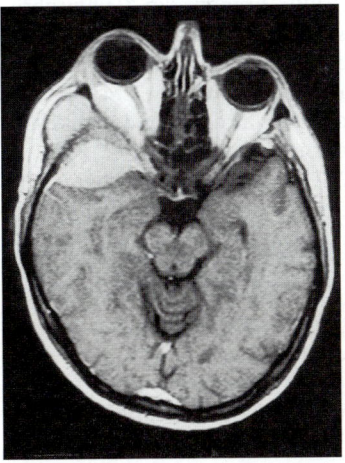

Abb. 17.5 Keilbein-Meningeom rechts. MRT mit Gadolinium. Der Tumor hat den Keilbeinflügel durchsetzt und aufgetrieben und wächst expansiv in die mittlere Schädelgrube, in die Orbita (Exophthalmus!) und nach außen unter den Schläfenmuskel

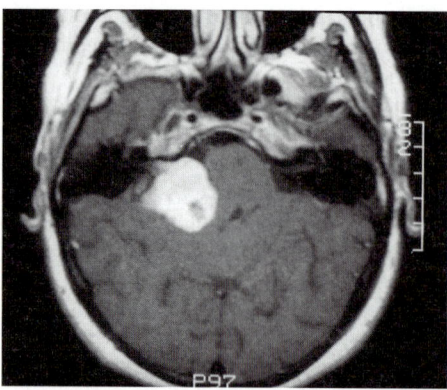

Abb. 17.6 Akustikusneurinom rechts. MRT mit Gadolinium. Sehr großer Kleinhirnbrückenwinkeltumor mit erheblicher Verdrängung von Pons und Zerebellum und Tumorzapfen im inneren Gehörgang

Tabelle 17.2 Kleinhirnbrückenwinkelsyndrom

- Hörminderung
- Schwindel, Ataxie
- Fazialislähmung
- Nystagmus
- Parästhesien, später Hypästhesie im Versorgungsgebiet des N. trigeminus, Ausfall des Kornealreflexes

Neurinome (Schwannome, Neurofibrome)
Tumoren der Nervenscheiden der basalen Hirnnerven, vor allem des VIII. Hirnnervs im Kleinhirnbrückenwinkel (Akustikusneurinom, **Abb. 17.6**).
Klinik: Kleinhirnbrückenwinkelsyndrom **(Tab. 17.2)**. Bei großen Tumoren kann es durch Druck auf den Hirnstamm und das Kleinhirn zu Ataxie und Halbseitensymptomen kommen.
Diagnostik: Im CCT mit „Knochenfenster" meist deutliche Aufweitung des inneren Gehörgangs. Kleinere Tumoren sind sehr häufig nur im MRT zu erkennen.

Progrediente einseitige Hörminderung:
Akustikusneurinom? (CCT oder) MRT!

Therapie: Mikrochirurgische Tumorentfernung über eine retromastoidale Trepanation oder Radiochirurgie.

Hypophysenadenome
Tumoren des Hypophysenvorderlappens.
Klinik und Diagnostik: Makroadenome führen zu einer Erweiterung der Sella turcica und können er-

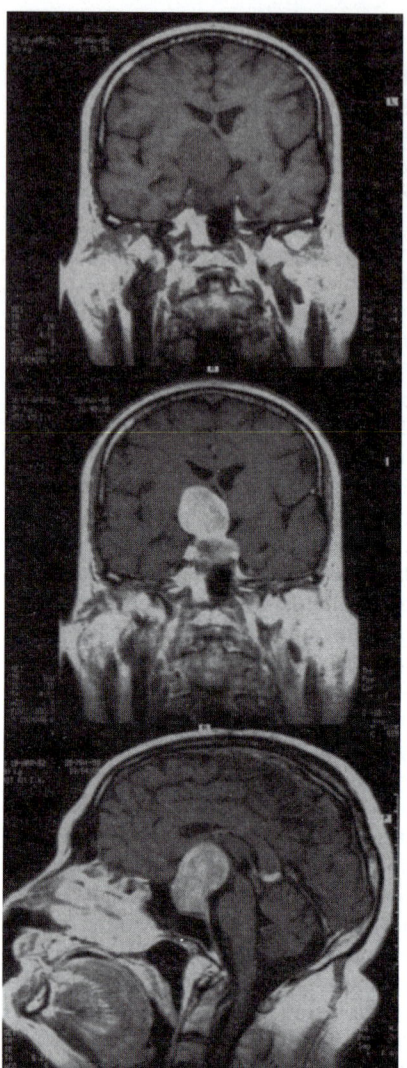

Abb. 17.7 a–c Hypophysenadenom mit großer suprasellärer Ausdehnung

hebliche suprasellärer Ausdehnung erreichen **(Abb. 17.7)** mit Druck auf das Chiasma opticum und Sehstörungen oder sogar Liquorpassagestörung durch Kompression der Liquorabflusswege des 3. Ventrikels.

Bitemporale Hemianopsie:
Hypophysenadenom? MRT!

Endokrin inaktive Hypophysenadenome bewirken eine globale Hypophyseninsuffizienz, endokrin ak-

Tabelle 17.3 Symptome endokrin aktiver Hypophysen-adenome

Adenomtyp	Symptome
STH-produzierend	Akromegalie, Riesenwuchs
ACTH-produzierend	Cushing-Syndrom
Prolaktin-produzierend	Galaktorrhö, Amenorrhö, Libidoverlust

tive führen zu charakteristischen Syndromen (Tab. 17.3).

Therapie: STH-produzierende Adenome und vor allem auch Prolaktinome sind häufig lange Zeit **medikamentös** zu behandeln. Sogar sehr große Prolaktinome können unter medikamentöser Dauertherapie beträchtlich schrumpfen.

Ist eine medikamentöse Behandlung nicht erfolgreich oder nicht möglich, muss **operiert** werden. Auf transnasalem, transsphenoidalem Zugangsweg zur Sella können auch sog. Mikroadenome unter Erhalt der Hypophysenfunktion aus dem Hypophysenvorderlappen herauspräpariert werden. Lediglich sehr große und vorwiegend suprasellär gelegene Tumoren werden auf transkraniellem, subfrontalem Zugangsweg freigelegt und entfernt.

Sonstige intrakranielle Tumoren
- Metastasen (besonders des Bronchialkarzinoms, der Karzinome des Urogenitaltraktes, des Mammakarzinoms und malignen Melanoms)
- Lymphome, Granulome
- Angioblastome
- Plexuspapillome
- Dermoide, Epidermoide, Lipome
- Craniopharyngeome.

Hirnabszess
Er entsteht hämatogen, durch Fortleitung aus Nasennebenhöhlen und Mastoidzellen oder infolge eines Schädel-Hirn-Traumas. Einzelheiten s. Kap. 17.4.4.

Hydrozephalus
Vergrößerung der intrakraniellen Liquorräume. Sie kann isoliert die Hirnkammern betreffen (Hydrocephalus internus) oder auch den Subarachnoidalraum (Hydrocephalus internus et externus).

Nach der Pathogenese unterscheidet man folgende **Formen**:
- **Verschlusshydrozephalus** (**Hydrocephalus occlusus**) durch Verlegung der Liquorabflusswege. Die häufigsten Ursachen sind an den anatomischen Engen des Ventrikelsystems zu suchen: Foramina Monroi (Tumoren), Aquaeductus sylvii (Tumoren, angeborene Aquäduktverschlüsse, erworbene, entzündliche Aquäduktstenosen), Foramen Magendii (meist entzündliche Verklebungen).
- **Hydrocephalus aresorptivus** (**Hydrocephalus communicans**): Hierbei sind die Wege zwischen den Ventrikeln und den basalen Zisternen offen, die Liquorresorption über die Hirnoberflächen ist jedoch gestört, meist durch arachnoidale Verklebungen nach Subarachnoidalblutung, Entzündung (Meningitis) oder Trauma.
- **Hydrocephalus e vacuo**: gleichförmige Erweiterung aller inneren und äußeren Liquorräume durch hirnatrophische Veränderungen.

Klinik: Sowohl der Verschlusshydrozephalus als auch eine relevante Liquorresorptionsstörung führen zu einer Zunahme des intrakraniellen Liquordrucks (Druckhydrozephalus) mit Hirndrucksymptomen (s. Tab. 17.1).

Diagnostik: Das CCT zeigt bei Druckhydrozephalus häufig eine charakteristische ballonförmige Auftreibung der Vorder- und Schläfenhörner und des 3. Ventrikels sowie periventrikuläre Ödemzonen infolge Liquorresorption durch die Ventrikelwand (Abb. 17.8). Das Furchenrelief über der Hirnkonvexität stellt sich nicht dar.

Therapie: Bei **akuter**, u. U. bedrohlicher **Liquordrucksteigerung** unbekannter Ursache ist die **sofortige Ventrikelpunktion** indiziert (Abb. 17.9).

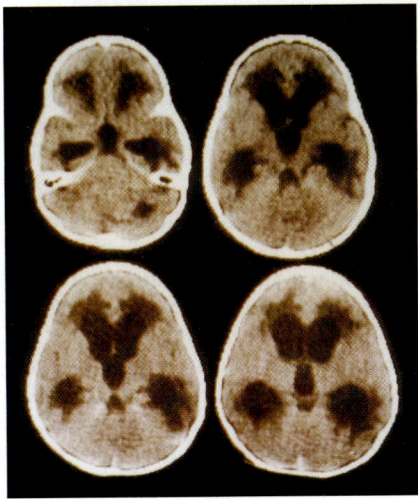

Abb. 17.8 Druckhydrozephalus (durch Liquorresorptionsstörung). Beachte die periventrikulären Ödemzonen („capping") und die ballonförmige Auftreibung des III. Ventrikels

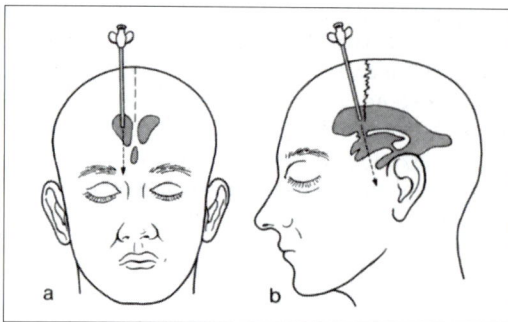

Abb. 17.9 a,b Technik der Ventrikelpunktion: Punktion der Hirnrinde fingerbreit paramedian vor der Kranznaht. Zielrichtung im frontalen Aspekt
a zum medialen Orbitarand, im seitlichen Aspekt
b fingerbreit vor den Gehörgang

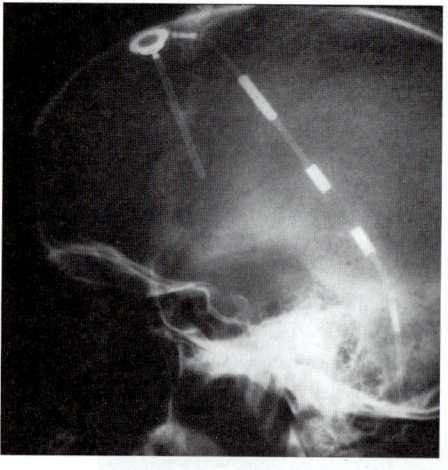

Abb. 17.10 Liquordrainagesystem in situ, hier bestehend aus: Ventrikelkatheter, Rickham-Kapsel (im Bohrloch), Vorkammer, Hakim-Cordis-Ventil, abführendem Peritonealkatheter

Ist eine kausale Therapie, z. B. Beseitigung einer Liquorpassagestörung durch Tumorentfernung, nicht möglich, erfolgt die endoskopische Ventrikulozisternotomie oder die **Liquorableitung** durch Implantation eines Drainagesystems vom Ventrikel in das Peritoneum oder über die V. jugularis in den rechten Herzvorhof. Zwischengeschaltet ist ein druckgesteuertes Ventil, das einen Reflux sowie den unkontrollierten Liquorabfluss verhindert und die Prüfung der Funktion des Drainagesystems durch perkutane Palpation ermöglicht **(Abb. 17.10)**.

Hypertensive Massenblutung
Lokalisation meist im frontalen Marklager oder den Stammganglien, selten im Kleinhirn.

Klinik: Akuter Beginn („Schlaganfall") mit Halbseitensymptomen, oft auch Bewusstlosigkeit.
Diagnostik: Unverzüglich CCT.
Therapie:
1. bei bewusstlosen Patienten apparative Stützung von Atmung und Kreislauf
2. intensivmedizinische Überwachung
3. Operation: Große Hämatome (> 50 ml) bei bewusstlosen Patienten werden operativ entfernt, sofern das Ausmaß des Hirnschadens nicht von vornherein irreparabel erscheint.

Bei nicht bewusstlosen Patienten mit einem geschätzten Hämatomvolumen von unter 50 ml kann, sofern der Hirndruck mit konservativen Mitteln beherrschbar ist, unter stationärer Überwachung abgewartet werden.

Hämorrhagischer Infarkt
Einblutung in einen Hirninfarkt.
Klinik: Oft progredienter Verlauf.
Diagnostik: Im CCT Hinweise durch charakteristische Infarktzone in der Peripherie der Blutung, die häufig kleinfleckig konfluierend erscheint.
Therapie: s. hypertensive Massenblutung.

Atypische Blutung
Klinik: Ein arteriovenöses Angiom, eine Durafistel oder ein Cavernom können sich äußern durch:
- zerebrale Krampfanfälle
- progrediente neurologische Ausfälle und Hirnleistungsschwäche durch Hirnmangeldurchblutung in der Umgebung eines größeren arteriovenösen Shunts (Steal-Syndrom)
- bei größeren Shuntvolumina Hypertrophie und später Insuffizienz des linken Ventrikels
- intrazerebrale Blutung.
Diagnostik: Hinweise auf eine Gefäßfehlbildung liefert das MRT häufiger als das CT. Bei V. a. Angiomblutung ist eine Angiographie erforderlich.

> Atypisch lokalisierte Intrazerebralhämatome bei jüngeren Patienten: Angiographie erforderlich

Therapie: Arteriovenöse Gefäßfehlbildungen sollten immer **operiert** werden, sofern Größe und Lokalisation dies erlauben. Dies gilt auch für Angiome, die noch nicht geblutet haben. **Präoperativ** wird, wenn möglich, im Rahmen einer Angiographie eine **Embolisation oder Teilembolisation der angiomversorgenden Arterien** durchgeführt, wodurch die Exstirpation wesentlich erleichtert wird und gefahrloser ist. Eine Teilembolisation ohne nachfolgende Operation ist kontraindiziert. Lediglich bei sehr kleinen und operativ schwer zugänglichen arteriovenösen Angiomen kann in seltenen Fällen durch superselektive Katheterisierung eines Versorgergefäßes eine komplette Ausschaltung gelingen. In diesen Fällen ist eine stereotaktische Bestrahlung (LINAC) aussichtsreich.

17.2 Aneurysma der arteriellen Hirngefäße

Säckchenförmige Ausweitung meist einer basalen Hirnarterie (Abb. 17.11, 17.12).
Klinik: Wegen der dünnen Aneurysmawand besteht immer die Gefahr einer spontanen Ruptur, wobei es wegen der Lokalisation der Aneurysmen häufiger zu Subarachnoidal- als zu intrazerebralen Blutungen kommt.

Typische Zeichen der akuten Subarachnoidalblutung sind **plötzlich einsetzende heftige Kopfschmerzen** („als ob der Kopf zerspringen würde"), oft gefolgt von heftigem **Erbrechen** und/oder **Bewusstlosigkeit** von unterschiedlicher Dauer. Der Patient ist lichtscheu, bei der Untersuchung nackensteif und berührungsempfindlich. Nach dem Schweregrad der Blutung lassen sich nach Hunt

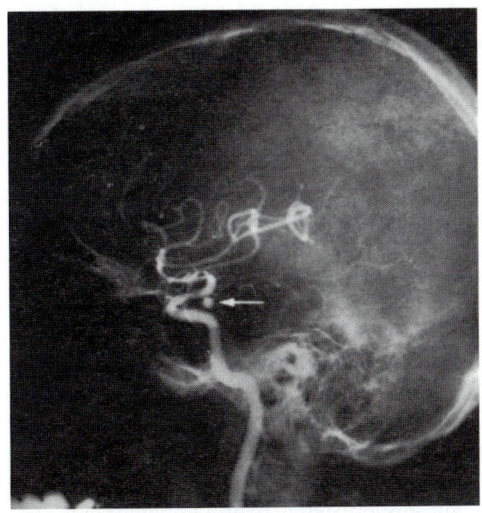

Abb. 17.12 Arteriographie der A. carotis interna mit Darstellung eines Aneurysmas am Abgang des Ramus communicans posterior (Pfeil)

und Hess fünf klinische Stadien unterscheiden (Tab. 17.4).

> Akutes, heftiges Kopfschmerzereignis und Nackensteife = Subarachnoidalblutung

Diagnostik:
■ *CCT:* Nachweis von Blut in den basalen Liquorzisternen
■ *Lumbalpunktion:* Liquor blutig und nach Zentrifugieren gelblich tingiert (xanthochrom), sofern die Blutung schon einige Stunden zurückliegt und nicht artifiziell ist

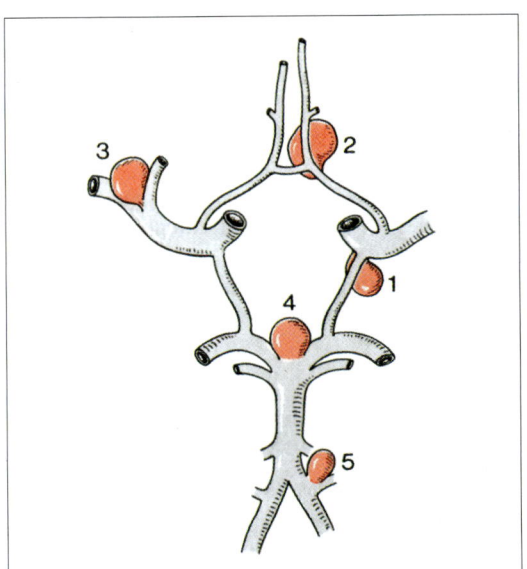

Abb. 17.11 Häufigste Lokalisationen von Aneurysmen der basalen Hirnarterien:
1. A. carotis (am Abgang des Ramus communicans posterior)
2. A. cerebri anterior (Ramus communicans anterior)
3. A. cerebri media
4. A. basilaris
5. A. cerebelli inferior anterior

Tabelle 17.4 Schweregrade der Subarachnoidalblutung nach Hunt und Hess

Grad I	asymptomatisch, allenfalls minimale Kopfschmerzen und leichte Nackensteife
Grad II	mäßige oder stärkere Kopfschmerzen, Nackensteife, keine neurologischen Ausfälle (allenfalls Okulomotoriusparese)
Grad III	Benommenheit (Somnolenz), Verwirrtheit oder milde neurologische Herdsymptome
Grad IV	Stupor (schwer erweckbar), Halbseitensymptome, vegetative Begleitsymptome
Grad V	Koma, reaktionslos, Atem- und Kreislaufstörung, Hirnstammsymptome

■ *Arteriographie:* im Stadium I–III unverzüglich, im Stadium IV und V sobald wie möglich.

Therapie: Akute Subarachnoidalblutungen aus Aneurysmen neigen besonders in den ersten Tagen zur Rezidivblutung. In 20 % der Fälle treten Rezidivblutungen innerhalb der ersten 2 Wochen auf, mit einer Mortalität von ca. 30 %. Daher rasche Diagnostik und Frühbehandlung!

■ **konservativ:** nach geklärter Diagnose absolute Ruhe, medikamentöse Senkung des oft stark erhöhten Blutdruckes auf Normwerte, Vermeidung von Blutdruckspitzen, evtl. leichte Sedierung

■ **operativ:** Ausschaltung des Aneurysmas durch Verschluss des Aneurysmahalses mit einem speziellen **Federclip** (Abb. 17.13). Zur Schonung kleinster arterieller Seitenäste ist die mikrochirurgische Operationstechnik obligat.

In gut ausgerüsteten neuroradiologischen Zentren kann das Aneurysma alternativ auf intraarteriellem Wege durch Metallspiralen verschlossen werden (**Coiling**). Dieses Verfahren bietet sich vor allem bei Patienten mit hohem Operationsrisiko oder Grad IV oder V nach Hunt und Hess an.

Starke Einblutungen in den Liquorraum führen häufig zu einer **akuten Liquorresorptionsstörung** mit Hirndruck. Hier kann eine **Lumbaldrainage oder externe Ventrikeldrainage** notwendig sein.

Bei bewusstlosen Patienten (Grad IV und V) wird der Allgemeinzustand zunächst durch intensivmedizinische Maßnahmen stabilisiert, bevor die Operation durchgeführt wird.

Häufiges Begleitsymptom einer akuten Subarachnoidalblutung ist ein **Gefäßspasmus** benachbarter Hirngefäße, der zum Infarkt führen kann. **Prophylaxe**:

■ Sicherstellung einer ausreichenden Hirndurchblutung durch Hämodilution (Infusionsbehandlung), Hypervolämie und kontrollierte Hypertension

■ Kalziumantagonisten (Nimodipin)

■ Monitoring der Flussgeschwindigkeit in den verengten Gefäßen durch transkranielle Dopplersonographie.

17.3 Schädelfraktur

Schädelfrakturen werden nach ihrer Form und Pathogenese in Fissur, Stückbruch, Impressions-, Biegungs- und Berstungsbruch eingeteilt, nach ihrer Lokalisation in Kalotten-, Schädelbasis- und Gesichtsschädelfrakturen. Berstungsbrüche (s. Abb. 17.14) verlaufen entlang des Meridians, Biegungsbrüche entlang des Äquators.

Klinik: Bei **frontalen Schädelbasisfrakturen** findet man ein **Monokel- oder Brillenhämatom**, bei **Felsenbeinfrakturen** hingegen ein **retroaurikuläres Hämatom**. Liegt eine ausgedehnte Impressionsfraktur vor, so ist in einigen Fällen eine Stufe tastbar, die aber doch meistens von einem Weichteilhämatom bedeckt ist.

> Monokel- oder Brillenhämatom = Schädelbasisfraktur

Diagnostik: Ein sicherer Frakturnachweis ist nur radiologisch möglich (Abb. 17.14, 17.15).

Therapie: Patienten mit nachgewiesener Fraktur müssen wegen der Gefahr eines darunter liegenden Hämatoms stationär aufgenommen werden.

> Schädelfraktur → stationäre Aufnahme

Bei Impressionsfrakturen mit neurologischen Symptomen, d. h. einem gedeckten Schädel-Hirn-Trauma (s. u.), oder Dislokation über Kalottenbreite ist zur Reposition und Beseitigung der Druckwirkung eine operative Versorgung notwendig.

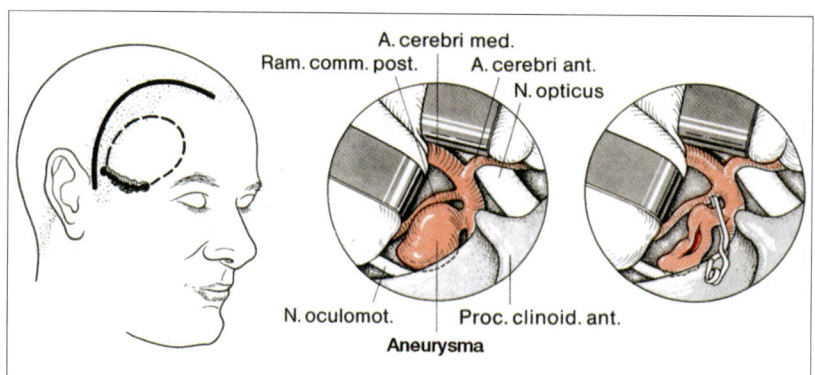

A. cerebri med.
Ram. comm. post.   A. cerebri ant.
N. opticus
N. oculomot.   Proc. clinoid. ant.
Aneurysma

Abb. 17.13 a–c Schematische Darstellung des Verschlusses eines rechtsseitigen Karotisaneurysmas

a Schnittführung und Markierung der Schädeltrepanation
b Topographisch-anatomische Darstellung des Aneurysmas
c Der Aneurysmahals ist durch Federclip sicher verschlossen. Der Sack ist eröffnet, schlaff, blutleer und wird in der Folge atrophieren

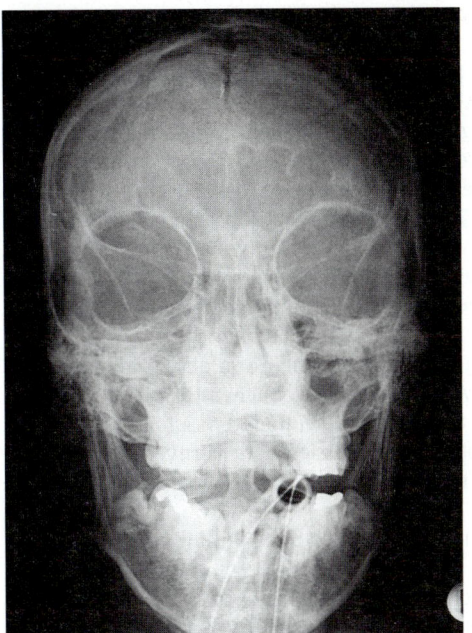

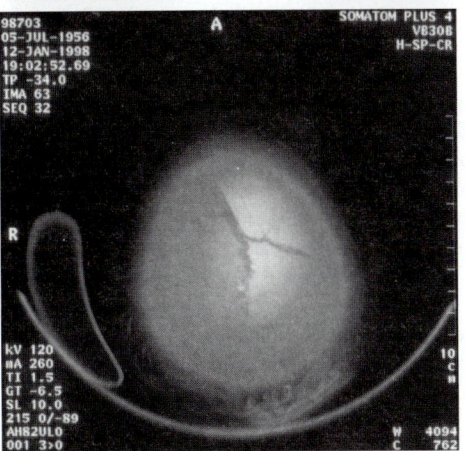

Abb. 17.14 a,b Schädelberstungsfraktur im nativen Röntgenbild **a** und im CCT im Knochenfenster **b**

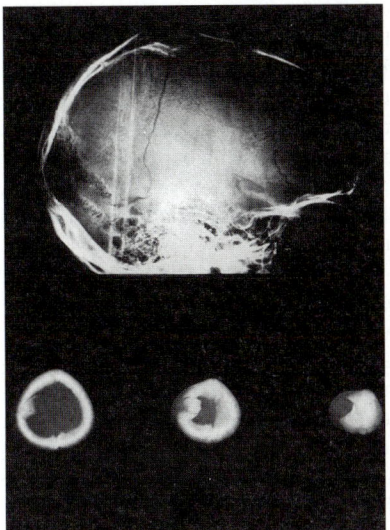

Abb. 17.15 Parietale Impressionsfraktur im Röntgen-Nativbild und im CCT im Knochenfenster

Tabelle 17.5 Glasgow Coma Scale

Augen öffnen	A
Spontan	4
Auf Ansprache	3
Auf Schmerzreize	2
Keine Reaktion	1
Beste Motorische Reaktion	**M**
Befolgt Aufforderungen	6
Gezielte Abwehr auf Schmerzreize	5
Ungezielte Abwehr auf Schmerzreize	4
Tonische Beugung	3
Strecksynergien	2
Keine Reaktion	1
Beste Verbale Reaktion	**V**
Orientiert	5
Konfuse Sätze	4
Unzusammenhängende Worte	3
Unverständliche Laute	2
Keine Reaktion	1

Tiefe der Bewusstseinsstörung (Glasgow Coma Score) = aus A + V + M

17.4 Schädel-Hirn-Trauma

Die Inzidenz schwerer behandlungsbedürftiger Schädel-Hirn-Traumata wird mit 200–300 pro 100 000 Einwohner pro Jahr angegeben, wobei Männer doppelt so häufig wie Frauen betroffen sind. Der Schweregrad wird nach der Glasgow Coma Scale (GSC) eingestuft (Tab. 17.5).

Man unterscheidet zwischen offenem und geschlossenem Schädel-Hirn-Trauma (SHT).

17.4.1 Offenes Schädel-Hirn-Trauma

Pathogenese: Gemeinsames Merkmal aller offenen SHT ist eine Kommunikation zwischen Außenluft und Liquorraum. Offene SHT können durch scharfe Gewalteinwirkung unter Beteiligung der Haut, des Schädeldaches und der Hirnhäute oder durch stumpfe Gewalteinwirkung mit Fraktur der Schädelbasis im Bereich der Nebenhöhlen und Zerreißung der darüber liegenden Dura mater entstehen.

Die Gefahr des offenen SHT besteht in der Infektion der Liquorräume und des Gehirns, so dass eine Antibiotikaprophylaxe unabdingbar ist.

> Jede Schädelfraktur mit Hautverletzung ist eine offene Fraktur!

Klinik: Neurologische Symptome je nach Lokalisation und Schweregrad.

Diagnostik: Unter jeder Weichteilverletzung am Schädel kann sich eine Kalottenfraktur oder Perforation verbergen, so dass man bei der Wundrevision auf Frakturlinien achten muss.

Feine Haarrisse der Kalotte sind auf Röntgenübersichtsaufnahmen oder Zielaufnahmen nicht immer zu erkennen. Daher muss bei V. a. knöcherne Verletzung ein **CCT mit „Knochenfenster"** durchgeführt werden. Ein sicheres Indiz für ein offenes SHT ist der **Nachweis einer Rhino- oder Otoliquorrhö** (Schädelbasisfraktur) bzw. der **Nachweis freier intrakranieller Luft** (spontaner Pneumocephalus).

Therapie:
- **bei offener Kalottenfraktur** sorgfältige Wundreinigung innerhalb der ersten 6 Stunden, wenn notwendig, Débridement und Verschluss mit durchgreifenden Einzelknopfnähten
- **bei perforierenden Verletzungen** Entfernung der Fremdkörper (Haare, Schmutzpartikel und Knochensplitter), Ausräumung raumfordernder Blutungen und sorgfältige Blutstillung. Der Verschluss der Dura sollte mit autologem Material (z. B. gestielter Periostlappen) erfolgen, ersatzweise mit künstlicher Dura. Der Knochendefekt wird zunächst nicht gedeckt. Spannungsfreier Wundverschluss (bei ausgedehnter Lazeration mit Verschiebeplastik).
- **bei Schädelbasisfraktur mit Verletzung der Nebenhöhlen**: Bei Felsenbeinfraktur mit Otoliquorrhö bleibt die Therapie unter Antibiotikaschutz konservativ abwartend.

> Offenes SHT → Antibiotika!

- **Bei Rhinoliquorrhö** ist in der Regel ein operativer Verschluss unumgänglich. Die Abdeckung der Fistel erfolgt auf transkraniellem Wege mit einem gestielten Periostlappen oder auf transnasalem Wege durch Verklebung des Defekts von basal. Bei ausgedehnten frontobasalen Verletzungen kann ein mehrzeitiges Vorgehen erforderlich sein, wobei zunächst die Weichteilverletzungen versorgt werden. Die Abdichtung der Liquorfistel erfolgt nach Stabilisierung des Patienten.

Prognose: Sie ist abhängig von der Lokalisation und dem Ausmaß der tatsächlichen Hirnverletzung und evtl. auftretenden sekundären Schäden (Hypoxie, Hypotension). Die sichtbare Hirnverletzung allein lässt eine prognostische Aussage meist nicht zu.

17.4.2 Gedecktes Schädel-Hirn-Trauma

Gedeckte SHT entstehen durch direkte oder indirekte Gewalteinwirkung. Zur Klassifikation s. Tab. 17.6. Sie sollte nach Stabilisierung des Patienten vorgenommen werden.

Schädel-Hirn-Trauma Grad I

Das SHT Grad I entspricht der **Commotio cerebri**. Hierbei handelt es sich um eine rein funktionelle zerebrale Störung ohne morphologisches Korrelat. Es finden sich Übelkeit, Erbrechen, retrograde Amnesie und eine Bewusstlosigkeit von meist weniger als 15 Minuten.

Schädel-Hirn-Trauma Grad II

Klinik: Mittelschwere Schädel-Hirn-Verletzung mit Bewusstlosigkeit von meist mehr als 30 Minuten, Übelkeit, Erbrechen und länger andauernder Amnesie.

Diagnostik: Röntgenaufnahme des Schädels in zwei Ebenen zum Ausschluss einer Schädelfraktur.

Therapie: Bettruhe und stationäre Aufnahme zur Verlaufsbeobachtung der Bewusstseinslage und Pupillenreaktion.

Tabelle 17.6 Klassifikation des gedeckten Schädel-Hirn-Traumas

Schweregrad	I	II	III	IV
Dauer der Bewusstlosigkeit	0–1 h	0–24 h	≤ 1 Woche	> 1 Woche
Dauer der posttraumatischen Amnesie	Minuten bis Stunden	Stunden bis 2 Tage	1–4 Wochen	> 4 Wochen
Objektivierbare psychische Beeinträchtigung	Bis 4. Tag	Bis 3. Woche	> 3 Wochen	Bleibend

Prognose: Insgesamt gut. Initiale Kopfschmerzen und Konzentrationsstörungen bilden sich innerhalb weniger Monate komplett zurück. Postkontusionelle Gliarnarben können gelegentlich zu zerebralen Krampfanfällen führen.

> Bewusstlosigkeit > 30 Minuten:
> V. a. schweres SHT

Schädel-Hirn-Trauma Grad III und IV

Hier besteht eine substantielle Hirnschädigung und es entwickelt sich ein posttraumatisches Hirnödem.
Klinik: Initial tiefe Bewusstlosigkeit von bis zu oder mehr als 1 Woche Dauer, in der Regel mit vegetativen Begleitreaktionen (Atem-, Kreislauf- und Temperaturregulationsstörungen) und Hirnstammsymptomen (Strecksynergien). Glasgow Coma Score $\leq$ 8 (s. Tab. 17.5).
Diagnostik: Die Mindestdiagnostik besteht aus einer Röntgenaufnahme des Schädels in zwei Ebenen und beim Nachweis einer Fraktur in einem CCT.
Therapie: In der Regel erfolgt die Intubation bereits am Unfallort. Eine stationäre Aufnahme auf der Intensivstation ist zur engmaschigen Kontrolle der Vitalparameter und der Pupillenreaktion erforderlich. Bei motorischer Unruhe sollte eine Sedierung erfolgen. Raumfordernde Blutungen (s. Kap. 17.4.4) müssen so früh wie möglich entlastet werden.

> Bewusstlose Patienten:
> Überwachung auf der Intensivstation

17.4.3 Therapiegrundsätze bei schwerem Schädel-Hirn-Trauma

1. konsequente Lagerung mit Oberkörperhochlagerung um 30°
2. bei unzureichender Spontanatmung Intubation, Beatmung und ggf. milde Hyperventilation unter Kontrolle der Blutgaswerte (p_aCO_2 30–35 mmHg)
3. ZVK zur Sicherstellung einer ausreichenden Kreislauffunktion und Kontrolle des ZVD
4. invasive Blutdruckmessung
5. Kontrolle des intrakraniellen Druckes durch epidurale oder parenchymatöse Drucksonde oder Ventrikeldrainage. Aufrechterhaltung eines ausreichenden zerebralen Perfusionsdruckes (= Differenz aus mittlerem arteriellen Blutdruck und intrakraniellem Druck = 70 mmHg). Transkranielle Dopplersonographie und neurophysiologische Untersuchungen (SEP, AEP). CT-Kontrollen soweit erforderlich.
6. Bronchialtoilette, Magensonde und Urinkatheter

7. Kontrolle der Tiefe der Bewusstseinsstörung, der Pupillenreaktion und des Reflexstatus
8. regelmäßige Kontrolle der Laborparameter
9. medikamentöse Therapie:
- ausreichende Sedierung (z. B. Midazolam in Kombination mit Fentanyl). Bei Einsatz von Barbituraten (z. B. Methohexital) ist eine EEG-Kontrolle notwendig.
- ggf. Infusion von Plasmaexpandern (z. B. HAES) zur Verbesserung der Mikrozirkulation
- Osmodiuretika (z. B. Mannit, Glycerol) evtl. in Kombination mit Schleifendiuretika. Bei gestörter Blut-Hirn-Schranke können sie das Hirnödem jedoch durch Diffusion in das Hirngewebe verstärken. Eine Hirndruckmesssonde zur Erfolgskontrolle ist erforderlich.
- Anfallsprophylaxe, z. B. mit Phenytoin.

Der Einsatz von Dexamethason hat keinen positiven Einfluss auf den Verlauf schwerer Schädel-Hirn-Verletzungen.

17.4.4 Komplikationen des Schädel-Hirn-Traumas

> Frühkomplikationen:
> Akute intrakranielle Blutungen

Epiduralhämatom

Pathogenese: Es handelt sich in der Regel um eine **arterielle Blutung** durch Einrisse von Ästen der A. meningea media, häufig unter einer Kalottenfraktur (Abb. 17.16). Sie entstehen innerhalb von Minuten bis wenige Stunden nach dem Trauma und führen unbehandelt zum Tode oder zu schweren irreparablen Schäden.

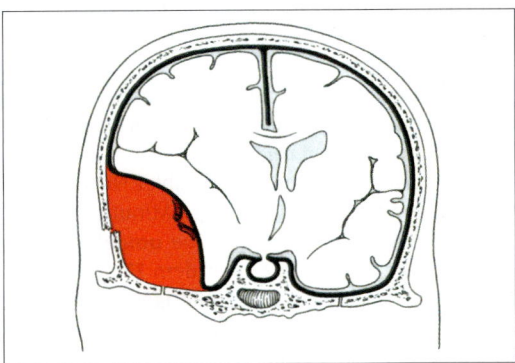

Abb. 17.16 Epiduralhämatom bei Fraktur der Schädelkalotte mit Zerreißung eines Astes der A. meningea media

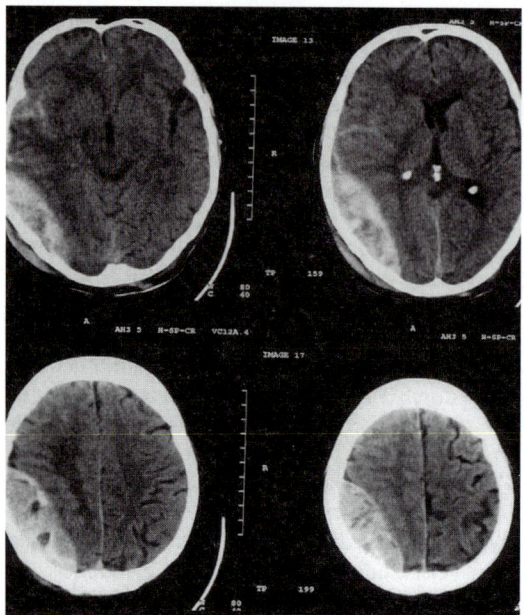

Abb. 17.17 Epiduralhämatom rechts parietal. Beachte die in Relation zum großen Hämatom relativ geringen Raumforderungszeichen

Prognose: Sie hängt von der Geschwindigkeit der Hämatomentwicklung und dem initialen Grad der Hirnschädigung ab. Die Letalität liegt bei 5–12 %. Ca. 70–90 % der Patienten erholen sich bei sachgerechter Therapie vollständig oder mit mäßiger Beeinträchtigung.

Akutes Subduralhämatom

Pathogenese: Es handelt sich in der Regel um eine **venöse Blutung** aus einer abgerissenen Brückenvene oder einem Kontusionsherd. Sie breitet sich daher langsamer, aber flächenhaft über die gesamte Hemisphäre aus (Abb. 17.18, 17.19). Die traumatische

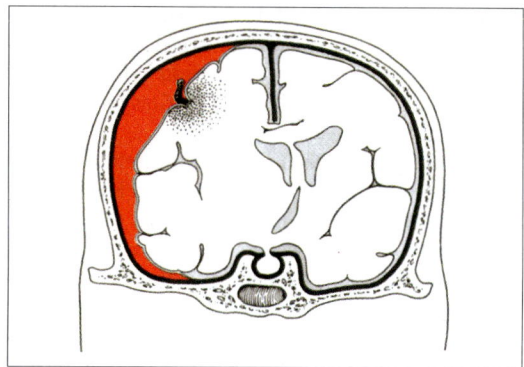

Abb. 17.18 Akutes Subduralhämatom. Beachte die eher flächenhafte Ausdehnung, den Kontusionsherd und die abgerissene Brückenvene

Klinik: Beim zunächst bewusstseinsklaren Patienten setzt nach einem sog. freien Intervall eine **schnelle Vigilanzminderung** ein, bei primärer Bewusstseinstrübung **nimmt** die **Tiefe der Bewusstlosigkeit zu** (Abnahme der Reaktion auf Schmerzreize). Im weiteren Verlauf entwickelt sich als Folge der **Einklemmung** eine zunächst homolaterale Pupillenerweiterung. Nachfolgend kommt es zu allgemeinen Hirndruck- bzw. Hirnstammsymptomen (s. Kap. 17.1.1).

Diagnostik:
- *Röntgen:* In der Regel findet man eine Kalottenfraktur über dem Hämatom.
- *CCT:* Wichtigstes Diagnostikum bei V. a. intrakranielle Blutungen. Man findet eine scharf begrenzte, bikonvexe, extrazerebrale, hyperdense Raumforderung (Abb. 17.17).

Therapie: Zur Vermeidung irreparabler Hirnschäden ist höchste Eile geboten. Wenige Minuten können lebensrettend sein. Daher ist eine **umgehende osteoplastische Trepanation** über dem Hämatom mit Hämatomabsaugung und sorgfältiger Blutstillung sowie Durahochnähten indiziert. Bei fehlender Diagnostik und ungewisser Lokalisation ist u. U. eine Bohrlochtrepanation über der Temporalschuppe notwendig.

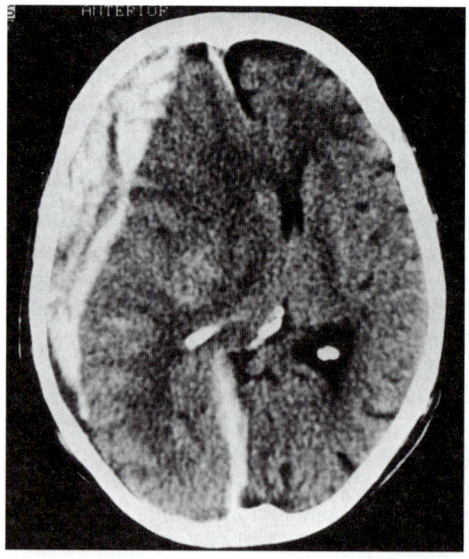

Abb. 17.19 Akutes Subduralhämatom mit ausgeprägter Massenverschiebung und flächenhafter Ausbreitung über die Hemisphäre

Hirnschädigung ist größer, woraus auch bei zeitgerechter Behandlung eine schlechtere Prognose als bei Epiduralhämatomen resultiert.

Klinik: Der Patient ist **meist primär bewusstlos**, in der Regel fehlt das freie Intervall. Im Verlauf **nimmt** die **Tiefe der Bewusstlosigkeit zu.**

Diagnostik: CCT.

Therapie: **Umgehende**, häufig osteoklastische **Schädeltrepanation**, Absaugung des Hämatoms und sorgfältige Blutstillung; ggf. sind eine Duraerweiterungsplastik und eine Hirndruckmesssonde erforderlich.

Prognose: Sie ist schlecht. Sie hängt von der Zeitdauer bis zum Auftreten neurologischer Symptome, der Geschwindigkeit der Hämatomentwicklung, dem Grad der Bewusstseinsstörung, dem Ausmaß der Hirnschädigung und dem Lebensalter ab. Die Letalität liegt bei über 50 %. Nur 20 % der Patienten weisen eine günstige Entwicklung auf.

Intrazerebrale Blutungen

Pathogenese: Blutungen in das Marklager sind häufig mit einem akuten Subduralhämatom vergesellschaftet oder sind Kontusionsblutungen, d. h. Blutungen aus Rindenprellungs (= Kontusions)herden **(Abb. 17.20)**.

Klinik: s. akutes Subduralhämatom.

Diagnostik: Kontusionsblutungen sind häufig erst mit einer zeitlichen Verzögerung von 1–2 Tagen im CCT zu erkennen oder haben in dieser Zeit deut-

lich an Größe zugenommen. Bei frühem Auftreten der Blutung ist dies prognostisch ungünstig.

> Andauernde Bewusstlosigkeit ggf. zunehmender Tiefe → CCT-Kontrolle

Therapie: Bei großen und kompakten Hämatomen operative Entlastung. Wegen der ausgeprägten Verletzlichkeit des frisch traumatisierten Gehirns sollte der Eingriff so klein wie möglich gehalten werden; Hirndruckmesssonde.

Prognose: Sie ist insgesamt schlecht, aber nicht so ungünstig wie beim akuten Subduralhämatom. Die beeinflussenden Faktoren entsprechen denen des Subduralhämatoms.

Chronisches Subduralhämatom

Pathogenese: In der Regel liegt ein Bagatelltrauma vor, an das sich der Patient häufig nicht erinnert, weil es weit zurückliegt. Infolge des Traumas bildet sich ein flächenhafter dünner subduraler Blutfilm, der häufig durch fibröse Membranen abgekapselt ist **(Abb. 17.21)**. Durch Einstrom seröser Flüssigkeit nimmt das nun in der Regel flüssige Hämatom an Größe zu.

Klinik: Leistungsminderung, vermehrte Müdigkeit bis hin zur Bewusstseinsminderung, je nach Lokalisation fokal neurologische Ausfälle (z. B. Hemiparese, Sprachstörung), zerebrale Krampfanfälle.

Diagnostik: CCT. Chronische Subduralhämatome verlieren im Laufe der Zeit ihre Kontrastdichte und werden zunächst isodens (sind in dieser Phase leicht zu übersehen), später hypodens **(Abb. 17.22)**.

Therapie: Das Hämatom kann in der Regel in Lokalanästhesie über eine Bohrlochtrepanation aus-

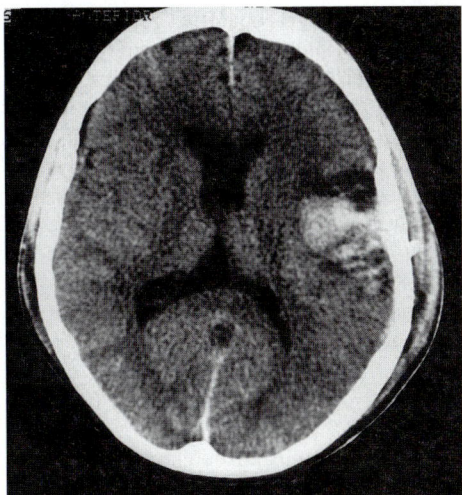

Abb. 17.20 Kontusionsblutung mit milden Raumforderungszeichen (Teilkompression des linken Seitenventrikels). Darüber liegendes subgaleales Hämatom

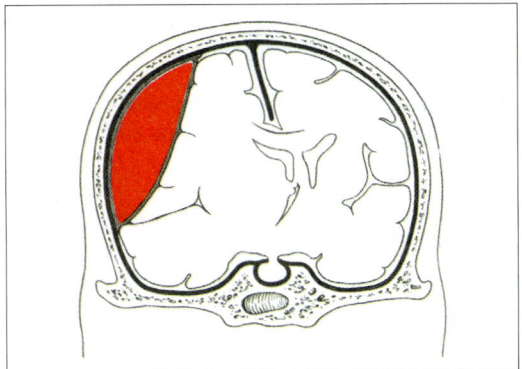

Abb. 17.21 Chronisches Subduralhämatom. Beachte die linsenförmige Ausdehnung sowie die Kapselbildung

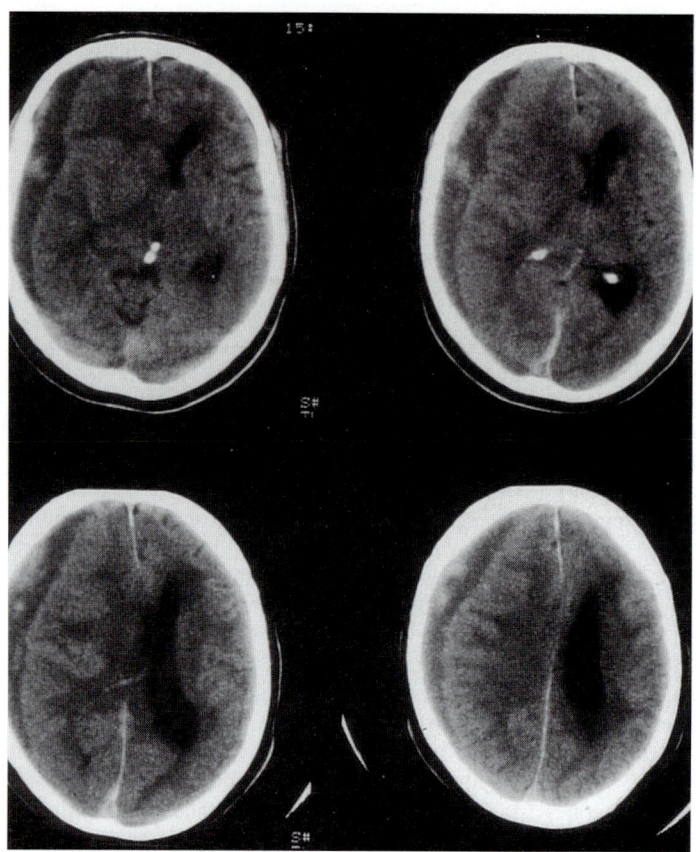

Abb. 17.22 Chronisches Subduralhäma-tom im hypodensen Stadium mit Zeichen frischerer Einblutungen (hyperdense Areale innerhalb des Hämatoms), deut-liche Kompression des rechten Seiten-ventrikels und deutliche Mittellinien-verlagerung

gespült werden. Es sollte eine subdurale Drainage eingelegt werden.

Prognose: Sie ist trotz des in der Regel hohen Lebensalters der Patienten gut. Die Letalität beträgt weniger als 5 %, ca. 90 % der Patienten erholen sich wieder vollständig.

Infektionen

Meningitis

Bei unerkannter Liquorfistel kann sich auch noch lange nach dem SHT eine Meningitis einstellen.

Hirnabszess

Nach offenem SHT kann es, wenn auch selten, zu einem Hirnabszess kommen. Dieser entwickelt sich in der Regel in der 3.–5. Woche nach dem Trauma.

Klinik: Unspezifische Symptomatik; Fieber nur in ca. 50 % der Fälle. Die führenden Symptome sind zerebrale Krampfanfälle, Kopfschmerzen, Übelkeit und Erbrechen.

Diagnostik: Diagnosestellung mittels CCT oder MRT (Abb. 17.23).

Therapie: In der Regel operativ. Zusätzlich verabreicht man Antibiotika mit breitem Wirkspektrum – unter Berücksichtigung von Anaerobiern – als Kombinationstherapie: Cephalosporine der 3. Generation (z. B. Cefotaxim), Aminoglykoside (z. B. Gentamicin) und Nitroimidazole (z. B. Metronidazol). Außerdem kann Gentamicin L in die Abszesshöhle instilliert werden.

Zerebrale Krampfanfälle

Diese können infolge epileptogener Rindenprellungsherde auch noch Jahre nach dem SHT auftreten.

Hydrozephalus

Nach schweren Hirnsubstanzdefekten tritt ein Hydrocephalus e vacuo auf. Selten kommt es infolge posttraumatischer Verklebung arachnoidaler Liquorresorptionsflächen zu einem Hydrocephalus aresorptivus (s. Kap. 17.1.3).

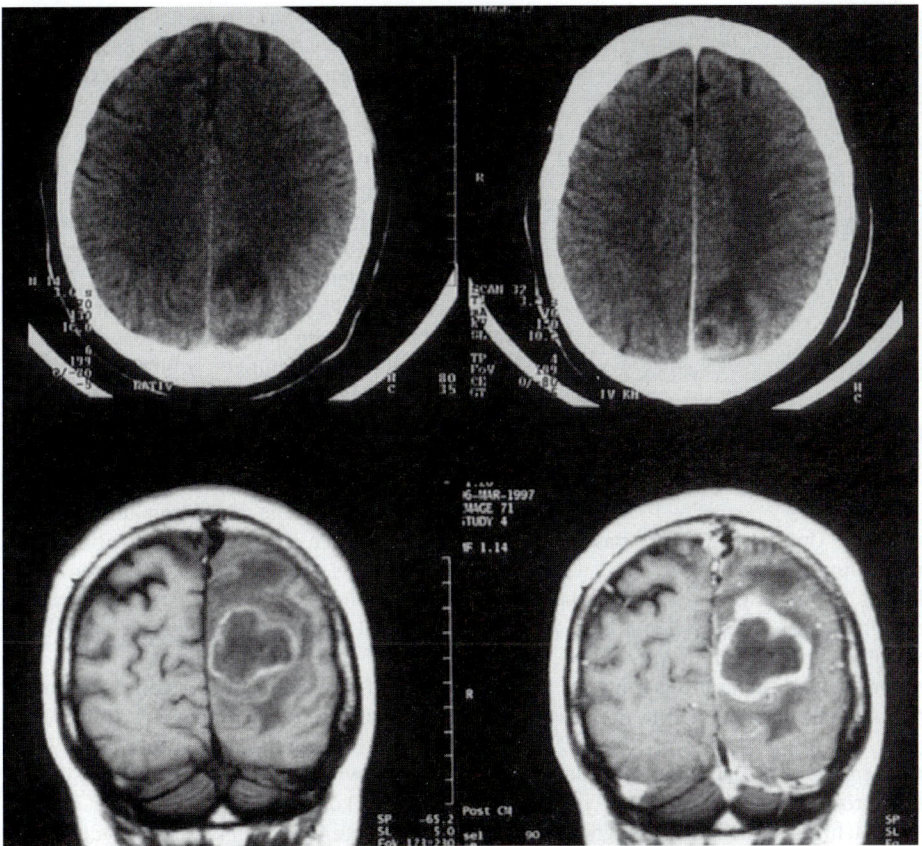

Abb. 17.23 Links parieto-okzipitaler Hirnabszess im CCT (oben) und MRT in TI-Gewichtung (unten); zentral zerfallenes bzw. eingeschmolzenes Gewebe mit randständiger Kontrastmittelaufnahme und perifokalem Ödem

Hirntod

Hierunter versteht man einen irreversiblen Funktionsverlust des Gehirns mit intrakraniellem Kreislaufstillstand aufgrund einer nicht beherrschbaren Hirndrucksteigerung (s. Kap. 17.1.1).

Durch die moderne Intensivmedizin können die Herz-Kreislauf- und die Atemfunktion über den Hirntod hinaus aufrechterhalten werden. Daher kommt der **Diagnose des dissoziierten Hirntodes** eine große Bedeutung zu. Voraussetzung ist der Nachweis eines Komas, des Verlusts der Hirnstammreflexe und der Apnö bei gleichzeitigem Ausschluss einer Intoxikation, primären Hypothermie, eines endokrinen oder metabolischen Komas und eines hypovolämischen Schocks gemäß den Richtlinien der Bundesärztekammer. Je nach Ätiologie beträgt der Beobachtungszeitraum bis zu 72 Stunden.

Zeichen der Hirnstammareflexie sind u. a. lichtstarre, zumindest übermittelweite Pupillen, das Fehlen des Kornealreflexes, des okulozephalen Reflexes (Puppenkopfphänomen), des Pharyngeal-Tracheal-Reflexes und das Fehlen einer Reaktion auf Trigeminusschmerzreize.

Zur **Überprüfung der Apnö** erfolgt zunächst eine Beatmung mit 100 %igem Sauerstoff für 15 Minuten. Hiernach werden bei liegendem Trachealtubus 6 l 100 %igen Sauerstoffs pro Minute insuffliert. Dies führt bei nicht hirntoten Patienten zur Spontanatmung. Regelmäßige Kontrolle der Blutgasanalyse. Ist bei einem kontrollierten $PaCO_2$ von mehr als 60 mmHg keine Atmung erkennbar, so besteht eine Apnö.

In Deutschland ist die Feststellung des Hirntodes ausschließlich aufgrund klinischer Kriterien möglich, sofern zwei in der Intensivmedizin erfahrene Ärzten die Untersuchung unabhängig von-

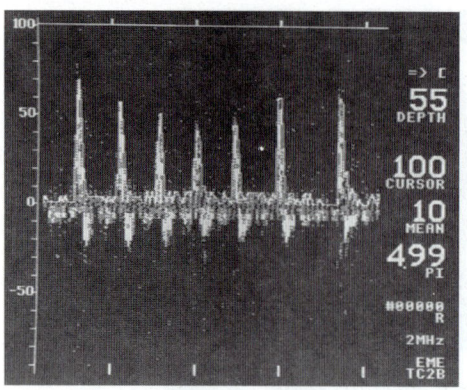

Abb. 17.24 Transkranielle Dopplersonographie mit Nachweis eines Pendelflusses (orthograder systolischer Fluss und retrograder diastolischer Fluss) in einem Mediagefäß

einander vornehmen. Bei Unklarheiten sind **apparative Zusatzuntersuchungen** erforderlich:

- **EEG**: Während eines 30-minütigen, narkosefreien Beobachtungszeitraums muss ein Null-Linien-EEG nachgewiesen werden. Dies ist bei rein infratentoriellen Läsionen (primäre Hirnstammschädigung) obligat. Die Zuverlässigkeit des EEG ist international umstritten.

- Bei supratentoriellen Läsionen ist das bilaterale Erlöschen früher **akustisch evozierter Potentiale** zur Verkürzung des Beobachtungszeitraumes geeignet.

- Zunehmend wird die **transkranielle Dopplersonographie** eingesetzt. Liegt ein Pendelfluss vor (Abb. 17.24), kann der Beobachtungszeitraum verkürzt werden. Bei einem Signalverlust ist die Untersuchung lediglich relevant, wenn im Vorfeld ein regelrechtes Flusssignal nachgewiesen werden konnte.

17.5 Spina bifida

Hierunter versteht man einen unvollständigen Schluss der Wirbelbögen ohne (Spina bifida occulta) oder mit (Spina bifida aperta) Beteiligung der darüber liegenden Weichteile. Er tritt bevorzugt lumbal auf.

17.5.1 Spina bifida occulta

Dieser relativ häufige reine Wirbelbogendefekt ist meist ein radiologischer Zufallsbefund ohne klinische Relevanz. In seltenen Fällen ist er mit subkutan gelegenen Fehlbildungstumoren assoziiert, die in den Spinalkanal oder in die Medulla spinalis hineinreichen können. Diese Tumoren enthalten

Exkrete der Hautanhangsorgane (Talg, Haare) und können bei Größenzunahme Beschwerden verursachen. Dann ist die operative Exstirpation indiziert.

17.5.2 Spina bifida aperta

Die Spaltbildung betrifft – in unterschiedlicher Ausprägung – auch die Weichteile über dem Spinalkanal. Über dem Defekt fehlt die Haut, so dass eine nicht unerhebliche Infektionsgefahr besteht. Daraus ergibt sich die Indikation zur Operation.

- **Meningozele**: Die Meningen wölben sich durch den Wirbelbogendefekt vor. Sie sind häufig von Haut bedeckt. Der Zelensack enthält Liquor, jedoch keine Nerven (Abb. 17.25a). Keine neurologischen Ausfälle.

- **Meningomyelozele**: Die Meningen und Rückenmarkgewebe wölben sich durch den Wirbelbogendefekt vor, wobei das Rückenmark wegen eines Hautdefekts freiliegt (Abb. 17.25b). Die Symptomatik ist in der Regel ausgeprägt und reicht von einem Konussyndrom bis zur Querschnittslähmung. Die Störungen sind irreversibel. Die Meningomyelozele ist häufig mit anderen Fehlbildungen – Klumpfüße, Hüftgelenkluxation, Syndaktylie, aber auch ZNS-Fehlbildungen wie Hydrozephalus, Arnold-Chiari-Malformation – kombiniert.

Zur Prophylaxe einer Infektion sollte die Spaltbildung innerhalb der ersten 24 Stunden nach der Geburt operativ verschlossen werden, bei gut überhäuteten Zelen kann auch länger gewartet werden. Die Zele wird unter Schonung des Nervengewebes umschnitten und das dünnwandige Hüllgewebe entfernt. Die nervalen Strukturen werden in den Spinalkanal reponiert. Der Verschluss des Spinal-

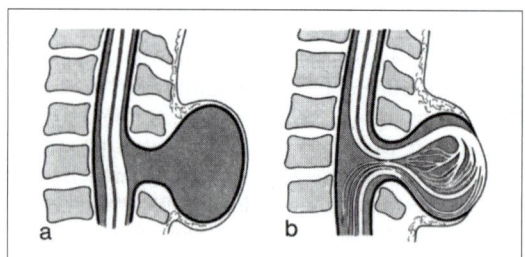

Abb. 17.25 a,b Formen der Spina bifida aperta:
a Meningozele. Das Rückenmark ist an der Zelenbildung nicht beteiligt. Der Zelensack ist bedeckt durch Dura mater spinalis und in diesem Falle auch Haut
b Meningomyelozele. Das Rückenmark ist in die Spaltbildung einbezogen. Es liegt in Form der sog. Area medullovasculosa frei. Liquor kann austreten

kanals erfolgt mit einem Faszienlappen, der türflügelartig von beiden Seiten eingeschlagen wird. Zur Deckung des kutanen Defekts sind häufig ausgedehnte Rotationsplastiken erforderlich.

17.6 Raumfordernde spinale Prozesse

Sie lassen sich in intra- und extramedulläre Prozesse unterteilen, die extramedullären Prozesse wiederum in intra- und extradurale Prozesse. Das klinische Bild und die Diagnostik sind bei allen Prozessen gleich.

Klinik: **Initialsymptom** ist in der Regel ein **lokaler oder radikulärer Schmerz**. Bei intramedullären Tumoren entwickeln sich häufig elektrisierende Missempfindungen (**Lhermitte-Zeichen**). Außerdem zeigen alle raumfordernden spinalen Prozesse ein **progredientes** motorisches, sensibles und vegetatives **Transversalsyndrom**, **ein radikuläres Syndrom** oder beide Syndrome.

Der neurologische Befund ist abhängig von der Lokalisation der Schädigung:

- **Läsion der Cauda equina** (unterhalb von LWK 2): schlaffe Paraparese der Beine, abgeschwächte oder erloschene Muskeleigenreflexe, Sensibilitätsstörungen der Beine unter Aussparung der Oberschenkelinnenseite. Bei erloschenem Analreflex mit perianaler Anästhesie ist höchste Eile für Diagnostik und Therapie geboten, da die Schäden bereits nach wenigen Stunden irreversibel sein können.
- **Läsion des Conus medullare** (auf Höhe von LWK 1/2): Blasen- und Mastdarmentleerungsstörungen sowie Potenzstörungen; Sensibilitätsstörungen im „Reithosengebiet", nicht zwangsläufig Lähmung der Beine

Reithosenanästhesie → Notfalltherapie!

- **Läsion in Höhe des Thorakalmarks**: spastische Parese der Beine, erloschene Fremdreflexe (z. B. Bauchhautreflexe), auf den Rumpf übergreifende Sensibilitätsstörungen der Beine
- **Läsion des Halsmarks**: zusätzlich zu den Ausfällen bei thorakalen Prozessen Paresen an den Armen, die z. T. spastisch, z. T. schlaff sein können. Bei Läsionen des N. phrenicus (C4) oder Läsionen oberhalb von HWK 4 Zwerchfelllähmung.

Diagnostik:

- *Röntgen-Nativdiagnostik:* zum Nachweis **knöcherner Verletzungen, destruierender Wirbelkörperprozesse** und **degenerativer Veränderungen**. Usuren der Bogenwurzeln, der Zwischenwirbellöcher und

Wirbelkörperhinterkanten sprechen für einen expansiv wachsenden intraspinalen Prozess.

Bei V. a. Wirbelsäulenverletzung äußerste Vorsicht beim Lagern!

- *Spinales CT:* Dieses ist gut geeignet zur Beurteilung **knöcherner** Veränderungen (Tumoren, Traumafolgen, Spondylarthrosen) **und** von **Weichteilveränderungen** (Bandscheibenvorfälle, Tumoren). Durch intrathekale Applikation von Kontrastmittel lässt sich die Raumforderung in Relation zum Rückenmark beurteilen.
- *MRT:* Die MRT ist die Methode der Wahl zum Nachweis **intraspinaler** und **intramedullärer Tumoren**. Weiterentwicklungen (z. B. MR-Myelographie) ersetzen zunehmend invasive radiologische Techniken der spinalen Diagnostik.
- *Myelographie:* Sie erlaubt klare Aussagen über die Lokalisation der Raumforderung und ihre Beziehung zum Rückenmark und den Spinalwurzeln.
- *Lumbalpunktion:* Sie ist insbesondere bei **entzündlichen Prozessen** (Meningitis, Myelitis) zum Nachweis einer erhöhten Liquorzellzahl und ggf. des Erregers indiziert. Eine starke Eiweißerhöhung bei normaler oder mäßiger Zellzahlerhöhung („Stoppliquor") findet sich bei einem Liquorpassagestopp durch eine intraspinale Raumforderung. Der konstante Nachweis von Blut im Liquor in der Drei-Gläser-Probe dient zum Nachweis einer **Subarachnoidalblutung** bei unauffälligem CCT oder wenn kein CT verfügbar ist.

Therapie: Für alle spinalen raumfordernden Prozesse gilt, dass die Therapie so rasch wie möglich erfolgen muss. Je hochgradiger der präoperative Schaden, desto schlechter ist die Rückbildungsmöglichkeit. Sollte bereits infolge einer Rückenmarkskompression eine komplette Querschnittslähmung bestehen, ist diese irreversibel!

17.6.1 Intramedulläre Prozesse

- **Ependymome** sind die häufigsten intramedullären Tumoren mit einer in der Regel jahrelangen Anamnesedauer. Sie gehen von Ependymzellen des rudimentären Zentralkanals aus und wachsen wenig invasiv. Man findet häufig eine Zyste (Tumorsyrinx) oberhalb, seltener unterhalb des Tumors (Abb. 17.26).
- **Astrozytome** sind in 90 % der Fälle benigne. Man unterscheidet diffus infiltrierende und pilozytische Astrozytome; letztere sind häufig mit einer Tumorsyrinx vergesellschaftet.

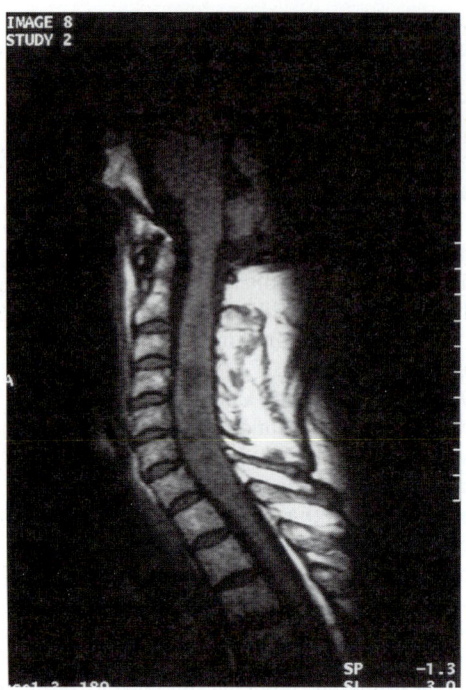

Abb. 17.26 Zervikaler intramedullärer Tumor im MRT (T$_1$-Gewichtung ohne Kontrastmittel). Beachte das von HWK 2 bis BWK 1 aufgetriebene Rückenmark und die zystischen Komponenten im Tumor. Es handelt sich um ein Ependymom

■ **Hämangioblastome** sind stark vaskularisierte, langsam wachsende, zystische Tumoren mit einem kontrastmittelaufnehmenden Nodulus. Sie sind in ca. 5 % der Fälle mit dem Morbus von-Hippel-Lindau vergesellschaftet.

Therapie: Wenn möglich, wird eine Laminotomie (En-bloc-Resektion der Wirbelbögen, die am Ende der Operation wiedereingefügt werden) als Zugang gewählt. Über eine dorsale mediale Myelotomie sollte der Tumor mikrochirurgisch und möglichst radikal entfernt werden. Der CO$_2$-Laser hat die Resektabilität auch langstreckiger Tumoren deutlich verbessert.

Prognose: Je nachdem, wie der Tumor therapeutisch zu beeinflussen ist. Postoperativ ist eine intensive Rehabilitation erforderlich.

17.6.2 Extramedulläre intradurale Prozesse und Prozesse der Cauda equina

Intradurale extramedulläre Tumoren
Sie machen ca. 30 % der spinalen Tumoren aus. Hierzu gehören Meningeome (Abb. 17.29), Neurinome und filum terminale Ependymome. Insbesondere Neurinome können intra- und extradural wachsen. Als Sanduhrneurinome können sie durch das Foramen intervertebrale nach paraspinal wachsen (Abb. 17.27). Radiologisch findet man in diesen Fällen ein erweitertes Zwischenwirbelloch. Im Rahmen der Neurofibromatose (Morbus Recklinghausen) finden sich multiple Neurinome an den Spinalwurzeln.

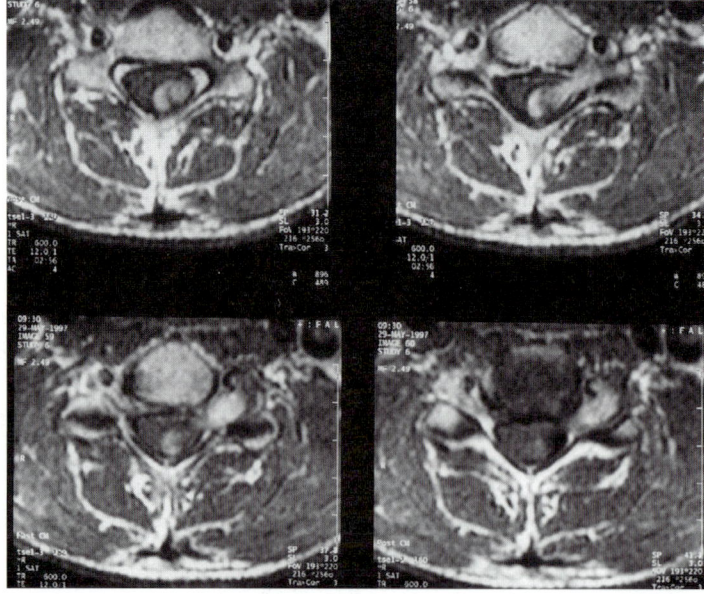

Abb. 17.27 Sanduhrneurinom in Höhe HWK 6/7 im MRT (T$_1$-Gewichtung mit Kontrastmittel). Beachte die intraspinale Ausdehnung des Tumors mit Kompression des Rückenmarkes und das Wachstum durch das Neuroforamen nach paraspinal links bis zur A. vertebralis

Therapie: Zugang zum Spinalkanal durch Hemilaminektomie oder Laminektomie, die sich in der Regel auf ein Segment beschränkt, und mikrochirurgische Exstirpation des Tumors. Bei Neurofibromatose werden nur Neurinome exstirpiert, die Beschwerden verursachen.

Prognose: Bei radikaler Entfernung solitärer Tumoren ist die Prognose insgesamt sehr gut und gehört zu den dankbarsten neurochirurgischen Aufgaben.

Spinale arteriovenöse Fehlbildungen (Durafisteln)

In der Regel führen diese Gefäßmissbildungen nicht zu Blutungen, sondern zu medullären Durchblutungsstörungen oder venöser Stauung.

Diagnostik: Im **MRT** zeigen sich ein intramedulläres Ödem und gelegentlich geschlängelte extramedulläre Gefäße. Die Diagnose wird durch **Angiographie** gesichert.

Therapie: Zunächst interventionell neuroradiologisch, indem man versucht, den Fistelpunkt (arteriovenöser Übergang intradural) zu verschließen. Sollte dies nicht gelingen, ist eine operative Koagulation und Durchtrennung des Fistelpunktes notwendig.

17.6.3 Extradurale Prozesse: Metastasen

Spinale Metastasen entstehen hämatogen. Epidurale Metastasen kommen sowohl bei Lymphomen als auch bei paravertebralen Karzinomen mit Einwachsen in den Spinalkanal über ein Neuroforamen vor. Häufiger sind Wirbelkörpermetastasen bei Karzinomen der Lunge, der Mamma, der Prostata, der Niere und der Schilddrüse. Ca. 5–10 % aller Karzinompatienten entwickeln Wirbelkörpermetastasen. Am häufigsten ist die Brustwirbelsäule betroffen (Abb. 17.28).

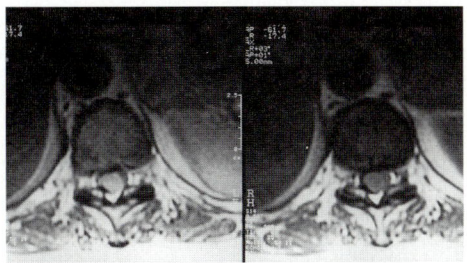

Abb. 17.28 Thorakales Meningeom im MRT (T_1-Gewichtung ohne [rechts] und mit [links] Kontrastmittel). Der Tumor füllt nahezu den gesamten Spinalkanal aus und verdrängt das massiv komprimierte Rückenmark, welches kaum noch auszumachen ist, nach links

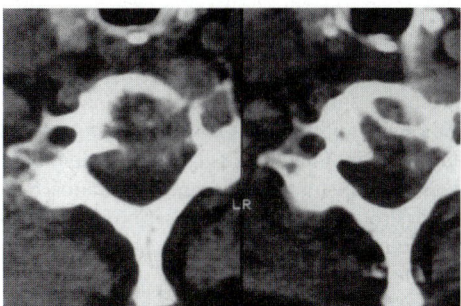

Abb. 17.29 Wirbelkörpermetastase eines Bronchialkarzinoms mit Destruktion des Wirbelkörpers und Einwachsen in den Spinalkanal, der zu über einem Drittel verlegt ist, zusätzliches Vorwachsen in die prävertebralen Halsweichteile und Arrosion des Foramen transversarium

Klinik: Initialsymptom spinaler Metastasen sind **Rückenschmerzen**. Weiteres s. Kap. 17.6.

Diagnostik: Zunächst **Röntgen-Nativaufnahme** des Wirbelsäulenabschnittes. Häufig finden sich pathologische Wirbelkörperfrakturen (Kompressionsfrakturen) oder Destruktionen der Bogenwurzel und Wirbelkörper oder -bögen. Die Bandscheibe ist im Gegensatz zu entzündlichen Prozessen in der Regel intakt. Ergänzend spinales **CT oder MRT** (Abb. 17.28).

Therapie: Sie ist multidisziplinär. Wichtigstes Ziel ist die Dekompression des Rückenmarkes. Der Zugang hängt von der Tumorlokalisation und -ausdehnung, der Knochenbeteiligung und vom Allgemeinzustand des Patienten bzw. der Prognose der Grunderkrankung ab.

Bei solitären Tumoren und unvollständiger Querschnittslähmung ist eine möglichst radikale operative Resektion indiziert. Häufig ist jedoch nur eine dekomprimierende Laminektomie mit Tumorteilresektion möglich. Eine adjuvante Bestrahlung des betroffenen Segmentes ist auf jeden Fall indiziert, sofern der Tumor strahlensensibel ist. Bei Befall mehrerer Segmente ist eine zusätzliche Stabilisierung notwendig.

Prognose: Diese ist von der Schädigung des Rückenmarkes und der Prognose der Grunderkrankung abhängig. In der Regel ist sie schlecht.

17.7 Degenerative spinale Prozesse

17.7.1 Bandscheibenvorfall

Ursache eines Bandscheibenvorfalls sind in der Regel degenerative, nur sehr selten traumatische Veränderungen. Degenerative Veränderungen führen zu kleinsten Einrissen im Anulus fibrosus, der durch Druck des Nucleus pulposus zunehmend ausdünnt. Es resultiert eine Vorwölbung der Bandscheibe in den Spinalkanal (**Protrusion, inkompletter Bandscheibenvorfall**), die konservativ behandelt werden kann. Reißt der Anulus fibrosus in der Folge komplett ein, entsteht ein **kompletter Bandscheibenvorfall** (**Prolaps**). Je nach Lokalisation des Einrisses im Anulus fibrosus wird zwischen medialem und lateralem Bandscheibenvorfall unterschieden. Ist der Bandscheibenvorfall vom hinteren Längsband bedeckt, so wird er als **gedeckt sequestriert** bezeichnet. Ist auch das hintere Längsband gerissen, spricht man von einem **freien Sequester**.

Zervikaler Bandscheibenvorfall

Lateraler Bandscheibenvorfall
Eine laterale Protrusion oder ein lateraler Prolaps führt zu einem **zervikalen Wurzelkompressionssyndrom** (**zervikale Radikulopathie**, Abb. 17.30). Am häufigsten betroffen sind die Bandscheiben zwischen dem 4. und 5. bzw. dem 5. und 6. HWK.
Klinik: Meist akute Schmerzen und neurologische Ausfälle im Segment (Tab. 17.7). Auch Nacken-Hinterkopfschmerzen können führend sein. Es kommt zu einer Schmerzverstärkung beim Husten und Pressen sowie bei bestimmten Kopfbewegungen, insbesondere bei der Reklination.
Diagnostik: Der neurologische Befund ist richtungsweisend für die segmentale Zuordnung. Weitere Hinweise (Alter des Befundes und topische Zuordnung) liefert das EMG. Röntgenaufnahme der

HWS in vier Ebenen und CT, evtl. auch Post-Myelographie-CT (Abb. 17.31). Sollte hiernach keine Klärung möglich sein, ist ein MRT indiziert.

Medialer Bandscheibenvorfall
Eine mediale Protrusion oder ein medialer Prolaps führt zu einer **Kompression des Rückenmarkes** (**Myelopathie**, s. Abb. 17.30).
Klinik: Es kommt zu einer langsam progredienten spastischen Gangstörung, selten auch zu Blasen- und Mastdarmentleerungsstörungen.
Diagnostik: Neben dem neurologischen Befund können SEPs Hinweise auf den Schweregrad der

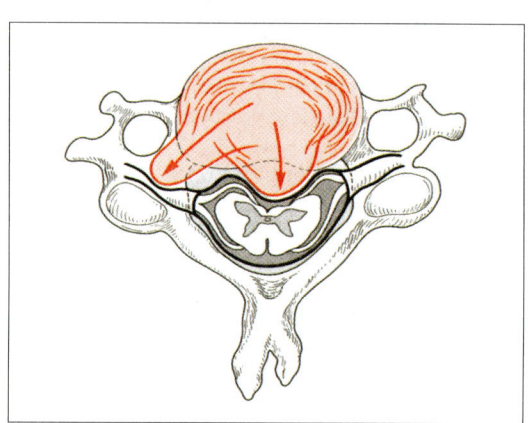

Abb. 17.30 Schematische Darstellung einer medialen und einer lateralen Bandscheibenhernie im Zervikalbereich. Mediale Protrusionen führen zu einer Rückenmarkskompression mit dem klinischen Bild der Myelopathie. Laterale Prolapse und Protrusionen führen zu einer Wurzelkompression (Radikulopathie)

Tabelle 17.7 Zervikalsyndrome und ihre Differenzialdiagnose

Segment	Schmerzen und Sensibilitätsstörungen	Motorische Störungen	Bemerkungen
C_5	Schulter, Oberarm-Außenseite	▪ Paresen des M. deltoideus, weniger auch des M. biceps brachii ▪ BSR abgeschwächt	DD: Läsion des N. axillaris
C_6	radialer Unterarm, **Daumen**	▪ Paresen des M. biceps brachii, M. brachioradialis ▪ BSR und PRP grob abgeschwächt oder aufgehoben	DD: Karpaltunnelsyndrom: Schmerzen eher in der Hand, Reflexe erhalten, ENG: Verlangsamte Nervenleitgeschwindigkeit im Karpalkanal
C_7	dorsaler Unterarm, **2. und 3. Finger**	▪ Paresen des M. triceps brachii, M. pronator teres, M. pectoralis major ▪ gelegentlich Schwäche der Fingerbeuger und Thenar-Atrophie ▪ TSR abgeschwächt oder aufgehoben	motorische Störungen sehr variabel, gelegentlich kaum objektivierbar DD: Karpaltunnelsyndrom: TSR erhalten EMG, ENG
C_8	ulnarer Unterarm **5. Finger**	▪ Paresen der kleinen Handmuskeln ▪ Atrophie des Hypothenars ▪ TSR abgeschwächt	DD: Ulnarisrinnensyndrom: TSR erhalten EMG

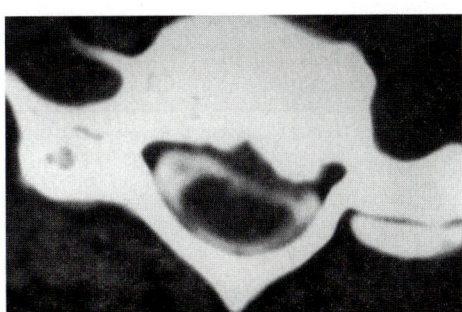

Abb. 17.31 Post-Myelographie-CT der Halswirbelsäule. Man sieht osteophytäre Randzacken insbesondere der linken Seite, die den kontrastierten Subarachnoidalraum einengen, das Rückenmark erkennt man als zentrale Aussparung

Rückenmarkschädigung geben. Röntgen-Nativaufnahme der HWS in vier Ebenen, als nächster Schritt MRT. Ergänzend kann ein CT, insbesondere ein Post-Myelographie-CT durchgeführt werden.

Therapie

Sie ist **zunächst konservativ**: Ruhigstellung (z. B. mit einer Camp-Krawatte), lokale Wärme- oder Kälteanwendung, Verabreichung nichtsteroidaler Antiphlogistika (z. B. Diclofenac) und zentraler Muskelrelaxanzien (z. B. Diazepam). Im Anschluss ist eine Physiotherapie erforderlich. Massagen wirken in der Regel schmerzverstärkend.

Bei Versagen konservativer Therapiemaßnahmen, also bei persistierenden Schmerzen, bei Auftreten neurologischer Symptome und bei zervikaler Myelopathie ist eine **operative Behandlung** indiziert.

■ Bei **lateralen Vorfällen ohne ausgeprägte degenerative Veränderungen** ist der **dorsale Zugang** indiziert mit medialer Facettektomie und Resektion der angrenzenden Bogenanteile. So lassen sich intraforaminale Bandscheibenvorfälle extrahieren, ohne die Bandscheibe zu entfernen (Operation nach Frykholm).

■ Bei **zervikaler Myelopathie** und bei **ausgeprägten degenerativen Veränderungen** ist ein **ventraler Zugang** indiziert. Über diesen Zugang wird die betroffene Bandscheibe reseziert, osteophytäre Randzacken werden entfernt und eine Unkoforaminotomie durchgeführt. Zusätzlich kann eine Fusion mit einem autologen Beckenkammdübel erfolgen (Operation nach Smith-Robinson). Sollten mehr als zwei Segmente betroffen sein, so ist eine zusätzliche Plattenosteosynthese erforderlich.

Thorakaler Bandscheibenvorfall
Er ist sehr selten.
Klinik: Progrediente Querschnittsymptomatik.
Diagnostik: MRT.
Therapie: Operativer Zugang von dorsolateral entweder durch eine Kostotransversektomie oder transfacettal, so dass das Bandscheibengewebe ohne Läsion des Rückenmarkes extrahiert werden kann.

Lumbaler Bandscheibenvorfall
Lumbale Bandscheibenvorfälle kommen meist zwischen dem 4. und 5. LWK bzw. zwischen dem 5. LWK und dem Kreuzbein vor. Die Bandscheibe zwischen LWK 3 und 4 ist seltener, die höhergelegenen lumbalen Bandscheiben sind sehr selten betroffen.
Klinik: Typisches Symptom ist der Schmerz, der sich zunächst häufig als **Lumbalgie** ("Hexenschuss") manifestiert. Kommt es zu einer Wurzelkompression **(Abb. 17.32)**, so strahlt der Schmerz über typische Schmerzstraßen in das Bein aus (**Ischialgie**). In der Folge können sich **Dysästhesien** und **Lähmungen** einstellen. Das Lasègue-Zeichen ist positiv.

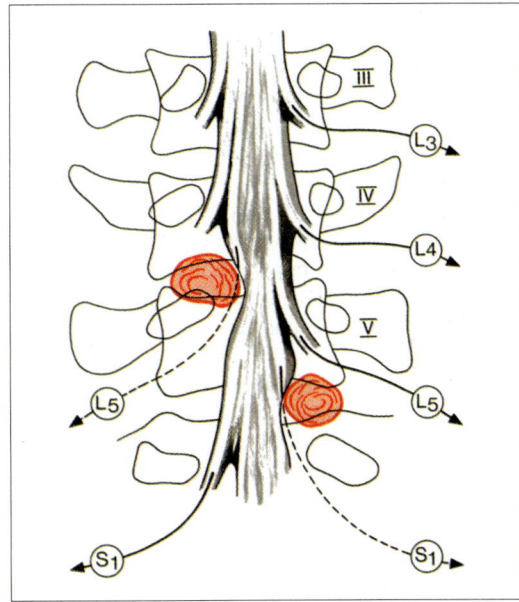

Abb. 17.32 Schematische Darstellung der Wurzelkompressionen bei lumbalem Bandscheibenvorfall im Myelogramm. Auf der linken Seite ist ein Prolaps zwischen LWK4 und 5 (= 4. LW-Bandscheibe) dargestellt, der zu einer Kompression der Wurzel L5 (nicht L4!) führt. Die Wurzel L4 verlässt die Wirbelsäule schon oberhalb der Bandscheibe durch das Foramen intervertebrale.
Auf der rechten Bildseite ist ein Bandscheibenprolaps zwischen LWK5 und Kreuzbein dargestellt, der zur Kompression der Wurzel S1 geführt hat

Tabelle 17.8 Lumbalsyndrome und ihre Differenzialdiagnose

Segment	Schmerzen und Sensibilitätsstörungen	Motorische Störungen	Bemerkungen
L_4	Kniescheibe, Tibiavorderkante **Innenköchel**	▪ Parese des M. quadriceps femoris ▪ BSR abgeschwächt	DD: Femoralisparese
L_5	lateraler Unterschenkel, Fußrücken, dorsale **Großzehe**	▪ Paresen des M. extensor hallucis longus und der Fußhebermuskulatur ▪ **Hackengang erschwert** ▪ Fuß „klappt" beim Gehen ▪ PSR und ASR unbeeinträchtigt	DD: Peronäussyndrom
S_1	lateraler Unterschenkel und Wade, **Fußaußenrand, Kleinzehe**	▪ Paresen der Fußbeuger ▪ **Zehenstand erschwert** ▪ ASR abgeschwächt oder aufgehoben	
$S_1–S_5$	„Reithosengebiet" Analreflex negativ **Notfall!**	▪ Parese der Glutealmuskulatur, Kniebeuger, Fußsenker ▪ Trendelenburg-Zeichen ▪ Sphinkterparese ▪ ASR aufgehoben	Vorkommen bei medianem Totalprolaps mit Kaudakompression; in höheren Etagen sind höhere Segmente mitbetroffen

Bei einem **Massenvorfall** kann es zu einer **Kompression der Cauda equina** (**Kaudasyndrom**) kommen, die sich durch schlaffe Parese der Beine, Sensibilitätsstörungen (Reithose!), Blasen- und Mastdarmentleerungsstörungen und Potenzstörungen äußert. Tab. 17.8 zeigt die topische Zuordnung der radikulären Symptome.

Diagnostik: **Lumbales CT oder MRT** (Abb. 17.33). Vor einer geplanten Operation sollten **Röntgen-Nativaufnahmen der LWS** in zwei Ebenen durchgeführt werden, um u. a. knöcherne Übergangsstörungen zwischen Os sacrum und der LWS zu diagnostizieren.

Therapie: Sie ist meistens **zunächst konservativ**: Immobilisation (feste Matratze, ggf. Stufenbett) für maximal 14 Tage, evtl. zusätzlich lokale Wärme- oder Kälteanwendung, nichtsteroidale Antiphlogistika (s. o.) und zentral wirksame Muskelrelaxanzien (s. o.). Bei Rückgang der Schmerzen ist Physiotherapie indiziert.

Bei therapieresistentem Schmerzsyndrom, Paresen oder Kaudasyndrom besteht die Indikation zur **Operation**. Der Zugang erfolgt von dorsal über eine Flavektomie und Teilhemilaminektomie. Der Sequester wird mikrochirurgisch entfernt, das Bandscheibenfach ggf. ausgeräumt.

Bandscheibenvorfall mit Kaudasyndrom → sofortige Operation

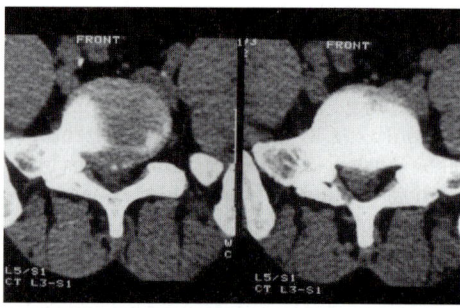

Abb. 17.33 Medio-rechts-lateraler lumbaler Bandscheibenvorfall

Alternative invasive Therapiemethoden (Lasernukleotomie, perkutane Diskektomie oder die Chemonukleolyse) haben sich nicht bewährt oder bieten gegenüber der offenen mikrochirurgischen Technik keine Vorteile.

Prognose: Ca. 85–90 % der operierten Patienten sind bei korrekter Operationsindikation schmerzfrei. Die Rückbildungsfähigkeit neurologischer Ausfälle hängt vom Grad der Wurzelschädigung und ihrer Dauer ab. Ca. 15 % der Patienten mit lumbalem Prolaps erleiden einen erneuten Prolaps an gleicher oder anderer Stelle.

17.7.2 Lumbale Spinalkanalstenose

Pathogenese: Anlagebedingt kann eine relative Enge des Spinalkanals vorliegen (primäre lumbale Spinalkanalstenose) – der normale Längsdurchmesser beträgt 15–25 mm. Häufiger ist die sekundäre lumbale Spinalkanalstenose infolge degenerativer Veränderungen wie Osteophyten, ligamentäre „Hypertrophie", Bandscheibenprotrusion oder Pseudospondylolisthesis (anteriore Subluxation eines Wirbelkörpers bei Bandscheibenschäden ohne Spondylolyse). Aus der normalen Dreieckform des Spinalkanales wird eine T-förmige Enge **(Abb. 17.34)**.

Klinik: Initialsymptom sind **chronische Lumbalgien**. Es folgen belastungsabhängige, d. h. beim Gehen auftretende stechende Lumboischialgien, die sich in Ruhe rasch zurückbilden (**Claudicatio spinalis**). Die schmerzfreie Gehstrecke wird kürzer. Zusätzlich bestehen Taubheitsgefühl, **Dysästhesien** und in manchen Fällen Lähmungen, die belastungsabhängig sein können. Die Beschwerden können durch Reklination provoziert werden. Intermittierend können Blasen- und Mastdarmentleerungsstörungen auftreten.

Das Lasègue-Zeichen ist in der Regel negativ. Je nach Ausprägung der Stenose treten die Symptome ein- oder doppelseitig auf und betreffen eine oder mehrere Wurzeln.

Diagnostik: **Röntgen-Nativaufnahme der LWS** in zwei Ebenen, bei anteriorer Subluxation eines Wirbels zusätzliche Schrägprojektionen zur Differenzierung zwischen Spondylolisthesis („Halsband des Hundes") und Pseudospondylolisthesis. Funktionsaufnahmen können über die klinische Relevanz der Subluxation Aufschluss geben. **Lumbales CT**, evtl. auch Myelographie ohne oder mit Funktionsaufnahmen und/oder Post-Myelographie-CT zur exakten Beurteilung der knöchernen Spinalkanalstenose. Das **lumbale MRT** ersetzt zunehmend die Myelographie.

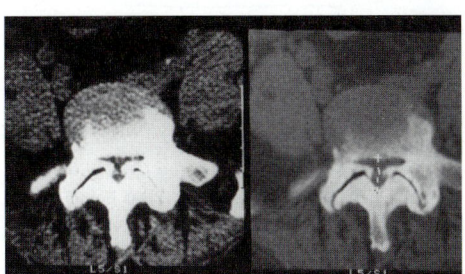

Abb. 17.34 Massive lumbale Spinalkanalstenose

Elektrophysiologische Untersuchungen können zur exakten Lokalisation und insbesondere zur Eingrenzung der Ausdehnung einer operativen Maßnahme hilfreich sein.

Therapie: **Zunächst konservativ**: Rückenschulung, Physiotherapie, Antiphlogistika. Bei Versagen **Operation**. In mikrochirurgischer Technik wird eine 2/3-Gelenkresektion und innere Dekompression des Spinalkanals vorgenommen. Falls erforderlich wird foraminotomiert. Bei instabiler Spondylolisthesis ist eine interkorporale Fusion indiziert. Die Dornfortsätze sollten, wenn irgend möglich, erhalten werden. Der Eingriff sollte so klein wie möglich, so ausgedehnt wie nötig sein.

17.8 Periphere Nervenläsionen

17.8.1 Akute traumatische Nervenläsionen

Nerven können sowohl bei offenen Weichteilverletzungen (z. B. Schnitt, Stich) als auch bei geschlossenen Traumen (Quetschung, Zerrung, Überdehnung, Einklemmung) verletzt werden. Sie können infolge des Traumas oder später durch Narben- oder Kallusbildung entstehen.

Aus therapeutischen und prognostischen Gesichtspunkten werden folgende **Schweregrade der Verletzung** unterschieden:

1. **Funktionsausfall bei erhaltener Faszikelstruktur:**
■ Leitungsblock mit spontaner Rückbildung innerhalb von Stunden oder Tagen (**Neurapraxie**)
■ Unterbrechung des Axons bei intakter Nervenscheide (**Axonotmesis**): Zwar degeneriert das periphere Axon, aber die Möglichkeit der spontanen Restitutio ad integrum besteht.
■ Unterbrechung des Neuriten, d. h. des Axons und der Myelinscheide (**Neurotmesis**): Spontane Regeneration möglich, Defektheilung jedoch häufig.

2. **Funktionsausfall mit Kontinuitätsunterbrechung von Faszikeln:**
■ **Teilverletzung** eines Nervs: Eine spontane partielle Regeneration wird durch Neurombildung erschwert oder verhindert.
■ **Durchtrennung** des gesamten Nervs: keine spontane Regenerationsmöglichkeit.

Klinik: Sensibilitätsstörungen, Kraftminderung, Reflexabschwächung oder -ausfall und trophische Störungen je nach Ort und Ausmaß der Nervenläsion.

Diagnostik: **Sorgfältige neurologische Untersuchung**. Wichtig sind **Verlaufskontrollen** zur Beurteilung einer Progredienz, denn auch bei offenen Weichteilverletzungen ist häufig bei der ersten

Wundversorgung das Ausmaß einer Nervenverletzung nicht sicher zu erkennen. Die neurologische Untersuchung wird ergänzt durch
- **Elektromyographie** (EMG): Denervationszeichen sind frühestens 14 Tage nach einer akuten Nervenläsion zu erkennen. Auch Reinnervationszeichen in der Erholungsphase lassen sich mittels EMG dokumentieren.
- **Elektroneurographie** (ENG): Aufzeichnung der Nervenleitgeschwindigkeit, besonders zur Beurteilung chronischer Druckschädigungen wichtig.

Therapie: Im Unterschied zum Gehirn und Rückenmark ist beim peripheren Nerv eine Regeneration zerstörter Fasern möglich: Nach Kontinuitätsunterbrechung degenerieren die peripheren Axone zwar (Waller-Degeneration), jedoch formt sich das Nervenhüllgewebe zu bindegewebigen Bändern um, die den regenerierenden Axonen als Leitschiene zum peripheren Endorgan dienen. Finden die auswachsenden Axonsprossen Anschluss an diese Leitschienen, kommt es zur Regeneration, andernfalls zur Neurombildung.

Ziel der **Nervennaht** (nur bei Kontinuitätsunterbrechung der Faszikel möglich) ist daher eine möglichst exakte Adaptation der Faszikelhüllen.
- **epineurale Naht** (Abb. 17.35): nur bei scharfer glatter Durchtrennung möglich und ratsam. Die Indikation beschränkt sich auf die Primärversorgung glatter Schnittverletzungen. Nachteil: Eine optimale Adaptation der Faszikelstümpfe im Inneren des Nervs ist in der Regel nicht möglich. Gefahr der Neurombildung!

> Epineurale Nervennaht nur bei glatter Schnittverletzung!

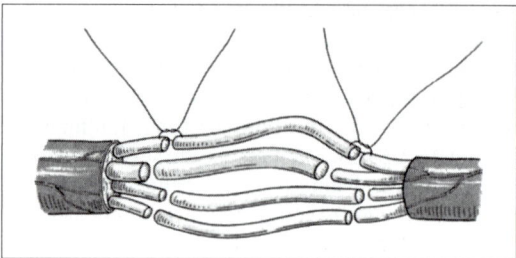

Abb. 17.36 Schamtische Darstellung einer perineuralen Nervennaht mit Faszikeltransplantation. Das Epineurium ist an den Nervenstümpfen reseziert. Die Kluft wird durch mehrere Faszikelinterponate überbrückt, die sich spannungsfrei durch perineurale Nähte anastomosieren lassen

- **faszikuläre Naht**: Am günstigsten als sog. frühe Sekundärnaht ab der 3. Woche nach der Verletzung. Durch mikrochirurgische Operationstechnik ist eine ideale Adaptation möglich. Die Gefahr der Neurombildung wird vermindert.
- **Faszikeltransplantation** (Abb. 17.36): indiziert bei Nervendefekten. Durch Überbrückung des Defekts mit autologem Spendernerv (z. B. N. suralis, s. Kap. 10.2.7) lässt sich eine spannungsfreie Anastomose erreichen, die für die optimale Adaptation notwendig ist. Auch langstreckige Defekte lassen sich so überbrücken.

17.8.2 Chronisch progrediente Nervenläsionen

Bei Teilverletzungen von Nerven kann es durch Neurombildung, narbige Strikturen oder Kallusbildung nach Knochenfrakturen zu einem Stillstand

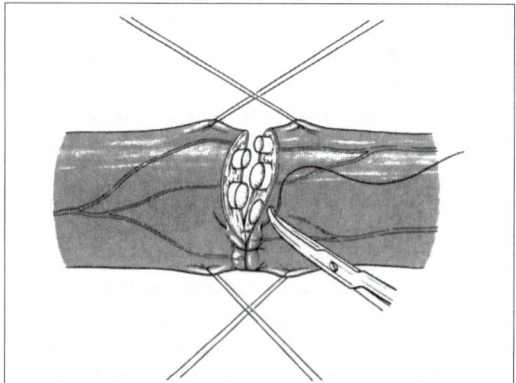

Abb. 17.35 Schematische Darstellung einer epineuralen Nervennaht. Eine saubere Anastomose der Faszikelstümpfe ist durch diese Nahttechnik nicht zu erreichen

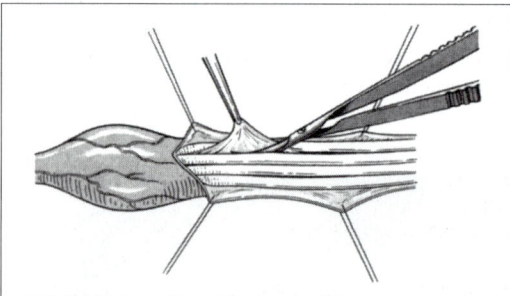

Abb. 17.37 Schematische Darstellung der interfaszikulären Neurolyse vor einem Verletzungsneurom. Das epineurale Hüllgewebe ist längsgespalten und mit Haltenähten fixiert. Durch Resektion des zwischen den Faszikeln liegenden epineuralen Gewebes werden die vom Perineurium umschlossenen Faszikel freigelegt

der Regeneration oder Progredienz der Läsion kommen.
Diagnostik: Klinische Verlaufskontrolle, EMG, ENG sowie Röntgenaufnahmen.
Therapie: Bei begründeter Indikation (intraneurale Läsionen, z. B. durch narbige Striktur, Neurombildung) Freilegung des Nervs:

- **äußere Neurolyse**: Der Nerv wird als Ganzes aus seiner Umgebung herauspräpariert und dekomprimiert.
- **interfaszikuläre Neurolyse (Abb. 17.37)**: Freilegung der einzelnen Nervenfaszikel durch Abtragung des epineuralen Gewebes.

17.9 Tumoren des Nervenhüllgewebes (Schwannome, Neurofibrome)

Neurinome können im gesamten peripheren Nervensystem vorkommen, und zwar isoliert oder – bei Neurofibrimatose (Morbus Recklinghausen) multipel, zusammen mit Neurofibromen in der Subkutis und an peripheren Nervenstämmen.

Auch sehr große Tumoren gehen meist nur von Einzelfaszikeln aus und lassen sich nach einer interfaszikulären Neurolyse unter Schonung und Erhaltung benachbarter Faszikelgruppen aus ihrem Hüllgewebe (Pseudokapsel) herauspräparieren und enukleieren. Bei Neurofibromatose werden nur Tumoren entfernt, die progrediente Ausfälle oder Schmerzen verursachen.

17.10 Engpasssyndrome

Unter diesem Begriff werden chronisch progrediente Nervenirritationen an anatomisch vorgegebenen Engpässen zusammengefasst.

An der **oberen Extremität** sind dies vor allem:
- **Skalenussyndrom**: Irritation des unteren Armplexus durch z. B. eine Halsrippe, Spondylarthrose der HWS oder ein Neoplasma
- **Ulnarisrinnensyndrom** durch Irritation des N. ulnaris am Epicondylus humeri ulnaris
- **Karpaltunnelsyndrom** durch Kompression des N. medianus im Karpalkanal. Charakteristisch sind die nächtlichen schmerzhaften Kribbelparästhesien in Hand und Arm (Brachialgia paraesthetica nocturna).

An der **unteren Extremität**:
- **Meralgia paraesthetica**: Irritation des N. cutaneus femoris lateralis beim Durchtritt durch das Leistenband medial der Spina iliaca anterior

- **Tarsaltunnelsyndrom**: Kompression des N. tibialis unter dem Retinaculum flexorum unter dem Innenknöchel des Fußes.
Klinik: Je nach Schweregrad der Stenose können distal davon Parästhesien und Schmerzen, motorische, sensible und vegetative Ausfälle auftreten.
Therapie: Bei gesicherter Diagnose und erfolgloser konservativer Behandlung (Antiphlogistika) wird der Nerv freigelegt. In der Regel genügt eine äußere Neurolyse. Beim Ulnarisrinnensyndrom kann eine Verlagerung des Nerven erforderlich sein.

■■■ Merken
- Bei V. a. Erkrankungen oder Verletzungen des ZNS: CCT (MRT)
- Hirndrucksymptome: Kopfschmerzen, Übelkeit, Erbrechen, Bewusstseinsstörung, Stauungspapille, Pupillenstörung, Nackensteifigkeit, Bradykardie, Blutdruckanstieg. Charakteristisch für intrakranielle raumfordernde Prozesse (Tumor, Blutung, Trauma, Abszess). Cave: Einklemmung!
- Häufigste maligne intrakranielle Tumoren: Gliome (Astrozytom, Glioblastom, Oligodendrogliom). Therapie: Operation zur Druckentlastung, ggf. Radio-Chemotherapie.
- Meningeom: Charakteristika sind Infiltration des Knochens, Verdrängung des Hirngewebes und langsames Wachstum. Therapie: Operation.
- Subarachnoidalblutung: häufig nach Aneurysmaruptur. Charakteristische Symptome sind akuter, heftiger Kopfschmerz, Nackensteife und Erbrechen. Therapie: konservativ (Normalisierung des Blutdrucks), operativ (Verschluss des Aneurysmas mit Clip), radiologisch interventionell.
- Therapie des Schädel-Hirn-Traumas Grad III – IV (substantielle Hirnschädigung mit posttraumatischem Hirnödem): Intensivstation, Oberkörperhochlagerung, milde Hyperventilation, ggf. Hirndrucksonde, CCT-Verlaufskontrollen
- Komplikationen des Schädel-Hirn-Traumas: Epiduralhämatom, Subduralhämatom. Therapie: umgehende Bohrlochtrepanation.
- Therapie des Bandscheibenvorfalls: zunächst konservativ (Physiotherapie, nichtsteroidale Antiphlogistika, zentrale Muskelrelaxanzien), bei Beschwerdepersistenz Operation
- Bandscheibenvorfall mit Kaudasyndrom: sofortige Operation

18 Gesicht, Kiefer, Mundhöhle

18.1 Entzündungen

Infektionen im Mund-, Kiefer- und Gesichts (MKG-)bereich gehen meist vom Zahn- und Zahnhalteapparat aus (odontogene Entzündungen). Nicht odontogen sind infizierte Weichteilwunden, infizierte Tumoren, Fremdkörperinfektionen, Infektionen nach Injektionen, entzündliche Haut- und Schleimhauterkrankungen sowie z. T. die Lymphadenitis colli und der Bruchspaltabszess bei Kieferfrakturen.

18.1.1 Lokale eitrige Entzündung von Ober- und Unterkiefer

Ursachen: Marktote Zähne, marginale Infekte (Weisheitszahn), erschwerter Zahndurchbruch, leere Alveolen nach Zahnextraktionen und Wurzelreste.
Lokalisation: Subperiostal, submukös, perikoronal und parodontal im Bereich der Alveolarfortsätze des Ober- und Unterkiefers, des Hartgaumens und der Fossa canina (Abb. 18.1a).
Klinik: Druckdolente Auftreibung und Schwellung, Begleitödem mit eitriger Einschmelzung, Fluktuation (Abszess). Bei subperiostaler und perikoronaler Lokalisation Spontanschmerz.
Therapie: Trepanation des marktoten Zahnes, bei Einschmelzung (Abszess) chirurgische Eröffnung durch Inzision und Drainage, evtl. zusätzlich Antibiotika, später Beseitigung der Abzessursache (z. B. Zahnextraktion). Begleitend: feuchtkalte Umschläge.
Komplikationen: Ausbreitung in die verschiedenen Logen des Gesichtsschädels, bei Lokalisation in der Fossa canina Fortleitung über die V. angularis in den intrakraniellen Raum.

18.1.2 Logeninfektion des Gesichtsschädels

Ursachen: s. o. Weitere Ursachen: Bruchspaltinfektionen, nekrotisierende Tumoren, Infektionskrankheiten, Fremdkörper.
Lokalisation: Perimandibulär, submandibulär, paramandibulär, Wangen- und Parotisloge, masseterikomandibulär, pterygomandibulär, submental, sublingual, retromaxillär, parapharyngeal, paratonsillär, temporal, orbital (Abb. 18.1b).
Klinik: Je nach Lokalisation Druckschmerz und/oder Spontanschmerz, Kieferklemme, Schluckbeschwerden, Beeinträchtigung der Sprache und der Nah-

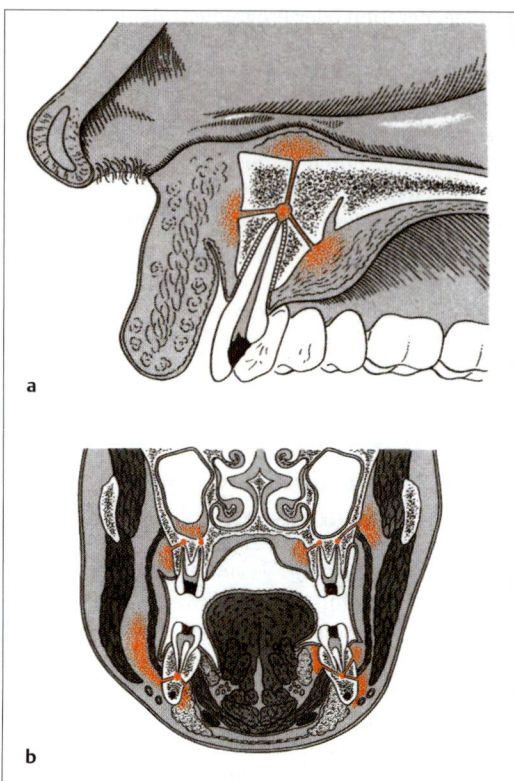

Abb. 18.1 a,b
a Ausbreitungswege odontogener Entzündungen im Oberkieferfrontbereich
b Ausbreitungsmöglichkeiten odontogener Entzündungen im Seitenzahnbereich des Ober- und Unterkiefers

rungsaufnahme, bei subkutaner Lokalisation Hautrötung. Beeinträchtigung des Allgemeinzustandes, Fieber.
Therapie: Breite Eröffnung durch Inzision von intra- und/oder extraoral unter Beachtung der typischen Schnittführungen (Abb. 18.2) und Drainage. Der Eingriff erfolgt in der Regel in Allgemeinnarkose unter stationären Bedingungen. Je nach Ausbreitungstendenz und Lokalisation zusätzlich gezielte Antibiotikatherapie (nach Resistenzprüfung) und physikalische Therapie. Täglicher Verbandwechsel unter Belassung der Drainage, bis die eitrige Sekretion nachgelassen hat und die Abszessursache beseitigt ist.
Komplikationen: Befall mehrerer Abszesslogen, Ausbreitung zur Schädelbasis oder Absenkung nach mediastinal, Verlegung der Atemwege.

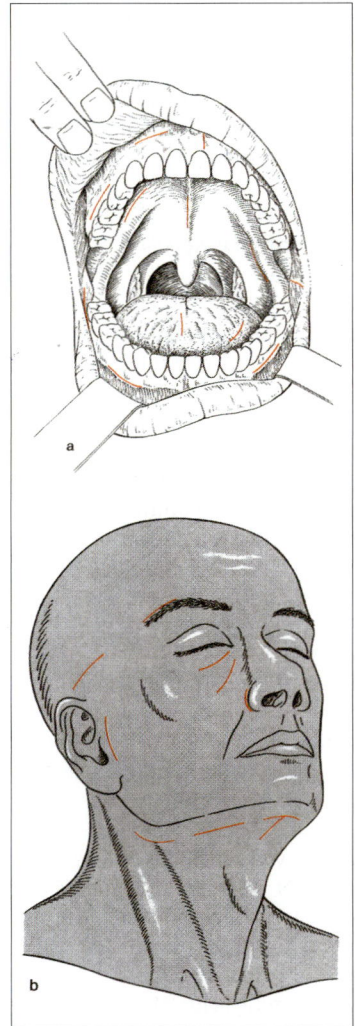

Fall breite antibiotische Abdeckung bereits vor bakteriologischem Keimnachweis.

> Phlegmone am Kopf: Lebensgefährlich wegen Komplikationsgefahr (z. B. Sinus-cavernosus-Thrombose)

Komplikationen: Rasche und unbegrenzte Ausbreitung der Entzündung nach mediastinal und intrakraniell mit Erstickungsgefahr und Gefahr der Sinus-cavernosus-Thrombose, daher lebensgefährlich!

18.1.4 Odontogene Kieferhöhlenentzündung

Aufgrund der engen topographischen Beziehung zwischen Zahnsystem und Kieferhöhle kommt es bei odontogenen Infektionen (apikal, Zysten, postoperativ nach zahnärztlich-chirurgischen Eingriffen) häufig zu Sinusitis maxillaris **(Abb. 18.3, 18.4)**.

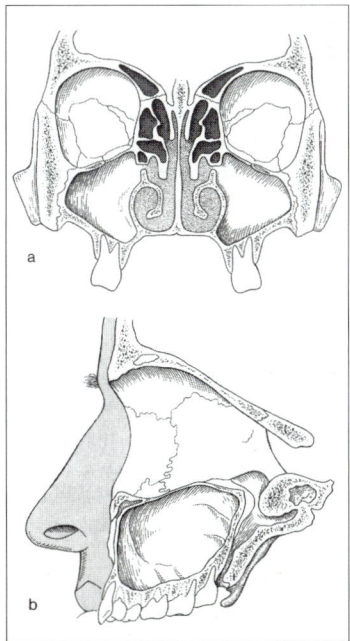

Abb. 18.2 a,b
Intraorale **a** und extraorale **b** Schnittführungen zur Abszesseröffnung

18.1.3 Phlegmone

Eitrige, sich im interstitiellen Bindegewebe ausbreitende Entzündung (s. Kap. 7.3.1), im MKG-Bereich sehr selten (< 1 % der Entzündungen).
Ursachen: Grundsätzlich jede o. g. Infektion, insbesondere bei reduziertem Immunstatus.
Lokalisation: Schrankenlose Ausbreitung besonders in Zunge, Mundboden und Halsbereich.
Klinik: Diffuses, hartes Infiltrat ohne Abgrenzung zur Umgebung, Rötung, Schwellung, Spontan- und Druckschmerz, hohes Fieber, Tachykardie, hochgradig reduzierter Allgemeinzustand, evtl. Atemnot und Schocksymptomatik.
Therapie: Breite chirurgische Eröffnung aller Gewebsspalten durch Mehrfachinzisionen, in jedem

Abb. 18.3 a,b
Lagebeziehung zwischen Zahnsystem und Kieferhöhlen
a frontal und
b sagittal

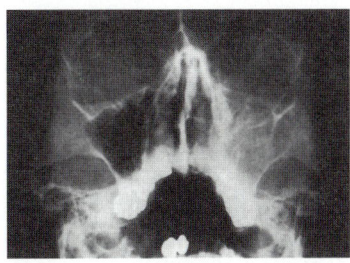

Abb. 18.4
Röntgen-NNH: Odontogene Sinusitis maxillaris sinistra, homogene Verschattung der linken Kieferhöhle bei apikaler Parodontitis eines linken Oberkiefermolaren

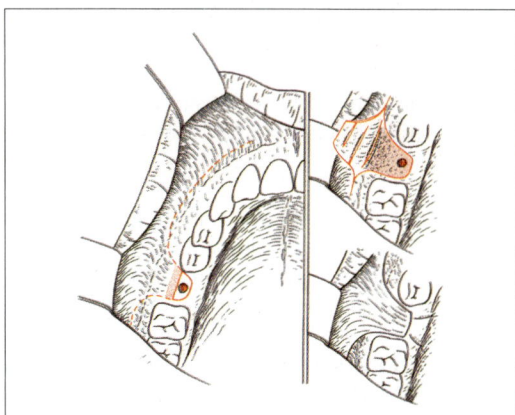

Abb. 18.5 Schematische Darstellung der plastischen Deckung einer Mund-Antrum-Verbindung durch trapezförmigen, vestibulärgestielten Mukoperiostlappen mit Lappenrand-Entepithelisierung und Verlängerung durch Periostschlitzung

Akute odontogene Kieferhöhlenentzündung

Ursachen: Chronisch apikale Parodontitis der oberen Prämolaren und Molaren, Eröffnung der Kieferhöhle bei Zahnextraktionen, Verlagerung von Wurzelresten in die Kieferhöhle, infizierte odontogene Zysten, kontinuierliche Ausbreitung von Abszessen (selten).

Klinik: Ausstrahlender Mittelgesichtsschmerz von der Stirn bis zu den Oberkieferzähnen, einseitiger eitriger Schnupfen, erhöhte Körpertemperatur.

Therapie: Konservativ: Antibiotika und schleimhautabschwellende Medikamente (Nasentropfen, -spray); nach Abklingen der hochakuten Erscheinungen Kieferhöhlenspülungen und Instillation lokal wirksamer Breitbandantibiotika nach Erstellung eines Antibiogramms. Bei Kieferhöhlenempyem frühzeitige Entlastung durch Drainage. Verschluss der Mund-Antrum-Verbindung (MAV) erst nach Abklingen der akuten Entzündung in Verbindung mit einer Operation der Kieferhöhle (MAV-Verschluss, **Abb. 18.5**).

Chronische odontogene Kieferhöhlenentzündung

Ursachen: s. akute odontogene Kieferhöhlenentzündung.

Klinik: Diffuser dumpfer Dauerschmerz im betroffenen Mittelgesichtsbereich, einseitiger Schnupfen, Herabsetzung des Riechvermögens. Häufig chronische Rhinitis mit Muschelhyperplasie und Sekretstraße im mittleren Nasengang und am Rachen.

Diagnostik: Wandständige oder vollständige homogene Verschattung der Kieferhöhle im Röntgenbild (**s. Abb. 18.4**).

Therapie: Spülbehandlung und Instillation von Antibiotika und Kortikoiden. Beseitigung der Ursache, nasale Kieferhöhlenfensterung oder transantrale Operation.

18.1.5 Spezifische Infektionen: Aktinomykose

Ursache und Pathogenese: Die zervikofaziale Aktinomykose ist die häufigste Form der Infektion durch das grampositive Bakterium Actinomyces israelii, das als Saprophyt die Mund-Rachen-Region bewohnt (s. Kap. 7.3.2). Voraussetzung ist eine Begleitflora unspezifischer aerober und anaerober Bakterien, die den Aktinomyzeten mittels Hyaluronidase den Weg bahnen. Die zervikofaziale Aktinomykose geht meist von devitalen Zähnen, besonders des Unterkiefers, Speicheldrüsen und Zunge aus, aber auch kleinste Verletzungen der Schleimhaut können Ausgangspunkt sein.

Klinik: In der **akuten Verlaufsform** Weichteilabszesse mit subkutaner Einschmelzung, in der **chronischen Verlaufsform** über Wochen bestehende, bretthart Infiltrate und Fistelungen. Nur geringe Beschwerden, keine Beeinträchtigung des Allgemeinbefindens.

Diagnostik: Erregernachweis in Exsudat oder Probeexzision (umgehender Transport im anaeroben Medium). Histologischer Nachweis von „Drusen" („Schwefelkörnern", s. Kap. 7.3.2) in 60 % der Fälle.

> Fistelnde Entzündung im Gesicht: Aktinomykose?

Therapie und Prognose: Symptomatische, breite Abszessinzision, Beseitigung der Eintrittspforte, hochdosierte antibiotische Behandlung nach Testung, langdauernde Erhaltungsdosis, Jodiontophorese und ggf. Eigenblutinjektionen. Auch nach Therapie häufig Reabszesse.

Komplikationen: Ausbreitung der Entzündung nach intrakraniell, Generalisation.

18.2 Verletzungen

Meistens kombinierte Weichteil-Knochenverletzungen.

Ursachen sind Verkehrs-, Arbeits- und Sportunfälle sowie Rohheitsdelikte. Bei größeren Verletzungen des Gesichtsschädels ist stets an ein Schädel-Hirn-Trauma zu denken (s. Kap. 17).

Größere Kopfverletzung: Schädel-Hirn-Trauma?

18.2.1 Weichteilverletzungen des Mund-, Kiefer- und Gesichtsbereiches

Verletzungsart und Lokalisation: Offene oder geschlossene Wunden (s. Kap. 1.4) im Bereich des Gesichts, des Halses und der Ohrmuscheln.

Ausgedehnte Weichteilverletzung des Kopfes: Gesichtsschädelfraktur?

Therapie: Wundversorgung (s. Kap. 1.4). **Im Gesicht sparsame Anfrischung der Wundränder** und **Erhaltung sämtlicher gestielter Gewebsanteile**, insbesondere von Augenbrauen, Lider, Nasenspitze, Nasensteg, Nasenflügel und Lippen zur Vermeidung von Defekten. Bei größeren Defekten besteht die Gefahr funktioneller Störungen (Lidektropium, Naseneingangsstenose, Verlust des Lippenschlusses mit Behinderung der Sprache und Nahrungsaufnahme) sowie von Verziehungen und Asymmetrien.

Sparsame Exzision im Gesicht!

Zur Vermeidung von Stufenbildungen und breiten Narben **exakte Adaptierung der Wundränder**, Wundverschluss schichtweise unter Verwendung atraumatischen Nahtmaterials. Nahtentfernung am 5. Tag.

Gesichtsverletzung: Atraumatische Naht, frühzeitige Nahtentfernung!

Bei Durchtrennung motorischer Nervenfasern (N. facialis) sowie bei größeren Weichteilamputaten mikrochirurgische Anastomosierung von Nerv bzw. Gefäßen, evtl. unter Interposition eines Transplantates. Falls eine primäre Rekonstruktion des Nervs nicht möglich ist, Markierung der Nervenstümpfe durch Fäden.

Bei Verletzung der Schleimhäute von Mund und Nase Wundrandexzision nur bei Quetschungen, Nahtentfernung nach 8 Tagen.

Bei Verletzung von Lippen und Zunge schichtweiser Verschluss von Haut, Muskulatur und Schleimhaut unter exakter Adaptierung der Oberflächen, bei Verletzung der Speicheldrüsenausführungsgänge primäre Anastomosierung.

18.2.2 Verletzungen der Zähne

Ursachen: Meist direkte Gewalteinwirkung harter Gegenstände oder Sturz auf das Gesicht, selten Kieferfrakturen oder Kompression der Zahnreihen.
Verletzungsart: Luxation, Subluxation, Kronenfraktur, Wurzelfraktur.
Lokalisation: Überwiegend Frontzähne, Oberkiefer häufiger als Unterkiefer.
Klinik: Abbruch eines Teiles oder der ganzen Zahnkrone, hochgradige Beweglichkeit der Krone oder Lockerung des ganzen Zahnes.
Diagnostik: **Klinische Zeichen**; **Röntgen:** Verbreiterung des Periodontalspaltes bei Luxation, Frakturlinie bei Zahnfraktur.
Therapie:
▪ **bei Luxation:** Replantation und Fixation durch Drahtbogenkunststoffschiene, später Wurzelspitzenresektion und Wurzelfüllung
▪ **bei Subluxation** (Lockerung): Fixation durch Drahtbogenkunststoffschiene, später bei Devitalität ebenfalls Wurzelspitzenresektion und Wurzelfüllung
▪ **bei Kronenfraktur:** Erhaltung des Restzahnes bzw. der Zahnwurzel durch konservierende Maßnahmen
▪ **bei Wurzelfraktur:** Je nach Lokalisation Erhaltung des Zahnes durch Wurzelspitzenresektion und Schienung und/oder transdentale Fixation ggf. mit endodontaler Kompressionsverschraubung. Alternativ Zahnextraktion und Sofortimplantat oder brückenprothetische Sekundärversorgung.

18.2.3 Frakturen des Gesichtsschädels

Gewaltsame Zusammenhangstrennung des Knochens durch direkte oder indirekte Gewalteinwirkung.
Ursachen: Sämtliche äußeren Gewalteinwirkungen, Herabsetzung der Festigkeit durch Erkrankungen (Entzündung oder Tumor [pathologische Fraktur]).
Frakturtypen: Je nach Krafteinwirkung und Lokalisation werden Biegungsbrüche von Stauchungsbrüchen, Absicherungsbrüchen und Abrissbrüchen unterschieden. Es entstehen Quer-, Schräg, Längs-, Trümmer- und Defektbrüche.
Frakturlokalisation: Vorwiegend betroffen sind Unterkiefer, Kiefergelenk, Oberkiefer, Jochbein und Jochbogen, Orbitaboden sowie Nasen- und Siebbein.

Frakturen des Unterkiefers
Sie machen 50–90 % aller Frakturen des Kiefergesichtsbereiches aus. In absteigender Häufigkeit sind der Gelenkfortsatz, der Kieferwinkel, der

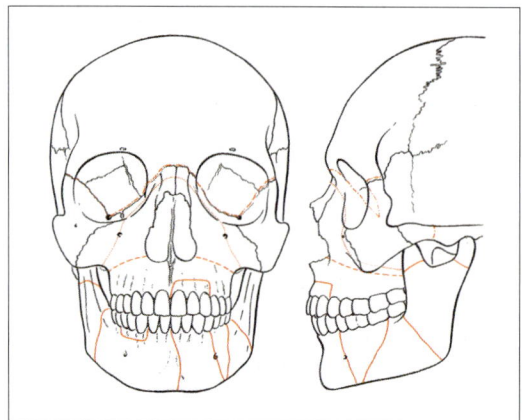

Abb. 18.6 a,b Schematische Darstellung typischer Frakturlinien des Mittelgesichts, des Orbitabereiches und des Ober- und Unterkiefers
a frontal,
b sagittal

horizontale Unterkieferast im Bereich der Eckzähne und der Prämolaren, die Kinnregion oder der Alveolarfortsatz betroffen. In 50 % der Fälle handelt es sich um Mehrfachbrüche des Unterkiefers bis hin zu Trümmer- und Defektfrakturen (Abb. 18.6, 18.7).

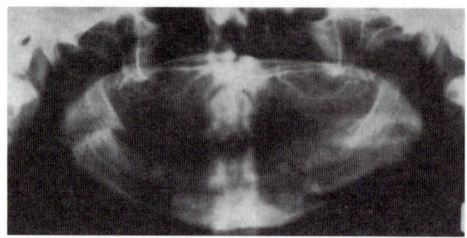

Abb. 18.7 Röntgen-Orthopantomogramm: Frakturen des Unterkieferkörpers, Kieferwinkels und Gelenkfortsatzes

Klinik: Neben den **unsicheren Frakturzeichen** Schwellung, Schmerz, Bewegungseinschränkung typische Ausprägung der **sicheren Frakturzeichen**: abnorme Beweglichkeit, Krepitation und Dislokation (häufigstes Frakturzeichen des Unterkiefers) in Form von Stufenbildung, Okklusionsstörung (anomaler Zusammenbiss der Zähne) und Sensibilitätsstörung im Versorgungsbereich des 3. Trigeminusastes.

Diagnostik: **Klinische Zeichen**; **Röntgen**: Standard in der Traumatologie sind die a. p.- und die seitliche Aufnahme des Schädels, ergänzt durch Spezialeinstellungen (Tab. 18.1). Bei Schwerstverletzten und Polytraumatisierten großzügiger Einsatz der **CT**. Insbesondere bei V. a. intrazerebrale Schäden ist

Tabelle 18.1 Röntgendiagnostik des Schädels in der Traumatologie

Aufnahmetechnik	Indikationsschwerpunkte
1. Schädel seitlich (mit seitlich angestellter Kassette!)	Schädelkalotte, Oberkiefer, Unterkiefer, obere HWS, insbesondere Dens
2. Schädel p. a. 15 Grad	Kiefergelenke, Unterkiefer
3. Hinterhauptsaufnahme nach Towne	Hinterhaupt und Foramen magnum
4. Nasennebenhöhlenaufnahme (NNH)	Kieferhöhle, Oberkiefer, Orbita, Jochbein, Jochbogen
5. Nasenbein seitlich	Nasenbein
6. Schädel axial (Henkeltopf)	Jochbogen
7. Orbita p. a. (Orbitavergleichsaufnahme)	knöcherne Orbitabegrenzung, alle NNH, Nasenscheidewand
8. Orbitaaufnahme nach Rhese	Canalis opticus
9. Unterkieferast	Unterkieferast der anliegenden Seite
10. Unterkiefer nach Clementschitsch	gesamter Unterkiefer, Kiefergelenk
11. Schüller-Aufnahme	Felsenbein, Mastoid, Kiefergelenk
12. Stenver-Aufnahme	Felsenbein, innerer Gehörgang
13. Pyramidenvergleichsaufnahme nach Altschul	Innenohr
14. Panoramavergrößerungsaufnahme (oPG)	Unterkiefer, Oberkiefer, Kiefergelenk, Zähne

die CT kaudal der Schädelbasis fortzusetzen. Die Schnittrichtung bei CT des Schädels und Gesichtsschädels ist in der Regel axial. Die Beurteilung erfolgt im Knochen- und Weichteilfenster. Zur Beurteilung der Orbitahöhle und der NNH kann eine CT in koronarer Schnittrichtung hilfreich sein.

Therapie:

▪ **bei Frakturen im voll- oder teilbezahnten Unterkiefer konservativ**: dentale oder alveoläre Schienenverbände in Form von Drahtbogenkunststoffschienen oder Prothesenschienen. Ruhigstellung durch intermaxilläre Immobilisation von Ober- und Unterkiefer in zentraler Okklusion **(Abb. 18.8)**

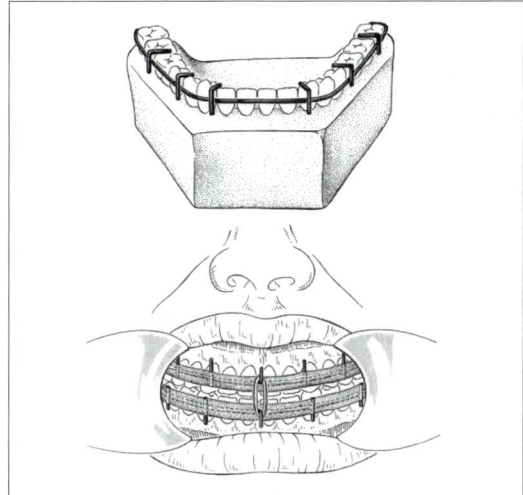

Abb. 18.8 a,b Schematische Darstellung der Anwendung einer Drahtbogenschiene:
a am Modell ohne Kunststoff und eingebunden an den Zahnreihen
b mit Kunststoff beschichtet in der Mundhöhle

für (je nach Frakturtyp) 3–5 Wochen. Da Frakturen im zahntragenden Unterkieferbereich über das Parodontium der Zahnalveole mit der Mundhöhle verbunden sind, gelten sie als offene Frakturen. Daher ist Antibiotikaprophylaxe erforderlich.

> Frakturen im bezahnten Kieferabschnitt = offene Frakturen → Antibiotikaprophylaxe!

▪ **bei zahnlosem Unterkiefer, dislozierten Frakturen in nichtzahntragenden Kieferabschnitten und Kombinationsfrakturen operativ**: direkte Reposition der Fragmente nach chirurgischer Freilegung und Fixierung durch Platten und Schrauben **(Abb. 18.9)**
▪ **bei Mehrfachbrüchen im Unterkieferkörper und -kiefergelenk operativ-konservativ (Abb. 18.10)**. Bei Frakturen des Gelenkfortsatzes darf eine völlige Ruhigstellung höchstens für 8–10 Tage erfolgen mit anschließender funktioneller Therapie des Kiefergelenkes zur Prophylaxe einer eingeschränkten Mundöffnung. Bei der häufigen kombinierten Fraktur des horizontalen Unterkieferastes und des kontralateralen Gelenkfortsatzes ist die funktionssta-

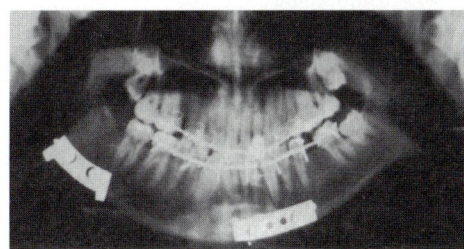

Abb. 18.10 Röntgen-Orthopantomogramm: Kombination von konservativer (Drahtbogenkunststoffschiene) und operativer (Kompressionsplattenosteosynthese) Frakturversorgung bei Mehrfachbrüchen im Unterkiefer und -gelenk

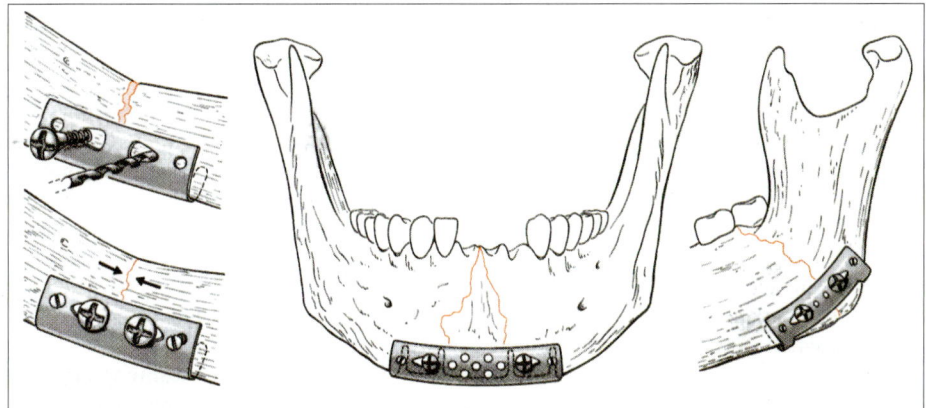

Abb. 18.9
Prinzip der operativen Kompressionsplattenosteosynthese am Unterkiefer

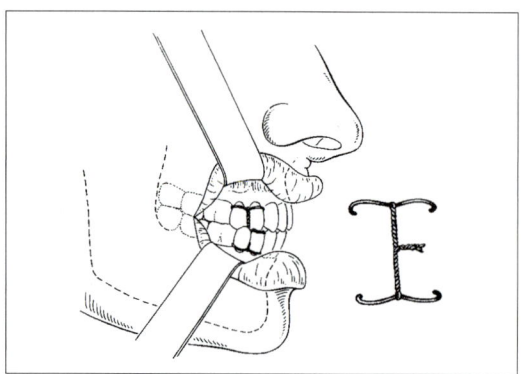

Abb. 18.11 Schematische Darstellung des Drahtligaturenverbandes nach Ernst zur provisorischen Ruhigstellung bei Unterkieferfrakturen

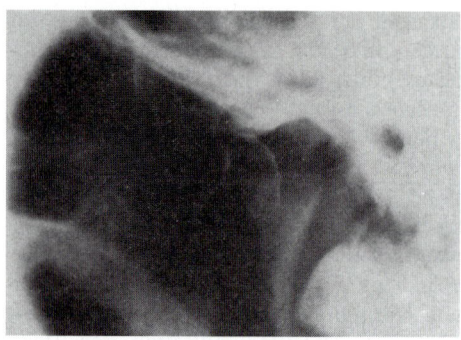

Abb. 18.12 Röntgen-Parma: Fraktur des Kiefergelenkfortsatzes mit Verlagerung des Gelenkkopfes

bile axiale Kompressionsplattenosteosynthese Therapie der Wahl, da sie die frühzeitige funktionelle Therapie ermöglicht.

> Indikationen zur operativen Frakturversorgung am Kiefer:
> 1. Zahnloser Unterkiefer
> 2. Kombinationsfrakturen mit Gelenkbeteiligung
> 3. Stark dislozierte Frakturen

Notversorgung: Da bis zur definitiver Versorgung oft relativ viel Zeit vergeht, sollten die beweglichen Fragmente des Unterkiefers mit Hilfe von Drahtligaturen ruhiggestellt werden. Bei bewusstseinsklaren Patienten ist auch eine intermaxilläre Ruhigstellung mittels Drahtligaturenverband nach Ernst (Abb. 18.11) möglich.
Komplikationen: Verlegung der Atemwege durch Blutung oder Zurücksinken der Zungen-Mundbodenmuskulatur bei Stück- oder Trümmerfrakturen (daher stets Drahtschere beim Patienten!), Bruchspaltabszess, -ostitis und -osteomyelitis, Pseudarthrose, Ankylose.

> Kombinierte Knochen-Weichteilverletzung: Erst Rekonstruktion der Knochen, dann der Weichteile (Versorgung von innen nach außen!)

Verletzungen des Kiefergelenkes
Ursachen: Direkte und indirekte Gewalteinwirkung (über den Unterkiefer).
Verletzungsarten: Luxation des Kiefergelenkköpfchens bei Luxation des gesamten Unterkiefers oder bei Fraktur des Gelenkfortsatzes (Luxationsfraktur, Verletzung der Gelenkkapsel, Verletzung des Gelenkdiskus, Verletzung der Gelenkpfanne [z. B. Fraktur der vorderen Gehörgangswand]).
Klinik: Bei Luxation des gesamten Unterkiefers Kiefersperre (Lippen- und Zahnreihenschluss unmöglich) und Medialverlagerung des Unterkiefers, leere Gelenkpfanne. Bei allen übrigen Verletzungen Kieferklemme (Mundöffnung eingeschränkt). Bei einseitiger Gelenkfortsatzfraktur Seitenabweichung der Mittellinie des Unterkiefers zur erkrankten Seite, bei doppelseitiger Gelenkfortsatzfraktur offener Biss mit Distalverlagerung des Unterkiefers. Eine Blutung aus dem äußeren Gehörgang kann Zeichen einer Fraktur der Kiefergelenkpfanne sein.
Diagnostik: Klinische Zeichen und Röntgen-Spezialaufnahme (Abb. 18.12).
Therapie: Konservativ: kurzfristige Ruhigstellung (8–10 Tage), anschließend funktionelle Therapie. Bei stark dislozierten oder luxierten Kollumfrakturen meist operative Reposition und Osteosynthese. Bei Kiefergelenkluxation sofortige manuelle Reposition, ggf. in Allgemeinnarkose.
Komplikationen: Fortwährende Kieferklemme, Ankylose. Bei Verletzungen im Kindesalter Wachstumsbeeinträchtigung des Untergesichts (Vogelgesicht).

Frakturen des Mittelgesichts
Das Mittelgesicht umfasst das gesamte Viszerokranium mit Ausnahme des Unterkiefers. Im Gegensatz zum Unterkiefer ist es ein kompliziertes Hohlraumsystem, das durch ein Rahmenwerk dünner Knochenlamellen und kräftiger Knochenpfeiler begrenzt ist. Daher entstehen je nach Gewalteinwirkung folgende Frakturen im Bereich des Mittelgesichts:
1. **kraniofaziale Absprengungen** beim Abriss großer Mittelgesichtsfragmente

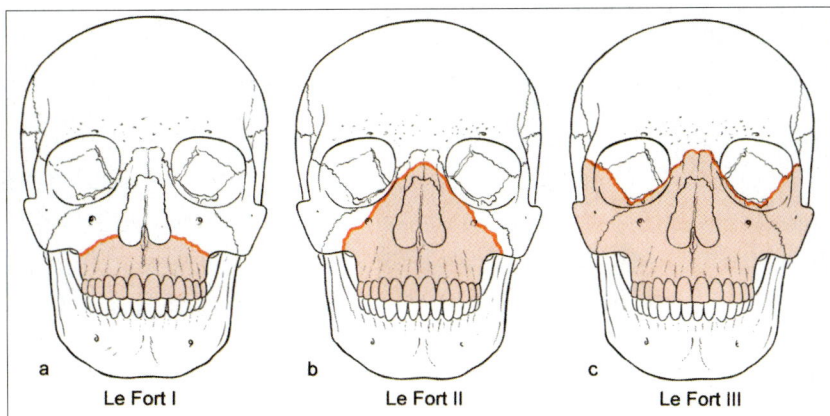

Abb. 18.13 a–c
Einteilung der kraniofazialen Absprengungen nach Le Fort
a Le Fort I
b Le Fort II
c Le Fort III

a   Le Fort I   b   Le Fort II   c   Le Fort III

2. **lokalisierte Frakturen des Jochbein-Orbita-Komplexes, des Nasen- und Siebbeines** sowie **des Oberkieferalveolarfortsatzes**
3. **nichtklassifizierbare Trümmer- und Defektfrakturen**.

Kraniofaziale Absprengungen
Bei kraniofazialen Absprengungen ist der gesamte Oberkiefer beteiligt.
Einteilung: Nach Verlauf der Bruchlinien und Größe des abgesprengten Mittelgesichtsfragmentes (Einteilung **nach Le Fort**, Abb. 18.13):
■ Le Fort I = tiefe maxilläre Querfraktur, Absprengung des Alveolarfortsatzes zusammen mit der Gaumenplatte
■ Le Fort II = zentrale Mittelgesichtsfraktur, pyramidale Absprengung der Maxilla einschließlich der knöchernen Nase
■ Le Fort III = zentrale und laterale Mittelgesichtsfraktur, hohe Absprengung des gesamten Mittelgesichtsskelettes einschließlich der knöchernen Nase
   Die 4. Gruppe nach Le Fort bilden die Sagittalfrakturen, die 5. die Kombinationsfrakturen.
   Die Einteilung der Frakturen **nach Wassmund** (I–IV) berücksichtigt zusätzlich die Beteiligung oder Nichtbeteiligung der knöchernen Nase.
Klinik: Als Folge der Dislokation kommt es zu:
■ Okklusionsstörung im Sinne einer Pseudoprogenie (zu kleiner Oberkiefer) mit frontooffenem Biss
■ Stufenbildung an den Bruchlinien
■ Verlängerung und Abflachung des Mittelgesichtes (dish face).
   Abnorme Beweglichkeit je nach Höhe der Frakturlinie mehr oder weniger ausgeprägt. Krepitation ist mehr zu spüren als zu hören. Zusätzliche unsi-

chere Frakturzeichen: Schwellung, Hämatombildung, Blutungen, Sensibilitätsstörungen im Versorgungsgebiet des 2. Trigeminusastes, okuläre Symptome, Rhinoliquorrhö, Klopfschall der Zähne.
Diagnostik: Klinische Zeichen, Röntgen (NNH [Abb. 18.14], Orbitaübersicht, Oberkiefer Aufbiss, Schädel seitlich), CT.
Therapie: Oberstes Ziel: Herstellung einer regelrechten Okklusion und Stellung des Mittelgesichtes. Einstellung und Sicherung der Okklusion durch intermaxilläre Verdrahtung mit dentalen Drahtbogenkunststoffschienen oder (bei fehlender Bezahnung) durch Prothesenschienen und funk-

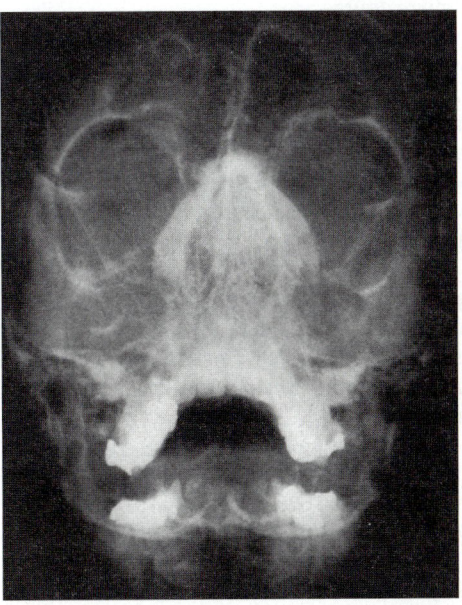

Abb. 18.14 Röntgen-NNH: Hohe Mittelgesichtsfraktur (Le Fort III)

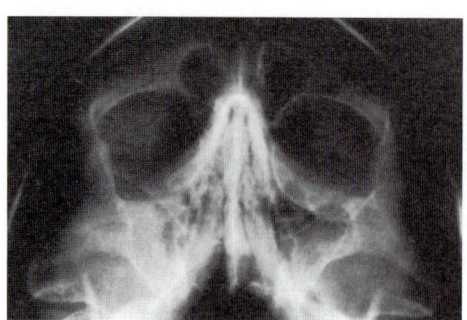

Abb. 18.15 Röntgen-NNH: Dislozierte Jochbeinfraktur rechts mit Verschattung der rechten Kieferhöhle als Ausdruck einer Einblutung (Hämatosinus)

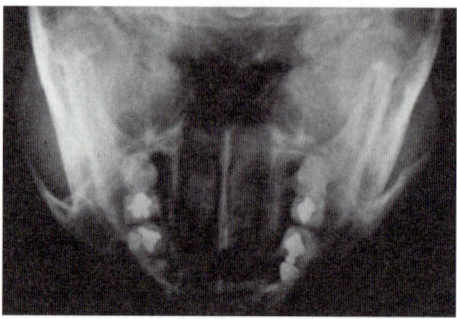

Abb. 18.16 Axiale Röntgenaufnahme des Schädels ("Henkeltopf!"): Jochbein-, Jochbogen-Impressionsfraktur rechts

tionsstabile Osteosynthese mit Miniplatten. In Ausnahmefällen operative kraniomaxilläre Drahtaufhängung des Oberkiefermassivs je nach Lage der Frakturlinien am Stirnbein, am Jochbogen oder am nichtfrakturierten Teil der Maxilla mit Immobilisation für 5–7 Wochen.
Komplikationen: Infektionen über Liquorfistel, ungenügende Konturierung des Mittelgesichts, Okklusionsstörungen.

Frakturen des Jochbeins
Unter den lokalisierten Frakturen sind die des Jochbeins am häufigsten. Es ist außerdem bei 25 % aller Mittelgesichtsfrakturen mitbetroffen.
Ursachen: Verkehrs-, Arbeits-, Sportunfälle, Roheitsdelikte, Stürze.
Klinik: Dislokation mit Abflachung der typischen Jochbeinprominenz, Stufenbildung am Infraorbitalrand und an der Crista zygomaticoalveolaris, Sensibilitätsstörung im Versorgungsgebiet des N. infraorbitalis. Abnorme Beweglichkeit und Krepitation in der Regel nicht prüfbar.
Diagnostik: Klinische Zeichen und Röntgen (NNH: häufig Einblutung der Kieferhöhle [Hämatosinus, **Abb. 18.15**]).
Therapie: Operativ: Reposition mit Einzinker-Jochbeinhaken und Fixation durch Draht- oder Plattenosteosynthese im Bereich der Sutura zygomaticofrontalis, bei starker Dislokation zusätzlich infraorbital.

Frakturen des Jochbogens
Meistens kombiniert mit Jochbeinfrakturen. Gleiche Ursachen.
Klinik: Muldenförmige Abflachung im seitlichen Gesichtsbereich, Kieferklemme durch Verlegung des Muskelfortsatzes des Unterkiefers bei der Mundöffnung.

Diagnostik: Klinische Zeichen und Röntgen (NNH und Schädel axial ["Henkeltopf"-Aufnahme, **Abb. 18.16**]).
Therapie: Reposition mit einzinkigem Knochenhaken, Fixation meist nicht erforderlich.

Frakturen der Orbitawände
Ursachen: Indirektes Trauma bei Jochbeinfraktur → Beteiligung des Orbitabodens, direkte Gewalteinwirkung. Sonderform: Isolierte Fraktur einer Orbitawand, am häufigsten des Orbitabodens (Blowout-Fraktur, **Abb. 18.17**).
Klinik: Bei Kombinationsfraktur Stufenbildung im Bereich der Orbitaränder, Verlagerung des Bulbus, meist nach kaudal und dorsal (Enophthalmus). Einklemmung der Augenmuskulatur mit Doppelbildern, Sensibilitätsstörungen im Versorgungsgebiet des N. infraorbitalis.
Diagnostik: Klinische Zeichen und Röntgen (NNH, Orbitaübersicht, Tomographie).

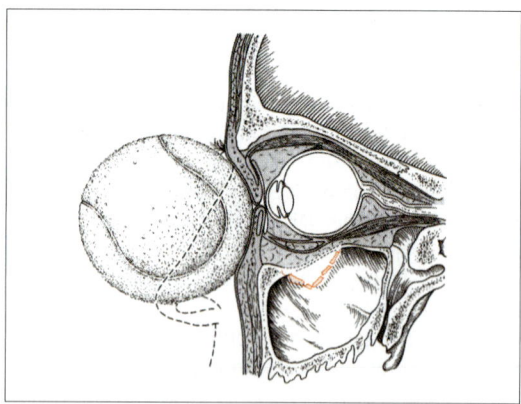

Abb. 18.17 Schematische Darstellung einer isolierten Orbitabodenfraktur durch stumpfes Trauma ("blow-out-fracture")

Therapie: Jochbeinreposition (= indirekte Reposition) häufig ausreichend, sonst direkte operative Rekonstruktion durch Einbringen homologen oder alloplastischen Materials. Evtl. transantrale Abstützung durch Tamponade.
Komplikationen: Persistierende Doppelbilder.

Frakturen des Nasenbeines
Ursachen: s. kraniofaziale Absprengungen und Jochbeinfrakturen. Häufig isoliert auftretend.
Klinik: Dislokation mit starker Deformität (Schief-, Sattel- oder Plattnase). Abnorme Beweglichkeit, Krepitation, zusätzlich unsichere Frakturzeichen wie Schwellung, Hämatombildung, Nasenbluten, behinderte Nasenatmung, eingeschränktes Riechvermögen.
Diagnostik: Klinische Zeichen und Röntgen (isolierte Aufnahme des Nasenbeines).
Therapie: Reposition von extra- und intranasal, Aufrichtung des eingesunkenen Gerüstes und Fixierung durch Nasentamponaden und Nasengips.
Komplikationen: Persistierende Deformität, Septumdeviation, Synechien, Behinderung der Nasenatmung.

18.3 Mundhöhlenkarzinom

2,5 % aller Karzinome entfallen auf das Mundschleimhautkarzinom. Von 100 000 Einwohnern erkranken pro Jahr fünf daran. 90 % der Karzinome sind verhornende Plattenepithelkarzinome der Mundschleimhaut oder der Lippen, der Rest anaplastische Karzinome und von den akzessorischen Mundspeicheldrüsen ausgehende epitheliale Tumoren.
Ursachen: Alkohol, Nikotin, Teer- und Rußstoffe, mangelnde Mundhygiene, chronisch-mechanische Irritation, Infektionen.
Präkanzerosen (Vorläuferstadien) des Mundhöhlenkarzinoms sind **Leukoplakie** (weiße, nicht wegwischbare Hyperkeratose mit Zelldysplasien) und **Erythroplakie** (**Erythroplasie Queyrat**, das Carcinoma in situ der Epidermis, imponiert als nicht wegwischbare fleckförmige Rötung).
Klinik: **Symptome** sind (nach abnehmender Häufigkeit angeordnet):
1. nicht heilende Entzündung der Mundschleimhaut in Form von Schwellung und/oder Ulzeration
2. plötzlich veränderter Prothesensitz
3. nicht heilende Extraktionswunden
4. unbegründete Zahnlockerungen
5. spontane Blutungen
6. Kieferklemme
7. Sensibilitätsstörungen.

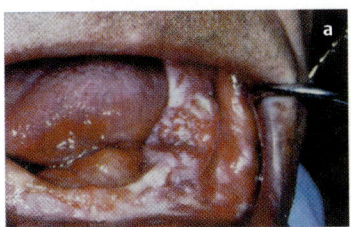
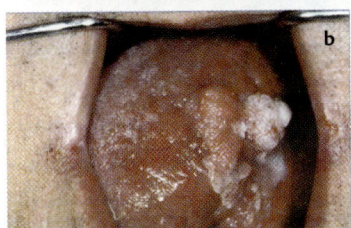

Abb. 18.18 a,b Mundhöhlenkarzinom **a** des linken Unterkiefers, **b** des linken Zungenrandes

Befund: Tiefes kraterförmiges Ulkus mit unscharfem, derbem, wallartigem Rand sowie meist leicht blutendem Ulkusgrund (endophytisches Tumorwachstum) oder oberflächliche bis flächenhafte Wucherung mit granulierter und schmierig belegter Oberfläche (exophytisches Tumorwachstum) **(Abb. 18.18)**. Bei bereits erfolgter Metastasierung derbe, zunächst gut verschiebliche Lymphknoten im Bereich der Lymphabflusswege des Halses, später mit der Umgebung verwachsen.
Lokalisation: s. **Abb. 18.19**.
Diagnostik: Klinisches Bild, Knochendestruktion im Röntgenbild **(Abb. 18.20)**, histologische Untersuchung (Biopsie). Tumorbiopsie nur dort, wo beim Nachweis eines bösartigen Tumors die notwendige Therapie unverzüglich durchgeführt oder eingeleitet werden kann.
Differenzialdiagnose: Mesenchymale Tumoren aus den Wangenweichteilen, der Gaumen-Rachen-Region, dem Zungenkörper und den Gesichtsschädelknochen, odontogene Tumoren, die in die Mundhöhle eingedrungen sind, gutartige Tumoren, nicht neoplastische Läsionen.
Therapie: **Radikale Tumorentfernung** weit im Gesunden in Verbindung mit der Ausräumung der regionären Lymphabflusswege des Halses im Block (**neck dissection**, Abb. 18.21). Häufig Kombination mit Chemo- und Radiotherapie. Zur Wiederherstellung von Form und Funktion der Mundhöhle ausgedehnte plastisch-rekonstruktive Maßnahmen durch gestielte oder mikrovaskulär anastomosierte Gewebelappen (Dünndarm, Haut-Muskel-Lappen, Haut-Muskel-Knochen-Lappen), Knochenersatz, teilweise temporär durch Metallendoprothesen.

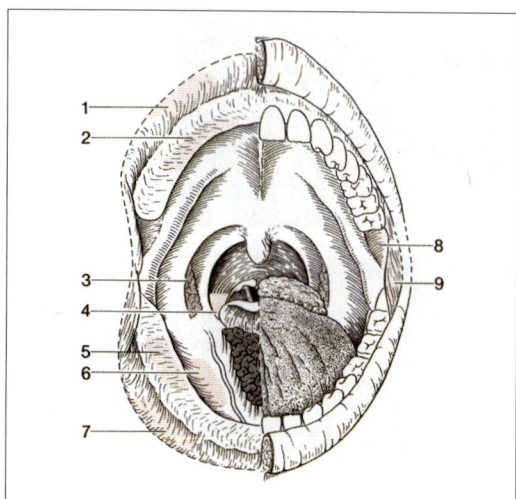

Abb. 18.19 Häufigste Lokalisationen des Mundhöhlenkarzinoms

1 Sulcus buccomaxillaris
2 Processus alveolaris maxillaris
3 Sulcus glossopalatinus
4 Mesopharynx
5 Processus alveolaris mandibularis
6 Sulcus glossoalveolaris
7 Sulcus buccomandibularis
8 Sulcus buccinatorius
9 Planum buccale

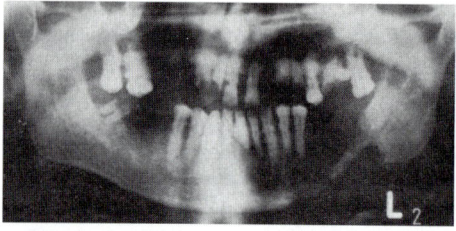

Abb. 18.20 Röntgen-Orthopantomogramm: Destruktion des linken Unterkiefers durch weit fortgeschrittenes Mundschleimhautkarzinom

Bei Leukoplakie und Erythroplakie: Exzision. Der histologisch ermittelte Dysplasiegrad bestimmt das weitere therapeutische Vorgehen, bei hochgradiger Dysplasie lokales Vorgehen wie bei invasiven Karzinom.

> Schleimhautveränderungen ohne Rückbildungstendenz: Bioptische Abklärung innerhalb von 10 Tagen!

Prognose: Mittlere 5-Jahres-Überlebensrate: 35%.

Komplikationen: Häufig funktionelle und ästhetische Beeinträchtigung infolge ausgedehnter Substanzdefekte und Nervenläsionen. Bei ungenügender Radikalität oder weit fortgeschrittenem Tumorstadium Rezidiv- und Metastasierungsgefahr.

18.4 Erkrankungen der Kopfspeicheldrüsen

18.4.1 Speicheldrüsentumoren

Tumoren der großen Kopfspeicheldrüsen sind etwa 10-mal häufiger als die der kleinen (akzessorischen) Speicheldrüsen der Mundhöhle. Etwa ¾ aller Speicheldrüsentumoren sind benigne, ¼ maligne. Bei den kleinen Speicheldrüsen ist das Verhältnis von malignen zu benignen Tumoren jedoch 2:1.

Benigne Speicheldrüsentumoren

Adenome, Zystadenome und gemischte Adenome (pleomorphe Adenome).
Ursachen: Unbekannt.
Klinik: Schmerzlose, langsam zunehmende, begrenzte Schwellung, meist im Bereich der Ohrspeicheldrüse. Speichelsekretion erst spät gestört.
Diagnostik: Klinisches Bild; Sialographie (Röntgenkontrastdarstellung): Verdrängung des Parenchyms und Gangsystems, jedoch keine Destruktion (Abb. 18.22); CT.
Differenzialdiagnose: s. maligne Speicheldrüsentumoren.
Therapie: Meist vollständige Entfernung der Drüse, da Rezidive auftreten können (pleomorphes Adenom!). Bei einem Zweiteingriff im Bereich der Gl. parotis ist die Präparation und somit die Erhaltung des N. facialis erheblich erschwert.

Maligne Speicheldrüsentumoren

Adenoidzystisches Karzinom (früher auch Zylindrom genannt), Mukoepidermoidkarzinom, Karzinom im pleomorphen Adenom, Azinuszellkarzinom, Plattenepithelkarzinom, Adenokarzinom sowie undifferenzierte und gemischte Formen.
Klinik: Häufig schmerzlose, meist derbe, unscharf begrenzte Schwellung. Bei fortschreitendem Tumorwachstum zunehmender Spannungsschmerz und neurologische Ausfälle (N. facialis bei Tumoren der Gl. parotis, Sensibilitätsstörungen im Versorgungsgebiet des N. lingualis bei Tumoren der Gl. submandibularis oder Gl. sublingualis).
Diagnostik: Klinisches Bild; Sialographie: Kaliberschwankungen, Gangabbrüche, diffuser Kontrast-

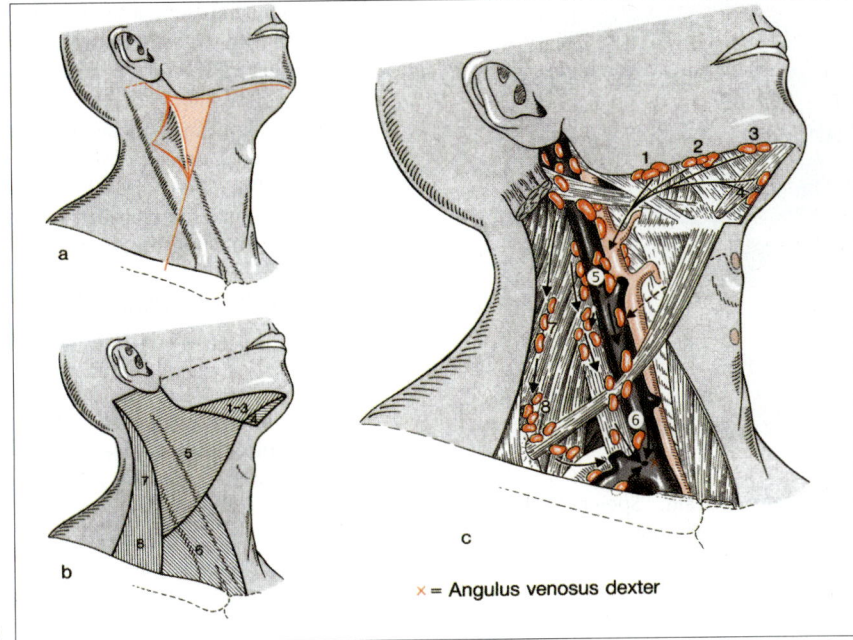

Abb. 18.21 a–c
Schematische Darstellung einer neck dissection
a Schnittführung
b Regionen
c Lymphknotenstationen

× = Angulus venosus dexter

Trigonum submandibulare	{	– 1 Nodi lymphatici submandibulares dorsales
		– 2 Nodi lymphatici submandibulares mediales
		– 3 Nodi lymphatici submandibulares ventrales
Regio submentalis		– 4 Nodi lymphatici submentales
Trigonum caroticum		– 5 Nodi lymphatici jugulares craniales
Regio sternocleidomastoidea		– 6 Nodi lymphatici jugulares caudales
Trigonum colli laterale		– 7 Nodi lymphatici colli cervicales
Fossa supraclavicularis		– 8 Nodi lymphatici supraclaviculares

mittelsee im Drüsenparenchym; CT; Diagnosesicherung durch histologische Untersuchung.

> Parotisschwellung und Fazialisparese: Maligner Speicheldrüsentumor?

Differenzialdiagnose: Gutartige Parotistumoren, Lymphome, Lipome, Angiome, Neurinome, Zysten, Metastasen.
Therapie: Bei nachgewiesener Malignität radikale Tumorentfernung mit großer Sicherheitszone, d.h. vollständige Entfernung der betroffenen Drüse, bei Befall der Gl. parotis ohne Schonung des N. facialis (radikale Parotidektomie) in Verbindung mit der Ausräumung der regionären Lymphabflusswege. Mikrochirurgische Nervenrekonstruktion durch autologe Nerventransplantation. Je nach Tumorart evtl. postoperative Nachbestrahlung.
Komplikationen: Rezidiv, Metastasierung.

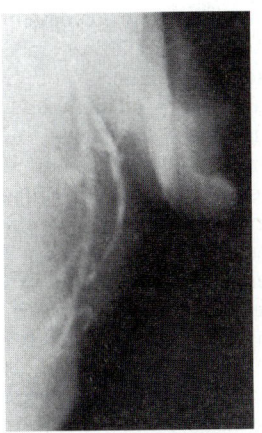

Abb. 18.22 Röntgen-Sialogramm: Verdrängung der Ohrspeicheldrüse durch gutartigen Parotistumor (pleomorphes Adenom)

18.4.2 Entzündungen der Speicheldrüsen

Ursachen: **Viren** (Parotitis epidemica = Mumps), **Bakterien** (z. B. Staphylokokken, Streptokokken, Tuberkelbakterien, Actinomyces israelii), **Speichelstei-**

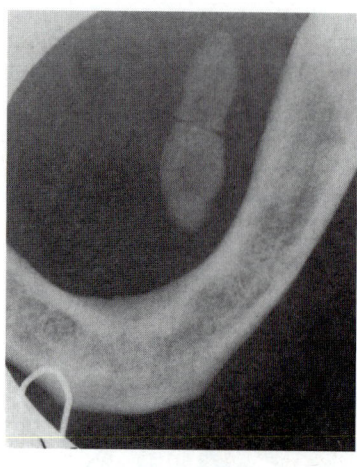

Abb. 18.23 Röntgen-Mundbodenübersicht: Speichelsteine im Ausführungsgang der Glandula submandibularis links

ne, **Speichelfisteln**. Speicheldrüsenentzündungen treten auch im Rahmen des **Sjögren-Syndroms** (Erkrankung aus dem rheumatischen Formenkreis, u. a. mit Polyarthritis, Schweiß- und Talgdrüsenatrophie, Tränen- und Speicheldrüsenatrophie mit Sicca-Symptomatik), des **Heerfordt-Syndroms** (virusbedingte [?] Uveitis und Parotitis) und des **Mikulicz-Syndroms** (Schwellung von Tränen- und Mundspeicheldrüsen) auf.

Klinik: Bei **akuter Entzündung** Entzündungszeichen (Schmerzen, Schwellung, Rötung der Umgebung) je nach Lokalisation, bei **chronischer Entzündung** rezidivierende Schwellungen und Schmerzen, bei Vorliegen von Speichelsteinen häufig in Zusammenhang mit der Nahrungsaufnahme.

Diagnostik: Klinisches Bild (Lokal- und Allgemeinbefund), Nativ-Röntgen zum Nachweis von Speichelsteinen (Abb. 18.23) und Sialographie, CT.

Differenzialdiagnose: Sialadenosen (nichtentzündliche, schmerzlose, beidseitige Schwellung der Speicheldrüsen, meist der Parotis) und Tumoren: Keine Entzündungszeichen, bei Tumoren lange Zeit völlige Beschwerdefreiheit, bei malignen Tumoren motorische und sensible Ausfälle (s. o.).

Therapie: Konservativ, bei Einschmelzungen Inzision und Drainage, bei rezidivierenden und chronischen Entzündungen operative Entfernung der betroffenen Drüse.

Bei der Entfernung der Parotis muss der fächerförmige Verlauf des N. facialis durch den Drüsenkörper bedacht werden; nur durch sorgfältige Präparation kann der Nerv erhalten werden (konservative Parotidektomie).

> Parotischirurgie ist Fazialischirurgie!

Speichelsteine können bei peripherer Lage im Ausführungsgang (meistens der Gl. submandibularis) durch Schlitzen des Ganges entfernt werden. Anschließend Versuch der konservativen Therapie der Entzündung, bei Erfolglosigkeit sowie bei zentraler Steinlage Exstirpation der Drüse.

Bei **Speichelfisteln** nach extraoral: Verlegung des Fistelganges nach intraoral oder Eindämmung der Speichelsekretion durch Röntgenbestrahlung.

18.5 Lippen-Kiefer-Gaumen-Spalten

Die Lippen-Kiefer-Gaumen (LKG)-Spalten gehören zu den häufigsten und wichtigsten angeborenen Fehlbildungen. Die Frequenz beträgt in unseren Breiten 1 pro 500–700 Kinder.

Es handelt sich um eine Entwicklungsanomalie im Bereich der Kopfanlage und der ersten beiden Viszeralbögen auf **genetischer Basis** – erbliche Disposition ist bei LKG-Spalten sehr viel häufiger als bei isolierten Gaumenspalten – oder infolge **exogener Faktoren** (Virusinfektion oder Alkohol-, Tabak-, Medikamentenabusus in den ersten beiden Schwangerschaftsmonaten, intrauterine Blutung, Anämie, relativ hohes Alter der Eltern). Letztere sind im Einzelfall aber nur schwer nachweisbar. Zur **Prophylaxe der** sog. individuellen, **phänotypischen Spaltbildung** tägliche Einnahme von Vitamin B1 in hohen Dosen ab dem 20.–50. Schwangerschaftstag und Vermeidung von Tabak, Alkohol- und Medikamentenmissbrauch.

Einteilung:

1. Spalten des vorderen embryonalen Gaumens: Lippenspalte, Lippen-Kiefer-Spalte

2. Spalten des vorderen und hinteren embryonalen Gaumens: Lippen-Kiefer-Gaumen-Spalte (Abb. 18.24)

3. Spalten des hinteren embryonalen Gaumens: Spalten des weichen Gaumens (Velumspalten) mit oder ohne Beteiligung des harten Gaumens (Abb. 18.25)

4. kombinierte, seltene Formen: quere oder schräge Gesichtsspalten, mediane Ober- oder Unterlippen-Kieferspalten.

Weitere Gliederung in „rechts und links" sowie in „totale" und „partielle" Spalten.

Klinik: Im Neugeborenenalter Behinderung bei der Nahrungsaufnahme (Trinken), später deutliche Beeinträchtigung der Sprache infolge des nasalen Durchschlags bei Gaumenspalten.

Diagnostik: Klinisches Bild.

Therapie: **Operativer Spaltverschluss** nach folgendem Zeitplan (Abb. 18.26): **Verschluss der Lippen-**

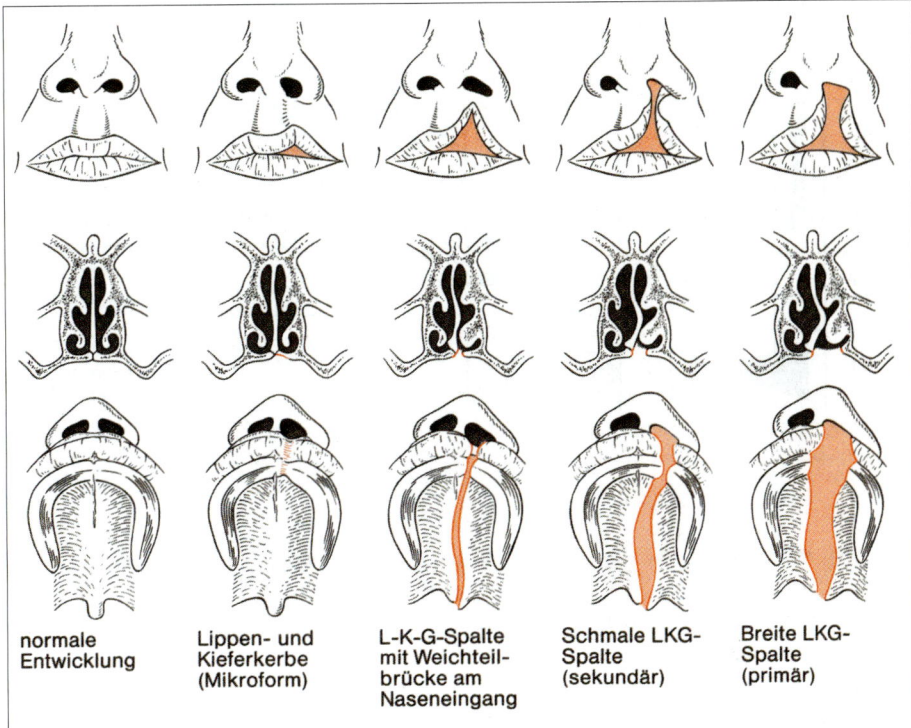

Abb. 18.24
Schematische
Darstellung der
Ausdehnung von
Lippen-Kiefer-
Gaumen-Spalten

normale
Entwicklung

Lippen- und
Kieferkerbe
(Mikroform)

L-K-G-Spalte
mit Weichteil-
brücke am
Naseneingang

Schmale LKG-
Spalte
(sekundär)

Breite LKG-
Spalte
(primär)

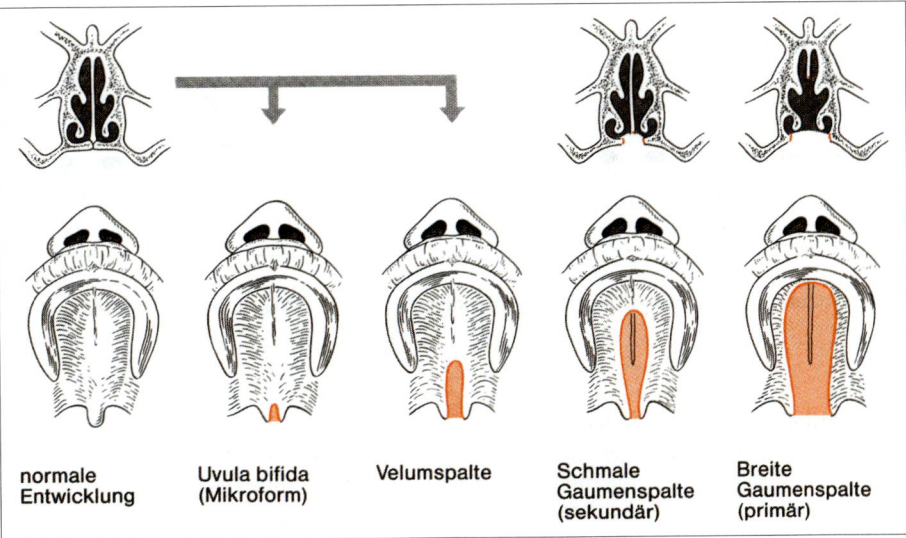

Abb. 18.25
Schematische
Darstellung der
Ausdehnung von
Gaumenspalten

normale
Entwicklung

Uvula bifida
(Mikroform)

Velumspalte

Schmale
Gaumenspalte
(sekundär)

Breite
Gaumenspalte
(primär)

spalte im 4.–6. Lebensmonat (Operationsmethoden s. Abb. 18.27). Im gleichen Eingriff werden die Kiefer-spalten entweder offengelassen oder mit Weichtei-len verschlossen. Der **Kieferspaltverschluss** erfolgt später in Abhängigkeit vom Zahndurchbruch mit-tels autologen Beckenspans (Osteoplastik).

Isolierte Gaumenspalten werden möglichst im 1., spätestens im 2. Lebensjahr verschlossen.

Bei schmalen, totalen Lippen-Kiefer-Gaumen-Spalten kann der **Gaumenverschluss** bereits mit der Lippenplastik kombiniert werden, bei breiten erfolgt er ebenfalls erst im 1.–2. Lebensjahr.

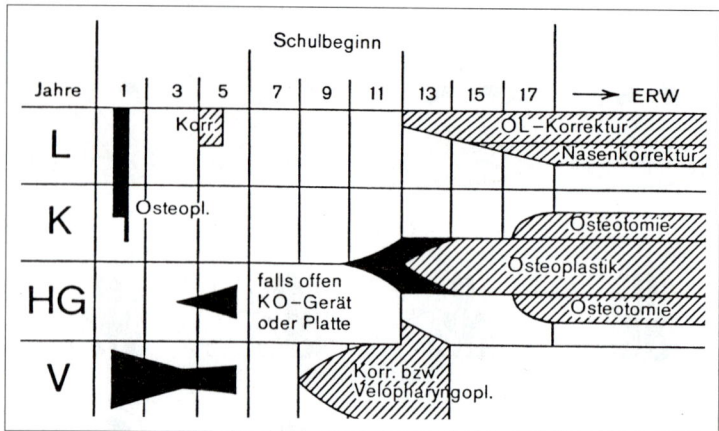

Abb. 18.26 Chirurgisches Behandlungsprogramm für Lippen-Kiefer-Gaumen-Spalten vom Säuglings- bis zum Erwachsenenalter (nach Pfeifer). Primäroperationen schwarz, Sekundäroperationen schraffiert. L = Lippe, K = Kiefer, HG = harter Gaumen, V = Velum palatinum, OL = Oberlippe, –pl. = –plastik, KO-Gerät = Kieferorthopädisches Gerät.

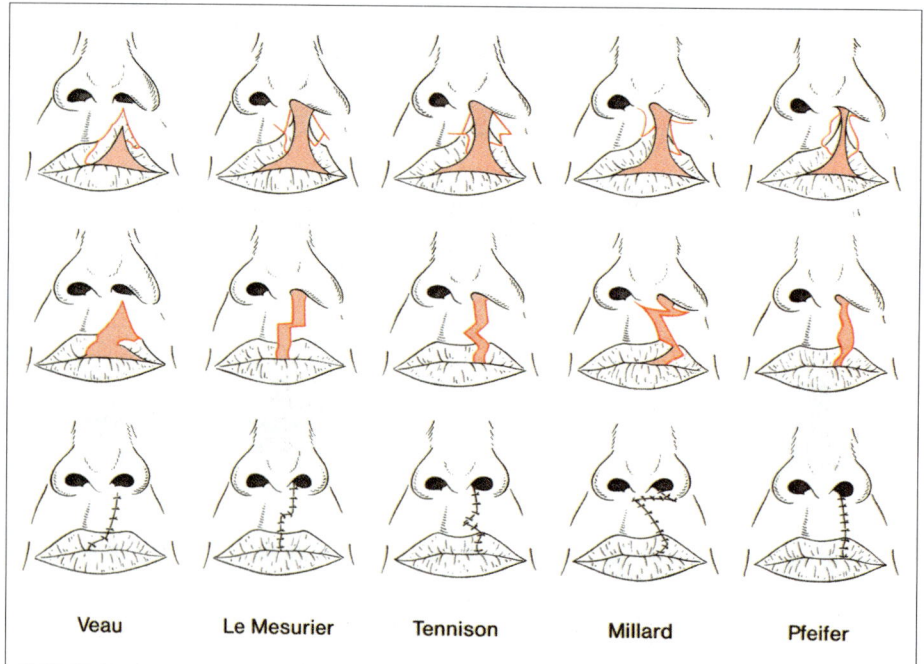

Abb. 18.27 Schematische Darstellung operativer Techniken zum Lippenspaltverschluss

OP-Technik: Meist doppelschichtig durch Brückenlappen oder arteriell gestielten Palatinalappen nach Präparation und funktionsgerechter Vereinigung der Muskulatur, bei schmalen Hartgaumenspalten auch durch einschichtigen Verschluss durch Schleimhautlappen vom Vomer-Bereich.

Zur Förderung und Ausbildung der Sprache ist **bei Kindern mit Kiefer-Gaumen-Spalte** ab dem 3. Lebensjahr eine **logopädische Behandlung** erforderlich. Bis zum operativen Verschluss der Gaumenspalte Abdeckung derselben durch eine Kunststoffplatte oder ein kieferorthopädisches Gerät.

Bei Gaumensegelinsuffizienz (zu kurzes Gaumensegel oder zu wenig Beweglichkeit) sprachverbessernde Operation durch Verlängerung des Gaumens mittels Pharynxlappen (**Velopharynygoplastik**, meist nicht vor dem 7. Lebensjahr).

Korrekturoperationen der Lippen sind bereits kurz vor Schulbeginn möglich. Nasenkorrekturen sowie operative Stellungskorrekturen der Zahnbögen sollten jedoch erst nach Wachstumsabschluss durchgeführt werden.

Begleitend zur chirurgischen Therapie ist die **kieferorthopädische Überwachung und Behand-**

lung notwendig. Diese kann bereits im Neugeborenenalter vor dem Lippenverschluss oder nach Durchbruch der bleibenden Zähne (ab ca. 7 Jahre) zur Einordnung spaltnaher Zähne erfolgen. Die eigentliche kieferorthopädische Behandlung zur Formung von Kieferkamm und Zahnbogen wird nach Abschluss der zweiten Dentition vorgenommen. Im Erwachsenenalter ist häufig zusätzlich prothetischer Zahnersatz notwendig.

Die Behandlung von Patienten mit LKG-Spalte erfordert die Zusammenarbeit von Kinderärzten, Kiefer-Gesichtschirurgen, Kieferorthopäden, Zahnärzten, HNO-Ärzten, Logopäden und Psychologen.

> LKG-Spalten: Immer multidisziplinär behandeln!

Komplikationen: Bei falschem Operationszeitpunktes oder fehlerhafter Operationstechnik schwere Deformitäten und Wachstumsstörungen mit ästhetischer und funktioneller Beeinträchtigung.

18.6 Kieferanomalien

Progenie (in Bezug auf die Schädelbasis zu weit vorn liegender Unterkiefer), Pseudoprogenie (zu kleiner Oberkiefer), Prognathie (in Bezug auf die Schädelbasis zu weit vorn liegender Oberkiefer), Distalbiss (Unterkiefer-Rücklage), offener Biss (mangelnder Kontakt der Front- oder Seitenzähne), Kinndeformitäten, Alveolarfortsatzatrophie bei zahnlosem Unterkiefer.
Ursachen: Angeboren oder Folge exogen induzierter Wachstumsstörungen.
Klinik: Okklusionsstörung bei häufig gestörtem Größenverhältnis von Oberkiefer zu Unterkiefer, Missverhältnis zwischen Oberlippe und Unterlippe, gestörter Lippenschluss, vorstehendes oder zurückliegendes Kinn und Verformung anderer Gesichtsschädelstrukturen, Prothesenlagerinsuffizienz.
Diagnostik: Klinisches Bild, Fernröntgenanalyse.
Therapie: Chirurgische Stellungskorrektur im Oberkiefer und/oder Unterkiefer (Osteotomie), Augmentation, dentale Implantate, Knochenabtragung oder Knochentransplantation (Abb. 18.28).

◼◼◼ Merken

- Entzündungen: häufig dentogen, Ausbreitung in alle Logen des Gesichtsschädels möglich, insbesondere bei Phlegmone (Sinus-cavernosus-Thrombose!). Therapie: breite chirurgische Eröffnung, i. v.-Antibiose.

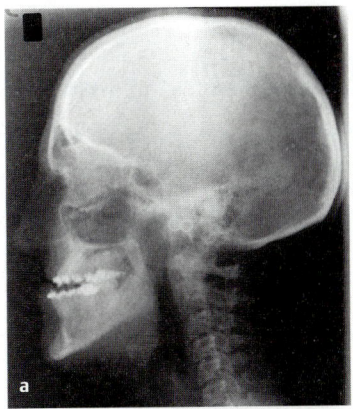
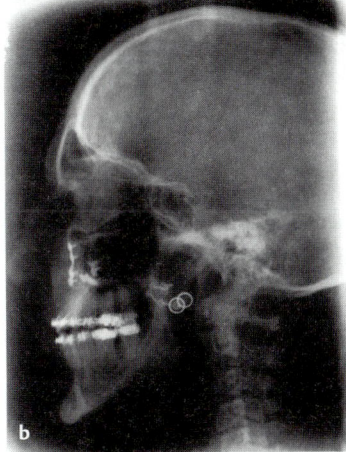

Abb. 18.28 a,b Fernröntgen-Schädel seitlich: Operative Behandlung einer Progenie mit offenem Biss durch bignathe Osteotomie **a** präoperativ und **b** postoperativ

- Verletzungen des Gesichtes: sparsame Exzision der Wundränder, atraumatische Naht, frühzeitige Nahtentfernung
- Frakturen im bezahnten Kieferabschnitt = offene Frakturen → Antibiotikaprophylaxe!
- Unterkieferfraktur: häufigste Fraktur im Gesichtsbereich. Indikationen zur OP: zahnloser Unterkiefer, Gelenkbeteiligung, starke Dislokation.
- Mittelgesichtsfraktur: Ziel der meist operativen Therapie: Herstellung einer regelrechten Okklusion und Stellung des Mittelgesichtes.
- Schleimhautveränderungen ohne Rückbildungstendenz: Bioptische Abklärung innerhalb von 10 Tagen!
- Lippen-Kiefer-Gaumen-Spalten: multidisziplinäre Therapie: operativer Verschluss, Logopädie, ggf. Zahnersatz.

19 Hals

19.1 Hals (allgemein)

19.1.1 Fehlbildungen

Angeborene Halszyste oder -fistel (s. Kap. 53)

Erworbene Halsfistel
Posttraumatische, postinfektiöse oder postoperative Fistelung aus Ösophagus, Pharynx, Trachea oder Lymphknoten (s. Organ-Kapitel).

Halsrippe
Rudimentäre Anlage einer Rippe im Bereich des 6. und 7. HWK. Meist symmetrisches Auftreten, häufiger bei Frauen, oft in Verbindung mit einem Fehlansatz des M. scalenus anterior (Skalenussyndrom).
Klinik: Halsrippen führen nur in 10 % der Fälle zu Beschwerden, meist sind sie Zufallsbefund z. B. bei Osteochondrose der HWS oder Schulter-Arm-Syndrom. Durch Kompression des Nerven-Gefäß-Stranges kommt es zu Neuralgien und Parästhesien, Ödem, Muskelatrophie und venöser Stauung im ipsilateralen Arm sowie zu Puls-Seitendifferenz.
Diagnostik: Sicherung der Diagnose
▪ klinisch durch **Tragetest** (einseitiges Anheben schwerer Lasten ruft o. g. Symptome hervor) sowie **Adson-Test** (bei Kopfdrehung zur betroffenen Seite und tiefer Inspiration verschwindet der Radialispuls)
▪ apparativ durch Röntgen der HWS und BWS (Abb. 19.1), Angiographie, EMG, Doppler-Sonographie.
Therapie: Zunächst konservativ mit physikalischer Therapie. Die Indikation zur Operation besteht nur in 10 % der Fälle. Dann Resektion der Halsrippe und der 1. Rippe samt Periostschlauch (Cave: Rippenregenerat), evtl. Durchtrennung des M. scalenus anterior. Kosmetisch bestes Resultat bei axillärem Zugang (Cave: Plexusquetschung!).

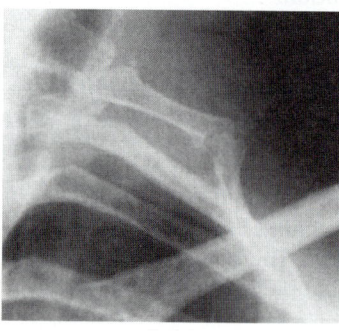

Abb. 19.1
Halsrippe

Muskulärer Schiefhals (Torticollis)
Durch unilaterale bindegewebige Umwandlung des M. sternocleidomastoideus bedingte Schiefhaltung des Halses. Meist bereits postnatal auftretend.
Klinik: Verkürzter Muskel als derber Strang tastbar. Neigung des Kopfes zur erkrankten Seite, Drehung des Gesichts zur gesunden Seite. Entwicklung einer Gesichtsasymmetrie und Skoliose der Halswirbelsäule mit Konvexität zur gesunden Seite. Kompensatorische Skoliose der BWS.
Differenzialdiagnose: Narbiger, ossärer, rheumatischer, traumatischer, hysterischer oder okulärer (durch Schielen bedingter) Schiefhals.
Therapie: Resektion des Ansatzes und/oder des Ursprungs des M. sternocleidomastoideus und Fixation in überkorrigierter Stellung durch Thorax-Diademgips (Abb. 19.2).

19.1.2 Verletzungen

Meist handelt es sich um Selbstverletzungen mit Messer oder Rasierklinge in suizidaler Absicht, gelegentlich um Schnittverletzungen bei einem Verkehrsunfall oder um Stichverletzungen bei einem Überfall ("stab wound").

Ein **stumpfes Trauma des Kehlkopfs oder der Trachea** kann zur Kontusion mit Dislokation oder Fraktur des Knorpelgerüstes führen.
Klinik: Atemnot, Heiserkeit, Apnö, bei Eröffnung der Wunde Austreten von Luft oder schaumigem Blut.
Diagnostik: Endoskopie, Röntgen, evtl. Tomographie.
Therapie: Intubation oder Tracheotomie, Eiskrawatte, Sedierung, abschwellende Maßnahmen. Bei Zertrümmerung des Kehlkopfs Versuch einer operativen Rekonstruktion durch Naht.

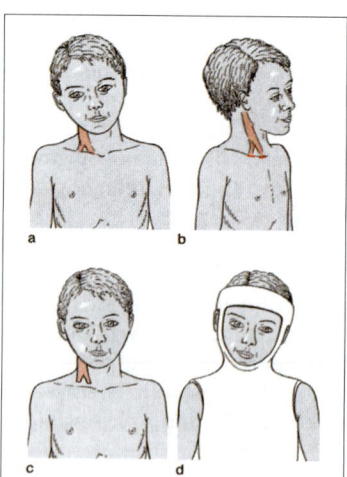

Abb. 19.2 a–d
Muskulärer Schiefhals:
a Klinischer Befund mit Gesichtsasymmetrie
b Ablösungsstellen des M. sternocleidomastoideus
c Korrigierte Haltung
d Fixation durch Diademgips in überkorrigierter Stellung

19.1.3 Entzündungen

Lymphadenitis
Durch Mundhöhlen-, Tonsillen- oder Zahnfleisch-infektionen bedingte schmerzhafte Schwellung der Halslymphknoten.
Klinik: Geschwollene, spontan und druckschmerz-hafte Lymphknoten, Einschmelzung, Fieber, Fistel.
Therapie: Bettruhe, Antibiotika, Antipyretika. Bei Fluktuation Exzision.

Nackenkarbunkel
Konfluierende Ansammlung mehrerer Furunkel im Nacken mit zentraler Nekrose (s. Kap. 7), häufig bei Diabetes mellitus.
Klinik: Schmerzhafte Schwellung, handtellergroße Rötung, multiple Eiterfisteln (s. Abb. 7.9), Fieber.
Therapie: Exzision des gesamten nekrotischen Areals mit der Diathermie bis auf die Muskulatur, ggf. sekundäre plastische Deckung erforderlich.

Spezifische Infektionen (s. Kap. 7)

19.1.4 Tumoren

Benigne Halstumoren
Fibrome, Neurinome und **Lipome** machen ca. 20 % der Halstumoren aus. Multiple Lipome am lateralen und dorsalen Hals, überwiegend symmetrisch und bei älteren Männern auftretend, bezeichnet man als Madelung-Fetthals.
Der vom Ganglion caroticum ausgehende **Glo-mus-caroticum-Tumor** verdrängt infolge langsamen Wachstums den Ösophagus, die Trachea, den N. hy-poglossus oder N. laryngeus recurrens.
Klinik: Tastbare Schwellung, häufig asymptoma-tisch. Bei Verdrängung von Nerven oder Ösophagus und Trachea durch Glomus-caroticum-Tumor Hor-ner-Syndrom bzw. Dysphagie und Globusgefühl.
Therapie: Exstirpation.

Maligne Halstumoren

Metastasen
Zusammen mit den Lymphomen machen Metasta-sen ca. 85 % aller malignen Halsgeschwülste aus. Als Ursprung kommen Primärtumoren von Kopf, Bronchien, Hals, Ösophagus, Mamma, Magen-Darm-Trakt und Pankreas in Frage.
Klinik: Tastbare Knoten. Ggf. ist die Lymphknoten-schwellung Erstsymptom des Primärtumors, z. B. beim Magenkarzinom, bei dem charakteristischer-weise die „Virchow-Drüse", ein supraklavikulärer

Lymphknoten an der Einmündung des Ductus tho-racicus in den linken Venenwinkel, anschwillt.

Lymphome
Hodgkin-Lymphom und **Non-Hodgkin-Lymphome**.
Therapie: Exzision zur Diagnosesicherung, Chemo-therapie. Bei der Lymphknotenexstirpation besteht die Gefahr der Verletzung des N. accessorius. Die fehlende Aufklärung hierüber ist ein häufiger Kunstfehler.

> Lymphknoten-PE im lateralen Halsdreieck:
> N. accessorius schonen!

19.2 Schilddrüse

19.2.1 Anatomie

Die schmetterlingsförmige Schilddrüse (Gesamt-gewicht ca. 15–20 g) besteht aus dem **Isthmus**, der den 2. und 3. Trachealknorpel bedeckt (Abb. 19.3),

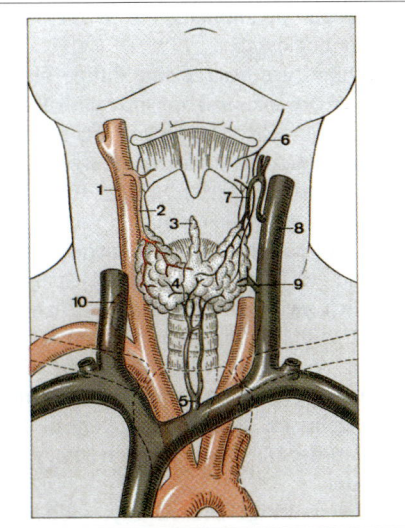

Abb. 19.3 Anatomie der Schilddrüse und ventralen Halsregion
1 A. carotis communis
2 A. thyreoidea superior
3 Lobus pyramidalis
4 Isthmus
5 V. thyreoidea inferior
6 N. laryngeus superior
7 V. thyreoidea superior
8 V. jugularis interna
9 V. thyreoidea media
10 A tyhreoidea inferior aus dem Truncus thyreocervicalis

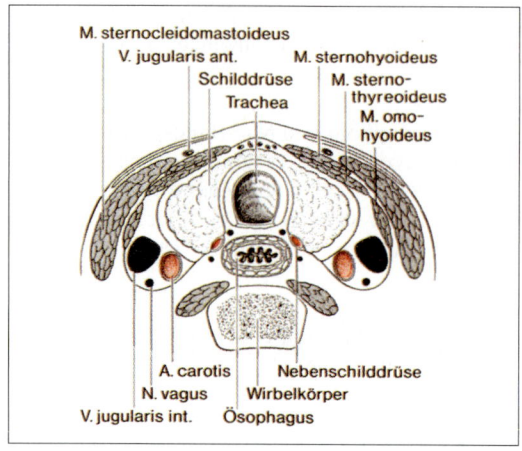

Abb. 19.4 Querschnitt der Halsregion

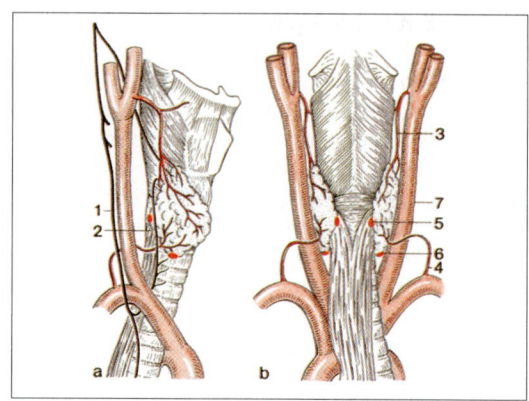

Abb. 19.5 a,b Gefäßversorgung der Schilddrüse (**a**, Ansicht von lateral) und Lokalisation der Nebenschilddrüsen (**b**, von dorsal):
1 N. vagus
2 N. laryngeus recurrens
3 A. thyreoidea superior
4 A. thyreoidea inferior
5 Obere Nebenschilddrüsen
6 Untere Nebenschilddrüsen
7 A. caroits

und den pyramidenförmigen **Seitenlappen**. Sie sind ca. 4 cm lang und können weit nach kranial (in Richtung Kieferwinkel) reichen. Sie umgeben den Ringknorpel und die Trachea und reichen dorsal an Ösophagus und Pharynx heran (Abb. 19.4). Evtl. findet sich ein **Lobus pyramidalis**, ein Relikt des fetalen Ductus thyreoglossalis.

Die Schilddrüse besitzt eine dünne bindegewebige **innere Organkapsel**, die mit dem Drüsenparenchym untrennbar verwachsen ist, und eine **äußere Kapsel**, die die größeren Blutgefäßäste und die vier Nebenschilddrüsen umschließt. Die äußere Kapsel ist ventral locker mit der Schilddrüse verwachsen und haftet dorsal an Trachea und Gefäßnervenscheide. Jede chirurgische Präparation hat vornehmlich zwischen diesen Kapseln zu erfolgen, um unnötige Blutungen zu vermeiden.

Ventral der Schilddrüse liegen die infrahyoidalen Muskeln, die in das mittlere Blatt der Halsfaszie eingelassen sind. Weiter ventral folgt das äußere Blatt der Halsfaszie mit den Mm. sternocleidomastoidei.

Gefäßversorgung: Die A. thyreoidea superior (aus A. carotis externa) zieht zum oberen Schilddrüsenpol (Abb. 19.5). Zum unteren Pol zieht die A. thyreoidea inferior (aus Truncus thyreocervicalis = 1. Ast der A. subclavia), wobei sie die A. carotis unterkreuzt (Abb. 19.5) (de-Quervain-Punkt) und etwa in Höhe der Schilddrüsenmitte von lateral an diese heranzieht. Kurz vor Eintritt in das Parenchym verzweigt sie sich, wobei sie den N. laryngeus recurrens überkreuzt (sehr variabler Verlauf, Verletzungsgefahr bei Operation!). Gelegentlich gibt es eine unpaare A. thyreoidea ima.

Der venöse Abfluss erfolgt in die Vv. jugularis internae und Vv. brachiocephalicae.

Lymphbahnen laufen mit den Venen zusammen und drainieren in die paratrachealen, zervikalen und teilweise auch mediastinalen Lymphknoten.

19.2.2 Physiologie

Aufgabe der Schilddrüse ist die **Synthese, Speicherung und Sekretion der Hormone Trijodthyronin** (T_3), **Tetrajodthyronin** (**Thyroxin**, T_4) (Follikelepithelzellen = Thyreozyten) und **Kalzitonin** (parafollikuläre oder C-Zellen).

Für die **Synthese von T_3 und T_4** nehmen die Thyreozyten Jodid aus dem Plasma auf (**Jodination**) und speichern es. In den Zellen wird Jodid zu elementarem Jod oxidiert. Dieses wird aus der Zelle ins Kolloid geschleust und dort in Tyrosinreste des Thyreoglobulins eingebaut, wodurch Monojodtyrosin (MJT) und Dijodtyrosin (DJT) entstehen. Die Oxidation von Jodid und Bildung von MJT bzw. DJT bezeichnet man als **Jodisation**. Die Kondensation von MJT und DJT ergibt Trijodthyronin (T_3), die zweier DJT-Moleküle ergibt Tetrajodthyronin (T_4). Der größte Anteil des T_3 entsteht durch Dejodierung von T_4. Insgesamt produziert die Schilddrüse täglich ca. 90 µg T_4 und ca. 10 µg T_3. Nach enzymatischer Proteolyse werden T_3 und T_4 aus Thyreoglobulin in die Blutbahn freigesetzt.

T$_3$ ist das biologisch aktive Schilddrüsenhormon

Im Blut sind die Schilddrüsenhormone zu fast 100 % an das Thyroxin-bindende Globulin (TBG) gebunden, dessen Synthese durch Östrogene stimuliert wird. Ist die Bindungskapazität des TBG erschöpft, bindet sich T$_4$ an Albumin und Thyroxin-bindendes Präalbumin. Nur ein kleiner Teil der Schilddrüsenhormone liegt in freier, biologisch aktiver Form vor.

Der **Abbau von T$_3$ und T$_4$** erfolgt durch Dejodierung in Leber, Milz und Nieren. In der Leber werden die dejodierten Hormone mit Glukuronsäure (T$_3$ auch mit Schwefelsäure) konjugiert und in die Galle ausgeschieden.

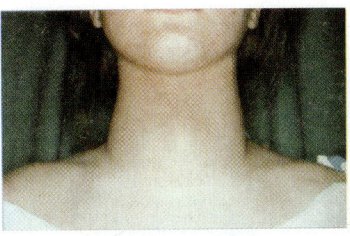

Abb. 19.6
Struma diffusa

Halbwertszeit von T$_4$ = 1 Woche, von T$_3$ = 1 Tag

Die Synthese von T$_3$ und T$_4$ unterliegt der **Regulation** durch das thyreotrope Hormon des Hypophysenvorderlappens (TSH = thyroid stimulating hormone = Thyreotropin). TSH stimuliert alle Phasen der Hormonsynthese sowie die Proteolyse des Thyreoglobulins. Die Freisetzung von TSH wird durch das hypothalamische Hormon TRH (thyreotropin releasing hormone = thyreotropin releasing factor, TRF) stimuliert, das der Regulation durch den Blutspiegel von T$_3$ und T$_4$ (Rückkopplungsmechanismus) unterliegt.

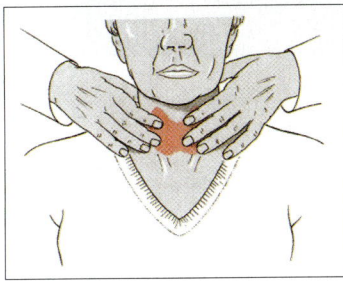

Abb. 19.7
Palpation der Schilddrüse

19.2.3 Klinik und Diagnostik

Anamnese:
- **lokale Symptome:** Dauer der Vergrößerung der Schilddrüse, Schmerzen und Engegefühl im Halsbereich, Schluckbeschwerden und Atemnot, Körpergewicht, Hautbeschaffenheit, Haarausfall, Leistungsminderung, Heiserkeit? Frühere Bestrahlung der Halsregion? Schilddrüsenerkrankungen in der Familie?
- **Augensymptome:** Druckgefühl hinter den Augen, Doppelbilder, Lichtempfindlichkeit, vorquellende Augen und/oder Lider, seltener Lidschlag, rote Augen (Keratokonjunktivitis bei Exophthalmus)?
- **vegetative Beschwerden:** Nervosität, Schwitzen, Appetitstörung, Störung der Darmtätigkeit, Änderung des seelischen Befindens?
- **kardiovaskuläre Symptome:** Kreislaufinstabilität, Tachykardie, Wetterempfindlichkeit?
- **Medikamente:** Jodhaltige Medikamente (Amiodaron), Antirheumatika, Lithium (hemmt die Freisetzung der Schilddrüsenhormone)?

Inspektion: Vergrößerung der Schilddrüse, symmetrisch (Struma diffusa, **Abb. 19.6**) oder asymmetrisch; Einflussstauung **(s. Abb. 19.15)**, Hautbeschaffenheit?

Palpation: Bimanuelle Palpation von dorsal **(Abb. 19.7)** mit Beurteilung der Konsistenz, Druckschmerzhaftigkeit und Schluckverschieblichkeit der Schilddrüse; Gefäßschwirren? Palpation der Lymphknoten der Halsregion.

Sonographie: Beurteilung von Morphologie und Größe der Schilddrüse und ihrer Beziehung zu Nachbarorganen, Nachweis eines retrosternalen Schilddrüsenanteils oder vergrößerter Lymphknoten, Bestimmung von Ort und Verteilung der Veränderungen (isoliert oder diffus), Differenzierung von Zysten und soliden Tumoren (echoarme bzw. echoreiche Knoten, **Abb. 19.8**).

EKG: Herzrhythmusstörungen (z. B. paroxysmale Tachykardie)?

Radiologie: Röntgen-Thorax, Ösophagusbreischluck **(s. Abb. 19.17)** und Trachea-Zielaufnahme **(s. Abb. 19.16):** Ösophagusverlagerung, -einengung, intrathorakale oder retrosternale Struma, Tracheomalazie?

Konsiliaruntersuchungen:
- HNO-Konsil zur Beurteilung der Funktion der Nn. laryngei recurrentes (insbesondere bei Rezidiveingriffen) sowie der Einengung und Verdrängung der Trachea
- augenärztliches Konsil bei Exophthalmus zur Beurteilung des Augenhintergrunds und Messung des Intraokulardruckes.

Schilddrüsen-OP: Prä- und postoperative Kontrolle der Stimmbandfunktion

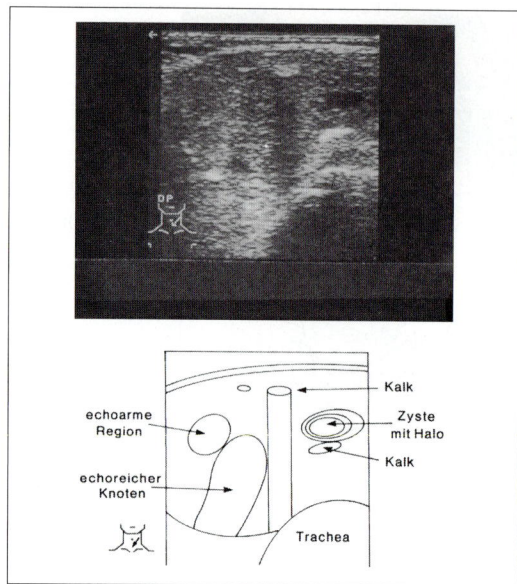

Abb. 19.8 Sonographie: Knotenstruma

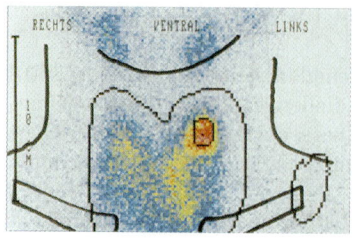

Abb. 19.9
Szintigraphie: warmer Knoten

Szintigraphie: Sie liefert Informationen über den Funktionszustand des Schilddrüsenparenchyms. Am häufigsten wird ^{99m}Tc-Pertechnetat als Radionuklid verwendet, das wie Jodid in die Thyreozyten aufgenommen wird. Gemessen wird der ^{99m}**Tc-Pertechnetat-Uptake** (**TcU**), d. h. der prozentuale Anteil des applizierten ^{99m}Tc-Pertechnetats, der regional bzw. global von der Schilddrüse aufgenommen wurde. Er ist gleichzusetzen mit der thyreoidalen Jodid-Clearance. Bei euthyreoter Jodmangelstruma ist der TcU erhöht, nach Jodexposition (z. B. Röntgenkontrastmittel), bei bestimmten Formen der Thyreoiditis sowie bei Schilddrüsenhormonsubstitution vermindert. Auch ektopes Schilddrüsengewebe wird dargestellt.

Lokale Speicherdefekte werden als **kalte Knoten** bezeichnet (s. Abb. 19.18). Diese finden sich bei **Zysten**, **Karzinomen** oder **Thyreoiditis**, wobei das Karzinom nicht obligat als kalter Knoten imponieren muss. Eine fokale vermehrte Anreicherung wird als **warmer Knoten** (Abb. 19.9) bzw. **heißer Knoten** bezeichnet (**autonomes Adenom**). Beim **dekompensierten Adenom** beträgt der TcU der Restschilddrüse weniger als 20 % des Knoten-TcU, beim **kompensierten Adenom** noch mehr als 20 %. Diese Definitionen beziehen sich ausschließlich auf die Szintigraphie und berücksichtigen nicht den peripheren Hormonstatus.

Kalter Knoten: Zyste, Karzinom oder Thyreoiditis?

Hormonbestimmung im Serum: Die **TSH-Konzentration** im Serum ist ein sehr sensitiver Parameter und daher gut zum frühzeitigen Nachweis von Störungen des Schilddrüsenregelkreises geeignet, selbst bei peripher noch euthyreoter Stoffwechsellage. Ein normaler TSH-Wert schließt eine Schilddrüsenfehlfunktion zu > 99 % aus! Bei pathologischem TSH-Wert Bestimmung der **Konzentration freien Schilddrüsenhormons** (fT$_3$ und fT$_4$) und des Serumkalziums (zur Funktionsprüfung der Nebenschilddrüsen).

Zusatzuntersuchungen im Serum: Bestimmung
- der Schilddrüsenautoantikörper bei M. Basedow
- des Thyreoglobulins nach Thyreoidektomie wegen eines differenzierten follikulären Karzinoms
- des Kalzitonins nach Thyreoidektomie wegen eines medullären Karzinoms.

Feinnadelpunktion: Präoperative zytologische Abklärung malignitätsverdächtiger Bezirke im Ausstrichpräparat (Stanzpunktion nur in Sonderfällen, wenn histologische Begutachtung erforderlich). Der zytologische Befund wird auf einer Skala von Grad 0–V eingeordnet. Relevant sind die Grade III (fraglich maligne), IV (malignitätsverdächtige Zellatypien) und V (sicherer Tumorzellnachweis). Einen eindeutigen Malignitätsnachweis erbringt die Feinnadelpunktion in 61–75 % der Fälle, in weiteren 20 % erhebt sie den Verdacht auf Malignität. Da bei negativem Befund eine Fehlpunktion nicht sicher auszuschließen ist und daher bei Malignitätsverdacht die Indikation zur Operation besteht, ist die Feinnadelpunktion meist verzichtbar.

Intraoperative Schnellschnittdiagnose: Jedes Schilddrüsenresektat muss intraoperativ einer Schnellschnittdiagnostik unterzogen werden. Die Treffsicherheit ist je nach Art des Karzinoms allerdings begrenzt (ca. 80 %). Besonders hochdifferenzierte follikuläre Karzinome sind histologisch nur durch den Nachweis von Gefäß- und Kapseleinbrüchen vom benignen follikulären Adenom zu unterscheiden, aber auch kleine papilläre Karzinome können im Rahmen der Schnellschnittdiagnostik übersehen werden. Wegen der bestehenden Unsicherheit der intraoperativen Diagnostik darf bis zum Eingang des endgültigen histologischen Ergebnisses keine Hormonsubstitution oder Jodgabe erfolgen, um die Möglichkeiten der Nachbehandlung (Radiojodtherapie) nicht einzuschränken. Bei unerwartetem Nachweis eines Malignoms wird die Tumorresektion in gleicher Sitzung durchgeführt.

19.2.4 Therapieoptionen

Operation

Operationsverfahren
Die Operation ist indiziert bei bestimmten Formen der Struma (Vergrößerung eines Teils oder der gesamten Schilddrüse). Bei nicht-maligner Struma orientiert sich das Resektionsausmaß am Befund der präoperativen Funktionsdiagnostik (sog. funktionskritische Resektion). Man unterscheidet partielle und subtotale Strumaresektionen. Bei maligner Struma (Malignom) erfolgt eine (totale) Thyreoidektomie.

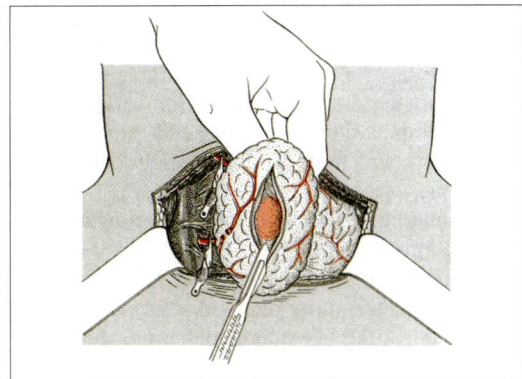

Abb. 19.10 Enukleation eines autonomen Adenoms

■ **Enukleation:** Ausschälen eines Adenoms stets mit einem Randsaum normalen Schilddrüsengewebes, um eine adäquate histologische Begutachtung zu ermöglichen **(Abb. 19.10)**
■ **Resektion einer retrosternalen Struma:** Oft vom linken Lappen ausgehend und in den Thorax eintauchend; die Struma lässt sich meist von oben ohne Sternotomie luxieren und versorgen („was von oben kommt, lässt sich auch von oben operieren"). Echte intrathorakale Strumen erfordern die mediane Sternotomie wegen eigener Gefäßversorgung aus dem Aortenbogen.
■ **subtotale Strumaresektion (Abb. 19.11):** Hautschnitt: Kocher-Kragenschnitt **(s. Abb. 19.32)**. Bei Asymmetrie des Halses Schnittverlauf präoperativ am sitzenden Patienten markieren. Durchtrennung der Gewebsschichten, Freilegung der Strumakapsel. Die lateralen Grenzen sind die Mm. sternocleidomastoidei. Gefäße werden abgeklemmt, durchtrennt und mittels Durchstechungsligatur verschlossen.

Mobilisierung der Struma: Darstellung der oberen Polgefäße durch leichten Zug an der Schilddrüse nach kaudal. Muskelfasern und Bindegewebe werden stumpf abgeschoben. Die oberen Polgefäße werden über Overholt-Klemmen durchtrennt. Darstellung der A. thyreoidea inferior und Unterbindung mit resorbierbarem Material am de-Quervain-Punkt (s. Kap. 19.2.1). Dabei sollten die Nn. laryngei recurrentes stets in ihrem gesamten Verlauf dargestellt werden, da sie in dieser Phase leicht ge-

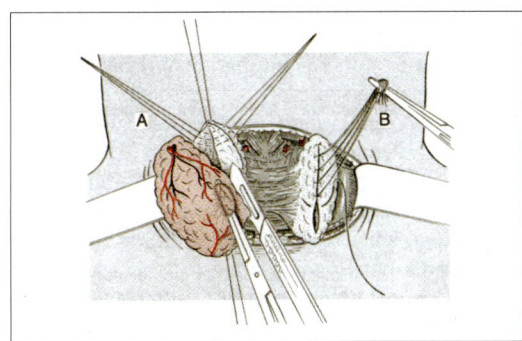

Abb. 19.11 Beidseitige subtotale Strumaresektion mit Durchtrennung der Arteria thyreoidea superior und des Isthmus
A Phase der Resektion
B Kapselnähte

schädigt werden können. Bei Hyperthyreose ist die Ligatur obligatorisch, um die Hormonproduktion des Restgewebes zu drosseln. Bei der subtotalen Resektion wegen eu- oder hypothyreoter Struma kann sie bei schwacher Entwicklung des Gefäßes mit schwieriger Lokalisation unterbleiben. Funktionskritische Resektion der Schilddrüse auf beidseits zusammen ca. 10 g (= ca. 12 ml oder 3 × 2 × 2 cm) Restgewebe – keilförmige Exzision zum besseren Kapselverschluss. Bei Resektion wegen disseminierter Hyperthyreose subtotale Resektion bis auf kleine Reste von 2 × 1 × 1 cm („near total resection") zur Vermeidung eines Rezidivs.

> Schilddrüsen-OP: Aufklärung über potentielle Rekurrensläsion zwingend

■ **(totale) Thyreoidektomie:** in Kombination mit zentraler Lymphknotendissektion Regeleingriff bei

Schilddrüsenmalignomen. Vorgehen wie bei der Resektion mit dem Unterschied, dass sämtliches Schilddrüsengewebe entfernt wird (Lobus pyramidalis, retrosternale Ausläufer!). Dementsprechend ist die Komplikationsrate größer, die Nebenschilddrüsen können nicht immer geschont werden (Replantation, s. u.).

Darstellung des Verlaufs der Nn. laryngei recurrentes obligat!

Bei Kombination mit neck dissection: Türflügelschnitt, Durchtrennung der Mm. sternocleidomastoidei und totale Lymphadenektomie im Halsbereich **(s. Abb. 18.21)**.

OP-bedingte Komplikationen
N.-laryngeus-recurrens-Läsion mit Heiserkeit bei einseitiger (1–10 %) und schwerer Atemstörung mit Stridor bis hin zur Intubationspflicht bei beidseitiger Rekurrensparese (0–2 %). Allein die Manipulation der Nn. laryngei recurrentes zur Darstellung ihres Verlaufs kann zur (meist) reversiblen Heiserkeit früh postoperativ führen. Weitere Komplikationen sind **Tracheomalazie**, **Stimmbandschwellung**, kollares **Hämatom**, **Blutung**, **Infektion** und **Tetanie** bei Hypokalzämie (0,1–5 %) als Folge eines Hypoparathyreoidismus durch Entfernen oder Devaskularisation der Nebenschilddrüsen. Postoperativ stets Kontrolle der Stimmband- und Nebenschilddrüsenfunktion (Serumkalzium)!

Insgesamt ist die Morbidität bei Re-Eingriffen deutlich höher, so dass dann nichtoperative Alternativen zu bevorzugen sind.

> Postoperativer Stridor nach Schilddrüsenoperation: höchste Gefahr!

Therapie:
■ **bei Stridor:** Laryngoskopie, ggf. Intubation bei Ödem, Kalzium, Kortison, Antiphlogistika i. v. Bei anhaltender Rekurrensparese (< 25 %) ggf. operative Lateralisierung der Stimmbänder oder Tracheotomie (s. Kap. 19.4).
■ **bei Tetanie:** Kalzium i. v. oder oral, später A. T.10® (Vitamin-D-Analogon, 0,25–1,5 mg), Vitamin D_3 (0,5–2,5 mg).

Radiojodtherapie

Das in der Radiojodtherapie eingesetzte ^{131}I (HWZ 8 Tage) wird wie das mit der Nahrung aufgenommene Jod rasch in der Schilddrüse angereichert. Seine Wirkung beruht auf der Emission von β-Strahlen. Aufgrund der sehr kurzen Reichweite dieser Strahlen fällt die Dosis vom speichernden Schild-

drüsengewebe zum umgebenden Gewebe hin steil ab, letzteres bleibt ebenso wie supprimiertes, d. h. nicht speicherndes, ein Adenom umgebendes Schilddrüsengewebe weitgehend unbeschädigt. Die von ^{131}I außerdem emittierten γ-Strahlen erlauben eine externe Registrierung, haben jedoch keinen strahlentherapeutischen Effekt.

Die zu applizierende Menge an ^{131}I kann anhand einer Formel berechnet werden, die sowohl das Schilddrüsenvolumen als auch die angestrebte Herddosis enthält. Zu den Nebenwirkungen und Kontraindikatonen s. Kap. 19.2.5 (Morbus Basedow).

Medikamentöse Therapie (s. Kap. 19.2.5)

19.2.5 Erkrankungen

Struma
Als Struma (Kropf) wird eine Vergrößerung von Teilen oder der gesamten Schilddrüse bezeichnet **(Abb. 19.12)**. Nach der Stoffwechselsituation unterscheidet man euthyreote, hypothyreote und hyperthyreote Strumen. Die Struma wird nach ihrer Größe eingeteilt **(Tab. 19.1)**.
Pathogenese:
■ **thyreoidale Genese:** exogener Jodmangel, angeborene Defekte der Hormonsynthese, diätetische strumigene Substanzen und Medikamente

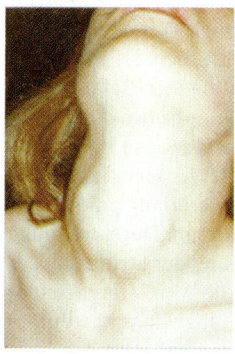

Abb. 19.12 Struma III Grades

Tabelle 19.1 Klassifizierung der Strumagröße nach der WHO

0a	Keine Struma
0b	Tastbare, aber nicht sichtbare Struma
I	Tastbare und bei zurückgebeugtem Kopf eben sichtbare Struma
II	Sichtbare Struma
III	Große sichtbare Struma

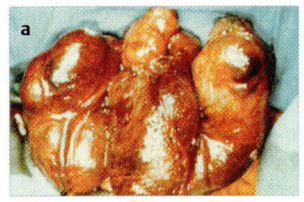

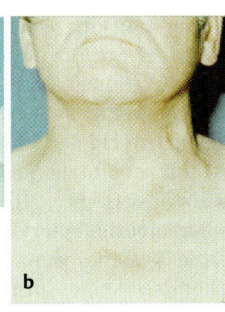

Abb. 19.13 a,b
a Große Knotenstruma
b mit klinisch wenig auffälligem
Befund beim Mann

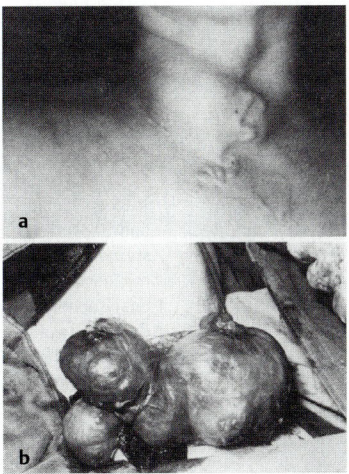

Abb. 19.15 a,b
Struma multi-
nodosa mit
venöser Einfluss-
stauung:
a klinischer
Befund
b intraoperativer
Befund

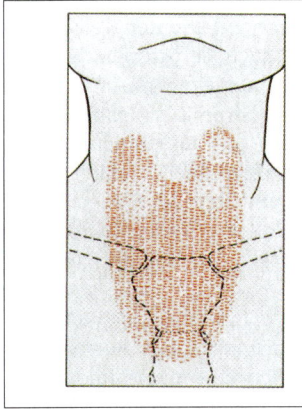

Abb. 19.14
Struma multi-
nodosa mit
retrosternalem
Anteil

Der Hyperplasiereiz wird von den Thyreozyten unterschiedlich beantwortet. Die Hyperplasie kann zunächst diffus, später knotig oder auf dem Boden eines lokalen Drüsenprozesses solitär knotig sein (Struma diffusa, multinodosa oder uninodosa). Durch regressive und exsudative Veränderungen können sich Zysten ausbilden. Entzieht sich der Gewebsumbau der hypothalamisch-hypophysären Regulation, resultiert eine funktionelle Autonomie (autonomes Adenom).

Klinik: Druck- und Kloßgefühl, Verlagerung oder Einengung von Trachea und/oder Ösophagus mit Dyspnö, Stridor, Schluckbeschwerden, Einflussstauung (Abb. 19.15), Horner-Syndrom (Miosis, Ptosis, Enophthalmus) durch Druck auf das Ganglion stellatum, selten Rekurrensparese mit Heiserkeit oder intermittierenden Phonationsbeschwerden.

Diagnostik:
- **obligat:**
  - Sonographie (Größenbestimmung, Nachweis von Zysten oder Adenomen)
  - Bestimmung von TSH, fT3,fT4
  - Szintigraphie (warme bzw. heiße oder kalte Knoten, intrathorakale Struma?)
- **fakultativ:**
  - Trachea-Zielaufnahme (Abb. 19.16), Röntgen-Thorax und Ösophagusbreischluck (Abb. 19.17), ggf. CT
  - HNO-Konsil zur Stimmbandprüfung.

- **extrathyreoidale Genese:** Hemmung der Hormonverwertung, vermehrter Hormonbedarf und Jodverlust, Gravidität, juvenile Struma, Pubertätskropf.

Pathomorphologisch liegt meist eine multinodöse, d. h. mehrknotige Struma (**Knotenstruma**, Abb. 19.13) vor, gelegentlich mit retrosternalem Anteil (Abb. 19.14) Rein intrathorakale Strumen mit Gefäßversorgung aus dem Thorax sind extrem selten.

Funktionell sind die meisten Knotenstrumen **euthyreot (blande)** und Folge des endemischen Jodmangels: Vor ca. 10000 Jahren, am Ende der Eiszeit, wurde das Spurenelement Jod durch Schmelzwasser der Gletscher aus den Böden gewaschen. Daher besteht in gebirgigen Gegenden ein alimentärer Jodmangel. Als Reaktion auf eine ungenügende Versorgung des Organismus mit Schilddrüsenhormonen wird vermehrt TSH freigesetzt mit der Folge eines kompensatorischen Schilddrüsenwachstums. Diese nichtentzündliche, nicht-maligne Anpassungshypertrophie und -hyperplasie der Schilddrüse an den alimentären Jodmangel wird daher auch als **endemische Struma** bezeichnet.

Tägliches Joddefizit in Deutschland:
100–200 mg Jod

Struma diffusa
Multinodöse, endemische Struma, die in der Regel sowohl regressive als auch proliferative Areale aufweist – häufig liegen autonome Adenome neben kalten Knoten (Malignitätsverdacht!) (Abb. 19.18) – und zu einer diffusen Vergrößerung der Schilddrüse führt.

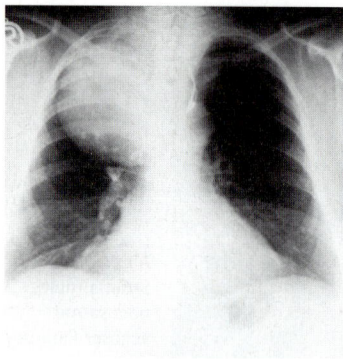

Abb. 19.16
Trachea-Zielaufnahme: retrosternale Struma mit Verlagerung des Trachea (intrathorakale Struma)

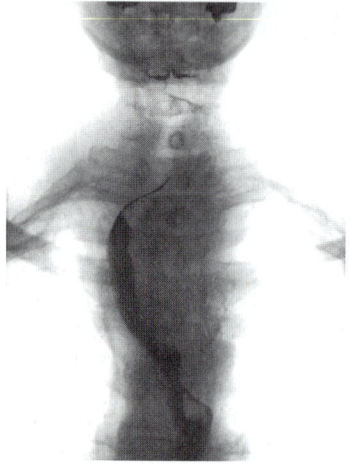

Abb. 19.17
Ösophagusbreischluck: retrosternale Struma mit Verlagerung von Trachea und Ösophagus

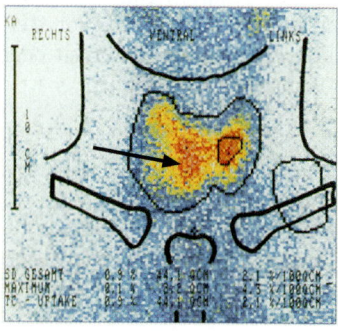

Abb. 19.18
Szintigramm: kalter Knoten rechts und warmer Knoten links

Therapie:

■ **medikamentös:** Eine dauerhafte Substitution mit Schilddrüsenhormon und Jod zur Suppression der TSH-Ausschüttung ist prinzipiell als Basistherapie aller blanden Strumen anzusehen. Sie ist indiziert bei diffuser Struma ohne örtliche Komplikationen bis zur Struma Grad II. Der Therapieerfolg kann frühestens nach 1 Jahr beurteilt werden.

■ **operativ:** Eine Operation ist grundsätzlich indiziert bei Struma Grad III, lokalen mechanischen Komplikationen, dystopen Strumen (retrosternal, Zungengrund) sowie bei Malignitätsverdacht. Regeleingriff bei der Struma diffusa oder multinodosa ist die subtotale Resektion (Restschilddrüsengewebe insgesamt ≥ 10 g).

■ **Radiojodtherapie:** Die Indikation zur Radiojodtherapie besteht, wenn von einer medikamentösen Therapie keine ausreichende Volumenreduktion zu erwarten ist (z. B. bei großer Knotenstruma) und eine Operation zu komplikationsträchtig erscheint (ältere, polymorbide Patienten), sowie bei großer Rezidivstruma (mögliche präoperative Verkleinerungstherapie). Voraussetzung ist eine ausreichende Jodavidität der Struma, da insbesondere degenerative Areale kein Jod aufnehmen. Wegen der Nebenwirkungen ionisierender Strahlen ist die Radiojodtherapie kontraindiziert bei Frauen im gebärfähigen Alter, bei großen Strumen (wegen der erforderlichen hohen Dosis) und bei mechanischer Kompression.

Medikamentöse Rezidivprophylaxe: Bei der differenzierten Rezidivprophylaxe steht das Ausmaß der Resektion, d. h. die Möglichkeit der Hormonproduktion im Schilddrüsenrestgewebe, im Vordergrund:
■ Nach einseitiger Resektion oder beidseitiger Resektion mit einem **Schilddrüsenrest von mehr als 10 g** muss postoperativ primär keine Hormonsubstitution erfolgen. 6 Wochen nach der Operation wird die Schilddrüsenfunktion überprüft. Besteht Euthyreose, erfolgt eine Rezidivprophylaxe mit 200 µg Jodid/die. 6 Monate nach der Operation erneute Kontrolle der Schilddrüsenfunktion, ggf mit Anpassung der Therapie, weitere Kontrollen 1- bis 2-jährig.
■ Nach beidseitiger Resektion mit einem **Schilddrüsenrest von weniger als 10 g** wird **nach dem Eintreffen des histologischen Befundes** (mögliche Radiojodtherapie bei Karzinomnachweis!) lebenslang mit 100 g Jodthyrox®/die substituiert. Kontrollen der Schilddrüsenfunktion nach 6 Wochen und 6 Monaten, weitere Kontrollen 1- bis 2-jährig. Jeder TSH-Anstieg ist Zeichen einer unzureichenden Substitution!

> Rezidivprophylaxe lebenslang!

Struma uninodosa
Mögliche Ursachen isolierter Knotenbildungen sind Zysten, Adenome, Karzinome, fokale Entzündungen, narbig-regressive Veränderungen und Einblutungen. Das Malignitätsrisiko eines kalten Knotens

liegt global bei ca. 1 %, steigt allerdings im selektionierten chirurgischen Krankengut auf bis zu 25 % an; bei Kindern kann es sogar bis zu 50 % betragen. Mit Hilfe der Sonographie und der Szintigraphie (kalt/warm) lassen sich die Knoten hinreichend charakterisieren (zystisch oder solide, **s. Abb. 19.8**, kalt oder warm, **s. Abb. 19.18**).

Therapie: Bei fehlendem Malignitätsverdacht ist die ipsilaterale subtotale Resektion mit Exploration der kontralateralen Seite die Therapie der Wahl. Empfehlenswerte Alternative ist die ipsilaterale Hemithyreoidektomie zur Vermeidung von Rezidiveingriffen. Nach Enukleation oder atypischer Resektion steigt das Risiko einer postoperativen Rekurrensparese drastisch, wenn aufgrund eines Rezidivs oder Karzinoms eine Zweitoperation erforderlich wird. Bei Nachweis eines Schilddrüsenmalignoms durch intraoperative Schnellschnittdiagnostik erfolgt die Thyreoidektomie in gleicher Sitzung.

Hyperthyreose

Die Hyperthyreose ist durch eine gesteigerte Hormonwirkung infolge Überangebotes an Schilddrüsenhormonen gekennzeichnet. Bei der latenten Hyperthyreose ist die Hormonkonzentration im Serum noch normal bzw. im oberen Normbereich, die TSH-Konzentration jedoch bereits vermindert (Ausdruck der gestörten Regulation).

Ursachen: Immunprozesse (Morbus Basedow, Hashimoto-Thyreoiditis), Entzündung (z. B. Thyreoiditis de Quervain), Neoplasien (Adenome, Schilddrüsenkarzinome, paraneoplastisches Syndrom), exogene Hormonzufuhr (Hyperthyreosis factitia), Jodexzess, Hypophysenadenom.

Klinik: Innere Unruhe, Schlaflosigkeit, Tachykardie, Hypertonie, gesteigerte Blutdruckamplitude, Tremor, Gewichtsabnahme, Diarrhö, Schweißausbrüche, warme feuchte Haut, Wärmeintoleranz.

Präoperative Maßnahmen: **Herstellen einer euthyreoten Stoffwechsellage** mittels Thyreostatikum und **Reduktion der Schilddrüsendurchblutung** durch Kombination mit einem Betablocker (z. B. 10–40 mg Thiamazol/die plus Propranolol 3 × 20–40 mg/die).

Zusätzlich kann kurzfristig eine **Plummerung** durchgeführt werden: Jod wird hoch dosiert oral in Form von Lugol-Lösung appliziert. Es hat einen zeitlich begrenzten thyreostatischen Effekt, so dass sich die Stoffwechsellage rasch normalisieren lässt. Zusätzlich wird der Blutfluss in der Schilddrüse reduziert.

Autonome Adenome (funktionelle Autonomie)

Autonome Adenome sind dem Regelkreis entzogen und somit durch einen Suppressionstest (Messung des TcU nach Einnahme von Thyroxin in einer Dosis, die die Hormonproduktion im Regelfall unterdrückt) nicht zu unterdrücken.

Pathogenese: Jodmangel führt zur Proliferation funktionell autonomer Zellen, die unabhängig von TSH und der Schilddrüsenhormonkonzentration Schilddrüsenhormone synthetisieren und freizusetzen. In geringer Menge sind sie auch in einer gesunden Schilddrüse nachweisbar, aber erst der chronische Jodmangel führt zu ihrer Proliferation und so zur klinisch relevanten Autonomie.

Diagnostik: Sonographie, Bestimmung von TSH und Schilddrüsenhormonen: bei ca. 60 % der autonomen Adenome in Jodmangelgebieten liegen fT_3 und fT_4 im Normbereich; Szintigraphie: Mehranreicherung unifokal als warmer Knoten (lokale Mehrspeicherung), multifokal (mehrere Knoten) oder disseminiert; kompensiertes oder dekompensiertes Adenom (s. Kap. 19.2.3). Evtl. Feinnadelpunktion, sofern die OP-Indikation fraglich ist.

Therapie:

■ **medikamentös:** Da bei der funktionellen Autonomie keine Spontanheilung zu erwarten ist, soll die thyreostatische Therapie lediglich bis zur Durchführung einer definitiven Therapie eine euthyreote Stoffwechsellage herbeiführen. Eine Dauertherapie mit Thyreostatika ist nur dann indiziert, wenn aufgrund schlechten Allgemeinzustandes eine definitive Therapie nicht möglich ist. Durch Kombination des Thyreostatikums (z. B. Thiamazol 10–20 mg/die) mit einem Betablocker (Propranolol 2 × 30–40 mg/die) werden der Sympathikotonus und die periphere Konversion von T_4 zu T_3 vermindert.

■ **Operation:** Hauptindikationen zur Operation sind die multifokale und die disseminierte Autonomie, vor allem wenn mechanische Komplikationen vorliegen oder ein Malignitätsverdacht besteht. Bei der **multifokalen Autonomie** wird eine **funktionskritische Resektion** angestrebt (Schilddrüsenrest $\geq$ 10 g), damit postoperativ das Restgewebe eine adäquate Schilddrüsenfunktion gewährleistet. Da bei der **disseminierten Autonomie** im verbleibenden Schilddrüsenrest von einer fortbestehenden Autonomie auszugehen ist, sollte hier eine ausgedehntere Resektion erfolgen (je 2 × 1 × 1 cm), um die Rezidivrate < 5 % zu halten.

Bei **unifokaler Autonomie** besteht die Indikation zur Operation (Enukleation oder subtotale Resektion) vornehmlich bei sehr großen Knoten (autonome paranoduläre Follikel, Rezidivgefahr!) oder bei Knoten mit Wachstumstendenz und möglicher Malignität. Kleinere Knoten werden heute erfolgreich mittels Radiojodtherapie behandelt.

Morbus Basedow

Immunogene Systemerkrankung, die mit einer Hyperthyreose, einer diffusen Vergrößerung der Schilddrüse sowie einer Ophthalmopathie (s. u.) und Dermopathie (prätibiales Myxödem) einhergehen kann. Vorkommen in jedem Lebensalter, Frauen erkranken etwa fünfmal häufiger als Männer.

Pathogenese: Autoimmunthyreopathie, ausgelöst durch die Schilddrüsenfunktion stimulierende Autoantikörper. Wann und wie der Autoimmunprozess im Einzelnen in Gang kommt, ist weitestgehend unklar. Im Vordergrund stehen:
1. Thyreotropinrezeptor-Antikörper = TRAK = thyroid-stimulating immunoglobulin = TSI (TSH-Rezeptor-Antikörper)
2. Thyreoglobulin-Antikörper = TAK = TgAK
3. mikrosomale Antikörper = MAK = Ak gegen Schilddrüsenperoxidase.

Klinik: Führend sind die Leitsymptome der Hyperthyreose: feuchtwarme Haut, Dauertachykardie, erhöhter Blutdruck mit großer Blutdruckamplitude, feinschlägiger Tremor. Ca. 60 % der Patienten zeigen die Zeichen einer endokrinen Ophthalmopathie (s. u., kommt bei nichtimmunogenen Hyperthyreosen nicht vor), dann klassische **Merseburger Trias:** Tachykardie, Struma, Exophthalmus.

Wegen vermehrter Schilddrüsendurchblutung findet sich häufig das Phänomen der „schwirrenden" Struma. Selten, aber pathognomonisch, ist der Nachweis eines prätibialen Myxödems sowie der Akropachie (Knochenverdickung durch subperiostale Knochenapposition mit gleichzeitiger Weichteilverdickung).

Diagnostik: Sonographie: Typisch für den Morbus Basedow ist ein homogenes echoarmes Schallmuster **(Abb. 19.19)**. Bestimmung von TSH, fT$_3$, fT$_4$ und Schilddrüsenantikörpern (TRAK, TAK, MAK). Szintigraphie **(Abb. 19.20)**.

Therapie: **Initial thyreostatische Therapie** für 6–12 Monate, da der Krankheitsverlauf individuell sehr unterschiedlich ist: Bei ca. 40 % der Patienten kommt es im 1. Jahr nach der Manifestation zu einer dauerhaften Spontanremission. In dieser Zeit besteht eine Operationsindikation nur bei großer, evtl. knotig umgebauter Struma, insbesondere bei mechanischen Komplikationen, Malignitätsverdacht, Thyreotoxikose oder mangelnder Compliance.

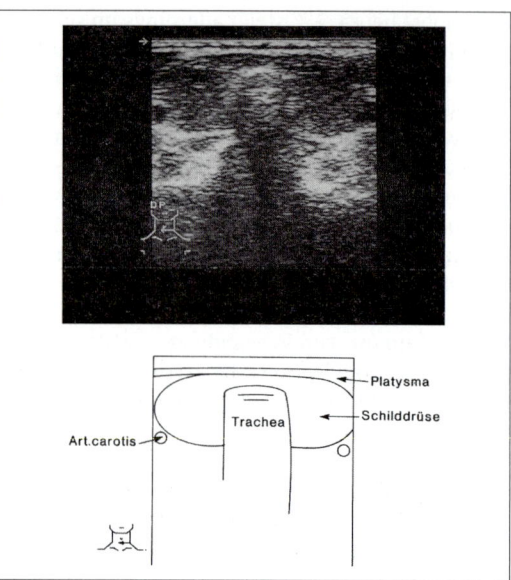

Abb. 19.19 Sonographie: Basedow-Struma

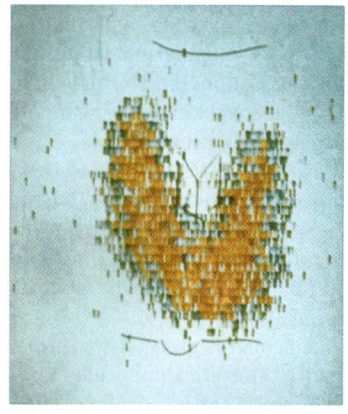

Abb. 19.20
Szintigraphie bei M. Basedow

Persistiert die Hyperthyreose nach dem Absetzen der thyreostatischen Therapie oder kommt es zum Hyperthyreoserezidiv, ist eine **definitive Therapie** durch Operation oder Radiojodtherapie anzustreben.

Die **Operation** ist primär indiziert bei:
- großen Strumen (hohe Strahlendosis der Radiojodtherapie)
- mechanischen Komplikationen (rascher Wirkungseintritt)
- rasch progredienter Ophthalmopathie
- schwerer jodinduzierter Thyreotoxikose (bessere Prognose)
- Schwangerschaft

- Malignomverdacht.

Eine relative Indikation zur Operation besteht bei:

- mangelnder Compliance
- jungen Patienten (< 45 Jahre)
- sozialen Faktoren (rasche Arbeitsfähigkeit, Kinderwunsch).

Verfahren der Wahl ist die **ausgedehnte beidseitige subtotale Thyreoidektomie** (alternativ einseitige Thyreoidektomie und kontralaterale subtotale Hemithyreoidektomie) mit dem Ziel, einen Gesamt-Schilddrüsenrest von 4 g zu belassen, denn dadurch beträgt die Rezidivrate weniger als 5 %, die Hypothyreoserate bis zu 10 %. Bei einem normal großen Schilddrüsenrest von ≥ 10 g liegt die Rezidivrate bei ca. 20 %.

Postoperativ kann die thyreostatische Medikation sofort abgesetzt werden, Betablocker sollten schrittweise ausgeschlichen werden. Die obligate Hormonsubstitution erfolgt ausschließlich mit T_4, da bei dem kleinen Schilddrüsenrest eine Jodidprophylaxe ineffektiv ist.

Die **Radiojodtherapie** ist eindeutig indiziert bei Patienten mit deutlich erhöhtem Operationsrisiko und bei Rezidivstruma. Sie kommt vor allem bei normal großen oder nur leicht vergrößerten Schilddrüsen in Frage. Sie ist kontraindiziert in der Schwangerschaft, bei Kindern, Jugendlichen, jungen Frauen mit Kinderwunsch, großen Strumen (insbesondere bei mechanischen Komplikationen) sowie Malignomverdacht.

Der strahlentherapeutische Effekt tritt nach ca. 3 Monaten ein, bis zu diesem Zeitpunkt muss die thyreostatische Therapie fortgesetzt werden.

Die Rezidivrate nach Radiojodtherapie hängt von der angestrebten Herddosis ab. Um eine Rezidivrate von ca. 5 % zu erreichen, ist eine „ablative" Herddosis von 120–150 Gy erforderlich, die fast regelhaft zur Hypothyreose führt. Wenngleich nur ca. 50 % der Hypothyreosen im 1. Jahr auftreten, beträgt die Häufigkeit der latenten oder manifesten Hypothyreose im 1. Jahr bis zu 60 %. Gelegentlich tritt die Hypothyreose Jahre nach einer Radiojodtherapie auf (Späthypothyreose).

*Endokrine Ophthalmopathie
(endokrine Orbitopathie)*
Lymphozytäre Infiltration, ödematöse Schwellung und Einlagerung von Glukosaminoglykanen im periorbitalen Bindegewebe und den äußeren Augenmuskeln. Etwa 70 % der Betroffenen leiden an Morbus Basedow.
Pathogenese: Unklar.

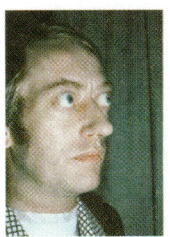

Abb. 19.21 Orbitopathie und Struma bei M. Basedow

Klinik: Meist doppelseitige Symptomatik: Exophthalmus (**Abb. 19.21**, in 30–60 % der Fälle), Lidödem, Doppelbilder (durch Schwellung der äußeren Augenmuskeln), Lichtempfindlichkeit, Fremdkörpergefühl, Dalrymple-Zeichen: Beim Blick nach oben und unten werden die weißen Skleren zwischen Oberlid und Limbus der Kornea sichtbar, Graefe-Zeichen: Retraktion des Oberlides, Stellwag-Zeichen: seltener Lidschlag, Moebius-Zeichen: Konvergenzschwäche. Mechanischer Lagophthalmus: Schlaf mit offenen Augen wie ein Hase (griech.: lagos).

Exophthalmus und Lidretraktion bewirken einen ungenügenden Lidschluss. Als Folge können Hornhautulzerationen entstehen (Ulcus corneae e lagophthalmo). Prophylaxe: Augensalbe bzw. -tropfen, Augenverband zur Nacht, Schutzbrille, Prednison 50–100 mg/die.

Eine seltene, jedoch schwerwiegende Komplikation ist die Kompression des N. opticus (durch Augenmuskelschwellung) mit Abnahme des Visus und Gesichtsfeldeinschränkung.

Thyreotoxische Krise
Akut lebensbedrohliche Dekompensation einer Hyperthyreose.
Ursachen und Pathogenese: Ursachen sind in erster Linie die Exposition gegenüber Jod in hohen Dosen (Röntgenkontrastmittel, Medikamente) bei unerkannter Hyperthyreose, die Strumektomie ohne Euthyreose sowie schwere Begleiterkrankungen. Die Krise tritt ohne Vorwarnung innerhalb von Stunden oder Tagen auf. Die Letalität liegt bei 20–30 %, die Häufigkeit bei 1 %. Die Gründe für die rasche Progredienz der Symptomatik sind unbekannt. Zwischen der Höhe der Schilddrüsenhormonspiegel und der Symptomatik besteht kein direkter Zusammenhang.
Klinik: Tachykardie mit Herzrhythmusstörungen und Kreislaufinsuffizienz; Hyperthermie, Hyperhidrosis, Erbrechen, profuse Durchfälle und Dehydratation; psychomotorische Symptome: zunächst Unruhe, Angst, Verwirrtheit oder Apathie, Adyna-

mie oder Psychose, dann Bewusstseinstrübung, Stupor, Somnolenz bzw. Koma.

> **Thyreotoxische Krise:**
> **Lebensbedrohlicher Notfall!**

Therapie:
- gleichzeitige Gabe von Hydrokortison 100–250 mg, Thiamazol i. v. 120–240 mg und Lithium
- Flüssigkeitssubstitution mit isotonen und hyperkalorischen Lösungen
- bei Tachyarrhythmie Digitalisierung, bei Tachykardie β-Blocker; Antipyretika, Sedierung, Antibiotika zur Infektionsprophylaxe.
- ggf. Plasmapherese und Dialyse
- ggf. frühzeitig ausgedehnte Resektion bei fehlendem Ansprechen auf medikamentöse Therapie.

Entzündungen der Schilddrüse

Sie machen 1–3 % aller Schilddrüsenerkrankungen aus. Die Entzündung einer normal großen Schilddrüse bezeichnet man als **Thyreoiditis**, die Entzündung einer vergrößerten Schilddrüse als **Strumitis**.

Akute Thyreoiditis
Ursachen und Pathogenese: Meist durch hämatogene oder lymphogene Verschleppung eines bakteriellen extrathyreoidalen Infekts (z. B. Tonsillitis, Sinusitis, Pharyngolaryngitis) bedingt; selten viral, radiogen oder traumatisch.
Klinik: Im Anschluss an einen Infekt 2. Fieberanstieg mit Druckschmerz und Lymphknotenschwellung am Hals, Heiserkeit, Leukozytose, BSG-Erhöhung. Bei Abszedierung Fluktuation oder spontane Perforation.
Diagnostik: Sonographie zur Lokalisation z. B. bei Einschmelzung; Szintigraphie; erhöhte fT_3 und fT_4 deuten auf eine passagere Hyperthyreose hin.
Therapie:
- Bettruhe, kalte Halsumschläge
- Antiphlogistika (z. B. Kortison) und Breitbandantibiotika auch bei viraler Genese, Resistenzbestimmung
- Ruhigstellung der Schilddrüse mit 50–150 µg L-Thyroxin/die gleich zu Beginn der Entzündung
- bei der traumatischen und der radiogenen Form Steroidderivate nach Abklingen der Entzündungszeichen, um die reaktive Bindegewebsproliferation mit postinfektioneller Hypothyreose zu verhindern
- bei Abszedierung Inzision und Drainage.

Subakute Thyreoiditis (de Quervain)
Ursachen und Pathogenese: Die Ätiologie ist nicht bekannt. Erwogen wird eine auf Mumps, Masern oder Mononukleose folgende Infektion durch Adeno-, Echo- oder Coxsackie-Viren.
Klinik: Akuter Beginn, einseitige Schwellung mit heftigen Schmerzen, reduzierter Allgemeinzustand.
Diagnostik: BSG deutlich erhöht. Geringe Leukozytose. Szintigramm (kalter Bezirk), Feinnadelbiopsie. Schilddrüsenantikörper sind positiv, aber die Titer sind niedriger als bei der lymphozytären Thyreoiditis (s. u.).

Die Schilddrüsenfunktion zeigt einen biphasischen Verlauf: zunächst hyperthyreote Stoffwechsellage, dann Normalisierung. Als Spätfolge Hypothyreose bei Funktionsverlust und Induration.
Therapie: Acetylsalicylsäure bei leichten Formen. Substitution von Schilddrüsenhormonen. Ggf. Antibiotika oder Kortison. Therapie der Wahl ist die Gabe von Glukokortikoiden (40 mg Prednisolon/die). Eine Operation ist kontraindiziert.

Chronische lymphozytäre Thyreoiditis (Hashimoto-Thyreoiditis)
Ursachen und Pathogenese: Autoimmunerkrankung.
Klinik: Langsam über Wochen oder Monate zunehmende Schwellung am Hals. Selten Schmerzen, gutes Allgemeinbefinden. Keine Temperaturerhöhung. Die Schilddrüse zeigt eine gummiartige Konsistenz mit lokaler Lymphadenopathie. Spontanremissionen kommen vor.
Diagnostik: Meist euthyreote Stoffwechsellage, manchmal hypothyreot, selten hyperthyreot. BSG-Erhöhung bei normaler Leukozytenzahl. Gammaglobuline sind vermehrt. Feinnadelbiopsie, Bestimmung von fT_3 und fT_4, TRH-Test (Messung der TSH-Konzentration i. S. nach Injektion von TRH). Nachweis von Thyreoglobulin-Antikörpern (TAK) und mikrosomalen Antikörpern (MAK), ein Fehlen schließt eine Hashimoto-Thyreoiditis aus!
Therapie: L-Thyroxin 100–200 µg/die. Kortikoide bei akutem Beginn. Thyreoidektomie bei Verdacht auf Malignität oder zunehmenden mechanischen Komplikationen.

Thyreoiditis fibrosa (eisenharte Struma nach Riedel)
Seltene Form der Thyreoiditis mit progredienter Fibrosierung der Schilddrüse.
Ursachen und Pathogenese: Die Ätiologie ist unbekannt, evtl. Sonderform der Hashimoto-Thyreoiditis.

Klinik: Zunehmende Verhärtung der Schilddrüse mit Druckgefühl, Schluckbeschwerden und Einengung der Trachea.
Therapie: Resektion zur mechanischen Entlastung, ggf. nur des Isthmus-Bereiches.

Schilddrüsenmalignome

Etwa 1 % aller Karzinome und 0,1 % aller Schilddrüsenerkrankungen sind Malignome der Schilddrüse. Etwa 95 % aller Schilddrüsentumoren sind Karzinome, von denen 80 % den differenzierten (papillären und follikulären) Karzinomen, ca. 10 % den undiffenzierten Karzinomen und ca. 5–8 % den C-Zell-Karzinomen zugeordnet werden können. Tab. 19.2 zeigt die WHO-Klassifikation der Schilddrüsentumoren.
Risikofaktoren: Zervikale Bestrahlung vor 10–20 Jahren, erhöhte Strahlenbelastung (nicht gesichert), Schilddrüsenkarzinom in der Familienanamnese.

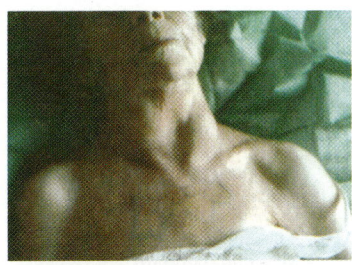

Abb. 19.22 Schilddrüsenkarzinom mit oberer Einflussstauung

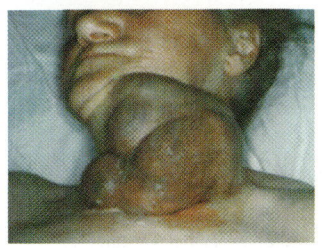

Abb. 19.23 Makroskopisches Bild eines exulzerierten Schilddrüsenkarzinoms

Tabelle 19.2 WHO-Klassifizierung der Schilddrüsentumoren

1	**Maligne epitheliale Tumoren**
1.1	Follikuläre Karzinome (Variante: onkozytäres Karzinom)
1.2	Papilläre Karzinome (Variante: Lindsay-Tumor, follikuläre Form des papillären Karzinoms)
1.3	Undifferenzierte Karzinome
	kleinzelliger Typ
	großzelliger Typ
	spindelzelliger Typ
1.4	Plattenepithelkarzinom
1.5	C-Zell-Karzinom (medulläres Karzinom)
2	**Maligne nicht-epitheliale Tumoren**
2.1	Fibrosarkom
2.2	andere
3	**Sonstige maligne Tumoren**
3.1	Karzinosarkome
3.2	Maligne Lymphome
3.3	Maligne Hämangioendotheliome
3.4	Maligne Teratome
4	**Sekundärtumoren**
5	**Unklassifizierbare Tumoren**
6	**Tumorartige Veränderungen**

Klinik: Die Symptomatik des Schilddrüsenkarzinoms ist unspezifisch. Meist entsteht ein Strumaknoten mit fehlender oder geringer Lokalsymptomatik. Die folgenden Symptome sind daher häufig Spätsymptome und weisen auf einen weit fortgeschrittenen Tumor hin. Malignitätsverdächtig sind:
▪ rasches Wachstum über Wochen bzw. Monate
▪ derbe Konsistenz mit reduzierter Verschieblichkeit
▪ Konsistenzänderung
▪ Schluckstörung, Dyspnö, obere Einflussstauung (Abb. 19.22)
▪ Rezidivstruma
▪ Neuauftreten einer Struma im Alter unter 20 bzw. über 60 Jahren
▪ Exulzerationen (Abb. 19.23)
▪ kalte Knoten bei Männern unter 40 Jahren
▪ Vergrößerung zervikaler oder supraklavikulärer Lymphknoten
▪ Horner-Syndrom
▪ Rekurrensparese
▪ Veränderung der Stimme ohne laryngoskopisches Korrelat.
  Hinzu kommen allgemeine Symptome maligner Tumoren: Leistungsknick, Gewichtsabnahme, Anämie, BSG-Erhöhung (B-Symptomatik).
Diagnostik: Sonographie, Szintigraphie, evtl. Feinnadelbiopsie, Tumormarker, Kalzitoninspiegel bei C-Zell-Karzinomen. Tumorstaging mittels CT. Tab. 19.3 zeigt die Stadieneinteilung der Schilddrüsenkarzinome.

Tabelle 19.3 Stadieneinteilung der Schiddrüsenkarzinome nach der TNM-Klassifikation

Tx	= Primärtumor kann nicht beurteilt werden
T0	= Kein Anhalt für Primärtumor
T1	= Tumor 2 cm oder weniger in größter Ausdehnung, begrenzt auf Schilddrüse
T2	= Tumor mehr als 2 cm, aber nicht mehr als 4 cm in größter Ausehnung, begrenzt auf Schilddrüse
T3	= Tumor mehr als 4 cm in größter Ausdehnung, begrenzt auf Schilddrüse
T4	= Tumor jeder Größe mit Ausbreitung jenseits der Schilddrüse
Nx	= Regionäre Lymphknoten können nicht beurteilt werden
N0	= Kein Anhalt für regionäre Lymphknoten-metastasen
N1a	= Metastasen in ipsilateralen Halslymphknoten
N1b	= Metastasen in bilateralen, in der Mittellinie gelegenen oder kontralateralen Halslymphknoten oder in mediastinalen Lymphknoten
Mx	= Das Vorliegen von Fernmetastasen kann nicht beurteilt werden
M0	= Keine Fernmetastasen
M1	= Fernmetastasen

Therapie: Bei allen Schilddrüsenmalignomen ist grundsätzlich die vollständige Entfernung der Schilddrüse (Thyreoidektomie) zusammen mit einer zentralen Lymphknotendissektion indiziert. Angeschlossen wird eine Ganzkörperszintigraphie sowie bei differenzierten und jodspeichernden Tumoren eine Radiojodtherapie (s. u.).

Wird ein Adenom erst bei der histologischen Untersuchung des Resektionspräparates als maligne eingestuft, sollte der für die Radikalität erforderliche Zweiteingriff zur Vervollständigung der Thyreoidektomie möglichst frühzeitig erfolgen, denn Studien belegen einen drastischen Anstieg an postoperativen Rekurrensparesen, wenn der Zweiteingriff nach dem 7. Tag erfolgt.

Prognose: Sie richtet sich nach dem TNM-Stadium und dem histologischen Befund. Bei kleinen follikulären und papillären Karzinomen resultiert nach der radikalen Entfernung keine nennenswerte Einschränkung der Lebenserwartung (5-Jahres-Überlebensrate ca. 80 %). Am schlechtesten ist die Prog-

nose beim undifferenzierten Karzinom (5-Jahres-Überlebensrate nur 1–5 %).

Papilläres Karzinom

Maligner, epithelialer, nicht gekapselter, grobinvasiver Tumor mit papillärer Wuchsform (fingerförmige Ausläufer) und Zeichen der Follikelepitheldifferenzierung. Charakteristisch sind große Milchglaskerne, Kerneinschlüsse und umschriebene Verkalkungsherde (Psammomkörper). Auch follikuläre, d. h. Follikel aufweisende Tumoren mit Milchglaskernen (Lindsay-Tumoren) werden dem papillären Karzinom zugeordnet. In ausreichend jodversorgten Gebieten ist es der häufigste Tumortyp.

Therapie: Regeleingriff bei Durchmesser > 1 cm (T_2) oder multifokalem Wachstum ist die Thyreoidektomie. Bei Patienten unter 40 Jahren und kleinem ($\leq$ 1 cm) intrathyreoidalem, solitärem papillärem Karzinom ohne Lymphknotenmetastasen Hemithyreoidektomie mit Isthmusresektion und Revision der regionären Lymphknoten (Cave: mit dieser Therapie keine Möglichkeit der Radiojodtherapie!). Findet sich bei der histologischen Untersuchung des Resektionspräparats ein okkultes papilläres Karzinom (< 1 cm), ist keine Reintervention erforderlich. Postoperative Nachsorge s. u.

Prognose: Beste Prognose unter den Schilddrüsenmalignomen. Die 5-Jahres-Überlebensrate von unter 40-Jährigen liegt bei 80 %, die von über 40-Jährigen bei 50 %. Bei intrathyreoidalem Wachstum ohne Lymphknotenmetastasen oder mit beweglichen Lymphknotenmetastasen beträgt die 10-Jahres-Überlebensrate 95 %, bei extrathyreoidalem Wachstum 20 %. Die Letalität der okkulten papillären Karzinome (< 1 cm) ist fast Null.

Follikuläres Karzinom

Maligner, epithelialer, häufig mit Bindegewebskapsel versehener Tumor mit Zeichen der Follikelepitheldifferenzierung, der ausschließlich follikelähnliche Strukturen aufweist. Neigung zum Gefäßeinbruch mit früher hämatogener und osteogener Metastasierung **(Abb. 19.24)**. Der Differenzierungsgrad

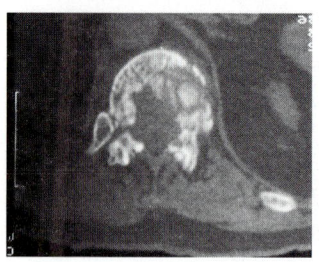

Abb. 19.24
CT mit Wirbelkörpermetastase bei follikulärem Schilddrüsenkarzinom

reicht von hochdifferenzierten Karzinomen, die sich histologisch nur durch Gefäß- und Kapseleinbrüche vom benignen Adenom abgrenzen lassen (schwierige Schnellschnittdiagnostik!), bis zum niedrig differenzierten Karzinom mit organüberschreitendem Wachstum. Das onkozytäre Karzinom (Hürthle-Zell-Tumor) ist eine hochdifferenzierte Variante, die kein Jod speichert und häufig Thyreoglobulin synthetisiert.

Therapie:
■ Tumor auf die Schilddrüse begrenzt → totale Thyreoidektomie; bei Lymphknotenbefall selektive Lymphknotendissektion.
■ Tumor überschreitet die Schilddrüsengrenzen (T4) → erweiterte Thyreoidektomie und modifizierte radikale Lymphknotendissektion.

Bei Fernmetastasierung Versuch der Metastasenentfernung.

Wird ein follikuläres Adenom erst bei der histologischen Untersuchung des Resektionspräparates als maligne eingestuft, ist bei gekapselten, follikulären Karzinomen < 1 cm bislang offen, ob die Prognose durch eine Nachresektion verbessert werden kann; bei allen anderen Stadien ist ein Zweiteingriff erforderlich (s. o.). Postoperative Nachsorge s. u.

Prognose: Günstig.

Medulläres Karzinom (C-Zell-Karzinom)

Maligner, von den Kalzitonin-produzierenden C-Zellen ausgehender Tumor. Er besteht aus soliden Feldern, Inseln oder Trabekeln aus polygonalen oder spindeligen Zellen mit granulärem Zytoplasma, in dem immunhistochemische Methoden Kalzitonin nachweisen (beweisend!). Man unterscheidet:
■ die **sporadische Form:** meist unizentrisch, auf einen Schilddrüsenlappen begrenzt (50–70 % der Fälle)
■ die **familiäre Form:** multizentrisch in beiden Schilddrüsenlappen. Sie ist häufig mit einem Phäochromozytom oder einer Nebenschilddrüsenhyperplasie kombiniert (multiple endokrine Neoplasie, MEN II, s. Kap. 19.3). Bei Nachweis einer Mutation des RET-Protoonkogens Durchführung eines Familien-Screenings. Im Falle einer Mutation werden die betroffenen Kinder bereits im 6. Lebensjahr thyreoidektomiert und damit geheilt.

Therapie: Präoperativ muss festgestellt werden, welche Form des Tumors vorliegt.
■ **sporadische Form:** Thyreoidektomie und mindestens neck dissection auf der betroffenen Seite

■ **familiäre Form:** grundsätzlich Thyreoidektomie und beidseitige modifizierte neck dissection, da der Tumor meist bilateral auftritt, alternative Therapien fehlen und ein Lokalrezidiv bzw. Lymphknotenmetastasierung die Prognose signifikant verschlechtert.

Postoperative Nachsorge s. u.

Undifferenziertes (anaplastisches) Karzinom

Besonders aggressiver, hochmaligner Tumor, der teilweise oder ganz aus undifferenzierten Zellen besteht. Differenzierung in kleinzellig-anaplastische, großzellig-polymorphe und spindelzellige Formen. Frühzeitige Fernmetastasierung bevorzugt in Lunge, Leber, Knochen und Gehirn.

Therapie:
■ Tumor auf die Schilddrüse begrenzt → radikale Tumorentfernung
■ Tumor überschreitet die Schilddrüsengrenzen (T4) → ausgiebige (palliative) Reduktion der Tumormasse, damit adjuvante Therapieformen eine größere Wirkung zeigen. Verzicht auf komplikationsträchtige Erweiterung des Resektionsausmaßes.

Prognose: 80–90 % der meist über 60-jährigen Patienten kommen mit einem Tumor im Stadium T4 in die Klinik. Bei kombinierter operativer und radiologischer Therapie liegt die 5-Jahres-Überlebensrate bei 7–15 %.

Postoperative Nachsorge

■ beim papillären und follikulären Schilddrüsenkarzinom Ganzkörperszintigraphie zum Ausschluss extrathyreoidaler Metastasen in der 6. postoperativen Woche und nach 1 Jahr. Vor dieser Untersuchung keine Schilddrüsenhormonsubstitution (sie steigert die Jodavidität der Schilddrüse), damit TSH maximal hoch ist (> 30 mU/l).
■ nach Thyreoidektomie Bestimmung der Tumormarker: TBG beim papillären und follikulären Schilddrüsenkarzinom, Kalzitonin beim C-Zell-Karzinom

> Tumormarker bei Schilddrüsenkarzinom: TBG bzw. Kalzitonin

■ langfristig Substitution mit T_4 (150 μg/die) zur Suppression von TSH auf 0,1–0,2 mU/l
■ bei postoperativem Nachweis jodspeichernden Gewebes in der Halsregion, in regionalen Lymphknoten oder Fernmetastasen (nur bis zu 65 % der Metastasen speichern Jod) Ablation durch Radiojodtherapie. Bei Frauen im gebärfähigen Alter anschließend Kontrazeption für 6–12 Monate.

■ bei undifferenzierten Karzinomen externe Hochvolttherapie. Sie ergänzt die sehr wirksamen Therapieformen Operation und Radiojodtherapie.

■ Nach Ausschöpfung der anderen Therapiemöglichkeiten kann eine Mono- oder Polychemotherapie erwogen werden.

19.3   Nebenschilddrüsen

Die vier Nebenschilddrüsen (Gll. parathyreideae, Epithelkörperchen) produzieren und sezernieren Parathormon (PTH), das zusammen mit Kalzitonin (aus den C-Zellen der Schilddrüse) und Dihydroxycholecalciferol (der biologisch aktiven Form von Vitamin D) den Kalzium-Phosphat-Haushalt reguliert. Liegen sie dorsal des Kreuzungspunktes von A. thyreoidea inferior und N. laryngeus recurrens, werden sie als obere, liegen sie ventral des Kreuzungspunktes, als untere Nebenschilddrüsen bezeichnet.

Erkrankungen der Nebenschilddrüsen sind die dritthäufigste endokrine Erkrankung nach Diabetes mellitus und Schilddrüsenerkrankungen.

19.3.1   Hyperparathyreoidismus

Nebenschilddrüsenüberfunktion. Man unterscheidet den primären, den sekundären und den tertiären Hyperparathyreoidismus (HPT).

Primärer Hyperparathyreoidismus
Erhöhte Sekretion von Parathormon, die mit normalen oder erhöhten Serumkalziumspiegeln einhergeht. Frauen sind häufiger betroffen als Männer. *Ursachen:* In 80–85 % der Fälle liegen solitäre Adenome, in 2–7 % multiple Adenome im Rahmen einer endokrinen Adenomatosis (MEN [multiple endokrine Neoplasien]-Syndrom), in 2 % eine Hyperplasie aller Nebenschilddrüsen (Abb. 19.25, 19.26) und in 0,5–6 % ein Karzinom der Nebenschilddrüse zugrunde.

Beim MEN-I-Syndrom liegen multiple Nebenschilddrüsenadenome in Kombination mit Tumoren des Pankreas und der Hypophyse, beim MEN II-

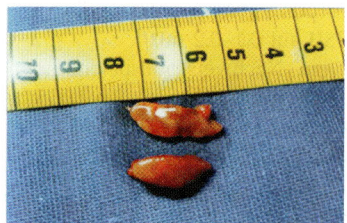

Abb. 19.25 Operationspräparat bei primärem Hyperparathyreoidismus (HPT)

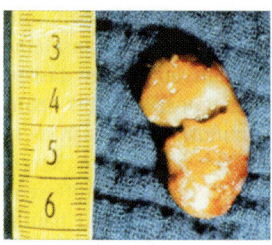

Abb. 19.26 Operationspräparat mit Nebenschilddrüsenadenom bei primärem Hyperparathyreoidismus

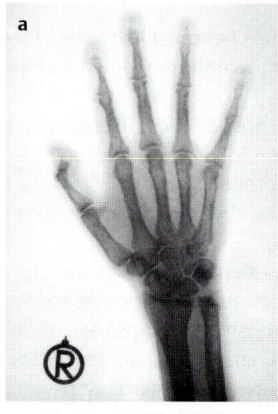
a

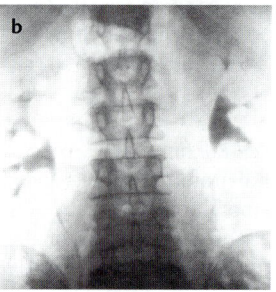
b

Abb. 19.27 a,b Sekundärfolgen des Hyperparathyreoidismus. **a** Osteolysen bei HPT **b** Nierensteine

Syndrom in Kombination mit Phäochromozytom und medullärem Schilddrüsenkarzinom vor.

Pathophysiologie: Angriffspunkte des PTH sind die Knochen, die Nieren und der Dünndarm. Im **Knochen** stimuliert PTH in Anwesenheit von Dihydroxycholecalciferol die Osteoklastenaktivität – und dadurch die Kalziumfreisetzung aus den Knochen – und die Auflösung der Knochenmatrix, die zu vermehrter Ausscheidung von Hydroxyprolin im Urin führt. Gleichzeitig steigt die Konzentration der alkalischen Phosphatase in den Osteozyten. Als Gegenspieler des PTH am Knochen fungiert Kalzitonin. Bei primärem HPT kommt es durch das Überangebot an PTH zu **Osteolysen** (Abb. 19.27a).

In den **Nieren** führt PTH zu vermehrter Ausscheidung von Phosphat und vermehrter tubulärer Rückresorption von Kalzium und Magnesium. Dies führt zusammen mit dem erhöhten Kalziumangebot aus dem Knochenabbau und der verstärkten intestinalen Kalziumresorption (s. u.) zu Hyperkalzämie mit **Nephrokalzinose** und **Nierensteinen** (Abb. 19.27b). Ferner werden Kalium, Natrium, Chlor, Zitrat, Sulfat, Bikarbonat, Wasser und Ammonium vermehrt mit dem Urin ausgeschieden.

Am **Darm** führt PTH zu verstärkter Resorption von Kalzium, Magnesium und Phosphat. Diese Wirkung ist möglicherweise indirekt (Stimulation der Bildung von Dihydroxycholecalciferol in den Nieren). Dihydroxycholecalciferol steigert die intestinale Kalziumresorption.

Klinik: Der HPT manifestiert sich in einer Vielzahl von Symptomen, weil die Funktion zahlreicher Organe von Kalzium abhängig ist oder durch Kalzium beeinflusst wird:

■ **renale Manifestation:** 75 % der Patienten mit HPT leiden an Nephrolithiasis, bei 5 % der Nierensteinträger liegt ein HPT vor. Die Steine bestehen aus Kalziumoxalat und Kalziumphosphat. Weitere Symptome: Nephrokalzinose, Polyurie, Polydipsie, Hyposthenurie, renale Hypertonie, Niereninsuffizienz.

> Hyperkalzämie und Nierensteine: Primärer HPT?

■ **ossäre Manifestation:** Resorptionszysten: „braune Tumoren" (Osteodystrophia fibrosa [cystica] generalisata Recklinghausen, Abb. 19.28). In ca. 30 % der Fälle generalisierte Knochenatrophie, subperiostale Resorption, periostale Knochenbildung, Akroosteolyse, Gelenkschmerzen, „Mattglas-Schädel" und

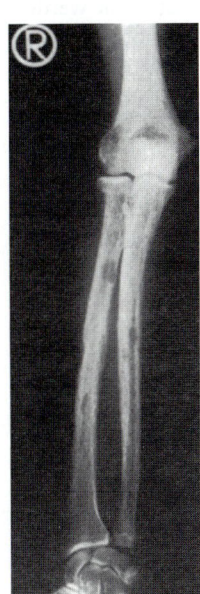

Abb. 19.28 Knochenveränderungen beim primären Hyperparathyreoidismus („braune Tumoren")

Spontanfrakturen. Kreuz-, Gelenk- und Gliederschmerzen werden häufig als rheumatische Beschwerden oder osteolytisch-neoplastische Prozesse gedeutet.

■ **neurologisch-psychiatrische Manifestation:** Adynamie, Hyporeflexie, Myopathie, Müdigkeit, Verstimmung, amnestische Störungen u. ä. m.

■ **gastroenterologische Manifestation:** Appetitlosigkeit, Brechreiz, Obstipation, Ulkusneigung, Pankreatitis, paralytischer Ileus.

> HPT: „Stein, Bein, Magenpein"

Diagnostik:

■ *Laborwerte:* Die wichtigsten diagnostischen Laborparamer sind die Parathormon- und die Kalziumkonzentration im Serum; Bestimmung an drei verschiedenen Tagen! Wegweisend ist eine **erhöhte Parathormonkonzentration mit Hyperkalzämie** (Kalziumkonzentration > 2,75 mmol/l) **bei normaler Nierenfunktion und normalem Gesamteiweiß.** Weitere Laborbefunde: Hyperkalzurie, Hyperphosphaturie, vermehrte Hydroxyprolinausscheidung im Urin, erhöhte alkalische Phosphatase. Kontrolle der Serumhormonwerte (Hypophyse, Schilddrüse, Nebenniere) zum Ausschluss eines MEN-Syndroms. Präoperativ Bestimmung des Kreatinins (Prüfung der Nierenfunktion), Gesamteiweißes (Konzentration des freien Ca^{2+}?) und anorganischen Phosphats (Hypophosphatämie?).

■ *Röntgen:* Generalisierte Skelettdemineralisation, Spongiosierung der Kortikalis, subperiostale Erosion an den Phalangen, Akroosteolyse, Knochenzysten, Epulis, Nephrolithiasis und Nephrokalzinose.

■ *Histopathologie:* Morphometrische Auswertung von Knochenstanzen.

Präoperative Lokalisationsdiagnostik: Palpation, Sonographie, CT, MRT, fraktioniert selektive Venenkatheterisierung mit PTH-Bestimmung. Die Trefferquote liegt bei ca. 60 %. Die z. Z. verlässlichsten Verfahren sind die Technetium-Thallium-Sequenzszintigraphie und Sonographie (Abb. 19.29) mit einer Trefferquote von über 95 %. Doch weiterhin gilt:

> HPT: Kein diagnostisches Verfahren kann die intraoperative Freilegung aller vier Nebenschilddrüsen ersetzen!

Differenzialdiagnose: Hyperkalzämie als paraneoplastisches Syndrom bei Malignomen (Lungen-, Mamma-, Pankreaskarzinom); Osteoporose (bei HPT auch Kortikalisschwund, bei Osteoporose nur Spongiosaschwund); Altersatrophie.

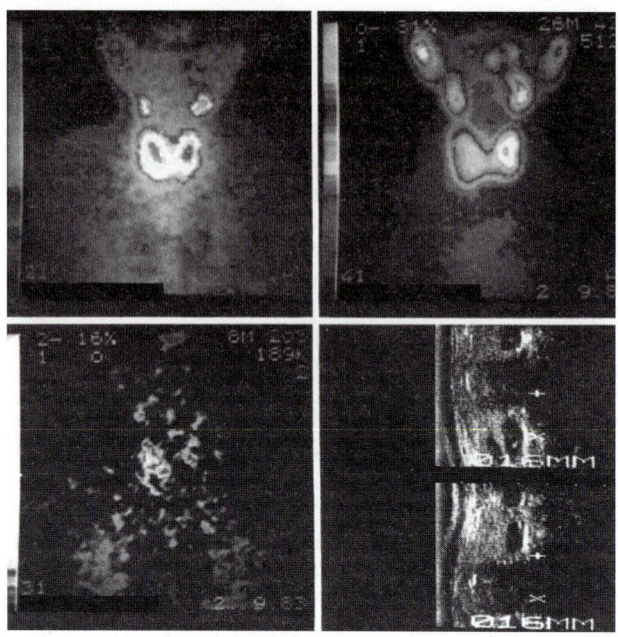

Abb. 19.29 a–d Lokalisationsdiagnostik eines Nebenschilddrüsenadenoms mit Technetium-99mThallium-201-Szintigraphie und Sonographie.
a Technetium-Scan (mit 99mTC) von Schilddrüse, Nebenschilddrüse und Speicheldrüse
b Thallium-Szintigraphie (mit T1-201) der gleichen Region
c Substraktionsaufnahme von **a** und **b** mit Darstellung eines Nebenschilddrüsenadenoms (rechts unten)
d Sonographischer Nachweis des Nebenschilddrüsenadenoms

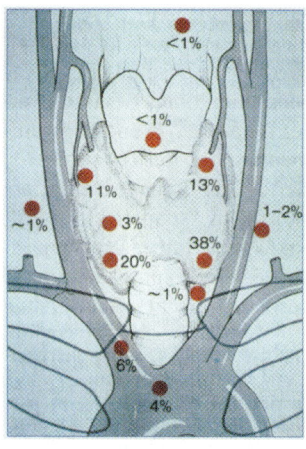

Abb. 19.30 Lokalisationshäufigkeit der Adenome bei primärem Hyperparathyreoidismus

Therapie: Verfahren der Wahl ist die chirurgische Exstirpation. Die Indikation ergibt sich mit der Diagnosestellung.

Bei sehr hohen Kalziumwerten (> 3,2 mmol/l) präoperativ forcierte Diurese bei ausreichender Trinkmenge und Gabe von Biphosphonaten.

Zugang und Exploration analog zur Schilddrüsenoperation (s. o.) inklusive Darstellung der Nn. laryngei recurrentes. Sämtliche regulären und die häufigsten ektopen Lokalisationen der Nebenschilddrüsen (Abb. 19.30) müssen aufgesucht und auf ein Adenom geprüft werden. Die Alle vier Ne-

benschilddrüsen sind darzustellen, um festzustellen, ob es sich um eine Ein- oder eine Mehrdrüsenerkrankung handelt. Dies lässt sich anhand der intraoperativen Schnellschnittuntersuchung nicht zuverlässig feststellen.

Bei einer Eindrüsenerkrankung (Adenom) reicht die Entfernung der betroffenen Nebenschilddrüse. Bei einer Mehrdrüsenerkrankung (Hyperplasie aller Drüsen) sollten 3½ der 4 Drüsen entfernt werden. Die verbliebene halbe Drüse wird in der Beugemuskulatur des Unterarms der nicht dominierenden Seite implantiert (in 20 Gewebepartikeln von 1–2 mm Größe) und ggf. mit einem Clip markiert. Der Therapieerfolg kann intraoperativ durch eine Parathormon-Schnellbestimmung kontrolliert werden (50 %ige Abnahme der Konzentration bereits nach 10 Minuten).

Sollten einzelne Drüsen nicht darstellbar sein, sind bei atypischer Lage der unteren Nebenschilddrüsen die Thymektomie und die Revision der Karotisscheide anzuschließen, bei atypischer Lage der oberen Nebenschilddrüsen ist im paratracheoösophagealen bzw. retromediastinalen Raum zu suchen. Vor einer transsternalen Exploration sollte jedoch die apparative Lokalisationsdiagnostik wiederholt werden. Eine blinde Thyreoidektomie ist nicht indiziert, da sich die Nebenschilddrüsen nur in Ausnahmefällen innerhalb der Schilddrüse befinden.

Risiken: Blutung, Infektion, Rekurrensschädigung, Tetanie.

Prognose: Nach erfolgreicher Entfernung des Adenoms ist die Prognose gut, vorübergehende Hypokalzämien mit Tetanie bessern sich unter oraler Gabe von Kalzium.

Sekundärer und tertiärer Hyperparathyreoidismus

Sekundärer HPT: reaktive (sekundäre) Hyperplasie aller Nebenschilddrüsen mit gesteigerter Parathormonsekretion bei Hypokalzämie aufgrund chronischer Niereninsuffizienz oder verminderter intestinaler Kalziumresorption (Vitamin-D-Mangel, Malabsorption, Sprue). Bei chronischer Niereninsuffizienz wird wegen der verminderten Phosphatausscheidung das Löslichkeitsprodukt von Kalzium und Phosphat überschritten und es kommt zur Ausfällung von Kalziumphosphat im Gewebe mit Abnahme des Kalziumspiegels. Gleichzeitig ist die Bildung von Dihydroxycholecalciferol in den Nieren gestört.

Tertiärer HPT: Entwicklung eines autonomen Nebenschilddrüsenadenoms mit permanenter Hyperkalzämie im Rahmen eines sekundären HPT.

Klinik: Symptome des HPT (s. o.) bei chronischer Niereninsuffizienz oder Malabsorption. Das Serumkalzium kann normal (Frühform), erhöht, selten sogar vermindert sein.

Therapie:
- **sekundärer HPT:** Versuch einer konservativen Therapie mit Vitamin D, Kalzium, Phosphatbinder. Bei persistierender Hyperkalzämie ist eine totale Parathyreoidektomie erforderlich mit autologer Transplantation einer halben Nebenschilddrüse in die Unterarmmuskulatur (s. o.).
- **tertiärer HPT:** absolute Indikation zur totalen Parathyreoidektomie (s. o.).

19.3.2 Hypoparathyreoidismus

Funktionsverlust der Nebenschilddrüsen mit Abnahme des Serumkalziums und gesteigerter neuromuskulärer Erregbarkeit.

Ursache: Häufig Folge einer Schilddrüsen- oder Nebenschilddrüsenoperation, selten idiopathisch. Intermittierend kann ein reaktiver Hypoparathyreoidismus auftreten, z. B. nach Entfernung eines Nebenschilddrüsenadenoms oder bei Neugeborenen von Müttern mit HPT (bis zur Neueinstellung des hormonellen Regelkreises physiologisch).

Die Aufklärung über die Symptome der Tetanie vor der Schilddrüsenoperation ist Zeichen der guten Patientenführung!

> Tetanie nach Schilddrüsenoperation: iatrogener Hypoparathyreoidismus!

Klinik: Tetanische Anfälle mit tonischen Muskelkrämpfen, Parästhesien, viszeralen Spasmen, epileptischen Anfällen; Hypokalzämie, Hyperphosphatämie, verminderter Parathormonspiegel, Hypokalzurie.

Therapie: Konservativ: Kalziumsubstitution (2–3 g/die p. o. oder 1–2 Amp. i. v.), Vitamin D_3, A. T.10$^®$ (Vitamin-D-Analogon).

19.3.3 Nebenschilddrüsenkarzinom

Ca. 1 % aller Nebenschilddrüsentumoren sind Karzinome, 90 % von diesen sind hormonell aktiv und rufen daher ähnliche Symptome wie Adenome hervor: Hyperkalzämie! Die Karzinome können auch in ektopischen Nebenschilddrüsen vorkommen. Bei der Diagnosestellung liegt bereits in einem Drittel der Fälle eine Lymphknotenmetastasierung vor. Hartnäckige Neigung zu lokalen Rezidiven.

Therapie: Operation. Die makroskopischen Befunde (Infiltration der Umgebung, keine oder schwere Abgrenzung zur Umgebung, derbe Konsistenz, grauweißliche Schnittfläche) müssen dem Pathologen bei der Schnellschnittuntersuchung mitgeteilt werden. In Abwesenheit von Metastasen radikales Vorgehen. Bei Metastasierung palliative Tumorreduktion und symptomatische Kalziumsenkung.

19.4 Tracheotomie

Indikation: Hauptindikation ist die voraussichtlich Wochen bis Monate lang notwendige kontinuierliche oder intermittierende Unterstützung der Atmung, insbesondere bei bewusstseinsgetrübten Patienten. Ziel ist hier die Prophylaxe von Druckulzera in Pharynx, Larynx und Trachea. Bei Besserung der Bewusstseinslage lassen sich während der Übergangsphase die Trachealkanülen durch Sprechkanülen ersetzen, bei denen ein Teil der Exspirationsluft durch die Stimmritzen strömt. Der beste Zeitpunkt zur Tracheotomie wird angesichts der heute verfügbaren nasotrachealen Tuben (low pressure cuff) nach wie vor kontrovers diskutiert.

Weitere Indikationen: schonendere Entwöhnung von der Beatmung (Weaning); Verletzungen des Larynx oder der Trachea, mechanische Ver-

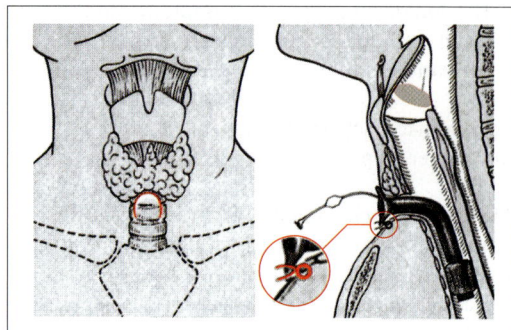

Abb. 19.31 Untere Tracheotomie.
a Schnittführung
b Zustand nach Nahtfixierung des Trachealknorpels an der Haut mit zwei nichtresorbierbaren Nähten (2–0)

legung der Atemwege (selten, hier besser Koniotomie; s. Kap. 4).

Technik: Bei der **oberen Tracheotomie** wird in Höhe des Schilddrüsenisthmus oder knapp oberhalb davon ein kleines Fenster aus dem 2. oder 3. Trachealknorpel ausgestanzt.

Bei der **unteren Tracheotomie** wird ein nach kaudal konkaver Bogen in den 4. oder 5. Trachealknorpel geschnitten, so dass ein zungenförmiger Lappen entsteht. Dieser wird nach vorne herausgeklappt und mit der Haut durch zwei Seitenfäden verbunden (**Abb. 19.31**). Die untere Tracheotomie ist übersichtlicher, da sie nicht mit dem Isthmus der Schilddrüse interferiert.

19.5 Operationsatlas: Schilddrüsenoperation

Präoperatives Vorgehen
■ *Diagnostik:* Labor mit TSH, fT_3, fT_4, Serumkalzium, Antikörpern (MAK, TAK, TRAK), Sonographie, Szintigraphie, HNO-Konsil, Röntgen (Trachea-Zielaufnahme bei entsprechenden Beschwerden), evtl. Feinnadelpunktion (falls OP-Indikation unklar).
■ *Indikation:*
1. euthyreote Struma: Konservativ nicht beherrschbar, Größenzunahme, mechanische Komplikationen
2. Hyperthyreose: autonomes Adenom (s. o.), Schwangerschaft, große Struma, medikamentös nicht einstellbar
3. Tumoren: bei nachgewiesenem Karzinom oder V. a. Karzinom (kalter Knoten) (s. o.).
■ *Aufklärungspflichtige Operationsrisiken:* Rezidiv, Hypothyreose (5 %), Hypoparathyreoidismus (< 5 %),

Schädigung der Nn. laryngei recurrentes (einseitig 0,5–2,0 ; beidseits < 0,1 %, evtl. Tracheotomie erforderlich), Schilddrüsen-, Nebenschilddrüsenhormonsubstitution, evtl. Thyreoidektomie (bis 7 %) sowie andere allgemeine Komplikationen wie Blutung, Wundheilungsstörung (s. o.).
■ *Vorbereitung:* Nur bei sehr großen Strumen oder zusätzlich vorliegender Hyperthyreose 2 Erythrozytenkonserven kreuzen lassen.

Operationstechniken (**Abb. 19.32 – 19.37**)
■ *Solitäres Adenom:* Subtotale Resektion (funktionskritisch), Enukleationsresektion.
■ *Struma:* Subtotale Resektion (3 × 2 × 2 cm, Rest ≥ 10 g).
■ *Karzinom:* Totale Thyreoidektomie mit Revision der regionären Halslymphknoten.

Postoperatives Vorgehen
■ *Entfernen von Drainagen u. ä.:* Redon-Drainage 2. Tag, Klammern 3.–5. Tag.
■ *Kontrollen:* Stimmbandfunktion und Serumkalzium postoperativ, Hormonwerte nach 4–6 Wochen (s. u.).
■ *Kostaufbau:* Trinken nach 8 Std., anschließend normale Kost.
■ *Substitution* nach Eingang des histologischen Befundes mit 100–150 µg Jod-Thyrox®, Kontrolle der Hormonwerte nach 4–6 Wochen und ggf. Dosisanpassung; in Jodmangelgebieten Jodidprophylaxe lebenslang!

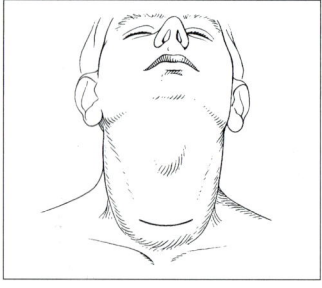

Abb. 19.32 Kocher-Kragenschnitt

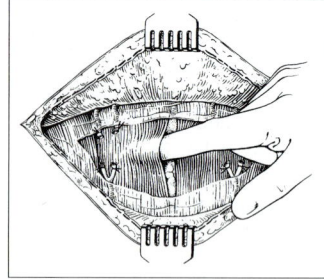

Abb. 19.33 Durchtrennung des Platysmas und der geraden, kurzen Halsvenen (Ligatur!), Abschieben der geraden Halsmuskulatur auf der Schilddrüsenkapsel nach lateral

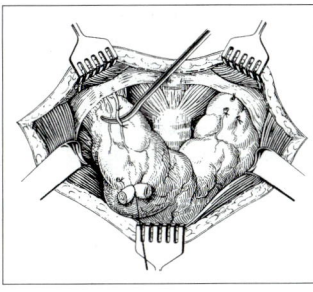

Abb. 19.34
Präparation und
Durchtrennung der
oberen Polgefäße

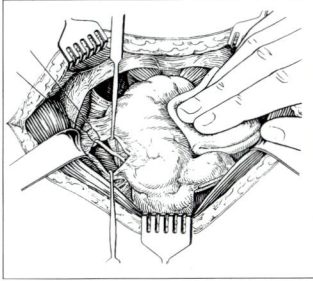

Abb. 19.35 Ligatur
der A. thyreoidea
inferior am
Quervain-Punkt

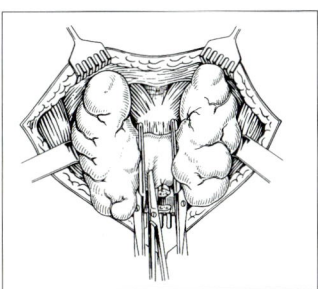

Abb. 19.36
Durchtrennung des
Isthmus

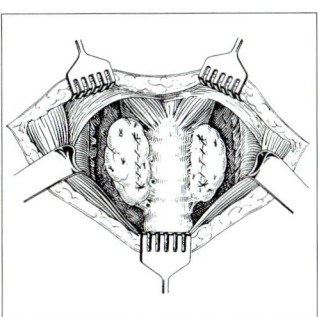

Abb. 19.37 Sub-
totale Resektion,
anschließend Ver-
nähung der Kapsel
zur Blutstillung,
analoges Vorgehen
auf der kontra-
lateralen Seite.
Adaptation der
Halsmuskulatur,
Redon-Drainagen
im Wundbett

█▌ Merken

- **Schilddrüsendiagnostik: Sonographie, Szintigraphie und Schilddrüsenhormone im Serum (TSH, fT3, fT4)**
- **Struma: Vergrößerung der Schilddrüse, meist zur Kompensation eines Jodmangels. Beidseitige subtotale Resektion bei störender Kosmetik oder mechanischer Kompression.**
- **Hyperthyreose: Leitsymptom Tachykardie**
- **Morbus Basedow: Operationsindikation erst nach 1-jähriger thyreostatischer Therapie und vergeblichem Auslassversuch bzw. bei Therapieresistenz; Diagnostik: Bestimmung der Schilddrüsenautoantikörper**
- **Papilläres Schilddrüsenkarzinom: selten Metastasen, sehr gute Lebenserwartung, bei Mikrokarzinom auch partielle Thyreoidektomie möglich, sonst totale Thyreoidektomie**
- **Follikuläres Schilddrüsenkarzinom: häufig Metastasen, gute Lebenserwartung. Immer totale Thyreoidektomie, immer Radiojod-nachbehandlung.**
- **Medulläres Karzinom (C-Zell-Karzinom): häufig im Rahmen des MEN-II-Syndroms, deutlich schlechtere Prognose als bei papillärem oder follikulärem Karzinom.**
- **Spezielle Komplikationen der Schilddrüsen-chirurgie: Verletzung des N. laryngeus recurrens, Hypothyreose, Hypokalzämie.**
- **Hyperparathyreoidismus (HPT): Hyper-kalzämie durch vermehrte Parathormon-ausschüttung. Therapie: bei Nebenschild-drüsenadenom (primärer HPT) Entfernung der betroffenen Nebenschilddrüse, bei re-aktiver Hyperplasie der Nebenschilddrüsen (sekundärer HPT) und Adenom bei sekun-dären HPT (tertiärer HPT) Entfernung aller Nebenschilddrüsen und Replantation einer halben Nebenschilddrüse in den Unterarm.**

20 Brustdrüse

20.1 Anatomie

Die Brustdrüse entwickelt sich in den ersten Fetalmonaten im Bereich der Milchleiste durch Einstülpen der Epidermis. Sie liegt zwischen der 3. und 6. Rippe auf der Faszie des M. pectoralis major. Die erst durch eine Schwangerschaft voll ausreifende Drüse besteht aus 15–20 Lappen (Lobi) mit radiärer Anordnung. Jeder Lappen besteht aus 10–15 Läppchen (Lobuli), die die Drüsenendstücke (Azini) und je einen Ausführungsgang (Ductulus lactiferus) enthalten. Die Ductuli lactiferi eines Drüsenlappens münden in einen großen Ausführungsgang (Milchgang, Ductus lactiferus), der auf der Brustwarze mündet. Drüse und Milchgänge sind von derbem Bindegewebe umgeben, das reich an Gefäßen und Fett ist (Abb. 20.1).

Die **arterielle Versorgung** des medialen oberen Abschnitts der Brustdrüse übernehmen die A. thoracica interna und die Rr. perforantes der 2.–5. Interkostalarterie, die Versorgung des lateralen unteren Abschnitts übernehmen die Äste der A. thoracica lateralis und die Rr. cutanei laterales der 2.–6. Interkostalarterie.

Der **Lymphabfluss** der Mamma (Abb. 20.2) ist von großer klinischer Relevanz. Er erfolgt von den oberflächlichen subkutanen und den tiefen Lymphgefäßnetzen des Drüsenkörpers mit ihren zahlreichen Anastomosen aus hauptsächlich über drei Lymphstraßen – die axilläre, die interpektorale und die parasternale – in erster Linie nach axillär in tiefe und oberflächliche Lymphknotengruppen. Diese stehen in enger Verbindung mit den Lymphknoten des Armes sowie den infra- und supraklavikulären Lymphknoten. In diesem Bereich besteht

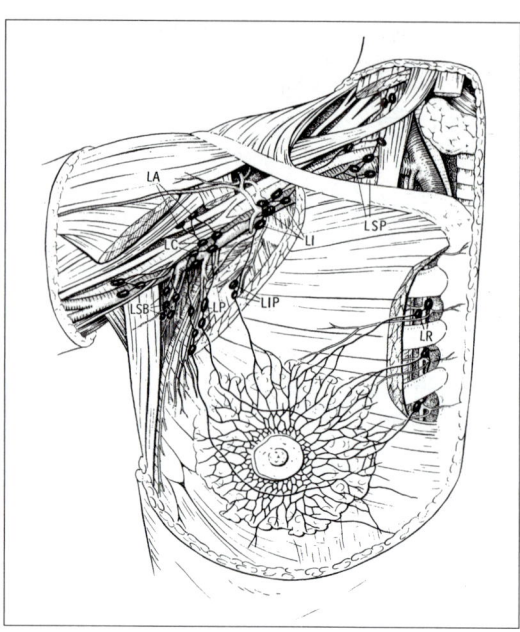

Abb. 20.2 Lymphabflussgebiete der Brustdrüse

auch eine Verbindung zur medialen Lymphabflussbahn der Mamma, die durch den M. pectoralis major und die Interkostalräume entlang der V. thoracica interna zieht. Nach lateral drainiert die Lymphe zu den Nodi lymphatici axillares pectorales und subpectorales, deren prominentester der Sorgius-Lymphknoten ist. Sie verlaufen entlang der Vasa thoracica lateralia. Der intramuskuläre Abflussweg läuft durch den M. pectoralis major nach medial zu den Nodi lymphatici interpectorales, die zwischen beiden Brustmuskeln liegen (Rotter-Lymphknoten). In diesem Bereich bestehen Beziehungen zur kontralateralen Seite.

20.2 Diagnostik

Anamnese: Brustkrebs in der Familie, eigene Brustkrebserkrankung, gynäkologische Anamnese (Anzahl der Geburten, Spätpara, Antikonzeptiva?), Hormontherapie, Form- und Volumenveränderungen der Brust?
Inspektion: Brustkonturen, Hautkolorit, Hautbeschaffenheit und -oberfläche, Formabweichungen der Brustwarze, Sekretion, Ekzem, Ulzerationen?
Palpation: Knoten abgrenzbar? Konsistenz und Verschieblichkeit des Knotens? Palpation der regionären Lymphknoten: axillär, subpektoral, supra- und infraklavikulär, interpektoral.

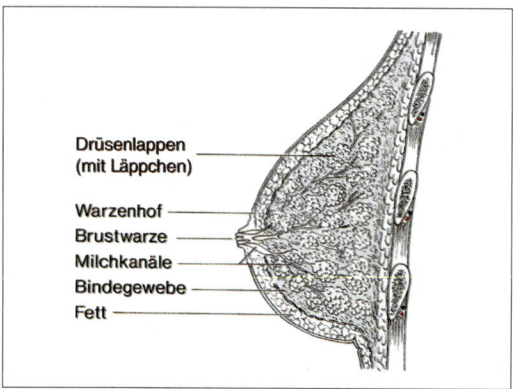

Drüsenlappen (mit Läppchen)
Warzenhof
Brustwarze
Milchkanäle
Bindegewebe
Fett

Abb. 20.1 Anatomie der weiblichen Brustdrüse

Selbstuntersuchung: 80 % der tastbaren Mamma-tumoren werden von den Betroffenen im Rahmen der regelmäßigen Selbstuntersuchung diagnostiziert. Nur die unmittelbare ärztliche Konsultation ermöglicht die Sicherung der Diagnose, die frühzeitige Aufstellung eines Therapiekonzepts sowie seine konsequente Durchführung.

> Mammakarzinom: Beste Vorsorge ist die aufmerksame und regelmäßige Selbstuntersuchung!

Sonographie: Die Stärke dieses additiven Verfahrens liegt hauptsächlich in der Unterscheidung von soliden und zystischen Prozessen. Mikrokalk lässt sich sonographisch primär nicht nachweisen. Ein Befund muss reproduzierbar und in verschiedenen Schallebenen darstellbar sein. Klinisch okkulte Karzinome lassen sich sonographisch nicht erfassen.

Mammographie: Sie dient der Diagnose und Differenzialdiagnose der tastbaren Tumoren, der Erfassung der klinisch okkulten Tumoren und der Verlaufskontrolle. Die Treffsicherheit beträgt bis zu 70 %. Als krebsverdächtig gelten sternförmige Verdichtungen, Mikroverkalkungen und inhomogene Verschattungen (Abb. 20.3).

Pneumozystographie: Zysten werden unter Ultraschallkontrolle punktiert, mit Luft gefüllt (Abb. 20.4) und geröntgt. Wandunregelmäßigkeiten und atypische Epithelproliferationen im Zystenpunktat erfordern die chirurgische Entfernung der Zyste und des umgebenden Drüsengewebes und ihre histologische Untersuchung.

Galaktographie: Die Darstellung der Milchgänge durch Kontrastmittel eignet sich besonders zur Beurteilung der Ganglumina und von Proliferationen des Milchgangepithels.

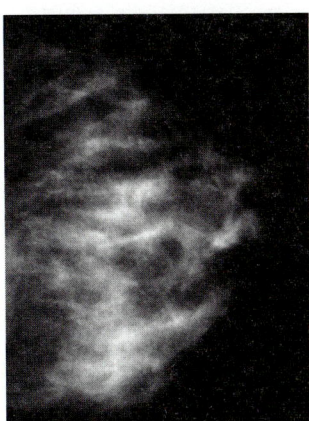

Abb. 20.3 Geringe knotige Veränderungen im äußeren oberen Quadranten. Mammographie: Aufgelockerte harmonisch angeordnete Parenchymstrukturen ohne Mikrokalk. Biopsiebefund: Gering differenziertes, überwiegend invasives, auch intraduktales komedoförmiges duktales Mammakarzinom

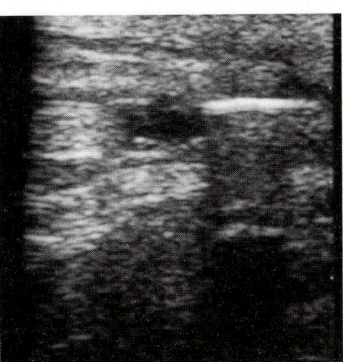

Abb. 20.4 Sonographische Zystenpunktion und Luftinsufflation zur Mammographie

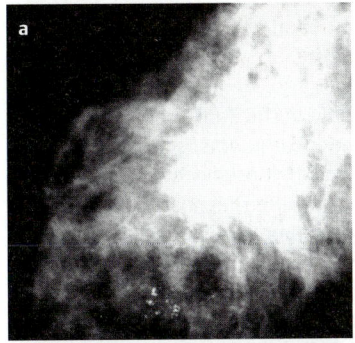

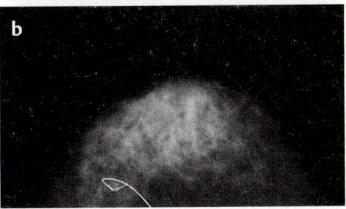

Abb. 20.5 a,b Präoperative Markierung von Mikroverkalkungen in der Mamma. **a** Mikroverkalkungen **b** Markierung durch Metallfaden

Präoperative Markierung: Die präoperative Markierung nicht tastbarer, aber verdächtiger Herde durch Metallfäden unter Röntgenkontrolle (Abb. 20.5) erlaubt die gezielte Entfernung okkulter Läsionen und ihre histologische Untersuchung.

CT: Hierbei werden Schichtaufnahmen der Brust in der horizontalen Ebene angefertigt. Das räumliche Auflösungsvermögen ist im Vergleich zur Mammographie deutlich schlechter. Der Einsatz der CT bleibt vorläufig der Nachsorge vorbehalten.

MRT: Für die Mammauntersuchung fehlen noch umfassende Erfahrungen.

Thermographie: Sie dient dem Nachweis lokaler Hyperthermie im Bereich maligner Tumoren. Falsch-negative Befunde sind nicht selten.

Feinnadelpunktion: Sicherung verdächtiger Befunde durch CT-gesteuerte Stanz- oder Saugbiopsie, soweit nicht ohnehin klinisch oder mammographisch die Indikation zur Exzisionsbiopsie gegeben ist.

Klinische Untersuchung, Mammographie und Feinnadelpunktion:
Tripel-Diagnostik; Treffsicherheit > 97 %

Exzisionsbiopsie: Sie sollte bei jedem V. a. Malignom vorgenommen werden. Lediglich bei zytologisch eindeutig malignem Befund kann man zugunsten der sofortigen definitiven Operation auf sie verzichten. Voraussetzung ist die exakte präoperative Markierung. Kosmetische Schnittführung (am besten perimamillär [s. Abb. 20.13], radiär = kosmetisch nicht so günstig) und die Entfernung des gesamten verdächtigen Areals sind obligat.

Exzisionsbiopsie = lokale Tumorexstirpation („Alles oder nichts!")

Hormonrezeptoranalyse: Die Zahl der Hormonrezeptoren eines Mammakarzinoms sollte immer bestimmt werden, weil die Geschlechtshormonabhängigkeit des Tumors für die Diagnostik und Therapie weitreichende Konsequenzen hat (s. Kap. 7.1).
Ergänzende Untersuchungen: Zum Ausschluss von Fernmetastasen: Röntgen-Thorax, Knochenszintigramm, Skelett-Röntgen, Hirnszintigramm, CT (z. B. Leber, Lunge).

20.3 Fehlbildungen

20.3.1 Angeborene Fehlbildungen

Athelie
Fehlen einer oder beider Brustwarze(n).
Therapie: Kosmetischer Ersatz mit Hilfe der kontralateralen Mamille oder einer Schamlippe oder Tätowierung.

Amastie
Fehlen (Aplasie) einer oder beider Brustdrüse(n).
Therapie: Kosmetischer Ersatz durch Schwenklappen (M. latissimus dorsi) oder Prothesenimplantation.

Polythelie und Polymastie
Zusätzliche Anlage von Brustwarzen (Polythelie) und/oder Brustdrüsen (Polymastie) entlang der Milchleiste. Man unterscheidet:
■ Polymastia completa (Mamma accessoria): Warzenhof, Warze und Drüsenkörper angelegt
■ Polymastia mamillaris: Warze und Drüsenkörper angelegt
■ Polymastia areolaris: Warzenhof und Drüsenkörper angelegt

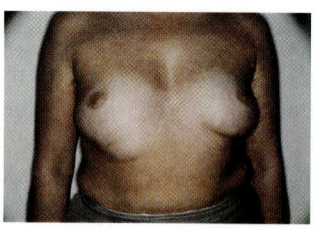

Abb. 20.6 Mamma aberrata mit doppelseitiger Brustdrüsenanlage rechts unten

■ Polymastia glandularis (Mamma aberrata, Abb. 20.6): nur Drüsenkörper angelegt, meist im oberen äußeren Quadranten. Gleiches Karzinomrisiko wie in der orthotopen Mamma.

20.3.2 Wachstumsbedingte Fehlbildungen

Mikromastie (Mammahypoplasie)
Minderentwicklung meist beider Brüste.
Therapie: Bei grober Abweichung der Brustgröße von der Norm ist die psychische Indikation zur Mammaaugmentationsplastik (s. Kap. 10.4.2) gegeben.

Mammahyperplasie und Makromastie (s. Kap. 10.4.1)

20.4 Entzündungen

20.4.1 Thelitis

Entzündung der Mamille, meist durch oberflächliche Gewebeläsion beim Saugakt verursacht. Durch lymphogene Ausbreitung kann eine Mastitis resultieren.
Therapie: Desinfektion, Kühlung, Antiphlogistika, Antibiotika, bei Bedarf Abstillen, trockene Wundbehandlung.
Prophylaxe: Strenge Asepsis und Hygiene beim Stillvorgang, richtige Stilltechnik.

20.4.2 Mastitis

Entzündung der Brustdrüse, in 85–95 % der Fälle im Wochenbett (Mastitis puerperalis).
Ursache und Pathogenese: Meist dringen Staphylokokken im Rahmen einer Thelitis in die Milchgänge ein. Die tuberkulöse Mastitis ist heute selten und steht meist im Zusammenhang mit einer Lungen-Tbc.
Klinik: Erhöhte Temperatur, Schüttelfrost. Nach anfänglich umschriebenem Schmerz diffuser Druckschmerz der gesamten Brust mit Infiltration, Rötung und Schwellung. Abszedierung und Nekrose von Drüsengewebe möglich.

Tabelle 20.1 Gradeinteilung der Mastopathie (nach Prechtel)

Grad	Histologische Merkmale	Entartungsrisiko (nach 12 Jahren)	Häufigkeit
I	Benigne Parenchymdysplasie ohne intraduktale/intraduktuläre Epithelprolife-ration. Fibrös-obliterative, zystisch-regressive, hyperplastische oder gemischt atrophisch-hyperplastische Veränderungen	0,76 %	70 %
II	Benigne Parenchymdysplasie mit intraduktaler/intraduktulärer Epithelprolife-ration ohne zyto- und histomorphologische Atypie, Milchgangpapillomatose	1,83 %	20 %
III	Proliferierende Mastopathie mit Atypie: atypische intraduktale oder intralo-buläre Epithelproliferation (= atypische duktale bzw. lobuläre Hyperplasie)	7,83 %	10 %

Diagnostik: Klinisches Bild. Bei chronischen Abszessen Ausschluss eines verjauchenden Karzinoms durch histologische Untersuchung.

> Chronische Mastitis:
> Verjauchendes Karzinom? Biopsie!

Therapie: Abstillen, Abpumpen der Milch, Kühlung (Alkoholumschläge), Antibiotika. Bei Abszedierung radiäre Inzision in Allgemeinnarkose und Drainage der Abszesshöhle, ggf. Abtragen der Nekrose und lokale Spülung.

20.5 Gutartige tumorartige Veränderungen und Tumoren

20.5.1 Gutartige tumorartige Veränderungen

Zysten
Meist im Rahmen der Mastopathia chronica fibrosa cystica (s. u.), selten als sog. Involutionszysten. Diese durch eine Abflussstörung verursachten Retentionszysten (Galaktozelen) können faustgroß werden.
Therapie: Exstirpation.

Mastopathie
(Mastopathia chronica fibrosa cystica)
Häufigste Brustdrüsenerkrankung der Frau. Als Mastopathie werden verschiedenste pro- und regressive dysplastische Veränderungen des Brustdrüsengewebes zusammengefasst: Erweiterung der Milchgänge ohne oder mit papillärer Wucherung des Gangepithels, Zysten, Proliferation der Drüsenendstücke mit adenomartiger Struktur der Drüsenläppchen und Proliferation des Bindegewebes, die zu derben Gewebeverhärtungen führt. Je nach Ausprägung der einzelnen Veränderungen überwiegt der zystische oder der fibröse Anteil.

Aufgrund der Proliferationstendenz besteht ein Entartungsrisiko.
Ursache: Hormonelle Dysregulation.
Einteilung: Nach dem histopathologischen Befund unterscheidet man nach Prechtel 3 Grade (Tab. 20.1), wobei diese keine Sequenz darstellen, sondern lediglich Hinweise auf ein mögliches Entartungsrisiko geben.
Klinik: Teils schmerzlose, teils schmerzhafte knotige Verdickungen des Drüsenparenchyms, bei kleinzystisch-knotiger Veränderung in Form der „Schrotkugelbrust". Zysten sind prall elastisch und gelegentlich von Knoten abgrenzbar. Die Schmerzen nehmen prämenstruell zu.
Diagnostik: Sicherung der Diagnose durch Knotenexstirpation, bei Mastopathie Grad I und II regelmäßige (halbjährliche) klinische Nachuntersuchung, Mammographie in jährlichen Abständen.
Therapie: Bei Mastopathie Grad III prophylaktische subkutane Mastektomie mit Protheseninplantation.

Gynäkomastie
Vergrößerung einer oder beider Brustdrüsen beim Mann.
Ursachen: Hormonelles Ungleichgewicht in der Adoleszenz (Abb. 20.7) oder infolge eines Hoden-, Nebennierenrinden- oder Hypophysentumors oder einer Leberzirrhose. Hierbei meist beidseitige Gynäkomastie.

Die einseitige Gynäkomastie mit Mastodynie ist eine Erkrankung des fortgeschrittenen Erwachsenenalters ohne direkten Bezug zu hormoneller Dysfunktion.
Differenzialdiagnose: Mammakarzinom des Mannes (s. Kap. 20.7.2).
Therapie: Entfernung des gesamten Drüsenkörpers durch perimamillären (s. Abb. 20.13a) oder transmamillären Schnitt, histologische Dignitätskontrolle.

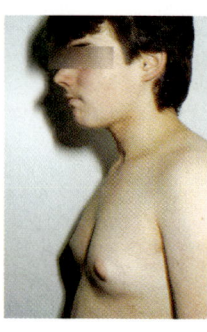
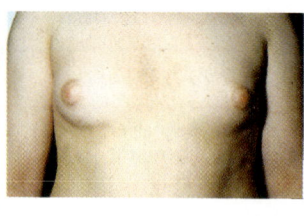

Abb. 20.7 Gynäkomastie bei 16jährigem Jungen

20.5.2 Gutartige Tumoren

Die gutartigen Tumoren der Brustdrüse machen ca. 15–20 % aller Mammatumoren aus.

Fibroadenom (Abb. 20.8)
Häufigster (70–75 %) gutartiger Tumor der Mamma. Er geht von fetal versprengte Drüsen mit epithelialen und bindegewebigen Anteilen aus und tritt meistens zwischen dem 20. und 25. Lebensjahr auf. Ausgeprägtes Wachstum während der Schwangerschaft und Laktation. Meist liegen perikanalikuläre Fibroadenome vor.
Therapie: Tumorexstirpation.

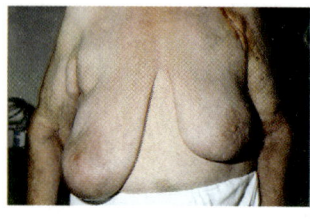

Abb. 20.8 Großes Fibroadenom der rechten Mamma

Adenom
Seltener Tumor der Brustdrüse, meist während der Schwangerschaft auftretend.
Therapie: Exstirpation und histologische Sicherung der Diagnose.

Lipom
Relativ häufiger, aus dem Fettgewebe der Brust hervorgehender Tumor, der weich, gelappt und leicht verschieblich ist.
Therapie: Tumorexstirpation.

Milchgangpapillom
Papillomatöse Wucherung des Milchgangepithels, in 75 % der Fälle zentral in der Nähe der Mamille gelegen. Bei generalisiertem Befall (Papillomatose)

besteht ein Entartungsrisiko von 30 %. Daher stets zytologische Untersuchung der Mamillensekretion und Galaktogramm.
Klinik: Häufig Blutung oder seröse Sekretion aus der Mamille.
Therapie: Exstirpation des betroffenen Lappens.

20.6 Präkanzerosen der Mamma

Ausgangspunkt sind die Drüsenendstücke (interlobuläre bzw. lobuläre Präkanzerose) oder von die Ausführungsgänge (intraduktuläre bzw. intraduktale Präkanzerose).

Präkanzerosen des duktalen Typs sind die Mastopathie mit atypischen Proliferationen (s. o.), insbesondere im Stadium III, sowie die Milchgangpapillome, vor allem bei duktaler, seltener bei retromamillärer Lokalisation. Ein duktales Milchgangpapillom hat ein Entartungsrisiko von knapp 10 %.

Die nichtinvasiven **lobulären Präkanzerosen**, die auch als Komedokarzinome oder nichtinfiltrierende papilläre Karzinome bezeichnet werden, kommen vor allem bei Frauen im mittleren Lebensalter vor, meist prämenopausal. In ca. 30 % der Fälle entwickeln sich aus ihnen invasive Karzinome. Da sie in 20–25 % der Fälle bilateral vorkommen, müssen in der Diagnostik und Therapie beide Mammae berücksichtigt werden.
Therapie: Großzügige subkutane Tumorexstirpation (Quadrantenexzision) oder subkutane Mastektomie.

20.7 Mammakarzinom

20.7.1 Mammakarzinom der Frau

Das Mammakarzinom ist die häufigste Krebserkrankung der Frau in unseren Breiten. In Europa ist die Inzidenz 8- bis 10-mal höher als in Japan und Südamerika.
Risikofaktoren: Das Mammakarzinom tritt bei Nulliparae, Spätgebärenden (jenseits des 35. Lebensjahres), ledigen, familiär vorbelasteten und nichtstillenden Frauen signifikant häufiger auf. Auch die Einnahme von Antikonzeptiva, frühes Menarche-, spätes Menopausenalter und die zystisch-fibröse Mastopathie gelten als Risikofaktoren. Die Erkennung dieser Risikofaktoren dient der Abschätzung des individuellen Risikos im Hinblick auf die Früherfassung eines Karzinoms. Besonders Gefährdete sollten zusätzlich zur Selbstuntersuchung regelmäßige Vorsorgeuntersuchungen in Anspruch nehmen.

Tabelle 20.2 Klassifikation der Mammatumoren

I. Nichtinfiltrierende Karzinome

a) intraduktale (solide) und kribriforme Komedokarzinome
b) intraduktale papilläre Karzinome
c) nichtinfiltrierende lobuläre Karzinome (CLIS)
d) Morbus Paget ohne nachweisliche Infiltration

II. Infiltrierende Milchgangkarzinome (70 %)

a) überwiegend solide (undifferenzierte) Karzinome
 – mit geringer Fibrosierung
 – mit starker Fibrosierung
b) überwiegend adenoide Karzinome
 – mit geringer Fibrosierung
 – mit starker Fibrosierung
c) infiltrierende Komedokarzinome

III. Infiltrierende lobuläre Karzinome
(small cell carcinomata) (20 %)

IV. Infiltrierende Karzinome mit ungewöhnlicher Differenzierung

a) medulläre Karzinome (4 %) desgleichen mit lymphozytärer Randinfiltration
b) papilläre Karzinome
c) adenoid-zystische Karzinome
d) hochdifferenzierte tubuläre Karzinome
e) Gallertkarzinome
f) Karzinome mit apokriner Differenzierung
g) invasive Paget-Karzinome
h) Plattenepithelkarzinome
i) nichtklassifizierbare Karzinome

V. Sarkome

a) Cystosarcome phylloides (maligne Variante)
b) fibro- und lipoplastische Sarkome
c) chondro- und osteoplastische Sarkome
d) angioplastische Sarkome
e) sonstige Sarkome

VI. Metastatische Geschwülste

Morphologie: Das Mammakarzinom geht vom Epithel der Ausführungsgänge **(intraduktales Karzinom)** oder der Lobuli **(intralobuläres Karzinom)** aus. 10 % der Mammakarzinome sind allerdings nicht eindeutig klassifizierbar (Tab. 20.2); davon haben die papillären Karzinome die beste Prognose, gefolgt vom Gallertkarzinom sowie dem medullären Karzinom mit lymphozytärer Randinfiltration. Die schlechteste Prognose haben die entdifferenzierten Adenokarzinome, die soliden und die anaplastischen Karzinome.
Lokalisation: In 45–60 % der Fälle ist das Mammakarzinom im oberen äußeren Quadranten lokalisiert, in 12–18 % im oberen inneren Quadranten. 10–12 % der Karzinome finden sich im unteren

äußeren, 5–7 % im unteren inneren Quadranten. In ca. 13 % der Fälle liegt Multizentrizität vor. Hierbei befindet sich der Zweittumor in mehr als 80 % der Fälle im gleichen Quadranten.
Metastasierung: Die Metastasierung erfolgt initial lymphogen: Tumoren des oberen äußeren Quadranten metastasieren zunächst in die axillären Lymphknoten. Tumoren mit zentralem Sitz metastasieren gleich häufig nach axillär und parasternal, Tumoren des inneren Quadranten häufig in parasternale Lymphknoten. Eine hämatogene Aussaat ist in jedem Stadium möglich. Lymphknoten- und Fernmetastasen können schon bei Tumoren mit einem Durchmesser unter 1 cm entstehen. Solche Tumoren sind nicht palpabel und nur bei Mikroverkalkung mammographisch nachweisbar. Fernmetastasen treten vor allem im Skelett (Brust-, Lendenwirbel, Becken, Femur), in der Leber, der Haut, den Ovarien, der Lunge und Bauchhöhle auf. Auch die kontralaterale Mamma kann metastatisch befallen sein.
Stadieneinteilung (Tab. 20.3, 20.4): Sie gibt konkrete Hinweise für das therapeutische Vorgehen, ermöglicht prognostische Aussagen und dient als Vergleichsgrundlage für wissenschaftliche Fragestellungen.
Klinik: Erstsymptom ist in 80 % der Fälle der von der Patientin getastete Tumor. Die durchschnittliche Tumorgröße bei positivem Tastbefund ist 2,5 cm. Der Tumor ist nicht druckschmerzhaft und im Vergleich zum Befund bei Mastopathie hart, höckerig, oft größer.
 Klassische **Zeichen der Malignität** sind (Abb. 20.9):
- Einziehung der Haut über einem Knoten oder Einziehung der Mamille
- Hochstand der Brust bei einem zirrhösen Karzinom (Abb. 20.10)
- Einziehung der Haut über dem Tumorbereich (Apfelsinenhaut = Peau d'orange)
- Adhärenz des Tumors an Haut oder Subkutangewebe (Nichtverschieblichkeit)

Tabelle 20.3 Stadieneinteilung des Mammakarzinoms nach Steinthal

Stadium I	= Der Tumor befällt nur den Drüsenkörper
Stadium II	= Absiedlung in die axillären Lymphknoten
Stadium III	= Lymphknotenmetastasen auch supraklavikulär
Stadium IV	= Befall der Thoraxwand oder Fernmetastasen

Tabelle 20.4 Stadieneinteilung des Mammakarzinoms nach dem TNM-System

T_0	= Keine Evidenz für Tumor
T_1	= Tumordurchmesser bis 2 cm ohne oder mit Fixation an der Haut bzw. Pektoralisfaszie ▪ T_{1a} = < 5 mm ▪ T_{1b} = 6–10 mm ▪ T_{1c} = 11–20 mm
T_2	= Tumordurchmesser 2–5 cm ohne oder mit Fixation an der Pektoralisfaszie oder am Muskel
T_3	= Tumordurchmesser größer als 5 cm ohne oder mit Fixation an der Pektoralisfaszie oder am Muskel
T_4	= Tumor jeder Größe mit direkter Ausdehnung auf Brustwand oder Haut ▪ T_{4a} = Mit Ausdehnung auf die Brustwand ▪ T_{4b} = Mit Ödem (einschließlich Apfelsinenhaut), Ulzeration der Brusthaut oder Satellitenmetastasen der Haut der gleichen Brust ▪ T_{4c} = Kriterien T_{4a} und T_{4b} gemeinsam ▪ T_{4d} = Entzündliches Karzinom
N_0	= Kein palpabler Lymphknoten
N_1	= Palpabler, nicht fixierter Lymphknoten
N_2	= Palpabler Lymphknoten, fixiert u. a. auch an anderen Strukturen
N_3	= Befall der supra- oder infraklavikulären Lymphknoten
M_0	= Keine Fernmetastasen
M_1	= Nachweisbare Fernmetastasen

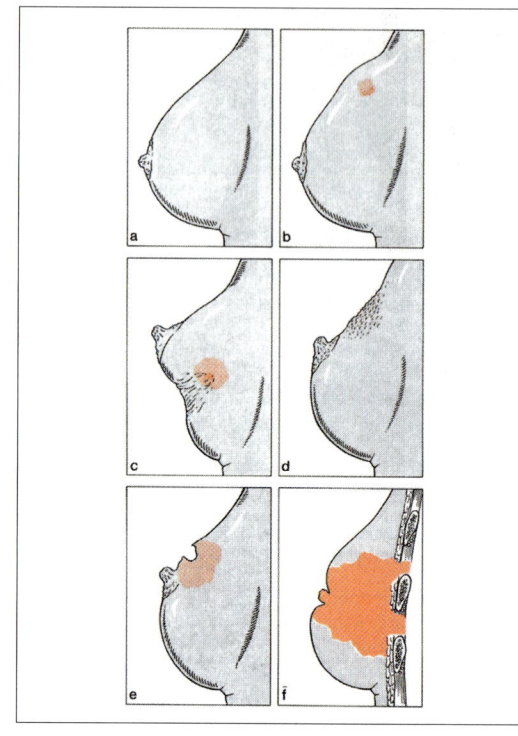

Abb. 20.9 a–f Klinische Zeichen des Mammakarzinoms.
a Normalbefund
b Tastbarer Tumor
c Adhärenz des Tumors an Haut- und Subkutangewebe
d Apfelsinenhaut
e Exulzeration (s. auch Abb. 20.11)
f Fixation von Hauttumor und Brustdrüse auf der Muskulatur und Thoraxwand (Panzerkrebs)

▪ Ödem und Hautinfiltration mit Rötung und ggf. Exulzeration (Abb. 20.11)
▪ Fixation von Haut, Tumor und Brustdrüse auf der Muskulatur bzw. der Thoraxwand (Cancer en cuirasse = Panzerkrebs)
▪ erysipelähnliche Hautveränderungen ohne Anhalt für entzündliche Genese
▪ Ekzem der Mamille, evtl. nässend (Morbus Paget).
   Bei Metastasierung sind nicht selten ossäre Metastasen mit hartnäckigen Wirbelsäulen-, Gelenk- oder Extremitätenbeschwerden das Erstsymptom.

Persistierender Knochenschmerz der Frau: Knochenmetastase eines Mammakarzinoms?

Diagnostik: Stets Palpation beider Brüste und sämtlicher Lymphknotenregionen, Auskultation und Perkussion der Lunge, Prüfung der Wirbelsäule, des Beckens, der Trochanteren und des Brustkorbs auf Klopfschmerzhaftigkeit. Mammographie (Abb.

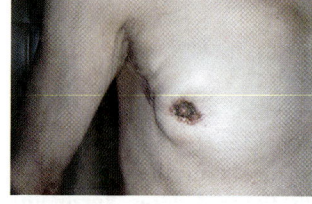

Abb. 20.10 Mammakarzinom rechts mit Einziehung der Mamille, Fixation der Haut, tastbare Knoten und beginnende Exulzeration

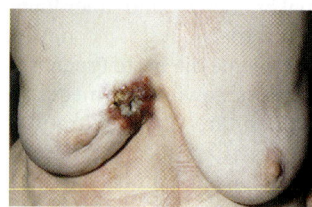

Abb. 20.11 Exulzerierendes Mammakarzinom

20.12), Thermographie, ggf. Biopsie (Abb. 20.13a), CT-gesteuerte Stanz- oder Saugbiopsie. BSG, alkalische

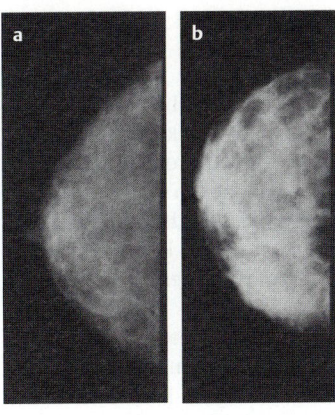

Abb. 20.12 a,b Mammakarzinom. Mammographischer Befund in zwei Ebenen

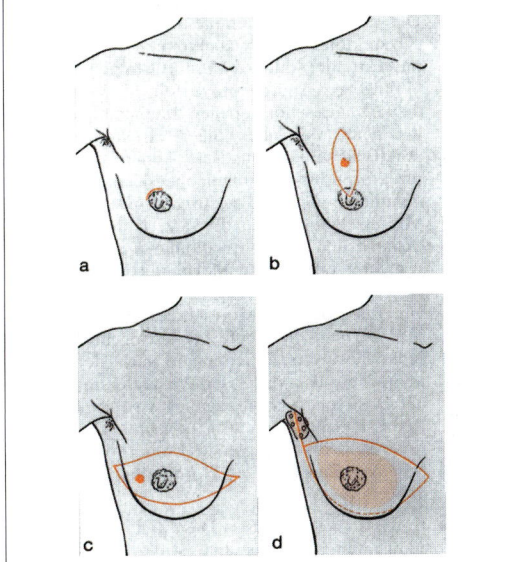

Abb. 20.13 a–d Schnittführungen:
a Perimamillär-Schnitt (Biopsie)
b Radiäre keilförmige Exzision (Lumpektomie)
c Querovalärer Schnitt (einfache Mastektomie)
d Querovalärer Schnitt mit Ausräumung der Achselhöhle (radikale Mastektomie nach Patey oder Rotter-Halsted)

Phosphatase, Kalzium (cave: Hyperkalzämie bei diffuser osteogener Metastasierung).
Therapie: Die Behandlung des Mammakarzinoms ist operativ; Ausnahme sind generalisierte Metastasen. Zunehmend kommt die brusterhaltende Therapie mit lokaler Tumorexzision (Lumpektomie), Lymphadenektomie und postoperativer Nachbestrahlung zum Einsatz.

Folgende Behandlungsmöglichkeiten stehen zur Verfügung:

■ **Quadrantenresektion (Lumpektomie, Tylektomie):** Exstirpation des Tumors und des angrenzenden Gewebes entsprechend dem jeweiligen Quadranten (Abb. 20.13b). Bei Tumornachweis muss dieses Verfahren durch eine Lymphadenektomie und Nachbestrahlung ergänzt werden.

> Brusterhaltende Resektion: axilläre Lymphadenektomie und Nachbestrahlung obligat

Indikationen: Nichtinvasive Karzinome, günstige Relation von Tumorgröße zu Brustvolumen, bei invasiven Karzinomen intraoperativer Nachweis tumorfreier Resektionsgrenzen im Schnellschnitt.
Kontraindikationen: Multizentrische Karzinome, inflammatorische Karzinome, befallene Resektionsränder, Wunsch der Patientin.
■ **subkutane Mastektomie:** Über einen 4–5 cm langen Hautschnitt in der Submammärfalte wird die Brustdrüse dargestellt und zwischen subkutaner Fettschicht und Pektoralisfaszie mobilisiert und entfernt. Zum Ersatz des Drüsenkörpers werden heutzutage alloplastische Materialien nach vorhergehender Gewebeexpansion bevorzugt. Alternativ stehen autologe Materialien (Myokutan-, Latissimus-, Rektus-Lappen) zur Verfügung. Die Mamille kann mit Hilfe der kontralateralen Mamille oder durch Transplantation von Haut der Labia minora rekonstruiert oder durch Tätowierung imitiert werden.
■ **Einfache Mastektomie (Ablatio mammae simplex):** Querovaläre Hautinzision mit Entfernung des gesamten Drüsenkörpers ohne Einschluss von Achsellymphknoten (Abb. 20.13c). Sie ist ein palliativer Eingriff und dem Greisenalter vorbehalten, da sie lediglich der Tumorentfernung dient.
■ **modifizierte, radikale Mastektomie (Patey-Operation):** Kombination der einfachen Mastektomie mit der diagnostischen und therapeutischen Axillarevision. Ausräumung auch der interpektoralen Lymphknoten. Hierzu querovale Hautinzision und Resektion der Mamma entsprechend der einfachen Mastektomie, Einkerbung des M. pectoralis minor und Ausräumung der Axilla bis zur V. axillaris unter Belassung der supraklavikulären Lymphknotengruppe (Abb. 20.13d). Dieses Verfahren erzielt ähnliche prognostische Ergebnisse wie die Operation nach Rotter-Halsted, aber bessere kosmetische Resultate, da das Schultergürtelprofil und die Beweglichkeit des Armes erhalten bleiben.
■ **radikale Mastektomie nach Rotter-Halsted** (Abb. 20.13d): Diese Operation beinhaltet neben der radikalen Mastektomie die Entfernung der Mm. pecto-

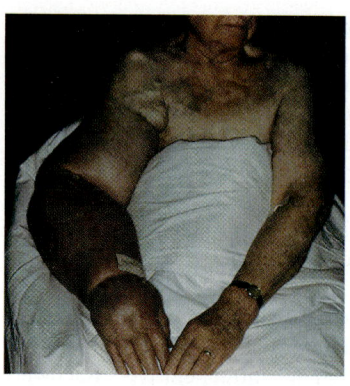

Abb. 20.14
Lymphödem
nach radikaler
Mastektomie,
axillärer Lymph-
knotenaus-
räumung und
Bestrahlung

rales major und minor sowie die Ausräumung des gesamten axillären Lymph-, Binde- und Fettgewebes. Das kosmetische Ergebnis dieser Operation ist häufig unbefriedigend, Lymphabflussstörungen des Armes sind nicht selten (Abb. 20.14). Aus diesem Grunde ist das Verfahren heute nur noch speziellen Indikationen mit definiertem intrapektoralem Tumorsitz (T2N1M0) vorbehalten.

Mammakarzinom: So radikal wie nötig, so kosmetisch wie möglich operieren!

■ **Strahlentherapie:** Als Primärmaßnahme bei nichtoperablen Tumoren (Panzerkrebs) werden schnelle Neutronen oder Elektronen erfolgreich eingesetzt. Als adjuvante Maßnahme nach lokaler Tumorentfernung ist die Strahlentherapie nur angezeigt, wenn es sich um ein fortgeschrittenes Tumorstadium (T2 oder mehr) handelt. Die axillären Lymphknoten werden nachbestrahlt, wenn bei der Lymphadenektomie mehrere positive Lymphknoten nachgewiesen wurden. Bei Verzicht auf eine axilläre Lymphknotenrevision und bei Lumpektomie ist ebenfalls eine axilläre Lymphknotenbestrahlung mit einer Dosis von 1,16–1,55 C/kg indiziert. Die Indikation zur Nachbestrahlung besteht auch bei Tumoren mit medialer oder zentraler Lokalisation.
■ **Hormontherapie:** Es ist davon auszugehen, dass 60–70 % der Mammakarzinome Östrogenrezeptor-positiv und 70 % von diesen außerdem Progesteronrezeptor-positiv sind. Allerdings sprechen lediglich 2/3 der rezeptorpositiven Karzinome auf eine Hormontherapie an, d. h. nur 40 % der Patientinnen mit Mammakarzinom profitieren von einer Hormontherapie. In jedem Fall sollte am Resektat eine Hormonrezeptoranalyse durchgeführt werden.

Chirurgie des Mammakarzinoms: Hormonrezeptoranalyse obligat!

Die hormonelle Therapie kann ablativ (Ovarektomie, Adrenalektomie, Hypophysektomie) oder additiv (Östrogene, Gestagene, Androgene) erfolgen.

Von den **ablativen hormonellen Maßnahmen** hat nur noch die Ovarektomie praktische Bedeutung, sie kommt bei prämenopausalen Patientinnen mit rezeptorpositivem Karzinom guter Prognose zum Einsatz.

Unter den **additiven Hormontherapeutika** ist das Antiöstrogen Tamoxifen bei postmenopausalen Patientinnen mit Östrogenrezeptor-positivem Karzinom Mittel der Wahl. Bei hoher Dosierung (30–40 mg/die) wird über Remissionsraten von 40 % berichtet. Die viszeralen Absiedlungen des Tumors bleiben allerdings von der Hormontherapie unbeeinflusst.

■ **Chemotherapie:** Das Ziel einer **adjuvanten Chemotherapie** ist die Elimination okkulter Fernmetastasen. Eingesetzt wird u. a. die Kombination von Cyclophosphamid, Methotrexat und 5-Fluorouracil (CMF). Zielgruppe einer **palliativen Chemotherapie** sind dagegen Patientinnen mit manifesten Fernmetastasen.

Prognose: Die Lebenserwartung beim Mammakarzinom korreliert mit dem histologischen Typ, dem Tumorsitz, der Tumorgröße, der Fernmetastasierung und der Art der Primärtherapie. Kommt es zu einem Rezidiv, tritt es in 80 % der Fälle in den ersten 3 Jahren auf, doch auch nach 15–20 Jahren sind Rezidive möglich. Die Therapie richtet sich nach dem Lokalbefund und besteht aus lokal-chirurgischer Entfernung in Kombination mit Strahlentherapie. Bei diffuser Metastasierung gelten die Regeln der Palliativtherapie.

Mammarekonstruktion: s. Kap. 10.4.3.

20.7.2 Mammakarzinom des Mannes

Das Brustdrüsenkarzinom des Mannes ist selten. Es unterscheidet sich morphologisch nicht von dem der Frau, ist jedoch von aggressiver Malignität. Häufig liegen zum Zeitpunkt der Diagnose bereits Fernmetastasen vor.

Therapie: Radikale Mastektomie mit Axillarevision und Nachbestrahlung, bei Metastasierung ggf. doppelseitige Orchiektomie bzw. antiandrogene Hormontherapie oder Antiöstrogene (Tamoxifen) je nach Ergebnis der Rezeptoranalyse.

20.7.3 Komplikation der Axillarevision: Postoperatives Lymphödem

Nach operativer Revision der Achselhöhle tritt ein Lymphödem des Armes (s. Abb. 20.14) in 5 %, in Kombination mit einer Nachbestrahlung in bis zu 50 % der Fälle auf. Daher sollte die Achselhöhle nicht routinemäßig nachbestrahlt werden. Auch die Belassung des M. pectoralis minor und der perivaskulären Lymphbahnen entlang der V. axillaris und der V. cephalica ist von großer Bedeutung für den Lymphabfluss.
Therapie: Konservative Lymphdrainage durch intermittierend rhythmische Kompressionsmanschetten, Gummistrümpfe, Hochlagerung, lymphotrope Substanzen (Venalot®). Die chirurgische Lymphdrainage nach Clodius sollte nur dem extremen Lymphödem vorbehalten sein.

20.8 Operationsatlas: Mamma-Operationen

Präoperatives Vorgehen
■ *Diagnostik:* Labor mit Serumkalzium, alkalischer Phosphatase (bei Knochenmetastasen erhöht), BSG, Mammographie (Sensitivität 70 %), Sonographie, Röntgen-Thorax, ggf. Skelettszintigramm, Galaktographie, Thermographie, MRT.
■ *Indikation:* Jeder suspekte Mammatumor.
■ *Aufklärungspflichtige Operationsrisiken:* u.a. Mastektomie, Axillaausräumung mit Lymphödem, kosmetische Probleme, Verletzung von Gefäßen und Nerven, speziell N. thoracicus longus, N. thoracodorsalis (Schulterbeweglichkeit).
■ *Vorbereitung:* Bis zu 3 Erythrozytenkonzentrate kreuzen lassen.

Operationstechniken (Abb. 20.15 – 20.23)
■ *Exzisionsbiopsie:* Vollständige Tumorentfernung zur histologischen Untersuchung, meist intraoperativer Gefrierschnitt. Bei nicht tastbarem Tumor präoperative Markierung, bei Mikroverkalkungen radiologische Kontrolle des Präparates.
■ *Operation nach Patey:* Vollständige Entfernung der Mamma mit Ausräumung der Axilla unter Mitnahme des M. pectoralis minor.
■ *Axilläre Lymphknotenausräumung:* Wichtig zur Stadieneinteilung aus diagnostischen und therapeutischen Gründen (Nachbestrahlung?).

Postoperatives Vorgehen
■ *Entfernen von Drainagen u.ä.:* Redon-Drainage 2.–4. Tag, in Axilla ggf. länger belassen (je nach Sekretmenge), Klammern 10.–12. Tag.
■ Arm der operierten Seite hochlagern, elastisch wickeln, keine Infusionen oder automatische Blutdruckmessgeräte an diesem Arm.
■ *Kostaufbau:* Trinken nach 8 Std., anschließend normale Kost.
■ *Tumornachsorge:* Onkologisch, psychologisch.

I. Mamma-Probenentnahme

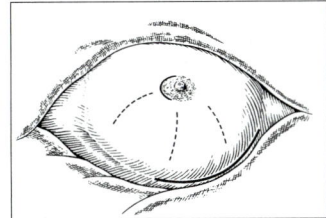

Abb. 20.15
Schnittführung bei gutartigen Mammatumoren, periareolär oder submammär kosmetisch besser als radiär

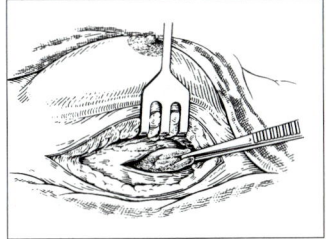

Abb. 20.16
Exstirpation eines gutartigen Mammatumors von einem Bardenheuer-Schnitt aus

II. Operation nach Patey

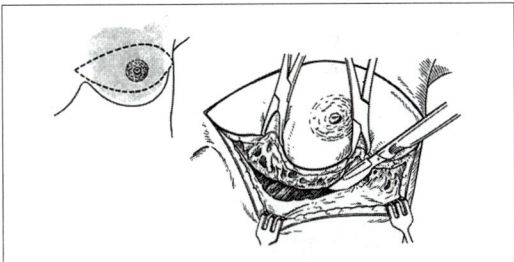

Abb. 20.17 Schnittführung bei Mastektomie nach Patey

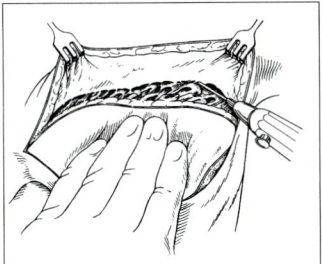

Abb. 20.18
Subkutanes Auslösen des Drüsenkörpers mit der Diathermie

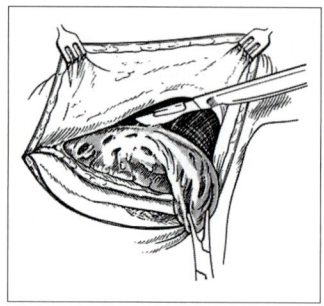

Abb. 20.19
Präparation auf
der Ebene der
Pektoralisfaszie

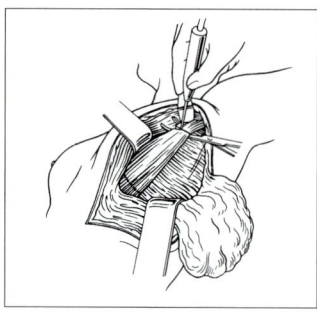

Abb. 20.20
Subtotale Resektion
des M. pectoralis
minor

III. axilläre Lymphknotenausräumung

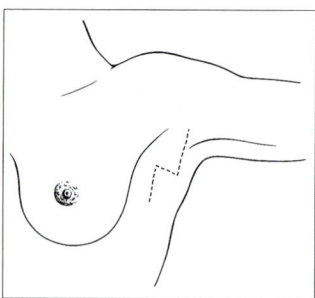

Abb. 20.21
Schnittführung
(axillär oder
subpektoral)

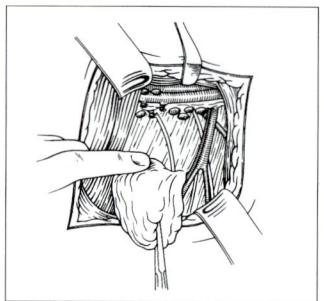

Abb. 20.22
Exstirpation des
Axillafettes unter
Schonung von
V. und N. axillaris
sowie des N. thora-
cicus longus und
N. thoracodorsalis

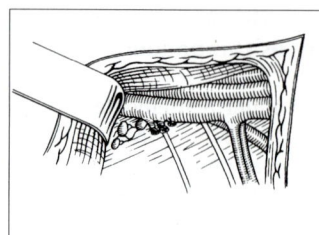

Abb. 20.23
Präparation bis zum
Unterrand der
V. axillaris mit
Darstellung des
N. thoracicus
longus (medial)
und des N. thora-
codorsalis (lateral)

■■I Merken
- **Diagnostik der Brustdrüse: Selbstunter-
  suchung der Patientin, klinische Unter-
  suchung, Sonographie, Mammographie**
- **Mastopathie: Häufigste Erkrankung der
  Brustdrüse. Entartungsrisiko abhängig
  vom Ausmaß der histopathologischen
  Veränderungen.**
- **Mammakarzinom: häufigste
  Krebserkrankung der Frau in Europa**
- **Risikofaktoren des Mammakarzinoms:
  familiäre Häufung, Nullipara,
  Spätgebärende, Mastopathie Grad III**
- **Bei V. a. Mammakarzinom: Stanzbiopsie**
- **Hauptlokalisation des Mammakarzinoms:
  oberer äußerer Quadrant**
- **Zeichen der Malignität: Einziehung der Haut
  oder der Mamille, Unverschieblichkeit des
  Tumors, Ödem, Rötung, Exulzeration,
  Peau dorange**
- **Voraussetzungen zur brusterhaltenden
  Resektion: tumorfreie Resektionsränder
  im intraoperativen Schnellschnitt, nicht-
  invasives Karzinom, günstige Relation
  von Tumorgröße zu Brustvolumen**
- **Bei brusterhaltender Resektion
  Nachbestrahlung der Brust obligat**
- **Modifizierte, radikale Mastektomie nach
  Patey bei multizentrischen oder inflamma-
  torischen Karzinomen sowie bei T4-Karzi-
  nomen**
- **Axilläre Lymphadenektomie nur bis zur
  V. axillaris, sonst postoperatives Lymphödem**

21 Thorax

Die Thoraxchirurgie befasst sich mit der operativen Behandlung von Verletzungen, angeborenen Missbildungen und erworbenen Erkrankungen der Thoraxwand sowie der Thoraxorgane (Pleura, Lunge, Trachea sowie Teilen des Mediastinums) mit Ausnahme des Herzens (s. Kap. 22).

21.1 Anatomie

Die erhobenen Befunde werden dem Brustkorb anhand **topographischer Orientierungslinien** zugeordnet **(Abb. 21.1)**:

Vorne (ventral):
1. **Mediosternallinie:** Sie verläuft von der Jugulargrube (Fossa jugularis) durch die Mitte des Sternums bis zur Linea alba des Abdomens.
2. **Medioklavikularlinie:** Vertikale durch die Mitte des Schlüsselbeins
3. **Parasternallinie:** Sie verläuft in der Mitte zwischen und parallel zu den beiden Erstgenannten.

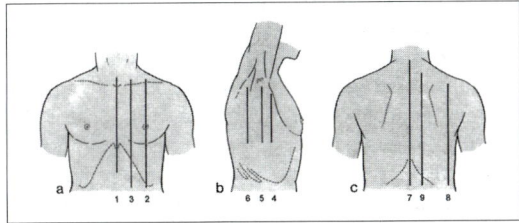

Abb. 21.1 a–c Topographische Orientierungslinien des Thorax (s. Text) Numerierung von links:
a ventral (1, 3, 2)
b lateral (6, 5, 4)
c dorsal (7, 9, 8)

Ventrale Orientierungspunkte sind die Fossae jugularis, supra- und infraclaviculares.

Seitlich (lateral):
4. Vordere Axillarlinie
5. Mittlere Axillarlinie
6. Hintere Axillarlinie.

Hinten (dorsal):
7. **Mediovertebrallinie:** Verbindungslinie aller Dornfortsätze
8. **Skapularlinie:** Vertikale durch den Angulus inferior scapulae
9. **Paravertebrallinie:** Sie verläuft zwischen und parallel zu 7 und 8.

Die **Brusthöhle** (Cavum thoracis) enthält im Wesentlichen die Organe des kardiopulmonalen Systems. Ihre Begrenzungen sind das knöcherne Gerüst des Brustkorbs (Thorax) (ventral, lateral und dorsal), die Sehnen-Muskel-Platte des Zwerchfells (Diaphragma) (kaudal) und die obere Thoraxapertur (kranial), die vom Schultergürtel und den Pleurakuppeln gebildet wird.

Die Brusthöhle gliedert sich in zwei **Pleurahöhlen**, die die Lungen enthalten, und das dazwischen liegende **Mediastinum (Abb. 21.2)**. Die Grenzen des Mediastinums sind die beiden Pleurasäcke mit den Lungen (lateral), das Sternum (ventral), die Brustwirbelkörper (dorsal) und der sehnige Anteil des Zwerchfells (kaudal). Nach oben ist das Mediastinum offen. Durch das Mediastinum ziehen vorne Gefäße (z. B. die Aorta ascendens, Vv. brachiocephalicae, V. cava superior) und Nerven, hinten Trachea und Ösophagus.

Tracheobronchialbaum: Die Trachea zieht im hinteren Mediastinum vor dem Ösophagus abwärts bis kurz unterhalb des Aortenbogens, wo sie sich in der Bifurcatio tracheae in den rechten und linken Hauptbronchus aufteilt. Über den linken Haupt-

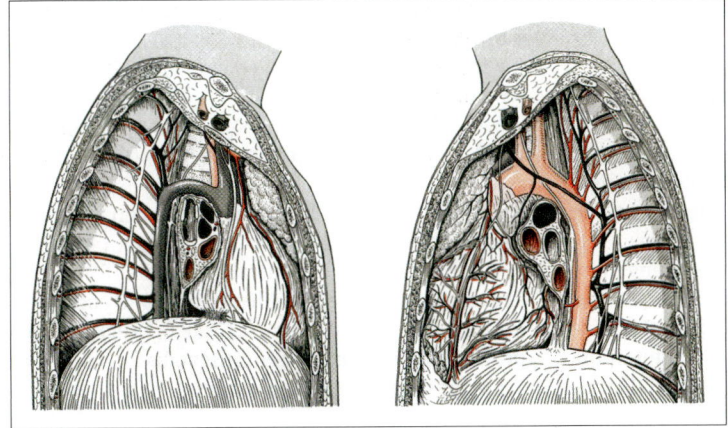

Abb. 21.2 a,b Topographie des Mediastinums:
a Ansicht von rechts
b Ansicht von links

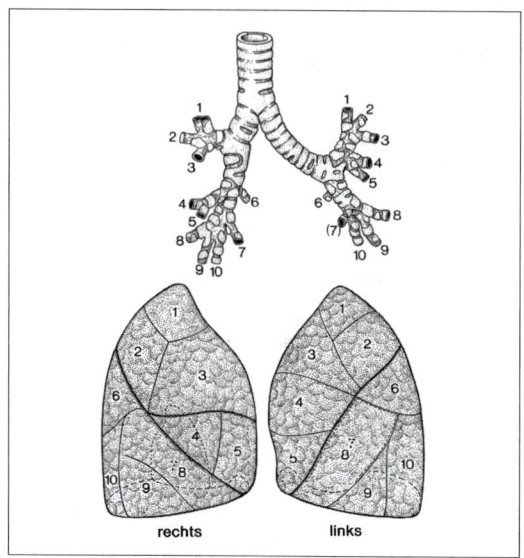

Abb. 21.3 Gliederung des Tracheobronchialbaums und der Lungen

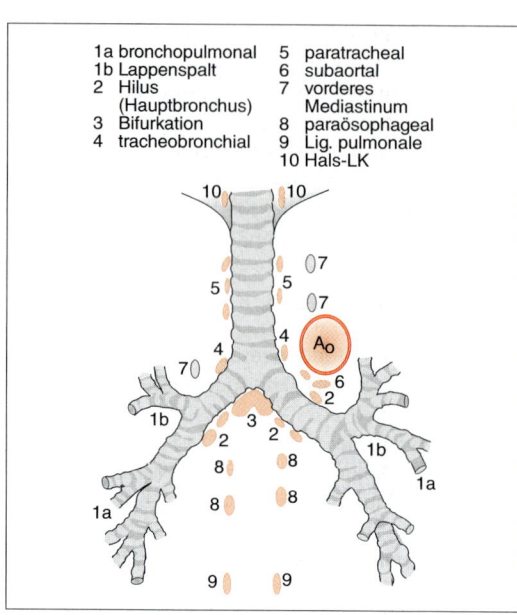

Abb. 21.4 Regionale Lymphknoten der Lungen

bronchus zieht die Aorta hinweg und im hinteren Mediastinum abwärts. Entsprechend der Gliederung der Lungen (s. u.) teilen sich die Hauptbronchien in Lappenbronchien, diese in Segmentbronchien (Abb. 21.3). Bronchus Nr. 7 li. (= Bronchus segmentalis basalis medialis) ist inkonstant.

Lungen: Die linke Lunge besteht aus 2, die rechte aus 3 Lappen, die wiederum aus 2–5 Segmenten zusammengesetzt sind (Abb. 21.3). Die rechte Lunge hat 10, die linke 9–10 Segmente, die nach internationaler Nomenklatur numeriert werden. Sie sind die kleinste anatomisch-funktionelle Einheit. Sie werden von zentral verlaufenden Segmentarterien und Bronchien versorgt. Das venöse Blut fließt durch intersegmental (zwischen 2 Segmenten) verlaufende Venen ab.

> Links: 2 Lappen (9 Segmente)
> Rechts: 3 Lappen (10 Segmente)

Pleura: Die Pleurahöhlen sind mit Pleura parietalis (Pars mediastinalis, costalis und diaphragmatica) ausgekleidet. Die Pleura visceralis überzieht die Lungenoberfläche.

Lymphsystem: Der Lymphabfluss der Lungen ist insbesondere im Rahmen der Tumorchirurgie von großer Bedeutung. Die beteiligten Lymphknotengruppen zeigt Abb. 21.4; die dargestellte Einteilung hat sich zur Stadieneinteilung des Bronchialkarzinoms in der Klinik bewährt.

21.2 Pathophysiologie der Atmung

Gemeinsames Merkmal vieler Erkrankungen der Thoraxorgane sind Störungen des Gasaustauschs, die zu arterieller Hypoxie und/oder respiratorischer Azidose führen können. Anhand dieser Befunde der Blutgasanalyse (BGA) werden Störungen der Atmung eingeteilt in
1. **Partialinsuffizienz:** isolierte Störung des Sauerstoff-Gasaustauschs
2. **Globalinsuffizienz:** Störung des Sauerstoff- und Kohlendioxid-Gasaustauschs.

Nach pathophysiologischen Gesichtspunkten werden Störungen der Atmung eingeteilt in
- Diffusionsstörungen
- Ventilationsstörungen
- Perfusionsstörungen.

21.2.1 Diffusionsstörungen

Störungen des Gasaustausches zwischen Alveolarraum und Blut.

Ein Maß für den Gasaustausch ist die Diffusionskapazität der Lunge, d. h. die Menge an O_2 oder CO_2 (in ml), die pro 1 mmHg (0,13 kPa) Druckgradient pro Minute in den Lungen ausgetauscht wird. Die Diffusionskapazität hängt ab von

1. dem Partialdruckgradienten der Gase zwischen Alveolarraum und Blut
2. der Dicke und Dichte der alveolokapillären Diffusionsstrecke (Membran)
3. der Größe der Diffusionsoberfläche.

Da die Diffusionskapazität der Lunge für CO_2 20fach höher ist als die für O_2, sind Störungen der CO_2-Diffusion nur von theoretischem Interesse, klinisch bedeutsam sind Störungen der O_2-Diffusion: Eine ausgeprägte Störung der CO_2-Diffusion wäre wegen der gleichzeitigen massiven Störung der O_2-Diffusion mit dem Leben unvereinbar.

Ursachen: Verdickung der alveolokapillären Membran, z. B. bei alveolären und interstitiellen Lungenerkrankungen wie Lungenödem und Fibrose, bis hin zum alveolokapillären Block. Die Abnahme der Diffusionsoberfläche durch Verlust von Alveolen und/ oder Kapillaren spielt eine untergeordnete Rolle.

Therapie: Die Diffusionskapazität der Lunge lässt sich durch Vergrößerung der Alveolaroberfläche (Respiratorbehandlung, CPAP-Maske, PEEP) und Neueröffnung zuvor kollabierter Kapillaren (z. B. durch Steigerung des Herzzeitvolumens [HZV]) steigern.

> Therapie der Diffusionsstörung: Erhöhung der inspiratorischen Sauerstoffkonzentration, PEEP-Beatmung

21.2.2 Ventilationsstörungen

Störungen der Belüftung der Alveolen; Folge ist eine Störung des Ventilations-Perfusions-Verhältnisses (s. Kap. 21.2.3).

In der Regel führen Ventilationsstörungen zu alveolärer Hypoventilation, die sich bei Luftatmung (20,9 % O_2) in arterieller Hypoxämie (herabgesetzte Sauerstoffkonzentration) und Hyperkapnie (erhöhter arterieller pCO_2 [p_aCO_2]) mit respiratorischer Azidose äußert, bei erhöhter inspiratorischer Sauerstoffkonzentration jedoch nur in Hyperkapnie. Der Extremfall ist häufig zu beobachten: Unter Narkosebedingungen kann die arterielle Sauerstoffkonzentration bei 100 %iger Sauerstoffbeatmung in Kombination mit extremer Hypoventilation noch normal sein, der p_aCO_2 ist jedoch höchstgradig pathologisch (> 100 mmHg).

> Kriterium der alveolären Ventilation unter übernormaler inspiratorischer Sauerstoffkonzentration: p_aCO_2

Beim kontrolliert beatmeten Patienten bestimmt der p_aCO_2 das Atemminutenvolumen (AMV).

> Beatmeter Patient: $p_aCO_2\uparrow \rightarrow$ AMV $\uparrow$

Ursachen:
- Funktionsstörung des Atemzentrums (Narkose, Intoxikation [z. B. mit Opioiden, Benzodiazepinen], Trauma, Tumor)
- Störung der Atemmechanik (Zwerchfellruptur, Phrenikusparese, Rippenfrakturen, Pneumothorax, Pleuraerguss)
- Erkrankungen der Bronchien und Lungen: Zunahme des dynamischen Luftwiderstandes durch Einengung der Luftwege bei Bronchospasmus oder durch Schleim (Asthma, Bronchitis, Emphysem) oder Zunahme des statischen Luftwiderstandes durch Elastizitäts (Compliance)-Verlust bei alveolärer und interstitieller Fibrose, Lungenödem, Emphysem.

Diagnostik: Ventilationsstörungen werden in erster Linie durch die Spirometrie erfasst und anhand des Befunds in restriktive und obstruktive Ventilationsstörungen eingeteilt. Die für die Praxis wichtigsten spirometrischen Parameter sind Vitalkapazität (VC), die forcierte exspiratorische Einsekundenkapazität (FEV_1) und die funktionelle Residualkapazität (FRC).

21.2.3 Perfusionsstörungen

Störungen der Lungendurchblutung.

Ursachen: Hämodynamische Veränderungen (erhöhter Pulmonalarteriendruck bzw. -widerstand, pathologische Stromvolumina), Ventilationsstörungen (Störung des Ventilations-Perfusions-Verhältnisses).

Erhöhter Pulmonalarteriendruck bzw. -widerstand: Der Pulmonalarteriendruck steigt normalerweise auch bei starker Zunahme der Lungendurchblutung (Mehrfaches der Ruhedurchblutung) nicht signifikant an, weil gering durchblutete Kapillaren erweitert und nicht durchblutete Kapillaren rekrutiert (eröffnet) werden.

Ursachen eines erhöhten Pulmonalarteriendrucks bzw. -widerstands:
- präkapillär:
  - Pulmonalarterienthrombose oder -embolie: Symptome treten auf, wenn mehr als 70 % der Lungenstrombahn verlegt sind.
  - chronische Lungenerkrankungen (Emphysem!), kongenitale Vitien mit Links-Rechts-Shunt und Eisenmenger-Reaktion (sekundäre pulmonale Hypertonie)

- primäre pulmonale Hypertonie
- postkapillär:
  - Herzklappenfehler (Mitralstenose)
  - Linksherzinsuffizienz.

Pathologische Stromvolumina:

- vermindertes Stromvolumen bei Hypovolämie, kongenitalen Vitien (Pulmonalstenose, Fallot) oder vermindertem HZV
- erhöhtes Stromvolumen bei kongenitalen Vitien mit Links-Rechts-Shunt (ASD, VSD, PDA) oder intrapulmonaler AV-Fistel.

Störung des Ventilations-Perfusions-Verhältnisses: Ventilation und Perfusion sind auch in der gesunden Lunge inhomogen. Dabei sind für den Gasaustausch weniger die Absolutwerte der Perfusions- bzw. Ventilationsvolumina als vielmehr ihr Verhältnis zueinander von entscheidender Bedeutung. Das normale Verhältnis von Ventilation zur Perfusion, das sog. Ventilations-Perfusions-Verhältnis, beträgt 0,8, d. h. 4 l alveoläre Ventilation zu 5 l Kapillarperfusion pro Minute. Das venöse Blut aus den nicht belüfteten Arealen mischt sich dem arterialisierten Lungenvenenblut bei. Dieses physiologische Shuntvolumen beträgt 4 % des HZV.

Ein pathologisches Ventilations-Perfusions-Verhältnis

- von > 0,8 ist durch alveoläre Hyperventilation oder Mangelperfusion bis zum Perfusionsstopp bedingt
- von < 0,8 ist durch alveoläre Hypoventilation oder Hyperperfusion bis zur AV-Fistel bedingt.

Das örtliche Nebeneinander einer Vielzahl von Lungenarealen mit unterschiedlich pathologischem Ventilations-Perfusions-Verhältnis bezeichnet man als **Verteilungsstörung**. Sie führt im Allgemeinen zu arterieller Hypoxämie, nicht aber zu respiratorischer Azidose, da das globale Ventilations-Perfusions-Verhältnis mit 0,8 noch normal bleibt. Erst bei globaler Verringerung des Ventilations-Perfusions-Verhältnisses tritt im Rahmen der alveolären Hypoventilation auch eine respiratorische Azidose auf.

Die beiden Extremfälle der Ventilations-Perfusions-Störungen sind:

- nicht ventilierte, jedoch perfundierte Lungenareale: **Shuntperfusion (Kurzschlussdurchblutung)**. Das Ventilations-Perfusions-Verhältnis geht gegen Null. Folge des erhöhten Shuntvolumens ist eine Hypoxämie, deren Ausmaß allein von der Shuntgröße abhängt und durch Hyperventilation der intakten Lungenabschnitte nicht kompensiert werden kann. Auch die Gabe von O_2-reichem Atemgas vermag die Auswirkung vermehrter Shuntperfusion nur unwesentlich zu beeinflussen.

Ursachen der Shuntperfusion: Sepsis (Endotoxine, Sepsis-Mediatoren), Schock, Trauma (Ventilationsstörung), Lungenödem (Diffusionsstörung), Atelektasen durch Bronchusverschluss, Surfactant-Mangel (alveoläre Hypoventilation), Pneumonie.

- ventilierte, jedoch nicht perfundierte Lungenareale: **Totraumventilation**. Das Ventilations-Perfusions-Verhältnis geht gegen unendlich. In einem Anteil der Alveolen findet bei fehlender Durchblutung kein Gasaustausch statt. Dies bleibt ohne Folgen für die Gasaustauschfunktion der gesamten Lunge, solange das intakte Lungenparenchym den Ausfall durch Hyperventilation kompensieren kann. Bei Ausfall von mehr als 50 % des Lungenparenchyms kommt es zu Hypoxämie und Hyperkapnie.

Ursachen für Totraumventilation: Lungenembolie, Kapillarthrombosen, bullöses Lungenemphysem, iatrogene Totraumvergrößerung (fehlerhafte O_2-Insufflation).

Klinik: Wichtigstes Symptom der Perfusionsstörungen ist die arterielle Hypoxämie. Zusätzlich kann infolge HZV-Reduktion bei Rechtsherzinsuffizienz eine periphere Zyanose auftreten (Stagnations- bzw. Ausschöpfungshypoxie).

21.2.4 Therapeutische Konsequenzen

Arterielle Hypoxämie und respiratorische Azidose sind relativ uniforme Antworten auf Störungen der Diffusion, Ventilation und Perfusion. Bei den meisten Erkrankungen der Lungen und ihrer benachbarten Organe treten diese 3 Störungen gleichzeitig auf; jedoch jeweils in unterschiedlichem Ausmaß. Daraus ergeben sich folgende therapeutische Konsequenzen:

- bei Hypoxämie infolge Diffusionsstörung: Erhöhung der inspiratorischen Sauerstoffkonzentration sowie ggf. Vergrößerung der Diffusionsoberfläche und Erhöhung des alveolären Sauerstoffpartialdruckes mit Hilfe der Respiratortherapie
- bei Hypoxämie bzw. respiratorischer Azidose infolge Verteilungsstörung: Verbesserung der alveolären Ventilation durch Hyperventilation und Erhöhung der inspiratorischen Sauerstoffkonzentration. Bei überwiegender Shuntperfusion Respiratortherapie mit positiv-endexspiratorischem Druck (PEEP), speziellen Beatmungsmustern, Wechsellagerung.

Zusätzliche Maßnahmen sind:

- Erhöhung des zentralvenösen (d. h. präpulmonalen) Sauerstoffgehaltes durch Steigerung des Herzminutenvolumens und der Sauerstofftransportkapazität (Transfusion von Erythrozyten).

■ Verkleinerung der arteriovenösen O_2-Differenz (AVDO$_2$) durch Reduktion des peripheren Sauerstoffverbrauches, z. B. durch Sedierung bzw. Narkose oder durch Normalisierung der Körpertemperatur bei Fieber.

21.3 Präoperative Untersuchungen

21.3.1 Klinische und apparative Diagnostik

Anamnese: Schmerz (Art, Heftigkeit, Zeitpunkt des Auftretens, Atemabhängigkeit), Dauer der Atembeschwerden, Atemnot, Husten und evtl. Auswurf?
Inspektion und Auskultation:
■ Anomalien und Deformitäten, z. B. Trichterbrust, Hühnerbrust, Aplasie des M. pectoralis, Kyphose, Skoliose?
■ Art der Atmung: Der Gesunde atmet gleichmäßig, ruhig (14–16 Atemzüge/min) und seitengleich.
■ Stridor (pfeifendes Atemgeräusch durch Einengung der Trachea und Hauptbronchien)? In- und/oder exspiratorisch?
■ Dyspnö (subjektiv empfundene Atemnot u. a. bei Pneumonie, obstruktiven bronchopulmonalen Prozessen und Lungenfibrose)?
Radiologie: Röntgen-Thorax (a. p. und seitlich), heute häufig digitalisiert; CT-Thorax, ggf. 3D-Rekonstruktion. MRT zur Darstellung von Thoraxwandprozessen oder zur Gefäßdarstellung (Angio-MRT). Angiographien der Pulmonalgefäße sowie des Aortenbogens bei Mediastinaltumor zur Abgrenzung von einem Aneurysma und zur Darstellung der Beziehung des Tumors zu den großen Gefäßen sind nur noch selten erforderlich.
Kardiorespiratorische Funktionsuntersuchungen: Sie dienen in erster Linie der Beurteilung der Operabilität, d. h. des Operationsrisikos und der postoperativen Folgen. Fast alle Lungenresektionen gehen mit einem Verlust an funktionstüchtigem Lungengewebe einher. Daher ist es wichtig, präoperativ zu klären, welches Ausmaß an Parenchymverlust noch toleriert werden kann.
■ Basisdiagnostik: Body-Plethysmographie und BGA
■ bei Patienten mit grenzwertiger Lungenfunktion: Ventilations- und Perfusionsszintigraphie, ggf. Rechtsherzkatheter und Spiroergometrie.
    Anhand des FEV$_1$ und des Ventilations-Perfusions-Szintigrams lässt sich mit Hilfe des Konietzko-Indexes die postoperativ zu erwartende Lungenfunktion abschätzen (Tab. 21.1). Bei einem Index < 1 für die Pneumonektomie und < 0,8 für

Tabelle 21.1 Konietzko-Index zur Berechnung der Lungenfunktion nach Lungeneingriffen

$$FEV_{1postop} = FEV_{1praeop} \times \frac{100 - A - KB}{100} 1$$

Eingriff	durchführbar	nicht durchführbar
Pneumonektomie	> 1,5	< 1,0
Lobektomie	> 1,2	< 0,8
FEV$_{1postop}$	= errechnete forcierte exspiratorische Einsekundenkapazität für frühe postoperative Phase	
FEV$_{1praeop}$	= gemessene präoperative forcierte exspiratorische Einsekundenkapazität	
A	= Perfusion des Resektates in % der Gesamtlunge	
B	= Perfusion des Restes der zu operierenden Seite in % der gesamten Lunge	
K	= 0,37 (Konstante für die frühe postoperative Phase)	

die Lobektomie ist der Patient als inoperabel anzusehen.

21.3.2 Endoskopische Untersuchungen

Bronchoskopie, Mediastinoskopie und Thorakoskopie bestimmen die Art der Therapie – konservativ und/oder operativ – und sind für die Beurteilung der Operabilität wesentlich.

Bronchoskopie (Abb. 21.5–21.7)
Bei der **starren Bronchoskopie** wird ein Rohr mit einem Durchmesser von 0,8–1 cm und einer Länge von 35–40 cm verwendet. Sie erfordert eine Vollnarkose. Erreicht werden die Trachea und die Hauptbronchien, eingesehen werden die Lappen- und Segmentbronchien. Die starre Bronchoskopie kann mit der flexiblen kombiniert werden. Neben ihrem Einsatz in der Diagnostik findet die starre Bronchoskopie Anwendung bei der Lasertherapie endoluminärer, inoperabler Tumoren, der Stentversorgung oder der Bergung großer Fremdkörper.

    Die **flexible Bronchoskopie** wird in topischer Inhalationsanästhesie durchgeführt, so dass es für sie nahezu keine Kontraindikationen gibt. Das flexible Endoskop erlaubt die Einsicht in Bronchien 4. und 5. Ordnung und erlaubt die Biopsieentnahme auch weit peripher liegender Prozesse.
Indikationen:
■ **diagnostisch:**

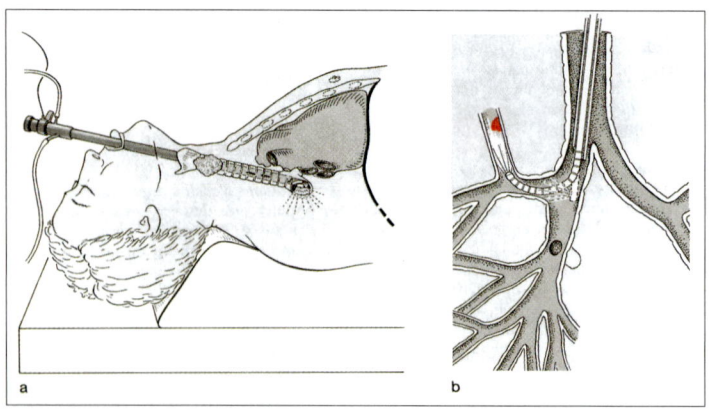

Abb. 21.5 a,b Schema der Bronchoskopie:
a Einführung des Geräts
b Beweglichkeit der Glasfiberoptik

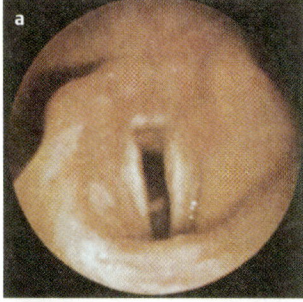

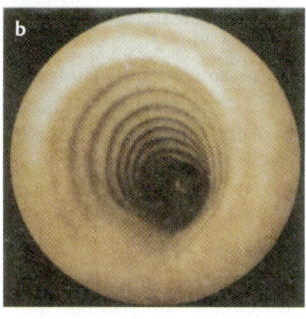

Abb. 21.6 a,b
a Bronchoskopisches Bild der Stimmbänder
b Bronchoskopisches Bild der Trachea

- Zangenbiopsie aus der Bronchialschleimhaut oder aus Fremdgewebe
- gezielte Absaugung von Bronchialsekret aus den Segment- und Subsegmentbronchien zur Erregerbestimmung bei atypischen Pneumonien (Pneumocystis carinii, CMV)
- Bürstenabstrich aus verdächtigen Schleimhautbereichen
- transbronchiale Lymphknotenpunktion oder Lungenbiopsie.
- **therapeutisch:**
- Fremdkörperentfernung
- gezielte endobronchiale Absaugung
- Beseitigung von „Wucherungen" (Abtragung entzündlicher Schleimhautgranulome, Papillome)
- Lokalbehandlung bei postoperativer Bronchusstumpf-Insuffizienz, Bronchiektasen, Lungenabszessen (transbronchial endokavitär), ulzeromembranösen Schleimhauterkrankungen und ösophagotrachealen Fisteln
- Lasertherapie endobronchialer Tumoren.

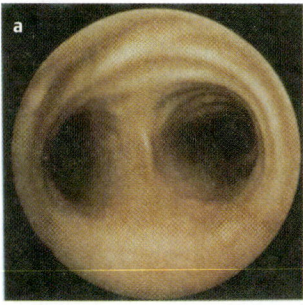

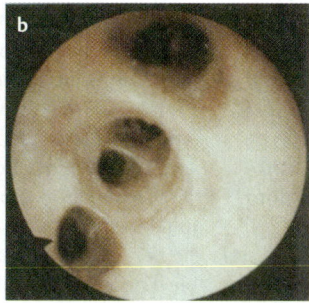

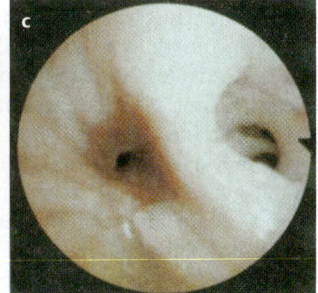

Abb. 21.7 a–c
a Bronchoskopisches Bild der Carina
b Bronchoskopisches Bild des rechten Hauptbronchus mit Abgang des rechten Unterlappenbronchus
c Bronchoskopie: Verlegung der Luftröhr mit Schleim

Kontraindikationen:
- allgemein (für jegliche Bronchoskopie geltend): floride Kehlkopftuberkulose, extrem schlechter Allgemeinzustand (in der Regel auch ohne therapeutische Konsequenz)
- relativ (für starres Bronchoskop geltend): Koagulopathie, schwere degenerative Halswirbelsäulenerkrankungen, Aneurysma der thorakalen Aorta, Pneumothorax.

Komplikationen: Blutungen, Pneumothorax, Luftembolie (Letalität 0,3–1 ‰).

Als Ergänzung der Bronchoskopie kommt – speziell bei Bronchiektasen – die **Bronchographie** in Frage. Dies ist die röntgenologische Darstellung der Bronchien und ihrer feinen Aufzweigungen mit Hilfe eines direkt in das Bronchialsystem applizierten Kontrastmittels.

Mediastinoskopie

Die Mediastinoskopie dient der endoskopischen Inspektion und Biopsie der paratrachealen Lymphknoten bis zur Bifurkation der Trachea und den tracheobronchialen Winkeln. Sie erfolgt in Vollnarkose von einer Querinzision in der Fossa jugularis aus (Abb. 21.8).

Indikationen: Präoperative Stadieneinteilung des Bronchialkarzinoms, Differentialdiagnose benigner und maligner Lymphadenopathien.

Komplikationen: Blutung, Mediastinitis. Komplikationsrate ca. 1 %, Letalität 1 ‰.

Thorakoskopie

Die **herkömmliche Thorakoskopie** wird in der Regel in Lokalanästhesie durchgeführt. Ein starres Rohr ermöglicht die Inspektion von Lunge, Pleura und Mediastinum, gezielte bioptische Maßnahmen und die Durchführung chemischer Pleurodesen (s. Kap. 21.6.2). Die Übersicht ist, insbesondere verglichen mit der Video-Thorakoskopie, nur sehr eingeschränkt.

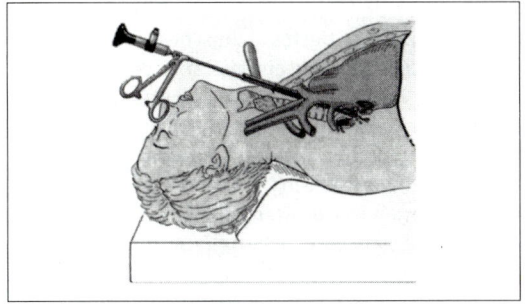

Abb. 21.8 Schema der Mediastinoskopie und Biopsie

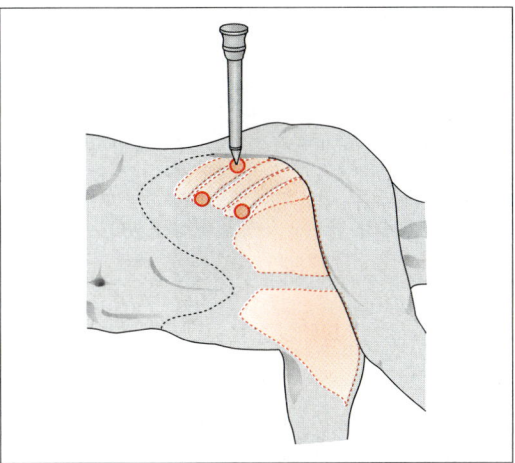

Abb. 21.9 Lungenbiopsie

Die **Video-Thorakoskopie** erfolgt in der Regel in Allgemeinanästhesie; ein Pneumothorax ist erforderlich (Zugänge s. Abb. 21.9). Sie eröffnet ein breites Feld diagnostischer und operativ-therapeutischer Möglichkeiten: Pleurektomie, Klemmenresektion, Vagotomie, Sympathektomie, Neurinomexstirpation bis hin zu Lobektomie.

Komplikationen: Abhängig von Art und Größe des Eingriffs.

21.3.3 Lungenbiopsie

- **perkutane Nadelbiopsie:** Sie wird unter CT-Kontrolle durchgeführt und eignet sich zur Abklärung thoraxwandständiger Tumoren und chronisch diffuser Lungenerkrankungen.
- **transbronchiale Biopsie:** Durchführung im Rahmen der Bronchoskopie (s. o.)
- **offene oder chirurgische Biopsie** (kleine diagnostische Thorakotomie)**:** sollte heute nur noch ausnahmsweise erfolgen, Verfahren der Wahl ist die Video-Thorakoskopie.

21.4 Thoraxverletzungen

Von Thoraxverletzungen können die knöcherne Thoraxwand, die Pleura parietalis, die Lunge einschließlich des Tracheobronchialsystems, das Herz mit den angrenzenden großen Gefäßen sowie die Speiseröhre und das Rückenmark betroffen werden. Verletzungen des kardiopulmonalen Systems bedrohen die Vitalfunktionen und müssen daher sofort diagnostiziert und behandelt werden (s. a. Kap. 4).

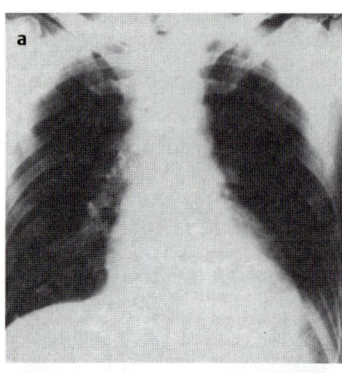

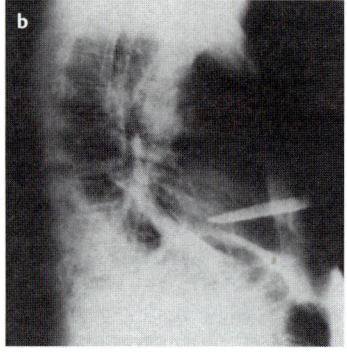

Abb. 21.10 a,b
a Parakardiale, nicht-tödliche Messerstich-verletzung
b Abgebrochene Messerklinge nur in der seitlichen Ebene diagnosti-zierbar

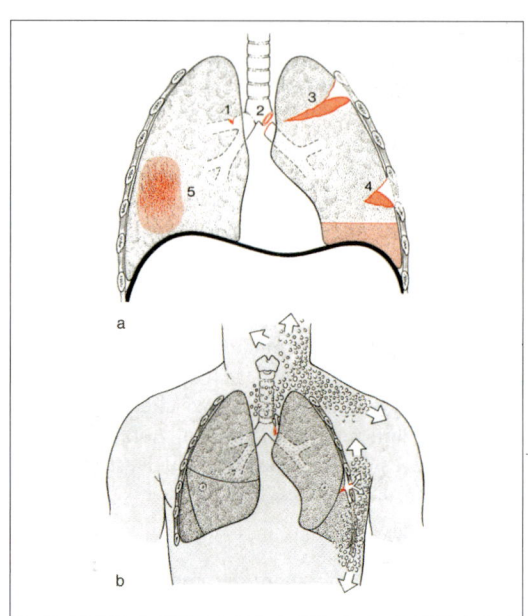

Abb. 21.11 a,b Verletzung der Atmungsorgane ohne (**a**) und mit (**b**) subkutanem Gewebsemphysem.
1 Bronchusruptur
2 Bronchusabriss
3 Lungenzerreißung
4 Lungeneinriss mit hämorrhagischem Pleuraerguss
5 Lungenkontusion

Diagnostik:
▪ Inspektion des Patienten unter besonderer Berücksichtigung der Bewusstseinslage und der Atmung
▪ Auskultation zur Überprüfung einer seitengleichen Ventilation
▪ Sonographie zum Ausschluss eines Hämatothorax oder Perikardergusses
▪ Röntgen des Thorax in 2 Ebenen (Abb. 21.10)
▪ zusätzliche Maßnahmen: Bestimmung des arteriellen und zentralvenösen Blutdrucks und der Urinausscheidung, BGA, EKG.

21.4.1 Stumpfe Thoraxverletzungen

▪ **Rippenfrakturen** können durch Verletzung der Lungenoberfläche zu Pneumothorax bzw. Spannungspneumothorax führen. Die **Rippenserienfraktur** kann zu instabilem Thorax mit respiratorischer Insuffizienz (Dyspnö und Zyanose) führen.
▪ **Lungenkontusion** (Abb. 21.11) bzw. **Lungenkompression** mit Entwicklung Shunt-bedingter Gasaustauschstörungen bis hin zu hämorrhagischen Lungeninfarkten, die eine Resektion erzwingen können.
▪ Bei stumpfer Gewalteinwirkung von ventral (Lenkradaufprall) kann eine **Sternumfraktur** (Im-

pressions-, Stückfraktur) auftreten. Hier steht die **Herzkontusion** (Abb. 21.12) im Vordergrund. Sie führt zu Herzmuskelinsuffizienz (infolge Herzmuskelödems), Rhythmusstörungen bis hin zum AV-Block, in Einzelfällen zu Koronarthrombosen mit Myokardinfarkt, zu Papillarmuskelriss oder Klappenabriss bzw. -einriss.
▪ **Pleuraverletzungen:** Eine Verletzung der Pleura parietalis führt in der Regel zum Hämato-Pneumothorax und kann in Einzelfällen einen Spannungspneumothorax verursachen. Selten kommt es zum Gewebsemphysem (Abb. 21.11).
▪ **Verletzung der Trachea und des Bronchialbaums** (Abb. 21.11): Wichtigstes klinisches Symptom ist das Mediastinalemphysem, das über die obere Thoraxapertur in die Hals- und Supraklavikularregion vordringen kann. Durch Blutungen in das Bronchialsystem entstehen Atelektasen, die zu Gasaustauschstörungen führen.
▪ **Verletzungen der großen herznahen Gefäße** (Abb. 21.12): Nicht gedeckte, d. h. freie Blutungen aus der thorakalen Aorta, den Aortenbogenästen sowie den Hohlvenen sind tödlich. Gelegentlich werden diese Verletzungen durch das unter Druck stehende um-

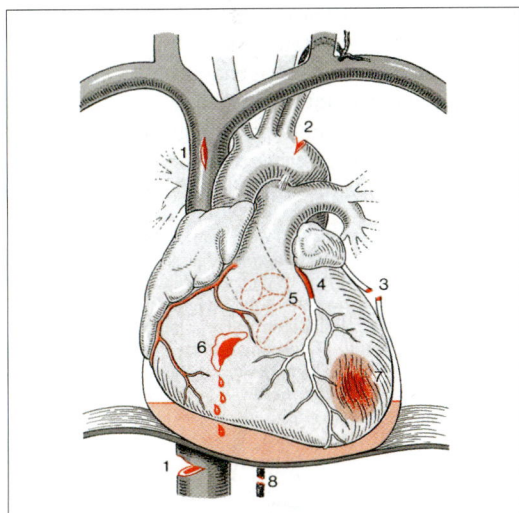

Abb. 21.12 Verletzungen des Herzens und herznaher Gefäße:
1 Cavaruptur
2 Aortenruptur
3 Herzbeutelruptur
4 Koronararterienverletzung (Thrombose)
5 Verletzung innerer Strukturen (z. B. Klappen)
6 Penetrierender Herzschaden
7 Herzkontusion
8 Verletzung des Ductus thoracicus (Chylothorax, Chylaskos)

liegende Gewebe und das geronnene Blut gedeckt, so dass ein Überleben zunächst möglich ist.
Diagnostik: Röntgen-Thorax (Mediastinalverbreiterung) CT-Thorax
▪ **Verletzung des Ductus thoracicus:** selten; bei subdiaphragmaler Lokalisation resultiert ein Chylaskos (Chlyoperitoneum), bei thorakaler Lokalisation ein Chylothorax (s. u.).

21.4.2 Offene Thoraxverletzungen

Nahezu alle offenen Thoraxverletzungen haben einen offenen Pneumothorax (s. Kap. 21.4.5) mit Kollaps der betroffenen Lunge zur Folge. Kollabiert die Lunge komplett, reduziert sich die respiratorische Oberfläche auf ca. 50 %, es entwickelt sich eine erhebliche Gasaustauschstörung, die zur zentralen Zyanose mit arterieller Hypoxämie und respiratorischer Azidose führt.

21.4.3 Zweihöhlenverletzungen

Kombinierte Verletzungen von thorakalen und abdominellen Organen.

Diagnostik: Sonographie zum Nachweis eines Hämatothorax, Perikardergusses bzw. freier intraabdomineller Flüssigkeit, einer Organverletzung oder einer Zwerchfellruptur; ggf. CT.

21.4.4 Therapie

Stumpfes Thoraxtrauma: Wiederherstellung bzw. Aufrechterhaltung von Atmung und Kreislauf. Diesem Prinzip hat sich alles unterzuordnen!

Notfallmäßige Operationen sind nur bei massiven, persistierenden Blutungen indiziert, die anderweitig nicht behandelt werden können (bei ca. 10 % aller Patienten mit einem stumpfen Thoraxtrauma, die das Krankenhaus lebend erreichen).

Bei akuter Herzbeuteltamponade sollte zunächst eine Entlastung durch Anlage eines Pigtail-Katheters erfolgen, erst bei Persistenz der Blutung eine Thorakotomie. Bei traumatischer Dissektion der Aorta ist, insbesondere im Hinblick auf Zusatzverletzungen, die Indikation zur Überbrückung mit einem gecoverten Stent zu prüfen.

Trachea- bzw. Bronchusrupturen, Zwerchfellrupturen und vor allem Ösophagusrupturen erzwingen eine sofortige operative Versorgung.

Durch frühzeitige Anlage einer Pleuradrainage ist häufig eine operative Intervention zu vermeiden.

> Thoraxtrauma:
> Operation führt häufig zur Resektion, Pleuradrainage ist meist parenchymerhaltend

Offenes Thoraxtrauma: Wiederherstellung bzw. Aufrechterhaltung von Atmung und Kreislauf.
Operationsindikationen: Penetrierende bzw. perforierende Verletzungen des Herzens und der großen herznahen Gefäße, V. a. Verletzungen der Trachea, der Bronchien und der Speiseröhre.
Zugang:
▪ laterale Thorakotomie (axillär bzw. posterolateral)
▪ mediane Sternotomie (Standardthorakotomie in der Herzchirurgie): Indikation nur bei sicherem Nachweis von Verletzungen des Herzens und des vorderen Mediastinums.

Sollte durch eine transösophageale Echokardiographie (TEE) sowie weitergehende apparative Diagnostik eine penetrierende Verletzung von Herz oder Herzbeutel nicht sicher ausgeschlossen werden können, ist bei Kreislaufinstabilität die chirurgische Exploration indiziert. Bei stabilen Verhältnissen ist eine intensivmedizinische Überwachung gerechtfertigt.

Zweihöhlenverletzung: operative Therapie in Abhängigkeit vom Ausmaß der Verletzungen.

21.4.5 Komplikationen

Kreislaufinsuffizienz
Niedriger arterieller Blutdruck in Kombination mit niedrigem ZVD spricht für **Volumenmangel**.
Therapie der Wahl: Volumenersatz durch Blut (im Notfall zunächst Infusion von Elektrolytlösungen!).

Niedriger Systemdruck in Kombination mit hohem Venendruck spricht für **myogene Herzinsuffizienz** oder **Herzbeuteltamponade** (Echokardiographie). Hier ist die initiale Gabe von Volumen kontraindiziert.
Therapie: Je nach Ursache: bei myogener Herzinsuffizienz Gabe von Sympathikomimetika in Kombination mit Vorlastsenkern, bei Herzbeuteltamponade Punktion.

Respiratorische Insuffizienz
Störung der Atmung (s. Kap. 21.2). Bei respiratorischer Insuffizienz infolge
■ schmerzbedingter Hypoventilation symptomatische Therapie (Atemtherapie, Analgesie)
■ Kompression der Lunge bei Hämato-, Pneumo- oder Hämato-Pneumothorax Thoraxdrainage
■ Bronchusverlegung oder -verletzung Bronchoskopie
■ Schocklunge mit überwiegend Shunt-bedingter Gasaustauschstörung intensivmedizinische Therapie (Intubation, Respiratorbehandlung, s. Kap. 3.9).

Pneumothorax
■ **einfacher Pneumothorax:** Lungenkollaps ohne Verdrängung des Mediastinums (Abb. 21.13a, 21.14)

■ **offener Pneumothorax** (Abb. 21.13b, bei penetrierenden Thoraxverletzungen)**:** führt zum sog. Mediastinalflattern bzw. -pendeln
■ **Spannungspneumothorax:** zunehmende intrapleurale Luftansammlung infolge eines Ventilmechanismus nach Verletzung der Lungenoberfläche (innerer Spannungspneumothorax) oder der Thoraxwand (Abb. 21.15, 21.16).

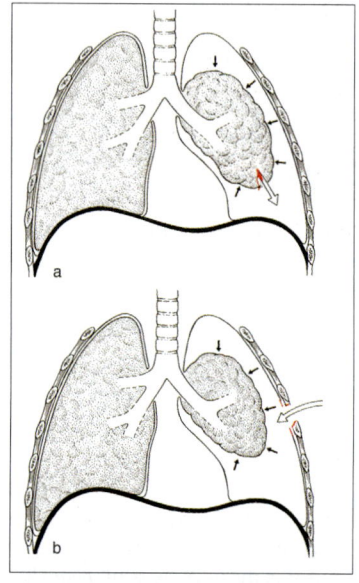

Abb. 21.13 a,b
a Einfacher Pneumothorax
b offener Pneumothorax

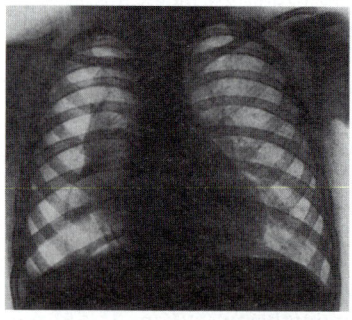

Abb. 21.14
Einfacher Pneumothorax rechts, ohne Mediastinalverdrängung

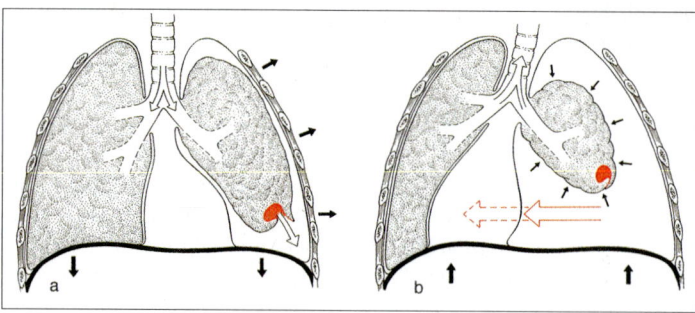

Abb. 21.15 a,b
Spannungspneumothorax:
a Inspiration
b Exspiration

die Video-Thorakoskopie die gezielte Ausräumung der verbliebenen Koagel und ermöglicht insbesondere bei Verletzungen der Thoraxwand die Versorgung der Blutungsquelle.

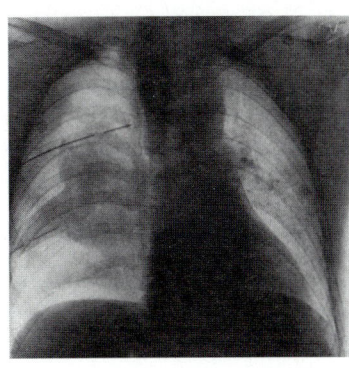

Abb. 21.16
Spannungs-
pneumothorax
bei insuffizienter
Drainage rechts
mit Mediastinal-
verdrängung
nach links

Alle Pneumothorax-Formen können minuten-schnell zu hochgradiger respiratorischer Insuffizienz führen, der Spannungspneumothorax zu-sätzlich zur Kreislaufinsuffizienz infolge mechanischer Behinderung des venösen Rückstroms zum Herzen.
Therapie: Alle Formen des traumatischen Pneumothorax erfordern die sofortige Pleuradrainage (s. Kap. 1.5.1, 4.7.1). Keine Respiratortherapie ohne vorherige Drainage des Pneumothorax!

Hämatothorax
Blutungen in die Pleurahöhle (**Abb. 21.17**) nach Rippenfrakturen können zur tödlichen Hypovolämie und Behinderung der Ventilation führen.
Therapie der Wahl: Pleuradrainage zur Wiederentfaltung der Lunge und Quantifizierung des Blutverlustes; häufig bereits Blutstillung durch Expansion der Lunge und Autokompression. Typisch ist der große initiale Blutverlust über die frisch eingelegte Pleuradrainage (u. U. bis zu 1,5 l) mit anschließendem raschem Rückgang der stündlichen Blutungsmenge bis hin zum Versiegen. Lediglich bei anhaltendem Blutverlust von mehr als 200–300 ml/h über die nächsten Stunden besteht die Indikation zur Thorakotomie. In ausgesuchten Fällen erlaubt

Rippenfraktur
Das Spektrum der Rippenfraktur reicht von der singulären Rippenfraktur, einhergehend mit schmerzbedingter Hypoventilation, bis hin zum instabilen Thorax (flail chest, **Abb. 21.18**) bei Rippenserienfraktur, der in der Regel mit einer Lungenkontusion

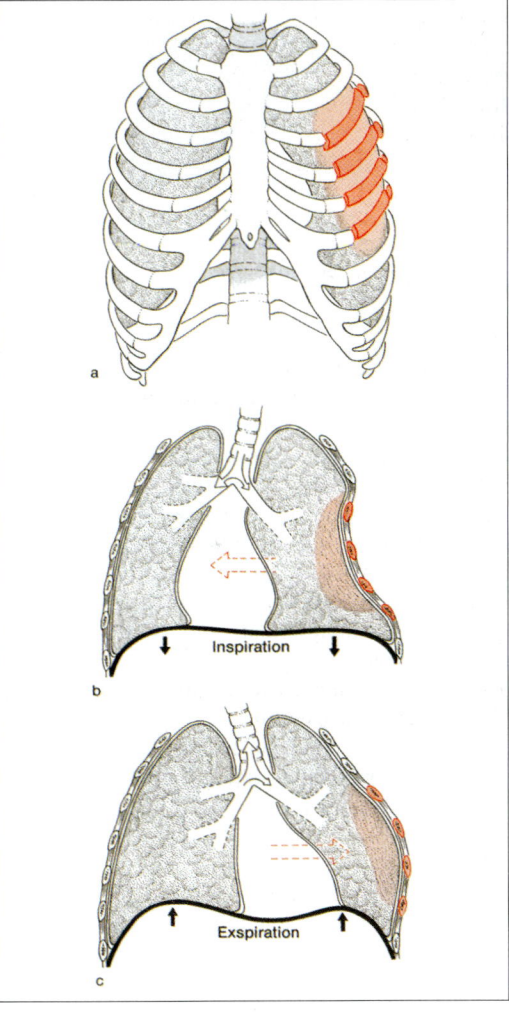

Abb. 21.18 a–c
a Instabiler Thorax bei Rippenserien- und Stückfrakturen links,
b Funktionsstörung bei Inspiration und
c Exspiration

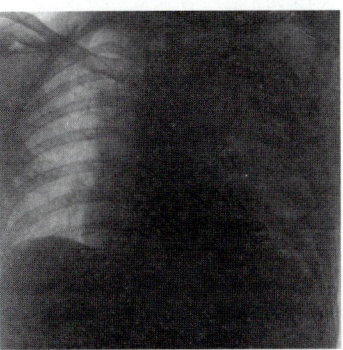

Abb. 21.17
Typisches
Röntgenbild
eines Hämato-
thorax, links

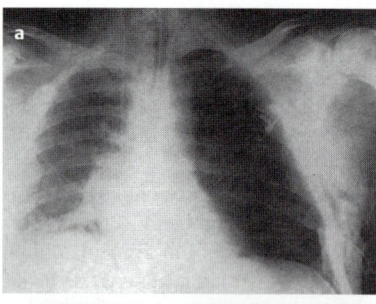
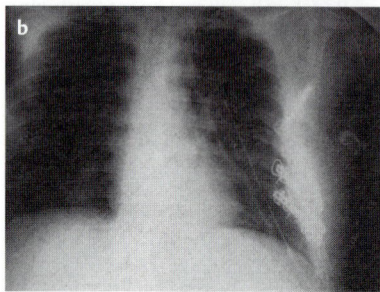

Abb. 21.19 a,b Operative Rippenstabilisierung bei instabilem Thorax nach Rippenserienfraktur links
a Unfallaufnahme mit Pneumothorax
b 8. postoperativer Tag mit Bülau-Drainage, Fixationsplatten und Hautklammern links

vergesellschaftet ist. Die Lungenkontusion führt zu Schocklunge und respiratorischer Insuffizienz.

Gelingt es nicht, durch suffiziente Analgesie sowie Erhöhung der inspiratorischen Sauerstoffkonzentration eine ausreichende Spontanatmung herzustellen, ist eine Intubation mit Respiratorbehandlung zwingend erforderlich; vorher sollte eine großlumige Bülau-Drainage gelegt werden, um einen Spannungspneumothorax zu verhindern. Eine operative Versorgung **(Abb. 21.19)** ist nur im Rahmen einer aus anderen Gründen indizierten Thorakotomie anzustreben.

Das Vollbild der Schocklunge ist in der Thoraxübersichtsaufnahme häufig erst nach 48–72 Stunden zu erkennen.

Zwerchfellruptur
Ursache: Stumpfes oder penetrierendes Thoraxtrauma. Vorfall intraabdomineller Organe in den Brustkorb möglich. Folge: Verdrängung der Lunge, respiratorische Insuffizienz, Verletzung angrenzender intraabdomineller Organe (Leber, Milz, Magen, Kolon, Dünndarm) (s. Kap. 25).
Diagnostik: Sonographie, CT.
Therapie: Operative Revision, Zwerchfellnaht, ggf. Versorgung von Begleitverletzungen.

Verletzungen anderer Organe
Thoraxverletzungen treten häufig im Rahmen eines Polytraumas auf (Abdomen; Wirbelsäule, ZNS).

Herzbeuteltamponade
Verletzungsbedingte Herzbeuteltamponaden gehen häufig mit einer bedrohlichen Kreislaufinsuffizienz einher. Besonders gefährlich sind Blutungen aus dem Hochdruckteil des Kreislaufsystems (intraperikardialer Anteil der Aorta ascendens, linker Ventrikel). Blutungen aus den Vorhöfen oder dem rechten Ventrikel können dagegen relativ unauffällig bleiben.

Entscheidend für die hämodynamische Auswirkung ist nicht die Blutmenge, sondern der Druck im Herzbeutel. Insofern hat die Herzbeutelpunktion nicht nur eine therapeutische, sondern vor allem eine diagnostische Bedeutung: Entleert sich z. B. mit system-arteriellem Druck Blut aus dem Herzbeutel, ist eine sofortige Not-Thorakotomie indiziert.

21.5 Erkrankungen der Thoraxwand

21.5.1 Angeborene Missbildungen der Thoraxwand (s. Kap. 53.4)

21.5.2 Tumoren der Thoraxwand

Tumoren der Thoraxwand sind selten.

Zu den häufigsten **benignen Tumoren** der Thoraxwand gehören Chondrom (ca. 50 %), eosinophiles Granulom, fibröse Dysplasie, Hämangiom sowie Weichteiltumoren (Fibrome, Neurofibrome, Lymphangiome).

Maligne Tumoren der Thoraxwand sind Chondrosarkom, osteogenes Sarkom, Myelom, Ewing-Sarkom und Karzinommetastasen (häufig bei Mammakarzinom, Bronchialkarzinom, Hypernephrom und Prostatakarzinom).

Maligne Pleuratumoren, Mammakarzinom und Bronchialkarzinom (Pancoast-Tumor) können die Thoraxwand direkt infiltrieren.
Klinik: Schwellung und/oder Schmerz.
Diagnostik: Röntgen-Thorax, CT-Thorax, MRT, Sonographie, Knochenszintigraphie, Biopsie.
Therapie: Exstirpation. Die Radikalität wird von der Dignität des Tumors und somit der Prognose bestimmt. Eine primär radikale Resektion im Gesunden sollte stets auch dann durchgeführt werden, wenn der Tumor strahlensensibel ist (z. B. eosinophiles Granulom, Retikulosarkom). Die Bestrahlung sollte nur dann einzige Therapie sein, wenn der All-

gemeinzustand des Patienten eine Operation nicht mehr zulässt oder eine Resektion des Tumors im Gesunden nicht möglich erscheint.

21.6 Erkrankungen der Pleura

21.6.1 Pleuraerguss

Die Pleura als gleitfähige, seröse Membran mit ihrem feinen Gefäß- und ausgeprägtem Lymphgefäßnetz ist geradezu prädestiniert dazu, bei allen Erkrankungen der benachbarten Organe in Form von Transsudat (Flüssigkeit geringen Eiweißgehalts) oder Exsudat (Flüssigkeit höheren Eiweißgehalts und spezifischen Gewichts) mitzureagieren. Nach der Beschaffenheit der Flüssigkeit unterscheidet man Serothorax, Hämatothorax, Pyothorax und Chylothorax.

Serothorax
Ursachen: Ein **Transsudat** entsteht infolge kardiovaskulärer Erkrankungen sowie von Hypo- oder Dysproteinämie (z. B. bei Leberzirrhose, nephrotischem Syndrom, Urämie). Ein **Exsudat** entsteht infolge entzündlicher oder maligner Erkrankungen der Pleura, aber auch als sympathische Reaktion auf lymphatischem Wege bei akuten entzündlichen Prozessen im Oberbauch (Cholezystitis, Pankreatitis, subphrenischer Abszess, Leberabszess) oder bei systemischen Erkrankungen (rheumatischer Formenkreis, Septikämie, Osteomyelitis).
Klinik: Atemabhängige Schmerzen bei Begleitpleuritis, bei großen Flüssigkeitsmengen Dyspnö.
Diagnostik: Perkussion (Dämpfung), Auskultation (abgeschwächtes Atemgeräusch), Sonographie; Röntgen-Thorax.
Therapie: Pleurapunktion unter sonographischer Kontrolle (**Abb. 21.20**, Technik s. Kap. 1.5.1) zur Diagnostik (zytologische, mikrobiologische, laborchemische Untersuchung) und akuten Behandlung (Verbesserung der kardiorespiratorischen Funktion durch Druckentlastung).
Komplikationen: Übergang in chronische Form, Sekundärinfektion durch multiple Punktionen.

Hämatothorax (Hämothorax)
Ursachen: Trauma (Rippenfrakturen), postoperative Nachblutung, iatrogen nach diagnostischen Eingriffen (Pleura-, Lungenbiopsie, Punktion der V. subclavia zwecks ZVK), maligne Erkrankungen der Pleura, spontan bei Ruptur blasiger Lungenveränderungen.
Klinik: Bei großen Flüssigkeitsmengen Dyspnö.

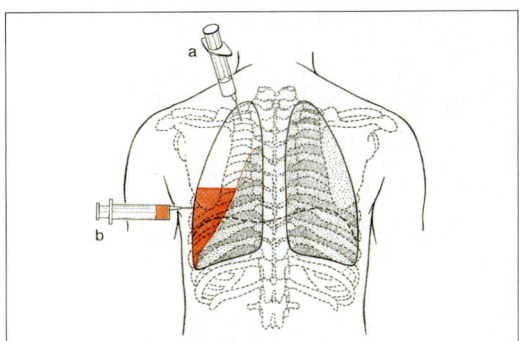

Abb. 21.20 a,b Pleurapunktion:
a Pneumothorax
b Hämatothorax

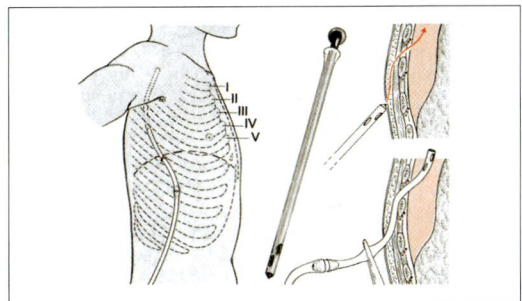

Abb. 21.21 Bülau-Drainage

Diagnostik: Anamnese: vorangegangenes Trauma, Operation, Punktion o. ä., sonst wie bei Serothorax.
Therapie: Pleurapunktion (**Abb. 21.20**) und Legen einer großlumigen Bülau-Drainage (**Abb. 21.21**, Technik s. Kap. 4.7.1) unter sonographischer Kontrolle. Ggf. Spüldrainage. Wird keine komplette Evakuation der Thoraxhöhle erzielt, kann ein video-thorakoskopisches Débridement oder eine Thorakotomie erforderlich werden (s. Kap. 21.4.5 und 21.9).

Pyothorax (Pleuraempyem)
Ursachen: Infektionen der Lunge (Infarkt-, Staphylokokken- oder Pneumokokkenpneumonie) und des Mediastinums (über 80 % der Fälle), gefolgt von hämatogenen, metastatisch gestreuten Infektionen aus dem Bauchraum, selten postoperativ bzw. posttraumatisch.
Einteilung:
1. exsudative Phase: flüssiges Exsudat; Dauer ca. 14 Tage
2. fibropurulente Phase: Das Sekret dickt ein und wird organisiert; Dauer bis ca. 4 Wochen.

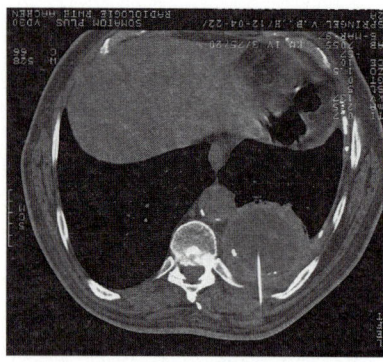

Abb. 21.22 CT-gesteuerte Drainage eines Pleuraempyems

3. chronisches Empyem: ausgeprägte Schwielen-bildung mit Schrumpfung der Lunge (captured lung).
Klinik: Akute Infektionszeichen: hoch fieberhafte Temperaturen, Leukozytose, BSG-Beschleunigung. Kardiorespiratorische Störungen als Folge des Er-gusses häufig mit septischer Kreislaufdepression verbunden.
Diagnostik: Klinik: Fieber, Dyspnö; Perkussion: Dämpfung; Röntgen-Thorax, CT: Verschattung mit oder ohne Luftansammlung (Spiegel) (Abb. 21.22); Pleurapunktion und bakteriologische Untersuchung des Punktats.
Therapie: Sie muss stadiengerecht erfolgen:
- **exsudative Phase:** mindestens eine großlumige Pleuradrainage gezielt unter sonographischer Kon-trolle legen, besser noch: Kombination mit Spüldrainage
- **fibropurulente Phase:** gezielt gelegte Saug-Spül-drainage, besser video-thorakoskopisches Débri-dement
- **chronisches Empyem:** Video-Thorakoskopie oder Thorakotomie mit sorgfältiger, umfassender Dekor-tikation. Ist so keine vollständige Sanierung zu er-zielen, muss ein Thorakostoma oder eine Thorako-plastik diskutiert werden.
Prognose: Bei operativer Therapie Ausheilung in ca. 70%. Letalität bis 10%.

Chylothorax
Ansammlung von Chylus (Lymphe) im Pleuraraum als Folge einer Eröffnung des Ductus thoracicus oder der Cisterna chyli.
Ursachen:
- **Trauma:** direkte Gewalteinwirkung bei Kanten-abriss oder Luxation von Wirbelkörpern, Rippen-frakturen, indirekt nach Schleudertrauma (HWS), iatrogen nach Eingriffen z. B. am Aortenbogen

bzw. Aorta descendens, Ductus arteriosus Botalli, Coarctatio aortae
- unbekannt (idiopathisch): stets gemeinsam mit einem Chylaskos auftretend
- Abflussbehinderung bei Tbc, parasitären Infektio-nen, Infiltration durch Karzinom
- Aplasie des Ductus thoracicus.
Klinik: Bei großen Flüssigkeitsmengen Dyspnö.
Diagnostik: Perkussion: Dämpfung, Auskultation: abgeschwächtes Atemgeräusch, Punktion und la-borchemische Untersuchung der milchig-trüben Flüssigkeit (Fettgehalt 0,4–4%, Eiweißgehalt ca. 30%, steril, Lymphozyten!).
Therapie:
- **konservativ:** Punktionen, evtl. Bülau-Drainage, Flüssigkeits- und Elektrolytersatz, komplett paren-terale Ernährung oder MCT-Diät (mittelkettige Triglyzeride).
- **operativ:** Ligatur des Ductus thoracicus, nur selten erforderlich.

21.6.2 Tumoren der Pleura

Benigne Tumoren (Lipome, Hämangiome, Fibrome) der Pleura sind äußerst selten.

Alle **primären malignen Tumoren** werden als **Pleuramesotheliome** zusammengefasst. Sie gehen von den Serosaepithelzellen aus. Der enge Zusam-menhang ihrer Entstehung mit einer oft Jahre zurückliegenden Asbestexposition gilt heute als unstrittig.

Man unterscheidet breitbasige oder gestielte (lokale Form, günstigere Prognose) von flächenhaft wachsenden, in der Regel mit Pleuraerguss ver-gesellschafteten Pleuramesotheliomen (diffuse Form, schlechte Prognose).
Klinik: Meistens Dyspnö durch den begleitenden, häufig hämorrhagischen Pleuraerguss, in zweiter Linie Thoraxschmerz.
Diagnostik: Zytologie, thorakoskopische Biopsie, CT. Vom Beginn der Symptome bis zur Diagnose ver-gehen meist 6 Monate.
Therapie und Prognose: Die Prognose ist sehr schlecht. mediane Überlebenszeit 7–16 Monate. Da auch ein radikales operatives Vorgehen (Pleuro-Pneumo-, Perikardio-Diaphragmektomie = 3PD) die Prognose nicht wesentlich verbessert, bleibt es aus-gewählten Fällen vorbehalten. In der Regel wird man sich auf Palliativmaßnahmen wie chemische Pleurodese (Verödung des Pleuraspalts mittels Tal-kum oder Tetrazyklinen) und Radiatio beschränken.
Sekundäre Pleuratumoren: Pleurametastasen sind im Vergleich zu Pleuramesotheliomen relativ

häufig. Die häufigsten Primärtumoren sind das Mamma- und das Bronchialkarzinom, aber auch beim Magen- und Ovarialkarzinom werden Pleurametastasen beobachtet. Das klinische Bild wird häufig durch kardiorespiratorische Funktionsstörungen infolge massiver hämorrhagischer Ergüsse bestimmt. Operative Eingriffe sind selten indiziert. Alle Maßnahmen haben primär palliativen Charakter. Sie entsprechen denen bei diffusem Pleuramesotheliom.

21.7 Erkrankungen des Mediastinums

21.7.1 Mediastinalemphysem

Ursachen: Geschlossenes oder offenes Thoraxtrauma (Bronchusruptur, Ösophagusperforation), Tumorperforation (Trachea, Ösophagus), iatrogen (nach Endoskopie und Bougieren bzw. Fremdkörperentfernung).
Klinik: Dyspnö, Heiserkeit, Fistelstimme, Einflussstauung, Entzündungszeichen; Hautemphysem (Knistern bei Palpation), oft bis zur Schädelbasis reichend.
Diagnostik: Röntgen-Nativaufnahme des Thorax (Abb. 21.23) und Röntgen-Thorax nach oraler Applikation eines wasserlöslichen Kontrastmittels, evtl. Endoskopie (Ösophagus, Tracheobronchialsystem).
Therapie: Behebung der Ursache. Operative Versorgung der Organperforation und Thoraxdrainage.

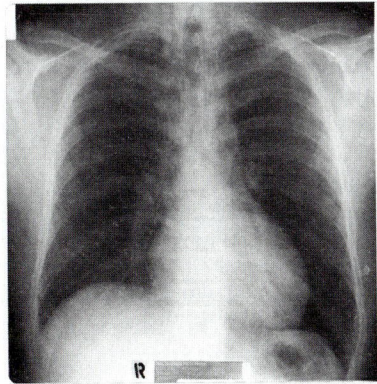

Abb. 21.23 Haut- und Medialstinalemphysem bei Bronchusruptur nach einem Polytrauma

21.7.2 Mediastinitis

Ursachen: s. Mediastinalemphysem, außerdem bei Nahtinsuffizienz nach Eingriffen am Tracheobronchialsystem oder Ösophagus sowie bei Pleuraempyem und Lungenabszessen.
Klinik: Allgemeine schwere Entzündungszeichen (Schüttelfrost, septische Temperaturen, Tachypnö, Tachykardie, retrosternale Schmerzen), lokale Entzündungszeichen im Jugularbereich, Einflussstauung, Gewebsemphysem.
Diagnostik: Röntgen-Thorax: verbreitertes Mediastinum, Abszess; stets CT. Evtl. Endoskopie des Tracheobronchialsystems und des Ösophagus.
Therapie: Eröffnung des Mediastinums je nach Lokalisation der Entzündung durch juguläre, parasternale oder posteriore (paravertebrale) Mediastinotomie, Drainage, Behandlung des Grundleidens, Antibiotika in hohen Dosen.
Prognose: Letalität bei konservativer Behandlung 60–70 %, bei operativer Behandlung ca. 30 %.

21.7.3 Tumoren im Mediastinum

Im Mediastinum findet sich eine Vielfalt an Tumoren (Tab. 21.2). Thymome sind häufig mit einer Myasthenia gravis vergesellschaftet. Auch ohne den Nachweis eines Thymoms ist bei Myasthenia gravis vielfach die Thymektomie indiziert, da in ca. 60 % der Fälle eine Thymushyperplasie vorliegt.
Einen Hinweis auf die Art des Mediastinaltumors gibt die Lage der Verschattung in der p. a.- und der seitlichen Röntgenaufnahme des Thorax (Abb. 21.24).

Tabelle 21.2 Tumoren im Mediastinum

1. Vorderes Mediastinum	
Oben	Unten
retrosternale Struma	Perikardzyste
Thymom	Lipom
Lymphom	
selten: Lipom, Sarkom, Teratom	

2. Hinteres Mediastinum
Neurogene Tumoren (Neurinome, Neurofibrome, Ganglioneurome, Paragangliome, Meningeome, Sympathikoblastome) selten: Chondrome, gastrointestinale Zysten, Ösophagusdivertikel

3. Zentrales Mediastinum
Lymphome, Granulome selten: teratoide Zysten, bronchogene Zysten

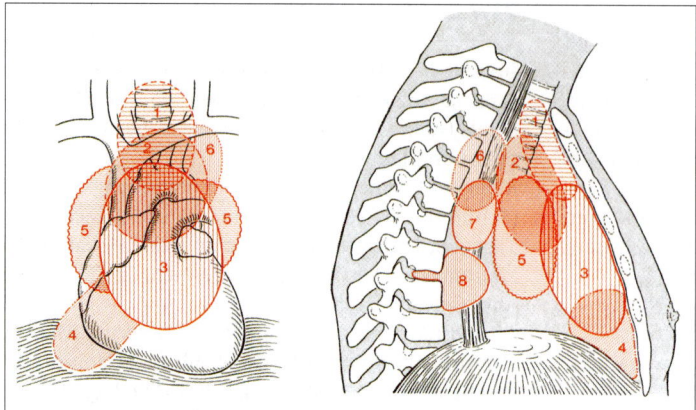

Abb. 21.24 a,b Lage der Mediastinaltumoren:
a in der p. a.-Aufnahme
b in der seitlichen Aufnahme
1 Retrosternale Struma
2 Thymom
3 Perikardzyste
4 Margagni-Hernie
5 Lymphom
6 Ösophagusdivertikel
7 Ösophagustumor
8 Ganglioneurom

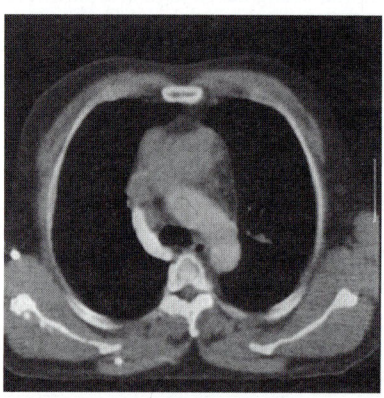

Abb. 21.25 Computertomographie bei einem Thymom im vorderen-oberen Mediastinum

Klinik: Symptome treten meist erst im fortgeschrittenen Stadium auf: Einflussstauung, dumpfer, tiefer Thoraxschmerz sowie je nach Art, Lage und Größe des Tumors Stridor, Heiserkeit, Schluckstörungen, Horner-Syndrom, Singultus, Zwerchfellparese.
Diagnostik: p. a.- und seitlichen Röntgenaufnahme des Thorax (häufig Zufallsbefund bei Röntgenreihenuntersuchungen), neurologische Untersuchung (Myasthenia gravis?). Bei jedem Mediastinaltumor ist eine CT **(Abb. 21.25)** und/oder MRT indiziert.
Therapie: Die Schwierigkeit der Histologiegewinnung bei mediastinalen Prozessen erzwingt häufig ein operatives Vorgehen. Das Operationsverfahren hängt von der Verdachtsdiagnose ab. Bei soliden Tumoren wie Thymom, Thymuskarzinom, Teratom ist die radikale Operation das Verfahren der Wahl. Bei V. a. Lymphom, das durch Chemotherapie oder Radio-Chemotherapie behandelt wird, sollte der

Eingriff als Biopsie angelegt bzw. nach Eingang eines positiven Schnellschnittergebnisses als Exploration beendet werden.

> Mediastinaltumor: Stets histologisch untersuchen

Eine Bestrahlung oder Chemotherapie ohne histologischen Befund darf nur als „onkologischer Notfall" bei oberer Einflussstauung durchgeführt werden.

21.8 Erkrankungen des Tracheobronchialsystems

21.8.1 Angeborene Missbildungen (s. Kap. 53.5.1–53.5.3)

21.8.2 Tuberkulose

Die chirurgische Behandlung der Tuberkulose beschränkt sich heute auf die Beseitigung der Komplikationen unter oder nach tuberkulostatischer Therapie. Dies sind:
- progredientes Tuberkulom
- narbige Bronchusstenose
- therapieresistente Restkaverne mit Abszess
- Kavernensystem (destroyed lung)
- Empyem
- Kompression des Tracheobronchialsystems durch Lymphknoten
- Narbenkarzinome.

Die chirurgische Therapie richtet sich nach der Art und Ausdehnung des Prozesses: Segmentresektion, Lobektomie, Pneumonektomie bzw. Dekortikation. Prä- und intraoperativ sowie für 3–12 Monate nach der Operation wird eine tuberkulostatische Behandlung durchgeführt.

21.8.3 Bronchiektasen

Bronchiektasen sind tubuläre oder sakkuläre Erweiterungen der Segment- und Subsegmentbronchien, meist mit einer chronischen, produktiven Infektion vergesellschaftet.

Häufigste Lokalisationen sind die basalen Segmente der Unterlappen, die Lingula und der Mittellappen.

Ursachen:

- angeborene Wandschwäche der Bronchien mit Hypertrophie der Bronchialschleimhaut **(primär erworbene Form)**
- spastische, chronisch-asthmatische Bronchitis **(sekundär erworbene Form)**. Die Bronchusstarre und -stenose mit Sekretverhaltung und verminderter Belüftung begünstigen Infektionen, die zu Zerstörung der Bronchuswand und Ektasie führen.

Klinik: Chronische, morgendliche, produktive Hustenanfälle (mundvolle Expektoration); rezidivierende pulmonale Infektionen, Hämoptysen, mittel- bis grobblasige Rasselgeräusche.

Diagnostik: Röntgen-Thorax: streifige Verschattungen im Unterlappenbereich (häufig linksseitig hinter dem Herzschatten versteckt!) als Ausdruck der peribronchialen Infiltration. CT. Die Bronchographie verifiziert den Verdacht.

Therapie: Konservativ. Die Indikation zur Operation, d. h. zur Resektion des betroffenen Gebietes, sollte nur gestellt werden,

- wenn die Veränderungen lokalisiert sind, d. h. auf Segmente, maximal auf einen Lappen beschränkt sind und trotz korrekt durchgeführter konservativer Therapie das Allgemeinbefinden erheblich beeinträchtigt ist
- bei Hämoptysen
- bei Dialysepatienten, die zur Transplantation anstehen (Herdsanierung!).

Prognose: Gut. Rezidivneigung in der Restlunge!

21.8.4 Lungenabszess

Primäre, nichttuberkulöse Eiterung des Lungengewebes mit Einschmelzung und Höhlenbildung.

Ursachen: Akute bakterielle, nekrotisierende Pneumonie, Aspiration von infiziertem Material oder Fremdkörpern, Superinfektion eines Lungeninfarktes oder von Emphysemblasen, Tumoren mit Bronchusobstruktion, Einbrechen von Bronchiektasen in das Parenchym, penetrierende Thoraxverletzungen, transdiaphragmale Ausweitung eines primär subphrenischen Abszesses.

Klinik: Zeichen der chronischen schweren Infektion; plötzlicher Husten (lageabhängig) mit großen Mengen eitrigen, übelriechenden Auswurfes.

Diagnostik: Häufig Alkoholismus, Drogenmissbrauch oder AIDS in der Anamnese (Abwehrschwäche). Röntgen-Thorax, CT: Höhle mit regelmäßigen Wänden und Spiegelbildung.

Therapie: Primär konservativ: Antibiotika, Fokussanierung (z. B. HNO-Trakt, Urogenitaltrakt), Lagerungsdrainage, Vibrationsmassage, bronchoskopische Absaugung. Selten Abszessdrainage oder Operation. Letztere ist chronischen und/oder rezidivierenden oder durch Superinfektion (z. B. eines Aspergilloms) entstandenen Lungenabszesssen, Tumoren und Bronchiektasen vorbehalten. Sie besteht in der Regel in einer Lobektomie.

> Lungenabszess:
> Okkultes Karzinom? Alkoholismus?

21.8.5 Bronchialkarzinom

98 % aller Lungentumoren sind Bronchialkarzinome. In den Industrienationen ist das Bronchialkarzinom die häufigste Krebstodesursache 50-bis 70-jähriger Männer. Männer sind ca. 10-mal häufiger betroffen als Frauen. Bei Frauen nimmt die Inzidenz des Bronchialkarzinoms zu, es steht bereits an (je nach Land) 1.– 6. Stelle der malignen Tumoren. Gegenwärtig sterben jährlich ca. 45000 Menschen in Deutschland an Lungenkrebs, Tendenz steigend.

Ursachen: Hauptursache sind inhalierte Karzinogene, insbesondere die Verbrennungsprodukte bei Tabak- und Zigarettenkonsum. Die Expositionszeit beträgt 15–25 Jahre.

Einteilung: Die derzeit gültige internationale Klassifikation des Bronchialkarzinoms richtet sich nach Vorschlägen des „American Joint Committee For Staging and End Results Reporting" und der UICC von 1997 **(Tab. 21.3)**.

Histologisch werden 5 Hauptformen unterschieden **(Tab. 21.4)**.

Klinik: Ein führendes Symptom des Bronchialkarzinoms gibt es nicht. Im Frühstadium ist das Karzinom in der Regel klinisch stumm. Es wird oft als Zufallsbefund bei Röntgenuntersuchungen festgestellt. Bei den in **Tab. 21.5** aufgeführten Symptomen sollte immer der Verdacht auf ein Bronchialkarzinom erhoben werden. Späte Hinweise auf ein bereits fortgeschrittenes Stadium, häufig verbunden mit Inoperabilität, sind Heiserkeit durch Rekur-

Tabelle 21.3 TNM-Klassifikation und Stadieneinteilung der Lungentumoren (gültig seit 1997)

TX   Primärtumor kann nicht beurteilt werden, oder Nachweis von malignen Zellen im Sputum oder bei Bronchial-
      spülungen, jedoch Tumor weder radiologisch noch bronchoskopisch sichtbar
T0   Kein Anhalt für Primärtumor
Tis   Carcinoma in situ
T1   Tumor 3 cm oder weniger in größter Ausdehnung, umgeben von Lungengewebe oder viszeraler Pleura,
      kein bronchoskopischer Nachweis einer Infiltration proximal eines Lappenbronchus (Hauptbronchus frei)
T2   Tumor mit wenigstens einem der folgenden Kennzeichen hinsichtlich Größe oder Ausbreitung
      ◦ Tumor mehr als 3 cm in größter Ausdehnung
      ◦ Tumor befällt Hauptbronchus, 2 cm oder weiter distal der Carina
      ◦ Tumor infiltriert viszerale Pleura
      ◦ assoziierte Atelektase oder obstruktive Entzündung bis zum Hilus, aber nicht der ganzen Lunge
T3   Tumor jeder Größe mit direkter Infiltration einer der folgenden Strukturen: Brustwand (einschließlich der Sulcus-
      superior-Tumoren), Zwerchfell, mediastinale Pleura, parietales Perikard; *oder* Tumor im Hauptbronchus weniger als
      2 cm distal der Carina, aber Carina selbst nicht befallen, oder Tumor mit Atelektase oder obstruktiver Entzündung
      der ganzen Lunge
T4   Tumor jeder Größe mit Infiltration wenistens einer der folgenden Strukturen: Mediastinum, Herz, große Gefäße,
      Trachea, Ösophagus, Wirbelkörper, Carina; vom Primärtumor getrennte Tumorherde im gleichen Lappen;
      oder Tumor mit malignem Pleuraerguss

NX   Regionäre Lymphknoten können nicht beurteilt werden
N0   Keine regionären Lymphknotenmetastasen
N1   Metastase(n) in ipsilateralen peribronchialen und/oder ipsilateralen Hiluslymphknoten
      (einschließlich eines Befalls durch direkte Ausbreitung des Primärtumors in intrapulmonale Lymphknoten)
N2   Metastasen in ipsilateralen medistinalen und/oder subkarinalen Lymphknoten
N3   Metastasen in kontralateralen mediastinalen, kontralateralen Hilus-, ipsi- oder kontralateralen Skalenus-
      oder supraklavikulären Lymphknoten

MX   Fernmetastasen können nicht beurteilt werden
M0   Keine Fernmetastasen
M1   Fernmetastasen, einschließlich vom Primärtumor getrennter Tumorherde in einem anderen Lungenlappen
      (ipsilateral oder kontralateral)

Okkultes Karzinom	TX	N0	M0
Stadium 0	Tis	N0	M0
Stadium IA	T1	N0	M0
Stadium IB	T2	N0	M0
Stadium IIA	T1	N1	M0
Stadium IIB	T2	N1	M0
	T3	N0	M0
Stadium IIIA	T1	N2	M0
	T2	N2	M0
	T3	N1, N2	M0
Stadium IIIB	T4	jedes N	M0
	jedes T	N3	M0
Stadium IV	jedes T	jedes N	M1

rensparese, Zwerchfellähmung durch Phrenikuspa-rese, Schulterschmerzen durch Irritation des Plexus brachialis und Abflussbehinderung der rechten oder linken oberen Extremität durch Kompression der V. subclavia.

Diagnostik: Wegen seiner vielfältigen Erscheinungs-formen (Abb. 21.26) kann das Bronchialkarzinom im **Röntgenbild** (Abb. 21.27) jede andere Lungenerkran-kung imitieren.

Jeder tumorverdächtige Befund ist unter Einsatz aller diagnostischen Verfahren abzuklären. Hierbei nimmt die **Bronchoskopie** (Abb. 21.28) eine Sonder-stellung ein: Sie sichert in bis zu 70 % der Fälle die Diagnose. Die Bronchoskopie ist stets durchzu-führen bei unklarer, aber tumorverdächtiger Symp-tomatik (Zunahme eines Reizhustens, lang anhal-tende „Erkältung", Hämoptyse). Am Anfang des Screenings steht die Sputumzytologie.

Zeigt sich in der Röntgenuntersuchung ein ver-dächtiger Befund oder die Veränderung eines be-kannten Befundes, hat sich die **CT** (Abb. 21.29) be-währt. Sie sollte vor jedem operativen Eingriff an der Lunge durchgeführt werden. Bei hilusnahen Prozessen, insbesondere bei V. a. Gefäßbeteiligung,

Tabelle 21.4 Histologische Klassifikation des Bronchial-karzinoms in der überarbeiteten Fassung der WHO (nach Sobin 1977) und ihre Häufigkeitsverteilung

Histologischer Typ	Häufigkeit
1. Plattenepithelkarzinom = Spindelzellkarzinom	ca. 50%

2. Kleinzelliges Karzinom
  = Haferzellkarzinom
  = Intermediäres Karzinom
  = Kombiniertes Haferzellkarzinom
	ca. 20%

3. Adenokarzinom
  = Azinäres Adenokarzinom
  = Papilläres Adenokarzinom
  = Bronchioalveoläres Karzinom
  = Solides Karzinom mit Schleimbildung
	ca. 15%

4. Großzelliges Karzinom
  = Riesenzellkarzinom
  = Klarzellkarzinom
	ca. 15%

5. Adenosquamöses Karzinom	ca. 1–2%

Tabelle 21.5 Symptome des Bronchialkarzinoms (in der Reihenfolge abnehmender Häufigkeit)

1. Reizhusten
2. Fieber
3. Nachtschweiß
4. BSG-Beschleunigung
5. Hämoptö (Hämoptyse)
6. Gewichtsverlust und/oder Leistungsknick
7. Schmerzen im Brustkorb
8. Dyspnö

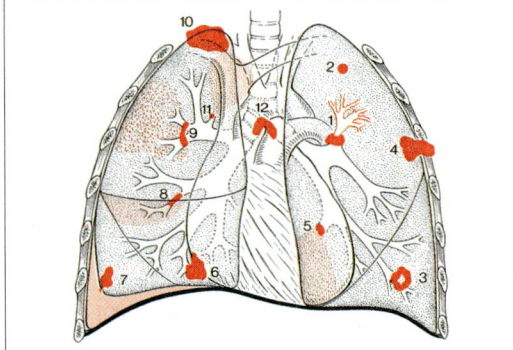

Abb. 21.26 Erscheinungsformen des Bronchialkarzinoms (nach Grunze 1962):
1 Hilärer Lungenkrebs mit endobronchialem Wachstum
2 Typischer Rundherd
3 Tumorkaverne
4 In die Brustwand infiltrierender Herd
5 Atelektase, die sich hinter dem Herzschatten verbirgt
6 Auf das Perikard übergreifendes Karzinom
7 Pleuranaher Herd mit Ergussbildung
8 Obstruierender Segmentabbruch mit Abszessbildung
9 Obstruktionsemphysem durch Ventilverschluss
10 Pancoast-Tumor
11 Segmentatelektase
12 Bifurkationstumor

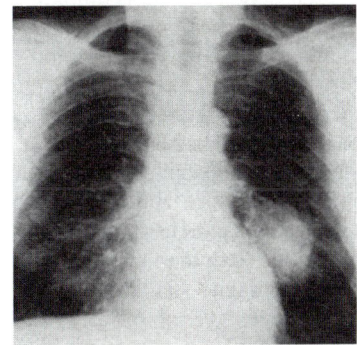

Abb. 21.27 Röntgenbild eines Bronchial-karzinoms linker Unterlappen (a.-p.)

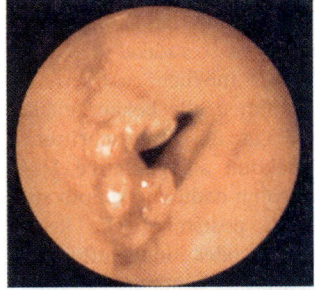

Abb. 21.28 Bronchoskopisches Bild eines Bronchial-karzinoms

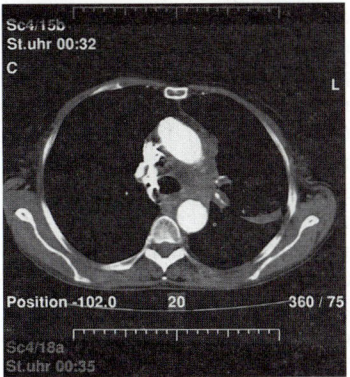

Abb. 21.29 CT: Zentrales Bronchialkarzi-nom

gewinnt die Spiral-CT mit 3D-Rekonstruktion zunehmend an Bedeutung.

Durch CT-gesteuerte **Feinnadelpunktion** lässt sich die Diagnose präoperativ auch bei peripher gelegenen Tumoren histologisch sichern.

> Jeder solitäre pulmonale Rundherd gilt so lange als Neoplasma, bis das Gegenteil bewiesen ist!

Ergeben diagnostische Verfahren keine endgültige Klärung, ist die **Probethorakotomie** oder **Video-Thorakoskopie** zur Sicherung der Diagnose und gleichzeitig als Therapie indiziert.

Therapie: Bei allen **nichtkleinzelligen Karzinomen (NSCLC)** sollte unter kurativer Intention eine Operation angestrebt werden, sofern die Lungenfunktion des Patienten dies zulässt. Tumoren der Stadien I und II nach UICC sind technisch operabel. Tumoren des Stadiums IIIA sollten nur bei begrenztem Lymphknotenbefall operiert werden, postoperativ sollte das Mediastinum bestrahlt werden. Bei fortgeschrittenerem Lymphknotenbefall sowie bei Tumoren im Stadium IIIB setzt sich zunehmend ein neoadjuvantes Regime mit präoperativer Radio-Chemotherapie durch. Bei Tumoren im Stadium IV dominiert die Chemotherapie (palliative Maßnahme).

Unter kurativem Ansatz kommen Lappenresektion, Bilobektomie, Pneumonektomie, erweiterte Pneumonektomie und Manschettenpneumonektomie in Frage. Hierbei gilt es, so radikal wie nötig, so parenchymsparend wie möglich zu operieren. Als Palliativeingriffe kommen alle bekannten Resektionsverfahren in Frage. Bei fortgeschrittenen Tumoren ist eine Resektion als palliative Maßnahme zu diskutieren, wenn dadurch Komplikationen, z. B. Tumorblutung, poststenotische Retentionspneumonie, Abszess, oder unbeeinflussbare Schmerzen beherrscht werden können.

Eine primäre Radiatio erfolgt, wenn der Tumor inoperabel ist oder Tumorkomplikationen (z. B. obere Einflussstauung) verhindert werden sollen.

Das **kleinzellige Bronchialkarzinom (SCLC)** unterscheidet sich von den anderen Karzinomen durch eine kürzere Generationszeit der Tumorzellen und eine rasche metastatische Aussaat. In der Regel ist der Tumor bei Diagnosestellung bereits in einem fortgeschrittenen Stadium.

Das kleinzellige Bronchialkarzinom spricht ausgezeichnet auf Chemotherapie an, rezidiviert jedoch schnell.

Nach neueren Erkenntnissen sollten die frühen Stadien I und II operiert werden, die Langzeitüberlebensrate ist in diesen Stadien durchaus mit der der nichtkleinzelligen Karzinome vergleichbar. Auf jeden Fall muss eine postoperative Chemotherapie erfolgen.

Prognose: Sie ist schlecht. Zum Zeitpunkt der Diagnose ist eine kurative Operation nur noch bei 25–30 % der Patienten möglich. Die 5-Jahres-Überlebensrate beträgt für die Gesamtgruppe 10 %. Je geringer der Differenzierungsgrad eines Tumors, um so schlechter ist die Überlebenswahrscheinlichkeit. Die 5-Jahres-Überlebensrate der im Stadium I operierten Patienten beträgt 80 %, der im Stadium III operierten 20 %.

Die Letalität der einfachen Lobektomie beträgt 1–3 %, der einfachen Pneumonektomie 4–7 %, die der erweiterten Pneumonektomie 7–10 %.

21.8.6 Karzinoid der Lunge

Dieser Tumor ist selten. Wir unterscheiden zwischen dem „typischen Karzinoid" mit langsamem Wachstum und dem „atypischen Karzinoid", einem gut differenzierten neuroendokrinen Karzinom mit schnellerem Wachstum. Bei beiden kommen Lymphknoten- und Fernmetastasen vor. Daher gelten dieselben Behandlungsrichtlinien wie beim NSCLC.

21.8.7 Lungenmetastasen

Während bis vor wenigen Jahren das Auftreten von Lungenmetastasen verschiedener Primärtumoren (Mamma-, Schilddrüsen-, Prostata-, Magen- und Hodenkarzinom, Hypernephrom, ossäre Sarkome) als infaustes Tumorstadium angesehen wurde, werden Lungenmetastasen heute nach sorgfältiger Abwägung von Alter und Allgemeinzustand des Patienten, Art des entfernten Primärtumors und Länge des rezidivfreien Intervalls bei zahlreichen Patienten erfolgreich operativ entfernt.

21.8.8 Benigne Lungentumoren

Benigne Tumoren wie Papillom, Adenom, Hamartom und Chondrom machen nur 2 % aller Lungentumoren aus.

21.9 Operationsverfahren

21.9.1 Pleurapunktion und -drainage (s. Kap. 1.5.1)

21.9.2 Chirurgische Zugänge zur Brusthöhle

Tab. 21.6 zeigt die wichtigsten Zugänge zur Brusthöhle und ihre Vor- und Nachteile.

21.9.3 Eingriffe an den Lungen

Resektionsverfahren: Zur operativen Therapie von Lungenerkrankungen werden Resektionsverfahren eingesetzt, die der jeweiligen Erkrankung und dem Zustand des Patienten angepasst sind **(Abb. 21.30)**.
- **atypische Lungenresektion:** Entfernung von Lungengewebe bei peripheren Prozessen, z. B. Metastasen, ohne Einhaltung anatomischer Grenzen (Keil- oder Klemmenresektion)
- **Segmentresektion:** Entfernung eines Lungensegmentes. Sie hinterlässt praktisch keine Funktionseinbuße und wird in der Regel nur bei gutartigen Prozessen (Tumoren, Tbc, Bronchiektasen) durchgeführt.

- **Lobektomie:** Entfernung eines Lungenlappens. Dieser Eingriff wird in der Regel bei Tumoren durchgeführt, die sich auf einen Lungenlappen beschränken. Reicht der Prozess bereits bis an das Ostium des Lappenbronchus heran, so wird gleichzeitig eine Manschette aus dem Haupt- bzw. Zwischenlappenbronchus herausgeschnitten und der verbleibende Lappenbronchus mit dem Hauptbronchus End-zu-End-anastomosiert (**Manschettenresektion**, „sleeve resection"). So lässt sich eine Pneumonektomie vermeiden. Dieses Verfahren ist also parenchymsparend und somit funktionserhaltend.
- **Pneumonektomie (Pneumektomie):** Entfernung eines Lungenflügels. Sie ist indiziert bei ausgedehntem Bronchialkarzinom mit Beteiligung aller Lappen oder vollständig zerstörter Lunge (destroyed lung).
- Von einer **erweiterten Pneumonektomie** spricht man, wenn aus Gründen der Radikalität Nachbarstrukturen (Perikard, Diaphragma und/oder Brustwand) mit entfernt werden.

Nach atypischer Lungenresektion, Segmentresektion oder Lobektomie wird die betroffene Brusthöhle durch das Zwerchfell, das etwas höher tritt, und die Restlunge, die sich kompensatorisch leicht überdehnt, ausgefüllt.

Tabelle 21.6 Typische Zugangswege zur Brusthöhle und ihre Vor- und Nachteile

Zugang	Indikationen	Vorteile	Nachteile
Längssternotomie	= Tumoren des vorderen Mediastinums = bilaterale Lungentumoren = Lungenmetastasen = alle offenen Herzoperationen	minimale postoperative Atmungsstörungen, besonders wenn Pleurasäcke intakt geblieben sind	Wundheilungsstörungen mit Sternumdehiszenz
Axilläre Thorakotomie im Bett der 3. Rippe	= diagnostische Eingriffe = Tumoren im oberen zentralen und hinteren Mediastinum = Grenzstrangresektion (thorakale Sympathektomie)	gewebeschonend, da nur geringe Verletzung der Muskulatur und somit geringe Störung der Atemfunktion	begrenzter Zugang, lateraler Zwerchfellbereich schlecht einsehbar
Axilläre Thorakotomie im Bett der 5. Rippe (s. Abb. 21.32)	= Standardzugang für nahezu alle Eingriffe am Tracheobronchialsystem = Mediastinaltumoren = Eingriffe am Herzen = Thoraxverletzungen	geringe Störung der Atemmechanik, da Gliedmaßenmuskulatur nur wenig beeinträchtigt	Knorpelnekrose und Sequestrierung
Posterolaterale Thorakotomie (s. Abb. 21.36)	= wie bei der axillären Thorakotomie = Eingriffe am Ösophagus = Eingriffe an der thorakalen Aorta = Eingriffe am Zwerchfell	beste operative Übersicht, einfach auch transsternal bis auf die gegenüberliegende Seite erweiterbar	erhebliche Beeinträchtigung der oberen Gliedmaßenmuskulatur mit entsprechenden Störungen der Atemmechanik postoperativ
Video-Thorakoskopie (s. Abb. 21.9)	operative Versorgung von Pneumothoraces, Pleurektomien, Sympathektomie, Neurinomexstirpationen, Lappenresektionen	ausgezeichnete Übersicht, niedriger postoperativer Schmerzmittelbedarf, Verkürzung der Liegezeiten	Präparatebergung erfordert gelegentlich Mini-Thorakotomie

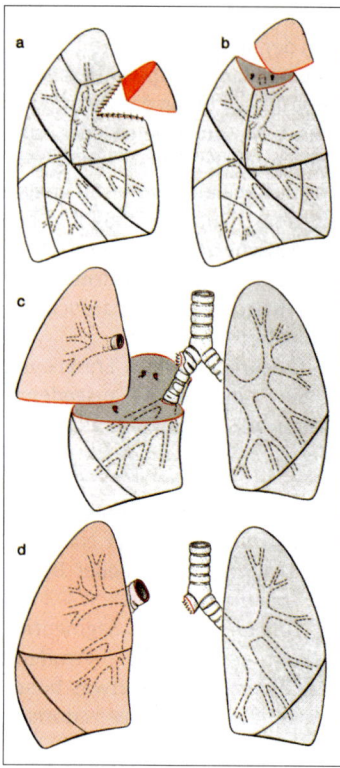

Abb. 21.30 a–d
Resektionsverfahren in der Lungenchirurgie
a Atypische Segmentresektion
b Segmentresektion
c Lobektomie
d Pneumonektomie

Nach Pneumonektomie füllt sich die betroffene Brusthöhle mit Exsudat, das nach Monaten organisiert wird (Serothorax → Serofibrothorax → Fibrothorax).

Probethorakotomie (explorative Eröffnung des Thorax)**:** In seltenen Fällen lässt sich die Operabilität nach Ausschöpfung aller diagnostischen Maßnahmen erst durch die Probethorakotomie beurteilen. Die verbesserte Diagnostik und die verfeinerten Operationsmethoden haben die Quote der Operationen, die als „Probethorakotomien" bei inoperablem Tumor enden, auf unter 5 % gesenkt.

Nach jeder Thorakotomie wird die Pleurahöhle drainiert. Der Drain wird in der Regel nach 2–3 Tagen, manchmal erst nach 10–14 Tagen entfernt.

Komplikationen nach Lungeneingriffen: Nachblutung, Bronchusstumpf-Insuffizienz, kardiorespiratorische Insuffizienz, Sekretretention mit Pneumonie.

Spätpostoperativ: chronische Bronchusstumpf-Fistel ohne oder mit Empyem, Interkostalneuralgie (Narbenneurinome), Schultersteife (Zwangs- und Schonhaltung).

21.10 Operationsatlas: Lungenoperationen[1]

Präoperatives Vorgehen
- *Diagnostik:* Röntgen-Thorax p. a. und seitlich, CT (mit Feinnadelpunktion), Bronchoskopie, ggf. Mediastinoskopie, präoperative Lungenfunktion, BGA, ggf. Ventilations-Perfusions-Szintigramm (Konietzko-Index), EKG, ggf. Belastungs-EKG, Sputum-Zytologie.
- *Indikation:* Lungenrundherd, rezidivierender Pneumothorax, Pleuratumor, Empyem.
- *Aufklärungspflichtige Operationsrisiken:* Rippenfraktur, Verletzung großlumiger Gefäße (A. oder V. pulmonalis, Aorta) oder Nerven (N. thoracodorsalis, N. recurrens, N. phrenicus, Plexus brachialis), Bronchusstumpf-Insuffizienz, Nachblutung, Entwicklung eines Cor pulmonale. Mortalität: Thorakotomie < 1 %, Lobektomie 1–3 %, Pneumonektomie 4–7 %.
- *Vorbereitung:* Intensive Atemtherapie, 2–5 EK kreuzen lassen.

Operationstechniken **(Abb. 21.31–21.43)**
- *Lagerung:* Seitenlagerung, Halbseitenlagerung, Rückenlage (Sternotomie).
- *Zugang:* Axilläre Thorakotomie im Bett der 3. Rippe, posterolaterale Thorakotomie, mediane longitudinale Sternotomie, anteriore Thorakotomie, axilläre Thorakotomie im Bett der 5. Rippe.
- *Sonstiges:* Doppellumen-Tubus.

Postoperatives Vorgehen
- Intensive Atemtherapie, Röntgenkontrolle (Atelektase?).
- *Entfernen von Drainagen u. ä.:* Bei entfalteter Lunge (Röntgen-Thorax!) und Fördermenge der Drainagen < 150 ml/die können diese ab dem 2. postoperativen Tag nach Abklemmung gezogen werden. Röntgenkontrolle nach 6 Stunden in Exspiration (Pneumothorax?). Nach Pneumonektomie nur Bülau-Drainage, die zur Entstehung eines Seropneumothorax stets abgeklemmt bleibt und am 2. Tag entfernt wird (andernfalls Mediastinalverschiebung zur resezierten Seite!). Hautklammern am 12. Tag entfernen.
- *Kostaufbau:* Trinken nach 8 Std., ab 1. Tag leichte Kost.

---

[1] Abbildungen aus K. Kremer, V. Schumpelick, G. Hierholzer (Hrsg.): Chirurgische Operationen. Atlas für die Praxis. Thieme, Stuttgart – New York 1992.

Axilläre Thorakotomie im Bett der 3. Rippe

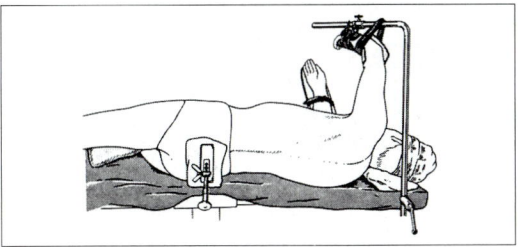

Abb. 21.31 Zur Vermeidung von Lagerungsschäden sorgfältige Seitenlagerung durch den Operateur

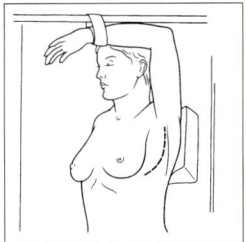

Abb. 21.32 Schnittführung bei axillärem Zugang

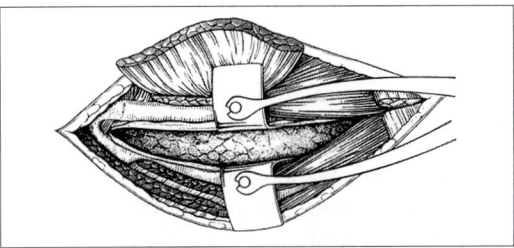

Abb. 21.33 Nach schichtweiser Durchtrennung der Muskulatur (Anteile des M. latissimus, M. pectoralis, M. serratus) Eröffnen der Pleura am Oberrand der Rippe (Interkostalgefäße!). Einsetzen eines Sperrers, langsames Spreizen des Interkostalraumes (Rippenfraktur nicht immer zu vermeiden)

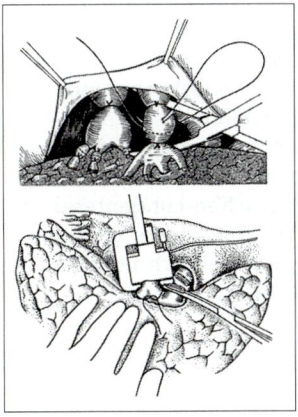

Abb. 21.34 Präparation des Lungenhilus. Versorgung der Gefäßstümpfe mit Naht (proximal Ligatur und Durchstechungsligatur, distal Ligatur – anschließend mit Skalpell durchtrennen) oder Stapler, Bronchusverschluss mit Klammernahtgerät. Nach Pneumonektomie Deckung mit Pleuralappen

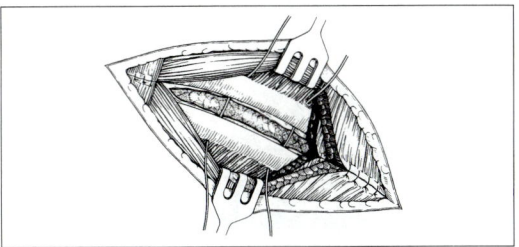

Abb. 21.35 Nach Einbringen von 2 Drainagen (Bülau-Drainage zur Sekretdrainage am tiefsten Punkt, Monaldi-Drainage der Pleurakuppe zur Entlüftung) Verschluss mit Perikostalnähten bzw. bei Muskulatur und Subkutis fortlaufenden Nähten

Posterolaterale Thoraktomie

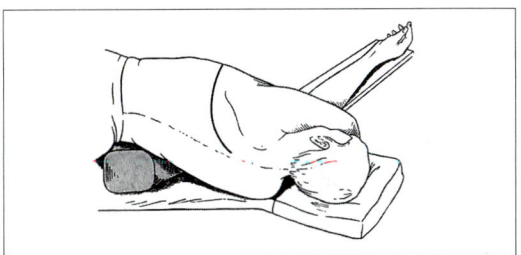

Abb. 21.36 Schnittführung unterhalb der Skapula-Spitze. Abdeckung bis Wirbelsäule und Sternum, nach kaudal bis zum unteren Rippenbogen (postoperative Drainage)

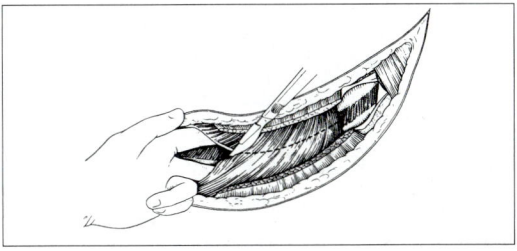

Abb. 21.37 Durchtrennung des M. latissimus dorsi und des M. serratus anterior

Pneumonektomie links

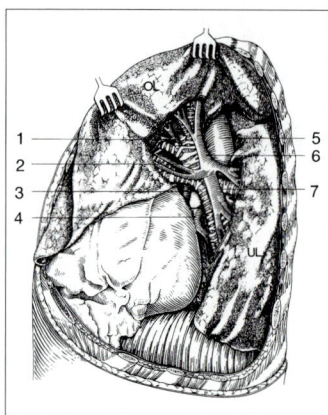

Abb. 21.38 Topographie der linksseitigen Hilusstrukturen nach Töndury.
1 Oberlappenvene
2 Oberlappenbronchus
3 Unterlappenbronchus
4 Unterlappenvene
5 Aorta
6 Oberlappenarterie
7 Unterlappenarterie

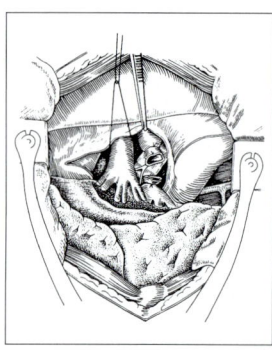

Abb. 21.39 Der kranial liegende Pulmonalarterienstamm wird zentral ligiert. Anschlingen der Oberlappenvenen

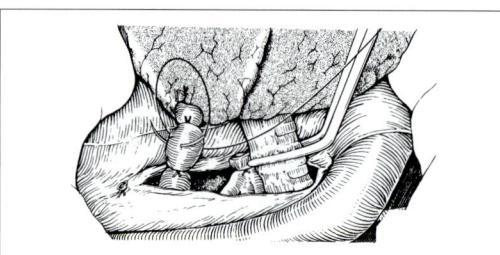

Abb. 21.40 Ligatur und Durchtrennung der unteren Lungenvene

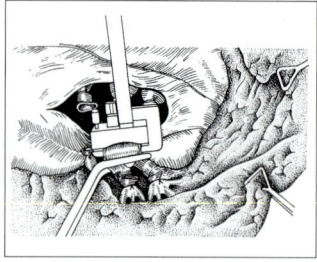

Abb. 21.41 Absetzen des linken Hauptbronchus mit einem Klammernahtgerät

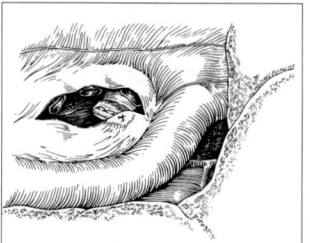

Abb. 21.42 Pleuralisierung des Stumpfes. Keine Drainage oder abgeklemmte Thorax-Drainage einlegen, sonst läuft der entstehende Serothorax ab und führt zu Mediastinalverschiebung. Thoraxverschluss

Atypische Lungenresektion

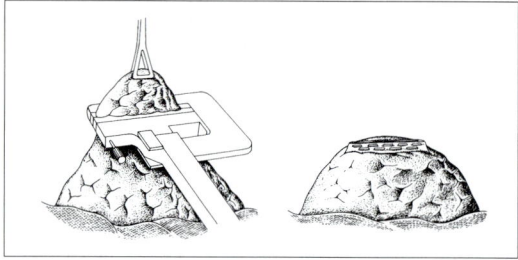

Abb. 21.43 Atypische Resektion mit Klammernahtgeräten

▮▮▮ Merken

- **Bronchialkarzinom: häufigste Krebstodesursache des Mannes, zunehmende Inzidenz auch bei Frauen. Hauptrisikofaktor: Zigarettenrauch.**
- **Mediastinaltumoren: Struma, Thymom, Lymphom, Bronchial- oder Perikardzyste. Diagnostik: CT!**
- **Thoraxtrauma: stumpf oder penetrierend; häufig im Rahmen eines Polytraumas. Bei Beteiligung der großen Gefäße hohe Letalität.**
- **Pneumo- oder Hämatothorax: Bülau-Drainage als diagnostische und therapeutische Maßnahme.**
- **Video-Thorakoskopie: Standard-Operationstechnik zur Exploration, histologischen Untersuchung, atypischen Lungenresektion oder Lappenresektion. Vorteile: geringer Schmerzmittelbedarf, deutlich verkürzte Krankenhausliegedauer.**

22 Herz

Die Herzchirurgie umfasst die operative Behandlung angeborener und erworbener Erkrankungen des Herzens sowie der großen, herznahen Gefäße.

Derzeit werden in Deutschland rund 70000 koronarkranke Patienten, 15000 Patienten mit erworbenen Klappenfehlern und ca. 5000 Kinder mit angeborenen Herzfehlern operiert. Somit stellt die Herzchirurgie einen wichtigen Teil der medizinischen Routineversorgung dar.

Entscheidende Voraussetzung hierfür war die Entwicklung der **Herz-Lungen-Maschine (HLM)** und ihre Einführung in die Klinik im Jahre 1953. Sie ermöglichte die **extrakorporale Zirkulation (EKZ)** und somit Korrekturen auch der kompliziertesten Fehler am stillstehenden bzw. im eröffneten Herzen.

22.1 Operationsverfahren

Man unterscheidet Herzoperationen mit EKZ und solche ohne EKZ. **Operationen mit EKZ** (Tab. 22.1) sind Eingriffe am bzw. innerhalb des blutleeren und stillstehenden Herzens. Die Häufigkeit der **Operationen ohne EKZ** (Tab. 22.1), d. h. von Eingriffen am schlagenden Herzen mittels minimalinvasiver Techniken, steigt in jüngster Zeit.

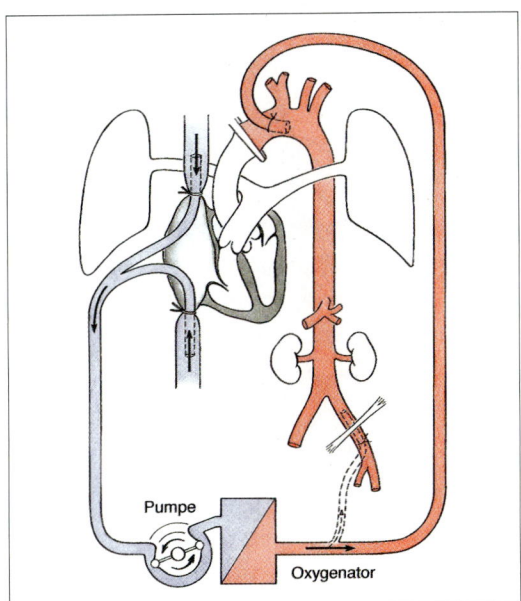

Abb. 22.1 Prinzip der e**x**tra**k**orporalen **Z**irkulation (EKZ, engl. ECC)

Tabelle 22.1 Wichtigste Operationen mit und ohne EKZ

Eingriffe ohne EKZ	Eingriffe mit EKZ
Verschluss des Ductus arteriosus Botalli	Korrektur kongenitaler Vitien
Korrektur der Aortenisthmusstenose	Korrektur erworbener Klappenfehler
Digitale-instrumentelle Mitral-Kommissurotomie (selten)	Koronaroperationen
Übernähung von Herzverletzungen	Herz- oder Herz-Lungen-Transplantation
Koronaroperationen (off pump coronary artery bypass, OPCAB)	Pulmonale Thrombendarteriektomie
Perikardiolyse bei Panzerherz	Aortenersatz bei thorakalem Aortenaneurysma

22.2 Extrakorporale Zirkulation (EKZ)

22.2.1 Prinzip der EKZ

Das Blut in den Vv. cavae wird mittels Kanülen in die HLM geleitet. Dort wird im Oxygenator O_2 zugeführt und CO_2 eliminiert. Das oxygenierte Blut wird mittels Blutpumpen und Kanülen in die Aorta ascendens oder A. femoralis zurückgeleitet (Abb. 22.1). Dabei wird die Bluttemperatur mittels eines Wärmeaustauschers reguliert.

Wichtigste Funktionselemente der HLM sind demnach:

- **Blutpumpen:** meist Rollerpumpen, in zunehmendem Maße auch sog. Zentrifugalpumpen, die eine nichtpulsatile Perfusion erzeugen und ein dem Körpergewicht angepasstes Herzminutenvolumen (HMV) ermöglichen
- **Oxygenator:** Am häufigsten wird der Membranoxygenator verwendet. Prinzip ist die Imitation des physiologischen Gasaustauschs mittels semipermeabler bzw. mikroporöser Membranen. Gebräuchlichster Typ ist der Hohlfaser-Membranoxygenator, bei dem der Gasaustausch über mikroporöse Kapillaren erfolgt (Abb. 22.2).
- **Wärmeaustauscher:** integraler Bestandteil der modernen Oxygenatoren, entscheidende Voraussetzung für Operationen in tiefer Ganzkörperhypothermie, d. h. bei einer Körpertemperatur von 18–22 °C, und anschließende Normalisierung der Körpertemperatur. In Ganzkörperhypothermie kann die Ganzkörperperfusion ohne Gefährdung der Hirnfunktion unterbrochen werden, beim Erwachsenen bis zu 30 Minuten lang.

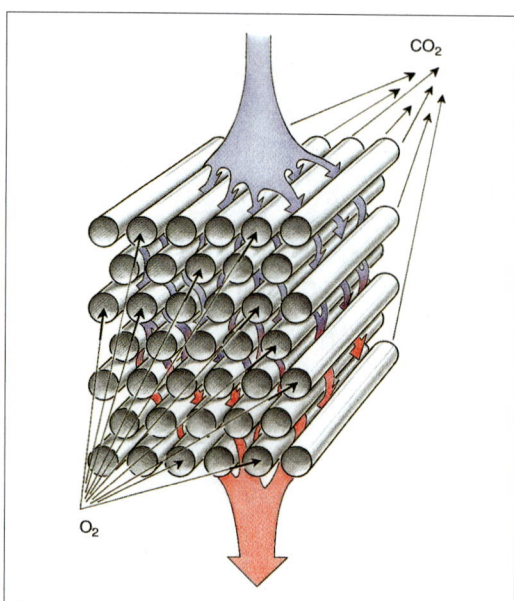

CO_2

O_2

Abb. 22.2 Mikroporöse Hohlfasermembran. Das Gas durchströmt die Kapillare, das Blut befindet sich an der Außenseite

22.2.2 Technik der EKZ

Standardverfahren (Herzoperationen)

Mediane Sternotomie, Herzbeuteleröffnung, Vollheparinisierung (400 I.E. Heparin/kg KG i.v.; bei Patienten mit Heparin-induzierter Thrombozytopenie r-Hirudin [Refludan®] oder Danaparoid [Organ®]), Anschluss an die EKZ durch venöse Kanülierung über den rechten Vorhof (Vv. cavae) sowie arterielle Kanülierung über die Aorta ascendens bzw. eine Femoralarterie **(s. Abb. 22.1).** Übernahme der gesamten Herzarbeit durch die HLM (sog. „totaler Bypass"). Das entlastete Herz schlägt unter diesen Bedingungen zunächst weiter, da die Koronararterien noch perfundiert werden. Erst die Unterbrechung der Koronarzirkulation durch queres Abklemmen der Aorta ascendens und (Regelfall) die Applikation einer kardioplegischen Lösung ermöglichen das Operieren am blutleeren und stillstehenden Herzen. Wiederbelebung des Herzens durch Freigabe der Koronarzirkulation nach Öffnen der Aortenklemme, dabei entweder Spontandefibrillation oder elektrische Rhythmisierung. Nach Abstellen der HLM wird Heparin mit Hilfe von Protamin neutralisiert.

Sonderformen

Herzoperationen bei Säuglingen

Bei Säuglingen ist es besonders wichtig, die Auswirkungen der EKZ (s. Kap. 22.2.4) zu minimieren. Daher wird die Ganzkörperhypothermie mit Unterbrechung bzw. hochgradiger Reduktion der Perfusion favorisiert: Tiefe Ganzkörperhypothermie (Körpertemperatur 18–20 °C) mit Hilfe der HLM. Danach Abstellen der HLM und Korrektur des Herzfehlers im Kreislaufstillstand bzw. bei minimaler Perfusion (maximal 60 Minuten). Anschließend Wiedererwärmung mit Hilfe der HLM.

Pulmonale Embolektomie

Diese Operation ist indiziert, wenn bei akuter, fulminanter Lungenembolie mit schwerer Gasaustauschstörung und Rechtsherzinsuffizienz eine Fibrinolyse nicht möglich ist oder nicht erfolgreich war. Die früher als Trendelenburg[1]-Operation praktizierte Embolektomie ohne HLM ist heute zugunsten der Operationstechnik mit HLM verlassen worden.

Pulmonale Thrombendarteriektomie

Diese Operation ist bei Patienten mit schwerer pulmonaler Hypertonie infolge rezidivierender Lungenembolien und konsekutiver chronischer Pulmonalarterienthrombose indiziert. Sie wird in Ganzkörperhypothermie (20 °C) bei intermittierendem Kreislaufstillstand. Durch Unterbrechung der Pulmonalarterienzirkulation können die Thromben unter Sicht zentral und peripher aus den Arterien entfernt werden.

Femorofemoraler Bypass

Bei Erkrankungen der Aorta descendens (z.B. Aortenaneurysma) ermöglicht die HLM durch partielle Übernahme der Körperperfusion **(Abb. 22.3)** eine Operation bei schlagendem Herzen.

Weitere Einsatzmöglichkeiten der EKZ

In Ausnahmefällen erfolgt der Anschluss an die HLM

▪ zur Wiedererwärmung unterkühlter Patienten
▪ zur extrakorporalen Langzeitoxygenierung (extrakorporale Membranoxygenierung, ECMO) bei schwerster respiratorischer Insuffizienz (Schocklunge, Pneumonie, ARDS[2])

---

[1] Friedrich Trendelenburg, dt. Chirurg, 1844–1924
[2] adult respiratory distress syndrome

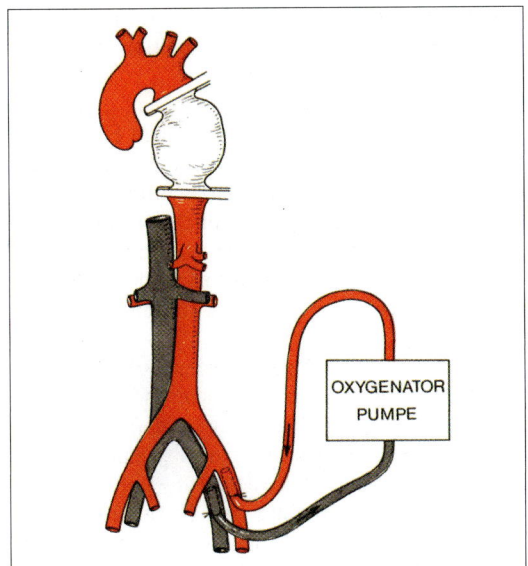

Abb. 22.3 Femoro-femoraler Bypass (mit Oxygenator)

- zur regionalen hyperthermen Zytostatikaperfusion bei Malignomen (insbesondere bei malignen Melanomen)
- zur regionalen Perfusion der Leber im Rahmen von Transplantationen.

Einsatz in der „Schlüssellochchirurgie": Um auch bei Operationen am bzw. im Herzen, die den Einsatz der HLM zwingend erfordern (z. B. Klappenoperationen, Re-Operationen) auf die komplette Sternotomie verzichten zu können, ist der sog. endovaskuläre Anschluss der EKZ über die A. und V. femoralis entwickelt worden. Der eigentliche Eingriff am Herzen erfolgt über thorakoskopische Zugänge bzw. Minithorakotomien.

22.2.3 Intraoperative Myokardprotektion

Maßnahmen zum Schutz des Herzmuskelgewebes während der Operation.

Verfahren mit Koronarperfusion
Prinzip: Aufrechterhaltung des oxidativen Stoffwechsels des Herzens während der Operation.
Nachteil: Das Herz bleibt elektromechanisch aktiv, tonisiert und durchblutet. Dies kann zu operationstechnischen Problemen führen.

Verfahren ohne Koronarperfusion

Ischämisch induzierter Herzstillstand
Prinzip: Durch Abklemmen der Aorta ascendens eingeleiteter Herzstillstand infolge Energiemangels.
  Bei intermittierendem kurzfristigem Abklemmen in der Koronarchirurgie passt sich der Energiestoffwechsel an die kurzen Ischämieperioden an (preconditioning), so dass die Ischämietoleranz zunimmt.
Nachteil: Dauer der Ischämietoleranz unkalkulierbar wegen Verbrauchs intramyokardialer energiereicher Phosphatverbindungen.

Kardioplegie
Bewährtes Verfahren der intraoperativen Myokardprotektion.
Prinzip: Mit zunehmender Hyperkaliämie oder Hyponatriämie sinkt die Aktivität der Schrittmacherzellen des Herzens bis hin zum Herzstillstand. Lokalanästhetika, Betablocker und Kalziumantagonisten verstärken diesen Effekt. So lässt sich ohne wesentliche Abnahme der Energievorräte ein Herzstillstand induzieren.
  Als Trägerlösungen dienen kristalloide Lösungen oder oxygeniertes Blut. Die Kombination von hypothermer kardioplegischer Perfusion mit Oberflächenkühlung ermöglicht einen sicheren Schutz des stillstehenden Herzens für mehr als 2 Stunden.

22.2.4 Postperfusionssyndrom

Reaktion des Organismus auf die EKZ.
Pathogenese: Durch den Kontakt des Blutes mit den Fremdoberflächen der EKZ werden das Gerinnungssystem, die Fibrinolyse und das Kallikreinsystem aktiviert. Es bilden sich Mikrothromben, die zu Mikrozirkulationsstörungen führen. Perfusionszeiten von mehr als 10 Stunden werden daher nur in Ausnahmefällen überlebt (Ausnahme: extrakorporale Langzeitoxygenierung mit verminderten Flussraten und Zuhilfenahme eines speziellen Membranoxygenators).
Klinik: Transitorische Funktionsstörung des ZNS, der Nieren und Lungen sowie des Abwehrsystems, SIRS (systemic inflammatory response syndrome) mit Fieber, Tachykardie, Tachypnö und Leukozytose; Multiorganversagen, Kapillarleck(syndrom) mit interstitiellem Ödem und Schock durch Schädigung der Kapillaren.

22.3 Mechanische Unterstützungs-systeme bei Herzversagen

22.3.1 Intraaortale Ballonpumpe (IABP)

Prinzip: EKG-synchronisierte „Gegenpulsation" eines intraaortalen Ballonkatheters. Rasches Kollabieren des Ballons während der Anspannungsphase des Herzens senkt den Aortendruck und damit die linksventrikuläre Nachlast (Abb. 22.4a). Wiederaufblasen (mit Helium mittels elektronischer Pumpen) während der Diastole erhöht den Aortendruck und verbessert so die Koronarperfusion (Abb. 22.4b).
Technik: Einführen des Ballonkatheters (Ballonvolumen 30–40 ml) über eine Femoralarterie bis in den proximalen Anteil der Aorta descendens.
Indikationen: Medikamentös nicht beherrschbare isolierte Linksherzinsuffizienz (z.B. nach Herzoperation, Myokardinfarkt oder während interventioneller Katheterprozeduren). *Kontraindikationen:* Aortenklappeninsuffizienz, Aortenbogenaneurysma, isolierte Rechtsherzinsuffizienz, komplettes Linksherzversagen (hier ist die IABP nicht effektiv genug).

22.3.2 Assist-Systeme

Uni- bzw. biventrikuläre Blutpumpen, die zur Entlastung eines oder beider Ventrikel eine definierte Menge des HMV übernehmen.
Indikationen: Überbrückung („bridging") bis zur Herztransplantation, therapierefraktäre Herzinsuf-fizienz in der postoperativen bzw. Postinfarktphase bis zur Erholung der Myokardfunktion, terminale Kardiomyopathie.

Assist-Systeme für den temporären Einsatz
Ihr Antrieb befindet sich extrakorporal.
- **Linksherzunterstützung** (gebräuchlichstes Assist-System)**:** Entlastung des linken Ventrikels durch Drainage des arteriellen Blutes über die Spitze des linken Ventrikels und Reperfusion des Blutes in die Aorta ascendens (Abb. 22.5) mittels geeigneter Blutpumpen.
Neuere Entwicklungen sind „femorofemorale" Assist-Systeme, die einen transvenösen Drainage-katheter über das Vorhofseptum in den linken Vorhof platzieren und das Blut in die Femoralarterie zurückperfundieren (Abb. 22.6).
- **Rechtsherzunterstützung** (nur in seltenen Fällen isoliert eingesetzt)**:** Drainage über den rechten Vorhof und Reperfusion in die A. pulmonalis.
Komplikationen: Thrombembolie bzw. Blutung in Kombination mit Infektionen insbesondere bei Notfallpatienten.

Assist-Systeme für den permanenten Einsatz
Ihr Antrieb befindet sich intrakorporal.
- **univentrikuläre Assist-Systeme** (meist Miniturbi-nen) zur Entlastung des linken Ventrikels
- **unter Belassung des eigenen Herzens implantier-bares biventrikuläres Kunstherz** mit internem Antrieb

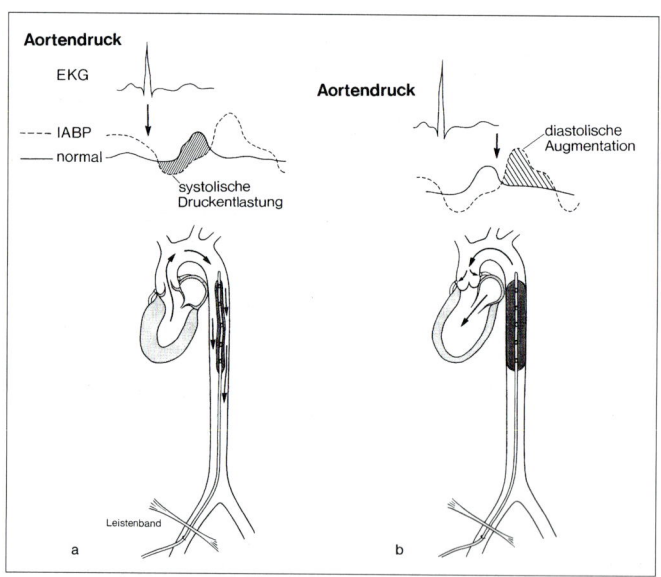

Abb. 22.4 a,b
Prinzip der **I**ntra**a**ortalen **B**allon**p**umpe (IABP)

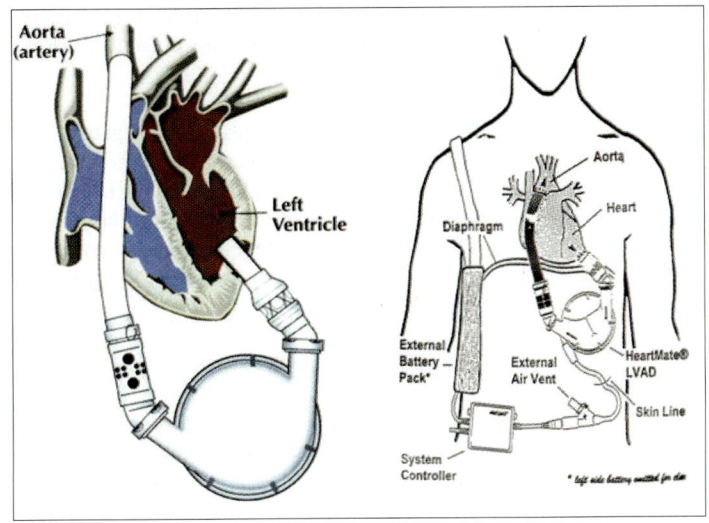

Abb. 22.5 Linksherz-Assist-System. Volumenentlastung des linken Ventrikels über einen transapikalen Zugang und Rückführung des Blutes in die Aorta ascendens

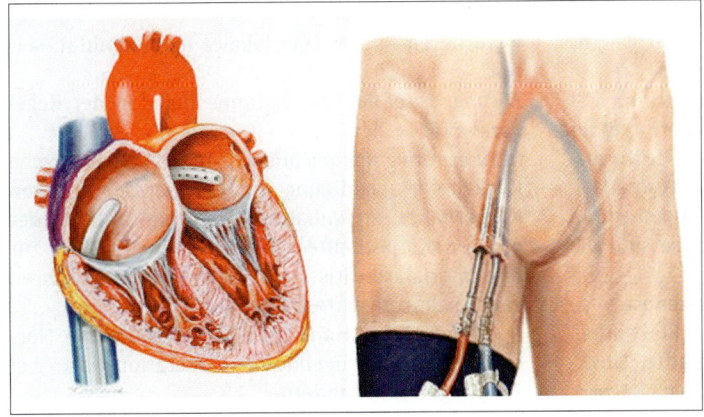

Abb. 22.6 „Femoro-femorales" Assist-System

■ **an Stelle des eigenen Herzens implantierbares biventrikuläres Kunstherz** (eigentliches „Kunstherz").

Diese Systeme sind bereits in klinischer Erprobung. Fernziel ist das vollständig inkorporierte Kunstherz mit interner Energiequelle.

Komplikationen: Thrombembolie und Materialermüdung.

22.4 Kongenitale Herz- und Gefäßfehler

Kongenitale Fehler des Herzens und der herznahen Gefäße kommen bei 0,6–0,8 % aller Lebendgeborenen vor. Sie sind Folge von Entwicklungshemmungsmissbildungen in der frühen Schwangerschaft und zu ca. 50 % mit chromosomalen Aberrationen (z. B. Trisomie 18, 21) vergesellschaftet. Sie zählen damit zu den häufigsten angeborenen

Fehlbildungen überhaupt (etwa 5000 pro Jahr in Deutschland). Mehr als 80 % der angeborenen Herzfehler sind operabel.

> Kongenitale Herz- und Gefäßfehler:
> Operation möglichst im Vorschulalter

Man unterscheidet kongenitale Herz- und Gefäßfehler ohne und solche mit Kurzschluss (Shunt) **(Tab. 22.2)**.

22.4.1 Kongenitale Herz- und Gefäßfehler ohne Shunt

Aortenisthmusstenose (Coarctatio)
Häufigkeit 10 %. Knaben : Mädchen = 2 : 1. Typisch ist die Kombination mit persistierendem Ductus arteriosus Botalli (PDA) (bei der infantilen Form),

Tabelle 22.2 Kongenitale Herz- und Gefäßfehler (Häufigkeit in %)

Ohne Kurzschluss	Aortenisthmusstenose	10
	Pulmonalstenose	8
	Aortenstenose	5
Links-rechts-Kurz-schluss (ohne Zyanose)	Ventrikelseptumdefekt (VSD)	30
	Vorhofseptumdefekt (ASD)	10
	Ductus arteriosus apertus Botalli (PDA)	12
Rechts-links Kurz-schluss (mit Zyanose)	Fallot-Tetralogie	10
	Transposition der großen Arterien (TGA)	6

Ventrikelseptumdefekt (VSD) sowie einer valvulären Aortenstenose (bikuspidale Aortenklappe!). Nach der Lage zum Ductus Botalli unterscheidet man:

■ **postduktale Aortenisthmusstenose** (Abb. 22.7a): Dies ist die häufigere (typische) Form. Der Ductus arteriosus Botalli ist obliteriert.

Klinik: In der Kindheit oft asymptomatisch. Erst später Vollbild der Erkrankung mit Hypertonie der oberen Körperhälfte, Linksherzbelastung, frühzeitiger Zerebralarteriensklerose und aneurysmatisch dilatierten Interkostalarterien, die zu Rippenusuren führen können. Bei hochgradiger Stenose sind die Femoralispulse nicht zu tasten.

■ **präduktale (infantile) Aortenisthmusstenose** (Abb. 22.7b): selten. Der Ductus arteriosus Botalli ist offen.

Klinik: Hypertonie der oberen Körperhälfte, Linksherzbelastung. Versorgung der unteren Körperhälfte vom rechten Herzen über A. pulmonalis und Ductus (bei fehlendem Septumdefekt sogar mit rein venösem Blut). Zyanose der unteren Körperhälfte, tastbare Femoralispulse! Schweres Krankheitsbild mit Links- und Rechtsherzinsuffizienz, so dass bereits in der Neugeborenenperiode eine notfallmäßige Operation erforderlich ist.

> Hypertonie in der oberen Körperhälfte mit fehlenden oder schwachen Femoralispulsen: Aortenisthmusstenose?

OP-Indikation: Nach Diagnosestellung gegeben! Nur die frühzeitige Operation verhindert Zerebralsklerose (Apoplexie, bereits im Jugendalter), Linksherzversagen, Ruptur aneurysmatischer Interkostalarterien sowie die bakterielle Endokarditis (Aortitis). Die mittlere Lebenserwartung ohne Operation beträgt ca. 35 Jahre.

Operationstechniken:
■ Resektion mit End-zu-End-Anastomose (bei kurzstreckigen Stenosen) (Abb. 22.8a)
■ Resektion mit End-zu-End-Interposition einer Kunststoffprothese (bei längerstreckigen Stenosen) (Abb. 22.8b)
■ Erweiterung mittels Patch (Kunststoff- oder Subklavia-Patch nach Waldhausen) in der Säuglingsperiode (Abb. 22.8c)
■ Prothesen-Bypass (bei lokaler Inoperabilität, selten).

Zugang: Laterale Thorakotomie links, in der Regel ohne EKZ.

Intraoperative Komplikationen: In 0,4 % ischämische Rückenmarkschädigung mit Plegie der unteren Körperhälfte, krisenhafte Hypertonie (auch in der unteren Körperhälfte), die in seltenen Fällen zur Mesenterialarteriitis und Darmgangrän führen kann. Rekurrensparese links (selten).

Operationsrisiko: Hohe Letalität (20–50 %) bei Noteingriffen bei Neugeborenen. Operationsrisiko bei Säuglingen und Kindern < 1 %.

Ergebnisse:
■ bei Neugeborenen: Restenosierung in ca. 50 % der Fälle, seit Einführung der „Subclavian-flap"-Technik (Abb. 22.9) jedoch deutlich bessere Ergebnisse
■ bei Säuglingen und Kindern: gute Spätergebnisse.

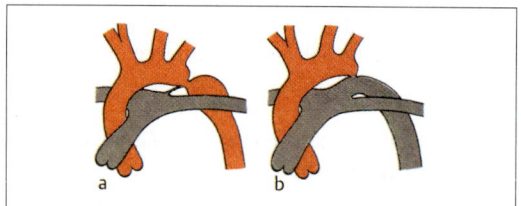

Abb 22.7 a,b Formen der Aortenisthmusstenose:
a Postduktaler Typ (umschriebene Enge im Bereich des obliterierten Dukturs[bandes])
b Präduktaler Typ (offener Ductus Botalli)

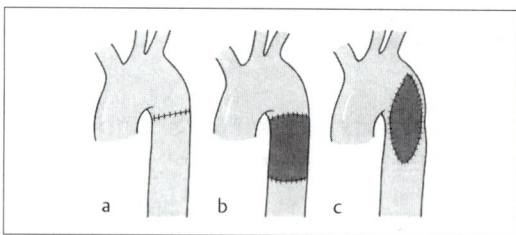

Abb. 22.8 a–c Operationstechniken bei Aortenisthmusstenose:
a Resektion mit End-zu-End-Anastomose,
b Resektion mit End-zu-End-Interposition einer Kunststoffprothese,
c Patch-Erweiterung

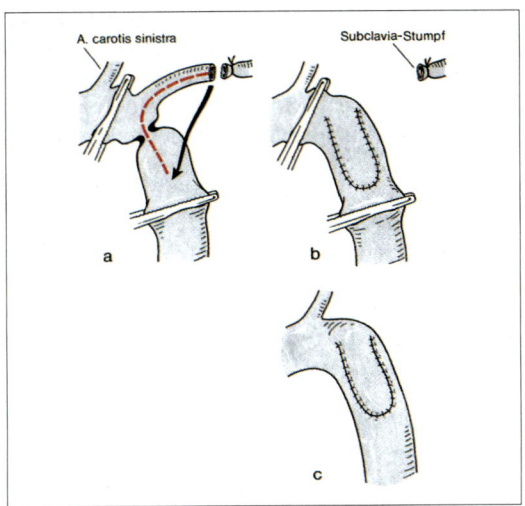

Abb. 22.9 a–c „Subclavian-flap"-Technik (Patcherweiterung des Aortenisthmus durch A. subclavia sinistra)

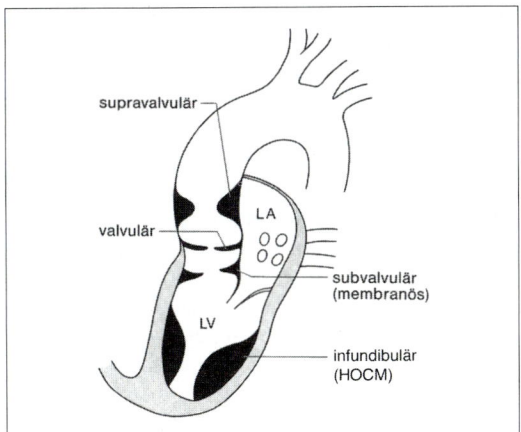

Abb. 22.10 Lokalisation der Stenosen des linksventrikulären Ausflusstraktes. LA: linker Vorhof, LV: linker Ventrikel, IHSS.

Aortenbogenanomalien (Aortenringsyndrom)

Kompression bzw. Umklammerung von Trachea und Ösophagus durch
- doppelten Aortenbogen,
- rechtsseitig deszendierende Aorta in Kombination mit PDA bzw. Duktusband

  oder

- Arteria lusoria: A. subclavia dextra entspringt als letztes Gefäß aus dem Aortenbogen und zieht hinter Trachea und Ösophagus nach rechts.

Klinik: Dyspnö, Stridor und Dysphagie vor allem beim Genuss fester Nahrung. Gefahr der Tracheomalazie!

OP-Indikation: Nach Diagnosestellung gegeben (z. T. Noteingriff).

Operationstechnik: Linkslaterale Thorakotomie, Entfesselung von Trachea und Ösophagus durch
- Durchtrennung des vorderen, in der Regel schwächeren Aortenbogens,
- Durchtrennung des Ductus arteriosus Botalli bzw. des Duktusbandes

  oder

- Abtrennen der A. lusoria vom Aortenbogen (eine ausreichende Versorgung des rechten Armes ist über Kollateralgefäße gewährleistet).

Operationsrisiko: < 1 %.

Ergebnisse: Postoperativ häufig Fortbestehen des Stridors bis zur Stabilisierung der Trachealwand; gute Langzeitergebnisse.

Kongenitale Aortenstenose

Stenose des linksventrikulären Ausflusstraktes in verschiedenen Ebenen: valvulär, sub- oder supravalvulär (Abb. 22.10).

Valvuläre Aortenstenose

Häufigkeit 5 %. Knaben : Mädchen = 4 : 1. Typische begleitende Missbildungen: Aortenisthmusstenose, PDA.

Pathogenese: Verdickung des Klappengewebes und Verklebungen der Aortenklappenkommissuren führen zur „bikuspidalen" Aortenklappe, der häufigsten Form der angeborenen Aortenstenose. (Die nicht stenosierte „bikuspidale" Aortenklappe ist die wichtigste Ursache der „erworbenen" Aortenstenose des Erwachsenen). Druckbelastung und Hypertrophie des linken Ventrikels.

> Isolierte Klappenstenose:
> Poststenotische Dilatation!

Klinik: Bei hochgradiger Aortenklappenstenose schweres Krankheitsbild bereits in der Neugeborenenperiode; typisch ist jedoch die subjektive Beschwerdefreiheit im Vorschulalter. Erst später Belastungsdyspnö, Angina pectoris, Rhythmusstörungen und Synkopen.

OP-Indikation: Linksventrikuläre Schädigungszeichen im EKG, systolischer Druckgradient größer als 60 mmHg in Ruhe, spätestens Auftreten von Angina pectoris, Rhythmusstörungen und Synkopen.

Operationstechnik: Nach medianer Sternotomie Anschluss an die HLM, supravalvuläre Eröffnung der Aorta ascendens und Kommissurotomie unter

Sicht (Methode der Wahl). Bei Ballon-Valvuloplastien hohes Maß an Restenosen und vereinzelt Auftreten schwerer Aortenklappeninsuffizienz; sie werden daher nur in Einzelfällen bei Inoperabilität durchgeführt.

Operationsrisiko: Hoch bei Notoperationen im Neugeborenen- oder Säuglingsalter, niedrig (1 %) bei elektiven Eingriffen im Kindes- und Jugendalter.

Ergebnisse: In der Regel bleibt nach Kommissurotomie sowohl ein Restgradient als auch eine Klappeninsuffizienz zurück. Die erneute klinische Verschlechterung vom 10. postoperativen Jahr an ist typisch.

> **Kommissurotomie: Nur Palliativmaßnahme**

Subvalvuläre membranöse Aortenstenose
Umschriebene Stenose des Ausflusstraktes des linken Ventrikels durch eine Membran oder fibröse Leiste; selten. Keine poststenotische Dilatation der Aorta ascendens. Systolikum und Schwirren wie beim VSD.

Klinik, OP-Indikation und Ergebnisse wie bei valvulärer Aortenstenose, jedoch gute Spätresultate, da nur selten Rezidive auftreten.

Muskuläre Subaortenstenose
(Hypertrophe obstruktive Kardiomyopathie, HOCM)
Asymmetrische Septumhypertrophie durch nicht arbeitsbedingte Hypertrophie pathologischer Muskelzellen. Die HOCM tritt zu gleichen Teilen familiär gehäuft (nicht geschlechtsgebunden) und sporadisch auf.

Ursachen: Unbekannt.

Pathophysiologie: Folgen der HOCM sind linksventrikuläre Druckbelastung, in 30–50 % der Fälle Mitralklappeninsuffizienz infolge pathologischer Kontraktionsabläufe der Hinterwand- bzw. Papillarmuskulatur.

Klinik: In der Regel unauffälliges Vorschulalter. Erstes Auftreten von Belastungsdyspnö, Rhythmusstörungen und Synkopen im Schulalter. Unbehandelt beträgt die mittlere Lebenserwartung 30–40 Jahre. Typisch ist der plötzliche Tod in jungen Jahren infolge von Rhythmusstörungen.

OP-Indikation: Angina pectoris, Zeichen der Ruheinsuffizienz trotz maximaler Dosis von Betablockern oder Kalziumantagonisten (finden sich bei 25 % der Patienten).

Operationstechnik: Nach Anschluss an die HLM transvalvuläre bzw. transventrikuläre Resektion der hypertrophischen Muskulatur, ggf. in Kombination mit Mitralklappenersatz. In Extremfällen ist eine ausreichende Entlastung des linken Ventrikels u. U. nur durch einen apicoaortalen Conduit, eine extraanatomische Gefäßprothese mit integrierter Kunstklappe zwischen der Spitze des linken Ventrikels und der benachbarten thorakalen Aorta, zu erreichen.

Operationsrisiko: 3–10 %.

Ergebnisse: Bei 2/3 der Patienten postoperativer Rückgang der Beschwerden oder Beschwerdefreiheit. Nur bei gegebener Operationsindikation günstigere Lebenserwartung als bei rein medikamentöser Therapie.

Supravalvuläre Aortenstenose
Diese seltene Form der Aortenstenose (< 0,5 % aller Aortenstenosen) wird unterteilt in die lokalisierte und die langstreckige (tubuläre) Form. Häufig in Kombination mit zusätzlichen arteriellen Stenosen, vor allem im Bereich der Aortenbogenäste sowie der Mesenterial- und Nierenarterien. Typisch ist die Kombination mit supravalvulärer Pulmonalstenose.

Ursachen: Am wichtigsten ist die idiopathische Hyperkalzämie (Fanconi-Schlesinger[1]-Syndrom) in Verbindung mit einer Vitamin-D-Überempfindlichkeit, woraus in schweren Fällen das Williams-Beuren[2]-Syndrom (supravalvuläre Aortenstenose, supravalvuläre Pulmonalstenose, geistige Retardierung, Minderwuchs, Gesichtsdysplasie) entsteht.

> **Supravalvuläre Stenosen sind progredient**

Klinik: s. valvuläre Aortenstenose.

OP-Indikation: Spätestens nach Auftreten von Zeichen der Linksherzschädigung bzw. Linksherzinsuffizienz, Angina pectoris und Synkopen.

Operationstechnik: Nach Anschluss an die HLM supravalvuläre Erweiterungsplastik (Kunststoffpatch); bei langstreckigen, supravalvulären Stenosierungen ist eine ausreichende Entlastung des linken Ventrikels u. U. nur durch einen apicoaortalen Conduit möglich.

Operationsrisiko: Nur bei lokalisierten Stenosen niedrig.

Pulmonalstenose

Stenose des rechtsventrikulären Ausflusstraktes in verschiedenen Ebenen: valvulär, sub- oder supravalvulär (Abb. 22.11).

---

[1] Guido Fanconi, schweiz. Pädiater, 1892–1950, Bernard Schlesinger, engl. Pädiater

[2] J. C. Williams, Alois J. Beuren, neuseeländ. bzw. dt. Kardiologe

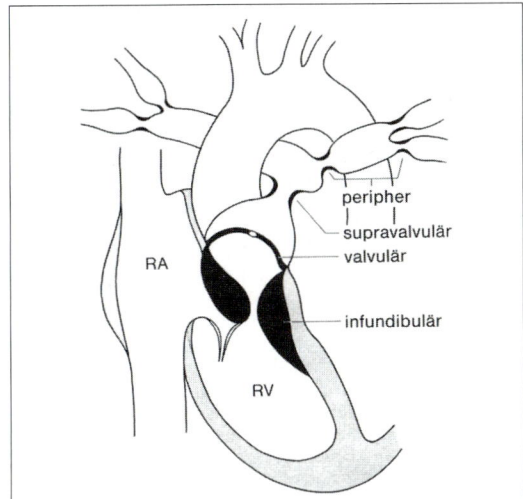

Abb. 22.11 Lokalisation der Stenosen des rechtsventrikulären Ausflusstraktes. RA: rechter Vorhof, RV: rechter Ventrikel.

Die isolierte Stenose macht 8 % aller kongenitalen Herz- und Gefäßfehler aus und kommt bei 25–30 % der kongenitalen Vitien als Begleiterscheinung vor. Knaben : Mädchen = 1 : 1.

Isolierte, valvuläre Pulmonalstenose
Bei dieser häufigsten Form der Pulmonalstenosen sind die Kommissuren der Pulmonalklappe verklebt. Kennzeichnend ist die poststenotische Dilatation der A. pulmonalis.
Klinik: In Abhängigkeit vom Stenosegrad und begleitenden kardialen Missbildungen reicht das Spektrum von der asymptomatischen „leichten Pulmonalstenose" bis hin zur „kritischen Pulmonalstenose" des Neugeborenen mit intaktem Ventrikelseptum mit Rechtsherzversagen infolge fehlender Abflussmöglichkeit.

> Pulmonalstenosen: Eingeschränkte Lungendurchblutung mit Gefahr hypoxämischer Zustände

OP-Indikation: Systolischer Druckgradient von mehr als 50 mmHg in Ruhe, Rechtshypertrophie in Verbindung mit rechtsventrikulären Schädigungszeichen im EKG.
Operationstechnik: Kommissurotomie (Methode der Wahl), in der Regel mit Anschluss an die HLM. Bei Noteingriffen in der Neugeborenen- oder Säuglingsperiode u. U. ohne EKZ: „geschlossene Kom-

missurotomie" nach Brock[1] (instrumentelle Sprengung der Pulmonalklappe ohne Sicht) oder Kommissurotomie unter Sicht. In neuerer Zeit hat sich bei isolierten valvulären Pulmonalstenosen im Säuglings- und Kindesalter die perkutan-transvenöse Ballondilatation bewährt (im Gegensatz zur valvulären Aortenstenose) und ist eine effektive Alternative zur Operation.

> In der Regel sind Kinder mit Pulmonalstenosen häufig jahrelang beschwerdefrei

Operationsrisiko: Bei Noteingriffen in der Neugeborenen- und Säuglingsperiode 10–20 %, bei elektiven Eingriffen < 1 %.
Ergebnisse: Reststenose bzw. Klappeninsuffizienz machen nur ausgesprochen selten einen Pulmonalklappenersatz erforderlich.

Subvalvuläre Pulmonalstenose
- **infundibuläre Pulmonalstenose:** Obstruktion des rechtsventrikulären Ausflusstraktes (= Infundibulum) durch sekundäre Hypertrophie der Crista supraventricularis, z. B. infolge valvulärer Pulmonalstenosen
- **subinfundibuläre Pulmonalstenose:** Obstruktion unterhalb bzw. am Beginn des Infundibulums durch fibromuskuläre Verdickungen bzw. pathologische Muskelbündel, meistens infolge einer Fallot-Tetralogie bzw. bei VSD.

Supravalvuläre Pulmonalstenose
Vorkommen fast ausschließlich im Rahmen komplexer Krankheitsbilder z. B. bei supravalvulärer Aortenstenose (Williams-Beuren-Syndrom), Fallot-Tetralogie.
Man unterscheidet zentrale supravalvuläre Pulmonalstenosen (Stamm- und Hauptäste der A. pulmonalis betroffen) von peripheren (Lappen- bzw. Segmentäste der A. pulmonalis betroffen). Typisch sind poststenotische Dilatation und – bei einseitigen Stenosen – die kompensatorische Dilatation der kontralateralen A. pulmonalis.

> Zentrale, supravalvuläre Pulmonalstenose: operabel, periphere Pulmonalstenose: inoperabel

Klinik, OP-Indikation, Operationstechnik und Ergebnisse werden überwiegend von den begleitenden bzw. zugrunde liegenden kongenitalen Herz- und Gefäßfehlern bestimmt.

---

[1] Sir Russel Cl. Brock, engl. Chirurg

22.4.2 Kongenitale azyanotische Herz- und Gefäßfehler mit Links-rechts-Shunt

Septumdefekte und Kurzschlussverbindungen im Bereich der großen herznahen Gefäße (z. B. PDA) führen aufgrund der physiologischen Druck- und Widerstandsverhältnisse im Allgemeinen zu einem Links-rechts-Shunt mit pathologisch gesteigerter Lungendurchblutung (bei normalem Körperzeitvolumen). Als **Shuntvolumen** bezeichnet man den Prozentanteil des Lungenstromvolumens, der über den Defekt rezirkuliert. Es trägt nicht zum Körperstromvolumen bei. Bei einem Links-rechts-Shunt von 50 % stammen demnach 50 % des Lungenstromvolumens aus dem Shunt, d. h. das Shuntvolumen erhöht den Lungendurchfluss auf 200 %. Bei normalen Widerstandsverhältnissen im Lungenkreislauf beträgt bei einem HZV von 5 l/min im Körperkreislauf und einem Links-rechts-Shunt von 50 % das Lungenstromvolumen 10 l/min.

> Vitien mit Links-rechts-Shunt: Lungenstromvolumen = Mehrfaches des Körperstromvolumens

Vor allem bei Vitien mit großem Links-rechts-Shunt, insbesondere bei Einwirkung systemarteriellen Drucks auf die Pulmonalzirkulation, kommt es zur **Eisenmenger[1]-Reaktion**, einer irreversiblen Widerstandserhöhung im Lungenkreislauf. Mit steigendem Druck im Lungenkreislauf sinkt das Shuntvolumen, übersteigt er den Druck im linken Ventrikel, kommt es zur **Shuntumkehr** (Rechts-links-Shunt). Ohne Operation tritt die Eisenmenger-Reaktion bei 25 % der Kinder mit VSD und 10 % der Kinder mit PDA innerhalb der ersten 2 Lebensjahre auf, aber nur bei 2–5 % der Kinder mit ASD, da hier die systemarterielle Druckkomponente fehlt.

> Vitien mit Links-rechts-Shunt: Cave Shuntumkehr! Nach Shuntumkehr: Inoperabilität

Vorhofseptumdefekt (ASD)
Häufigkeit 10 %, Knaben : Mädchen = 1 : 2. Man unterscheidet:
- Ostium-secundum-Defekt (ASD II, **Abb. 22.12**)
- Ostium-primum-Defekt (ASD I, **Abb. 22.12**)
- offenes Foramen ovale
- Sinus-venosus-Defekt (**Abb.22.12**).

[1] Viktor Eisenmenger, österreich, Arzt, 1864–1932

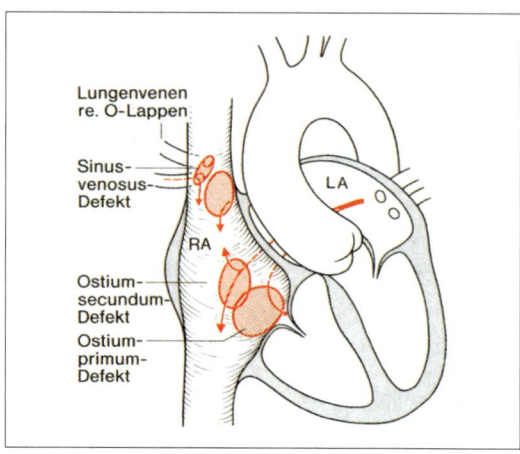

Abb. 22.12 Lokalisation der Vorhofseptumdefekte. O-Lappen = Oberlappen.

Ostium-secundum-Defekt (ASD II)
Häufigste Form des ASD, bedingt durch unvollständige Entwicklung des Septum secundum. Typisch ist die Kombination mit Fehleinmündung rechter Lungenvenen (25 %). Vereinzelt wird ein Mitralklappenprolaps beobachtet.
Pathophysiologie: Links-rechts-Shunt mit Volumenüberlastung des rechten Herzens, der Lungenstrombahn und des linken Vorhofes, nicht jedoch des linken Ventrikels! Normales HZV im Körperkreislauf! Keine systemarterielle Druckeinwirkung auf die Lungenstrombahn, daher nur relativ selten und spät pulmonaler Widerstandshochdruck.
Klinik: In der Regel weitgehende Symptomlosigkeit im Säuglings- und Vorschulalter, Beschwerden meist erst im Schulalter: gehäuft Bronchitiden, Dyspnö, Leistungsminderung. Zeichen der Rechtsherzinsuffizienz und vor allem Vorhofrhythmusstörungen sind prognostisch ungünstige Spätsymptome. Ohne Operation entwickelt sich eine Eisenmenger-Reaktion innerhalb der ersten 20 Lebensjahre nur bei 4 %, nach dem 40. Lebensjahr jedoch bei mehr als 40 % der Patienten. Durchschnittliche Lebenserwartung ohne Operation ca. 40 Jahre.
OP-Indikation: Asymptomatische Sekundumdefekte mit einem Shuntvolumen > 30 % sollten im Vorschulalter operiert werden. Bei deutlicher Herzvergrößerung, gehäuften Bronchitiden, Trinkschwäche und Gedeihstörungen trotz medikamentöser Therapie sowie bei beginnender Widerstandserhöhung im kleinen Kreislauf OP-Indikation unabhängig vom Alter unmittelbar nach Diagnosestellung.
Operationstechnik: Mediane Sternotomie, Anschluss an die HLM, Eröffnung des rechten Vorhofes, De-

fektverschluss durch Naht oder mit Hilfe eines Kunststoffpatchs.

In jüngster Zeit hat sich in geeigneten Fällen der nichtoperative Verschluss eines kleinen, in der Mitte des Septums gelegenen ASD II in zunehmendem Maße bewährt. Hierbei wird der Defekt durch einen Schirm verschlossen, der mittels spezieller Katheter endovaskulär am Vorhofseptum fixiert wird.

Operationsrisiko: Bei elektiven Eingriffen < 1%, höher bei pulmonaler Hypertonie (mit Zunahme des pulmonalen Widerstandes steigend) und bei Vorhofrhythmusstörungen im Erwachsenenalter.

Ergebnisse: Nach elektiven Eingriffen im Vorschulalter völlige Normalisierung der Hämodynamik und der Lebenserwartung. Unbefriedigend bei Erwachsenen mit Beschwerden.

Atrioventrikularseptumdefekte (AVSD)

Im Regelfall wachsen in der Embryonalperiode an der Grenze von Vorhof und Ventrikel zwei Endokardkissen in sagittaler Richtung aufeinander zu, verschmelzen und unterteilen so das Herz. Bei den AVSD, früher als Endokardkissen- oder AV-Kanaldefekte bezeichnet, verschmelzen die Endokardkissen nur partiell oder gar nicht (Hemmungsmissbildung). AVSD sind kaudal des ASD II lokalisiert.

Häufigkeit: 25% aller ASD. Bei über 30% der Betroffenen liegt eine Trisomie 21 (Morbus Down[1]) vor.

Nach dem Ausmaß der Hemmungsmissbildung werden AVSD unterteilt in

- **partieller AVSD (eigentlicher ASD I):** tief sitzender ASD. Leichte Missbildung der Mitralklappe in Form eines Spalts im septalen (anterioren) Segel mit in der Regel leichter Mitralklappeninsuffizienz. Links-rechts-Shunt nicht nur auf Vorhofebene, sondern auch zwischen dem linken Ventrikel und rechten Vorhof (infolge der Mitralklappeninsuffizienz).
- **kompletter AVSD:** Die Verschmelzung der Endokardkissen ist ausgeblieben, dadurch tiefsitzender ASD, hochsitzender VSD, schwere Missbildung der AV-Klappen in Form eines gemeinsamen vorderen und hinteren Segels aus Anteilen beider Klappen. Folge: Shunts auf Vorhof- und Ventrikelebene (Abb. 22.13) mit Druck- und Volumenüberlastung aller Herzhöhlen. Hohes Risiko einer frühen Eisenmenger-Reaktion.

Klinik: Herz- und respiratorische Insuffizienz, Gedeihstörungen.

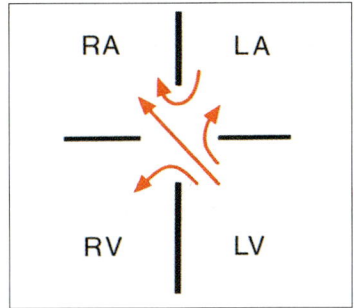

Abb. 22.13 Shuntmöglichkeiten beim kompletten AVSD

OP-Indikation: Bei Herzinsuffizienz u. U. bereits im Neugeborenen- oder Säuglingsalter gegeben.

Operationstechnik: Stets mit EKZ.

- partieller AVSD: Patchverschluss des ASD, Nahtverschluss des Spalts im septalen Mitralklappensegel
- kompletter AVSD: Trennung der gemeinsamen AV-Klappe in einen Mitral- und Trikuspidalklappenanteil. Einnähen eines zweiteiligen Patches zum kombinierten Verschluss von ASD und VSD. Anheften der getrennten AV-Klappenanteile am dazwischen liegenden Patch.

Operationsrisiko:

- bei partiellem AVSD niedrig (vergleichbar mit ASD II)
- bei komplettem AVSD vor allem bei Noteingriffen hohes Risiko, bei elektiven Eingriffen im Säuglingsalter < 10%, jenseits des Säuglingsalters < 5%. In Einzelfällen AV-Block durch Verletzung des AV-Knotens bzw. His[2]-Bündels.

Ergebnisse: Vor allem abhängig vom Ausmaß der postoperativen Mitralklappeninsuffizienz. Bei bis zu 30% aller partiellen AVSD besteht postoperativ eine hämodynamisch wirksame Mitralklappeninsuffizienz.

Offenes Foramen ovale

25% aller Menschen haben ein für eine Sonde durchgängiges, d. h. anatomisch offenes Foramen ovale, jedoch gehen nur ca. 5% aller hämodynamisch wirksamen ASD auf ein offenes Foramen ovale zurück.

Pathophysiologie, Klinik, OP-Indikation, Operationstechnik und Ergebnisse s. ASD II.

---

[1] John Langdon A. Down, 1828–1896, engl. Arzt, beschrieb 1866 die Symptome der Trisomie 21

[2] Wilhelm His, dt. Internist, 1863–1934

Sinus-venosus-Defekt
Hochsitzender ASD, der in über 90 % mit partieller Fehleinmündung einer oder mehrerer rechter Lungenvenen einhergeht.
Pathophysiologie, Klinik und OP-Indikation: s. ASD II.
Operationstechnik: Verschluss des ASD in Kombination mit funktioneller Verlagerung der Lungenveneneinmündung von „rechts" nach „links".
Ergebnisse: s. ASD II.

Ventrikelseptumdefekt (VSD)

Häufigste Lokalisationen **s. Abb. 22.14**. 75 % der VSD kommen isoliert, 25 % in Kombination mit anderen kardiovaskulären Fehlbildungen vor.

25 % der kleineren Defekte schließen sich innerhalb der ersten 3 Lebensjahre spontan, ein weiteres Drittel verkleinert sich.
Pathophysiologie: Links-rechts-Shunt in Kombination mit systemarterieller Druckeinwirkung auf den Lungenkreislauf. Daher ist bei 25 % der Patienten mit einer Eisenmenger-Reaktion zu rechnen. Ohne operative Therapie beträgt die mittlere Lebenserwartung 40 Jahre.
Einteilung und Klinik: Der VSD wird nach dem Shuntvolumen und dem pulmonalen Gefäßwiderstand eingeteilt:
■ **Gruppe 1:** Links-rechts-Shunt mit Shuntvolumen < 40 %, normale Drücke im Lungenkreislauf. In der Regel keine OP-Indikation, da normale Entwicklung und Leistungsfähigkeit.
■ **Gruppe 2:** Links-rechts-Shunt mit Shuntvolumen > 40 %, gering- bis mittelgradige Druckerhöhung im Lungenkreislauf, daher ideale Operationsvoraussetzungen, elektiver Eingriff im Vorschulalter. Klinik: Gedeihstörungen, Dyspnö, Bronchitiden, Leistungseinschränkung.
■ **Gruppe 3a:** Links-rechts-Shunt mit Shuntvolumen > 40 % und hochgradige, noch reversible Druckerhöhung im Lungenkreislauf. Noch operabel, u. U.

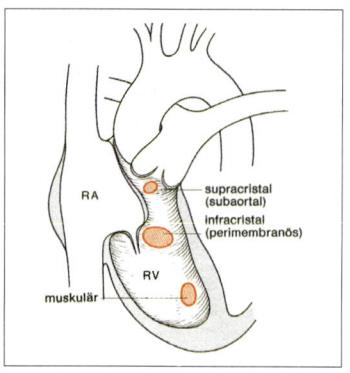

Abb. 22.14
Häufigste Lokalisationen des Ventrikelseptumdefekts

Operation bereits im Säuglingsalter. Klinik: s. Gruppe 2.
■ **Gruppe 3b:** Links-rechts-Shunt mit Shuntvolumen < 40 % bzw. schon Rechts-links-Shunt (Kreuzshunt) infolge Eisenmenger-Reaktion. Inoperabel. Klinik: Zyanose, Rechtsherzinsuffizienz und Rhythmusstörungen, durch Abnahme des Links-rechts-Shuntvolumens weniger bronchopulmonale Komplikationen.
Operationstechnik: Nach Anschluss an die HLM in der Regel Patchverschluss des Defektes, entweder vom rechten Vorhof durch die Trikuspidalklappe hindurch (transatrial) oder nach Eröffnung des rechtsventrikulären Ausflusstraktes (transventrikulär).
Operationsrisiko: Hoch (bis zu 30 %) bei Notoperationen in den ersten 6 Lebensmonaten. Bei allen elektiven Eingriffen < 4 %. In seltenen Fällen kann es zu AV-Block durch Verletzung des AV-Knotens bzw. des His-Bündels kommen.
Ergebnisse: Nach rechtzeitiger Korrekturoperation normale Leistungsfähigkeit und Lebenserwartung. In ca. 10 % jedoch ist ein Zweiteingriff infolge VSD-Rezidivs bzw. eines Restdefektes erforderlich. Typisch ist ein postoperativer Rechtsschenkelblock.

Persistierender Ductus arteriosus Botalli[1] (PDA)

Der isolierte PDA macht 12 % der kongenitalen Vitien aus, als Begleiterscheinung hat der PDA einen Anteil von 15 % an den kongenitalen Vitien. Knaben : Mädchen 1 : 2.
Pathogenese: Bei **Kindern mit postpartaler Hypoxie** sowie bei 80 % aller **Frühgeborenen** bleibt die postpartale Obliteration des Ductus arteriosus Botalli **(Abb. 22.15)** aus.

Bei **reifen Neugeborenen** persistiert er, weil durch unzureichende Rückbildung der embryonalen Mediahypertrophie im Bereich der Lungenarteriolen auch nach der Geburt ein pulmonaler Hochdruck und ein Rechts-links-Shunt bestehen (persistierende fetale Zirkulation), oder möglicherweise wegen einer besonderen Struktur der Duktuswand. Bei Vitien mit pathologisch verminderter Lungendurchblutung kann ein PDA von lebenserhaltender Bedeutung sein.
Pathophysiologie: Links-rechts-Shunt mit Volumenbelastung der Lungen, des linken Herzens und Einwirkung systemarteriellen Drucks auf die Lungenstrombahn mit Gefahr einer Eisenmenger-Reaktion.

---

[1] Leonardo Botallo, 16. Jh., italien. Anatom und Chirurg, Erstbeschreiber einer Verbindung zwischen Aorta und A. pulmonalis

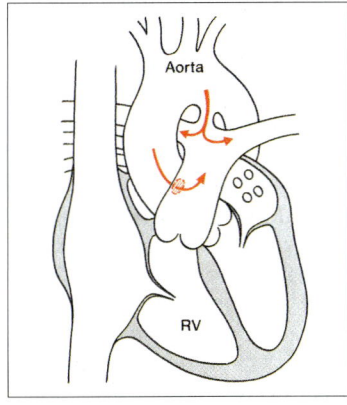

Abb. 22.15
Lokalisation des Ductus Botalli (oben) und Lokalisation des aorto-pulmonalen Fensters (unten)

Klinik: Gedeihstörungen, Bronchitiden, Dyspnö, Leistungsschwäche. Ohne operative Behandlung sterben Kinder mit einem großen Shuntvolumen zu ca. 30 % bereits im Säuglingsalter. Ohne Operation würde sich bei weiteren 10 % eine Eisenmenger-Reaktion entwickeln. Mittlere Lebenserwartung ohne Operation: 30 Jahre. Nach Shuntumkehr tritt eine Zyanose vor allem in der unteren Körperhälfte auf.

Auch ein kleiner PDA muss verschlossen werden!

OP-Indikation: Bei Frühgeborenen mit Atemnotsyndrom (auch bei Geburtsgewicht << 1000 g) und bei Kindern mit kardiorespiratorischer Insuffizienz sofort nach Diagnosestellung. Ansonsten noch innerhalb des Vorschulalters.
Operationstechnik: Linkslaterale Thorakotomie, in der Regel ohne EKZ. Ligatur des Duktus bei Frühgeborenen, ansonsten stets Durchtrennung mit Übernähung der beiden Stümpfe (zur Vermeidung einer Rekanalisierung). Wie beim Verschluss des ASD II setzt sich die endovaskuläre Einlage eines gefäßverschließenden „Stöpsels" mittels spezieller transvenös-transarterieller Katheter im Neugeborenen- bzw. Kindesalter zunehmend durch.
Operationsrisiko: Im Allgemeinen liegt das Risiko bei isolierter Duktusoperation deutlich unter 1 %.
Ergebnisse: In der Regel normale Lebenserwartung und Leistungsfähigkeit.
Medikamentöse Therapie: In Einzelfällen lassen sich in der Neugeborenenperiode operative Eingriffe durch Pharmakotherapie vermeiden: Indometacin (Amuno®) verschließt u.U. den Duktus definitiv, Prostaglandin E₁ hält ihn zumindest temporär offen.

22.4.3 Kongenitale Herzfehler mit Zyanose

Die zentrale, d.h. durch Hypoxie bedingte Zyanose entsteht infolge eines **Rechts-links-Shunts**, durch den venöses Blut in den arteriellen Teil des Körperkreislaufes gelangt. Das Lungenstromvolumen nimmt um den Betrag des Shuntvolumens ab, das Körper-HZV steigt jedoch aufgrund der peripheren Widerstandsverhältnisse nicht.

Nach dem Ausmaß der Lungendurchblutung unterteilt man die kongenitalen Herz- und Gefäßfehler mit Zyanose in solche mit pathologisch verminderter Lungendurchblutung (z.B. Fallot-Tetralogie) und solche mit pathologisch vermehrter Lungendurchblutung (z.B. Transposition der großen Arterien, Truncus arteriosus persistens).

Fallot[1]-Tetralogie (Tetralogy of Fallot, TOF)
Häufigkeit: 14 %. Die Namensgebung (Tetrade) ergibt sich aus der Kombination von vier zusammenhängenden Fehlbildungen bzw. pathologischen Veränderungen (Abb. 22.16a):
1. infundibuläre Pulmonalstenose, oft mit valvulärer Pulmonalstenose kombiniert

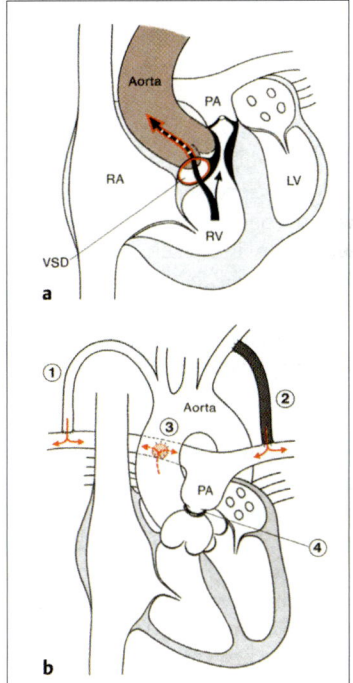

Abb. 22.16 a,b
Fallot-Tetralogie.
a Schema,
b Operationsverfahren zur Verbesserung der Lungenperfusion:
1. Blalock-Taussig-Shunt (BT-Shunt = A. subclavia dextra)
2. Modifizierter BT-Shunt (Gefäßprothese)
3. Waterston-Anastomose
Zur Verminderung der Lungenüberflutung:
4. Banding

---

[1] Etienne Louis A. Fallot, 1850 – 1911, beschrieb 1888 die Tetrade, während er Prof. für Hygiene und Gerichtsmedizin in Marseille war

2. aus 1 resultierende Rechtsherzhypertrophie
3. VSD
4. überreitende Aorta.

Pathophysiologie: Minderperfusion der Lungen mit Rechts-links-Shunt auf Ventrikelebene (zentrale Zyanose), infolge dessen der rechte Ventrikel einen Teil der peripheren Druck- und Volumenarbeit leistet und hypertrophiert. Der linke Ventrikel hypertrophiert dagegen infolge des verminderten Lungenstromvolumens kaum.

Klinik: Häufig sind die Kinder **postpartal zunächst azyanotisch**, da sich die Obstruktion des rechtsventrikulären Ausflusstraktes erst während der Säuglingszeit verstärkt und bei etwa 30 % der Ductus arteriosus Botalli zunächst noch offen bleibt. Eine Zyanose mit Anstieg des Hämatokrits (reaktive Polyglobulie) tritt regelhaft erst in der 2. Hälfte des 1. Lebensjahres auf, hypoxämische Anfälle in Form von Synkopen, Apnö und Krämpfen jedoch meist schon zwischen dem 3. und 4. Monat. Typisch ist die reflektorisch eingenommene **Hockstellung**, die wahrscheinlich durch Steigerung des peripheren Gefäßwiderstandes und Verminderung des Rechts-links-Shunts zu einer verbesserten Lungenperfusion führt.

OP-Indikation: Hypoxämische Anfälle, Zeichen der Rechtsherzinsuffizienz, Anstieg des Hämatokrits auf über 60 %.

> Fallot-Tetralogie:
> Zyanose erst ab 6. Lebensmonat!

Therapie:
- **Palliativoperation:** zur Verbesserung der Lungenperfusion. Indikation bei ungünstigen anatomischen Voraussetzungen innerhalb der ersten 6 Lebensmonate: Hypoplasie des rechtsventrikulären Ausflusstraktes bzw. des Pulmonalisstamms, abnormer Verlauf der linken Koronararterie über den rechtsventrikulären Ausflusstrakt, kleiner linker Ventrikel.
  Operationstechniken:
  - **systempulmonale Shuntoperationen**, z.B. Blalock-Taussig[1]-Anastomose (-Shunt) zwischen A. subclavia dextra und A. pulmonalis dextra, modifizierte Blalock-Taussig-Anastomose (Interposition einer Gefäßprothese zwischen A. subclavia sinistra und A. pulmonalis sinistra) oder Waterston[2]-Anastomose zwischen Aorta ascendens und A. pulmonalis dextra (Abb. 22.16b).

---

[1] Alfred Blalock, amerikan. Chirurg, 1899 – 1944, Helen Taussig, amerikan. Pädiater
[2] D.J. Waterston, Chirurg

- **transventrikuläre instrumentelle Pulmonalkommissurotomie:** Operation nach Brock (instrumentelle Sprengung der Pulmonalklappe ohne Sicht) ohne Anschluss an die HLM.
- **Korrekturoperation:** Im Allgemeinen wird die primäre Korrekturoperation auch im 1. Lebensjahr empfohlen, um die mit der Zeit zunehmende Obstruktion des rechtsventrikulären Ausflusstraktes zu verhindern und die kumulative Letalität von Palliativ- und Korrekturoperationen zu vermeiden.
  Operationstechniken: Nach Anschluss an die HLM mediane Sternotomie, dann Eröffnung des rechtsventrikulären Ausflusstraktes, VSD-Patchverschluss, Resektion der Ausflusstraktstenose, Pulmonalklappenkommissurotomie, u. U. Spalten des Pulmonalklappenringes und Erweiterung der A. pulmonalis. Verschluss des Ausflusstraktes mit einem Erweiterungspatch.
  Operationsrisiko: 5–15 % bei Eingriffen im 1. Lebensjahr, bei elektiven Eingriffen im Vorschulalter < 5 %.
  Ergebnisse: Mittelgradige körperliche Belastung ist möglich, eine normale Leistungsbreite kann jedoch wegen Belastungsinsuffizienz des rechten Herzens durch verbleibende Restgradienten im Ausflusstrakt und Pulmonalklappeninsuffizienz durch den Erweiterungspatch des Ausflusstraktes nicht erreicht werden.

Komplette Transposition der großen Arterien (TGA)

Die Aorta entspringt aus dem rechten Ventrikel, die Pulmonalarterie aus dem linken Ventrikel (Abb. 22.17). Häufigkeit: 6 % aller kongenitalen Herz- und Gefäßfehler.

Pathophysiologie: Die Aorta leitet venöses Blut in den Körperkreislauf, die A. pulmonalis arterielles Blut in den Lungenkreislauf, die beiden Kreisläufe sind parallel geschaltet (Abb. 22.18). Ein Überleben

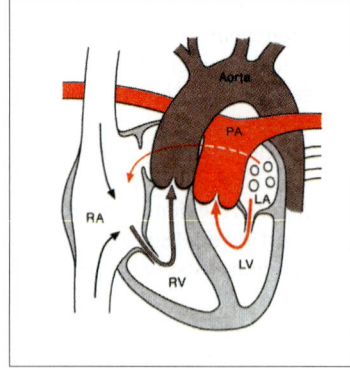

Abb. 22.17
Komplette Transposition der großen Arterien. RA: rechter Vorhof, RV: rechter Ventrikel, LA: linker Vorhof, LV: linker Ventrikel, PA: A. pulmonalis. Schwarze Pfeile und dicker roter Pfeil: Blutfluss, dünner roter Pfeil: ASD

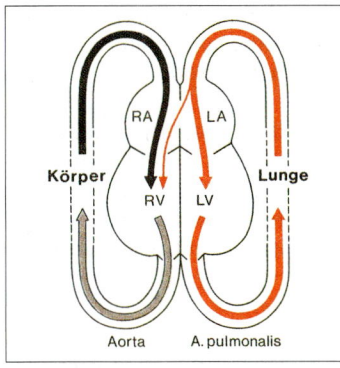

Abb. 22.18
Kreislaufprinzip bei kompletter Transposition der großen Arterien. RA: rechter Vorhof, RV: rechter Ventrikel, LA: linker Vorhof, LV: linker Ventrikel. Dünner roter Pfeil: ASD.

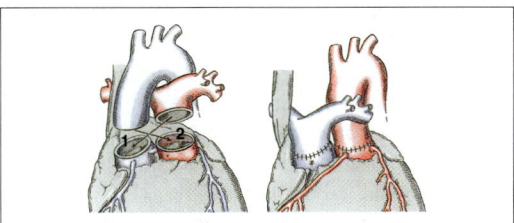

Abb. 22.19 a,b Prinzip der Switch-Operation.
a Präoperativer Befund: anterior liegende Aorta und posterior liegende Pulmonalarterie.
b Verlagerung der Pulmonalarterie nach vorn und rechts, der Aorta nach dorsal und links.
1 = Aortenwurzel/-klappe,
2 = Pulmonaliswurzel/-klappe

ist daher nur bei Kurzschlussverbindungen (ASD, VSD, PDA) möglich.

Wichtigste begleitende Fehlbildung ist ein **VSD**, in 40 % der Fälle isoliert, in 25 % in Kombination mit valvulärer bzw. subvalvulärer Pulmonalstenose, d. h. Obstruktion des linksventrikulären Ausflusstraktes.
Klinik: Zyanose, metabolische Azidose, Herzinsuffizienz. In der Regel erzwingt die schwere Zyanose bereits in der Neugeborenenperiode eine Diagnostik und erste Therapie.
Therapie:
■ **Palliativtherapie:** Wichtigste Maßnahme in der Neugeborenenperiode ist die Vergrößerung bzw. Neuschaffung eines ASD durch Ballon-Atrio-Septostomie nach Rashkind, um die interatriale Blutdurchmischung zu verbessern.
■ **Korrekturoperation:**
OP-Indikation: Auch bei ausreichender interatrialer Verbindung wird heutzutage die anatomische Korrekturoperation (Switch-Operation) bereits im Neugeborenenalter favorisiert; sie hat die Korrekturoperationen nach dem Prinzip der Vorhofumkehr (Operationen nach Mustard bzw. Senning[1]) weitgehend ersetzt.
Operationstechnik: Wiederherstellung normaler Blutströme durch Austausch von Aorta und A. pulmonalis oberhalb der Klappenebene in Kombination mit Verpflanzung der Koronararterienostien von funktionell rechts nach funktionell links **(Abb. 22.19)**.
Operationsrisiko: Bei Vorhofumkehroperationen < 10 %, noch deutlich höher bei der anatomischen Korrektur.
Ergebnisse: Spätresultat nach Vorhofumkehroperationen ist eine Rechtsherzinsuffizienz. Demgegenüber sind die ersten Spätresultate nach der Switch-Operation so ermutigend, dass es trotz der gegen-

wärtig noch hohen Operationsletalität gerechtfertigt erscheint, den Weg der anatomischen Korrektur weiter zu verfolgen.

Totale Fehleinmündung aller Lungenvenen (TAPVC)

Die Lungenvenen münden nicht in den linken Vorhof, sondern in Körpervenen oder in den rechten Vorhof. Die Verbindung zum linken Vorhof schafft ein ASD.

Die TAPVC (total anomalous pulmonary venous connection) macht 2–3 % der kongenitalen Vitien aus.

Sie wird nach der Drainage der Lungenvenen eingeteilt in **(Abb. 22.20)**:

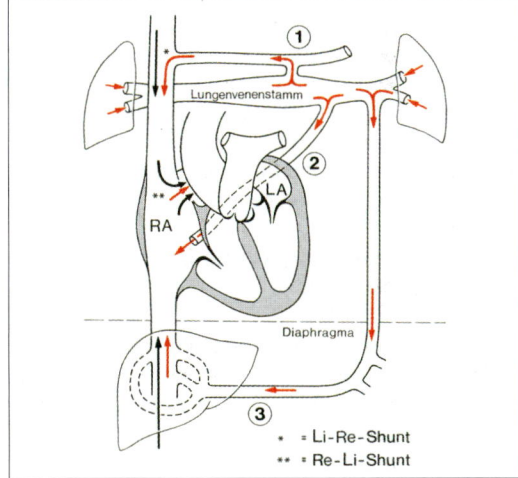

Abb. 22.20 Shuntverhältnisse bei verschiedenen Formen der totalen Fehleinmündung aller Lungenvenen.
①: suprakardialer Typ,
②: kardialer Typ,
③: intrakardialer (intradiaphragmaler) Typ.

[1] W. T. Mustard, kanad. Herzchirurg, A. Senning, Herzchirurg

- **suprakardialer Typ:** Drainage in die obere Hohlvene
- **kardialer Typ:** Drainage über den Sinus coronarius bzw. direkt in den rechten Vorhof
- **infrakardialer bzw. infradiaphragmaler Typ:** Drainage über ein gemeinsames Gefäß unterhalb des Zwerchfells in die Pfortader.

Pathophysiologie: Durch Mischung des Lungenvenenblutes mit dem Körpervenenblut entsteht zunächst ein Links-rechts-Shunt, da das Mischblut jedoch über den ASD in den linken Vorhof und damit in den Körperkreislauf gelangt, kommt es zu einem Rechts-links-Shunt mit zentraler Zyanose. Das Shuntvolumen auf Vorhofebene entspricht dem Körper-HZV.

Klinik: Schweres Krankheitsbild mit Zyanose, Low-output-Syndrom, Lungenödem (infolge Lungenstauung) und hoher Letalität bereits in der Neugeborenenperiode.

OP-Indikation: Unmittelbar nach Diagnosestellung gegeben, da weiteres Abwarten die Prognose verschlechtert.

Therapie:
- **Palliativtherapie:** Bei zu kleinem ASD kann mit Hilfe der Ballon-Atrio-Septostomie nach Rashkind die Lungenstauung vermindert und das Körper-HZV erhöht werden.
- **Korrekturoperation:** Stets mit Hilfe der EKZ. Prinzip: Bilden einer Anastomose zwischen dem gemeinsamen Lungenvenenstamm und dem linken Vorhof, Verschluss des ASD.

Operationsrisiko: Da es sich meist um Notoperationen im Säuglingsalter mit kompliziertem intra- und unmittelbar postoperativem Verlauf handelt, beträgt die Letalität 15–50%. Häufig langfristige postoperative Nachbeatmung erforderlich.

Ergebnisse: Bei einem Teil der Kinder durch verbleibende anatomische und funktionelle Lungenvenenobstruktionen unbefriedigend.

22.4.4 Seltene kongenitale Herz- und Gefäßfehler

Kleine Gruppen operabler Fehlbildungen, die z. T. noch vor wenigen Jahren als inoperabel galten und in der Regel bereits in der Säuglingsperiode zu Notoperationen zwingen.

Häufigkeit jeweils weniger als 1%.

Aortopulmonales Fenster
Supravalvuläre „fensterartige" Kommunikation zwischen Aorta ascendens und A. pulmonalis (s. Abb. 22.15). Nahezu ungehinderte systemarterielle Druck-

und Volumenbelastung der Lungenstrombahn (wie bei einem PDA mit großem Shuntvolumen). Hohes Risiko einer Eisenmenger-Reaktion.

Ursprung der linken Koronararterie aus der A. pulmonalis (Bland-White-Garland[1]-Syndrom)
Abgang der linken Koronararterie aus der A. pulmonalis und Versorgung des linksventrikulären Myokards mit venösem Blut bzw. retrograd über die normal aus der Aorta entspringende rechte Koronararterie. Klinischer Verlauf und Ausmaß der linksventrikulären Mangelversorgung sind im Wesentlichen von der Kollateralzirkulation zwischen beiden Koronararterien abhängig.

Therapie: Im Säuglingsalter ist gelegentlich die Unterbindung der linken Koronararterie am Abgang aus der A. pulmonalis erfolgreich (ohne HLM). Heute wird die Um- bzw. Reimplantation des Ostiums der linken Koronararterie in die Aorta oder der Mammaria-Bypass auf den Ramus interventricularis anterior der linken Koronararterie (left anterior descending artery, LAD) bevorzugt (mit HLM).

Truncus arteriosus persistens (Truncus arteriosus communis)
Ausgebliebene Trennung zwischen Aortenwurzel und A. pulmonalis. Ursprung einer einzigen großen Arterie (Truncus) aus dem Herzen oberhalb eines großen VSD. Beide Kammern entleeren sich in den Trunkus, der eine gemeinsame Semilunarklappe hat und aus dem die Aorta, Koronararterien und Pulmonalarterien abgehen. Hämodynamische Folgen sind zentrale Zyanose, Druckbelastung der rechten Kammer aufgrund des großen VSD und eine in der Regel vermehrte Lungendurchblutung mit hohem Risiko einer Eisenmenger-Reaktion.

Therapie: Anschluss des linken Ventrikels über den VSD an die Aortenwurzel mittels eines Tunnelpatches in Kombination mit Schaffung eines neuen rechtsventrikulären Ausgangs im Bereich des rechten Ausflusstraktes und Interposition eines Conduits zwischen rechtem Ventrikel und Pulmonalarterie.

Trikuspidalatresie
Fehlende Kommunikation zwischen rechtem Vorhof und rechter Kammer. Die Drainage des Hohlvenenblutes ist nur über einen ASD zum linken Vorhof möglich. Hier vermischt es sich dem Lungenvenenblut. Das Mischblut fließt einerseits in die Aorta (zentrale Zyanose), andererseits über

---

[1] Edward Bland, Paul White, Hugh Garland, amerikan. Kardiologen

einen meist vorhandenen VSD in die Lungenstrombahn. Die Lungendurchblutung ist abhängig von der Größe des VSD, dem Ausmaß der häufig vorhandenen valvulären und infundibulären Pulmonalstenose, einem PDA und vor allem von einer etwaigen TGA. In über 75 % der Fälle liegt eine ausgeprägte zentrale Zyanose mit stark verminderter Lungendurchblutung vor.
Therapie: In der Neugeborenenperiode häufig zunächst Anlage eines systempulmonalen Shunts (Blalock-Taussig-Anastomose). Nach ca. 6 Monaten kommt eine unidirektionale cavopulmonale Anastomose (Glenn-Anastomose), eine bidirektionale Glenn-Anastomose (modifizierter Fontan) oder die Fontan-Operation (Anastomose zwischen dem rechten Vorhof und der Pulmonalarterie) in Betracht.

Ebstein-Anomalie
Hypoplasie des rechten Ventrikels und Missbildung der Trikuspidalklappe mit Verlagerung des Klappenansatzes nach kaudal in den rechten Ventrikel; ca. 1 % aller kongenitalen Vitien. Häufig besteht ein ASD. Die Hypoplasie des rechten Ventrikels führt zu Rechtsherzinsuffizienz, evtl. mit Zyanose, und häufig zu paroxysmaler supraventrikulärer Tachykardie.
Therapie: In Abhängigkeit vom Befund Klappenrekonstruktion (komplex) bzw. Klappenersatz.

Hypoplastisches Linksherzsyndrom (HLHS)
Schwere Hypoplasie des linken Ventrikels in Kombination mit Aortenklappenstenose bzw. Aortenklappenatresie und Mitralstenose bzw. Mitralatresie. Das Ventrikelseptum ist meist intakt. Die Aorta ascendens ist hypoplastisch. Meist liegt zusätzlich eine Aortenisthmusstenose vor. Es besteht eine schwere Herzinsuffizienz.
Therapie: Früher inoperabel. Heute wird in wenigen hochspezialisierten kinderkardiochirurgischen Abteilungen der Versuch unternommen, den schwerstkranken Säuglingen durch eine Sequenz von Palliativoperationen ein Überleben zu ermöglichen: Norwood-Operation in der Neugeborenenzeit, gefolgt von der Hemi-Fontan-Operation nach 4–10 Monaten und der Fontan-Operation (s. Trikuspidalatresie) nach Ablauf von rund 2 Jahren. In zunehmendem Maßen werden infolge des großen Operationsrisikos der Norwood-Operation schon im Säuglingsalter Herztransplantationen angestrebt.

22.5 Erworbene Herz- und Gefäßfehler

Erworbene Herz- und Gefäßfehler sind wesentlich häufiger als kongenitale. Während nur rund 40–50 Kinder pro 1 Million Einwohner und Jahr am Herzen operiert werden (rund 5000 Operationen pro Jahr in Deutschland), sind es ca. 100 Patienten mit erworbenen Klappenfehlern und 800–1000 Patienten mit koronarer Herzkrankheit (KHK) pro 1 Million Einwohner und Jahr (ca. 15000 Klappenoperationen bzw. 70000 Koronaroperationen pro Jahr). Die operative Behandlung erworbener Herzkrankheiten stellt somit den zahlenmäßig bedeutendsten Anteil der herzchirurgischen Versorgung dar.

22.5.1 Ätiopathogenese, Klinik und Therapiegrundsätze

Ätiopathogenese
Ursachen erworbener Klappenfehler sind:
- **rheumatische Endokarditis:** nichtbakterielle Klappenerkrankung infolge von Immunprozessen bei rheumatischem Fieber (Durchschnittsalter bei Krankheitsbeginn 5–15 Jahre). In 45–60 % der Fälle ist die Mitralklappe, in 10–15 % die Aortenklappe und in 25–40 % sind beide Klappen befallen. Die Trikuspidalklappe ist selten (1–3 %), die Pulmonalklappe fast nie betroffen. Die typische Funktionsstörung der Herzklappe mit rheumatischer Endokarditis ist eine Stenose, evtl. begleitet von einer durch narbige Schrumpfung bedingten Insuffizienz.
- **bakterielle Endokarditis:** direkte Besiedlung des Klappengewebes durch Bakterien, bei der subakuten Verlaufsform vor allem durch vergrünende Streptokokken bzw. Enterokokken, vereinzelt durch Staph. epidermidis, bei der akuten Verlaufsform vor allem durch Staph. aureus bzw. gramnegative Darmbakterien. Die Bakterien besiedeln bevorzugt durch rheumatische Endokarditis vorgeschädigte oder durch ein kongenitales Klappenvitium veränderte Klappen. Weitere Risikofaktoren sind u. a. Drogenkonsum, Alkoholabusus, Steroidtherapie, chronische Dialysebehandlung, Zahnextraktionen sowie Eingriffe am Dickdarm bzw. im Urogenitalbereich. Vor allem die Klappen des linken Herzens sind betroffen, insbesondere die Aortenklappe. Die typische Funktionsstörung der Herzklappe mit bakterieller Endokarditis ist eine durch Destruktion bedingte Klappeninsuffizienz.

Bakterielle Endokarditiden gefährden den Patienten durch drei folgenschwere Komplikationen:

1. Fortschreiten der bakteriellen Infektion trotz Antibiose mit Befall des Klappenansatzgewebes und Ausbildung klappennaher Abszesse; pathognomonisch ist ein zunehmender AV-Block.

2. bakterielle Klappenvegetationen mit Gefahr arterieller Embolien und intrazerebraler mykotischer (durch bakterielle Destruktion der Gefäßwand bedingter) Aneurysmen

3. toxisches Herz-Kreislauf-Versagen.

Aufgrund der drohenden (abszessbedingten) Inoperabilität und der Gefahr peripherer septischer Embolien im gesamten arteriellen System wird heute die frühzeitige Operation im Sinne einer Herdsanierung empfohlen.

> Bei bakterieller Klappenendokarditis stets frühzeitige operative Herdsanierung anstreben

■ **degenerative Veränderungen:** Im Zusammenhang mit dem stetigen Anstieg des Durchschnittsalters der Bevölkerung bleiben auch die Herzklappen nicht frei von Verschleißerscheinungen in Form von Fibrosierungen und Verkalkungen. Die Zahl der Patienten im hohen bzw. sehr hohen Lebensalter (über 80-jährig) mit schweren, operationspflichtigen Aorten- bzw. Mitralklappenstenosen steigt kontinuierlich. Nicht selten sind diese Stenosen mit einer signifikanten KHK vergesellschaftet.

Klinik

Die Symptomatik ist je nach Ausprägung des Klappenfehlers unterschiedlich ausgeprägt. Die Stadieneinteilung der New York Heart Association (NYHA), ursprünglich für die Mitralklappenstenose geschaffen, hat sich auch bei anderen Vitien mit chronischem Verlauf bewährt:

■ **Stadium I:** keine Einschränkung der körperlichen Belastbarkeit, keine subjektiven Beschwerden

■ **Stadium II:** leichte Einschränkung der körperlichen Belastbarkeit, Beschwerden bei normaler körperlicher Belastung

■ **Stadium III:** Einschränkung der körperlichen Belastbarkeit, Beschwerden bei leichter körperlicher Belastung

■ **Stadium IV:** Zeichen der Herzinsuffizienz bereits in Ruhe.

Klappenersatz

Für den Klappenersatz stehen zur Verfügung:

■ **Klappen aus Kunststoff und Metall (alloplastische** bzw. **mechanische Prothesen,** Abb. 22.21, 22.22):
Vorteil: Praktisch unbegrenzte Haltbarkeit.

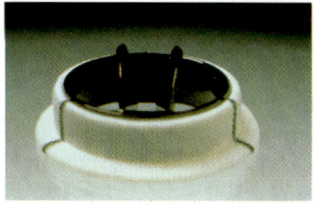

Abb. 22.21
Alloplastische
Zweiflügelklappe

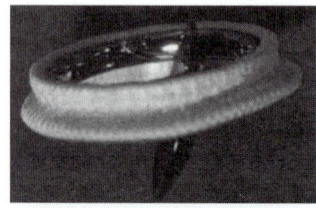

Abb. 22.22
Alloplastische
Scheibenklappe
(Björk-Shiley)

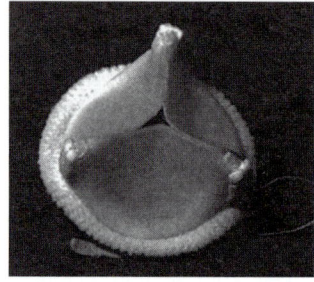

Abb. 22.23
Biologische
Herzklappe

Nachteil: Lebenslange Antikoagulation mittels Marcumar® aufgrund der Neigung zu thrombembolischen Komplikationen.

■ **Klappen aus biologischen Materialien:**

■ **heterologe Klappen:** Schweine-Aortenklappen bzw. Rinder-Perikardklappen, erhältlich als stented valve (montiert auf einem Gerüst) bzw. als stentless valve (gerüstfrei) **(Abb. 22.23)**

Vorteil: Geringe Neigung zu thrombembolischen Komplikationen, daher keine dauerhafte Antikoagulation erforderlich (Ausnahme: Vorhofflimmern).

Nachteil: Begrenzte Haltbarkeit infolge der unumgänglichen Devitalisierung bzw. Denaturierung. Dies gilt insbesondere für biologische Klappen in Mitralposition, da sie der größten intrakardialen Druckbelastung ausgesetzt sind (durchschnittliche Haltbarkeit biologischer Aortenklappen 12–15 Jahre, biologischer Mitralklappen 8–12 Jahre).

Grundsätzlich gilt, dass bei Kindern und jungen Erwachsenen bis zu ca. 35 Jahren heterologe Bioprothesen schneller verkalken bzw. degenerieren als bei älteren Patienten. Dies ist Folge der in heterologen Bioprothesen (trotz Vorbehandlung)

vorhandenen Restimmunogenität und der bei jüngeren Menschen vergleichsweise höheren immunologischen Reagibilität, wodurch die Verwendung dieser Klappen bedauerlicherweise gerade bei jungen Patients stark eingeschränkt wird.

■ **homologe Aortenklappen** (Homograft = menschliche Klappe)**:** freie Klappentransplantate (subkoronare Implantationstechnik) oder als Wurzelersatz mit Reimplantation der Koronararterien.

Vorteil: Längere Haltbarkeit als heterologe Klappen aufgrund ihrer speziesbedingt geringeren Immunogenität.

Nachteil: Auch bei diesen Klappen treten wie bei den heterologen u. U. frühzeitig Fibrosierungen bzw. Verkalkungen auf. Außerdem sind sie nicht allen Größen jederzeit verfügbar.

■ **autologer Klappenersatz** (nur bei der Aortenklappe)**:** Bei der Switch-Operation nach Ross[1] wird die Pulmonalklappe des Patienten in die Aortenposition verpflanzt und die Pulmonalklappe ersetzt, in der Regel mittels Homograft. Dieses Verfahren ist für jüngere Patients eine vielversprechende Alternative.

■ **Klappenrekonstruktion:** Aufgrund der mit Klappenersatzoperationen verbundenen Langzeitprobleme (Antikoagulation vs. potentielle Reoperation) spielen klappenerhaltende Techniken eine immer bedeutsamere Rolle.

Allgemeine Auswahlkriterien: Biologische Klappen bzw. **Klappenrekonstruktion** sind geeignet für Patients über 75 Jahre bzw. wenn eine dauerhafte Antikoagulation kontraindiziert ist, außerdem für Frauen mit Kinderwunsch, Leistungssportler sowie Patients mit einem speziellen sozialen bzw. beruflichen Umfeld.

Mechanische Klappen sind für Patients im jüngeren und mittleren Lebensalter geeignet, insbesondere für Mitralklappenersatz.

Komplikationen nach Klappenersatzoperationen:
■ alle Klappenprothesen: Protheseninfektion und perivalvuläre Lecks
■ mechanische Prothesen: Blutung und Thrombembolie infolge unsachgemäßer Antikoagulation.

22.5.2 Erworbene Aortenklappenfehler

Aortenklappenstenose
Männer sind 2- bis 3-mal häufiger betroffen als Frauen.

Ursachen: Kongenitale bikuspidale Aortenklappe (neigt zur Stenosierung); rheumatisches Fiebers (meist ist auch die Mitralklappe betroffen); degenerative Fibrosierung bzw. Verkalkung im Alter.

Pathomorphologie: Verdickung und Fibrosierung des Klappengewebes sowie Verklebung der Kommissuren. Sekundäre Verkalkungen sind typisch.

Pathophysiologie: Druckbelastung des linken Ventrikels mit kompensatorischer konzentrischer Hypertrophie. Bei Reduktion der Klappenöffnungsfläche auf unter 0,75 cm^2 (d. h. weniger als 25 % der Norm) ist die Grenze der myokardialen Kompensationsfähigkeit erreicht. Dyspnö, Angina pectoris und Synkopen treten auf. Die Folgen sind chronische Myokardhypoxie, myokardiale Fibrosierung und Verminderung von Kontraktilität und Compliance mit Erhöhung der linksventrikulären Füllungsdrucke sowie Druckerhöhung im Lungenkreislauf.

> Ruhedyspnö bei Aortenklappenfehler: (Spätes) Zeichen der irreversiblen Funktionseinschränkung des linken Ventrikels

Klinik: Typisch ist nach einem jahre- bis jahrzehntelangen beschwerdefreien Intervall die abrupte kardiale Dekompensation aus völligem Wohlbefinden. Durchschnittsalter zum Zeitpunkt der Operation: 50 Jahre. Nach Auftreten von Angina pectoris, Synkopen oder Ruhedyspnö beträgt die durchschnittliche Lebenserwartung ohne operative Behandlung nur 2 bis maximal 4 Jahre.

OP-Indikation: Bei linksventrikulären Schädigungszeichen im EKG. Angina pectoris, Synkopen und Dyspnö sind Spätsymptome!

Operationstechnik: Klappenersatz mit Hilfe der EKZ.

Operationsrisiko: < 2 % bei elektiven Eingriffen.

Ergebnisse: 90 %ige 5-Jahres- und 70 %ige 10-Jahres-Überlebensrate.

Aortenklappeninsuffizienz
Ursachen: Am häufigsten rheumatische bzw. bakterielle Endokarditis, selten angeborene Bindegewebsdefekte, z. B. Marfan-Syndrom (hierbei Kombination mit Aneurysmen der Aortenwurzel bzw. der Aorta ascendens), in Einzelfällen akute Dissektion der Aorta ascendens.

Pathophysiologie und Klinik: Volumenbelastung der linken Kammer mit „exzentrischer" Muskelhypertrophie, die Folge einer sog. „Längenhypertrophie" der Muskelfasern sein soll. Sie stellt eine spezielle Form der Volumenadaptation des linken Ventrikels dar und geht – zunächst – mit einer erhöhten Compliance einher, die annähernd normale Füllungs-

---

[1] Sir D. N. Ross, engl. Herzchirurg

drücke bei pathologisch erhöhten Füllungsvolumina ermöglicht. Da bei körperlicher Belastung das Ausmaß der Regurgitation durch Abnahme des peripheren Widerstandes und Verkürzung der Diastolendauer (Frequenzzunahme) abnimmt, haben Patienten mit Aortenklappeninsuffizienz eine z. T. erstaunliche Leistungsbreite. Verringert sich jedoch die Compliance oder fehlt – bei akuter Klappeninsuffizienz – die zur Adaptation notwendige Zeit, steigen die Füllungsdrücke und erste Symptome (Dyspnö) treten auf. Dyspnö bei leichter körperlicher Belastung ist bei Patienten mit Aortenklappeninsuffizienz das Zeichen beginnender kardialer Dekompensation.

OP-Indikation und Operationstechnik:
- bei **Aortenklappeninsuffizienz infolge Endokarditis** wie bei Aortenklappenstenose
- Bei **Aneurysma der Aorta ascendens** ergibt sich die Indikation zur sofortigen Operation, wenn der Durchmesser der Aorta ascendens 6 cm überschreitet.

Bei **Aneurysma dissecans** muss notfallmäßig ein Aortenwurzel-Aszendensersatz mit Verschluss des Dissektions-Entrys erfolgen **(Abb. 22.24)**.

Bei Patienten mit Aortenklappeninsuffizienz infolge **Klappenringdilatation** bzw. **Aneurysma der Aorta ascendens mit normaler Aortenklappe** werden zunehmend Rekonstruktionstechniken angewendet. Prinzip ist die Normalisierung des Aortenwurzeldurchmessers durch Prothesenersatz der Aorta ascendens mit Erhalt der nativen Aortenklappe.

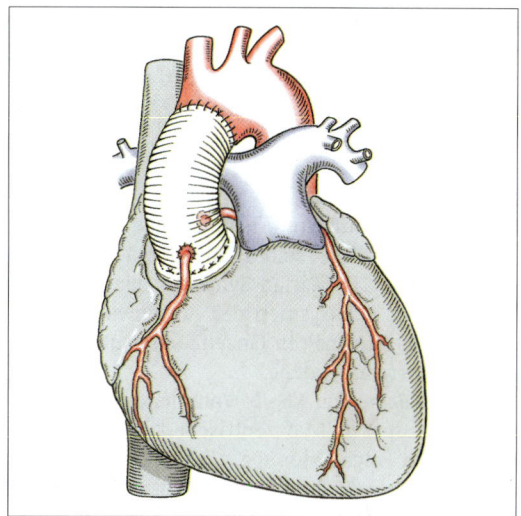

Abb. 22.24 Ascendensersatz mittels Rohrprothese und Reimplantation der Koronarien

- Operationstechnik nach David: kompletter Ersatz der proximalen Aortenwurzelwand mit Refixation der Klappe und Reimplantation der Koronarostien in die Prothese
- Operationstechnik nach Yacoub: partieller Aortenwurzelwandersatz mit Erhalt des rechten und linken (koronarostientragenden) Aortensinus (ohne Reimplantation der Koronarostien).
Ergebnisse: s. Aortenklappenstenose.

22.5.3 Erworbene Mitralklappenfehler

Häufig; umgekehrtes Geschlechtsverhältnis wie bei Aortenklappenfehlernn: Männer : Frauen = 1 : 3.

Mitralklappenstenose
Ursachen: Meist rheumatische Endokarditis.
Pathomorphologie: Fibrosierung und Schrumpfung des Klappenapparates (Segel und Sehnenfäden), Verklebung der Kommissuren sowie häufig sekundäre Verkalkungen.
Pathophysiologie: Durch Reduktion der Klappenöffnungsfläche kommt es zu
- **Reduktion des HZV:** Bei Reduktion der Klappenöffnungsfläche auf 1,5–2,5 cm^2 (normal 4–6 cm^2) noch normales Ruhe-HZV, aber eingeschränktes Belastungs-HZV (Stadium II – III). Bei einer Klappenöffnungsfläche < 1 cm^2 ist bereits das Ruhe-HZV eingeschränkt (Stadium IV).
- **Druckerhöhung vor der Mitralklappe:** Dies führt zu
  - Dilatation des linken Vorhofes mit Gefahr des Vorhofflimmerns und der Entstehung von Stagnationsthromben und peripherer arterieller Embolie
  - Lungenstauung bis hin zum Lungenödem
  - hypoxiebedingter reaktiver Widerstandserhöhung im Lungenkreislauf (präkapillär), die jedoch in der Regel nach Klappenkorrektur reversibel ist
  - Rechtsherzbelastung, Rechtsherzinsuffizienz, u. U. mit Trikuspidalklappeninsuffizienz vom Dilatationstyp (fälschlicherweise auch „relative Trikuspidalinsuffizienz" genannt).

> Die Mitralklappenstenose ist durch Limitierung des HZV und Druckerhöhung im kleinen Kreislauf bei unbelastetem linken Ventrikel charakterisiert

Klinik: Nach rheumatischem Fieber (Durchschnittsalter bei Krankheitsbeginn 5–15 Jahre) häufig beschwerdefreies Intervall von 15–25 Jahren. Dann zunehmende Symptomatik (s. Kap. 22.5.1) jedoch mit langsamerem und berechenbarerem Verlauf als bei Aortenvitien. Bei Auftreten von Vorhofflimmern mit absoluter Arrhythmie kann die Leistungsfähigkeit jedoch abrupt abnehmen oder akut ein Lungenödem auftreten. Das **klinische Leitsymptom** bei Mitralklappenstenose ist die **Dyspnö bei geringer körperlicher Belastung**. Bei Rechtsherzinsuffizienz tritt Dyspnö dagegen wieder in den Hintergrund.

OP-Indikation:
- **klinische Kriterien:** Stadium II–III, Auftreten von Vorhofflimmern.
- **hämodynamische Kriterien:** Druckerhöhung im kleinen Kreislauf in Ruhe bzw. bei geringer körperlicher Belastung (systolische Drücke in der A. pulmonalis über 50 mmHg) sowie Abfall der zentralvenösen Sauerstoffsättigung (unter 70 % in Ruhe, unter 60 % bei geringer körperlicher Belastung).

Operationstechnik: Am häufigsten ist der Klappenersatz mit Hilfe der EKZ. Geschlossene Kommissurotomie (ohne EKZ) bzw. offene Kommissurotomie (mit EKZ) werden nur relativ selten durchgeführt.

Operationsrisiko: Bei elektivem Klappenersatz < 3 %.

Ergebnisse: Nach Klappenersatz 85 %ige 5-Jahres-Überlebensrate. Etwas häufigere klappenbedingte thrombembolische Komplikationen (1–2 % pro Jahr) als bei Aortenklappenersatz. Nach klappenerhaltender Kommissurotomie kommt es in der Regel innerhalb von 10–15 Jahren zu einem Stenoserezidiv, das den definitiven Klappenersatz erforderlich macht.

Mitralklappeninsuffizienz

Ursachen: überwiegend nichtrheumatische Genese:
- **akute Mitralklappeninsuffizienz:** bakterielle Endokarditis, Sehnenfadenruptur bei mukoider Degeneration, Myokardinfarkt (1 % aller Myokardinfarkte gehen mit einer akuten Mitralklappeninsuffizienz infolge Papillarmuskelnekrose einher), stumpfes Thoraxtrauma.
- **chronische Mitralklappeninsuffizienz:** rheumatische Endokarditis, Mitralklappenprolaps bei Marfan-Syndrom, myxomatöse Degeneration bei ASD I oder HOCM.

Pathophysiologie: Reine Volumenbelastung des linken Ventrikels, Volumen- und Druckbelastung des linken Vorhofs, Druck- und reaktive Widerstandserhöhung im kleinen Kreislauf mit Rechtsherzbelastung. Der Reflux in den linken Vorhof (Niederdrucksystem) bedeutet für den volumenbelasteten linken Ventrikel eine Nachlastsenkung.

> Mitralklappeninsuffizienz:
> Compliance-Verlust des linken Ventrikels = gravierendes Spätsymptom

Klinik: Bei akuter Mitralklappeninsuffizienz akutes Linksherzversagen mit Lungenödem und evtl. kardiogenem Schock. Bei chronischer Mitralklappeninsuffizienz zunehmende Einschränkung der körperlichen Belastbarkeit (s. Kap. 22.5.1) (Adaptationsprozess). Klinisches Leitsymptom bei allen Formen der Mitralklappeninsuffizienz ist die Dyspnö.

OP-Indikation: Übergang von Stadium II nach III, spätestens jedoch bei Auftreten von Vorhofflimmern bzw. bei Reflux von mehr als 50 % des Schlagvolumens oder den ersten Zeichen einer eingeschränkten linksventrikulären Kontraktilität.

Grenzwertige OP-Indikationen bestehen bei der Konstellation aus Mitralklappeninsuffizienz und hochgradig myopathisch verändertem linken Ventrikel mit einer Ejektionsfraktion unter 30 %, da mit der operativen Beseitigung der Klappeninsuffizienz eine plötzliche Nachlasterhöhung verbunden ist, die dann den linken Ventrikel überfordern kann.

Operationstechnik: Grundsätzlich sollte eine **klappenerhaltende Operationstechnik** zur Anwendung kommen, um insbesondere den subvalvulären Anteil der Klappe zu erhalten, der für die Funktion des linken Ventrikels von großer Bedeutung ist. Günstige Voraussetzungen für Mitralklappenrekonstruktionen sind isolierte Ringdilatationen und unverkalkte Klappen.

Prinzip der Klappenrekonstruktion ist die Normalisierung des Klappenansatzdurchmessers mit gleichförmiger Positionierung der Sehnenfäden, um eine breitflächige Adaption der freien Schließungsränder ohne Stress für die Sehnenfäden zu erreichen. Zusätzliche Stabilisierung des Rekonstruktionsergebnisses durch Ring bzw. Nähte (z. B. Carpentier[1]- bzw. Duran[2]-Ringe). Zusätzliche Prolapsbildungen, insbesondere im posterioren Segel, können durch quadranguläre Resektionen bzw. Reinsertion von Sehnenfäden korrigiert werden **(Abb. 22.25)**.

Klappenersatz: s. Mitralklappenstenose.

22.5.4 Erworbene Trikuspidalklappenfehler

Isolierte Trikuspidalklappenfehler rheumatischer Genese sind wesentlich seltener als Mitral- bzw. Aortenklappenfehler. Typisch ist die Trikuspidalklappeninsuffizienz vom Dilatationstyp als Folge von Klappenerkrankungen des linken Herzens bzw. im Rahmen eines pulmonalen Hochdrucks. Zunehmende Bedeutung hat in den letzten Jahren die bakterielle bzw. mykotische Trikuspidalklap-

---

[1] Alain Carpentier, franz. Herzchirurg

[2] Carlos M.G. Duran, span. Herzchirurg

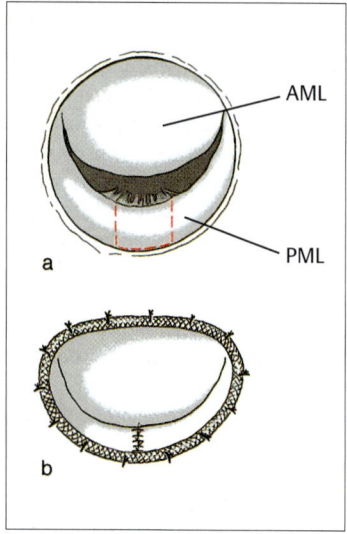

Abb. 22.25 a,b Prinzip der Mitralklappen-rekonstruktion. **a** Insuffiziente Klappe infolge Ringdilatation in Kombination mit Sehnenfadenab-riss im mittleren Teil des PML (**p**osterior **m**itral **l**eaflet). **b** Zustand nach quadrangulärer Resektion und Anulorrhaphie mittels Ring-prothese. AML (**a**nterior **m**itral **l**eaflet)

penendokarditis im Zusammenhang mit i. v.-Drogenabhängigkeit gewonnen. Auch bei der Trikuspidalklappenchirurgie gelten alle Bemühungen dem Klappenerhalt, da die Langzeitresultate nach Klappenersatz im Vergleich zu anderen Herzklappen unbefriedigend sind.

Die Rekonstruktion der nicht durch Endokarditis zerstörten Trikuspidalklappe gelingt in der Regel durch Normalisierung des Klappenringdurchmessers (z. B. Ring-Anulorrhaphie).

22.5.5 Erworbene Mehrklappenfehler

Doppelklappenoperationen: Bei etwa 10 % aller Patienten mit Klappenvitien ist ein gleichzeitiger Eingriff an der Aorten- und Mitralklappe erforderlich.

Dreifachklappenoperationen: Der zusätzliche Eingriff an der Trikuspidalklappe ist eher selten erforderlich (Häufigkeit < 1 %). Bei Mehrklappenoperationen wird die klappenerhaltende Rekonstruktion der Mitralklappe immer häufiger, der Trikuspidalklappe regelhaft angestrebt.

OP-Indikation und Operationstechnik: Weitgehend wie bei Einzelklappenersatz.

Operationsrisiko und Ergebnisse: Operationsrisiko und Spätkomplikationsrate sind höher als nach Einzelklappenersatz, da die Patienten zum Zeitpunkt der Operation in einem vergleichsweise fortgeschrittenen Stadium der Dekompensation sind.

22.6 Koronare Herzkrankheit (KHK)

Mangelversorgung des Myokardgewebes infolge Stenose bzw. Verschluss der Koronararterien.

Pro Jahr sterben in Deutschland 80000–90000 Menschen an einem akuten Myokardinfarkt. Diese Zahl ist in den letzten Jahren leicht rückläufig, die Gesamtzahl der Interventionen (Ballondilatation, Stentimplantation, Koronaroperation) ist jedoch auf über 250000–300000 pro Jahr angestiegen. 2/3 davon sind interventionelle kardiologische Katheterverfahren, rund 1/3 Koronaroperationen.

Risikofaktoren: Genetische Disposition (!), Fettstoffwechselstörungen, Nikotinabusus, Hypertonus, Übergewicht, Diabetes mellitus, Bewegungsmangel, „negativer Stress".

Pathophysiologie: Der Herzmuskel extrahiert bereits unter Ruhebedingungen 60–70 % des Sauerstoffs aus dem Blut, so das eine Erhöhung des myokardialen Sauerstoffverbrauchs nur durch Steigerung der Koronardurchblutung kompensiert werden kann. Koronarstenosen von mehr als 70–75 % verursachen belastungsabhängige Angina pectoris, Koronarstenosen von über 90 % lösen in der Regel Ruhe-Angina aus und ein Verschluss einer Koronararterie führt zum Myokardinfarkt.

> Mangelversorgung (erhaltende Restperfusion) → reversibler Funktionsverlust, Durchblutungsstopp (Ischämie) → Zellnekrose (Myokardinfarkt)

Therapie:
- medikamentös: Reduktion des Sauerstoffverbrauchs
- operativ: Normalisierung des Sauerstoffangebots

22.6.1 Koronarchirurgie

Unter Koronarchirurgie im engeren Sinne versteht man die Bypasschirurgie; im weiteren Sinne auch die operative Therapie ischämiebedingter linksventrikulärer Aneurysmen, VSD und Mitralklappeninsuffizienzen. Entscheidende diagnostische Maßnahme vor jeder Koronaroperation ist die selektive Koronarangiographie.

Bypasschirurgie
Direkte Überbrückung von Koronarstenosen mit autologen venösen oder arteriellen Gefäßen (Grafts). Dieser direkten Koronarrevaskularisierung wird der Vorzug gegeben vor indirekten Verfahren zur Myokardrevaskularisierung. Solche indirekten

Verfahren sind z. B. die Vineberg[1]-Operation, bei der die A. und V. thoracica interna in die Vorder- bzw. Seitenwand des Herzens eingenäht werden, und die transmyokardiale Laserrevaskularisierung, bei der mittels Laser kleine Kanäle im Myokard erzeugt werden (am offenen Herzen), die als Blutgefäßersatz dienen können.

Indikationen: Durch interventionelle kardiologische Katheterverfahren (u. a. Ballondilatation und/oder Stentimplantation, s. Kap. 22.6.2) unterliegt die Indikation zur operativen Therapie der KHK einem permanenten Wandel. Während noch vor wenigen Jahren lediglich die unkomplizierte Eingefäßerkrankung mittels Ballondilatation behandelt wurde, werden heute auch Patienten mit komplizierten Mehrgefäßerkrankungen sowohl interventionell kardiologisch als auch operativ behandelt. Für eine steigende Zahl von Patienten bieten sich daher folgende alternative Behandlungsmethoden an:

1. konventionelle Koronarrevaskularisierung mit EKZ
2. minimalinvasive Operationstechniken ohne EKZ
3. interventionelle kardiologische Katheterverfahren.

Welches Verfahren für den jeweiligen Patienten optimal ist, hängt von zahlreichen Faktoren ab, u. a. vom Koronarbefund, biologischen Alter und Begleitkrankheiten (Operabilität) des Patienten und den personellen und technischen Gegebenheiten des Krankenhauses.

Als **gesicherte Indikationen zur Bypassoperation** gelten derzeit noch:

- hochgradige Stammstenose der linken Koronararterie
- komplexe Dreigefäßerkrankung mit eingeschränkter linksventrikulärer Funktion
- Rezidivstenose nach vorangegangenen Katheterinterventionen mit oder ohne intrakoronare(n) Stents
- nicht erfolgreiche bzw. misslungene Katheterintervention bei instabiler Angina pectoris bzw. drohendem Myokardinfarkt.

> **Absolute Indikationen zur Bypassoperation:**
> - Stammstenose links
> - Komplizierte Dreigefäßerkrankung mit eingeschränkter linksventrikulärer Funktion

Operationstechnik:

- **Koronaroperation mit EKZ am stillstehenden bzw. flimmernden Herzen:** Revaskularisierung der Koro-

nararterien distal der Stenose bzw. des Verschlusses durch Segmente der autologen V. saphena magna (möglichst vom Unterschenkel) (**aortokoronarer Venenbypass, ACVB,** Abb. 22.26) oder – besser – durch die rechte und/oder linke A. mammaria interna. Auch die Aa. radiales eignen sich gut als Bypassgraft, die A. gastroomentalis und A. epigastrica inferior dagegen aufgrund ihrer Neigung zu Gefäßspasmen weniger gut. Die Langzeitergebnisse arterieller Bypassgrafts sind besser als die venöser Bypassgrafts. Daher sollte insbesondere des Ramus interventricularis anterior der linken Koronararterie (LAD, Abb. 22.27) mittels eines arteriellen Grafts revaskularisiert werden.

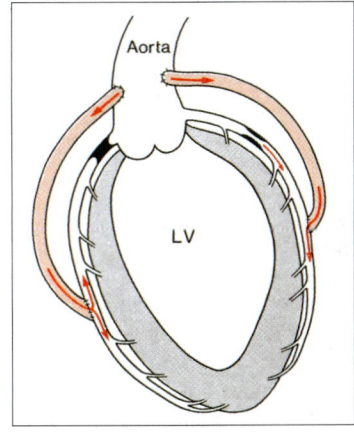

Abb. 22.26
Prinzip der
Aortokoronaren
Venen**b**ypass
(ACVB)

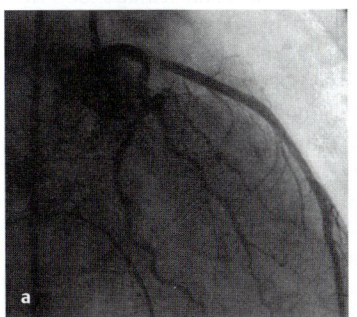

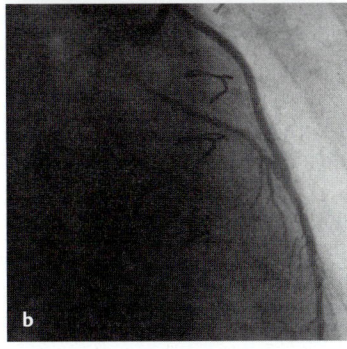

Abb. 22.27 a,b
a Hochgradige
LAD-Stenose,
präoperativ
(LAD = left anterior descending)
b LAD-Bypass
postoperativ

---

[1] Arthur Vineberg, kanad. Chirurg

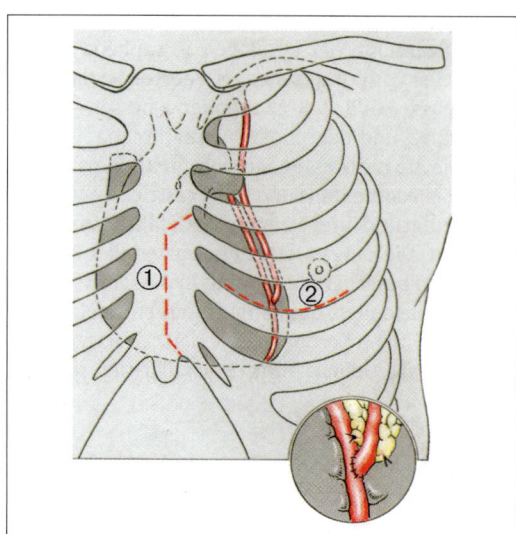

Abb. 22.28 Minimal-invasiver LIMA-LAD-Bypass am schlagenden Herzen.
① Partielle mediane inferiore Sternotomie
② Anteriore Thorakotomie im 4. ICR

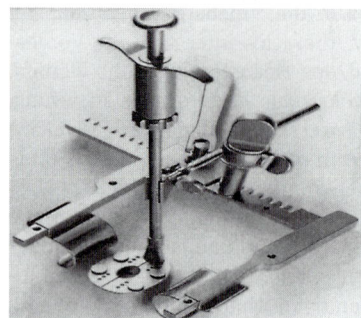

Abb. 22.29 Stabilisatoren für das OPCAB-Verfahren

Dank mikrochirurgischer Nahttechniken sind Bypassanastomosen schon ab einem Innendurchmesser einer Koronararterie von 1 mm möglich. Der durchschnittliche Koronarpatient erhält in der Regel 3–4 periphere Koronaranastomosen.

■ **Koronaroperation ohne EKZ am schlagenden Herzen:** Die minimalinvasive direkte Revaskularisierung von Koronargefäßen ohne EKZ (**off-pump coronary artery bypass, OPCAB**) mit kompletter Sternotomie oder über minimale Thorakotomien hat in den letzten Jahren zunehmende Bedeutung erlangt. Die isolierte Revaskularisierung des LAD mittels linker A. mammaria interna (left internal mammary artery, LIMA) über eine minimale Thorakotomie (**Abb. 22.28**) gilt als die klassische minimalinvasive Bypassversorgung. Ein weiteres Beispiel ist die Anastomosierung der rechten Koronararterie (right coronary artery, RCA) mit der rechten A. mammaria interna (RIMA) bzw. der A. gastroepiploica.

Insbesondere durch die Verwendung beider Aa. mammariae nach kompletter Sternotomie sowie die ständige Verbesserung der Stabilisatoren (Geräte, die die Bewegung des Operationsgebietes minimieren sollen, **Abb. 22.29**) können auch komplizierte und komplexe Revaskularisationen an mehreren Koronargefäßen durchgeführt werden. Man geht davon aus, dass der Anteil der OPCAB von derzeit rund 5 % in den kommenden Jahren auf wenigstens 20–30 % ansteigen wird.

Vorteile: Vermeidung der HLM, verkürzter Krankenhausaufenthalt und schnellere Rehabilitation, geringere Kosten.

Operationstechnik bei LIMA-LAD-Bypass: Partielle mediane inferiore Sternotomie (Mini-Sternotomie) zwischen dem 4. und 6. ICR oder linksanteriore Thorakotomie im 4. ICR. Anastomose zwischen LIMA und LAD am schlagenden Herzen.

Um die Qualität peripherer Bypassanastomosen zu standardisieren, sind computergestützte Robotersysteme entwickelt worden. Extrem hohe Kosten und derzeit noch nicht zufriedenstellende Ergebnisse standen bislang dem klinischen Routineeinsatz im Wege.

Ergebnisse:

■ **Frühresultate:** Die elektive isolierte Bypasschirurgie mit bzw. ohne HLM hat eine 30-Tage-Sterblichkeit von weniger als 2 % (unabhängig von der Zahl der peripheren Anastomosen). Kombinierte Eingriffe (zusätzlicher Klappeneingriff bzw. Aneurysmaresektion) haben eine durchschnittliche Frühmortalität von 4 %.

■ **Spätresultate:** Langzeitergebnisse von mehr als 10 Jahren zeigen für arterielle Bypassgrafts eine mehr als 90 %ige Offenheitsrate, für venöse Grafts eine Offenheitsrate von nur 40–60 %. Die 5-Jahres-Überlebensrate im Kollektiv der Patienten mit Stammstenose bzw. komplizierter Dreigefäßerkrankung beträgt nach operativer Therapie 80–85 %, bei rein medikamentös-konservativer Therapie dagegen nur ca. 50 % (s. a. Kap. 22.6.2). Es hat sich gezeigt, dass insbesondere Patienten mit einem arteriellen Bypassgraft des LAD, unseres wichtigsten Koronargefäßes, besonders günstige Langzeitüberlebensraten aufweisen.

Aneurysmektomie des linken Ventrikels
Indikationen: Ruhe-Herzinsuffizienz (Stadium IV nach NYHA), thrombembolische Komplikation

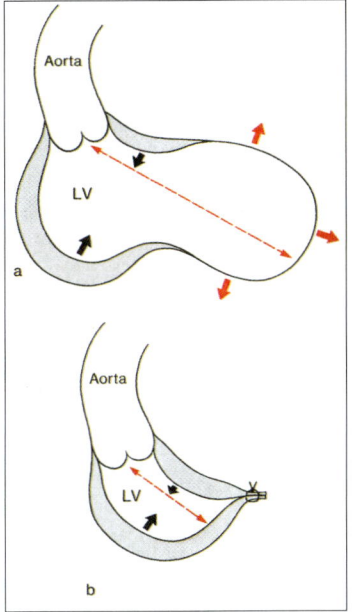

Abb. 22.30 a,b
Prinzip der
LV-Aneurysmek-
tomie:
a präoperativ,
b postoperativ

bzw. therapierefraktäre Rhythmusstörung und wenn Bypasschirurgie ohnehin indiziert ist.

Die Resektion des Aneurysmas führt über eine Normalisierung des linksventrikulären Innendurchmessers und Abnahme der zuvor pathologischen Wandspannung zur Normalisierung der Myokardfunktion in Ruhe **(Abb. 22.30)**.
Operationsrisiko: Durch die Abnahme der pathologischen Wandspannung deutlich niedriger als bei kombinierten Eingriffen (s. o.).

22.6.2 Interventionelle Kardiologie

Seit Einführung der perkutanen transluminalen Koronararterienangioplastie (PTCA) durch A. Grüntzig[1] im Jahre 1978 sind weitere interventionelle Katheterverfahren zur Behandlung der KHK entwickelt worden. Heute können durch moderne Ballonkatheter, intraluminäre Führungsdrähte und insbesondere beschichtete oder unbeschichtete intrakoronare Stents (Gefäßhülsen) auch Patienten mit komplizierten Mehrgefäßerkrankungen behandelt werden. Rotablationskatheter bzw. Arteriektomiekatheter sowie Laserdrähte spielen dagegen nur noch eine untergeordnete Rolle. Ideale Voraussetzungen für interventionelle Katheterverfahren sind isolierte, kurzstreckige und nicht verkalkte

Stenosen in großkalibrigen Koronararterien. Besonders wichtig sind interventionelle Verfahren beim akuten Myokardinfarkt, da gegenüber der Koronarchirurgie u. U. wertvolle Zeit eingespart werden kann.
Ergebnisse: Die derzeitige Restenoserate nach einfacher Ballondilatation liegt bei durchschnittlich 30 % innerhalb von 6 Monaten, diejenige der unbeschichteten Stents bei weniger als 20 %, die der beschichteten Stents nach jüngsten Studienergebnissen mit noch kurzer Nachbeobachtungszeit deutlich unter 5 %. Sollten Langzeitbeobachtungen die außerordentlich günstigen Frühresultate der beschichteten Stents bestätigen, wird schon in naher Zukunft ein Großteil der heute noch chirurgisch versorgten Patienten interventionell-kardiologisch behandelt werden.

22.7 Erkrankungen des Reizleitungssystems

22.7.1 Schrittmachertherapie

Ein komplettes Schrittmachersystem (Elektrode + Batterie) wurde erstmals im Jahre 1958 implantiert. Seither ist die Elektrotherapie der Reizleitungsstörungen des Herzens weltweit zur Routine geworden. Derzeit werden in Deutschland pro Jahr 40000–50000 Patienten mit einem Schrittmachersystem versorgt, davon 40 % wegen eines AV-Blocks, 30 % infolge eines Sick-sinus-Syndroms. Während in früheren Jahren ganz überwiegend sog. Einkammersysteme zum Einsatz kamen (VVI-Schrittmacher), bei denen eine transvenöse Stimulationselektrode in den rechten Ventrikel eingelegt wird, erzeugen moderne Schrittmacher (**Zweikammersysteme**) eine physiologische Vorhof-Kammersynchronisation mit nahezu normaler Hämodynamik. Dazu werden zwei Sensing-Stimulationselektroden (d. h. zur Reizwahrnehmung und Stimulation fähige Elektroden) in den rechten Vorhof und den rechten Ventrikel platziert (sog. DDD-Schrittmacher). Da sie programmierbar sind, können sie den individuellen Anforderungen angepasst werden und gestatten dem Patienten ein weitgehend normales Leben.

Die neueste Entwicklung ist die **biventrikuläre Schrittmachertherapie** für Patienten mit fortgeschrittener Linksherzinsuffizienz und ausgeprägtem Linksschenkelblock. Hierbei wird durch eine zusätzliche Elektrode, die über den Sinus coronarius in die linke Kammermuskulatur gelegt wird,

---

[1] Andreas R. Grüntzig, 1939–1985, dt. Internist, führte 1977 die erste Dilatation einer Koronararterie (LAD) durch

Tabelle 22.3 Nomenklatur-Vereinbarungen der Inter-Society Commission für Heart Disease Resources (ICHD)

1. Buchstabe Ort der Stimulation	2. Buchstabe Ort der Wahrnehmung	3. Buchstabe Betriebsart	4. Buchstabe Programmierbarkeit und Frequenzadaptation	5. Buchstabe Antitachykarde Funktionen
V Ventrikel	V Ventrikel	I Inhibiert	P Programmierbar, bis zu 2 Funktionen	B Burst (Salven)
A Atrium D Dual Ventrikel **und** Atrium S "Single chamber"	A Atrium D Dual Ventrikel **und** Atrium S "Single chamber"	T Getriggert D Dual inhibiert und getriggert	M Multiprogrammierbar, 3 und mehr Funktionen	N Normalfrequent Underdrive
Ventrikel **oder** Atrium	Ventrikel **oder** Atrium		C Telemetrie ("communication")	S Scanning (Abtastfunktion)
0 Keine Stimulation	0 Keine Wahrnehmung	0 Asynchron, keine Steuerung	0 Nicht programmierbar R Frequenzadaptiert	E Extern

Modi mit Demand-Funktion (inhibiert durch Eigenaktion des Herzens):
VVI Nur im Ventrikel Stimulation und Wahrnehmung, inhibiert
AAI Nur im Atrium Stimulation und Wahrnehmung, inhibiert
DDD Im Atrium **und** Ventrikel Stimulation und Wahrnehmung, inhibiert und getriggert
DDI Im Atrium und Ventrikel Stimulation und Wahrnehmung, inhibiert, nicht getriggert

eine Synchronisation der Kammererregungen ermöglicht, die mit den herkömmlichen Zweikammersystemen nicht zu erzielen war.

Nomenklatur

Die Bezeichnung der Schrittmacher ist aufgrund der Vereinbarungen der Inter-Society Commission for Heart Disease Resources (ICHD) international normiert **(Tab. 22.3)**.

Temporäre Schrittmacherversorgung

Prinzip: Epikardiale Elektroden (bei Herzoperationen befestigt) bzw. transvenös endokardial verlegte Elektroden ("Cournand[1]-Elektrode") werden mit einem externen Impulsgeber verbunden und bei Bedarf wieder entfernt.
Indikationen: Reversible Überleitungsstörungen, z. B. nach Herzoperationen oder Digitalisüberdosierung, vor Narkosen bei Patienten mit AV-Block 1. Grades zum Schutz vor höhergradigen Blockierungen unter der Narkose.

Permanente Schrittmacherversorgung

Prinzip: Atriale bzw. ventrikuläre Elektroden werden entweder transvenös-endokardial oder nach Thorakotomie bzw. Mediastinoskopie epikardial platziert und mit subfaszial oder subkutan im Bereich der Pektoralis- oder Bauchdeckenmuskulatur implantierten Schrittmacheraggregaten verbunden.

Indikationen:
- **absolut:**
  - Anfallsprophylaxe nach Adams-Stokes-Anfällen bzw. beim Karotissinussyndrom
  - permanente Reizleitungsstörungen: AV-Block III. Grades, trifaszikulärer Block, SA-Block, Sickssinus-Syndrom (= Bradykardie-Tachykardie-Syndrom), pathologische Sinusbradykardie bzw. Bradyarrhythmia absoluta, symptomatischer AV-Block II. Grades.
  - intermittierende Vorhofrhythmusstörungen (Vorhofflimmern bzw. -flattern) zur Terminierung der pathologischen Frequenz und zur Arrhythmieprophylaxe.
- **relativ:** bifaszikulärer Block mit AV-Block I. Grades, asymptomatischer AV-Block I. und II. Grades, wenn eine notwendige medikamentöse Therapie (z. B. Digitalis) einen höhergradigen Block befürchten lässt.

Operationsrisiko: Sehr niedrig.
Ergebnisse: Spätkomplikation: Elektrodendislokation, vorzeitiges Batterieversagen, vereinzelt Infektionen.

22.7.2 Therapie lebensbedrohlicher tachykarder Rhythmusstörungen

Tachykardien im Rahmen des Wolff-Parkinson-White[2] (WPW)-Syndroms entstehen durch Fortlei-

---

[1] André Frédéric Cournand, 1895–1988, franz.-amerikan. Internist, Nobelpreisträger für Medizin 1956

[2] Louis Wolff, amerikan. Kardiologe; John Parkinson, engl. Kardiologe; Paul White, amerikan. Kardiologe

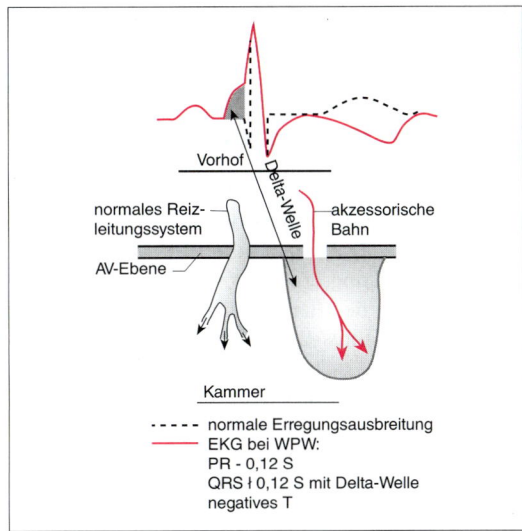

Vorhof

Delta-Welle

normales Reiz-
leitungssystem

akzessorische
Bahn

AV-Ebene

Kammer

---- normale Erregungsausbreitung
—— EKG bei WPW:
PR - 0,12 S
QRS ↓ 0,12 S mit Delta-Welle
negatives T

Abb. 22.31 Veränderung der Kammergruppe bei WPW-Syndrom (Delta-Welle)

tung von Erregungen von den Kammern zu den Vorhöfen über akzessorische Erregungsleitungsbahnen (und umgekehrt) **(Abb. 22.31)**, die in der Regel nur mittels elektrophysiologischer Untersuchungen identifiziert werden können. Noch vor wenigen Jahren konnten diese z. T. lebensbedrohlichen „Makro-Reentry-Tachykardien" nur durch herzchirurgische Eingriffe behandelt werden, bei denen nach intraoperativem Oberflächenmapping die akzessorischen Bahnen durchtrennt wurden. Heute werden sie fast ausschließlich mittels **invasiver Katheterablationsmethoden** behandelt.

Im Gegensatz zum WPW-Syndrom haben sich beim Vorhofflimmern in letzter Zeit operative Verfahren als überlegen erwiesen. Für Patienten mit **chronischem Vorhofflimmern** hat der amerikanische Herzchirurg J. Cox ein Operationsverfahren entwickelt, bei dem durch Bildung sog. Korridore mittels multipler Inzisionen in den Vorhöfen die elektrische Erregung kanalisiert und gezielt vom Sinusknoten zum AV-Knoten gelenkt wird (**Maze-Operation** = Labyrinth-Operation).

Eine Weiterentwicklung dieses Verfahren ist die schonendere und weniger invasive transmurale Gewebenekrotisierung durch thermische Energie (z. B. Hochfrequenzablation).

Sog. **bösartige ventrikuläre Rhythmusstörungen**, die in Einzelfällen auch in Kammerflimmern „degenerieren" können, entstehen meist durch Mikro-Reentry-Erregungen aus den Randbezirken ischämischer Herzmuskelareale. Diese Patienten sind

grundsätzlich gefährdet und sollten in jedem Fall elektrophysiologisch untersucht werden. Gelingt es nicht, diese Rhythmusstörungen zuverlässig durch Antiarrhythmika (z. B. Amiodaron) zu kupieren, besteht die Indikation zur Implantation eines (automatischen) **internen Kardioverter-Defibrillators** (AICD, ICD). AICD können Rhythmusstörungen entdecken und durch gezielte Trigger-Impulse beeinflussen bzw. ggf. aufgetretenes Kammerflimmern durch Gleichstromimpulse terminieren. Im Gegensatz zu früheren Jahren, in denen großflächige Patchelektroden mit der Oberfläche des Herzens verbunden wurden, können heute moderne Sensing-Defibrillations-Elektroden transvenös, endokardial unter Bildwandlerkontrolle (vergleichbar einem herkömmlichen Schrittmachersystem) implantiert werden. Diese Elektroden sind in der Lage, ein für eine Defibrillation ausreichendes elektromagnetisches Feld aufzubauen. Von derartigen „internen" Defibrillationssystemen werden derzeit in Deutschland 4000 Systeme pro Jahr mit zunehmender Frequenz implantiert, da ventrikuläre Rhythmusstörungen zunehmend eine Domäne der Elektrotherapie, weniger der medikamentösen Therapie geworden sind.

22.8 Erkrankungen des Perikards

22.8.1 Akute Herzbeutelerkrankungen

Charakteristikum der akuten Herzbeutelerkrankung ist die Herzbeuteltamponade

Pathogenese: Virale oder bakterielle Perikarditis, urämische Perikarditis, Herzwandruptur im Rahmen eines Myokardinfarktes oder Thoraxtraumas **(Abb. 22.32)**.

Pathophysiologie: In Abhängigkeit vom Druck, unter dem die Flüssigkeit im Herzbeutel steht, wird die

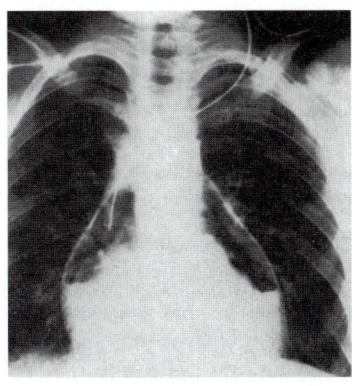

Abb. 22.32
Hämato-Pneumoperikard nach penetrierender Thoraxverletzung

diastolische Füllung der Kammern behindert. Dies führt u. U. zu erheblicher Reduktion des Schlagvolumens und damit des HZV sowie vor allem zu Anstieg des extravasalen Koronararterienwiderstandes und hypoxiebedingter Herzmuskelinsuffizienz.
Klinik: Gestaute Jugularvenen, Tachykardie, Belastungsdyspnö bis hin zum kardiogenen Schock.
OP-Indikation: Lebensbedrohliche Kreislaufdepression trotz Punktion bzw. Behandlung der Grundkrankheit.
Operationstechnik: Bei Thoraxtraumen und Verletzungen des Herzens bzw. des Herzbeutels Übernähen der Verletzungsstelle (in der Regel nach linkslateraler Thorakotomie). Rezidivierende hämorrhagische Herzbeutelergüsse (z. B. bei Urämie) werden durch Perikardfensterung (linkslaterale Thorakotomie) oder großzügige Resektion der ventralen Herzbeutelanteile nach medianer Sternotomie (bevorzugtes Verfahren) behandelt. Herzwandrupturen bzw. Aneurysmaperforationen in den Herzbeutel kommen nur unter glücklichen Umständen noch für eine operative Behandlung in Betracht.

22.8.2 Chronische Herzbeutelerkrankungen

Ursachen: Z. n. akuter Perikarditis (30 % der akuten Perikarditiden wandeln sich unter zunehmender Verschwielung und Verkalkung in eine konstriktive Perikarditis um). Virus-, Pilz- und urämische Perikarditiden haben die früher so häufige tuberkulöse Perikarditis abgelöst. Eine Sondergruppe stellt die zunehmende Zahl herzoperierter Patienten dar.
Klinik: Gestaute Jugularvenen, Aszites und Zeichen eines reduzierten HMV. Pathognomonisch ist der hohe Füllungsdruck des rechten Ventrikels in Verbindung mit dem frühdiastolischen Dip (Senke) in der Druckkurve des rechten Ventrikels.
OP-Indikation: Eingeschränkte körperliche Belastbarkeit.
Operationstechnik: Mediane Sternotomie, Befreiung des Herzens von den verkalkten bzw. bindegewebig umgewandelten Perikardanteilen unter sorgfältiger Schonung der Koronararterien (dies gelingt u. U. nur mit Hilfe der EKZ).
Operationsrisiko: 1–3 %.
Ergebnisse: Dauerhafte Verbesserung der Leistungsfähigkeit in 70–80 % der Fälle.

22.9 Tumoren

Primäre Tumoren des Herzens sind ausgesprochen selten. Befallen werden Peri-, Myo- und Endokard. 75 % der Tumoren sind gutartig. Der häufigste Herz-

tumor überhaupt ist das gutartige linksatriale Myxom. Der häufigste bösartige Tumor ist das Rhabdomyosarkom.

22.10 Herztransplantation

Seit der Einführung potenter Immunsuppressiva, insbesondere des Cyclosporins A, Anfang der 80er Jahre ist die Transplantation des Herzens bzw. von Herz und Lunge zu einer erfolgreichen Behandlungsmethode der Herzinsuffizienz geworden. Die derzeitige 1-Jahres-Überlebensquote nach Herztransplantation liegt bei 80–90 %, die 5-Jahres-Überlebensrate bei 60–70 % (entspricht den Ergebnissen nach Nierentransplantation, s. Kap. 9).

Aufgrund dieser überaus günstigen Ergebnisse wurde die Indikation zur Transplantation so erweitert, dass der Bedarf an Spenderorganen das Angebot weit übersteigt: Derzeit stehen für rund 5000 potentielle Empfänger nicht mehr als 500 Spenderorgane zur Verfügung.

22.10.1 Isolierte Herztransplantation

OP-Indikation: Terminale und progrediente myogene Herzinsuffizienz bei weitgehend normalen Widerstandsverhältnissen im kleinen Kreislauf und ansonsten normaler bzw. annähernd normaler Funktion aller anderen Körperorgane.
Ideale Voraussetzungen: Alter unter 55 Jahren, kein insulinpflichtiger Diabetes mellitus, keine bösartigen bzw. immunologischen Systemerkrankungen, keine floriden bzw. rekurrierenden Infektionen, stabile psychosoziale Situation, keine Drogenabhängigkeit.
Operationstechnik:
- **orthotope Herztransplantation:** Implantation eines menschlichen Spenderherzens am Ort des zuvor resezierten Herzens des Empfängers (Abb. 22.33). Übernahme der Kreislaufarbeit durch das transplantierte Herz.
- **heterotope Herztransplantation:** Implantation eines menschlichen Spenderherzens in den Brustkorb des Empfängers, dessen Herz belassen wird. Verbindung beider Herzen miteinander über Seit-zu-Seit-Anastomosierung der Vorhöfe und End-zu-Seit-Anastomosierung der großen Arterien. In Abhängigkeit von der Arbeitskapazität des Empfängerherzens partielle bis totale Übernahme der Kreislaufarbeit durch das Spenderherz (Prinzip des sog. „Huckepackherzens"). Die heterotope Herztransplantation ist zugunsten der orthotopen weitgehend verlassen worden und spielt nur noch bei

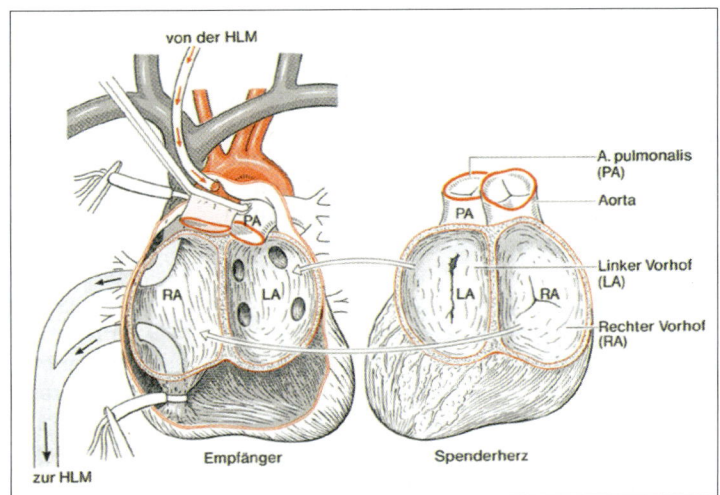

Abb. 22.33 Prinzip der orthotopen Herztransplantation

erheblichem Missverhältnis zwischen der Größe des Empfängers und der des Spenderherzens eine Rolle.

Alternativverfahren:

▪ **Batista[1]-Operation:** Verfahren für Patienten, die infolge der Chagas-Krankheit, einer durch Trypanosoma cruzi hervorgerufenen dilatativen Kardiomyopathie, transplantationpflichtig werden. Größere Abschnitte des Myokards werden keilförmig reseziert, um den Innendurchmesser des linken Ventrikels zu normalisieren und die Wandspannung zu reduzieren (s. Aneurysmektomie). Dies führt nur bei wenigen geeigneten Patienten zu einer Funktionsverbesserung des Restmyokards und ist daher mit einer im Vergleich zur Transplantation hohen Früh- und Spätkomplikationsrate belastet. Diese Operationstechnik kommt daher nur für Patienten in Betracht, bei denen eine Transplantation kontraindiziert ist bzw. in Ländern, in denen keine Transplantationen erfolgen.

▪ **Dynamische Kardiomyoplastie** (Latissimus-dorsi-Technik nach Carpentier)**:** Ummantelung des Herzens durch den nach intrathorakal verlagerten linken gestielten M. latissimus dorsi, der bei erhaltener Nerven- und Gefäßversorgung über ein spezielles Schrittmachersystem das Herz kontraktil unterstützen kann. Aufwendiges Therapiekonzept, das sich bei nur wenigen geeigneten Patienten als Alternative zur Herztransplantation erwiesen hat.

22.10.2 Kombinierte Herz-Lungen-Transplantation

Indikationen:

▪ bei Patienten mit primärer pulmonaler Hypertonie

▪ bei kongenitalen Vitien mit erhöhtem Lungenstromvolumen (z. B. PDA, Truncus arteriosus communis) und sekundärer irreversibler pulmonaler Widerstandserhöhung.

Nach den ersten erfolgreichen Herz-Lungen-Transplantationen Ende der 70er Jahre hat sich auch dieses Verfahren zu einer Routineoperation entwickelt, deren Ausbreitung lediglich durch den Mangel an geeigneten Spenderorganen begrenzt wird.

Alternativ kann bei geeigneten Patienten auch die isolierte, unilaterale Lungentransplantation zur Rechtsherzentlastung bzw. Lungenfunktionsverbesserung beitragen (z. B. bei fortgeschrittenem Lungenemphysem).

Ergebnisse: Wegen der zugrunde liegenden komplexen Erkrankungen und der hohen Infektanfälligkeit transplantierter Lungen im Vergleich zur isolierten Herztransplantation unbefriedigend.

---

[1] R. Batista, südamerikan. Herzchirurg

■■I Merken

- Alle intrakardialen Korrekturen müssen mit Hilfe der HLM durchgeführt werden.
- Häufigste kongenitale Herzfehler: VSD (mit Links-rechts-Shunt, 30 %), ASD (mit Links-rechts-Shunt, 10 %), Fallot-Tetralogie (mit Rechts-links-Shunt; Zyanose, 10 %) und Aortenisthmusstenose (ohne Shunt, 10 %).
- Korrektur kongenitaler Vitien unabhängig vom Alter nach Diagnosestellung. Totalkorrektur geht vor Palliation.
- Vitien mit Links-rechts-Shunt werden nach Shuntumkehr inoperabel. Korrektur möglichst vor der Einschulung.
- Bei erworbenen Herzfehlern gilt nicht mehr das kalendarische, sondern nur noch das biologische Alter als mögliche Kontraindikation.
- Aortenklappenfehler: Operation spätestens bei pathologischen EKG-Veränderungen unabhängig von der Klinik!
- Mitralklappenfehler: Operation vor dem Auftreten einer absoluten Arrhythmie bei Vorhofflimmern!
- Herzklappenersatz: Mechanische Prothesen sind unbegrenzt haltbar, erfordern jedoch Marcumarisierung; biologische Prothesen erfordern keine Marcumarisierung, sind jedoch nur begrenzt haltbar (8–15 Jahre).
- Indikationen für ACVB: Stammstenose links, komplizierte Dreigefäßerkrankung bei eingeschränkter linksventrikulärer Funktion, Rezidivstenose nach interventioneller Therapie

23 Speiseröhre

23.1 Anatomie

23.1.1 Topographische Anatomie

Die Speiseröhre (Ösophagus) beginnt hinter dem Krikoidknorpel. Sie geht aus der Pars laryngea des Pharynx hervor; dort liegt auch die **1. Enge** (16 cm ab Zahnreihe). Der Verlauf des Ösophagus ist angedeutet S-förmig. Er verläuft im Halsbereich leicht linkskonvex, ab Höhe der Bifurkation (**2. Enge**, 23 cm ab Zahnreihe) leicht rechtskonvex. Am Hiatus oesophageus des Zwerchfells (**3. Enge**, 38 cm ab Zahnreihe) tritt er in das Abdomen ein (Abb. 23.1) und mündet in Höhe des 10.–11. BWK in die Kardia (Mageneingang).

> Physiologische Ösophagusengen:
> bei 16, 23 und 38 cm

In Höhe des 8. und 9. Brustwirbels liegt der Ösophagus der Vorderseite der Wirbelsäule an. Von

dort entfernt er sich ventralwärts zum Hiatus oesophageus.

Aus chirurgischen Erwägungen wird der Ösophagus in **3 Abschnitte** eingeteilt:
1. proximales Drittel: vom oberen Ösophagussphinkter (OÖS) bis zur Trachealbifurkation
2. mittleres Drittel: vom 4.–7. BWK
3. distales Drittel: vom 7. BWK bis zur Kardia.

Am Ösophagus werden **3 Wandschichten** unterschieden:
1. Mukosa und Submukosa
2. Tunica muscularis: Beim entspannten Ösophagus lassen sich eine innere Ring- und eine äußere Längsmuskulatur abgrenzen, in situ sind diese jedoch miteinander verflochten und werden als apolares Muskelfaserschraubensystem angesehen. Durch Kontraktion der Muskulatur erweitert sich das Ösophaguslumen (Abb. 23.2).
3. Adventitia.

Im Gegensatz zum sonstigen Intestinum fehlt die Serosa. Dies ist für die Ausbreitung von Entzündungen und Karzinomen und die Anastomosenheilung von Bedeutung.

Die **arterielle Versorgung** des Ösophagus übernehmen im proximalen Drittel Äste der A. thyreoidea inferior und des Truncus thyreocervicalis. Das

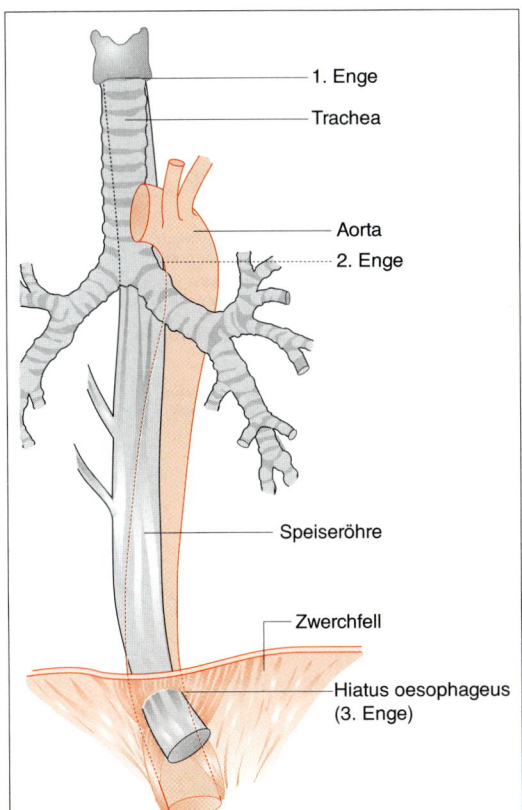

Abb. 23.1 Topographie der Speiseröhre

- 1. Enge
- Trachea
- Aorta
- 2. Enge
- Speiseröhre
- Zwerchfell
- Hiatus oesophageus (3. Enge)

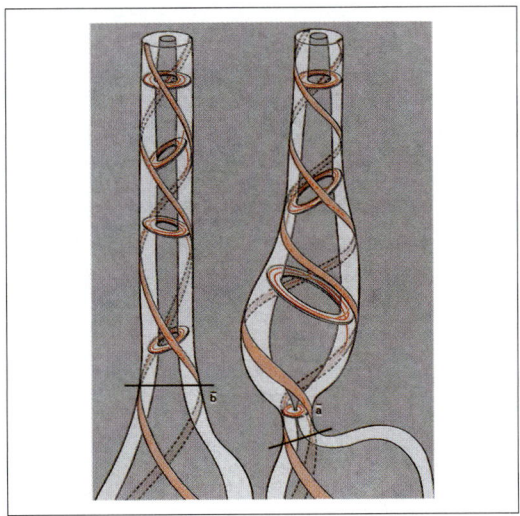

Abb. 23.2 a,b Muskelfasersystem der Speiseröhre: apolares Schraubensystem mit Verflechtung von äußerer und innerer Muskelschicht:
a Verschluss des unteren Ösophagussphinkters durch Relaxation der spiraligen Muskulatur (Prinzip des „Mädchenfängers")
b Öffnung des unteren Ösophagussphinkters durch Kontraktion

mittlere Drittel wird über Interkostalarterien oder direkt aus segmentalen Ästen der Aorta versorgt, ebenso das distale Drittel, das zusätzlich Blut aus der A. phrenica sowie der A. gastrica sinistra erhält.

Der **venöse Abfluss** erfolgt über einen adventitiellen und einen ausgedehnten submukösen venösen Plexus (Varizenentstehung bei portaler Hypertension).

In der gesamten Ösophaguswand findet sich ein dichtes **Lymphgefäßnetz**. Der Abfluss aus dem proximalen Drittel erfolgt über mediastinale, bronchiale und subklavikuläre Lymphknoten, die Lymphe aus dem mittleren und unteren Drittel fließt entlang der A. gastrica sinistra zum Truncus coeliacus.

Die **Innervation** erfolgt im Halsbereich durch den N. recurrens, in den distal gelegenen Anteilen durch den N. vagus.

23.1.2 Funktionelle Anatomie

Am Ösophagus lassen sich quergestreifte (willkürliche) Muskulatur (im oberen Teil, Schlingfunktion) und glatte (unwillkürliche) Muskulatur (im unteren Teil) unterscheiden.

Der Ösophagus beginnt am M. cricopharyngeus, dem sog. **oberen Ösophagussphinkter** (OÖS). Das muskelschwache **Killian-Dreieck** (Abb. 23.3) zwischen diesem und dem M. constrictor pharyngis ist die Durchtrittsstelle des **Zenker-Divertikels** (s. Kap. 23.6.1). **Pulsionsdivertikel** (s. Kap. 23.6) gehen vom **Laimer-Dreieck** (Abb. 23.3) aus.

Der Übergang des distalen Ösophagus in den Magen ist durch eine sphinkterartige Hochdruckzone, den sog. **unteren Ösophagussphinkter** (UÖS), vor Reflux geschützt. Eine definitive Sphinktermuskulatur lässt sich nicht nachweisen, jedoch könnte die spiralige Anordnung der Ösophagusmuskulatur Grundlage des Schließmechanismus sein (s. Abb. 23.2). Charakteristisch ist die schluckreflektorische Erschlaffung des UÖS, der in der Regel einen Ruhedruck von 18–20 mmHg aufweist. Der Schluckakt besteht in einer propulsiven Längsperistaltik mit einer zum Magen hin fortschreitenden Hochdruckzone (40–60 mmHg). Der UÖS verschließt sich nach Ende des Schluckaktes sofort wieder, um so eine Regurgitation und Aspiration zu verhindern.

Die reguläre propulsive Peristaltik mit schluckreflektorischer Erschlaffung der Sphinkteren wird als **primäre Peristaltik** bezeichnet, propulsive Kon-

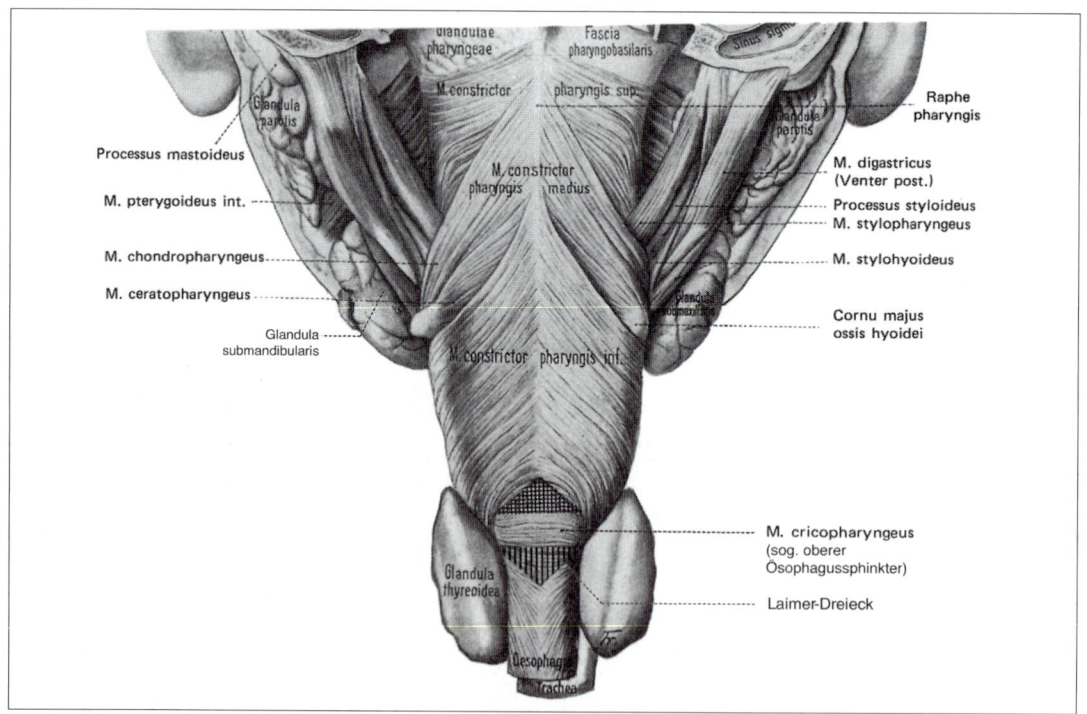

Abb. 23.3 Anatomie der dorsalen Schlundregion mit Darstellung des Killian-Dreiecks (kariert) und des Laimer-Dreiecks (gestreift)

traktionen aufgrund lokalisierter Dehnungsreize als **sekundäre**, untergeordnete, nicht propulsive Kontraktionen **als tertiäre Peristaltik**.

23.2 Diagnostik

Anamnese: Häufigstes Symptom einer Ösophaguserkrankung ist die **Dysphagie**, d. h. die schmerzlose Schlingstörung. Eine schmerzhafte Schlingstörung wird als **Odynophagie** bezeichnet. Die Ursache kann funktioneller oder mechanischer Art sein.

> Jede Dysphagie erfordert die diagnostische Abklärung!

Ein Fremdkörpergefühl im Schlundbereich wird als **Globusempfindung** bezeichnet. Ursache können extra- und intraösophageale Erkrankungen sein.

Retrosternales Brennen, Sodbrennen, Foetor ex ore, Luftaufstoßen, Regurgitation von Nahrung sind weitere häufige Symptome. Seltener weisen Würgereiz, Husten, Erbrechen oder Singultus auf eine Ösophaguserkrankung hin.

Röntgen: Breischluck zur Orientierung über Lage, Form und Funktion des Ösophagus, Nachweis von Stenosen, Divertikeln, Hiatushernien, funktionellen Störungen und Wanddefekten (Abb. 23.4, 23.5). Röntgen-Kinematographie (Röntgen unter Bildwandlerkontrolle).

Endoskopie: Wichtigstes Verfahren mit Möglichkeit der direkten Inspektion und Biopsie. Es stehen flexible (Fiberglas) und starre Ösophagoskope zur Verfügung. Die starren Endoskope werden nur noch selten eingesetzt, z. B. zur Fremdkörperentfernung und Varizenverödung. In Kombination mit der Endosonographie lassen sich Tiefenausdehnung und Lymphknotenmetastasierung von Karzinomen gut beurteilen.

Zytologie: Endoskopische Abrasionszytologie durch spezielle Bürsten oder Ballons zum Nachweis von Ösophaguskarzinomen. Treffsicherheit 80–95 %. Geeignet als Screening-Verfahren bei Reihenuntersuchungen gefährdeter Populationen.

Manometrie: Intraluminäre Druckmessung durch 3-Punkt-Manometrie, d. h. Druckmessung über

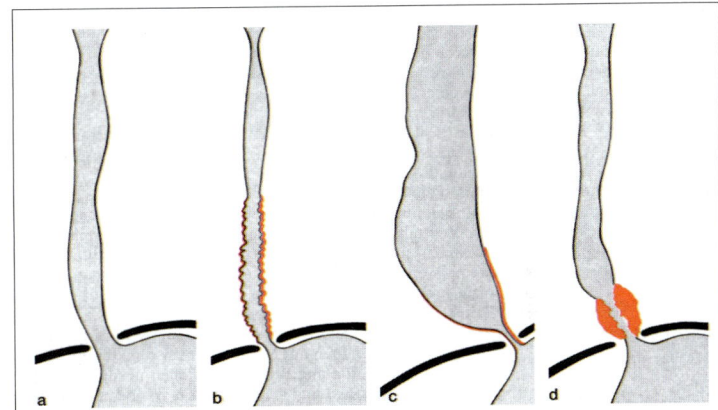

Abb. 23.4 a–d Schema der Röntgenbefunde im Ösophagus:
a Normalbefund
b idiopathischer Ösophagusspasmus
c Achalasie
d distales Ösophaguskarzinom

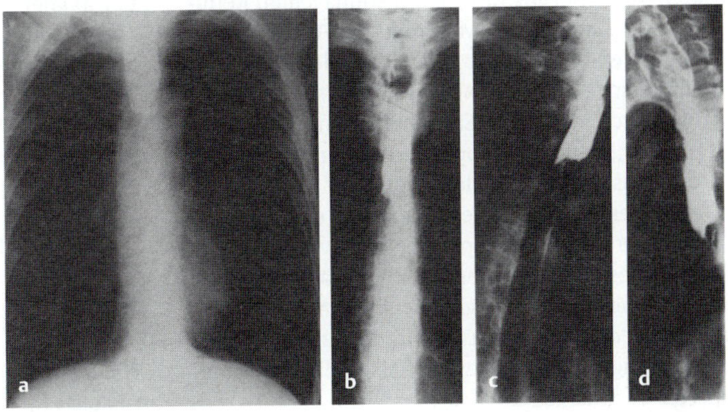

Abb. 23.5 a–d Stenosierendes Ösophaguskarzinom im mittleren Abschnitt, Röntgenbild des Thorax a.-p.
a Barium-Breischluck a.-p.
b und 2 Schrägaufnahmen **c, d**

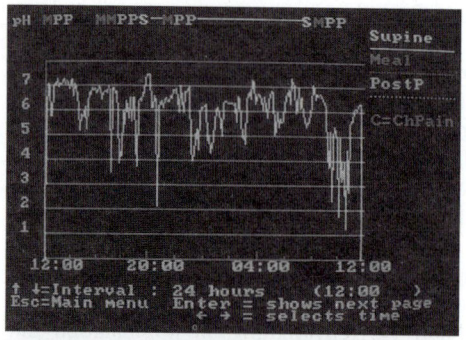

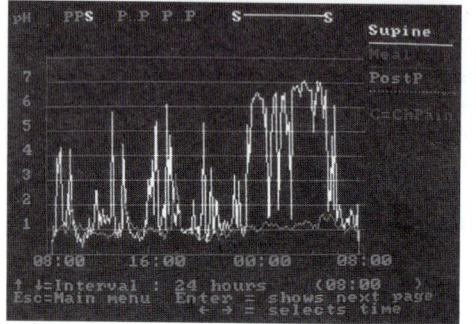

Abb. 23.6 a,b Ösophagus-24-Stunden-pH-Metrie:
a Normalbefund
b „combined"-Reflux (= Refluxepisoden tags und nachts)

drei mit einem konstanten Flüssigkeitsvolumen perfundierte Katheter. Zu unterscheiden sind
- stationäre 3-Punkt-Manometrie (konstante Lage der Katheter im Bereich des UÖS): funktionelle und qualitative Beurteilung der Ösophagusmotilität
- Durchzugsmanometrie (bei definierter Passage der Katheter durch den UÖS): Lokalisation und Quantifizierung der Sphinkterfunktion.
pH-Metrie: pH-Messung über pH-Sonde im terminalen Ösophagus zur Erfassung von saurem (Magensaft-) Reflux. Sie bietet die Möglichkeit zur direkten Registrierung des gastroösophagealen Refluxes durch Langzeit-pH-Messung (die Aufzeichnung erfolgt telemetrisch oder über einen elektronischen Mikrospeicher) **(Abb. 23.6)**. Die Refluxsymptomatik kann durch den sog. Säureperfusionstest (Bernstein-Test, Instillation von Salzsäure in das mittlere Ösophagusdrittel) ausgelöst werden.
CT: Sie dient vor allem dem Nachweis extraluminärer Tumoren oder Lymphknotenschwellungen im Verlauf des mediastinalen Ösophagusanteils.
Nuklid-Magen-Darm-Passage (Nuklid-MDP): Quantifizierung der Ösophagus-Clearance und des gastroösophagealen Refluxes mittels radioaktiv markierter Testmahlzeit.

23.3 Missbildungen

23.3.1 Ösophagusatresie (s. Kap. 53.6.1)

23.3.2 Dysphagia lusoria

Stenose des Ösophagus durch Kompression des proximalen Drittels aufgrund von Gefäßanomalien (doppelter Aortenbogen oder atypischer Abgang der A. subclavia dextra).
Klinik: Behinderung von Atmung und Schluckakt.
Diagnostik: Nachweis der Kompression durch Röntgen-Breischluck, Endoskopie.
Komplikationen: Druckulzera, Tracheomalazie.
Therapie: Gefäßplastik, ggf. Unterbindung der akzessorischen Gefäße.

23.3.3 Kongenitale Ösophagusstenose

Seltene Anomalie, die in jeder Höhe des Ösophagus auftreten kann. Mögliche Formen sind:
- Sanduhrstenose
- umschriebene Membranen
- exzentrische Stenosen durch fibröse oder fibromuskuläre Wandverdickung.
Klinik: Dysphagie oder Regurgitation bei Übergang von flüssiger zu fester Nahrung. Die ersten Wochen nach der Geburt können asymptomatisch sein.
Diagnostik: Endoskopie, Röntgen-Kinematographie.
Therapie: Je nach Ausdehnung und Stenosetyp: Bei umschriebenen Membranen endoskopische Spaltung, bei ausgedehnteren Stenosen transpleurales Vorgehen mit Exzision, extramuköser Resektion oder Teilresektion des Ösophagus.
Prognose: Gut, evtl. Bougierungsbehandlung erforderlich.

23.3.4 Schatzki-Ring

Bei axialer Hiatushernie besteht im unteren Ösophagus eine ringförmige, segelartige Einengung am Übergang vom Zylinder- zum Plattenepithel. Bei engem Ringdurchmesser kann eine Dysphagie resultieren. Als Schatzki- oder unteren Ösophagusring bezeichnet man den radiologischen Befund.
Therapie: Endoskopische Durchtrennung des Ringes.

23.4 Entzündungen

23.4.1 Ösophagitis

Häufigste Form der Ösophagitis ist die **Refluxösophagitis** (s. Kap. 24).

Bei **bakteriellen oder viralen Ösophagitiden**, z. B. im Rahmen von Tuberkulose, Diphtherie, Lues, Herpes, richtet sich die Therapie nach der Grundkrankheit.

Häufig ist die Pilzbesiedlung des Ösophagus. Meist handelt es sich um eine **Candidainfektion** (Soor) im Rahmen einer Antibiotika-, Zytostatika-, Steroid- oder immunsuppressiver Therapie oder einer Immunschwäche (Tumorkachexie, AIDS). Der Ösophagus kann mit Pseudomembranen ausgekleidet sein. Die Therapie besteht in der Gabe von Nystatin (Moronal®).

23.4.2 Plummer-Vinson-Syndrom

Erkrankung unbekannter Ätiologie mit Eisenmangelanämie, überwiegend bei Frauen über 40 Jahren. Dysphagie bei fibrösen Membranen am Ösophaguseingang und Glossitis. Bei Eisensubstitution und Vitamin-B-Gabe Rückgang der Beschwerden. Karzinomatöse Entartung in 10 % der Fälle.

23.5 Funktionelle Erkrankungen

23.5.1 Krikopharyngeale Achalasie („hohe Achalasie")

Lähmung des OÖS aufgrund einer idiopathischen Innervationsstörung (primäre Form) oder neuromuskulärer Erkrankungen (sekundäre Form), z. B. Morbus Parkinson, multiple Sklerose. Häufig mit Zenker-Divertikel (s. Kap. 23.6.1) vergesellschaftet.
Klinik: Schluckstörung, häufig mit rezidivierender Aspiration und chronischer Bronchopneumonie, Globusgefühl.
Diagnostik: Röntgen-Kinematographie, Manometrie, Ausschluss zervikaler Bandscheibenprozesse.
Therapie: Myotomie des M. cricopharyngeus wie beim Zenker-Divertikel.

23.5.2 Achalasie

Neuromuskuläre Erkrankung der glatten Ösophagusmuskulatur, die durch das Fehlen einer geordneten propulsiven Peristaltik und der schluckreflektorischen Erschlaffung des UÖS charakterisiert ist.
Ursache und Pathogenese: Degeneration des Plexus myentericus (Auerbach-Plexus) des Ösophagus meist unbekannter Ursache (primäre Achalasie). Eine sekundäre Achalasie wird bei der Chagas-Krankheit (Erreger: Trypanosoma cruzi) beobachtet.

In der Pathogenese der primären Achalasie spielen psychische Faktoren eine gewisse Rolle, ohne die alleinige Ursache zu sein. Wegen der Befunde bei Chagas-Krankheit wird eine infektiöse Genese, außerdem eine Störung des autonomen Nervensystems als Ursache diskutiert.

> Achalasie = Öffnungslähmung des UÖS

Klinik: Leitsymptom ist die **Dysphagie**. Häufig wird postprandial über retrosternale Schmerzen geklagt. Im Stadium der Dekompensation mit Dilatation des Ösophagus (Megaösophagus, Dolichoösophagus) kommt es besonders nachts zur Regurgitation und Aspiration, die Bronchopneumonien, Lungenabszesse und Bronchiektasen zur Folge hat. Bei langjährigem Bestehen bis zu 10fach erhöhtes Risiko der Karzinomentstehung. Manifestation der Erkrankung in jedem Alter unter Bevorzugung des 3.–6. Lebensjahrzehnts.
Diagnostik:
- *Röntgen-Breischluck* (Abb. 23.7, 23.8): Charakteristisch ist die trichterformige Einengung im Bereich

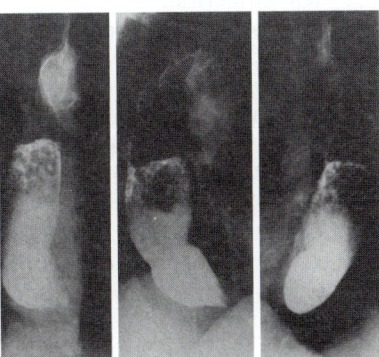

Abb. 23.7 Röntgen-Breischluck bei Achalasie

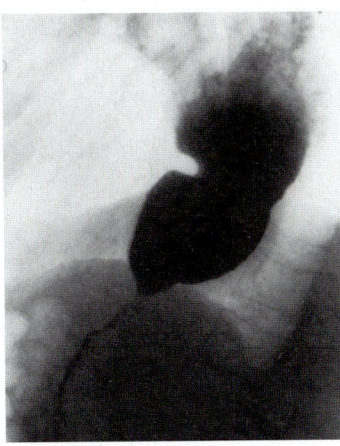

Abb. 23.8 Röntgen-Breischluck bei amotilem Mega-Ösophagus wegen chronischer Achalasie

der Kardia. Hierbei kann der Korpusanteil (mittlerer Anteil) des Ösophagus unterschiedlich weit sein. Die Differenzialdiagnose zum Karzinom bereitet gelegentlich Schwierigkeiten. Glukagon (1 ml i.v.) führt zur Erweiterung des engen Segments und dient zum Ausschluss einer organischen Stenose (z.B. peptische Striktur, Karzinom).

- *Endoskopie:* Bei Malignitätsverdacht Biopsie.
- *Manometrie:* Sie ermöglicht den Nachweis der Öffnungslähmung. Manometrisch lassen sich eine hyper-, eine hypo- und eine amotile Form der Achalasie unterscheiden.

> Ösophagusstenose:
> Ausschluss eines Karzinoms obligat!

Differenzialdiagnose: Kardiakarzinom, Sklerodermie, Chagas-Krankheit (Erregernachweis im Blut mit KBR), Presbyösophagus, diffuser Ösophagusspasmus.

Therapie: Eine kausale Therapie ist nicht bekannt. Die Beschwerden lassen sich durch Nitroglyzerin und Amylnitrit bessern; beide bewirken eine Erschlaffung der glatten Muskulatur.

Die **hypermotile Form** der Achalasie lässt sich gut mit dem Kalziumantagonisten **Nifedipin** (Adalat®) behandeln.

Bei der **hypo- oder amotilen Form** sollte primär zwei- bis dreimal eine **pneumatische Dilatation** versucht werden, die in 80–90% zur Heilung führt. Hierbei wird unter Röntgen-Durchleuchtungskontrolle ein Kunststoffdehnungsballon im engen Segment plaziert (Abb. 23.9) und durch rasches Aufpumpen die Stenose gesprengt. Die Komplikationsrate liegt unter 5%. Mechanische Dilatatoren werden wegen der Perforationsgefahr kaum noch eingesetzt.

Bei Erfolglosigkeit der pneumatischen Dilatation ist die Indikation zur **Operation** gegeben. Hierbei ist die transabdominelle Kardiomyotomie nach Gottstein-Heller (1914) das geeignetste Verfahren. Dieses wird heute laparoskopisch durchgeführt. Prinzip ist die Spaltung der Muskulatur des distalen Ösophagus und proximalen Magens ohne Eröffnung der Schleimhaut über eine Strecke von 5–7 cm (Abb. 23.9, s.a. Abb. 23.41 – 23.43). Die Letalität des Eingriffs liegt unter 1%. Die Myotomie sollte zur Vermeidung eines postoperativen gastroösophagealen Refluxes mit einer lockeren Fundoplicatio (s. Kap. 24) kombiniert werden.

23.5.3 Idiopathischer diffuser Ösophagusspasmus

Der diffuse Ösophagusspasmus ist gekennzeichnet durch unkoordinierte, lang anhaltende, spastische Kontraktionen des Ösophagus nach dem Schlucken (tertiäre Peristaltik) ohne Störung des UÖS.

Ursachen: Unbekannt.

Klinik: Intermittierende Dysphagie, bisweilen krampfartige retrosternale Schmerzen, die spontan oder nach Nahrungsaufnahme auftreten. Betroffen sind überwiegend Patienten im höheren Lebensalter.

Diagnostik: Der Breischluck zeigt charakteristischerweise eine korkenzieherartige Konfiguration des Ösophagus (Abb. 23.10). Derartige Röntgenveränderungen können allerdings auch fehlen. Manometrisch finden sich tertiäre Kontraktionen mit starkem Druckanstieg bei normalem Ruhedruck des UÖS.

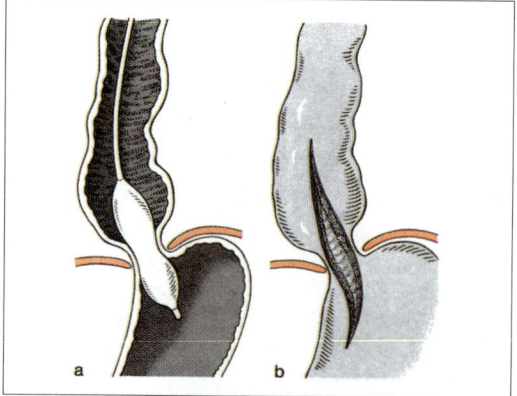

Abb. 23.9 a,b Therapie der Achalasie:
a Pneumatische Dilatation
b Kardiomyotomie

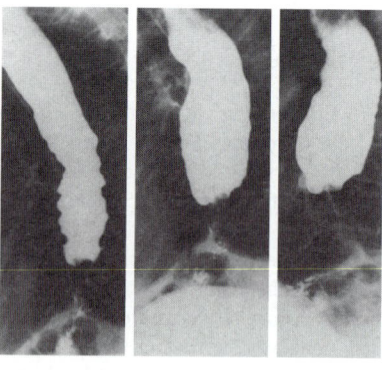

Abb. 23.10 Röntgen-Breischluck bei diffusem Ösophagusspasmus

Therapie: Wenn möglich, konservativ (Nitroglyzerin, Spasmolytika, Sedativa). Bei heftigen Beschwerden operativ, d. h. Myotomie des mittleren und distalen Ösophagus mit Fundoplicatio zur Vermeidung von gastroösophagealem Reflux. Die Ergebnisse sind am besten bei hypertensivem gastroösophagealen Sphinkter, schlechter bei langstreckigen Motilitätsstörungen.

23.6 Divertikel

Man unterscheidet Traktions- und Pulsionsdivertikel.

Traktionsdivertikel entstehen durch Zug an sämtlichen Wandschichten – daher werden sie auch als echte Divertikel bezeichnet – meist im Rahmen extraluminärer entzündlicher Prozesse (z. B. Lymphangitis, Tbc). Sie sind überwiegend parabronchial lokalisiert **(Abb. 23.11)**.

Pulsionsdivertikel entstehen durch Erhöhung des intraluminären Druckes bei angeborener oder erworbener lokaler Muskelschwäche. Hierbei stülpen sich Mukosa und Submukosa durch die Muskularis. Da somit nicht alle Wandschichten betroffen sind, bezeichnet man sie auch als falsche Divertikel. Sie finden sich überwiegend im präsphinkteren Bereich (zervikal, epiphrenal) **(Abb. 23.11)**.

23.6.1 Traktionsdivertikel

Sie finden sich ausschließlich im mittleren Drittel des Ösophagus. In der Regel von geringerer Größe als die Pulsionsdivertikel, stellen sie häufig einen röntgenologischen Zufallsbefund dar.
Klinik: Oft symptomlos. Durch Entzündungen im Divertikel kann es zu Husten und Dysphagie kommen. Komplikationen sind Perforation in den Trachealbaum (ösophagobronchiale Fistel) mit Aspiration, Bronchopneumonie und Lungenabszess, selten Divertikulitis oder Blutung.
Diagnostik: Röntgen-Breischluck **(Abb. 23.11)**, CT, Endoskopie zum Ausschluss von Tumoren, Manometrie.
Therapie: Symptomlose Divertikel werden nicht operiert. Bei Beschwerden, die eindeutig auf das Divertikel zurückzuführen sind, bei Größenzunahme oder drohenden Komplikationen ist die Abtragung des Divertikels angezeigt. Resektion des Divertikelsackes über einen rechtsthorakalen Zugang. Liegt eine Fistel vor, ist die chirurgische Intervention immer angezeigt: Durchtrennen des Fistelganges, Nahtverschluss des Ösophagus und der Trachealöffnung.

23.6.2 Pulsionsdivertikel

Pharyngoösophageales Divertikel
(Zenker- oder Grenzdivertikel)
Ausstülpung von Mukosa und Submukosa an der Pharynxrückwand oberhalb der Pars horizontalis des M. cricopharyngeus (Killian-Dreieck), meist nach links paravertebral.
Ursachen: Kombination von pathologischer Drucksteigerung im OÖS mit muskelschwacher Wand durch Killian-Muskellücke im Hypopharynx.

> Zenker-Divertikel: Unkoordinierter OÖS

Klinik: Leitsymptom ist eine **zunehmende Dysphagie**, außerdem gurgelndes Geräusch beim Schlucken von Flüssigkeit, Hustenreiz und Foetor ex ore. Regurgitation, Bronchopneumonien.
Diagnostik: Röntgen-Breischluck **(Abb. 23.12)**, ggf. Manometrie des OÖS, Endoskopie (Vorsicht: Perforationsgefahr!).
Therapie: Ausschließlich chirurgisch, großzügige Indikation bei klinischer Symptomatik. Freilegen des proximalen Ösophagus von links und Abtragen des Divertikels mit Myotomie des OÖS zur Vermeidung eines Rezidivs **(s. Abb. 23.37–23.40)**.
Komplikationen: Postoperativ entstandene kleine Speichelfisteln heilen gewöhnlich in kurzer Zeit ab. Rekurrensparese. Perforation bei Endoskopie.

> V. a. Zenker-Divertikel: Keine blinde Endoskopie!

Epiphrenales Divertikel
Divertikel im distalen Ösophagusdrittel unmittelbar über dem Zwerchfell, meist an der rechten Speiseröhrenwand, jedoch sich nach links entwickelnd.

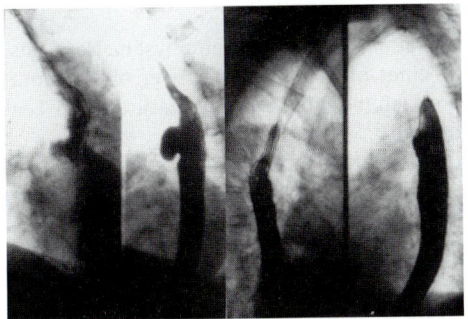

Abb. 23.11 Röntgen-Breischluck bei Traktionsdivertikel vor (links) und nach (rechts) Abtragung wegen Blutung

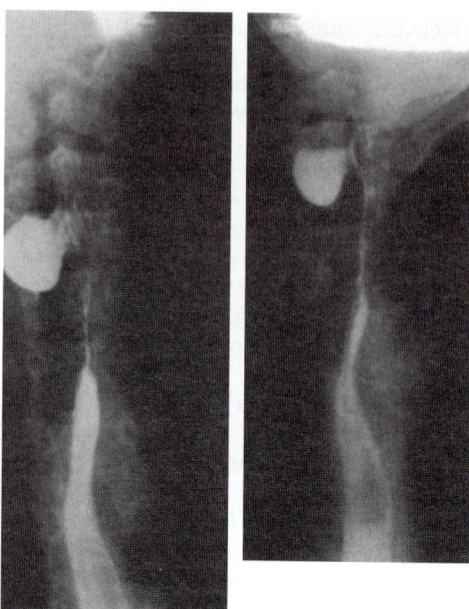

Abb. 23.12 Röntgen-Breischluck beim zervikalen (Zenker-) Divertikel

Ursachen: Funktionsstörung des UÖS. Häufig kombiniert mit einer Achalasie, diffusem Ösophagusspasmus oder axialer Hiatushernie.

Epiphrenales Divertikel: Unkoordinierter UÖS

Klinik: Dysphagie, nächtlicher Druckschmerz hinter dem Brustbein. Unklare Oberbauchbeschwerden.
Diagnostik: Röntgen-Breischluck **(Abb. 23.13)**, Manometrie des UÖS.
Therapie: Nur bei Beschwerden, die auf das Divertikel zurückgeführt werden müssen (Dysphagie, Er-

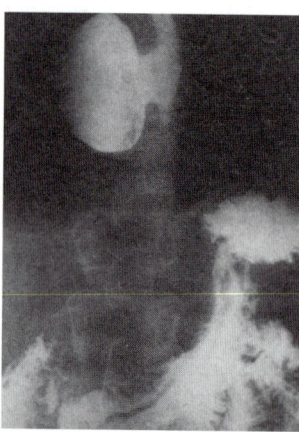

Abb. 23.13
Röntgen-Breischluck bei epiphrenalem Divertikel

brechen, entzündlicher Spasmus), ist ein chirurgisches Vorgehen angezeigt. Das Divertikel wird nach linksseitiger Thorakotomie (8. ICR) oder Laparotomie abgetragen und die Schleimhaut sowie der Muskelmantel mit Einzelnähten verschlossen. Bei hypertoner Funktionsstörung des UÖS ist eine zirkuläre Myotomie obligat.

23.7 Verletzungen

23.7.1 Spontane Ösophagusperforation (Boerhaave-Syndrom)

Ursachen: Nach heftigen Hustenanfällen oder profusem Erbrechen (Alkoholexzess!) kann es zu einem Riss posterolateral links im distalen Ösophagusdrittel kommen.
Klinik: Vernichtungsschmerz hinter dem Brustbein. Mediastinalemphysem. Im weiteren Verlauf treten Mediastinitis, hohe Temperaturen und Leukozytose auf.
Diagnostik: Im Röntgen-Thorax Luft im Mediastinum, nach Gabe wasserlöslichen Kontrastmittels (Gastrografin®) Austritt von Kontrastmittel aus dem Ösophagus.
Therapie: Innerhalb der ersten 24 Stunden nach Perforation Übernähung des Defektes und Deckung mit Magen, Pleura oder Lunge; sonst Diskontinuitätsresektion mit Gastrostomie und kollarer Ösophagotomie, sekundäre Rekonstruktion. Bei schlechtem Allgemeinzustand und bei alter Perforation Magensonde, Drainage des Mediastinums, der Pleura und Anlegen einer Magenfistel.
Prognose: Gut bei Frühoperation. Bei septischen Komplikationen beträgt die Letalität $\geq 50\%$.

23.7.2 Traumatische Perforation der Speiseröhre

Ursachen: iatrogen (Endoskopie, PE, Bougierung), Schuss- oder Stichverletzung.
Klinik: Spontanschmerz, Hautemphysem. Nach Ausbildung einer Mediastinitis mit oder ohne Pleuraempyem treten septische Temperaturen und Leukozytose auf.
Diagnostik: Röntgen: freie Luft unter dem Zwerchfell (tiefe Perforation), im Mediastinum (mittlere Perforation) oder zervikal (hohe Perforation), Austritt von Gastrografin® aus dem Ösophagus.
Therapie: Bei instrumentellen und kleinen Perforationen Zuwarten unter Antibiotikagabe, Dauerabsaugung und Intensivüberwachung, sonst früh-

zeitige Freilegung der Perforationsstelle und Übernähung.

Prognose: Bei kleinen und instrumentellen Perforationen sowie bei frühzeitiger operativer Versorgung größerer Läsionen gut. Fortschreitende Entzündung, Mediastinitis und Pleuraempyem verschlechtern die Prognose.

23.7.3 Fremdkörper

Alle Arten von Fremdkörpern (z. B. Münzen, Knochen, Gebissteile, Spielzeug) können im Bereich der physiologischen Engen des Ösophagus steckenbleiben.

Klinik: Schmerz unterschiedlichsten Charakters. Auch schmerzfreie Intervalle sind nicht ungewöhnlich.

Diagnostik: Anamnese, Röntgen, Endoskopie (Abb. 23.14).

Therapie: Endoskopische Entfernung (s. Kap. 11.2.1); selten wird chirurgisches Vorgehen notwendig.

Komplikationen: Druckulzera mit Perforation der Ösophaguswand oder Durchspießung.

23.7.4 Verätzung und Verätzungsstriktur

Verätzung

Schleimhautverletzung durch Säuren oder Laugen; Säuren führen zu Koagulations-, Laugen zu Kolliquationsnekrose. Das Ausmaß der Läsion hängt von der Konzentration und Einwirkungsdauer ab. Allerdings führt der Kontakt einer 30 %igen NaOH-Lösung bereits nach 1 Sekunde zur Zerstörung der gesamten Mukosa. Am heftigsten ist die chemische Wirkung an den physiologischen Engen.

Einteilung: Wie bei der Verbrennung in 3 Grade:
- Grad I: Hyperämie und Ödem
- Grad II: Ulzera und Fibrinbeläge
- Grad III: oberflächliche Ulzerationen oder Nekrosen, die sämtliche Wandschichten durchsetzen; Perforation. Eine Ausheilung führt zur narbigen Striktur.

Klinik: Stärkstes Brennen im Schlund und retrosternal, Vernichtungsgefühl, Schock.

Komplikationen: Akutes Larynxödem, Bronchopneumonie, Ösophagus- bzw. Magenperforation, allgemeine Intoxikation.

Diagnostik: Anamnese, Frühendoskopie innerhalb von 12–72 Stunden.

Therapie:
- Schockbehandlung, Analgetika
- Versuch der chemischen Neutralisierung:
  - bei Säuren: Wasser, Natriumbikarbonat
  - bei Laugen: Zitronensäure, verdünnter Essig.
- keine orale Nahrungsaufnahme
- parenteral Breitbandantibiotika zur Infektionsprophylaxe
- nach 2–4 Tagen: Kortikosteroidtherapie über 4–5 Wochen zur Entzündungshemmung.
- Frühbougierung entweder nach operativer Witzel-Fistelung über eine Endlosbougie oder unter ösophagoskopischer Kontrolle mit ständiger Wiederholung über Wochen und Monate.

Prognose: Abhängig von der Konzentration und Einwirkungsdauer der Noxe. Letalität bis 10 %. 10–15 Jahre nach Verätzung besteht die Gefahr eines Narbenkarzinoms.

Auch bei adäquater Therapie muss in 5–7 % der Fälle mit einer Striktur (s. u.) gerechnet werden. Auch eine chronisch-stenosierende Ösophagitis kann auftreten.

Striktur

Klinik: Dysphagie.

Diagnostik: Röntgen, Endoskopie (Abb. 23.15) mit Versuch der Bougierung.

Therapie: Bougierung über mehrere Jahre, bei ausgedehnter Verätzungsstriktur chirurgische Therapie. Ist ausschließlich der Ösophagus durch die Verätzung betroffen, kann nach Resektion der Stenose eine Magentransposition durchgeführt werden. Ist der Magen – wie in der Regel – auch betroffen, bleibt die Koloninterposition. Die verätzte Spei-

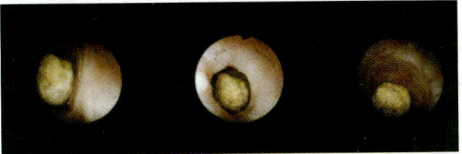

Abb. 23.14 Endoskopischer Befund bei Ösophagusfremdkörper

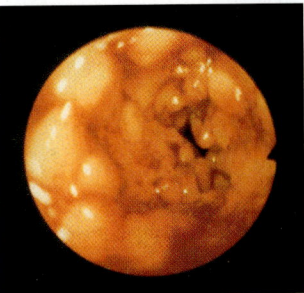

Abb. 23.15 Endoskopischer Befund bei Striktur wegen Ösophaguskarzinom

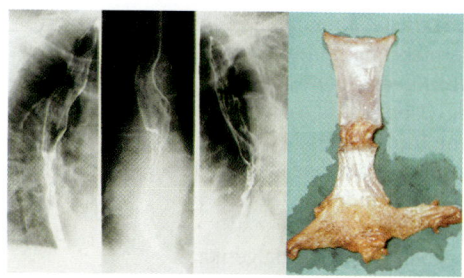

Abb. 23.16 Operationspräparat und Röntgen-Breischluck bei maligner Striktur wegen Ösophaguskarzinom

seröhre sollte – wenn möglich – wegen des erhöhten Krebsrisikos entfernt werden. Immer ist eine maligne Ursache der Striktur (Abb. 23.16) bioptisch auszuschließen.

23.8 Tumoren

23.8.1 Benigne Tumoren

Benigne Tumoren des Ösophagus (Leiomyome, Fibrome, Lipome, Adenome und Hämangiome) sind selten.
Klinik: In 50 % der Fälle symptomlos, bei den übrigen 50 % überwiegt die Dysphagie. Schmerzen werden selten angegeben.
Diagnostik: Röntgenuntersuchung (Abb. 23.17), Endoskopie.

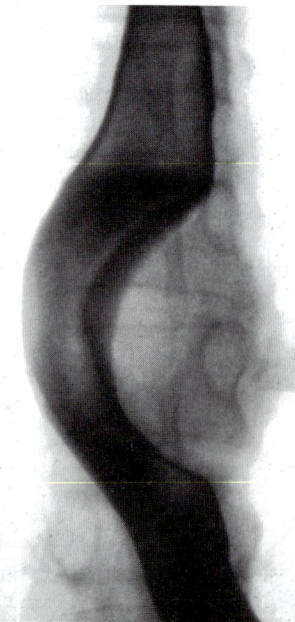

Abb. 23.17
Röntgen-Breischluck bei Leiomyom der Speiseröhre

Therapie: Zum Ausschluss eines Karzinoms ist die Entfernung des Tumors immer angezeigt. Die Ergebnisse sind gut, da die Tumoren meist extramukös liegen und sich ohne Eröffnung der Schleimhaut ausschälen lassen. Je nach Lage wird rechts oder links thorakal eingegangen, der Tumor herausgeschält und die Entnahmestelle mit dem Muskelmantel durch Einzelnähte verschlossen.

23.8.2 Maligne Tumoren

Nahezu 7 % der Karzinome des Gastrointestinaltraktes entfallen auf den Ösophagus. Das Plattenepithelkarzinom, dessen Inzidenz abgenommen hat, und das Adenokarzinom (Barrett-Karzinom), dessen Inzidenz in den letzten Jahren exponentiell zugenommen hat, treten etwa gleich häufig auf. Weitere maligne Tumoren des Ösophagus sind das adenozystische, das Mukoepidermoid-, das adenosquamöse Karzinom und der undifferenzierte, kleinzellige Oat-cell-Tumor.
Ursachen: Ätiologisch werden angeschuldigt:
■ beim **Plattenepithelkarzinom** Alkohol- und Tabakabusus, heiße Getränke, scharfe Spirituosen (Gastwirtskrebs!) und kanzerogene Nahrungsbestandteile (Nitrosamine)
■ beim **Adenokarzinom** vor allem die chronische Refluxösophagitis mit Barrett-Ulzera, drüsiger Schleimhautmetaplasie und Verkürzung des Ösophagus aufgrund von Narben (sekundärer Endobrachyösophagus) (s. Kap. 24). Ein pathogener Faktor ist neben dem sauren vor allem der alkalische Reflux (Lysolezithin und Gallensäuren). Trotz medikamentöser Säurehemmung bei chronischem Reflux bleiben die pathogenen Faktoren bestehen.

> Chronische Refluxösophagitis:
> Cave: Barrett-Karzinom!

Weitere Ursachen – beider Karzinome – sind der primäre Endobrachyösophagus, Verätzungsstrikturen, das Plummer-Vinson-Syndrom und die Sklerodermie.
Epidemiologie: Der Erkrankungsgipfel beider Karzinome liegt zwischen dem 5. und 7. Lebensjahrzehnt. Es gibt große regionale Unterschiede in der Erkrankungshäufigkeit: Das Plattenepithelkarzinom tritt am häufigsten in China, Japan, Normandie (Calvados) und unter der schwarzen Bevölkerung Südafrikas auf, das Barrett-Karzinom („Refluxfolgekarzinom") am häufigsten in den Ländern der westlichen Zivilisation; seine Häufigkeit steigt jährlich. Männer sind dreimal so häufig betroffen wie Frauen.

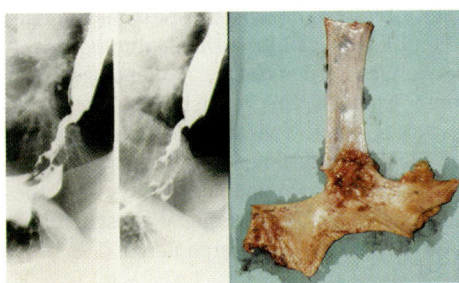

Abb. 23.18 Adenokarzinom der dorsalen Speiseröhre

Lokalisation: Das **Adenokarzinom** als Folge eines sekundären Brachyösophagus **(Abb. 23.18)** zeigt einen fließenden Übergang zum Kardiakarzinom des Magens: Da es vom Drüsenepithel des Endobrachyösophagus ausgeht, ist es histologisch dem Magen zuzuordnen. Häufigster Sitz das Adenokarzinoms ist der ösophagogastrale Übergang im Bereich der Kardia (ca. 50 %). Es kann jedoch auch in versprengten Magenschleimhaut- oder Zylinderepithelinseln entstehen.

Das **Plattenepithelkarzinom** ist eher im oberen und mittleren Drittel des Ösophagus lokalisiert **(s. Abb. 23.16)**. Es breitet sich innerhalb der Ösophaguswand bevorzugt in Längsrichtung aus, was sich aus der Struktur der Ösophaguswand (apolares Muskelfaserschraubensystem, s. Kap. 23.1.1) erklärt.

Metastasierung: Das dichte Lymphgefäßnetz, das vorwiegend in Längsrichtung angeordnet ist, führt sehr früh zu lymphogener Metastasierung in die paraösophagealen, mediastinalen, zöliakalen und suprapankreatischen Lymphknoten **(Abb. 23.19)**. Die Metastasierung auf hämatogenem Weg erfolgt in Leber, Lunge und Skelett. Auch bei den echten Frühkarzinomen kann bereits eine generalisierte Metastasierung vorliegen.

Klinik: Das klassische Symptom ist die Dysphagie, doch dies ist meist ein Spätsymptom. Vorboten sind retrosternales Missempfinden, Brennen oder Schmerzen, Gefühl der Stase beim Schlucken grober Nahrung. Beim Barrett-Karzinom ist häufig das Nachlassen des retrosternalen Brennens der chronischen Refluxösophagitis mit Auftreten einer Dysphagie das erste Symptom. Vom Auftreten der ersten Beschwerden bis zur Diagnose vergehen mindestens 3 Monate. Deshalb gilt:

> Dysphagie länger als 14 Tage:
> Endoskopie obligat (Ösophaguskarzinom?)

Spätsymptome sind Foetor ex ore, Sodbrennen, Gewichtsabnahme und Anämie. Durch Tumorwachstum können Trachea, linker Hauptbronchus, N. recurrens und Aorta einbezogen werden. Begleitsymptome sind Husten, Heiserkeit, Pleuraerguss und bei Fistelbildung Fieber, Dyspnö und Pneumonie.

Diagnostik: Endoskopie mit PE, Röntgen-Breischluck, CT, MRT, Endosonographie zur Beurteilung der Tumorausbreitung und zum Nachweis von Metastasen, Bronchoskopie bei V. a. Tumorinfiltration in die Atemwege, präoperativ Koloskopie (Polypen, Kolitis, Zweitkarzinom?), um sicherzustellen, dass ein Koloninterponat möglich ist.

Differenzialdiagnose: Gutartige Tumoren, Stenosen, Strikturen, Achalasie, Kardiakarzinom.

Therapie: Unbehandelt lebt ein Patient mit Ösophaguskarzinom nur in Ausnahmefällen länger als 1

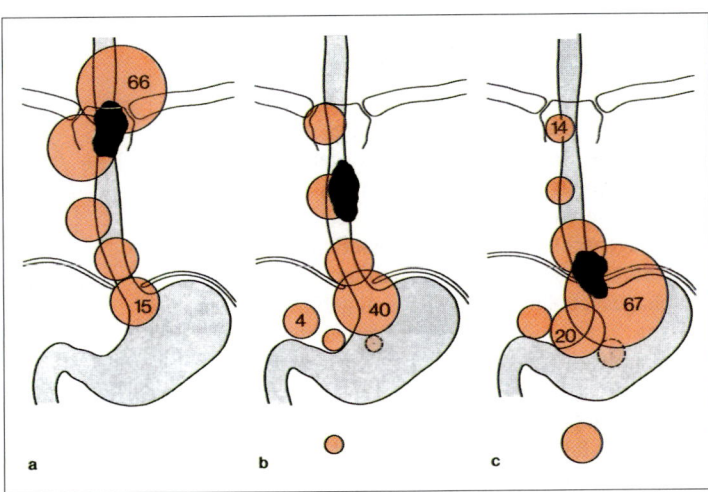

Abb. 23.19 a–c Lymphknotenstationen und Befallshäufigkeit beim Ösophaguskarzinom mit Lokalisation im
a proximalen Drittel
b mittleren Drittel
c distalen Drittel

Jahr. Die einzige Chance auf kurative Behandlung besteht in der Operation. Allerdings sind zum Zeitpunkt der stationären Einweisung bereits 60 % der Tumoren nicht mehr kurativ resektabel, d. h. die Operation ist palliativ.

Im Falle der **Resektabilität** besteht die chirurgische Therapie in der **subtotalen Resektion des Ösophagus** und Wiederherstellung der Speisepassage durch **Transposition des Magens oder** durch **Interposition von Kolon** (langer Gefäßstiel möglich) bzw. in seltenen Fällen Jejunum (oft zu kurzes Meso, ggf. als freies Interponat). Die Anastomosierung erfolgt in der Regel extrathorakal am Hals (kollare Anastomose, s. u.), da die Insuffizienz der Anastomose (20 %, fehlende Serosa!) hier am blandesten verläuft. Die intrathorakale Anastomosierung ist risiko- und komplikationsreicher.

■ Der Ösophagus kann durch den Hiatus oesophageus und die obere Thoraxapertur mobilisiert und ohne Thorakotomie stumpf disseziert werden **(s. Abb. 23.31–23.33)**. Die Lymphadenektomie beschränkt sich hierbei zwangsläufig auf das untere Mediastinum und den Truncus coeliacus. Damit ist die **stumpfe Dissektion bei** Tumoren des unteren Ösophagusdrittels (**Adenokarzinom**) sinnvoll und **Verfahren der Wahl**, da hier auch von abdominell her eine ausreichende Lymphadenektomie erfolgen kann. Sie ist weniger belastend als das Verfahren bei Plattenepithelkarzinom.

■ Beim **Plattenepithelkarzinom** des Ösophagus beginnt die Resektion mit der thorakalen Freilegung (5. ICR rechts, axillärer Zugang, **Abb. 23.20**) und Mobilisation von Ösophagus und mediastinalen Lymphknoten. Anschließend erfolgt von einer abdominellen Inzision (mediane Oberbauchlaparotomie, **Abb. 23.20**) aus die Präparation von Kardia, Magen sowie zöliakalen Lymphknoten und von einer linkskollaren Inzision **(Abb. 23.20)** aus die Präparation des proximalen Ösophagus. Nach Entfernung von Ösophagus, mediastinalen Lymphknoten und proximalem Magen wird aus der großen Magenkurvatur ein Schlauch gebildet, der hochgezogen und kollar mit dem proximalen Ösophagus anastomosiert wird **(Abb. 23.21, s. a. Abb. 23.34, 23.35)**. Der Magenschlauch kann retrosternal, subkutan oder durch das hintere Mediastinum (ehemaliges Ösophagusbett) in den Halsbereich geführt werden **(Abb. 23.22, 23.23)**. Zur Entleerungserleichterung des vagotomierten Magenschlauches wird eine Pyloroplastik durchgeführt (s. Kap. 25). Ist eine Transposition des Magens nicht möglich (z. B. bei vorangegangener Billroth-II- oder Billroth-I-Resektion, s. Kap. 25), können rechtes, linkes oder transversales

Kolon zur Interposition zwischen proximalem Ösophagus und Restmagen bzw. Duodenum oder Jejunum verwendet werden **(Abb. 23.24)**. Bei langem Mesojejunum ist auch ein Versuch angebracht, ein Dünndarminterponat zwischen kollarem Ösophagus und Magen herzustellen.

Bei Hypopharynxkarzinomen hat es sich bewährt, ein freies Jejunuminterponat zwischen Pharynx und Ösophagus zu interponieren **(Abb. 23.25, 23.26)**.

> Ösophagusersatz: Erste Wahl ist die Transposition des Magens; Alternative: Interposition von Kolon

Liegt **lokale Irresektabilität** (T4) vor, kann durch neoadjuvante **Radiochemotherapie** ein Down-

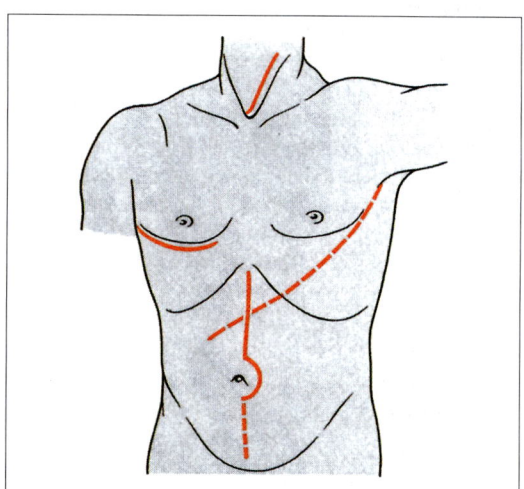

Abb. 23.20 Operative Zugänge beim Ösophaguskarzinom

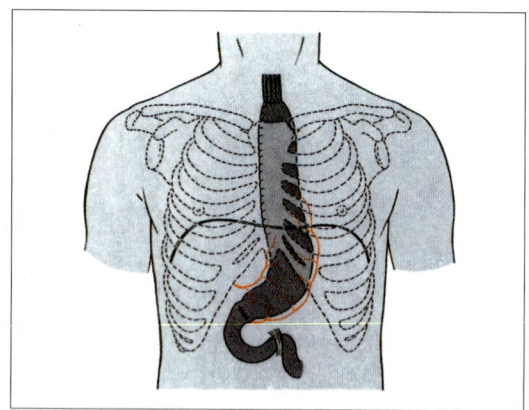

Abb. 23.21 Ösophagusersatz durch hochgezogenen Magen mit kollarer Ösophagogastrostomie und Pyloroplastik

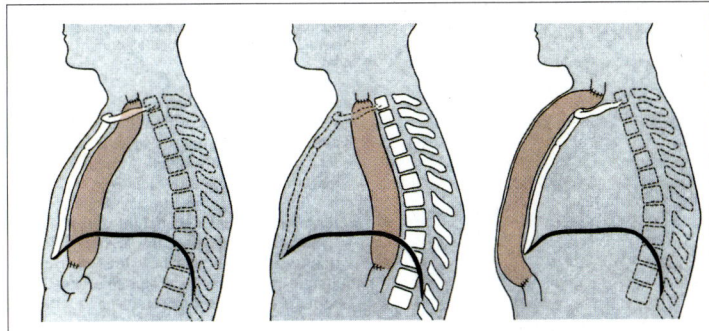

Abb. 23.22 a–c Möglichkeiten der Plazierung des Ösophagusersatzes:
a restrosternal
b im Ösophagusbett
c prästernal subkutan

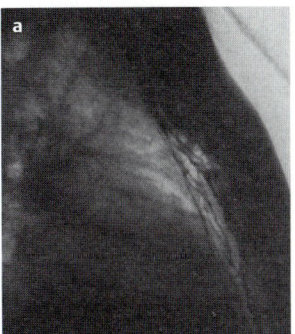

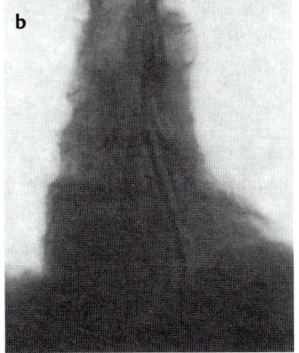

Abb. 23.23 a,b Röntgen-Breischluck bei kollarer Ösophagogastrostomie mit retrosternaler Lage des Magenschlauchs

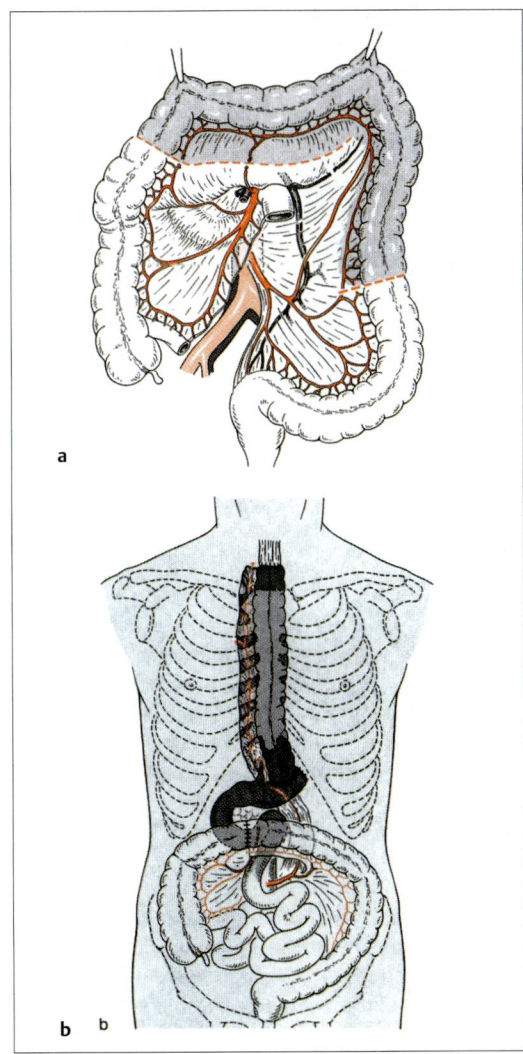

Abb. 23.24 a,b Ösophagusersatz durch Kolon:
a Skelettierungsgrenzen bei Transversum-Interposition
b Interposition des ausgeschalteten Kolonsegmentes und Aszendotransversostomie

staging versucht werden, um ggf. eine Resektion anzuschließen. Das Plattenepithelkarzinom ist strahlensensibel und zeigt vor allem nach Bestrahlung mit schnellen Neutronen eine deutliche Remission. In Einzelfällen lässt sich durch präoperative Bestrahlung (0,52–1,03 C/kg) eine lokale Resektabilität erreichen. **Radiotherapie** als alleinige Therapie wird bei nichtresektablen Ösophaguskarzinomen angewandt. Bei drohender oder manifester Fistelung ist sie kontraindiziert. **Palliativeingriffe** zur Wiederherstellung der Nahrungspassage sind die palliative subtotale Ösophagusresektion mit Umgehungsanastomosen durch Magen, Dünn-

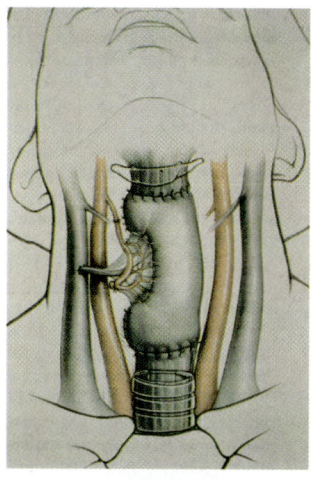

Abb. 23.25 Schema der Jejuminterposition bei Ösophagusersatz im Halsbereich (z. B. Hypopharynxkarzinom)

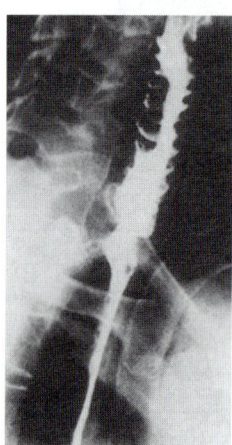

Abb. 23.26 Röntgen-Kontrastdarstellung nach freiem Jejunuminterponat bei Hypopharynxkarzinom

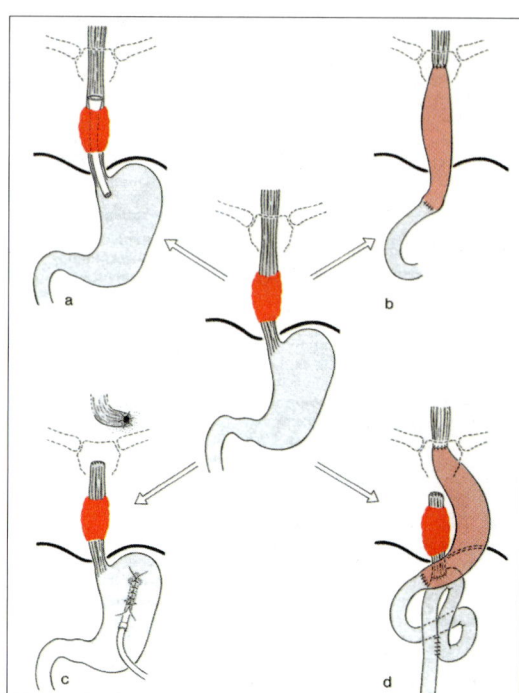

Abb. 23.27 a–d Palliativoperation bei nicht kurativ resektablem Ösophaguskarzinom:
a Tubuseinlage
b palliative Resektion
c Witzel-Fistel, Speichelfistel
d Magenbypass

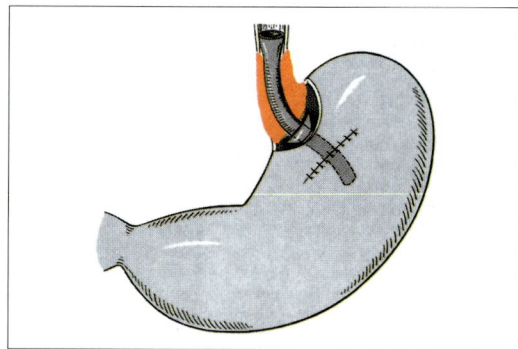

Abb. 23.28 Intubation mit Häring-Tubus bei nichtresektablem Kardiakarzinom

oder Dickdarm (Abb. 23.27), die chirurgische oder endoskopische Anlage eines Tubus (Häring, Celestin, Abb. 23.27–23.29), die zervikale Halsfistel (Speichelfistel) mit gastraler Ernährungsfistel (Witzel, Abb. 23.27) und das Jejunostoma (Abb. 23.27).

Bei **allgemeiner Irresektabilität** sind **endoskopische Maßnahmen** wie **Laser, Tubus** und **Stent** zu empfehlen. Dies gilt vor allem für allgemeine Operationsunfähigkeit und bei Tumorinvasion in das Bronchialsystem und die großen Gefäße (A. und V. pulmonalis, Aorta). In dieser Situation, vor allem bei ösophagotrachealen Fisteln, empfiehlt sich die Implantation eines beschichteten Stents (Abb. 23.30) zur Deckung des Defektes und Wiederherstellung der Nahrungspassage.

Prognose: Die 5-Jahres-Überlebensrate aller Ösophaguskarzinome liegt bei 10 %. Bei kurativer Operation beträgt die 5-Jahres-Überlebensrate ca. 25 %.

Auch nach palliativer Ösophagusresektion werden gelegentlich Überlebenszeiten von bis zu 3 Jahren und eine gute Überlebensqualität erreicht. Die Operationsletalität richtet sich nach Ausdehnung und Lokalisation des Tumors, der Durchschnittswert beträgt 5 %. Adjuvante Chemotherapie verbessert die Prognose nicht signifikant.

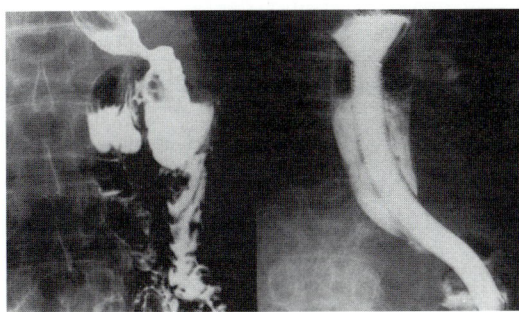

Abb. 23.29 a,b
a Röntgen-Breischluck bei nichtresektablem Kardiakarzinom nach Billroth II-Resektion,
b Zustand nach Einlage eines Celestintubus

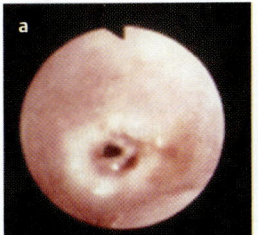
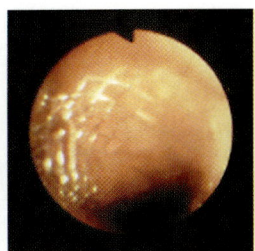
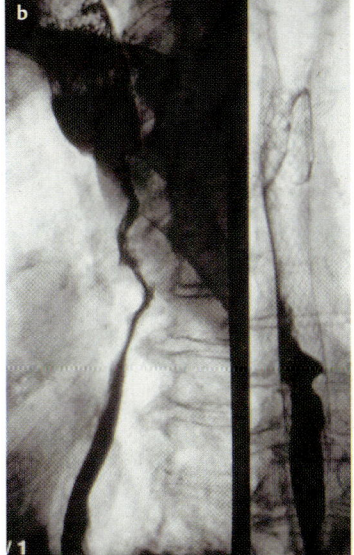

Abb. 23.30 a,b
Ösophagusstent
in vivo:
a Endoskopie:
links: Stentein-
lage, rechts:
nach Stent-
entfaltung
b Röntgen: links:
nach Einführung
des Stents,
rechts: nach
Stententfaltung

Komplikationen: z. B. Bronchopneumonie, Nahtinsuffizienz, Interponatnekrose, Peritonitis.
   Spätkomplikationen sind eine Stenose im Anastomosenbereich und das Tumorrezidiv.

23.9 Operationsatlas: Ösophagus-Operationen[1]

23.9.1 Operation bei Ösophaguskarzinom

Präoperatives Vorgehen
■ *Diagnostik:* Ösophago-Gastroskopie (PE), Koloskopie (Koloninterponat möglich?), Sonographie, CT-
Thorax und -Abdomen, Lungenfunktionstest, Belastungs-EKG, ggf. Bronchoskopie, MDP, Endosonographie, MRT.
■ *Indikation:* Kurativ, palliativ; bei distalem Ösophaguskarzinom bzw. Kardiakarzinom stumpfe
Dissektion, bei Ösophaguskarzinom im mittleren
Drittel Thorakotomie rechts zur Ösophaguspräpa-
paration. Ggf. Vorbestrahlung (T_4).
■ *Aufklärungspflichtige Operationsrisiken:* Verletzung
des N. recurrens (Halsschnitt), großer intrathorakaler Gefäße, des Herzens (Thorakotomie), Milzver-
letzung (Laparotomie), ggf. Koloninterponat, postoperative Nachbeatmung, Anastomosenstenose
(Vernarbung), großer Eingriff mit relativ hoher
Morbidität (30 %) und Letalität (5–8 %).
■ *Vorbereitung:* Orthograde Darmspülung, 5 EK, evtl.
Doppellumentubus.

Operationstechniken
■ Stumpfe Ösophagusdissektion (Abb. 23.32–23.33)
oder Thorakotomie, Magentransposition (Abb.
23.31–23.35) oder Koloninterponat, kollare Anastomose.
■ Alternativ bei Kardiakarzinom Gastrektomie mit
intrathorakaler Anastomose.
■ Palliativer Kolonbypass.
■ Tubuseinlage.

Postoperatives Vorgehen
■ Nachbeatmung für 6–8 Stunden meist erforder-
lich, knappe Bilanzierung.
■ *Entfernen von Drainagen u. ä.:* Redon-Drainage 2.
Tag, Bülau-Drainagen 3.–5. Tag je nach Sekretmen-
ge, Zieldrainage 5. Tag, Magensonde 5. Tag, Hals-
Klammern 5.–7. Tag, Klammern der Laparotomie-
wunde 12. Tag.
■ *Kostaufbau:* Trinken nach 6–7 Tagen, wenn keine
Schluckstörung, weiterer Kostaufbau.

---

[1] Abbildungen aus K. Kremer, V. Schumpelick, G. Hierholzer (Hrsg.):
Chirurgische Operationen. Atlas für die Praxis. Thieme, Stuttgart

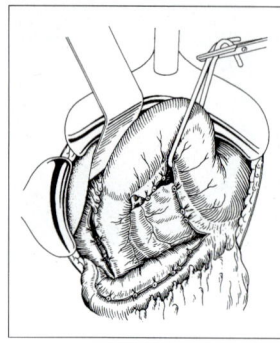

Abb. 23.31 Nach medianer Laparotomie, Mobilisation des linken Leberlappens, Einsetzen der Rochard-Haken. Darstellen des Hiatus oesophageus, Mobilisation der großen Kurvatur unter sorgfältiger Schonung der Vasa gastroepiploica dextra

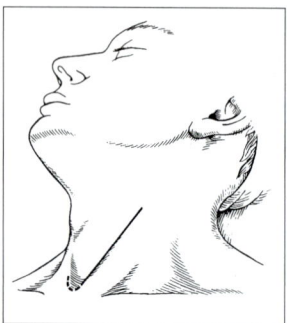

Abb. 23.32 Kollarer Hautschnitt links, Durchtrennung des Platysmas und des M. omohyoideus, Durchtrennung der A. thyreoidea inferior, Darstellen des Ösophagus

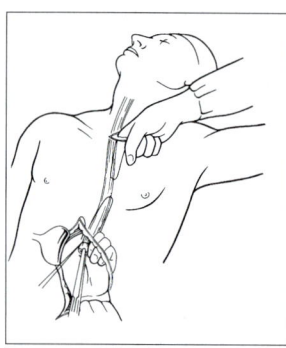

Abb. 23.33 Stumpfe Dissektion des Ösophagus unter Sicht. Extraktion des Ösophagus

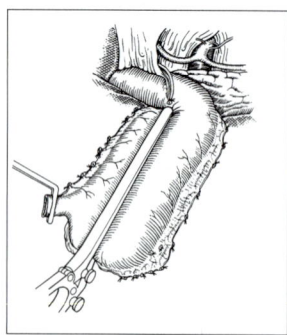

Abb. 23.34 Nach Durchtrennung des Ösophagus Herunterschlagen des Magens, Skelettierung der kleinen Kurvatur. Bildung eines Magenschlauches entlang der großen Kurvatur (Stapler, Übernähung)

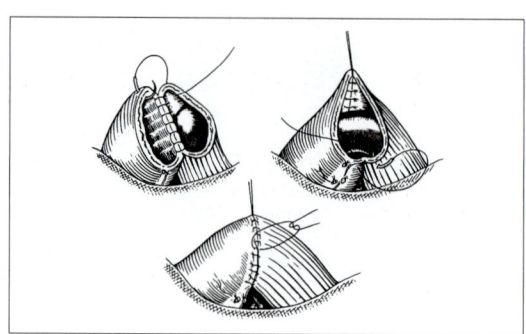

Abb. 23.35 End-zu-End-Ösophagogastrostomie. Nach Fertigstellung der Hinterwand Platzierung der Magensonde im Magenschlauch, Vor Verschluss der Laparotomie Bülau-Drainage beidseits (Serothorax), Zieldrainagen in Hiatus, Pyloroplastik (Patient ist quasi trunkulär vagotomiert!)

Stumpfe subtotale Ösophagusresektion mit transhiataler Dissektion, Magentransposition und kollarer Anastomose
(Abb. 23.31–23.35).

23.9.2 Operation bei Ösophagusdivertikel (Zenker-Divertikel, Abb. 23.36)

Präoperatives Vorgehen
- *Diagnostik:* Gastroskopie (PE), MDP, ggf. Manometrie.
- *Indikation:* Bei Beschwerden großzügige Indikation.
- *Aufklärungspflichtige Operationsrisiken:* Verletzung des N. recurrens (linksseitiger Halsschnitt), Rezidiv.
- *Vorbereitung:* 2 EK.

Operationstechniken
Abtragung des Zenker-Divertikels (Abb. 23.37–23.40).

Postoperatives Vorgehen
- Keine Drainage.
- Entfernen Magensonde 2. Tag, Halsklammern am 7. Tag.
- *Kostaufbau:* Trinken nach 6–7 Tagen, wenn keine Schluckstörung, weiterer Kostaufbau. Ggf. Gastrografin-Schluck.

23.9.3 Operation bei Achalasie: Myotomie nach Gottstein-Heller

Präoperatives Vorgehen
- *Diagnostik:* Gastroskopie (PE), MDP.
- *Indikation:* Bei Versagen der endoskopischen Dilatation.

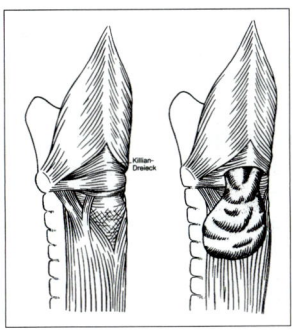

Abb. 23.36
Austrittsstelle des
Zenker-Divertikels im
Killian-Dreieck

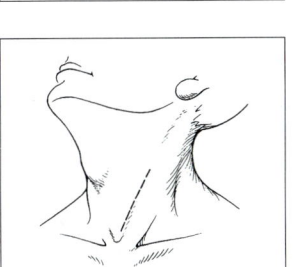

Abb. 23.37 Kollare
Hautinzision

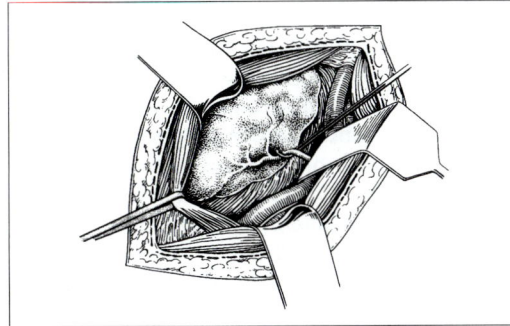

Abb. 23.38 Präparation lateral der Schilddrüse nach
Durchtrennung des M. omohyoideus und der A. thyreoidea
inferior bis zum Ösophagus

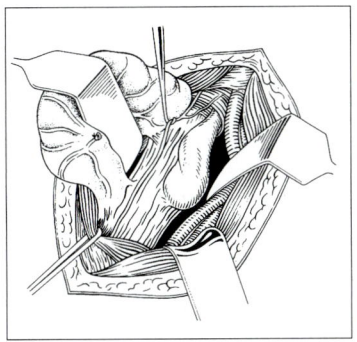

Abb. 23.39
Darstellung des
Divertikels unter
Schonung des
N. recurrens

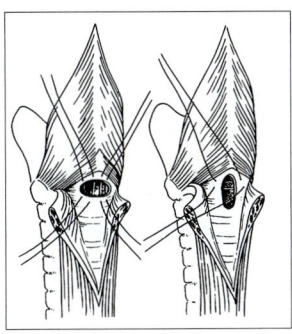

Abb. 23.40 Resektion
des Divertikels.
Verschluss der
Abtragungsstelle und
zur Rezidivprophylaxe
obligate Myotomie der
Pars transversalis des
M. cricopharyngeus
über 3–4 cm Länge

■ *Aufklärungspflichtige Operationsrisiken:* Laparotomie, Rezidiv, gastroösophagealer Reflux, Milzverletzung, Mediastinitis, Vagusverletzung.
■ *Vorbereitung:* Präoperatives Freispülen des Ösophagus, Magensonde, 3 EK.

Operationstechniken
Kardiomyotomie nach Gottstein-Heller (Abb. 23.41–
23.43), evtl. Kombination mit Fundoplicatio oder
Hemifundoplicatio.

Postoperatives Vorgehen
■ *Entfernen von Drainagen u.ä.:* Redon-Drainage
2. Tag, Zieldrainage 5. Tag, Magensonde 2. Tag,
Klammern der Laparotomiewunde 12. Tag.
■ *Kostaufbau:* Beginn am 6. Tag.

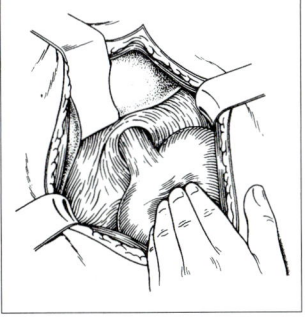

Abb. 23.41 Nach
Spalten des Lig.
triangulare sinistrum
hepatis Darstellen
des Hiatus
oesophageus

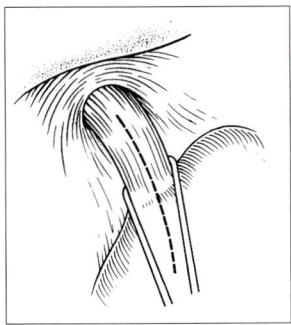

Abb. 23.42 Inzision der
Muskulatur bis 5 cm
subkardial, unter allen
Umständen ist eine
Schleimhautverletzung
zu vermeiden

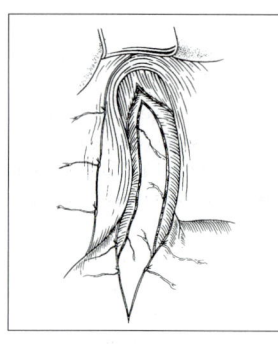

Abb. 23.43 Nach beendeter Durchtrennung Blutstillung, Überprüfen der ausreichenden Weite und ggf. Defektdeckung mit einer Hemifundoplicatio

Tabelle 23.1 Historisches zur Ösophaguschirurgie

Erste thorakale (extrapleurale) Ösophagotomie	Enderlein (1901)
Ösophagusersatz durch Querkolon	Kelling (1911)
Erste thorakale (transpleurale) Ösophagusresektion	Torek (1913)
Ösophagusersatz durch Magen	Kirschner (1918)
Erste Kardiaresektion	Ohsawa und Seo (1933)
Thorakale Ösophagektomie mit zervikaler Ösophagogastrostomie	Nissen (1948)

▬▬❚ Merken

- **Leitsymptom von Ösophaguserkrankungen: Dysphagie; weitere Symptome: Sodbrennen, retrosternale Schmerzen und Regurgitation**
- **Diagnostik von Ösophaguserkrankungen: Endoskopie mit Biopsie, Röntgen-Breischluck, Manometrie, CT**
- **Achalasie: Dauerkontraktion des UÖS durch Degeneration des Plexus myentericus; hypermotile oder hypo- bzw. amotile Form. Therapie: hypermotile Form: medikamentös (Nitroglyzerin, Nifedipin), hypo- bzw. amotile Form: pneumatische Dilatation, laparoskopische Myotomie nach Gottstein-Heller**
- **Bei jeder Ösophagusstenose ist der Ausschluss eines Karzinoms obligat!**
- **Zenker-Divertikel: unkoordinierter OÖS. Therapie: Divertikelabtragung und Myotomie des OÖS**
- **Ösophaguskarzinom: meist Plattenepithel- oder Adenokarzinom (Barrett-Karzinom). Lokalisation und Ätiologie: Plattenepithelkarzinom: oberes und mittleres Drittel, Korrelation mit Alkoholkonsum; Adenokarzinom: gastroösophagealer Übergang; Korrelation mit gastroösophagealem Reflux. Therapie: subtotale Ösophagusresektion, Lymphadenektomie, Magenschlauchinterposition, bei Plattenepithelkarzinom ggf. neoadjuvante Radiochemotherapie; palliativ: Stent, Tubus.**

24 Zwerchfell

24.1 Anatomie

Das Zwerchfell ist die Grenzschicht zwischen Thorax und Bauchraum. Es besteht aus einer Muskel-Sehnen-Platte, die am Rippenbogen, dem Sternum sowie an den LWK 1–3 fixiert ist. In der lateralen Zirkumferenz findet sich Muskulatur, die am Rippenbogen ansetzt und nach medial in eine Sehnenplatte übergeht (Centrum tendineum; Abb. 24.1).

Präformierte Durchtrittsstellen bestehen prävertebral für die Aorta (**Hiatus aorticus**), ventral davon für die Speiseröhre (**Hiatus oesophageus**) und rechts ventral davon für die Vena cava inferior (**Foramen v. cavae inf.**). Zwischen den Ansatzstellen des Zwerchfells befinden sich **muskelfreie**, nur bindegewebig verschlossene **Lücken**, die Austrittsstellen für Zwerchfellhernien sein können: die **Larrey-Spalte** am sternokostalen Übergang – Austrittsstelle der Larrey-Hernie links und der Morgagni-Hernie rechts – sowie das **Trigonum lumbocostale (Bochdalek-Dreieck)** zwischen den kostalen und lumbalen Muskelbündeln als Austrittsstelle der Bochdalek-Hernie. Dies ist die Lücke, durch die z. B. Abszesse aus der Bauchhöhle in den Brustkorb übergreifen können.

Die **motorische Innervation** erfolgt durch die Nn. phrenici (aus dem Plexus cervicalis). Ein Funktionsausfall führt, bedingt durch den abdominellen Überdruck, zum gleichseitigen Zwerchfellhochstand.

24.2 Diagnostik

Anamnese: Thorax- oder Bauchtrauma, Dyspnö, Refluxbeschwerden, Sodbrennen, Völlegefühl, retrosternales Brennen?

Perkussion und Auskultation: hochstehende Lungengrenzen? Darmgeräusche im Thorax (Zwerchfellruptur)?

Radiologie: Röntgen-Thorax, Durchleuchtung: Zwerchfellstand, -beweglichkeit, Thorax-CT, Magen-Darm-Passage (MDP) mit Barium (axiale oder paraösophageale Hernie?), Lagekontrolle des Magens in Kopftieflage.

Sonographie: Zwerchfellhernie? Angrenzende Organe (Pleura, Leber, Milz).

Endoskopie: Zur Sicherung einer Refluxösophagitis (s. Kap. 24.5).

Manometrie: Intraösophageale Druckmessung (s. Kap. 23.2).

pH-Metrie: pH-Messung im terminalen Ösophagus zur Erfassung von saurem (Magensaft-) Reflux (s. Abb. 23.6).

Bernstein-Test: Provokation der Refluxbeschwerden durch peroral zugeführten Säurebolus.

Bilitec®-Test: Nachweis ösophagealen Duodenalrefluxes bei alkalischer Refluxösophagitis.

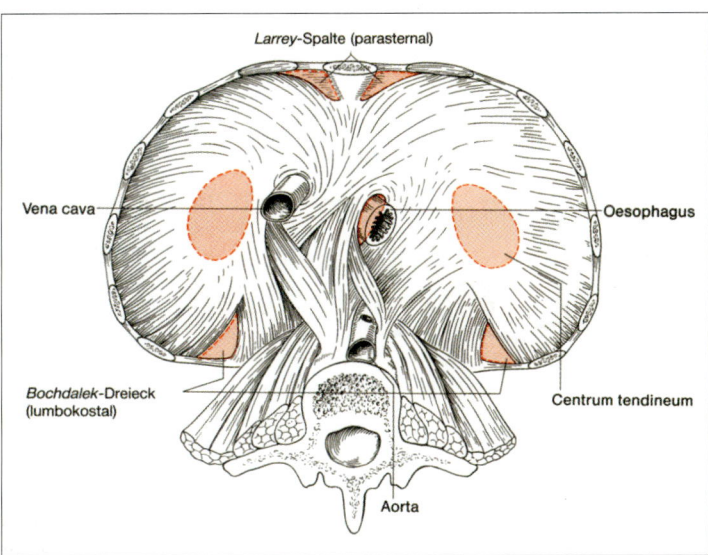

Larrey-Spalte (parasternal)

Vena cava — — Oesophagus

Bochdalek-Dreieck (lumbokostal) — Centrum tendineum

Aorta

Abb. 24.1 Anatomie des Zwerchfells mit den präformierten Durchtrittsstellen und muskelfreien Lücken

24.3 Hernien

24.3.1 Hernien im Bereich von Muskellücken (s. Kap. 53.4.2)

24.3.2 Hernien im Bereich von Durchtrittsstellen: Hiatushernie

Häufigste Form der Zwerchfellhernie (90 %). Bruchpforte ist der Hiatus oesophageus. Man unterscheidet 3 Formen (Abb. 24.2):
- axiale Gleithernie
- paraösophageale Hernie; Extremform ist der „upside-down stomach".
- Mischform.

Axiale Gleithernie
Verlagerung der Kardia in den Thorax.

Die axiale Gleithernie macht ca. 80 % aller Hiatushernien aus. Erkrankungsalter meist über 50 Jahre, Frauen häufiger betroffen als Männer. Eine Hiatushernie findet sich bei bis zu 50 % der über 60-Jährigen.
Ursache: Lockerung der elastischen Kardiaaufhängung. Begünstigende Faktoren sind Adipositas und Emphysembronchitis.
Klinik: 70 % asymptomatisch, 10 % mechanische Reizung mit retrosternalem Schmerz und Druckgefühl, 20 % Refluxkrankheit (s. Kap. 24.5). In 30–40 % gleichzeitiges Auftreten von Hiatushernie, Gallensteinen und Divertikulose (Saint-Trias).

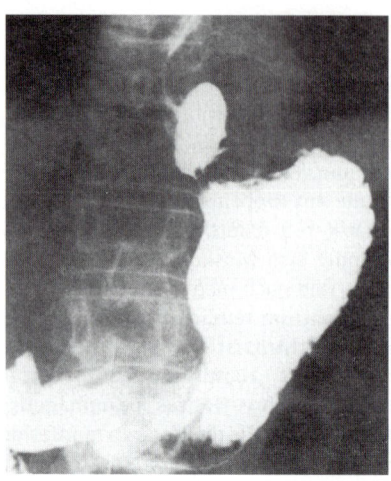

Abb. 24.3 Röntgen-Breischluck bei axialer Gleithernie

> Saint-Trias: Hiatushernie, Cholezystolithiasis, Sigmadivertikulose

Diagnostik: Röntgen-Breischluck, Aufnahme in Kopftieflage (Abb. 24.3).
Therapie: Asymptomatische Hernien sind nicht therapiepflichtig. Vorgehen bei manifester Refluxkrankheit s. Kap. 24.5. Bei mechanischer Irritation mit Verdacht auf rezidivierende Inkarzeration operative Reposition, Fixation und Sicherung mit Fundoplicatio oder Hiatoplastik und Fundopexie. Operationsindikation auch bei großen, kardiorespiratorisch wirksamen Hernien.
Prognose: Gut.

Paraösophageale Hernie
Paraösophageale Hernierung von Magen, gelegentlich auch von Kolon, Milz, Netz, Dünndarm in den Thoraxraum bei Fixation der Kardia an regelrechter Stelle (s. Abb. 24.2, Abb. 24.4). Bei Totalverlagerung des Magens entsteht ein „upside-down stomach" (Abb. 24.5).
Klinik: Kardiorespiratorische Symptome durch Verdrängung, Dysphagie, Völlegefühl und Übelkeit. Bei Abknickung, Strangulation oder Inkarzeration von Darmanteilen Ileussymptomatik.
Diagnostik: Röntgen-Breischluck, Aufnahme in Kopftieflage.
Therapie: Absolute Operationsindikation wegen Komplikationsgefahr. Transabdominelle Reposition der Eingeweide, Verschluss der Bruchlücke, Fixation des Magens durch ventrale Fundophrenikopexie. Der Bruchsack verbleibt in situ und atrophiert durch Schrumpfung. Die Operation lässt sich

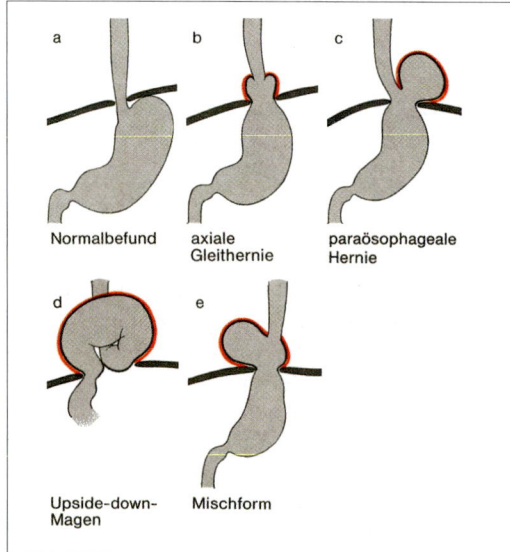

Abb. 24.2 Formen der Hiatushernie

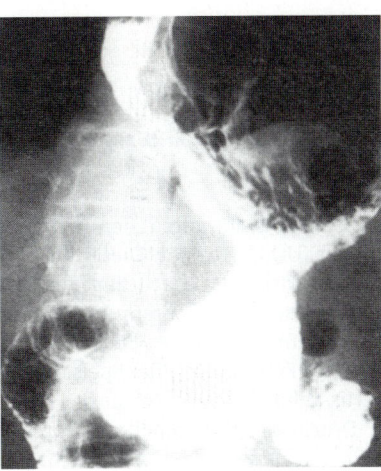

Abb. 24.4 Röntgen-Breischluck bei paraösophagealer Hernie

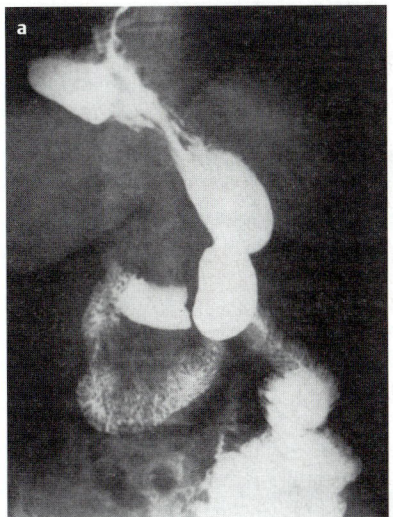

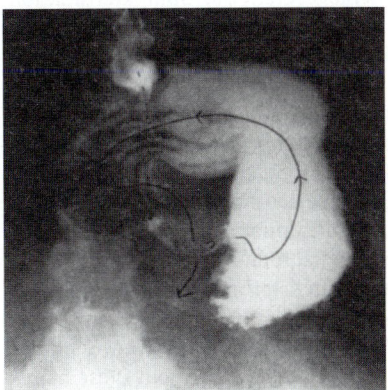

Abb. 24.5 Röntgen-Breischluck bei „upside down stomach"

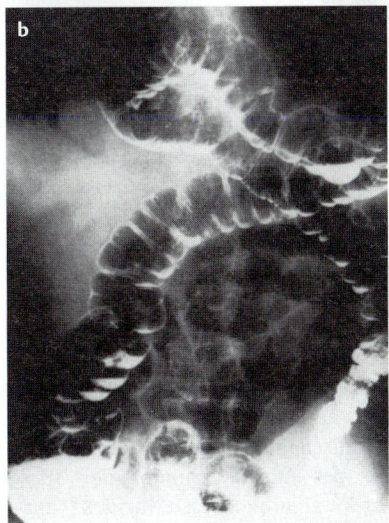

Abb. 24.6 a,b Axiale und paraösophageale Hernie mit Mediastinalverlagerung des Kolon:
a Röntgen-Breischluck
b Röntgen-Kolon-Doppelkontrast

meist gut laparoskopisch durchführen. Aufgrund der großen Zwerchfelldefekte ist häufig ein plastischer Zwerchfellersatz durch ein Kunststoffnetz erforderlich.

Prognose: Operationsrisiko unter 5 %, Rezidivgefahr 20 %.

> Paraösophageale Hernie:
> absolute Operationsindikation. Defektverschluss, Reposition und Fundophrenikopexie

Mischform

Axiale und paraösophageale Hiatushernien treten nicht selten kombiniert auf, ggf. mit Herniation auch des Kolons (Abb. 24.6).

24.4 Endobrachyösophagus (Barrett-Ösophagus)

Auskleidung des terminalen Ösophagus mit Magenschleimhaut (Zylinderepithel).

Pathogenese: Selten angeboren (primär), sehr viel häufiger im Rahmen der Refluxkrankheit (s. Kap. 24.5) erworben (sekundär). Pathogenetisches Entscheidungskriterium ist neben der Anamnese die Gefäßversorgung, die bei der primären Form segmental aus der Aorta, bei der sekundären Form

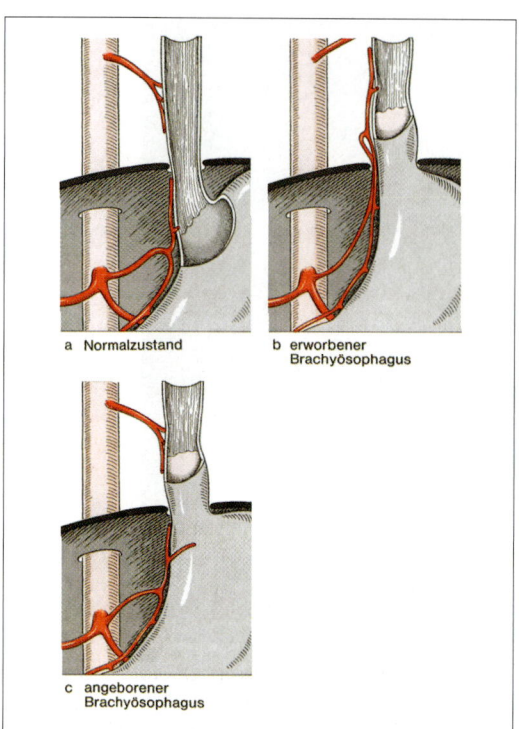

a Normalzustand

b erworbener Brachyösophagus

c angeborener Brachyösophagus

Abb. 24.7 a–c Endobrachyösophagus und Gefäßversorgung

aus der A. gastrica sinistra erfolgt **(Abb. 24.7)**. Darüber hinaus weist die sekundäre Form eine Peritonealbekleidung auf.

Die Häufigkeit des sekundären Endobrachyösophagus steigt mit zunehmendem Lebensalter aufgrund einer chronischen Refluxexposition. Er gilt als Wegbereiter des Adenokarzinoms der Speiseröhre (Barrett-Karzinom), dessen Inzidenz zurzeit von allen gastrointestinalen Tumoren der westlichen Welt am stärksten zunimmt. Er entartet in 10–15 % der Fälle.

Klinik: Meist asymptomatisch, Zufallsbefund bei Endoskopie. Symptomatisch nur im Rahmen der Refluxkrankheit, so z. B. in Kombination mit peptischer Striktur.

Diagnostik: Endoskopie.

Therapie: Bei manifester Refluxösophagitis Versuch der konservativen Therapie; bei Erfolglosigkeit Operation in Form der laparoskopischen Fundoplicatio oder endoskopischer Mukosektomie. In Ausnahmefällen transthorakaler Zugang oder auch Resektion. Wichtig ist die engmaschige endoskopische Kontrolle mit gezielter Chromoendoskopie und ggf. Endosonographie. So lassen sich Frühkarzinome rechtzeitig erkennen.

Endobrachyösophagus: Regelmäßige endoskopische Kontrolle

24.5 Refluxkrankheit der Speiseröhre

Ösophagus und Magen sind durch den unteren Ösophagussphinkter (UÖS) getrennt. Diese muskuläre Hochdruckzone wirkt als Ventil zur Verhinderung der Regurgitation von saurem Magensaft in die Speiseröhre. Refluxpräventiv wirken außerdem die spitzwinklige Einmündung der Speiseröhre in den Magen (His-Winkel) sowie der positive intraabdominelle Druck am abdominellen Ösophagus.

Der Ruhetonus des UÖS von 18–24 mmHg wird durch Anticholinergika, Nitrate, Kalziumantagonisten, Glukagon, Fettsäuren, Triglyzeride, Alkohol und Nikotin herabgesetzt. Die Sphinkterfunktion des UÖS ist weitgehend unabhängig von der Aufhängung im Hiatus oesophageus und dem His-Winkel.

Regurgitierende Salzsäure sowie Duodenalsekret (Gallensäure und Lysolezithin) schädigen das Plattenepithel der Ösophagusschleimhaut. In der Regel besitzt die Speiseröhre eine gute Selbstreinigungsfunktion (Clearance) zur Entleerung des im physiologischen Rahmen auftretenden gelegentlichen Refluxes. Ist der Reflux durch Kardiainsuffizienz verstärkt oder versagt die Selbstreinigungsfunktion, so kommt es zum definitiven Schleimhautschaden, der sog. Refluxkrankheit. Diese manifestiert sich endoskopisch als Refluxösophagitis.

Hiatushernie: In 75 % keine Refluxkrankheit

Klinik: Sodbrennen, retrosternaler Schmerz, Anämie, Dysphagie, Schmerzverstärkung beim Bücken, im Liegen und nach den Mahlzeiten. Die Klinik der Refluxkrankheit korreliert nicht unbedingt mit dem endoskopischen Befund (s. u.). Klassische Refluxbeschwerden sind auch ohne endoskopisch nachweisbare Refluxösophagitis denkbar (Stadium 0 der Refluxkrankheit). Bei fortschreitender Refluxösophagitis können auftreten: peptisches Geschwür (Barrett-Ulkus) mit Blutung (Hämatemesis), Perforation oder Striktur (Zunahme der Dysphagie) und Endobrachyösophagus **(Abb. 24.8)**. Im Spätstadium einer peptischen Stenose absoluter Passagestopp und fortschreitende Kachexie.

Sodbrennen: V. a. Refluxkrankheit

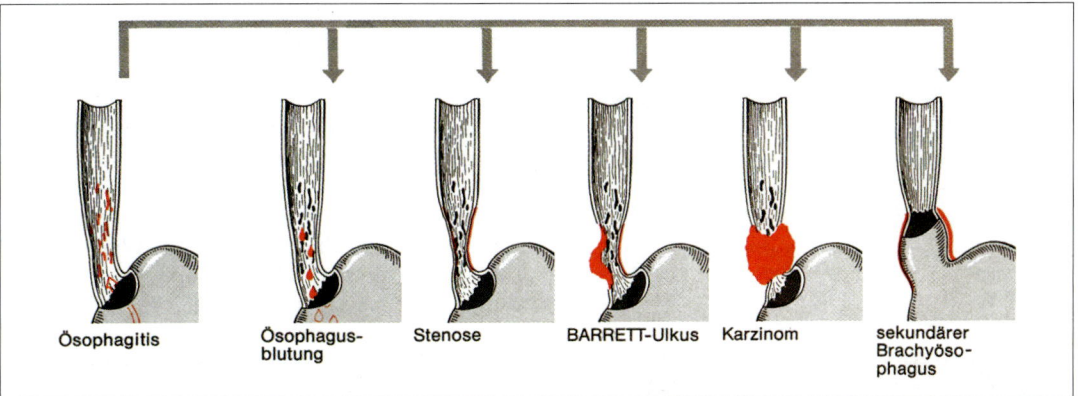

Ösophagitis Ösophagus-blutung Stenose BARRETT-Ulkus Karzinom sekundärer Brachyösophagus

Abb. 24.8 Komplikationen der Refluxösophagitis

Diagnostik: Die Refluxkrankheit ist eine klinische, die Refluxösophagitis eine endoskopische Diagnose. In den letzten Jahren hat sich die **24-Stunden-pH-Metrie** als Standard zum direkten Nachweis des pathologischen Refluxes etabliert. Je nach zeitlichem Auftreten des pathologischen Reflux können sog. **„Tagrülpser", „Nachtbrenner"** oder **„combined refluxers"** unterschieden werden (s. Abb. 23.6). Diese Unterscheidung hat therapeutische Konsequenzen: „Tagrülpser" können konservativ behandelt werden, bei „Nachtbrennern" oder „combined refluxers" ist meist die Operation erforderlich. Nach dem endoskopischen Befund werden **4 Stadien der Refluxösophagitis** unterschieden (Abb. 24.9). Die **Refluxkrankheit** wird anhand dieser Befunde in **5 Stadien** eingeteilt (Tab. 24.1).

> Refluxösophagitis ist eine endoskopische Diagnose

Therapie:
■ **Stadium I und II:** Versuch einer konservativen Therapie: Alkohol- und Nikotinverbot, Gewichtsreduktion, Verzicht auf beengende Kleidung (Gürtel), Vermeidung von Nahrungsaufnahme vor dem Schlafengehen, Hochstellen des Bett-Kopfendes, H$_2$-Antagonisten, Omeprazol (Antra®), Antazida, Schleimhautprotektiva.
■ **Stadium III und fehlendes Ansprechen auf konservative Therapie in Stadium II:** Operative Behandlung mit laparoskopischer 360°-Fundoplicatio nach Rosetti, d. h. Faltung einer Fundusmanschette um die terminale Speiseröhre (Abb. 24.10) nach Reposition der Hernie. Bei gestörter Ösophagusmotilität hintere 270°-Fundoplicatio nach Toupet. Bei klaffendem Hiatus hintere Hiatoplastik (Abb. 24.11).

Eine derartige refluxverhindernde Operation erfolgt vor dem Hintergrund der zunehmenden Inzi-

Tabelle 24.1 Stadien der Refluxkrankheit (nach Savary und Miller, 1977)

Stadium 0:	Refluxkrankheit ohne Refluxösophagitis
Stadium I:	Geringe fleckförmige Schleimhautdefekte
Stadium II:	Konfluierende Schleimhautläsionen
Stadium III:	Zirkuläre Konfluation der Schleimhautläsionen
Stadium IV:	Peptische Stenose

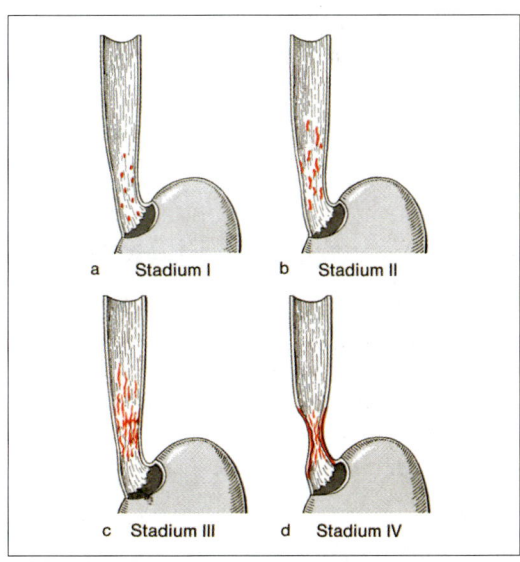

a Stadium I   b Stadium II

c Stadium III   d Stadium IV

Abb. 24.9 a–d Stadieneinteilung der Refluxösophagitis

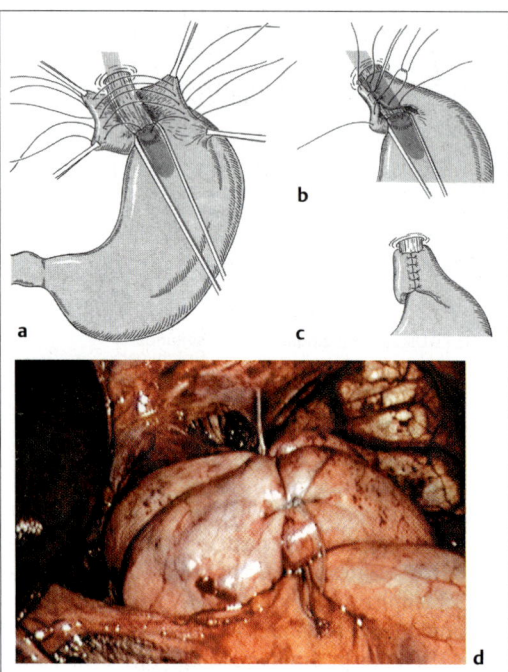

Abb. 24.10 a–d Technik der Fundoplicatio
a Bildung einer Fundusmanschette
b Fixation der Fundusmanschette vor der Speiseröhre
c vollständige Fundoplicatio
d intraoperativer Situs bei laparoskopischer Fundoplicatio

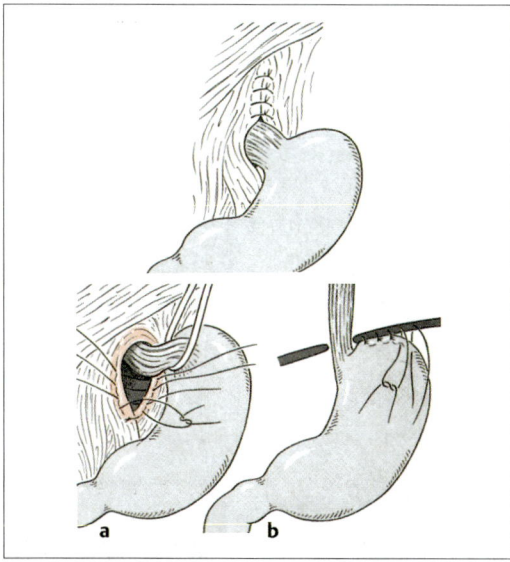

Abb. 24.11 a,b Rekonstruktionsverfahren bei
Refluxösophagitis:
a hintere Hiatoplastik (Einengung des Zwerchfellschlitzes)
b Fundophrenikopexie

denz des Adenokarzinoms der distalen Speiseröhre, möglicherweise auch unter dem Gesichtspunkt gezielter Prophylaxe.

> Axiale Hiatushernie mit Refluxösophagitis → laparoskopische Fundoplicatio + Hiatoplastik

Andere Verfahren sind die Fundophrenikopexie, d. h. die Wiederaufrichtung des His-Winkels (Abb. 24.11), die Fixation der Kardia durch das Ligamentum teres hepatis (Lig.-teres-Plastik), die Anlage einer Kunststoffmanschette um die Kardia (Angelchick-Prothese) und die transthorakale Plikation nach Belsey (Mark IV).
■ **Stadium IV:** Im Narbenstadium Bougierung unter endoskopischer Kontrolle, Biopsie (DD: Karzinom). Bei florider Ösophagitis Fundoplicatio. Bei Therapieversagern ggf. auch distale Hemigastrektomie und Roux-Y-Gastroenterostomie (s. Kap. 25) zur Reduktion der Magensäure und Ableitung des alkalischen Refluxes. Eine chirurgische Resektion des stenotischen Abschnittes ist extremen Ausnahmefällen vorbehalten, da eine erhebliche Operationsletalität resultiert.

> Therapie der Refluxösophagitis:
> Stadium I: konservativ
> Stadium II: konservativ oder laparoskopische Fundoplicatio
> Stadium III: laparoskopische Fundoplicatio
> Stadium IV: Bougierung, später laparoskopische Fundoplicatio

Prognose: OP-Letalität < 1 %, akzidentelle Milzverletzungen mit Splenektomie < 1 %, postoperative Beschwerdefreiheit in 60–80 %. Dysphagie, „Gasbloat"-Phänomen mit Unfähigkeit zum Aufstoßen 20–40 %, Abgleiten der Fundusmanschette („Teleskop-Phänomen") in 5–10 %. Häufig postoperativ verstärkter Meteorismus.

24.6 Zwerchfellruptur

Stumpfe Bauch- und Thoraxtraumen können durch thorakale Scherkräfte und abrupte intraabdominelle Druckerhöhung zur Ruptur des Zwerchfells führen. Wegen der schützenden Funktion der Leber ist in 95 % das linke Zwerchfell betroffen. Der Locus minoris resistentiae ist hier das Centrum tendineum am Übergang vom sehnigen zum muskulären Anteil. Da zugleich die peritoneale Bedeckung zerreißt, treten die Eingeweide – Magen, Milz, Netz, Dünndarm, Dickdarm, auch Leberanteile

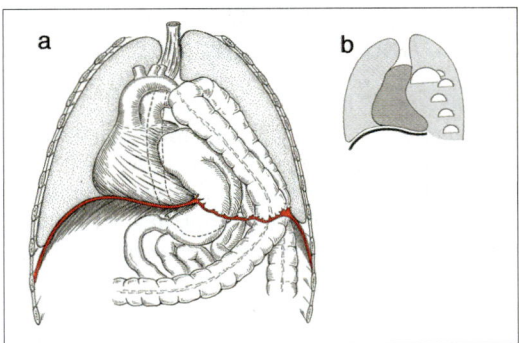

Abb. 24.12 a,b Zwerchfellruptur
a Schema
b Schema der röntgenologischen Luftverteilung

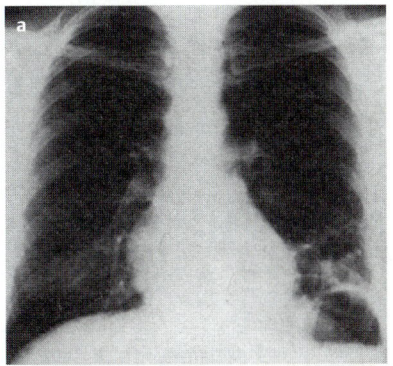

– ohne Bruchsack (daher als Prolaps bezeichnet, nicht als Hernie) entsprechend dem Druckgradienten in die Brusthöhle (Abb. 24.12).

Klinik: Nicht selten wird eine traumatische Zwerchfellruptur übersehen, da die anderen Verletzungen des Polytraumatisierten im Vordergrund stehen. Insgesamt gehört die Zwerchfellruptur zu den am häufigsten verkannten Unfallfolgen. Klinische Symptome entstehen nur bei Verdrängung von Herz und Lungen (Arrhythmie, Dyspnö), bei intestinaler Inkarzeration (Ileus, Blutung) sowie bei intraabdomineller Blutung durch Milz-, Leber- oder Mesenterialverletzung.

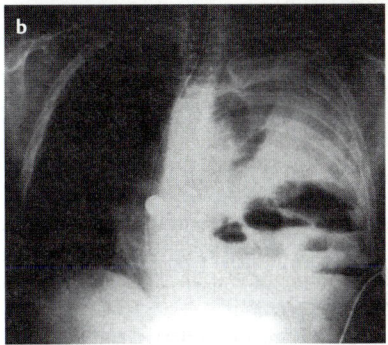

Abb. 24.13 a,b Röntgen-Thorax bei Zwerchfellruptur
a alte Ruptur mit Dünndarmschlingen im Thorax und unscharf begrenztem Zwerchfell links
b frische Zwerchfellruptur mit Dünndarmileus, Mediastinalverlagerung und Hämatothorax

> Schweres, linksseitiges thorako-abdominelles Trauma: Zwerchfellruptur?

Diagnostik:
- *Auskultation und Perkussion:* Darmgeräusche im Thorax, Dämpfung
- *Sonographie:* Gelegentlich gelingt der Nachweis eines Prolaps von Eingeweiden.
- *Radiologie:*
  - *Röntgen-Thorax:* unscharfe Begrenzung des linken Zwerchfells, basale Verschattung, Dünndarmspiegel (Abb. 24.13)
  - *Röntgen-MDP:* Nachweis von Magen-Darm-Anteilen im Thorax, ggf. in Kopftieflage. Häufig wird die Diagnose erst anlässlich einer Routineuntersuchung Jahre nach einem entsprechenden Trauma gestellt.

Therapie: Magensonde. Schockbehandlung, nach Stabilisation des Allgemeinzustandes Laparotomie oder seltener Thorakotomie, Darstellung des Defektes, Reposition der Eingeweide und Nahtverschluss der Ruptur. Bei Inkarzeration, Blutung, respiratorischer Insuffizienz oder kardialen Störungen durch Mediastinalverlagerung sofortige Operation. Ansonsten aufgeschobene Dringlichkeit, Operation erst nach Stabilisation des Allgemeinzustandes und Versorgung anderer vital bedrohlicher Verletzungen.

Zur Vermeidung von Organverletzungen Pleurapunktion und Bülau-Drainage unter sonographischer Kontrolle!

> V. a. Zwerchfellruptur: Keine blinde Pleurapunktion oder Bülau-Drainage

24.7 Relaxatio diaphragmatica

Erschlaffung einer Zwerchfellhälfte mit einseitigem Hochstand (Abb. 24.14). Überwiegend ist die linke Seite betroffen. Die Differenzialdiagnose zur Zwerchfellruptur ist häufig schwierig, zumal auch bei der Relaxatio diaphragmatica eine Mediastinal-

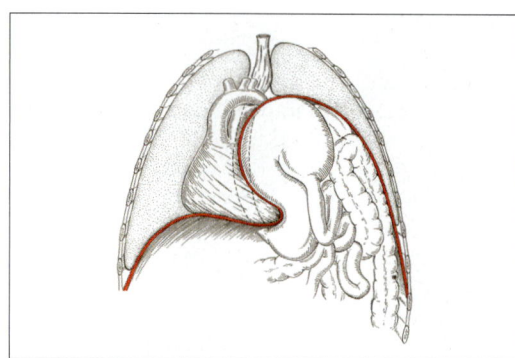

Abb. 24.14 Relaxatio diaphragmatica

verdrängung mit Ausfüllung der gesamten Pleurahöhle bestehen kann. Häufig lässt sich die Diagnose erst intraoperativ sichern.

Ursachen:
- Entwicklungsanomalie (kongenitale Form, s. Kap. 53.4.3)
- erworbene Form: degenerative Gefügedilatation oder Parese des N. phrenicus.

Klinik: Zu mehr als 50 % asymptomatisch, ansonsten Tachypnö, rezidivierende Pneumonie, Herzrhythmusstörungen.

Diagnostik: Röntgen-Thorax, Durchleuchtung (paradoxe Zwerchfellbeweglichkeit?).

Therapie: Operationsindikation nur bei symptomatischen Formen. Raffung des Zwerchfells auf transthorakalem oder transabdominalem Weg unter Schonung des N. phrenicus. Bei vollständig ausgedünntem Zwerchfell Muskelplastik aus dem M. latissimus dorsi, ggf. Verstärkung mit alloplastischem Material. Die Operationsindikation sollte restriktiv gehandhabt werden, da Rezidive nicht selten sind.

24.8 Tumoren

Primäre Zwerchfelltumoren (Lipome, Angiome, Fibrome oder Sarkome) sind sehr selten.

Tumoren der Nachbarorgane (Magen, Leber, Kolon, Lunge) können allerdings das Zwerchfell sekundär einbeziehen.

Klinik: Meist Zufallsbefund, häufig als Milz-, Magenfundus- und Lebertumor missdeutet, gelegentlich auch als Pleura- oder Bronchialtumor angesehen.

Therapie: Exzision, soweit noch radikal möglich.

Prognose: Abhängig von der Histologie.

24.9 Operationsatlas: Antireflux-Operationen[1]

Präoperatives Vorgehen
- *Diagnostik:* Gastroskopie (PE), MDP (paraösophagealer Anteil), Manometrie, pH-Metrie.
- *Indikation:* Paraösophageale Hernie, axiale Hernie mit Refluxösophagitis Stadium II, III
- *Aufklärungspflichtige Operationsrisiken:* Gas-bloat-stomach, Teleskop-Phänomen, Milzverletzung, Komplikationen 10–50 %, Mortalität 1 %. Nach Operation persistierende Beschwerden (Hiatoplastik zu weit), Schluckbeschwerden (Hiatoplastik zu eng).
- *Vorbereitung:* Hebe-Senk-Einlauf.

Operationstechniken
- *Paraösophageale Hernie:* Hiatoplastik (Abb. 24.15, 24.16) und Fundophrenikopexie.
- *Axiale Hiatushernie:* Fundoplicatio nach Nissen-Rosetti, heute meist laparoskopisch (Abb. 24.17–24.21).
- *Mischform:* Hiatoplastik, Fundoplicatio, Fundopexie.

Postoperatives Vorgehen
- *Entfernen von Drainagen u. ä.:* Zieldrainage 2. Tag, Klammern nach Laparoskopie 5. Tag.
- *Kostaufbau:* Trinken sofort, Essen nach 24 Stunden.

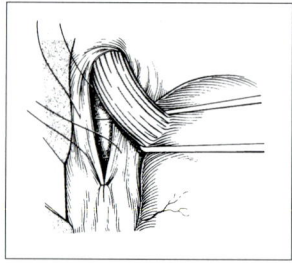

Abb. 24.15 Hintere Einengung der Zwerchfellschenkel

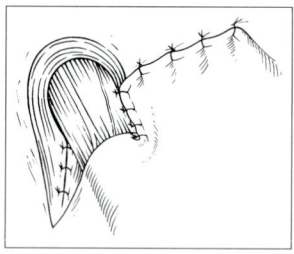

Abb. 24.16 Fixation des Magens am Zwerchfell (Fundopexie) und Verkleinerung des His-Winkels

---

[1] Abbildungen aus K. Kremer, V. Schumpelick, G. Hierholzer (Hrsg.): Chirurgische Operationen. Atlas für die Praxis. Thieme, Stuttgart-New York 1992

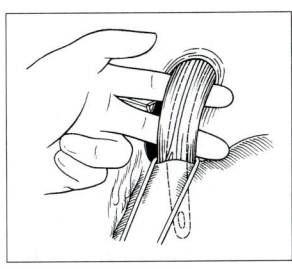

Abb. 24.17 Mediane Oberbauchlaparotomie, Mobilisation des linken Leberlappens, Rochard-Haken, Darstellen des Hiatus oesophageus und Anzügeln des Ösophagus unter Schonung des Vagus

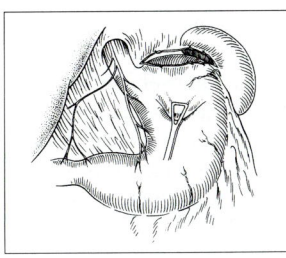

Abb. 24.18 Skelettierung des Fundus **(Cave: Milz!)**

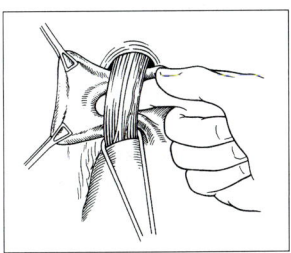

Abb. 24.19 Durchziehen der Fundusmanschette

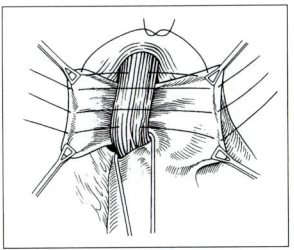

Abb. 24.20 Fixation mit Einzelknopfnähten nach Legen einer dicken Magensonde

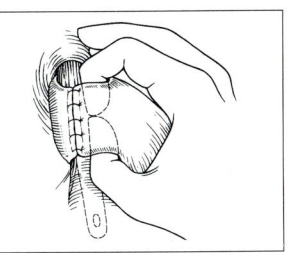

Abb. 24.21 Die Manschette muss locker (floppy) liegen. Fakultativ Einlegen einer Blutungsdrainage

■■■**I Merken**

- **Die häufigste zwerchfellassoziierte Erkrankung ist die Hiatushernie.**
- **Formen: axial, paraösophageal, Mischform**
- **Klinik: Sodbrennen, retrosternaler Schmerz, Dysphagie**
- **Therapie: paraösophageale Hernie: Fundophrenikopexie, Hiatoplastik, ggf. Fundoplicatio; axiale Hernie mit Refluxkrankheit: stadienabhängig: konservativ; bei anhaltenden Beschwerden oder fortgeschrittener Refluxösophagitis: laparoskopische Fundoplicatio, Hiatoplastik**
- **Standardzugang bei Hiatushernien ist die Laparoskopie.**

25   Magen und Duodenum

25.1   Topographische Anatomie

25.1.1   Magen

Der Magen ist ein muskuläres Hohlorgan. Er wird in drei Abschnitte unterteilt: **Fundus, Korpus** und **Antrum**. Der Mageneingang wird als **Kardia**, der Magenausgang als **Pylorus** oder Magenpförtner bezeichnet (Abb. 25.1). Beide Strukturen entsprechen glattmuskulären, intestinalen Sphinkteren, die wichtige Aufgaben bei der Refluxverhütung und Passagekontrolle haben.

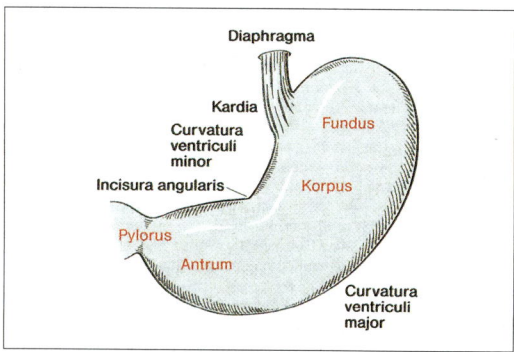

Abb. 25.1 Topographie des Magens

Die Hinterwand des Magens ist die ventrale Begrenzung der Bursa omentalis. Der Magen ist fixiert am Zwerchfell im Bereich der Kardia, an der Leber durch das Lig. hepatogastrale, an der Milz durch das Lig. gastrolienale und schließlich am Querkolon durch das Lig. gastrocolicum. Das Omentum minus nimmt von der kleinen Kurvatur, das Omentum majus von der großen Kurvatur seinen Ausgang.

Die **arterielle Versorgung** übernehmen an der kleinen Kurvatur die Aa. gastricae sinistra et dextra, an der großen Kurvatur die Aa. gastroomentales sinistra et dextra (Abb. 25.2). Zwischen den vier Arterien bestehen zahlreiche Anastomosen, die eine exzellente Durchblutung des Magens gewährleisten.

Das **venöse Blut** fließt über die gleichnamigen Venen in die V. portae ab. Im Bereich der proximalen großen Kurvatur besteht über die Rr. gastrici breves eine Verbindung zur V. lienalis und zu den Ösophagusvenen. Hier kann bei portaler Hypertension ein Umgehungskreislauf mit Ausbildung von Ösophagusvarizen entstehen (s. Kap. 35).

Die **Lymphbahnen** des Magens sammeln subserös die Magenlymphe, vornehmlich im Bereich der kleinen Kurvatur. Es besteht eine enge Verbindung zu den hepatischen, suprapankreatischen, lienalen, mesenterialen und mediastinalen Lymphknoten sowie zu den Lymphknoten am Truncus coeliacus und paraaortal (Abb. 25.3). Aus Gründen

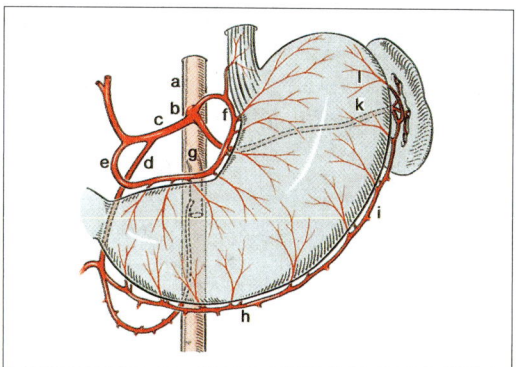

Abb. 25.2 a–l Gefäßversorgung des Magens:
a Aorta
b Truncus coeliacus
c A. hepatica communis
d A. gastroduodenalis
e A. gastrica dextra
f A. gastrica sinistra
g A. mesenterica superior
h A. gastroepiploica dextra
i A. gastroepiploica sinistra
k A. lienalis
l Rr. gastrici breves

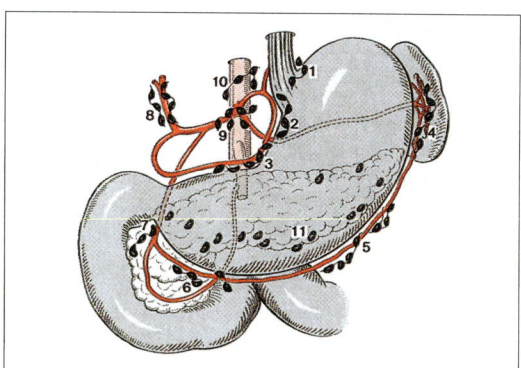

Abb. 25.3 Lymphknotenstationen des Magens:
1 Nodi lymphatici paracardiales
2 Nodi lymphatici gastrici sinistri
3 Nodi lymphatici gastrici dextri
4 Nodi lymphatici lienales
5 Nodi lymphatici gastroepiploici sinistri
6 Nodi lymphatici gastroepiploici dextri
7 Nodi lymphatici pylorici
8 Nodi lymphatici hepatici
9 Nodi lymphatici coeliaci
10 Nodi lymphatici paraaortales
11 Nodi lymphatici pancreatici

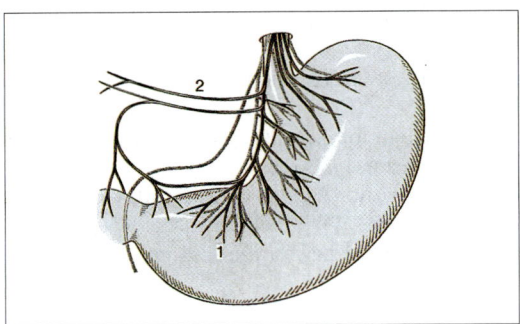

Abb. 25.4 Vagale Versorgung des Magens mit den Nn. Latarjet **1** zum Antrum und **2** den Rami hepatici

der chirurgischen und onkologischen Praktikabilität ist heute die Einteilung der verschiedenen **Lymphknotengruppen** in Lymphknotenstationen und Kompartimente gebräuchlich (Japanische Gesellschaft zur Erforschung des Magenkarzinoms 1981):

■ **Kompartiment 1:** perigastrale Lymphknoten (Station 1–6)

■ **Kompartiment 2:** Lymphknoten entlang des Truncus coeliacus und seiner arteriellen Hauptgefäßstämme (Station 7–11)

■ **Kompartiment 3:** Lymphknotengruppen des Leberhilus sowie retroduodenale, retropankreatische und Lymphknoten am Mesenterialansatz.

Der Magen wird sympathisch (Fasern aus dem Ganglion coeliacum) und parasympathisch (N. vagus) **innerviert**. Der N. vagus tritt in Form zweier Trunci vagales durch den Hiatus oesophageus in den Bauchraum ein und verteilt sich an der Magenvorder- und -hinterfläche nach Abgabe der Rr. he-

patici und der Rr. antrales (Nervi Latarjet) **(Abb. 25.4)**.

25.1.2 Duodenum

Das Duodenum beginnt hinter dem Pylorus mit der **Pars superior**. Es schließt sich die **Pars descendens** an, die am duodenalen Knie in die **Pars horizontalis** mündet. Der letzte Schenkel des Duodenums (**Pars ascendens**) mündet am Treitz-Band (Flexura duodenojejunalis) in das Jejunum **(Abb. 25.5)**. Mit Ausnahme der intraperitonealen Pars superior liegt das Duodenum retroperitoneal.

Der **Wandaufbau** des Duodenums ist vierschichtig: Serosa, Muscularis propria, Submukosa und Mukosa. In der Pars descendens sind zwischen Pylorus und Papilla duodeni major (Vateri) die **Brunner-Drüsen** lokalisiert, die alkalischen Schleim produzieren. Darüber hinaus enthält das Duodenum in großer Zahl **enterochromaffine Zellen**, die auf spezifische Reize hin gastrointestinale Hormone (z. B. Gastrin, Sekretin, CCK, Motilin) sezernieren.

Die **arterielle Versorgung** übernehmen die A. pancreaticoduodenalis (supraduodenalis) superior aus der A. gastroduodenalis (aus A. hepatica communis, Truncus coeliacus) und die A. pancreaticoduodenalis inferior aus der A. mesenterica superior.

Das **venöse Blut** fließt über gleichnamige Venen in das portale Stromgebiet.

Gallengang und Pankreasgang münden retroperitoneal im Bereich der mittleren Hinterwand der Pars descendens ein.

Das Duodenum wird sympathisch (Fasern aus dem Plexus coeliacus) und parasympathisch (N. vagus) **innerviert**.

Abb. 25.5 a–h Anatomie von Duodenum, Pankreas und Gallengängen
a Ductus choledochus
b Ductus pancreaticus minor
c Ductus pancreaticus major
d V. mesenterica superior
e A. mesenterica superior
f A. pancreaticoduodenalis inferior
g Flexura duodenojejunalis
h Papilla Vateri

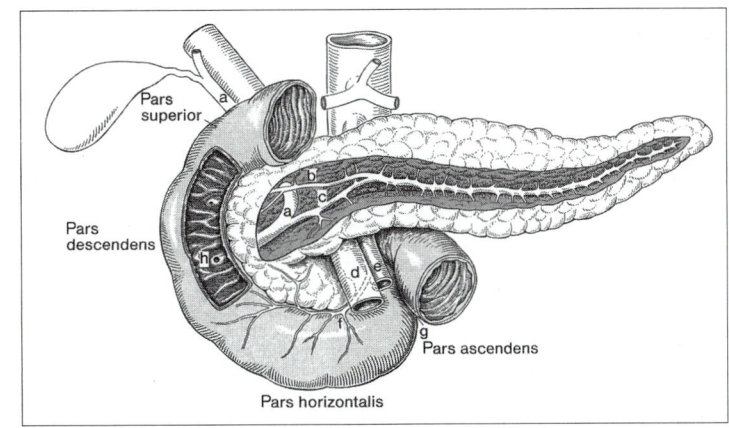

25.2 Physiologie und Pathophysiologie

25.2.1 Motorik

Die motorische Funktion des Magens besteht in Speicherung, Durchmischung und portionierter Entleerung von Speisebrei. Gerichtete Peristaltik und ventilartige Verschlusssegmente am Mageneingang (unterer Ösophagussphinkter, UÖS) und Magenausgang (Pylorus) gewährleisten den Nahrungsstrom nach aboral ins Duodenum und schützen vor Richtungsumkehr, d. h. Reflux.

Bei **Insuffizienz der Verschlussmechanismen** (Kardiainsuffizienz, Pylorusresektion) **oder Störung der Peristaltik** (z. B. Darmatonie) resultiert ein pathologischer gastroösophagealer bzw. duodenogastraler **Reflux**.

Die **Stenosierung** der Segmente (z. B. Achalasie bzw. Pylorusstenose) führt zum **Passagestopp** mit prästenotischer Ektasie.

Die Muskulatur des Magens wird parasympathisch und sympathisch innerviert. Eine Zunahme des Parasympathikotonus führt zur Kontraktion, des Sympathikotonus zur Erschlaffung. Am Fundus-Korpus-Übergang auf der Seite der großen Kurvatur ist ein gastraler Schrittmacher lokalisiert, der die Motorik der distalen Magenhälfte determiniert. Die Magenentleerung wird durch ein kompliziertes Zusammenspiel von gastraler Kontraktion und duodenaler Erschlaffung bestimmt. Sie hängt außerdem von der Kaloriendichte und Viskosität der Mahlzeit ab: Akalorische Flüssigkeiten werden exponentiell, hochkalorische Lösungen oder feste Nahrung linear entleert (Abb. 25.6).

Das exakte Zusammenspiel von nervalen und humoralen Faktoren bei der Magenmotorik ist noch nicht geklärt.

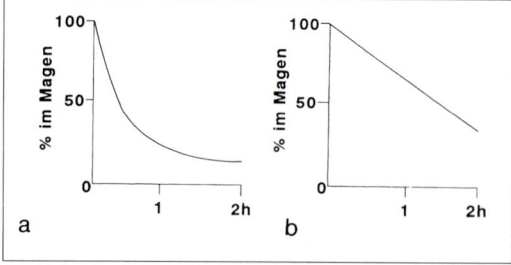

Abb. 25.6 a,b Magenentleerung
a von flüssigen und
b festen Speisen

25.2.2 Sekretion

Die wichtigsten Sekretionsorte und ihre Produkte sind:
- Belegzellen im Fundus und Korpus: Salzsäure, Intrinsic factor
- Hauptzellen im Fundus und Korpus: Pepsinogen und Kathepsin
- Nebenzellen in der Kardia und im Pylorus: alkalischer Schleim
- G-Zellen im Antrum und in der Kardia: Gastrin
- Brunner-Drüsen im Duodenum: Duodenalsekret.

Der Magen sezerniert 1,5–3 l Sekret pro Tag bei ca. 800 cm^2 sezernierender Magenoberfläche. Wichtigster Sekretionsort ist die Korpus-Fundus-Region mit ca. 75–80 % der Gesamtschleimhaut. Hier finden sich pro mm^2 ca. 100 Grübchen mit jeweils 3–7 Drüsen, d. h. insgesamt 30 – 40 × 10^6 Drüsen.

Sekretionsprodukte

Salzsäure
Die Magenschleimhaut sezerniert HCl einer Konzentration von ca. 0,1 mol/l. Dies entspricht einem pH-Wert von 1 im Magenlumen und einer im Vergleich zum Serum um den Faktor 10^6 höheren Konzentration von Wasserstoffionen – eine einzigartige, energetisch aufwendige Leistung der Magenschleimhaut. Zur Aufrechterhaltung des Konzentrationsunterschiedes bedarf die Schleimhaut aktiver (Ionenaustausch) und passiver (Kittleisten-Schleimschicht) Schutzmechanismen. Die Gesamtheit dieser Mechanismen (Abb. 25.7) wird als **Magenschleimhautbarriere** bezeichnet. Sie verhindert die Rückdiffusion von Wasserstoffionen entlang des Konzentrationsgradienten vom Magenlumen in das Interstitium. Substanzen, die die Magenschleimhautbarriere zerstören (**„barrier breakers"**), sind nichtsteroidale Antiphlogistika (z. B. Acetylsalicylsäure, Indometacin), Detergenzien, Alkohol sowie endogene Substanzen wie Gallensäuren und Lysolezithin aus dem Duodenalsekret. Eine Zer-

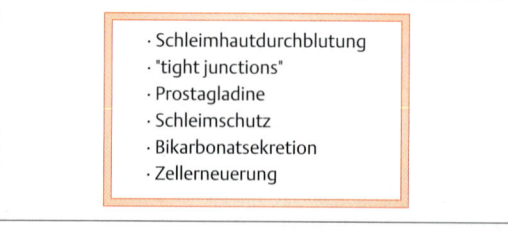

- Schleimhautdurchblutung
- "tight junctions"
- Prostagladine
- Schleimschutz
- Bikarbonatsekretion
- Zellerneuerung

Abb. 25.7 Lokale Mechanismen der Schleimhautprotektion

störung der Magenschleimhautbarriere ist anhand intramuraler Ansäuerung oder Abnahme der Potentialdifferenz (durch Zunahme der Rückdiffusion der Wasserstoffionen) zu messen.

Die Säureproduktion korreliert mit der Zahl der Belegzellen: Bei durchschnittlich 1 Milliarde Belegzellen liegt die basale Sekretion (BAO = basal acid output) bei 2–5 mmol/h. Das mittlere Saftvolumen beträgt 60–80 ml/h. Nach maximaler Stimulation (z. B. mit Pentagastrin) beträgt die Sekretion (MAO = maximal acid output) durchschnittlich 20–25 mmol/h bei einem Saftvolumen von 100–200 ml/h.

BAO = 2– 5 mmol/h, MAO = 20–25 mmol/h

Pepsin
Protease der Magenschleimhaut, die aus Vorstufen (Pepsinogen) im sauren Milieu (pH = 1,8–3,5) entsteht. Wichtiger Initiator der intestinalen Proteolyse.

Gastrin
Das Polypeptid Gastrin wird vor allem von den G-Zellen des Antrums, aber auch extragastral, z. B. im Duodenum sezerniert. Es kommt überwiegend als Heptadekapeptid (G17), aber auch in anderen Kettenlängen (z. B. big-Gastrin, little-Gastrin) vor. Es stimuliert die Säuresekretion der Belegzellen.

Die Freisetzung von Gastrin wird durch mechanische Dehnung des Antrums, Vagusstimulation und chemische Reize bewirkt. So führen intragastrale Aminosäuren, Alkohol, Eiweiß, Acetylcholin und Gallensäuren zur Gastrinsekretion. Eine gastrinähnliche Sekretionsstimulation lässt sich durch Pentagastrin (Gastrodiagnost®) erreichen. Dieses Gastrinanalogon wird für die diagnostische Magensaftanalyse verwendet. Pathologische Bedeutung hat das Gastrin im Rahmen des Zollinger-Ellison-Syndroms (s. u.).

Intrinsic factor
Dieses von den Belegzellen der Fundusdrüsen sezernierte Glykoprotein (MG 55000) bildet einen Komplex mit Vitamin B_{12} und ermöglicht so dessen intestinale Resorption. Der normalerweise im Überschuss vorhandene Intrinsic factor ist bei bestimmten Magenerkrankungen, z. B. atrophischer Gastritis, Magenkarzinom mit Achlorhydrie, stark reduziert, so dass es zu Vitamin-B_{12}-Mangel mit u. a. perniziöser Anämie kommen kann. Nach Gastrektomie ist daher eine Vitamin-B_{12}-Substitution (1000 µg alle 3 Monate i. m.) unerlässlich.

Mukus
Die das Magenepithel bedeckende Schleimschicht ist ein visköses alkalisches Gel, eine komplexe Mischung aus Glykoproteinen, Wasser, verschiedenen Makromolekülen, Elektrolyten, Mikroorganismen und abgeschilferten Zellen. Ein Großteil ihrer Eigenschaften wird durch die sog. Muzine bestimmt. Diese Glykoproteine werden in Zellen gebildet, sie sowohl an der Oberfläche als auch in den submukösen Drüsen und Krypten vorkommen. Der muzinhaltige Mukus schützt die Magenschleimhaut vor Säure, Pepsin, Alkohol und anderen intraluminalen Noxen und schützt – wie die bakterizide Wirkung der Magensäure – vor der Invasion pathogener Keime. Der Mukus ist außerdem der Lösungsraum, in dem die luminalen Proteasen auf die Nahrungseiweiße einwirken.

Regulation der Säuresekretion
Die Säuresekretion wird durch einen komplizierten Regelkreis reguliert, in dem mechanische, chemische, nervale und hormonale Faktoren eine Rolle spielen **(Tab. 25.1)**. Wichtigster Stimulus ist die Einnahme einer Mahlzeit. Nervale (Vagus) und hormonale Faktoren ergänzen sich hierbei. Die Säuresekretion lässt sich in eine Interdigestiv- oder Nüchternphase und eine Verdauungsphase unterteilen, die Verdauungsphase wiederum in eine zephale, gastrale und intestinale Phase **(Abb. 25.8)**:

■ **Interdigestivphase:** Sie stellt den Nüchternzustand der Magensekretion dar. Pathologisch gesteigerte Sekretionswerte in dieser Phase lassen sich beim Zollinger-Ellison-Syndrom und bei hypersekretorischen Formen des Ulcus duodeni beobachten.

■ **Verdauungsphase:**
    ▪ **zephale Phase:** Der sensorische Nahrungskontakt (Sehen, Riechen, Schmecken) führt über Stimulation des Zwischenhirns zum Vagusreiz und so

Tabelle 25.1 Regulation der Magensaftsekretion

	hemmend	fördernd
mechanisch	–	antrale Dehnung
chemisch	antrale und duodenale Ansäuerung	Koffein, Alkohol Eiweiß, Röstprodukte, Gewürze, Gallensäuren, Bikarbonat
nerval	Sympathikus	Vagus
hormonal	Sekretin, GIP, VIP, Pankreozymen, Glukagon, Enterogastron, Bulbogastron	Gastrin, Kortikoide, LTH, Parathormon, Androgene, Insulin, ACTH, STH

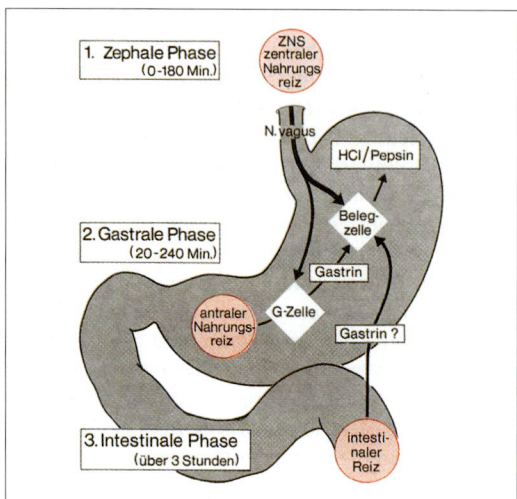

zur Stimulation der Belegzellen und Gastrinfreisetzung. Beginn der Säuresekretion 5–7 Minuten nach Scheinfütterung, Dauer bis zu 3 Stunden; experimentell durch Insulin-Hypoglykämie (Insulintest) oder 2-Desoxyglukose (2-DOG) zu simulieren.

■ **gastrale Phase:** Kontakt der Nahrung mit der Magenwand führt über chemische, mechanische und thermische Reize zu antraler Gastrinfreisetzung (ca. 20–240 Minuten postprandial).

■ **intestinale Phase:** Freisetzung intestinalen Gastrins durch Kontakt der Nahrung mit der Dünndarmschleimhaut ca. 2–3 Stunden postprandial.

25.3 Diagnostik

25.3.1 Klinische Untersuchung

Anamnese:
■ Nahrungsunverträglichkeit (Kaffee, Alkohol, Gewürze, Röstprodukte)?
■ Beschwerdetyp: Völlegefühl, Übelkeit, Erbrechen, Inappetenz, Schmerz
■ Beschwerdelokalisation: Oberbauch, Rücken, retrosternal, diffus
■ Zeitpunkt der Beschwerden: Periodizität erkennbar (Tag-Nacht, Frühjahr-Herbst)? Nüchternschmerz, postprandialer Schmerz?
■ Gewichtsverhalten, Stuhlverhalten, Leistungsknick, Begleiterkrankungen, Medikamente (nichtsteroidale Antiphlogistika, Zytostatika, Kortison).
Inspektion: Ernährungszustand, Anämie, sichtbare Magendilatation, Kaffeesatzerbrechen (Hämatemesis), Teerstuhl (Melaena).

Palpation: Resistenzen (z. B. bei Lebermetastasen), Abwehrspannung, Lymphknoten („Virchow-Drüse" links supraklavikulär, bei Magenkarzinommetastasen vergrößert), Magenektasie.

25.3.2 Labordiagnostik

Rotes und weißes Blutbild, Gerinnungsstatus, Leberenzyme, Säure-Basen-Haushalt, Elektrolyte.
Bei V. a. Zollinger-Ellison-Syndrom oder Hyperparathyreoidismus Bestimmung von Gastrin und Parathormon i. S.

25.3.3 Bildgebende Verfahren

■ *Gastroduodenoskopie:* Sie ist heute das Standardverfahren in der Magendiagnostik. Neben der Inspektion bieten sich Möglichkeiten zur (Zangenoder Schlingen-) Biopsie, zur endoskopischen Therapie (s. Kap. 11) sowie zur Endosonographie zur Beurteilung der Tiefenausdehnung eines Magenkarzinoms.

■ *Sonographie:* Nachweis freier Flüssigkeit im Abdomen als Folge einer Perforation (sensitives Verfahren!), extraluminärer Tumoren, Metastasen und Lokalrezidive.

■ *Abdomenübersicht a.-p. im Stehen oder Linksseitenlage*: Beurteilung der Lage, Größe und des Füllungszustandes des Magens durch Nachweis der Fundusund der Bulbusluftblase. Bei Ulkusperforation in 80 % der Fälle charakteristischer Nachweis freier Luft unter dem Zwerchfell (Abb. 25.9).

■ *Laparoskopie:* Beurteilung der Magenserosa (extramuraler Tumor) sowie der Leber, der paragastralen Lymphknoten; in Kombination mit Endosono-

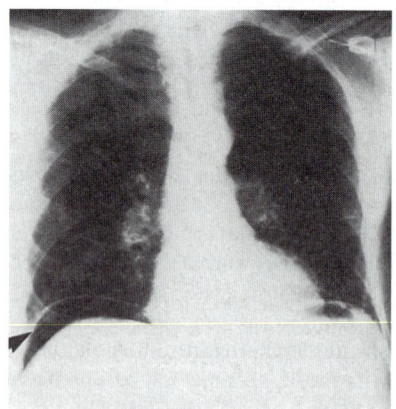

graphie hohe Sensitivität bei Lymphknoten- und Lebermetastasen. Wird heute zunehmend im Rahmen multimodaler Konzepte beim Magenkarzinom eingesetzt, im Falle einer geplanten Laparotomie entbehrlich.

25.3.4 Weitere diagnostische Verfahren

■ *Magen-Darm-Passage (MDP):* Darstellung des Magenlumens durch Kontrastbrei mit Nachweis von Ulkusnischen (Abb. 25.10), Wanddefekten (Abb. 25.11), Stenosen oder Lageanomalien. Die Doppelkontrast-

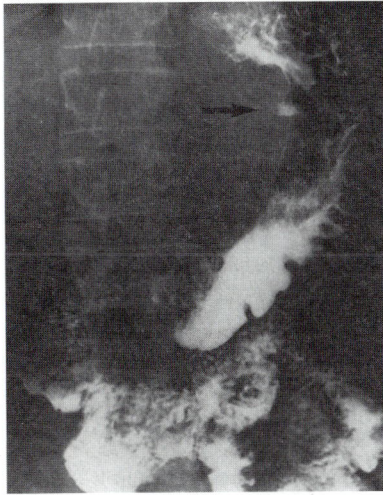

Abb. 25.10 MDP bei Ulcus ventriculi, Typ I (Ulkusnische an der kleinen Kurvatur)

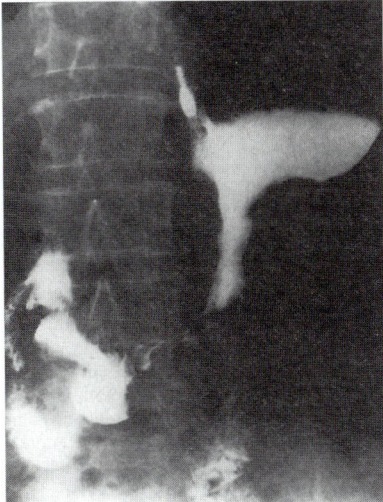

Abb. 25.11 MDP bei Magentotalkarzinom mit Impression der kleinen und großen Kurvatur

darstellung (Kontrastbrei plus Luft, Gabe von Brausepulver) liefert eine verfeinerte Reliefdarstellung; heute weitgehend von der Endoskopie abgelöst.

Bei V. a. Magenperforation oder bei postoperativer Kontrolle der Anastomosen ausschließlich wasserlösliches Kontrastmittel (z. B. Gastrografin®) verabreichen, kein Barium!

■ *CT:* s. Sonographie

■ *Szintigraphie:* Neuerdings stehen nichtinvasive Isotopenverfahren zur Bestimmung der Magenentleerungszeit und des duodenogastralen Refluxes zur Verfügung: Quantitative Messung der Magenentleerung einer mit ^{99m}Technetium versetzten Probemahlzeit definierter Viskosität und Kaloriendichte (Gamma-Kamera!). Wichtig zur Klärung nicht organisch bedingter, meist postoperativer Magenentleerungsstörungen und duodenogastralen oder gastroösophagealen Refluxes.

■ *Sekretionsteste:* Sie sind für die Routinediagnostik des Magenkranken nicht erforderlich und heute weitgehend durch die intragastrale 24-Stunden-pH-Metrie ersetzt. Beim chirurgischen Patienten dienen diese Untersuchungen der Dokumentation eines Therapieerfolges oder der Ursachensuche bei postoperativen Rezidivulzera.

Pentagastrintest: Nach 12-stündiger Nüchternheit transnasale Platzierung einer Magensonde in Korpusmitte unter röntgenologischer Kontrolle. In Linksseitenlage Absaugung des gesamten Nüchternsekrets. Danach in 4 Portionen à 15 Minuten Gewinnung des basalen Magensekrets (BAO). Nach s. c.-Injektion von 6 µg/kg KG Pentagastrin Absaugen von 4 weiteren 15-Minuten-Portionen (MAO). Nach Titration der Magensaftportionen mit NaOH (0,1 mol/l) gegen pH 7 errechnet man die Säuremenge jeder Portion aus der verbrauchten Laugenmenge und addiert die Säuremengen der 4 Portionen. Der häufig angegebene PAO (peak acid output) berechnet sich aus 2 konsekutiven Maximalwerten der 15-Minuten-Portionen in der stimulierten Phase, multipliziert mit dem Faktor 2. Die Relation von BAO zu MAO ist von diagnostischer Bedeutung. Der Quotient beträgt normalerweise 0,1–0,2. Bei Ulcus duodeni kann er auf 0,2–0,4, bei Zollinger-Ellison-Syndrom auf über 0,6 ansteigen.

Intragastrale 24-Stunden-pH-Metrie: Nach antraler Positionierung der pH-Metrie-Sonde (Röntgenkontrolle!) Registrierung des pH-Profiles über die Zeit. Postoperativ fortbestehende pH-Minima unter 1 sprechen für eine inadäquate Säuresuppression. Erhöhte Werte (pH > 5) sprechen für duodenogastralen Reflux oder eine atrophische Gastritis (Abb. 25.12).

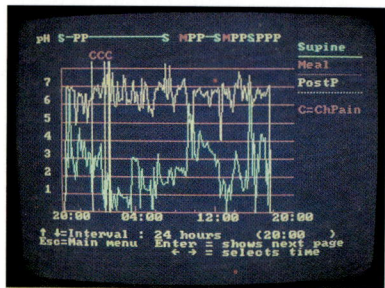

Abb. 25.12 Intergastrale pH-Metrie nach SPV

■ *CLO-Test:* Schnelltest (24 h) zur Klärung eines Helicobacter-Befalls der Magenschleimhaut. Wird heute bei Gastritis und Ulkus routinemäßig in der Primärdiagnostik und Therapiekontrolle eingesetzt.

25.4 Fehlbildungen und Anomalien

25.4.1 Fehlbildungen

Magenfehlbildungen sind selten. Vereinzelt wurden Fälle von Agastrie, Mikrogastrie, Gastromegalie oder Doppelbildung beschrieben. Noch seltener sind Atresien und kongenitale Stenosierungen (zur hypertrophen Pylorusstenose s. Kap. 53.8.2). Die Diagnostik besteht aus Röntgen-Abdomenübersicht, MDP, Endoskopie. Die Behandlung richtet sich nach dem jeweiligen Befund.

Zur **Duodenalatresie** s. Kap. 53.8.1.

25.4.2 Lageanomalien: Magenvolvulus

Drehung des Magens um seine Querachse (mesenterikoaxial), z. B. bei paraösophagealer Hernie (upside-down stomach, **Abb. 25.13a**) oder um seine Längsachse (organoaxial), z. B. bei Magenausgangsstenose mit Ektasie **(Abb. 25.13b)**.
Klinik: Je nach Ausmaß der Drehung, von leichten dyspeptischen Beschwerden bis zum hohen Ileus. Bei komplettem Volvulus mit Strangulation gastrointestinale Blutung.
Diagnostik: Röntgen (MDP), Endoskopie.
Therapie: Versuch der Entlastung durch Magensonde oder der Detorsion durch endoskopische Auffädelung. Falls erfolglos, operative Reposition und Fixation des Magens in physiologischer Stellung durch ventrale Fundophrenikopexie.

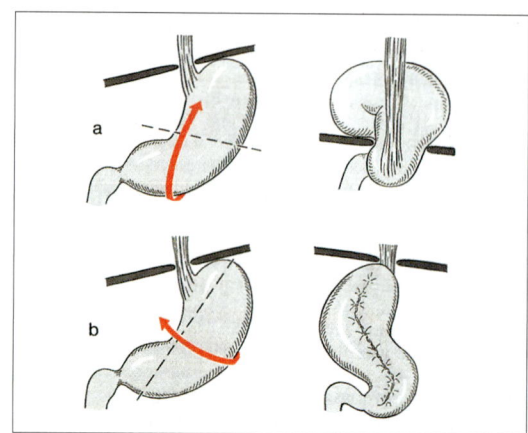

Abb. 25.13 a,b Magenvolvulus:
a mesenterico-axial
b organo-axial

25.4.3 Divertikel

Wandaussackungen meist des Duodenums, seltener des Magens (Fundushinterwand). Man unterscheidet Ausstülpungen der gesamten Wand (**echte Divertikel**) von Schleimhautausstülpung durch Muskellücken (**falsche oder Pseudodivertikel**). Hauptlokalisation am Duodenum ist die Innenseite des duodenalen C **(Abb. 25.14)**.
Klinik: Zufallsbefund, verursachen nur in 2–5 % Beschwerden durch Entzündung, mechanische Einengung, Blutung oder Perforation. Klinisch relevant sind die juxtapapillären Divertikel, da sie intermittierend den Gallen- und Pankreasgang verlegen können.

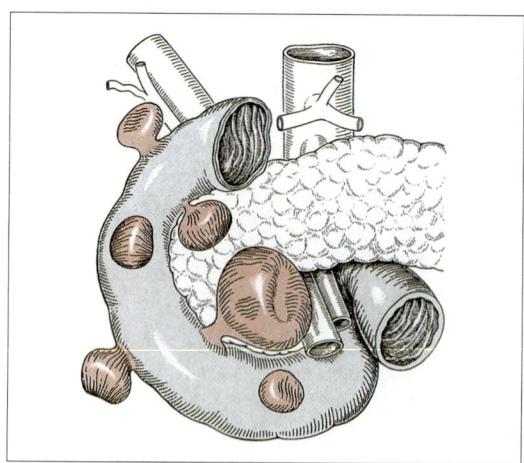

Abb. 25.14 Duodenaldivertikel

Duodenaldivertikel:
Krankheitswert nur bei juxtapapillärer Lage

Diagnostik: Röntgen-Abdomenübersicht im Stehen, MDP, Endoskopie.
Therapie: Meist konservativ. Operationsindikation nur bei Abflussbehinderung von Galle- und Pankreassekret, chronischer Entzündung (Duodenaldivertikulitis) sowie Komplikationen. Resektion des Divertikels und Nahtverschluss der Bruchlücke.

25.5 Verletzungen

Trotz der geschützten Lage des Magens hinter dem Rippenbogen und der retroperitonealen Lage des Duodenums sind Gastroduodenalverletzungen durch äußere Gewalteinwirkungen möglich. Häufiger sind allerdings mechanische, thermische und chemische Traumata von der Lumenseite her, so z. B. durch Fremdkörper oder Verätzungen.

25.5.1 Magenruptur

Berstung des gefüllten Magens bei stumpfem Bauchtrauma (Fahrradlenker, Steuerrad), bei Überdruckinsufflation (Fehlintubation, Maskenbeatmung), perforierenden Schuss- und Stichverletzungen sowie anderen Formen der direkten Gewalteinwirkung.
Klinik: Oberbauchperitonitis mit freier Luft unter dem Zwerchfell, peritonealer Schock.
Diagnostik: Röntgen-Thorax, Abdomenübersicht, MDP mit Gastrografin, Sonographie.
Therapie: Sofortige Laparotomie, Resektion oder Übernähung des Defektes.

25.5.2 Mallory-Weiss-Syndrom

Schleimhautläsion der Kardiaregion, hervorgerufen durch forciertes Erbrechen (Alkohol!), Vorstufe des Boerhaave-Syndroms (s. Kap. 23.7.1).
Klinik: Obere gastrointestinale Blutung mit akutem Beginn nach Erbrechen.
Diagnostik: Gastroskopie.
Therapie: Endoskopische Blutstillung, Ballontamponade, ggf. operative Gastrotomie und Umstechung.

25.5.3 Verätzungen

Magenwandschädigung durch versehentlich oder absichtlich (suizidal) oral zugeführte Säuren und Laugen (Abb. 25.15).

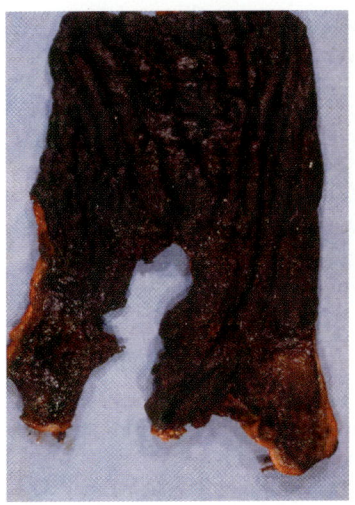

Abb. 25.15
Magenwandnekrose bei Säureverätzung

Klinik: Die Verätzung von Mund und Ösophagus steht im Vordergrund mit stärkstem Brennen im Mund, Schlund und retrosternal, Vernichtungsgefühl und Schock. Die Magenwandveränderungen verlaufen schleichend. Bei Wandnekrose Entwicklung einer Oberbauchperitonitis.
Diagnostik: Äußerst vorsichtige Endoskopie, cave Perforationsgefahr!
Therapie: Schmerzmittel, Magenspülung, parenterale Ernährung, Gabe hoch dosierten Kortisons, Antibiotikaprophylaxe, intensivmedizinische Überwachung. Bei Wandnekrose und Perforation Resektion und Deckung des Defektes. Strikturen als Spätfolge erfordern häufig die plastische Erweiterung oder die Resektion.

25.5.4 Fremdkörper

Fremdkörper, die die Speiseröhre passieren, verweilen im Magen als Zwischenstation. Sperrige Gegenstände (Durchmesser > 2–3 cm) passieren den Pylorus nicht und können über lange Zeit im Magen verbleiben. Eine Sonderform sind **Bezoare**, d. h. Fremdkörper aus Faserbestandteilen. Man unterscheidet Tricho- (Haar), Myko- (Pilz), Phyto- (Pflanzenfasern) und kombinierte Bezoare. Ursachen für Bezoare sind Besonderheiten der Nahrungsaufnahme (Schlingen ohne Kauen, Subazidität des Magensaftes sowie psychopatische Verhaltensweisen, z. B. Trichophagie = Haaressen).
Klinik: In der Regel sind Fremdkörper asymptomatisch. Symptome nur bei großen Fremdkörpern durch Passagestopp mit Magenektasie oder begin-

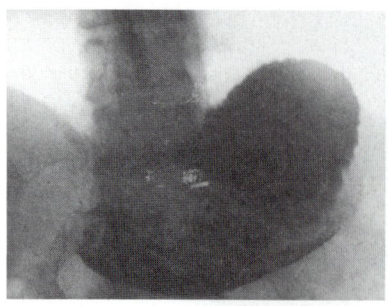

Abb. 25.16 Magen-Darm-Passage bei Magenbezoar

nende Perforation mit regionaler Peritonitis und lokaler Abwehrspannung.
Diagnostik: Röntgen-Abdomenübersicht, bei V.a. Bezoar MDP (Abb. 25.16), Gastroskopie.
Therapie: Versuch der endoskopischen Auflösung (Bezoar) und Extraktion (s. Kap. 11). Heute besteht nur noch selten – bei sperrigen – die Notwendigkeit der operativen Gastrotomie und Entfernung. Nach erfolgreicher Pyloruspassage kann unter schlackenreicher Kost (z.B. Sauerkraut) sowie regelmäßiger klinischer und röntgenologischer Kontrolle abgewartet werden.

25.6 Gastritis

Entzündungsreaktion der Magenschleimhaut. Es werden spezifische und unspezifische Formen unterschieden.

25.6.1 Spezifische Formen

Bei Tuberkulose, Lues, Aktinomykose, Histoplasmose, Morbus Crohn.
Klinik: Je nach Manifestationsform Schmerzen, Blutung, Stenose, Ulzeration, Fistelung.
Diagnostik: Gastroskopie mit PE, Biopsie.
Therapie: Konservative Behandlung der Grundkrankheit; bei Komplikationen Magenresektion.

25.6.2 Unspezifische Formen

Erosive Gastritis
Multiple, meist punktförmige, überwiegend im Antrum gelegene, oberflächliche Schleimhautdefekte (Erosionen, s. Abb. 25.18). Häufig kombiniert mit einer Schleimhautinfektion durch Helicobacter pylori.
Ursachen: Zugrunde liegen kann eine Minderdurchblutung der Magenschleimhaut infolge Schock, Ver-

brennungen, Sepsis u.ä.m. Der Übergang zum Stressulkus (s. Kap. 3.8.6) ist fließend.
Klinik: Obere gastrointestinale Blutung, je nach Ausmaß der Veränderungen von leichter Blutbeimengung bis zur Massenblutung reichend, mit Hämatemesis und Melaena.
Diagnostik: Gastroduodenoskopie, CLO-Test, Diagnostik der gastrointestinalen Blutung (s. Kap. 32.2.3).
Therapie: Magensonde, Spülung mit kaltem Wasser, Versuch der endoskopischen Blutstillung durch Laser, Elektrokoagulation oder Unterspritzung mit Suprarenin. Bei persistierender Blutung ggf. Vagotomie und Umstechung, distale Hemigastrektomie, bei Totalbefall mit schwerer generalisierter Gastritis u.U. auch Gastrektomie.

Phlegmonöse Gastritis
Bakterielle Besiedlung des Magens mit aeroben oder anaeroben Keimen bei resistenzgeschwächten Patienten.
Klinik: Septische Temperaturen, Peritonitis.
Diagnostik: Gastroskopie.
Therapie: Antibiotika nach Testung, Magensonde, Nahrungskarenz, bei Komplikationen Magenteilresektion oder Gastrektomie.

Atrophische Gastritis
Chronische Atrophie der Magendrüsen mit allmählicher Abnahme der Säuresekretion.
Ursachen: Angeschuldigt werden Helicobacterinfektion, Autoimmunprozesse, natürliche Alterungsvorgänge sowie das Fehlen des trophischen Gastrineffektes nach Magenresektionen (Antrektomie!) und ein vermehrter duodenogastraler Reflux. In 80% der Fälle liegt zusätzlich eine bakterielle Besiedelung vor.
Klinik: Meist asymptomatisch, nur gelegentlich Dyspepsie, Völlegefühl, Inappetenz, perniziöse Anämie bei Vitamin-B_{12}-Mangel.
Diagnostik: Gastroskopie, Biopsie.
Therapie: Konservativ, jährlich 1–2 endoskopische Kontrollen, da erhöhtes Krebsrisiko.

Morbus Ménétrier (Gastritis polyposa)
Riesenfalten der Magenschleimhaut durch foveoläre Hyperplasie (hyperplastische Grübchen). Sie ist von der glandulären Hyperplasie (hyperplastische Drüsen bei Zollinger-Ellison-Syndrom) abzugrenzen.
Ursache: Unbekannt.
Klinik: Unspezifische, vermehrte Schleimproduktion mit Eiweißverlust bis hin zur Hypoproteinämie

mit Ödemen. Die Krankheit gehört in den Formenkreis der sog. exsudativen Gastroenteropathie.
Diagnostik: Gastroskopie, MDP, Serumeiweiß, Elektrophorese.
Therapie: Symptomatisch mit Antazida, motilitätsanregenden Mitteln oder H_2-Antagonisten; jährliche endoskopische Kontrollen, da erhöhtes Krebsrisiko. Häufig ist die prophylaktische Gastrektomie die letzte Konsequenz.

> Morbus Ménétrier: erhöhtes Krebsrisiko!

25.7 Ulkuskrankheit

Definitionen:
- **Ulkus:** Nekrose von Mukosa, Muscularis mucosae und ggf. Submukosa (im Unterschied dazu ist bei der Erosion ausschließlich die Mukosa nekrotisch, die Muscularis mucosae jedoch intakt)
- **kallöses Ulkus:** Chronisches Ulkus mit Beteiligung aller Wandschichten und fibrösem Randwall
- **kissing ulcer:** zwei sich gegenüberliegende Ulzera
- **peptisches Ulkus:** alle Geschwüre, an deren Pathogenese Salzsäure und Pepsin beteiligt sind (im Gegensatz z. B. zu Strahlenulzera).

Pathogenese: Die hohe Säurekonzentration (pH 1–2) und starke proteolytische Aktivität (Pepsin) des Magensafts bedeuten eine latente Gefahr für die Integrität der Schleimhaut von Magen und Duodenum. Allein durch komplexe Schutzmechanismen vermag sich die Schleimhaut der peptischen Autoaggression des Magensafts zu widersetzen: Zu den protektiven Faktoren der Magenschleimhaut s. Abb. 25.7, im Duodenum wirkt die duodenale Säurebremse in Form von Sekretin und Enterogastron protektiv. Ein Ungleichgewicht zwischen Aggression und Protektion führt unweigerlich zur Schleimhautnekrose. Der Nachweis von Helicobacter pylori bei 60–95 % der Patienten mit chronisch aktiver Gastritis, 35–70 % der Patienten mit Ulcera ventriculi und 70–100 % derer mit Ulcera duodeni weist auf eine bakterielle Komponente der Ulkusentstehung hin, gestützt durch die Beobachtung, dass bei bis zu 80 % der Helicobacter-positiven Patienten Ulkusrezidive auftreten, jedoch nur bei ca. 10 % der Helicobacter-Negativen.

Im Normalfall sind die Kompensationsmechanismen selbst bei Schleimhautnekrose beträchtlich. Ein traumatischer Schleimhautdefekt (z. B. Biopsie) heilt im gesunden Magen innerhalb von 7–10 Tagen folgenlos aus. Diese Selbstheilung erfolgt beim ulkuskranken Magen nicht, was auf ein **persis-** tierendes Ungleichgewicht hinweist und die Bezeichnung **Ulkuskrankheit** rechtfertigt. Sie kann sich als **chronisch rezidivierendes Ulcus ventriculi oder duodeni** manifestieren.

Von dieser Ulkuskrankheit im engeren Sinne abzugrenzen sind die **akuten Schleimhautnekrosen auf der Basis einer vorübergehenden Imbalance** der aggressiven und defensiven Faktoren. Diese kann exogen herbeigeführt (Arzneimittelulkus), durch Begleiterkrankungen bedingt (Stressulkus) oder anatomisch begründet sein (Ulcus Dieulafoy).

25.7.1 Akute Ulzera: Ulcus ventriculi

Akute Ulzeration des Magens, zu 95 % in einem Abstand von 2 cm vom Übergang von Antrum- zu Korpusschleimhaut. Das primär unkomplizierte Ulkus ist Domäne der konservativen, medikamentösen Therapie. Ohne Langzeitprophylaxe oder Eradikation von Helicobacter pylori entwickelt sich in 50–90 % der Fälle innerhalb 1 Jahres ein Rezidiv, bei medikamentöser Therapie in 10–20 %, nach 3 Jahren in 45–54 % der Fälle.

Nach der Ätiologie werden unterschieden:
- **Arzneimittelulkus:** akute Magenschleimhautschädigung durch ulzerogene Medikamente: die meisten nichtsteroidalen Antiphlogistika (z. B. Acetylsalicylsäure, Indometacin, Diclofenac, Phenylbutazon), Kortikosteroide, Zytostatika u. a., aber auch konzentrierter Alkohol
- **Ulcus Dieulafoy** (Abb. 25.17)**:** oberflächliche Schleimhautläsion meist im proximalen Magen. Mechanische oder peptische Ätiologie. An der Ulkusbasis Fehlanlage einer weitlumigen, submukös gelegenen Arterie, deren Ruptur bzw. Arrosion die charakteristische starke, lebensbedrohliche Blutung bedingt.
- **Stressulkus:** akute Schleimhautnekrose (Abb. 25.18, 25.19) infolge schwerer Schockzustände, bei Polytrauma, Hämorrhagie, Peritonitis sowie renaler, hepatischer oder respiratorischer Insuffizienz. Besonders gefährdet sind Patienten mit Sepsis, paralyti-

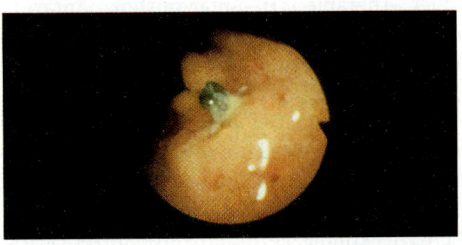

Abb. 25.17 Ulcus Dieulafoy im endoskopischen Befund

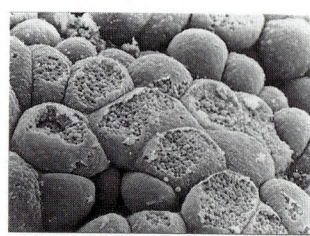

Abb. 25.18
Beginnende Stress-
läsion im REM

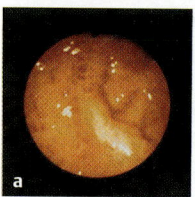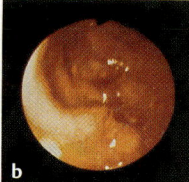

Abb. 25.19 a,b Schleimhautnekrose durch Stress:
a endoskopischer Befund einer erosiven Gastritis
b und eine Stressulkus

schem Ileus, Verbrennungskrankheit und Ulkusanamnese.
Pathogenese: Zugrunde liegt eine schockbedingte
Minderdurchblutung der Magenschleimhaut, die
zum Zusammenbruch der Mukosabarriere führt.
Ca. 80 % aller Schwerverletzten weisen in den ersten 24 Stunden zahlreiche Erosionen und flache Ulzerationen des proximalen Magens auf. Begleitfak-
toren sind ein gesteigerter duodenogastraler Reflux
von Gallensäuren und Lysolezithin sowie eine etwa
mit dem 3. posttraumatischen Tag zunehmende
Magensäuresekretion.
Klinik: Meist plötzlicher Beginn mit akuter Blutung
oder Ulkusperforation. Vorboten sind gelegentlich
Hämatinbeimengungen im Magensaft, die eine sofortige Endoskopie erfordern.
Diagnostik: Endoskopie.
Therapie: Die Behandlung der Stressblutung richtet
sich nach den allgemeinen Prinzipien der Therapie
gastrointestinaler Blutungen. Initial sollte versucht
werden, nach endoskopischer Blutstillung mit konservativer Therapie (H_2-Antagonisten, Antazida,
Protonenpumpenblocker) eine Ulkusabheilung zu
erzielen. Bei endoskopisch nicht stillbarer Blutung,
Forrest IIa-Blutung (Ulkus mit stattgehabter Blutung und sichtbarem Gefäßstumpf, s. u.) oder bei
fehlender Abheilungstendenz wird die Operation erforderlich. Operationsverfahren sind Vagotomie mit
Ulkusumstechung (s. u.), Resektion oder gelegentlich die Gastrektomie. Perforierte Stressulzera erfordern die proximal selektive Vagotomie und Über-

nähung. Bei ausgedehnten erosiven Veränderungen
der Magenschleimhaut mit flächenhaften Ulzerationen kann ggf. die subtotale oder totale Magenresektion erforderlich werden.

> Schock oder septischer Verlauf:
> Stressulkusprophylaxe!

Bei Nachweis von Helicobacter pylori ist eine Eradikationstherapie anzuschließen, z. B. mit Clarithro-
mycin, Omeprazol und Amoxicillin bzw. Metronidazol als Triple-Therapie.

25.7.2 Chronische Ulzera (Ulkuskrankheit im engeren Sinne)

Bei der Ulkuskrankheit besteht eine chronische
Disposition zur Ulkusbildung.

Seit der Jahrhundertwende ist eine kontinuierliche Inzidenzabnahme zu verzeichnen (Kohorten-
Phänomen). Von einem Ulcus ventriculi sind ca.
0,4 % der Bevölkerung betroffen, von einem Ulcus
duodeni ca. 4-mal so viele Personen mit starken regionalen Unterschieden. Männer : Frauen = 3–4 : 1.
Allerdings zeigt sich eine Inzidenzzunahme bei den
älteren Frauen, die eng mit dem Konsum nichtsteroidaler Antiphlogistika korreliert.

Pathogenetisch gilt für alle Gastroduodenalul-
zera neben der Helicobacter-Theorie immer noch
das 1910 von Schwarz aufgestellte Diktum „ohne
Säure kein Ulkus". Allerdings ist die Salzsäure bei
den einzelnen Ulkuslokalisationen von unterschiedlicher Bedeutung (s. u.).

Ulcus ventriculi
Nach Johnson lassen sich 3 Typen des Magen-
geschwürs unterscheiden: das hochsitzende (Typ
I), das pylorusnahe (Typ III) sowie das Kombina-
tionsgeschwür (Typ II) **(Abb. 25.20)**.
■ **Ulcus ventriculi Typ I:** häufigste Erscheinungsform
(60 %) mit typischem Sitz an der kleinen Kurvatur
proximal der Incisura angularis **(Abb. 25.21, 25.22)**.
Magensekretionsverhalten hypazid.
Pathogenese: Diskutiert werden eine gestörte
Schleimhautmikrozirkulation, eine Veränderung
des protektiven Magenschleims, eine Störung der
Zellregeneration und ein gesteigerter duodenogastraler Reflux von Gallensäuren und Lysolezithin.
90 % der Magengeschwüre liegen im Bereich der
Antrum-Korpus-Grenze, die sich im Alter nach
oral verschiebt. Durch die hiermit verbundene
Reduktion der Belegzellen erklärt sich die Regel
„je höher das Ulkus, desto geringer die Säure".

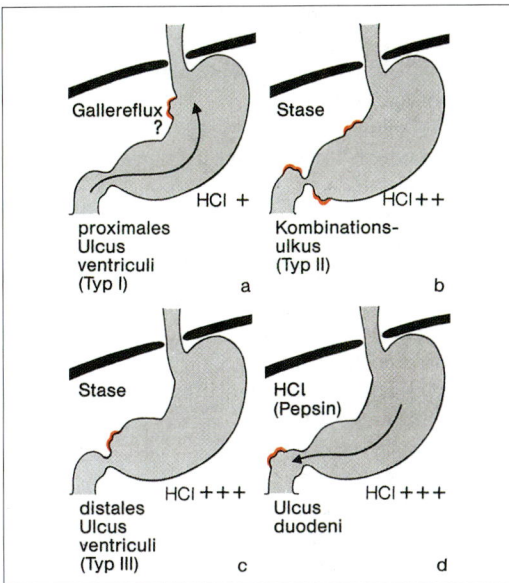

Abb. 25.20 a–d Pathogenetische Faktoren der Ulkusbildung

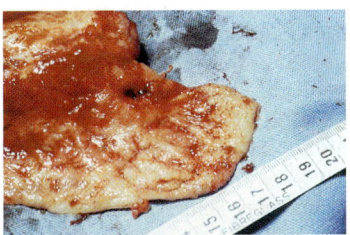

Abb. 25.21
Blutendes Ulcus
ventriculi Typ I

Ulcus ventriculi:
Je höher gelegen, desto weniger Säure

■ **Ulcus ventriculi Typ II:** Kombination von Magen-
und Zwölffingerdarmgeschwür, ca. 20 % der Ulcera
ventriculi.
Pathogenese: Man vermutet eine antrale Stase durch
Abflussbehinderung im Magenausgang, die durch
antrale Dehnung zu Gastrinfreisetzung mit Hypersekretion führt. Dieser sog. **Dragstedt-Mechanismus**
gilt als Prototyp der Ulzerogenese durch Stase, so
z. B. bei malignen Magenausgangsstenosen.
■ **Ulcus ventriculi Typ III:** präpylorisches Ulcus ventriculi (Abb. 25.23).
Pathogenese: Im Vordergrund steht die Hypersekretion, die möglicherweise wie bei Ulcus ventriculi
Typ II auf einer Entleerungsstörung beruht.
Klinik: Das Magengeschwür hat seinen Häufigkeitsgipfel zwischen dem 50. und 70. Lebensjahr. Diese
Altersdisposition und die Lokalisation teilt es mit
dem Magenkarzinom, seiner zugleich wichtigsten
Differenzialdiagnose (s. u.).
  Im Vordergrund stehen Oberbauchschmerz,
Inappetenz, Völlegefühl, gelegentlich Erbrechen
und Gewichtsabnahme. Häufig nahrungsabhängi-
ger Schmerz, keine Periodizität der Beschwerden.
Diagnostik: MDP, Gastroskopie mit Biopsie.
Differenzialdiagnose: Magenkarzinom, Magendiver-
tikel, Cholelithiasis, Refluxösophagitis, Pankreatitis,
Herzinfarkt.

Jedes Ulcus ventriculi bioptisch sichern und
kontrollieren!

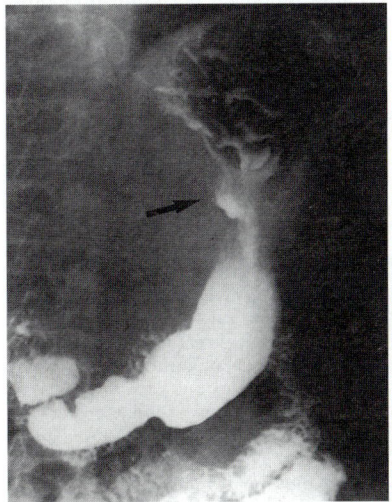

Abb. 25.22 MDP bei Ulcus ventriculi Typ I

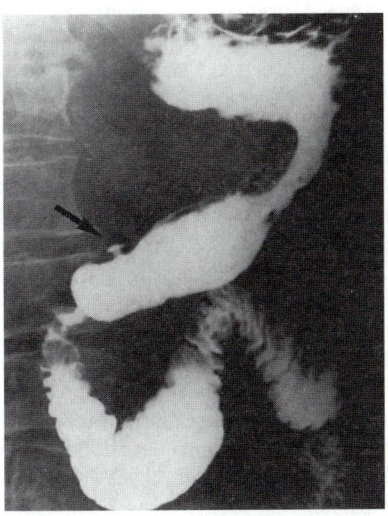

Abb. 25.23 MDP bei Ulcus ventriculi Typ III

Therapie: Endoskopische Biopsie unabdingar. Nur **histologisch gesicherte, gutartige Magengeschwüre** sollten **konservativ** behandelt werden: Eradikation von Helicobacter pylori (s. Kap. 25.9.1), Antazida, H_2-Antagonisten oder Protonenpumpenblocker, Prostaglandinanaloga (z.B. Misoprostol) oder andere Protektiva. Endoskopische Verlaufskontrolle des medikamentös behandelten Ulcus ventriculi!

Unkompliziertes Ulkus: Medikamentöse Therapie

Bei erfolgloser konservativer Therapie (länger als 6 Wochen), rezidivierendem Auftreten, insbesondere bei Ulzera ohne Helicobacternachweis oder bei unsicherer Dignität ist die **Operation** angezeigt. Das Verfahren der Wahl ist die **Magenresektion unter Einschluss des Ulkus**. Wiederherstellung der Kontinuität nach Billroth I, Billroth II oder Roux-Y (s. Kap. 25.7.4). Zur Erhaltung der orthograden Duodenalpassage sollte dem Verfahren nach Billroth I der Vorzug gegeben werden. Zur Behandlung des Ulcus ventriculi Typ III ist die sog. kombinierte Magenoperation (s. Kap. 25.7.4) ausreichend.

Chirurgie des Ulcus ventriculi: Magenresektion

Ulcus duodeni
Häufigste Form der Ulkuskrankheit. Altersgipfel zwischen 30 und 50 Jahren, ca. 80% männliche Patienten.
Pathogenese: Zugrunde liegt eine **Helicobacterinfektion** und **relative Säurehypersekretion:** „Zu viel Säure, zu lange, zu oft" zerstört die Duodenalschleimhaut. Hierbei muss die Säuremenge nicht unbedingt über dem Normalmaß liegen, wenn die Defensivkapazität des Duodenums herabgesetzt ist. Häufig zeigen Patienten mit Ulcera duodeni pathologische Sekretionswerte. Als Ursachen werden ein gesteigerter Vagotonus, eine höhere Anzahl und vermehrte Sensibilität der Belegzellen, eine verstärkte Gastrinfreisetzung, eine Infektion mit Helicobacter pylori sowie ein Versagen der duodenalen Säurebremse diskutiert. Hastiges Essen, schlechtes Kauen, fehlende Säurepufferung der Nahrung steigern die duodenale Säureexposition. In gleicher Weise wirkt eine zu rasche Magenentleerung (fehlende Koordination der duodenalen Säureneutralisation). Auf dieser Basis bestehen vielfältige Möglichkeiten der psychosomatischen Fehlregulation.

Extragastrale ulzerogene Faktoren sind Zollinger-Ellison-Syndrom, Hyperparathyreoidismus, Morbus Cushing, Akromegalie, Leberzirrhose, Lungentuberkulose u.a.

Ulcus duodeni: Zuviel Säure, zu lange, zu oft

Klinik: Epigastrische Schmerzen, vornehmlich nachts und im Nüchternzustand. Periodizität der Beschwerden im Frühjahr und im Herbst. Druck und Völlegefühl im Oberbauch, Aufstoßen, Meteorismus, Erbrechen, Gewichtsabnahme, Dyspepsie. Zunahme der Beschwerden bei Stress, Kaffee- und Nikotingenuss. Linderung durch Nahrungsaufnahme für einige Stunden.
Diagnostik: Gastroskopie, MDP (Abb. 25.24), ggf. Pentagastrintest.
Differenzialdiagnose: Gallenkoliken, Refluxösophagitis, Magengeschwür, Pankreatitis, Angina pectoris.
Therapie: **Konservativ** durch Eradikations (Triple)-therapie (s. Kap. 25.7.1). Bei mehreren (2–3) erfolglosen konservativen Therapieversuchen (Rezidivrate 10–20% trotz Langzeitprophylaxe, insbesondere bei Helicobacter-negativen Patienten) sowie bei Komplikationen Indikation zur **Operation**. Als Verfahren der Wahl gilt heute die **selektive proximale Vagotomie (SPV)**. Das im Vergleich zu den früher durchgeführten Magenresektionen erhöhte Rezidivrisiko (6–10%) wird durch eine geringere Letalität (0–0,3%) und das Fehlen von Spätfolgen (Dumping, Gallereflux) mehr als kompensiert. Magenresektionen sind nur noch bei Kontraindikationen der SPV und bei schweren Ulkuskomplikationen indiziert.

Chirurgie des Ulcus duodeni: Selektive proximale Vagotomie (SPV)

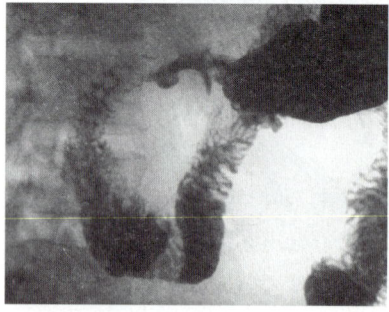

Abb. 25.24 MDP bei Ulcus duodeni mit postpylorischer Kontrastmittel-Nische

25.7.3 Ulkuskomplikationen

Die wichtigsten Komplikationen des Ulkusleidens sind Penetration, Perforation, Blutung und Stenosierung (Abb. 25.25).

Die karzinomatöse Entartung wird für das Ulcus ventriculi diskutiert, ist allerdings nicht schlüssig bewiesen. Komplikationen des Ulkusleidens sind der Grund dafür, dass jährlich noch ca. 400–500 Patienten in Deutschland an einem Gastroduodenalulkus sterben. Der Anteil der Notfalloperationen bei der Ulkuskrankheit ist in den letzten Jahren auf > 50 % angestiegen.

Ulkuspenetration
Einbruch des Geschwürs in benachbarte Organsysteme (Abb. 25.26). Am häufigsten sind Pankreas, Kolon und die Leberpforte betroffen. Im Gegensatz zur Perforation (s. u.) besteht keine freie Kommunikation zur Bauchhöhle. Somit fehlt die vitale Bedrohung durch Peritonitis. Durch das Eindringen in ein benachbartes Hohlorgan (z. B. Kolon) kann eine Fistel (gastrokolische Fistel) entstehen.

Klinik: Hartnäckige, z. T. therapieresistente Ulkusschmerzen, häufig mit Ausstrahlung in den Rücken. Bei Pankreasbeteiligung Begleitpankreatitis mit Amylasämie. Bei gastrokolischer Fistel stark beschleunigte Nahrungspassage.

Diagnostik: Röntgen-Abdomenübersicht, MDP, Gastroskopie, Amylase i. S.

Therapie: Bei gegebener Operationsindikation Vorgehen wie beim unkomplizierten Ulkus. Gastrokolische Fisteln werden durch Resektion von Magen und Kolon ein- bzw. zweizeitig versorgt.

Ulkusperforation
Tiefe Ulzera, die alle Wandschichten durchsetzen, durchbrechen schließlich die Serosa. Mageninhalt tritt in die freie Bauchhöhle, mit ihm Speisereste und Magenluft.

Klinik: Akuter Beginn mit stechendem Schmerz und regionaler Abwehrspannung im Oberbauch. Beim Verkleben des Defektes mit umgebendem Gewebe (Netz, Kolon, Gallenblase), der sog. **gedeckten Perforation**, kann die Symptomatik dezent sein. Bei **freier Perforation** mit zunehmender Perforationsdauer Entwicklung einer diffusen Peritonitis.

Diagnostik: In der Röntgen-Abdomenübersicht im Stehen mit Darstellung des Zwerchfells findet sich in 80 % der Fälle freie Luft unter dem Zwerchfell (s. Abb. 25.9). Sonographie.

Ulkusperforation:
In 20 % keine freie Luft nachweisbar!

Differenzialdiagnose: Perforation eines anderen Hohlorganes (Dickdarm, Dünndarm, Ösophagus), akute Pankreatitis, Hinterwandinfarkt.

Therapie: Im Allgemeinen absolute Operationsindikation. Verschluss der Perforationsöffnung mit Einzelknopfnähten und Reinigung des Bauchraums. Bei schwerer Peritonitis einfache Übernähung, bei geringer oder fehlender Peritonitis und längerer Ulkusanamnese (> 6 Monate) trotz Eradikationstherapie ist eine zusätzliche Vagotomie bzw. Resektion zu erwägen.

Prognose: Die Letalität der Ulkusperforation steigt direkt proportional mit dem Lebensalter und der Perforationszeit. Sie liegt im Durchschnitt bei 10–15 %. Nach einfacher Übernähung sind ca. ⅓ der Patienten zeitlebens beschwerdefrei, ⅓ sind

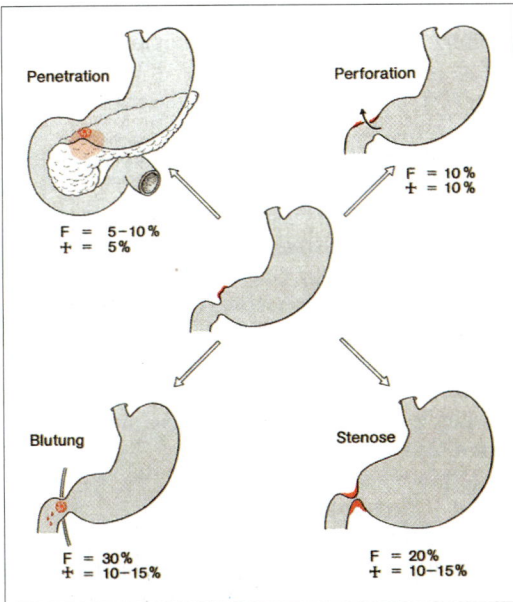

Abb. 25.25 Ulkuskomplikationen mit relativer Häufigkeit (F) und Letalität (✝)

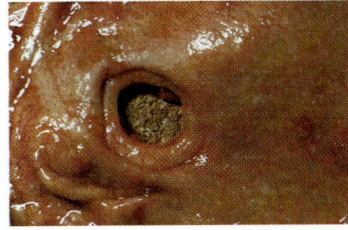

Abb. 25.26
Penetrierendes
präpylorisches
Ulkus

konservativ therapiepflichtig und ⅓ bedürfen der Nachoperation. Bei fehlender Ulkusanamnese müssen nur 10–15 %, bei langer Ulkusanamnese bis zu 60 % der Patienten mit einfacher Übernähung nachoperiert werden.

> Ulkusperforation: Je länger die Anamnese, desto wahrscheinlicher nach einfacher Übernähung das Rezidiv

Ulkusblutung

Gefährlichste Komplikation des Ulkusleidens, ca. 30 % aller Ulzera betreffend. Beim älteren Patienten ist die akute gastrointestinale Blutung in bis zu 50 % der Fälle Erstsymptom des Ulkusleidens.

Ursache: Arrosion eines größeren arteriellen Gefäßes, meist der A. gastroduodenalis, seltener der A. gastrica dextra sive sinistra.

Klinik: Je nach Ausmaß der Blutung kann eine okkulte Blutung mit chronischer Anämie, Melaena bzw. Hämatemesis oder eine akute Massenblutung mit hämorrhagischem Schock vorliegen (s. Kap. 32). Präpylorische Ulzera führen in der Regel zu Hämatemesis, postpylorische zu Melaena.

Diagnostik: s. Kap. 32.

Differenzialdiagnose: s. Kap. 32.

Therapie: Die wichtigste Erstmaßnahme ist die **Schockbehandlung** mit Volumensubstitution. Gleichzeitig erfolgt die **Notfallendoskopie** (Abb. 25.27) zur Abklärung der Operationsindikation. Tiefe Ulzera an der Duodenumhinterwand oder der kleinen Magenkurvatur mit spritzender arterieller Blutung und sichtbarem Gefäßstumpf (Forrest Ia → IIa, s. Tab. 32.1) werden nach endoskopischer Blutstillung frühelektiv (nach Stabilisierung der Vitalfunktionen) operiert. Ist eine Blutstillung endoskopisch nicht möglich, erfolgt trotz deutlich höherer Komplikationsquote die sofortige operative Blutstillung: bei Ulcus duodeni die intra- und extraluminäre Umstechung (s. Abb. 25.38) mit Pyloroplastik und Vagotomie, bei Ulcus ventriculi die Ulkusexzision oder distale Magenresektion. Bei

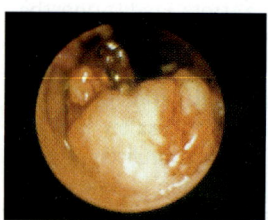

Abb. 25.27
Endoskopischer Befund bei Ulkusblutung

Ulcus Dieulafoy (s. Kap. 25.7.1) sowie bei Mallory-Weiss-Syndrom reicht in der Regel die Gastrotomie mit Umstechung aus.

Prognose: Sie korreliert mit dem Blutverlust, dem Alter sowie etwaigen Begleiterkrankungen. Die durchschnittliche Letalität liegt bei 10 %.

Ulkusstenosierung

Klinisch am bedeutsamsten ist die Stenosierung des Magenausgangs durch prä-, para- oder postpylorische Ulzera. Folgen sind eine Magenektasie mit antraler Dehnung. Hierdurch können sekundär Magengeschwüre (Typ II) ausgelöst werden (s. o.). Stenosierungen des Magens durch primäre Magengeschwüre, mit dem typischen Bild des Sanduhrmagens, sind seltener.

Klinik: Bei Pylorusstenose z. T. gigantische prästenotische Magenektasie (der Magen kann bis in das kleine Becken reichen). Protrahiertes Erbrechen mit hypochlorämischer Alkalose durch chronischen Chlorid- und Protonenverlust, Aspirationsgefahr, Exokarenz (Abmagerung) mit Hungerstühlen. Bei Sanduhrmagen Passagestopp und Inappetenz.

> Pylorusstenose: Cave hypochlorämische Alkalose!

Diagnostik: Röntgen-Abdomenübersicht (große Magenblase), Gastroskopie, MDP.

Therapie: Magenentlastung durch Sonden und Ausspülung von Nahrungsresten. Vagotomie zur Säuredepression, bei hochgradigen Stenosen unter Einschluss einer Pyloroplastik, Gastroenterostomie oder auch Antrektomie (Billroth I) (s. u.). Bei Sanduhrmagen Resektion der Stenose.

Prognose: Gut, nach Resektion oder Säuredepression durch Vagotomie gute Retonisierung des dilatierten Magens.

25.7.4 Ulkusoperation

Die Chirurgie der Ulkuskrankheit richtet sich nach der Ulkuslokalisation und etwaigen Komplikationen. Hauptziel, vor allem bei Ulcus duodeni und präpylorischem Ulcus ventriculi, ist die Säuredepression, bei allen Formen des Ulcus ventriculi zusätzlich die Entfernung des Ulkus. Bei Komplikationen steht die Abwendung vitaler Gefährdung durch Blutstillung oder Defektverschluss im Vordergrund. **Bei Helicobacternachweis** ist die **postoperative Eradikationstherapie** obligat.

Bei der operativen Reduktion der Säuresekretion lassen sich resezierende und nichtresezierende Operationstechniken unterscheiden (Tab. 25.2).

Tabelle 25.2 Operationsverfahren bei der Ulkuskrankheit

Ulkustyp	Operation	Vorteile	Nachteile
Ulcus ventriculi			
Typ Johnson I, III	distale 2/3-Magenresektion mit	Rezidivrate 2 %	Mortalität: 1 – 5 % Morbidität: 10 – 20 %
	Rekonstruktion nach Billroth I	physiologische Passage	Anastomoseninsuffizienz duodenogastraler Reflux
	Rekonstruktion nach Billroth II	einfachere Anastomosierung	Dumping-Syndrom Duodenalstumpfinsuffizienz Anastomosenulzera Frühdumping
	Rekonstruktion nach Roux-Y combined resection (Antrumresektion mit gastraler Vagotomie)	refluxfrei Morbidität und Rezidivrate zwischen Resektion und SPV	
Typ Johnson II	SPV* mit Pyloroplastik (s. u.)	Magenerhalt	
Ulcus duodeni	SPV (mit Pyloroplastik)	Magenerhalt	
	Magenresektion (s. o.)	Amputierendes Ulkus ohne Möglichkeit zum Magenerhalt	s. o.

* SPV = selektive proximale Vagotomie

Resektionsverfahren

Das Prinzip der Magenresektion beim Ulkus besteht im Entfernen des säureproduzierenden distalen Magens. Dies beinhaltet die Entfernung des Antrums (G-Zellen) sowie von Teilen des Korpus (Belegzellen). Je nach Ulkustyp und Anastomosierungsform (s. u.) werden die Hälfte des Magens (Hemigastrektomie bzw. Antrektomie) oder ⅔ (große Magenresektion) reseziert. Die große Magenresektion ergab sich aus der Anastomosierung mit dem säureempfindlichen Jejunum bei der Billroth-II-Rekonstruktion. Zur Senkung des Resektionsausmaßes kann eine Vagotomie (combined resection) oder eine Billroth-I-Rekonstruktion gewählt werden, da die Vagotomie die Säureproduktion senkt, der Billroth-I-Magen die Säureproduktion durch duodenale Pufferung („innere Apotheke") besser toleriert.

Die große Magenresektion war über viele Jahrzehnte das Verfahren der Wahl in der Behandlung des Ulcus duodeni. Heute wird das Ulcus duodeni, wenn überhaupt, mit der selektiven proximalen Vagotomie (SPV) behandelt. Beim Ulcus ventriculi ist demgegenüber die Resektion, nicht zuletzt wegen der unklaren Dignität, nach wie vor das Verfahren der Wahl. Das Resektionsausmaß richtet sich nach der Ulkuslokalisation.

Die einzelnen Formen der Magenresektion unterscheiden sich in der Art und Weise der Wiederherstellung der Magen-Darm-Kontinuität. Allen gemeinsam ist die Skelettierung der kleinen Magenkurvatur mit Durchtrennung der Aa. gastricae dextra et sinistra. Die Durchblutung des Restmagens erfolgt über die Aa. gastricae breves und die Aa. gastroomentales. Eine iatrogene Milzverletzung kann daher zu einer Magenrestnekrose führen, die eine Gastrektomie erfordert.

Im Einzelnen unterscheidet man folgende Resektions (Rekonstruktions-)verfahren:

- **Billroth-I-Resektion** (Abb. 25.28 – 25.30)**:** direkte Verbindung des Magenrestes mit dem Duodenum in End-zu-End- oder End-zu-Seit-Anastomosierung.
Vorteil: Physiologische Speisebreipassage.
Risiken: Nahtdehiszenz, Verletzung des Gallengangs, Dumping und Refluxgastritis als Folgekrankheit.

- **Billroth-II-Resektion:** Verbindung des Magenrestes mit einer retrokolisch (hinter dem Kolon, Abb. 25.31a) oder antekolisch (vor dem Kolon, Abb. 25.31b) hochgezogenen Jejunalschlinge. Bei dem seltener angewandten antekolischen Verfahren können die zu- und die abführende Schlinge durch eine sog. **Braun-Fußpunktanastomose** kurzgeschlossen werden (Abb. 25.31b). Der Duodenalstumpf wird durch Nähte verschlossen.
Vorteil: Geringe Rezidivulkusrate, spannungsfreie Anastomose.
Risiken: Duodenalstumpfinsuffizienz, Nahtdehiszenz, Verletzung des Gallengangs, Dumping, Refluxgastritis, Stumpfkarzinom als Folgekrankheit.

- **Roux-Y-Gastroentero- (oder -jejuno)stomie** (Abb. 25.32)**:** Verbindung des Magenrestes mit einer Jejunalschlinge: Distal des Treitz-Bandes wird eine

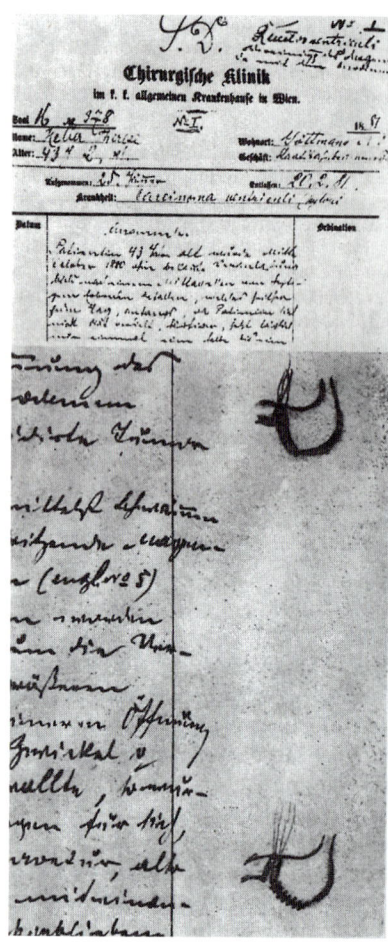

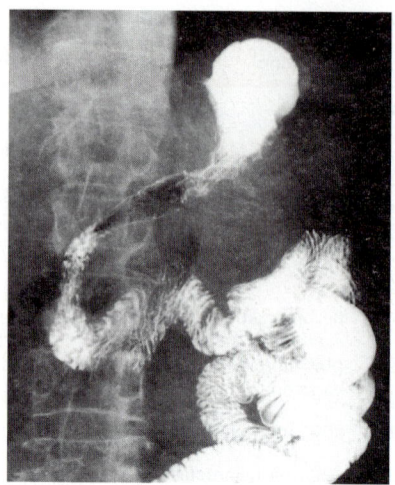

Abb. 25.28 Original-Krankenge-schichte der Chirurgischen Universitäts-klinik Wien von 1881 mit handschriftli-cher Eintra-gung und Zeichnung der ersten er-folgreichen Magenresek-tion durch Theodor Billroth

Abb. 25.30 MDP bei Billroth-I-Resektion

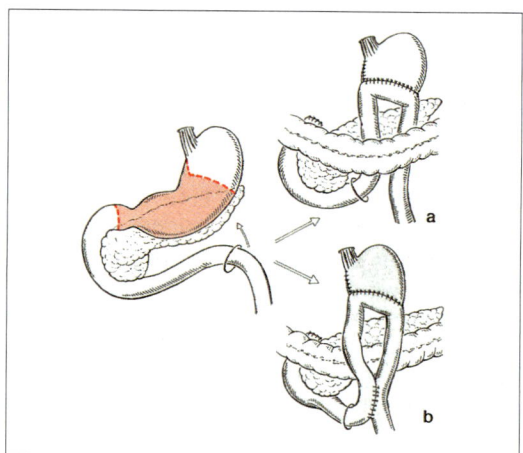

Abb. 25.31 a,b Billroth-II-Resektion:
a retrokolisch
b antekolisch mit Braun-Fußpunktanastomose

obere Jejunumschlinge durchtrennt, d. h. aus der Nahrungspassage ausgeschaltet, und der aborale Anteil mit dem Magenrest End-zu-End-anastomo-siert. Der orale Anteil der Jejunumschlinge wird Y-förmig mit dem aboralen Anteil End-zu Seit-anastomosiert. Der Duodenalstumpf wird durch Nähte verschlossen.

Vorteil: Weitgehende Refluxfreiheit des Restma-gens.

Risiken: Erhöhte Rate an Rezidivulzera, Gefahr der Entstehung peptischer Jejunalulzera, vermehrt Magenentleerungsstörungen (sog. **Roux-Stase-Syn-drom**), Duodenalstumpfinsuffizienz, Nahtinsuffi-zienz, Verletzung des Gallengangs.

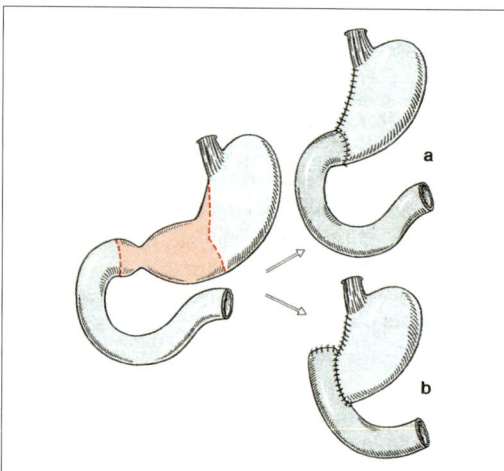

Abb. 25.29 a,b Billroth-I-Resektion:
a termino-terminal (End-End-Anastomose)
b termino-lateral (End-Seit-Anastomose)

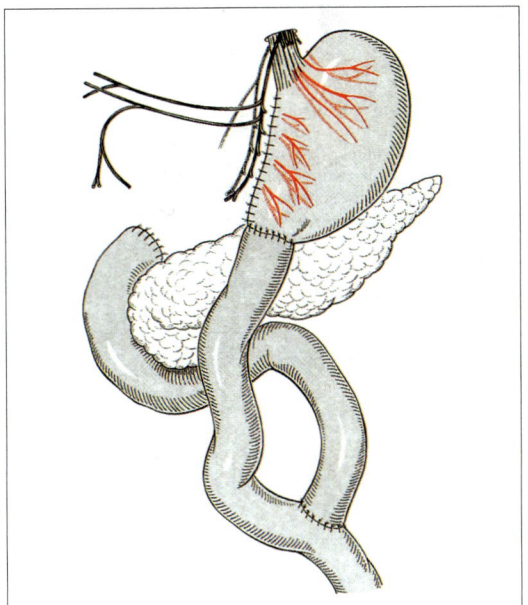

Abb. 25.32 Roux-Y-Gastrojejunostomie mit selektiver totaler Vagotomie

Vagotomie

Sie zielt auf die Denervierung der Belegzellen zur Ausschaltung der vagalen Säurestimulation. Das Ausmaß der Säuredepression ist zwar etwas geringer als nach der ⅔-Magenresektion – BAO-Reduktion um 50–60 % gegenüber 80–90 % – , erweist sich aber in der Behandlung des Ulcus duodeni meist als ausreichend. Therapeutisches Konzept der Vagotomie ist, so viel Säuredepression wie nötig zu erreichen, so viel Magenfunktion wie möglich zu erhalten. Es werden 3 Verfahren unterschieden:

- **trunkuläre Vagotomie (TV,** Abb. 25.33**):** Durchtrennung sämtlicher Vagusfasern auf subdiaphragma-

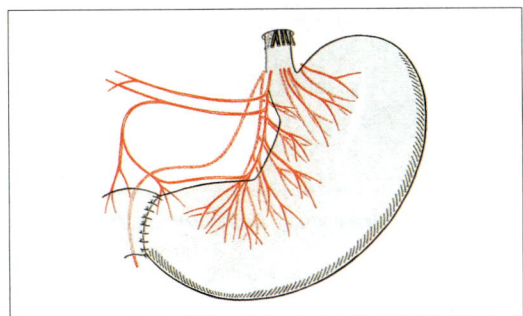

Abb. 25.33 Trunkuläre Vagotomie und Pyloroplastik

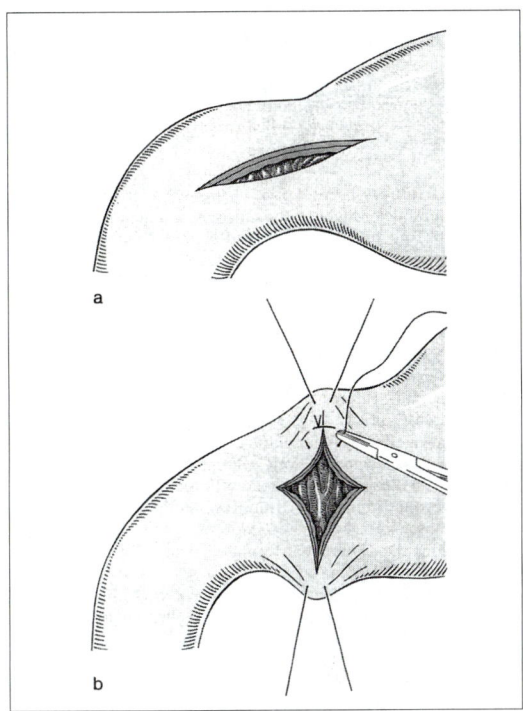

Abb. 25.34 a,b Pyloroplastik nach Heineke-Mikulicz:
a Inzision
b Quere Übernähung der Längsinzision

lem Niveau, d. h. der gastralen, aber auch der extragastralen Vagusäste zu Leber, Dickdarm, Pankreas und Intestinum. Hieraus können sich Nebenwirkungen wie Cholelithiasis, Diarrhö und exokrine Pankreasinsuffizienz entwickeln. Die Durchtrennung der antralen Vagusäste (Nn. Latarjet) führt zur Lähmung des Pylorus, so dass eine **Pyloroplastik** (Abb. 25.34) erforderlich wird. Die trunkuläre Vagotomie ist heute wegen der Nebenwirkungen nur noch beim Rezidivulkus gerechtfertigt.

- **selektive totale Vagotomie (STV = selektive gastrale Vagotomie, SGV,** Abb. 25.35**):** Durchtrennung sämtlicher gastraler Vagusfasern unter Aussparung extragastraler Äste. Auch die STV macht die Magendrainage durch eine **Pyloroplastik** erforderlich. Sie ist indiziert bei schweren Magenausgangsstenosen oder wenn eine SPV (s. u.) unmöglich ist.

- **selektive proximale Vagotomie (SPV = proximale gastrale Vagotomie, PGV,** Abb. 25.36**):** Beschränkung der Denervierung auf den proximalen Magen, d. h. den Bereich der belegzellenhaltigen Fundus- und Korpusareale. Hierbei kann die antrale Innervation erhalten werden, so dass eine Pyloroplastik nicht

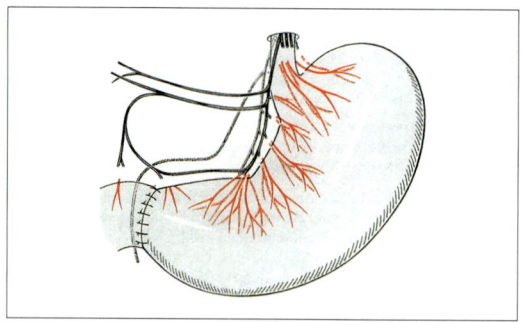

Abb. 25.35 Selektive totale Vagotomie und Pyloroplastik

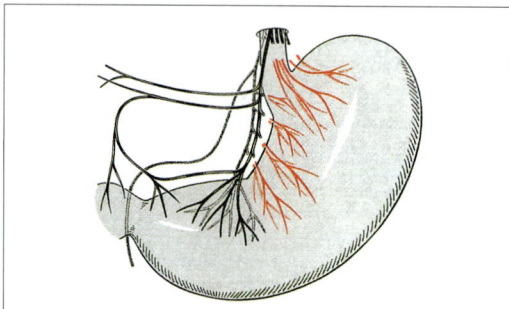

Abb. 25.36 Selektive proximale Vagotomie

erforderlich wird. Die SPV ist heute das **Standardverfahren bei Ulcus duodeni**.

Um das Risiko eines Rezidivulkus zu senken, muss die Denervierung des proximalen Magens vollständig sein. Hierzu werden die kleine Kurvatur bis zur Incisura angularis, die terminale Speiseröhre und ein Teil des proximalen Magenfundus systematisch denerviert und devaskularisiert. Intraoperativ kann die Vollständigkeit der Vagotomie durch den elektromotorischen Test nach Burge geprüft werden. Hierzu wird der Vagus subdiaphragmal elektrisch gereizt und der Druckanstieg im Magen vor und nach der Vagotomie verglichen. Bei vollständiger SPV darf eine Elektrostimulation im proximalen Magen keinen Druckanstieg auslösen.
Risiken: Milzverletzung (1–2 %), Ösophagusverletzung (1–2 %), Letalität (0–0,5 %), Rezidivulkus (6–10 %).

Ulkusübernähung

Übliches Verfahren zur operativen Behandlung der Ulkusperforation, gelegentlich auch laparoskopisch durchgeführt.

Beim Ulcus ventriculi ist die Exzision aus dem Ulkusrand (Histologie zum Ausschluss von Maligni-

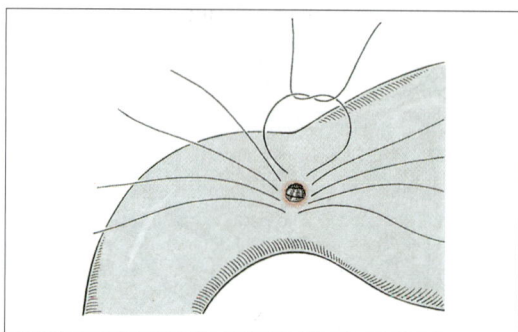

Abb. 25.37 Ulkusperforation. Übernähung

tät) obligatorisch. Der Nahtverschluss der Ulkusperforation geschieht mit Einzelknopfnähten (Abb. 25.37).
Risiken: Pylorusstenose, Reperforation, Peritonitis, Letalität (10–12 %), Rezidivulkus.

Ulkusumstechung

Lokale Maßnahme zur Blutstillung bei Ulkusblutung, ggf. Kombination mit SPV oder Resektion. Zur effektiven Blutstillungsoperation des blutenden Ulcus duodeni gehören die Quadrantenumstechung, d.h. die Gastrotomie und (intraluminäre) Ligatur der Gefäße in allen Quadranten des Ulkus, sowie die extraluminäre Ligatur der drei retroduodenal verlaufenden arteriellen Gefäßstämme A. gastroduodenalis, A. pancreaticoduodenalis superior und A. gastroomentalis dextra (Abb. 25.38).
Risiken: Rezidivblutung, Nahtdehiszenz, Letalität (10–15 %).

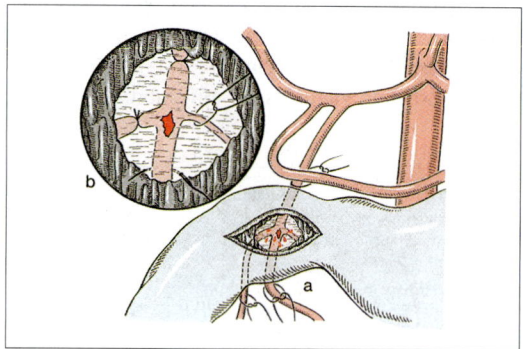

Abb. 25.38 a,b Ulkusblutung. Gefäßligaturen und Umstechung
a Blutung aus der A. gastroduodenalis, extraluminäre Gefäßligaturen
b Blutstillung durch „Quadranten"-Umstechung am Ulkusgrund mit Umstechung der zuführenden Gefäße

25.7.5 Krankheiten des operierten Magens

Magenoperationen wegen Gastroduodenalulkus führen z. T. zu tiefgreifenden Veränderungen der Anatomie und Physiologie des oberen Intestinaltraktes, z. B. die Billroth-II-Resektion. Folgekrankheiten sind nicht selten, sie werden als sog. **Postgastrektomiesyndrome** bezeichnet. Sie können akut (Rezidivulkus) oder chronisch (Refluxgastritis, Stumpfkarzinom) auftreten. Insgesamt sind sie die Begründung für die heutige Tendenz, den Ersteingriff beim Ulkusleiden möglichst physiologisch zu gestalten (SPV, Billroth I).

Rezidivulkus

Wiederauftreten des Ulkusleidens im postoperativen Verlauf. Die Häufigkeit hängt von der Primärlokalisation des Ulkus und der Art des Eingriffs ab. Ulcera duodeni rezidivieren häufiger als Ulcera ventriculi und sind nach Magenresektionen seltener als nach Vagotomien.
Ursachen: Wichtigste Ursache ist eine **mangelhafte Säuredepression** aufgrund inkompletter Vagotomie, der Elimination alkalischen Refluxes oder der Belassung eines zu großen Restmagens bei der Resektion. Persistierende Stenosen und Anastomosenengen wirken durch Stase ulzerogen. Im Billroth-II-Magen kann ein belassener Antrumrest am Duodenalstumpf durch fehlende Säurebremsung hypersekretorisch und somit ulzerogen wirken.

> Häufigste Ursache des Rezidivulkus:
> Mangelhafte Säuredepression (z. B. inkomplette Vagotomie, Antrumrest)

Bei jedem Rezidivulkus sind **extragastrale Ursachen** auszuschließen, insbesondere das **Zollinger-Ellison-Syndrom**, d. h. das Gastrinom mit Sitz im Pankreas. Charakteristika sind das stark erhöhte Serumgastrin, die Erhöhung des BAO/MAO-Quotienten auf über 0,6 sowie die endoskopisch-bioptisch nachgewiesene glanduläre Hyperplasie des Magens. Weitere extragastrale Ursachen sind **Hyperparathyreoidismus** und **Nebennierenrindentumoren**.
Klinik: Oberbauchschmerz, Übelkeit, Erbrechen, Gewichtsabnahme. Nach Vagotomie durch Fehlen der vagalen sensorischen Afferenzen häufig auch asymptomatisch.
Komplikationen: Blutung, Perforation, Penetration, gastrojejunokolische Fistelbildung.
Therapie: **Konservativer Therapieversuch** mit Antazida und H$_2$-Antagonisten bzw. Protonenpumpenblockern nach Ausschluss extragastraler Faktoren.

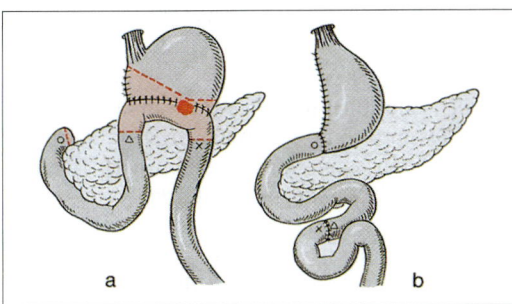

Abb. 25.39 a,b Billroth-II-Billroth-I-Umwandlungsnachresektion (Resektionsgrenzen schraffiert)

In ca. 50 % der Fälle erfolgreich. Ansonsten **Reintervention:** bei Vagotomie Resektion ggf. Nachvagotomie, bei Resektion Nachresektion in Kombination mit Vagotomie oder auch alleinige transthorakale trunkuläre Vagotomie. Beim Rezidivulkus im Billroth-II-Magen Umwandlung in Billroth-I mit gleichzeitiger Nachresektion **(Abb. 25.39)**. Gastrojejunokolische Fisteln werden je nach Befund ein- oder zweizeitig verschlossen, d. h. ohne oder mit entlastenden Anus praeter (s. Kap. 27). Beim Zollinger-Ellison-Syndrom Pankreasteilresektion, falls ein isoliertes Gastrinom identifiziert werden kann. Ansonsten Versuch der konservativen Therapie mit Antazida und H$_2$-Antagonisten bzw. Protonenpumpenblockern. Nur bei Erfolglosigkeit totale Gastrektomie zur Entfernung des Rezeptororgans Magen.

Dumping-Syndrom

Unterschieden werden das Früh- und das Spät-Dumping-Syndrom.

Früh-Dumping-Syndrom

Durch rasche, unverdünnte hyperosmolare Nahrungspassage in das Jejunum (besonders nach Billroth-II-Rekonstruktion) Entzug von bis zu 20 % des zirkulierenden Plasmavolumens. Vor allem auslösbar durch Süßspeisen, Bouillon, Zucker, Milch.
Klinik: 10–30 Minuten postprandial Kollaps, Schwitzen, Übelkeit.
Diagnostik: MDP, Magenentleerungszeit, Szintigraphie, Gastroskopie zum Ausschluss anderer Ursachen.
Therapie: Billroth-II-Billroth-I-Umwandlungsoperation, ggf. Jejunuminterposition (s. u.).

Spät-Dumping-Syndrom

Hypoglykämische Attacken durch verzögerte und überschießende Insulinfreisetzung, vor allem nach Billroth-II-Rekonstruktion.

Klinik: 2–3 Stunden postprandial Übelkeit, Schock, Ohnmacht.

Diagnostik: s. o., Bestimmung des Blutzuckers.

Therapie: Billroth-II-Billroth-I-Umwandlungsoperation, falls notwendig Vergrößerung des Magenreservoirs durch Jejunuminterposition nach Henley-Soupault **(Abb. 25.40)** oder freies Interponat **(Abb. 25.41).**

Schlingensyndrome

Spezifische Folgekrankheit des Billroth-II-Magens. Unterschieden werden das Syndrom der zuführenden und das der abführenden Schlinge.

Syndrom der zuführenden Schlinge

Durch Stase und Abflussbehinderung Keimbesiedlung und Retention in der zuführenden Billroth-II-Schlinge.

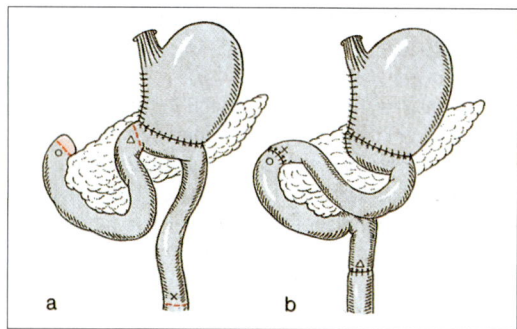

Abb. 25.40 a,b Billroth-II-Umwandlungsoperation nach Henley-Soupault (Interposition des abführenden Schenkels)

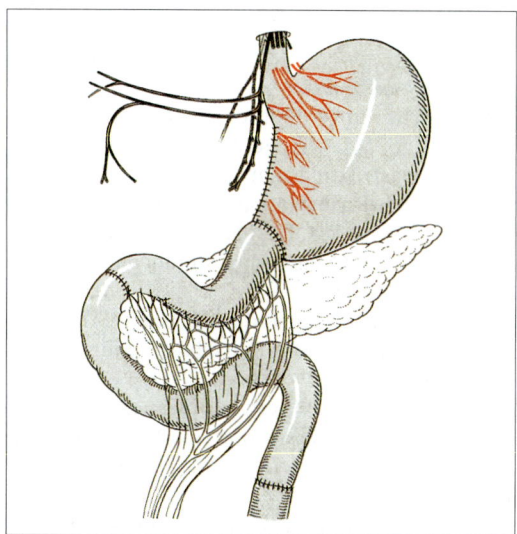

Abb. 25.41 Isoperistaltische Jejunuminterposition mit selektiver proximaler Vagotomie

Klinik: Inappetenz, Völlegefühl, plötzliches galliges Erbrechen, Diarrhö.

Diagnostik: MDP, Gastroskopie, Szintigraphie.

Therapie: s. Spät-Dumping-Syndrom.

Syndrom der abführenden Schlinge

Durch Abknickung, Anastomosenenge oder Invagination Behinderung der Entleerung des Magens in die abführende Schlinge.

Klinik: Völlegefühl, Erbrechen.

Diagnostik: Gastroskopie, MDP (Magenektasie), Szintigraphie.

Therapie: Billroth II-Billroth I-Umwandlungsoperation, Wiederherstellung der Duodenalpassage **(Abb. 25.42).**

Refluxgastritis

Der Verlust des Pylorus als Refluxbarriere für Duodenalsaft nach Magenresektion führt zur kontinuierlichen Überschwemmung des Restmagens mit Gallensäuren und Lysolezithin. Insbesondere bei retrokolischer Billroth-II-Rekonstruktion ist jejunogastraler Reflux obligat, da keine Braun-Fußpunktanastomose existiert, und der Magen maximal exponiert. Spätveränderungen nach Magenresektion (z. B. Stumpfkarzinom, Gastritis) werden verschiedentlich mit diesem postresektionellen Reflux in Verbindung gebracht. Akut bedingt der Reflux eine erythematöse, meist nur endoskopisch festzustellende Gastritis („red-green disease").

Klinik: Unspezifisch, gelegentlich Völlegefühl, Galleerbrechen, Inappetenz, meist aber asymptomatisch.

Diagnostik: Gastroskopie, MDP, szintigraphische Refluxmessung, pH-Metrie, biochemische Refluxanalyse (Gallensäuren und Lysolezithin).

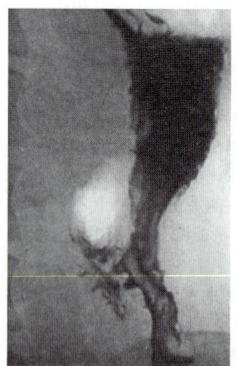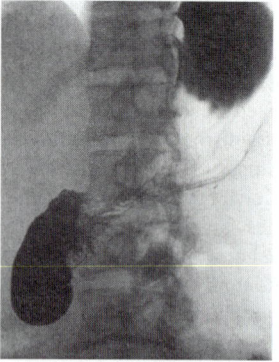

Abb. 25.42 Umwandlungsoperation Billroth-II-Billroth-I bei Dumping-Syndrom

Therapie:
- **konservativ:** Peristaltika (Metoclopramid [Paspertin®] oder Domperidon [Motilium®], Cisaprid [Propulsin®], Erythromycin (Motilitätsförderung); Bindung des Duodenal- oder Jejunalsafts durch Aluminium-Magnesium-Antazida (z. B. Riopan®) oder Colestyramin [Quantalan®].
- **operativ:** Ausschaltung des Duodenalsafts aus der Magenpassage durch Roux-Y-Gastroenterostomie bzw. des Jejunalsafts durch isoperistaltische Jejunuminterposition.

Stumpfkarzinom

Ab dem 15. Jahr nach Magenresektion steigt die Disposition des Magenresezierten zum Magenkarzinom an. Ob hier eine eigene Entität („Magenstumpfkarzinom") oder nur ein Altersphänomen („Karzinom im Restmagen") vorliegt, muss offen bleiben.
Ursachen: Mögliche Ursachen können chronische Schleimhautveränderungen sein, die durch Reflux, bakterielle Besiedlung und Anazidität begünstigt werden. Aber auch der Ulkustyp bei der Resektion (vor allem Ulcus ventriculi) und das Lebensalter (ca. 60 Jahre) scheinen bedeutsam zu sein. Aus diesem Grunde sollten ältere Magenresezierte ab dem 15. postoperativen Jahr in jährlichen Abständen endoskopiert werden; sie gelten als Krebsrisikogruppe **(Abb. 25.43).**

> Magenresektion:
> Ab 15. postoperativem Jahr jährliche Endoskopie!

Klinik: Inappetenz, Gewichtsabnahme, Oberbauchschmerz, in Frühstadien meist asymptomatisch (Vorsorgeuntersuchung!).

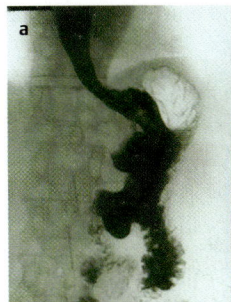
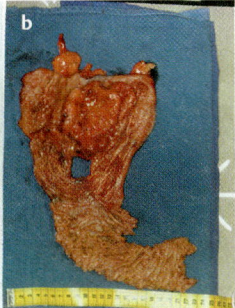

Abb. 25.43 a,b
Magenstumpfkarzinom:
a MDP
b Operationspräparat

Diagnostik: Gastroskopie, MDP, Bestimmung des karzinoembryonalen Antigens (CEA), Metastasensuche, Sonographie.
Therapie: Restgastrektomie.

25.8 Tumoren

25.8.1 Tumoren des Magens

Benigne Tumoren
Ausgangspunkt können alle Schichten der Magenwand sein, häufige Formen sind Adenome, Myome, Lipome, Neurofibrome und Angiome. Polypöse Adenome (Polypen) werden meist endoskopisch diagnostiziert und zur Diagnosesicherung mit der Schlinge abgetragen. Eine generalisierte Polypose des Magens kann im Rahmen eines Peutz-Jeghers-Syndroms auftreten. Je nach histologischem Typ besteht unterschiedliche Malignitätspotenz. Tumoren tiefer Wandschichten sind seltener (Neurinom).
Klinik: Völlegefühl, Inappetenz, Oberbauchschmerz, Blutung (Neurinom), Diarrhö, Proteinverlust.
Diagnostik: Gastroskopie, MDP, Endosonographie, CT.
Therapie: Endoskopische Abtragung, ggf. chirurgische Nachresektion. Bei ausgedehnten intramuralen oder serosaseitigen Tumoren primäre chirurgische Exzision.

Maligne Tumoren

Magenkarzinom
Epidemiologie: Dritthäufigstes Karzinom des Mannes (nach Bronchial- und kolorektalem Karzinom). Männer : Frauen = 2 : 1. Am Magenkarzinom sterben in Deutschland pro Jahr mehr Menschen (ca. 12000) als im Straßenverkehr (ca. 8000). Während das Kardiakarzinom beträchtlich zunimmt, ist die Häufigkeit des Magenkarzinoms in allen Industrienationen deutlich rückläufig.
Ursachen: Unbekannt. Außer genetischen Faktoren werden Umwelteinflüsse (Ernährung) sowie disponierende Risikoerkrankungen diskutiert, so die chronisch-atrophische Gastritis, die perniziöse Anämie, Adenome und die Refluxkrankheit des Resektionsmagens.
Lokalisation: Häufigste Lokalisationen sind das Antrum, die kleine Kurvatur und der kardianahe Fundus. Die große Kurvatur ist nur selten betroffen. Bei präpylorischer Lokalisation findet sich häufig eine Magenausgangsstenose mit Erbrechen. In letzter Zeit hat sich in allen westlichen Ländern eine Lokalisationsumverteilung nach proximal nachweisen lassen.

Einteilung: Magenkarzinome sind überwiegend Adenokarzinome unterschiedlichen Differenzierungsgrades. Nach Laurén werden Karzinome vom diffusen (infiltrativen) und intestinalen (polypösen) Typ unterschieden. Sie wachsen meist solitär, nur in 10 % multizentrisch. Vom Wachstumstyp können endo- oder exophytische, infiltrative (Linitis plastica oder Scirrhus) und ulzerierende Erscheinungsformen unterschieden werden. Bewährt hat sich die Einteilung nach Borrmann (Abb. 25.44). Prognostisch bedeutsam ist die Tiefeninfiltration beim Typ Borrmann III und IV.

Ausbreitung und Metastasierung: Das Magenkarzinom wächst infiltrativ per continuitatem in der Magenwand (intramural) bis hin zur Serosa. Nach Serosadurchbruch erfolgt die intraperitoneale Infiltration mit Abtropfmetastasen (Netz, Mesenterium, Peritoneum, Douglas-Raum, Ovarien, Querkolon). Die lymphogene Aussaat erfolgt in die Lymphknoten der großen und kleinen Kurvatur, die Lymphknoten des Truncus coeliacus, die suprapankreatischen und die periportalen Lymphknoten (s. Abb. 25.3). Hämatogen metastasiert es über die V. coronaria ventriculi via Pfortader in die Leber.

Stadieneinteilung: Sie erfolgt nach dem TNM-System (Neufassung 1997, Tab. 25.3). Dabei bestimmt vor allem die Anzahl der befallenen Lymphknoten die Prognose (Tab. 25.3, Abb. 25.45). Problematisch ist die T-Klassifikation wegen des fehlenden Serosaüberzugs bei Tumoren an der kleinen Kurvatur. T2-Tumoren mit Einbruch in die Subserosa und ins Fettgewebe entsprechen prognostisch T3-Tumoren an der großen Kurvatur.

Tabelle 25.3 TNM-Klassifikation des Magenkarzinoms

TX:	Primärtumor kann nicht beurteilt werden
T0:	Kein Anhalt für Primärtumor
Tis:	Carcinoma in situ: intraepithelialer Tumor ohne Infiltration der Lamina propria
T1:	Tumor infiltriert Lamina propria oder Submukosa
T2:	Tumor infiltriert Muscularis propria oder Subserosa
T3:	Tumor penetriert Serosa (viszerales Peritoneum), infiltriert aber nicht benachbarte Strukturen
T4:	Tumor infiltriert benachbarte Strukturen
NX:	Regionäre Lymphknoten können nicht beurteilt werden
N0:	Keine regionären Lymphknotenmatastasen
N1:	Metastasen in 1–6 regionären Lymphknoten
N2:	Metastasen in 7–15 regionären Lymphknoten
N3:	Metastasen in mehr als 15 regionären Lymphknoten
MX:	Fernmetastasen können nicht beurteilt werden
M0:	Keine Fernmetastasen
M1:	Fernmetastasen

Klinik: Haupterkrankungsalter zwischen dem 50. und 70. Lebensjahr. Meist uncharakteristischer Oberbauchschmerz mit Völlegefühl, Inappetenz, Druck im Epigastrium, Leistungsknick mit Gewichtsverlust, Anämie, Teerstühlen, Aversion gegen Fleisch.

Diagnostik: Bei klinischem Verdacht **Endoskopie** mit Biopsie und **MDP**. Radiologische Verdachtskriterien sind Wandstarre, Kontrastmittelaussparung (Abb. 25.46), Ringwallulkus und Faltenabbruch. Das Frühkarzinom ist überwiegend eine endoskopische

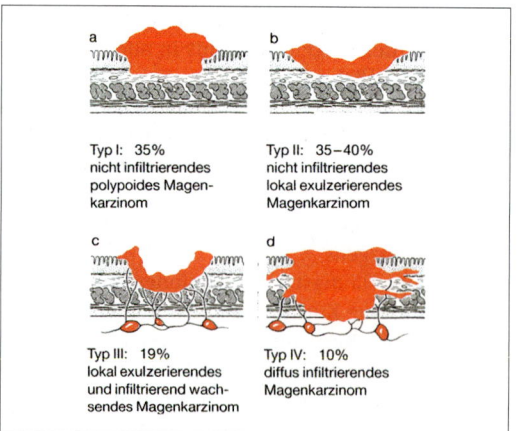

Abb. 25.44 a–d Stadieneinteilung des Magenkarzinoms nach Borrmann und durchschnittliche 5-Jahres-Heilung

Typ I: 35%
nicht infiltrierendes polypoides Magenkarzinom

Typ II: 35–40%
nicht infiltrierendes lokal exulzerierendes Magenkarzinom

Typ III: 19%
lokal exulzerierendes und infiltrierend wachsendes Magenkarzinom

Typ IV: 10%
diffus infiltrierendes Magenkarzinom

	T_1	T_2	T_3	T_4
N_0	I_A	I_B	II	III_A
N_1	I_B	II	III_A	IV
N_2	II	III_A	III_B	IV
N_3	IV	IV	IV	IV

Abb. 25.45 Stadieneinteilung des Magenkarzinoms nach T- und N-Stadien

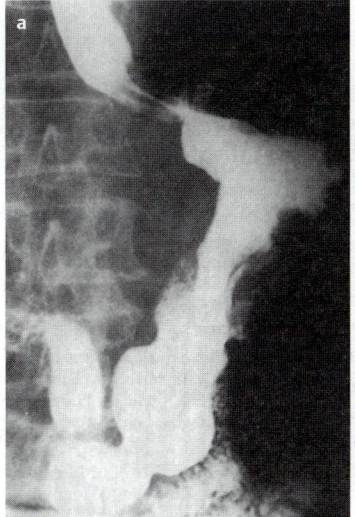
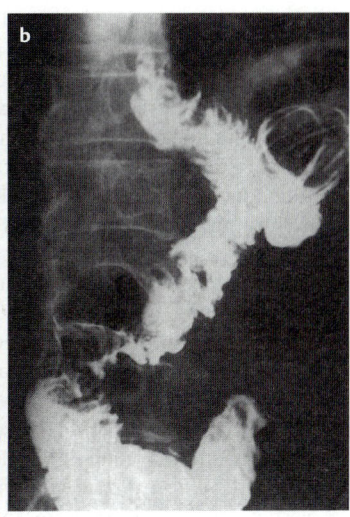

Abb. 25.46 a,b MDP bei
Magenkarzinom:
a präoperativ
b postoperativ nach Gastrektomie und
Ersatzmagenbildung durch isoperistal-
tisches Jejunuminterponat

Diagnose! Präoperatives Staging durch Endosonographie oder CT.

**Die beste Therapie des Magenkarzinoms ist die
Frühdiagnose**

Therapie: Ohne Operation führt das Magenkarzinom
in der Regel innerhalb 1 Jahres zum Tode. Nur die
radikale Entfernung des Tumors unter Einhaltung
adäquater Sicherheitsabstände in allen drei Dimen-
sionen kann die Heilungschance des Patienten
wahren. Bei ca. 70 % der Patienten muss aufgrund
der Tumorausdehnung und -lokalisation eine totale
Gastrektomie unter Mitnahme der regionalen Gefäße und Lymphknotenstationen sowie des großen
und kleinen Netzes und meist der Milz erfolgen
(Abb. 25.47a). Dazu gehört heute die systematische
Lymphadenektomie des Kompartimentes 2, also
der Lymphknotenstationen an den zöliakalen Ge-
fäßstämmen (Abb. 25.47b). Bei der subtotalen Resektion (ca. 30 %) sind die Radikalitätsprinzipien bis
auf die Erhaltung der Milz identisch.

**Magenkarzinom: Die systematische Lymphaden-
ektomie verbessert die Prognose und ermöglicht
ein korrektes Staging**

Bei der Resektion muss – je nach Tumortyp – die
orale Sicherheitszone 5–7 cm, die aborale 3–5 cm
betragen. Aufgrund der unterschiedlichen Infiltra-
tionstendenz ist die **subtotale Resektion** nur beim
distalen Magenkarzinom vom intestinalen Typ ausreichend. Beim **diffusen Typ nach Lauren** ist in der

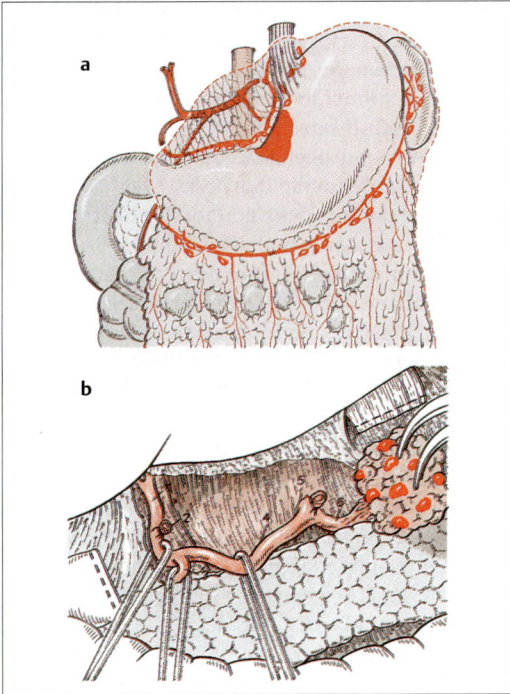

Abb. 25.47 a,b Resektion des Magenkarzinoms.
a Resektionsausmaß bei totaler Gastrektomie, Lymphknotendissektion, Omentektomie und Splenektomie
b Lymphadenektomie im Kompartiment 2 beim Magenkarzinom
1. A. hepatica propria
2. A. gastrica dextra
3. A. gastroduodenalis
4. A. hepatica comm.
5. Tr. coeliacus
6. A. lienalis

Regel die **totale Gastrektomie** indiziert. Zu unterscheiden sind **kurative Eingriffe** mit histologisch nachgewiesener, radikaler Entfernung aller Tumoranteile (sog. R0-Resektion) von **palliativen Eingriffen** (R1- oder R2-Resektion), die auf eine Wiederherstellung der Nahrungspassage zielen. Während für die kurativen Eingriffe die Regeln radikaler Krebschirurgie gelten, muss bei Palliativmaßnahmen in verstärktem Maße auf das individuelle Risiko des Patienten Rücksicht genommen werden. Die Entscheidung, ob radikal oder kurativ operiert werden kann, fällt erst intraoperativ, d.h. nach Kenntnis der Metastasen. **Bei** lokal fortgeschrittenen, **primär nichtresektablen Tumoren** kommt als Alternative die **neoadjuvante Therapie** in Betracht. Sie beinhaltet eine präoperative Polychemotherapie, die durch eine Tumorreduktion die Resektabilität verbessern und so die Rate an R0-Resektionen erhöhen kann.

Kurative Eingriffe: Bei den einzelnen Karzinomlokalisationen ergibt sich folgendes Vorgehen:

■ **Antrumkarzinom:** distale ⅔- bis ⅘-Magenresektion und Kontinuitätswiederherstellung nach Billroth-I, Billroth-II oder Roux-Y. Beim diffusen Typ nach Lauren und über Stadium I ist in der Regel die totale Gastrektomie indiziert.

■ **Korpuskarzinom:** radikale, totale Gastrektomie mit systematischer Lymphadenektomie. Bei T4-Tumoren kann die Entfernung des Pankreasschwanzes, des linken Leberlappens und des Querkolons (erweiterte Gastrektomie) notwendig werden.

■ **Kardiakarzinom** (Abb. 25.48): Regeloperation ist die radikale Gastrektomie mit systematischer Lymphadenektomie und distaler Ösophagektomie. Die Kontinuitätswiederherstellung erfolgt durch die hohe Ösophagojejunostomie (s. u.). Bei Tumoren mit ausgedehnter Infiltration des Ösophagus oder Adenokarzinomen im Endobrachyösophagus kann die subtotale Ösophagektomie mit proximaler Magenresektion und Magentransposition nach Bildung eines Magenschlauchs auf der Seite der großen Kurvatur günstiger sein, da die kollare Ösophagojejunostomie nicht so risikobelastet ist und darüber hinaus sehr günstige, funktionelle Ergebnisse resultieren (s. Kap. 23).

Die **Wiederherstellung der Kontinuität** erfolgt in der Regel **durch isoperistaltische Jejunuminterposition oder Roux-Y-Ösophagojejunostomie** (Abb. 25.49). Eine Vergrößerung des Ersatzmagenreservoirs kann durch Pouchbildung erreicht werden (Abb. 25.49, 25.50). Funktionell am günstigsten ist die Wiederherstellung der Duodenalpassage durch Interposition, am einfachsten (z. B. beim Palliativeingriff)

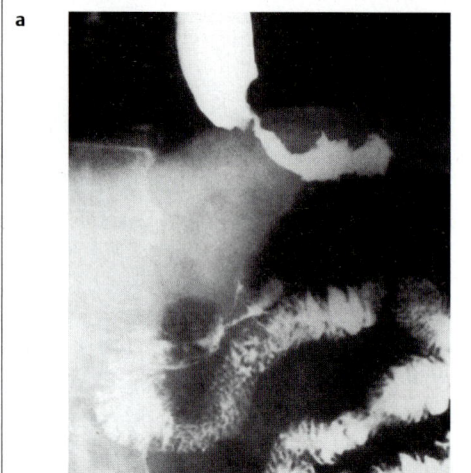

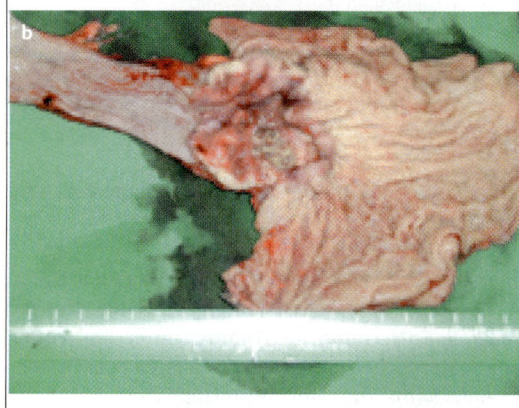

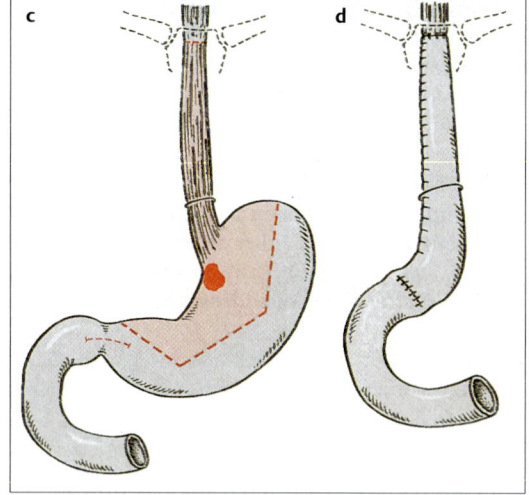

Abb. 25.48 a–d Kardiakarzinom:
a MDP
b Resektionspräparat
c Kardiaresektion mit Schlauchmagenbildung und
d kollarer Ösophagogastrostomie, Pyloroplastik

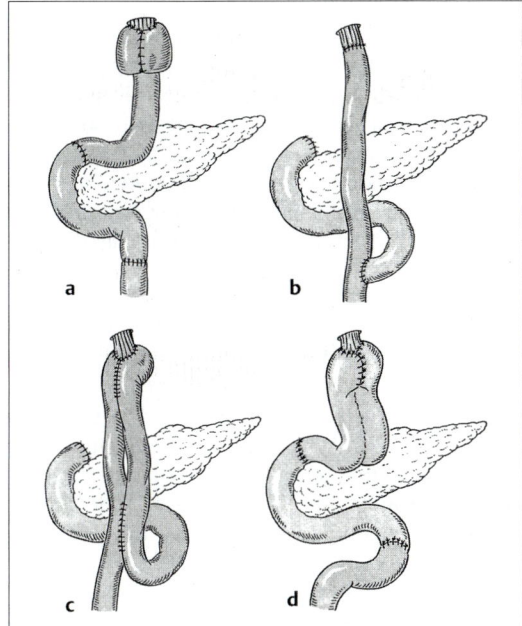

Abb. 25.49 a–d Formen der Ersatzmagenbildung.
a isoperistaltische Jejunuminterposition mit Jejunoplicatio
b Roux-Y-Ösophagojejunostomie
c End-zu-Seit-Ösophagojejunostomie mit hochgezogener
Schlinge und Braun-Fußpunktanastomose
d Jejunum-Interposition mit Pouchbildung

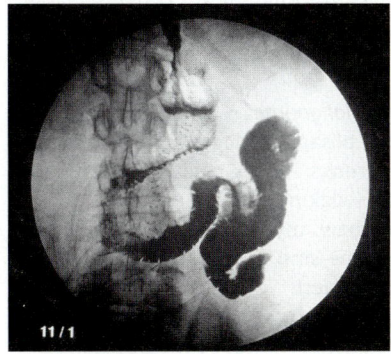

Abb. 25.50 Magenersatz durch isoperistaltischen Jejunum-Pouch (s. a. Abb. 25.61 d)

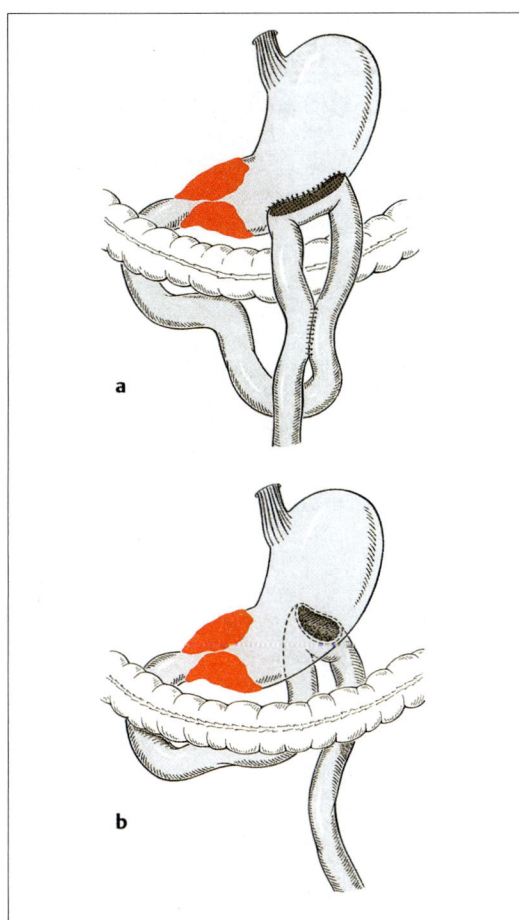

Abb. 25.51 a,b Gastroenterostomie als Palliativverfahren.
a vordere antekolische GE mit Braun-Fußpunktanastomose
b hintere retrokolische GE

> Gastrektomie: Substitution von Vitamin B_{12} (parenteral) und Pankreasfermenten, ausreichende Kalorienzufuhr!

die Roux-Y-Ösophagojejunostomie. Jeglichem Ersatzmagen fehlen der Intrinsic factor, HCl- und Pepsinsekretion, so dass Vitamin B_{12} und Pankreasfermente substituiert werden müssen. Aufgrund der resultierenden Nahrungsverwertungsstörungen, fehlendem Reservoir und Hungergefühl muss auf eine ausreichende Kalorienzufuhr geachtet werden.

Palliativverfahren: Bei nichtresektablen Tumoren kann durch Anlage einer Gastroenterostomie (GE) (Abb. 25.51), einer Ösophagogastrostomie nach Heyrowsky, eines Tubus (Celestin, Häring) oder Stent oder als Ultima ratio einer Witzel-Fistel (Abb. 25.52) die enterale Nahrungszufuhr wiederhergestellt werden. In jedem Fall sollte der Versuch unternommen werden, durch Chemotherapie (5-Fluorouracil, EAP u. ä. m.) und Bestrahlung mit schnellen Elektronen oder Neutronen das Fortschreiten des Tumors aufzuhalten.

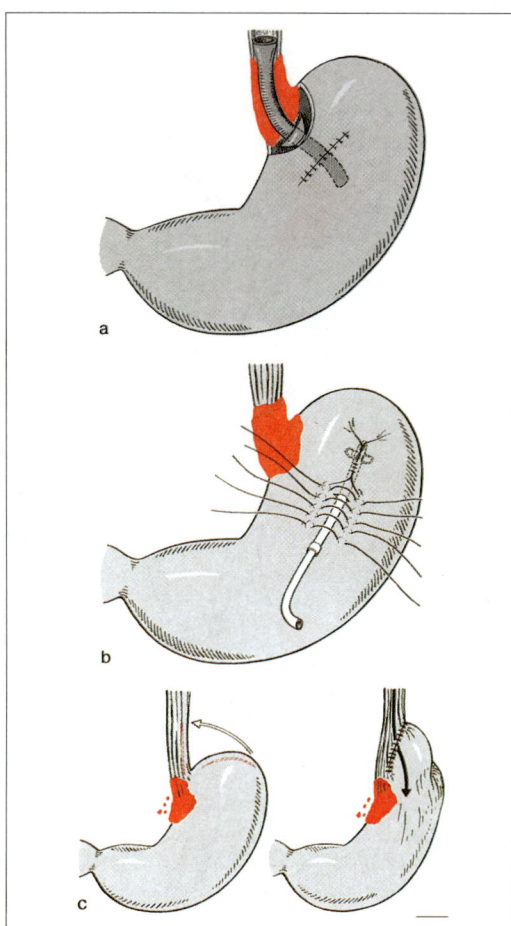

Abb. 25.52 a–c Palliativverfahren bei Kardiakarzinom.
a Tubus
b Witzel-Fistel
c Operation nach Heyrowsky (Seit-zu-Seit-Ösophago-gastrostomie), heute selten

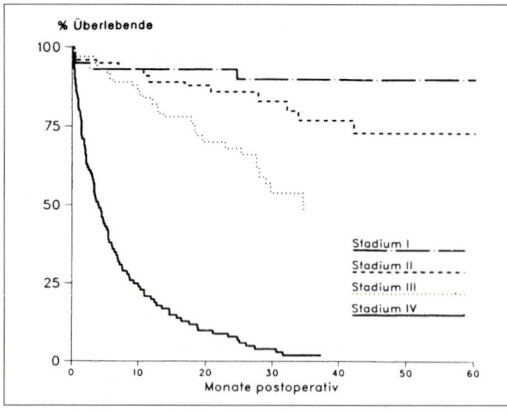

Abb. 25.53 Stadienabhängige Prognose des Magenkarzinoms

Prognose: Die Heilungsrate korreliert mit dem Lymphknotenbefall, der Tumorausdehnung und der Organmetastasierung. Bei Frühkarzinomen liegt die 5-Jahres-Heilung je nach Tiefenausdehnung (Mukosa oder Submukosa) bei 60–100 %. Beim fortgeschrittenen Karzinom, d. h. in der Mehrzahl der Fälle, sind ca. 95 % der Patienten operabel und 80–85 % resektabel. Die Operationsletalität liegt heute unter 5 %, die globale 5-Jahres-Heilung bei 15–20 %, wobei sich innerhalb der Stadien deutliche Unterschiede ergeben (**Abb. 25.53**).

Die Erweiterung der chirurgischen Radikalität hat zu einer Verbesserung der Prognose geführt. Dass dennoch ⅔ der Patienten nicht geheilt werden können, liegt meist an der späten Diagnose der Erkrankung. Bei systematischem Screening der entsprechenden Altersgruppe (obligatorische Reihenuntersuchung in Japan) steigt der Anteil der Frühkarzinome deutlich, was die Prognose verbessert.

> Anhaltende Magenbeschwerden bei über 50-Jährigen: Endoskopie obligat!

Nachsorge: Die postoperative Nachsorge mit endoskopischer und sonographischer Kontrolluntersuchung sollte in den ersten 3 postoperativen Jahren in vierteljährlichen, dann in halb-, ab dem 5. Jahr in ganzjährlichen Intervallen erfolgen. Auf die adäquate Ernährungssituation des Patienten ist besonders zu achten und bei präoperativ CEA-positivem Tumor das CEA zu kontrollieren.

Nichtepitheliale Malignome
Etwa jeder 100. bösartige Magentumor ist mesenchymalen Ursprungs. Unterschieden werden das häufigere Non-Hodgkin-Lymphom (NHL, **Abb. 25.54**) und neurogene bzw. myogene Sarkome. Nichtepitheliale Malignome sind meist an der großen Magenkurvatur lokalisiert.
Klinik: Schmerz, Blutung, Völlegefühl.
Diagnostik: Gastroskopie, MDP, Sonographie.
Therapie: Resektion, je nach Tumortyp ggf. Gastrektomie. NHL sprechen gut auf Chemotherapie und Radiatio an. NHL erfordern die Magenresektion, weil unter der Chemo- bzw. Strahlentherapie Komplikationen (Blutung, Stenose) auftreten können. Meist ist der Magenbefund nur Symptom einer generalisierten Manifestation, d. h. nicht isoliert zu behandeln. Ausnahme sind die „MALT-Lymphome", die vom regionären Lymphknoten des Magens ausgehen und bis zu einem gewissen Grade wie Magenkarzinome behandelt werden können. Die Prog-

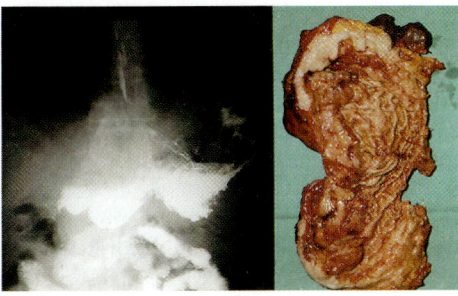

Abb. 25.54 Magenlymphom

nose richtet sich nach dem Staging und Grading (5-Jahres-Überlebensrate 30–70 %).

> Magentumor der großen Kurvatur mit Blutung und Schmerzen: Lymphom?

25.8.2 Tumoren des Duodenums

Benigne Tumoren
Hierzu zählen Brunnerinome, Adenome, Myome, Myofibrome, Lipome und versprengte Pankreasgewebeanteile (z. B. Gastrinome).
Klinik: Blutung, bei Obstruktion der Papilla Vateri Cholestase.
Diagnostik: MDP, Endoskopie, Haemoccult®-Test.
Therapie: Endoskopische Entfernung; falls dies nicht möglich ist, Duodenotomie und chirurgische Exstirpation. Hierbei ist sorgfältig auf die Einmündung von Gallen- und Pankreasgang zu achten.

Maligne Tumoren
Insgesamt sehr selten, häufigste Vertreter: Karzinom und Sarkom, meist an der hinteren Duodenalwand, in den Pankreaskopf infiltrierend.
Klinik: Gelegentlich Magenausgangsstenose, Cholestase, sonst asymptomatisch.
Diagnostik: Endoskopie und Biopsie.
Therapie: Je nach Ausdehnung und Lokalisation Entfernung von duodenalen Wandanteilen oder – häufiger – proximale Duodenopankreatektomie (s. Kap. 37). Die Operabilität liegt bei 70 %, die Resektabilität bei 50 %, die 5-Jahres-Heilung unter 30 %, die Operationsletalität bei bis zu 20 %.

25.9 Magenbypass

In den letzten Jahren vor allem in den USA propagiertes Operationsverfahren zur Behandlung exzessiver Adipositas. Durch Kapazitätseinschrän-

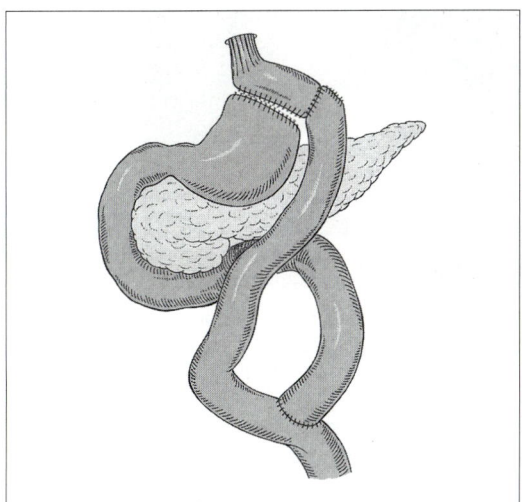

Abb. 25.55 Gastraler Bypass zur Behandlung der extremen Adipositas (sehr selten indiziert!)

kung des Magenreservoirs auf ⅕ **(Abb. 25.55)** wird ein frühes Sättigungsgefühl erreicht. Der Effekt auf die Gewichtsreduktion ist jedoch häufig nicht lange anhaltend, da das kleine Reservoir sich mit der Zeit dehnt. Der Magenbypass ist metabolisch weniger belastend als der jejunale Bypass, der wegen seiner Nebenwirkungen nicht mehr durchgeführt wird. Anstelle des Magenbypass sind auch eine Magenfaltung sowie eine intra- oder extragastrale Ballonkompression propagiert worden.
Indikation: Nach Ausschöpfung aller konservativen Verfahren zur Gewichtsreduktion (z. B. Null-Diät in einer Klinik, psychosomatische Beratung, Diätklub) ist die Indikation angesichts der o. g. Problematik sehr zurückhaltend zu stellen. Ausschluss einer Ulkuskrankheit (Rezidivgefahr!).
Operationstechnik: Querdurchtrennung des Magens im proximalen Fünftel und partielle Anastomosierung mit Jejunumschlinge unter Freilassung einer 1,5 cm breiten Nahrungspassage.

25.10 Gastric Banding

Anstelle des Magenbypass wird zunehmend eine Einengung des proximalen Magens durch ein aufblasbares Kunststoffband (Gastric Banding) durchgeführt. Dieses vor allem laparoskopisch anwendbare Verfahren hat den Vorteil, anastomosenfrei zu sein, so dass das Risiko für den übergewichtigen Patienten relativ gering ist. Durch die im proximalen Magen direkt unter der Kardia angelegte, auf-

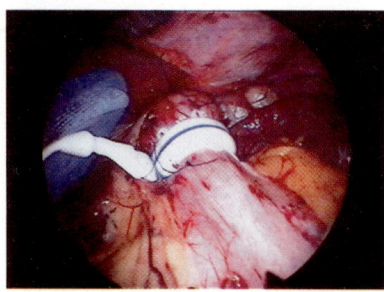

Abb. 25.56 Laparoskopisches „Gastric banding" mit Kunststoffband

blasbare und perkutan korrigierbare Manschette (Abb. 25.56) wird ein Fundusvolumen von maximal 10–15 ml erzielt.

Indikation: Nach Ausschöpfung aller konservativen Verfahren zur Gewichtsreduktion (s. Magen-Bypass) ist die Indikation sehr zurückhaltend zu stellen. Der Body-Mass-Index (BMI) muss mindestens 35 betragen, eine Ulkuskrankheit ausgeschlossen sein.

Prognose: In den ersten Jahren gut, mit z. T. dramatischen Gewichtsabnahmen. Für die Langzeitprognose liegen zurzeit noch keine Ergebnisse vor. Gefahr der Durchwanderung der Kunststoffmanschette durch die Magenwand. Wichtig ist auch, die Patienten zu Disziplin anzuhalten, da der gewichtsreduzierende Effekt durch hochkalorische zuckerhaltige Getränke außer Kraft gesetzt werden kann.

25.11 Operationsatlas: Magenresektion, Vagotomie und totale Gastrektomie[1]

25.11.1 Magenresektion

Präoperatives Vorgehen
- *Diagnostik:* Gastroskopie (PE), MDP, pH-Metrie.
- *Indikation:* Chronisches, therapieresistentes Ulcus ventriculi, mehrfaches Rezidivulkus trotz medikamentöser Langzeitprophylaxe, distales Magenkarzinom.
- *Aufklärungspflichtige Operationsrisiken:* Rezidivulkus (2 %), Dumping, gastroösophagealer Reflux, Verletzung der Papille und der Milz (evtl. Gastrek-

tomie!), Morbidität 10–20 %, Mortalität 1–3 %. Anastomoseninsuffizienz, Gallenwegsverletzung, Verletzung der A. colica media, Pankreatitis.
- *Vorbereitung:* Hebe-Senk-Einlauf, 3 EK, bei Magenausgangsstenose ggf. präoperative Magenentlastung (Aspirationsgefahr bei Intubation).

Operationstechniken
- *Ulcus ventriculi Typ Johnson I:* Billroth-I-Resektion (Abb. 25.57–25.62).
- *Ulcus ventriculi Typ Johnson II:* Billroth-I-Resektion, kombinierte Resektion, alternativ SPV mit Pyloroplastik (Abb. 25.64–25.68).
- *Ulcus ventriculi Typ Johnson III:* Billroth-I-Resektion, Billroth-II-Resektion (Abb. 25.63), kombinierte Resektion.

Postoperatives Vorgehen
- *Entfernen von Drainagen u. ä.:* Redon-Drainage 2. Tag, Zieldrainage 5. Tag, Magensonde 3. Tag, Klammern der Laparotomiewunde 12. Tag.
- *Kostaufbau:* Trinken am 4. Tag, langsamer Kostaufbau, kleine Portionen.

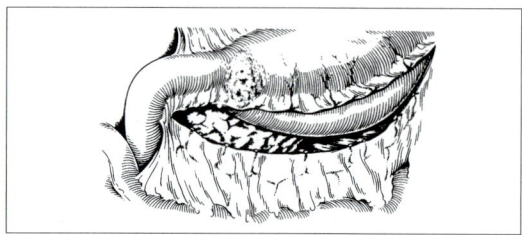

Abb. 25.57 Skelettierung der großen Magenkurvatur mit Eröffnung der Bursa omentalis. Nach oral Skelettierung bis zu den Gefäßen der A. gastroepiploica sinistra

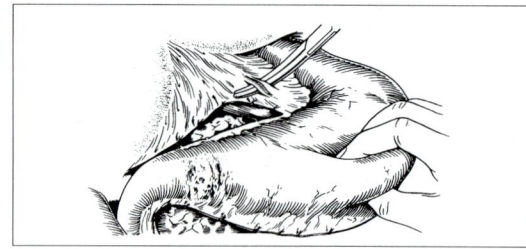

Abb. 25.58 Skelettierung der kleinen Kurvatur bis zur Kardia mit Unterbindung der A. gastrica sinistra

---

[1] Abbildungen aus K. Kremer, V. Schumpelick, G. Hierholzer (Hrsg.): Chirurgische Operationen. Atlas für die Praxis. Thieme, Stuttgart – New York 1992.

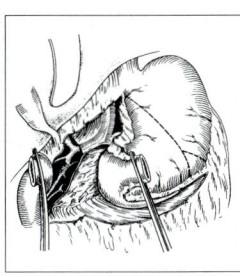

Abb. 25.59 Absetzen des Magens am proximalen Duodenum distal des Pylorus

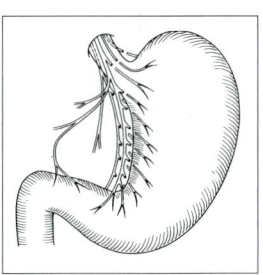

Abb. 25.64 Prinzip der SPV

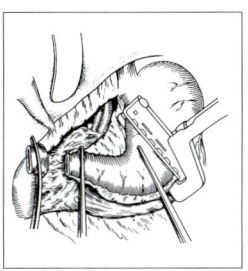

Abb. 25.60 Nach Festlegen der Resektionsgrenzen proximales Absetzen des Magens z. B. mit einem TA-90-Klammernahtgerät

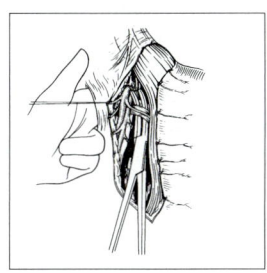

Abb. 25.65 Beginn der Skelettierung an der kleinen Kurvatur nach sicherer Identifikation des Krähenfußes (Pylorusfunktion!) in 3 Ebenen bis zur Kardia

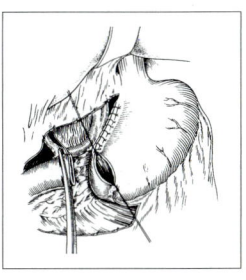

Abb. 25.61 Übernähung der Klammernahtreihe und Neubildung der kleinen Magenkurvatur

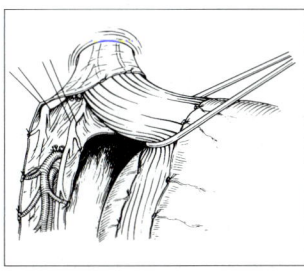

Abb. 25.66 Skelettierung des distalen Ösophagus unter sorgfältiger Schonung des Vagus-Hauptstammes

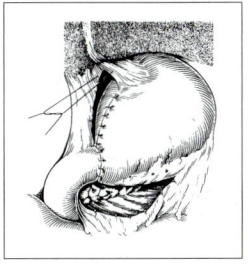

Abb. 25.62 Terminoterminale Gastroduodenostomie mit Einzelkopfnähten

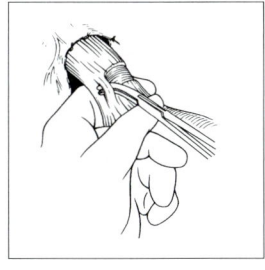

Abb. 25.67 Fakultativ zirkuläre Ösophagusmyotomie mit Durchtrennung der intramural verlaufenden Fasern

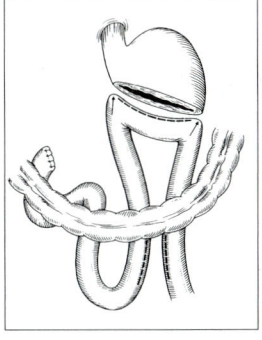

Abb. 25.63 Nach der Magenresektion (s. o.) Verschluss des Duodenalstumpfes. Danach Anlage einer-End-zu-End-Gastrojejunostomie

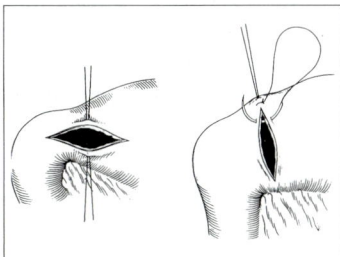

Abb. 25.68 Längseröffnung von 3 cm proximal bis 3 cm distal des Pylorus, querer Verschluss. Nur bei Stenose und trunkulärer Vagotomie erforderlich

25.11.2 Vagotomie (mit Pyloroplastik)

Präoperatives Vorgehen
- *Diagnostik:* Gastroskopie (PE), MDP, pH-Metrie.
- *Indikation:* Chronisches, therapieresistentes Ulcus duodeni, mehrfaches Rezidivulkus trotz medikamentöser Langzeitprophylaxe, kompliziertes Ulkus, Magenausgangsstenose (Pyloroplastik).
- *Aufklärungspflichtige Operationsrisiken:* Rezidivulkus (6–10 %), Pylorusstenose, Magenwandnekrose, Dumping, Verletzung der Milz (evtl. Gastrektomie!), Ösophagusverletzung, Morbidität 5 %, Mortalität < 1 %.
- *Vorbereitung:* Hebe-Senk-Einlauf, bei Magenausgangsstenose ggf. präoperative Magenentlastung (Aspirationsgefahr bei Intubation).

Operationstechniken
- Trunkuläre Vagotomie
- Selektiv totale Vagotomie
- Selektiv proximale Vagotomie (SPV) (häufigste Form, Abb. 25.64–25.67).

Postoperatives Vorgehen
- *Entfernen von Drainagen u. ä.:* Redon-Drainage 2. Tag, Zieldrainage ohne Pyloroplastik 2. Tag, mit Pyloroplastik 5. Tag, Magensonde 1. Tag, Klammern der Laparotomiewunde 12. Tag.
- *Kostaufbau:* Ohne Pyloroplastik Trinken nach 48 Std., mit Pyloroplastik am 4. Tag, langsamer Kostaufbau.

25.11.3 Totale Gastrektomie

Präoperatives Vorgehen
- *Diagnostik:* Gastroskopie (PE), MDP, CT, Sonographie, Endosonographie, bei Kardiakarzinom Koloskopie.
- *Indikation:* Bei Operabilität jedes Magenkarzinom, kurativ oder palliativ.
- *Aufklärungspflichtige Operationsrisiken:* Gastrektomie mit Entfernung der Milz, Veränderung der Essgewohnheiten, Gewichtsverlust, Nahtinsuffizienz, Entfernung benachbarter Organe (Pankreasschwanz), Transfusionen, operatives Verfahren je nach intraoperativem Befund (Schnellschnittuntersuchung des proximalen Resektionsrandes), Mortalität 2–6 %.
- *Vorbereitung:* Hebe-Senk-Einlauf, bei Kardiakarzinom orthograde Darmspülung, 2 EK.

Operationstechniken
- Distale ⅘-Magenresektion bei distalem Magenkarzinom vom intestinalen Typ nach Laurén.

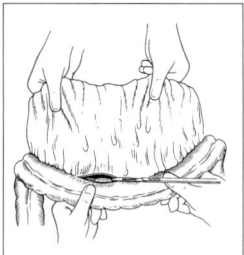

Abb. 25.69 Ablösung des großen Netzes vom Querkolon

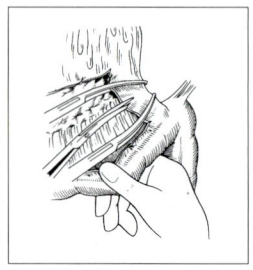

Abb. 25.70 An der rechten Flexur Durchtrennung des Lig. duodenocolium, an der linken Flexur des Lig. lienocolicum

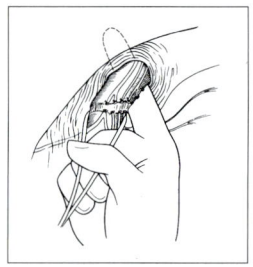

Abb. 25.71 Anzügeln des Ösophagus nach Mobilisation des linken Leberlappens und Eröffnung des Hiatus oesophageus. Durchtrennen der Nn. vagi

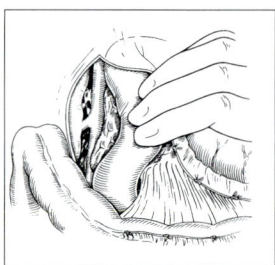

Abb. 25.72 Mobilisation des Duodenums nach Kocher

- Kurative Gastrektomie mit Splenektomie und Lymphadenektomie (Abb. 25.69–25.76), Kontinuitätswiederherstellung mit Jejunuminterponat oder nach Roux-Y (Abb. 25.77, 25.78).
- Bei Kardiakarzinom proximale Magenresektion mit kollarer Ösophagogastrostomie.
- Palliative Gastrektomie.

Postoperatives Vorgehen
- *Entfernen von Drainagen u. ä.:* Redon-Drainage 2. Tag, Zieldrainage 7. Tag, Magensonde 3. Tag (nach Breischluck mit wasserlöslichem Kontrastmittel), Klammern der Laparotomiewunde 12. Tag.

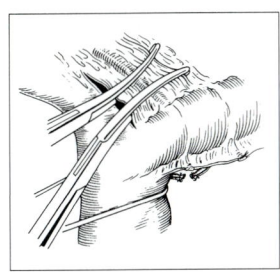

Abb. 25.73 Skelettierung der kleinen distalen Magenkurvatur mit Durchtrennung der Aa. gastricae dextra et sinistra

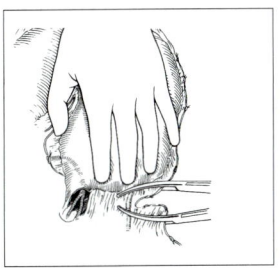

Abb. 25.74 Nach Hochschlagen des Magens Durchtrennung der verbliebenen Gefäße zur großen Kurvatur bzw. unter Mitnahme der Milz (s. Splenektomie)

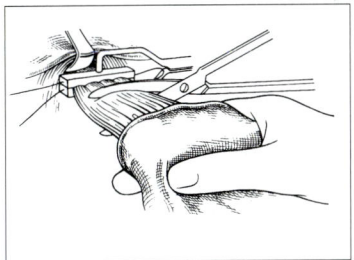

Abb. 25.75 Nach Anbringen der Tabaksbeutelnaht mit Spezialklemmen Absetzen des Präparates

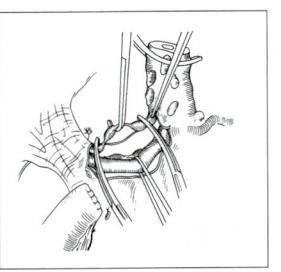

Abb. 25.76 Komplette Lymphadenektomie entlang der Gefäße des Truncus coeliacus

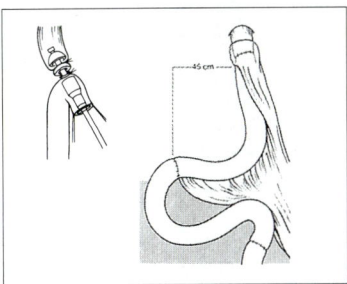

Abb. 25.77 Rekonstruktion mit 45 cm langem isoperistaltischem Jejunuminterponat (Longmire-Gütgemann)

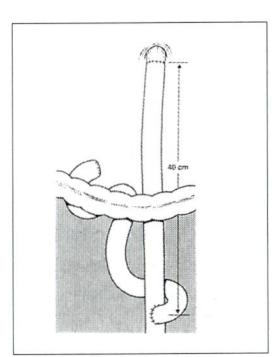

Abb. 25.78 Rekonstruktion nach Roux mit 40 cm langer Jejunumschlinge

- Röntgen-Darstellung (Gastrografin-Schluck) am 6. Tag.
- *Kostaufbau* nach Röntgenkontrolle: Trinken am 6. Tag, langsamer Kostaufbau, Diätberatung (viele kleine Mahlzeiten, Substitution von Vitamin B_{12}).

▮▮▮ Merken
- **Standardverfahren in der Magendiagnostik: Gastroskopie mit Biopsie**
- **Ulcus ventriculi: Nekrose von Mukosa, Muscularis mucosae und ggf. Submukosa durch Überwiegen aggressiver gegenüber protektiver Faktoren. Einteilung nach Johnson (Typ I – III) nach Pathogenese und Lokalisation. Operation nur bei Versagen der konservativen medikamentösen Therapie oder bei Komplikationen. Verfahren der Wahl: Ulcus ventriculi: Magenresektion unter Einschluss des Ulkus, Ulcus duodeni: selektive proximale Vagotomie. Rekonstruktionsverfahren: Billroth-I (Gastroduodenostomie); Billroth-II (End-zu-Seit-Gastrojejunostomie); Roux-Y (End-zu-End-Gastrojejunostomie).**
- **Magenkarzinom: überwiegend Adenokarzinom. Differenzierung nach Lauren (diffus/intestinal); häufigste Lokalisation: kleine Kurvatur oder Antrum. Diagnostik: Endoskopie mit Biopsie und MDP. Therapie: Totale Gastrektomie mit Lymphadenektomie (Kompartiment 2), ggf. Splenektomie; subtotale Gastrektomie nur bei distalen Karzinomen vom intestinalen Typ. Rekonstruktion der Nahrungspassage durch isoperistaltische Jejunuminterposition.**

26   Dünndarm

26.1   Anatomie

Da das Duodenum entwicklungsgeschichtlich und funktionell den Organen des Oberbauchs zuzurechnen ist, werden im klinischen Sprachgebrauch überwiegend **Jejunum** und **Ileum** als Dünndarm bezeichnet (Duodenum s. Kap. 25). Jejunum und Ileum liegen intraperitoneal. Sie sind an der hinteren Bauchwand durch die Radix mesenterii aufgehängt, die von links oben nach rechts unten verläuft. 40 % der Dünndarmlänge (in situ ca. 3 m) sind Jejunum, 60 % Ileum. Nach Resektion und bei der Obduktion beträgt die Dünndarmlänge wegen der Streckung des Mesenteriums 5–8 m.

Die **arterielle Versorgung** übernimmt die A. mesenterica superior, die **venöse** die V. mesenterica superior. Das Mesenterium ist von einem ausgedehnten **Lymphnetz** durchzogen, das in die Cisterna chyli drainiert.

26.2   Physiologie und Pathophysiologie

Die Funktion des Dünndarms ist geknüpft an eine normale Digestion, eine histologisch und biochemisch intakte Schleimhaut und eine ausreichend lange Kontaktzeit zwischen Chymus und Mukosa. Sie besteht in der **Resorption von Nahrungsbestandteilen** (z. B. Wasser, Elektrolyte, Vitamine, Gallensäuren), im oberen Dünndarmabschnitt außerdem in **Enzymsekretion** (Amylasen, Proteinasen) und **Hormonproduktion**. Der motorische Transport wird durch Pendelperistaltik sowie propulsive peristaltische Wellen (migrating motor complex, MMC) gewährleistet.

Der Dünndarm weist unterschiedliche Resorptionsareale auf. Im Duodenum werden Eisen, Kalzium, Magnesium, Saccharide und wasserlösliche Vitamine resorbiert, im Jejunum vor allem fettlösliche Vitamine, Fette, Cholesterin und Eiweiß. Das terminale Ileum ist der Resorptionsapparat des Vitamin-B_{12}-Komplexes und der Gallensäuren.

Resorptionsstörungen (Malassimilation) können auf Maldigestion oder Malabsorption beruhen. Unter **Maldigestion** versteht man die mangelnde Verdauung, d. h. Aufschließung der Nahrung infolge exogener Pankreasinsuffizienz, Verminderung der Gallensäuren, verminderte Aktivitäten digestiver Dünndarmmukosaenzyme, Störung der Magenentleerung u. ä. m. Unter Malabsorption versteht man eine gestörte Resorption infolge von Schädigung der Enterozyten, Störung der Veresterung der Fettsäuren und der Chylomikronenbildung, Mukosadefekten, Kurzdarmsyndrom oder stark beschleunigter Darmpassage.

Darüber hinaus kommen dem Dünndarm vielfältig **immunologische Funktionen** zu (z. B. IgG- und IgA-Produktion). Sie sind erst teilweise bekannt.

> Totalverlust des Dünndarms:
> lebenslange parenterale Ernährung

26.3   Diagnostik

Anamnese: Meteorismus, Stuhlgangunregelmäßigkeiten, Appetitlosigkeit, Erbrechen, Gewichtsabnahme und Tenesmen weisen auf eine Darmstörung hin. Weitere Symptome sind Bauchschmerz, Fieberschübe, Hämatemesis, Melaena, Fettstühle, Pruritus sowie Obstipation.

Palpation: Resistenzen, Abwehrspannung, lokalisierte Schmerzen, Darmsteifungen (durch dünne Bauchdecken sichtbare gesteigerte Peristaltik des Dünndarms)?

Auskultation: Beurteilung der Peristaltik: klingende Stenoseperistaltik, Plätschern, Gurgeln (mechanischer Ileus), Hyperperistaltik (Enteritis) oder Parese (paralytischer Ileus)?

Radiologie: Abdomenleeraufnahme, Magen-Dünndarm-Passage (fraktionierte MDP, Abb. 26.1), ergänzt durch Jejunalsondierung nach Bilbao oder Enteroklysma nach Sellink, ggf. Fistelfüllungen, Angiographie.

Enteroskopie: Einsatz sinnvoll im proximalen Jejunum bis 120 cm distal des Treitz-Bandes.

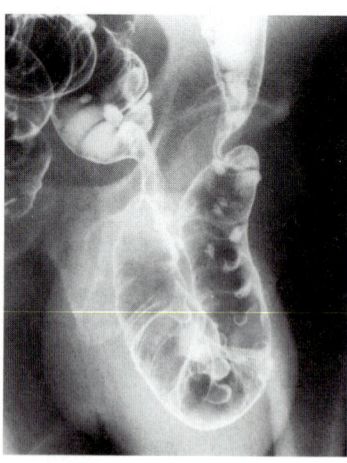

Abb. 26.1
Röntgen-MDP
bei Skrotalhernie
mit Dünndarm-
inkarzeration

Dünndarmbiopsie: Enterale Sonde mit Kapsel (z. B. Crosby) zur blinden oder röntgenologisch gesteuerten Schleimhautbiopsie.

Stuhluntersuchung: Bakteriologische und mikroskopische Untersuchung (Parasiten). Blutnachweis (Haemoccult®), Fett- und Stickstoffgehalt.

Funktionsdiagnostik: z. B. Bilanzuntersuchung, Ausscheidungstest, Toleranztests.

CT und Sonographie: Nachweis intraabdomineller pathologischer Befunde.

Szintigraphie mit radiomarkierten Somatostatinanaloga zum Nachweis gastroenteropankreatischer neuroendokriner Tumoren.

H_2-Atemtest: basiert auf der Fähigkeit von Bakterien, Zuckerverbindungen (Xylose, Laktulose) zu fermentieren mit konsekutivem Nachweis von H_2 in der Atemluft; pathologisch bei intestinaler bakterieller Überwucherung.

Laparoskopie: Sicherung intraabdomineller pathologischer Befunde.

Laparotomie: Explorative Laparotomie zum Nachweis und zur Therapie vermuteter Dünndarmveränderungen.

Kapselendoskopie: Neues Verfahren mit verschluckter Kamera-Kapsel (2 × 1 cm; s. Kap. 11.1), die unter Videoaufzeichnung in 4–9 Stunden den Darm passiert.

26.4 Fehlbildungen und Anomalien

26.4.1 Unvollständige Rückbildung des Ductus omphaloentericus

Fehlbildungen wie Dünndarmatresien, -stenosen oder Dünndarmduplikaturen werden überwiegend bereits im Kindesalter symptomatisch (s. Kap. 53.8).

Eine unvollständige Rückbildung des Ductus omphaloentericus (Dottergang) kann auch im Erwachsenenalter symptomatisch werden. Dabei können auftreten **(Abb. 26.2)**:

- ein persistierender kompletter Ductus omphaloentericus in Form einer angeborenen Dünndarm-Nabelfistel
- ein persistierender distaler Anteil in Form einer inkompletten Nabelfistel
- ein persistierender proximaler Anteil in Form des Meckel-Divertikels
- ein persistierender intermediärer Anteil in Form einer Dottergangzyste
- eine unvollständige narbige Atresie in Form eines intraabdominellen Bindegewebsstranges.

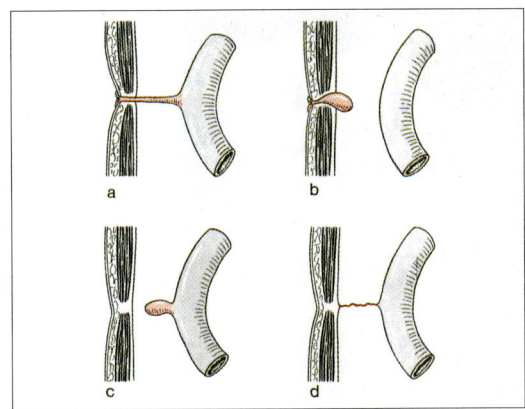

Abb. 26.2 a–d Rückbildungsstörungen des Ductus omphaloentericus (Dottergang).
a Persistierende Dünndarm-Nabelfistel
b Inkomplette Nabelfistel
c Meckel-Divertikel
d Atresie mit Bindegewebsstrang

> Meckel-Divertikel:
> Proximales Rudiment des Dotterganges

Angeborene Dünndarm-Nabelfistel

Gelegentlich erst im Erwachsenenalter bemerkte, partielle Fistelung des Dünndarms paraumbilikal (persistierender Dottergang).

Klinik: Papillenartige, rötliche Effloreszenz mit Absonderung von Darminhalt, oft ohne eindeutiges Lumen. Cave: intraabdominelle Perforation bei Manipulation (Spülung, Sondierung).

Diagnostik: Röntgenologische Fisteldarstellung.

Therapie: Laparotomie, Fistelverschluss, Exzision des Dottergangs.

Prognose: Gut.

Inkomplette Nabelfistel

Klinik: Chronischer Nabelinfekt ohne Dünndarmabsonderung.

Diagnostik: Fehlender Kontrastmittelübertritt in den Dünndarm bei Fistelfüllung.

Therapie: Operative Exzision.

Prognose: Gut.

Meckel-Divertikel (s. a. Kap. 53.8.3)

Die Komplikationsträchtigkeit des Meckel-Divertikels **(Abb. 26.3)** – Entzündung (40 %), Ulkus durch heterotope Magenschleimhaut, Blutung, Perforation **(Abb. 26.4)** – bedingt auch im Erwachsenenalter, dass bei jeder Laparotomie wegen eines unklaren

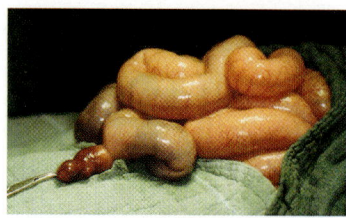

Abb. 26.3
Meckel-Divertikel
mit akuter
Divertikulitis

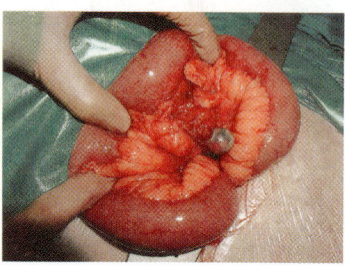

Abb. 26.4
Meckel-Divertikel
mit Perforation
an der Spitze

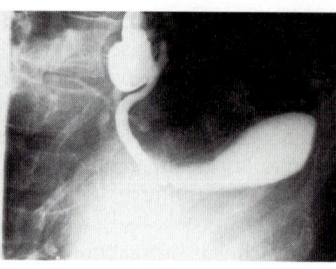

Abb. 26.5
MDP bei Duode-
nal-Divertikel

dung, Ileus, Perforationen, Fisteln und Blutungen
– weisen auf sie hin.
Diagnostik: Fraktionierte MDP **(Abb. 26.5)**. Abdomenübersicht im Stehen: bei Perforation freie Luft
unter dem Zwerchfell.
Therapie: Resektion des betroffenen Darmabschnitts.
Prognose: Gut.

26.4.4 Pneumatosis cystoides intestinalis

Plötzliches Auftreten von Gasblasen in Subserosa
und Mukosa des Dünn- und Dickdarms unbekannter Ätiologie **(Abb. 26.6)**. Häufig bei Patienten mit
fortgeschrittener Kachexie, rezidivierenden Duode-
nalulzera oder entzündlichen Dünn- und Dickdarmerkrankungen. Die Gasbildung ist Folge einer
bakteriellen Besiedlung der Lymphwege mit Gas-
entwicklung im Interstitium.
Klinik: Meist Zufallsbefund, keine spezifische
Symptomatik.
Diagnostik: Röntgen-Abdomenübersicht, fraktionierte MDP **(Abb. 26.7)**, Endoskopie.
Therapie: In der Regel nicht erforderlich.

Befundes (z. B. zum Ausschluss einer akuten Appendizitis) der Dünndarm auch auf ein Meckel-Divertikel zu untersuchen ist.
   Bei positivem Befund (2 %) ist die Entfernung angezeigt.

> Appendektomie mit unklarem Befund:
> Meckel-Divertikel?

Dottergangzysten und intraabdominelle Bindegewebsstränge
Sie werden bei Diagnosestellung entfernt.

26.4.2 Lageanomalien durch Malrotation

Lageanomalien durch Malrotation können sich gelegentlich im Erwachsenenalter manifestieren.
Mögliche Varianten sind das **Duodenum inversum**,
das **Duodenum mobile**, die **arteriomesenteriale
Duodenalstenose** und **die Malrotation I und II**. Hieraus kann sich z. B. eine Linkslage des Zäkums und
der Appendix ergeben mit der Gefahr der diagnostischen Verkennung einer akuten Appendizitis.
   Die endgültige Klärung ist häufig erst durch eine
Laparotomie möglich.

26.4.3 Dünndarmdivertikel

Dünndarmdivertikel sind selten (0,5–1 %), überwiegend multipel und in 80–90 % der Fälle an der
Mesenterialseite des oberen Jejunums gelegen.
Klinik: In der Regel symptomlos. Erst Komplikationen – Divertikulitis, Malabsorption, Blindsackbil-

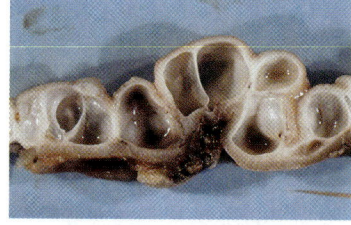

Abb. 26.6
Pneumatotis
cystoides
intestinalis.
Operations-
präparat als
Querschnitt

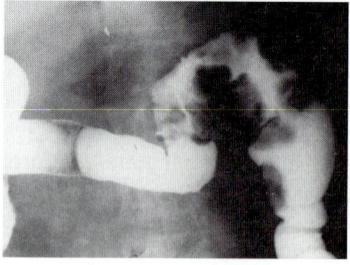

Abb. 26.7
Fraktionierte
MDP bei
Pneumatosis
cystoides
intestinalis

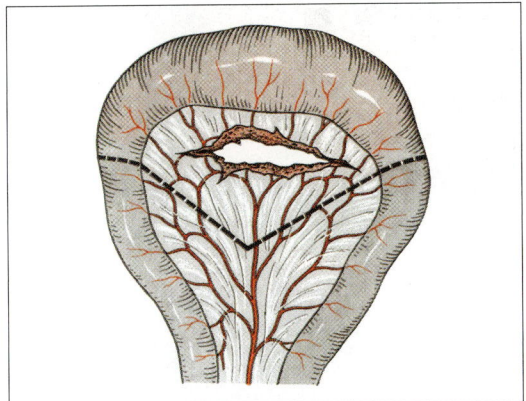

Abb. 26.8 Mesenterialeinriss durch stumpfes Bauchtrauma und Resektionslinien

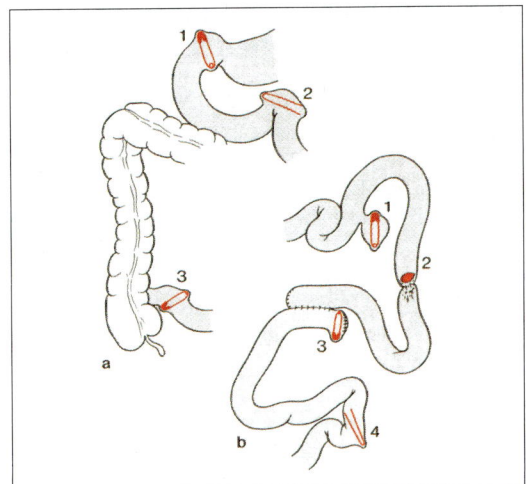

Abb. 26.9 a,b Lokalisation von Dünndarmfremdkörpern.
a Physiologische Engen:
1. Pylorus
2. Flexura duodenojejunalis (Treitz)
3. Bauhin-Klappe
b Angeborene, erworbene oder postoperative, zur Fremdkörperretention disponierte Areale:
1. Divertikel
2. Stenose
3. Blindsack
4. Dünndarmadhäsionen

26.5 Verletzungen

Im Rahmen eines Bauchtraumas können auch Verletzungen des Dünndarms auftreten (s. Kap. 31). Am häufigsten sind die Dünndarmquetschungen oder -zerreißungen und der Mesenterialeinriss **(Abb. 26.8)**.

26.6 Fremdkörper

Oral zugeführte Fremdkörper (s. Kap. 25), Gallensteine (s. Kap. 33) oder von extern eingedrungene Fremdkörper (Schuss-, Stich-, Explosionsverletzungen) können im Bereich der Flexura duodenojejunalis oder der Ileozäkalklappe hängenbleiben **(Abb. 26.9)**. Bei der Mehrzahl der Fremdkörper kann allerdings mit einem spontanen Abgang gerechnet werden.
Klinik: Häufig asymptomatisch; bei Komplikationen (Penetration, Perforation, Ileus, Peritonitis, Blutung) können sie zu Beschwerden führen.
Diagnostik: Abdomenübersicht im Stehen, fraktionierte MDP (Gastrografin!)
Therapie: Zuwarten, Kartoffelbrei-, Sauerkraut-Diät unter klinischer und röntgenologischer Kontrolle.

> Intestinaler Fremdkörper ohne Symptomatik → Zuwarten unter Röntgenkontrolle

Bei Zunahme der Bauchbeschwerden, Leukozytose, regionaler Peritonitis und Ileussymptomatik Laparotomie mit Enterotomie und operativer Entfernung.
Prognose: Gut.

Komplikationen: Bei Persistenz im Intestinum Gefahr der Perforation oder Penetration in benachbarte Darmschlingen (innere Fisteln), Gefäße (Aorta, A. iliaca mit arteriointestinaler Fistelung und massiver gastrointestinaler Blutung) oder Bauchdecken (spontaner Abgang mit Fistelbildung).

26.7 Parasiten

Dünndarmparasiten, insbesondere Askariden, können durch Verknäuelung zu einem Ileus führen. Besonders spektakulär war in letzter Zeit der Heringsbandwurmbefall (Anisakiasis). Durch Genuss rohen Fisches (Sushi, Matjes) gelangen Wurmlarven in den Dünndarm, wo sie zu stenosierenden Entzündungen führen können.
Klinik: Meist tiefer Dünndarmileus und Blutungen.
Diagnostik: Nachweis des Askaridenknäuels durch Kontrastmittelspeicherung 12 Stunden nach Breipassage. Stenose wie bei Tumor, Eosinophilie.
Therapie: Dekompression durch Dennis-Sonde, lokale Anthelminthika (via Sonde), ggf. Laparotomie und Ausmelken in den Dickdarm. Enterotomie nur selten erforderlich.

26.8 Morbus Crohn (Enteritis regionalis, Ileitis terminalis)

Diese transmurale Entzündung kann den Gastrointestinaltrakt in seinem gesamten Verlauf befallen. Bevorzugte Lokalisation (ca. 80 %) ist das terminale Ileum, am häufigsten im Rahmen einer Ileokolitis (50 %). Die isolierte Ileitis bzw. Kolitis findet man bei 30 % bzw. 20 % der Patienten, wobei der relative Anteil der Crohn-Kolitis in letzter Zeit zunimmt („colonic shift"). Gastroduodenale Manifestationen sind mit 5 % im Gegensatz zum perianalen Befall mit Fisteln und Fissuren (20–25 %) (s. Kap. 28) eher selten.

Ursachen: Unbekannt. Angeschuldigt werden Umwelt- und Nahrungseinflüsse, so z.B. hoch raffinierte Zucker- und Getreideprodukte, Konservierungsstoffe, chemisch aufbereitete Nahrungsfette wie Margarine, polygenetische Komponenten und immunologische Phänomene. Auch eine virale Genese sowie die Beteiligung von Anaerobiern werden diskutiert. Eine zentrale Rolle spielen T-Helferzellen, da sie Interferon-γ, TNF-α und Interleukin freisetzen.

Epidemiologie: Es zeigt sich eine zweigipfelige Kurve (20.–30. und 50.–60. Lebensjahr) mit Bevorzugung des jüngeren Erwachsenenalters. Insgesamt nimmt die Erkrankungshäufigkeit in den „industrialisierten" Ländern zu.

Morphologie: Pathologisch-anatomisch lassen sich 4 Stadien unterscheiden:
1. akutes Stadium: ödematös-phlegmonöse Entzündung („hot Crohn")
2. subakutes Stadium: von der Submukosa ausgehende Ulzeration
3. Narbenstadium: Stenosierung
4. Stadium der Fistelbildung: enteroenterale oder enterokutane Fistelung.

Klinik:

■ **akute Verlaufsform:** rechtsseitiger Unterbauchschmerz, Fieber, Erbrechen, Durchfälle, palpable Resistenz. Anamnestisch (im Gegensatz zur Appendizitis) seit Tagen bis Wochen bestehende Leibschmerzen. Gelegentlich Gelenkschmerz, Arthritis, Iridozyklitis, Erythema nodosum oder eine Purpura als Begleitbefunde.

Wird in dieser Phase unter dem Verdacht einer Appendizitis laparotomiert, so stellt sich folgender intraoperativer Befund: Die mesenterialen Lymphknoten sind geschwollen, die Darmwand und das Mesenterium des terminalen Ileums ödematös verdickt und geschrumpft, das Ileum ist wandverdickt und hochrot **(Abb. 26.10a)**. Die Appendektomie ist in

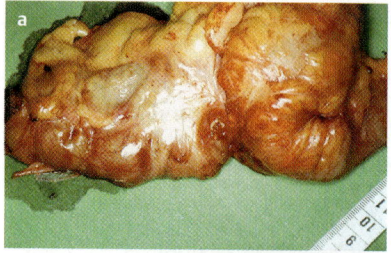

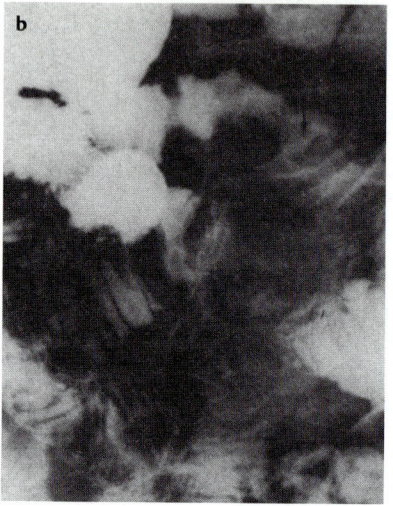

Abb. 26.10 a,b Morbus Crohn. Fraktionierte MDP
a Operationspräparat
b fraktionierte MDP mit typischem Pflasterstein-Relief

dieser Situation nur dann indiziert, wenn Appendix und Zäkum sicher frei von Morbus Crohn sind; sonst besteht Gefahr der Fistelbildung (s. Kap. 27).

> Morbus Crohn der Appendix:
> Keine Appendektomie!

■ **chronische Verlaufsform:** bei Stenosierung anhaltende Leibschmerzen mit rezidivierenden inkompletten Ileuszuständen. Gelegentlich komplette Stenose mit mechanischem Ileus. Septische Temperaturzacken, enterokutane Fistel, bei enteroenteraler Fistel Malassimilation, bei gedeckter Perforation ins Retroperitoneum retroperitoneale Abszesse (Psoas-Zeichen!), Thrombose der V. cava inferior. Häufigstes Symptom sind die Analfisteln (s. Kap. 28).

Komplikationen: Die hochakute Verlaufsform des Morbus Crohn („hot Crohn") kann bei Manifestation im Kolon zu einem toxischen Megakolon (s. Kap. 27.6.2) führen. Komplikationen des chronischen Verlaufs sind Ileus, Blutung, Fistelung, Perforation, Sepsis, karzinomatöse Entartung.

Diagnostik: Röntgen-Dünndarmpassage, ggf. mittels Bilbao-Sonde. Typische Röntgenzeichen sind fadenförmige Stenosen (string sign), Pflasterstein-Relief **(Abb. 26.10b)**. Koloskopie, ggf. Gastroskopie, CT, Rektoskopie zum Ausschluss analer Manifestationen. Intraoperativ (z. B. Appendektomie): Sicherung der Diagnose durch mesenteriale Lymphknotenentnahme.

Differenzialdiagnose: Akute Appendizitis, Campylobacter-Ileokolitis, Yersinien-Enteritis, perityphlitischer Abszess, Ileozäkal-Tbc, Aktinomykose, Endometriose, Morbus Hodgkin, Colitis ulcerosa.

Therapie: Der Morbus Crohn ist zur Zeit noch nicht heilbar. Die Therapie dient der Linderung der Beschwerden und der Verzögerung der Rezidiventwicklung.

Im **akuten Stadium** ist die Behandlung stets **konservativ:** Glukokortikoide, im Einzelfall Azathioprin. Bei Kolonbefall Salazosulfapyridin, 5-Aminosalicylsäure, Disalicylsäure. Zusätzlich wird eine vollständige parenterale Ernährung durchgeführt bzw. voll resorbierbare Sondenkost ("Astronautenkost") verabreicht. Zur Objektivierung der Crohn-Aktivität dient der Crohns-disease-activity-Index nach Best **(Tab. 26.1)**.

Bei toxischem Megakolon in Analogie zum Vorgehen bei der Colitis ulcerosa **subtotale Kolektomie** mit Anlage eines ableitenden Ileostomas.

Therapieresistenz und **Komplikationen** zwingen früher oder später in 90 % zur **Operation**.

> Morbus Crohn: Operation bei Therapieresistenz oder Komplikationen

Tabelle 26.1 Crohn's-disease-acitivity-Index (nach Best, 1981)

A	Anzahl flüssiger Stühle pro Tag
B	Abdominelle Schmerzen (0–3: keine bis stark)
C	Subjektives Empfinden (0–4: gut bis extrem schlecht)
D	Anzahl extraabdomineller Befunde
E	Palpabler abdomineller Tumor (0 = keiner, 2 = fraglich, 3 tastbar)

Formel: Index = [A + (B + C + D + E) × 2] × 20

0	= Keine Manifestation
> 150	= Aktiver Morbus Crohn
> 450	= Schwerer, akuter Schub

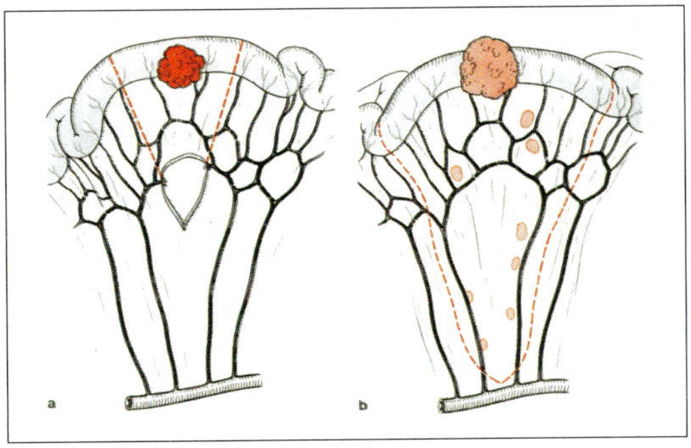

Abb. 26.11 a,b Dünndarmresektion
a Keilresektion
b Segmentresektion

Methode der Wahl ist die **Resektion** **(Abb. 26.11)**. Der häufigste Eingriff ist eine Ileozäkalresektion oder rechtsseitige Hemikolektomie mit primärer Ileoaszendo- oder Ileotransversostomie (s. Kap. 27). Die früher durchgeführten Umgehungsoperationen **(s. Abb. 26.17)** haben sich nicht bewährt und sind deshalb heute ganz verlassen worden.

Das Prinzip jeglicher Operation beim Morbus Crohn muss sein, so viel Darm wie nötig, so wenig wie möglich zu entfernen, da kein Zusammenhang zwischen dem Resektionsausmaß und der Rezidiverwartung besteht.

Bei multiplen Stenosen (< 10 cm) **Strikturoplastik** **(s. Abb. 26.15b)**, vor allem beim Kurzdarm-Syndrom.

Eine medikamentöse Rezidivprophylaxe ist zurzeit nicht möglich.

> Morbus Crohn: Chirurgisch nicht heilbar, deshalb nur sparsame Resektion

26.9 Andere entzündliche Erkrankungen

26.9.1 Nichtinfektiöse entzündliche Erkrankungen

Bauhinitis
Entzündung der Bauhin-Klappe mit pseudotumoraler Verdickung der Ileozäkalregion ohne Lymphknotenbeteiligung. Seltene Erkrankung des Erwachsenenalters unklarer Ätiologie. Beziehungen zum Morbus Crohn werden diskutiert.

Klinik: Rezidivierender, inkompletter tiefer Dünndarmileus.

Diagnostik: Fraktionierte Dünndarmpassage, Koloskopie.

Therapie: Konservativ, Antiphlogistika, bei Persistenz der Beschwerden ggf. Ileozäkalresektion.

Ulcus jejuni simplex

Solitäres Ulkus im oberen Jejunum bzw. unteren Ileum unklarer Ätiologie, meist mit Perforation (freie Luft!) oder Blutung einhergehend. Vaskuläre Faktoren werden diskutiert.

Klinik: Akutes Abdomen unklarer Ursache, intestinale Blutung, freie Luft meist Spätsymptom.

Therapie: Exzision, ggf. Dünndarmteilresektion.

Strahlenenteritis

Durch Strahlenexposition (Radiotherapie) geschädigter Darm mit dem Bild einer chronischen Enteritis. Durch fraktionierte Radiotherapie heute selten.

Klinik: Durchfälle, Blutungen, Koliken, Stenosen, Fisteln.

Therapie: Resektion.

26.9.2 Infektionen

Lymphadenitis mesenterica (Yersinien-Enteritis)

In letzter Zeit zunehmend beobachtete spezifische Entzündung des terminalen Ileums bei Infektion durch Pasteurella pseudotuberculosis oder häufiger Yersinia enterocolica.

Klinik: Imponiert als akute Appendizitis oder akuter Morbus Crohn.

Therapie: Konservativ mit Antibiotika, bei akzidenteller Laparotomie Lymphknotenbiopsie (Ausschluss Morbus Crohn!).

Darmtuberkulose

Meist auf enterogenem, selten auf hämatogen-lymphogenem Weg entstandene Dünndarmmanifestation der Tbc. Prädilektionsort ist die Ileozäkalregion mit Befall der benachbarten Lymphknoten. Ausheilung unter Stenosierung mit Neigung zur malignen Entartung.

Klinik: Durchfälle, Darmblutung, Leibschmerzen, tastbarer Tumor, Lungen-Tbc in der Anamnese.

Therapie: Tuberkulostatika. Nur bei Stenose operative Revision mit Resektion des betroffenen Darmabschnitts.

Mesenteriallymphknoten-Tuberkulose

Tuberkulös veränderte Lymphknoten im Ileozäkalbereich können die Symptomatik einer Appendizitis vorspiegeln. Histologische und bakteriologische Diagnosesicherung, Tuberkulostatika.

Syphilis

Häufig Befall des Jejunums mit gummösen Geschwüren, die narbige Strikturen hinterlassen. Insgesamt sehr selten, noch seltener operationspflichtig.

Aktinomykose

Bevorzugter Sitz in der Ileozäkalregion, häufig von der Appendix ausgehend, in 30 % Fistelung in die Bauchdecken.

Klinik: Hautfisteln mit chronischer Eiterung.

Diagnostik und Therapie: Diagnosesicherung durch Biopsie und Bakteriologie, antibiotische Therapie, ggf. Ileozäkalresektion.

Typhus abdominalis

Typhöse Geschwüre des unteren Ileums können durch Perforation oder Blutung chirurgisch therapiepflichtig werden. Häufigster Zeitpunkt ist die 3. Krankheitswoche, wenn sich die Ulzera reinigen und demarkieren.

Klinik: Zusätzlich zum Typhusverlauf schwere, konservativ nicht beeinflussbare Blutung oder Entwicklung eines akuten Abdomens.

Therapie: Lokale Übernähung oder Umstechung, Resektion mit Anastomosierung im Gesunden.

Weitere Infektionen

Weitere seltene Dünndarmerkrankungen, die zu Perforationen führen können, sind die Enteritis phlegmonosa, die Panarteriitis nodosa sowie die Amöben- und Bakterienruhr.

26.10 Dünndarmstrikturen

Ursachen: Bestrahlung (s. Kap. 27.6.5), lokale Ischämie, Entzündung (Morbus Crohn, Ulcus simplex, Panarteriitis nodosa), Tumoren (s. u.). Die praktisch wichtigste Form der Dünndarmstriktur entsteht durch Traumatisierung und Ischämie der Darmwand im Rahmen einer Operation. Folgen sind eine regionale Fibrinausschwitzung mit konsekutiver Entwicklung von **Adhäsionen** (Verklebung der Darmschlingen) und Bildung von Bindegewebssträngen (**Briden**): **Verwachsungsbauch** (Abb. 26.12). Die Entstehung von Briden und Adhäsionen ist operationstechnisch und medikamentös kaum beeinflussbar. Jeder abdominelle Eingriff birgt die Gefahr eines späteren Verwachsungsbauches in sich. Das Risiko beträgt zwischen 1 % (blande Appendektomie) und 24 % (schwere Peritonitis). Die Gefahr eines späteren Verwachsungsbauches ist ein

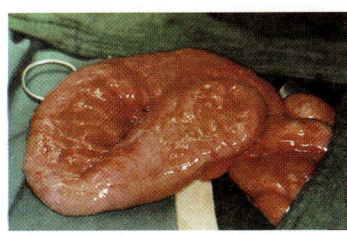

Abb. 26.12
Verwachsungs-
bauch,
Operationssitus

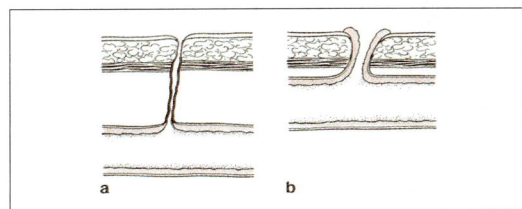

Abb. 26.13 a,b Äußere Dünndarmfisteln:
a Langstreckige Fistel
b Lippenfistel (enterokutane Schleimhautauskleidung

Grund dafür, die Indikation zu jedweder Laparotomie sorgfältig abzuwägen.

> Die unnötige Appendektomie von heute kann der
> Verwachsungsbauch von morgen sein!

Klinik: Ein Verwachsungsbauch verursacht häufig
über Jahre anhaltende hartnäckige Beschwerden
mit rezidivierenden inkompletten oder kompletten
Ileuszuständen, episodenartigen Leibschmerzen,
Dyspepsie, Stuhlgangunregelmäßigkeiten, Blähbauch, tastbare Darmsteifungen, Stenoseperistaltik
(Ileus).
Diagnostik: Sonographie, Röntgen-Abdomen, Röntgen-Dünndarmpassage nach Sellink.
Therapie: **Bei Verwachsungsbauch** mit nachgewiesener Passagestörung operative Adhäsiolyse, innere
Darmschienung über Dennis- bzw. Miller-Abbott-
Sonde zur Erzeugung geordneter Verwachsungen,
ggf. Resektion enger Segmente. Neuerdings stehen
adhäsionsverhindernde Substanzen (Phospholipide,
Hyaloronsäure) zur intraabdominellen Instillation
zur Verfügung.
    Bei Strikturen anderer Ursache Resektion oder
plastische Erweiterung (Strikturoplastik).
Prognose: Meist gut, aber in ca. 10 % der Fälle Rezidive.

26.11 Dünndarmfisteln

Äußere und innere Fisteln **(Abb. 26.13, 26.14)** treten
als Komplikationen z. B. von Bauchverletzungen,
Morbus Crohn, Tbc, Aktinomykose, Karzinom und
Perforation auf.
Klinik: Bei **äußerer Fistelung** Sekretentleerung mit
Mazeration der Bauchhaut im Bereich der Fistelöffnung. Bei **innerer Fistelung** Malabsorption durch intestinalen Kurzschluss und Blindsackbildung mit
bakterieller Besiedlung.
Therapie:
■ **Äußere Fisteln: Konservativ** mit parenteraler Ernährung, Flüssigkeits- und Elektrolytersatz bzw.
voll resorbierbarer elementarer Diät. Hautschutz

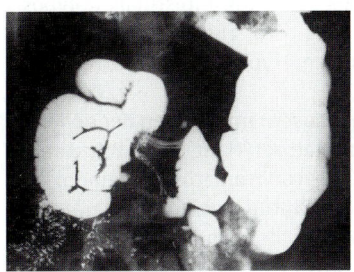

Abb. 26.14
Enteroenterische
Fisteln bei
Morbus Crohn

vor Mazeration (ätzender Dünndarmstuhl!) durch
Karaya- oder Pektin- (Stomahäsiv®-)Platten, Klebe-
beutel. Instillation von Milchsäure (4,5 %, pH 4,8)
zur Pufferung des alkalischen Dünndarmsaftes.
■ **Hochsitzende Jejunalfisteln unklarer Genese**, lokale oder diffuse Peritonitis, Blutungen u. a. **Kompli-
kationen** sind Indikation zur sofortigen **operativen
Sanierung.**
■ **Bei lang** (> 6 Wochen) **persistierenden Fisteln mit
Flüssigkeitsverlusten** von mehr als 400 ml/24 h
besteht eine Indikation zur **Elektivoperation:**
Resektion des fisteltragenden Abschnittes und
End-zu-End-Anastomosierung. Die Letalität liegt
bei 5 %.
Prognose: Eine direkte enterokutane Dünndarmfis-
tel (Lippenfistel) (z. B. Ileostoma) heilt nicht spon-
tan, sondern bedarf des operativen Verschlusses.
Langstreckige Fisteln neigen eher zur spontanen
Heilung.

> Dünndarmfistel: Je langstreckiger, desto wahr-
> scheinlicher die spontane Heilung

26.12 Dünndarmtumoren

Sie machen etwa 4 % der Darmtumoren aus; 75 %
von ihnen sind gutartig.

26.12.1 Benigne Dünndarmtumoren

Fibrome, Lipome, Adenome, Neurinome, Hämangiome, Myome und Adenomyome. Gutartige Darmtumoren treten bei folgenden Syndromen auf:

■ **Peutz-Jeghers-Syndrom:** autosomal-dominant vererbte Polyposis im Jejunum und proximalen Ileum, selten im Magen und Kolon. Abnorme, periorale Pigmentierung mit Melaninflecken, in 15 % maligne Entartung der Dickdarmpolypen.
■ **Gardner-Syndrom:** Intestinale Polypose mit Weichteiltumoren und Osteomen (Kieferbereich!)
■ **Cronkhite-Canada-Syndrom:** Intestinale Polyposis unter Mitbeteiligung des Dünndarms, Alopezie, Hautpigmentierungen, Hypoproteinämie, Fingernagelatrophie
■ **Morbus Recklinghausen:** Im Rahmen der generalisierten Neurofibromatose (Haut, ZNS, Intestinum) auch intestinale neurofibromatöse Tumoren mit Stenosierungs- oder Blutungsneigung. Charakteristisches äußerliches Zeichen sind multiple Neurofibrome der Haut sowie Café-au-lait-Flecken.

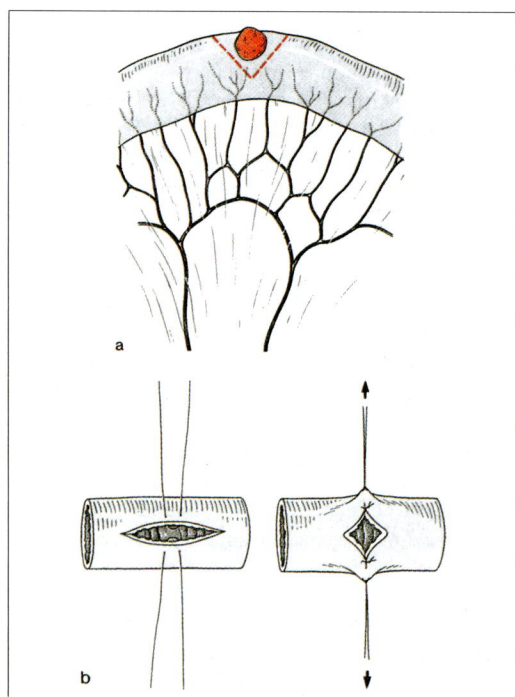

Abb. 26.15 a,b Dünndarmwandexzision bei benignem Tumor oder Striktur
a Exzision
b Längsspaltung, Quervernähung z. B. Strikturoplastik bei Morbus Crohn

Klinik: Meist stumm, nur gelegentlich Ileus durch Invagination, Obturation (Verschluss des Lumens) oder Blutung aus Exulzeration (Neurinome, Hämangiome).
Therapie: Exzision (Abb. 26.15), ggf. mit plastischer Erweiterung oder Resektion. Sind diese Verfahren nicht möglich, entlastende Umgehungsanastomose.
Prognose: Gut.

26.12.2 Karzinoid

Karzinoide sind Neoplasmen vornehmlich des Gastrointestinaltrakts, die zu den semimalignen Tumoren zählen. Häufigster Manifestationsort ist die Appendix (ca. 40 %) vor dem Rektum (15 %), dem Ileum (10 %) und den Lungen- bzw. dem Bronchialsystem (10 %). Selten finden sie sich im Ovar, Magen oder Duodenum.

Charakteristisch ist die Synthese und **Freisetzung von Serotonin** (5-Hydroxytryptamin, 5-HT); in Abhängigkeit vom Zelltyp können auch z. B. Kinine, Prostaglandine, Histamin, Insulin freigesetzt werden.

Klinik: Durch submuköses Wachstum über viele Jahre asymptomatischer Verlauf. Bei fortschreitender Ausdehnung Tumorzerfall mit Blutung oder Ileus. Bei einem Durchmesser > 2 cm ist fast stets mit einer Metastasierung zu rechnen. In 5 % der Fälle tritt das **Karzinoidsyndrom** auf: Durch vermehrte Serotoninausschüttung in die Blutbahn kommt es zu anfallartigen Flush-Zuständen, Durchfallepisoden, Bauchkoliken, manchmal zu Asthma bronchiale. Späte Organfolgen sind eine rechtsseitige Kardiopathie (Fibrose der Trikuspidalklappe) sowie retroperitoneale Fibrosierungen. Das Karzinoidsyndrom ist in der Regel mit einer Lebermetastasierung verbunden, so dass das intestinal anfallende Serotonin nicht mehr durch die Monoaminoxidasen der Leber abgebaut werden kann.

Diagnostik: Nachweis des Serotoninmetaboliten 5-Hydroxyindolessigäure (5-HIES) im Urin, notfalls durch wiederholte Bestimmungen; Szintigraphie mit ^{111}Iridiumpentetreotid.

Therapie: **Dünndarmresektion** unter Einschluss der Metastasenstraße. Cave: multizentrische Tumoren! Bei ausgedehnter Metastasierung palliative Resektion und Lymphknotenexstirpation zur Tumorverkleinerung.

Symptomatisch mit Glukokortikoiden und Serotoninantagonisten (Methysergid = Deseril®).

Bei starken Diarrhöen Parachlorphenylalanin. Bei Flush Verabreichung des Somatostatinanalogons Octreotid.

Bei Karzinommetastasen Kombination mit 5-Fluorouracil und Streptozotocin, Interferon-α.
Prognose: Schlecht. 5-Jahres-Heilungsrate 50 %.

26.12.3 Maligne Dünndarmtumoren

Malignome des Dünndarms sind – wie Neoplasmen generell (Abb. 26.16) – Raritäten (ca. 5 % aller malignen Darmtumoren). Ursache für die Tumorresistenz des Dünndarms sollen die „ruhige Schleimhaut" (frühe embryonale Differenzierung), das alkalische Milieu ohne Stase (kurzer lokaler Schleimhautkontakt) sowie die chemische Indifferenz des Darminhalts sein. Der proportionale Anteil der Sarkome an den Malignomen ist sehr hoch: 1 : 4 im Dünndarm, 1 : 110 im Magen und 1 : 190 im Dickdarm.

Bevorzugte Lokalisation von Karzinomen ist das Jejunum, von Sarkomen das Ileum. *Klinik und Diagnostik:* Anfangs asymptomatisch, bei zunehmender Größe Ileus, gelegentlich freie Perforation oder Blutung. Meist Zufallsdiagnose bei Dünndarmpassage. *Therapie:* Eine radikale Resektion unter Einschluss der regionären Lymphknoten ist wegen später Diagnose nur in 50 % der Fälle möglich. Ansonsten palliative Resektion oder Enteroentero-Umgehungsanastomose (Abb. 26.17).
Prognose: Schlecht. 5-Jahres-Heilungsrate: Adenokarzinom 20 %, Leiomyosarkom 55 %. Adjuvante

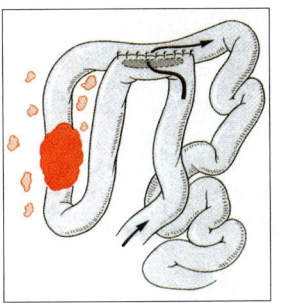

Abb. 26.17 Enteroanastomose zur Ausschaltung nichtresektabler Dünndarmtumoren oder -stenosen

Chemotherapie und Radiotherapee ohne sicheren Erfolg.

26.13 Mesenterialerkrankungen

26.13.1 Mesenterialtumoren

Tumoren des Mesenteriums sind selten. Es besteht eine Verwandtschaft zu den primär retroperitonealen Tumoren (s. Kap. 39).

26.13.2 Mesenterialzysten

Unterschiedliche Ätiologie, z. B. zystische Lymphangiome (s. Kap. 39).
Klinik: Im Kindesalter oft akuter Ileus durch Abknickung, beim Erwachsenen abdomineller, gut beweglicher, häufig die Lage wechselnder Tumor.
Diagnostik: Palpation, Abdomenübersicht, Sonographie, CT.
Therapie: Exstirpation, ggf. unter Mitentfernung des abhängigen Darmabschnitts.

26.14 Mesenterialinfarkt

Dünndarmnekrose (Abb. 26.18) nach arteriell embolischer Verschluss im Bereich der A. mesenterica superior (Abb. 26.19) oder inferior und konsekutiver venöser Thrombosierung durch Stase. Beim Totalverschluss der A. mesenterica superior reicht die Infarzierung bis zur Mitte des Colon transversum. Bei peripherer Streuung der Embolien können

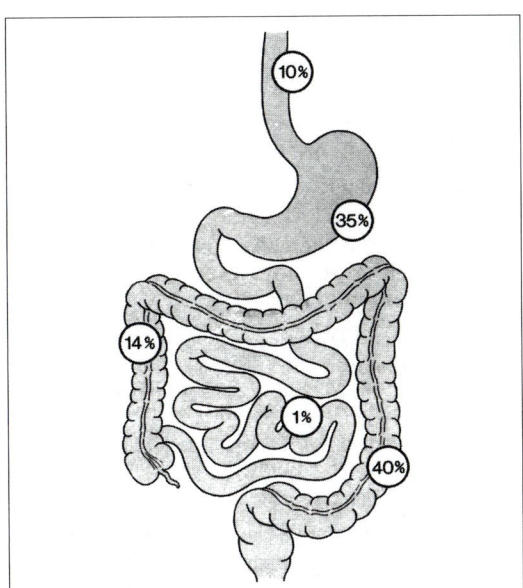

Abb. 26.16 Häufigkeit der Neoplasmen im Bereich des Gastrointestinaltraktes

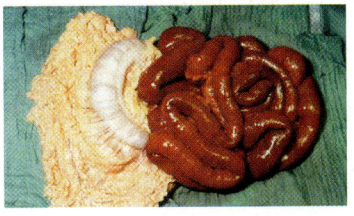

Abb. 26.18 Mesenterialinfarkt mit ausgedehnter Dünndarmnekrose

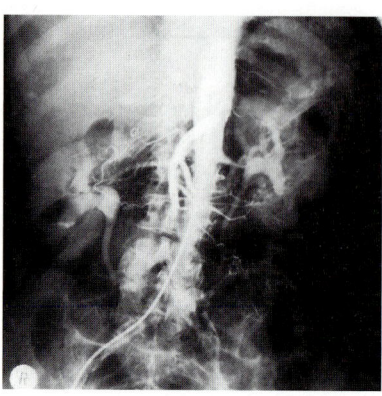

Abb. 26.19 Mesenterialinfarkt mit Verschluss der A. mesenterica superior im Angiogramm

auch umschriebene Areale infarziert sein. Selten liegt eine primäre Mesenterialvenenthrombose vor.
Klinik: Charakteristisch sind **3 Stadien:** Auf ein schmerzhaftes Initialstadium von 6 Stunden Dauer (Infarzierung) folgt ein schmerzfreies Stadium („fauler Friede") von 12 Stunden Dauer (Wandnekrose) und dann eine Peritonitis.

Typisch sind die Vorgeschichte einer kardiovaskulären Erkrankung (z. B. Mitralstenose mit Vorhofflimmern, frischer Myokardinfarkt), Bauchschmerz im linken Mittel- bis Unterbauch (Maximum der Darmschlingen), Schock sowie gelegentlich blutige Stuhlentleerung. Klinisch besteht ein akutes Abdomen (s. Kap. 29) mit Druckschmerz meist im linken Mittel- bis Unterbauch.
Diagnostik: Röntgen-Abdomenübersicht, Sonographie, Arteriographie, Angio-CT, Laktat i. S., bei Verdacht explorative Laparotomie.
Therapie: Versuch der Embolektomie innerhalb der ersten 6 Stunden, später Darmresektion entsprechend der Demarkierung (Abb. 26.18), zumeist als Diskontinuitätsresektion mit Ausleitung beider Darmenden als Stomata. Ggf. Revision (second look, third look), um das primäre Resektionsausmaß möglichst gering zu halten.

> Mesenterialinfarkt: Bei Anfangsverdacht Angiographie, bei begründetem Verdacht Laparotomie

Prognose: Sie korreliert mit dem Ausmaß und der Zeitdauer der Infarzierung. Bei über 12-stündigem Verlauf beträgt die Letalität 80–100 %.

26.15 Sonstige chirurgische Dünndarmerkrankungen

26.15.1 Blindsacksyndrom

Blindsäcke – Divertikel, Stenosen, Darmstümpfe bei Seit-zu-Seit- und Seit-zu-End-Anastomosen oder ausgeschaltete Darmschlingen, innere Fisteln oder Umgehungsenteroanastomosen (z. B. Ileotransversostomie) (Abb. 26.20) – bedingen eine Überwucherung des Darminhaltes mit Bakterien. Diese dekonjugieren Gallensäuren und verbrauchen Vitamin B_{12}.
Klinik: Steatorrhö mit Hypokalzämie, chologene Diarrhö, Meteorismus, Gewichtsverlust, Zeichen des Vitamin B_{12}-Mangels von perniziöser Anämie bis hin zur funikulären Myelose.
Diagnostik: Röntgen-Kontrastmitteluntersuchung (Abb. 26.21).
Therapie:
■ **konservativ:** Tetrazykline, Colestyramin (Gallensäurenbindung), Vitamin-B_{12}-Substitution

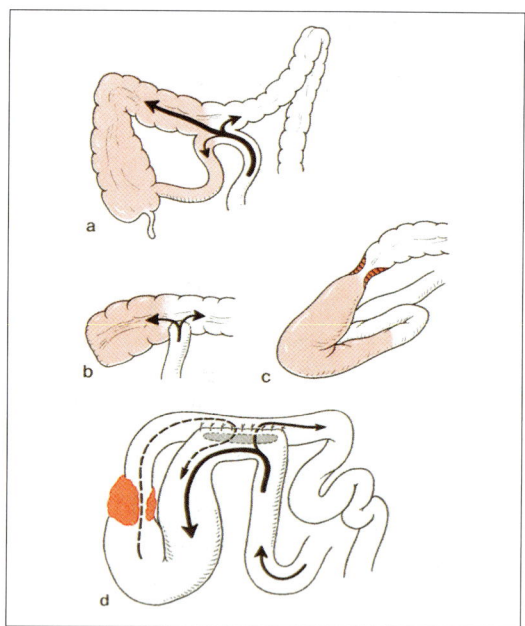

Abb. 26.20 a–d Ursachen und Formen des Blindsacksyndroms.
a Zustand nach Ileotransversostomie
b End-zu-Seit-Anastomose
c Prästenotische Dilatation
d Blindsack durch Enteroanastomose

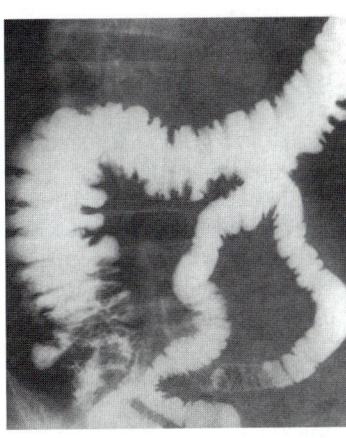

Abb. 26.21
Kolonkonstrast-
einlauf bei Ileo-
transversostomie
mit Blindsack-
symptomatik
wegen nicht-
resektablem
Zäkumtumor

■ **operativ:** Resektion des Blindsackes und End-zu-End-Anastomosierung.
Prophylaxe: Vermeidung von Seit-zu-Seit- oder Seit-zu-End-Anastomosen sowie von Ausschaltungsoperationen bei gutartigen Erkrankungen.

Diarrhö + Steatorrhö + perniziöse Anämie: Blindsacksyndrom?

26.15.2 Kurzdarmsyndrom

Ausgedehnte Dünndarmresektionen bei Morbus Crohn, Karzinom, Trauma oder Mesenterialinfarkt führen zu Reduktion intestinaler Resorptionsfläche. Eine Flächenreduktion von 50 % verursacht Beschwerden, eine Reduktion von 70 % ist lebensbedrohend.
Klinik: Chologene Diarrhö, Malassimilation, Flüssigkeits- und Elektrolytverluste, Anorexie.
Diagnostik: Fettbestimmung im Stuhl, H$_2$-Atemtest, MDP.
Therapie: **Colestyramin** und **Octreotid. Parenterale Langzeiternährung**, z. B. nach Implantation eines venösen Port-Systems (in Lokalanästhesie). Sie führt nach mehreren Monaten zu funktioneller Adaptation des Restdünndarms (gesteigerte Glukoseresorption, gesteigerte Aktivität der Enzyme, verlangsamte Passagezeit) aufgrund enterohormonaler Einflüsse.
    Eine **kausale operative Therapie** steht mit der **Dünndarmtransplantation** zur Verfügung. Die Transplantatüberlebensrate unter Immunsuppression mit Tacrolimus liegt nach 3 Jahren bei 38 %.
    Palliativ lässt sich eine Peristaltikbremsung durch Interposition eines anisoperistaltischen Jejunumsegmentes erreichen (Verlängerung der Kon-

taktzeit). Allerdings ist ein derartiger Eingriff frühestens nach 6 Monaten indiziert, da der Dünndarm eine erstaunliche Adaptationsfähigkeit besitzt.

26.16 Dünndarmresektion

Prinzip der Dünndarmresektion ist, den krankhaften Abschnitt so radikal wie nötig und so sparsam wie möglich zu entfernen. Da der Dünndarm das einzige nichtentbehrliche Organ des Gastrointestinaltrakts ist, kommt seiner Erhaltung im Rahmen der resezierenden Maßnahmen eine erhebliche Bedeutung zu.
    Als **Regel** kann gelten, dass **30 % der Gesamtlänge ohne Folgen reseziert** werden können. Bei 50 % Resektionslänge muss zumindest vorübergehend, bei 75 % langfristig parenteral substituiert werden, da sonst Mangelerscheinungen unvermeidlich sind. Jüngere Menschen besitzen größere Kompensationsfähigkeiten als ältere, doch ist auch ein Kind mit weniger als 10 % Dünndarm nur durch parenterale Ernährung lebensfähig.

Dünndarmresektion:
So sparsam wie möglich, so radikal wie nötig

Zur Vermeidung eines Blindsacksyndroms werden **End-zu-End-Anastomosen** (Abb. 26.22) angelegt; En-

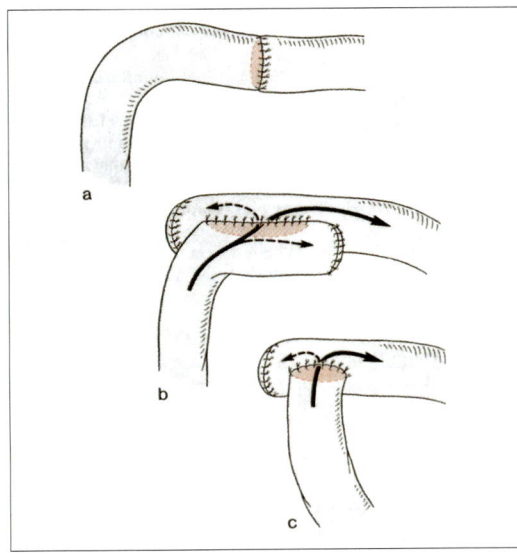

Abb. 26.22 a–c Formen der Dünndarmanastomose.
a End-zu-End
b Seit-zu-Seit
c End-zu-Seit

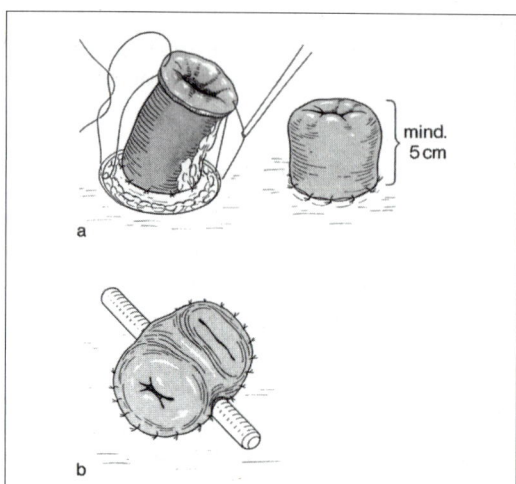

Abb. 26.23 a,b Ileostoma
a Endständiges Ileostoma prominens
b Doppelläufiges Ileostoma

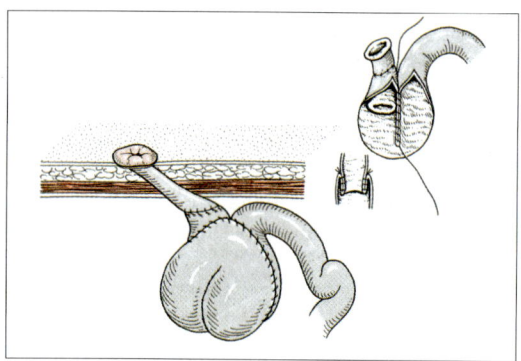

Abb. 26.24 Kock-Reservoir bei endständigem Ileostoma

teroenterostomien **(s. Abb. 26.20d)** werden nur als Palliativmaßnahme angewandt. Die Ausleitung des Dünndarms als Ileostoma kann endständig oder doppelläufig erfolgen **(Abb. 26.23)**.

Zur Steigerung der Reservoirfunktion kann ein **Reservoir nach Kock** **(Abb. 26.24)** aus der endständigen Dünndarmschlinge angelegt werden (Kontraindikation: Morbus Crohn).

Die Pflege der peristomalen Haut durch Karaya-Paste, Pektinplatten (Stomahäsiv®) sowie Klebebeutel ist Bedingung zur Toleranz derartiger Stomata, da der ätzende Dünndarmstuhl die peristomale Haut sonst in erheblichem Maß schädigt.

26.17 Operationsatlas: Ileostomie-Anlage[1]

Präoperatives Vorgehen
- *Diagnostik:* Je nach Grunderkrankung.
- *Indikation:* Protektiv für 6–12 Wochen im Rahmen von Kolonresektionen oder zur Deviation.
- *Aufklärungspflichtige Operationsrisiken:* Stomaprolaps, parastomale Hernie. Bei jeder Kolonresektion sollte der Patient über eine mögliche Stomaanlage informiert werden.
- *Vorbereitung:* Präoperative Markierung der geplanten Stomalokalisation (Vermeidung von Hautfalten oder Gürteldruck).

Operationstechniken
Ileostoma (ähnlich Sigmoido- oder Transversostomie), endständig oder doppelläufig **(Abb. 26.25–26.27)**.

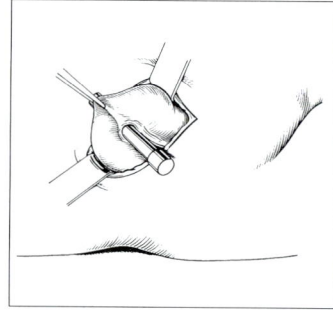

Abb. 26.25 An der präoperativ markierten Stelle Hervorluxieren einer distalen Ileumschlinge vor die Bauchdecke, Einführen eines sog. Reiters durch eine Lücke im Mesenterium

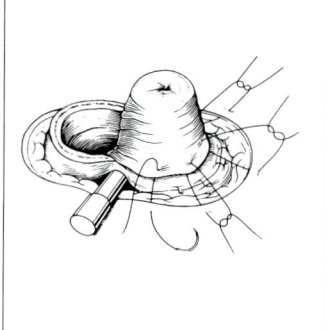

Abb. 26.26 Nach asymmetrischem Eröffnen des Darmes über dem Reiter wird die zuführende Schlinge prominent (beugt Stomadysfunktion und Hautkontakt mit ätzendem Dünndarmstuhl vor) an der Haut mit resorbierbaren Nähten (PGS 3–0) fixiert

---

1 Abbildungen aus K. Kremer, V. Schumpelick, G. Hierholzer (Hrsg.): Chirurgische Operationen. Atlas für die Praxis. Thieme, Stuttgart – New York 1992.

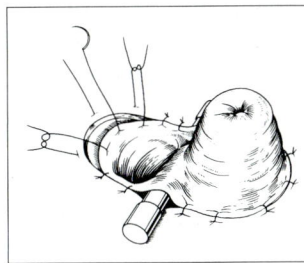

Abb. 26.27 Der abführende Schenkel wird im Hautniveau vernäht, Anbringung eines Klebebeutels

Postoperatives Vorgehen
- *Entfernen von Drainagen u. ä.:* Nicht resorbierbare Hautfäden und Reiter nach 10 Tagen entfernen.
- *Kostaufbau:* wenn Stoma fördert.
- Bei postoperativer Schwellung Kühlen mit Eis, Betupfen mit Otriven®.

■■❚ Merken
- **Funktion des Dünndarms (Jejunum und Ileum): Resorption von Nahrungsbestandteilen. Ab einer Flächenreduktion von 50 % treten Beschwerden auf, daher gilt: Resektion so sparsam wie möglich!**
- **Morbus Crohn: chronisch entzündliche Darmerkrankung unklarer Ätiologie, die den gesamten Gastrointestinaltrakt befallen kann; bevorzugter Befall (80 %) des terminalen Ileums. Primärdiagnose häufig während einer Appendektomie (Appendizitis = wichtige Differenzialdiagnose). Therapie: konservativ, chirurgisch bei Komplikationen (Stenose, Fisteln, toxisches Megakolon) oder Therapieresistenz: sparsame Resektion.**
- **Mesenterialinfarkt: Dünndarmnekrose bei arteriell embolischem Verschluss im Bereich der A. mesenterica superior. Verlauf in 3 Stadien: 1. Infarzierung: Schmerzen innerhalb der ersten 6 Stunden; 2. fauler Friede: schmerzfreies Intervall von 12 Stunden; 3. Wandnekrose und Durchwanderungsperitonitis mit akutem Abdomen, Schock, Sepsis. Therapie: Embolektomie nur innerhalb der ersten 6 Stunden erfolgreich, sonst Resektion.**

27 Kolon und Rektum

27.1 Anatomie und Physiologie

27.1.1 Anatomie

Topographie: Der Dickdarm umspannt die Leibeshöhle im Uhrzeigersinn. Colon ascendens und descendens liegen sekundär retroperitoneal, Colon transversum und sigmoideum intraperitoneal. Der Mastdarm, ebenfalls sekundär retroperitoneal, liegt in der Kreuzbeinhöhlung. Ab der peritonealen Umschlagfalte (Douglas-Raum) verläuft er extraperitoneal auf dem Beckenbodentrichter und durchsetzt mit scharfem Knick das muskuläre Diaphragma urogenitale. Ursache der Abwinkelung ist die Puborektalisschlinge, ein Verstärkungszug des M. levator ani. Im Bereich der Linea dentata geht der Mastdarm in den Analkanal über (s. Kap. 28).

Gefäßversorgung (Abb. 27.1)**:** Stammgefäße sind die A. mesenterica superior und die A. mesenterica inferior. Der A. mesenterica superior entstammen die A. ileocolica, die A. colica dextra und die A. colica media. Die A. colica dextra kann ein eigenständiges Gefäß oder ein Ast der A. ileocolica sein. Die A. mesenterica inferior verzweigt sich in die Hauptgefäße A. colica sinistra, A. sigmoidalis und A. haemorrhoidalis superior. Von größter praktischer Bedeutung ist eine Gefäßarkade zwischen den Stromgebieten der Aa. mesentericae superior et inferior im Bereich der linken Flexur, die **Riolan-Arkade**. Über diese kann die A. mesenterica superior die Durchblutung bis in den Sigmabereich übernehmen. Das untere Rektum erhält Zuflüsse durch die Aa. haemorrhoidalis media et inferior aus der A. iliaca interna.

Arterien und Venen verlaufen intramural getrennt: Die Venen konfluieren submukös, Arterien subserös, so dass zahlreiche Muskellücken entstehen. Mit fortschreitendem Alter vergrößern sich die Gefäß-Muskellücken und leisten der Entstehung einer Divertikulose Vorschub.

Lymphabfluss: Die Lymphdrainage erfolgt entlang der großen Gefäße, d. h. segmentär unipolar (Abb. 27.1). Lediglich im Versorgungsgebiet von Arkaden (Flexurenumgebung, Colon descendens) ist ein bipolarer Abstrom möglich. Die untere Rektumetage drainiert entsprechend der Gefäßversorgung zusätzlich in die parailiakalen Lymphknoten und in Analnähe in die inguinalen Lymphbahnen.

27.1.2 Physiologie

Aufgabe des Dickdarms ist primär die Stuhleindickung durch die **Resorption von Wasser und Elektrolyten**, daneben die **kurzkettiger Fettsäuren**. Letztere entstehen durch bakteriellen fermentativen Abbau von nicht im Dünndarm resorbierten Kohlenhydraten. Sie fördern die Resorption von Elektrolyten und damit auch von Wasser. Außerdem stellen sie eine bedeutende Energiequelle für die Kolonepithelzellen dar. Sekretionsvorgänge haben dagegen nur eine geringe Bedeutung. Des Weiteren wird im linken Kolon die Natriumresorption durch Mineralokortikoide beeinflusst. Resorption und Sekretion werden durch den intrazellulären pH, Aldosteron, Vitamin A, das enterische Nervensystem, Hormone, lokale Mediatoren und intraluminale Substanzen (z. B. Gallensäuren) reguliert.

Bei den **Bewegungsvorgängen** des Dickdarms lassen sich lokale Einzelkontraktionen sowie anterograd und retrograd fortgeleitete propulsive Massenbewegungen („giant migrating contractions") unterscheiden.

Das enterische Nervensystem koordiniert die Bewegungsvorgänge; der Parasympathikus fördert, der Sympathikus hemmt die Kontraktionen. Der **gastrokolische Reflex**, d. h. Stimulation der Motilität im Rektosigmoid durch orale Nahrungsaufnah-

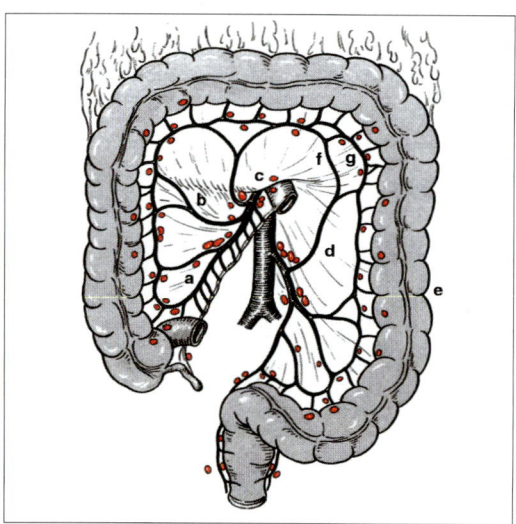

Abb. 27.1 Gefäßversorgung und Lymphabfluss des Kolon und Rektums:
a A. ileocolica
b A. colica dextra
c A. colica media
d A. colica sinistra
e A. mesenterica inferior
f Riolan-Arkade
g Drummond-Arkade

me, wird durch cholinerge und Opiatrezeptoren vermittelt. Auch der Dickdarminhalt beeinflusst die Bewegungsvorgänge: Schlackenreiche Kost verkürzt die Verweildauer, d. h. die Passagezeit im Kolon. Schlackenreiche Kost führt über eine vermehrte Füllung des Kolons, d. h. vermehrte Dehnung der Kolonmuskulatur, zu einer verbesserten Koordination der Kolonmotorik.

Etwa **die Hälfte der Stuhlmassen** besteht aus **anaeroben Bakterien** der Bacteroides-Gruppe. Ihre Aufgaben sind der Abbau nichtresorbierbarer Kohlenhydrate sowie die Verhinderung einer Überwucherung durch potentiell pathogene Keime. Schwer resorbierbare Substanzen, z. B. Magnesiumsulfat und Laktulose, führen zu Wasseransammlung im Darmlumen. Die vermehrte Darmfüllung stimuliert die Peristaltik. Daher wirken diese Substanzen laxierend (osmotische Diarrhö).

27.2 Klinik und Diagnostik

27.2.1 Leitsymptome

Störungen der Stuhlbereitung und Passage
- Stuhlverstopfung **(Obstipation)**, d. h. weniger als 2 Stühle pro Woche
- Stuhlverhaltung **(Ileus)**
- Durchfall **(Diarrhö)**: wiederholt wässrige bis breiige Stühle
- Stuhlgangunregelmäßigkeiten: **Wechsel von Obstipation und Diarrhö** vornehmlich bei Stenose, prästenotische Verflüssigung der Randpartien des Kots durch vermehrte Sekretion und gesteigerte Peristaltik bewirkt einen Abstrom des verflüssigten Kots **(paradoxe Diarrhö)**.
- Blähungsbeschwerden: **Meteorismus**. Häufig ist keine vermehrte Gasbildung nachweisbar: **Colon irritabile**.

Schmerzen
- gesteigerte Peristaltik: bei Passagehindernis, Reizzustand. Die Folge ist krampfartiger Stuhldrang: **Tenesmen**.
- Darmdistension: Der Darm ist lediglich dehnungsempfindlich.
- entzündliche Darmwandprozesse, auch lokale oder diffuse Peritonitis
- Durchblutungsstörungen:
  - akut: Strangulation, Volvulus, Inkarzeration, Invagination, Infarkt
  - chronisch: sklerotische Gefäßprozesse (Angina abdominalis), Bestrahlungsfolgen.
- Tumorinfiltration.

Blutungen (s. a. Kap. 32)
Wichtig sind die **Beziehung zur Defäkation und Kotsäule**, die **Farbe** (hell = arteriell, z. B. Hämorrhoiden, Divertikel; dunkel = venös, z. B. Tumoren; gemischt, z. B. Entzündung), die **Intensität** und **Häufigkeit**.
- **Defäkationsblutungen:** Blutauflagerung auf dem Stuhl oder Nachblutung nach dem Stuhlgang
- **Blutstuhl (Hämatochezie):** überwiegend aus Blut bestehender oder koagelhaltiger Stuhl
- **Teerstuhl (Melaena):** Blutung aus höheren Darmabschnitten. Hämoglobin wird zu schwarzem Hämatin abgebaut.
- **okkulte Blutung:** Kleinere Blutungen aus höheren Darmabschnitten werden durch Kot maskiert, Nachweis durch Peroxidasereaktion (Okkultblutteste).

Schleimabgang
- schleimige Auflagerungen auf dem Kot
- reine Schleimstühle, bei Entzündungen auch Schleim-Eiterstühle.

Eiterabgang
Meist bei Erkrankungen von Anus und Rektum, auch bei perianalen Eiterungen (Fisteln).

27.2.2 Diagnostik (Tab. 27.1)

Klinische Untersuchung
Inspektion: Leibesasymmetrien, Blähbauch, speziell auch Rahmenblähung mit eingesunkenem Zentrum (Kolonmeteorismus bei suffizienter Bauhin-Klappe), Prominenzen, Darmsteifungen (durch dünne Bauchdecken sichtbare gesteigerte Peristaltik des

Tabelle 27.1 Diagnosemaßnahmen bei V. a. Dickdarmerkrankungen

▪ Anamnese, klinischer Befund
▪ Digitale Mastdarmuntersuchung
▪ Rektoskopie/Proktoskopie
▪ Koloskopie bzw. Röntgen-Kolon-Doppel KE*
▪ Labor (bei positivem Befund)
▪ Okkultbluttest
▪ Zusatzuntersuchungen bei gesichertem Befund: Sonographie (Leber, Nieren) Endosonographie CT (Becken, Leber) MRT, CEA, CA 19-9 (Angiographie, i. v.-Urographie)

* KE = Kontrasteinlauf

Dünndarms), Operationsnarben, Hernien, Fistel zur Bauchdecke, Hautverfärbungen?

Unverzichtbar: Inspektion des Anus (s. Kap. 28).

Palpation:

- Druckschmerz (Lokalisation, Ausdehnung [lokal, diffus], Intensität), Klopfschmerz, Abwehrspannung (lokal, diffus)?
- Resistenzen (Lokalisation, Größe, Verschieblichkeit, Dolenz)?
- rektale Tastuntersuchung.

Perkussion: Meteorismus (Rahmenblähung, u. U. an einer Stenose endend), Aszites, Dämpfung über Resistenzen?

Auskultation: Darmgeräusche: Intensität, Charakter (spritzend, gurgelnd, klingend, plätschernd, spastisch [ohrnah], knarrend), Stimulierbarkeit.

Endoskopie: Bevorzugt in Linksseitenlage, Steinschnittlage, Knie-Ellenbogenlage.

Proktoskopie: s. Kap. 28.2.

Rektoskopie: Möglichst schlanke Rektoskope verwenden (1,5 cm Durchmesser), da bessere Passage der Sigmaflexur, Untersuchungen bis 25 cm ab Anokutanlinie möglich.

> 50–55 % aller kolorektalen Neoplasmen sind im Bereich bis 25 cm ab Anokutanlinie lokalisiert!

Hauptinformation beim Rückführen des Geräts unter leicht kreisender Bewegung, Möglichkeit der Biopsie (Zangen-, Saug-, Schlingenbiopsie) und der operativen Rektoskopie (z. B. Probeexzision, Polypenabtragung, Blutstillung). Zeitaufwand 3–5 Minuten(!).

Koloskopie: s. Kap. 11.

Bildgebende Verfahren

Abdomen-Übersichtsaufnahme im Stehen oder in Linksseitenlage: Spiegel, freie Luft, Darmgasverteilung.

Kolonkontrasteinlauf (KKE): Nachweis intraluminärer Veränderungen mit Darstellung der gesamten Kolontopographie. Möglichst nur noch als **Doppelkontrastverfahren** nach Welin (Kontrastmittel und Luftinsufflation zur besseren Darstellung des Schleimhautreliefs). Bei guter Technik Auflösungsvermögen < 5 mm, so dass sich alle suspekten polypösen Veränderungen darstellen lassen. Bei Verwendung von Bariumbrei anschließend Reinigung des Darmes mit Hilfe von Laxanzien oder Einläufen.

> Bei nicht auszuschließender Darmperforation Verwendung von wasserlöslichem Kontrastmittel!

So lassen sich allerdings nur grobpathologische Veränderungen darstellen.

Sonographie: Beurteilung der Nieren (bei Harnstau i. v.-Urographie) und der Leber (Metastasen?), Nachweis von Tumoren (Kokardenphänomen), Darmmotilität (Pendelperistaltik, Atonie) und freier Flüssigkeit (s. Kap. 13).

Endorektale Sonographie (s. Abb. 13.16): Beim Rektumkarzinom Bestimmung der Infiltrationstiefe (s. Kap. 13.4.2 und Abb. 13.17) und Nachweis vergrößerter pararektaler Lymphknoten (präoperative Radiotherapie?). Nachweis perianorektaler Tumoren, Abszesse, Fisteln, Vermessung der Sphinktermuskulatur (s. Kap. 28).

CT: Durch Erfassung von Dichteunterschieden geeignet bei extraluminären oder die Darmwand überschreitenden Prozessen wie Tumoren (Abb. 27.2), Wandentzündungen (Morbus Crohn), Mesenterialverdickung, Lymphknotenvergrößerung, Knocheninfiltration (Os sacrum). Darstellung der Beziehung von Kolon und Rektum zu Nachbarorganen (Abszess, Metastase, Fistel?).

MRT: Ähnliche Indikationen wie CT. Vorteil der besseren Weichteildifferenzierung, vor allem bei Entzündungsprozessen. Zunehmend auch für dynamische Untersuchungen (Beckenbodenfunktionsstörungen) eingesetzt, hier mit dem großen Vorteil, Lageverschiebungen aller pelvinen Organe synchron darstellen zu können. Diesbezüglich der Defäkographie überlegen, derzeit aber noch sehr kostspielig.

Defäkographie: Untersuchungsverfahren bei Funktionsstörungen des Anorektums und Beckenbodens mit Erfassung der Funktionsphasen in Schnellbildfolge (Angiographiegerät) im seitlichen Strahlengang. Derzeit wichtigste Untersuchungsmethode bei der Beckenbodeninsuffizienz. Zweckmäßig mit Kolon-Doppelkontrasteinlauf zu kombinieren, um höher gelegene Funktionsstörungen oder Sekun-

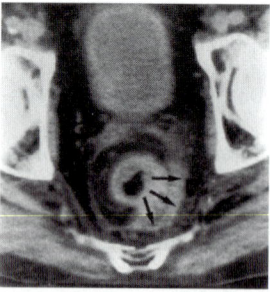

Abb. 27.2 CT eines fortgeschrittenen Rektumkarzinoms mit Durchbruch bis zu den rektalen Hüllfaszien zwischen 03.00 und 07.00 Uhr. Regionäre Lymphknotenmetastasierung bei 05.00 Uhr. Sehr charakteristisch für derartige fortgeschrittene Karzinome ist die ausgeprägte Betonung der rektalen Hüllfaszien (ähnlich nach Strahlentherapie), die normalerweise kaum sichtbar sind

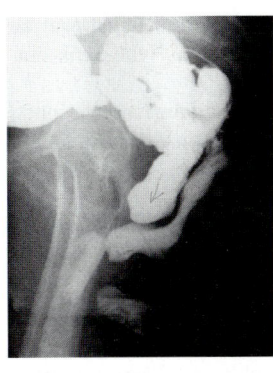

Abb. 27.3 Defäkographie. Ausbildung einer großen vorderen Rektozele (Aussackung der Rektumvorderwand) und markantes Cul-de-sac-Syndrom durch Sigmaimpression (Pfeil). Schreitet die Impression fort, kommt es zur Ausstülpung der Rektumvorderwand (Rektumprolaps)

därveränderungen (vornehmlich Divertikulose), aber auch Lage- und Funktionsbehinderungen durch Darmeinpressung in den Douglas-Raum (Cul-de-sac-Syndrom, **Abb. 27.3**) zu erfassen.

Ergänzende Untersuchungen:

■ *Magen-Darm-Passage (MDP):* Bei entzündlichen Prozessen im Ileozäkalbereich (Morbus Crohn) Doppelkontrastverfahren in der Sellink-Technik.

■ *Röntgen-Thorax:* Lungenrundherde, Zwerchfellhochstand und -beweglichkeit, Pleuraerguss?

■ *i. v.-Pyelographie:* Vorzugsweise bei primär fortgeschrittenen Karzinomen, speziell nach neoadjuvanter Therapie, retroperitonealen Tumorrezidiven (auch bei Verdacht), retroperitonealen Entzündungsprozessen (Divertikulitis, Morbus Crohn) oder sonographischen Hinweisen auf Harnabflussstörungen.

■ *Angiographie:* Bei großen Tumoren oder bei Blutungen (**Abb. 27.4**), falls endoskopische Ortung der Blutungsquelle nicht gelingt.

■ *Transitzeitbestimmung:* Bestimmung der Kolon-Passagezeit. Hierzu werden 6 Tage lang jeweils 20 röntgendichte Marker in einer Gelatinekapsel geschluckt. Am 7. Tag Bestimmung der Lokalisation

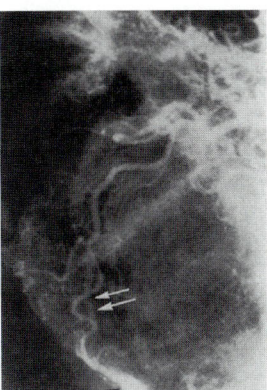

Abb. 27.4 Angiographie bei unterer gastrointestinaler Blutung wegen Angiodysplasie des Zäkums

und der Anzahl mit einer Abdomenübersichtsaufnahme (**Hinton-Test**).

Laboruntersuchungen

Bedeutsam nur im Hinblick auf Krankheitsfolgen: Entzündungsparameter, Eiweißstoffwechsel, Elektrolythaushalt, Harnstoff, Kreatinin.

In der Tumornachsorge: tumorassoziierte Antigene: CEA (Normwerte bis 2,5 ng/ml bei Nichtrauchern, bis 5 ng/ml bei Rauchern) und CA 19-9 (Normwerte bis 36 U/ml).

27.3 Chirurgie des Dickdarms

27.3.1 Risiken

Lokale Risiken sind:

■ Kontamination des Operationsgebietes mit Darminhalt (**Tab. 27.2**), potentielle Wundheilungsstörung, Abszessbildung

■ Nahtinsuffizienz als Folge ungünstiger anatomischer Bedingungen, zu großer Spannung, schlechter Durchblutung, technischer Fehler, lokale Abszedierung mit nachfolgender lokaler oder generalisierter Peritonitis

■ häufig ausgedehnte Resektionen mit (Teil-)Entfernung benachbarter, infiltrierter Organe (Bauchdecke, Milz, Leber, Dünndarm, Ureter, inneres Genitale, Harnblase).

> Dickdarmileus: Darm nicht mit Elektrokauter eröffnen, Explosionsgefahr durch Methangas!

Tabelle 27.2 Infektionsquellen in der Dickdarmchirurgie

■ Darmlumen

■ Darmschnittränder

■ Erlöffnete Lymphbahnen (Lymphkontamination bei Entzündung und Stenose)

■ Analumgebung

■ Rektumexstirpationshöhle („horror vacui")

■ Darmfisteln

■ Abszesse und periintestinale Infiltrate

■ Stenosen („stagnant loop" bzw. Stasesyndrom)

■ Präexistente Stomata

■ Pathologische Darmflora durch Grundkrankheit, Passagestörung, medikamentöse Therapie

Allgemeine Risiken sind:
- vollständig parenterale Ernährung von längerer Dauer: ca. 4 % mechanische, 7 % septische, 20–30 % metabolische Komplikationen
- häufig postoperative Nachbeatmung bei Operationen im kleinen Becken aufgrund der Auskühlung und der Lagerung in Trendelenburg-(Kopf-tief-)Lage.
- hohe Komorbidität bei hohem Durchschnittsalter.

27.3.2 Operationsvorbereitung (Tab. 27.3)

> Dickdarmoperation:
> Darmvorbereitung entscheidend!

Vor Koloskopie bzw. Kontrasteinlauf
Am Vortag der Untersuchung möglichst flüssige Kost einhalten. Perorale Darmspülung mit osmotisch wirksamen Lösungen (Clean-Prep®, Golytely®), alternativ mit speziellen Laxanzienkombinationen (X-Prep®) bei ausreichender Flüssigkeitszufuhr; nach Röntgenuntersuchungen mit Bariumkontrastmittel unbedingt Gabe eines Abführmittels erforderlich (Ileusgefahr).

Vor Darmoperationen
Die Morbidität wurde durch die präoperative **orthograde Darmspülung** wesentlich vermindert.

Darmvorbereitung mit 2–3 l p. o. applizierter Golytely®-Lösung (nichtresorbierbare Polyäthylenglykol-Lösung: Natriumchlorid 1,46 g, Natriumhydrogenkarbonat 1,68 g, Kaliumchlorid 0,75 g, Natriumsulfat 5,68 g, Polyäthylenglykol 4000 59 g, destilliertes Wasser ad 1000 ml) oder Clean-Prep®. Anschließend Kontrolle der Elektrolyte obligat!
Kontraindikationen: Subtotale Stenosierung, dekompensierte Herzinsuffizienz (Lungenödem), Niereninsuffizienz (Überwässerung, anschließend evtl. Dialyse notwendig).

Bei subtotal stenosierenden Tumoren sollte frühzeitig mit einer **vollständigen parenteralen Ernährung** begonnen werden, um eine meist vorhandene Mangelernährung zu beseitigen, die Entste-

Tabelle 27.3 Operationsvorbereitung

Ernährung mit vollresorbierbarer Diät (2400 kcal/die[1]) oder parenterale Hyperalimentation (fakultativ)
Perorale Darmspülung
Perioperative Antibiotikaprophylaxe

[1] ≅ 10 000 kj/die

hung eines Ileus zu vermeiden und den Darm zu entlasten (ggf. täglich Laxanzien, Hebe-Senk-Einläufe für 5–8 Tage).

Die **perioperative Antibiotikagabe** („single shot") hat ebenfalls zu einer deutlichen Senkung infektiöser Komplikationen beigetragen.

27.3.3 Notfalleingriffe

Auch im Notfall sollte der Krankheitsprozess definitiv saniert, d. h. reseziert werden. Entscheidet man sich nach der Resektion für eine **primäre Anastomose**, muss wegen der fehlenden Darmvorbereitung eine **intraoperative Darmspülung** erfolgen. Hierzu wird ein Urinkatheter ins Zäkum eingeführt (Ileotomie oder durch Appendixstumpf nach Appendektomie). Der zu anastomosierende orale, zuführende Darmanteil wird mit einem dicken Schlauch verbunden, der nach außen abgeleitet wird. Anschließend kann der Darm mit angewärmter Ringer-Lösung (15–20 l NaCl-Lösung 0,9 %) saubergespült werden (Abb. 27.5). Zum Schutz der Anastomose ggf. protektiver Anus praeter.

> Dickdarm-Notfalleingriff: Im Zweifel – zum Schutz des Patienten – protektiver Anus praeter

Bei diffuser Peritonitis, Durchblutungsstörungen oder **massiver Kontamination** des Bauchraumes muss die primäre Reanastomosierung unterbleiben. Hier eignen sich:

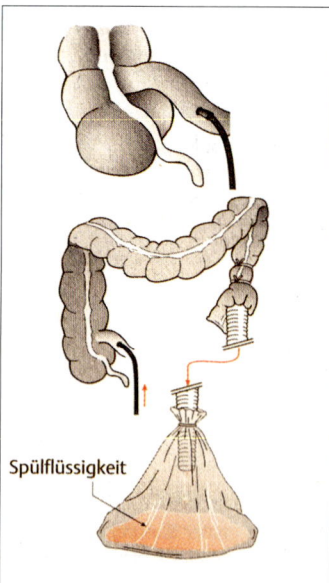

Spülflüssigkeit

Abb. 27.5 Intraoperative Spülung **a** Einführen eines Blasenkatheters durch Enterotomie in das terminale Ileum (alternativ durch Appendixstumpf) **b** Ableitung der Spülflüssigkeit

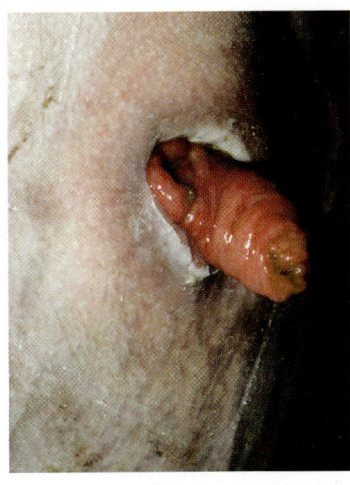

Abb. 27.6
Doppelläufige
Ileostomie. Der
zuführende
Stomaschenkel
ist prominent,
der abführende
plan eingenäht

Bereich des kleinen Beckens Verwendung von Klammernahtgeräten (EEA-Maschinenanastomosen, s. Kap. 2.4.2).

27.3.5 Standardoperationen

Aus den anatomischen Verhältnissen lassen sich die Standardoperationen am Kolorektum entwickeln:

- **rechtsseitige Hemikolektomie** (Abb. 27.7a): Entfernung des von der A. ileocolica und der A. colica dextra versorgten Gebietes, Anastomose am rechten Colon transversum. Durch Fortfall der Ileozäkalklappe kann eine vorübergehende Durchfallneigung auftreten.
- **Segmentresektion** (Abb. 27.7b, c): Sie orientiert sich in ihrer Ausdehnung an einem Hauptgefäß bzw. einer Hauptarkade (Typ Transversum-, Sigmaresektion).
- **linksseitige Hemikolektomie:** Entfernung des von der A. mesenterica inferior versorgten Gebietes. Anastomose zwischen dem linken Colon transversum und dem mittleren Rektum.
- **anteriore Rektumresektion** (Abb. 27.7d): Entfernung des von der A. haemorrhoidalis superior (aus der A. mesenterica inferior) versorgten Gebietes (Rektum definiert bis 16 cm ab Anokutanlinie, mit starrem Rektoskop gemessen). Anastomose zwischen Sigma-Deszendens-Übergang und Rektum. Anterior = vom Bauchraum aus, im Gegensatz zu der von posterior = para- oder transsakral erfolgenden Resektion, s. u.).
- **koloanale Anastomose:** komplettes Entfernen des Rektums nach intersphinkterer Dissektion bis in Höhe der Linea dentata. Anastomose zwischen Colon descendens und Analkanal von perineal mit Klammernahtgerät oder Handnaht.
- **Inkontinenzresektion:** Verzicht auf die Wiederherstellung der Darmkontinuität zur Verminderung des operativen Risikos. Der orale Darmschenkel wird endständig ausgeleitet **(Anus praeter (naturalis)**, A. p. oder Kolostoma, kurz Stoma). Der aborale Schenkel kann bei genügender Beweglichkeit ebenfalls ausgeleitet werden (Typ Devine) oder wird blind verschlossen (Typ Hartmann, Abb. 27.10a).
- **Rektumamputation:** Totalentfernung von distalem Sigma, Rektum und Anus. Endständige Ausleitung des Sigma als A. p. Die hintere Mastdarmauslösung kann von perineal (**abdominoperineale Rektumamputation** nach Miles, Abb. 27.7e, 27.8) oder mit Entfernung des Steißbeins und eines Kreuzbeinanteils erfolgen (**abdominosakrale Rektumamputation** nach Quénu). Bei Kontamination

- **Diskontinuitätsresektion nach Hartmann:** nach Resektion Ausleiten des proximalen Darmendes als endständiges Stoma und Verschluss des abführenden Schenkels, z. B. mit einem Klammernahtgerät
- **Ileostomie:** Anstelle einer ausschaltenden doppelläufigen Transversumkolostomie wird heute vielfach eine doppelläufige Ileostomie bevorzugt (Abb. 27.6, s. a. Abb. 26.23). Die früheren Versorgungsnachteile einer Ileostomie sind heute nicht mehr gegeben. Der Vorzug der Ileostomie ist ihre ungleich geringere Komplikationsanfälligkeit, so dass keine Behandlungszwänge wegen frühzeitiger Stomakomplikationen (obligater Prolaps der Transversostomie, peristomale Hernie) auftreten. Auch günstigere Position.

27.3.4 Elektiveingriffe

Dank optimierter Vorbereitung konnte das Operationsrisiko deutlich gesenkt werden. Früher betrug die Letalität je nach Art des resezierenden Eingriffs 8–15 %, heute liegt sie deutlich unter 5 %. Damit wird Einzeitigkeit zunehmend ein vertretbares Therapieprinzip.

Nach Resektion eines Darmanteils sollte **zur Vermeidung eines Blindsacksyndroms** stets die **End-zu-End-Anastomosierung** angestrebt werden. Unter zahlreichen Variationen ist die Reanastomosierung allschichtig (Mukosa, Muskularis, Serosa) einreihig mit atraumatischen Einzelknopfnähten der Stärke 3/0 geeignet. Zuerst Naht der Hinterwand (Knoten innen), dann Naht der Vorderwand (Knoten außen), anschließend Verschluss des Schlitzes im Mesenterium zur Vermeidung einer inneren Hernie. Im

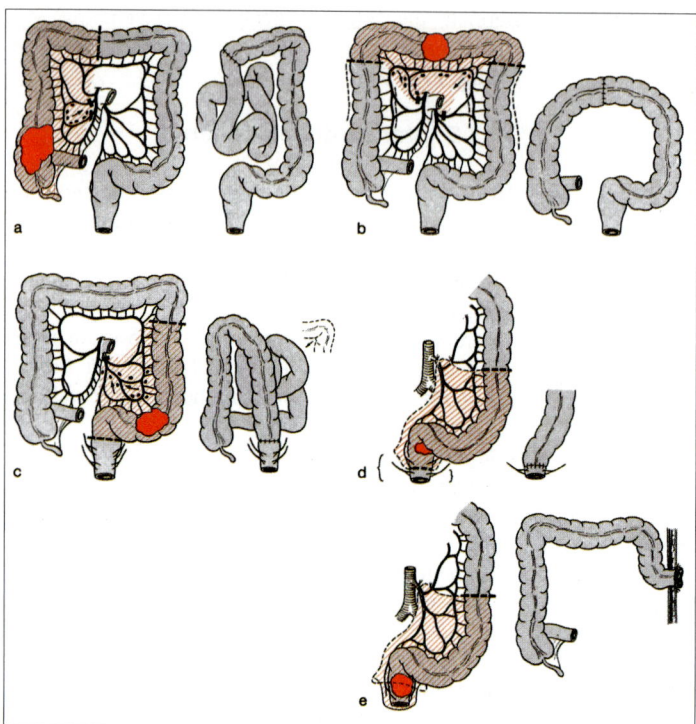

Abb. 27.7 a–e Standardoperationen am Kolorektum:
a Rechtsseitige Hemikolektomie
b Transversumresektion
c Erweitere Sigmaresektion
d Tiefe anteriore Resektion (TAR) mit analer Anastomosierung
e Abdominoperineale Rektumamputation

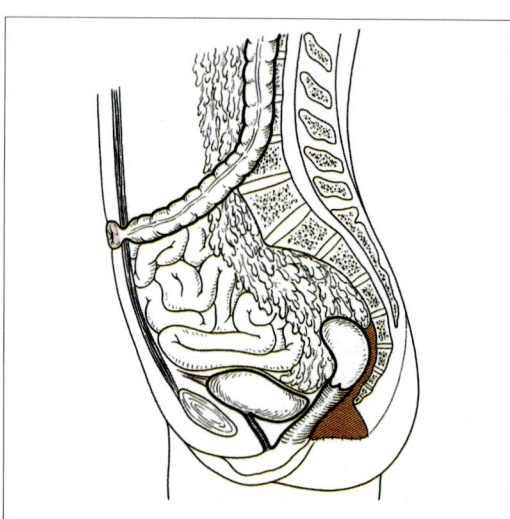

Abb. 27.8 Zustand nach abdominoperinealer Rektumamputation mit Netzplombe

der Sakralhöhle (Infektion, Darmaufbruch) wird die hintere Wunde offen tamponiert und heilt sekundär durch Granulation.

■ **Kolektomie:** Entfernung des Gesamtkolons mit Ausnahme eines Rektumrestes entweder mit end-ständiger Ausleitung des Ileums (Ileostomie) und Blindverschluss des Rektums oder mit Passagewiederherstellung (Ileorektostomie; hierfür zahlreiche Anastomosenvarianten).

■ **Proktokolektomie:** Totalentfernung des Dickdarms entweder mit Ileumpouch-analer Anastomose oder mit Exstirpation des Anus und endständiger Ileostomie.

■ **Pouch-Anastomosen:** Schaffung eines Reservoirs aus der unteren Ileumschlinge (IPAA = Ileumpouch-anale Anastomose) oder des oralen Kolonendes (CPAA = Kolonpouch-anale Anastomose), das mit dem After unter Erhaltung der somatischen und viszeralen Schließmuskulatur sowie des Anoderms vereinigt wird (Abb. 27.9).

27.3.6 Palliative Eingriffe

■ **Inkontinenzresektion nach Hartmann:** s. Kap. 27.3.5 und Abb. 27.10a.

■ **Ausschaltungsoperation:** Ein erkrankter Darmabschnitt wird durch Anlage eines doppelläufigen A. p. aus der Kotpassage ausgeschaltet (Abb. 27.10b,c). Die Anlage des A. p. erfolgt an den mobilen Darmabschnitten Sigma, Transversum oder distales Ileum (Abb. 27.11). Da sich der ausgeschaltete Darm-

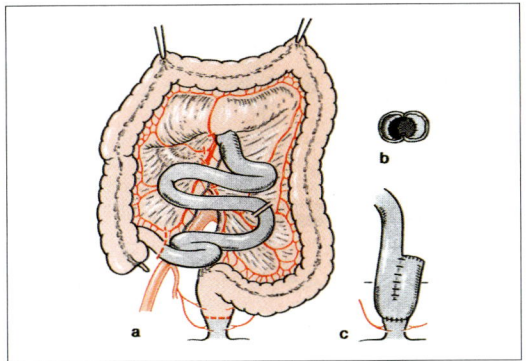

Abb. 27.9 a–c Kolektomie mit Ileoanostomie und J-Pouch:
a Resektionsgrenzen der Kolektomie
b J-Pouch-Bildung durch Seit-zu-Seit-Anastomosierung
(Querschnitt)
c J-Pouch-anale Anastomose

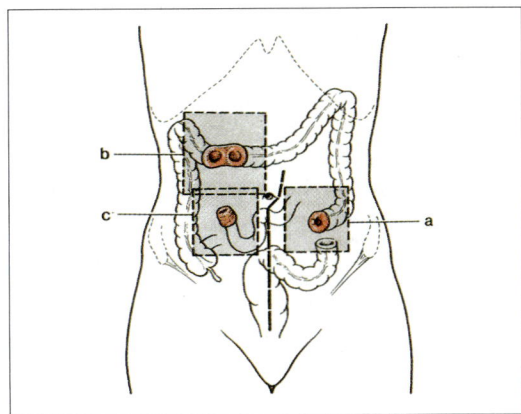

Abb. 27.11 Optimale Anus praeter-Positionen:
a Sigmaafter
b Transversumafter
c Ileostoma

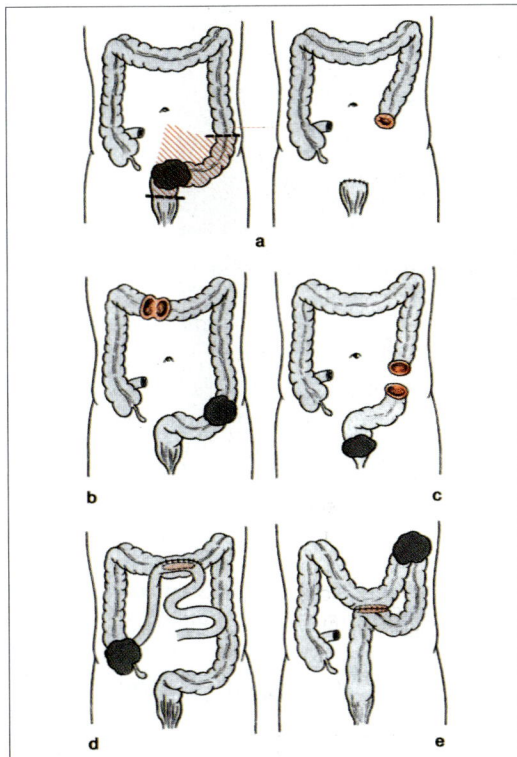

Abb. 27.10 a–e Palliativoperationen am Kolorektum
a Inkontinenzresektion nach Hartmann (auch als Radikaloperation möglich)
b Doppelläufiger Transversum-A. p.
c Doppelläufiger Sigma-A. p.
d Ileotransversostomie
e Transversosigmoidostomie

abschnitt drainieren muss, wird immer ein doppelläufiger A. p. angelegt.

■ **Umgehungsoperation:** Bewegliche Darmabschnitte werden aboral eines Krankheitsprozes-
ses mit dem Dickdarm anastomosiert. Die Verbindung erfolgt iso- oder anisoperistaltisch, d. h. in
oder entgegen der physiologischen (orthograden)
Richtung der Darmperistaltik, durch Seit-zu-Seit-
Anastomose (Abb. 27.10d, e).

■ **Darmfistel:** Im Gegensatz zur Anlage eines A. p.,
bei der der ganze Darmquerschnitt ausgeleitet
wird, handelt es sich bei der Fistel um eine seitliche
Darmöffnung zur Bauchdecke. Die Passage bleibt
erhalten. Man unterscheidet Lippen- und Röhrenfisteln. Bei **Lippenfisteln** grenzt Schleimhaut an
Haut, **Röhrenfisteln** weisen einen Granulations-
zylinder zwischen Schleimhaut und Haut auf; sie
sind daher durch Schrumpfung spontan heilungsfähig. Einsatz als Zäkumfistel bei dekompensiertem
Ileus und hinfälligen Patienten oder bei Ogilvie-
Syndrom (s. Kap. 3.8.10). Anlage in Lokalanästhesie.

27.3.7 Postoperative Komplikationen

Heilungsstörungen an der Anastomose werden in
etwa 5 % der Fälle klinisch manifest (Kotfistel, Peritonitis). Ist der Entzündungsraum gut drainiert,
kann zugewartet werden. Besonders gefährdet
sind Anastomosen im extraperitonealen Rektum
(Insuffizienzquote bis 40 %). Bei Peritonitis ist die
Relaparotomie (mit Anlage eines A. p.) obligat (s.
Kap. 29).

Kotfistel: Meist spontan heilungsfähig
(Ausnahme: Lippenfistel)

Insgesamt machen entzündliche Komplikationen (Fisteln, intraabdominelle Abszesse, Wundheilungsstörungen) über 60 % der postoperativen Komplikationen aus, deren Häufigkeit durch die optimierte Vorbereitung jedoch drastisch gesenkt werden konnte.

Spezielle Komplikationen nach Rektumamputation: Primärheilung wegen des großen Resektionsausmaßes problematisch („horror vacui"), lange persistierende Resthöhlen. Frühileus durch Dünndarmeinklemmung in Peritonealschlitzen, Spätileus durch Verwachsungen. Beeinträchtigung des Urogenitalsystems durch sekundäre retroperitoneale Narbenfibrose (s. Kap. 39), Harnblasenverlagerung, Zystozele, dorsale Scheidendeviation, Läsionen autonomer Nerven mit Miktions- und Potenzstörungen (20–60 % je nach Grundkrankheit). Direkte Verletzungen (Harnblase, Ureteren) sind mit 2–6 % selten.

27.3.8 Anus-praeter-Versorgung

Die wichtigste Maßnahme für eine korrekte Stomaversorgung ist die **sorgfältige präoperative Planung der Stomaposition**. Wann immer eine Stomaanlage denkbar erscheint, sind alle potentiellen Positionen präoperativ festzulegen. Viele Versorgungsprobleme resultieren aus Anlagefehlern.

Stomakomplikationen sind häufig und bis zu einem gewissen Grade unvermeidlich. Typisch sind peristomale Hernie, Prolaps, Stenose, Retraktion, peristomale Dermatitis (Abb. 27.12, 27.13) und die prästomale Siphonbildung. Als Spätkomplikation werden das Karzinom am A. p. und die peristomale Fistel bei Morbus Crohn angesehen.

Ein Stoma ist kein Berentungsgrund

Für den Stomaträger sollte eine **möglichst normale Lebensführung** angestrebt werden. Diätvorschriften sind entbehrlich, Berufswechsel nur bei schwerer körperlicher Arbeit erforderlich. Für Sport und Freizeit keine Einschränkung. Bei Ileostomieträgern ist auf ausreichende Trinkmengen zu achten (Gefahr von Nierensteinen); Gallensäureverluste begünstigen Gallensteinbildung. Sexualprobleme sind lösbar. Die Zahl der Schwangerschaften verheirateter Ileostomieträgerinnen entspricht der ihrer Altersgenossinnen. Die Geburt ist auf natürlichem Weg möglich.

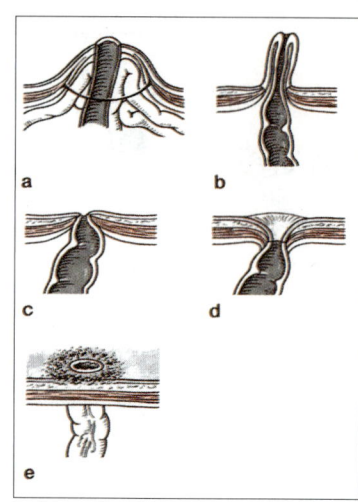

Abb. 27.12 a–e Stomakomplikationen:
a Peristomale Hernie
b Prolaps
c Stenose
d Retraktion
e Mazeration der Haut

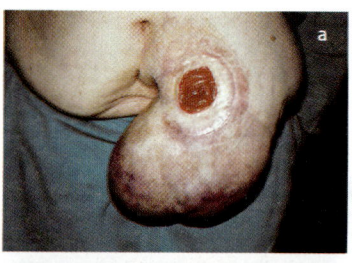

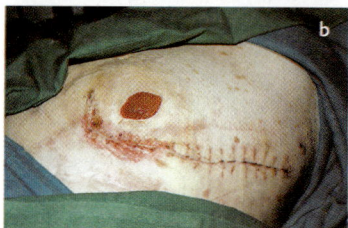

Abb. 27.13 a,b
a Große parastomale Hernie, die eine einwandfreie Beutelversorgung nicht mehr zulässt.
b Der gleiche Patient nach operativer Korrektur

Selbsthilfeorganisation für Stomaträger: Deutsche ILCO (Ileostomie + Colostomie).

27.4 Fehlbildungen (s. Kap. 53.8)

27.5 Verletzungen

Als Verletzungsmechanismus kommen in Betracht:
■ **stumpfe Gewalteinwirkung** vorwiegend im Übergangsbereich von fixierten zu beweglichen Darmabschnitten (Zäkum, Sigma): Quetschungen über Widerlagern (außen: z. B. Lenkstange, Gurt; innen: Wirbelsäule), auch Berstungen (Airbags!).
■ **Perforation** durch Messerstiche, Glassplitter (Sturz durch Glastür), Geschosse, Granatsplitter,

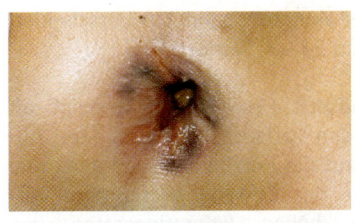

Abb. 27.14
Analbefund bei
analer Misshand-
lung (Pfählungs-
verletzung)

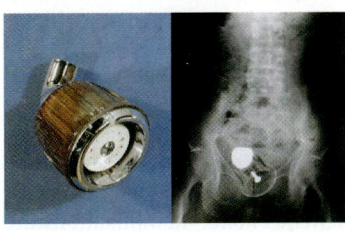

Abb. 27.15
Masturbatorische
Fremdkörper-
inkorporation im
Rektum mit
komplettem
Duschkopf

verschluckte passierende Fremdkörper (z. B. Zahn-
stocher).

■ **ärztliche Maßnahmen:** Häufigste Ursache von Ko-
lonverletzungen sind – operative – Endoskopie und
Irrigation. Besonders gefürchtet ist die Perforation
beim Barium-Kontrasteinlauf, da kotig kontami-
niertes Barium besonders toxisch ist; bei Perforation im extraperitonealen Bereich schwerste rezidivierende Phlegmonen und Abszesse, sekundär ausgedehnte Fisteln und Stenosen, im intraperitonealen Bereich schwere toxische Peritonitis.

■ im Anorektalbereich Pfählung **(Abb. 27.14)**, Mastur-
bation (oft monströse Fremdkörper [Duschkopf,
Abb. 27.15, Sektflasche]), Knocheneinspießungen
bei Beckenfrakturen, ärztliche oder pflegerische
Maßnahmen (Fieberthermometer, Klysmen, Irriga-
toren), Verletzung bei Kinderspielen, manchmal
Manipulation (bei Geisteskranken).

Klinik: Abhängig von Begleitverletzungen. Diffuse
Peritonitis bei freier Perforation, lokale Peritonitis
bei gedeckter (auch retroperitonealer) und zweizeitiger Perforation. Äußere Verletzungsspuren
(Schürfungen, Quetschmarken, Einstichwunden)
beachten. Bei anorektalen Verletzungen auf
Sphinkterläsionen achten (Analkanal klafft).

Diagnostik: Röntgen-Abdomenübersicht im Stehen,
Sonographie, Peritrast®-KKE, diagnostische Lavage,
CT.

V. a. Kolonperforation:
Keine Endoskopie, kein Barium-KKE!

Therapie: Stumpfe Verletzungen sorgfältig überwachen, bei Auftreten peritonitischer Zeichen explorative Laparotomie. Bei perforierenden Verlet-

zungen immer sofort laparotomieren. Bei penetrierenden Darmverletzungen die Gegenseite (Ausstich) beachten.

Die primäre Rekonstruktion ist auch bei fehlender Peritonitis in der Regel mit einem protektiven
A. p. zu verbinden. Bei kotverschmutztem Abdomen oder Peritonitis besser Inkontinenz- oder Diskontinuitätsresektion (s. o.). Bei geringfügigen Verletzungen des extraperitonealen Rektums kann zunächst zugewartet werden, ansonsten Sigmakolostomie. Unter ihrem Schutz Sphinkterrekonstruktion
nach Ausheilung.

Prognose: Stets ernst. Letalität bei endoskopischer
Perforation 2 %, bei Messerstichen unter 10 %, bei
Geschossverletzungen ca. 50 %. Bei anorektalen
Verletzungen Kontinenzverlust möglich.

27.6 Entzündliche Erkrankungen

27.6.1 Appendizitis

Häufigste operationsbedürftige akute intraabdominelle Erkrankung (> 50 %).

Häufiges ist häufig, z. B. Appendizitis

Akute Appendizitis

Ursachen: Unklar, offenbar im Bauplan dieses rudimentären Organs begründet (mangelhafte Schwell-
fähigkeit, Versorgung durch funktionelle Endarte-
rien). Unbekannt ist, welche Bedeutung dem Reich-
tum an lymphatischem Gewebe für den Entzündungsablauf zukommt (vgl. Tonsillitis). Begünstigende Faktoren sind Entleerungsstörungen der
Appendix (Kotstein, Narben, Abknickungen, Zäkal-
blähungen, Zäkumtumoren u. a.). Neuerdings werden auch allergisch-immunologische Phänomene
diskutiert. Auslöser sind häufig allgemeine und intestinale Infekte (lokale Dekompensation).

Morphologie und Komplikationen:

■ **katarrhalisches Stadium:** Rötung, Schwellung,
kein Eiter. Voll reversibel.

■ **seropurulentes Stadium:** Übergangsstadium zu

■ **destruktive Entzündung** mit den Stadien Appendicitis ulcerophlegmonosa, empyematosa und gan-
graenosa. Mit zunehmender Zerstörung wird die
Wand durchlässig für Bakterien (Periappendizitis,
lokale Peritonitis). Es kann zur Perforation kommen
(Häufigkeit 10–20 %, mit zunehmendem Alter bis
auf über 45 % ansteigend). Kann diese durch Perito-
nealverklebungen eingegrenzt werden, entwickelt
sich ein sog. **perityphlitischer Abszess** **(Abb. 27.16)**.

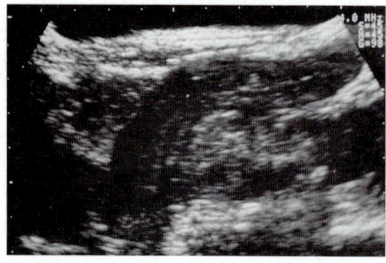

Abb. 27.16 Sonographie bei akuter phlegmonöser Appendizitis mit perityphlitischem Abszess

Versagt die Abriegelung, kommt es zur diffusen Peritonitis.
- **appendizitisches Infiltrat:** Hier fehlt die freie Eiterbildung. Die den Entzündungsraum abschottenden Strukturen wie Zäkumpol, Netz und Dünndarmschlingen verkleben zu einem Konglomerattumor.

Bei Eiterbildung finden sich **Abszesse** (nach ihrer Häufigkeit geordnet) im Douglas-Raum, Zwischenschlingenbereich (interenterisch), subphrenisch und subhepatisch.

Klinik: Zu Beginn oft relativ diffuse kolikartige Oberbauchschmerzen. Innerhalb weniger Stunden Verlagerung in den rechten Unterbauch als Dauerschmerz (viszeraler → somatischer Schmerz). Inappetenz, Übelkeit, Erbrechen, Tachykardie, seltener Durchfälle oder Stuhl- und Windverhaltung. Später zunehmende rechtsseitige Unterbauchbeschwerden. Fieber anfangs gering, später ansteigend. Nach Perforation u. U. kurzzeitige Erleichterung, dann rasch zunehmende Symptomatik (akutes Abdomen, s. Kap. 29). Schmerzausbreitung vom Unterbauch über die gesamte Bauchhöhle. Schwere Beeinträchtigung des Allgemeinzustandes mit septisch-toxischem Krankheitsbild.

Das Schicksal der akuten Appendizitis entscheidet sich in den ersten 24–48 Stunden

Die **Altersappendizitis** (Anteil 5–10 %) zeigt oft einen schleichenden Verlauf: Die verminderte Allgemeinreaktion auf die Entzündung, Indolenz und Spannungsverlust der Gewebe führen zur Verschleppung mit hohen Peforationsraten von 30–50 %.

Bei Kleinkindern ist der Verlauf heftiger, mit frühzeitig ausgeprägten allgemeinen Symptomen: **Drachter-Trias** (Erbrechen, Fieber, Leukozytose), stürmischer Krankheitsverlauf, hohe Perforationsrate.

Appendizitis bei viralen Infektionen (Masern-, Varizellenappendizitis): hohe Komplikationsrate durch Verschleierung.

Bei Einnahme von Kortikosteroiden, nichtsteroidalen Antiphlogistika oder Zytostatika wird die Symptomatik meist kaschiert.

Diagnostik: Es gibt keinen präoperativ erkennbaren klinischen oder apparativen Befund, der eine Appendizitis eindeutig beweist.

Akute Appendizitis: Klinische Diagnose!

- *Klinische Untersuchung:*

Leitbefund ist der Druckschmerz im rechten Unterbauch mit Maximum am McBurney- und/oder Lanz-Punkt (1 und 2 in Abb. 27.17a)

- **kontralateraler Loslassschmerz (Blumberg-Zeichen**, 3 in Abb. 27.17a): bei tiefer Impression des linken Unterbauchs und plötzlicher Entlastung Schmerz im rechten Unterbauch
- **Ausstreichschmerz (Rovsing-Zeichen):** Schmerzen bei Ausstreichen des Kolons gegen den Zäkumpol

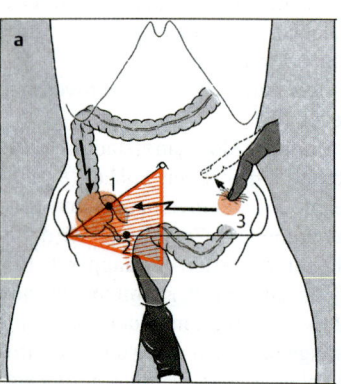

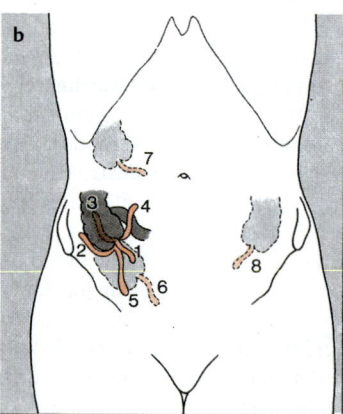

Abb. 27.17 a,b Appendizitis:
a Typische Druckpunkte bei Appendizitis: 1 McBurney-Punkt, 2 Lanz-Punkt, 3 Blumberg-Zeichen
rot schraffiert: Sherren-Dreieck
b Lageanomalien der Appendix
1 Regulär
2 Parazäkal
3 Retrozäkal
4 Paraileal fixiert
5 im kleinen Becken
6 Zäkum-Tiefstand
7 Zäkum-Hochstand
8 Situs inversus

Tabelle 27.4 Klinische Symptome der Appendizitis (nach Koslowski und Schmolke, 1973)

Symptome (%)	akute Appendizitis	perforierte Appendizitis
Klopfschmerz rechter Unterbauch	77	64
Abwehrspannung rechter Unterbauch	70	< 40
Rektaler Druckschmerz	68	71
Loslassschmerz	52	< 40
Psoaszeichen	44	68
Temperaturdifferenz rektal – axillär 1 °C	42	66
Leukozytose > 6000/mm³	< 40	63

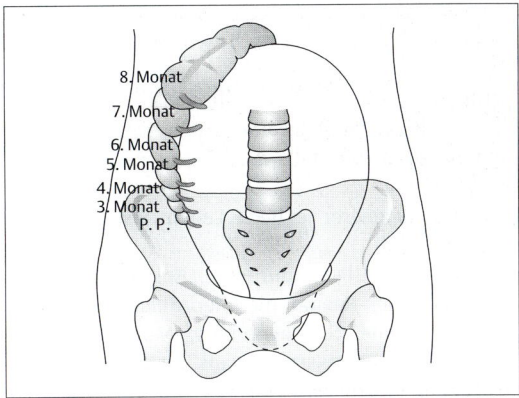

Abb. 27.18 Stand der Appendix in den einzelnen Schwangerschaftsmonaten und nach der Geburt (p. p.)

▪ Zur **Abwehrspannung** kommt es erst bei Beteiligung des parietalen Peritoneums. Die lokale Peritonitis führt zu „Défense musculaire".
▪ Von großer Bedeutung ist der **Perkussionsschmerz im Sherren-Dreieck** (Abb. 27.17a, Tab. 27.4).

> Appendizitis: Ausbreitung der Abwehrspannung über den rechten Unterbauch hinaus → höchste Gefahr

▪ **Darmgeräusche** anfangs oft lebhaft (begleitende Enteritis), später abgeschwächt, Sistieren bei diffuser Peritonitis (paralytischer Ileus).
▪ rechtsseitiger Druckschmerz bei rektal-digitaler Untersuchung (inkonstant): **Douglas-Schmerz,** zeigt ein Exsudat im kleinen Becken an
▪ Die Zunge ist meist belegt, später auch trocken.
▪ Solange der Befund umschrieben ist, übersteigt das Fieber selten subfebrile Werte. **Axillär-rektale Temperaturdifferenz von über 0,8 °C** in ca. 50 % der Fälle.

Die klinische Diagnose wird durch (häufige) **Lageanomalien** der Appendix (Abb. 27.17b) erschwert. Besonders häufig führt die **retrozäkale Lage** (ca. 25 %) zur Diagnoseverschleppung, da das Entzündungsfeld gut abgedeckt ist. Hier ist das **Psoaszeichen** besonders deutlich: Die schmerzhafte Reizung der Psoasfaszie führt zur Entlastungshaltung des Muskels, also zur Beugung des rechten Beines im Hüftgelenk. Bei Streckung des Beines wird ein Dehnungsschmerz empfunden. Weitere Befunde bei retrozäkaler Appendizitis sind das positive **Chapman-Zeichen** (Schmerzen beim Aufrich-

ten) und der positive **Baldwin-Test** (Flankenschmerz bei Beugung des rechten Beines).

Beim **Zäkumhochstand** (unvollständige Darmdrehung oder Schwangerschaft ab 4. Monat) lokalisiert sich das Entzündungsgeschehen in den rechten Oberbauch (Abb. 27.18).

Bei sehr ausgeprägten Rotationsstörungen des Darms und beim sehr seltenen Situs inversus Seitenwechsel der Symptomatik.
▪ *Labor:*
  ▪ **Leukozytose** (> 12000/μl). Ihr Grad korreliert jedoch nur bedingt mit der Akuität der Erkrankung: Bei alten Patienten kann sie ausbleiben, bei Kleinkindern schon bei blanden Formen hohe Werte erreichen. Höhere Sensitivität in Verbindung mit C-reaktivem Protein (CRP).

> Eine fehlende Leukozytose schließt die akute Appendizitis nicht aus

▪ Zur Abgrenzung von Harnwegsprozessen: **Urinsediment oder Urostix-Untersuchung**; bei Frauen nur verwertbar bei Katheterurin.
▪ *Bildgebende Verfahren:*
  ▪ *Sonographie* (s. Kap. 13.3.1): Verwertbar nur bei positivem Befund (Kokarde, tubuläre Struktur, freie Flüssigkeit, Abszess). Bei der phlegmonösen Appendizitis wird (bei erfahrenem Untersucher) eine Sensitivität von 80–90 % und eine Spezifität von 80–95 % erreicht.
  ▪ *Röntgen-Abdomenübersicht:* Zäkummeteorismus und Spiegelbildung im rechten Unterbauch, gelegentlich Verstreichen des rechten Psoasrandschattens. Bei ausgedehnter Peritonitis paralytischer Ileus. Auch bei Perforation keine freie Luft.

Extraintestinal lokalisierte Spiegel (parazäkal, subhepatisch, subphrenisch) weisen auf Abszesse hin.

> Ein negativer Sonographiebefund schließt eine Appendizitis keinesfalls aus!

Differenzialdiagnose: je nach Lebensabschnitt (s. a. Kap. 29):

- **Kleinkinder:** Allgemeininfekte, Angina tonsillaris (sehr häufig!), Pneumonie, Ileozäkalinvagination, Caecum mobile, Sigmavolvulus, Morbus Hirschsprung, Enterocolitis necroticans, Erstmanifestation des Diabetes mellitus Typ I.
- **Schulkinder:** Enteritis, Lymphadenitis mesenterialis bei viralem Allgemeininfekt, Yersiniose, Toxoplasmose, Caecum mobile, Wurmerkrankungen, intestinale Duplikaturen, Malrotation
- **Pubertät und junges Erwachsenenalter:** Morbus Crohn, Enterokolitis, Betäubungsmittelentzug, abdominelle Tuberkulose, Menarche, Mittelschmerz (Ovulation), Follikelpersistenz, Adnexitis, Tubargravidität, Endometriose, Harnwegsinfekte
- **mittleres Lebensalter:** Ulcus ventriculi und duodeni, Cholezystitis, Cholezystolithiasis, Pankreatitis, Morbus Crohn, Colon irritabile (Caecocolon dolorosum), Urolithiasis, Harnwegsinfekte, Adnexitis, Endometritis, Ovarialzyste (evtl. Stieldrehung), Tubargravidität
- **höheres Lebensalter:** Kolonkarzinom, Diverticulitis coli, Ileus, Gallenblasenempyem, Darminfarkt, ischämische Kolitis, Dünndarmtumoren, Nierentumoren, Hydronephrose, Herzinfarkt, Aneurysma dissecans der Aorta abdominalis
- **ohne feste Altersbindung:** Komplikationen eines Meckel-Divertikels, innere Hernien, Karzinoide (auch die der Appendix – meist Zufallsbefund), Typhus und Paratyphus, Porphyrie, Intoxikation (Arzneimittel, Blei), verschluckte passierende Fremdkörper, Psychose, Obstipation.

Therapie: Die einzig kausale und erfolgreiche Therapie der akuten Appendizitis ist die **Appendektomie**. Die Operation bedeutet Diagnosesicherung und Therapie.

> Akute Appendizitis: Unverzügliche Operation!

Bei begründetem Verdacht sollte man angesichts der geringen Belastung des Eingriffs operieren. Jedoch: Keine Appendektomie ohne hinreichenden Verdacht!

In verschleppten Fällen mit gut abgrenzbarem Lokalbefund im Sinne des **periphlitischen Abszes-** ses kann man (wegen der Gefahr der operativen Keimverschleppung beim Lösen der Verklebungen) unter stationären Bedingungen das Abklingen der Entzündungsreaktion abwarten. Nur in diesen Fällen **zunächst konservative Therapie** mit Nulldiät, parenteraler Ernährung, Eisblase, schonendem Nahrungsaufbau, Antibiotika. **Appendektomie im Intervall** von 2–3 Monaten. Je nach Selektion des Krankengutes liegt die Operationsrate bei 35–80%.

Zugänge:

- Häufigster Zugang ist der **Wechselschnitt** im rechten Unterbauch **(s. Abb. 27.48, Abb. 27.19)**. Er heißt so, weil die Schnittführung in den einzelnen Schichten der Bauchdecke entsprechend den Spaltlinien bzw. dem Faserverlauf wechselt.

Nachteil: Geringe Erweiterungsfähigkeit bei unübersichtlichen Situationen.

- Alternative: **Pararektalschnitt** **(s. Abb. 2.19)**, vor allem bei primär noch unklarer Situation bevorzugt.

Nachteil: Häufiger Hernien, auch Lähmungen des M. rectus abdominis, kosmetisch ungünstiger.

- **unterer Mittelschnitt:** bei akutem Abdomen (diffuse Peritonitis) oder primär unklaren abdominellen Krankheitsbildern.

Operationstechnik:

Offene Appendektomie (Abb. 27.20): Die Appendix wird nach Durchtrennung des Mesenteriolums zwischen Ligaturen (= Skelettierung) an der Zäkumbasis ligiert und abgesetzt, der Stumpf in das Zäkum eingestülpt und durch Naht versenkt (Tabaksbeutel-, Z-Naht und/oder seromuskuläre Reihennaht). Die Eitersammelstellen (Zäkumlager, Douglas-, subhepatischer oder subphrenischer Raum) sind sorgfältig zu reinigen, evtl. mit zusätzlichen Spülungen (Vorgehen bei diffuser Peritonitis s. Kap. 29.2). Findet sich freier Eiter, wird eine Drainage eingelegt. Stößt man auf einen periphlitischen Abszess und ist die Appendix nicht ohne weiteres zu entfernen, genügt die alleinige Drainage. Bei Verdacht auf eine perforierte Appendizitis oder Abszedierung Antibiotikaprophylaxe!

Verhalten bei nicht bestätigter Appendizitis: Erweist sich die Diagnose als Irrtum, ist wegen des geringen Risikos bei fehlenden Abdominalerkrankungen dennoch eine prophylaktische Appendektomie vertretbar. Liegt eine andere abdominelle Krankheit vor, unterbleibt die Appendektomie. Der untere Dünndarm ist nach einem Meckel-Divertikel abzusuchen. Bei Vorliegen eines Morbus Crohn wird wegen der Gefahr einer Crohn-Fistelbildung auf eine Appendektomie verzichtet, wenn die Appendix vom Morbus Crohn betroffen ist. Bei ma-

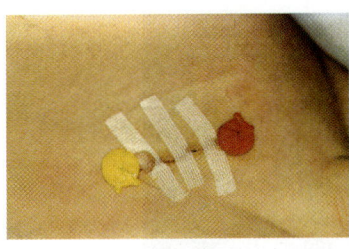

Abb. 27.19 Intrakutannaht, tiefer waagerechter Hautschnitt, kleine Inzision als Standardverfahren zur Erzielung guter kosmetischer Ergebnisse bei Appendektomie

kroskopisch unauffälliger Appendixbasis soll zur Vermeidung späterer diagnostischer Irrtümer die Appendix entfernt werden. Ist die Appendix eitrig entzündet, wird sie exstirpiert. Die Crohn-erkrankten Darmabschnitte werden nur angegangen, wenn vital bedrohliche Komplikationen vorliegen (Perforation, Ileus).

> Bei jeder Appendektomie histologische Aufarbeitung – Karzinoid? Karzinom?

Laparoskopische Appendektomie: Über einen infraumbilikalen Optiktrokar (10 mm Durchmesser) und 2 Arbeitstrokare (5,5 und 10 mm Durchmesser) im rechten und linken Unterbauch kann mittels spezieller Instrumente und Optiken mit Miniatur-Videokamera die Appendix aufgesucht, skelettiert, abgetragen und entfernt werden. Vorteil: bessere Übersicht, gute Beurteilbarkeit des inneren Genitales.

Das kosmetische Ergebnis der offenen und der laparoskopischen Technik ist fast identisch.

Postoperative Therapie: Bei **störungsfreiem Verlauf** anfangs kurzfristige Infusionstherapie, Flüssigkeitskarenz für 12 Stunden, Kostaufbau nach 24 Stunden. Bei **komplizierten Fällen** individuelle Therapie entsprechend dem Abdominalbefund. Bei Peritonitis zunächst Breitbandantibiotika in hoher Dosierung, nach Vorliegen der Resistenzbestimmung ggf. Umstellung. Frühzeitige Darmstimulation bei Peritonitis, bei fortgeschrittenen Fällen auch Dekompression über nasoenterale Sonde.

Postoperative Komplikationen: Häufigkeit abhängig vom Stadium der Appendizitis.

■ **Wundinfektionen:** bei eitriger Appendizitis 10–30 %

■ **intraabdominelle Abszesse:** 2–5 %, Prädilektionen: Zäkumlager, Douglas-Raum, Zwischenschlingenraum.

■ **protrahierte postoperative Darmparalyse** bei eitriger Appendizitis und Peritonitis

■ **Frühileus** (5.–10. postoperativer Tag) durch Verklebungen

■ **Spätileus** auch nach Jahren und Jahrzehnten durch Briden (1–4 %, insbesondere bei fehlender Entzündung und bei perforierter Appendizitis)

■ **Kotfistel** gelegentlich durch Stumpfinsuffizienz (0,5–2 %), sehr oft bei Morbus Crohn (vielfach erster Hinweis auf einen Morbus Crohn).

Prognose: Bei Frühoperation sehr gut, postoperative Sterblichkeit bei der unkomplizierten Appendizitis 0,2 %. Heilung innerhalb von 7 Tagen. Todesfälle vornehmlich durch septische Komplikationen bei

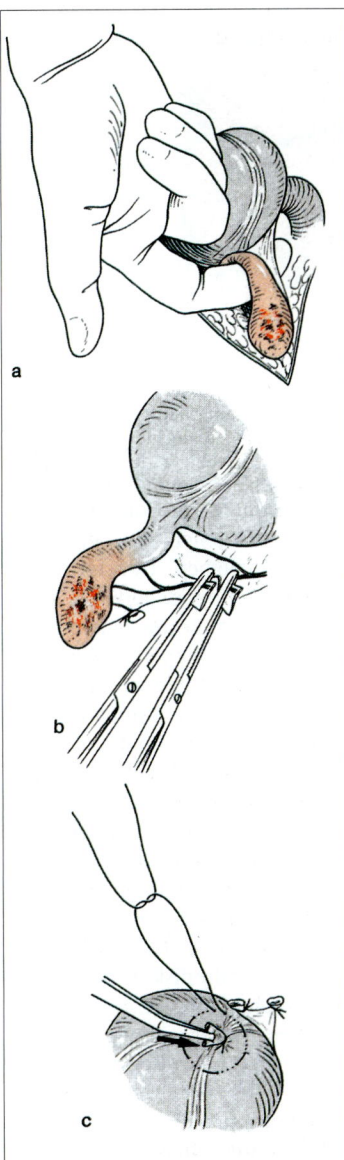

a

b

c

Abb. 27.20 a–c Technik der Appendektomie: **a** Luxation der Appendix **b** Skelettierung der Appendix **c** Abtragung und Versenkung des Stumpfes mit Tabaksbeutelnaht

verspäteter Intervention (Letalität bei diffuser Peritonitis > 10 %).

Chronische Appendizitis

Der Krankheitswert der chronischen Appendizitis ist umstritten. Pathologisch-anatomisch finden sich Vernarbungen, periappendizitische Verwachsungen, lipomatöse Transformation und restliche Entzündungsinfiltrate. Klinisch bestehen wechselnde Schmerzen im rechten Unterbauch. Im KKE sowie in der fraktionierten MDP kann ein fehlender Appendixnachweis ein indirektes Hinweiszeichen sein. Die Appendektomie hat nicht selten den Charakter einer Verlegenheitslösung. Immerhin wird die Mehrzahl der Operierten postoperativ beschwerdefrei.

27.6.2 Colitis ulcerosa

Chronisch-entzündliche Darmerkrankung.
Ursachen: Weitgehend ungeklärt. Diskutiert werden genetische Faktoren (polygene Disposition), Umwelteinflüsse (unterschiedliche Prävalenz bei identischen ethnischem Hintergrund in verschiedenen geographischen Lebensräumen), immunologische Vorgänge (Kreuzreaktion von Autoantikörpern gegen darmpathogene Keime und Zelloberflächenstrukturen). Auffällige psychische Züge und die stark affektive Färbung des Krankheitsverlaufes lassen an psychosomatische Zusammenhänge denken, jedoch weniger als Auslöser als bei der Ausprägung der Erkrankung.
Epidemiologie: Die Inzidenz der Colitis ulcerosa wird mit 5–8 Neuerkrankungen je 100 000 Einwohner und Jahr angegeben. Haupterkrankungsalter: 20.–40. Lebensjahr mit 2 Altersgipfeln um das 20. und 60. Lebensjahr. Frauen, Weiße und Juden erkranken 3-bis 5-mal häufiger als Farbige bzw. Nichtjuden, Stadtbewohner häufiger als die ländliche Bevölkerung.
Morphologie: Die Colitis ulcerosa **beschränkt** sich **primär auf die Schleimhaut des Kolons**. Sie breitet sich kontinuierlich von aboral nach oral aus. Die **distalen Bereiche**, vor allem das **Rektum** (Abb. 27.21), sind **meist am schwersten betroffen**. Makroskopisch findet sich in Frühformen eine kontaktvulnerable, samtartige, hyperämische, leicht granuläre Schleimhaut mit gleichmäßig verteilten, punktförmigen, oberflächlichen Erosionen. Bei ausgeprägten entzündlichen Schüben tiefe Ulzerationen mit Pseudopolypen (= regeneratives Granulationsgewebe, Abb. 27.22).

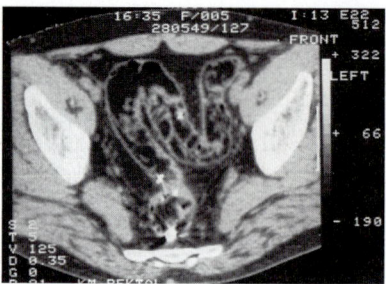

Abb. 27.21 CT-Befund bei Colitis ulcerosa des Rektosigmoids

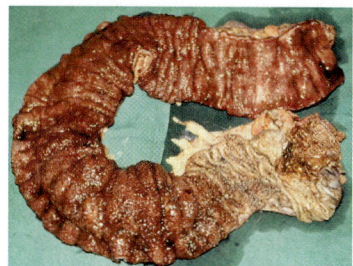

Abb. 27.22
Operationspräparat einer Colitis ulcerosa. Gleichförmige diffuse Ausbreitung des Entzündungsprozesses, der sich erst zum Coecumpol (rechts unten mit Ileumeinmündung) verliert

Akut fulminante Verläufe greifen auf die gesamte Darmwand über. Bei chronischem Verlauf kommt es zum narbigen Umbau der Kolonwand mit Verlust der Haustrierung. Die chronische Irritation begünstigt die Fehlregeneration, die über schwere Dysplasie zur malignen Transformation führt. Histologisch finden sich typischerweise **Kryptenabszesse mit Verlust der Becherzellen**. Auch wenn das Rektum in seltenen Fällen makroskopisch frei von Entzündung erscheint, finden sich stets histologische Veränderungen. Eine Aussparung des Rektums spricht primär gegen eine Colitis ulcerosa. In 30–40 % der Fälle beschränkt sich die Erkrankung auf das Rektum (**Proktosigmoiditis**). Die totale Colitis ulcerosa kann sowohl durch longitudinale Ausbreitung einer linksseitigen Colitis als auch primären kompletten Befall des gesamten Kolons entstehen. Eine sekundäre Beteiligung des terminalen Ileums (**„back wash"-Ileitis**) ist in 10 % zu erwarten.
Klinik: Die Colitis ulcerosa kann diskret mit blutig-schleimigen Durchfällen ohne Schmerzen oder akut und fulminant mit hohem Fieber und Sepsis beginnen (Tab. 27.5).

Leitsymptom der Colitis ulcerosa:
Blutig-schleimige, frequente Stühle

Tabelle 27.5 Colitis ulcerosa: Aktivitätsbeurteilung (nach Truelove und Witts, 1959)

Symptome/ Aktivität	mild	mittel- schwer	schwer
Stühle/Tag	< 5	< 7	> 9
Blutung	gering	profus	dauernd, profus
Fieber	afebril	37,5–38,5 °C	> 38,5 °C
Hämoglobin	normal	< 10 g/dl	< 8 g/dl
BSG	≤ 30 mm/h	> 30 mm/h	> 50 mm/h
S-Albumin	normal	3–4 g/dl	< 3 g/dl

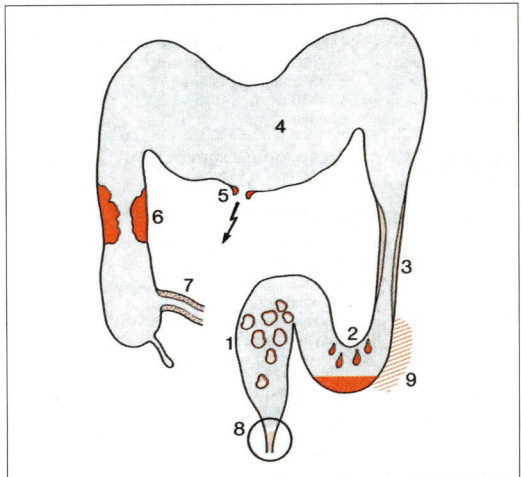

Abb. 27.23 Komplikationen der Colitis ulcerosa:
1 Pseudopolyposis (25 %);
2 Blutung, massiv (3 %);
3 Stenose (selten);
4 Toxisches Megakolon (1–2 %);
5 Perforation (3 %);
6 Karzinom (5–22 %);
7 Ileitis („back wash") (10 %);
8 Perianale Abszesse (3 %);
9 Perisigmoiditis (selten)

Stuhlfrequenz und Krankheitsintensität korrelieren eng. Bei hoher Krankheitsintensität Tenesmen, Gewichtsverluste bis zu anorexieartigen Zuständen, Anämie, Eiweißmangel, Abwehrschwäche und Allgemeinintoxikation.

Eine Unterscheidung in akuten und chronischen Verlauf ist nur bedingt sinnvoll, da auch bei chronischem Verlauf schwere akute Exazerbationen möglich sind.

Die Erkrankung verläuft überwiegend schubweise mit durchaus längerfristigen spontanen Remissionen. Diese chronisch rezidivierende Verlaufsform mit unterschiedlicher Dauer und Schwere der Schübe kann in eine chronisch kontinuierliche Form (Symptome > 6 Monate) übergehen.

Extraintestinale Manifestationen sind Arthritis, Erythema nodosum, Augenentzündungen, Thrombophlebitis, Pankreatitis, Cholelithiasis, primär sklerosierende Cholangitis, Nephrolithiasis, Hydronephrose und Amyloidose.

Komplikationen (Abb. 27.23)*:* Am gefährlichsten ist das **toxische Megakolon** mit plötzlichem Sistieren des Stuhlabgangs, schmerzhaft geblähtem, akutem Abdomen, Erbrechen und schwerer allgemeiner Intoxikation (septische Temperaturen, Schüttelfrost, Tachykardie, Tachypnö, Verwirrtheit, Somnolenz, Schock).

> Toxisches Megakolon: Lebensgefahr!

Diagnosesicherung durch Abdomenleeraufnahme: geblähtes Kolon (> 6 cm Durchmesser), Wandkonturveränderungen (Abb. 27.24). **KKE kontraindiziert.**

Perforationen ereignen sich jedoch auch ohne toxisches Megakolon. Nur geringfügig weniger dramatisch als dieses ist die Colitis gravis, bei der vor

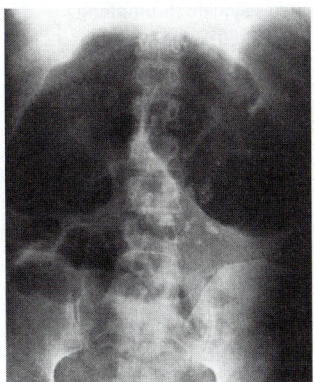

Abb. 27.24 Röntgenbild eines toxischen Megakolons bei Colitis ulcerosa

allem profuse therapierefraktäre Blutungen auftreten.

Anale Komplikationen sind innere Fisteln, selten Stenosen (im Gegensatz zum Morbus Crohn).

Das kumulative Risiko eines **kolitisassoziierten Karzinoms** wächst abhängig von Krankheitsdauer, Kolitisausdehnung, Alter bei Krankheitsbeginn und Dysplasien. Es liegt nach 30 Jahren bei 5–22 %. *Diagnostik:* **Rektoskopie und Koloskopie mit Biopsien** in verschiedenen Kolonabschnitten (Stufenbiopsie. Cave: Perforationsgefahr!). Ergänzend **Kolon-Doppelkontrasteinlauf.** Beweisende blutche-

Tabelle 27.6 Differenzialdiagnose zwischen Colitis ulcerosa und Morbus Crohn anhand von Morphologie und Lokalisation

	Colitis ulcerosa	Morbus Crohn
Anus	= perianale Läsionen selten	= Analhaut livide und ödematös, anale Ulzera, Fissuren, perianale Fisteln, Abszesse bei ca. 50%
Endoskopie	= rektale Läsionen immer vorhanden = kontinuierlicher Befall = Pseudopolypen = granuläre Oberfläche = submuköse Hyperämie mit Schleimhautödem = Ulzera ohne scharfe Abgrenzung = konzentrische Läsionen	= Rektum in 50% makro-/mikroskopisch unauffällig = diskontinuierlicher Befall = Ulzera landkartenartig (normale Schleimhaut zwischen Läsionen) = Pflastersteinrelief (lineare Ulzera in normaler Schleimhaut) = exzentrische Läsionen = Aphthen = Fisteln
Histologie	= Kryptenabszesse = Schleimhautulzera = Rarefizierung von Becherzellen	= epitheloide Granulome (40%) = transmurale Ulzera = Lymphozytenherde
Röntgen		
= Lokalisation	= Rektum = azendierend	= terminales Ileum = Colon
= Verteilung	= kontinuierlich = konzentrisch	= diskontinuierlich = exzentrisch = asymmetrisch
= Schleimhaut	= granulär = Kragenknopfulzera = atone Weitstellung = Pseudopolypen = Weiten-/Längenschrumpfung = Haustrierungsverlust	= längsgerichtete Aphthen = Pflastersteinrelief = landkartenartige, schlangenförmige Ulzera = Dünndarmbefall = Stenosen, Strikturen = Fisteln = Wandstarre
CT	= dünne Wand = atrophische Mukosa	= dicke Wand = Mesenterialödem = Lyphknotenvergrößerung = intramurale, lineare Fisteln = pleomorphe, tiefe Ulzera = Spiculae transversal = enteroorganische Fisteln

mische Untersuchungen gibt es nicht. Alterationen (speziell Blutbild, Elektrolyte, Standardbikarbonat, Eiweißhaushalt, Immunelektrophorese, Kreatinin, Serumeisen) sind Krankheitsfolgen (Tab. 27.6).

Therapie: **Bei unkomplizierter Colitis ulcerosa konservativ:** Sulfasalazin (Salazosulfapyridin) oder Mesalazin (5-Aminosalicylsäure, 5-ASA), bei schwerem Schub zusätzlich Kortikosteroide, bei Therapieresistenz Azathioprin. Die Indikation zur **Operation** (Tab. 27.7) ist grundsätzlich restriktiv zu handhaben.

Absolute Indikationen, sofern konservativ nicht beherrschbar, sind toxisches Megakolon, freie Perforation, unstillbare Blutungen, therapierefraktärer Verlauf bei Colitis gravis und Karzinomentwicklung.

= Ein **toxisches Megakolon**, das nicht innerhalb von 48 Stunden eine eindeutige Besserung zeigt, muss operiert werden. Standardverfahren: **subtotale Kolektomie** mit Ileostomie und Blindverschluss des Rektums bzw. Anlage einer Sigmafistel. **Alternativ Methode nach Turnbull:** doppelläufige Ileostomie sowie Darmdekompression über Transversumfistel und retrograde Intubation bzw. Sigmafistel („blowhole"). Nach Stabilisierung des Zustandes regelhaft Intervall-Proktokolektomie. Das Risiko einer primären (Prokto-)Kolektomie liegt wegen der Größe des Eingriffs und der Gefahr des Aufbrechens des maroden Kolons mit Peritonitis wesentlich höher.

= Auch bei der **Colitis gravis**, die sich nicht innerhalb 1 Woche unter intensiver konservativer Thera-

Tabelle 27.7 Operationsindikation und Verfahrenswahl bei Colitis ulcerosa und Morbus Crohn

Indikation	Verfahrenswahl
Absolut	
Unstillbare Blutung	(Prokto-)Kolektomie
Toxisches Megakolon Perforation Colitis gravis Karzinom/Dysplasie	Kolektomie mit endständiger Ileostomie u. Hartmann-Verschluss bzw. bei Colitis ulcerosa die kontinuitäts-erhaltende IPAA
Relativ	
Therapierefraktärer Verlauf Fisteln Stenose Entwicklungsstörung beim Kind	(Prokto-)Kolektomie Ileorektostomie selten: Teilresektion; bei schlechtem AZ: Mehrzeitiges Vorgehen
Abszess	Entlastung, evtl. (Prokto-)Kolektomie im Intervall
Anale Läsionen Abszess Fisteln	Drainage Drainage, fallweise Radikaloperation

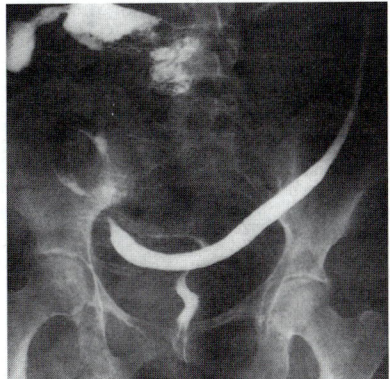

Abb. 27.25 Barium-KKE bei „ausgebrannter" Colitis ulcerosa mit Haustrenverlust und langstreckiger Stenosierung

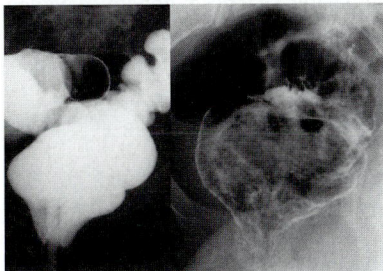

Abb. 27.26 Röntgenbefund bei Rektumersatz durch J-Pouch. Links: normales Rektum, rechts: J-Pouch

pie bessert, ist ein zweizeitiges Vorgehen mit **Kolektomie** und endständiger Ileostomie sowie Blindverschluss des Rektums nach Hartmann empfehlenswert.

Bei chronischer Kolitis (Abb. 27.25) ergibt sich die Indikation zur **Operation** aus dem therapierefraktären Verlauf (mehrjährige Erkrankung trotz Ausschöpfung aller konservativer Maßnahmen und Invalidisierung durch lokale oder allgemeine Komplikationen), Sekundärkomplikationen, Wachstumsstörungen bei Kindern und dem Entartungsrisiko bei Laufzeit über 10 Jahre („high-grade"-Epitheldysplasien, wiederholter Nachweis von „low-grade"-Dysplasien).

Colitis ulcerosa:
Nur Proktokolektomie bannt Krebsgefahr!

Wegen der Tendenz zur Fistelbildung muss ein Morbus Crohn präoperativ sicher ausgeschlossen werden (in 5–10 % histologisch keine Unterscheidung zwischen Morbus Crohn und Colitis ulcerosa möglich!). Elektivoperation (primär oder sekundär, d. h. nach Kolektomie und Ileostomie): **sphinktererhaltende Proktokolektomie** mit Konstruktion eines J- oder S-förmigen Dünndarmpouchs (= Reservoir, Abb. 27.26) und Ileumpouch-analer Anastomose (IPAA). Dauerhafte Kontinenzerhaltung in 90 %. Operationsrisiken sind Pouchitis (35 %) und postoperativer Ileus (15 %).

Pouch-Anlage:
Nur bei sicherem Ausschluss eines Morbus Crohn!

Alternativ Proktokolektomie mit endständigem Ileostoma prominens bzw. kontinenter Ileostomie nach Kock (s. Kap. 26.16)**:** Bilden einer Ileumtasche (Pouch) mit Invagination des abführenden Schenkels, Entleerung durch Einführung eines Darmrohres. Nur in Ausnahmefällen noch indiziert.

Bei geringer Rektumbeteiligung Ileorektostomie, allerdings in 20–40 % Nachoperation wegen karzinomatöser Entartung erforderlich (rektoskopische Kontrollen des belassenen Rektumstumpfes!).

Bei Schließmuskelinsuffizienz Proktokolektomie mit intersphinkterer Rektumexstirpation und endständigem Ileostoma.

Teilerkrankungen des Kolons sind nur ausnahmsweise eine Indikation für chirurgisches Vorgehen (daher kaum partielle Kolektomien).

Prognose: Mit der Kolonentfernung ist die Krankheit somatisch geheilt. Das früher hohe Operationsrisiko (15–20 %) ließ sich durch konsequente Langzeitvorbereitung (s. Kap. 27.3) auf unter 0,5 % senken. Die postoperative lokale Komplikationsrate liegt an speziellen Zentren bei 5 %.

Bei **toxischem Megakolon** bei konservativer Therapie letaler Ausgang in 50–80 % (Todesursache: Perforation, Peritonitis, Sepsis). Die Frühindikation, neue Operationstechniken und optimales perioperatives Management haben eine drastische Reduktion der erschreckenden Letalität von 30–80 % auf 1–3 % erbracht.

Die Prognose des **Kolitis-Karzinoms** ist wegen Symptomarmut, später Diagnose, hohem malignen Potential und früher Metastasierung schlecht. Nicht selten entstehen diese Karzinome polytop.

27.6.3 Morbus Crohn

Chronisch-entzündliche Darmerkrankung.
Ursachen: s. Kap. 26.8.
Morphologie: Abb. 27.27 und s. Kap. 26.8.
Epidemiologie: Während die Häufigkeit der Colitis ulcerosa offenbar stagniert oder sogar rückläufig ist, nimmt der Morbus Crohn des Kolons zu. Teilweise beruht diese Zunahme auf einer veränderten Klassifikation. Neben vielen Gemeinsamkeiten gibt es wesentliche, therapeutisch relevante Unterschiede (Tab. 27.8).
Klinik: Bevorzugtes Erkrankungsalter 2.–3. Lebensjahrzehnt, spätere Manifestationen oft mit abgeschwächtem Verlauf. Symptome und Befunde:
▪ **Diarrhö**, aber Blut- und Schleimstühle wenig ausgeprägt; häufiger Schmerzen infolge Stenose, Passagestörung und infolge des Entzündungsprozesses
▪ ausgeprägte Neigung zu **schleichender Perforation**, zu **Abszessen** und sekundären **Fistelbildungen** zur Haut (kolokutane Fistel) bzw. zu Nachbarorganen (Dünndarm, Harnblase, Harnleiter, Scheide)

Tabelle 27.8 Differenzialdiagnose zwischen Colitis ulcerosa und Morbus Crohn anhand von Klinik und Verlauf

Symptom	Colitis ulcerosa	Morbus Crohn
Starke Beeinträchtigung des Allgemeinbefindens	seltener	häufig, ausgeprägt
Gewichtsverlust	gering	deutlich
Diarrhö-Frequenz	stark	gering
Blutungsneigung	stark	gering
Abdominalschmerzen	selten	häufig
Tenesmen	häufig	selten
Abdominale Abszesse und Fisteln	kaum	häufig
Ausbreitung	kontinuierlich	örtlich betont
Anämie	nach Stärke der Blutung	auch ohne Blutung
Übergreifen auf Ileum	back-wash-Ileitis, selten	Ileitis terminalis Cohn, häufig
Anale Läsionen (Fisteln, atypische Ulzera, Stenosen etc.)	kaum	sehr häufig (oft Indikatorkrankheit)
Remission	häufig	selten
Toxische Dilatation	häufig	selten

▪ **anale Manifestationen** (Abszesse, Fisteln, vielfach mit atypischem Verlauf, atypische, wenig schmerzhafte Fissuren, Stenose) überaus häufig (> 40 %) und **pathognomonisch**. Sie können der Manifestation des Morbus Crohn vorauseilen (vgl. Kap. 26.).
▪ **extraintestinale Manifestationen** sind Uveitis, Arthritis, Dermatopathien u. a.; Verlauf schubweise, jedoch weniger ausgeprägte Remissionen als bei der Colitis ulcerosa
▪ **Akute Verlaufsformen** mit **toxischem Megakolon** möglich.
▪ Der Morbus Crohn kann als **reine Kolitis** auftreten (16–20 %), **häufig** liegt jedoch auch ein **Befall des Ileums** vor (**Ileokolitis**, 45–50 %).
Diagnostik (s. Tab. 27.6):
▪ *Endoskopie:* Tiefe Biopsien (Cave: Perforation), beweisend ist der Nachweis epitheloidzelliger Granulome.
▪ *Kolon-Doppelkontrasteinlauf:* Charakteristisch **segmentärer Befall** mit mehr oder weniger starker Stenose, tiefe, längsgestellte, fissurale Ulzerationen und polypoide Schleimhautauffaltungen (Abb. 27.28),

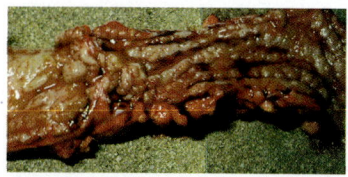

Abb. 27.27 Operationspräparat eines typischen Morbus Crohn. Charakteristisch sind die langgestellten fissuralen Ulzerationen, dazwischen erhaltene Schleimhaut mit teilweise pflastersteinartigem Schleimhautrelief. Links tiefe ulzeröse Einziehungen mit Fistelbildung

Versagen der Standardtherapie: Methotrexat, Cyclosporin A, Tacrolimus, IL-10 und IL-11, ICAM-1.

Bei Komplikationen – toxisches Megakolon und schwerer toxischer Verlauf – **Indikation zur Operation**; Vorgehen wie bei der Colitis ulcerosa.

Chronische Verlaufsformen sollten nur **nach mehrwöchiger Ernährungstherapie operiert** werden (funktionelle Darmausschaltung und Besserung des Allgemeinzustandes). Entzündliche Komplikationen wie Abszesse, schlecht drainierte Fisteln und Abszessresthöhlen sind zuvor ausreichend zu entlasten.

Es sollte sparsam im makroskopisch Gesunden (2–3 cm) reseziert werden. Auf keinen Fall ist ein mikroskopisch freier Schnittrand zu erzwingen. Mehrheitlich handelt es sich jedoch um Totalerkrankungen, so dass die (Prokto-)Kolektomie letztlich nicht zu umgehen ist. Bei gesundem Rektum ist die Erhaltung der anorektalen Kontinenz immer anzustreben.

Bei Rektumbefall und komplizierten Fisteln kann eine passagere Ileostomie zur Abheilung der lokalen Entzündungszeichen führen (Deviationsstoma). Die kumulative Rezidivquote nach Ileorektostomie beträgt nach 10 Jahren ca. 40 %. Eine Proktokolektomie mit endständiger Ileostomie ist nur bei schwerer rektaler Manifestation, zerstörtem analen Sphinkterapparat und konsekutiver Inkontinenz indiziert. Die Bildung eines Dünndarmreservoirs anal oder prästomal verbietet sich, da dieses die Rezidivmanifestation begünstigt.

Anale Manifestationen sind kein Anlass zu exstirpierenden Eingriffen, sie sollten **lokal saniert oder drainiert** werden, sie schränken jedoch die Chancen der Kontinenzerhaltung ein. Temporär hilfreich können Fadendrainagen sein.

Prognose:

> Therapieziel beim Morbus Crohn:
> Nicht Heilung (unmöglich), sondern Kontrolle

Ziel ist eine erträgliche Lebensführung.

Nach Langzeitvorbereitung lassen sich postoperative septische Komplikationen trotz ungünstiger Ausgangsbedingungen weitgehend vermeiden (Risiko 10 %, trotz vorbestehender septischer Herde bei annähernd 50 % aller Operierten!). Damit sinkt auch das Operationsrisiko auf nahezu 0 % ab. Die Operationstoleranz des Crohn-Patienten ist bemerkenswert.

> Das Risiko jedes Crohn-Patienten ist das Rezidiv

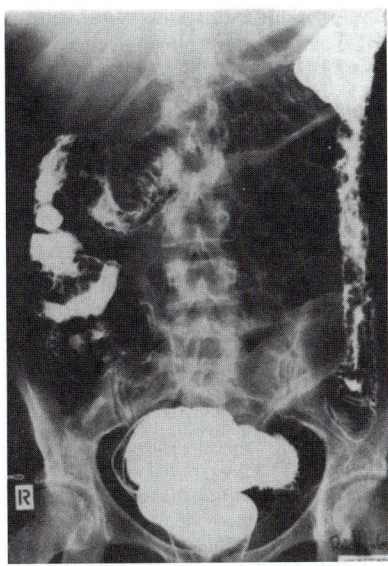

Abb. 27.28 Gastrografin®-KKE bei floridem Morbus Crohn

Pflastersteinrelief, gedeckte Perforationen (daher wasserlösliche Kontrastmittel), Fisteln, asymmetrische, exzentrische Läsionen am Mesenterialansatz mit girlandenförmigen Taschen von normalem Darm gegenüber von Läsionen.

- Keine beweisenden Laborparameter.

Differenzialdiagnose: Colitis ulcerosa, kolorektales Karzinom, Divertikulitis, Sarkom, Strahlenkolitis, Behçet-Syndrom, ischämische Kolitis, Sprue, irritables Kolon, Sarkoidose, Infektionen:

- Bakterien: Yersiniose, Salmonellose, Tuberkulose, pseudomembranöse Kolitis, Lymphogranuloma venereum, Helicobacterinfektion.
- Viren: CMV und HSV, insbesondere Typ II.
- Pilze: Histoplasmose, Candidiasis
- Protozoen: Amöbenruhr, Lambliasis.

Therapie: Der Morbus Crohn ist chirurgisch nicht heilbar. Daher hat die **konservative Therapie** den Vorzug: Kortison (z. B. Budenosid, vorwiegend topisch wirkend, daher weniger Steroidnebenwirkungen), Sulfasalazin (Salazosulfapyridin) bzw. Mesalazin (5-ASA), Azathioprin bzw. 6-Mercaptopurin, parenterale Ernährung, Ernährung mit voll resorbierbaren Diäten, Substitution von Elektrolyten, Spurenelementen und Vitaminen bei Lokalisation im Kolon, bei Fisteln und Abszessen Metronidazol.

Bei schwer destruierenden und fistelnden Verläufen werden zurzeit gute Ergebnisse mit einem monoklonalen Antikörper gegen TNF-α (Infliximab, Remicade®) erreicht. Weitere Möglichkeiten bei

Nach Proktokolektomie ist das Risiko eines Übergreifens auf den Dünndarm offenbar geringer als nach Teilentfernung (20 % gegenüber 50 % bei Kolonteilerhaltung). Diese hohe Rezidivrate kann allerdings nicht als Gradmesser der Leistungsfähigkeit der Chirurgie des Morbus Crohn gelten. Die Lebensqualität nach kontinenzerhaltenden Eingriffen (z. B. Ileorektostomie) ist wesentlich besser als nach Proktokolektomie. Eine postoperative Rezidivprophylaxe mit Mesalazin oder Azathioprin erscheint sinnvoll.

27.6.4 Divertikulose und Divertikulitis

Bei der **Divertikulose** finden sich multiple erworbene Ausstülpungen der Darmschleimhaut durch Lücken in der Muskelschicht (falsche Divertikel). Entzündungen der Divertikel führen zur **Divertikulitis**. Echte Divertikel, d. h. Ausstülpungen der gesamten Kolonwand (Wandfehlbildungen), sind selten; sie kommen vorwiegend im rechten Kolon vor. *Ursachen und Pathogenese:* Die **Divertikulose** ist im weiteren Sinne eine Altersveränderung des distalen Kolons. 40 % der über 60-Jährigen sind Divertikelträger. In 90 % der Fälle ist das Sigmoid betroffen. 10 % sind behandlungsbedürftig. Ursache ist eine vermehrte Spastik (myostatische Muskelkontraktur) bei zu geringer Ballaststoffbelastung. Die gesteigerte motorische Aktivität und Stimulierbarkeit ist vornehmlich an die Längsmuskulatur, die Tänien, gebunden. Durch die erhöhten segmentalen intrakolischen Drücke kommt es zum Schleimhautprolaps entlang der Durchtrittsöffnung der intramuralen Kolonarterien. Das Divertikel kann im Wandniveau liegen (inkomplettes Divertikel) oder sich durch die Wand nach außen stülpen (komplettes Divertikel) (Abb. 27.29).

Begünstigend wirken Adipositas (Aufweitung der Gefäßkanäle durch Fetteinlagerung), fortgeschrittenes Alter (Abnahme des elastischen Bindegewebes, Zunahme der Verschieblichkeit der Submukosa) und faserarme Kost. Gleichzeitiges Auftreten von Divertikulose, Cholelithiasis und Hiatushernie **(Saint-Trias)**.

Der **Divertikulitis** liegt eine intradivertikuläre koprostatische Drucknekrose mit nachfolgender lokaler peridivertikulitischer Entzündung und Mukosaabszedierung zugrunde. Dieser lokale Entzündungsprozess führt über die Peridivertikulitis zur Perikolitis mit ihren Komplikationen (komplizierte Divertikulitis).

> Divertikulose → Divertikulitis → Peridivertikulitis → Perikolitis

Klinik: Die **Divertikulose** ist **meist symptomlos**, daher meist Zufallsbefund. Erst bei Komplikationen (Abb. 27.30) hat sie Krankheitswert. Gefäßarrosionen am Divertikelhals können zu heftigen **Blutungen** (8 %) führen (Abb. 27.31) (hohe spontane Blutstillungsrate).

> Divertikulose: Erst die -itis macht die Krankheit (Ausnahme: Divertikuloseblutung)

Leitsymptom der **Divertikulitis** ist der **linksseitige Unterbauchschmerz** („Linksappendizitis der Greise"). Das Sigma ist als druckschmerzhafte Walze tastbar.

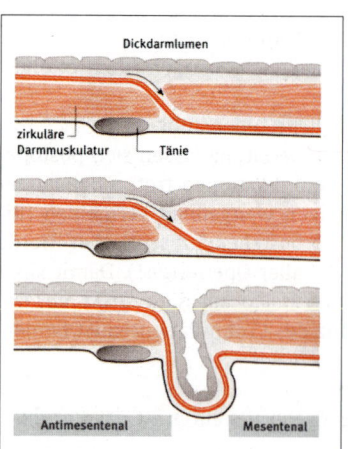

Abb. 27.29
Divertikellokalisation mesenterialwärts der Tänie durch Gefäßlücke in der zirkulären Darmmuskulatur. Antimesentenal bzw. mesentenal: entlang des Mesenteriums

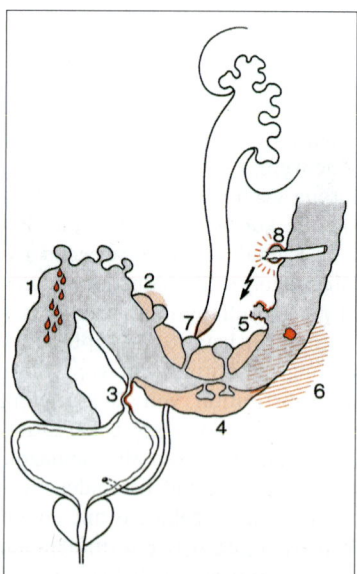

Abb. 27.30
Komplikation der Divertikulose:
1) Blutung
2) Perisigmoiditis
3) Blasen- oder Scheidenfistel
4) Inkomplette Divertikel mit Perisigmoiditis
5) Perforation
6) Perikolische Infiltration
7) Ureterstenose, auch Fistel
8) Verfangen von Fremdkörpern mit Perforation

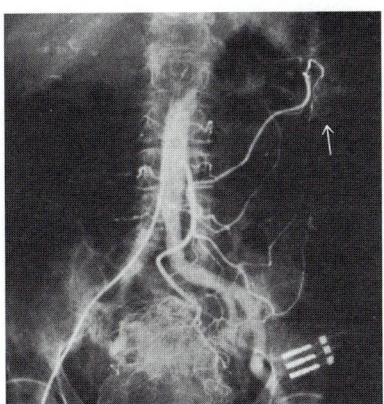

Abb. 27.31 Divertikulose-Blutung: Mesenterikographie mit Kontrastmittelaustritt im Bereich der linken Kolon-Flexur (↑)

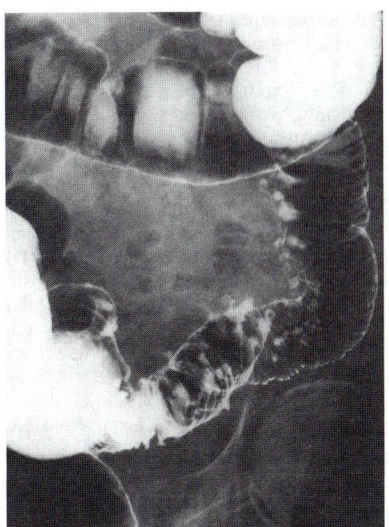

Abb. 27.32 Röntgen-Kolon-Doppelkontrast bei Sigma-Divertikulitis

Häufig nachweisbar (zumindest histologisch): meist **gedeckte Perforationen** (36 %) und/oder **Abszesse** (39 %), vielfach nach retroperitoneal. Bei Einbruch in abdeckende Nachbarorgane **Fistelbildung** (3 %) (Harnblase, Scheide, seltener Dünndarm).

Freie Perforation sind weniger häufig. Nur in ca. 50 % der Fälle lässt sich freie Luft nachweisen. Bei freier Perforation schwere kotige Peritonitis.

Sekundäre **Stenosen** (14 %) bei chronifizierter Entzündung durch Wandverdickung, narbige Erstarrung und fixierte Abknickung des Sigmoids. Insgesamt mehr konische Form der Stenose. Abgrenzung gegen Karzinom häufig schwierig, daher auch intraoperative Fehldeutungen keineswegs selten. Bei Ausbreitung der Entzündung auf den Retroperitonealraum Dysurie und Ureterstenosen möglich.

> Komplikationen der Divertikulitis:
> 3 B = burst, block, bleed

Diagnostik:

■ *Kolon-Doppelkontrasteinlauf:* Hiermit lassen sich Ausdehnung der Divertikulose und Entzündung am besten darstellen. Typische radiologische Befunde der Divertikulitis sind Spiculae-ähnliche Ausstülpungen **(Abb. 27.32)**. Bei der Peridivertikulitis Sigmakontraktur (état d'accordéon). Bei Perforationsgefahr kontraindiziert!

■ *Endoskopie:* Zur Abklärung der Dignität einer Stenose. Vorsicht: Perforationsgefahr!

> Divertikulitis: Bei lokaler Peritonitis oder V. a. Perforation kein Barium-KE und keine Endoskopie, sondern Gastrografin®-KE und Sonographie!

Tabelle 27.9 Therapie bei Divertikulitis

Befund	Therapie
Asymptomatische Divertikulose	keine

Divertikulitis
  I. Schub,
  Alter < 45 Jahre
  Wiederholungsschub
	konservativ
	Elektivresektion

Divertikulitis-komplikationen
  Stenose
  Fistel
	Elektivresektion
	Primärresektion mit Anastomose, Fistelverschluss, ggf. protektiver A. p.

Perforation/Peritonitis	Diskontinuitätsresektion nach Hartmann sekundäre Rekonstruktion der Darmpassage

■ *Labor:* Leukozytose, CRP- und BSG-Verlauf als Gradmesser der Entzündungsaktivität, ansonsten keine spezifischen Laborparameter.

Therapie **(Tab. 27.9)***:* Wenn irgend möglich, Resektion des erkrankten Darmabschnittes (unabdingbar bei Perforation, **Abb. 27.33**), sonst Ausschaltung über eine Transversostomie (rechtes Kolon) oder Ileostomie.

■ **bei freier Perforation** mit Peritonitis notfallmäßige **Laparotomie**

■ **bei akuter Divertikulitis ohne Peritonitis konservative** stationäre Therapie (Bettruhe, anfangs Infu-

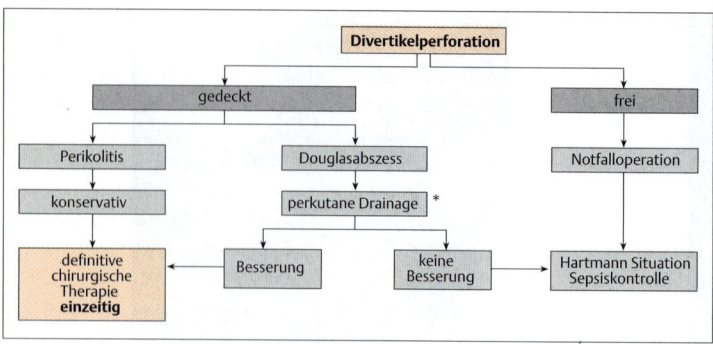

Abb. 27.33 Taktisches Vorgehen bei Divertikelperforation. *Oft günstiger transvaginal.

sionstherapie, später vollresorbierbare Diät, systemische Antibiotikatherapie [z. B. Metronidazol, Chinolone oder Doxycyclin], Eisblase). Stuhlregulation (bei Divertikulitis wegen entzündlicher Stenose zunächst schlackenarme Kost, nach Abklingen der Beschwerden Übergang zur schlackenreichen Kost bei Divertikulose). **Bei Beschwerden**, insbesondere im Alter < 45 Jahren wegen hoher Komplikationsrate oder Rezidiven **Elektivoperation**.

■ **Bei chronisch komplizierter Divertikulitis** (gedeckte Perforation, Fisteln, Stenose) ist nach gründlicher Vorbereitung die **einzeitige Resektion im freien Intervall** anzustreben.

■ **Bei Divertikelblutung** nach Identifikation der Blutungsquelle (s. Kap. 32) und endoskopischer Blutstillung **elektive Resektion** nach Auftransfusion oder expektativ (Rezidivblutungsrisiko ca. 20 %).

Prognose: Bei Elektivoperation Operationsletalität < 1 %, bei Peritonitis > 20 %, bei kotiger Peritonitis > 50 %.

27.6.5 Radiogene Proktokolitis

Toleranzschwelle des Dickdarms = 50 Gy Herddosis. Höhere Dosen und lokale Strahlenspitzen (z. B. Radiumeinlagen) bewirken irreversible Wandschäden, bevorzugt nach Bestrahlung intrapelviner Karzinome (Gynäkologie, Urologie) sowie von Nierenkarzinomen (Flexurenbereich).

Akute Strahlenreaktion

Die Schädigung der Stammzellen der Schleimhaut führt in 11–50 % der Fälle zu Proktokolitis mit geschwollener Schleimhaut, Blutungen, Erosionen und Ulzerationen.

Klinik: Blutig-schleimige Diarrhö, Tenesmen.

Prognose: Spontanes Abklingen nach Wochen, selten (kontinuierlicher) Übergang zur chronischen Strahlenreaktion.

Chronische Strahlenreaktion

Im bestrahlten Gebiet entwickeln sich – oft erst Jahre nach der Bestrahlung – Angiosklerose und Fibrosklerose. Da die Schleimhaut auf Hypoxie besonders empfindlich reagiert, kommt es zu einer **hämorrhagisch-ulzerösen Proktokolitis**. Die Häufigkeit operationspflichtiger Strahlenspätschäden beträgt 1,5–2 %.

Klinik: Die Wandfibrose führt zu Stenose (chronischer Dickdarmileus). Stärkergradige lokale Wandschäden können Fistelbildungen zu Blase, Scheide, seltener enteroenterale Fisteln bewirken. Auf Begleitschäden achten: Schrumpfharnblase, Harnleiter- und Harnröhrenstenose, Duodenalstenose, Dünndarmstenose. Derbe peritoneale Adhäsionen (sklerosierende konstriktive Peritonitis) führen zu einer meist chronischen Darmpassagestörung. Erhöhtes Karzinomrisiko.

Differenzialdiagnose: Colitis ulcerosa, ischämische Kolitis, Malignom.

Therapie: Häufig unbefriedigend.

■ **konservativ:** Sulfasalazin, Panthenol, Sucralfat-Einläufe (1 : 3 verdünnt), Spasmolytika, Sedativa, Kortisonklysmen, schlackenreiche Kost

■ **ausschaltende Kolostomie** bei therapierefraktärer profuser Blutung, proktogener Diarrhö, nicht resektionsfähiger Stenose und Fisteln

■ bei Stenosen und Fisteln Resektion nur sinnvoll, wenn Kontinenzerhaltung möglich; dann mehrzeitig vorgehen. Lokale Reparationsversuche sind wegen schlechter Heilungstendenz zumeist frustran.

Prognose: Ernst, Operationsletalität bei Resektion 5–10 %, Nahtinsuffizienz nach Darmanastomosierung in bis zu 50 % der Fälle. Ausgeprägte Spätmorbidität und Spätkomplikationen.

27.6.6 Ischämische Kolitis

Dieses seltene, überwiegend das distale Kolon betreffende Krankheitsbild entsteht durch Obliteration der peripheren Gefäße.

Ursachen: Spontane oder iatrogene arterielle Okklusion bei Atheromatose, Aneurysma der Bauchaorta, z. B. Angiographie, aortoiliakale Eingriffe mit Durchtrennung der A. mesenterica inferior; Vaskulitis, Embolie, funktionelle Durchblutungsstörungen, venöse Durchblutungsstörungen.

Morphologie: Mukosanekrose, später Fibrose. Bei ausgeprägter Ischämie Entwicklung einer ischämischen Gangrän mit Perforationsrisiko.

Klinik: Blutig-schleimige Diarrhö und krampfartige Leibschmerzen, ähnlich wie bei Colitis ulcerosa und chronischer Strahlenkolitis, meist transitorisch.

Diagnostik: Endoskopie; Gastrofin®-KKE: „Thumbprints".

Therapie: Bei ischämischer Gangrän notfallmäßig Laparotomie mit Diskontinuitätsresektion. Bei transitorischer ischämischer Kolitis konservative Therapie (Durchblutungsförderung, Schmerzbehandlung, Nulldiät).

Prognose: Die transitorische ischämische Kolitis heilt innerhalb von 2–3 Monaten aus. Später Stenosebildung möglich (ischämische Stenose).

27.6.7 Enterocolitis necroticans (s. Kap. 53.8)

27.6.8 Ulcus simplex recti

Ursache unklar, ggf. chronischer Missbrauch von Dihydroxyergotamin (DHE)-Suppositorien. Häufig in Verbindung mit einem rektalen Schleimhautprolaps. Bevorzugt an der Vorderwand gelegenes, scharf begrenztes Ulkus mit starker vaskulärer Umgebungsreaktion.

Therapie: Behebung eines Prolaps oder einer Beckenbodeninsuffizienz.

27.6.9 Sonstige entzündliche Dickdarmerkrankungen

Andere entzündliche Dickdarmerkrankungen haben aus chirurgischer Sicht heute nur eine untergeordnete Bedeutung. So werden Komplikationen bei Typhus und Paratyphus (Ulkusblutung, -perforation), früher eine der wichtigsten Notfallsituationen der Chirurgie, kaum mehr beobachtet. Auch die Abdominal-Tbc (bevorzugt im Ileozäkal-

bereich mit Stenosierung und sekundärer Fistelung) wird nur noch gelegentlich angetroffen, vornehmlich bei Patienten aus südländischen Regionen (Süditalien, Türkei). Angesichts des Ferntourismus muss mittlerweile wieder vermehrt mit eingeschleppten Tropenkrankheiten gerechnet werden. Zu Parasitosen s. Kap. 26.7.

Nach (länger) dauernder Antibiotikatherapie kann eine **antibiotikainduzierte Kolitis** auftreten, bedingt durch Verdrängung der physiologischen Darmflora durch Clostridium difficile; Therapie: Vancomycin.

27.7 Adenome und Karzinome

90 % der kolorektalen Karzinome gehen aus Adenomen hervor (Adenom-Karzinom-Sequenz)

27.7.1 Ursachen, Risikofaktoren und Epidemiologie

Ursachen: Kolorektale Karzinome entstehen durch Mutation von zwei oder mehr Genen, die Zellproliferation, Differenzierung oder programmierten Zelltod regulieren. Man nimmt an, dass im Lauf der Adenom-Karzinom-Sequenz mehrere Mutationen in der Keimbahn-DNA stattfinden (**Abb. 27.34**, s. Kap. 8.1.1, Mehrstufenmutation nach Fearon und Vogelstein), die überwiegend umweltbedingt sind. Es bestehen eine **positive Korrelation zum Fleisch-Fett-Gehalt** und eine **negative Korrelation**

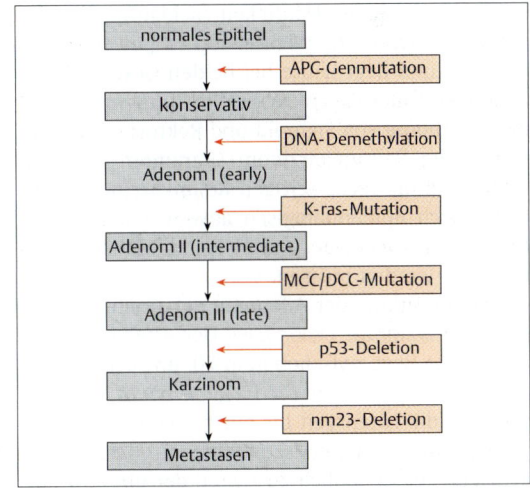

Abb. 27.34 Hypothetische Mehrstufenmutation im Laufe der Adenom-Karzinom-Sequenz

zum Fasergehalt der Nahrung. Mediatoren scheinen die hierdurch gesteuerte Gallensäureausscheidung und ihre Metabolisierung durch anaerobe Darmkeime zu sein.

Bei ca. 20 % der Patienten besteht eine **erbliche Disposition** (HNPCC-Syndrom = Hereditary-Non-Polyposis-Cancer-Syndrom). Die Genstandorte sind heute bekannt. Es besteht Aussicht, die Gefährdeten demnächst durch humangenetische Screening-Untersuchungen ermitteln zu können (s. u.).

Risikofaktoren: Adenom, Kolonkarzinom in der Vorgeschichte (metachrone Multiplizität), erbliche Belastung, Colitis ulcerosa, Morbus Crohn (7fach erhöhtes Risiko im Vergleich zur Normalbevölkerung), Ureterosigmoidostomie, Anus praeter, Lebensweise (fleischreiche, schlackenarme Ernährung, geringe körperliche Belastung, Stressexposition).

Obligate Präkanzerosen sind die Kolon-Adenomatosen (familiäre adenomatöse Polyposis coli [FAP, s. u.], Oldfield-Syndrom). Synätiologische Komorbidität darf vermutet werden mit angiosklerotischen Krankheiten, Cholelithiasis, Adipositas, Ovarial- und Mammakarzinom.

Epidemiologie: Für alle Länder mit hohem sozioökonomischen Niveau und westlicher Ernährungsweise lässt sich eine hohe Darmkrebsbelastung feststellen. In Deutschland folgt die anhaltende Zunahme der Darmkrebshäufigkeit zeitversetzt (um 10–15 Jahre) der wirtschaftlichen Prosperität. Inzidenz in Westeuropa: 15–25 pro 100 000 Einwohner pro Jahr.

Aufgrund dieser Zunahme hat das kolorektale Karzinom das in der Häufigkeit rückläufige Magenkarzinom als bislang wichtigsten Eingeweidekrebs überholt und liegt heute bei beiden Geschlechtern an 2. Stelle aller Organkrebse. Die Zunahme betrifft die Karzinome von Sigmoid und Rektosigmoid. Das eigentliche Rektumkarzinom (Karzinom der Ampulle) und die rechtsseitigen Kolonkarzinome verhalten sich epidemiologisch abweichend, so dass für sie zusätzliche oder andere Risikofaktoren angenommen werden müssen.

Die Verteilung der Adenome entspricht in etwa der der Karzinome (Abb. 27.35). Der Altersgipfel der Karzinome liegt zwischen dem 70. und 75. Lebensjahr, der der Adenome ca. 10 Jahre davor, ein Hinweis auf die Latenzzeit bis zur malignen Transformation. Die Häufigkeitszunahme an Karzinomen geht fast ausschließlich zu Lasten der über 55-Jährigen (Tab. 27.10).

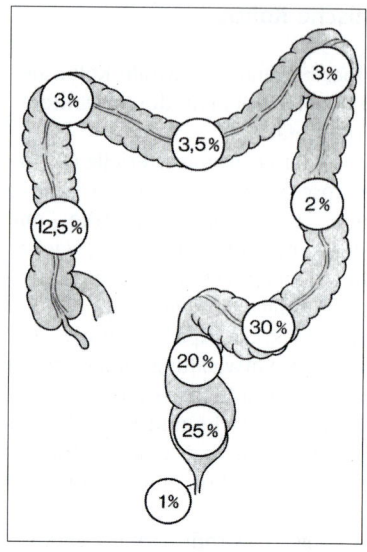

Abb. 27.35 Häufigkeitsverteilung der kolorektalen Karzinome

Tabelle 27.10 Altersverteilung bei kolorektalen Karzinomen in Prozent[*]

Alter	Kolon (n = 8423) männl.	weibl.	Rektum (n = 6256) männl	weibl.
bis 30 J.	0,7	0,5	0,4	0,4
30–50 J.	5,5	4,6	3,8	6,1
50–70 J.	40,2	37,9	44,6	44,7
70–80 J.	35,6	37,3	35,3	32,8
> 80 J.	18,0	19,7	15,9	16,0

[*] Hamburger Krebsregister

27.7.2 Erscheinungsformen und Klinik

Adenome (neoplastische Polypen)
Dies sind benigne, von Darmepithel ausgehende Tumoren.

Morphologie: Sie wachsen exophytisch, mit mehr oder weniger deutlicher Stielbildung, polypös oder flächig aufsitzend (sessil), seltener rasenartig ausgebreitet. Nach der Histologie und dem Wachstumstyp unterscheidet man:

▪ **tubuläre Adenome:** Sie machen 75 % aller neoplastischen Polypen aus und bestehen aus tubulären Epithelwucherungen mit spärlichem Stroma. Meist gestielt, gut differenziert, selten größer als 2 cm, Entartungswahrscheinlichkeit gering (< 5 %).
▪ **villöse Adenome** (Zottentumoren): Anteil: 10 %. Sie bestehen aus fingerförmig wucherndem Stroma mit Epithelüberzug. Meist im Rektum, mit flächi-

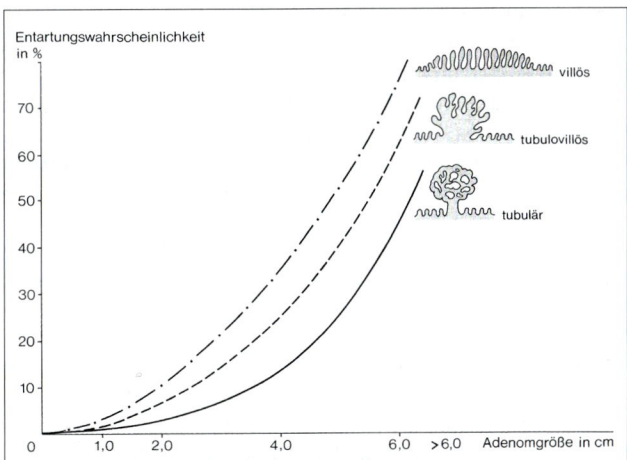

Abb. 27.36 Entartungswahrscheinlichkeit von Kolonadenomen, Abhängigkeit vom Wachstumstyp

ger, zottig gegliederter Oberfläche. Meist größer als 2 cm, Entartungsrisiko relativ hoch (Median 15 %) (Abb. 27.36).

■ **tubulovillöse Adenome:** in jeder Hinsicht eine Mischform.

> Adenom: Entartungsrisiko abhängig von der Größe und Histologie

Im Zuge der **Entartung** finden sich zunächst zelluläre und strukturelle Veränderungen im Schleimhautniveau (schwere Atypie), später Durchbrechen der Lamina muscularis mucosae (Karzinom im Adenom), schließlich Invasion des Polypenstiels bzw. der Submukosa (invasives Karzinom). Mit der Karzinomausbreitung wird die polypöse Matrix aufgezehrt.

Nach Abtragung eines Adenoms beträgt das **Risiko der Entwicklung eines neuen** (metachronen) **Adenoms** 30–50 %.

Klinik: Die meisten Adenome sind klinisch stumm, größere bluten, selten Auslösung einer Invagination, analnah gelegentlich Prolaps. Zottentumoren können exzessiv Schleim mit hoher Kaliumkonzentration produzieren und zu Hypokaliämie mit Herzinsuffizienz, Rhythmusstörungen, speziell bei gleichzeitiger Digitalistherapie, und hypokaliämischem Nierenversagen führen.

Familiäre adenomatöse Polyposis coli (FAP)

Pathogenese: Die FAP ist eine autosomal-dominant vererbte Erkrankung mit sehr hoher Penetranz. Es liegen Mutationen in der Keimbahn-DNA im Bereich eines Allels des APC-Gens vor, das auf dem Chromosom 5q21 liegt. Die molekulargenetische

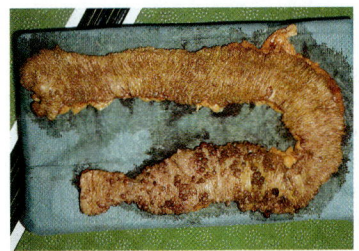

Abb. 27.37 Familiäre Polyposis des Rektums

Analyse des APC-Gens ermöglicht, die genetische Prädisposition für die FAP präsymptomatisch festzustellen: Mutationen in der Keimbahn von FAP-Patienten sind durch kleinere Insertionen, Deletionen oder auch Punktmutationen hervorgerufen und führen zur Synthese verkürzter APC-Genprodukte. Diese verkürzten Proteinfragmente können im In-vitro-Transkriptions-Translations-Test (IVTT) nachgewiesen werden.

Formvarianten der FAP sind

■ **Gardner-Syndrom:** intestinale Adenome, Osteome der Mandibula, Fibrome, Lipome, Dermoidzysten, Papillenkarzinome, Desmoide.

■ **Turcot-Syndrom:** tubuläre intestinale Adenome, Tumoren des ZNS. Ihnen liegt der gleiche genetische Defekt mit unterschiedlicher genetischer Expression zugrunde.

Morphologie und Klinik: Die uniform verteilten Adenome (Abb. 27.37) sind häufig schon vor dem 10. Lebensjahr manifest. Die Entartung ist obligat, daher häufig multifokale Karzinome. 75 % der Patienten weisen schon vor dem 35. Lebensjahr ein Karzinom auf. Die FAP ist häufig mit Magenadenomen (10 %) und Desmoiden (4 %) vergesellschaftet. Unbehandelt ist das kolorektale Karzinom in 58 % der Fälle

Todesursache, in 11 % sind Desmoide, in 8 % periampulläre Karzinome, in 7,3 % Hirntumoren oder Nebennierenkarzinome und in 1 % Peritonealkarzinosen Todesursache. Da es sich um eine obligate Präkanzerose handelt, ist die prophylaktische Proktokolektomie mit Ileumpouch-analer Anastomose Therapie der Wahl.

Hereditäres nicht polypöses Kolonkarzinom (HNPCC, Lynch-Syndrom)

Das HNPCC folgt einem autosomal-dominanten Erbgang. Zugrunde liegen Defekte im DNA-Mismatch-Reparatursystem (MMR). Betroffen sind relativ junge Patienten. Prädilektionsort des Karzinoms ist das proximale Kolon. In den betroffenen Familien treten aber auch andere Tumoren, z. B. Endometrium- und Ovarialkarzinome, Magenkarzinome, Gallengangskarzinome, Karzinome der ableitenden Harnwege, Mammakarzinome, Lungenkarzinome, Astrozytome und Sarkome auf.

Richtungsweisend für die Diagnose des HNPCC sind die Amsterdam-Kriterien (Tab. 27.11). Um HNPCC-Patienten zu erfassen, sollen bei klinischem Verdacht alle Tumoren auf Mikrosatelliteninstabilität (MIN) oder den „replication error positive"-Phänotyp (PER+) untersucht werden.

Polypen

Von den Adenomen abzugrenzen sind hamartomatöse Polypen, meta (= hyper-)plastische, und entzündliche Polypen. **Hamartomatöse Polypen** sind kongenitale Fehlbildungen der intestinalen Mukosa. Hierzu zählen juvenile Polypen, das Peutz-Jeghers-Syndrom (gastrointestinale Polyposis, Melaninpigmentierung an Haut und Schleimhäuten, 10 % der Hamartome entarten) und das Cronkhite-Canada-Syndrom (ektodermale Veränderungen: Pigmentierungen, Alopezie, Nageldystrophien) (s. Kap. 26). 5 % aller Dickdarmpolypen treten isoliert oder als juvenile Polyposis coli auf, 75 % der Patienten sind jünger als 20 Jahre. Isolierte Polypen

Tabelle 27.11 Diagnostische Kriterien für HNPCC (Amsterdam-Kriterien)

1. Mindestens drei betroffene Verwandte, wobei einer dieser Patienten Verwandter 1. Grades der beiden anderen Patienten sein muss
2. Krankheitsmanifestationen in mindestens zwei Generationen
3. Erstmanifestation eines kolorektalen Karzinoms vor dem 50. Lebensjahr bei mindestens einem Patienten

entarten sehr selten. Bei der juvenilen Polyposis ist in 10 % mit einer malignen Entartung zu rechnen.

Karzinome

Dickdarmkarzinome kommen vor als:
- **Adenokarzinom** (70 %), davon
  - 20 % hoch differenziert (G1)
  - 50 % mäßig differenziert (G2)
  - 30 % niedrig differenziert (G3)
- **verschleimendes Karzinom** (20 %): Siegelringzellkarzinom (intrazelluläre Schleimablagerung) und Gallertkarzinom (extrazelluläre Schleimablagerung) mit insgesamt schlechter Prognose
- **anaplastisches Karzinom:** undifferenzierter, „verwilderter" Tumor
- **Adenoakanthom, Plattenepithelkarzinom** (u. a. bei Colitis ulcerosa) (Raritäten).

Morphologie: Karzinome wachsen meist exophytisch, polypös, häufig mit zentraler Ulzeration und an den Wandstrukturen orientiert zirkulär.

Ausbreitung und Metastasierung: Meist gut begrenzt, mikroskopische Ausbreitung über eine Entfernung von > 1 cm von der makroskopischen Tumorgrenze sehr selten. Wachstum langsam, Metastasierung spät über vergleichsweise lange unipolare Metastasenstraßen (s. Abb. 27.1). Nur im unteren Rektum zusätzliche Absiedlungswege (s. Kap. 27.1.1).

Fernmetastasierung bevorzugt über Leber (> 20 %) und Peritoneum (selten gemeinsam vorkommend), später Lunge, vergleichsweise häufig Gehirn. Bei tiefsitzenden Karzinomen auch primäre Lungenmetastasen möglich (Abstrom über V. rectalis inf., V. iliaca, V. cava).

Flach invasive, unscharf begrenzte Karzinome haben eine schlechte Prognose. Insgesamt wird die Prognose wesentlich von den Faktoren lokale Invasion, Lymphknotenmetastasierung und Tumordifferenzierung bestimmt (Abb. 27.38). Hieran orientieren sich die Klassifikationen nach Dukes und TNM (Tab. 27.12).

Klinik:

> **Distales Kolonkarzinom:** Blutung (Abb. 27.39), Schleimabgang, paradoxe Diarrhö
> **Proximales Kolonkarzinom:** Okkulte Blutung (Anämie), Gewichtsverlust, Leistungsknick, tastbarer Tumor

Die **häufigste Fehldiagnose** des rektosigmoidalen Karzinoms ist immer noch die des **Hämorrhoidalleidens**, die häufigste Fehldiagnose der höher gelegenen Karzinome die **Appendizitis**! Jede Appendizitis, jeder Dickdarmileus (s. u.) und jede Anämie jenseits

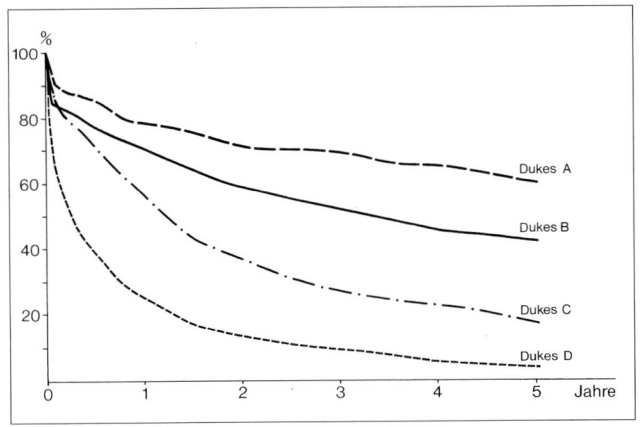

Abb. 27.38 Überlebenszeit beim Kolonkarzinom, Abhängigkeit von der Dukes-Klassifikation

Tabelle 27.12 Aktuelle Klassifikation, Grading und Staging kolorektaler Karzinome

TNM-Klassifikation

T1	= Tumor infiltriert Submukosa
T2	= Tumor infiltriert Muscularis propria
T3	= Tumor infiltriert durch die Muscularis propria in die Subserosa oder in nicht peritoneales perikolisches oder perirektales Fettgewebe
T4	= Tumor perforiert das viszerale Peritoneum oder infiltriert direkt in andere Organe oder Strukturen
N0	= keine regionären Lymphknotenmetastasen
N1	= Metastasen in 1–3 perikolischen bzw. perirektalen Lymphknoten
N2	= Metastasen in 4 oder mehr perikolischen oder perirektalen Lymphknoten
N3	= Metastasen in Lymphknoten entlang eines benannten Gefäßstammes
M0	= keine Fernmetastasen
M1	= Fernmetastasen

Grading

G1	= hoch differenziert
G2	= mäßig differenziert
G3	= niedrig differenziert

Staging

I	= T1–T2, N0, M0	Dukes A
IIa	= T3, N0, M0	Dukes B
IIb	= T4, N0, M0	
IIIa	= T1, T2, N1, M0	Dukes C
IIIb	= T3, T4, N1, M0	
IIIc	= jedes T, N2, M0	
IV	= jedes T, jedes N, M1	Dukes D

des 60. Lebensjahres muss an ein Kolonkarzinom denken lassen. Die Diagnoseverschleppungszeit (fatale Pause) beträgt unverändert 6–12 Monate. Dies ist nur in ca. 50 % der Fälle durch den Patienten verschuldet.

> Peranale Blutung: Karzinomverdacht bis zum Beweis des Gegenteils!

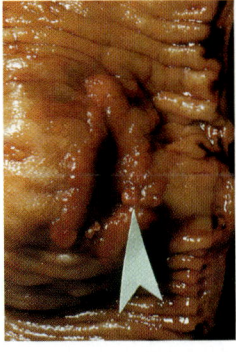

Abb. 27.39 Sigmakarzinom (T_2, N_0, M_0) als Blutungsquelle (s. Pfeil)

Komplikationen: Ileus (ca. 10–15 %), freie oder gedeckte Perforationen, Fisteln zu Nachbarorganen (Magen, Harnblase, Vagina, selten Dünndarm), Invagination, Ureterobstruktion (Hydronephrose), Lymphödem der unteren Extremitäten, Miktions- und Potenzstörungen (Nervenläsion).

27.7.3 Diagnostik

Vorsorge und Früherkennungsmaßnahmen (Screening) **(Abb. 27.40, 27.41)**
- **Anamnese**
- **Inspektion** (Analkarzinom)
- **Palpation** (30 % aller Rektumkarzinome liegen im tastbaren Bereich)
- **Okkultbluttest:** Vorteil: einfach, nicht belastend, billig. Nachteil: ca. 30 % der Karzinome hiermit nicht nachweisbar. Bewertung: $\frac{1}{3}$ aller positiven Tests ist durch Neoplasmen bedingt (ca. 15 % Karzinome, 20 % Adenome). Ca. $\frac{2}{3}$ der Karzinome sind klinisch stumm. Daher lässt sich durch den Okkultbluttest ein um 25 % größerer Anteil prognostisch günstiger Stadien (Dukes A und B) erfassen als bei

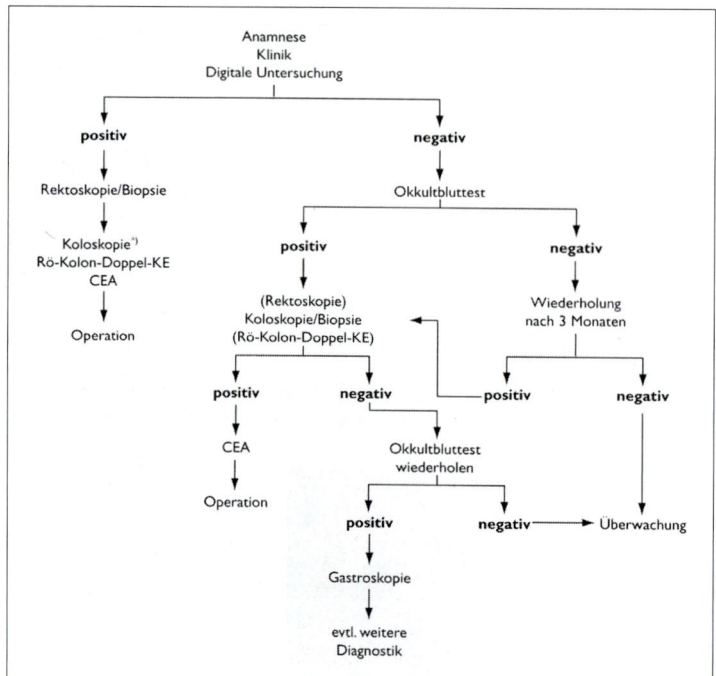

Abb. 27.40 Diagnosegang bei Vorsorge und Früherkennung (gesetzliche Vorsorgemaßnahmen: Anamnese, Inspektion, digitale Untersuchung, Okkultbluttest; wünschenswert: stärkere Einbindung der Endoskopie

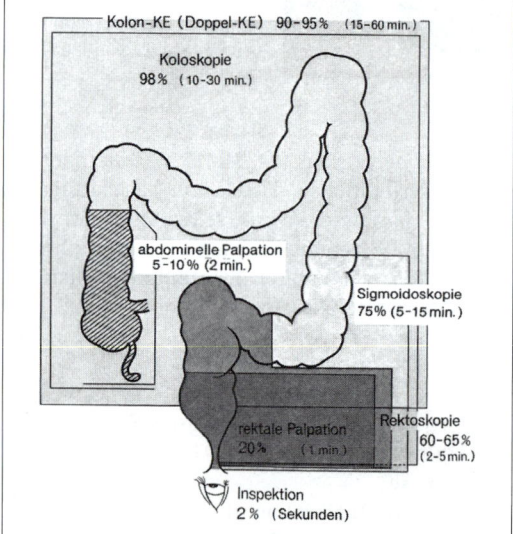

Abb. 27.41 Aussagekraft und durchschnittlicher Zeitaufwand unterschiedlicher diagnostischer Verfahren beim Kolonkarzinom

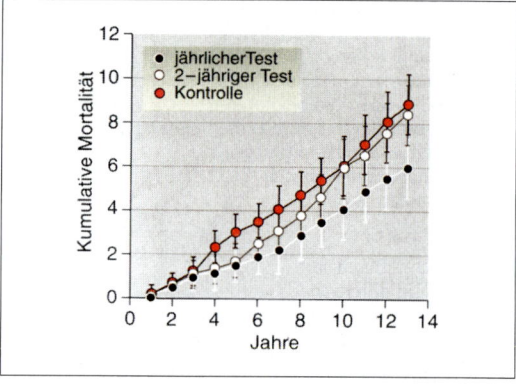

Abb. 27.42 Kumulative Mortalität des kolorektalen Karzinoms in Abhängigkeit vom Okkultbluttest. Mandel, N Engl J Med 1993; 328: 1365

der – späteren – klinischen Diagnose. Der größte Vorteil ist in der Erfassung zahlreicher Adenomträger zu sehen. **Abb. 27.42** zeigt den Effekt unterschiedlich häufig durchgeführter Okkultbluttests auf die kumulative Mortalität des kolorektalen Karzinoms.

Zieluntersuchungen
Rektoskopie, Kolon-Doppelkontrasteinlauf (Abb. 27.43), **Koloskopie** (optimale, jedoch auch aufwendigste Methode). Vorteil der Koloskopie: Diagnosesicherung durch PE bzw. definitive Therapie durch endoskopische Abtragung bei Adenomen unter 3 cm Durchmesser.

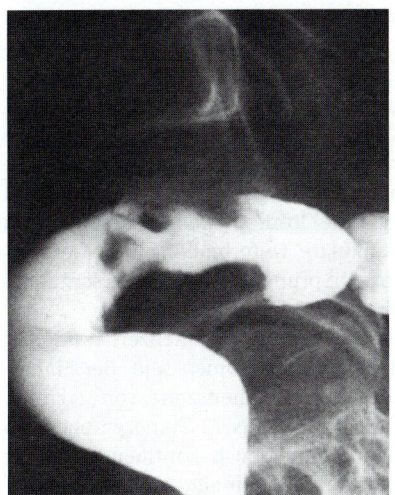

Abb. 27.43 KKE bei rektosigmoidalem Karzinom

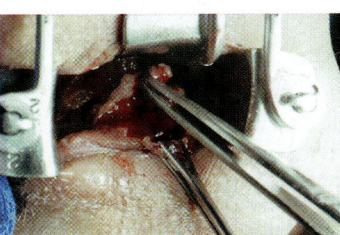

Abb. 27.44
Disc-excision
eines sessilen,
unmittelbar an
der Linea dentata
beginnenden
Rektumadenoms.
Die Präparation
folgt hier der
lockeren Sub-
mukosaschicht

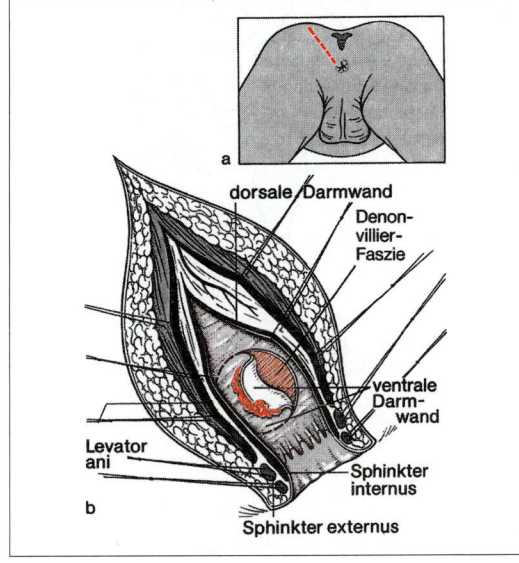

Abb. 27.45 Transphinktere Rektotomie nach Mason
(Rectotomia posterior):
a Zugang
b Anatomie in situ

Labor
Keine speziellen Laborkonstellationen.
Tumormarker (s. S. 537, 538).

Ergänzende Untersuchungen
■ **abdominelle Sonographie:** Metastasensuche,
Nachweis von Tumorkokarden, Aszites (Peritonealkarzinose)
■ **CT Abdomen:** Nachweis von Lebermetastasen,
wandüberschreitendem Tumorwachstum in das
Becken oder Retroperitoneum, Rezidiven
■ alternativ **MRT**. Vorteil: auch intramurales
Wachstum beurteilbar, Domäne der Rezidivdiag-
nostik
■ **Endosonographie:** bei Rektumkarzinomen; hohe
Sensitivität (> 90 %) für präoperative T-Klassifikati-
on, geringer (ca. 60 %) für regionäre Lymphknoten-
metastasen
■ **Röntgen-Thorax:** präoperativ zum Nachweis von
Lungenmetastasen
■ fakultativ: **i. v.-Pyelographie** zum Nachweis von
Harnstauungsniere, retroperitonealen und pelvinen
Rezidiven
■ neu: **Positronen-Emissions-Tomographie** (PET)
zur Lokalisation okkulter Rezidive, z. B. nach CEA-
Anstieg.

27.7.4 Therapie

Adenome unter 3 cm Durchmesser werden mit der
Diathermieschlinge **endoskopisch abgetragen** (5 %
sind bereits maligne entartet). Bei **größeren Polypen** (Basis breiter als 2 cm, sessile villöse Tumoren

im Zäkum) ist eine **chirurgische Resektion** zweckmäßig. Das Resektionsrisiko entspricht heute dem
Kolotomierisiko, daher wegen höherer Radikalität
zu bevorzugen. Bei tiefer Lokalisation transanale
Resektion (disc excision [Abb. 27.44], Verfahren
nach Buess) oder durch Rectotomia posterior (Abb.
27.45).

Adenome stets in toto abtragen!

Eine oberflächliche Teilbiopsie kann eine falsche Situation vortäuschen. **Bei Entfernung durch Kolo-
oder Rektotomie** immer **Schnellschnittuntersuchung. Weiteres Vorgehen:**
■ schwere Atypie und Karzinom im Adenom, aber
Stiel (Basis) tumorfrei: Polypektomie ausreichend,
engmaschige Nachkontrollen

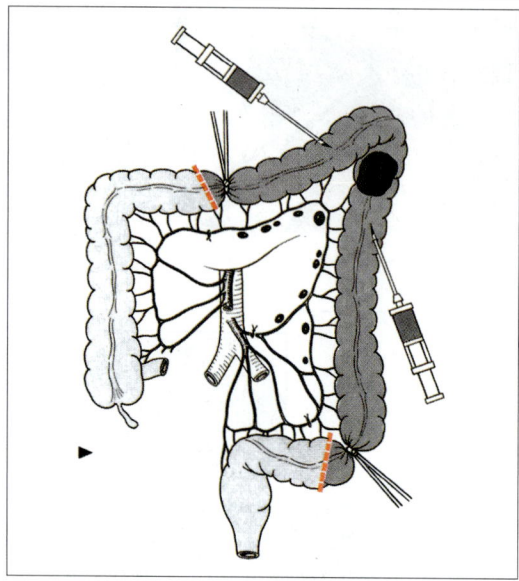

Abb. 27.46 Protektionsmaßnahmen zur Vermeidung der Tumoraussaat bei der Operation des Kolonkarzinoms: zentrale Unterbindung der Lymphbahnen, Blockade des Darmlumens, Instillation lokal zystostatischer Spüllösung (z. B. Sublimat, Betaisodonna®), No-touch isolation-Technik (keine berührende Quetschung des Tumors)

Tabelle 27.13 Verfahrenswahl beim kolorektalen Karzinom

Zäkum-, Aszendens-Karzinom	Hemikolektomie rechts
Transversum-Karzinom	Transversumresektion, subtotale Kolektomie
Deszendens-Karzinom	Hemikolektomie links
Sigma-Karzinom > 16 cm ab Anokutanlinie	Hemikolektomie links (Sigmaresektion)
Rektumkarzinom 5–16 cm ab Anokutanlinie	(tiefe) anteriore Resektion (TAR)
Retumkarzinom < 5 cm ab Anokutanlinie	Rektumexstirpation, endständige Sigmoidostomie
Rektumkarzinom T1 < 8–10 cm ab Anokutanlinie	transanale „discexcision" (mit Instrumentarium nach Buess bis 25 cm ab Anokutanlinie)
Analkarzinom	primäre Radiochemotherapie, ggf. lokale Exzision oder Rektumexstirpation (s. Kap. 28)

■ Stiel durchwachsen, Einbruch in die Submukosa (invasives Karzinom): Radikaloperation erforderlich.

Die chirurgischen Behandlungschancen bei kolorektalem Karzinom sind bemerkenswert gut. Gesamtoperationsquote über 90 %.

Radikaloperation: Das Resektionsausmaß wird weniger durch die lokale Tumorausdehnung als durch die trunkuläre Unterbindung der Metastasenstraße am Ursprung der Hauptversorgungsgefäße bestimmt (Abb. 27.46, Tab. 27.13).

Problematisch kann die Kontinenzerhaltung bei tiefsitzenden Rektumkarzinomen sein. Bei Einhaltung einer distalen Sicherheitszone von 2 cm in situ können günstigstenfalls T3-Tumoren oberhalb 5 cm ab Anokutanlinie noch kontinent reseziert werden. Tiefere Resektionen sind weder krebsbiologisch noch funktionell sinnvoll. Bei kleinen Karzinomen (kleiner als 2 cm Durchmesser, gut differenziert, Stadium T1N0M0) ist die lokale Exzision (transanal oder durch Rectotomia posterior) vertretbar. Bei kolorektalen Karzinomen sind **erweiterte Operationen** eher angezeigt als bei anderen intestinalen Karzinomen. Hierzu zählen die Exstirpation der inneren Genitalorgane, Resektion der Harnblasenhinterwand oder eines Harnleiters, Teilresektion von Dünndarm und Magen, Leberteilresektionen, bei umschriebenem Metastasenbefall auch die Exzision solitärer Lebermetastasen. Superradikale Operationen aus Prinzip (z. B. Beckenvizeration) sind nicht sinnvoll.

Palliativoperation: Ca. 25 % aller kolorektaler Karzinome sind – meist wegen Fernmetastasierung oder hohem Alter des Patienten – inkurabel. Passagere Inkurabilität besteht bei dekompensiertem Ileus. Entlastungsoperationen (Umgehung, Ausschaltung) sind so zu planen, dass eine spätere Radikaloperation nicht behindert wird. Die **beste Palliativoperation** ist die **lokal radikale Tumorexstirpation** (beim kolorektalen Karzinom vergleichsweise häufig möglich). Diese Form der Resektion folgt den Gesichtspunkten des möglichst geringen Operationstraumas und der einfachen Anastomosierung, nicht den Aspekten der radikalen Tumorchirurgie. Besteht lokale Inoperabilität, werden Tumoren bis zum Sigmoid umgangen, tiefer gelegene durch eine doppelläufige Sigmakolostomie ausgeschaltet.

Zur Vermeidung oder Hinauszögerung der Anlage eines Anus praeter (insbesondere bei sehr alten Patienten) kryochirurgische Tumorzerstörung oder elektrochirurgische Tumorreduktion mit evtl. Bestrahlung (50 Gy).

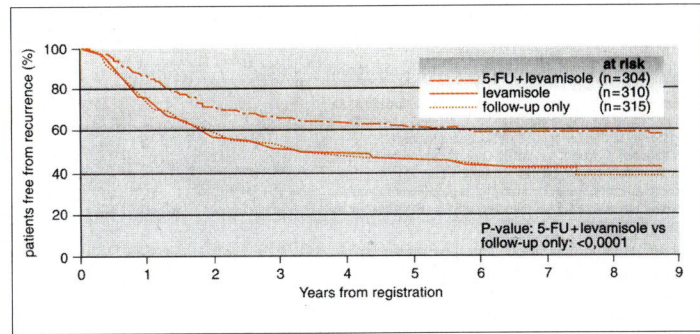

Adjuvante Therapie: Die **Radiotherapie** von Rektumkarzinomen verfolgt drei Ziele:
- Tumorverkleinerung mit konsekutiver erhöhter Resektionsrate
- Minimierung der intraoperativen Zellverschleppung
- Reduktion der lokalen Rezidivrate mit Verbesserung der Überlebensrate.

Konsens besteht über eine **adjuvante postoperative Radiotherapie** (52 Gy) des Rektumkarzinoms pT3–4 sowie in Kombination mit einer Chemotherapie bei n+-Stadien.

Bei primär fortgeschrittenen Karzinomen (T4, N+ in Endosonographie oder CT) kann die R0-Resektionsquote durch eine **neoadjuvante Radiochemotherapie** mit Operation nach 6–8 Wochen deutlich erhöht werden.

Konsens besteht über eine Indikation zur **adjuvanten Chemotherapie** in allen N+-Stadien und mit 5-FU und Levamisol ab T3 oder besser Leucovorin. Diese Therapie steigert die 5-Jahres-Überlebenschance um 5–10 % (Abb. 27.47).

In Studien: Irinotecan und Oxaliplatin bei M+.

Metastasenchirurgie: Bei umschriebenen syn- oder metachronen Metastasen (Leber oder Lunge) besteht in ca. 30 % der Fälle eine kurative Chance in der radikalen Exstirpation (s. Kap. 34.7.3 und Kap. 21.8.7). In Prüfung befinden sich ablative Verfahren (Thermo-, Laserablation).

27.7.5 Prognose

Sie ist insgesamt relativ günstig. Die 5-Jahres-Überlebenswahrscheinlichkeit beim Dickdarmkarzinom beträgt durchschnittlich 50 %; sie ist stark vom Stadium abhängig: Stadium I 85 %, Stadium II 50–60 %, mit Radiotherapie 70 %, Stadium III 25–35 %, mit [Radio-]Chemotherapie > 50 %, Stadium IV < 5 %).

Dickdarmkarzinom: Das Schicksal nach Radikaloperation entscheidet sich in den ersten 2 Jahren

Fast 70 % der Rezidive treten im 1. Jahr auf (meist Stadium III), insgesamt 85–90 % bis zum Ende des 2. Jahres (meist Stadium II). Trotz der großen Operationsradikalität beträgt die Häufigkeit lokoregionärer Rezidive 15 %, von denen 50 % mit Fernmetastasen einhergehen.

Für die Prognose hat das **karzinoembryonale Antigen (CEA)** erhebliche praktische Bedeutung. Primär hohe CEA-Werte (> 20 ng/ml) bedeuten eine schlechte Prognose, noch höhere fast stets eine Fernmetastasierung. Bei einer Relaparotomie können 30 % der Lokalrezidive und 25 % der Lebermetastasen potentiell kurativ reseziert werden. Nach radikaler Nachresektion werden 5-Jahres-Überlebensraten von bis zu 50 % angegeben. Die Wertigkeit der prinzipiellen Second-look-Laparotomie bei Rezidivverdacht ist bis heute nicht belegt. Besonders günstig sind die Sanierungschancen beim Anastomosenrezidiv. Solitäre Spätmetastasen (Leber, Lunge) können mit guten Erfolgsaussichten exstirpiert werden.

27.7.6 Nachsorge (Tab. 27.14)

Rezidiverkennung
Klinik:
- **des Lokalrezidivs:** Beim Anastomosenrezidiv (Häufigkeit 5 %) Beschwerden wie beim Primärtumor.

Beachte:
Viele Rezidive wachsen von außen nach innen

- Beim **Intrapelvinrezidiv** sind meist Kreuzschmerzen das Erstsymptom. Weitere Symptome: Miktionsstörungen, Potenzverlust, Hyperämie und Hypohidrose der unteren Extremität (Sympathikolyse!), Heilungsstörungen in der Sakralhöhle

Tabelle 27.14 Programm zur Nachsorge nach Radikaloperationen bei kolorektalem Karzinom

Untersuchung Jahr Monate	1				2				3		4	5
	3	6	9	12	15	18	21	24	30	36	48	60
Klinische Untersuchung	×	×	×	×	×	×	×	×	×	×	×	×
Rektoskopie	×	×	×	×	×	×	×	×	×	×	×	×
Koloskopie*				×				×				×
Sonographie, bei pathologischem Befund Leber-CT		×		×				×		×	×	×
Röntgen-Thorax				×				×				×
Hämoccult										×	×	×
CEA	×	×	×	×	×	×	×	×	×	×	×	×

* Anastomose höher als 20 cm, sonst als Vorsorge alle 3 Jahre

(persistierende Fistel, Spätabszess, Durchbruch zur Scheide, Dünndarmfisteln).

Diagnostik:

■ *CEA- und CA-19-9-Verlaufskontrolle:* **CEA** ist der **verlässlichste Marker** eines Rezidivs. Es ermöglicht die Früherkennung bei symptomlosen Patienten. Sensitivität bis 85 %, Spezifität bis 99 %. Bei Konzentrationen > 5 ng/ml monatlich kontrollieren und weitere Abklärung. **CA 19-9** kann auch bei unauffälligem CEA erhöht sein (> 36 U/ml).

■ *Rektoskopie:* Zur Erkennung von Anastomosenrezidiven. 70–80 % aller Anastomosen liegen im rektoskopisch einsehbaren Bereich.

■ *Koloskopie oder Kolon-Doppelkontrasteinlauf:* Bei Anastomosen, die höher als 25 cm ab ano liegen, zur Erkennung von Anastomosenrezidiven.

■ *CT:* Speziell im Beckenraum: Extraluminäre Rezidive?

■ *Zusätzlich:* i. v.-Urographie, MDP, Röntgen-Thorax (5 % Lungenmetastasen nach Kolonresektion), Sonographie (Lebermetastasen?), Szintigraphie (Knochenmetastasen?).

■ *Aktuelle Arbeitsrichtung:* Immunszintigraphie (Tumoridentifikation durch markierte CEA-Antikörper), PET.

■ Unter den Laborwerten sind nur BSG-Anstieg (Rezidiv jeder Art) und LDH-Erhöhung (Lebermetastasen) von Bedeutung. Untersuchungsintervalle **s. Tab. 27.14**.

Metachrone Multiplizität

Überproportionales Risiko der Entwicklung weiterer Neoplasmen (1–5 %), zunehmend ab 2. postoperativem Jahr. Damit wird die Nachsorge gleichzeitig zur Vorsorge. Okkultbluttestung im Wechsel mit Koloskopie bzw. Kolon-Doppelkontrasteinlauf.

Therapeutische Morbidität

Besonders entscheidend sind nach einer Rektumexstirpation Probleme bei der Stomaversorgung, die durch Infektionen gefährdete sakrale Resthöhle und Harnentleerungsstörungen. Nach sehr tiefer anteriorer Resektion mit koloanaler Anastomose (CAA) Kontinenzprobleme in 10 % der Fälle und erhöhte Stuhlfrequenz.

27.8 Weitere Tumoren und tumorartige Läsionen

27.8.1 Sarkome

Insgesamt sehr selten, vorwiegend im Anorektalbereich. Die wichtigsten Sarkome sind Leiomyosarkom, neurogenes Sarkom, Melanosarkom.

Chirurgische Therapie nach radikalen Gesichtspunkten, Prognose jedoch insgesamt dubios, meist frühes Rezidiv. Zusatztherapie (Chemo- und/oder Radiotherapie) je nach histologischem Typ.

27.8.2 Karzinoide

5 % aller intestinalen Karzinoide sind im Kolon, 17 % im Rektum lokalisiert. Die Karzinoide des Kolons metastasieren unabhängig von ihrer Größe vergleichsweise früh (etwa 70 % der Zäkumkarzinoide haben bereits Metastasen gesetzt). Die Metastasierung bei Rektumkarzinoiden ist größenabhängig

(Metastasen in über 50 % der Fälle bei Durchmesser über 2 cm).

Klinik und Diagnostik wie bei Karzinomen. Flush-Syndrom durch Serotoninausschüttung ist selten. Rektumkarzinoide unter 1 cm Durchmesser oft Zufallsbefund bei der Rektoskopie (lokale Exstirpation möglich), ebenso Appendixkarzinoide (Appendektomie ausreichend). Größere Herde müssen radikal operiert werden.

27.8.3 Endometriose

Endometriumektopie, meist perirektal oder perisigmoidal lokalisiert.
Klinik: Zyklusabhängige starke Schmerzen, bei Durchbruch durch die Mukosa auch heftige Blutungen. Im Spätstadium Darmpassagestörungen.
Diagnostik: Biopsie, histologischer Nachweis.
Therapie: Im Rahmen der Gesamtbehandlung, bei Kolonwandbefall Resektion.

27.8.4 Colitis (Proctitis) cystica profunda

Pseudotumoröse entzündliche Schleimhautaufwerfung, vom Erscheinungsbild her Gefahr der Verwechslung mit Zottentumoren oder Karzinomen; auch histologisch Fehldiagnose als Karzinom möglich infolge Verlagerung von Kryptenabschnitten in die Submukosa (Pseudoinvasion). Im Rektum meist solitär, im Kolon oft auch multipler oder diffuser Befall.
Klinik: Blutung, Schleimabgang, gelegentlich Schmerzen durch Passagestörung.
Diagnostik: Biopsie, histologischer Nachweis.
Therapie: Lokale Exzision bzw. Resektion.

27.9 Operationsatlas: Appendektomie und kolorektale Operationen[1]

27.9.1 Appendektomie

Präoperatives Vorgehen
■ *Diagnostik:* Notfall-Labor, Röntgen-Abdomen im Stehen, Sonographie.
■ *Indikation:* Stets gegeben.
■ *Aufklärungspflichtige Operationsrisiken* (u. a.): Verwachsungen (1–4 %), Appendixstumpfinsuffizienz

(0,5–2 %), ggf. Meckel-Divertikel (0,6–4 %), Wundinfekte (6–17 %), Mortalität (0,7–3 %).
■ *Vorbereitung:* Keine spezielle.

Operationstechniken **(Abb. 27.48–27.58)**
■ *Standardverfahren:* Appendektomie über Wechselschnitt oder pararektalen Zugang.
■ *Laparoskopische Appendektomie:* s. Kap. 12.

Postoperatives Vorgehen
■ Bei akuter Appendizitis (keine Perforation oder Abszess) Trinken nach 12 Std., weiterer Kostaufbau nach 24 Std., Hautnaht (intrakutan fortlaufend) am 5. Tag entfernen.
■ Bei Peritonitis oder Abszess individuelles Vorgehen, in der Regel intraoperativ Platzieren einer Drainage.

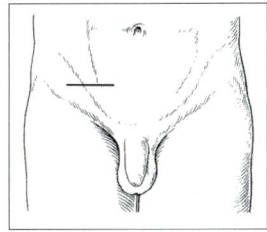

Abb. 27.48 Wechselschnitt: Hautschnitt schräg oder (kosmetisch besser) waagerecht knapp oberhalb des Leistenbandes

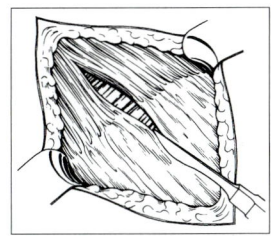

Abb. 27.49 Nach Durchtrennung der Haut und der Scarpa-Faszie (Subkutan-Faszie) Spaltung der Aponeurose des M. obliquus externus abdominis in Faserrichtung

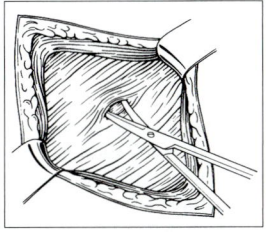

Abb. 27.50 Stumpfes Spreizen der Internusmuskulatur

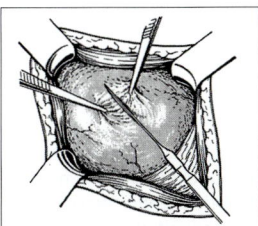

Abb. 27.51 Eröffnen des Peritoneums

---

[1] Abbildungen aus K. Kremer, V. Schumpelick, G. Hierholzer (Hrsg.): Chirurgische Operationen. Atlas für die Praxis. Thieme, Stuttgart – New York 1992.

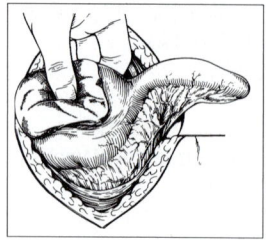

Abb. 27.52 Nach Eröffnen des Peritoneums Hervorziehen des Zäkumpols mit der Appendix, Fassen mit Kompresse durch Assistenten

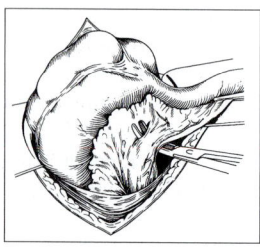

Abb. 27.53 Schrittweise Skelettierung bis zur Appendixbasis

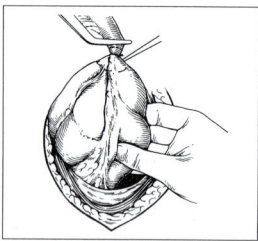

Abb. 27.54 Nach Darstellung der Appendixbasis wird diese gequetscht, mit einer Unterbindung versehen und die Appendix abgetragen

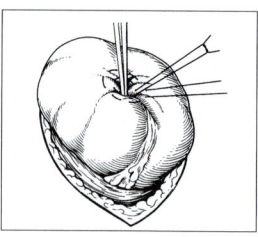

Abb. 27.55 Versenkung des Stumpfes mit Tabaksbeutelnaht

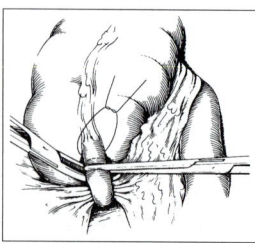

Abb. 27.56 Bei retrozäkaler Lage kann das Zäkum mittels Kletterligaturen schrittweise mobilisiert werden

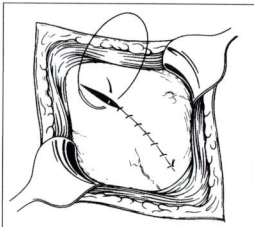

Abb. 27.57 Nach Appendektomie zunächst fortlaufender Verschluss des Peritoneums

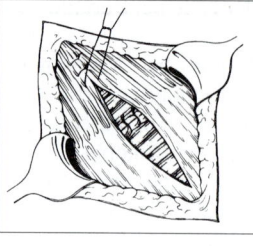

Abb. 27.58 Anschließend adaptierende Nähte der Internusmuskulatur und Naht der Faszie mit Einzelknopfnähten, danach Hautnähte

27.9.2 Kolorektale Operationen

Präoperatives Vorgehen
- *Diagnostik:*
  - Histologie (Endoskopie), Zweittumoren (Endoskopie, KKE, CT), Harnstauung (Sonographie), Metastasen (Röntgen-Thorax, Leber-Sonographie), Infiltration benachbarter Organe (Magen bei Transversum-Neoplasie, Blase oder Vagina bei Rektum-Neoplasie).
  - Rektum-Neoplasie: Rektoskopie, Endosonographie, Becken-CT.
- *Indikation:* Kolontumoren, Kolitiden, Divertikulitis, Angiodysplasie.
- *Aufklärungspflichtige Operationsrisiken* (u. a.): Darmresektion, Nahtinsuffizienz, Verletzung des Ureters und benachbarter Organe (Blase, Milz, Niere), vorübergehender Anus praeter, Bluttransfusionen, postoperative Nahrungskarenz.

  Rektum-Neoplasie: Impotenz, Blasenentleerungsstörung, Schließmuskelverletzung, Inkontinenz, Rektumexstirpation mit endgültigem Anus praeter.
- *Vorbereitung:* 3–5 EK, orthograde Darmspülung (4 l Golytely p. o. oder 10–12 l Ringer-Lösung über Magensonde), bei stenosierendem Tumor längere (5–7 Tage) parenterale Vorbereitung oder intraoperative Darmspülung.

  Bei Rektum-Neoplasma sowie Notfalloperationen präoperatives Markieren einer evtl. Stomaposition am sitzenden und stehenden Patienten.

Operationstechniken (Abb. 27.59 – 27.71)
- Hemikolektomie rechts
- Transversumresektion
- Hemikolektomie links
- Subtotale Kolektomie
- Sigmaresektion
- Doppelläufiges Kolostoma
- Diskontinuitätsresektion nach Hartmann
- Anteriore Rektumresektion
- Rektumexstirpation.

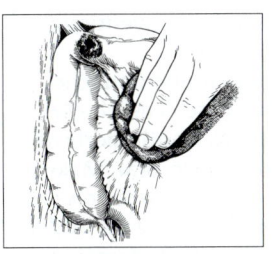

Abb. 27.59 Mobilisation des rechten Kolons von der lateralen Bauchwand. Durchtrennung des Peritoneum parietale

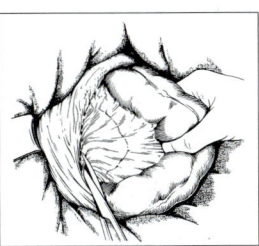

Abb. 27.65 Lösen der lateralen Verklebungen zwischen Sigma und Retroperitoneum, Darstellen des linken Ureters

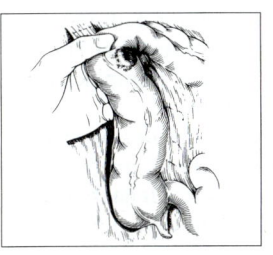

Abb. 27.60 Ablösen der Flexura coli dextra (Cave: Duodenum!)

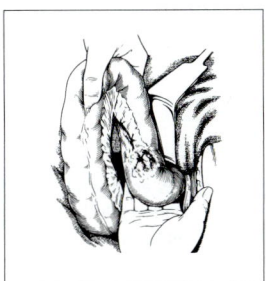

Abb. 27.66 Zunächst zentrale Ligatur des V. mesenterica inferior unterhalb des Pankreasschwanzes, anschließend Durchtrennung der A. mesenterica inferior am Abgang aus der Aorta (high tight) bzw. unmittelbar distal des Abganges der A. colica sinistra (low tight)

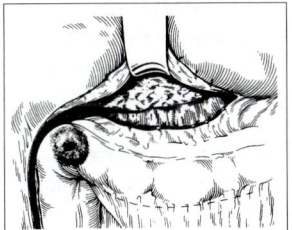

Abb. 27.61 Skelettierung des großen Netzes am zu resezierenden Transversum-Anteil und Durchtrennung des gastrokolischen Netzansatzes rechts

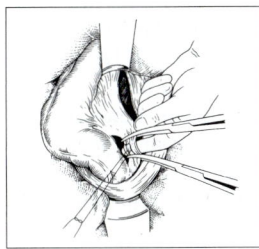

Abb. 27.67 Durchtrennen des Sigma-Mesenteriums bis zum Rektum, anschließend distale Tabaksbeutelnaht und Absetzen des Sigmas bzw. Rektums (bis Tumorhöhe 5 cm ab ano)

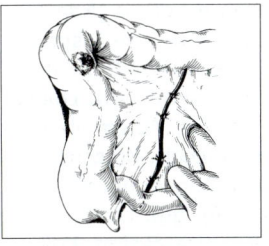

Abb. 27.62 Festlegen der Resektionslinie auf dem Mesenterium unter Erhalt der A. colica media, zunächst zentrales Absetzen der A., V. colica dextra, anschließend Fortführung bis zur Darmwand

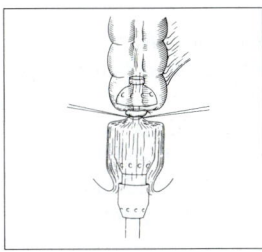

Abb. 27.68 Nach Resektion und ggf. Mobilisation der linken Flexur End-zu-End-Anastomosierung mit EEA-Klammernahtgerät oder termino-terminale Handanastomose (einreihig-allschichtig)

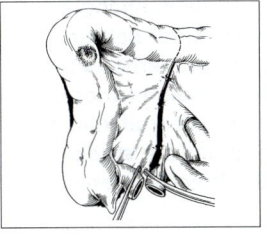

Abb. 27.63 Schräges Durchtrennen (Lumendifferenz) des terminalen Ileums ca. 5 cm vor der Bauhin-Klappe und danach des Colon transversum

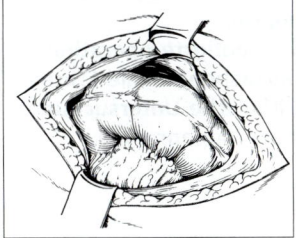

Abb. 27.69 Nach Eröffnen des Abdomens und sicherem Identifizieren des Colon transversum oder sigmoideum (Tänie) wird dieses hervorluxiert

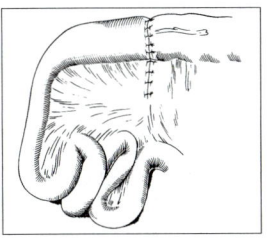

Abb. 27.64 Termino-terminale Ileotransversostomie, Verschluss des Mesokolon-Schlitzes

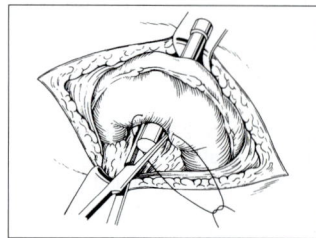

Abb. 27.70 Sicherung mittels Reiters

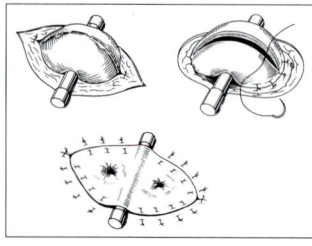

Abb. 27.71 Einnähen des eröffneten Darms allschichtig-intrakutan

Postoperatives Vorgehen

▪ *Entfernen von Drainagen u. ä.:* Redon-Drainage 2. Tag, Zieldrainage 7. Tag, Klammern 10. Tag.

▪ *Kostaufbau:* Ab 2. Tag nach Peristaltik.

▪ *Tumornachsorge:* Alle 3 Monate in den ersten 2 Jahren, später alle 6 Monate, ab dem 4. Jahr jährlich. Keine spezielle Diät.

▪ Je nach Tumorstadium adjuvante Therapiemaßnahmen.

▬▬▌ Merken

- **Gefäßversorgung des Kolons: A. mesenterica superior (A. ileocolica, A. colica dextra, A. colica media) und A. mesenterica inferior (A. colica sinistra, A. sigmoidalis, A. hämorrhoidalis superior). Im Bereich der linken Flexur befindet sich eine Verbindung zwischen den beiden Stromgebieten (Riolan-Anastomose).**
- **Zentrale diagnostische Methode ist die Endoskopie mit Biopsie.**
- **Akute Appendizitis: Häufigste operationsbedürftige akute intraabdominelle Erkrankung. Diagnostik: Klinische Untersuchung (Goldstandard), Labor, Sonographie.**

Therapie: Appendektomie (konventionell oder laparoskopisch).
- **Colitis ulcerosa: chronisch-entzündliche Darmerkrankung, die ausschließlich die Kolonschleimhaut befällt. Kontinuierliche Ausbreitung von aboral nach oral. Makroskopisch Ulzerationen und Pseudopolypen. Klinik: blutig-schleimige, frequente Stühle, Tenesmen. Komplikationen: Perforation, toxisches Megakolon, maligne Entartung. Therapie: zunächst konservativ; bei Therapieresistenz oder drohender Komplikation Proktokolektomie mit IPAA.**
- **Divertikulose: Altersveränderung bevorzugt im Bereich des Sigmoids durch erhöhten Muskeltonus bei zu geringer Ballaststoffbeladung. Außer bei Blutung kein Krankheitswert.**
- **Divertikulitis: „Linksappendizitis der Greise", tastbare Walze linker Unterbauch. Komplikationen: 3 B; „burst, block, bleed". Diagnostik: Untersuchung, Sonographie, KKE, im entzündungsfreien Intervall Koloskopie. Therapie: zunächst konservativ, Resektion im Intervall oder bei Komplikationen.**
- **Kolorektales Karzinom: 90 % der Karzinome gehen aus einem Adenom hervor (Adenom-Karzinom-Sequenz). Erbliche Disposition bei 20 % der Patienten (HNPCC, FAP, Gardner-Syndrom, Turcot-Syndrom). Lokalisation: distales Kolon (bis ca. 40 cm ab ano) (75 %). Diagnostik: Hämoccult, Koloskopie mit Biopsie. Therapie: Kolonadenom: endoskopische Abtragung, ggf. transanale, lokale Exzision oder Kolonresektion. Kolonkarzinom: Operation, stadienabhängig adjuvante Chemotherapie (bei Rektumkarzinom adjuvante Radio-Chemotherapie). Standardoperationen des Kolons orientieren sich am Lymphabflussgebiet (radikuläre Resektion). Überlebenschancen stadienabhängig sehr gut (5-Jahres-Überlebensrate Dukes A > 85 %).**

28   Anus

28.1   Anatomie und Physiologie

Der Anus ist das Abschlussorgan zur Kontrolle der Ausscheidung des Darminhaltes (Kontinenzfähigkeit). Er ist in enger anatomischer und funktioneller Verbindung mit dem Rektum zu sehen. Störungen und Erkrankungen des Übergangs- und Endbereiches fallen in das Gebiet der Proktologie.

Der **ektodermale Anus** vereinigt sich mit dem **entodermalen Rektum** zum sog. **Kontinenzorgan**. Die Vereinigung erfolgt an der durch taschenartige Verwerfungen (Krypten) und leistenartige Auffaltungen (Papillen) markierten **Linea dentata**.

Die **muskulären Verschlusselemente** bestehen aus der wulstigen Verdickung der glattmuskulären Rektumringmuskulatur, die distal aganglionär wird und dadurch zur energiefreien Dauerkontraktion befähigt ist (M. sphincter ani internus), sowie aus den willkürlich gesteuerten Mm. sphincter ani externus und levator ani. Die Puborektalisschlinge als Verstärkungszug des Levators ist ein wesentliches Steuerungselement im Kontinenzgeschehen **(Abb. 28.1)**.

Weitere Verschlussmechanismen:
- **Plexus haemorrhoidalis** (s. Kap. 28.3)
- **anorektaler Winkel:** Winkelbildung zwischen Rektum und Analkanal von ± 90° **(Abb. 28.2)** durch den ventral gerichteten Zug der Puborektalisschlinge, die den anorektalen Übergang von dorsal umgreift
- **intraabdomineller Druck:** verkleinert den anorektalen Winkel
- **sensorische Komponenten** der Kontinenz: Dehnungsrezeptoren des parapuborektalen Gewebes und der Puborektalisschlinge, hochsensibles Anoderm (Häufung der Rezeptoren an der Linea dentata).

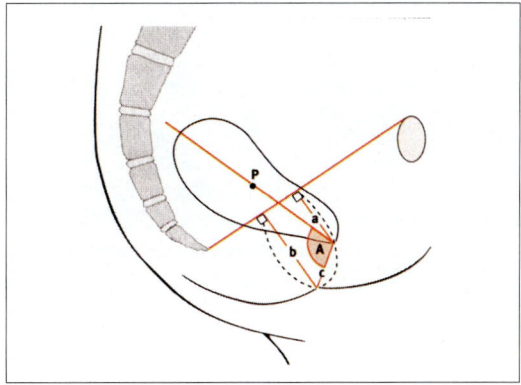

Abb. 28.2 Anorektaler Winkel (A). **b** Beckenbodenhöhe, **c** Analkanallänge

- **Reflexe:** z. B. Defäkationsreflex, rektosphinkterer Reflex, Relaxationsreflex.

28.2   Proktologische Diagnostik

Das diagnostische Rüstzeug für Analerkrankungen hat man stets bei sich: Anamneseerhebung, Inspektion, Palpation

Zusätzlich meist ausreichend:
- *Rektoskopie und Biopsie:* s. Kap. 27.2.2.
- *Proktoskopie:* Röhrenförmige Skope mit hinterer Beleuchtungsquelle, andere mit seitlichem Fenster für Hämorrhoidaltherapie, Spreizspekula speziell für operative Zwecke. Auch hiermit sind Biopsien möglich. Optimale Lichtquellen (Kaltlicht, Glasfiberleiter) sind unerlässlich.

Endoskopie: Ohne Licht keine Sicht!

Ergänzende Untersuchungen:
- *Manometrie* **(Abb. 28.3)***:* Bei Sphinkterschäden, Reflexstörungen und V. a. Aganglionose (Morbus Hirschsprung). Je nach Messmethode liegt der Analdruck bei 60–100 mmHg. Der maximale Kontraktionsdruck liegt um 100 % über dem Ruhedruck.
- *Endosonographie* **(Abb. 28.4)***:* Zur Differenzierung diffuser Sphinkterschäden, Fisteln, Abszesse und Tumoren.
- *Elektromyographie:* Bei Sphinkterschäden und zur Verlaufskontrolle degenerativer Erkrankungen.
- *Radiologie:* Röntgen-Defäkogramm (s. Kap. 27.2.2), CT, MRT, Fistulographie.
- *Zytologie*
- *Stuhluntersuchungen* (Parasiten!), Stuhlkultur.

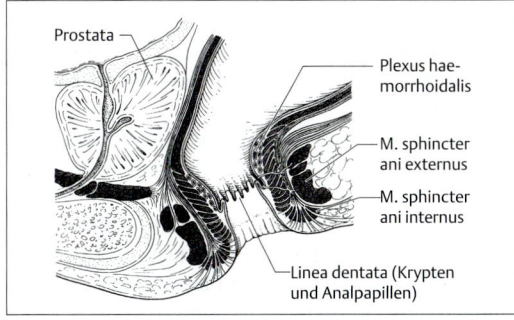

Abb. 28.1 Anatomie des Anorektums

Prostata

Plexus haemorrhoidalis

M. sphincter ani externus

M. sphincter ani internus

Linea dentata (Krypten und Analpapillen)

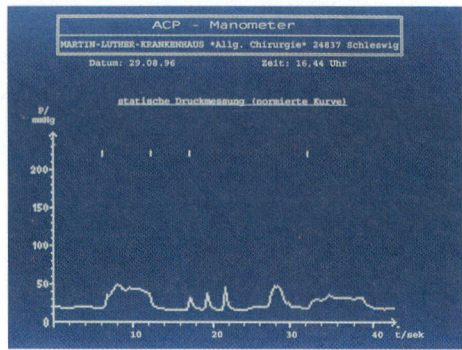

Abb. 28.3 Manometrie, dargestellt am Beispiel einer globalen Analsphinkter- und Beckenbodeninsuffizienz. Minimaler Ruhedruck und nur geringe Druckamplituden im Kneifakt oder beim Hustenstoß

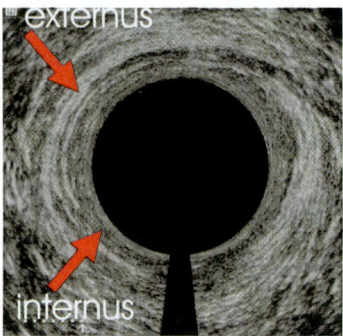

Abb. 28.4
Endosonographie
des Analkanals

Die Beschreibung von Analläsionen erfolgt im Uhrzeigersinn, bezogen auf die Steinschnittlage (Damm 12 Uhr, Steißbeinspitze 6 Uhr).

28.3 Hämorrhoiden

Vergrößerung des an der Analabdichtung beteiligten arteriellen Plexus haemorrhoidalis.
Ursachen: Meist zu hoher Analdruck, im Alter auch bei Sphinktererschlaffung (Scherkräfte und Bindegewebslockerung → Mukosaprolaps), konstitutionelle Prägung.
Begünstigende Faktoren: sitzende Lebensweise, Adipositas, Gravidität, starkes Pressen bei der Defäkation.
Einteilung:
■ **Stadium I** (Abb. 28.5a)**:** nicht schmerzende, voll reversible Vergrößerung des Gefäßplexus
■ **Stadium II** (Abb. 28.5b)**:** spontan nicht mehr rückbildungsfähige Vergrößerung mit Knotenbildung und Vorwölbung in Anus bzw. Rektum

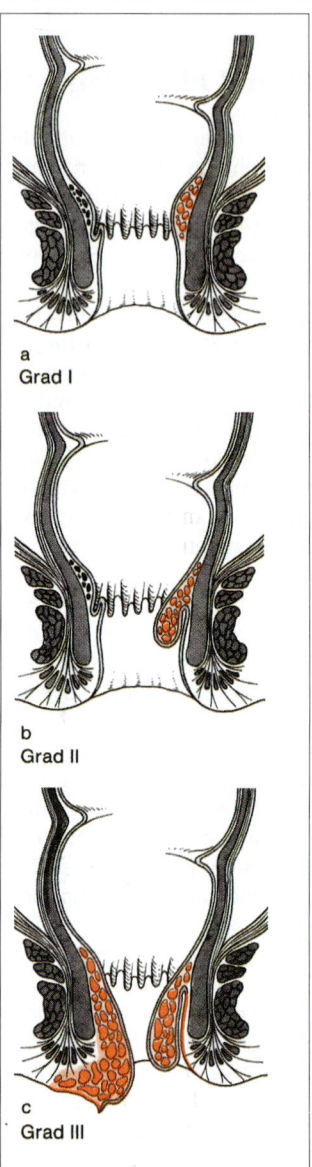

a
Grad I

b
Grad II

c
Grad III

Abb. 28.5 a–c
Stadien des Hämorrhoidalleidens im anatomischen Querschnitt

■ **Stadium III** (Abb. 28.5c)**:** vollständiger Vorfall (Prolaps) der Knoten unter Pressen, spontane Inkarzeration möglich
■ **Stadium IV:** Vorfall mit fixierter Auswendung der Linea dentata.
Klinik:
■ schmerzlose, hellrote **Defäkationsblutungen**, meist als Stuhlauflagerungen, auch nachschmierend oder tropfend, gelegentlich massive Blutungen, besonders bei arterieller und/oder portaler Hypertension

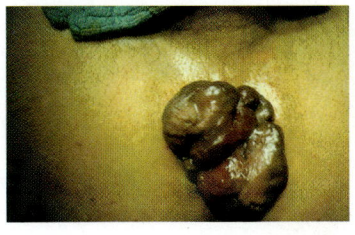

Abb. 28.6
Hämorrhoidal-
leiden Grad III
mit Thrombose

■ **sonstige Zeichen:** Stechen, Brennen, Jucken (Pruritus), Nässen, Verschmutzung, Fremdkörpergefühl, Gefühl unvollständiger Entleerung, Prolaps (Abb. 28.6). Oft werden die Beschwerden durch Bettruhe (Wärme) verschlimmert. Bei Inkarzeration heftigste Schmerzen, Nässen, dunkelrote Stauungsblutung.
■ **Analprolaps** (Abb. 28.6)**:** Vorfall der gesamten Hämorrhoidalzone und des Anoderms.
   Die größten Knoten liegen an den Gefäßzuflüssen bei 3, 7 und 11 Uhr, Nebenknoten an Seitenästen bei 3 und 7 Uhr.

Analprolaps: Radiäres Faltenmuster
Rektumprolaps: Zirkuläres Faltenmuster

Diagnostik: Inspektion (beim Pressakt, nach Defäkation), Palpation (auch bei erhöhtem Sphinkterdruck: fibrosierte Knoten?), Proktoskopie, Rektoskopie und Koloskopie zum Ausschluss höhergelegener Läsionen. Hämorrhoiden können durch Palpation allein weder diagnostiziert noch ausgeschlossen werden.
Therapie:
■ **Stadium I:** Sklerosierungstherapie, entweder supranodulär an den Gefäßzuflüssen mit 5 % Phenolmandelöl (Technik nach Bensaude) oder punktuell intranodulär mit 20%igen Chininlösungen (Cave: anaphylaktische Reaktionen), Ethoxysklerol u. ä. (Technik nach Blond) (Abb. 28.7), Infrarotkoagulation.
■ **Stadium II:** dopplersonographisch gesteuerte Hämorrhoidenligatur, Gummibandligatur nach Barron, Sklerosierung.
■ **Stadium III:** Operation, supranodale zirkuläre (Hämorrhoid-)Mukosektomie mit zirkulärem Klammernahtgerät (Stapler-Hämorrhoidektomie nach Longo); Hämorrhoidektomie nach Milligan Morgan.
■ **Stadium III + IV:** Operation, subanodermal-submuköse Hämorrhoidektomie nach Parks.
   Ergänzende Maßnahmen: Verbesserung der Analhygiene (Analduschen, Sitzbäder, Bidet!), Selbstbougierung bei hohen Sphinkterdrucken (konische Analdilatatoren), Diätberatung.
   Medikamentöse Therapie: Wirkprinzip: antiphlogistisch-adstringierend. Sehr verbreitet sind

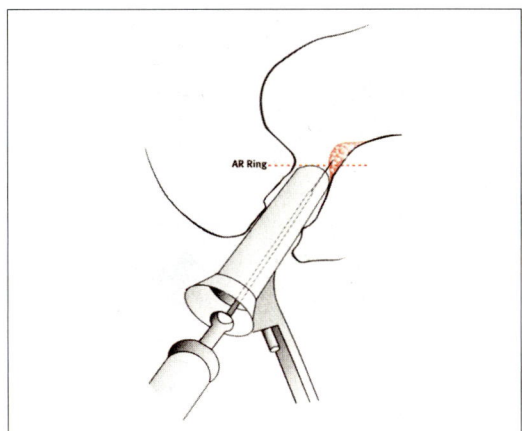

Abb. 28.7 Technik der Sklerosierungstherapie. AR-Ring: anorektaler Ring.

Präparate auf Kortikoidbasis, meist mit Lokalanästhetika-Zusätzen. Da sie rasch Linderung bringen, besteht die Gefahr der unkritischen Daueranwendung (Cave: Steroiddermatosen, Mykosen).

Medikamentöse Therapie bei Hämorrhoiden nur Überbrückungsmaßnahme!

28.4 Perianale Thrombose

Thrombosierung in perianalen Gefäßgeflechten, vielfach als „äußere Hämorrhoiden" bezeichnet.
Pathogenese: Meist nach forciertem Pressakt (auch postpartal), oft nach Alkoholexzess.
   Akut aufschießende, äußerst schmerzhafte, livide Knotenbildung am äußeren Afterrand. Häufig mehrkammerig. Deutliches Kollateralödem.
Diagnostik: Inspektion.
Therapie: Im Frühstadium (Thrombose nicht fixiert) Entleerung der Gerinnsel durch Stichinzision oder besser Exzision (Abb. 28.8). Nach 4 (bis 7) Tagen konservative Therapie mit abschwellenden Salben, Sitzbädern (Kamillosan, Kaliumpermanganat), Antiphlogistika, Quell- und Gleitmittel zur Stuhlregulation.

28.5 Analmarisken

Meist harmlose schlaffe Überdehnungsfalten der perianalen Region (Abb. 28.9), die sich beim Pressakt nicht füllen. Bei Frauen nach Schwangerschaften gehäuft, auch nach perianalen Thrombosen.

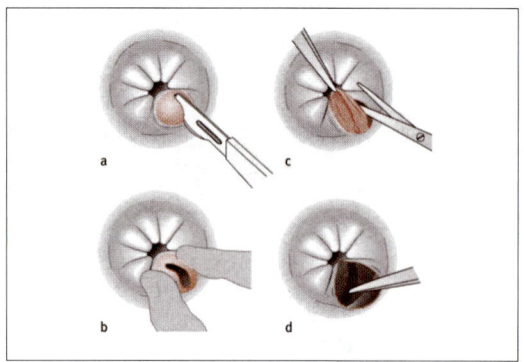

Abb. 28.8 Exzision eines sog. äußeren Hämorrhoidalknotens: nach Infiltrationsanästhesie (3 ml 1 %ige Scandicain) 1–2 cm lange Inzision mit dem Skalpell. Enukleation des Koagulums. Exzision des Anoderms mit einer feinen Schere. Entfernung restlicher Koagel mit der Pinzette

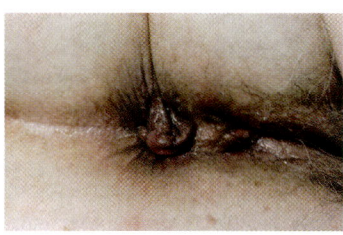

Abb. 28.9
Analmariske

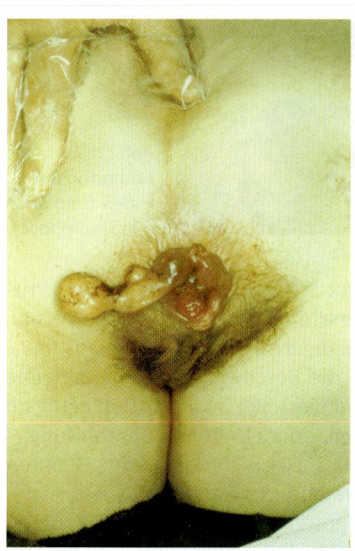

Abb. 28.10
Hypertrophe
Analpapille

Therapie: Elektrochirurgische Abtragung in Lokalanästhesie, falls die Analmariske die Analhygiene beeinträchtigt.

28.6 Hypertrophe Analpapille

Reaktive Vergrößerung von Resten der Proktodäalmembran (embryonale Afterverschlussmembran). Mit Hämorrhoidal-, Fistel- und/oder Fissurleiden vergesellschaftet, durch anale Reizzustände begünstigt. Katzenzahnartige bis kirschgroße, gestielte Gebilde **(Abb. 28.10)**, wegen ihres Aussehens oft als Analpolypen bezeichnet, jedoch keine Neoplasie (Histologie: Analfibrom), daher auch nie maligne Entartung.
Therapie: Elektrochirurgische Abtragung in Lokalanästhesie, zusätzlich Therapie der Begleiterkrankung.

28.7 Analfissur

Rhagadenartiges Analulkus.
Pathogenese: Folge von Schleimhauteinrissen bei analem Reizzustand und forcierter Defäkation, besonders bei Frauen mit Obstipation. Elastizitätsver-

lust des Anoderms, begünstigt durch chronische Entzündungsvorgänge (Kryptitis, inkomplette Analfistel und Hämorrhoidalleiden). Aufgrund der Gewebespannungen fast stereotyp bei 6 Uhr (selten 12 Uhr) gelegen.

> Atypisch lokalisierte Analfissur: Analkarzinom, Morbus Crohn, venerische Infektionen?

Klinik: Defäkationsschmerz, evtl. geringe Blutung, freies Intervall, nach Minuten intensiver krampfartiger Nachschmerz (Sphinkterspasmus; dieser bewirkt die Heilungsunfähigkeit). Aus Angst vor diesen Schmerzen sekundäre Obstipation bis hin zum Ileus.
Verlauf: Nur ausnahmsweise spontane Heilung der akuten Fissur unter allmählicher Beschwerdeabschwächung. Meist Übergang in die chronische Fissur. Primär chronischer Verlauf meist auf dem Boden (in-)kompletter Fisteln oder analer Narben.
Diagnostik: Bei schonendem Ektropionieren des Afters wird der Unterrand der Fissur sichtbar. An ihrem äußeren Ende längsgestellte Analmariske (Vorpostenfalte, **Abb. 28.11**). Palpation: tastbares, extrem schmerzhaftes Ulkus mit Sphinkterspasmus und häufig hypertropher Analpapille. Proktoskopie meist entbehrlich.
Therapie: Beseitigung des Sphinkterspasmus. Bei frischen Fissuren kann dies durch antiphlogistisch adstringierende Salben, am besten mit Zusatz von Lokalanästhetika, oder Unterspritzung mit Lokalanästhetika gelingen. Botulinustoxin oder Nitroglyce-

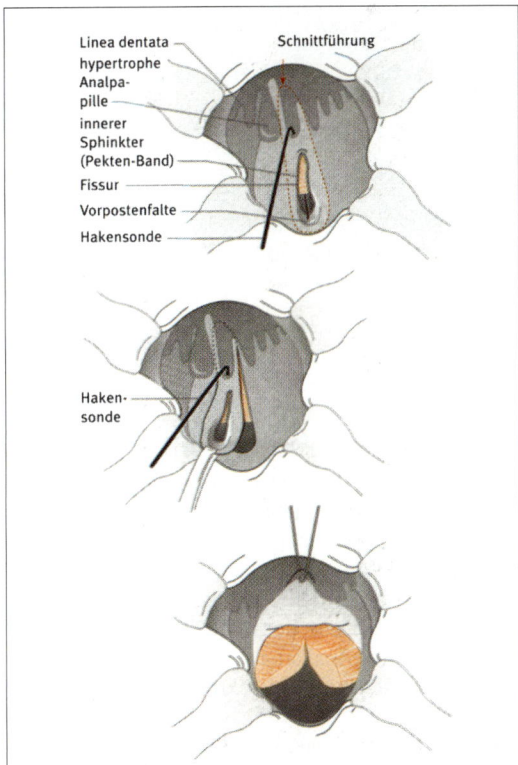

Linea dentata
hypertrophe
Analpa-
pille
innerer
Sphinkter
(Pekten-Band)
Fissur
Vorpostenfalte
Hakensonde

Schnittführung

Haken-
sonde

Abb. 28.11 Exzision eines chronischen Fissurkomplexes aus Fissur, Vorpostenfalte und hypertropher Analpapille. Regelhaft findet sich eine unterlagernde (intersphinktere) Analfistel, die unter der Fissur bis an die Basis der Vorpostenfalte verläuft. Die En-bloc-Exzision dieser Fistel führt zwangsläufig zur Myotomie des M. sphincter ani internus.

rinsalbe (0,2–1 %, mehrmals täglich, auch nachts anwenden! Nebenwirkungen: Kopfschmerzen).

Bei chronischer Fissur Exzision der Fissur (immer histologisch untersuchen!), des Narbenriegels (Pectenosis), der Vorpostenfalte und hypertrophen Analpapille erforderlich, zusätzliche Sphinkterotomie (Abb. 28.11). Auf inkomplette Analfisteln achten. Begleitendes Hämorrhoidalleiden mitversorgen.

28.8 Eitrige Anal- und Perianalerkrankungen

28.8.1 Kryptitis

(Eitrige) Entzündung der Krypten (s. Kap. 28.1) infolge Koteinpressung. Meist dorsal, da hier die tiefsten Krypten liegen.

Klinik: Stechender Defäkationsschmerz, gelegentlich punktförmiger Sitzschmerz, überaus häufig bei vegetativen Urogenitalsyndromen und chronischer abakterieller Prostatitis.

Diagnostik: Palpation: druckschmerzhaftes Grübchen in Analmitte, erhöhter Sphinktertonus. Proktoskopie: Rötung und vermehrte Vaskularisation, bei Druck auf den Kryptengrund gelegentlich Expression eines Eiterpfröpfchens.

Therapie: Spaltung über der in die Kryptentasche eingeführten Hakensonde.

28.8.2 Analabszesse und -fisteln

Kryptoglanduläre Infektionen
95 % der Analfisteln sind kryptoglanduläre Infektionen.

Pathogenese: Die anatomische Gliederung des Anus und seiner Umgebung bestimmt den Entzündungsablauf. Die größte Massierung der Proktodäaldrüsen findet sich in der hinteren Kommissur, perineal sind sie radiär verteilt, seitlich fehlen sie fast ganz. Entsprechend nehmen über 80 % der Infektionen ihren Ausgang von dorsal. Die Infektion breitet sich in den lockeren Verschiebeschichten des perianalen Raumes aus. Wird der Abszess eröffnet, könnte der Heilungsprozess beginnen, da die Infektion jedoch vom Analkanal unterhalten wird, unterbleibt die Heilung und es bildet sich eine Fistel. Bei guter Drainage und blandem Entzündungsverlauf ist ein passagerer Fistelschluss möglich, ein späteres Rezidiv jedoch vorgezeichnet.

> Der Analabszess ist das akute, die Fistel das chronische Stadium eines Proktodäaldrüseninfektes

Einteilung: Sie erfolgt nach der betroffenen Verschiebeschicht (Abb. 28.12, Abb. 28.13):

- **subkutan** (5–10 %): Absenkung vom Kryptengrund unter die Haut
- **submukös** (unter 5 %): Aufsteigen unter der Schleimhaut in das Rektum
- **intersphinkter** (Fisteln 40–50 %, Abszesse seltener): Der innere Schließmuskel wird durchsetzt, im intersphinkteren Spalt senkt sich der Infekt paraanal ab. Seltener, mit dem Levator als Leitschiene, Aszension über den äußeren Schließmuskel (suprasphinkter) oder auf dem Levatortrichter (supralevatorisch). Von hier Sekundäreinbruch in das Rektum möglich (sehr selten).
- **transsphinkter** (30–40 %, davon 4/5 ischiorektal): vollständige Durchsetzung des Schließmuskelapparates, dorsal bogenförmiges Ausweichen in die

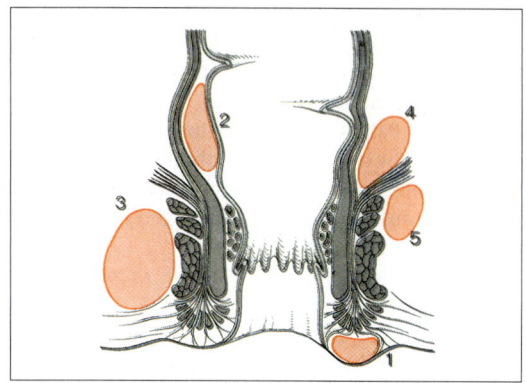

Abb. 28.12 Lokalisation periproktitischer Abszesse
1 Subkutan (paraanal)
2 Submukös
3 Periproktitisch-ischiorektal
4 Pelvirektal
5 Ischiorektal

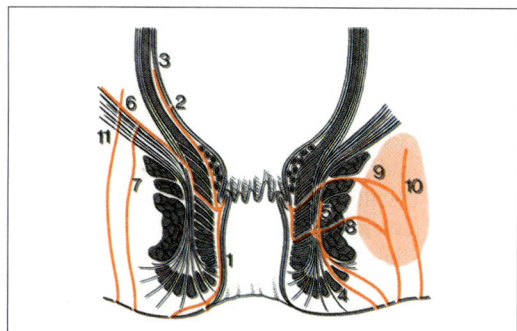

Abb. 28.13 Lokalisation perianaler Fisteln:
1 Subkutan
2, 3 Submukös
4, 5 Intersphinkter
6, 7 Intersphinkter supralevatorisch
8 Tief transsphinkter
9 Hoch transsphinkter
10 Ischiorektal
11 Pelvirektal

Ischiorektalgrube (ischiorektale Fistel bzw. Abszess). Ein Übergreifen auf die Gegenseite durch das Foramen coccygeum oder bei intersphinkterer Y-förmiger Verzweigung (Hufeisenfistel) ist möglich. Perineal radiärer Verlauf mit dem M. bulbocavernosus als Leitschiene.

Klinik:
■ **Analrandabszesse:** bohrende Schmerzen, nach der Defäkation exazerbierend, kaum Allgemeinreaktion
■ **intersphinktere Abszesse:** sehr heftige Schmerzen (Sphinkterspasmus), Sitzunfähigkeit

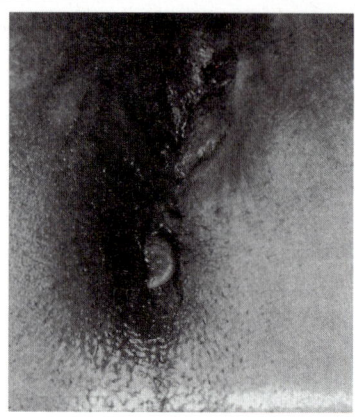

Abb. 28.14
Analfistel

■ **ischiorektale Abszesse:** dumpfe, bohrende Schmerzen in und neben dem Mastdarm, Sitzbeschwerden, Allgemeinreaktion mit Mattigkeit, Fieber, Leukozytose
■ **Fisteln:** Beschwerden meist gering, eitrige, auch kotige Sekretion aus der Fistelöffnung, stechende Schmerzen im Analkanal (innere Öffnung), Beschwerdeverstärkung bei Sekretretention.
Diagnostik:
■ *Inspektion:* Halbkugelige Vorwölbung bei paraanalem Abszess, starke Rötung und flache ödematöse Schwellung bei ischiorektalen und perianalen Abszessen, äußere Fistelöffnung perianal (Abb. 28.14).
■ *Palpation:* Innere Öffnung als druckschmerzhafte Einziehung in einem Narbenfeld meist besser tast- als sichtbar, auf Druck Entleerung von Sekret aus den äußeren Öffnungen.
   ■ **submuköser Abszess:** gut abgrenzbare, druckschmerzhafte Schwellung
   ■ **intersphinkterer Abszess:** diffuse, sehr schmerzhafte Schwellung, Eiterexpression über innere Mündung möglich
   ■ **ischiorektaler Abszess:** Nachweis der Fluktuation von rektal besser als von außen (Fehldiagnose!).
■ *Weitere diagnostische Untersuchungen:* Sondierungen, Farbstoffinjektionen, Fistulographie und KKE sind bei den typischen Analfisteln entbehrlich. Lediglich Rektoskopie und Proktoskopie zum Ausschluss von Begleitkrankheiten, ggf. Endosonographie, MRT (besonders bei Morbus-Crohn-Fisteln).
Therapie:

Abszess- oder Fistelnachweis:
Operationsindikation

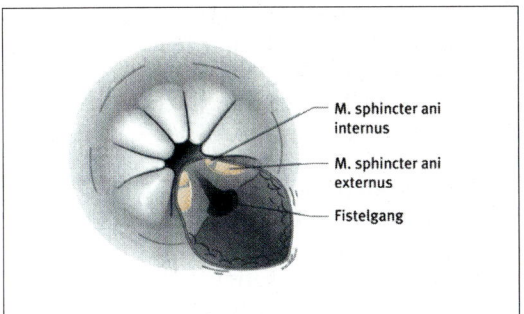

Abb. 28.15 Perianaler Abszess:
Fistulotomie („laying open") und Ausräumung des
Abszesses

Breite Freilegung durch ovaläre Exzision des Abs-
zessdaches oder, bei ausgedehnten periproktiti-
schen Abszessen, durch T-förmige Inzision (häufigster Fehler: nur oberflächliche Abszesseröffnung). **Alle Fisteln mit Ausnahme der supra- und
extrasphinkteren** können **breit** nach innen und
unten **gespalten** werden (Abb. 28.15). Bei sphinkter-
durchsetzendem Verlauf muss der unterhalb der
Fistel liegende Sphinkteranteil durchtrennt werden
(Cave: Puborektalis).

²/₃ der Sphinktermasse können ohne Gefährdung
der Kontinenz durchtrennt werden

Die Wunde wird der Sekundärheilung überlassen
(Heilungsverlauf bei ausgedehnten Fisteln mehr-
monatig). **Suprasphinktere Fisteln** dürfen nicht gespalten werden, nur **breite Drainage**, transanaler
Verschluss nach **Exzision der Fistelquelle**. Wenn unzureichend: Lappenplastiken, u. U. Kolostomie.

Atypische Fisteln der Anorektalregion

Sie machen nur 5 % aller anorektalen Fisteln aus,
stellen aber erhebliche diagnostische und therapeutische Probleme dar. Äußere Öffnung im perianalen Bereich, aber abweichende Ausbreitung. Seitlicher Ursprung, nicht von Krypten ausgehend,
schwärende Infektion mit Durchbrechung der Leit-
strukturen oder Einbruch in die Scheide (anovagi-
nal) oder rückläufig zum Rektum. Sehr typisch für
Morbus Crohn, nach Verletzungen, bei Karzinomen,
venerischen Infekten, Leukosen.
Diagnostik: Proktoskopie, Rektoskopie, Ausschluss
typischer Fisteln.

Extrasphinktere Fistel
Innere Mündung oberhalb der Sphinkteren im Rek-
tum oder Sigmoid. Ursache meist entzündliche
Darmerkrankungen, Bestrahlung, Verletzungen.

Pelvirektale Fistel
Sie kann eine Sonderform der extrasphinkteren Fistel sein, jedoch auch von extrarektalen pelvinen
Entzündungsprozessen ausgehen und durch den
Levator in die Ischiorektalgruben und/oder sekundär ins Rektum einbrechen. Meist schweres Krankheitsbild, auch Unterbauchperitonitis.

Rektoorganische Fisteln
Meist zur Scheide (rektovaginal, Abb. 28.16, 28.17),
zur Blase (rektovesikal), seltener zur Prostata (rek-
toprostatisch) oder Harnröhre (rektourethral).
Ursachen: Entzündliche Darmerkrankungen, Bestrahlung, Verletzungen, Karzinome, postoperativ.
Therapie: Spaltung nur bei infralevatorischem
transsphinkterem Verlauf. Bisweilen großzügige
Freilegung ausreichend. Häufig (passagere) Kolostomie nicht zu umgehen. Aufwendige Plastiken
mit Hautmuskellappen, endorektale Verschiebe-
plastiken („sliding flap") (Abb. 28.18).

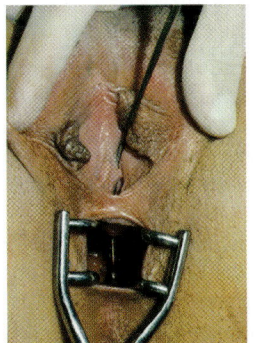

Abb. 28.16
Rektovaginale
Fistel

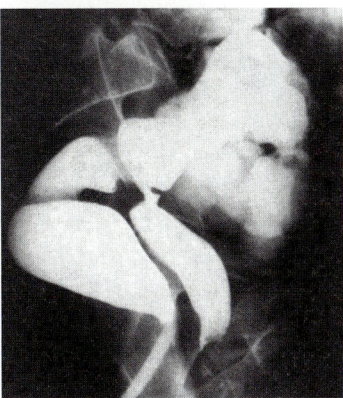

Abb. 28.17
Kolonkontrast-
einlauf bei
rektovaginaler
Fistel

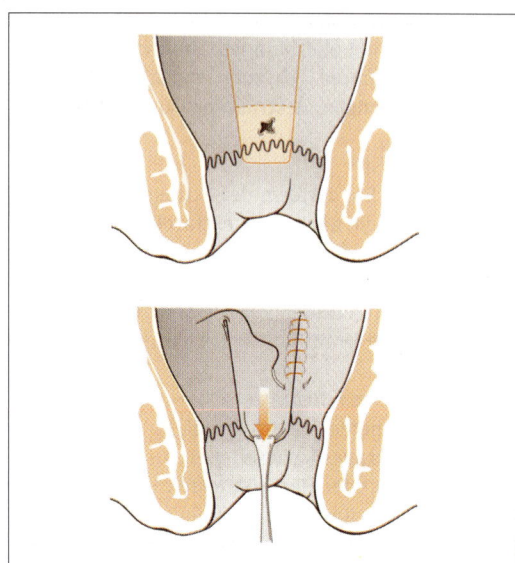

Abb. 28.18 Technik der transanalen Verschiebeplastik

28.8.3 Sinus pilonidalis

Synonyme: Haarnestgrübchen, Steißbeinfistel, Rekrutenabszess, Jeep disease.
Ursache: Haareinspießungen in die Rima ani.

Begünstigende Faktoren: starke Behaarung, fettreiches Gesäß, Schwitzen, mangelhafte Analhygiene.
Klinik und Verlauf: Die subkutan eingetriebenen Haare unterhalten eine chronische Infektion, die in Abszessbildung exazerbiert. Ausbreitung meist proximalwärts, präsakral **(Abb. 28.19)**.
Diagnostik: Inspektion: punktförmige Einspießung(en) am unteren Ende der Rima ani (Primäröffnung), bisweilen Haarbüschel herausragend. Abszessbildung; bei Perforation oder Eröffnung fast immer proximal gelegene Sekundäröffnung, nicht selten 10 cm und mehr entfernt.

Therapie: Exzision in toto, Sekundärheilung (haarfreie Narbenplatte), in günstigen Fällen Schrägexzision oder Exzision und primäre plastische Deckung durch von lateral entnommenen Schwenklappen (s. Kap. 10) möglich.

28.8.4 Pyodermia fistulans sinifica (Hidradenitis suppurativa)

Eigentümlicher, die Subkutis fistelnd und abszedierend unterminierender Entzündungsprozess **(Abb. 18.20)**, zum Akne-Formenkreis gehörig. Auch in anderen Hautfalten als der Rima ani vorkommend (im Schritt, Leistenbeuge, Bauchhautfalten, Brustfalten, Achselhöhle, Kinn).
Ursache: Verwerfungsanomalie der Haut mit Bildung von Retentionstaschen.

Begünstigende Faktoren: Starke Behaarung, fettreiches Subkutangewebe, Stoffwechselstörungen.
Klinik: Schmerzen durch die oft in rascher Folge aufschießenden Abszesse. Die chronische Infektion führt zu einer herdförmigen derben Induration mit livider Verfärbung der Haut und mehr oder weniger zahlreichen Fistelöffnungen unterschiedlicher Entwicklungsstadien.
Diagnostik: Proktoskopie, Biopsie, histologischer Nachweis.
Therapie und Prognose: Exzision der veränderten Hautareale und Eröffnung der kommunizierenden Gangsysteme. Rezidive im Randbereich sanierter Areale möglich.

28.8.5 Dermoidfistel

Fistelnder Aufbruch der sehr seltenen, anlagebedingten Dermoide, vor dem Kreuzbein oder in der Steißbeinumgebung gelegen. U.U. tumorartige Verdrängung des Rektums. Bei Sekundärinfektion (idealer Nährboden) ausgedehnte perirektale Fistelung möglich.

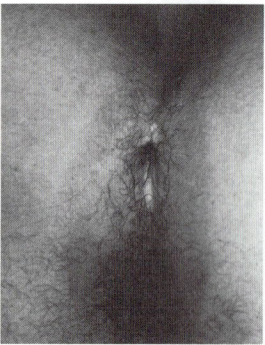

Abb. 28.19
Sinus pilonidalis

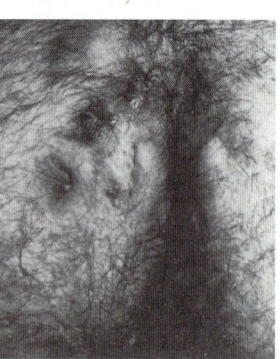

Abb. 28.20 Pyodermia
fistulans sinifica

Therapie: Weite Exzision in toto, meist unter Mitnahme des Steißbeins.

28.8.6 Sonstige Fisteln oder abszedierende Perianalinfektionen

Mediane Rhaphefistel (dorsal vom Skrotalansatz), Furunkel, leukämische Infiltrate, Lymphogranuloma venereum, Bilharziose, Fisteln nach Dammriss 3. Grades oder Episiotomie. Aktinomykose, Tuberculosis subcutanea et fistulans. Fisteln nach transmuraler Bariumextravasation (Kontrasteinlauf).

28.9 Perianale Tumoren

28.9.1 Benigne Tumoren

Condylomata acuminata (spitze Feigwarzen)
Pathogenese und Klinik: Relativ häufige Infektion mit Human Papilloma Virus Typ 6 (HPV 6). Bei der **klassischen Form** bilden sich, bevorzugt im feuchten Milieu (abklatschartig in der Rima ani, Analkanal, meist auf Anoderm beschränkt), solitäre oder beetartige, rauchgraue, derbe Warzen (histologisch Papillome). Kleine Herde meist asymptomatisch, größere mit schmerzhaften Einrissen, Spannungsgefühl, Sekundärekzem **(Abb. 28.21)**.

Eine Sonderform sind die **Condylomata acuminata gigantea, Buschke-Löwenstein-Tumor**, **Abb. 28.22**) (bevorzugter Sitz am Penis) mit destruieren-

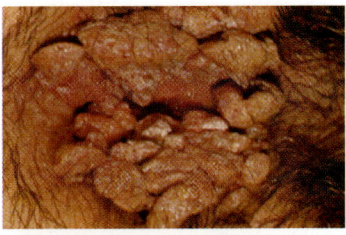

Abb. 28.21
Sekundärekzem
bei Condylomata
acuminata

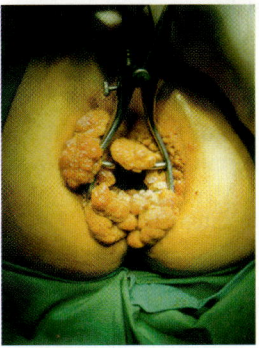

Abb. 28.22 Riesencondylom Buschke-Löwenstein

dem Wachstum und fakultativem Einbruch in die Sphinkterregion. Maligne Entartung möglich.
Diagnostik: Inspektion: bei Frauen auf Befall der Vulva und Vagina, bei Männern auf Befall des Penis achten. Sexuell übertragbar, daher Partneruntersuchung, Serologie: Suche nach Geschlechtskrankheiten, HIV-Test.
Therapie: Bei kleinen Herden Betupfen mit Podophyllin-Lösung (10–20 %), besser Aldara®-Creme, größere Herde chirurgisch unter sorgfältiger Erhaltung gesunder Haut exzidieren.
Prognose: Hohes Rezidivrisiko, daher Nachbeobachtung notwendig.

Condylomata lata
Flache, lappige warzenartige Formationen bei Lues II. Therapie im Rahmen der Grundkrankheit.

28.9.2 Maligne und semimaligne Tumoren

Analkarzinom
Insgesamt selten, Relation zu kolorektalem Karzinom 1 : 50. Zu unterscheiden sind Analrand- und Analkanalkarzinome.
Morphologie und Ausbreitung: Basaliom (nur lokal destruierend), Spinaliom, verhornendes und nicht verhornendes Plattenepithelkarzinom, kloakogenes Karzinom (= basaloides Karzinom, vom Übergangsepithel ausgehend). Vergleichsweise frühe Metastasierung in inguinaler, iliakaler und, bei intraanalem Sitz, auch mesenterialer Richtung.
Klinik: Chronisches Ulkus **(Abb. 28.23, 28.24)**, Schmier- und Kontaktblutungen, Pruritus, anale Missempfindung, Kontinenzstörungen.

Chronische Analgeschwüre: Dignität?

Diagnostik: Inspektion, Proktoskopie, Probeexzision.
Therapie:

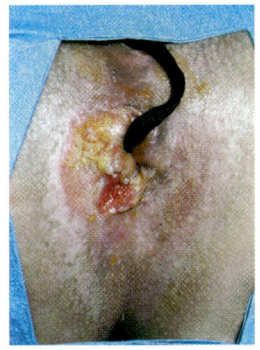

Abb. 28.23
Analrandkarzinom

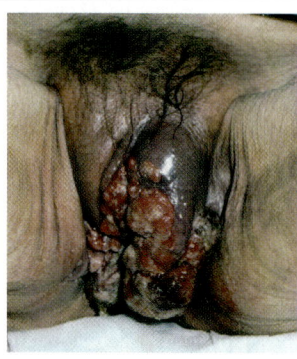

Abb. 28.24
Fortgeschrittenes
Analkarzinom

■ **Plattenepithelkarzinome:** primär synchrone Chemoradiotherapie (5-FU + Mitomycin C + 50 Gy). Lokale Exzision des Tumorbettes nach 6–8 Wochen (bei Restulkus bzw. -tumor, Infiltration), Rektumamputation meist nur noch bei Rest eines Analkanalkarzinoms oder Tumorrezidiv.
■ **basaloide Karzinome:** Vorgehen wie bei Plattenepithelkarzinomen.
   Inguinale Lymphadenektomie nur bei Lymphomen: Staging-Maßnahme, bedeutsam für Strahlenbehandlung (Einschluss der parailiakalen und paraaortalen Abstromgebiete), steigert die Radikalität nicht.
Prognose: Fast 30 % der Analkarzinome haben zum Zeitpunkt der Diagnose bereits Metastasen gesetzt. Bei inguinalem Befall beträgt die 3-Jahres-Überlebensrate nach Lymphadenektomie und Bestrahlung (50 Gy) 40 %. Heilungschancen nach radikaler Therapie um 70 %.

Analsarkome
Meist anorektale Exstirpation erforderlich, Rezidiv nach lokaler Exzision fast obligat, Verwilderungstendenzen des Tumors.

Morbus Paget, Morbus Bowen
Selten. Ekzemähnliche, großlamellär schuppende, girlandenartig begrenzte, semimaligne Perianalerkrankungen. Entartung im Bereich von Ulzerationen.
Diagnostik: Histologische Untersuchung.
Therapie: Radikale lokale Exzision.
Prognose: Gut.

28.10 Kontinenzstörungen

Ursachen: s. Tab. 28.1.
Einteilung:
■ **Stadium I:** Inkontinenz für Gas, kein Stuhlschmieren

Tabelle 28.1 Ursachen für Kontinenzstörungen

Ursache	Beispiele
Sensorische Inkontinenz	
Anodermblockierung	Hämorrhoidal- und Analprolaps
Anodermverlust	Analatresie, Whitehead-Operationen, Durchzugsoperation
Irritation	Hämorrhoiden, Proktitis
Neurogen	Querschnittslähmung, Diskusprolaps, diabetische Polyneuropathie
Muskuläre Inkontinenz	
Sphinterläsion	Pfählungsverletzung, Fistelchirurgie, Dammriss IV. Grades
Sphinkterlähmung	Altersinvolution, Rektumprolaps
Beckenboden-insuffizienz	Rektumprolaps, Descending-perineum-Syndrom
Agenesie	Anal- und Rektumatresie
Mechanische Inkontinenz	
Drainagerinnen	Analoperationen („Schlüssellocheffekt")
Angulationsverlust	Rektumprolaps, Beckenboden-insuffizienz
Rektumfaltenverlust	Proktitis
Bypass	rektokutane (vaginale) Fisteln
Neurogene Inkontinenz	
peripher	Plexus-pudendalis-Schäden
proximal	Conus-Cauda-Syndrom
zentral	Altersinkontinenz, hirnorganische Prozesse
Gemischte Inkontinenz	**Rektumprolaps, Altersinkontinenz**

■ *Stadium II*: Kontrollverlust für Winde und flüssigen bis breiigen Stuhl, intermittierender Stuhlverlust
■ **Stadium III:** Verlust auch festen Stuhls.
Diagnostik:
■ *Anamnese:*
  ▪ Wann bemerkt? Beginn nach Geburt, Operationen?

■ Umstände, Häufigkeit, Verlauf: tags/nachts, Husten/Niesen, dünnflüssiger oder fester Stuhl, beim Zukneifen nach Stuhlgang, selten/häufig, progredient?
■ Wäscheeinlagen nötig: ja/nein? tags/nachts?
■ Diätetische Maßnahmen?
■ Medikamente.
■ *Klinische Untersuchung:*
■ *Inspektion:* Narbendeformitäten, deszendierendes Perineum?
■ *Palpation:* Mukosaprolaps, Rektozele/Enterozele/Zystozele, genitaler Prolaps? Analer Ruhetonus, Tonus bei willkürlicher Kontraktion des M. externus und M. puborectalis, Analkanallänge, Lokalisation und Ausdehnung eines muskulären Defektes, anorektale Perzeption.
■ *Apparative Diagnostik:*
■ *transanale Endosonographie:* Zur exakten Lokalisation muskulärer Defekte.
■ *Manometrie:* Ruhe-, Kontraktionsdruck, Analkanallänge.
■ *Proktographie und Video-Defäkographie:* Pathomorphologische oder funktionelle Störungen des Anorektums und Beckenbodens, Rektozele, Intussuszeption.
■ *Elektromyographie:* Zur Differenzierung muskulärer Defekte.
■ PNTML (Messung der Leitgeschwindigkeit des N. pudendus [rechts/links]): Zur Erfassung der terminalen motorischen Latenz des N. pudendus (neurogene Schädigung).
■ *MRT:* Synchrone Erfassung aller Organe und ihres Wechselspiels.
Therapie:
■ **sensorische Inkontinenz:** Wiederherstellung der Analauskleidung mit Haut (Analplastik) **(Abb. 28.25)**, Hämorrhoidektomie

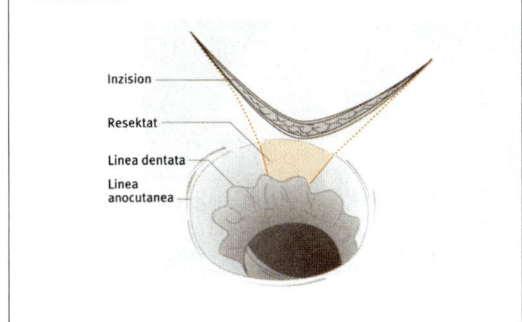

Abb. 28.25 Modifizierte V-Y-Plastik zur Rekonstruktion des Analkanals

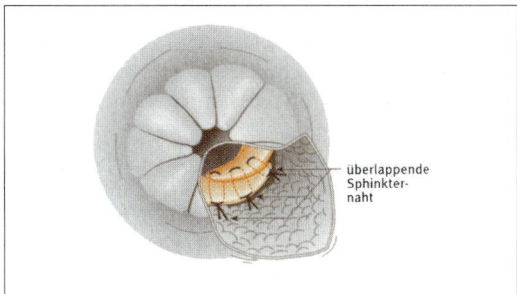

Abb. 28.26 Überlappende Sphinkternaht

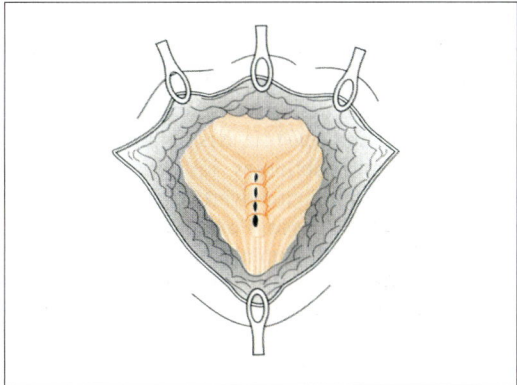

Abb. 28.27 Hintere Beckenbodenplastik

■ **motorische und neurogene Inkontinenz:**
■ konservativ: aktives Muskeltraining und Elektrostimulation der Sphinkteren und des Beckenbodens
■ bei umschriebenen Schäden Sphinkterrekonstruktion **(Abb. 28.26)**, Beckenbodenplastik (post anal repair, **s. Abb. 28.27**).
■ bei vollständiger muskulärer Insuffizienz: Bildung von Muskelschlingen (dynamische Gracilis-Plastik); Sphinkterersatzmanschette (AMS-Sphinkter), Nervus-pudendus-Stimulation
■ Wenn keine Rekonstruktionsmöglichkeit: Kolostomie.

28.10.1 Beckenbodeninsuffizienz

Häufiges Problem von Frauen des mittleren und höheren Lebensalters. Vielfach in der Bedeutung verkannt.
Ursachen: Konstitution, geburtstraumatische Schäden, Uterusexstirpation, sekundäre Überdehnungsschäden der Nn. pudendi.
Klinik: Stuhlentleerungsstörungen, Nachentleerungen, manuelle Nachhilfe zur Stuhlentleerung, Kon-

tinenzstörungen, Druck am Beckenboden, Sitzbeschwerden (s. Kap. 28.12.1 und 28.12.2), Obstipation, Unterbauchschmerzen (Colon-irritabile-
Syndrom), Rektumprolaps, Harninkontinenz.
Diagnostik:
■ *Klinische Untersuchung:* Tiefertreten des Beckenbodens im Pressakt, Sphinktertonus reduziert. Rektozele, Rektumprolaps, Druckschmerz beim Abtasten von Levator und pelvinem Bandapparat.
■ *Prokto-Rektoskopie:* Mukosaprolaps, Rektuminvagination, evtl. mit Ulcus recti simplex.
■ *Defäkographie* (s. Kap. 27.2.2) (+ Kolon-Doppelkontrasteinlauf) **(s. Abb. 28.30)**: Beckenbodentief-
stand, vergrößerter anorektaler Winkel, Rektozele,
Scheidendeviation, Rektuminvagination oder -pro-
laps, stumpfwinklige Rektumabknickung. Cul-de-
sac-Syndrom (Aufpressen von Darmschlingen (Sig-
moideozele, Enterozele) auf das Rektum mit Stopp
des Kontrastmittelabflusses im Pressakt). Colon
elongatum, häufig: Sigmadivertikulose.
■ *Weitere Untersuchungen:* Darmpassagezeitbestim-
mung, Manometrie (Sphinkterdrucksenkung, Re-
servoir-, Reflexstörungen), EMG (Differenzierung
lokaler und diffuser muskulärer Schäden, Reflexstörungen), Endosonographie.
Therapie:
■ **konservativ:** Stuhlregulation, Physiotherapie, Vermeiden von Pressen und schwerem Heben und Tragen, Biofeedback-Training.
■ **operativ:**
  ▪ von posterior: Raffplastiken (post- und/oder
  pre-anal-repair) **(Abb. 28.27),** Sphinkterersatzplas-
  tik nach Rehn-Delorme
  ▪ von anterior: abdominelle Beckenbodenplastik,
  ggf. mit Kolonresektion bis hin zur Aszendorek-
  tostomie (Darmpassagezeit). Rektopexie, gelegentlich: Kolostomie (bei Inkontinenz Grad III).
Prognose: Befriedigende Langzeitergebnisse nur
beim Zusammenwirken konservativer und operativer Maßnahmen → Patientenmotivation, dann Erfolgsquote > 90 %.

28.10.2 Rektumprolaps

Mischform einer Kontinenzstörung, da durch den
Prolaps sowohl sensible als auch – infolge der Be-
ckenbodenlähmung – motorische Ausfälle vorliegen. Vorwiegend bei älteren Patienten mit Beckenbodeninsuffizienz.
Ursache und Pathogenese: Lockerung des Aufhänge-
apparates mit vergrößertem anorektalem Winkel
(= Verlust der Rektumangulation). Relativ häufig
auch bei Säuglingen infolge fehlender Angulation

des Rektums, Beckenboden aber intakt. Auch die
sehr seltenen Prolapsformen bei jüngeren Frauen
sind vornehmlich Angulationsstörungen. Beginnt
als Hernie der Rektumvorderwand, die Darmschlingen enthalten kann.
Klinik: Ausstülpung des Mastdarms, zunächst nur
beim Pressen (z. B. Defäkation, Husten, Heben), später spontan. Inkontinenz, Blutungen, Nässen,
Waschhaut im Analtrichter **(Abb. 28.28).**
Diagnostik: Klinische Untersuchung: Beim Pressver-
such (oder postdefäkal) Vorfall mit zirkulärer,
ringförmiger Schleimhautfaltung **(Abb. 28.29),** durch
Stauung düster rot, schleimige Sekretion, oft tiefe
Ulzera (Ulcus recti simplex). Defäkographie **(Abb.
28.30).**
Therapie:
■ **bei Säuglingen konservativ:** redressierende Verbände, Stuhlregulation. Operation nur ausnahmsweise angezeigt, da fast stets spontane Heilung.

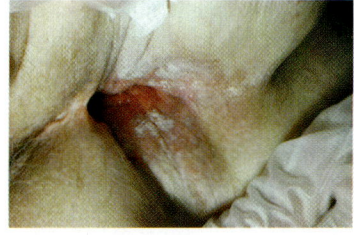

Abb. 28.28 Anale
Inkontinenz bei
intermittieren-
dem Rektum-
prolaps. Wasch-
hautbildung im
Analtrichter

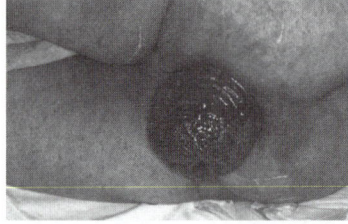

Abb. 28.29
Rektumprolaps
(zirkuläres
Faltenmuster)

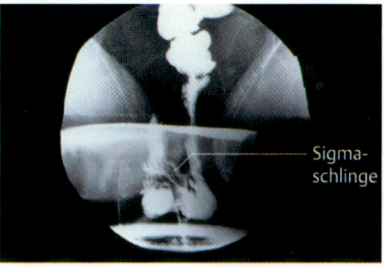

Abb. 28.30 Defäkographie bei Rektumprolaps. Breiter
Vorfall des Rektums (unterer Kontrastmittelspiegel).
Im Bruchsack der Rektumvorderwand hernienartiger
Vorfall der Sigmaschlinge (Pfeil).

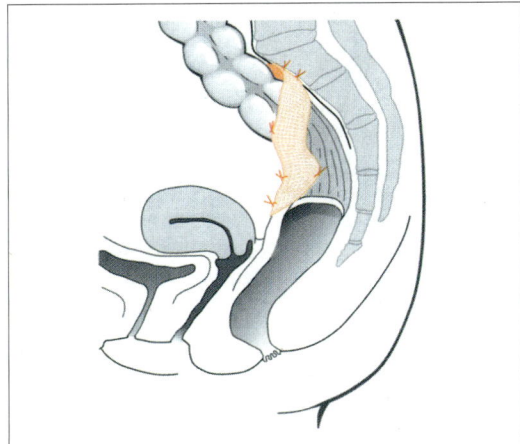

Abb. 28.31 Abdominelle Rektopexie mit Netzimplantation

■ **bei Erwachsenen Operation:** wenn möglich, abdominelle oder laparoskopische Rektopexie **(Abb. 28.31)**, Verfestigung des Beckenbodens und Verbesserung der Angulation (retrorektale Einbringung eines resorbierbaren PGA-Kissens oder eines Kohlenstoffschwammes, sog. Ivalonsponge nach Wells), mehrere operative Varianten. Lokale Operationsmaßnahmen wenig sinnvoll. Rezidivrate nach Rektopexie < 10 %. Fallweise mit Darmresektion kombinieren (bei Colon elongatum, Cul-de-sac-Syndrom, slow transit constipation).

28.11 Analstenosen

Angeborene anorektale Verschlüsse: s. Kap. 53.
Erworbene Analstenosen:
■ **traumatisch:** Operation, vor allem Hämorrhoidektomie mit großem Anodermverlust, endorektale Durchzugsoperationen, Verletzungen, Verbrennungen, Bestrahlungsfolge
■ **entzündlich:** Pectenosis, Morbus Crohn, selten Colitis ulcerosa, venerische Infektion, Tropeninfekte.
Klinik: Schmerzhafte Defäkation, proktogene Obstipation mit ileusartigen Attacken, bei Entzündung auch Tenesmen, Blutungen.
Diagnostik: Rektal-digitale Untersuchung, endorektale Sonographie, Proktoskopie, Biopsie.
Therapie: Abhängig von Ausdehnung und Tiefe der Läsionen:
■ **leichte, vorwiegend kutan fixierte Formen:** Inzision der Narben, langzeitige Bougierung. Besser: Schwenklappenplastik, wenn in der Nachbarschaft ungeschädigte Hautpartien verfügbar sind.

■ **tiefgreifende Stenosen:** Anlage eines Sigmaafters, fallweise Rektumamputation.

28.12 Anorektale Schmerzsyndrome

28.12.1 Kokzygodynie

Starke, emotional geprägte Schmerzen in der Steißbeinumgebung, vielfach ohne morphologisches Korrelat oder erkennbare Ursachen. Neurotische Krankheitszüge, meist bei Frauen im mittleren Lebensalter.
Therapie: Äußerst undankbar. Behandlung analer Begleitkrankheiten, Beckenbodengymnastik, Infiltration der Steißbeinumgebung mit Lokalanästhetika, Akupunktur, Röntgenreizbestrahlung, Kokzygotomie, d. h. bilaterale Umschneidung des Steißbeins als Ultima ratio, jedoch nur bedingt erfolgreich (Linderung in 50 % der Fälle, selten Heilung).

> Kokzygodynie: Cave: chirurgische Therapie

28.12.2 Proctalgia fugax

Eigentümlicher, krampfartiger Schmerz im Mastdarmbereich, häufig nachts (Proctalgia nocturna), der meist nach einigen Minuten verschwindet. Vegetativ neurotische Komponente, Beziehung zu anderen pelvinen Syndromen (Urogenitalsyndrom, Prostatitis, Parametropathia spastica).
Therapie: Unbefriedigend. Sitzbäder, Spasmolytika, Atropinderivate, Muskelrelaxation (Diazepam). Der Anfall geht meist vorüber, bevor derartige Medikamente wirksam werden können. Gelegentlich Besserung nach Beseitigung analer Reizzustände (z. B. Hämorrhoidaltherapie).

28.12.3 Analneurosen

Krankhafte Fixierung auf anale Missempfindungen ohne oder mit nur inadäquatem morphologischem Korrelat. Vielfältige Beziehung zu anderen funktionell geprägten Analerkrankungen. Oft zahlreiche Behandlungsversuche und frustrane Operationen. Da die Beschwerden nicht „ausgeredet" werden können, hilft nur Erziehung zum Leben mit dem Symptom. Also: Keine Bagatellisierung, sondern behutsames Eingehen auf die Beschwerden, Gesprächstherapie.

28.13 Nachbehandlung nach Analoperationen

Von wenigen Ausnahmen abgesehen, werden anale Wunden der Sekundärheilung überlassen (s. Kap. 1.4).

Lokalbehandlung: Kamillensitzbäder, Förderung der Wundreinigung durch Nekretolytika, Adsorbenzien wie Alginat-Kompressen, Polyvidonjodsalbe, später Salben (z. B. Faktu® oder Vaseline-Verbände). Regelmäßige digitale Austastung zur Verhinderung oberflächlicher Verklebungen oder Taschenbildungen, anfangs wenigstens einmal wöchentlich.

Stuhlregulation: für 2 Wochen Quell- und Gleitmittel.

Schmerzmittel: Novaminsulfon-Tropfen.

28.14 Operationsatlas: Protologische Operationen, Hämorrhoidektomie[1]

Präoperatives Vorgehen
- *Diagnostik:* Rektoskopie, Koloskopie.
- *Indikation:* Hämorrhoiden ab Grad III.
- *Aufklärungspflichtige Operationsrisiken* (u. a.)*:* Schließmuskelverletzung, Inkontinenz (0–2 %), Rezidiv (1 %), Fissur (3 %), Stenose (< 1 %), Heilungsrate 99 %.
- *Vorbereitung:* Einlauf oder Klysmen.

Operationstechniken **(Abb. 28.32–28.37)**
- *Nach Ferguson:* Wie Milligan-Morgan, aber vollständiger Verschluss der Wunde.
- *Nach Miles-Gabriel:* Wie Milligan-Morgan, proximal Naht der Schleimhaut unter Belassen eines distalen Drainage-Dreiecks.
- *Nach Parks:* Submuköse Hämorrhoidektomie mit vollständigem Verschluss der Wundfläche durch Naht (T-formiges Nahtbild).

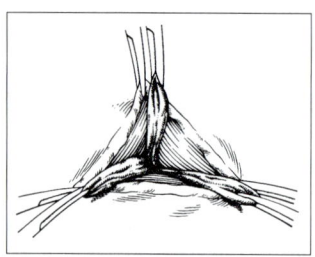

Abb. 28.32 Anklemmen der Hämorrhoidalknoten bei 3, 7 und 11 Uhr

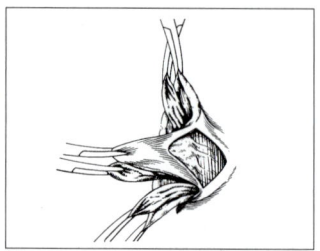

Abb. 28.33 Scharfes Auslösen bis zur Basis und bis zu den Fasern des M. sphincter ani internus

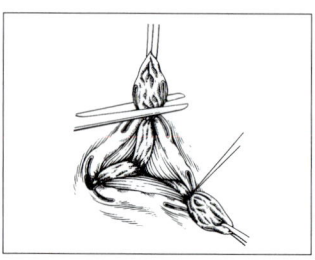

Abb. 28.34 Ligatur der entsprechenden Segmentarterie

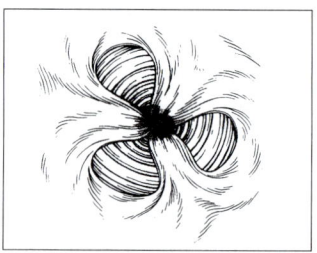

Abb. 28.35 Offenlassen der Wundflächen, die Anodermbrücken müssen jeweils mindestens 1 cm breit sein, um eine Stenosierung zu vermeiden

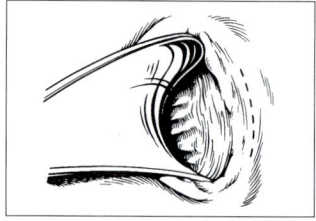

Abb. 28.36 2 cm rechts von der Analöffnung bogenförmige Inzision über 2–3 cm Länge bei 2–4 Uhr in Steinschnittlage

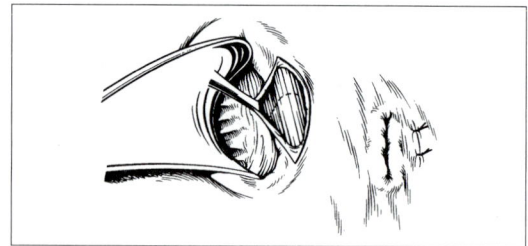

Abb. 28.37 Durchtrennung der inneren Schließmuskulatur bis in Höhe der Linea pectinea, anschließend Wundverschluss mit resorbierbarem Nahtmaterial

---

[1] Abbildungen aus K. Kremer, V. Schumpelick, G. Hierholzer (Hrsg.): Chirurgische Operationen. Atlas für die Praxis. Thieme, Stuttgart 1992

■ *Verschiedene Modifikationen:*
Arnold-Fansler, Winkler.

Postoperatives Vorgehen
- Entfernen der Tannin-Streifen nach 24–48 Std.
- Nach 8 Std. trinken, nach 24 Std. essen.
- Täglich Kamillensitzbäder.
- Stuhlregulierung mit Quell- und Gleitmitteln.
- Wundpalpation nach 4–6 Tagen.

■■■ Merken

- **Hämorrhoiden: Ursachen: hoher Analdruck, starkes Pressen bei der Defäkation, konstitutionelle Prägung. Klinik: rezidivierende, hellrote Defäkationsblutung, Pruritus. Therapie: abhängig von der Ausprägung, zunächst konservativ (Stuhlregulation), Sklerosierung; Stadium II+III: Operation (z. B. Stapler-Hämorrhoidektomie nach Longo, Operation nach Milligan-Morgan). Stadium IV = Analprolaps: Hämorrhoidektomie nach Parks.**
- **Analfissur: akut oder chronisch; klassisch bei 6 Uhr (Steinschnittlage), sehr schmerzhaft. Therapie akute Fissur: konservativ: antiphlogistisch-adstringierende Salbe, Nitroglycerin-Salbe oder Botulinustoxin; chronische Fissur: Exzision, Sphinkterdehnung, Sphinkterotomie.**
- **Periproktitische Abszesse und Fisteln: Therapie des Abszesses: Entlastung nach außen; Therapie der Fistel: regelhaft komplette Spaltung, Therapie der supra-sphinktären Fistel: transanaler Verschluss der Fistelöffnung, ggf. Verschiebeplastik.**
- **Sinus pilonidalis: akute (Abszess) oder chronische (Fistel) Entzündung durch retrograde Haareinspießung im Bereich der Rima ani. Therapie: komplette Exzision, fallweise Verschluss des Defektes durch Schwenklappen.**
- **Analkarzinom: bei chronischem Geschwür daran denken! Diagnostik: PE. Therapie: primär Radiochemotherapie; Exzision nur bei Resttumor/unklarem Ulcus nach 6–8 Wochen.**

29 Akutes Abdomen

29.1 Allgemeines

Der Begriff „akutes Abdomen" ist eine Sammelbezeichnung für Erkrankungen, die mit einer akut einsetzenden und rasch progredienten Abdominalsymptomatik einhergehen. Ursache der Bauchsymptomatik ist entweder die Manifestation einer intraabdominellen Erkrankung oder die abdominelle Projektion einer extraabdominellen Ursache. In jedem Fall erfordert ein akutes Abdomen eine sofortige diagnostische Abklärung und die umgehende Einleitung einer spezifischen Therapie.

Akutes Abdomen = Akutes Handeln!

29.1.1 Ursachen

Hauptursachen des akuten Abdomens sind:
1. akute entzündliche Prozesse
2. Perforationen
3. Ileus
4. akute intraabdominelle Durchblutungsstörungen
5. Traumen
6. massive Blutungen
7. extraabdominelle Ursachen.

29.1.2 Symptomatik

Leitsymptome sind der abdominelle Schmerz und eine vegetative Begleitsymptomatik.

Schmerz
Bezüglich des Schmerzes sind im Abdominalbereich zwei Schmerzafferenzen zu unterscheiden:
1. **viszeraler Schmerz:** Er entsteht durch Affektion sympathischer Nerven des viszeralen Peritoneums. Er wird als dumpf, brennend, bohrend, wellenartig und schlecht lokalisierbar empfunden. Die Patienten versuchen, durch Lageänderung Schmerzerleichterung zu erreichen **(„wandernde Patienten")**. Oft ist die Lokalisation eines viszeralen Schmerzes nur durch die **Head-Zonen** möglich: Durch die Verschaltung somatischer und viszeraler Efferenzen auf der Ebene des Rückenmarks wird der intraabdominell entstandene viszerale Schmerz auf entfernte Dermatome des Körpers projiziert **(„referred pain")**. Klassische Beispiele sind der rechtsseitige Schulterschmerz bei Erkrankungen der Gallenblase und Gallenwege, der linksseitige Schulterschmerz bei Milzaffektionen, der Rückenschmerz bei Er-

krankungen der Bauchspeicheldrüse oder der bis ins Genitale ziehende Leistenschmerz bei der Ureterkolik. Adäquate Reize eines viszeralen Schmerzes sind überschießende Kontraktionen der glatten Muskulatur (Gallenblase, Darm, Ureter, Magen etc.), ödematöse Schwellung und Entzündungsmediatoren (z. B. Divertikulitis, akute Cholezystitis, Hepatitis, Appendizitis, Mesenterialinfarkt), akute Schwellung parenchymatöser Organe (Kapselspannungsschmerz bei z. B. Hepatomegalie, Splenomegalie) oder Infiltration des viszeralen Peritoneums. So verursacht ein Kolonkarzinom erst Schmerzen, wenn das viszerale Peritoneum infiltriert ist (T3!).

Charakteristisch für den viszeralen Abdominalschmerz ist seine **vegetative Begleitsymptomatik:** Übelkeit, Erbrechen, Angstzustände, Unruhe, Tachykardie, Kaltschweißigkeit und Blässe **(Facies abdominalis).**

2. **somatischer Schmerz:** Er entsteht durch Irritationen des parietalen Peritoneums und des Mesenteriums. Adäquate Reize sind mechanische (Einklemmung) oder chemische Faktoren (Entzündungsmediatoren). Der somatische Schmerz ist meist gut lokalisierbar (Seitendifferenz durch unilaterale Innervation) und wird durch Bewegung der Bauchdecken verstärkt. Die Patienten liegen daher ruhig im Bett und versuchen sich so wenig wie möglich zu bewegen. Diagnostisch wird diese Situation bei der Palpation der Bauchdecke ausgenutzt. Druckschmerz, Loslassschmerz, Erschütterungsschmerz („Kinder, die nicht hüpfen wollen") und kontralateraler Loslassschmerz sind die klinischen Zeichen. Auch der spontane reflektorische Muskelspasmus (Peritonitiszeichen) oder der durch Druck provozierte „Peritonismus" (schmerzhafte Abwehrspannung) gehören in diese Kategorie.

Der zeitliche Ablauf des Schmerzes gibt zusätzlichen Aufschluss über die mögliche Ursache.

Störung der Peristaltik
Über viszeroviszerale Reflexe können intraabdominelle Affektionen zusätzlich Motilitätsstörungen hervorrufen. Hierbei sind Hypo- und Hyperperistaltik zu unterscheiden.
▪ Die **Hypoperistaltik** ist in der Regel durch reflektorische Steigerung des Sympathikotonus bedingt, sei es direkt durch retroperitoneale Prozesse (z. B. Wirbelfraktur, Hämatome, Pankreatitis, Aortenprothese) oder entzündliche Prozesse (massive Steigerung des Sympathikotonus, z. B. bei Peritonitis) oder über viszeroviszerale Reflexe bei viszeralem Schmerz (s. o.). Je nach Höhe des Sympathikotonus kommen alle Spielarten von der reflektorischen

(postoperativen) Atonie bis zum Vollbild des paralytischen Ileus **(s. Abb. 29.4)** vor.
- Eine **Hyperperistaltik** ist durch ein mechanisches Hindernis (Widerstandsperistaltik bei mechanischem Ileus) oder gastrointestinale Entzündungen bedingt.

Erbrechen

Das Symptom Erbrechen im Rahmen des akuten Abdomens kann in reflektorisches und Dekompensationserbrechen unterteilt werden.
- **Reflektorisches Erbrechen** entsteht durch Reizung des Brechzentrums (Medulla oblongata). Adäquate Reize sind Intoxikation (z. B. Alkohol), Störungen der Homöostase (z. B. Azidose), Hypoxie (z. B. bei pulmonaler Insuffizienz) und vagovagale Reflexe (reflektorisches Erbrechen bei viszeralem Schmerz).
- **Dekompensationserbrechen** entsteht bei mechanischen Hindernissen im Bereich des Gastrointestinaltraktes (z. B. dekompensierte Magenausgangsstenose, dekompensierter Ileus).

29.1.3 Diagnostik

Die Diagnostik muss mit minimalem Aufwand klären, ob ein Patient der Notfalloperation zugeführt werden muss oder ob Zeit für differenzialdiagnostische Maßnahmen bleibt.

Anamnese und körperliche Untersuchung

Anamnese und körperliche Untersuchung (inkl. rektaler Untersuchung!) sind unabdingbarer Bestandteil dieses Minimalprogramms.

Der **„klinische Blick"** gibt in diesen Situationen dem Erfahrenen wertvolle Informationen. Das Verhalten des Patienten – z. B. Schonhaltung mit angezogenen Beinen und oberflächlicher Atmung bei Peritonitis, der „wandernde Patient" mit Harnleiterkolik –, sein Aussehen (Facies abdominalis bei Peritonitis, Ikterus z. B. bei Cholangitis, wächserne Blässe bei Blutung, Kachexie bei fortgeschrittenem Tumor, Kahnbauch (kahnförmige Einziehung der Bauchdecken bei der Ulkusperforation) und **anamnestische Angaben** zur Entwicklung der Akutsymptomatik grenzen die mögliche Ursache schon deutlich ein.

Die **körperliche Untersuchung** liefert weitere Indizien:
- **Palpation des Abdomens:** Von einem primär schmerzfreien Areal wird die Bauchdecke in Richtung auf den Krankheitsherd untersucht. Regionen einer nachweisbaren Druckschmerzhaftigkeit sind in Qualität und Ausdehnung sorgfältig zu registrie-

ren. Das „brettharte Abdomen" bei der Peritonitis, der lokale Peritonismus bei fortgeleiteten entzündlichen Prozessen (Appendizitis oder Divertikulitis) oder der Druckschmerz über nicht fortgeleiteten Prozessen sind gute Kriterien zur Einordnung der Erkrankung. Neben individuellen Unterschieden in der Schmerzbewertung ist zu beachten, dass bei Kindern, alten und sehr adipösen Patienten die Bauchdeckenreaktion deutlich geringer ausfällt. Diese Patienten sind auch bei weniger ausgeprägtem Druckschmerz als akut krank anzusehen.
- **Auskultation des Abdomens:** Neben der hochgestellten, „klingenden" Peristaltik beim mechanischen Ileus ist auf eine Hypoperistaltik zu achten, die auf einen entzündlichen Herd im Abdominalbereich (z. B. Appendizitis) hinweist.
- Die **rektale Untersuchung** ist unabdingbar, um beurteilen zu können, ob ein Douglas-Schmerz, Portioschiebeschmerz, eine Vorwölbung des Douglas-Raums oder ein Tumor vorliegt, und um den Füllungszustand der Ampulle zu beurteilen.

Labor

Essentiell sind Blutbild (Leukozytose?), Gerinnungsstatus, Elektrolyte, ggf. CRP; außerdem Harnstoff und Kreatinin, Urinstatus, Lipase und Amylase, Bilirubin, GOT und GPT, γ-GT, alkalische Phosphatase, CK-MB und Serumlaktat, da sie Informationen über die wichtigsten Organsysteme liefern.

Sonographie

Bei den apparativen Untersuchungen steht die Sonographie („Stethoskop des Chirurgen") an erster Stelle.

Bei **Oberbauchschmerzen** ermöglicht sie die Differenzierung von Leberaffektionen (Abszess, Metastasen, Tumor, Kapselspannungsschmerz bei Rechtsherzinsuffizienz), biliären Akuterkrankungen (z. B. akute Cholezystitis **[Abb. 29.1]**, Steinkolik) und Erkrankungen von Pankreas und Milz (z. B. Pankreatitis, Pseudozysten, Milzinfarkt, Milzruptur).

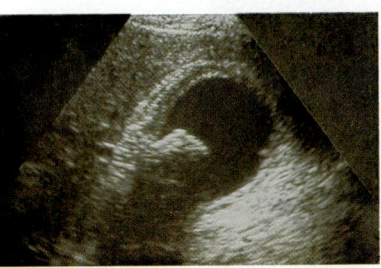

Abb. 29.1 Sonographie der akuten Cholezystitis bei Cholezystolithiasis (Schallschatten links unten)

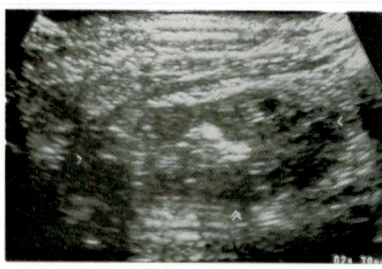

Abb. 29.2 Sonographie der akuten Divertikulitis mit typischer Kokardenbildung

Bei **Unterbauchschmerzen** sind fortgeschrittene Formen der Appendizitis (ulzerophlegmonöse Appendizitis, perityphlitischer Abszess [s. Abb.13.10]) ebenso nachzuweisen wie akute Divertikulitis (Abb. 29.2), Ovarialzysten, Adnexitiden, Abszesse, inkarzerierte Hernien und die Überlaufblase.

V. a. Ileus: Sonographie!

Eine weitere Domäne der Notfallsonographie beim akuten Abdomen ist die **Ileusdiagnostik**. Sowohl die frühzeitige Diagnose eines mechanischen Ileus als auch die Differenzialdiagnose zum paralytischen Ileus ist möglich (Abb. 29.3, 29.4).

Beim **Flankenschmerz** kann die Sonographie Harnleitersteine, Hydronephrose, perinephritische Abszesse oder z. B. rupturierte Aneurysmen der großen Gefäße sicher diagnostizieren.

Schwierig sind die Verhältnisse bei **intraabdomineller Perforation**. Freie Flüssigkeit in der Abdominalhöhle ist meist nur indirekt nachzuweisen. Eine sonographisch gesteuerte Punktion klärt die Situa-

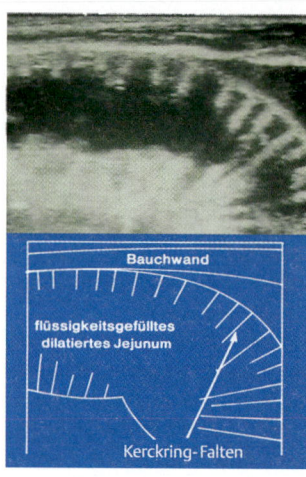

Abb. 29.4 Sonographischer Befund bei paralytischem Ileus

tion. Freie Luft ist nur bei subtilster Technik nachzuweisen. Die Röntgendiagnostik erhöht die diagnostische Sicherheit. Bei freien Perforationen liegt die Treffsicherheit von Sonographie und Abdomenleeraufnahme bei ca. 90 %.

Röntgendiagnostik
- **Abdomenübersicht** im Stehen oder in Linksseitenlage: Flüssigkeitsspiegel, Verkalkungen, Konkremente, Darmgasverteilung, freie Luft unter den Zwerchfellkuppen bzw. in den Gallengängen?
- **Thorax:** Herzkonfiguration, -größe, Lungenstauung, -infiltration, Pleuraerguss?
- Bei klinischem Verdacht: i. v.-Urographie, Cholangiographie, Magen-Darm-Passage (MDP) mit wasserlöslichem Kontrastmittel (Gastrografin®), CT, Angiographie.

Weitere diagnostische Maßnahmen
Die diagnostische Peritoneallavage ist heute in den Hintergrund getreten. Die sonographisch oder CT-gesteuerte Punktion zur Gewinnung intraabdomineller Flüssigkeit haben sie weitgehend ersetzt.

Bringen diese diagnostischen Maßnahmen keine Klärung, ist die explorative Laparotomie oder ggf. Laparoskopie angezeigt.

29.1.4 Topographische Differenzialdiagnose des akuten Abdomens

Intraabdominelle Ursachen

Rechter Oberbauch (Abb. 29.5a)
- Ulkusperforation: akuter Schmerzbeginn, Entwicklung einer Peritonitis, freie Luft im Abdomen

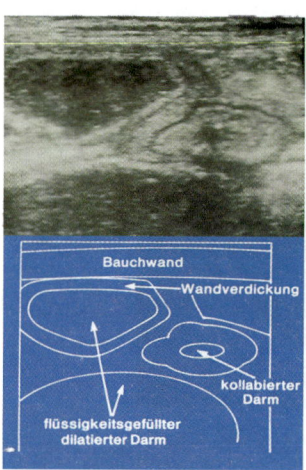

Abb. 29.3 Sonographischer Befund beim mechanischen Ileus

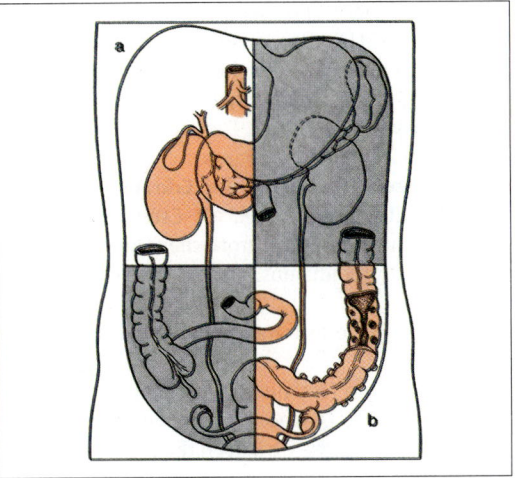

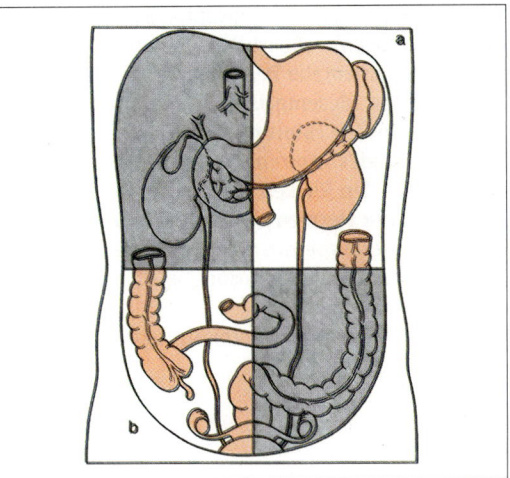

Abb. 29.5 a,b Differenzialdiagnose des akuten Abdomen
a rechter Oberbauch
b linker Unterbauch (Näheres s. Text)

Abb. 28.6 a,b Differenzialdiagnose des akuten Abdomen
a linker Oberbauch
b rechter Unterbauch (Näheres s. Text)

■ Cholangitis: Charcot-Trias: Fieber, Schmerz, Ikterus
■ akute Cholezystitis: Fieber, Schmerz, Gallenblasenhydrops
■ blande Gallenkolik: Schulterschmerz (Head-Zone), unruhiger Patient, keine Entzündungszeichen
■ akute Pankreatitis: Rückenschmerz zwischen den Schulterblättern, federnde Abwehrspannung, Mallet-Guy-Druckschmerz (Oberbauchdruckschmerz links)
■ Kapselspannung der Leber bei Rechtsherzinsuffizienz, Metastasen, Tumor u. a.
■ Abszesse der Leber und des Subphreniums: dumpfer viszeraler Dauerschmerz, Zwerchfellhochstand, Fieber, sympathischer Pleuraerguss rechts
■ retrozäkale Appendizitis, Appendizitis bei Malrotation: Die Appendizitis ist die Sphinx der Chirurgie!
■ Tumor der rechten Kolonflexur ab Stadium T3
■ entzündliche Prozesse der Niere (bimanuelle Palpation!)
■ Nierenbeckenstein.

Linker Oberbauch (Abb. 29.6a)
■ Milzruptur: ggf. plötzlicher Schmerz, Zeichen des Volumenmangels. Cave: freies Intervall bei Zweizeitigkeit!
■ andere Milzaffektionen, z. B. Infarkt, Abszess, Zysteneinblutung

■ Pankreatitis: federnde Abwehrspannung, sympathischer Pleuraerguss
■ subphrenischer Abszess: Zwerchfellhochstand, Fieber, sympathischer Pleuraerguss
■ Kolontumor der linken Flexur ab Stadium T3
■ Affektionen der Niere, des Pararenalraumes und der proximalen ableitenden Harnwege.

Mittelbauch (Abb. 29.7)
■ paraösphageale Hernie: Rhythmusstörungen?

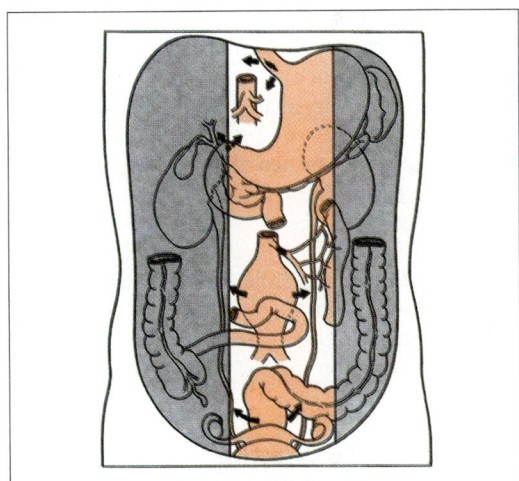

Abb. 29.7 Differenzialdiagnose des akuten Abdomen im Mittelbauch (Näheres s. Text)

- Perforation des distalen Ösophagus oder des proximalen Magens (Boerhaave-Syndrom, Mallory-Weiss, instrumentelle Perforation)
- Pankreatitis, Mesenterialinfarkt, Läsionen des linken Leberlappens (Blutung, Kapselschmerz)
- dissezierendes Aortenaneurysma: Schmerzausstrahlung in den Rücken oder in die Flanke
- inkarzerierte Hernien (epigastrisch, umbilikal)
- Komplikationen eines Meckel-Divertikels (Blutung, Entzündung, Perforation, Ileus)
- mechanischer Ileus
- Harnverhalt mit Überlaufblase (akutes Abdomen immer katheterisieren!).

Rechter Unterbauch **(Abb. 29.6b)**
- Appendizitis
- Adnexitis (meist beidseitig!)
- Ureterstein: „wandernde Patienten"
- inkarzerierte Hernien (inguinal, femoral, Narbenhernie)
- Morbus Crohn (terminales Ileum)
- komplizierte Ovarialzysten (Stieldrehung, Blutung, Ruptur, Infektion)
- Pyosalpinx
- Extrauteringravidität: rasche Schockzeichen!
- rupturiertes Iliakalaneurysma
- Rektusscheidenhämatom
- Perforation der rechtsseitigen Oberbauchorgane Galle, Magen und Duodenum: durch das herabfließende Sekret rechtsseitige Unterbauchperitonitis.

Linker Unterbauch **(Abb. 29.5b)**
- Divertikulitis: Fieber, Schmerz, tastbarer Tumor
- Rektusscheidenhämatom
- inkarzerierte Hernien
- gynäkologische und urologische Affektionen (s. rechter Unterbauch)
- rupturiertes Aneurysma.

> Die häufigsten Ursachen des akuten Abdomens aus chirurgischer Sicht sind:
> 1. Appendizitis
> 2. Ileus
> 3. Gallenblasen- und Gallenwegserkrankungen
> 4. Ulkusperforation
> 5. Pankreatitis
> 6. Darmperforation (meist: Sigmadivertikulitis)

Extraabdominelle Ursachen
- **pulmonale Erkrankungen:** Pneumonie, Pleuritis, Pneumothorax, Lungenembolie, Rippenfraktur, Morbus Bornholm

- **kardiovaskuläre Erkrankungen:** Herzinfarkt (Hinterwandinfarkt!), Herzinsuffizienz, Perikarditis, Aneurysma dissecans der thorakalen Aorta
- **neurologische Erkrankungen:** Diskusprolaps, Wirbelsäulensyndrome (z. B. Facettensyndrom, Wurzelirritationen anderer Genese)
- **metabolische und endokrine Erkrankungen:** Diabetes mellitus, Porphyrie, C1-Esterase-Inhibitor-Mangel Mangel (angioneurotisches Ödem), Urämie, Hyperparathyreoidismus, Intoxikationen, Hyperlipidämie.
- **hämatologische Erkrankungen:** Leukosen, Hämophilie.

In der akuten Notfallsituation kann es schwierig sein, die richtige Diagnose zu stellen. Wichtiger als die richtige Diagnose ist jedoch die frühzeitige Indikationsstellung zur Operation.

> Akutes Abdomen: Chirurgisch behandlungspflichtige Ursache in > 90 % der Fälle!

29.1.5 Therapie

Hat die Notfalluntersuchung eine akute intraabdominelle Ursache des Beschwerdebildes erbracht, ist damit die Indikation zur Laparoskopie bzw. Laparotomie gestellt. Da diese Eingriffe zunächst diagnostischen Charakter besitzen (um dann sofort die chirurgische Therapie anzuschließen), sollten sie nicht unnötig verzögert werden. Jede Zeitverzögerung, z. B. bei Peritonitis, verschlechtert die Prognose. Im Zweifelsfall kann die explorative Laparoskopie die Situation rasch klären.

29.2 Peritonitis

Die Peritonitis ist eine meist lebensbedrohliche Infektions- und Intoxikationskrankheit. Es handelt sich nicht allein um eine Entzündung des Bauchfells, sondern um einen progredient-dynamischen septischen und toxischen Reaktionsablauf des Gesamtorganismus mit der Schädigung vitaler Organfunktionen. Sie wird deshalb auch als Peritonitiskrankheit bezeichnet.

29.2.1 Einteilung

Klassifikationskriterien sind Ätiologie, Morphologie und Ausbreitungsgrad der Peritonits.

Nach der **Ätiologie** werden Peritonitiden unterteilt in

1. **primäre Peritonitis**
- hämatogene Peritonitis
- „spontane" Peritonitis des Erwachsenen
  - Zirrhoseperitonitis
  - Peritonitis bei nephrotischem Syndrom
  - spezifische Peritonitiden (z. B. bei Tbc, Gonorrhö, Chlamydieninfektion)
  - Peritonitis unter Immunsuppression
2. **sekundäre Peritonitis**
- spontane Peritonitis
  - Durchwanderungsperitonitis
  - Perforationsperitonitis
  - Aszensionsperitonitis
- postoperative Peritonitis
- postinterventionelle Peritonitis
- traumatische Peritonitis.

Nach der **Morphologie** (dem vorherrschenden Sekret) unterscheidet man eitrige, seröse, serofibrinöse, gallige, kotige, chemische und hämorrhagische Peritonitiden.

Nach dem **Ausbreitungsgrad** unterscheidet man die begrenzte von der diffusen Peritonitis, wobei es sich jedoch meist um eine Momentaufnahme eines dynamisch-progredienten Geschehens zum Zeitpunkt der Operation handelt. Zu den begrenzten Peritonitiden gehören neben der lokalen Peritonitis (Frühstadium der diffusen Peritonitis) die intraabdominellen Abszesse (z. B. interenterisches Empyem, Douglas-Abszess, subphrenischer Abszess). Im internationalen Schrifttum werden die begrenzten und die diffusen Peritonitiden auch als intraabdominelle Infektionen (IAI) zusammengefasst.

Primäre Peritonitis

Die primäre Peritonitis kommt selten vor, **vorwiegend bei Kindern und Hochrisikopatienten**. Der Infektionsweg ist meist hämatogen (hämatogene Peritonitis); klassisches Beispiel ist die kindliche Pneumokokkenperitonitis. Hiervon abzugrenzen sind die „spontanen" Peritonitiden des Erwachsenen (s. o.) und die seltenen spezifischen Peritonitiden (s. o.), die jedoch eine zunehmende Tendenz aufweisen. Bei Immunsupprimierten (immunsuppressive Therapie, AIDS) finden sich oft anaerobe Keime oder Listerien, während bei Immunkompetenten eher Keime der regulären Darmflora (E. coli, Klebsiellen, Enterokokken, etc.) zu erwarten sind.

Die **Therapie** dieser Formen ist **primär konservativ** (Antibiotika). Chirurgische Interventionen sind meist nur bei intraabdominellen Komplikationen erforderlich.

Sekundäre Peritonitis

Der Hauptteil der Peritonitiden sind sekundäre Peritonitiden. Zu den Ursachen **s. Tab. 29.1**; am häufigsten sind spontane Perforation, Durchwanderung und aszendierende Infekte (z. B. eitrige Salpingitis).

Wegen ihrer sehr schlechten Prognose werden die **postoperativen Peritonitiden** bei Anastomoseninsuffizienz, iatrogenen Leckagen oder komplizierten Stressfolgen (Insuffizienz von Niere, Leber, Lunge, Darm) abgegrenzt. Ihre Letalität liegt auch heute noch bei 50 %.

Weniger schwerwiegend sind meist die **postinterventionellen Peritonitiden**, z. B. bei kontinuierlicher ambulanter Peritonealdialyse (CAPD). Die Primärtherapie ist konservativ (antibiotikahaltige Spülungen). Problematisch können sie allerdings

Tabelle 29.1 Ursachen der sekundären Peritonitis

1. Perforation
Abdominaler Ösophagus:
• Tumor • spontan • iatrogen • Verätzung • Fremdkörper
Magen und Duodenum:
• Ulkus • Tumor • Verätzung • Fremdkörper • iatrogen
Dünn- und Dickdarm:
• entzündliche Erkrankungen (z. B. Morbus Crohn, Colitis ulcerosa, Divertikulitis, Appendizitis) • Fremdkörper • iatrogen (Einläufe, Endoskopie) • Divertikelperforation (Meckel-Divertikel, Dünn- und Dickdarmdivertikel, Divertikulitis), Gallenblasenperforation
2. Penetration
• Strangulation • Volvulus • Invagination • Inkarzeration • entzündliche Erkrankungen der Abdominalorgane • Verschluss der Mesenterialgefäße
3. Chemisch-toxisch
• Magen-Darm-Inhalt • Galle • Pankreassaft • Bariumsulfat

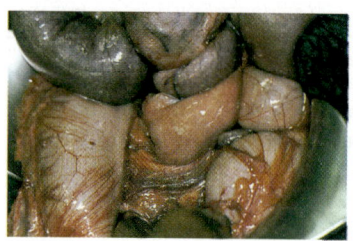

Abb. 29.8 Darmwandverdickung und -veränderung bei protrahiertem Ileus mit Gefahr der Bakterientranslokation ins Pfortaderblut

werden, wenn eine weitere Ursache übersehen wird oder eine Komplikation (z. B. interenterisches Empyem) eingetreten ist. In diesen Fällen sind sie prognostisch wie postoperative Peritonitiden einzustufen.

Keimzusammensetzung: Sie wird durch das betroffene Organ (z. B. Dickdarm) bestimmt.

Eine nicht zu unterschätzende Erregerquelle stellt – auch bei primär chemischen Formen – der Darm dar. Infolge sepsisbedingter Mikrozirkulationsstörungen und zusätzlichen ileusbedingten Durchblutungsstörungen treten ischämische Mukosaläsionen mit Mikroperforationen auf. Durch die brüchige Mukosabarriere können Darmbakterien in den Lymphabstrom bzw. das portalvenöse Gefäßsystem gelangen (**Translokation**) (Abb. 29.8, s. Abb. 29.16). Demzufolge finden sich als Haupterreger reguläre Darmkeime wie E. coli, Enterokokken, Klebsiellen, Proteus und Anaerobier (Bacteroides).

29.2.2 Pathophysiologie

Die Hauptursache für die Gefährlichkeit der Peritonitis ist die Tatsache, dass einer zunächst auf den Bauchraum beschränkten Entzündung sehr rasch eine schwere Infektion und Intoxikation des Gesamtorganismus wird.

Drei Hauptfaktoren begünstigen die Systemisierung:

- Allein das **peritoneale Ödem** im Rahmen der Peritonitis hat ausgeprägte Folgen für den Kreislauf: Da die Gesamtoberfläche des Bauchfells etwa der der Körperoberfläche entspricht (ca. 1,8 m^2), führt schon ein Ödem von nur 2 mm Stärke zu einem Einstrom von 3,6 l Flüssigkeit in das Bauchfell, dies entspricht bis zu 80 % des intravasalen Volumens. Die Folge ist ein schwerer hypovolämischer Schock.

Peritonitis: Volumendefizit von 3–6 l

- Die **Peritonitiserreger** können leicht (experimentell innerhalb von 6 Minuten!) über Öffnungen im Zwerchfellperitoneum (sog. Stomata) **in den Ductus**

thoracicus übertreten und sind schon nach ca. 20 Minuten im Blut nachweisbar. So kann sich über eine Bakteriämie rasch das Vollbild eines septischen Schocks entwickeln.

- Beim **Zerfall der Peritonitiserreger** entstehen **toxische Zellwandbruchstücke** (Endotoxin bei gramnegativen Bakterien, „Super-Antigen" bei grampositiven Erregern). Sie induzieren die systemische Freisetzung von Mediatoren, die den Organismus „überschwemmen". Es kommt zum **septischen Schock** (s. Kap. 7.1) mit DIC und Beeinträchtigung der Organfunktionen bis hin zur Organinsuffizienz. An stärksten betroffen sind die sog. **Schockorgane:**
- **Lunge:** akute respiratorische Insuffizienz (ARDS)
- **Leber:** Schockleber mit dem Leitsymptom Ikterus
- **Niere:** akutes Nierenversagen (ANV)
- **Herz-Kreislauf-System:** Rhythmusstörungen, Hypovolämie
- **Nebenniere:** Tachyphylaxie körpereigener Stresshormone.

29.2.3 Klinik

Der klinische Befund der diffusen Peritonitis ist wegweisend: somatischer Schmerz im gesamten Abdomen, Schonhaltung, paralytischer Ileus und bretthartes Abdomen.

29.3.4 Diagnostik

- *Labor:* Blutbild (Leukozytose? Anstieg des Hkt durch Hämokonzentration?), Harnstoff und Kreatinin (Anstieg durch Hämokonzentration?) Elektrolyte. Die Blutgasanalyse zeigt eine metabolische Azidose mit kompensatorischer respiratorischer Alkalose.
- *Radiologie:* Abdomenübersicht im Stehen oder in Linksseitenlage: Spiegelbildung und stehende Darmschlingen, freie Luft? Bei Magenperforation ist nur in 60–80 % freie Luft nachweisbar (s. Kap. 25). CT zum Nachweis pathologischer Flüssigkeitsansammlungen im Abdomen.
- *Sonographie:* s. CT.

29.2.5 Differenzialdiagnose

Der klinische Befund der diffusen Peritonitis lässt kaum andere Verdachtsdiagnosen zu. Seltene, aber wichtige Differenzialdiagnosen sind die sog. „Pseudoperitonitiden" bei Diabetes mellitus, Urämie, Porphyrie und C1-Esterase-Inhibitor-Mangel (angioneurotisches Ödem).

Mildere Formen der Peritonitis und lokale Peritonitiden müssen natürlich von extraperitonealen Ursachen (z. B. basale pulmonale Prozesse, Hinterwandinfarkt, s. Kap. 29.1.4) abgegrenzt werden.

29.2.6 Chirurgische Therapie

Die chirurgische Therapie ist das zentrale Element der viersäuligen Peritonitistherapie aus

- operativer Therapie
- Intensivtherapie
- Antibiotikatherapie
- Therapie der Sepsis: z. B. Kortison, γ-Globuline, Dialyse, Katecholamine.

Ziel der chirurgischen Therapie ist es, möglichst frühzeitig die pathophysiologischen Abläufe zu unterbrechen. Daraus ergeben sich drei Hauptforderungen:

1. Ausschaltung der Infektionsquelle
2. Elimination des toxischen Materials
3. Abwendung systemischer Schäden.

Die Ausschaltung der Infektionsquelle gelingt durch **vollständige und definitive Herdsanierung**, die Elimination toxischen Materials am besten durch **gründliche Spülung der Abdominalhöhle**. Die **frühestmögliche Intervention** und adjuvante Maßnahmen wie die **systemische Gabe potenter Antibiotika** (z. B. Kombination eines Cephalosporins der 3. Generation mit Metronidazol) und die **perioperative Intensivtherapie** schaffen die Voraussetzungen zur Abwendung systemischer Schäden. Jede Verzögerung der Intervention führt zu einer Verschlechterung der Prognose!

Prognostisch günstige Formen der Peritonitis (z. B. traumatische Peritonitis, Perforationen von Appendix und Magen) lassen sich durch das Standardverfahren effektiv behandeln. Schwerere Formen (z. B. postoperative Peritonitis) bedürfen alternativer Behandlungsformen; durch diese lässt sich die extrem hohe Gesamtletalität der Peritonitis von 60 % auf 25 % senken.

Standardverfahren

Nach Eröffnung der Bauchhöhle wird zum Erregernachweis und zur Resistenzbestimmung ein Abstrich entnommen. Erst jetzt sollte mit der zunächst ungezielten Antibiotikatherapie begonnen werden. Nach Grobreinigung der Bauchhöhle wird die Peritonitisursache saniert und anschließend das Abdomen gespült. Die Spülung muss solange erfolgen, bis die Spülflüssigkeit vollständig klar ist (9–12 l). Anschließend werden die Prädilektionsorte der intraabdominellen Abszesse (Abb. 29.9) –

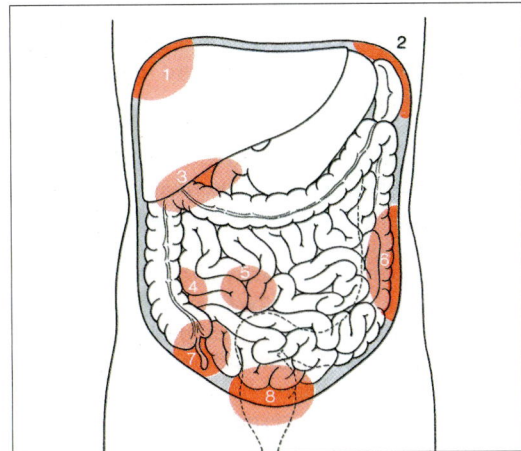

Abb. 29.9 Häufigste Lokalisation intraabdomineller Abszesse:
1 subphrenisch rechts
2 subphrenisch links (Milzloge)
3 subhepatisch (evtl. Bursa omentalis)
4 retrokolisch
5 interenterisch (Schlingenabszess)
6 parakolisch
7 unterer Zökumpol (Appendix!)
8 Douglas-Raum

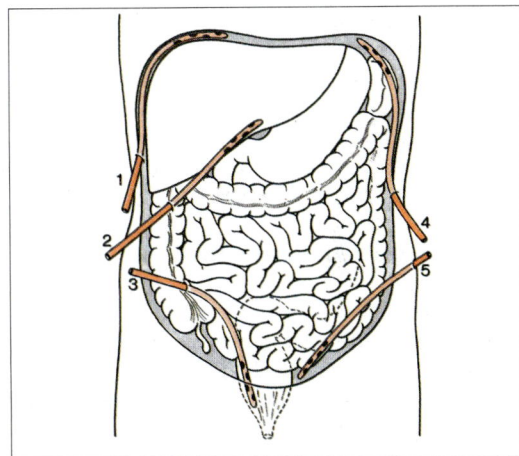

Abb. 29.10 Drainagebehandlung bei diffuser Peritonitis. Drain-Lokalisation:
1 subphrenisch-suprahepatisch rechts
2 subhepatisch
3 Douglas-Raum rechts
4 subphrenisch in der Milzloge links
5 Douglas-Raum links und parakolisch links

insbesondere der subphrenische und subhepatische Raum (Flüssigkeitsansammlung durch Sogwirkung des Zwerchfells) und der Douglas-Raum (tiefster

Punkt der Abdominalhöhle) – und das Operationsgebiet drainiert (Abb. 29.10), um eine Abszessbildung zu vermeiden. Abschließend wird die Abdominalhöhle primär verschlossen.

Kontinuierliche postoperative Lavage (KPL)

Dieses Verfahren dehnt die positive Wirkung der intraoperativen Spülung auf den postoperativen Verlauf aus. Der Ablauf der Operation entspricht weitgehend dem des Standardverfahrens. Als Drainagen werden jedoch je zwei suffiziente Zu- und Ablaufdrainagen für eine postoperative Spülung der verschlossenen Abdominalhöhle eingelegt. Anschließend wird die Bauchhöhle für mindestens 3 Tage mit 24–48 l/24 h gespült. Dadurch sollen Sekret, Bakterien und Toxine über einen längeren Zeitraum eliminiert werden.

Etappenlavage

Schwerste Formen der diffusen Peritonitis werden mit einer Etappenlavage behandelt. Der Ersteingriff entspricht dem Standardverfahren. Allerdings werden keine Drainagen platziert, sondern die Bauchhöhle wird im Sinne eines Laparostomas offengelassen (Abb. 29.11). Zur Prophylaxe einer Eviszeration und eines abdominellen Kompartmentsyndroms erfolgt eine temporäre Adaptation mit einem resorbierbaren Kunststoffnetz oder einem Reißverschluss. Anschließend wird das Abdomen täglich revidiert und gespült, bis der Infekt vollständig kontrolliert und der intraabdominelle Druck normalisiert ist. Erst dann wird die Bauchwunde sekundär verschlossen.

29.2.7 Begrenzte Peritonitis

Lokale Peritonitis

Ursachen: Isolierte Organentzündungen, gedeckte Perforationen und intraabdominelle Abszesse.
Klinik: Fieber, Leukozytose und umschriebener Druckschmerz. Zumeist ist eine begleitende Darmparalyse nachweisbar.

Diagnostik: Sonographie, CT, im Zweifelsfall explorative Laparotomie.
Therapie: Die optimale Therapie besteht in der operativen Beseitigung der Organursache (z. B. Appendektomie beim perityphlitischen Abszess), der Spülung und der Drainage des Operationsgebietes.

Intraabdominelle Abszesse

Ursachen: s. Tab. 29.2.
Pathogenese: Ein Abszess entsteht bei Kombination einer eitrigen Entzündung mit einer lokalen Kreislaufstörung (z. B. durch Hämatom, Nekrose, Fremdkörper). Der Körper versucht, einen Infektionsherd in der Abdominalhöhle, den er nicht beseitigen kann, zu begrenzen. Hierzu werden vorgegebene anatomische Strukturen rekrutiert, z. B. das große Netz („die Polizei der Abdominalhöhle"), und die Fibrinproduktion wird – gesteuert durch die Mesothelzellen – lokal gesteigert (entzündungsbedingte Fibrinbildung + Hemmung der Fibrinolyse). Das Exsudat sammelt sich an den Prädilektionsorten (s. Abb. 29.9).
Klinik: Das Leitsymptom ist **Fieber, insbesondere wellenförmiger Temperaturverlauf** mit Spitzen bis 40 °C, in Verbindung mit **Leukozytose**. In der maximalen Ausprägung kann das Vollbild eines septischen Schocks auftreten.

Je nach Lokalisation des Abszesses kann eine unspezifische Abdominalsymptomatik (Appetitlosigkeit, Übelkeit, Erbrechen, Völlegefühl, uncharakteristische Bauchschmerzen) bestehen.
Diagnostik: Sie muss folgende Punkte klären:
1. Morphologie des Abszesses
2. Lagebeziehung zu intraabdominellen Strukturen
3. Ätiologie.
- *Sonographie:* Mit einer Sensitivität von 75–82 % und einer Spezifität von 91 % ist sie das diagnostische **Verfahren der 1. Wahl** (Abb. 29.12, 29.13). Allerdings müssen ihre Schwachstellen beachtet werden: die Diagnostik interenterischer Empyeme (Luftüberlagerung durch den Darm, Sensitivität daher nur 50 %), die Diagnostik von Bursaabszessen

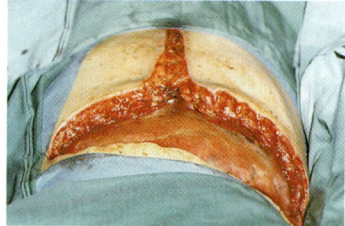

Abb. 29.11
Peritonitis:
Anlage eines
Laparostomas
zur Vermeidung
des abdominellen Kompartmentsyndroms

Tabelle 29.2 Ätiologie intraabdomineller Abszesse

- Appendizitis 28 %
- postoperativ 14 %
- Pankreatitis 13 %
- Divertikulitis 10 %
- Gallenblase und Gallenwege 9 %
- freie Perforationen 5 %
- posttraumatisch 3 %
- entzündliche Darmerkrankungen 2 %
- Sonstige 16 %

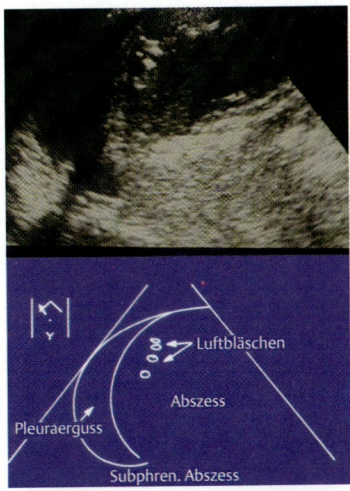

Abb. 29.12
Sonographisches Bild eines subphrenischen Abszesses

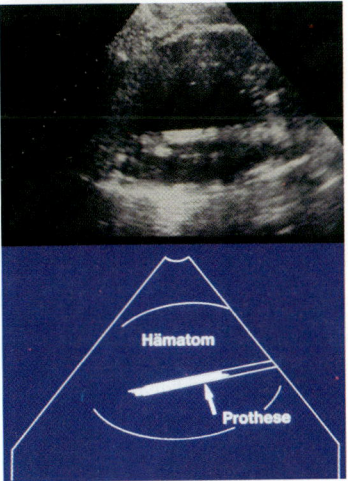

Abb. 29.13
Sonographiegesteuerte Punktion eines infizierten Hämatoms durch Katheter („Prothese")

bei der Pankreatitis (Luftüberlagerung durch Magen und Querkolon) sowie von links suphrenisch gelegenen Abszessen (Luftüberlagerung von Magen und Kolon, Sensitivität daher nur 63%). Weitere Störfaktoren für die Sonographie sind Stomata, offene Wunden, breite Narben und ausgedehnte Verbände.

■ *CT*: Sensitivität, Spezifität und Treffsicherheit der Computertomographie liegen bei 88–100%. Wegen ihrer Nachteile (höhere Kosten, Strahlenbelastung, der Patient muss transportiert werden) ist sie jedoch nur das Verfahren der 2. Wahl.

Therapie:

■ **medikamentös:** Die **antibiotische Therapie** stellt nur eine adjuvante Behandlung dar und ersetzt keinesfalls die Drainage! Die Abkapselung des Entzündungsherdes führt dazu, dass Antibiotika nicht in ausreichenden Konzentrationen in große Abszessformationen penetrieren können. Das mögliche Keimspektrum (aerob, anaerob) ist zu beachten und z. B. durch die Kombination eines Cephalosporins mit Metronidazol abzudecken.

■ sonographisch gesteuerte **perkutane Abszessdrainage:**

Indikationen:

■ gute perkutane Erreichbarkeit des Abszesses (gefahrloser Zugangsweg)

■ dünnflüssiger Abszessinhalt (er muss über den gelegten Katheter abfließen können)

■ singulärer Abszess

■ zum Kollaps fähige Abszessmembran

■ kleine intestinale Fisteln (tägliches Fistelvolumen < 200 ml). Diese können toleriert werden. Bei größerem Fistelvolumen operative Therapie.

Technik:

■ Identifizierung und Lokalisation des Abszesses mittels Sonographie

■ Lokalanästhesie

■ Feinnadelpunktion mit Aspiration (Asservierung für die mikrobiologische Untersuchung!)

■ Platzierung des Katheters (z. B. Pigtail, Sonnenberg) in der entsprechenden Technik (Seldinger-, Trokartechnik).

Erfolgskriterien: Deutliche Besserung des klinischen Bildes (Fieber, Leukozytose) innerhalb von 48 Stunden und sonographische Dokumentation der Verkleinerung der Abszesshöhle.

> Der Katheter darf entfernt werden, wenn
> 1. kein Fieber
> 2. keine Leukozytose
> 3. keine Sekretion
> 4. keine Resthöhle
> mehr nachweisbar sind.

Ergebnisse: Unter diesen Voraussetzungen liegt die Erfolgsrate bei 80–90%. Werden die Indikationen für die perkutane Abszessdrainage jedoch auf sog. komplexe Abszesse erweitert, sinkt die Erfolgsrate auf 40–50%. Die Komplikationsraten der perkutanen Drainage liegen bei 5–10% (meist geringere Komplikationen wie spontan sistierende Blutungen, Katheterinfekte).

■ **operative Abszessdrainage:**

Indikationen: Sie ergeben sich aus den Ausschlusskriterien der perkutanen Drainage:

■ Abszesse mit schwieriger Lokalisation

■ multiple Abszesse

■ dickflüssiger Abszessinhalt (z. B. ein koaguliertes Hämatom)

■ eine nicht kollapsfähige Membran
■ alle Abszesse im Rahmen einer chirurgisch zu behandelnden Grunderkrankung (z. B. Peritonitis).
Ergebnisse: Die Erfolgsrate liegt bei 80–95 %, die Komplikationsrate bei 3–30 %. Die Letalitätsrate sollte heute unter 10 % liegen. Allerdings werden Komplikations- und Letalitätsrate natürlich von der Grundkrankheit (z. B. schwerstgradige Peritonitis) bestimmt und können daher nicht auf alle Patienten umgerechnet werden.

29.3 Ileus

29.3.1 Einteilung

Unter der Bezeichnung Ileus werden alle Störungen der Darmpassage ungeachtet ihrer Genese zusammengefasst. Sie können akut, subakut, chronisch oder chronisch rezidivierend verlaufen.

Nach der Ätiologie unterscheidet man den mechanischen Ileus (mechanische Obstruktion) und den paralytischen Ileus (funktionelle Motilitätsstörung).

Mechanischer Ileus
Beim mechanischen Ileus ist die normale Passage durch partielle oder komplette mechanische Obstruktion beeinträchtigt. Ist nur das **Darmlumen verschlossen**, sprechen wir von einer **einfachen Obstruktion**. Ist zusätzlich die venöse oder arterielle **Durchblutung beeinträchtigt**, besteht eine **Strangulation**.

Man unterscheidet extramurale Obstruktion (Kompression), intramurale Obstruktion (Okklusion) und intraluminäre Obstruktion (Obturation) **(Tab. 29.3)**.

Der mechanische Ileus wird nach der Lokalisation des Verschlusses in Dünndarm- und Dickdarmileus unterteilt. Wegen der klinischen Relevanz wird der Dünndarmileus weiter unterteilt in eine hohe und eine tiefe Form **(Abb. 29.14)**.

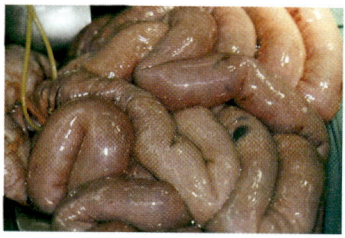

Abb. 29.14
Tiefer Dünndarmileus mit gleichmäßiger Dilatation aller Darmschlingen

Tabelle 29.3 Ätiologische Klassifizierung des Ileus

I. Mechanischer Ileus	
a. Obstruktion	**b. Strangulation**
Ohne Störung der Blutzirkulation	Mit Störung der Blutzirkulation

■ **Extramurale Ursachen (Kompression):**

Adhäsionen	Inkarzeration
Briden	Torsion
Tumorkompression	Volvulus

■ **Intramural (Okklusion):**

Stenose, z. B. bei Morbus Crohn, Colitis ulcerosa, Divertikulitis
Striktur
Morbus Hirschsprung

■ **Intraluminär (Obturation):**

Fremdkörper	Invagination
Gallenstein	
Tumor	
Nahrungsmittel	
Membranen	
Bezoar	
Mekonium	

II. Paralytischer Ileus	
a. Primär	**b. Sekundär**
Myopathien	Toxisch
Neuropathien	Medikamentös
Pseudoobstruktion	Metabolisch
	Reflektorisch
	Entzündlich

Paralytischer Ileus
Beim paralytischen Ileus besteht eine funktionelle Motilitätsstörung. Je nachdem, ob die Ursache am Darm selbst zu finden ist oder eine systemische Ursache zugrunde liegt, spricht man vom primären oder sekundären paralytischen Ileus.

Ein **primärer paralytischer Ileus** besteht bei Neuropathien oder Myopathien des Darmes und bei den sog. „Pseudoobstruktionen", z. B. dem Ogilvie-Syndrom (akute Pseudoobstruktion des Dickdarmes, s. Kap. 3.8.10).

Der **sekundäre paralytische Ileus** ist wesentlich häufiger. Es lassen sich toxische (Gifte), medikamentöse (z. B. Tranquilizer, Neuroleptika mit anticholinerger Wirkung), metabolische (z. B. Hypokaliämie, Urämie, Elektrolytstörungen, Myxödem, Hypoparathyreoidismus), entzündliche (z. B. Sepsis, Pneumonie, Tetanus, Peritonitis) und reflektorische

Ursachen (postoperativ, Rückenmarksverletzung, retroperitoneale Irritation) unterscheiden.

29.3.2 Pathophysiologie

Obstruktion

Die einfache Obstruktion des Darmes ohne Beeinträchtigung der Blutzirkulation führt zu signifikanten Veränderungen der intestinalen Physiologie.

Eine der Hauptveränderungen ist die **Darmdistension proximal des Verschlusses** (Abb. 29.14) aufgrund des aufgestauten Gases (Stickstoff, CO_2 u. a.). Durch Relaxation der glatten Muskulatur versucht der Darm der erhöhten Wandspannung entgegenzuwirken. Durch die Vergrößerung des Radius nimmt die Wandspannung jedoch zu (LaPlacesches Gesetz), und es kann trotz erhaltener Blutversorgung zu Durchblutungsstörungen einzelner Darmwandschichten kommen.

Eine weitere Folge des Druckanstieges ist eine massive Ansammlung von Flüssigkeit und Elektrolyten (**„third space translocation“**) proximal des Verschlusses (Abb. 29.15, 29.16). Ursache ist die Kombination einer massiven Sekretion ins Darmlumen und einer verminderten Rückresorption infolge regionaler Veränderungen der Blutversorgung, der daraus resultierenden Entzündung und des passiven Abstroms von Flüssigkeit bei erhöhter intraluminärer Osmolalität. Solange die mechanische Ursache nicht beseitigt ist, wird eine rasche intravenöse Infusion von Flüssigkeit diese Sekretion ins Darmlumen verstärken. Trotzdem muss schon vor der Operation dieses Abdriften isotoner Flüssigkeit von intravasal ins Lumen so optimal wie möglich korrigiert werden.

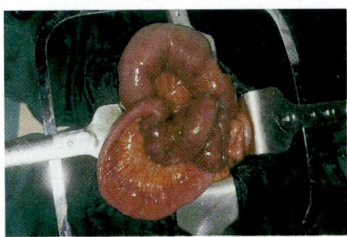

Abb. 29.15 Dünndarmobstruktion durch Bridenileus mit dilatiertem proximalen Darm und distalem Hungerdarm

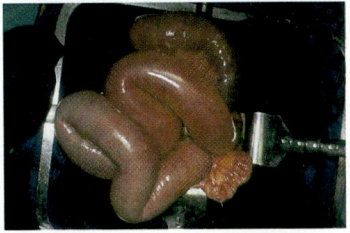

Abb. 29.16 Flüssigkeitsverschiebung bei Dünndarmileus durch Darmwandödem und intestinalen Stau

Des Weiteren kommt es bei der Obstruktion zu **Veränderungen der Darmmotilität**. **Zunächst** erhöht sich die kontraktile Aktivität des Darmes, da der Darm versucht, den Widerstand zu überwinden (**„Widerstandsperistaltik“**, Pendelperistaltik). In der **Spätphase** der Obstruktion kommt es zum Erlahmen der Peristaltik und damit zur **Paralyse**.

Letztlich wird der Darm proximal des Verschlusses **bakteriell überwuchert**. So entsteht im Dünndarm ein für den Dickdarm typisches Milieu mit hohen Konzentrationen an gramnegativen und anaeroben Organismen. Durch die ischämische Schleimhautschädigung mit konsekutiven Mikroperforationen (s. Abb. 29.8) können Bakterien die Schleimhautbarriere passieren und nach Eintritt in den Lymphabstrom und das Pfortaderblut in den großen Kreislauf gelangen (**Translokation**). Daraus resultieren **Bakteriämie** und **Sepsis**, die aus der zunächst auf den Bauchraum beschränkten mechanischen Motilitätsstörung des Darmes eine systemische „Ileuskrankheit“ werden lassen.

Strangulation

Die zusätzliche Störung der Blutversorgung hat schwerwiegende Konsequenzen für den Organismus. Die mechanische Beeinträchtigung des Blutflusses wirkt wie ein Tourniquet. Zunächst werden die (wandschwachen) Venen komprimiert, es kommt zur **Stase** des Blutabflusses und zu **Thrombosierung**. Bei noch erhaltenem arteriellen Einstrom ist das Blut im Kapillarnetz gefangen. **Lokale Hypoxie, Azidose** und Freisetzung von z. B. Histamin und Prostaglandinen sind die Folge. Am empfindlichsten reagiert die Schleimhaut auf die eingetretene Minderung der Durchblutung und die kapilläre Blutfülle. Mikrorupturen verletzen die mechanische Integrität und intraluminäre **Bakterien durchwandern** schon frühzeitig **die Darmwand**. Ihrer Einwanderung Bakterien in Pfortader und Lymphbahnen folgen **Pylephlebitis** (Wandentzündung der V. portae), **Bakteriämie** und Sepsis. So entsteht, wie bei der Peritonitis, aus der zunächst lokalen Durchblutungsstörung sehr rasch eine systemische Infektion und Intoxikation des Gesamtorganismus (**septischer Schock**).

29.3.3 Klinik

Die **Leitsymptome der Ileuskrankheit** sind Übelkeit und Erbrechen, krampfartige Bauchschmerzen, Meteorismus, Stuhl- und Windverhalt. Sie sind je nach Höhe des Verschlusses unterschiedlich ausgeprägt.

Wichtig ist jedoch, dass die klinischen Symptome in ihrer unterschiedlichen Ausprägung in der Regel dem radiologischen Ileusnachweis vorauseilen und deshalb sorgfältig beachtet werden müssen.

Mechanischer Ileus: Die Symptome hängen von der Lokalisation des Darmverschlusses ab:

- **hoher Dünndarmverschluss:** Schmerzen, Übelkeit und voluminöses Erbrechen (Gesamtmenge 1–3 l). Ein Stuhl- und Windverhalt gehört nicht zu den Leitsymptomen, da der gesamte restliche Darm weiter entleert werden kann. Daraus resultiert ein „leerer Bauch". Pathognomonisch: hypochlorämische Alkalose wegen Erbrechens.

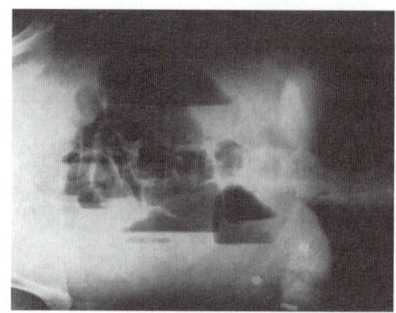

Abb. 29.17 Röntgen-Abdomenübersicht in Linksseitenlage bei Dickdarmileus mit Dünn- und Dickdarmspiegeln

> Erbrechen, Bauchschmerz, Alkalose, „leerer Bauch": hoher Ileus?

- **tiefer Dünndarmverschluss:** kolikartiger Schmerz, Erbrechen, Meteorismus, Stuhl- und Windverhalt, hochgestellte und spritzende Darmgeräusche (klingende Widerstandsgeräusche)
- **Dickdarmverschluss:** Stuhl- und Windverhalt, Meteorismus, Schmerz, Übelkeit und Erbrechen (spät).

Paralytischer Ileus: Singultus, Meteorismus, Stuhl- und Windverhalt, Völlegefühl, Übelkeit und Erbrechen. Auskultatorisch herrscht „Grabesstille" im Abdomen (allenfalls passive Plätschergeräusche), palpatorisch sind die Bauchdecken gespannt.

Beim **Strangulationsileus** finden sich bereits in den ersten Stunden Fieber, Tachykardie, Leukozytose und die Zeichen der Hämokonzentration. Beim einfachen Obstruktionsileus (z. B. Gallensteinileus) treten Fieber, Pulsfrequenzanstieg und Leukozytose dagegen erst spät auf.

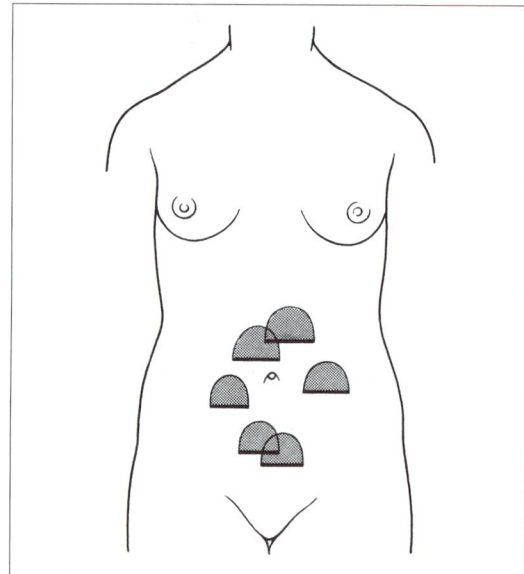

Abb. 29.18 Schematische Darstellung der Spiegelverteilung im Röntgenbild des Abdomens bei Dünndarmileus

29.3.4 Diagnostik

- *Anamnese:* Voroperationen? (Hinweis auf tiefen Dünndarmverschluss)
- *Labor:* Blutbild, Elektrolyte, Nieren- und Leberfunktionswerte, Amylase i. S., Gesamteiweiß, Blutgasanalyse.
- *Sonographie:* Wichtigste Untersuchung zur Differenzierung von mechanischem und paralytischen Ileus und zur Ursachenabklärung. Sonographische Ileuszeichen meist vor Spiegelbildung im Röntgenbild.
- *Radiologie:* **Abdomenübersicht** im Stehen oder in Linksseitenlage (Abb. 29.17): Nachweis von Gas-Flüssigkeits-Spiegeln. Das Phänomen der Spiegel erklärt sich aus der Grenzschicht zwischen flüssi-

gem und gasförmigem Darminhalt. Im atonen Darmrohr entwickeln sich Gasblasen, die über der stehenden Flüssigkeit (Spiegel) bei Zunahme der Gasbildung zur Luftkontrastierung ganzer Darmschlingen führen. Die Lokalisation des Ileus kann aufgrund der Verteilung der Luftspiegel ermittelt werden (Abb. 29.18, 29.19). Ein hoher Ileus weist nur wenige, vielleicht nur einen Spiegel im linken Oberbauch (Abb. 29.20), ein tiefer Ileus multiple Spiegel (Abb. 29.21) bis hin zum rechten Unterbauch auf. Beim Gallensteinileus Luftfüllung der Gallenwege (Aerobilie) (s. Kap. 33). Bei fortgeschrittener intestinaler Ischämie gelegentlich auch Luftfüllung der Pfortaderäste.

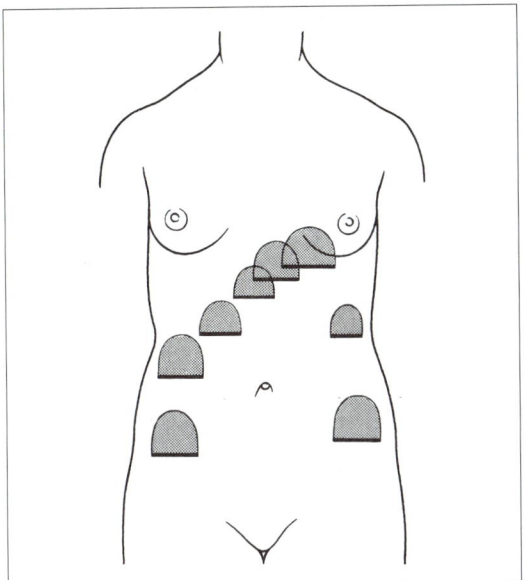

Abb. 29.19 Schematische Darstellung der Spiegelverteilung im Röntgenbild des Abdomens bei Dickdarmileus (Kolon-Rahmen)

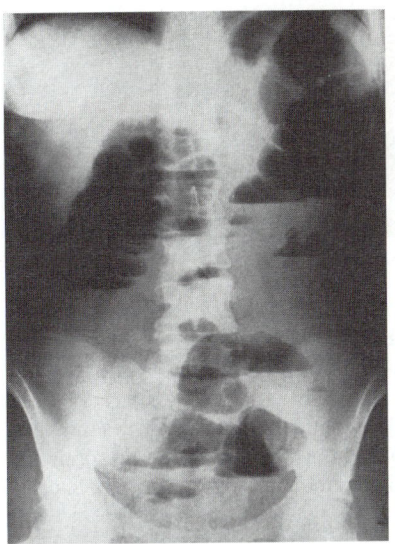

Abb. 29.21 Röntgen-Abdomenübersicht im Stehen bei Dickdarmileus (Sigmakarzinom)

29.3.5 Differenzialdiagnose

Erste Lebenswochen:
- Mekoniumileus
- Megacolon congenitum
- Darmatresie
- Stenosen und Fehlbildungen
- Malrotation des Duodenums.

Kindheit:
- Invagination
- Volvulus bei Rotationsanomalien
- Inkarzeration
- angeborene Hernien
- arteriomesenteriales Kompressionssyndrom.

Erwachsenenalter:
- Briden- und Adhäsionsileus (Abb. 29.22)
- Volvulus
- Invagination
- entzündliche Prozesse (Colitis ulcerosa, Morbus Crohn, Divertikulitis)
- inkarzerierte Hernien
- maligne Tumoren
- Gallensteine
- Mesenterialinfarkt
- Koprostase
- arteriomesenteriale Duodenalkompression
- Bezoare
- gieriges Verschlingen faserreicher Nahrungsmittel (z. B. Apfelsinen).

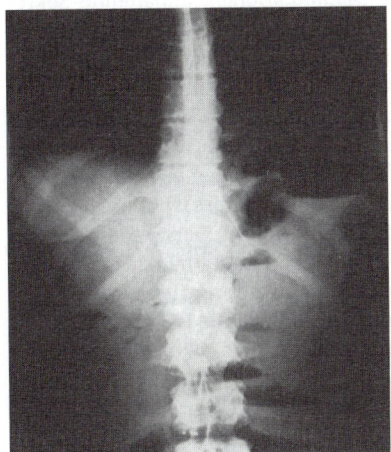

Abb. 29.20 Röntgen-Abdomenübersicht im Stehen bei hohem Dünndarmileus

Zur Lokalisation des mechanischen **Hindernisses** bei Dünndarmileus **Gastrografin-MDP**, bei Dickdarmileus **Gastrografin-Kolonkontrasteinlauf**. Bei Verdacht auf gefäßbedingte Ileusformen Angiographie.

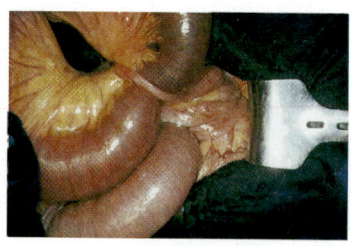

Abb. 29.22
Bridenileus im mittleren Dünndarmbereich – Operationssitus

29.3.6 Therapie

Die Letalität der Ileuskrankheit liegt bei 15–25 %. Das Schicksal des Patienten hängt im Wesentlichen von der Dauer des Darmverschlusses und somit von einer frühzeitigen Indikationsstellung zur Operation ab.

Allgemeine Maßnahmen

Jeder Patient mit Ileus muss sofort umfassend versorgt werden, um der Entwicklung einer Ileuskrankheit vorzubeugen. Zu den allgemeinen Primärmaßnahmen in der Behandlung des **mechanischen Ileus** gehören:

1. Platzierung eines **großlumigen venösen Zugangs, Blutentnahme** zur Bestimmung der Notfallparameter und zur Vorbereitung der Operation (Blutgruppe, Kreuzblut, Konserven)
2. **Substitution von Flüssigkeit und Elektrolyten**, da der Ileus zu isotonem Volumenverlust mit Hämokonzentration und prärenaler Azotämie und, bei Strangulation, zu metabolischer Azidose (anaerober Metabolismus!) und Kaliumverlust führt. **Mittel der Wahl** sind **kristalloide Lösungen** (Ringer-Lösung). Initial sind größere Mengen erforderlich, da ein Teil der verabfolgten Lösung über das Kapillarleck in das Gewebe abströmen wird.
3. Platzierung einer **Magensonde:** Standardtherapie jeder Ileusform, da bei jedem Patienten mit Erbrechen und Aspirationspneumonie (Mendelson-Syndrom) zu rechnen ist
4. **systemische Antibiotikatherapie:** Sie ist bei jedem Ileus einzuleiten (Translokation!). Das Spektrum umfasst reguläre Darmkeime, so dass ein Cephalosporin der 3. Generation plus Metronidazol die Antibiotikakombination der Wahl ist. Sind die intraoperativ entnommenen Abstriche bzw. die Blutkulturen negativ, beträgt die Therapiedauer 48 Stunden, sonst 3–5 Tage.
5. **frühzeitige operative Therapie:** Mit ihr steht und fällt die Therapie des mechanischen Ileus, da nur sie in der Lage ist, durch Behebung der Ursache

den fatalen Kreislauf der Ileuskrankheit zu beenden.

Die Vitalität des obstruierten Darmes lässt sich weder anhand der Symptome und Befunde noch anhand der Laborwerte zuverlässig beurteilen (Irrtumswahrscheinlichkeit 50 %!). Deshalb verringert nur die frühzeitige operative Intervention die Gefahr einer intestinalen Gangrän, d. h. einer bakteriellen Peritonitis.

> Mechanischer Ileus: Gefahr der Darmnekrose bei verzögerter Operation

Intraoperativ gilt es, die Ursache umgehend zu beheben und den gestauten Darm zu dekomprimieren. Leider existieren keine sicheren objektiven Kriterien zur Abschätzung der Vitalität des Darmes nach einer Strangulation. Farbe, Peristaltik und mesenteriale Durchblutung sind auch nach einer Erholungzeit keine verlässlichen Kriterien. Deshalb muss im Zweifelsfall der betroffene Abschnitt reseziert werden, um eine Durchwanderungsperitonitis sicher zu verhindern.

Die **Darmdekompression** muss kritisch beurteilt werden. Nachteile sind anhaltendes Ödem durch intraoperative Manipulationen, anhaltende Sekretion und mögliche Kontamination. Vorteile sind die mit der intraluminären Drucksenkung verbundene Verbesserung der Durchblutung, die Drucksenkung im Abdomen und die Vereinfachung des Wundverschlusses. Aus diesem Grund ist die **intraoperative Dekompression** allgemein akzeptiert. In jedem Fall sollte zur Dekompression eine **Intestinalsonde** (z. B. Dennis-Sonde) verwendet werden. Das Ausstreifen des Darmes, digital oder mit Klemmen, weist hohe Komplikationsraten auf. Ein weiterer Vorteil der Intestinalsonde ist, dass sie als innere Schienung postoperativ der Rezidivprophylaxe dienen kann.

Nur in Ausnahmefällen einer eindeutig nachgewiesenen einfachen Obstruktion ist ein zweizeitiges Vorgehen möglich, d. h. der Patient wird nach Entlastung mittels einer endoskopisch gelegten Intestinalsonde, Stabilisierung und Aufhebung der Distension einige Tage später elektiv operiert; in der Regel kann dann reseziert und primär reanastomosiert werden. Diese Ausnahmefälle sind das metastasierende Tumorleiden, der chronisch rezidivierende Ileus beim Verwachsungsbauch – hier kommt es meist zu Obturation bei vorbestehender Abknickung – und der Ileus beim Morbus Crohn. Bei letzterem muss nur in 5 % der Fälle akut interveniert werden; besser ist es, nach Abklingen des akuten Schubes persistierende Stenosen zu resezieren.

> Maßnahmen bei Ileus:
> 1. rektale Untersuchung
> 2. venöser Zugang
> 3. Magensonde
> 4. Blasenkatheter
> (volle Blase = Peristaltikbremse!)
> 5. Hebe-Senk-Einlauf zur Stimulation der Peristaltik
> 6. Operation?

Spezielle Maßnahmen beim mechanischen Ileus

Dünndarmileus

■ **Wiederherstellung der Passage und der Blutzirkulation:** Beseitigung von Invagination oder Strangulation, Lösung eingeklemmter Hernien, Durchtrennen von Briden oder Adhäsionen, Entfernung von Fremdkörpern (z. B. Bezoare, Gallensteine), Auflösung eines Volvulus. Bei Verlegung des Darmes durch Tumoren oder Tumormetastasen ist gelegentlich als Palliativmaßnahme eine Umgehung durch Enteroanastomosen angezeigt. Durchblutungsgestörte Darmanteile nur bei Wiedereinsetzen der Zirkulation belassen, im Zweifelsfall resezieren.

■ **Entlastung des Darmes:** intraoperativ durch retrogrades Ausstreichen des Darminhalts in den Magen (Magensonde!), Absaugen über Enterotomie oder besser durch prä- oder intraoperativ eingelegte lange Intestinalsonden (Miller-Abbott, Dennis-Sonde, Abb. 29.23, 29.24).

Dickdarmileus

Die Indikation zur Operation muss nicht so zügig gestellt werden wie beim Dünndarmileus. Erstes Ziel ist die **Darmdekompression durch Anlage von Stomata oder Fisteln** (s. Kap. 27). Am bewährtesten ist die Anlage einer rechtsseitigen doppelläufigen Transversostomie. Bei der Behandlung der Ileusursache (z. B. Sigmakarzinom) wird man sich bei manifester Darmdistension zum mehrzeitigen Vorgehen entschließen. Nur bei den Frühformen ohne Durchblutungsstörung des Dickdarms sind einzeitige Resektionen mit intraoperativer Darmspülung (s. Kap. 27) angezeigt.

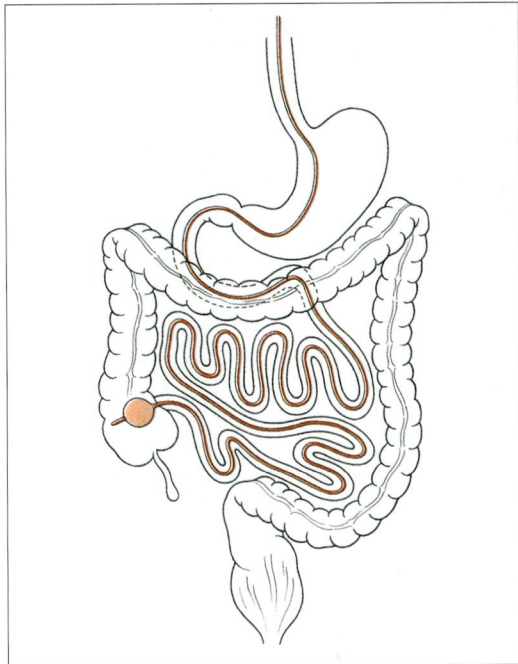

Abb. 29.23 Schematische Darstellung der intestinalen Sondenbehandlung bei Dünndarmileus

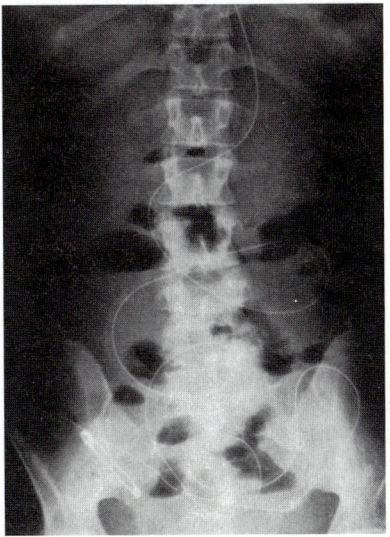

Abb. 29.24 Röntgen-Abdomenübersicht im Stehen bei interstinaler Sondenbehandlung eines Dünndarmileus (die Sicherheitsnadel fixiert das Zieldrain zur Drainage eines Douglasabszesses)

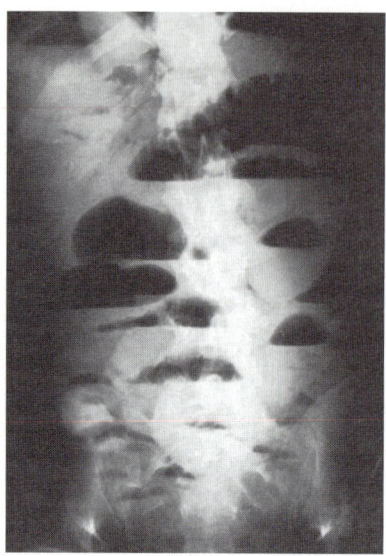

Abb. 29.25 Paralytischer Ileus bei subphrenischem Abszess rechts (s. Luftspiegel)

Spezielle Maßnahmen beim paralytischen Ileus
Beim paralytischen Ileus **(Abb. 29.25)** steht chirurgisch die **Sanierung der Ursache** im Vordergrund. Diese muss rasch gefunden werden, da der manifeste sekundäre paralytische Ileus mit einer Letalität von ca. 1%/h einhergeht. Bei Peritonitis, Abszessen oder kombiniertem Ileus besteht eine absolute Operationsindikation. **Unterstützende Maßnahmen** nach chirurgischer Sanierung sind:
1. Magensonde
2. Hebe-Senk-Einlauf zur Stimulation der Peristaltik
3. Darmrohr zur Gasentlastung
4. Wiederherstellung der Homöostase (Flüssigkeits-, Elektrolyt-, Säure-Basen-Haushalt)
5. Blasenkatheterisierung (volle Blase = Peristaltikbremse!)
6. Anregung der Peristaltik durch Applikation von
- Laxanzien über die Magensonde
- Metoclopramid (Paspertin®) i. v.
- Pantothensäure (Bepanthen®) i. v.
- Ceruletid (Takus®) i. v.
- Parasympathomimetika (Prostigmin®, Mestinon®) i. v.
- Sympatholytika i. v.
- Dextran-Sorbit-Infusion.
    Da beim paralytischen Ileus gleichzeitig eine Erhöhung des Sympathikotonus vorliegt, ist ggf. eine Sympathikolyse mittels Periduralkatheter indiziert.

Beim **Ogilvie-Syndrom** (Pseudoobstruktion des Kolons, s. Kap. 3.8.10) ist die umgehende **endoskopische Dekompression** angezeigt. Nur wenn diese fehlschlägt oder V. a. Durchwanderung besteht, muss chirurgisch interveniert werden (zäkale Stomaanlage), um der drohenden Perforation zu begegnen.

Postoperative Magen-Darm-Atonie
(s. Kap. 3.8.10)

29.3.7 Ileusprophylaxe

Als operative Maßnahmen zur Ileusprophylaxe stehen vier Verfahren zur Verfügung:
1. **Mesenterialplikatur nach Childs-Philips (Abb. 29.26a,b):** Die Dünndarmschlingen werden durch transmesenteriale Nähte ziehharmonikaartig aneinander fixiert.
Komplikationen: mesenteriale Gefäßverletzung, Rezidiv (Häufigkeit ca. 20%).
2. **Dünndarmplikatur nach Nobel (Abb. 29.26c, d):** Die Dünndarmschlingen werden durch seroseröse Nähte parallel miteinander vereinigt.
Komplikationen: Dünndarmfistel, mechanischer Ileus (Rezidivrate 10%).
3. **innere Darmschienung mit langer Intestinalsonde (s. Abb. 29.23)** für 8–12 Tage. Sie verhindert die spitzwinkelige Darmknickung und begünstigt die Ausbildung flächenhafter Adhäsionen.
Komplikationen: Darmwandulzera, Rezidiv (Häufigkeit 10%).
4. **Adhäsionsprophylaxe** durch Instillation von Phospholipiden oder Hyaluronsäure.

▮▮I Merken
- **Akutes Abdomen = Akutes Handeln!**
- **Häufigste Ursachen des akuten Abdomens (nach absteigender Häufigkeit angeordnet): Appendizitis, Ileus, Gallenblasen- und Gallenwegserkrankungen, Ulkusperforation, Pankreatitis, Darmperforation (meist: Sigmadivertikulitis)**
- **Symptomatik des akuten Abdomens: Schmerz (viszeral [„wandernde Patienten"] oder somatisch [Patient bewegt sich so wenig wie möglich]), Hypo- oder Hyperperistaltik, Erbrechen**
- **Notfalldiagnostik des akuten Abdomens: Anamnese, körperliche Untersuchung, Labor, Röntgen-Abdomenübersicht, Sonographie**

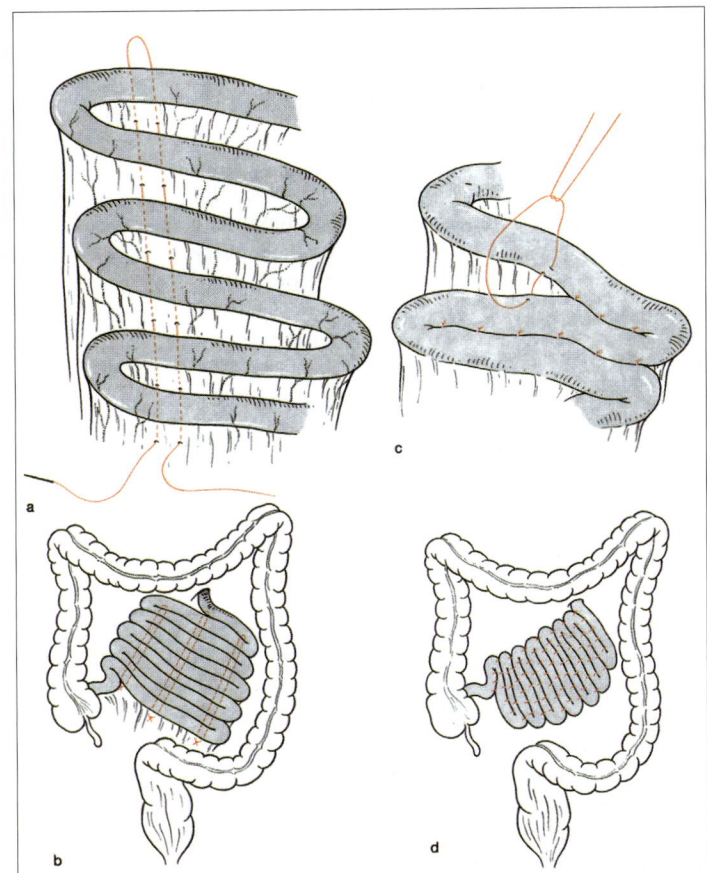

Abb. 29.26 Plikationsverfahren zur Prävention eines Bridenileus, transmesenterial nach Childs-Phillips (a, b) oder seroserös nach Noble (c, d). Childs-Phillips: a) Lage der transmesenterialen Nähte, b) fertig gestellte Plikatur, Noble: c) Lage der seroserösen Nähte, d) fertig gestellte Plikatur

- Peritonitis: Volumendefizit von 3–6 l infolge Endothelschädigung (Kapillarleck) → hypovolämischer Schock! Rasche Systemisierung: Sepsis!
- Peritonitistherapie: operative Sanierung der Ursache, Intensivtherapie, Antibiotika, Behandlung der Sepsis
- Peritonitis: Cave abdominelles Kompartmentsyndrom! Bei Verdacht Laparostoma.
- Diagnostik intraabdomineller Abszesse: Sonographie, CT. Therapie: Wenn möglich perkutane Drainage, sonst operative Revision
- Ileus: mechanisch (partielle oder komplette mechanische Obstruktion) oder paralytisch (funktionelle Motilitätsstörung)
- Mechanischer Ileus: Verlust von intravasaler Flüssigkeit ins Darmlumen („third space translocation")

- Obstruktion: anfangs erhöhte Peristaltik (Pendelperistaltik), später Paralyse
- Ileus → systemische Ileuskrankheit durch Bakterien-Translokation
- Strangulation: Obstruktion mit Störung der Blutversorgung
- Erbrechen, Bauchschmerz, Alkalose, „leerer Bauch": hoher Ileus?
- Wichtigste diagnostische Methoden bei Ileus: klinische Untersuchung, Sonographie. Sonographische Ileuszeichen meist vor Spiegelbildung im Röntgenbild!
- Mechanischer Ileus: Gefahr der Darmnekrose bei verzögerter Operation
- Konservative Therapie des paralytischen Ileus: Magensonde, Schwenkeinlauf, Darmrohr, Wiederherstellung der Homöostase, Blasenkatheterisierung

30   Bauchfell und Netz

30.1   Anatomie

30.1.1   Bauchfell

Das Bauchfell (**Peritoneum**) ist eine elastische, membranöse Haut. Sie kleidet den Abdominalraum aus. Beim Mann stellt sie einen geschlossenen Sack dar, bei der Frau ist durch die Tuben eine Verbindung zur Außenwelt vorhanden. Unterschieden werden **parietales** Peritoneum (Bauchwand) und **viszerales Peritoneum** (Darmüberzug).

Das Peritoneum besteht aus **Bindegewebe**, das in der tieferen Lage von elastischen Fasern durchsetzt ist, und **Mesothel**, einer Schicht polygonaler Deckzellen, die das Bindegewebe zur Bauchhöhle hin bedeckt.

Die Flächenausdehnung entspricht annähernd der Körperoberfläche, d. h. beim Erwachsenen 1,5–2,25 m^2.

Die **Blutversorgung** erfolgt über ein dichtes Kapillarnetz; das venöse Blut fließt teils über die V. portae, teils über die V. cava ab.

Submesothelial liegt ein dichtes Geflecht von **Lymphgefäßkapillaren**. Am stärksten ausgeprägt ist es im Bereich des Centrum tendineum des Zwerchfells, was das relativ häufige Übergreifen von Infektionen der Bauchhöhle in den Brustraum erklärt.

Das **parietale Peritoneum** wird **sensibel versorgt** von Interkostal- und Lumbalnerven, vom N. phrenicus und – im Bereich des Beckens – vom Sakralplexus. Das ausgeprägte Schmerzempfinden ist für die klinische Lokalisationsdiagnostik enorm wichtig.

Das **viszerale Peritoneum** wird **vom vegetativen Nervensystem versorgt**, dessen Fasern über das Ganglion coeliacum und das Ganglion mesentericum inferius zum Rückenmark verlaufen; das Schmerzempfinden ist minimal.

30.1.2   Netz

Das große Netz (**Omentum majus**) überdeckt schürzenförmig die Eingeweide. An der großen Magenkurvatur und dem Colon transversum fixiert, breitet es sich symphysenwärts aus (**Abb. 30.1**). Es besteht aus 4 Lagen Peritoneum, die fest miteinander verwachsen sind. Längenmaße zwischen 7,5 und 70 cm sind bekannt. Das kleine Netz (**Omentum minus**) bildet die Ventralfläche der Bursa omentalis (s. Kap. 25).

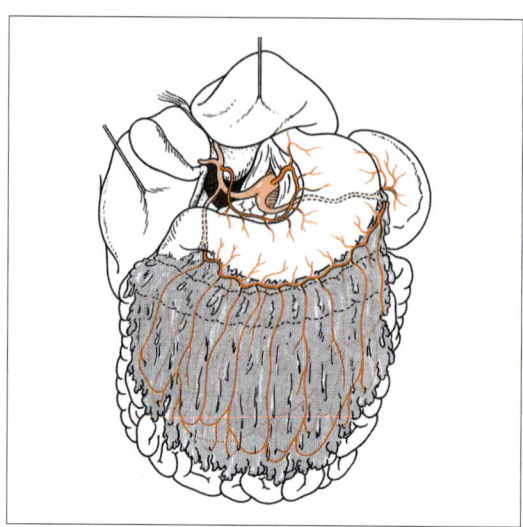

Abb. 30.1 Anatomie des großen Netzes und Gefäßversorgung

Die **Blutversorgung** erfolgt über die A. gastroepiploica dextra und sinistra, der venöse Abfluss über die gleichnamigen Venen.

Das vordere Blatt des Netzes drainiert in die **Lymphgefäße** der Leber, das hintere in das Lymphsystem der Milz.

Die **Nerven** folgen den Blutgefäßen.

30.2   Physiologie und Pathophysiologie

30.2.1   Bauchfell

Das Bauchfell verfügt über eine **hohe Resorptionsfähigkeit**. Die Resorption von Wasser und wasserlöslichen Stoffen erfolgt durch Osmose und Diffusion. Korpuskuläre Anteile werden vom Mesothel aktiv resorbiert und gelangen in die Lymphkapillaren. Zum reibungslosen Gleiten der Organe befinden sich normalerweise ca. 50 ml klarer Flüssigkeit in der Abdominalhöhle.

Das Bauchfell verfügt ebenso wie das große Netz über eine **enorme Plastizität**. Einerseits kann die Fähigkeit zur Verklebung lebensrettend sein (z. B. Darmnähte), andererseits kann sie zu schweren Wegsamkeitsstörungen führen (z. B. Verwachsungsbauch). Peritoneale Adhäsionen werden ausgelöst durch Läsionen des Bauchfells im Rahmen abdomineller Eingriffe, insbesondere Appendektomien und gynäkologische Eingriffe, sowie durch Infektionen, Ischämie und Fremdkörper. Sie sind mit ca. 20–50 % die häufigste Ursache des mechanischen Ileus, insbesondere des Dünndarmileus. Bislang gibt es keine Maßnahmen zur sicheren Prophylaxe postoperativer peritonealer Adhäsionen.

> Peritoneum: Freund (Verklebung) und Feind (Verwachsung) des Chirurgen

Das Peritoneum ist nur ausnahmsweise (s. u.) Ausgangspunkt primärer pathologischer Prozesse. Häufig finden sich jedoch durch den räumlich engen Kontakt mit den Bauchorganen sekundäre Erkrankungen, z. B. Peritonitis (s. Kap. 29.2) und Peritonealkarzinose (s. Kap. 8.5.3).

30.2.2 Netz

Das Netz dient gemeinsam mit dem Peritoneum dem **mechanischen, biologischen** und **antibakteriellen Schutz der Organe des Bauchraums**. Gleitfähigkeit sowie Resorption, Abkapselung und Begrenzung von krankhaften Prozessen sind hierbei wichtige Funktionen. Entzündliche Prozesse im Bauchraum involvieren stets das Netz, das sich ihnen deckend anlagert. Als Folge verbleiben Verklebungen des Netzes mit ehemaligen Entzündungsbezirken (z. B. Appendix). Hierin spiegelt sich die Funktion des Netzes als „morphologisches Gedächtnis" wider.

Eine biologische Abwehrleistung wird den **Makrophageninseln** zugeschrieben. Dies sind Anhäufungen von Makrophagen, die in den Mesothelverband des Omentum majus eingestreut sind.

> Netz: „Polizist" des Bauchraums!

30.3 Diagnostik

Klinik: Verdrängung von Organen, Verlegung oder Abknickung von Hohlorganen, Spontan- bzw. Druckschmerz?
Inspektion: Evtl. Vorwölbung der vorderen Bauchwand.
Palpation (Untersuchung in Knie-Ellenbogen-Lage empfohlen): Tumor (häufig verschieblich), Druckschmerz?
Labor: Unspezifische Entzündungszeichen (BSG, CRP, Diff. Blutbild) (s. Kap. 29.2), nur im Zusammenhang mit der Klinik zu verwerten. Ein positiver Tine-Test (Tbc) oder TPHA-Test (Lues) oder eine positive Komplementbindungsreaktion (KBR) auf z. B.

Echinokokkus sowie die Bestimmung des CEA können nützliche Hinweise geben.
Radiologie:
- *Abdomenübersicht:* Weichteilschatten, Verkalkungen, verschieblicher Tumor, abnorme gastrointestinale Luftverteilung (Verdrängung des Magen-Darm-Trakts)?
- *Magen-Darm-Passage (MDP):* Pelotteneffekt (Füllungsdefekt bei Kontrastdarstellung durch Druck eines Prozesses auf die Organwand), Kompression, Verdrängung, Verlagerung?
- *Angiographie:* Pathologisches Gefäßmuster (Zöliakographie)? Ausgespannte und bogig verlaufende Netzgefäße können Hinweise sein.
- *CT und Sonographie:* Wertvolle Verfahren der nichtinvasiven Diagnostik.
Laparoskopie: Zur Diagnosesicherung und histologischen Untersuchung.
Laparotomie: Ermöglicht nicht nur die Diagnose, sondern auch die Therapie.

30.4 Erkrankungen

30.4.1 Mechanische Verletzungen

Scharfe oder stumpfe Bauchtraumen können am Peritoneum und am Netz zu Einrissen, Blutungen, Nekrosen, Entzündung und narbigen Veränderungen sowie Adhäsionen führen.
Therapie: Einrisse müssen geschlossen oder übernäht, Blutungen minutiös mit atraumatischem, resorbierbarem Material umstochen werden. Nekrosen werden reseziert und entzündliche Veränderungen drainiert oder reseziert. Adhäsionen sollte man, falls sie die Darmwegbarkeit behindern, unter Sicht durchtrennen.

30.4.2 Netztorsion und -infarkt

Durchblutungsstörungen des Netzes sind selten. Der Netzinfarkt ist eine Rarität; häufiger sind Durchblutungsstörungen infolge primärer oder sekundärer Netztorsion.
Therapie: Resektion des erkrankten Netzanteiles.

30.4.3 Entzündungen

Hierzu zählen Fremdkörpergranulome, die seltene primäre und die häufigere sekundäre Epiploitis (Omentitis) sowie bakterielle Entzündungen (z. B. durch Darmkeime, s. Kap. 29.2, Aktinomykose, Lues, Tbc).

Klinik: Tastbare Schwellung, Leukozytose, Peritonismus (s. Kap. 29.1.2).
Diagnostik: Sonographie, CT.
Therapie: Kausale spezifische Therapie, wenn möglich, sonst möglichst konservative Therapie. Operation nur bei Persistieren der Entzündung oder bei mechanischer Behinderung, dann entweder Drainage oder Resektion des Netzes.

30.4.4 Zysten

Ursachen: Unbekannt (idiopathisch), Lymphangiom, Echinokokkus, Zerfallshöhlen bei Tumoren.
Klinik: Tastbare Schwellung.
Diagnostik: Sonographie, CT.
Therapie: Resektion.

30.4.5 Benigne Tumoren

Lipom, Fibrom, Neurinom, Dermoid, Angiom.
Klinik: Evtl. tastbarer Tumor.
Diagnostik: CT, Sonographie.
Therapie: Lokale Exstirpation.

30.4.6 Maligne Tumoren

Primär: Karzinom, Sarkom; sekundär: Metastasen, Tumorinvasion (z. B. Kolon, Magen).
Klinik: Tastbefund.
Diagnostik: Sonographie, CT.
Therapie: Totale Omentektomie, ggf. unter Einbeziehung von Nachbarorganen.
Prognose: Schlecht.

30.4.7 Pseudomyxoma peritonei

Schleimbildende Implantationsmetastasen auf dem viszeralen und parietalen Peritoneum im gesamten Bauchraum nach Ruptur eines Ovarialzystadenoms bzw. einer Mukozele der Appendix.
Klinik: Zunahme des Leibesumfanges, ausgedehnte Induration des großen Netzes, tastbarer Tumor mit Verdrängung der Intestinalorgane. Zunehmende Kachexie, Störung der Darmmotilität.
Diagnostik: Sonographie, CT.
Therapie: Versuch der vollständigen Entfernung bzw. maximalen Reduktion, oft mehrere Rezidiveingriffe erforderlich.

30.5 Netz als operatives Hilfsmittel

Die ausgezeichnete Gefäßversorgung und die Pluripotenz des Netzgewebes bedingen seine vielseitige Verwendungsfähigkeit im Rahmen chirurgischer Maßnahmen. So findet das Omentum majus als technisches Hilfsmittel häufig Verwendung in folgenden Situationen:
1. Nahtsicherung, z. B. nach Ulkusperforation, bei Anastomosen **(Abb. 30.2)**
2. Netzplastik zur Reperitonealisierung, z. B. nach Pankreatektomie oder kolorektalen Eingriffen
3. Netzplombierung großer Hohlräume, z. B. nach Ausräumung von Leberzysten **(Abb. 30.3)**
4. biologische Tamponade bei Parenchymverletzungen
5. Omento-Hepato-Cholezystopexie zur Aszitesbehandlung (heute nur noch selten praktiziert)
6. Diaphragmabildung
7. Extraperitonealisieren von Fremdkörpern (Drainagerohre)
8. Aufnahmelager, z. B. von Milzgewebe
9. plastische Deckung großer Haut- und Weichteildefekte als gestielter oder freier Gewebetransfer mit mikrovaskulärem Anschluss, z. B. nach Mammaamputation oder Verbrennungen.

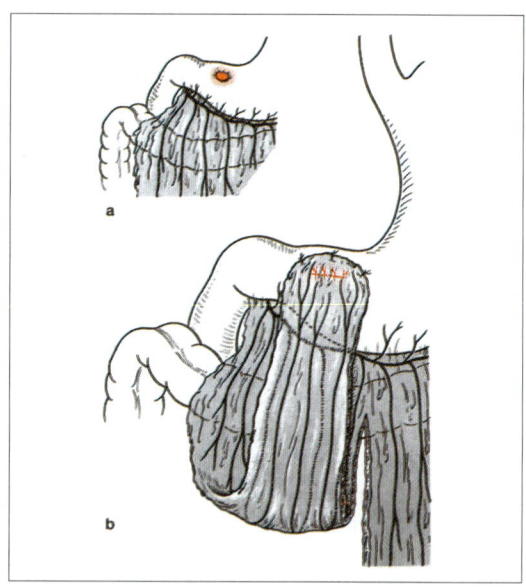

Abb. 30.2 a,b Netzdeckung bei Ulkusübernähung

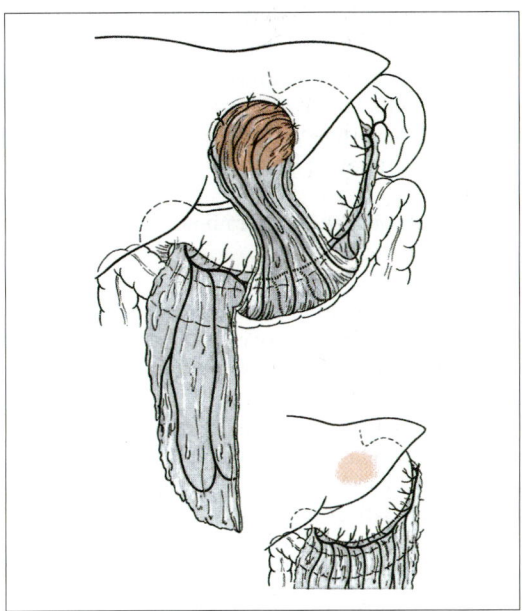

Abb. 30.3 Netzplombe bei Defekt im linken Leberlappen (Zyste oder Ruptur)

█ Merken

- Läsionen des Peritoneums führen zu Adhäsionen.
- Omentum majus: wichtige lokale Abwehraufgabe (Makrophagen): mechanischer Schutz, Eingrenzung von Entzündungsprozessen
- Pseudomyxoma peritonei: schleimbildende Implantationsmetastasen. Die vollständige Resektion ist anzustreben.
- Einsatz des Omentum majus zur Deckung von Nahtverbindungen und Füllung von Hohlräumen

31 Bauchtrauma

31.1 Perforierendes Bauchtrauma

Ursachen:
1. äußere direkte Gewalteinwirkung, z. B. Pfählung, Stich, Schuss (Abb. 31.1)
2. iatrogene Verletzungen, z. B. Laparoskopie, Leberblindpunktion, Peritoneallavage.

Erstmaßnahmen: Da häufig ein Missverhältnis zwischen der sichtbaren Bauchwunde und dem Ausmaß der intraabdominellen Verletzung (z. B. Blutung, Perforation eines Hohlorgans) besteht, umgehender, u. U. notfallmäßiger Transport in eine chirurgische Klinik. Dabei Überwachung der Vitalfunktionen, sterile Abdeckung der prolabierenden Eingeweide, Belassen der Fremdkörper (s. Kap. 4).

Durchspießende Fremdkörper:
Erst in OP-Bereitschaft in der Klinik entfernen!

Maßnahmen in der Klinik: Schnelle **Entscheidung**, ob eine notfallmäßige **Sofortoperation** indiziert ist (hämorrhagischer Schock) **oder** ob **Notfalldiagnostik** (Tab. 31.1) noch möglich ist. Gleichzeitig Einleitung der **OP-Vorbereitung:** venöser Zugang, Blutgruppe, Kreuzblut, Labor, ausreichende Schmerzbekämpfung, Ess- und Trinkverbot.

Tabelle 31.1 Notfalldiagnostik bei Bauchtrauma

Untersuchung	achten auf
Klinische Untersuchung des Abdomens (Inspektion, Palpation, Auskultation)	Größe, Lage und Verschmutzung der Bauchwunde, Blutung, Fremdkörper, Ileus
Sonographie	freie Flüssigkeit, Parenchymverletzung, subkapsuläre Hämatome (s. a. Kap. 13)
Röntgen-Thorax, -Abdomen	Fremdkörper, freie Luft

Therapie: Weder ein unauffälliger Palpationsbefund des Bauches noch eine oberflächlich erscheinende Wunde bei der Wundrevision schließen eine intraabdominelle Verletzung aus. Durch posttraumatische, kulissenartige Verschiebung der Bauchwand kann eine Perforation kaschiert werden. Daher gilt:

V. a. perforierendes Bauchtrauma:
Laparotomie obligat

Dies gilt auch, wenn im Röntgen kein Fremdkörper und keine freie Luft nachweisbar sind. Die Sondierung von Stich- und Schusskanälen ist zu unterlassen.

In Einzelfällen und Kliniken mit großer Erfahrung (10–20 Fälle pro Tag!) kann von dieser Regel abgewichen werden. Hier ist es vertretbar, unter lückenloser stationärer Kontrolle Stichverletzungen des Bauchraumes primär konservativ zu behandeln und erst nach Entwicklung sekundärer Symptome (regionale Peritonitis, Austritt von Darminhalt, Blutdruckabfall) die Laparotomie anzuschließen. Dieses Vorgehen hat sich in den Kliniken durchgesetzt, die mit einer großen Zahl perforierender Stichverletzungen konfrontiert werden (z. B. in Südafrika, USA).

Bei jeder nicht aseptischen, perforierenden Verletzung ist die **Tetanusprophylaxe** obligat. Bei bakterieller Kontamination Antibiotikatherapie.

Perforierendes Bauchtrauma: Tetanusprophylaxe!

Operationstechnik: Revision der Bauchwunde und des Bauchraumes. Lokale Blutstillung, Übernähung von Perforationen, Reinigung der Bauchhöhle, Drainage. Bei Darmzerreißung Resektion. Bei iatrogenen Verletzungen darf ausnahmsweise eine intraabdominelle Erkrankung im Zuge der Bauchrevision mitbehandelt werden (z. B. Cholezystektomie

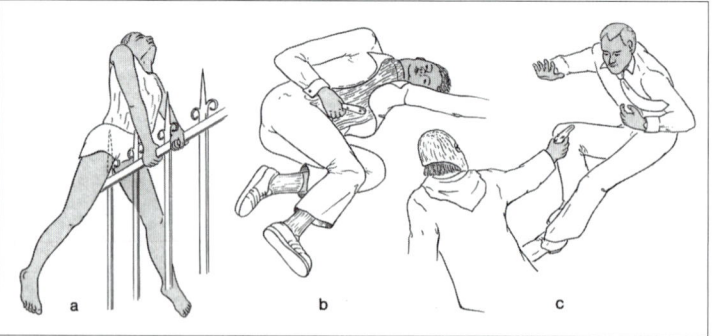

Abb. 31.1 a–c Formen perforierender Bauchtraumen:
a Pfählung
b Stichverletzung
c Schussverletzung

bei einer durch Blindpunktion verletzten Steingallenblase).

31.2 Stumpfes Bauchtrauma

Dieses ist in zivilen Zeiten 8- bis 10-mal häufiger als das penetrierende Bauchtrauma.

Beim stumpfen Bauchtrauma gilt:
- Die Symptomatik umfasst sowohl vital bedrohliche Zustände als auch larvierte Verläufe über Wochen mit allen Abstufungen.
- Der Patient ist vital bedroht durch eine intraabdominelle Blutung und/oder eine Organruptur mit nachfolgender Peritonitis.
- Die Beurteilung des Patienten ist häufig durch gravierende Begleitverletzungen (s. Kap. 5) erschwert.
- Das rechtzeitige Erkennen des Ausmaßes der intraabdominellen Verletzung ist prognostisch von entscheidender Bedeutung.

> Stumpfes Bauchtrauma: Sicherer Ausschluss intraabdomineller Verletzungen!

Ursachen: Stumpfe Gewalteinwirkung auf den Bauchraum: Schlag, Stoß, Explosion, Lenkradkontusion **(Abb. 31.2)**, Sicherheitsgurt, Sturz, Einklemmung.
Erstmaßnahmen: Sofortiger Transport des Verletzten in die Klinik unter Aufrechterhaltung der Vitalfunktionen (Schockbekämpfung, evtl. Intubation).
Maßnahmen in der Klinik: **Erfassung** und Wertung **der Begleitverletzungen** mit **abdomineller Schnelldiagnostik:**
- klinisch: akutes Abdomen?
- sonographisch: freie Flüssigkeit?

Sie ermöglicht die Entscheidung, ob die Sofortoperation erforderlich ist (große intraabdominelle

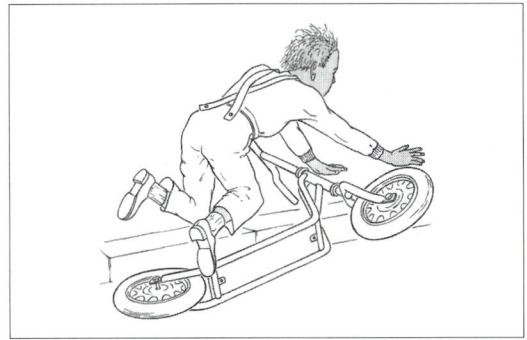

Abb. 31.2 Stumpfes Bauchtrauma durch Sturz auf Roller- oder Fahrradlenker

Blutung), weitere gezielte Diagnostik abgewartet werden kann oder Verlaufsbeobachtung ausreicht.

Falls erforderlich, intensivmedizinische Überwachung, Einleitung der OP-Vorbereitungen (Blutgruppe, Kreuzblut, übliche Laborwerte). Alle weiteren Bemühungen sind darauf ausgerichtet, **Symptome der Blutung oder Peritonitis zu sichern oder auszuschließen:**
- *Klinische Untersuchung:*
  - *Anamnese:* Unfallhergang, Begleiterkrankungen, subjektive Beschwerden, z.B. Schulterschmerz durch Phrenikusreiz (Kehr-Zeichen) bei Blutungen in die freie Bauchhöhle
  - *Inspektion* des Stammes auf Prell- oder Schürfmarken
  - *Palpation:* bei Blutung Flankendämpfung, Vorwölbung des Douglas-Raums; bei Peritonitis Abwehrspannung, bretthartes Abdomen, Darmparalyse.

Der abdominelle Eingangsbefund muss für die Verlaufsbeobachtung dokumentiert werden!
- *Sonographie:* Verfahren der 1. Wahl mit hoher Sensitivität und Spezifität (s. Kap. 13). Schneller Nachweis intraabdomineller freier Flüssigkeit und Beurteilung von Leber- und Milzparenchym (subkapsuläre Hämatome) möglich. Eingeschränkte Beurteilbarkeit bei ausgedehntem Hautemphysem und nach Peritoneallavage (freie Flüssigkeit – Spülflüssigkeit?).

> Stumpfes Bauchtrauma:
> Sofort und ständig wiederholt: Sonographie!

- *Peritoneallavage:* im angloamerikanischen Raum noch sehr gebräuchlich, da dort die Sonographie wenig verbreitet ist; in Deutschland fast vollständig von der Sonographie abgelöst.

Technik: Entlastung der Harnblase durch Verweilkatheter, Entnahme von Urinsediment. Lokalanästhesie 2 Querfinger unterhalb des Nabels in der Medianlinie. Steriles Abdecken mit Lochtuch, Stichinzision. Senkrechtes stumpfes Vorschieben eines Peritonealdialysekatheters mit Mandrin bis zum Peritoneum unter Anheben der Bauchdecke. Unmittelbar nach Perforation des Peritoneums (Punktionsrichtung 45° schräg nach kaudal) Zurückziehen des Mandrins. Vorschieben unter gleichzeitiger Absenkung des Katheters in das kleine Becken. Rasche Spülung des Bauchraumes mit 1000 ml Ringer-Lösung. Beobachtung des Rückflusses der Spülflüssigkeit nach Absenken der Infusionsflasche. Beurteilung der Blutbeimengungen nach stark, schwach oder negativ, evtl. Bestimmung des Hämatokritwertes, der Amylase, Lipase. Auf Galle und Stuhlbeimengungen achten, Bakteriennachweis führen. Bei positivem Befund der Lavage Laparotomie. In Zweifelsfällen kann die Lavage stündlich wiederholt werden.

> Peritoneallavage: In ca. 5 % falsch-negativ (Verwachsungen) oder falsch-positiv (Blutung durch Lavage-Katheter).
> Keine Lavage bei Verwachsungsbauch oder Ileus (Perforationsgefahr)!

Bei unsicherem Befund oder zunehmender abdomineller Symptomatik ist eine frühzeitige, diagnostische Laparoskopie oder Laparotomie anzustreben.
- *Laparoskopie:* Die laparoskopische Exploration der Leibeshöhle ist eine sehr gute Methode zur Differenzialdiagnostik eines Bauchtraumas (s. Kap. 12). Durch infraumbilikale Einführung einer Verres-Kanüle mit Anlage eines Pneumoperitoneums und nachfolgender Trokarplatzierung lässt sich ein Großteil des Bauches inspizieren. Zur Manipulation und ggf. Therapie können weitere Trokare eingesetzt werden. Voraussetzungen sind ein stabiler Kreislaufzustand (keine starke Blutung) und das Fehlen intraabdomineller Verwachsungen, da diese die Übersicht behindern und die Gefahr der Verletzung von Darmschlingen steigern würden.
- *Radiologie:*
  - *Röntgen-Abdomenübersicht* im Stehen oder Linksseitenlage: freie Luft, Organverlagerung?
  - *Röntgen-Thorax:* Begleitverletzungen, z. B. Pneumothorax, Zwerchfellruptur?
  - CT, Angiographie, ERCP je nach Laborbefund (s. u.) und Verlauf
- *Labor:*
  - Urinsediment bzw. Urin-Stix: Bei Nachweis von Erythrozyten Sonographie, ggf. CT, i. v.-Urographie, Zystographie.
  - Blutgruppe, Kreuzblut, Hb, Hkt, Leukozyten (initial stets hoch), Transaminasen, Amylase, Lipase, Elektrolyte, Harnstoff, Kreatinin, Gerinnung.

> Intraabdominelle Blutung (Hämatoperitoneum = Hämaskos): Nicht auf Zunahme des Bauchumfanges warten (Spätzeichen, positiv erst ab 1500 ml Blut in der Bauchhöhle)

Differenzialdiagnose: Bauchdeckenprellung, kaudale Rippenserienfraktur, Zwerchfellruptur, Wirbelfraktur, Beckenfraktur, retroperitoneales Hämatom.
Therapie: Je nach verletztem bzw. verletzten Organ(en). **Abb. 31.3** zeigt, mit welchen Verletzungen

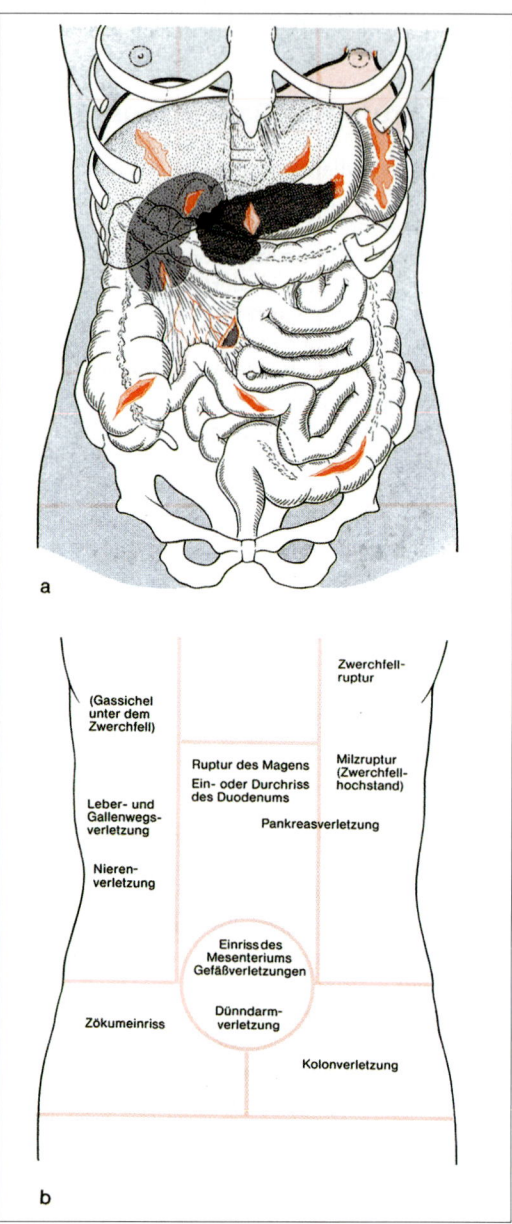

Abb. 31.3 a,b Verletzungen in Abhängigkeit von der Lokalisation des stumpfen Bauchtraumas

je nach Lokalisation des stumpfen Bauchtraumas zu rechnen ist.
Prognose: Sie hängt vom Ausmaß der Verletzung, der Anzahl der beteiligten Organe sowie dem Zeitpunkt der Intervention (Peritonitis, Schock) ab.

31.3 Organverletzungen

31.3.1 Milz (s. Kap. 36)

31.3.2 Leber- und Gallenwegsverletzungen

(s. a. Kap. 34.4)
Ursachen: Stumpfes Trauma des rechten Oberbauches und des unteren rechten Thoraxbereiches, z. B. Lenkradprellung, Faustschlag.
Lokalisation und Verletzungsart: Der rechte Leberlappen weist zu 70 %, der Hilus und der linke Leberlappen jeweils zu 15 % Verletzungen (**s. Abb. 31.4**, außerdem Prellung) auf. Häufig Kombination mit rechtsseitiger Zwerchfellruptur.
Klinik: Druckschmerz im rechten Oberbauch mit Ausstrahlung in die rechte Schulter. Flankendämpfung, bei Blutung hämorrhagischer Schock. Bei Gallenwegsverletzung Zeichen der Peritonitis.
Diagnostik: Sonographie, ggf. Punktion von Flüssigkeit (Blut, Galle?); heute nur noch in Ausnahmefällen Peritoneallavage; Labor, Röntgen-Abdomenübersicht: Zwerchfellhochstand rechts oder Zwerchfellruptur, CT, ERCP.
Therapie: Direkte Naht, Tamponade oder Leberteilresektion (s. Kap. 34.2). Bei stark zerfetztem Leberparenchym sollte versucht werden, durch primäre Tamponade möglichst viel Leberparenchym zu er-

halten. Drainage des Oberbauches. Intraoperativer Ausschluss einer Verletzung der intrahepatischen Gallenwege durch Cholangiographie, ansonsten Naht und T-Drain-Versorgung der Gallenwege.

> Leberverletzung: In > 90 % der Fälle Begleitverletzungen → ausführliche Exploration

Komplikationen: Nachblutung aus Lebernekrosen, gallige Peritonitis, Abszesse.
Prognose: Letalität 25–30 %.

31.3.3 Magen- und Duodenalverletzung

(s. a. Kap. 25.5)
Ursache: Direktes Oberbauchtrauma, häufig mit Quetschung von Magen und Duodenum gegen die Wirbelsäule. Je nach Lokalisation der Verletzung – intraperitoneal (Magen und oberes Duodenum) oder retroperitoneal (übrige Teile des Duodenums) unterschiedliche Symptomatik.

Intraperitoneale Magen- und Duodenalverletzung
Klinik: Druckschmerz und Abwehrspannung, bretthartes Abdomen wie bei Ulkusperforation.
Diagnostik: Röntgen-Abdomenübersicht (freie Luft nur bei jedem 2. Patienten!), Gastrografin-MDP (Kontrastmittelaustritt?).
Therapie: Übernähung, ggf. Resektion.

Retroperitoneale Duodenalverletzung
Klinik: Uncharakteristische Schmerzen im Oberbauch, häufig unauffälliger Palpationsbefund des Abdomens. Im Verlauf zunehmender Schmerz, Fieber, Leukozytose, zunehmende Abwehrspannung, Peritonitis, paralytischer Ileus.
Diagnostik:
- *Sonographie bzw. Peritoneallavage:* Initial häufig falsch-negativ, daher oft erst im klinischen Verlauf pathologische Befunde.
- *Radiologie:*
  - *Röntgen-Abdomenübersicht:* Der Nachweis eines Pneumoretroperitoneums (freie Luft im Retroperitoneum, selten) ist beweisend für eine extra- bzw. retroperitoneale Duodenalruptur.
  - *Gastrografin-MDP:* Kontrastmittelaustritt?
- ggf. Duodenoskopie
- Lässt sich die Diagnose so nicht sichern, ist gelegentlich die explorative Laparotomie indiziert.
Therapie: Direkte Naht der Duodenalverletzung nach ausgiebiger Duodenalmobilisation. Drainage, Antibiotika, parenterale Ernährung.

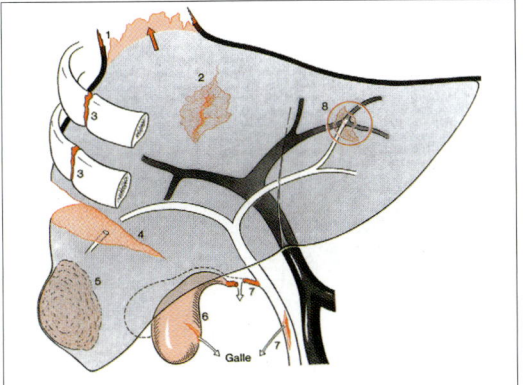

Abb. 31.4 Verletzungsformen von Leber und Gallenwegen:
1 Suprahepatische Zwerchfellruptur
2 Leberruptur
3 Rippenfrakturen mit Einspießungsverletzungen der Leber
4 Ausgedehnte Leberzerreißung
5 Subkapsuläres Hämatom
6 Gallenblasenruptur
7 Verletzung des Ductus cysticus oder Ductus choledochus
8 Zentrale Leberruptur mit portobiliärem Kurzschluss (Hämobilie)

Prognose: Meist schlecht, weil die Diagnose zu spät gestellt wird.

31.3.4 Darm- und Mesenterialverletzung

Dünndarmverletzung
Klinik: Bei Ruptur ist ein freies Intervall von 12–48 Stunden charakteristisch, dann schnell zunehmende Zeichen der Peritonitis (s. Kap. 29.2). Bei Quetschung mit intramuralem Darmwandhämatom Darmparalyse und druckschmerzhafter, uncharakteristischer Palpationsbefund des Abdomens.

> **Dünndarmruptur:**
> Meist zu spät (> 48 h nach Trauma) erkannt

Diagnostik: Sonographie. Freie Luft im Röntgenbild nur bei 30 % der Patienten.
Therapie: Laparotomie mit Nahtversorgung der Perforation. Bei ausgedehnter Dünndarmzerreißung Resektion. Bei Darmwandquetschung ist ein konservativer Therapieversuch unter stationärer Verlaufsbeobachtung angezeigt.
Prognose: Gut bei rechtzeitiger Erkennung und Behandlung. Darmwandhämatome führen in seltenen Fällen innerhalb weniger Tage zu Stenose, Wandnekrose und Peritonitis.

Mesenterialverletzung (Ein- oder Abriss)
Klinik: Häufig schwere intraabdominelle Blutung mit Schocksymptomatik.
Diagnostik: Sonographie, Angiographie, Laparoskopie, abdominelle Lavage.
Therapie: Laparotomie, lokale Blutstillung, Darmresektion entsprechend der Ausdehnung der Mesenterialverletzung.
Komplikationen: Ein Mesenterialwurzelhämatom kann nach einem freien Intervall von Tagen zur Darmnekrose mit Ileus oder Peritonitis führen. In diesen Fällen ist eine erneute Laparotomie (second look) und ggf. Darmresektion angezeigt.

Dickdarmverletzung
(s. a. Kap. 27.5)
Klinik: Kotige Peritonitis mit rascher Progredienz innerhalb von 24 Stunden.
Diagnostik: Röntgen-Abdomenübersicht im Stehen, Sonographie, KKE mit wasserlöslichem Kontrastmittel, diagnostische Lavage, CT.
Therapie: Übernähung der Perforation oder Segmentresektion mit protektivem Anus praeter, ggf. intraoperative Darmspülung, Spülung und Reinigung der Abdominalhöhle. Bei Pfählungsverlet-

zung des Anus oder des Rektums Anlage eines Sigmaafters; später sekundäre Rekonstruktion des Beckenbodens und Sphinkterapparates. Gefahr der Gasphlegmone nach retroperitonealem Leck.
Prognose: Je nach Grad der Peritonitis Letalität von 10–50 %.

31.3.5 Pankreasverletzung

Ursachen: Meist Lenkradkontusion mit Scherung oder Quetschung des Organs zwischen Lenkrad und Wirbelsäule, selten Ruptur des retroperitoneal fixierten Organs über der Wirbelsäule bei heftiger Ventralflexion **(Abb. 31.5)**. Häufig Kombinationsverletzungen mit anderen Organen (Leber, Duodenum, Milz).
Verletzungsarten **(Abb. 31.6)**:
■ **komplette Querruptur:** meist über der Wirbelsäule oder im Bereich des Pankreaskopfes (Parenchym und Hauptgang durchtrennt)
■ **subkapsuläre Ruptur** mit Erhaltung der Organkapsel, aber Durchtrennung des Ductus pancreaticus
■ **Pankreaskontusion:** Hauptgang und Kapsel erhalten, Parenchymeinblutungen.
Klinik: Zunächst keine oder uncharakteristische Oberbauchbeschwerden. Nach 12–24 Stunden Zunahme der Beschwerden durch Oberbauchperitonitis, Darmparalyse, Volumenmangelschock.

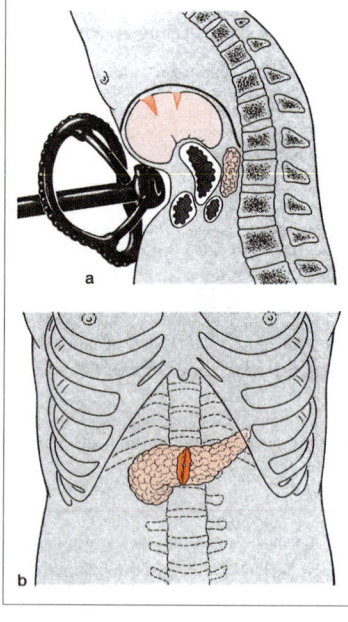

Abb. 31.5 a,b
Abdominelle Lenkradverletzung
a Milzruptur, Magen-, Dünn- und Dickdarmquetschung, Pankreasquetschung
b Pankreasruptur über der Wirbelsäule

letzung des Pankreas ohne Ruptur genügt oft Dauerabsaugung, Nahrungskarenz, Antibiotika und Analgetika oder die alleinige Drainage.

Bei verspäteter Diagnosestellung kommt meist nur ausgiebige Drainage in Frage.

> Laparotomie wegen stumpfem Oberbauchtrauma: Immer Revision der Pankreasloge!

Komplikationen: Postoperativ traumatisch bedingte Pankreatitis, Nekrosen mit Arrosionsblutung, gehäuft Abszesse. Pankreaspseudozysten nach Pankreaskontusion; diese werden erst Wochen später nach Normalisierung der BSG operiert (s. Kap. 37.5). *Prognose:* Mortalität 15–60 %, im Durchschnitt 20 %.

31.3.6 Zwerchfellverletzung

In 95 % der Fälle ist das linke Zwerchfell betroffen. *Ursachen:* Stumpfe Scherkräfte auf die untere Thoraxapertur bei direktem Trauma.
Klinik und Diagnostik: Meist symptomlos, pathologischer Röntgen-Thorax-Befund.
Therapie: Naht und anschließende Bülau-Drainage.

> Bei Laparotomie wegen Thorax- oder Bauchtrauma: Immer Revision des Zwerchfells!

▪▪▪ Merken
- **Perforierendes Bauchtrauma: Durchspießende Fremdkörper erst in OP-Bereitschaft in der Klinik entfernen! Laparotomie und Tetanusprophylaxe! obligat.**
- **Stumpfes Bauchtrauma: Ausschluss intraabdomineller Verletzungen erforderlich, daher sofort bei Einweisung und ständig wiederholt Sonographie!**
- **Intraabdominelle Blutung: nicht auf Zunahme des Bauchumfangs warten (Spätzeichen)!**
- **Leberverletzung: in > 90 % Begleitverletzungen vorhanden, daher ausführliche Exploration notwendig**
- **Pankreasverletzung: häufig zunächst asymptomatisch, im Zweifelsfall ERCP**
- **Laparotomie wegen stumpfem Oberbauchtrauma: immer Revision der Pankreasloge!**
- **Laparotomie wegen Thorax- oder Bauchtrauma: immer Revision des Zwerchfells!**

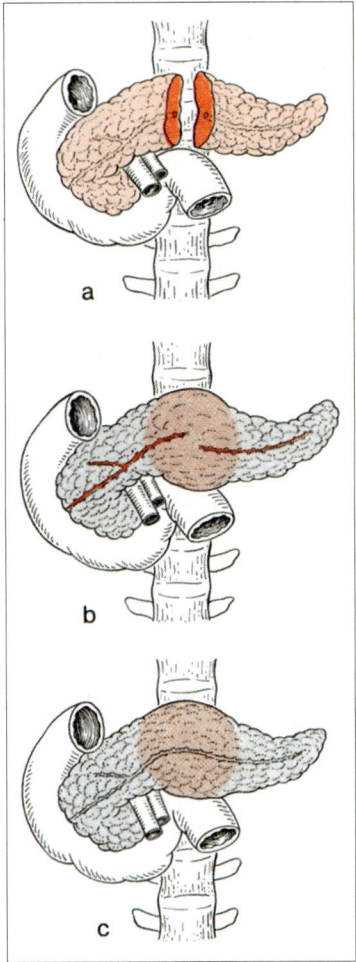

Abb. 31.6 a–c Formen der Pankreasverletzung:
a Komplette Ruptur
b Inkomplette Ruptur mit Hämatom, Nekrosen und Unterbrechung des Pankreasganges
c Quetschung ohne Unterbrechung des Pankreasganges

> Pankreasverletzung: Häufig zunächst asymptomatisch

Diagnostik:
- *Labor:* Amylase und Lipase i. S.
- *Sonographie und CT:* Nachweis von Hämatomen oder parapankreatischer Flüssigkeitsansammlung
- ggf. *Peritoneallavage:* Bestimmung von Amylase und Lipase in der Spülflüssigkeit
- *endoskopisch retrograde Pankreatiko-Cholangiographie (ERCP):* Zum Ausschluss einer Gangverletzung.
Therapie: Bei nachgewiesener Pankreasverletzung mit oder ohne Zerstörung des Hauptganges Indikation zur Laparotomie. Im Schwanzbereich Resektion, sonst Gangrekonstruktion, Drainage des verletzten Organs in eine Dünndarmschlinge, ausgiebige parapankreatische Drainage. Bei stumpfer Ver-

32   Gastrointestinale Blutung

32.1   Definition und Ursachen

Als gastrointestinale (GI) Blutung bezeichnet man den Blutabgang aus dem Magen-Darm-Trakt.

Ursachen sind lokale gastrointestinale Erkrankungen (s. u.), Störungen der Blutgerinnung (s. Kap. 3.10) und aorto- bzw. arteriointestinale Fisteln (z. B. rupturierte Aneurysmen, Pankreaszystenarrosion, Fremdkörpereinspießung).

Häufig gebrauchte Begriffe sind:
- **obere GI-Blutung:** Blutungsquelle in Ösophagus, Magen oder Duodenum (90 % der GI-Blutungen).
- **untere GI-Blutung:** Blutungsquelle distal des Treitz-Bandes, d. h. Dünndarm, Kolon, Rektum, Anus (10 % der GI-Blutungen)
- **Hämatemesis (Kaffeesatzerbrechen):** Bluterbrechen, meist bei oberer GI-Blutung. Das Erbrochene ist infolge Hämatinbildung (Blutzersetzung durch Magensäure) schwarz verfärbt.
- **Melaena (Teerstuhl):** Schwarzfärbung des Stuhls durch Hämatinbildung (obere GI-Blutung) oder verlängerte Intestinalpassage (obere und untere GI-Blutung)
- **Hämatochezie (Blutstuhl):** dunkel- bis hellroter Blutabgang. Meist untere GI-Blutung, nur bei massiver Blutung auch bei oberer GI-Blutungsquelle möglich (z. B. Ulkusblutung bei Arrosion der A. gastroduodenalis).
- **okkulte Blutung:** chronischer Blutverlust ohne Melaena oder Hämatemesis mit hypochromer Blutungsanämie, meist durch Neoplasmen (z. B. Karzinom des Colon ascendens). Durch spezielle Testverfahren (z. B. Haemoccult®-Test) nachweisbar (s. Kap. 27).

Von den gastrointestinalen Blutungen sind die intraperitonealen Blutungen (z. B. bei Milzruptur, rupturiertem Aortenaneurysma) zu unterscheiden (s. Organkapitel).

32.2   Obere GI-Blutung

9 von 10 GI-Blutungen sind oberhalb des Treitz-Bandes lokalisiert

32.2.1   Blutungsquellen (Abb. 32.1)
1. **Nase, Mund, Pharynx:** verschlucktes Blut, Nasenblutung (Epistaxis), Verletzungen des Mund-Rachen-Raums, Blutung aus dem Bronchialsystem mit Bluthusten (Hämoptö).

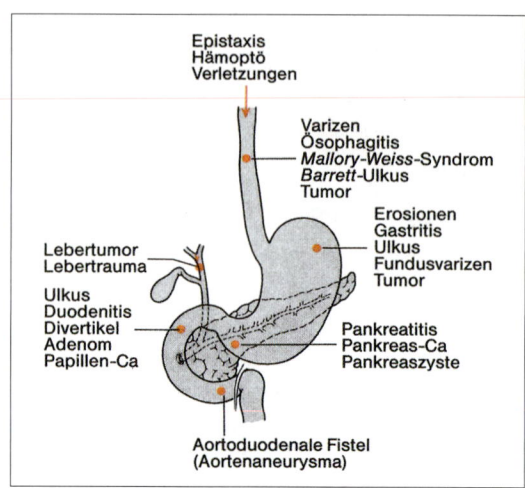

Abb. 32.1 Ursachen einer oberen gastrointestinalen Blutung

2. **Speiseröhre:** Varizen, erosive Ösophagitis, Mallory-Weiss-Syndrom, Barrett-Ulkus, Tumoren (Neurinome, Hämangiome, Sarkome, selten Karzinome).
3. **Magen:** erosive Gastritis, Stressulkus, chronisches Ulcus ventriculi, Ulcus Dieulafoy (arteriovenöse Malformation, meist subkardial an der kleinen Kurvatur gelegen), Arzneimittelulkus (z. B. durch nichtsteroidale Antiphlogistika, Kortikosteroide), Fundusvarizen, Tumoren (Neurinome, Sarkome, Adenome, Karzinome), Teleangiektasien (Morbus Osler).
4. **Duodenum:** Ulkus, Divertikel, Karzinom, Adenom, Duodenitis, Hämobilie bei Lebertrauma, Haemosuccus pancreaticus bei Pankreatitis mit arteriell kommunizierenden Pseudozysten, seltener Pankreaskarzinom oder Papillenkarzinom.
5. **Sonstige:** erosive hämorrhagische Schleimhautschäden bei Infektionskrankheiten wie Cholera, Malaria, Pocken, Gelbfieber, Salmonellosen, Campylobacterinfektion.

32.2.2   Vorgehen bei Blutung ohne Schocksymptomatik

Anamnese
Vorerkrankungen: Ulkusanamnese, portale Hypertension, Leberzirrhose, Refluxösophagitis, Gewichtsabnahme, Dysphagie, Appetitlosigkeit, Leistungsknick?
Medikamente und Genussmittel: Nichtsteroidale Antiphlogistika (z. B. Acetylsalicylsäure, Indometacin, Diclofenac, Phenylbutazon), Heparin, Kortikosteroide, Cumarine, Alkohol.

Blutungsanamnese: Frage nach Dauer, Menge, Farbe, Verlauf und Häufigkeit der Blutung. Anhand der Angaben des Patienten beurteilt man die **Blutungsintensität** (Menge verlorenen Blutes pro Zeiteinheit) und die **Blutungsaktivität** (Zeitcharakteristik der Blutung). Die **diagnostische Kernfrage** lautet: **Bluterbrechen** (Blutungsquelle meist proximal des Pylorus) oder **Teer- bzw. Blutstuhl** (Blutungsquelle meist distal des Pylorus) **oder beides** (rezidivierende oder anhaltende obere GI-Blutung)?

Körperliche Untersuchung und apparative Diagnostik

Inspektion: Operationsnarben, Ikterus, periorale Teleangiektasien (Morbus Osler), Zeichen der portalen Hypertension (Spider-Nävi, Palmarerythem, Gynäkomastie, Aszites, venöser Umgehungskreislauf der Bauchdecken), Kachexie (Neoplasma)?
Palpation und Perkussion: Aszites, Meteorismus, Leber-/Milzgröße, Resistenzen? Rektal-digitale Untersuchung (Teerstuhl, Blutauflagerungen, Tumor?).

Gastrointestinale Blutung:
Immer rektal-digitale Untersuchung – Teerstuhl oder rotes Blut am Finger?

Labor: Blutbild, Gerinnungsstatus, Blutgruppenbestimmung, Kreuzblut, bei V. a. Organerkrankungen Bestimmung organspezifischer Enzyme.
Endoskopie: Zunächst Magensondierung zur Spülung und Verlaufsbeobachtung auf frisches Blut oder Hämatin. Dann Ösophago-Gastro-Duodenoskopie (ÖGDskopie) zur Blutungslokalisation und Beurteilung der Blutungsaktivität (Tab. 32.1), ggf. mit Biopsie (Neoplasie), ERCP (Hämobilie, Hämosuccus pancreaticus) und therapeutischer Blutstillung (s. Kap. 11).

Endoskopische Blutungsdiagnostik:
Erste Pflicht – gute Sicht!

Ggf. Koloskopie zum Ausschluss einer unteren GI-Blutung nach orthograder Darmspülung (s. u.).
Radiologie:
- Die **Magen-Darm-Passage** (MDP) gibt nur indirekte Hinweise auf die Blutungsquelle.
- Bei endoskopisch unklarem Befund oder anhaltender Blutung besser **selektive Angiographie** (Blutungsnachweis nur bei Austritt von mehr als 2 ml/min) oder **Angio-CT**, die Blutungsquelle ist hiermit schlechter zu lokalisieren als durch Angiographie.
- Im ^{99m}**Tc-Kolloid-Szintigramm** lässt sich eine Blutung ab einer Blutungsintensität von ca. 0,1 ml/min

Tabelle 32.1 Klassifizierung der Blutungsaktivität (nach Forrest)

Blutungs-aktivität		Kriterien
Aktive Blutung	Forrest-Typ Ia	Arterielle (spritzende) Blutung
	Forrest-Typ Ib	Sickerblutung
Sistierende Blutung	Forrest-Typ II	Hämatin bzw. Koagel auf Läsion
	Forrest-Typ IIa	Unter Koagel sichtbarer Gefäßstumpf
	Forrest-Typ IIb	Unter Koagel kein Gefäßstumpf
Keine Blutung:	Forrest-Typ III	Läsion ohne o. g. Kriterien

nachweisen, allerdings bei schlechter räumlicher Auflösung.
- Vergleichbares gilt für das ^{99m}**Tc-Erythrozyten-Szintigramm**, das bereits eine Blutungsintensität von 0,05 ml/min erfassen kann. Als Langzeituntersuchung über 24 Stunden erlaubt es sogar den Nachweis von bis zu 5 ml/24 h, ist somit aber für stärkere Blutungen nicht geeignet.

32.2.3 Vorgehen bei Blutung mit Schocksymptomatik

Bei Blutungen mit Schocksymptomatik stehen diagnostische Maßnahmen unter einem erheblichen Zeitdruck, der das diagnostische Vorgehen modifiziert:
1. **mindestens 2 großlumige venöse Zugänge** zur diagnostischen Blutentnahme und Volumensubstitution, später ZVK zur Bestimmung des ZVD
2. **Befragung** des Patienten, des Hausarztes oder der Angehörigen zu Vorerkrankungen, Risikofaktoren, Medikamenten
3. **orientierende klinische Untersuchung** des entkleideten Patienten nach Zeichen der Leberzirrhose, Voroperationen, Risikofaktoren, Oberbauchresistenzen. Rektale Untersuchung obligat!
4. **Intubation** und **Beatmung** außer bei Schock auch bei schwerer Hämatemesis, Bewusstlosigkeit oder respiratorischer Insuffizienz
5. **Magenspülung** mit einem dicken Magenschlauch (32/36 French) unter gleichzeitiger Stabilisation der Kreislaufverhältnisse, meist Intubation zur Vermeidung einer Aspiration erforderlich. Bei vitaler Indikation Substitution mit ungekreuzten Blutkonserven (0 Rh$^-$). Bei Vagusreiz durch Spüllösung Atropin 0,5 ml i. v.

6. **ÖGDskopie**. Endoskopische Blutstillung soweit möglich, bei Fundus- oder Ösphagusvarizen gleichzeitig Sondenapplikation (s. Kap. 35).

> Keine Notfallendoskopie ohne gleichzeitige Schockbehandlung (Volumenersatz!)

7. **Angiographie:** Ist endoskopisch keine Blutung nachzuweisen, erfolgt bei persistierender Blutung eine Zöliakographie oder Mesenterikographie, ggf. unter Vasopressin-Applikation.

8. **Operation:** Ca. 70–80 % der GI-Blutungen kommen unter endoskopischer Therapie zum Stillstand. Die Indikation zur Operation richtet sich nach Blutungsintensität und -aktivität und dem Risiko einer Rezidivblutung. Eine notfallmäßige Operation im Kreislaufschock sollte zugunsten eines frühelektiven Eingriffs nach Stabilisierung des Patienten vermieden werden.

Operationsindikationen:

- Blutungsintensität von mehr als 4–6 Konserven Blutersatz/24 h, die konservativ nicht zum Stillstand kommt
- starke Blutungsaktivität:
  - arteriell spritzende Blutung (Forrest Ia) frühelektiv nach endoskopischer Unterspritzung und Auftransfusion des Patienten
  - aortoduodenale Fistel
  - rezidivierende starke Blutung
  - Tumorblutungen, falls keine endoskopische Blutstillung möglich
- hohe Rezidivgefahr (falls keine definitive endoskopische Blutstillung möglich):
  - Forrest-IIa-Blutung
  - Ulcus duodeni an der Hinterwand (A. gastroduodenalis)
  - Ulcus ventriculi an der kleinen Kurvatur (A. gastrica sinistra).

> Die Letalität bei Blutung steigt exponentiell mit der Anzahl der verbrauchten Blutkonserven

32.2.4 Vorgehen bei speziellen Blutungsquellen

Ösophagusvarizen

Anteil an oberer GI-Blutung 12–16 %. Ca. 40–50 % der Blutungen aus Ösophagusvarizen sistieren spontan. Bei Leberzirrhose kommt es in 40 % der Fälle innerhalb von 6 Wochen zur Rezidivblutung, davon in 75 % innerhalb von 6 Tagen. Insgesamt muss in 55–85 % der Fälle mit Rezidivblutungen gerechnet werden.

Therapie: Bei akuter Blutung Kompression mit Sengstaken-Blakemore-Sonde (Ösophagus) oder Linton-Nachlas-Sonde (Fundusvarizen) für 24–48 Stunden (s. Kap. 1.5.3). Wichtig ist die richtige Füllung des Ballons zur Gewährleistung ausreichender Kompression und Vermeidung eines Hochrutschens (Erstickungsgefahr!): Ballon blocken, bis ein Druck von max. 30–40 mmHg erreicht ist, d. h. der Druck zwischen venösem und kapillärem Blutdruck liegt (Cuff-Druckmessung!). Initial oder nach Sondenentblockung Versuch der endoskopischen Varizensklerosierung (s. Kap. 11). Im blutungsfreien Intervall Elektiv-Sklerosierung, Elektiv-Shunt oder Lebertransplantation (s. Kap. 34.10).

Fundusvarizen

Bei Varizen im proximalen Magen Vorgehen wie bei Ösophagusvarizen. Endoskopische Sklerosierung mit Bucrylat, ggf. Linton-Nachlas-Sonde.

Ulkuskrankheit

Ulkusblutungen verursachen ca. 45 % der oberen GI-Blutungen. In 30–50 % der Fälle ist die Blutung Erstsymptom der Ulkuskrankheit. In 70–80 % der Fälle sistiert die Blutung spontan, in 20 % kommt es innerhalb von 3 Tagen zur Rezidivblutung. Besonders rezidivgefährdet sind das Duodenalulkus (31 %) und das an der kleinen Kurvatur gelegene Magenulkus (27 %) sowie die Forrest-Typen Ia und IIa.

Therapie: In 80–90 % der Fälle gelingt die endoskopische Blutstillung. Vor Endoskopie Magenspülung mit physiologischer NaCl-Lösung oder Leitungswasser (14 °C). Operationsindikation s. o. Bei Verzicht auf operative Sanierung engmaschige endoskopische Kontrollen unter maximaler medikamentöser Ulkustherapie (Omeprazol-Hochdosistherapie: initial 1×80 mg i. v., dann 3×40 mg/die).

> Taktik bei Ulkusblutung (EURO-Konzept):
> - **E**ndoskopieren
> - **U**nterspritzen
> - **R**ezidivgefahr abschätzen, falls hoch:
> - **O**perieren

Erosive Gastritis

Gleiches konservatives Vorgehen wie beim Ulkus. Bei Erfolglosigkeit (Blutverlust von mehr als 6 Konserven pro 24 Stunden) Operation mit Resektion der betroffenen Areale, selten in Form einer totalen Gastrektomie.

Ösophagitis

Die Blutung steht meist spontan unter Spülung und Gabe von H_2-Antagonisten oder Protonenpumpenblockern. Ggf. Sengstaken-Sonde, später Fundoplicatio zur anhaltenden Refluxprävention (s. Kap. 24.5).

Hämobilie

Blutung aus den Gallenwegen über die Papilla duodeni major, meist Tumor- oder Traumafolge. Häufig verkannt, da seltene und unregelmäßig rezidivierende Blutung. Entsprechend angiographischer Lokalisation Teilresektion der Leber (s. Kap. 34). Bei nichtresektablen Lebertumoren angiographische Embolisation mit Fibrinpartikeln.

32.3 Untere gastrointestinale Blutung

Nur jede 10. GI-Blutung stammt aus dem Darmtrakt aboral des Treitz-Bandes. 10 % dieser Blutungen sind im Dünndarm, 90 % im Dickdarm lokalisiert. Schwache Blutungen äußern sich durch Zersetzung des Blutes während der Darmpassage als Melaena, stärkere als Hämatochezie. Tiefsitzende, rektale und anale Blutungen imponieren durch Blutauflagerungen.

32.3.1 Blutungsquellen (Abb. 32.2)

1. **Dünndarm:** Tumoren (Angiome, Leiomyome, Neurinome, Karzinoide, Sarkome, selten Karzinome), Ulkus, Enteritis (Salmonellosen), Invagination, Meckel-Divertikel, Morbus Crohn, Teleangiektasien, Mesenterialinfarkt, postoperative Nachblutung, Divertikel, Polyposis intestinalis, Ileus
2. **Dickdarm:** Divertikulose, Angiodysplasie, Colitis ulcerosa, Tumoren, ischämische Kolitis, Morbus Crohn, Polypen, Adenome
3. **Rektum:** Proktitis, Karzinom, Adenom, Rektumprolaps
4. **Analregion:** Hämorrhoiden, Analfissur.

> Die häufigste untere GI-Blutung ist die Hämorrhoidalblutung, die wichtigste die Divertikuloseblutung

Häufige Ursachen der unteren GI-Blutung im **Kindesalter** zeigt Tab. 32.2.

Im **jungen Erwachsenenalter** überwiegen, abgesehen von den Hämorrhoiden, die entzündlichen Veränderungen, ab dem 5. Dezennium die Divertikulose und die Angiodysplasie (Tab. 32.2).

Die häufigste Quelle **okkulter Blutungen** (s. o.) ist das Karzinom.

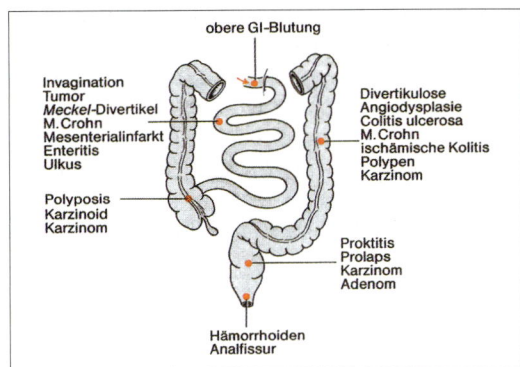

Abb. 32.2 Ursachen einer unteren gastrointestinalen Blutung

Tabelle 32.2 Ursachen der unteren GI-Blutung in Abhängigkeit vom Lebensalter (nach abnehmender Häufigkeit angeordnet) (Boley, 1981)

Kinder	Erwachsene < 60 Jahre	Erwachsene > 60 Jahre
Invagination	Divertikulose	Angiodysplasie
Meckel-Divertikel	Colitis ulcerosa, Morbus Crohn	Divertikulose
Polypen	Polypen	Karzinom
Entzündliche Darmerkrankungen (Colitis ulcerosa, Morbus Crohn)	Karzinom	Polypen
	Angiodysplasie	

32.3.2 Vorgehen bei leichter bis mäßiger Blutung

In Fällen ohne Hämatochezie bleibt Zeit zur elektiven Diagnostik:
Anamnese: Vorerkrankungen, Blutungsanamnese, Begleiterkrankungen, familiäre Disposition, Medikamente (s. Kap. 32.2.2)?
Klinische Untersuchung: Abdominelle Resistenzen, Aszites, Meteorismus? Rektal-digitale Untersuchung.
Endoskopie: Proktoskopie, Rektoskopie.
Labor: s. Kap. 32.2.2.

> Untere GI-Blutung: Zuerst Proktoskopie!

Spezielle Diagnostik: Nach Ausschluss einer oberen GI-Blutung orthograde Darmspülung und Koloskopie. Falls keine Blutungsquelle sichtbar, bei aktiver Blutung Angiographie.

32.3.3 Vorgehen bei starker Blutung (Hämatochezie)

1. **mindestens 2 großlumige venöse Zugänge** zur diagnostischen Blutabnahme und Volumensubstitution
2. **Intubation** und **Beatmung**, falls Patient im Schock oder bewusstlos
3. **Prokto- und Rektoskopie** (Hämorrhoiden [s. Kap. 28.3], Ulcus simplex recti [s. Kap. 27.6.8]?)
4. **ÖGDskopie** zum Ausschluss einer oberen GI-Blutung **oder Magensondierung** (20 % falsch-negativ, nur Aspiration von Galle schließt blutendes Ulkus weitgehend aus)
5. **Koloskopie** nach orthograder Darmspülung
6. bei anhaltender starker Blutung ohne endoskopisch feststellbare Blutungsquelle (ca. 30 %) **Angiographie**, ggf. mit Embolisation
7. **bei sistierender Blutung Elektivdiagnostik und -operation** im Intervall
8. **bei starker, anhaltender Blutung und erfolgloser Vasopressin-Gabe Laparotomie** und Exploration des gesamten Darmtrakts mit Diaphanoskopie (Betrachtung im durchscheinenden Licht zur Darstellung intramuraler Veränderungen), ggf. Enterotomie und Resektion verdächtiger Areale (ohne genaue präoperative Lokalisation sehr schwierig, häufig Rezidive). Alternativ Anlage einer Ileostomie und Transversostomie zur Eingrenzung des blutenden Darmabschnitts.

> GI-Blutung: Nur die (möglichst präoperativ) gesicherte Blutungsquelle macht die Operation sicher

32.3.4 Vorgehen bei speziellen Blutungsquellen

Hämorrhoiden (s. Kap. 28.3)
Sklerosierung, Umstechung, Tamponade, falls erfolglos: Hämorrhoidektomie.

Divertikulitis (s. Kap. 27.6.4)
70 % der Divertikuloseblutungen sistieren spontan, mit Rezidiven ist in 22 % der Fälle zu rechnen.

Versuch der endoskopischen Lokalisation und Unterspritzung des blutenden Divertikels, ggf. angiographische Darstellung. Häufig atypische Lokalisation im Colon ascendens! Bei anhaltender Blutung oder bei Blutungsrezidiv Resektion des blutenden Darmabschnitts (Cave: blinde Resektion: 65 % Rezidivblutungen).

Auch bei röntgenologischem Nachweis von Sigmadivertikeln muss die Blutungsquelle präoperativ lokalisiert werden, d.h. gesichert sein.

Angiodysplasie
Resektion des angiographisch nachgewiesenen blutenden Abschnitts (meist Colon ascendens und Zäkum).

Invagination (s. Kap. 53.8.2)
Versuch der Reposition durch Kolonkontrasteinlauf. Bei peranalen Blutabgängen ist allerdings meist bereits eine Darmresektion erforderlich.

Meckel-Divertikel (s. Kap. 53.8.3 und 26.4.1)
Resektion, da fast immer heterotope Magenschleimhaut mit einem Ulcus pepticum vorliegt.

Morbus Crohn (s. Kap. 26.8)
Resektion des betroffenen Darmabschnitts.

Colitis ulcerosa (s. Kap. 27.6.2)
Resektion (Proktokolektomie) und Ileumpouchanaler Anastomose, ggf. zweizeitig.

▪▪I Merken
- **9 von 10 GI-Blutungen sind oberhalb des Treitz-Bandes lokalisiert**
- **Gastrointestinale Blutung: immer rektal-digitale Untersuchung – Teerstuhl oder rotes Blut am Finger?**
- **Endoskopische Blutungsdiagnostik: Magenspülung über Sonde, orthograde Darmspülung**
- **Keine Notfallendoskopie ohne gleichzeitige Schockbehandlung (Volumenersatz!)**
- **Die Letalität einer Blutung steigt exponentiell mit der Anzahl der verbrauchten Blutkonserven.**
- **Taktik bei Ulkusblutung (EURO-Konzept): Endoskopieren, Unterspritzen, Rezidivgefahr abschätzen, falls hoch, operieren**
- **90 % der unteren GI-Blutungen sind im Dickdarm lokalisiert.**
- **Die häufigste untere GI-Blutung ist die Hämorrhoidalblutung. Aber: Bei jeder unteren GI-Blutung besteht bis zum Beweis des Gegenteils Karzinomverdacht (komplette Koloskopie!)**
- **GI-Blutung: Nur die (möglichst präoperativ) gesicherte Blutungsquelle macht die Operation erfolgreich**

33 Gallenblase und Gallenwege

33.1 Anatomie

Die intrahepatische **Gallengangsystem** geht am Leberhilus in Form der beiden Hauptgallengänge in das extrahepatische System über. Nach kurzer Wegstrecke (5–10 mm) verbinden sich beide im Ductus hepaticus communis. Ca. 3–4 cm unterhalb mündet die Gallenblase über den Ductus cysticus ein (Trigonum cystohepaticum = Calot-Dreieck). Distalwärts davon beginnt der Ductus choledochus. Die Einmündung des Ductus cysticus weist verschiedene Varianten auf (Abb. 33.1), deren Kenntnis wegen der chirurgischen Bedeutung bei der Cholezystektomie (s. u.) wichtig ist.

An der **Gallenblase** werden Fundus, Korpus und Hals unterschieden. Die Einmündung in den Choledochus kann Ventilfunktion haben (Heister-Klappe).

Der Ductus choledochus ist etwa 7 cm lang, 6–8 mm weit und verläuft in seinem distalen Anteil retroduodenal durch das Pankreasgewebe. Die Einmündung in das Duodenum erfolgt in 70 % der Fälle gemeinsam mit dem Ductus pancreaticus in der Papilla duodeni major (Papilla Vateri). Die

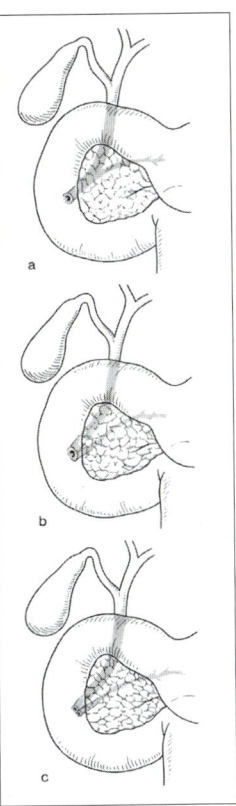

Abb. 33.2 a–c
Formen der Einmündung von Ductus pancreaticus und Ductus choledochus in das Duodenum:
a „common channel" (70 %)
b gemeinsame Papille (20 %)
c getrennte Papillen (10 %)

Einmündung ist durch einen Schließmuskel (M. sphincter Oddi) gegen duodenalen Rückstrom gesichert. In 30 % der Fälle münden Pankreas und Gallengang getrennt in das Duodenum, davon in 66 % als sog. V-Typ in Form einer ovalären Papille, in 33 % als zwei separate Öffnungen (Abb. 33.2).

Die **arterielle Versorgung** der Gallenblase erfolgt aus der A. cystica (Abb. 33.3), die sich im Regelfall aus der A. hepatica dextra speist. Auch sind Varianten möglich mit Abgang aus der A. hepatica communis, A. hepatica sinistra sowie Überkreuzung des Hauptgallengangs. Sie sind bei der Cholezystektomie in gleicher Weise zu berücksichtigen wie die Varianten des Zystikusverlaufs (s. o.).

Der **venöse Abfluss** erfolgt über die V. cystica (vorhanden bei 60 %) in den rechten Hauptast der Pfortader, den Plexus venosus ductus hepatici et choledochi (Zuckerkandl) und über kleine Venen des Gallenblasenbettes direkt ins Segment V der Leber („akzessorische Pfortadern", Metastasierungsweg des Gallenblasenkarzinoms!).

Topographisch-anatomisch liegt die Gallenblase an der Unterfläche des rechten Leberlappens in enger Nachbarschaft zum Lobus quadratus hepatis,

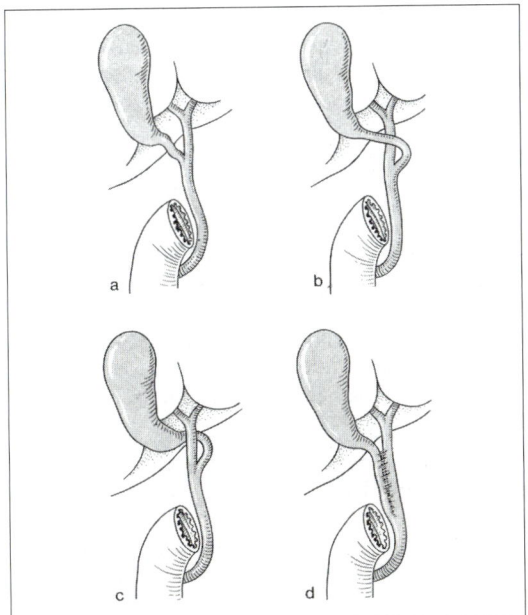

Abb. 33.1 a–d Formen der Einmündung des Ductus cysticus in den Ductus choledochus:
a Regelbefund (75 %)
b Medialabgang mit Überkreuzung des Ductus hepaticus
c Medialabgang mit Unterkreuzung des Ductus hepaticus
d langstreckige Verklebung

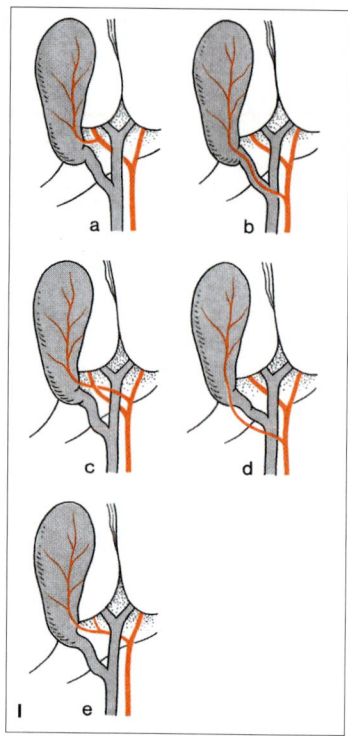

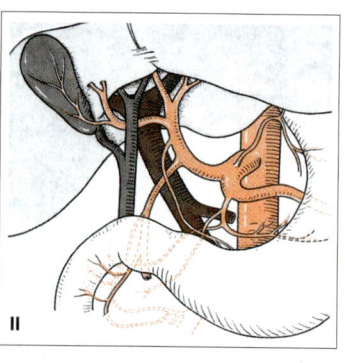

Abb. 33.3
I. Gefäßversorgung der Gallenblase über die A. cystica mit unterschiedlichen Abgangsformen. Ursprung aus der/dem
a A. hepatica dextra
b A. hepatica propria
c A. hepatica sinistra
d A. hepatica propria mit getrenntem Verlauf
e Hauptast der A. hepatica dextra
II. Gefäßversorgung der Leberpforte

zu der Pfortader, der Pars II des Duodenums sowie der rechten Kolonflexur. Die topographische Beziehung der Gallengänge im Bereich des distalen Choledochus zum Pankreas bedingt eine enge Interaktion von Erkrankungen beider Organe. Sie sind stets differenzialdiagnostisch voneinander abzugrenzen (s. u.).

33.2 Physiologie und Pathophysiologie

Die Leber produziert täglich 600–1500 ml Galle (pH 7,8–8,5). Lebergalle besteht aus 97 % Wasser, 1 % Gallensäure, 0,7 % Kalziumsalzen und je ca. 0,1 %

Gallenfarbstoffen (Bilirubin), Cholesterin, Phospholipiden u. a. m. In der Gallenblase erfolgt die Eindickung der Lebergalle auf 10–20 % durch Wasserentzug, es entsteht Blasengalle (pH 7,0–7,4).

Die Entleerung der Gallenblase geschieht durch Kontraktion der Gallenblasenmuskulatur bei gleichzeitig koordinierter Öffnung des M. sphincter Oddi. Auslösend wirken Nahrungsreize (Sahne, Fett, Röstprodukte, Alkohol) über eine Freisetzung von Cholezystokinin (CCK bzw. CZK).

Gallensäuren fördern die intestinalen Fettverdauung durch Emulsion und Mizellenbildung.

Gallenfarbstoffe sind Abbauprodukte des Hämoglobins und haben keine Verdauungsfunktion. Klinisch dienen sie als Indikator einer Störung im Leber-Gallen-System: So führt ein Anstieg der Gallenfarbstoffe (Bilirubin) im Blut durch Einlagerung ins Gewebe (Haut, Skleren) zur Gelbsucht (= **Ikterus**). Je nach Lokalisation und Ursache der Störung unterscheidet man:

- **prähepatischer Ikterus:** Überangebot an Gallenfarbstoffen (z. B. Hämolyse).
- **intrahepatischer Ikterus:** Stoffwechselstörung der Leber (z. B. Hepatitis).
- **posthepatischer Ikterus:** Abfluss-Störung in den extrahepatischen Gallenwegen (z. B. Tumor, Choledocholithiasis) mit Gallenstau (Cholestase).

Chirurgisch bedeutsam ist der **posthepatische Ikterus**, der auch als **mechanischer Ikterus** oder **Verschlussikterus** bezeichnet wird. Charakteristisch sind die Gelbfärbung von Haut und Skleren, der lehmfarbene, entfärbte (= acholische) Stuhl, der bierbraune Urin (heterotope Ausscheidung der Gallenfarbstoffe durch die Nieren) und ein Pruritus (Haut-Juckreiz durch Gallensäureeinlagerung). Durch das Fehlen der Gallensäuren im Darm ist die Fettverdauung gestört. Hieraus resultieren eine Steatorrhö (Fettstühle) und ein Mangel an fettlöslichen Vitaminen (A, D, E, K). Der Vitamin-K-Mangel bedingt eine Störung der Gerinnungsfunktion (Quick ↓).

> Posthepatischer Ikterus
> = Cholestase
> = Verschlussikterus
> = mechanischer Ikterus

Sämtliche Erkrankungen von Gallenblase und Gallenwegen (Beispiele s. Abb. 33.4) können zu einer Cholestase führen. Dies betrifft naturgemäß in erster Linie Veränderungen des Gallengangs. Krankheiten der Gallenblase sind meist primär anikterisch (ohne Ikterus), können aber sekundär (Stein-

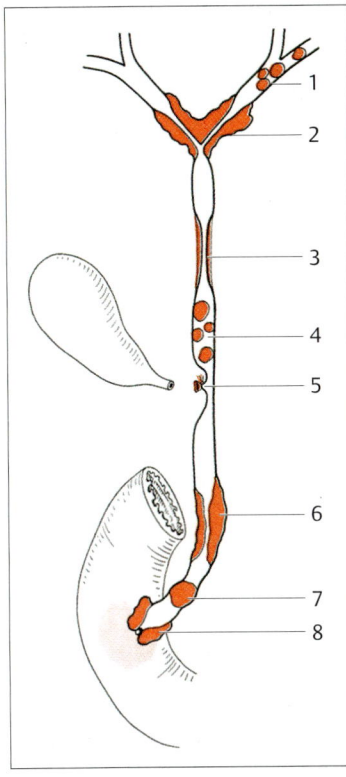

Abb. 33.4
Ursachen des mechanischen Ikterus:
1 Intrahepatische Steine
2 Tumoren der Leberpforte (Klatskin-Tumoren)
3 Sklerosierende Entzündung
4 Gallengangs-konkremente
5 Operationsfolgen („tending effect")
6 Gallengangs-tumoren
7 Präpapilläre Konkremente
8 Papillentumoren, Pankreaskopftumoren

33.3 Diagnostik

Klinische Untersuchung
Anamnese: Nahrungsunverträglichkeit (Kaffee, Spirituosen, Fett, Ei, Sahne), Schmerztyp und -lokalisation (Koliken, Ausstrahlung in die Schulter), Juckreiz, acholischer Stuhl, dunkler Urin, Fieber, Schüttelfrost, Begleiterkrankungen?
Inspektion: Hautfarbe, Skleren, Stuhl- und Urinfarbe, Kratzspuren der Haut, Aszites?
Palpation: Tastbare Gallenblase, (Courvoisier-Zeichen), schmerzhafte Gallenblase (Murphy-Zeichen), große Leber (Gallenstau), Abwehrspannung (lokale Entzündung)?
Labordiagnostik **(Tab. 33.1)**
Blut: Bilirubin direkt/indirekt, SGOT, SGPT, γ-GT, LDH, alkalische Phosphatase, Gerinnungsstatus, Serum-Fe und -Cu, Blutbild, BSG.
Urin: Bilirubin, Urobilinogen.

Sonographie
Die Sonographie ist das wichtigste Verfahren der Gallenwegsdiagnostik. Insbesondere die Diagnose der Cholelithiasis erfolgt in erster Linie sonographisch (s. Kap. 13).

> Sonographie: Stethoskop der Gallendiagnostik

Die Sonographie ermöglicht den Nachweis von Steinen (Schallschatten, **Abb. 33.5**), Cholestase (Dilatation der Gallengänge), einer Cholezystitis (perivesikales Ödem) eines Gallenblasenhydrops und erlaubt die Beurteilung der Gallenblasenkontraktilität bzw. des Leberparenchyms. Wegen fehlender Strahlenbelastung und einfacher Durchführung ohne Vorbereitung ist die Methode ausgezeichnet als Screening-Verfahren geeignet. Aufgrund von Luftüberlagerung ist der Nachweis einer Choledo-

wanderung, Cholangitis, Tumorkompression) ebenfalls zur Stase führen.

> Cholestase
> - acholischer Stuhl
> - bierbrauner Urin
> - Skleren- und Hautikterus
> - Hautjucken

Tabelle 33.1 Charakteristischer Laborstatus des Verschlussikterus

Laborchemische Untersuchungen	prähepatisch (Hämolyse)	intrahepatisch (Hepatitis)	posthepatisch (Verschlussikterus)
Bilirubin i. S.	↑–↑↑ (indirekt)	↑↑ (direkt/indirekt)	↑–↑↑↑ (direkt)
GOT	–	↑↑↑	↑
GPT	–	↑↑↑	↑
AP	–	↑	↑↑↑
γ-GT	–	↑	↑↑↑
Urobilinogen i. U.	↑↑	↑↑	–
Stuhl: Farbe	normal	hell/normal	hell

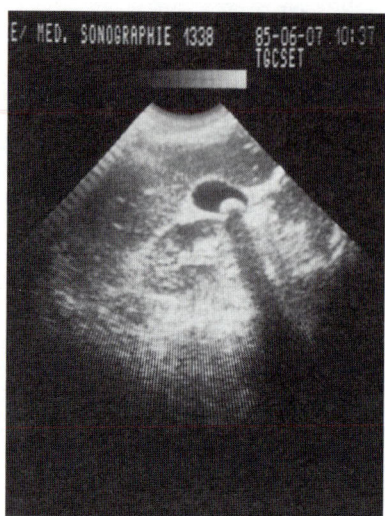

Abb. 33.5 Sonographie bei Solitärkonkrement der Gallenblase (1 cm Durchmesser) mit typischem dorsalem Schallschatten

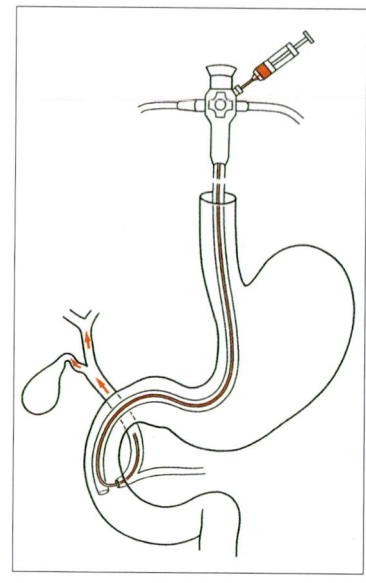

Abb. 33.6 Prinzip der endoskopisch retrograden Cholangio- und Pankreatikographie (ERCP)

cholithiasis schwierig, hier helfen jedoch indirekte Hinweise wie z. B. Dilatation des Ductus choledochus und intrahepatische Cholestase.

Röntgen-Abdomenübersicht
Nachweis kontrastgebender Konkremente (direkter Steinnachweis) sowie von Kalkeinlagerungen in der Gallenblasenwand („Porzellangallenblase").

Indirekte, intravenöse Cholangiographie
Kontrastierung der Gallenwege durch über die Leber ausgeschiedenes intravenös appliziertes Kontrastmittel (Cave: jodinduzierte Hyperthyreose).

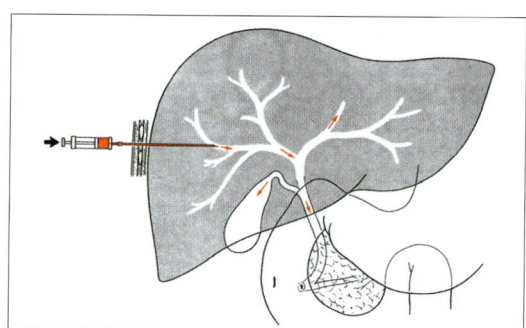

Abb. 33.7 Prinzip der perkutanen transhepatischen Cholangiographie (PTC)

Direkte Cholangiographie
Bei Bilirubin > 60 µmol/l färben sich die Gallenwege nicht ausreichend an und müssen daher retrogiad kanüliert oder transhepatisch punktiert werden.

ERCP (endoskopisch retrograde Cholangio-Pankreatikographie): Kontrastmitteldarstellung über duodenoskopisch in Galle- und Pankreasgang eingelegte Katheter (Abb. 33.6) (s. Kap. 11), Kombination mit Drainagemaßnahmen möglich: nasobiliäre Sonde, Steinextraktion, Pigtail-Stent, Wall-Stent, Dilatation. Nach wie vor Goldstandard der Gallenwegsdiagnostik.

PTC (perkutane transhepatische Cholangiographie): Direkte Punktion von außen (Abb. 33.7). Externe Ableitung als PTC-D = PTC-Drainage möglich.

Computertomographie
Beurteilung von Lage- und Formvarianten des Gallensystems sowie der benachbarten Organe. Bei gezielten Fragestellungen dreidimensionale Darstellung möglich.

Magnetresonanztomographie (MRT, NMR)
Die MRT ermöglicht die berührungsfreie Diagnostik der Gallenwege, insbesondere mit spezifischem Kontrastmittel (Gadolinium). Diese sog. MRCP ist eine gefahrlose Alternative zur ERCP (s. o.) mit häufig beeindruckender Bildqualität. Sie ist das Verfahren der Wahl, wenn eine ERCP aufgrund eines Roux-Y-Magens, Billroth-II-Magens oder einer schweren Begleitpankreatitis unmöglich ist.

Sequenzszintigraphie
Beurteilung der Galle-Exkretion (Parenchymfunktion) und des -Abflusses durch hepatobiliäre Sequenzszintigraphie mit HIDA (^{99m}Tc).

Laparoskopie (s. a. Kap. 12)
Inspektion der Leber, Leberpforte und Gallenwege (z. B. bei Metastasen, Tumorkompression).

33.4 Missbildungen

■ **Kongenitale Gallengangsatresie:** intra- und/oder extrahepatische Fehlanlage des Gallengangsystems (s. Kap. 53.4.7)
■ **Gallengangszysten:** idiopathische Aussackungen des Gallengangs (s. Kap. 53.4.7)
■ **Caroli-Syndrom:** angeborene intrahepatische Gallenwegstenosen mit segmentaler Erweiterung der intrahepatischen Gallenwege, vorgeschalteter Cholelithiasis und rezidivierenden Cholangitiden
■ **Gallenblasenagenesie oder -duplikatur:** Fehl- oder Doppelanlage der Gallenblase.
Klinik: Meist symptomlos, Fehldeutung beim Galle-Röntgen als Zystikusverschluss bzw. als Gallenblasenregenerat bei Doppelanlage und solitärer Cholezystektomie.
Therapie: Bei Agenesie keine Therapie erforderlich; bei Doppelanlage und Cholelithiasis vollständige Cholezystektomie.

33.5 Choleszystopathie

Das unscharf abgegrenzte Krankheitsbild kann aus Formvarianten, der sog. Stippchengallenblase und aus Gallenblasendyskinesien bestehen.
■ Formvarianten: durch Septenbildung oder Abknickung („phrygische Mütze") begründete Entleerungsstörung der Gallenblase
■ Stippchengallenblase: Einlagerung von Cholesterin und Lipoiden in die Gallenblasenwand
■ Dyskinesien: Abknickung des Ductus cysticus oder Spasmen des Sphinkter Oddi mit Behinderung der Gallenblasenentleerung.
Therapie: Streng, bei anhaltenden Beschwerden und Ausschluss anderer Ursachen Cholezystektomie. Bei korrekter Indikation Prognose gut.

33.6 Steinfreie Cholezystitis

Insgesamt sehr selten, unter 5 % aller Cholezystitiden. Spezifische Gallenblasenentzündung durch Typhus, Paratyphus oder Lamblien. Häufig postopera-

tiv und als Schockfolge mit Wandnekrose als hämorrhagische Cholezystitis.
Klinik: Schmerzen im rechten Oberbauch, Abwehrspannung, Fieber, Leukozytose. Bei Empyem Schüttelfrost und septischer Verlauf. Bei Perforation regionale oder diffuse Peritonitis. Chronische typhöse Cholezystitiden sind meist asymptomatisch und dennoch infektiös (der Patient ist Salmonellendauerausscheider).
Diagnose: Sonographie und klinisches Bild.
Therapie: Bei blandem Verlauf konservativ mit Bettruhe, Nahrungskarenz, Eisblase, Antibiotika und Antiphlogistika. Bei chronisch rezidivierenden Entzündungen oder Dauerausscheidern (Salmonellosen) Cholezystektomie. Bei Empyem, Schocknekrose oder Gallenblasenperforation Cholezystektomie und Drainage.
Prognose: Rezidivneigung, nach Cholezystektomie gut.

33.7 Gallensteinleiden

33.7.1 Cholezystolithiasis und Choledocholithiasis

Wichtigste Erkrankungsform des Gallensystems.

Steinbildung ist Ausdruck einer Störung im Lösungsgleichgewicht der festen Gallenbestandteile. Konzentrationszunahmen der Gallenfarbstoffe, des Cholesterins und des Kalziumkarbonats frödern die Neigung zur Steinbildung (= Lithogenität). Gallensäuren und Phospholipide im Überschuss senken die Lithogenität. Unverzichtbare Kofaktoren sind sog. „Nukleationsfaktoren", zumeist in der Gallenblase produzierte muzinöse Glykoproteine (inhibiting factors, promoting factors). Entsprechend dem jeweiligen Konzentrationsverhältnis bilden sich Steine durch Ausfällung von Cholesterin, Kalk oder Pigment in unterschiedlicher Mischung. 80 % der Gallensteine sind Cholesterin-Pigment-Kalksteine.

Ort der Steinbildung ist überwiegend die Gallenblase (**Cholezystolithiasis**, Abb. 33.8, 33.9), wahrscheinlich aufgrund spezifischer Wandveränderungen mit erhöhtem lithogenen Potenzial. Primäre Steinbildung in den Gallengängen ist selten und wird begünstigt durch Cholestase, Fadenreste, bakterielle Besiedlung und Epitheldefekte.

Die **Choledocholithiasis** entsteht meist sekundär durch Steinabgang aus der Gallenblase.

Zur Steinbildung disponieren Adipositas, weibliches Geschlecht, mehrfache Gravidität, Alter über 40 und erbliche Belastung. Auch Erkrankungen

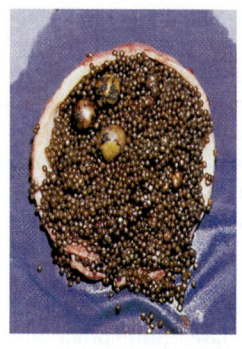

Abb. 33.8 Cholezystolithiasis mit multiplen kleinen Konkrementen bei abgelaufener Pankreatitis

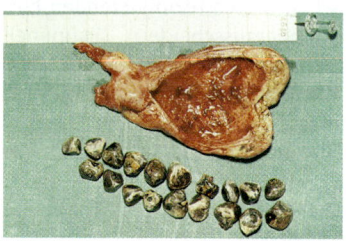

Abb. 33.9 Cholezystolithiasis mit Kombinationssteinen und chronischer Cholezystitis (s. Wandverdickung)

wie Diabetes mellitus (Gallenblasen-Entleerungsstörung durch Neuropathie), Kurzdarmsyndrom, Morbus Crohn (Gallensäureverlust) oder hämolytische Anämie (vermehrter Anfall von Bilirubin) können zur Cholelithiasis führen. Begünstigend wirkt fettreiche, hyperkalorische Ernährung.

> Risikofaktoren der Cholelithiasis:
> "fat – female – fertile – family – fifty"

Klinik: Ca. 70 % der Gallensteine sind symptomatisch stumm oder nur mit leichten dyspeptischen Beschwerden verbunden (asymptomatische Cholezystolithiasis). Mit der Entstehung einer symptomatischen Cholelithiasis ist bei 2–6 % der Patienten pro Jahr zu rechnen. Einmal Beschwerden verursachende Gallensteine bleiben fast stets symptomatisch. Jenseits des 40. Lebensjahres sind 32 % der Frauen und 16 % der Männer Gallensteinträger. Nur etwa jedem 3. ist seine Krankheit bekannt. In annähernd 100 % liegt eine Cholezystolithiasis, in 10 % eine zusätzliche Choledocholithiasis vor.
Diagnostik: Nachweis der Cholezystolithiasis sonographisch, unter Einschluss der Darstellung der Gallenwege. Gastroduodenoskopie zum Ausschluss anderer Oberbaucherkrankungen. Bei Verdacht auf Choledocholithiasis ERCP, ggf. mit endoskopischer Papillotomie (EPT) und Steinextraktion (s. u.).
Differenzialdiagnose: Gastritis, Ulkus, chronische Pankreatitis, Refluxösophagitis, Hepatitis, irritables Kolon.

Therapie: Eine symptomatische Cholezystolithiasis (knapp 10 % der Patienten) erfordert die Cholezystektomie. Diese erfolgt heute in der Regel laparoskopisch (s. Kap. 12), nur in Ausnahmefällen konventionell über eine Laparotomie (z. B. bei ausgedehnten Verwachsungen nach Voroperationen). Gallengangssteine werden mittels EPT endoskopisch entfernt, bei jungen Patienten (< 45 Jahre) über eine Choledochotomie mit Choledochusrevision, um die Papille zu erhalten. Bei einer Morbidität < 1 % ist die Cholezystektomie ein sicheres Verfahren mit einem minimalen Risiko der Rezidivsteinbildung.

Asymptomatische Cholezystolithiasis-Patienten bedürfen keiner Behandlung. In Einzelfällen gilt dennoch eine Operationsindikation zur Vermeidung von Komplikationen:

- multiple Steine mit rezidivierender Pankreatitis
- große Solitärsteine (Gefahr der Wandnekrose)
- chronische Cholezystitis bei scharfkantigen Kalksteinen (Abb. 33.10)
- geplante Organtransplatation mit Immunsuppression (postoperative, septische Komplikationen)
- Zystikusverschluss-Stein
- Diabetes mellitus (Entzündungsneigung).

Alle anderen Formen der asymptomatischen Cholezystolithiasis sollten beobachtet, aber nicht behandelt werden.

Die **Cholezystektomie** ist die logische Konsequenz aus der Tatsache, dass nicht die Steine, sonder die steinbildende Gallenblase pathologisch ist. So hat die alleinige Entfernung der Steine bei belassener Gallenblase eine fast 100 %ige Rezidivquote, abgesehen von der septischen Gefährdung durch Cholezystotomie. Die Entfernung der Gallenblase führt zu einem normalen Funktions- und Ernährungsverhalten. Eine kranke Gallenblase nimmt ohnehin kaum noch Speicherfunktionen wahr.

Angesichts des Siegeszuges der laparoskopischen Cholezystektomie sind **nichtoperative Alternativverfahren** heute nur noch selten indiziert, so bei hohem Operationsrisiko, geringer Steinmasse und bei im Wesentlichen kalkfreien Gallensteinen:

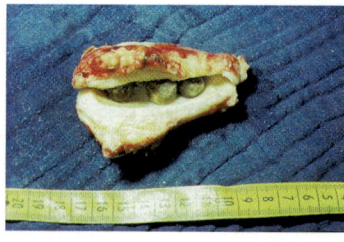

Abb. 33.10 Chronische Cholezystitis mit Porzellangallenblase

■ *Orale Lyse* mit Chenodeoxycholsäure und Ursode-oxycholsäure: Nicht verkalkte Steine < 1,5 cm, Gallenblase zu > 50 % gefüllt, kontraktionsfähige Gallenblase → nach 2 Jahren 50–60 % steinfrei, ca. 40 % Rezidivsteine nach 4 Jahren

■ *Stoßwellenlithotripsie:* 1–3 Röntgen-negative Steine, alle Steine zusammen oder Solitärstein < 3 cm, funktionstüchtige Gallenblase → innerhalb 1 Jahres Steinfreiheit bei 40–80 %, Entwicklung von Rezidivsteinen bei 30–40 %.

Nachteil der Alternativverfahren: Da die Gallenblase als pathogenetische Ursache der Steinbildung in situ verbleibt, sind alle diese Verfahren mit einer hohen Rezidivrate bzw. einer lebenslangen medikamentösen Therapie verbunden.

33.7.2 Kompliationen der Cholezystolithiasis

Pro Jahr werden zwischen 2 und 6 % der symptomatischen Gallensteinträger wegen Komplikationen des Gallensteinleidens (Tab. 33.2, Abb. 33.11) behandlungspflichtig.

> Der symptomatische Gallenstein von heute setzt die Komplikation von morgen! D. h. definitive Therapie heute!

Typische Komplikationen sind:

Tabelle 33.2 Folgen der Cholezystolithiasis

Steinwanderung:
Durch Steinbewegung sind möglich: ■ Gallenkoliken ■ Hydrops ■ Empyem ■ Choledocholithiasis ■ Verschlussikterus ■ Cholangitis ■ Pankreatitis
Chronische Wandirritation:
Hierdurch sind möglich: ■ rezidivierende Cholezystitis ■ Gallenblasenkarzinom (nicht gesichert)
Wandnekrose:
Ein Wandschaden kann führen zu: ■ Perforation mit galliger Peritonitis ■ Steinpenetration ins Intestinum mit Gallensteinileus ■ Steinpenetration in den Gallengang (bei Mirizzi-Syndrom)

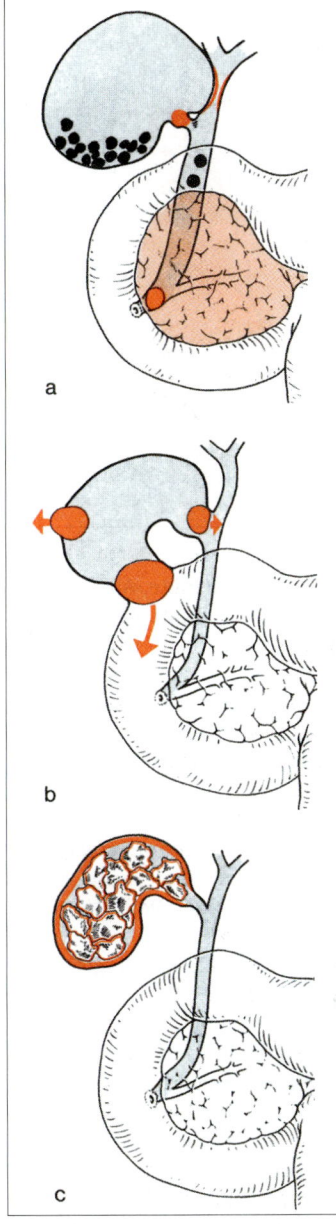

Abb. 33.11 a–c Komplikationen des Gallensteinleidens:
a Steinpassage mit Zystikusverschluss, Mirizzi-Syndrom (Gallengangskompression durch Gallenblasenhydrops) oder Verschlussikterus mit Begleitpankreatitis
b Steinperforation mit galliger Peritonitis, Gallensteinileus, cholezystoduodenaler Fistel oder Choledocholithiasis
c Chronische Cholezystitis als pathogenetische Ursache der Lithiasis (s. o.)

Gallenkoliken

Schmerzhafte Gallenblasenkontraktion mit Steinwanderung bzw. Einklemmung; bei ca. 30 % der Steinträger.

Klinik: Starke, sich anfallsartig steigernde Schmerzen im rechten Oberbauch mit Ausstrahlung in die rechte Schulter. Übelkeit, Schweißausbruch, Erbrechen und gelegentlich Schock. Periodische Attacken von 4–6 Std. Dauer. Auslösung meist durch

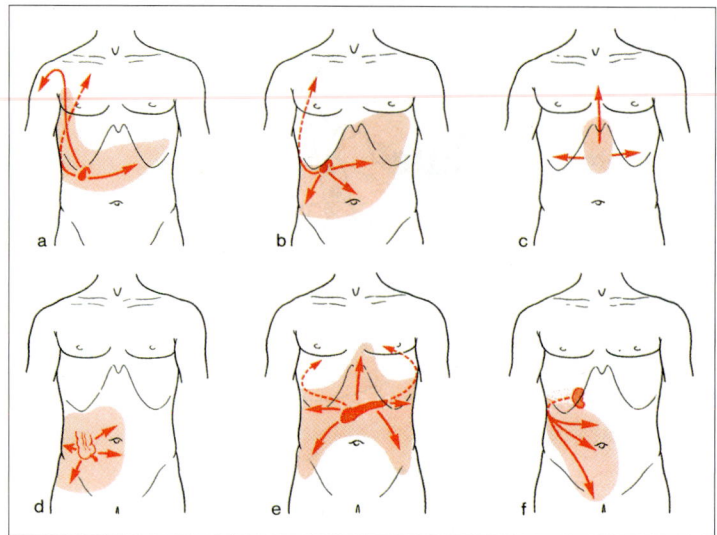

Abb. 33.12 a–f
Differenzialdiagnose der Bauchschmerzen (Unterschiede der Schmerzlokalisation und -ausstrahlung):
a Gallenkolik
b Cholezystitis
c Gastroduodenalulkus
d Appendizitis
e Pankreatitis
f Nierenkolik

Diätfehler (Kaffee, Fett, Röstprodukte, Alkohol). Bei Untersuchung Druckschmerz und Abwehrspannung im rechten Oberbauch, kein Ikterus, kein oder nur leichtes Fieber.
Differenzialdiagnose: Ulkuspenetration oder -perforation, akutes Ulcus duodeni, Nierenkolik, Myokardinfarkt, Stenokardie, Pankreatitis, Appendizitis, Darmtenesmen (Abb. 33.12).
Therapie: Bettruhe, feuchte Wärme, Nahrungskarenz, Analgetika (Novalgin®), Spasmolytika (Buscopan®, Baralgin®). Keine Morphinderivate wegen möglicher Spasmen des Sphinkter Oddi. Im Intervall Cholezystektomie.
Prognose: Ohne Cholezystektomie Rezidivgefahr.

Gallenblasenhydrops

Zystikusverschluss mit allmählicher Vergrößerung der Gallenblase durch Sekretionsdruck. Chronische Folgen sind narbige Veränderungen der Wand mit Kalkeinlagerungen (Porzellangallenblase) und Rückresorption der Gallenpigmente („weiße Galle"). Bei chronischem Hydrops kommt es zur Kompression des Ductus hepaticus mit gelegentlichem mechanischen Ikterus, was als **Mirizzi-Syndrom** bezeichnet wird.
Klinik: Tastbarer, gering druckschmerzhafter prallelastischer Tumor unter dem rechten Rippenbogen. Röntgenologisch negatives Cholezystogramm.
Diagnostik: Sonographie; Hydrops mit Wandverdickung.
Therapie: Cholezystektomie.

Prognose: Nach Cholezystektomie gut, bei chronischer Porzellangallenblase erhöhte Karzinominzidenz.

Cholezystitis

Entzündungsreaktion der steinhaltigen Gallenblase.
Klinik: Je nach Ausmaß der Entzündung lassen sich klinisch und sonographisch (s. Kap. 13) verschiedene Formen unterscheiden:
- **blande Cholezystitis:** leichte Abwehrspannung, Fieber, mäßige Leukozytose.
- **phlegmonöse oder gangränöse Cholezystitis:** ausgedehnte Umgebungsreaktion mit deutlicher Pericholezystitis. Starker Oberbauchschmerz, Abwehrspannung, peritoneale Reizung, Leukozytose bis 15 000/µl.
- **Gallenblasenempyem:** Oberbauchperitonitis mit septischem Schock. Schüttelfrost, meist extreme Leukozytose (über 20 000/µl), schwerkranker Patient.
Therapie:
- Die **blande Cholezystitis** wird innerhalb der ersten 72 Std. mit gleich gutem Ergebnis operiert oder konservativ therapiert. Danach ist wegen der dann vorliegenden entzündlichen Umgebungsreaktion und Verklebungen das Operationsrisiko höher als das der konservativen Therapie. Unter Bettruhe, Diät, Antiphlogistika, Spasmolytika, Eisbeutel und Antibiotika lässt sich in der Regel ein symptomfreies Intervall erreichen (cave: Empyem!). Nach 6–9 Wochen (Normalisierung der Entzündungszeichen) soll die sog. Intervallcholezystektomie durchgeführt werden.

- bei **phlegmonöser** und vor allem **gangränöser Cholezystitis** absolute Indikation zur Cholezystektomie und Drainage
- beim **Gallenblasenempyem** nach der chirurgischen Grundregel „ubi pus ibi evacua" sofortige Cholezystektomie und Drainage des Eiterherdes.

> Blande Cholezystitis: konservative Therapie oder Frühoperation (bis 72 Std.)
> Gangränöse Cholezystitis und Gallenblasenempyem: Sofortoperation!

Prognose: Die Intervallcholezystektomie hat ein Letalitätsrisiko von < 0,5 %, das Empyem von 15 %.

Gallenblasenperforation
Endstadium einer chronisch rezidivierenden Cholezystitis, eines Steindekubitus oder der Schocknekrose.
Klinik: Peritonitis mit diffuser Abwehrspannung und septischem Verlauf, häufig symptomfreies Intervall (8–12 Std.) zwischen akutem Perforationsschmerz und Beginn einer generalisierten Peritonitis.
Therapie: Cholezystektomie, Drainage, Spülung des Bauchraums (s. Kap. 28).
Prognose: 30–40 % Letalität durch bakterielle Kontamination des Gallensystems.

Choledocholithiasis
Ursache: Bei Cholezystolithiasis Steinwanderung, nach Cholezystektomie Relikte oder Neubildung von Steinen (Abb. 33.13, 33.14).
Klinik: Ca. 30 % asymptomatisch. In 70 % resultiert durch Steineinklemmung (präpapillär, Zystikuseinmündung) eine Abflussbehinderung mit Cholestase. Bei präpapillärer Einklemmung Begleitpankreatitis (Abb. 33.15).
Therapie: Das Vorgehen richtet sich nach Vorerkrankungen und Lebensalter, wobei sich die Altersgrenzen für die EPT und Steinextraktion allmählich zu immer jüngerem Alter verschieben. Der Grund für die Altersabhängigkeit der Indikation liegt darin begründet, dass zurzeit noch keine ausreichenden, d. h. jahrzehntelangen Erfahrungen mit der EPT vorliegen, um sie auch jüngeren Menschen risikolos anbieten zu können. Häufig gelingt es auch, durch endoskopische Dehnung Steine aus dem Choledochus ohne Sphinkterzerstörung zu entfernen. Auch wenn zurzeit nichts darauf hindeutet, dass durch die EPT ein definitives Langzeitrisiko besteht, sind wir mit der Indikationsstellung bei Choledocholithiasis vorsichtig:

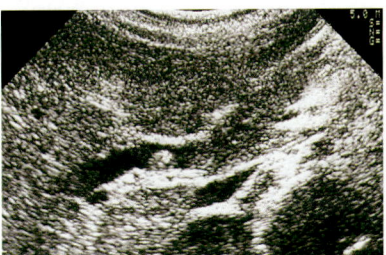

Abb. 33.13 Sonographie bei Choledocholithiasis und Steinpassage

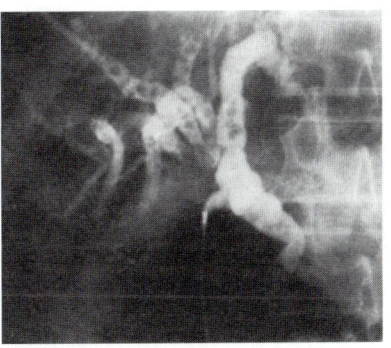

Abb. 33.14 Intrahepatische Cholangiographie: Choledocho- und Cholangiolithiasis

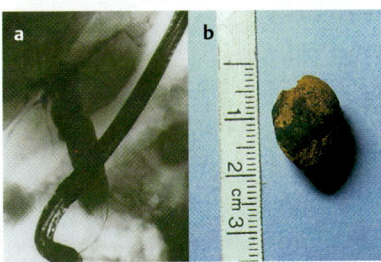

Abb. 33.15 a,b Präpapilläres Konkrement:
a ERCP mit ausgefahrenem Dormia-Körbchen zur Extraktion des Konkrements
b Entferntes Konkrement

1. Patient unter 35 Jahren: laparoskopische Cholezystektomie und Choledochotomie zur Erhaltung des papillären Sphinkters
2. Patienten über 35 Jahren mit kleinem Stein (Durchmesser unter 1,5 cm): EPT und Steinextraktion, 1 Woche später Cholezystektomie (nach Rückbildung einer evtl. Pankreatitis ggf. laparoskopisch). Alternative: Ultraschallgesteuerte Lithotripsie und transpapilläre endoskopische Entfernung der Fragmente mit Dormia-Körbchen.
3. Patienten über 35 Jahren mit großem Stein: endoskopische Steinzertrümmerung oder Lithotripsie,

falls dies misslingt und eine lokale Steinauflösung nicht möglich ist, Cholezystektomie und Choledochotomie

4. Patienten mit Verschlussikterus: sog. Splitting, d. h. zuerst EPT und Steinextraktion, in zweiter Sitzung Cholezystektomie

5. Zustand nach Cholezystektomie: EPT, falls dies erfolglos, Choledochotomie.

Prognose: Operationsletalität je nach Alter.

Gallensteinileus

Ursache: Steinwanderung durch spontane cholezystointestinale (-duodenale) Fistel. Intermittierender Obstruktionsileus (Anteil am mechanischen Ileus: 2–4%) durch Lumenverlegung des Darmes, meist Ileum (Abb. 33.16).

Klinik: Intermittierender je nach Steingröße kompletter oder inkompletter Ileus.

Diagnostik: Röntgen-Abdomenübersicht: Bei 30–40% klassische Kombination aus Luft in den Gallenwegen (Aerobilie) und Ileusbild (Abb. 33.17).

Therapie: Operation, Dünndarmeröffnung und Steinentfernung; nur bei gutem AZ gleichzeitig Sanierung der Gallenwege, sonst später.

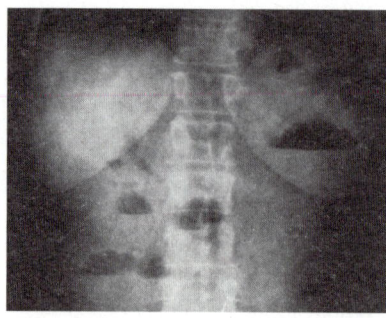

Abb. 33.17 Gallensteinileus: Röntgenbild mit Ileuszeichen und Luft in den Gallenwegen

Prognose: Hohe Letalität (13–38%), da die Erkrankung häufig verkannt wird und vor allem ältere Patienten betroffen sind.

> **Gallensteinileus:**
> **Ileus mit Luft in den Gallenwegen**

Cholangitis

Ursache: Aszendierende Infektion bei Abflusshindernis (Stein, Stenose, Blindsack). Eine Sonderform ist die idiopathische primär-sklerosierende Cholangitis, die mit extra- oder intrahepatischen Strikturen einhergeht (Abb. 33.18).

Klinik: Intermittierender Ikterus, Fieberschübe, körperliche Schwäche. Bei idiopathischer Form progredienter Verlauf mit zunehmenden ikterischen Schüben.

Therapie: Beseitigung des Abflusshindernisses. Im Rahmen der diagnostischen Abklärung naso-biliäre

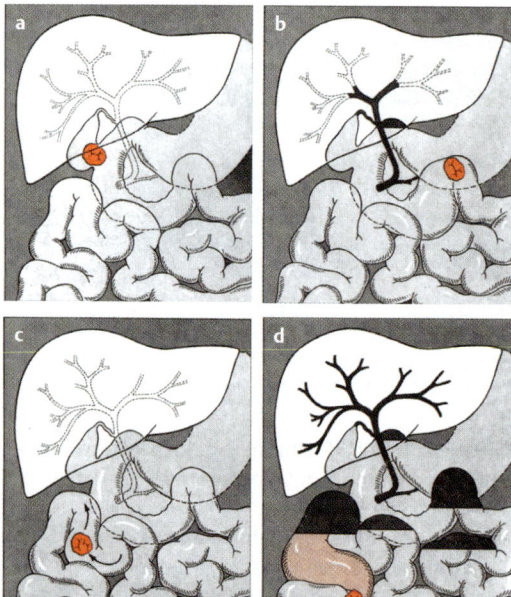

Abb. 33.16 a–d Entstehungsmechanismus des Gallensteinileus:

a Spontane Cholezystoduodenostomie
b Intermittierender Passagestopp
c Weitertransport des Konkrements
d Ileus durch irreversiblen Passagestopp

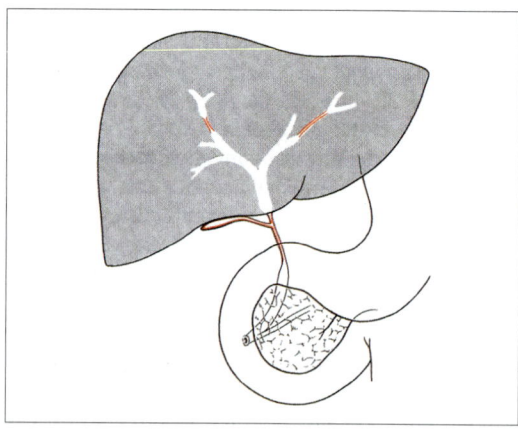

Abb. 33.18 Primär-sklerosierende Cholangitis mit intra- und extrahepatischer Manifestation

Sonde oder PTC-D (s. Abb. 33.7). Anschließend Entfernung von Konkrementen bei Choledocholithiasis. Biliodigestive Anastomose (s. Kap. 33.9.4) bei Tumoren oder langstreckigen Stenosen, Pigtail-Katheter oder Wall-Stent-Implantation zur internen Drainage, in Einzelfällen Ballondilatation ausreichend (meist in Kombination mit selbst-expandierenden Stents, da sonst sehr hohe Rezidivrate!). Bei primär-sklerosierender Cholangitis mit extrahepatischer Stenose biliodigestive Anastomose; bei progredienten und multiplen intrahepatischen Stenosen ist eine Lebertransplantation zu erwägen.
Prognose: Bei chronischer Form Übergang in biliäre Zirrhose, bei primär-sklerosierender Form therapeutisch kaum beeinflussbarer, progressiver Verlauf.

Gallengangsstriktur

Ursache: Wandschäden (Steindekubitus, intraoperative Läsion), Einengung bei Unterbindung des Zystikus nach Cholezystektomie („tending effect"), Häufigkeit 0,2 %. Nahtraffung bei Magenresektion (Billroth I 0,6 %) oder idiopathisch bei primär-sklerosierender Cholangitis (Abb. 33.19).
Klinik: Intermittierende Schübe von Ikterus und Cholangitis, Dyspepsie, Schüttelfröste, häufig larvierter Verlauf mit progredienter Gewichtsabnahme. Die chronische Cholestase mit Begleitcholangitis ist der Wegbereiter der biliären Zirrhose.
Therapie: Resektion und plastische Erweiterung oder Reanastomosierung. Bei großem Defekt biliodigestive Anastomose.
Prognose: Gut bei erfolgreicher Beseitigung des Hindernisses, sonst Gefahr der biliären Zirrhose.

Gallengangsstriktur: Häufig iatrogen, d. h. Komplikation der Voroperation

Papillenstenose

Stenosierung im Bereich des Sphinkterapparates der Papilla Vateri durch Entzündung. Narbe oder Neoplasmen.
Klinik: Koliken, Dyspepsie, Ikterus.
Diagnostik und Therapie: Bei eindeutigem ERCP-Befund mit prästenotischer Dilatation EPT (s. Kap. 11).

Zumindest theoretisch Langzeitgefahr der aszendierenden Cholangitis. Allerdings ist bei guten Abflussverhältnissen das Risiko wahrscheinlich gering. Intracholedochal entstehende Bilirubidiat- und Cholesterinsteine (ca. 10 %) sind der endoskopischen Therapie gut zugänglich.

33.8 Tumoren

33.8.1 Gutartige Tumoren

Benigne Tumoren des Gallengangs sind selten. Es finden sich Adenome, Papillome sowie mesenchymale Neubildungen.
Klinik: Meist Zufallsbefund, Fehldeutung als röntgennegativer Stein, selten Ikterus.
Therapie: Exzision.

33.8.2 Gallenblasenkarzinom (Abb. 33.20)

Am häufigsten bei Steinträgern (Cholezystolithiasis 80–90 %) und Frauen, meist im Gallenblasenfundus gelegen. Erhöhte Inzidenz bei Porzellangallenbase.

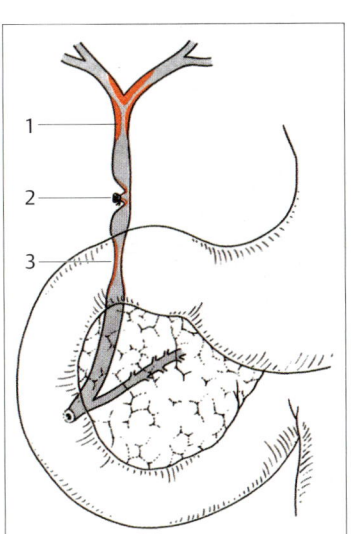

Abb. 33.19
Ursachen der Gallengangsstriktur:
1 Sklerosierende Cholangitis
2 Operationsfolge („tending effect")
3 Steindekubitus bei Choledocholithiasis

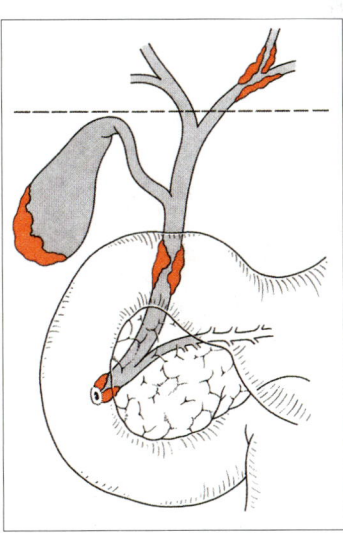

Abb. 33.20
Manifestationsformen des Karzinoms der ableitenden Gallenwege

Klinik: Selten Koliken, Symptome meist erst bei Metastasierung und durch Ikterus bei Ummauerung des Gallengangs. Diagnosestellung daher in der Regel erst bei fortgeschrittenen Stadien.

Therapie: Konventionelle Cholezystektomie mit Entfernung einer 3–4 cm breiten, an das Gallenblasenbett angrenzenden Lebergewebszone. Alternativ Resektion der Segmente IV und V (s. Kap. 34). Operation ist häufig nicht radikal. Eine Ausweitung der Operation führt in der Regel nicht zu einer Prognoseverbesserung.

Prognose: Insgesamt schlecht.

33.8.3 Gallengangskarzinom

Klassifikation nach Lokalisation (Abb. 33.21)
- unteres Drittel = retroduodenaler Abschnitt
- mittleres Drittel = Hauptteil des D. choledochus
- oberes Drittel = Anteil kranial des D. cysticus mit Hepatikus-Gabel. Tumoren in diesem Breich, Klatskin-Tumoren, werden nach Bismuth-Corlette klassifiziert (Abb. 33.21).

Typ I: proximale Hepatikusstenose, ohne Beteiligung der Hepatikusgabel

Typ II: Obstruktion beider Ductus hepatici ohne Beteiligung von Segmentgallengängen

Typ III: Obstruktion beider Ductus hepatici mit Beteiligung von Segmentgallengängen in einem Leberlappen

Typ IV: Obstruktion beider Ductus hepatici mit Beteiligung von Segmentgallengängen in beiden Leberlappen.

Klinik: Plötzlich auftretender, schmerzloser Verschlussikterus mit tastbar vergrößerter Gallenblase (Courvoisier-Zeichen) bei fehlender Gallensteinanamnese.

Therapie: Resektion, biliodigestive Anastomose. Ggf. Lebertransplantation. Bei fehlender Resektabilität palliative Gallendrainage nach innen oder außen (s. u.). Papillenkarzinome werden im hohen Alter lokal exzidiert, sonst durch Pankreaskopfresektion (Whipple-Operation, s. Kap. 37) radikal operiert.

> Schmerzloser Ikterus + Courvoisier-Zeichen → Karzinom (distaler Gallengang, Papille oder Pankreaskopf)?

33.9 Operationsverfahren

33.9.1 Konventionelle Cholezystektomie (Abb. 33.22)

Heute in weniger als 10 % das Verfahren der Wahl bei Cholezystolithiasis. Die meisten Gallenblasen werden laparoskopisch reseziert.

Die alleinige Steinextraktion nach Gallenblasenöffnung ist nicht ausreichend, da das lithogene Potenzial der Gallenblasenwand bestehen bleibt und sich zusätzlich Steine an der Narbe bilden würden. Überdies wäre das Infektionsrisiko zu hoch, da über 60 % der steinhaltigen Gallenblasen keimbesiedelt sind. Aus diesem Grunde wird die gesamte Gallenblase entfernt, ohne negative Folgen, da die steinhaltige Gallenblase in aller Regel funktionslos, d. h. zu einer bedarfsgerechten Kontraktion nicht mehr in der Lage ist.

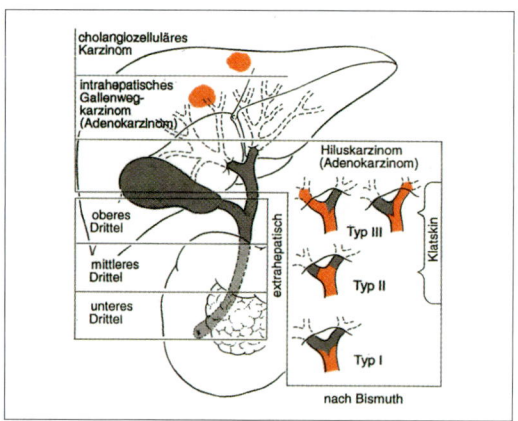

Abb. 33.21 Einteilung der Gallenwegskarzinome (nach Klatskin 1965)

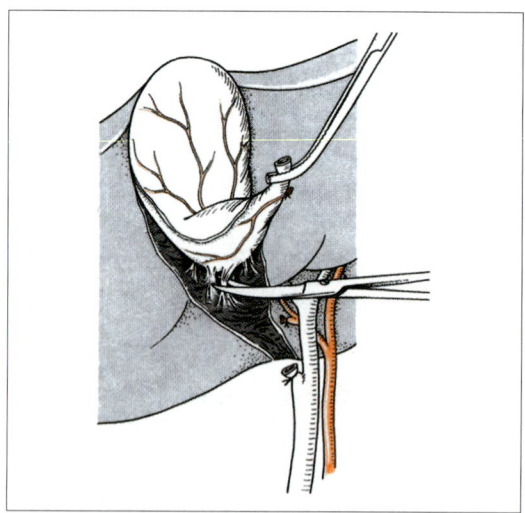

Abb. 33.22 Retrograde Auslösung der Gallenblase bei Cholezystektomie

Zugang: Oberbauchquerschnitt rechts, Rippenbogenrandschnitt rechts, selten Mittel- oder Pararektalschnitt.

Operation: Darstellung des Gallenblasenhilus und des Calot-Dreiecks, Unterbindung der A. cystica. Bei V. a. Choledocholithiasis Einbringung einer Kanüle in den Ductus cysticus und Cholangiographie. Danach Durchtrennung des Ductus cysticus und Unterbindung sowie retrogrades (zystikofundales) Auslösen der Gallenblase aus dem Leberbett. Falls dies nicht gelingt, anterogrades Vorgehen vom Fundus zum Hilus.

Intraoperative Diagnostik:

■ **Intraoperative Cholangiographie:** Bei V. a. Choledocholithiasis im Rahmen der Cholezystektomie zur Beurteilung der Gallengänge und der Abflussverhältnisse. Auch laparoskopisch mit geringem technischen Aufwand möglich. Bei 0,3–6 % der Patienten ist mit einer asymptomatischen Choledocholithiasis zu rechnen.

> Bei V. a. Choledocholithiasis präoperative ERCP oder intraoperative Cholangiographie

■ Für die Radiomanometrie über die liegende Cholangiographiekanüle oder die Choledochoskopie besteht heute nur noch selten eine Indikation.

Risiken: Verletzung der A. hepatica, der V. portae oder des Gallengangs mit Gallefistel oder Gallengangsstriktur. Letalität altersabhängig 0,1–2 %.

> Größter Fehler: Falsche Hast und schlechte Übersicht
> Der erste Eingriff an der Gallenblase sollte auch der letzte sein!

33.9.2 Laparoskopische Cholezystektomie (s. Kap. 12)

Sie ist heute das Verfahren der ersten Wahl in der Behandlung der Steingallenblase und bezüglich der Behandlungsdauer, der Morbidität und der Spätfolgen allen anderen Verfahren eindeutig überlegen. Das an sich schon kosmetisch belastungsarme Verfahren wird durch die sog. minilaparoskopische Cholezystektomie noch weiter verbessert, bei der durch 3-mm-Trokare manipuliert und durch einen 10-mm-Trokar die Kamera eingebracht und das Organ geborgen wird. Die Narben sind später kaum noch auszumachen. Das Verfahren eignet sich vor allem für schlanke Patienten ohne Cholezystitis. Dennoch gilt, dass sich die laparoskopische

Cholezystektomie nur im Zugangstrauma von der konventionellen Cholezystektomie unterscheidet. Die Video-assistierte laparoskopische Versorgung des Ductus cysticus, der A. cystica und des Gallenblasenbettes entspricht der der offenen Vorgehensweise mit allen Risiken und Komplikationsmöglichkeiten. Erst nach einer entsprechenden Lernkurve (über 50 eigenhändig durchgeführte Eingriffe) wird der Verzicht auf Dreidimensionalität, Tastgefühl und direkte Zugriffsmöglichkeiten ausgeglichen und durch den Vorteil des geringeren Traumas, der besseren Kosmetik und der schnelleren Funktionswiederherstellung aufgewogen. Bei fehlender Übersicht (Voroperation, Blutung) ist das „Umsteigen" zur konventionellen Laparotomie nicht ehrenrührig, sondern obligates Zeichen der Sorgfalt (ca. 5–10 %).

> Laparoskopische Cholezystektomie: Umsteigen nicht blamabel

33.9.3 Choledochotomie (Abb. 33.23)

Eröffnung des Gallengangs zur Steinentfernung, Papillensondierung, Biopsie oder Druckmessung. Erfolgt bei Patienten < 35 Jahren zur Vermeidung einer Papillotomie.

Zugang: wie bei Cholezystektomie.

Operation: Darstellung des Gallengangs unterhalb der Zystikuseinmündung, Eröffnung des Ductus choledochus zwischen Haltefäden (cave: Durchblutung! Marginalarterien aus der A. pancreaticoduodenalis schonen!). Entfernung der Steine mit Steinfasszange, Fogarty-Katheter oder Löffel. Inspektion des Gallenganges mit Choledochoskop auf weitere Konkremente. Sondierung der Papille mit Hegar-Sonden. Radiomanometrie (s. o.).

■ Bei erhöhten Druckwerten oder Abfluss-Störung: T-Drainage. Sie dient der Druckentlastung im Gal-

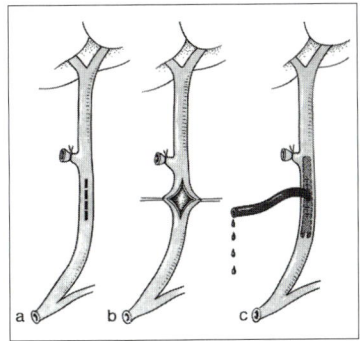

Abb. 33.23 a–c Choledochotomie mit T-Drainage: **a** Inzision **b** Eröffnung **c** Naht mit Einlage eines T-Drains

lengang nach Nahtverschluss. Zur Förderung eines Granulationskanals Belassung des T-Drains über 8–12 Tage, nach Röntgendarstellung gefahrlose Entfernung möglich. Bei Residualsteinen können diese ggf. über den T-Darin entfernt werden (Manöver nach Burkenne).

■ Bei normalen Druckwerten direkter Nahtverschluss mit resorbierbarem Nahtmaterial, Zieldrain.
Risiken: Verletzung der A. hepatica, V. portae, Gallefistel, Gallengangsstriktur.

33.9.4 Biliodigestive Anastomose

Operative Herstellung einer Verbindung zwischen Gallengang und Intestinum. Die technisch einfache **Choledochoduodenostomie** wird wegen der Gefahr einer aszendierenden Cholangitis heute nur noch selten angewandt. Das Verfahren der Wahl ist die **Choledocho-** bzw. **Hepatikojejunostomie** mit Hilfe einer Roux-Y-Anastomose.
Zugang: Rippenbogenrandschnitt rechts, Transrektal- oder Mittelschnitt.

> Roux-Y-Hepatikojejunostomie:
> Beste Form der biliodigestiven Anastomose

Operation: Aufsuchen eines prästenotischen, weitlumigen Gallengänteils. Bei ausgedehntem Verschluss oder starker Vernarbung der extrahepatischen Gallengänge wird die Präparation in der Leberpforte im Bereich eines Leberlappens erforderlich. Nahtvereinigung des Gallengangs mit einer in Roux-Y-Technik ausgeschalteten Jejunumschlinge **(Abb. 33.24)**.

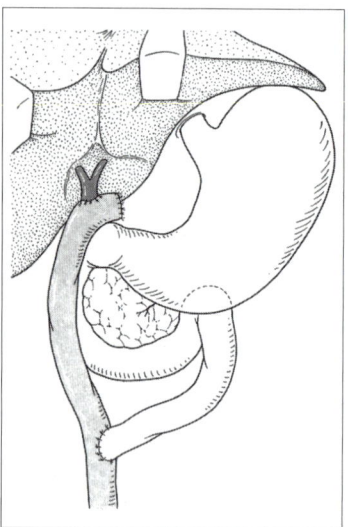

Abb. 33.24
Hepatikojejunostomie mit Roux-Y-Anastomose

Risiken: Verletzung der A. hepatica, Pfortader, Gallefistel, Nahtbruch, chronische Cholangitis und vor allem Entwicklung einer Anastomosenstenose (10–37%). Langfristig entwickeln > 60% der Patienten Beschwerden, 20–40% müssen erneut operiert werden.

33.9.5 Palliative Gallenwegsdrainage

Sie dient der Ableitung der gestauten intrahepatischen Galle bei nichtresektablen extrahepatischen Stenosen. Die Drainage kann nach außen über einen perkutanen transhepatischen Katheter, nach innen über eine Hepatikojejunostomie oder über einen transtumoral eingeführten Katheter erfolgen **(Abb. 33.25)**. Die transtumorale Sondierung der Stenose geschieht endoskopisch (s. Kap. 11) durch „Pigtail"- oder Wall-Stent-Einlage, radiologisch transhepatisch oder chirurgisch mit einem „Pigtail"-Katheter **(Abb. 33.26)** bzw. einer Voelcker-Drainage.

Gelegentlich gelingt durch periphere Teilresektion eines Leberlappens die Darstellung eines weitlumigen Gallengangs mit der Möglichkeit zur Anlage einer biliodigestiven Anastomose. Diese Anastomose kann mit dem Gallengang (Hepatikojejunostomie), multiplen kleinen Gallengängen (Cholangiojejunostomie) oder der gesamten Leberresektionsfläche (Hepatojejunostomie) erfolgen. Falls technisch möglich, sollte stets die innere Drainage

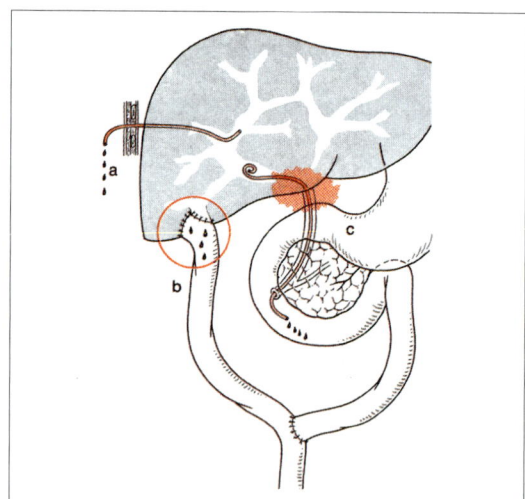

Abb. 33.25 a–c Formen der palliativen Gallengangsdrainage:
a Perkutan-transhepatische äußere Drainage
b Hepatikojejunostomie mit ausgeschalteter Roux-Y-Schlinge
c Transtumorale Intubation mit Pigtail-Drainage

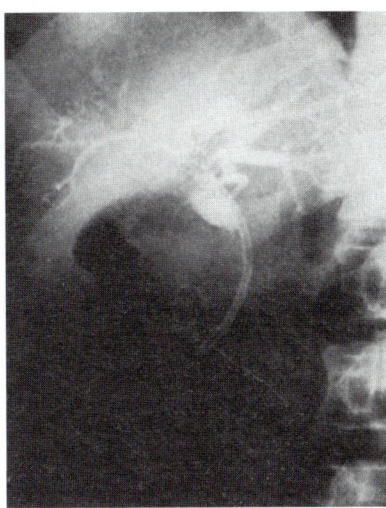

Abb. 33.26 Endoskopisch platzierte Pigtail-Drainage bei nichtresektablem zentralem Gallengangskarzinom

angestrebt werden, um das Cholangitisrisiko, den Gallenverlust und die subjektive Belästigung in Grenzen zu halten.

33.9.6 Chirurgische Papillotomie

Nur noch in Einzelfällen indiziert, wenn z. B. wegen eines Duodenaldivertikels oder nach Magenresektion keine EPT durchführbar ist, sonst durch diese fast völlig ersetzt.

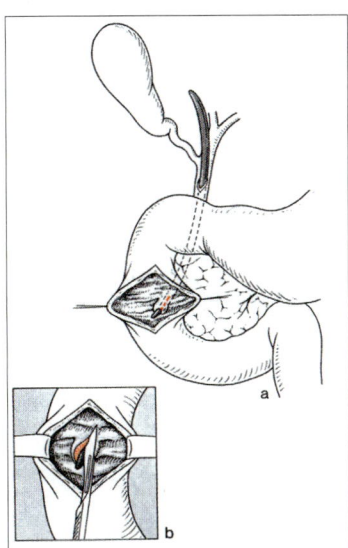

Abb. 33.27 a,b
Transduodenale
Papillotomie:
a Sondierung des
Gallengangs mit
Bougie, Duode-
notomie und
Inzisionslinie
b Inzision

Operation: Duodenotomie, Choledochotomie, Sondierung der Papille, Spaltung der Papille unter Sicht, ggf. T-Drainage (s. Abb. 33.27).
Risiken: Gallefistel, Nahtbruch des Duodenums, Verletzung der A. hepatica und Pfortader, aszendierende Cholangitis.

33.10 Postcholezystektomie-Syndrom

Das Postcholezystektomie-Syndrom umfasst eine Vielzahl unterschiedlicher Krankheitsformen. Am häufigsten sind Fehlindikation zur Cholezystektomie (die Beschwerden waren nicht durch Gallensteine verursacht), belassene Steine, Stenosen des Ductus choledochus, chronische Cholangitis, Papillenstenose und chronisch rezidivierende Pankreatitis. Der Krankheitswert eines zu lang belassenen Zystikusstumpfes ist umstritten. In jedem Fall bedürfen hartnäckige Beschwerden nach Cholezystektomie der eingehenden Diagnostik unter Einschluss der ERC bzw. PTC oder MRCP. Lediglich bei 50 % der Patienten lassen sich organische Ursachen finden.

> Hartnäckige Beschwerden nach Cholezystektomie: ERC obligat!

Therapie: Bei gesicherten organischen Ursachen je nach Befund z. B. Durchführung einer EPT oder operative Revision mit Steinextraktion, biliodigestiver Anastomose oder plastischer Erweiterung bei Strikturen (cave: Rezidivhäufigkeit 30–40 %).

33.11 Operationsatlas: Cholezystektomie[1]

Präoperatives Vorgehen
- *Diagnostik:* Labor mit Leber- und Pankreaswerten, Sonographie, Gastroskopie, ggf. ERCP.
- *Indikation:* Symptomatische Cholelithiasis (30 %), Choledocholithiasis, akute Cholezystitis innerhalb von 72 h, Gallenblasen-Tumor.
- *Aufklärungspflichtige Operationsrisiken:* Reststeine (4–10 %), Verletzung der Gallenwege (0,2–0,5 %) und Lebergefäße, Pankreatitis (0,5 %), Gesamtkomplikationen 3–5 %, Mortalität und 1 %.
- *Vorbereitung:* Hebe-Senkeinlauf am Vorabend, 2 Erythrozytenkonzentrate.

---

[1] Abbildungen aus K. Kremer, V. Schumpelick, G. Hierholzer (Hrsg.): Chirurgische Operationen. Atlas für die Praxis. Thieme, Stuttgart 1992. © Georg Thieme Verlag, Stuttgart.

Operationstechniken
- *Cholezystolithiasis:* Konventionelle oder laparoskopische Cholezystektomie.
- *Choledocholithiasis:* Choledochusrevision, endoskopische Papillotomie und Steinextraktion.
- *Sonstige:* Papillotomie, biliodigestive Anastomosen.

Postoperatives Vorgehen
- *Entfernen von Drainagen u.ä.:* Redon-Drainage 2. Tag, Zieldrainage 3. Tag, Klammern 8. Tag. Nach Choledochusrevision T-Drain-Darstellung am 8. Tag, anschließend wird dieses abgeklemmt und nach 24 Std. entfernt, Zieldrainage nach weiteren 24 Std. Nach Laparoskopie: Zieldrainage am 2. Tag entfernen, Hautklammern am 5. Tag.
- *Kontrollen:* Leber- und Pankreaswerte 2. Tag, ggf. Sonographie.
- *Kostaufbau:* Trinken nach 24 Std., ab 2. Tag leichte Kost, keine Diät erforderlich. Nach Laparoskopie: Trinken nach 12 Std., leichte Kost nach 24 Std.

Konventionelle Cholezystektomie **(Abb. 33.28–33.35)**

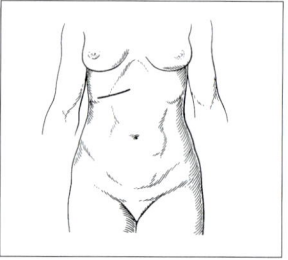

Abb.33.28 Hautinzision 2–3 QF unterhalb des Rippenbogens oder, kosmetisch besser, Querschnitt in der Hautfalte

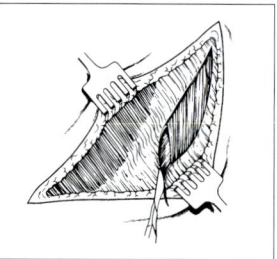

Abb. 33.29 Schräges Durchtrennen der Rektusscheide mit Anteilen des M. obliquus externus abdominis

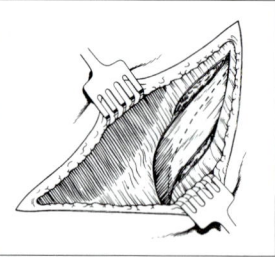

Abb. 33.30 Durchtrennung des M. obliquus internus abdominis

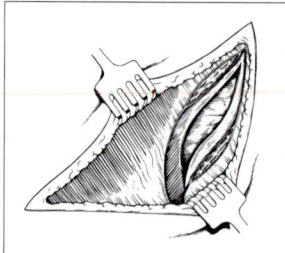

Abb. 33.31 Inzision des Peritoneums nach medial bis zum Lig. falciforme, nach lateral mit Anteilen des M. transversus abdominis

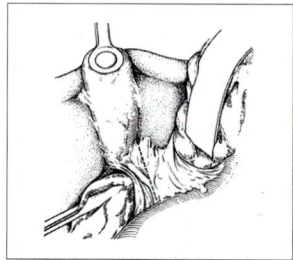

Abb. 33.32 Darstellung des Callot-Dreiecks mit Ductus cysticus und Lig. hepatoduodenale

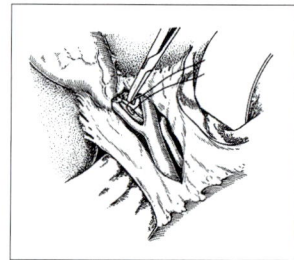

Abb. 33.33 Nach Inzision der Serosa Darstellen des D. cysticus der A. cystica und des D. choledochus. Durchtrennung und Ligatur der A. cystica

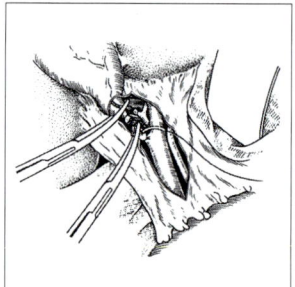

Abb. 33.34 Durchtrennen des D. cysticus nach sicherer Identifikation der Einmündung in den D. choledochus, vor vollständiger Durchtrennung intraoperative Cholangiographie. Versorgung des Zystikus-Stumpfes mit resorbierbarer Durchstechungsligatur

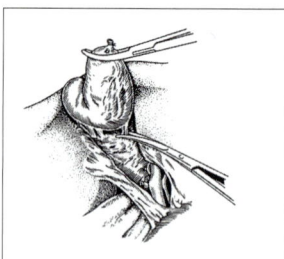

Abb. 33.35 Beginn des retrograden Ausschälens der Gallenblase aus dem Leberbett. Anschließend Blutstillung, fakultativ Drainage und schichtweise Bauchdeckenverschluss

■ Merken

- **Cholestase:** Acholischer, entfärbter Stuhl; bierbrauner Urin, Pruritus, Skleren- und Hautikterus
- **Gallenwegsdiagnostik:** Sonographie, ERCP, MRCP
- **Steinfreie Cholezystitis:** Häufig postoperativ und als Schockfolgen mit Wandnekrose als hämorrhagische Cholezystitis (Intensivpatienten)
- **80 % der Gallensteine sind Cholesterin-Pigment-Kalksteine.**
- **Choledocholithiasis** meist sekundär durch Steinabgang aus der Gallenblase
- **Risikofaktoren der Cholelithiasis:** „fat – female – fertile – family – fifty"
- Die **Cholezystolithiasis** erfordert nur eine Behandlung, wenn sie symptomatisch ist.
- Die Entfernung der Gallenblase führt zu keiner Änderung des normalen Funktions- und Ernährungsverhaltens.
- **Komplikationen der Cholezystolithiasis:** Koliken, Gallenblasenhydrops, Cholezystitis, Perforation, Choledocholithiasis, Gallensteinileus, Cholangitis, Pankreatitis
- **Blande Cholezystitis:** Konservative Therapie oder Frühoperation (bis 72 Std.)|

- **Gangränöse Cholezystitis und Gallenblasenempyem:** Sofortoperation!
- **Mirizzi-Syndrom:** Kompression des Ductus hepaticus durch chronischen Gallenblasenhydrops
- **Choledocholithiasis:** primär endoskopische Steinextraktion (ERCP), bei Patienten < 35 Jahre oder Misslingen der ERCP: Choledochotomie und Gallengangsrevision
- **Gallensteinileus:** Ileus mit Luft in den Gallenwegen (Aerobilie)
- **Gallengangsstriktur:** Meist iatrogen, d. h. Komplikation der Voroperation
- **Gallenblasenkarzinom:** Schlechte Prognose aufgrund meist später Diagnosestellung
- **Gallengangskarzinom:** Klatskin-Tumor: Klassifikation nach Bismuth (I–IV)
- **Schmerzloser Ikterus + Courvoisier-Zeichen:** Karzinomverdacht (distaler Gallengang, Papille oder Pankreaskopf)
- Bei V. a. Choledocholithiasis wenn möglich präoperative ERCP, sonst intraoperative Cholangiographie und ggf. Gallengangsrevision
- **Roux-Y-Hepatikojejunostomie:** Beste Form der biliodigestiven Anastomose

34 Leber

34.1 Anatomie

Die Leber ist das größte parenchymatöse Organ des menschlichen Organismus. Sie liegt vornehmlich im rechten Oberbauch, ist fixiert an der Zwerchfellkuppe und wiegt beim Erwachsenen ca. 1500 g. Ihre mäßig elastische Kapsel kann bei äußerer Gewalteinwirkung leicht einreißen. Die subphrenische Oberfläche ist konvex, die kaudale Unterfläche (Facies visceralis) leicht konkav.

Die Anatomie der Leber ist von besonderer Bedeutung für die modernen Resektionstechniken der Leberchirurgie. Sie wird daher anhand einer Resektion erläutert: Nach Eröffnung der Bauchhöhle wird zunächst das **Lig. teres hepatis** mit der Chorda venae umbilicalis in seinem Verlauf zum Nabel durchtrennt. Es setzt sich leberwärts in das **Lig. falciforme** (Abb. 34.1a) fort, welches das ventrale Meso der Leber darstellt. Dieses Ligament ist zwar die anatomische, nicht jedoch die chirurgische Grenze zwischen rechtem und linkem Leberlappen; letztere verläuft in der Fissura principalis (Sulcus medialis), d. h. zwischen dem Gallenblasenbett und dem linken Rand der V. cava. Die Entfernung des Lebergewebes links vom Lig. falciforme ist also keine Hemihepatektomie, sondern nur eine linkslaterale Segmentektomie. Eine linksseitige Hemihepatektomie entfernt das gesamte Lebergewebe links von der Fissura principalis, d. h. die Segmente II, III, IVa und IVb, evtl. auch Segment I (s. Abb. 34.1a und 34.23).

Voraussetzung für eine risikoarme Resektion von Leberteilen ist die vollständige Mobilisierung der Leber, d. h. die Durchtrennung der Aufhängebänder. Das Lig. falciforme läuft nach kranial zur Zwerchfellaufhängung, den beiden Blättern des **Lig. coronarium**, das die Area nuda mit den Lebervenen umschließt. Lateral der Area nuda vereinigen sich die beiden Blätter des Lig. coronarium zum **Lig. triangulare dextrum et sinistrum** (s. Abb. 34.1). Das Lig. triangulare sinistrum ist endständig über die Appendix fibrosa am Zwerchfell befestigt. Nach Durchtrennung der Pars flaccida des Omentum minus kann nun die Leber umfahren werden. Sie ist nur noch durch die V. cava, den Lebervenenstamm (Vv. hepaticae) und die **Leberpforte** (**Porta hepatis** = Pars densa des Lig. hepatoduodenale mit Ductus choledochus, Pfortader [V. portae] und A. hepatica propria, s. Abb. 34.24) fixiert. Beim Hochklappen z. B. des rechten Leberlappens kann die V. cava dargestellt werden, und mit ihr die kurzen Lebervenen, die dorsal aus der Leber in die V. cava münden. Nach Durchtrennung der Aufhängebänder hängt die Leber nur noch an den Lebervenen und der Leberpforte.

Bei der Präparation der Leberpforte wird am rechten Rand des Lig. hepatoduodenale zunächst der Ductus choledochus dargestellt (s. Abb. 34.24). Links davon ist die A. hepatica propria mit der Aufteilung in die rechte und linke Leberarterie tast- und darstellbar. Nach Entfernung des Lymph- und Bindegewebes der Leberpforte (Lymphadenektomie!) kann unterhalb des Ductus choledochus und der Arterie die Pfortader präpariert und angezügelt werden. Nach Darstellung dieser drei Hauptstrukturen der Leberpforte sind die Voraussetzungen für eine Leberteilresektion gegeben.

Die Resektion wird entsprechend den funktionellen **Lebersegmenten** durchgeführt (s. Abb. 34.1b, 34.23). Diese Segmente ergeben sich durch Projektion der intrahepatischen Pfortaderverzweigung auf die Oberfläche der Leber.

Die **Blutversorgung** der Leber erfolgt durch die A. hepatica und V. portae (s. Kap. 35). Das Gesamtstromvolumen durch die Leber beträgt etwa 25 % des Herzzeitvolumens. Im sog. **Glisson-System**, bestehend aus Leberarterie, Pfortader und Gallengang,

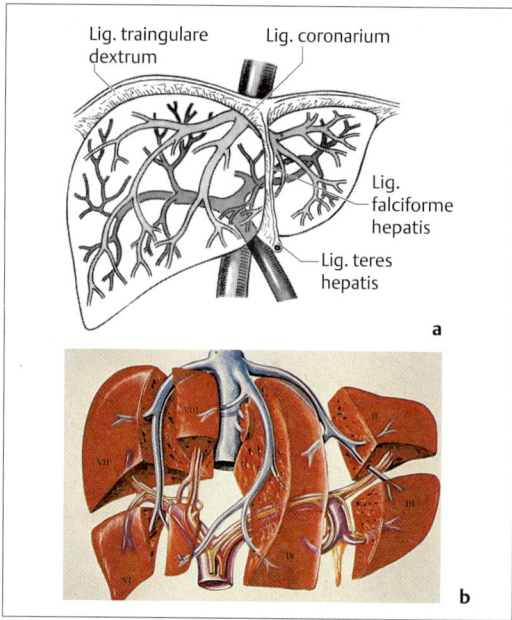

Abb. 34.1 a,b Anatomie der Leber
a Venöse Versorgung der Leber.
Pfortader = dunkelgrau, Lebervenen = hellgrau
b Segmentgliederung nach Couinaud

ist die Pfortader als kaliberstärkstes und funktionell wichtigstes Gefäß die chirurgische Leitschiene.

Nachbarorgane der Leber sind die rechte Niere und Nebenniere sowie die V. cava (dorsal), der Magen (medial) und Duodenum und Querkolon (kaudal). Nach ventral und lateral ist die Leber vorwiegend von Rippen bedeckt, weshalb bei Rippenfrakturen häufig eine Mitverletzung der Leber auftritt. Nur im Epigastrium liegt ein kleiner Bereich der Leber direkt unter der vorderen Bauchwand.

34.2 Physiologie und Pathophysiologie

34.2.1 Stoffwechselfunktionen

Die Leber hat folgende Hauptfunktionen:
- **Speicherung:** Die Leber speichert Glykogen, Fett, möglicherweise auch Proteine, außerdem Vitamine und andere Substanzen, die für den Energiestoffwechsel und die Blutbildung notwendig sind. Sie stellt ein wichtiges Blutdepot dar.
- **Synthese:** Die Leber produziert Plasmaproteine, z. B. Albumin, α- und β-Globuline, Transferrin, Prothrombin, Fibrinogen und andere Gerinnungsfaktoren, außerdem Pseudocholinesterase, Coeruloplasmin, Cholesterin, Gallensäuren, Heparin u. ä. m.
- **Gallenexkretion:** Die Leber produziert die Galle, mit der u. a. Gallensäuren, Cholesterin, Bilirubin und zahlreiche Enzyme über die Gallenwege ausgeschieden werden.
- **Entgiftung:** Durch Glukuronidierung und Oxidation können Giftstoffe abgebaut und in gallengängiger Form ausgeschieden werden. Eine weitere Entgiftungsmöglichkeit besteht in der Phagozytose (Kupffer-Sternzellen!).
- **Blutzellbildung:** In der Leber werden, vor allem im Kindesalter, Erythrozyten gebildet. Zusätzlich ist sie am Blutzellabbau beteiligt.
- **Metabolismus:** Stoffwechselfunktionen der Leber sind z. B. Proteinolyse, Proteinsynthese, Glukoneogenese, Harnstoffbildung, Lipolyse, Lipidsynthese, Cholesterinsynthese, Glykogenspeicherung und Glykogenolyse.

34.2.2 Leberregeneration und Leberversagen

Die Leber besitzt eine **große physiologische Reserve und regeneratorische Potenz**. Nach Leberteilresektion von bis 75 % kommt es durch vermehrte Mitosen der Leberzellen im Resektionsrand schon

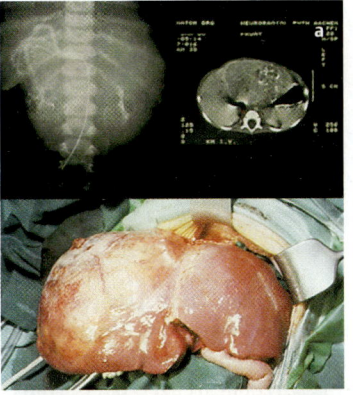
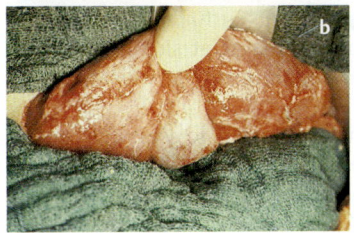

Abb. 34.2
a Großes Hepatoblastom des rechten Leberlappens bei 2-jährigem Kind. Oben: Computertomogramm; unten: Operationspräparat: ausgedehnterTumor, der den linken Leberlappen komprimiert. Durchführung einer Hemihepatektomie rechts
b Second look-Operation 6 Monate später bei (nicht bestätigtem) Rezidivverdacht: Regeneration und Hypertrophie des linken Leberlappens

nach 6–8 Wochen zur weitgehenden Regeneration **(Prometheus-Effekt[1])** (Abb. 34.2). Daher ist es heute möglich, in einer nichtzirrhotischen Leber bis zu 80 % des Lebergewebes (Trisegmentektomie) zu resezieren.

> Regeneration nach Leberparenchymverlust von bis zu 75 % (Prometheus-Effekt)

Wird die physiologische Reserve aufgebraucht (z. B. bei Leberzirrhose, Abb. 34.3), resultiert eine Einschränkung oder gar ein Verlust der Leberfunktion. Das **Leberversagen** ist eines der meistgefürchteten Krankheitsbilder, denn anders als bei der Niere steht eine „künstliche Leber" trotz aller Bemühungen nicht routinemäßig zur Verfügung und die Funktionen der Leber können von keinem anderen

---

[1] Prometheus („der Vorausdenkende"), der den Menschen das Feuer gebracht hatte, wurde zur Strafe von Hephaistos, dem Schmied, an den Kaukasus gekettet. Täglich kam ein Adler und fraß an seiner Leber, die jedoch immer wieder nachwuchs

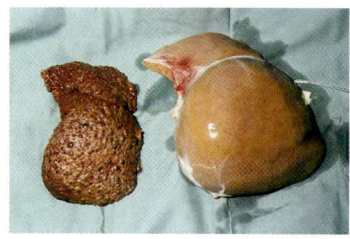

Abb. 34.3
Explantierte Leber bei Leberausfall (links) und zu implantierende gesunde Leber (rechts)

Organ übernommen werden. Das Leberversagen führt, wenn nicht innerhalb von 24 Stunden eine heterologe Leberperfusion (z. B. Anschluss an Primatenleber oder Leberzellaggregat) oder Transplantation (s. Kap. 34.10) stattfindet, unweigerlich zum Tod. Am Versuchstier zeigt sich die Sequenz der Ereignisse nach experimenteller Hepatektomie wie folgt:

1. innerhalb weniger Stunden schwerste **Hypoglykämie** (Blutzucker < 30 mg/dl [1,67 mmol/l]), Adynamie, Konvulsionen und Exitus letalis im hypoglykämischen Koma
2. im Serum **Absinken der Harnstoff- und Zunahme der Aminosäurekonzentration** durch fehlende Desaminierung
3. **Anstieg des Serumbilirubins**
4. **Gerinnungsstörungen** durch Abnahme der Konzentration von Prothrombin und Fibrinogen
5. **Tachykardie** mit Pulsfrequenzen über 150/min, **Hypothermie** (Körpertemperatur < 36 °C)
6. **terminale Niereninsuffizienz** (hepatorenales Syndrom), **respiratorische Insuffizienz, Herzkreislaufversagen**.

> Ein Totalausfall der Leber für mehr als 24 Stunden ist nicht mit dem Leben vereinbar!

34.3 Diagnostik

34.3.1 Klinische Untersuchung

Anamnese: Druckgefühl und Schmerzen im rechten Oberbauch, Schwäche, Übelkeit, Juckreiz, Gelbverfärbung von Skleren und Haut, Speisenunverträglichkeit? Tägliche Alkoholmenge, Medikamente, Drogenmissbrauch, Kontakt mit industriellen Lebergiftstoffen (Insektiziden o. ä.)? Kontakt zu Patienten mit infektiöser Hepatitis? Reisen in Länder der dritten Welt? Injektionen bzw. Bluttransfusionen erhalten?

Inspektion, Palpation und Perkussion: Farbe der Haut und der Skleren, Spider-Nävi, Palmarerythem,

Kratzspuren an der Haut, Stuhl- und Urinfarbe, Aszites, Foetor ex ore (süßlicher Geruch nach Äpfeln), Milzvergrößerung?

Eine normal große Leber schließt mit dem rechten Rippenbogen ab. Während der Inspiration ist der Leberrand in der Medioklavikularlinie unter dem rechten Rippenbogen palpabel. Der Rand ist scharf, nicht druckdolent, die Oberfläche glatt. Entzündliche Veränderungen führen im rechten Oberbauch zu lokaler Abwehrspannung mit Klopfschmerz. Bei Leberzirrhose kann die Leberoberfläche fein- oder grobhöckrig durch die dünne Bauchdecke palpabel sein; der Rand ist plump.

Wichtigstes Symptom von Lebererkrankungen ist der **Ikterus** (Gelbsucht), die Gelbfärbung der Haut, Skleren und Schleimhäute durch Bilirubinablagerung. Ein Sklerenikterus manifestiert sich bei Serumbilirubinwerten über 2 mg/dl (34 μmol/l).

Beim **prähepatischen Ikterus** (Ursache: Überangebot an Gallenfarbstoffen, z. B. bei Hämolyse) sind die Gewebe **blassgelb** gefärbt, beim **intrahepatischen (hepatozellulären) Ikterus** (Ursache: Leberfunktionsstörung, z. B. bei Hepatitis, Leberzirrhose, familiäre Hyperbilirubinämien wie Morbus Meulengracht, Dubin-Johnson- oder Rotor-Syndrom) **rötlich (Rubin-Ikterus)** und beim **posthepatischen (Verschluss-) Ikterus** (Ursache: Verschluss der intra- oder extrahepatischen Gallenwege infolge Cholangitis, Gallengangsatresie, Choledocholithiasis, Pankreaskopftumor u. a.) **grüngelb**, graugelb oder bronzefarben **(Verdin-Ikterus)**.

34.3.2 Labordiagnostik

Allgemein: Blutbild, BSG, Differenzialblutbild, Thrombozyten.

Leberspezifische Enzyme: Transaminasen (GOT, GPT), γ-GT, alkalische Phosphatase, Pseudocholinesterase.

Exkretion: Direktes und indirektes Serumbilirubin, Gallenfarbstoffe in Stuhl und Harn, Bromsulfophthaleintest, Indocyanin-Grün-Test, MEGX-Test, Leber-Sequenzszintigraphie.

Speicherfunktion: Bestimmung des Serum-Fe und -Cu.

Lipidstoffwechsel: Serumcholesterin, Lipidelektrophorese.

Eiweißstoffwechsel: Eiweißelektrophorese, Bestimmung der Aminosäurekonzentration i. S. und der arteriellen und venösen Ammoniakkonzentration.

Blutgerinnung: Gerinnungsstatus und Bestimmung von FIII, FV, FVII, FX.

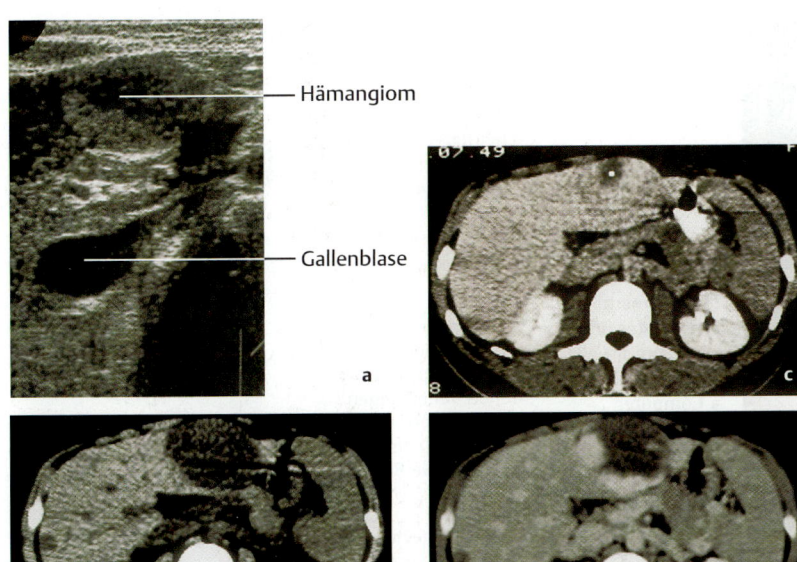

— Hämangiom

— Gallenblase

a

c

b

d

Abb. 34.4 a–d Leberhämangiom im Segment II und III (linker Leberlappen)
a Sonographie
b Nativ-Computertomogramm
c Angio-Computertomogramm (Frühphase)
d Angio-Computertomogramm (Spätphase) mit rascher Ausflutung des Kontrastmittels im Hämangiom durch höheren Blutflow.

34.3.3 Weitere diagnostische Verfahren

Sonographie: Parenchymstruktur (Abb. 34.4), gestaute intrahepatische Gallenwege, subkapsuläres Hämatom, Aszites, freie Flüssigkeit (bei Parenchymruptur)?
CT: mit Kontrastmittel zum Nachweis intraparenchymatöser Raumforderungen (Abb. 34.4b–d).
Gallenwegsdiagnostik: ERCP, PTC (s. Kap. 33).
Arteriographie: Meist in Form der Zöliakographie, selektiven Hepatikographie oder indirekten Splenoportographie (atypische Leberarterien?).
Biopsie: Perkutan oder im Rahmen einer Laparoskopie.
Peritoneallavage (s. Kap. 31.2): bei V. a. Leberruptur.
Serologie: Nachweis von z. B. Echinokokkus durch KBR.

34.4 Leberverletzungen

Man unterscheidet stumpfe und perforierende Lebertraumen.

34.4.1 Ursachen

Hauptursachen **stumpfer Lebertraumen** sind Dezelerationstraumen (z. B. Verkehrsunfall, Sturz aus großer Höhe) und Kompressionsverletzungen der

unteren Thoraxapertur (rechtsseitige Prellmarken und Rippenfrakturen), meist (> 80 %) mit Verletzung anderer Organe. Die Maximalform des stumpfen Lebertraumas ist die Berstung der Leber in Kombination mit Ausriss aus dem Halteapparat.

Perforierende Lebertraumen entstehen überwiegend durch Schuss-, Stich- oder Punktionsverletzung der Leber.

Bei etwa 20 % der stumpfen und 30 % der perforierenden Bauchtraumen ist mit einer Leberverletzung zu rechnen.

34.4.2 Klassifikation

Für die differenzierte chirurgische Therapie ist die Klassifikation der Leberverletzung unabdingbar.

Klinisch lässt sie sich einteilen in
- leichte Verletzung: keine aktive Blutung
- mittelschwere Verletzung: aktive, kompensierbare Blutung (Abb. 34.5)
- schwere Verletzung: progrediente oder massive aktive Blutung (Abb. 34.6).

Tab. 34.1 zeigt die **pathologisch-anatomisch-klinische Klassifikation nach Moore.** In einer größeren, auf die Versorgung von Polytraumen spezialisierten Klinik sind ca. 60 % der Leberverletzungen den Schweregraden I und II, 15 % dem Grad III und 25 % den Graden IV und V zuzuordnen.

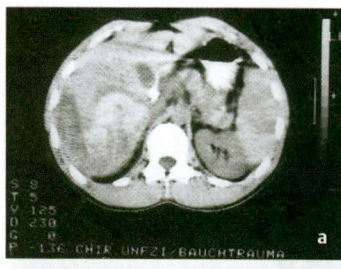

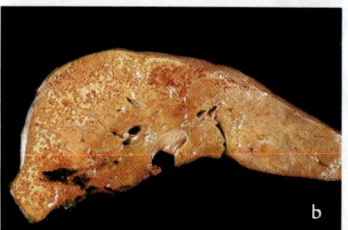

Abb. 34.5 a,b
Polytrauma mit
Leberruptur und
Hämatom im
Segment VII.
a Computer-
tomogramm
b Operationsprä-
parat (rechter
Leberlappen)

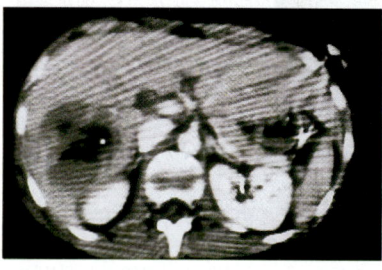

Abb. 34.6 Leberhämatom in den Segmenten VI–VIII (rechter Leberlappen) mit Wühlblutung („wachsendes Hämatom")

34.4.3 Therapie

Notfallmanagement
40–50 % der Patienten weisen zum Zeitpunkt der
Erstversorgung einen Volumenmangelschock in-
folge der Leberverletzung und/oder begleitender
Verletzungen auf. Die Notfallversorgung muss
dann so rasch wie möglich die Voraussetzungen
für eine operative Intervention schaffen durch
- **Intubation** und **Beatmung**
- **Lokalisation der Blutungsquelle** durch Sonographie (abdominell, thorakal)
- **Ausschluss bzw. Therapie eines Thoraxtraumas**
(Hämato- und/oder Pneumothorax, s. Kap. 21.4.5)
- **mindestens 2 großvolumige venöse Zugänge** zur
Blutentnahme zwecks Bereitstellung von Blutkonserven, nicht jedoch zur Bestimmung des Hb-Ge-
haltes, denn dieser ist bei akutem Blutverlust kon-
stant.

Tabelle 34.1 Klassifikation der Leberverletzungen nach
Moore

Grad I: Kapselverletzung Oberflächliche Paren- chymeinrisse (< 1 cm) Keine aktive Blutung	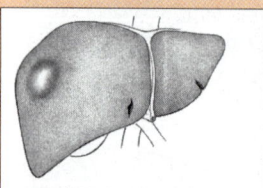
Grad II: Parenchymeinrisse (1–3 cm tief) Periphere penetrie- rende Verletzungen Subkapsuläre Häma- tome < 10 cm Keine aktive Blutung	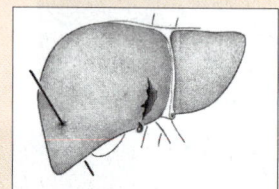
Grad III: Parenchymeinrisse größer als 3 cm Zentral perforierende Verletzungen Subkapsuläre Häma- tome > 10 cm Aktive Blutung	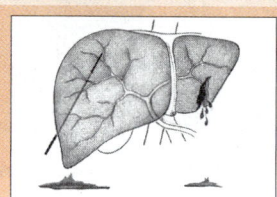
Grad IV: Ausgedehnte Zerstö- rung eines Leberlappens Massives zentrales Hämatom	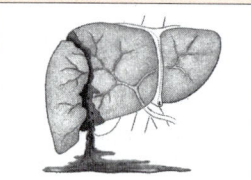
Grad V: Extensive Zerstörung beider Leberlappen Verletzungen der retro- hepatischen V. cava Verletzungen der großen Lebervenen	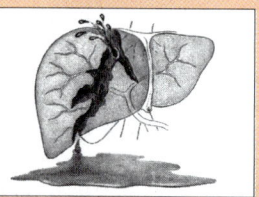

**Der Hb-Gehalt zum Aufnahmezeitpunkt erlaubt
keine Aussage über das Ausmaß des Blutverlustes**

Substitution, im Notfall mit ungekreuzten Blutkonserven (0 Rh⁻). Bei massiver Blutung darf die Operation jedoch nicht verzögert werden durch den Versuch, im Notfallraum die Kreislaufverhältnisse zu
stabilisieren.

**Massive Blutung bei Leberverletzungen: Nur die
Operation stabilisiert, nicht die Konserven im
Schockraum!**

■ bei **massiver intraabdomineller Blutung operative Blutstillung** (s. u.)

■ bei **hämodynamisch stabilen Patienten Diagnostik** unter intensiver Überwachung **zur Beurteilung des Verletzungsausmaßes:** Sonographie, ggf. Punktion oder Lavage des Abdomens, konventionelle Röntgenuntersuchungen, CT. Anhand der Befunde Festlegung des therapeutischen Konzepts.

Konservative Therapie

Kriterien für die konservative Therapie einer Leberverletzung sind:

■ hämodynamisch stabiler Patient
■ keine aktive Blutung (Schweregrad I und II)
■ intraperitonealer Blutverlust < 250 ml
■ keine operationspflichtigen intraperitonealen Begleitverletzungen.

Erfüllt ein Patient diese Kriterien, darf unter intensivmedizinischer Überwachung und bei regelmäßigen sonographischen (oder computertomographischen) Kontrollen eine konservative Therapie eingeleitet werden. Bei Fortschreiten des Befundes („wachsendes Hämatom", sekundär rupturiertes subkapsuläres Hämatom) ist die Indikation zur Operation zu stellen. Unter solch strengen Kriterien zeigt die konservative Therapie von Leberverletzungen gute Ergebnisse.

Operative Therapie

Parenchymverletzungen (Schweregrad III und IV): Die Mehrzahl aktiver Blutungen im Rahmen einer Leberverletzung entstammt dem Parenchym (z. B. Parenchymruptur, zentrale Hämatome) und kann demzufolge mit Standardtechniken behoben werden. Nach Klärung der Blutungsursache werden die Strukturen im Lig. hepatoduodenale angeschlungen und mit einem Tourniquet temporär verschlossen (**Pringle-Manöver**, Abb. 34.7). Oberster Grundsatz dabei ist, das blutende Gefäß gezielt und unter Sicht zu versorgen, auch wenn dies

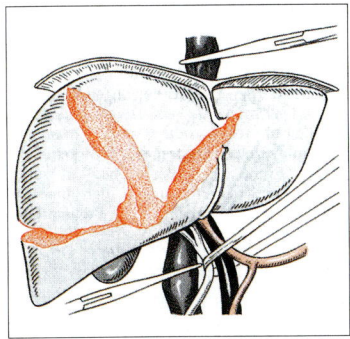

Abb. 34.7
Vollständiges Ausklemmen der Leber aus der Blutzirkulation (Pringle-Manöver der Leberpforte, Abklemmen der infra- und suprahepatischen V. cava)

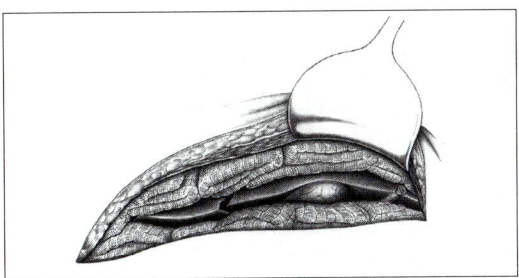

Abb. 34.8 Packing bei Leberruptur
Findet sich eine Totalzerreißung der Leber, so empfiehlt sich eine komprimierende Verpackung der Leber (Packing) zur Reduktion der Blutung und die anschließende Verlegung in ein leberchirurgisches Zentrum. Auch hier wird meist bei totaler Zerreißung der Leber erst ein Packing durchgeführt, um unter Stabilisation der Kreislaufverhältnisse und Gerinnungssituation, Organisation der Blutkonserven und Vorbereitung der Operation und Anästhesie bessere Ausgangsbedingungen herbeizuführen. Danach ist unter optimalen Bedingungen bei Ausklemmen der infra- und suprahepatischen V. cava und des Lig. gastroduodenale die Leber zu inspizieren und die Erhaltbarkeit der einzelnen Abschnitte zu beurteilen. Das Packing erfolgt mit feuchten Bauchtüchern, die in großen Mengen subphrenisch und subhepatisch plaziert werden, bis die Blutung steht. Die Bauchdecken müssen fest genug verschlossen werden, um den Bauchtüchern einen ausreichenden Gegendruck zu bieten.

eine Vergrößerung der Leberwunde erfordert (z. B. bei Stich- oder Schussverletzung). Ungezielte und oberflächliche Nähte bergen mehr Risiken als Nutzen. Auch ausgedehnte nichtanatomische Resektionen (s. Kap. 34.8.1) bergen in der Notfallsituation ein hohes Risiko und sollten nicht durchgeführt werden. Allenfalls ist eine sog. **„Débridement-Resektion"** nekrotischer Leberanteile gerechtfertigt. Kann die Blutung nicht definitiv gestillt werden, wird die Leber mit Bauchtüchern tamponiert (**perihepatic packing**, Abb. 34.8). Revision nach Stabilisierung bzw. nach Verlegung in ein leberchirurgisches Zentrum. Auch hier wird meist erst ein perihepatic packing durchgeführt, um durch Stabilisierung des Kreislaufs und der Gerinnung sowie Vorbereitung der Operation und der Anästhesie bessere Ausgangsbedingungen zu schaffen. Intraoperativ werden die V. cava (supra- und infrahepatisch) und das Lig. hepatoduodenale ausgeklemmt, um die Leber zu inspizieren und zu beurteilen, ob und welche Abschnitte erhalten werden können.

Leberverletzung Grad IV–V in kleinem Krankenhaus → perihepatic packing und Verlegung in ein leberchirurgisches Zentrum

Cave: Untere Einflussstauung durch Kavakompression, Durchblutungsstörung durch Pfortaderkompression, Infektion!

■ **Verletzungen großer Gefäße (Schweregrad V):** Größere Verletzungen der V. cava oder der zentralen Lebervenen führen sofort zu einer massiven, lebensbedrohlichen Blutung. Intraoperativ ergibt sich der Verdacht auf eine solche Verletzung, wenn die Blutung auch nach Okklusion des Lig. hepatoduodenale (Pringle-Manöver, s. o.) weiter besteht. In diesen Fällen muss die Leber kurzfristig aus der gesamten Durchblutung ausgeklemmt werden (Pringle-Manöver plus Abklemmen der V. cava und der zentralen Lebervenen), um die Blutungsquelle versorgen zu können.

34.4.4 Prognose

Die Letalität leichter Leberverletzungen unter konservativer und operativer Therapie ist minimal (0,4–5 %). Der Schweregrad III ist mit einer Letalität von bis zu 10 % behaftet. Bei höheren Schweregraden steigt die Letalität sprunghaft an (Grad IV: 30–60 %; Grad V: 65–90 %).

34.5 Leberzysten

Nach der Ätiopathogenese unterscheidet man kongenitale und erworbene Leberzysten **(Tab. 34.2)**.

34.5.1 Kongenitale Leberzysten

Parenchymzysten (dysontogenetische Zysten)
Parenchymzysten werden in solitäre und polyzystische Veränderungen unterteilt:

■ **Solitäre Zysten** treten zumeist multilokulär und bevorzugt im rechten Leberlappen auf **(Abb. 34.9)**. Sie werden als kongenitale Malformationen des Gallenganges angesehen, da sie ein einschichtiges kubisches Epithel, eine Basalmembran und eine

Tabelle 34.2 Klassifikation der Leberzysten

I.	Kongenitale Leberzysten
I.1	Parenchymzysten (dysontogenetische Zysten)
I.2	Gallengangszysten (Caroli-Syndrom)
II.	Erworbene Leberzysten
II.1	Entzündlich
II.2	Neoplastisch
II.3	Traumatisch

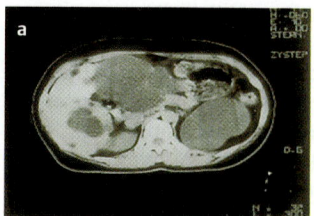
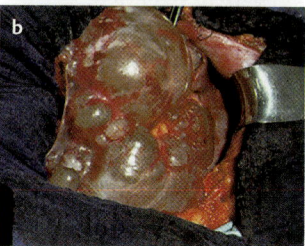

Abb. 34.9 a,b
Zystenleber:
a Computertomogramm
b Operationssitus

fibröse Kapsel besitzen. Sie wachsen langsam und werden selten symptomatisch (geringe Gefahr von Leberatrophie, Blutung oder Zystenruptur). Kleine Zysten sollten kontrolliert werden (Sonographie, CT). Große solitäre Zysten stellen eine Indikation zur Operation dar. Die Zyste wird entfernt (Zystektomie) oder eröffnet und mit einer Netzplombe versorgt (Zystenentdeckelung). Resezierte Zystenanteile und der Zysteninhalt sollten immer für die histologische Untersuchung asserviert werden (Ausschluss eines Zystadenokarzinoms!). Dieser Eingriff wird auch laparoskopisch, in Ausnahmefällen perkutan (Punktion und Versiegelung, z. B. mit Fibrinkleber) durchgeführt.

■ **Polyzystische Veränderungen** können sich im Kindesalter (autosomal-rezessiver Erbgang) oder beim Erwachsenen (autosomal-dominanter Erbgang) manifestieren. Sie sind in der Regel mit zystischen Veränderungen anderer Organe (z. B. Niere) vergesellschaftet. Während im Kindesalter wegen der fatalen Progredienz die Lebertransplantation indiziert ist, sollte eine chirurgische Intervention beim Erwachsenen nur erfolgen, wenn lokale Komplikationen (z. B. Ikterus) auftreten.

Gallengangszysten (Caroli-Syndrom)
(s. Kap. 33.4)

34.5.2 Erworbene Zysten: Beispiel Echinokokkuszyste

Ursache und Pathogenese: Die Echinokokkuszyste ist die Finne **(Hydatide)** des Echinococcus granulosus („Hundebandwurm") oder des Echinococcus multilocularis („Fuchsbandwurm") (s. Kap. 7.5), aus deren Keimschicht sich die infektiösen Skolizes entwickeln. Die Hydatide des **E. granulosus** wächst verdrängend, die des **E. multilocularis** besteht aus vielen, sich vermehrenden Blasen, so dass ein infiltrierendes (alveoläres) Wachstum resultiert. Von der Leber aus können Hydatiden in den großen Kreislauf gelangen und in nahezu allen Organen (z. B. Lunge, Gehirn, Milz, Nieren) auftreten.

Klinik: Bei Leberbefall Druckgefühl und evtl. palpabler Tumor im Oberbauch, bei Kompression von Gallengängen Ikterus, bei Perforation einer Hydatide in den Gallengang aszendierende Cholangitis, bei Gefäßkompression Durchblutungsstörung der Leber, ggf. mit Segmentatrophie. Bei Ruptur einer Hydatide anaphylaktische Reaktion, z. B. Urtikaria oder anaphylaktischer Schock.

Diagnostik: Sonographie, CT **(Abb. 34.10)**, Serologie (Arc-5-Antikörper, parasitenspezifisches IgE, indirekte Hämagglutination [IHA], indirekter Immunfluoreszenztest). Eine Probepunktion ist wegen potentieller Erregerverschleppung bzw. der Gefahr einer anaphylaktischen Reaktion absolut kontraindiziert!

Therapie:

■ Bei **E. granulosus** ergibt sich die Indikation zur Operation nicht nur aus dem verdrängenden Wachstum der bis kopfgroßen Hydatiden und den daraus resultierenden lokalen Komplikationen (s. o.), sondern vor allem aus der Gefahr eines anaphylaktischen Schocks bei Ruptur einer Hydatide. Ziel der operativen Therapie **(Abb. 34.11)** ist es, unter Vermeidung intraoperativer Streuung die Skolizes abzutöten und zumindest die Keimschicht vollständig zu entfernen. Die Abtötung der Skolizes gelingt durch **Instillation hyperosmolarer Lösungen** (z. B. NaCl 20 %, Glukose 40 %, Silbernitrat 0,5 %).

Bei **zentralen Zysten** wird dann die Bindegewebskapsel eröffnet (**Perizystotomie**), die Keimschicht entfernt (**Zystektomie**) und die Bindegewebskapsel durch Einlage einer Netzplombe versiegelt. Die Rezidivquote liegt bei 10 %.

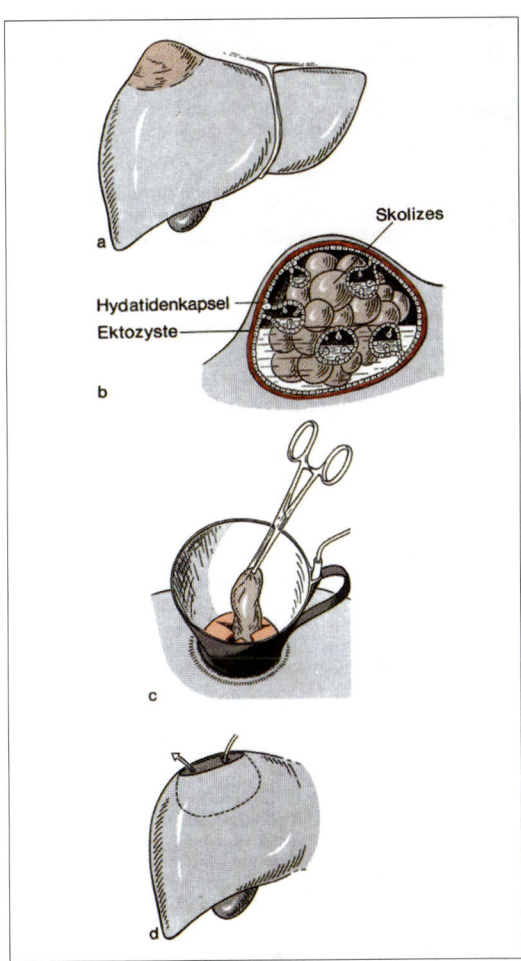

Abb. 34.11 a–d Chirurgie der Echinokokkuszyste:
a Befund
b Querschnitt durch die Zyste
c Eröffnung der Zyste nach Injektion hyperosmolarer Lösung
d Zystektomie

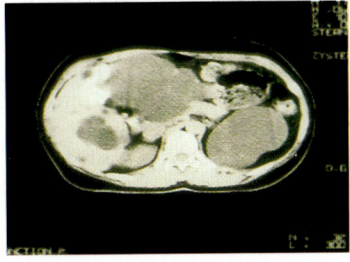

Abb. 34.10
Computertomogramm bei Echinokokkuszyste (E. granulosus) der Leber

Periphere Zysten können einschließlich der umgebenden Bindegewebskapsel reseziert werden (**Zysto-Perizystektomie**, **Abb. 34.12**). Die Rezidivquote ist gleich Null.

■ Ein Befall der Leber mit **E. multilocularis** muss **operativ** wie ein Karzinom behandelt werden. d. h. in der Regel durch eine Leberteilresektion. Unbehandelt liegt die Letalität bei 50–75 %! **Alternativ** kann **Mebendazol** verabreicht werden, das jedoch nur parasitostatisch wirkt und daher bis zu 2 Jahre lang eingenommen werden muss.

Prognose: Gut. Rezidivgefahr bei Kontamination des Bauchraumes; Letalität: 3–4 %.

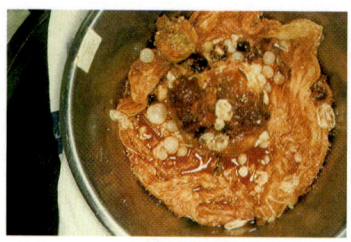

Abb. 34.12
Zysto-Perizystektomie einer Echinokokkuszyste: Operationspräprarat mit zahlreichen abgetöteten Skolizes

34.6 Leberabszesse

Leberabszesse werden durch Bakterien, Pilze oder Amöben verursacht. Sie treten solitär (60 %) oder multipel (40 %) auf, wobei der rechte Leberlappen bevorzugt betroffen ist. Inzidenz: ca. 5–10 Fälle pro 100 000 Krankenhauseinweisungen.

34.6.1 Bakterielle (pyogene) Leberabszesse

Ursache und Pathogenese: Die häufigsten Erreger sind gramnegative Aerobier (z. B. E. coli, Klebsiellen, Enterobacter) und Anaerobier (z. B. Bacteroides). Pyogene Leberabszesse entstehen meist durch **Keimverschleppung** entlang der Pfortader (pylephlebitischer Abszess), der Gallenwege (cholangitischer Abszess) oder mit dem Blut (hämatogener Abszess). Hauptursache **pylephlebitischer Abszesse** sind Divertikulitis, Morbus Crohn, akute Appendizitis, Colitis ulcerosa und Darmperforationen anderer Ursache. **Cholangitische Abszesse** werden zumeist durch eine eitrige Cholangitis oder eine akute Cholezystitis ausgelöst. **Hämatogene Abszesse** entstehen insbesondere bei schweren Pneumonien, Endokarditis und Osteomyelitis.

Selten entsteht ein Abszess durch direkte Fortleitung einer perihepatischen eitrigen Entzündung, d. h. **per continuitatem** (z. B. subphrenischer oder subhepatischer Abszess, Gallenblasenempyem), **posttraumatisch** oder ohne erkennbare Ursache **(kryptogen)**.

Klinik: Die klassischen Zeichen des Leberabszesses sind Fieber (90 %), Schmerzen im rechten Oberbauch (50 %), Übelkeit (50 %) und ausgeprägtes Krankheitsgefühl.

Diagnostik:
- *Labor:* Leukozytose (80 %), erhöhte alkalische Phosphatase, Anämie und Hypalbuminämie (60 %). Bei jedem 2. Patienten finden sich positive Blutkulturen.

- *Bildgebende Verfahren:* Die **Sonographie** ist die Methode der Wahl zum Nachweis eines Leberabszesses (Spezifität und Sensitivität 85–95 %). In schwierigen Situationen (kleine dorsokraniale Abszesse in der Nähe des Zwerchfells) ist die **CT** indiziert. Im **Röntgen-Thorax** kann ein rechtsseitiger Zwerchfellhochstand mit sympathischem Pleuraerguss bzw. eine Unterlappenatelektase (Kompressionsatelektase) nachgewiesen werden.

Therapie: Pyogene Leberabszesse werden unter adjuvanter antibiotischer Therapie drainiert (ubi pus, ibi evacua):

- **operative Abszessdrainage (OAD):** Sie ist indiziert, wenn ein fortgeleiteter Abszess nicht nur drainiert, sondern auch seine Ursache behandelt werden muss (z. B. Appendizitis, Divertikulitis, Cholezystitis) oder eine perkutane transhepatische Abszessdrainage (s. u.) nicht möglich ist. Wird ein zentraler Abszess nicht sofort gefunden, kann er mit Hilfe der intraoperativen Sonographie nachgewiesen werden. Nach stumpfer Eröffnung der Abszesshöhle auf dem kürzesten und ungefährlichsten Weg wird ein Abstrich entnommen und die Abszesshöhle gespült und drainiert. Die Effektivität der operativen Abszessdrainage liegt bei ca. 90 %

- **perkutane transhepatische Abszessdrainage (PAD):**
Indikationen:
  - solitäre Abszesse
  - nicht gekammerte Abszesse
  - flüssiger Abszessinhalt
  - kollapsfähige Abszessmembran
  - gefahrloser Punktionsweg.

Technik: Sonographie- oder CT-gesteuert wird ein möglichst dicker Katheter (Sonnenberg-Katheter) in die Abszesshöhle gelegt. Nach Aspiration und Materialgewinnung für die mikrobiologische Untersuchung wird die Abszesshöhle über den Katheter gespült.

Erfolgskriterien: Deutlicher Rückgang oder Abklingen von Fieber und Leukozytose innerhalb von 48 Stunden.

Der Katheter wird entfernt, wenn die Abszesshöhle kollabiert ist (Kontrastdarstellung), Fieber und Leukozytose abgeklungen sind und keine Sekretion über den Katheter mehr nachweisbar ist.

Die **antibiotische Therapie** wird nach der Gewinnung von Untersuchungsmaterial eingeleitet. Sie erfolgt zunächst ungezielt und wird nach Eintreffen des Resistogramms bei Bedarf umgestellt. Sie sollte nach dem Kollaps der Abszesshöhle noch für ca. 7 Tage fortgeführt werden.

34.6.2 Amöbenabszess

Der durch Entamoeba histolytica hervorgerufene Leberabszess stellt eine Sonderform dar, da die Behandlung grundsätzlich konservativ ist. Die Amöbeninfektion kann serologisch von pyogenen Infektionen differenziert werden.

Bei V. a. Amöbenabszess sollte schon vor Eintreffen des serologischen Ergebnisses die Therapie mit Metronidazol eingeleitet werden. Die Symptome gehen nach 4–5 Tagen zurück, der Abszess verkleinert sich nach 7–10 Tagen. Eine perkutane oder operative Drainage erfolgt nur aus differenzialdiagnostischen Erwägungen oder bei Komplikationen (z. B. bakterielle Superinfektion, Ruptur).

34.7 Tumoren

34.7.1 Benigne Tumoren

Die benignen Lebertumoren werden in drei Hauptgruppen unterteilt (Tab. 34.3).

Fokal noduläre Hyperplasie (FNH)
Noduläre Anhäufungen von Hepatozyten, Kupffer-Sternzellen und Gallengängen, die durch stark vaskularisierte Septen voneinander getrennt sind und einen charakteristischen zentralen Bindegewebsnabel aufweisen.

Tabelle 34.3 Klassifikation der benignen Lebertumoren

I. Epitheliale Tumoren
I.1 Hepatozellulär
▪ Noduläre Transformation
▪ Fokal noduläre Hyperplasie (FNH)
▪ Hepatozelluläres Adenom
I.2 Cholangiozellulär
▪ Gallengangsadenom
▪ Biliäres Zystadenom
II. Mesenchymale Tumoren
▪ Lipom
▪ Myelolipom
▪ Angiomyolipom
▪ Leiomyom
▪ Hämangiom
▪ Infantiles Hämangioendotheliom
▪ Benignes Mesotheliom
III. Gemischte (epithelial/mesenchymal) Tumoren
▪ Mesenchymales Hamartom
▪ Benignes Teratom

Die FNH tritt bei Frauen 2- bis 8-mal häufiger auf als bei Männern. Der Altersgipfel liegt zwischen dem 20. und 50. Lebensjahr. 80 % der Tumoren sind kleiner als 5 cm. Ein Wachstum wird während Pubertät und Schwangerschaft beobachtet, so dass hormonelle Einflüsse diskutiert werden, obwohl ein Bezug zur Einnahme von oralen Kontrazeptiva nicht gesichert ist.

Klinik: Unspezifisch, selten Druckgefühl.

Diagnostik: Sonographie, CT und hepatobiliäre Sequenzszintigraphie. In Biopsien finden sich meist nur reguläre Hepatozyten.

Therapie: Konservativ. Operative Interventionen bleiben symptomatischen Tumoren, seltenen lokalen Komplikationen oder einer nicht eindeutigen Diagnose (schwierige Differenzialdiagnose zum fibrolamellären Leberkarzinom, s. u.) vorbehalten. Die sparsame Resektion des Tumors ist in diesen Fällen das Verfahren der Wahl.

Leberzelladenome
Die Entstehung von Leberzelladenomen korreliert mit der Einnahme von oralen Kontrazeptiva bzw. anabolen Hormonen. Demzufolge hat ihre Häufigkeit zugenommen. Adenome sind Tumoren ohne Galleableitung und demzufolge in der hepatobiliären Sequenzszintigraphie nicht zu sehen.

Klinik: Sie werden meist als „Inzidentalome" im Rahmen einer Sonographie zufällig entdeckt. Das klinische Bild ist anfangs unspezifisch und wenig wegweisend. Im Spontanverlauf werden bis zu 60 % der Patienten symptomatisch und bei einem Drittel sind Ruptur oder Einblutung das erste klinische Zeichen des Leberzelladenoms.

Diagnostik: Sonographie und Angio-CT oft unspezifisch, evtl. NMR. Ist die Situation nicht eindeutig, chirurgische Exploration.

Therapie: Die Indikation zur operativen Entfernung ist bei lokalen Komplikationen (Ruptur!) eindeutig gegeben, jedoch beträgt die Letalität bei einer Ruptur bereits 20 %. Wegen der hohen Komplikationsrate im Spontanverlauf, der oft sehr schwierigen Differenzialdiagnose zu den hochdifferenzierten Leberzellkarzinomen und der möglichen malignen Transformation in ein Leberzellkarzinom (10 % der exstirpierten Adenome weisen fokal Karzinomzellen auf) ist die operative Entfernung auch in Abwesenheit von Komplikationen indiziert.

Hämangiome
Hämangiome sind die häufigsten benignen Lebertumoren. Sie treten bevorzugt zwischen dem 30. und 60. Lebensjahr in Erscheinung. Frauen sind

häufiger betroffen als Männer. Hämangiome können enorme Größen (25–30 cm) erreichen.

Klinik: Während kleine Hämangiome nur zu 10–15 % Symptome verursachen, sind große (> 10 cm) zu 90 % symptomatisch. Als lokale Komplikation treten vor allem Einblutungen auf; freie Rupturen sind äußerst selten.

Diagnostik: Ultraschall, serielles Angio-CT **(s. Abb. 34.4c, d)**, NMR oder Angiographie.

Therapie: Kleine Hämangiome beobachten. Symptomatische Hämangiome, wachsende und komplizierte (verdrängende) Hämangiome sollten reseziert werden. Alternative: Embolisierung; cave: Nekrose, Infektion, Milzinfarkte, Pankreasnekrosen, Ulzera.

34.7.2 Primäre Malignome der Leber

Obwohl Leberzellkarzinome weltweit zu den häufigsten Malignomen zählen, sind sie in Europa mit einem Anteil von weniger als 1 % aller Malignome selten. Ihre Häufigkeit steigt jedoch.

Die Hauptvertreter der primären Lebermalignome zeigt **Tab. 34.4**.

Hepatozelluläres Karzinom (HCC)

Epidemiologie: Inzidenz in Deutschland 13–18/100 000/Jahr. Der Altersgipfel liegt bei 50 Jahren, Männer sind 3- bis 5-mal häufiger betroffen als Frauen.

Risikofaktoren: Epidemiologisch bedeutsame Risikofaktoren sind die **Leberzirrhose** (alkoholisch, hepatitisch) – mehr als 80 % der Tumoren entstehen in zirrhotisch verändertem Lebergewebe –, die **chronische Hepatitis B** (HBsAg-Positive haben ein 1000fach höheres Risiko, ein HCC zu entwickeln) und **Aflatoxine** (Aspergillus flavus). Seltene Risikofaktoren sind Androgene (Anabolika), Hämochromatose, Thorotrast-, Arsen- und Vinylchloridexposition.

Klinik: Die Symptome sind Spätsymptome. Mehr als 90 % der Patienten suchen den Arzt wegen eines bereits tastbaren Tumors auf. Im Spontanverlauf entwickelt sich eine rasch progrediente und letale Leberinsuffizienz. Die mediane Überlebenszeit nach

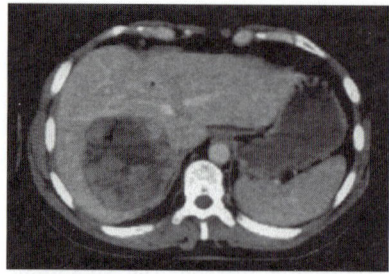

Abb. 34.13 Hepatozelluläres Karzinom des rechten Leberlappens (Segemente VI–VIII)

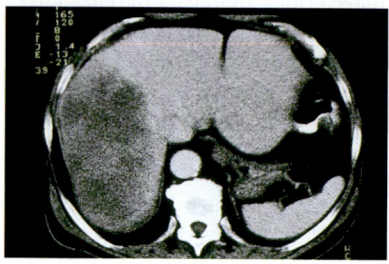

Abb. 34.14 Computertomographie bei rechtsseitigem HCC Segment V bis VIII

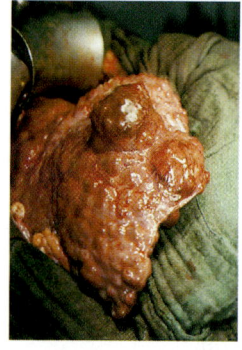

Abb. 34.15 Zweifaches Leberzellkarzinom bei fortgeschrittener Leberzirrhose, Operationspräparat nach Segmentresektion V und VI

Einsetzen der Symptome beträgt unbehandelt ca. 3–4 Monate.

Diagnostik: Sonographie und CT **(Abb. 34.13, 34.14)**, evtl. mit Punktion (auch im Rahmen einer Laparoskopie) sind die wichtigsten diagnostischen Verfahren. Im Zweifelsfall chirurgische Exploration. Bestimmung des α-Fetoproteins (AFP = Tumormarker des HCC).

Differenzialdiagnose: Metastasen, benigne Tumoren.

Therapie:

▪ **Leberresektion** **(Abb. 34.15):** Sie ist wegen der meist fortgeschrittenen Größe des Tumors bei Diagnosestellung und der vorbestehenden Funktionseinschränkung der Leber durch Zirrhose oder Hepatitis nur bei ca. 10 % der Patienten möglich.

Tabelle 34.4 Klassifikation der primären Lebermalignome

▪ Hepatozelluläres Karzinom (HCC)
▪ Fibrolamelläres Karzinom
▪ Cholangiozelluläres Karzinom
▪ Hepatoblastom
▪ Mesenchymale Malignome
  (z. B. Angiosarkom, Fibrosarkom)
▪ Andere (z. B. Karzinoid, Teratokarzinom)

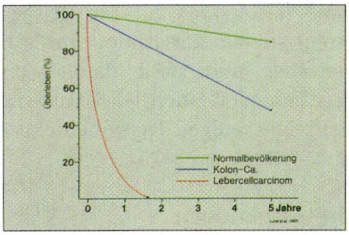

Abb. 34.16
Standardisierte
Lebenszeiterwar-
tung bei Nor-
malbevölkerung,
Kolonkarzinom
und Leberzell-
karzinom

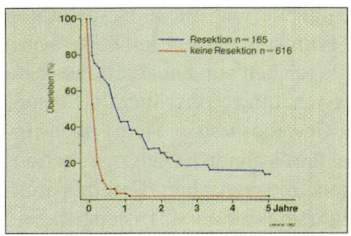

Abb. 34.17
Lebenserwartung
beim Leberzell-
karzinom mit
und ohne
Resektion

- **Chemotherapie und Chemoembolisation:** Sie haben sich in den letzten Jahren als neoadjuvante, adjuvante oder alternative Modalitäten in den Vordergrund geschoben. Bei der neoadjuvanten Therapie kann der Tumor nach einer Verkleinerung evtl. doch noch reseziert werden.
- **Lebertransplantation:** Sie bleibt ausgewählten Fällen eines kleinen Tumors ohne extrahepatischen Befall vorbehalten. Zwar kann sie die Grundkrankheit Zirrhose gleichzeitig kurativ angehen, jedoch sind die Ergebnisse nur bei kleinen Tumoren (Durchmesser < 2 cm) gut.
- **perkutane Alkoholinjektion**
- **thermische Zerstörung:** Radiofrequenzablation, laserinduzierte Thermotherapie.
Prognose: Wegen der bei Diagnosestellung meist fortgeschrittenen Tumorgröße und der damit verbundenen hohen Metastasierungsrate besteht in der Mehrzahl der Fälle Inoperabilität. Die mittlere Überlebenszeit nach Diagnosestellung liegt bei 6 Monaten (Abb. 34.16, 34.17).

Sonderform: Fibrolamelläres Karzinom

Das fibrolamelläre Karzinom ist eine hochdifferenzierte Sonderform des HCC, die differenzialdiagnostisch oft nur sehr schwer von der fokal nodulären Hyperplasie und dem Leberzelladenom abzugrenzen ist. Es ist nicht mit einer Zirrhose assoziiert und hat eine deutlich bessere Prognose als das HCC. Der Tumor ist bei der Diagnosestellung meist lokalisiert und in bis zu 75 % der Fälle resektabel. Eine aggressive chirurgische Therapie ist bei den meist jüngeren Patienten in jedem Fall gerechtfertigt.

34.7.3 Lebermetastasen

In Europa sind 90 % aller malignen Lebertumoren Metastasen. Der Primärtumor ist dabei zu 85 % im Dickdarm, zu 15 % in anderen Organen (z. B. Magen, Mamma, Pankreas, Ovarien) lokalisiert.
Therapie: Die Verbesserung der Resektionstechniken in der Leberchirurgie hat es ermöglicht, Lebermetastasen chirurgisch zu behandeln. Alternativen sind die Hochfrequenzablation, die Laserzerstörung und die Ethanolinjektion. Am sichersten und radikalsten ist jedoch die Resektion. **Voraussetzungen für die Resektion** sind:
- vollständige Entfernung des Primärtumors
- kein lokoregionäres Rezidiv
- keine anderen Fernmetastasen (Staging!)
- begrenzter Leberbefall.

Lebermetastasen: Wenn möglich Resektion!

Prognostisch günstig sind Metastasen vom Pfortadertyp (Leber = erster Filter der Metastasierung, s. Kap. 8.5.3). Können die Metastasen vom Pfortadertyp beim kolorektalen Karzinom chirurgisch vollständig entfernt werden, beträgt die 5-Jahres-Überlebensrate 20–30 %. Werden hingegen Lebermetastasen eines tiefen Rektumkarzinoms (Kavatyp der Metastasierung = Generalisierung) reseziert, liegt die 3-Jahres-Überlebensrate unter 5 %. Ausnahmen von dieser Regel sind isolierte Spätmetastasen (> 2 Jahre nach der Primäroperation), die im Rahmen einer systemischen Ausbreitung in der Leber auftreten (z. B. bei Mamma-, Nierenkarzinom, malignen Weichteiltumoren) und eine deutlich günstigere Prognose aufweisen. Signifikante Prognosekriterien für den Erfolg einer Resektion sind die Radikalität des Eingriffs (Resektionsausmaß, Sicherheitsabstand [> 1 cm], R-Stadium) und das Fehlen oder Vorhandensein von extrahepatischen Tumoranteilen.

Metastasen werden mittels anatomischer oder nichtanatomischer Resektion entfernt (s. Kap. 34.8.1). Die Operationsletalität liegt je nach Resektionsausmaß bei 0–5 %.
Prognose: Unbehandelte Metastasen z. B. eines kolorektalen Karzinoms führen in Abhängigkeit von Anzahl und Ausmaß innerhalb von 6–22 Monaten zum Tod. Die mediane Überlebenszeit beträgt ca. 6–9 Monate. Nach Resektion von Lebermetastasen kolorektaler Karzinome überleben 25–35 % der Patienten mindestens 5 Jahre, die mediane Überlebenszeit liegt bei 23–30 Monaten.

34.8 Operationsverfahren

34.8.1 Einteilung

Leberresektionen werden in anatomische und nichtanatomische Resektionen unterteilt.

Anatomische Resektionen
Dies sind Resektionen, die anatomischen Grenzen bzw. die Segmentgliederung respektieren. Wir unterscheiden:
- **Segmentresektion bzw. Segmentektomie:** Ursprünglich war die Segmentresektion als Entfernung eines Lebersegmentes und die Segmentektomie als Entfernung zweier in der Vertikalachse direkt benachbarter Segmente (z. B. links-laterale Segmentektomie [Abb. 34.18f] = Entfernung der Segmente II und III) definiert. Heute werden beide Begriffe oftmals synonym für die Entfernung eines Segmentes benutzt.
- **Hemihepatektomie** (Abb. 34.18c, d)**:** Die Hemihepatektomie (engl. lobectomy) besteht in der Entfernung der (chirurgischen) Leberhälften rechts bzw. links der Fissura principalis (s. Kap. 34.1). Die linksseitige Hemihepatektomie besteht also in der Entfernung der Segmente I–IV, die rechtsseitige in der Entfernung der Segmente V–VIII (s. Abb. 34.23).
- **Lobektomie:** Resektion im Lappenspalt (Linie Lig. falciforme – V. cava) rechts oder links (s. Abb. 34.24–34.29)

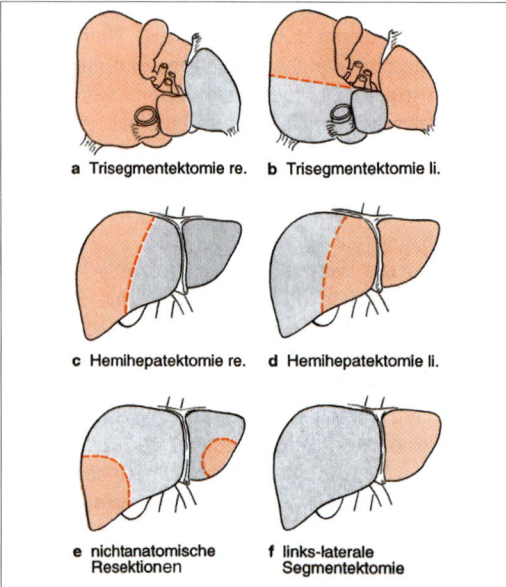

Abb. 34.18 a–f Resektionsformen nach Starzl

- **Trisegmentektomie** (Abb. 34.18a, b)**:** Die Trisegmentektomie besteht in der Entfernung von ca. 80 % des Lebergewebes und stellt damit den größtmöglichen resezierenden Eingriff dar. Entfernt werden z. B. bei der rechtsseitigen Trisegmentektomie die Segmente IV–VIII (s. Abb. 34.23).

Nichtanatomische Resektionen
Dies sind Resektionen, die anatomischen Grenzen bzw. die Segmentgliederung nicht respektieren (Abb. 34.18e). Die Techniken werden teilweise synonym verwendet. Sie reichen von **Enukleationsresektionen** (Tumorausschälung einschließlich eines Saumes gesunden Gewebes von > 1 cm) über einfache **tangentiale Resektionen** (wedge resection) bis zu Resektionen, die zwischen Hemihepatektomie und Trisegmentektomie anzusiedeln sind (sog. **erweiterte Hemihepatektomie**).

34.8.2 Operatives Vorgehen

Bei Leberresektion muss der Zugang großzügig gewählt werden, denn die sorgfältige und ausgedehnte Präparation ist essentieller Bestandteil der sicheren und komplikationsarmen Leberchirurgie. Daher Oberbauchquerschnitt oder Mercedessternschnitt.

Das weitere Vorgehen sei am Beispiel der erweiterten rechtsseitigen Hemihepatektomie erläutert (Abb. 34.19): Vollständige Mobilisierung der Leber, Cholezystektomie, Präparation der Leberpforte mit Ductus choledochus, A. hepatica propria und V. portae. Die anschließende Resektion beginnt mit der Durchtrennung von rechter Leberarterie, rechtem Pfortaderast und rechtem Gallengang. Anschließend wird der rechte Lebervenenast unterbunden und durchtrennt. Nun wird ggf. unter sonographischer Kontrolle die Resektionslinie mit dem Elektrokauter auf der Oberfläche markiert. Die Resektion erfolgt durch stumpfe Präparation (z. B. „Finger-fracture"-Technik) oder mit dem Ultraschalldissektor (CUSA®). Vaskuläre Strukturen und intrahepatische Gallengänge werden ligiert bzw. umstochen. Die abschließende Blutstillung der entstandenen Resektionsfläche wird mit dem Argonbeamkoagulator erzielt. Kapselnähte oder Deckungen der Resektionsfläche sind nicht erforderlich.

Bei nichtanatomischen Resektionen oder der Therapie von Leberverletzungen kann die Blutzufuhr zur Leber temporär mittels Pringle-Manöver unterbrochen werden (s. Abb. 34.7).

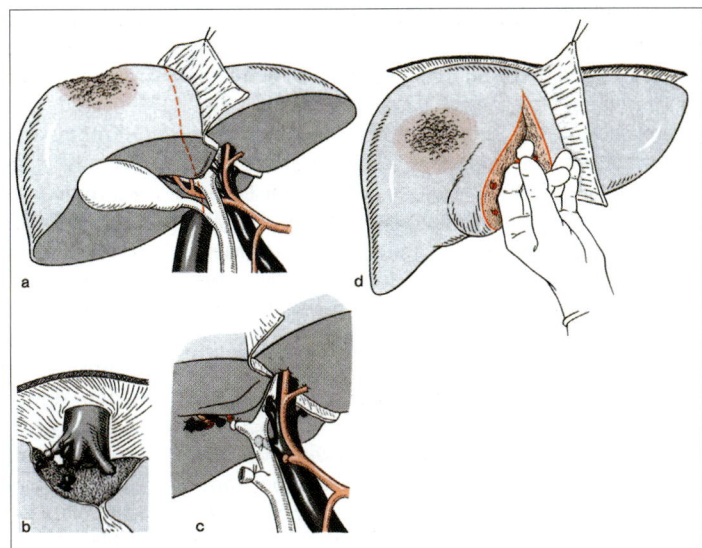

Abb. 34.19 a–d Erweiterte rechtsseitige
Hemihepatektomie
a Ausgangsbefund
b Unterbindung der Lebervenen
c Skelettierung des rechten Leberlappens
d Leberlappendurchtrennung durch
„finger-fracture"-Technik

Die Blutzufuhr der Leber kann bis zu 60 Minuten
unterbrochen werden („warme Ischämiezeit")

34.8.3 Operationsrisiko

Das allgemeine Risiko leberresezierender Eingriffe
ist nicht zu unterschätzen und muss bei der Aufklärung berücksichtigt werden. Die globale Letalität
liegt bei ca. 3–5 %, sie kann jedoch bei ausgedehnten Resektionen und/oder dem Vorliegen von Risikofaktoren (Hepatitis, Zirrhose, chronischer Ikterus) auf 15–20 % ansteigen.

Die Komplikationshäufigkeit liegt unter Einbeziehung der leichten und schweren Komplikationen bei 15–25 %. **Leberspezifische Hauptkomplika-
tionen** sind **Blutung** (3–10 %), **Gallefisteln** (3–5 %),
Abszesse (ca. 5 %) und das **postoperative Leberversagen** (2–10 %). Beim postoperativen Leberversagen
reicht die funktionelle Reservekapazität der Restle-
ber für die vitalen Bedürfnisse nicht aus. Insbesondere bei der Leberzirrhose ist diese funktionelle Reserve rasch aufgebraucht. Das Resektionsausmaß
sollte mit dem Child-Stadium **(s. Tab. 35.1)** korrelieren. Maximal mögliche Resektionen sind für Child
A die Hemihepatektomie, für Child B die Segmentektomie. Im Stadium Child C verbietet sich jede Resektion.

34.9 Arterielle Leberperfusion

Die **regionale Chemotherapie von Lebermetastasen**
über einen arteriell platzierten Portkatheter **(Abb.
34.20)** basiert auf der Erkenntnis, dass Lebermetastasen überwiegend arteriell mit Blut versorgt werden. Der Vorteil dieser Methode ist, dass hohe Zyto-
statikakonzentrationen im Tumorgewebe erreicht
werden, die systemischen Nebenwirkungen aufgrund der hepatischen Metabolisierung der Zyto-

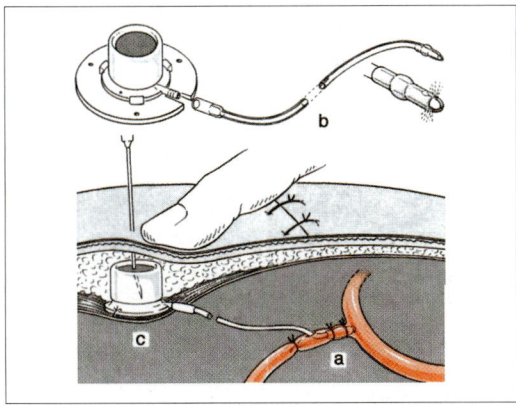

Abb. 34.20 Arterielle Leberperfusion über Port-a-Kath-Sys-
tem in der A. gastroduodenalis:
a Platzierung der Katheterspitze an der Einmündung in die
A. hepatica propria
b Port (links) und Katheterspitze (rechts)
c Transkutane Punktion zur Zytostatikapplikation (Huber-
Nadel)

statika jedoch deutlich geringer sind als bei systemischer Chemotherapie. Sie wurde adjuvant, nach Leberresektion und palliativ eingesetzt. In den letzten Jahren hat sich gezeigt, dass ihr adjuvanter Einsatz nach kurativer Leberresektion bei Metastasen die Prognose nicht signifikant verbessert. Daher beschränkt sich die **Indikation** zur arteriellen Leberperfusion heute auf die **Palliativtherapie**, d. h. auf chirurgisch nicht zu entfernende Lebermetastasen.

Kontraindikationen sind Tumorbefall der Leber von mehr als 70 %, extrahepatische Metastasen und eine vorbestehende Leberzirrhose.

34.10 Lebertransplantation

Die großen Fortschritte in der Entwicklung von Immunsuppressiva haben die Zahl der Lebertransplantationen in den letzten Jahren stark ansteigen lassen. Mit der Zunahme der Transplantationen sind die Indikationen zur Transplantation erweitert worden.

34.10.1 Indikationen (Tab. 34.5)

■ **primäre biliäre Zirrhose:** Die Erkrankung ist gekennzeichnet durch lymphozytäre Infiltration interlobulärer Gallengänge und positive antimitochondriale Antikörper. Sie ist progredient und letal, Haupttodesursachen sind Ösophagusvarizenblutung und Sepsis. Eine andere Behandlungsmög-

Tabelle 34.5 Indikationen zur Lebertransplantation

■ Primär biliäre Zirrhose
■ Chronisch aktive Hepatitiszirrhose
■ Sklerosierende Cholangitis
■ Akutes Leberversagen (bei vorher gesunder Leber!)
■ Primäre Lebertumoren (relative Indikation)
■ Budd-Chiari-Syndrom
■ Angeborene Stoffwechselstörung ⬚ α_1-Antitrypsinmangel ⬚ Morbus Wilson ⬚ Glykogenspeicherkrankheiten ⬚ Hämochromatose ⬚ Tyrosinämie
■ Alkoholische Zirrhose (kein aktiver Alkoholismus!)
■ Gallengangsatresie
■ Polyzystische Erkrankung
■ Retransplantation

lichkeit als Transplantation gibt es nicht. Der Zeitpunkt der Transplantation ist erreicht bei rezidivierenden Blutungen, therapierefraktärem Aszites, Verminderung des Serumalbumins, progressivem Bilirubinanstieg, Enzephalopathie oder hepatischer Osteodystrophie.

■ **chronisch aktive Hepatitiszirrhose:** Sammelbegriff für eine Reihe progressiver Zirrhosen, die durch Viren, Toxine oder Autoimmunmechanismen bedingt sind, wie z. B. Hepatitis B, die Non-A-Non-B-Hepatitis und durch Medikamente (Isoniazid, Tiabendazol) induzierte Zirrhosen. Zu beachten ist, dass infektiöse Hepatitiden systemische Infektionskrankheiten sind, die sich an der Leber manifestieren. So muss man damit rechnen, dass nach einer Lebertransplantation das Transplantat durch die im Organismus zirkulierenden Antigene befallen werden kann.

■ **sklerosierende Cholangitis:** Sie ist häufig mit einer Colitis ulcerosa assoziiert und führt über extra- und intrahepatische Strikturen zu einer progressiven Zirrhose. Die chirurgische Therapie der Strikturen vor dem Transplantationszeitpunkt darf den späteren Organersatz nicht behindern.

■ **fulminante hepatische Nekrose:** Sie hat vielfältige Ursachen, u. a. akute Hepatitis B und durch Medikamente (Paracetamol, Halothan, Isoniazid, Monoaminoxidasehemmer) oder Toxine (z. B. das des grünen Knollenblätterpilzes) induzierte Leberdystrophie. Eine Indikation zur Transplantation besteht, wenn eine zuvor gesunde Leber akut ausfällt.

■ **primäre Lebermalignome:** relative Indikation zur Transplantation. Ist der Tumor zu groß, um ihn bei bestehender Zirrhose resezieren zu können (Überschreiten der funktionellen Reservekapazität der Leber), steigt auch die Wahrscheinlichkeit eines Rezidivs oder einer Metastasierung unter immunsuppressiver Therapie nach einer Transplantation. Indikationen zur Transplantation sind daher das Inzidentalom, d. h. der kleine, zufällig in einer zu transplantierenden Leber entdeckte Tumor, und das nichtresektable fibrolamelläre Karzinom.

■ **alkoholische Zirrhosen:** Das Problem ist hier nicht das Organ, sondern der Patient. Indikation und Ergebnisse sind nur dann akzeptabel, wenn der Patient abstinent bleibt. Dieses vorher festzulegen, ist das Schwierigste bei der Indikationsstellung.

■ **hepatisch bedingte angeborene Stoffwechselstörungen:** ideale Indikation zur Transplantation, weil mit der Transplantation der Stoffwechseldefekt, z. B. der Coeruloplasminmangel bei Morbus Wilson, behoben ist. Der Patient – oftmals ein Kind – kann somit kurativ behandelt werden.

34.10.2 Kontraindikationen

■ **absolute Kontraindikationen:** fortgeschrittene Sepsis, extrahepatisches Tumorwachstum, aktive Drogen- oder Alkoholabhängigkeit, fortgeschrittene kardiopulmonale Erkrankungen, multiple kongenitale Anomalien
■ **relative Kontraindikationen:** Alter über 60 Jahre, irreversibles Nierenversagen, ausgedehnte biliäre Voroperationen, Pfortaderthrombose, HbsAg-Positivität, HIV-Positivität, gravierende psychosoziale Störungen.

34.10.3 Transplantationsverfahren

Es gibt zwei Lebertransplantationsverfahren:
1. **orthotope Lebertransplantation:** Das Transplantat wird an die Stelle des entfernten eigenen Organs implantiert.
2. **heterotope, auxiliäre Lebertransplantation:** Das Transplantat wird an anderer anatomischer Position implantiert und unterstützt das in situ verbliebene Organ des Transplantatempfängers.

Die **wesentliche Rolle** spielt derzeit die **orthotope Lebertransplantation**, da von den bisher heterotop auxiliär verpflanzten Transplantaten nur wenige über längere Zeit eine befriedigende Organfunktion zeigen.

Bei der **Leichenspende** (s. a. Kap. 9.6) entnimmt das Entnahmeteam die Leber im Rahmen einer Multiorganentnahme. Nach sachgerechter Präparation (Freilegung der Organe und der großen Gefäße) werden die **Organe** in folgender Reihenfolge **perfundiert und entnommen:** 1. Herz, 2. Leber, 3. Niere. Die arterielle und portalvenöse Perfusion **(Abb. 34.21)** mit einer speziellen, + 4 °C kalten Konservierungslösung gewährleistet die zelluläre Integrität des Organs während der kalten Ischämiezeit, d. h. der Zeit zwischen Entnahme und Wiederanschluss an die Empfängerzirkulation.

Bei der **Lebendspende** zwischen Verwandten wird ein Teil der Leber transplantiert.

Ein weiteres neues Verfahren ist die **Split-liver-Transplantation**, bei der die Spenderleber in Teile zerlegt wird, die verschiedenen Empfängern implantiert werden.

Erhebliche Bedeutung für die spätere Funktion haben die **primäre Beurteilung und sachgerechte Entnahme des Spenderorgans.** Ist das Organ für die Transplantation geeignet, wird die Empfängeroperation begonnen und die kranke Leber des Empfängers entfernt. Die **anhepatische Phase,** d. h. die Zeit zwischen vaskulärer Okklusion der kranken

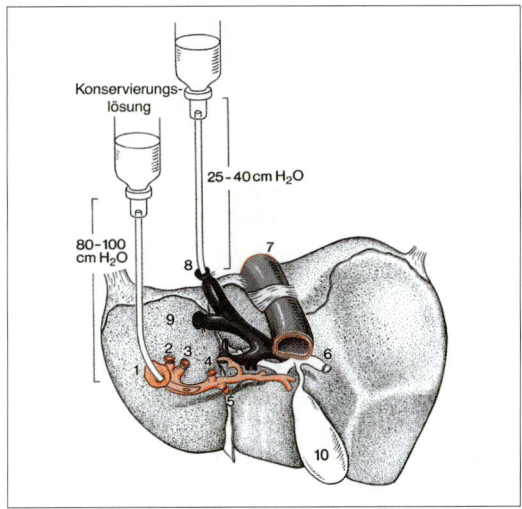

Abb. 34.21 Lebertransplantation: Dorsalansicht der Spenderleber
1 A. hepatica comm. mit Aortenpatch
2 A. lienalis
3 A. gastrica sinistra
4 A. gastroduodenalis
5 A. gastrica dextra
6 D. choledochus
7 V. cava
8 V. mesenterica sup.
9 V. lienalis
10 Gallenblase

Leber bis zur Reperfusion der implantierten Spenderleber im Empfänger, wird mit einem **extrakorporalen venovenösen Bypass** überbrückt: Das Blut der unteren Körperhälfte (V. cava und V. mesenterica sup.) wird über eine Pumpe der oberen Körperhälfte (V. subclavia) wieder zugeführt.

Die **Implantation der Spenderleber** in den Empfänger beginnt mit den Cava-Anastomosen **(Abb. 34.22).** Zunächst wird die suprahepatische V. cava termino-terminal anastomosiert, anschließend erfolgt die untere Cava-Anastomose. Dann erfolgt die Reanastomosierung der V. portae und der A. hepatica. Zuletzt wird der Ductus choledochus unter Einlage einer T-Drainage reanastomosiert. Steht kein Empfängercholedochus zur Verfügung, z. B. bei der sklerosierenden Cholangitis, wird eine termino-laterale Hepatikojejunostomie angelegt.

34.10.4 Prognose

Die erste Lebertransplantation wurde von Thomas E. Starzl 1963 in Amerika durchgeführt. Seither erfolgten weltweit mehrere tausend Lebertransplan-

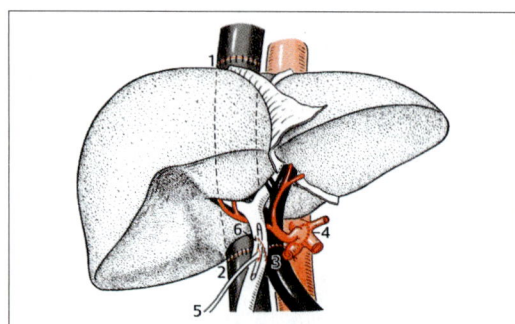

Abb. 34.22 Implantation der Leber:
1 Obere Cava-Anastomose
2 Untere Cava-Anastomose
3 Pfortader-Anastomose
4 Arterielle Anastomose (hier: Patch am Truncus coeliacus)
5 T-Drainage
6 Gallengangs-Anastomose

tationen. Optimierte Möglichkeiten der Immunsuppression (Cyclosporin A, Tacrolimus), standardisierte Operationstechniken und zunehmende Erfahrung haben besonders in den letzten Jahren zu einer deutlichen Verbesserung der Ergebnisse geführt. 5-Jahres-Überlebensraten von 60–70 % können erzielt werden; je nach Grundkrankheit können sie auch höher liegen. Gründe für ein Transplantatversagen sind operativ-technische Komplikationen, Infektionen (z. B. mit CMV), Abstoßung, primäres Transplantatversagen und ein Rezidiv der Grunderkrankung.

34.11 Operationsatlas: Leberresektion[1]

Präoperatives Vorgehen
■ *Diagnostik:* Labor mit Leber- und Pankreaswerten, Gerinnungsfaktoren (II, V, VII, X), Sonographie, CT, evtl. Leberfunktionstest (Cardio-green).
■ *Indikation:* Jeder kurativ zu resezierende Lebertumor.
■ *Aufklärungspflichtige Operationsrisiken:* Postoperative Leberinsuffizienz, Intensivbehandlung, Bluttransfusionen, Galleleck, Nachblutung, Infektion, Entfernung der Gallenblase, Mortalität (0–30 %).
■ *Vorbereitung:* Hebe-Senk-Einlauf am Vorabend, besser 2 l Golytely®-Lösung am Vortag (postopera-

tive Entlastung des Darms), 5–10 EK, intraoperativ großlumige i. v.-Zugänge.

Operationstechniken
■ Nichtanatomische Resektion
■ Segmentektomie
■ Lobektomie (Abb. 34.23 – 34.29)
■ Trisegmentektomie.

Postoperatives Vorgehen
■ *Entfernen von Drainagen u. ä.:* Redon-Drainagen 2. Tag, Zieldrainage 3.–5. Tag, Klammern 10. Tag.
■ *Kontrollen:* Tägliche Kontrolle der Leber- und Pankreaswerte, Sonographie (subphrenischer Verhalt, Pleuraerguss?).
■ *Kostaufbau:* Trinken nach 24 Std. bzw. nach Extubation, langsamer Kostaufbau, ab 3. Tag leichte Kost, proteinarme Diät.

Lobektomie rechts

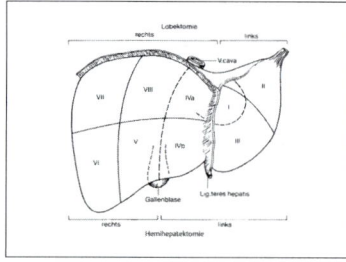

Abb. 34.23
Schematische Darstellung der Lebersegmente, der Lobektomie und der Hemihepatektomie

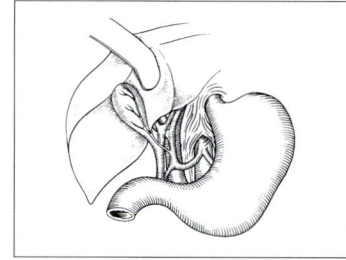

Abb. 34.24
Präparation und Anzügeln (für Pringle-Manöver) der Strukturen im Lig. hepatoduodenale: V. portae, A. hepatica propria, D. choledochus

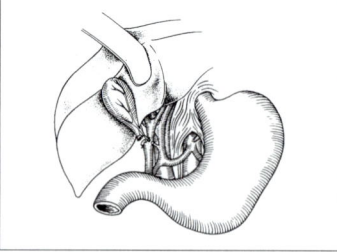

Abb. 34.25
Durchführung einer retrograden Cholezystektomie, falls die Gallenblase nicht am Präparat verbleibt

---

[1] Abbildungen aus K. Kremer, V. Schumpelick, G. Hierholzer (Hrsg.): Chirurgische Operationen. Atlas für die Praxis. Thieme, Stuttgart – New York 1992.

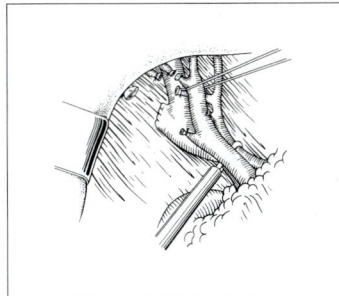

Abb. 34.26
Nach Anzügeln der Gefäße Durchtrennung der rechten Leberarterie, des rechten Pfortaderastes und des rechten D. hepaticus möglichst zentral im Hilus

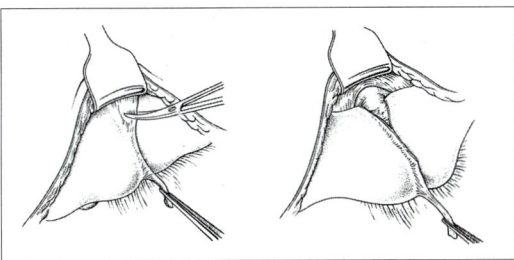

Abb. 34.27 Mobilisation der Leber: Durchtrennung des Lig. falciforme bis zur V. cava inferior, anschließend rechtsretrohepatische Mobilisation

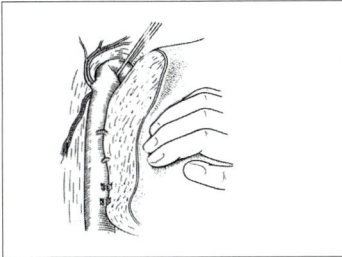

Abb. 34.28
Anschlingen der rechten Lebervene und Durchtrennung der kurzen Lebervenen

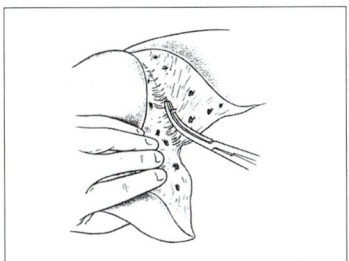

Abb. 34.29
Resektion unter schrittweiser Ligatur von Gefäßen und Gallenwegen

▣▉ Merken

- **Massive Blutung bei Leberverletzungen: nur die Operation stabilisiert – nicht die Konserven im Schockraum!**
- **Konservative Therapie bei Leberruptur Grad I und II nur bei engmaschiger klinischer und sonographischer Kontrolle**
- **Leberverletzung Grad IV–V: perihepatic packing und Verlegung in ein leberchirurgisches Zentrum**
- **Zystischer Lebertumor: Punktion nur nach Ausschluss einer Echinokokkose (KBR)!**
- **Echinococcus granulosus: bei zentralen Zysten Perizystotomie und Zystektomie, bei peripheren Zysten Zysto-Perizystektomie**
- **Echinococcus multilocularis: Leberteilresektion**
- **Fokal noduläre Hyperplasie (FNH): in der Regel konservative Therapie. Operative Intervention bei symptomatischen Tumoren oder fraglicher Abgrenzung zum Leberkarzinom**
- **Leberzelladenome: operative Therapie indiziert**
- **Leberhämangiome: kleine Tumoren beobachten, symptomatische und wachsende Tumoren resezieren**
- **Risikofaktoren des hepatozellulären Karzinoms: Leberzirrhose, chronische Hepatitis B, Aflatoxine**
- **Lebermetastasen: häufigste maligne Lebertumoren in Europa. Therapie: wenn möglich, vollständige Resektion.**
- **Pringle-Manöver: Unterbrechung der Blutzufuhr der Leber („warme Ischämiezeit"). Maximale Dauer: 60 Minuten!**

35 Portale Hypertension

Als portale Hypertension (Pfortaderhochdruck) bezeichnet man einen Druckanstieg in der Pfortader (V. portae) auf über 20 mmHg bzw. 25 cm Wassersäule. Er führt zur Ausbildung von Leber-Umgehungskreisläufen und Splenomegalie. Folge- und Begleiterscheinungen sind Blutungen aus gestauten Gefäßen der Umgehungskreisläufe, Aszites und hepatische Enzephalopathie.

35.1 Anatomie

Die Pfortader entsteht aus dem Zusammenfluss der Vv. mesentericae superior und inferior und der V. lienalis (Abb. 35.1) dorsal des Pankreaskopfes. Auf ihrem Weg zum Leberhilus münden die V. coronaria ventriculi (Vv. gastricae dextra et sinistra + V. praepylorica) und die V. pancreaticoduodenalis

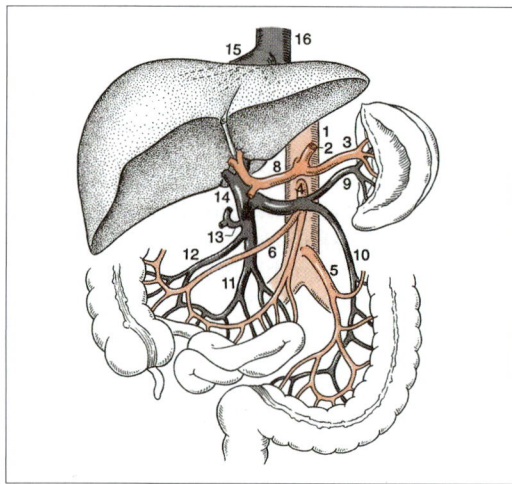

Abb. 35.1 Anatomie der Pfortaderregion
1 Aorta
2 A. gastrica sinistra
3 A. lienalis
4 A. mesenterica superior
5 A. mesenterica inferior
6 A. ileocolica
7 A. gastroduodenalis
8 A. hepatica propria
9 V. lienalis
10 V. mesenterica inferior
11 V. mesenterica superior
12 V. ileocolica
13 V. gastroduodenalis
14 V. portae
15 Vv. hepaticae
16 V. cava inferior

ein. Im Leberhilus teilt sich die Pfortader in je einen Ast zum linken und rechten Leberlappen.

35.2 Physiologie und Pathophysiologie

35.2.1 Pfortaderfunktion und Leberdurchblutung

Die **Pfortader** sammelt das venöse Blut aller unpaaren Organe der Bauchhöhle und bringt es zur Leber. Somit ist sie die **„Pforte zum parenteralen Stoffwechsel"**. Die enge Verbindung der Pfortader zu ihrem Erfolgsorgan Leber wird u. a. daran deutlich, dass die Hormone Insulin und Glukagon auf dem Weg vom Produktionsort Pankreas zur Peripherie schon während ihrer Wirkung auf das Zielorgan Leber dort zu ca. 50 % metabolisiert werden.

Für die **Leberdurchblutung** werden ca. 25 % des Herzzeitvolumens genutzt, d. h. ca. 1500 ml/min. Pfortader und A. hepatica propria (Abb. 35.1) spielen eine sich ergänzende und gegenseitig limitierende Rolle. Muskuläre Sphinktersysteme, die einer hormonellen und neurogenen Regulation unterliegen, steuern die anteilige Durchblutung der Leber. Adrenalin erhöht die Leberdurchblutung, Noradrenalin drosselt den Blutfluss.

Der Leberblutfluss wird durch den intrahepatischen Widerstand bestimmt. Der Druck im arteriellen System ist ca. 30- bis 40-mal höher als im portalvenösen Kreislauf. Der Pfortaderdruck beträgt beim Gesunden 7–10 mmHg, der Lebervenendruck 1–2 mmHg und der Lebervenenverschlussdruck 3–10 mmHg.

Die Lebersinusoide erhalten teilweise Mischblut aus Pfortader und Arterie, andere rein portales und wiederum andere rein arterielles Blut. Die Pfortader liefert 66–75 % der Blutzufuhr zur Leber (ca. 1 l/min). Beim Abklemmen der Pfortader nimmt der Blutfluss über die A. hepatica kompensatorisch um bis zu 60 % zu; die Gesamtdurchblutung der Leber ist dann immer noch um ca. 50 % vermindert. Steigt der Druck in der Pfortader um 10 mmHg an, verdoppelt sich der Druck im arteriellen System. Wird dagegen die A. hepatica propria abgeklemmt, nimmt der Pfortaderdruck nur um 10 % ab.

> Über ⅔ der hepatischen Blutversorgung stammen aus der Pfortader.

35.2.2 Pathogenese und Folgen der portalen Hypertension

Die Ursachen des Pfortaderhochdrucks werden nach ihrer Lokalisation eingeteilt (Abb. 35.2):
- **prähepatischer Block:** z. B. Umbilikalvenensepsis im Kindesalter, Pfortaderphlebitis, die Pfortader komprimierende Tumoren (z. B. Pankreaskopf-tumor), Z. n. Splenektomie.
- **intrahepatischer Block:**
  - präsinusoidal: z. B. Schistosomiasis, Sarkoidose, kongenitale polyzystische Erkrankung
  - sinusoidal: Leberzirrhose (häufigste Ursache der portalen Hypertension!)
  - postsinusoidal: venoocclusive disease (Verschluss der Lebervenolen nach Knochenmark-transplantation)
- **posthepatischer Block:** z. B. Budd-Chiari-Syndrom (Verschluss der Lebervenen infolge Thrombose, Tumorinfiltration oder durch Membranen), Tumor-infiltration der V. cava inferior, Leberstauung bei Rechtsherzversagen (Cirrhose cardiaque).

Infolge des Pfortaderhochdrucks bilden sich **Umgehungskreisläufe**. Folgende Regionen sind die **Hauptmanifestationen** der portalen Kollateralisation:
1. Speiseröhre (Ösophagusvarizen [Abb. 35.3] = erweiterte submuköse Ösophagusvenen, Verbindung zur V. azygos), Magen (Fundusvarizen = erweiterte Rr. gastrici breves), Duodenum und ihre Anhangs-gebilde (großes Netz, Lig. gastrocolicum)
2. Lig. falciforme und Zwerchfell
3. oberes Retroperitoneum
4. Bauchdeckenvenen: **Caput medusae:** Schlänge-lung der erweiterten Venen um den Nabel als Mit-telpunkt (ähnlich dem Schlangenhaupt der Medu-sa) (Abb. 35.4)

Solange diese Kollateralen ausreichend weit sind, bleiben Blutungen aus gestauten Ösophagus-varizen aus. Bei einer Ruptur resultieren lebens-bedrohliche Blutungen. Ursachen einer **Ösophagus-varizenblutung** können sein:
1. Erhöhung des hydrostatischen Druckes durch Husten oder Bauchpresse (Valsalva-Mechanismus)

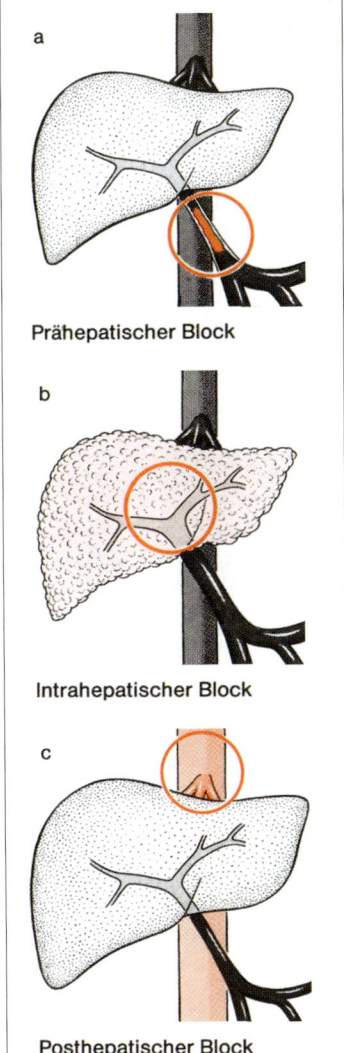

a

Prähepatischer Block

b

Intrahepatischer Block

c

Posthepatischer Block

Abb. 35.2 a–c
Ursachen der portalen Hypertension

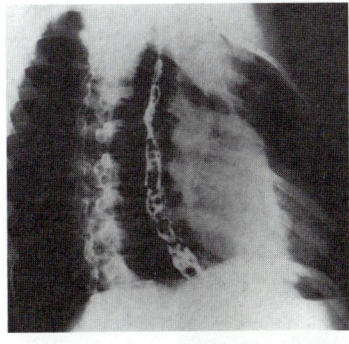

Abb. 35.3
Röntgen-Brei-schluck bei aus-gedehnten Öso-phagusvarizen

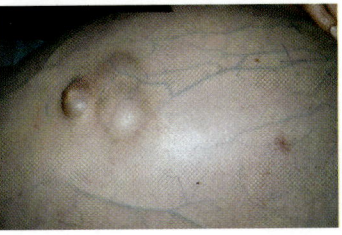

Abb. 35.4
Caput Medusae und Nabelhernie bei Aszites

2. Arrosion der Gefäße durch gastroösophagealen Reflux (in 60 % begleitende Ösophagitis).

Eine weitere Folge des Pfortaderhochdruckes ist die **Splenomegalie** (bei ca. 80 % der Patienten) durch Erweiterung der Milzvenen mit Hämosiderinablagerung und Fibrose des Organs. Hieraus kann ein **Hypersplenismus (Hyperspleniesyndrom)** mit Leukopenie und Thrombopenie resultieren.

35.3 Diagnostik

Anamnese: Alkoholabusus (bei ca. 80 % der Patienten), Hepatitis (15 %), Gallenwegsinfektionen, Nabelveneninfektionen (bei offener Nabelvene), Pankreatitis (ca. 5 %).
Klinik: Aszites (bei 33 % der Patienten, **Abb. 35.5**), Splenomegalie (88 %), leichter Ikterus (48 %), periphere Ödeme (28 %), Spider-Nävi (32 %, **Abb. 35.6**), Caput medusae (28 %, **s. Abb. 35.4**), Palmarerythem (24 %, **Abb. 35.7**), leichte Oberbauchschmerzen, Hämatemesis, Melaena.
Labor: Transaminasen, γ-GT, Bilirubin, Gesamt-Eiweiß und Elektrophorese (Albumin vermindert, γ-Globulin erhöht), Gerinnungsfaktoren, Quick-Wert (↓), Cholinesterase (↓), Plasma-Ammoniak (Parameter für die hepatische Enzephalopathie).

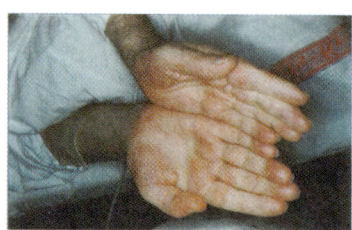

Abb. 35.7 Palmarerythem (Rötung von Thenar, Hypothenar und Fingerspitzen

Sonographie, MRT bzw. CT: Nachweis von Tumoren, Weite der Pfortader und Gallengänge, Flowrichtung und Flussgeschwindigkeit der Pfortader (Duplexsonographie, MRT).
Angiographie:
■ direkte oder indirekte Splenoportographie, digitale Subtraktionsangiographie (DSA):
  ▪ Durchgängigkeit und Flussrichtung der Pfortader
  ▪ Art der Kollateralen
  ▪ Verlauf und Größe der V. lienalis und V. renalis sinistra (Shuntfähigkeit?)
  ▪ Lebervenenverschlussdruck.
■ direkte transhepatische Portographie **(Abb. 35.8)**: Pfortaderdruck, Flowrichtung, Kollateralen.

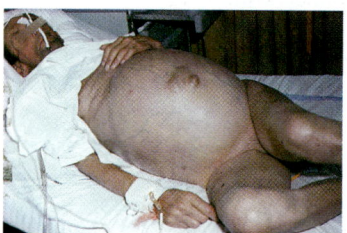

Abb. 35.5 Patient mit fortgeschrittener Leberzirrhose Child C und portaler Hypertension mit Caput medusae und Nabelhernie bei Aszites

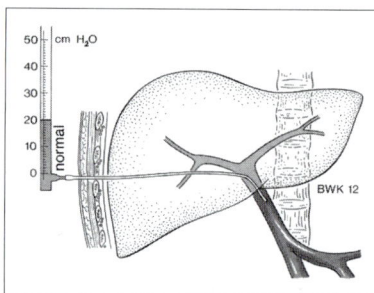

Abb. 35.8 Portale Druckmessung

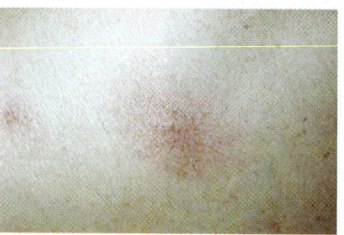

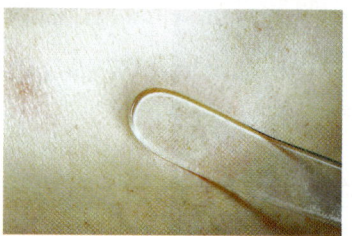

Abb. 35.6 a,b Spider-Nävi
a Ausgangsbefund

b Verschwinden nach Kompression mit dem Glasspatel

Kontraindikationen: Thrombopenie, Aszites, Ikterus mit Bilirubin über 5 mg/dl (85 μmol/l), Quick < 40 %.
Leberbiopsie: Aktivitätsgrad der Leberzirrhose, hyaline Nekrosen.

Anhand der Befunde sollte das **Stadium** der portalen Hypertension **nach Child ermittelt** werden **(Tab. 35.1)**. Nur Patienten im Stadium Child A oder B sollten evtl. einer chirurgischen Therapie zugeführt werden.

Tabelle 35.1 Prognostische Kriterien nach Child-Turcotte (1–5) oder Child-Pugh (2–6)

1. Ernährungszustand:	
sehr gut:	1 Punkt
gut:	2 Punkte
schlecht	3 Punkte
2. Serumbilirubin:	
bis 35 µmol/l:	1 Punkt
35–50 µmol/l:	2 Punkte
über 50 µmol/l:	3 Punkte
3. Serumalbumin:	
über 35 g/l (507 µmol/l):	1 Punkt
35–30 g/l (507–435 µmol/l):	2 Punkte
unter 30 g/l (435 µmol/l):	3 Punkte
4. Aszites:	
nicht vorhanden:	1 Punkt
konservativ behandelbar:	2 Punkte
deutlich vorhanden:	3 Punkte
5. Neurologische Symptome	
keine:	1 Punkt
diskret:	2 Punkte
deutlich:	3 Punkte
6. Quick-Wert (%):	
> 70:	1 Punkt
50–69	2 Punkte
< 50:	3 Punkte
Bewertung:	
CHILD A:	5–7 Punkte
CHILD B:	8–12 Punkte
CHILD C:	13–15 Punkte

35.4 Hepatische (portosyste-mische) Enzephalopathie

Das Spektrum der neurologischen Störungen bei portaler Hypertension oder nach Schaffung eines Shunts zur Entlastung reicht von Gedächtnisstörungen, Verwirrtheitszuständen, grobschlägigem Tremor (Flattertremor, flapping tremor) mit Schreibstörungen (Schreibtest!) bis zu Somnolenz oder Koma.

Als **Ursache** vermutet man die mangelhafte Entgiftung des ammoniak- und toxinhaltigen Blutes der Pfortader, bedingt durch Insuffizienz der Leber oder deren Umgehung im Rahmen der Kollateralkreisläufe bzw. eines Shunts. Nach chirurgischen Shunts ist eine Enzephalopathie in bis zu 40 % der Fälle, nach Anlage eines transjugulären intrahepa-

tischen portosystemischen Stent-Shunts (TIPSS) in bis zu 20 % der Fälle zu erwarten.

Die Enzephalopathie hat **4 Schweregrade** mit folgenden Leitsymptomen:
1. leichtes Verwirrtsein, Unruhe, Schlafstörungen
2. Asterixis („Flügelschlagen" bei seitwärts ausgestreckten Armen durch Flattertremor), Rigor, Antriebsminderung
3. Somnolenz bis Stupor, Flattertremor, zeitweise delirante Zustände, Halluzinationen
4. Koma.

> Enzephalopathie: Hypothek der portalen Druckentlastung durch Shuntanlage

35.5 Therapie der portalen Hypertension

Es werden zwei grundsätzlich verschiedene Therapieansätze verfolgt, die zur Verminderung des Blutungsrisikos aus Ösophagusvarizen führen sollen:
- gezielte lokale Behandlung der Varizen
- dauerhafte Drucksenkung im portalen Kreislauf.

Beide Ziele können sowohl auf konservativem bzw. interventionellem Wege (z. B. medikamentöse Therapie, endoskopische Sklerosierung, TIPSS) als auch operativ (z. B. Dissektionsoperationen, portosystemische Shuntchirurgie) erreicht werden.

Zur **lokalen Therapie der Varizen** hat sich die **endoskopische Sklerosierung** durchgesetzt, Dissektionsoperationen werden nur bei Versagen der endoskopischen Therapie durchgeführt.

Die **Drucksenkung im portalen Kreislauf** wird durch eine Umleitung der gestauten portalen Strombahn in das Niederdrucksystem der V. cava (**portosystemischer Shunt**) erreicht.
Komplikationen: Leberinsuffizienz, hepatische Enzephalopathie.

> Shuntchirurgie ist Palliativchirurgie, da sie die Ursache (Leberzirrhose) nicht beheben kann

Da auch die Spätergebnisse nach Shuntoperationen nicht wesentlich besser sind als die der konservativen Therapie der Leberzirrhose, ist die Indikation zur Shuntchirurgie restriktiv zu stellen **(Abb. 35.9)**.
Indikationen: Blutung (wichtigste Indikation!), Aszites und Hypersplenismus. Für einen prophylaktischen Shunt (ohne Blutung) besteht aufgrund enttäuschender Ergebnisse heute keine Indikation mehr.

Durch die Einführung des TIPSS hat die Bedeutung der operativen Shuntanlage abgenommen.

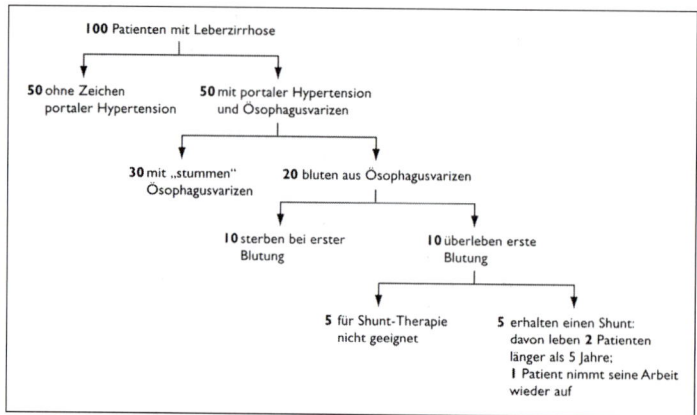

Abb. 35.9 Autoselektion von Patienten mit Leberzirrhose

35.5.1 Konservative bzw. interventionelle Therapie (s. a. Kap. 32)

Therapie blutender Ösophagusvarizen
- Blutersatz, Kreislaufstabilisierung, Endoskopie (25 % der Patienten bluten aus einem Ulcus duodeni oder ventriculi!), Magensonde zur orthograden Spülung und Applikation von Neomycin, Ballonsonde (s. Kap. 1.5.3), Vasopressoren (vermindern die intestinale, aber auch die koronare Durchblutung. Cave: myokardiale Ischämie!)
- endoskopische Sklerosierung bzw. Gummibandligatur (s. Kap. 11.2.5): Standardverfahren bei blutenden Ösophagusvarizen.

Transjugulärer intrahepatischer portosystemischer Stent-Shunt (TIPSS)
Nach Punktion der V. jugularis wird unter röntgenologischer Kontrolle eine Lebervene aufgesucht und eine intrahepatische Verbindung zu einem Pfortaderast geschaffen. Dieser Shunt wird anschließend mittels einer selbstexpandierenden Metallendoprothese (Stent) offengehalten. Die initiale technische Erfolgsrate dieses Verfahrens liegt bei über 90 %, jedoch ist je nach Leberschädigung (Child-Stadium) mit einer Letalität von bis zu 15 % (Leberausfallskoma, Blutung) zu rechnen. Die Enzephalopathierate nach TIPSS liegt bei 15–30 %. Eine Shuntstenose bzw. -dysfunktion wird bei bis zu 50 % der Patienten beobachtet; jedoch ist dann eine transjuguläre Reintervention problemlos möglich.
Wegen der geringen Belastung des Patienten wird der TIPSS zunehmend als Alternative zum chirurgischen Vorgehen bevorzugt. Im Gegensatz zur chirurgisch angelegten portokavalen Anastomose wird eine evtl. notwendige Lebertransplantation nicht erschwert oder sogar verhindert (z. B. bei Entwicklung einer Pfortaderthrombose), sondern in bis zu 30 % der Fälle überflüssig.

35.5.2 Chirurgisch-operative Therapie

Splenektomie und Ligatur der Aa. gastricae breves
Eine Indikation besteht ausschließlich bei umschriebener Thrombose der Milzvene (Pankreatitis, Bauchtrauma mit Ösophagusvarizen). Bedingung ist die Durchgängigkeit der V. portae.

Dissektionsverfahren
Unterbindung der intramuralen Gefäßversorgung der distalen Speiseröhre und des proximalen Magens durch Durchtrennung und anschließende Reanastomosierung der Ösophagus- bzw. Magenwand; dieser Effekt lässt sich auch durch Verwendung eines Klammernahtgerätes erreichen. Die Blutstillung ist bei allen Dissektionsverfahren nur vorübergehend (Ausbildung neuer Kollateralen). Hieraus folgt eine hohe Rate an Rezidivblutungen. Folgende Verfahren stehen zur Verfügung:
- **transthorakale oder abdominelle Ligatur** des distalen Ösophagus: Die Ösophaguswand wird mittels einer Ligatur an der Andruckplatte des zirkulären EEA-Anastomosennahtgerätes fixiert, das Klammernahtgerät betätigt und so durch eine zirkuläre Anastomose die intramurale Blutversorgung unterbrochen (Abb. 35.10).
- **subkardiale Magendissektion:** transabdominelle oder transthorakale Durchtrennung der oberen 8–10 cm des Magenfundus sowohl an der großen als auch der kleinen Kurvatur und anschließende Reanastomosierung des Fundus etwa 5 cm unter-

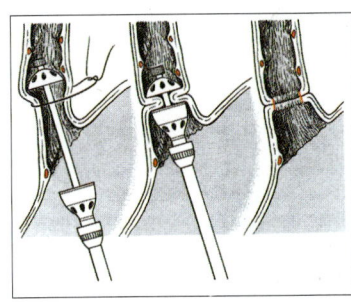

Abb. 35.10
Dissektionsligatur des distalen Ösophagus mit dem EEA-Nahtgerät (s. Kap. 2.4.2)

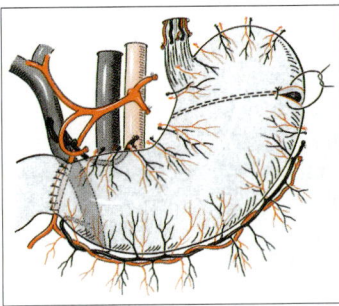

Abb. 35.11
Proximale Magendissektion mit dem TA-90-Nahtgerät unter zusätzlicher Skelettierung des Fundus und der kleinen Kurvatur

halb der Kardia. Heute besser Quernaht des Magenfundus mit einem geraden Klammernahtgerät, z. B. TA 90 (Abb. 35.11).

■ **transthorakale ösophageale Transsektion:** Vorteile dieser Methode sind die Einfachheit und der übersichtliche Zugang.

■ **Kardia-Fundus-Resektion:** Diese Methode wird gelegentlich beim prähepatischen Block nach Splenektomie durchgeführt. Wegen des hohen Operationsrisikos (50 %) ist sie allerdings Ausnahmen vorbehalten.

Portosystemische Shunts

Operative Umleitung des Pfortaderblutes in die V. cava. Diese Ableitung kann total oder selektiv sein. Die Wahl des Shuntverfahrens richtet sich nach folgenden Kriterien:

■ Erfahrung des Operateurs
■ Child-Kriterien
■ Ergebnis der präoperativ durchgeführten Angiographie
■ Erhaltung der technischen Möglichkeiten einer Lebertransplantation.

Totale Shunts

Druckentlastung der gesamten Pfortader. Man unterscheidet portokavale Shunts (portokavale Anastomosen, PCA) und den proximalen splenorenalen Shunt.

■ **portokavaler End-zu-Seit-Shunt** (Abb. 35.12b): einfachste Operationsmethode mit Gewährleistung eines kompletten Abflusses der Pfortader in die V. cava inferior. Dadurch sichere Druckentlastung der gestauten Ösophagusvarizen. Bei Aszites hat sich die Seit-zu-Seit-Methode besser bewährt.

■ **portokavaler Seit-zu-Seit-Shunt** (Abb. 35.12c, 35.13): Modifikation mit Belassung eines restlichen hepatofugalen oder hepatopetalen Pfortaderflusses.

■ **proximaler splenorenaler Shunt** (Linton) (Abb. 35.12d): Diese Operationsmethode wird angewandt, wenn ein portokavaler Shunt aus technischen Gründen nicht möglich ist, z. B. nach Gallenwegsoperation, oder wegen schlechter Leberfunktion nur ein Teil des Pfortaderblutes umgeleitet werden kann. Wichtigste technische Voraussetzungen sind die Splenektomie sowie ein ausreichendes Kaliber der V. lienalis (Durchmesser > 1 cm). Häufigste Indikationen sind der prähepatische Block, die ka-

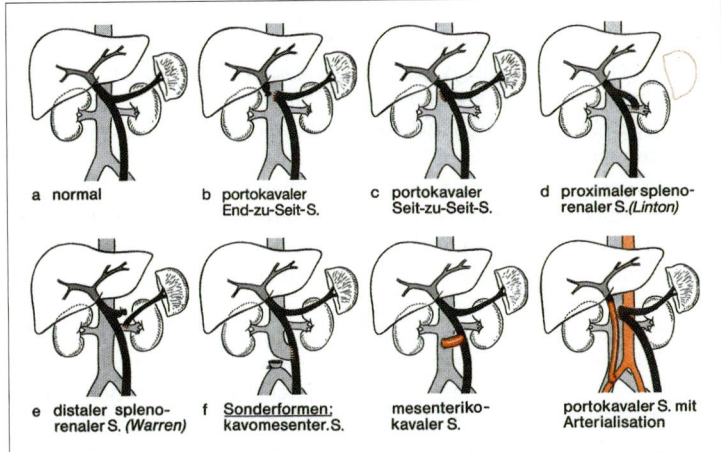

a normal
b portokavaler End-zu-Seit-S.
c portokavaler Seit-zu-Seit-S.
d proximaler splenorenaler S.*(Linton)*

e distaler splenorenaler S. *(Warren)*
f Sonderformen; kavomesenter.S.
mesenterikokavaler S.
portokavaler S. mit Arterialisation

Abb. 35.12 Formen der portosystemischen Shuntoperation

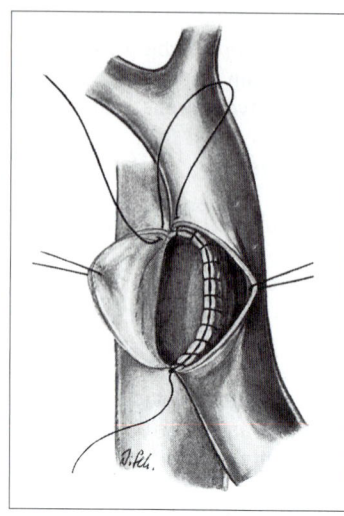

Abb. 35.13
Portokavaler
Seit-zu-Seit-
Shunt

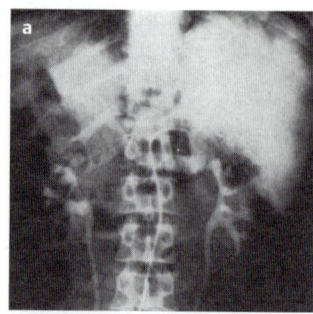

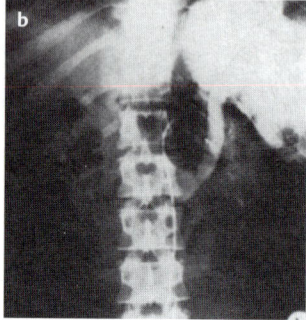

Abb. 35.14 a,b
Termino-laterale
splenorenale Anasto-
mose (Warren-Shunt).
Indirektes Spleno-
portogramm:
a präoperativ
b postoperativ

vernöse Transformation der Pfortader, die biliäre Zirrhose und der Hypersplenismus. Bei Z. n. Pankreatitis ist die Operation gelegentlich aus technischen Gründen unmöglich. Bei Aszites ist sie kontraindiziert.

Selektive Shunts
Druckentlastung von Anteilen des Pfortadersystems.
- **distaler splenorenaler Shunt** (Warren) **(Abb. 35.12e, 35.14)**: Dieser Shunt verfolgt das Prinzip der selektiven Entlastung der Ösophagusvarizen unter Aufrechterhaltung der Pfortader-Leberdurchblutung. Hierzu ist die Unterbindung der V. coronaria ventriculi und der V. gastrica sinistra obligatorisch; die V. lienalis wird vor Einmündung in die V. portae durchtrennt und End-zu-Seit in die V. renalis sinistra implantiert. Auch diese Operation kann bei Z. n. Pankreatitis unmöglich sein.
- **kavomesenterialer Seit-zu-End-Shunt** (Abb. 35.12f): Anwendung bei Kindern unter 10 Jahren, bei denen die Gefäße noch kein ausreichendes Kaliber haben. Durchtrennung der V. cava inferior oberhalb der Bifurkation und Anastomosierung des kranialen Anteils End-zu-Seit mit der V. mesenterica superior.
- **mesenterikokavaler Shunt** (mesenterikokavale Anastomose, MCA, H-Shunt nach Drapanas) **(Abb. 35.12f)**: Implantation einer Kunststoffprothese (12–18 mm Gore-Tex®) zwischen V. mesenterica superior und V. cava inferior (H-Form der Anastomose). Hierdurch Ableitung eines Teils des Pfortaderblutes in die V. cava.
- **portokavaler End-zu-Seit-Shunt mit Arterialisation des Pfortaderstumpfes** (nach Matzander)

(Abb. 35.12f): PCA mit zusätzlichem Gefäßtransplantat (V. saphena magna) zwischen A. iliaca und Pfortaderstumpf zur Verbesserung der Leberdurchblutung. Hierdurch soll die Leberfunktion verbessert, die Enzephalopathierate gesenkt werden. Wegen des großen Zeitaufwandes, der Thromboserate, der nicht immer druckadaptierten Arterialisation der Leber (zu hoher Druck ist schädlich!) und der nicht gesicherten Langzeitergebnisse findet dieses Verfahren bislang keine generelle Anwendung.

Ergebnisse
Die Ergebnisse portokavaler Shuntchirurgie korrelieren direkt mit dem Child-Stadium. Die **Operationsletalität** beträgt bei Patienten im Stadium Child A ca. 5 %, im Stadium Child B ca. 12 % und im Stadium Child C über 40 %. Aus diesem Grund sollten Patienten im Stadium Child C nur unter größtem Vorbehalt operiert werden.

Die **5-Jahres-Überlebensraten** nach Shuntanlage liegen bei ca. 50 %. Die **Enzephalopathierate** beträgt nach portokavalem Shunt ca. 20–30 %, nach splenorenalem Shunt ca. 5–10 %.

Allgemein lässt sich sagen, dass das Risiko der Rezidivblutung aufgrund von Shuntthrombosen nach portokavalen Shunts relativ gering ist (ca. 5 %), die Enzephalopathierate dagegen hoch. Nach selektiver Shuntoperation (z. B. distalem splenorenalem Shunt) ist das Risiko der Shuntthrombose

Tabelle 35.2 Vor- und Nachteile von Shuntverfahren

Parameter	portokaval	splenorenal
Pfortaderdruck	deutliche Senkung	geringe Senkung
Portaler Blutzufluss	vermindert/blockiert	unverändert/vermindert
Enzephalopathierisiko	hoch	niedrig
Shuntthromboserate	niedrig	höher
Operationstechnik	standardisiert, zeitlich nicht aufwendig	technisch und zeitlich aufwendig; an topographischen Voraussetzungen gebunden

und somit der Rezidivblutung größer (ca. 20–25 %), die Enzephalopathierate jedoch deutlich niedriger (Tab. 35.2).

> Portosystemischer Shunt:
> Folgerichtig, aber folgenreich!

35.6 Chirurgische Therapie des Aszites

Die Therapie des Aszites ist überwiegend konservativ. In 10 % der Fälle gelingt es allerdings nicht, den Aszites durch Diuretika und Diät erfolgreich zu behandeln.

Als Alternative zur Diuretikatherapie steht die **regelmäßige Parazentese** von bis zu 4–6 l/die mit Eiweißsubstitution (6–10 g Albumin/l) zur Verfügung. Sie ist wirksamer als die Diuretikatherapie. In einigen Fällen lässt sich durch Anlage eines TIPSS eine Verbesserung erzielen.

Bei einem trotz dieser Maßnahmen therapierefraktären Aszites und fehlender Indikation zur Lebertransplantation stellt sich die Indikation zur An-

lage eines **peritoneovenösen Shunts:** Die Aszitesflüssigkeit wird über einen Kunststoffkatheter über die V. jugularis (Abb. 35.15) oder V. femoralis in die V. cava abgeleitet.

◼◼◻ Merken
- **Häufigste Ursache der portalen Hypertension: intrahepatischer sinusoidaler Block durch (alkoholische) Leberzirrhose**
- **Folgen der portalen Hypertension: Ösophagusvarizenblutung, Aszites, hepatische Enzephalopathie**
- **Therapiemöglichkeiten:**
  - **konservativ interventionell (heute Therapie der 1. Wahl): endoskopische Sklerosierung bzw. Gummibandligatur. Indikation: blutende Varizen, Sekundärprophylaxe nach Varizenblutung**
  - **TIPPS bei wiederholten Blutungen trotz endoskopischer Therapie und zur Blutungsprophylaxe vor Lebertransplantation**
  - **chirurgisch-operative Therapie: Splenektomie (nur bei umschriebener Milzvenenthrombose), Dissektionsverfahren (zur Blutungsbeherrschung bei Versagen der konservativen Therapie; Problem: hohe Rezidivblutungsgefahr), portosystemischer Shunt**
- **Totale portosystemische Shunts: suffiziente Drucksenkung, jedoch hohe Enzephalopathierate und Erschwerung späterer Lebertransplantation**
- **Selektive Shunts: geringere Enzephalopathierate als totale Shunts, höhere Rate an Shuntthrombosen**
- **Therapie des Aszites: konservative Therapie (Diuretika, Diät) = Therapie der 1. Wahl. Alternative zu Diuretika: regelmäßige Parazentese. Bei therapierefraktärem Aszites peritoneovenöser Shunt.**

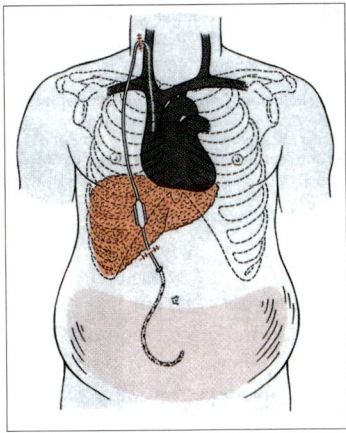

Abb. 35.15 Peritoneo-venöser Shunt (Denver-Shunt) zur Aszitesdrainage in der V. jugularis rechts

36 Milz

36.1 Anatomie

Die Milz entsteht aus dem Mesenchym des dorsalen Mesogastriums. Beim gesunden Erwachsenen erreicht sie eine Länge von 8–12 cm, eine Breite von 6–8 cm und eine Dicke von 3–4 cm. Das Gewicht schwankt aufgrund des variablen Blutgehaltes zwischen 80 und 300 g (durchschnittlich 150 g).

Die Milz liegt intraperitoneal in der linken Regio hypochondriaca subphrenisch in Höhe der 9.–11. Rippe. Die Lage des Organs wird durch den Druck der benachbarten Eingeweide und vier Bauchfellduplikaturen – die Ligg. phrenicolienale, gastrolienale, colicolienale und phrenicocolicum – fixiert. Es bestehen enge topographische Beziehungen zu Zwerchfell, Magen, Niere, linker Kolonflexur und Pankreasschwanz.

Die **arterielle Blutversorgung** (0,5 % des Herzzeitvolumens ≈ 250 l/die) übernimmt die A. lienalis aus dem Truncus coeliacus. Über die A. gastroepiploica sinistra und die Aa. gastricae breves bestehen Verbindungen zur A. gastroepiploica dextra, die als Ast der A. gastroduodenalis ebenfalls aus dem Truncus coeliacus gespeist wird. Durch die hilusnahe Aufteilung der A. lienalis in 2–3 Hauptäste wird die Milz in Segmente **(Abb. 36.1, 36.2)** unterteilt, zwischen denen nur vereinzelte Gefäßverbindungen bestehen.

Das **venöse Blut** fließt über die V. lienalis ab, die sich nach Aufnahme der V. mesenterica inferior mit der V. mesenterica superior zur V. portae zusammenschließt.

Das Bindegewebsgerüst der Milz wird durch die Kapsel mit Peritonealüberzug und das Netzwerk der Trabekel gebildet. Die **rote Pulpa** macht 80–85 % des

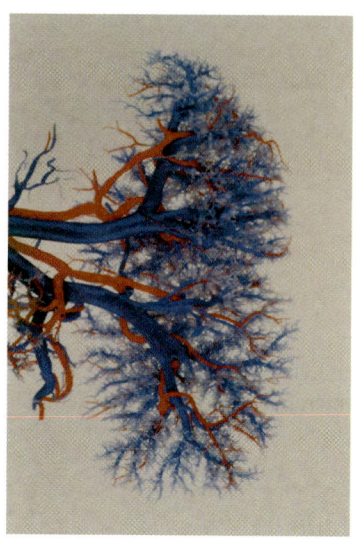

Abb. 36.2
Anatomisches Ausgusspräparat der Milz mit arterieller (rot) und venöser (blau) Strombahn

Organs aus. Die mit Retikulumzellen ausgekleideten Lücken sind mit Blut gefüllt. Durch Verbreiterung des Strombetts in der Marginalzone wird die Fließgeschwindigkeit reduziert und die Phagozytose (s. u.) erleichtert. Die **weiße Pulpa**, die 15–20 % des Organs ausmacht, besteht aus den periarteriellen lymphatischen Begleitscheiden und den Lymphfollikeln (Malpighi-Körperchen). Die Milz stellt 25 % des retikuloendothelialen Systems (RES) dar.

36.2 Physiologie

In der Pränatalperiode ist die Milz ein Ort der Hämopoese, später findet hier lediglich eine Reifung der Retikulozyten statt. Nach der Geburt übt das Organ eine **Reservoirfunktion** insbesondere für Thrombozyten (40 %), Lymphozyten und Monozyten aus.

Überalterte Thrombozyten und abnorme Erythrozyten werden in der Milz **phagozytiert**. Einschlusskörper wie Howell-Jolly-Körper (Kernchromatin), Heinz-Innenkörper (Hämoglobinpräzipitate) und Pappenheim-Körper (Eisengranula) werden aus den Erythrozyten entfernt („pitting function").

Eine wichtige Rolle kommt der Milz bei der zellulären und humoralen **Immunantwort** zu. Hier ist die Reifungsstätte für Lymphozyten und Plasmazellen (Produktion von IgM und IgG); Lymphokine und opsonierende Proteine (Tuftsin, Properdin und Fibronektin) werden freigesetzt und das Komplementsystem wird aktiviert. Zudem können in der Milz Fremdkörper und Bakterien ohne Opsonisierung phagozytiert werden.

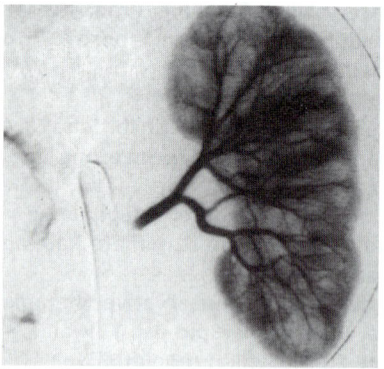

Abb. 36.1 Angiographie der A. lienalis – segmentaler Aufbau der Milz

36.3   Pathophysiologie

Nach einer **Splenektomie** treten aufgrund des Ausfalls der physiologischen Aufgaben der Milz typische Veränderungen auf. So kommt es zu **Veränderungen des Blutbildes** mit Thrombozytose, einer passageren Leukozytose sowie einer vorübergehenden Lymphozytopenie mit anschließender Lymphozytose. Im Blut finden sich vermehrt Einschlusskörper, Retikulozyten, Siderozyten und Target-Zellen. Die Clearance für Bakterien und der IgM-Spiegel sind erniedrigt, IgA und IgG können dagegen ansteigen.

Die Beeinträchtigung der Immunitätslage zeigt ihre deutlichste Ausprägung bei der **Overwhelming Post-Splenectomy Infection (OPSI)**, die eine Inzidenz von 4–5 % bei Kindern und 2,5 % bei Erwachsenen aufweist. Insbesondere bei Kindern unter 5 Jahren hat diese Komplikation eine Letalität von über 50 %. Auslöser sind vor allem Pneumokokken (bis 70 %), H. influenzae (bis 25 %) und Staphylokokken (bis 15 %). Daher sollten Splenektomierte eine Impfung mit einer polyvalenten Vakzine gegen Pneumokokken (Pneumovax®) und gegen Haemophilus influenzae erhalten. Da das Risiko einer fulminanten Sepsis bei Kindern, die wegen einer hämatologischen Erkrankung splenektomiert werden, besonders hoch ist, wird für sie eine Langzeit-Antibiotikaprophylaxe mit Penicillin bis zum 10. Lebensjahr empfohlen. Zudem müssen Splenektomierte über das erhöhte Infektionsrisiko aufgeklärt werden.

> Folge der Splenektomie:
> Infektabwehrschwäche → Impfung

36.4   Verletzungen

Verletzungen der Milz können durch offene, penetrierende (Messerstiche, Schusswunden) oder stumpfe, geschlossene Bauchtraumata (Anprall durch Schlag, Sturz oder Verkehrsunfall) hervorgerufen werden. Insbesondere Personen mit krankhaft vergrößerten Organen oder Gerinnungsstörungen (Antikoagulation) sind hierbei einem erhöhten Risiko ausgesetzt. Bagatelltraumen können ausreichend sein.

Die **Ruptur der Milz** kann sowohl als **einzeitige** Verletzung von Parenchym und Kapsel als auch als primäre Verletzung des Parenchyms und **zweizeitige Kapselruptur** nach Stunden bis Wochen ablaufen.

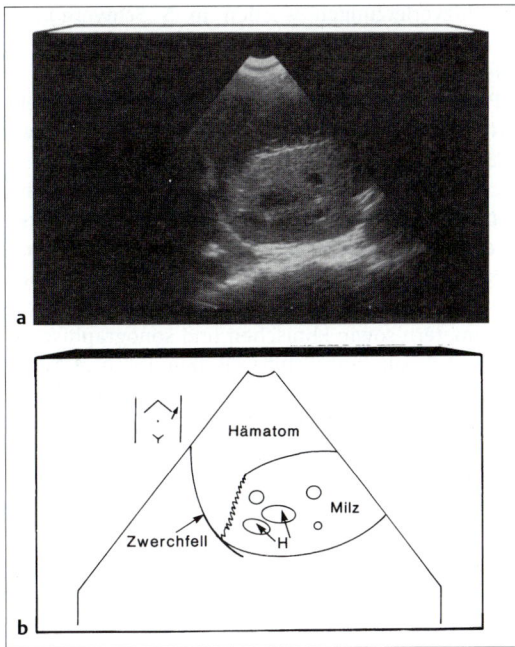

Abb. 36.3 a,b Sonographie nach stumpfem Bauchtrauma – Hämatome im Parenchym (H) und freie Flüssigkeit (Blut) perisplenisch als Zeichen der Milzruptur

Klinik: Bei **einzeitiger Ruptur** Spontan- und Druckschmerz im linken Oberbauch mit Ausstrahlung in die linke Schulterregion, Schonatmung und Zeichen des hämorrhagischen Schocks mit Hypotonie und Tachykardie. Bei **zweizeitiger Ruptur** können die Symptome erst mit einer Latenz von mehreren Tagen auftreten, wenn das Hämatom im Parenchym zur Berstung der Kapsel führt.
Diagnostik und Einteilung:
■ *Sonographie:* Initiale **Notfalldiagnostik** bei jedem Bauchtrauma. Hierbei muss sowohl die Abdominalhöhle auf das Vorhandensein freier Flüssigkeit (Blut) als auch die Milz selbst auf Verletzungsfolgen untersucht werden (Abb. 36.3).

> Bauchtrauma: Sonographie obligat (Milzruptur?)

■ *CT:* Falls das Sonogramm keine sichere Diagnose liefert (z. B. bei massiver Adipositas).
■ Andere diagnostische Verfahren wie Abdomenübersichtsaufnahme und Angiographie sind im Notfall nicht erforderlich und würden lediglich die dringliche operative Therapie verzögern.
■ *Labor:* Leukozytose! Hb-Wert initial unzuverlässig, Abfall ggf. erst im Verlauf durch Verdünnung.

Milzverletzungen werden in **5 Schweregrade** eingeteilt (Tab. 36.1, Abb. 36.4).

Therapie (Tab. 36.1):

■ Patienten, bei denen sich **intraabdominell mehr als 100 ml Blut** finden, müssen **sofort laparotomiert** werden.

■ Lediglich Patienten mit kleinen, nicht aktiv blutenden Parenchym- und Kapselverletzungen **(erstgradige Ruptur)** können einer **konservativen Therapie** zugeführt werden. Diese setzt jedoch eine 2-stündliche **Überwachung** von Kreislauf, Laborparametern sowie klinischen und sonographischen Befunden auf einer chirurgischen Intensivstation voraus.

■ **Bei** den ersten Anzeichen einer **Dekompensation** (Blutdruck- und Hb-Abfall, Transfusionsbedarf > 2

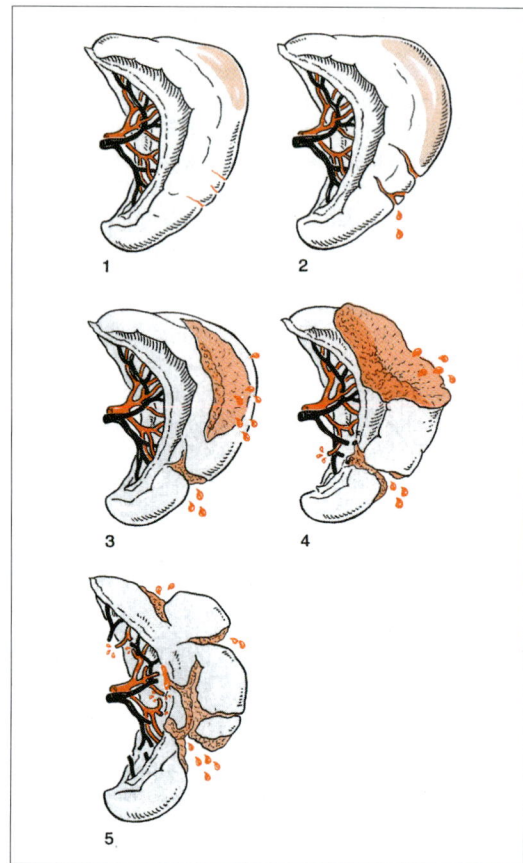

Abb. 36.4 Stadieneinteilung der Milzverletzungen

Tabelle 36.1 Einteilung der Milzverletzungen

Grad	Verletzungsausmaß	Therapie
1	■ subkapsuläres, stationäres Hämatom < 10 % der Organoberfläche	Überwachung
	■ nicht blutende Kapseleinrisse < 1 cm in das Parenchym	
2	■ subkapsuläres, stationäres Hämatom 10–50 % der Organoberfläche	Operation Blutstillung
	■ intraparenchymales, stationäres Hämatom < 2 cm Durchmesser ■ blutende Kapseleinrisse	
3	■ subkapsuläres Hämatom > 50 % der Organoberfläche oder expandierend	Operation Hämatomausräumung
	■ rupturiertes, subkapsuläres Hämatom mit aktiver Blutung	Nähte, Splenorrhaphie
	■ intraparenchymales Hämatom > 2 cm oder expandierend	
	■ Einrisse von > 3 cm Tiefe oder Beteiligung der Trabekelgefäße	
4	■ rupturiertes, intraparenchymales Hämatom mit aktiver Blutung	Operation Teilresektion
	■ Einrisse mit Beteiligung von Segment- oder Hilusgefäßen mit größerer Devaskularisation (> 25 %)	
5	komplett zerstörte Milz ■ Verletzung der Hilusgefäße mit kompletter Devaskularisation	Splenektomie

Erythrozytenkonzentrate (EK) bei Erwachsenen und 40 ml/kg KG beim Kind, peritoneale Reizung) muss sofort eine **Laparotomie** durchgeführt werden. **Ziel** ist die **Blutstillung bei Erhaltung der Milz**.

Bei Milzverletzungen **Grad 1 und 2** kann die Blutstillung durch Elektro-, Heißluft, Infrarot- oder Laser**koagulation** erreicht werden. Zusätzlich kann das betroffene Areal mit Fibrinkleber und Kollagenvlies gedeckt werden.

Bei **Grad 3** erfolgt nach **Ausräumung des Hämatoms** die Versorgung der Milz mit **Nähten oder** Kompression durch Einpacken in ein resorbierbares Netz (**Splenorrhaphie**, Abb. 36.5).

Bei **Grad 4** sollten die Gefäße des betroffenen Segmentes ligiert und eine **Teilresektion** der Milz durchgeführt werden.

Gelingt **keine sichere Blutstillung oder** ist die **Milz komplett zerstört** (Grad 5), muss eine **Splenektomie** erfolgen.

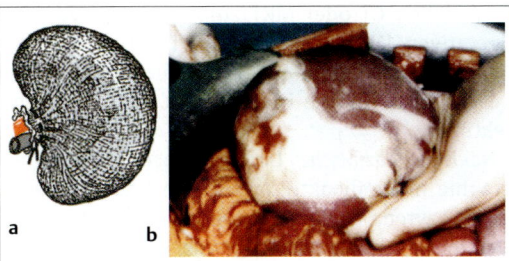

Abb. 36.5 a,b Splenorrhaphie mit resorbierbarem Polyglactin-Netz.
a Schema
b Operationspräparat

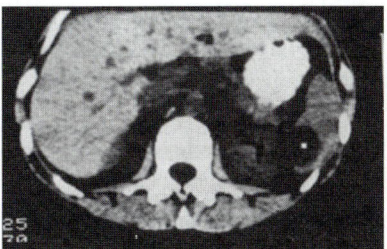

Abb. 36.7 Milzzyste im CT, Zyste durch Punkt markiert

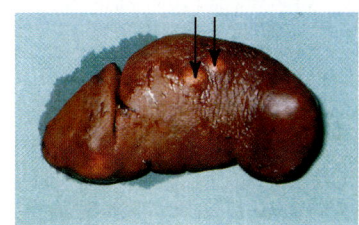

Abb. 36.8
Milzmanifestation (weißliche Knötchen, Pfeile) bei Morbus Hodgkin

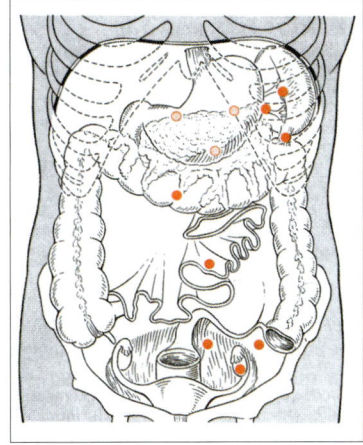

Abb. 36.6
Häufige Lokalisation von Nebenmilzen

Der Transfusionsbedarf zur Organerhaltung darf 2 EK nicht überschreiten, da sonst das Mortalitätsrisiko z. B. durch Hepatitis größer ist als das einer fulminanten Sepsis nach Splenektomie.

Die Autotransplantation von Milzgewebe in das Omentum majus hat sich nicht bewährt. In bis zu 44 % der Fälle finden sich jedoch Nebenmilzen (Abb. 36.6), wobei 30 % der Milzmasse zur Aufrechterhaltung der Funktionen ausreichend sind.

36.5 Erkrankungen

Lokalisierte Erkrankungen der Milz sind selten. Am häufigsten sind mit Bindegewebe ausgekleidete, meist posttraumatische **Pseudozysten**, seltener echte, mit Epithel oder Endothel ausgekleidete **Zysten** sowie parasitäre (Echinokokkus-) Zysten und Dermoidzysten (Abb. 36.7).

Als solide Tumoren finden sich **Hämangiome** und **Hamartome**. Diese sollten ab einer Größe von 4 cm oder bei enger Lagebeziehung zum Hilus auf-

grund von Ruptur- und Blutungsgefahr elektiv und möglichst organerhaltend operiert werden.

Abszesse der Milz nach hämatogener Infektion im Rahmen einer Bakteriämie oder Sepsis erfordern eine Splenektomie.

Auch das **Aneurysma der A. lienalis**, das häufig erst im Rahmen einer Blutung diagnostiziert wird, und die **Milzvenenthrombose** machen eine Entfernung der Milz nötig.

Eine Splenektomie ist ferner indiziert bei den sehr seltenen **Malignomen** der Milz (Hämangiosarkom, Non-Hodgkin-Lymphom, Hodgkin-Lymphom (Abb. 36.8), **Metastasen** sowie im Rahmen der radikalen Tumorchirurgie bei Malignomen von Magen, Pankreasschwanz und linker Kolonflexur.

Milzveränderungen finden sich häufig bei **hämatologischen Erkrankungen** (Tab. 36.2). Diese erfordern oft elektive Eingriffe an der Milz; die Entscheidung zur Splenektomie wird meist bei Versagen der konservativen Therapie getroffen. Eine absolute Indikation zur Splenektomie besteht nur bei den lienalen Sequestrationskrisen der Sichelzellanämie sowie bei lebensbedrohlichen Blutungen bei Morbus Werlhof.

Diagnostik:
- *Sonographie:* Wichtigste bildgebende Untersuchung, da sich Größe, Lage und Binnenstruktur der Milz jederzeit nichtinvasiv und schnell darstellen lassen.
- *Radiologie:* Die **Abdomenübersichtsaufnahme** zeigt bei Milzvergrößerung einen Zwerchfellhochstand sowie eine Verlagerung des Magens nach medial, der linken Kolonflexur nach kaudal (Abb. 36.9). In

Tabelle 36.2 Splenektomie bei hämatologischen Erkrankungen

Relative Indikation bei Versagen der konservativen Therapie und bei rupturgefährdeten Riesenmilzen	■ Hereditäre, korpuskuläre Anämien (Sphärozytose, Elliptozytose, Stomatozytose, Pyropoikilozytose) ■ Aplastische Anämie + Hypersplenismus ■ Enzymdefekt-Anämien (Pyruvatkinase-Mangel, Glukose-Phosphat-Isomerase-Mangel) ■ Thalassaemia major, wenn postoperativ geringerer Transfusionsbedarf zu erwarten ist ■ Thrombotische thrombozytopenische Purpura ■ Steroidtherapie ■ Zyklische Neutropenie und Felty-Syndrom ■ Morbus Hodgkin ■ Hypersplenismus
Absolute Indikation	■ Lienale Sequestrationskrise bei Sichelzellanämie ■ Morbus Werlhof bei lebensbedrohlichen Blutungen

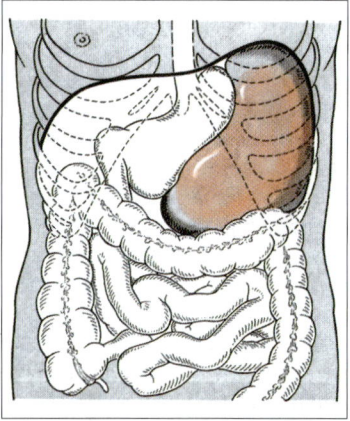

Abb. 36.9 Schema der indirekten Zeichen der Splenomegalie auf der Abdomenübersichtsaufnahme: Verdrängung von Zwerchfell, Magen und linker Kolonflexur

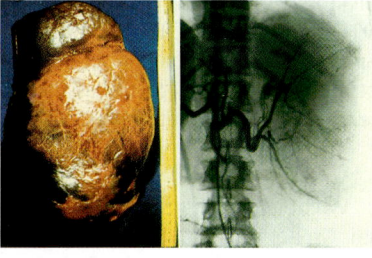

Abb. 36.10 Operationspräparat und Angiographie bei Riesenmilz

Einzelfällen **CT oder MRT** zur Ergänzung der präoperativen Diagnostik. Bei der Planung elektiver Teilresektionen der Milz liefert die **Angiographie** (Abb. 36.10) wertvolle Hinweise auf die Gefäßarchitektur.

■ *Nuklearmedizinische Untersuchungen:* Milzszintigraphie mit radioaktiv markierten hitzealterierten Erythrozyten, Kolloiden oder Mikrosphären zur Darstellung intakten Milzgewebes, also auch von Nebenmilzen. Bei hämatologischen Erkrankungen Milzszintigraphie mit markierten Erythrozyten, Granulozyten oder Thrombozyten; ergänzend dazu Differenzialblutbild, Nachweis von Einschlusskörpern, Immunelektrophorese, Bestimmung von Komplement, Tuftsin und Properdin; in speziellen Fällen Knochenmarkausstrich.

36.6 Operationsverfahren

36.6.1 Zugänge

Bei stumpfen oder penetrierenden **Bauchtraumen** erfolgt der Zugang zur Bauchhöhle über eine **mediane Laparotomie**, um alle Organe einer sorgfältigen Inspektion unterziehen zu können, da sich in bis zu 60 % der Fälle Begleitverletzungen finden. Bei **elektiven Milzeingriffen** bietet der **linksseitige Rippenbogenrandschnitt** einen guten Zugang.

36.6.2 Splenektomie

Bei Riesenmilzen (s. Abb. 36.10) muss zuerst die A. lienalis ligiert werden, um durch Autotransfusion das Blutvolumen der Milz, das in diesen Fällen mehr als 1 l betragen kann, zu erhalten. Die Mobilisation der Milz (Abb. 36.11) erfolgt mittels Durch-

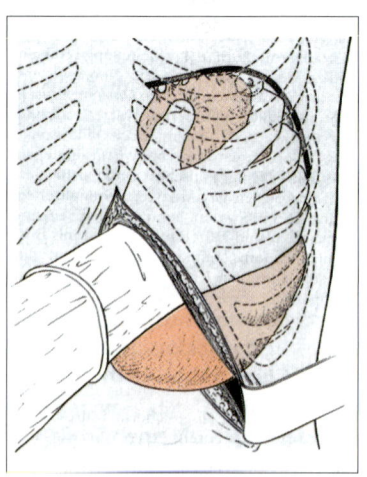

Abb. 36.11 Mobilisation der Milz zur Splenektomie

trennung und Ligatur der Ligamente (s. Kap. 36.1). Nach Luxation aus dem Milzlager werden alle zu- und abführenden Gefäße unter sorgfältiger Schonung des Pankreasschwanzes und der großen Kurvatur des Magens unterbunden.

36.6.3 Teilresektion

Nach Mobilisation der Milz werden alle Hilusgefäße und evtl. vorhandene Polgefäße dargestellt. Dann werden die Gefäße, die den zu resezierenden Anteil versorgen, selektiv ligiert. Die Resektion wird entweder stumpf durch den Finger des Operateurs („Finger-fracture"-Technik) oder durch Ultraschalldissektion oder Laser ausgeführt, wobei kleine, intersegmentäre Gefäße separat ligiert werden. Eine weitere Möglichkeit stellt der Einsatz eines Klammernahtgerätes dar.

36.6.4 Staging-Laparotomie

Die Notwendigkeit einer Staging-Laparotomie und die Indikation zur Splenektomie bei Morbus Hodgkin und Non-Hodgkin-Lymphomen hängen vom diagnostischen und therapeutischen Behandlungskonzept ab. Beim Morbus Hodgkin des Kindes kommen milzerhaltende Konzepte zur Anwendung. In jedem Fall müssen im Rahmen einer Staging-Laparotomie Biopsien aus beiden Leberlappen sowie aus den paraaortalen, parailiakalen und mesenterialen Lymphknoten gewonnen werden.

36.6.5 Komplikationen

Risiken des Milzeingriffes sind Pankreatitis und Pankreasfisteln, subphrenische Abszesse, linksseitige Pleuraergüsse sowie Verletzungen des Magens. Die Letalität hängt von Grunderkrankung und Begleitverletzungen ab, sie beträgt für die elektive Splenektomie 1–5 %, bei Sepsis bis zu 10 % und bei Traumata bis zu 15 %.

36.7 Begutachtung

Die Minderung der Erwerbsfähigkeit (MdE) nach Splenektomie beträgt für die ersten 3 Monate 100 %, danach für weitere 9 Monate 30 %. Die weitere Festlegung ergibt sich aus der Pathophysiologie des Organverlustes (s. o.).

Wird bei einer anschließenden Untersuchung ein unauffälliger körperlicher Befund erhoben und sind Blutbild und Immunglobulinspiegel im Normbereich (keine Einschlusskörper), kann man von einer ausreichenden und funktionsfähigen Restmasse an Milzgewebe (Nebenmilzen) ausgehen, die MdE ist dann nicht dauerhaft. Bei schweren Infektionen muss eine Neubegutachtung erfolgen.

Sind die Parameter nicht im Normbereich, muss man von einem asplenischen Status ausgehen und die Minderung der Erwerbsfähigkeit für bis zu 2 Jahre auf 10–20 % festsetzen.

36.8 Operationsatlas: Splenektomie[1]

Präoperatives Vorgehen
- *Diagnostik:* Staging im Rahmen von Erkrankungen des hämatopoetischen und lymphatischen Systems.
- *Indikation:* Staging-Laparotomie, Lymphadenektomie, Magenmalignom, traumatische Ruptur.
- *Aufklärungspflichtige Operationsrisiken:* OPSI, Nachblutung, subphrenischer Abszess, Pleuraerguss, Pankreasschwanzfistel, postoperative Thrombozytose mit Gefahr der Thrombose bzw. Lungenembolie.
- *Vorbereitung:* Hebe-Senk-Einlauf am Vorabend, 2 EK, Impfung (Pneumokokkenvakzine).

Operationstechniken
- Splenektomie (Abb. 36.12–36.14)
- Milzteilresektion
- Staging-Laparotomie.

Postoperatives Vorgehen
- *Entfernen von Drainagen u. ä.:* Redon-Drainage 2. Tag, Zieldrainage 3. Tag, Klammern 12. Tag.
- *Kontrollen:* Am 2. postoperativen Tag Kontrolle der Pankreaswerte, Sonographie (subphrenischer Verhalt, Pleuraerguss?).
- *Kostaufbau:* Trinken nach 24 Std., ab 2. Tag leichte Kost.
- Nach Notfalleingriffen ggf. Pneumovax®- und H.-influenzae-Impfung nach 14 Tagen.
- Bei Thrombozyten > 800 G/l 100 g ASS/die bis zur erneuten Normalisierung der Thrombozytenwerte.

---

[1] Abbildungen aus K. Kremer, V. Schumpelick, G. Hierholzer (Hrsg.): Chirurgische Operationen. Atlas für die Praxis. Thieme, Stuttgart – New York 1992.

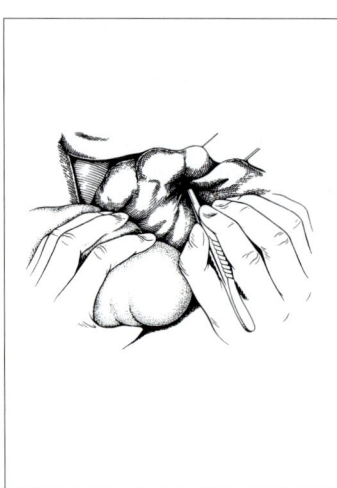

Abb. 36.12
Rippenbogen-
randschnitt links
oder mediane
Oberbauchlapa-
rotomie. Nach
vorsichtigem
Lösen von Ver-
wachsungen und
Inzision des Peri-
toneums dorsal
der Milz wird
diese hervor-
luxiert. Um ein
Zurücksinken zu
vermeiden.
Platzierung eines
Tuches subphre-
nisch

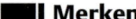 **Merken**

- **Splenektomie: vor allem Kinder infektgefährdet**
- **Nach Splenektomie Impfung gegen Pneumokokken und H. influenzae**
- **Milzverletzung: Therapie abhängig vom Schweregrad. Im Zweifelsfall operative Intervention: Blutstillung, Splenorrhaphie, Teilresektion, Splenektomie**
- **Patienten, bei denen sich intraabdominell mehr als 100 ml Blut finden, müssen sofort laparotomiert werden**

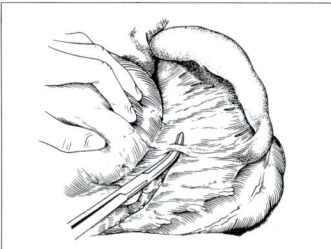

Abb. 36.13
Schrittweise wird
das Lig. gastro-
lienale mit den
Aa. gastricae
breves
durchtrennt

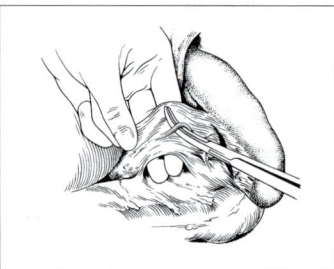

Abb. 36.14
Selektive Durch-
trennung der
Gefäße am Milz-
stiel (Arterie vor
der Vene, um
Blutverlust zu
minimieren).
Cave: Verletzung
des Pankreas-
schwanzes

37 Pankreas

37.1 Anatomie

Das Pankreas wird aus zwei embryonalen Anlagen gebildet. Die ventrale Pankreasanlage verschmilzt von kaudal her mit der dorsalen Anlage (Abb. 37.1).

Für die Chirurgie ist die einheitliche **Gefäßversorgung** von Duodenum und Pankreas durch die A. gastroduodenalis mit der A. pancreaticoduodenalis superior bedeutsam. Das mittlere Pankreas wird durch die A. colica dextra, Pankreaskörper und -schwanz durch die A. lienalis und A. colica sinistra versorgt (Abb. 37.2).

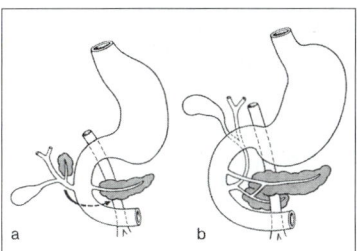

Abb. 37.1 a,b Embryonale Anlage der Pankreasdrüse: **a** Getrennte ventrale und dorsale Anlage **b** Nach Verschmelzung

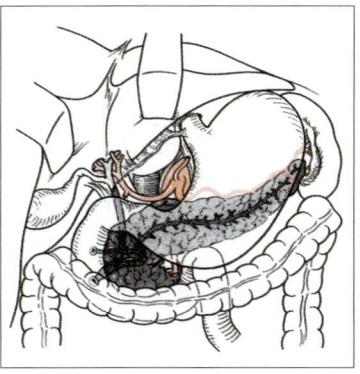

Abb. 37.2 Gefäßversorgung des Pankreas und Topographie des Oberbauchs

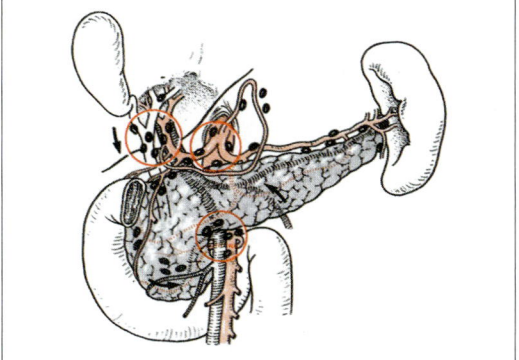

Abb. 37.3 Lymphknotenstationen des Pankreas (Leberpforte, Truncus coeliacus, Mesenterialwurzel)

Die **regionalen Lymphknoten** des Pankreas zeigt Abb. 37.3.

Pankreas- und Gallengang münden meist gemeinsam in die Papilla Vateri (s. Kap. 33.1).

Topographie: Das Pankreas liegt retroperitoneal und hat eine enge Beziehung zum Milzhilus (s. Abb. 37.2), den Milzgefäßen, der V. mesenterica superior und der Pfortader.

Die Resektion des Pankreaskopfes erfordert in der Regel auch die Entfernung des Duodenums und des distalen Gallenganges. Bei Resektion der linken Drüsenhälfte müssen die Milzgefäße sorgsam geschont werden, wenn nicht von vornherein auf die Erhaltung der Milz verzichtet wird.

Um intraabdominell zur Bauchspeicheldrüse zu gelangen, ist eine Eröffnung der Bursa omentalis notwendig. Sie kann erfolgen
- durch das Ligamentum gastrocolicum
- nach Durchtrennung des großen Netzes am Querkolon
- durch das Ligamentum hepatogastricum nahe der Leber
- durch das Mesocolon transversum.

An die Dorsalseite des Pankreaskopfes gelangt man nach Mobilisation des Duodenums (Mobilisation nach Kocher).

37.2 Physiologie und Pathophysiologie

Die Azinuszellen des Pankreas bilden pro Tag 10–20 g **Enzymproteine**, die in Zymogengranula aus glukose-, fett- und eiweißspaltenden Enzymen, Nukleasen und Enzyminhibitoren gespeichert sind. Ihre Sekretion wird induziert durch Cholezystokinin (= Pankreozymin, aus dem Duodenum und oberen Jejunum). Cholezystokinin wirkt außerdem kontrahierend auf die Gallenblasenmuskulatur. α-Amylase und Lipase werden bereits im Pankreas aktiviert, die proteolytischen Enzyme erst im Dünndarm durch Trypsin.

Das **Pankreassekret** ist bikarbonathaltig und hat einen pH-Wert von 8–8,3. Pro Tag werden ca. 25 ml/kg KG (ca. 1000 ml) Pankreassekret sezerniert, induziert durch Sekretin (aus dem Duodenum). Das Sekret ist das adäquate Milieu für die Pankreasenzyme und neutralisiert den sauren Magensaft.

Da der Druck im Pankreasgang normalerweise größer ist als der im Gallengang, kommt es nicht zum Gallereflux in das Pankreasgangsystem.

Bei einem **Verschluss des Ductus pancreaticus** staut sich das Sekret und tritt in die periduktulären

Räume über. Die Folgen sind eine Entzündung mit ödematöser Schwellung des Pankreas **(Speichelödem)** und ein Übertritt der α-Amylase und Lipase in die Blutbahn. Besteht die Stauung länger, kommt es zur Eindickung des Sekrets. Die Entzündung führt zu einer Fibrose des Drüsenkörpers mit eventueller exkretorischer Insuffizienz.

Besteht eine **Gangobstruktion bei gleichzeitiger Gewebsläsion**, kann diese über eine Steigerung des Ganginnendruckes zur **Nekrose durch Autodigestion** führen. Daher ist bei Darstellung des Pankreasganges mit Kontrastmitteln ein starker Druck zu vermeiden. Es dürfen nur 2 – 3 ml des Kontrastmittels in das Gangsystem eingebracht werden.

Gallereflux, -stagnation oder Druckerhöhung im Gallengang führen zur **Aktivierung der Pankreasenzyme**; durch Lysolezithinbildung aus Lezithin der Galle und Phospholipase A des Pankreassekrets kann eine **Pankreatitis** ausgelöst werden.

37.3 Fehlbildungen

37.3.1 Pancreas anulare

Ringförmige Ummauerung (Anulus = Ring) des Duodenums von Pankreasgewebe **(Abb. 37.4)** als Folge der fehlgeleiteten Verschmelzung der ventralen und dorsalen Anlage des Pankreas **(s. Abb. 37.1)**. Der Ring kann mehr oder weniger vollständig sein.

Erstsymptomatik meist im Kleinkindesalter, gelegentlich auch später. Die Kombination mit anderen Fehlbildungen (z. B. Malrotation des Darmes, Analatresie) ist häufig.
Klinik: Partieller oder totaler hoher Darmverschluss mit profusem galligem Erbrechen, Völlegefühl.
Diagnostik:
■ *Röntgen-Abdomenübersicht:* Evtl. Doppelblase (double-bubble) als Zeichen von Luft in Bulbus duodeni und Magen.

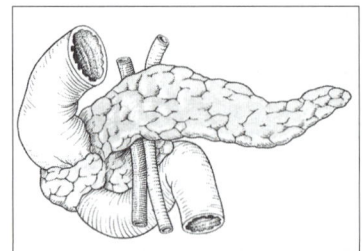

Abb. 37.4
Pancreas anulare

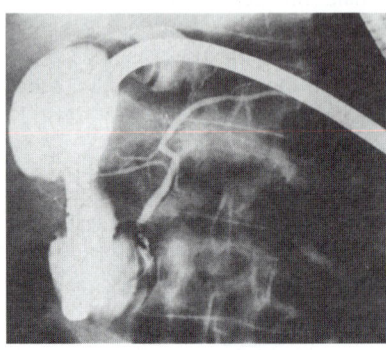

Abb. 37.5 Endoskopisch-retrograde Pankreatikographie (ERP) bei Pancreas anulare mit akzessorischem Gang, der das durch das Endoskop markierte Duodenum überkreuzt

■ *ER(C)P:* Zum Nachweis eines zusätzlichen Pankreasganges **(Abb. 37.5)**.
■ Sonographie, CT.
Differenzialdiagnose: Andere Formen des hohen Ileus, Pylorusstenose, Duodenalatresie.
Therapie: Therapie der Wahl ist die Operation **(Abb. 37.6)**. Die theoretisch naheliegende einfache Durchtrennung des einschnürenden Ringes sollte wegen der Gefahr von Fistelbildung und Narbenschrumpfung unterbleiben. Das geeignetste Verfahren im **Säuglingsalter** ist die **Duodenoduodenostomie oder** die **Duodenojejunostomie** mit einer Roux-Y-Schlinge.

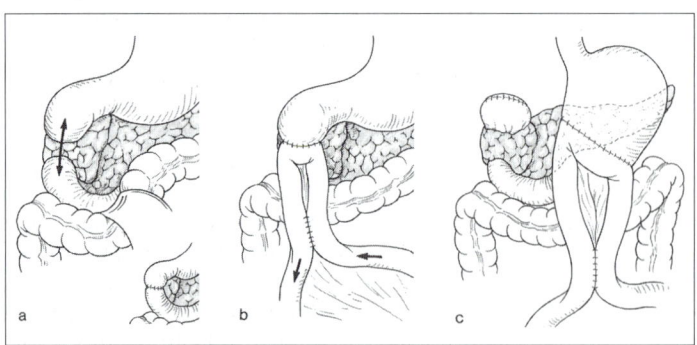

Abb. 37.6 a–c Chirurgische Therapie des Pancreas anulare:
a Latero-laterale Duodeno-Duodenostomie
b Duodenojejunostomie mit Braun-Fußpunktanastomose zur Ausschaltung der Jejunumschlinge
c Magenresektion nach Billroth II mit Verschluss des Duodenalstumpfes proximal des Pancreas anulare

Beim **Erwachsenen Duodenojejunostomie oder Billroth-II** (B II) **-Resektion**. In seltenen Fällen bei rezidivierender Pankreatitis des Pankreaskopfes auch proximale Duodenopankreatektomie.
Prognose: Gut.

37.3.2 Ektopisches Pankreasgewebe (aberrierendes Pankreas)

Exokrines Pankreasgewebe kann im Magen, in einem Meckel-Divertikel, im Ösophagus, Ileum, Kolon, Peritoneum, in Leber, Lunge, Duodenum, Jejunum, Milz, Mesenterium, großes Netz, selten in der Gallenblase vorkommen.
Klinik: In der Regel ist es symptomlos. Entzündungen können zum Bild einer Cholezystitis bzw. Appendizitis führen. Ektopisches Pankreasgewebe in einem Meckel-Divertikel kann Ursache einer intestinalen Blutung sein. Die Symptome sind vielfältig und abhängig von Lokalisation und Ausmaß der Entzündung (z. B. Ikterus, Blutung, Invagination).
Diagnostik und Therapie: Eine präoperative Diagnose gelingt selten. Meist wird die Diagnose durch die Operation gestellt. Eine Entfernung von ektopischem Pankreasgewebe, das als Zufallsbefund entdeckt wurde, ist nicht notwendig.

37.3.3 Zystische Pankreasfibrose (Mukoviszidose) (s. Kap. 53)

Nur die Komplikationen des Mekoniumileus und die Bronchiektasen werden chirurgisch behandelt. Leitsymptom ist der mechanische Neugeborenen-Ileus (Mekoniumileus).
Therapie: s. Kap. 53.

37.4 Entzündliche Erkrankungen

Unter Berücksichtigung von Klinik und Morphologie unterscheidet man zwischen akuter und chronischer Pankreatitis (revidierte Marseille-Klassifikation 1985).

37.4.1 Akute Pankreatitis

Ursachen: Verantwortlich gemacht werden Gallenwegserkrankungen, Alkoholabusus, Verschluss des Pankreasganges oder der Papilla Vateri (Opie-Syndrom: in der Papille eingeklemmter Gallenstein), Infektionen, Traumen, Medikamente, Gefäßprozesse, Mumps, Duodenaldivertikel und Hyperparathyreoidismus. Gallensteinleiden (38 %) und Alkoholabusus (23 %) sind die häufigsten Ursachen.

Pathogenese: Sie ist trotz verschiedenster Theorien (common channel, Obstruktionshypersekretion, duodenaler Reflux) unklar. Gesichert sind der **Übertritt von Pankreassekret in das Interstitium** und die **Selbstverdauung** durch aktivierte proteolytische Enzyme und Lipase. Voraussetzung scheint eine Gewebsverletzung mechanischer, vaskulärer oder bakterieller Art zu sein.
Klinik: Schweres Krankheitsbild: Typisch ist ein nach links und gürtelförmig in den Rücken ausstrahlender **Vernichtungsschmerz im Oberbauch** mit zunehmender Abwehrspannung, Übelkeit, Brechreiz, Meteorismus und verminderten Darmgeräuschen bis zur Darmparalyse. Die Pankreatitis kann jedoch schmerzlos verlaufen (8,6 %). Häufig Druckschmerz bei Palpation des linken kostolumbalen Winkels **(Zeichen nach Mayo-Robson)**. Bläuliche, ecchymotische Flecken im Nabelgebiet **(Cullen-Zeichen)** oder im Lendenbereich **(Grey-Turner-Zeichen)** sind bei ca. 10 % der Patienten um den 3. – 4. Krankheitstag festzustellen.
Komplikationen:
- ausgedehnte retroperitoneale Nekrosen (Abb. 37.7)
- septisch-toxischer Schock mit respiratorischer Insuffizienz und akutem Nierenversagen, Verbrauchskoagulopathie (DIC), Multiorganversagen
- massive gastrointestinale Blutung durch Gefäßarrosion
- Milzvenenthrombose
- Pseudozystenbildung mit Stenosierung benachbarter Organe und Gefahr der sekundären Ruptur, Einblutung oder Infektion
- Übergang in chronische Pankreatitis.
Diagnostik: Schwierigkeiten bereitet die Differenzialdiagnose in der Frühphase zwischen schnell ab-

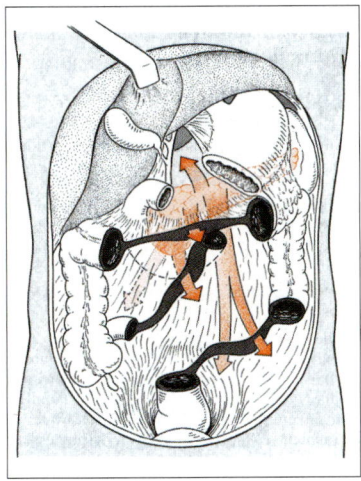

Abb. 37.7
Nekrosestraßen bei nekrotisierender Pankreatitis

Tabelle 37.1 Prognostische Kriterien nach Ranson

Zum Aufnahmezeitpunkt:	
Alter	> 55 Jahre
Leukozyten	> 16 G/l
Blutzucker	> 11 mmol/l
LDH	> 700 U/l
SGOT	> 250 U/l
48 h später:	
Hämatokrit-Abfall	> 10 %
BUN*)-Anstieg	> 1,8 mmol/l
Kalzium	< 2 mmol/l
p_aO_2	< 8 kPa (60 mmHg)
Basendefizit	> 4 mmol/l
Flüssigkeitsbilanz	> 6000 ml
Kriterien	**Letalität**
< 3	0,9 %
3–4	16 %
5–6	40 %
> 6	100 %

*) Harnstoff (**b**lood **u**rea **n**itrogen = BUN)

klingender Pankreatitis (Speichelödem) und mit Autodigestionsnekrose einhergehender Pankreatitis. Die Laborwerte (s. u.) können auch bei den schwersten Formen im Normbereich liegen. Der Schweregrad der Erkrankung ist anhand der CT, evtl. der Sonographie, aber vor allem anhand des Zustands des Patienten und durch Verlaufskontrolle von Kreislauf, Urinausscheidung, Enzymverhalten, Blutzucker und Kalzium zu beurteilen. Prognostische Kriterien nach Ranson s. **Tab. 37.1**.

■ *Labor:* Amylase und Lipase i. S. und Amylase i. U. in der Regel erhöht (Urin-Amylase meist länger erhöht), Kalzium vermindert, BZ und CRP erhöht, Leukozytose.

> Normale Amylase- bzw. Lipasewerte i. S. schließen eine akute Pankreatitis nicht aus

■ *Bildgebende Verfahren:*
  ▪ *Röntgen-Thorax:* Häufig Pleuraerguss links. Enzymbestimmungen aus dem Erguss können zur Diagnose beitragen.

▪ *Röntgen-Abdomenübersicht:* Häufig Luft im Duodenum und in den oberen Dünndarmschlingen („sentinel loop") oder Luftspiegel im Bereich der linken Kolonflexur („colon cut-off sign").
▪ *Sonographie:* Zur Verlaufsbeobachtung (Änderung von Organgröße und Reflexionsmuster, Auftreten von Pankreasnekrosen) und zum Nachweis von Steinen in Gallenblase und Gallenwegen.
▪ *ERCP:* Bei V. a. biliäre Pankreatitis, ggf. mit Durchführung einer endoskopischen Papillotomie (EPT) und Steinextraktion und Einlage einer nasobiliären Sonde.
▪ *CT:* Zur Verlaufsbeobachtung und Stadieneinteilung: Bei adipösen Patienten und bei Ileus (Luftüberlagerung!) ist sie der Sonographie überlegen. Kontrastmittelgabe zum Nachweis von Nekrosen, CT-gesteuerte Punktion zum Nachweis infizierter Nekrosen.

Differenzialdiagnose: Herzinfarkt, Volvulus, Ruptur eines Aneurysmas, Mesenterialinfarkt, Ulkusperforation, Ileus, akute Cholezystitis, Gastroenteritis, Gallen- und Nierenkolik.

Therapie: **Zunächst** immer **konservativ**, Überwachung auf einer Intensivstation.

> Akute Pankreatitis: Keine kausale Behandlung der Pankreatitis möglich → symptomatische Therapie unter Intensivüberwachung

■ **Ruhigstellung der Drüse:** Nulldiät, parenterale Ernährung, Dauerabsaugung über eine Magensonde, Gabe von Protonenpumpenblockern.
■ **Analgetika:** keine Morphinderivate, da diese den Tonus des Sphinkter Oddi erhöhen, sondern Metamizol, Pentazocin (Fortral®), Procain i. v. oder Periduralkatheter.
■ **Bilanzierung und Substitution von Flüssigkeit und Elektrolyten**
■ Einstellung einer diabetischen Stoffwechsellage mit Insulin
■ Antibiotika bei V. a. Infektion der Gallenwege, infizierte Nekrosen und bei septischen Temperaturen.
  Bei biliärer Pankreatitis EPT.
  Operationsindikationen: fortschreitende Pankreasnekrose, Abszedierung, zunehmendes Organversagen. Charakteristische Zeichen sind Verschlechterung des Allgemeinzustandes und Schock, Abnahme des Serumkalziums, paralytischer Ileus, Niereninsuffizienz, respiratorische Insuffizienz, hämorrhagischer Aszites, positive Flüssigkeitsbilanz.

CT und ggf. Sonographie ermöglichen die frühzeitige Abgrenzung des Pankreasödems von der nekrotisierenden Pankreatitis. Aber nicht der

CT-Befund, sondern das klinische Bild und das Ergebnis der bakteriologischen Untersuchung der Nekrose (CT-gesteuerte Punktion) sind für die Indikationsstellung entscheidend!

> Akute Pankreatitis: Operation nur bei septischer Nekrose plus beginnendem Organversagen

Operationstechnik: **Entfernung der Nekrosen** (Nekrosektomie, Sequestrotomie, Ausräumung der Nekrosestraßen), **Drainage der Bauchhöhle** und evtl. Lavage; bei biliärer Pankreatitis Revision und Drainage der Gallengänge, wenn keine EPT durchgeführt wurde. Ggf. kann im Rahmen einer geplanten Relaparotomie die Bauchdecke intermittierend durch ein Vicryl®-Netz verschlossen werden (Laparostoma, s. Abb. 29.11). Dieser temporäre Verschluss ermöglicht die wiederholte Spülung und Drainage in den folgenden Tagen. Später erfolgt die definitive Naht der Bauchdecke.

Während eine Nekrosektomie zu jedem Zeitpunkt möglich ist, ist eine **Pankreasteilresektion** innerhalb der Organgrenzen **erst** nach Demarkierung des Organs (Thrombosierung der Gefäße) **am 3. – 5. Tag** vertretbar. Zu diesem Zeitpunkt ist das Pankreas gut abgegrenzt. In 70 % der Fälle findet sich eine Korpus- und Schwanznekrose.

Eine **Pankreatektomie** ist wegen der hohen Letalität (50 – 80 %) **nur in Ausnahmefällen** indiziert.
Prognose: Letalität im Stadium des Pankreasödems 5 %, bei nekrotisierender Pankreatitis 20 – 55 %. Frühkomplikationen sind Sepsis, Blutung, Schock, Pankreasabszess, Ikterus, Ileus, Fistel, Choledochusstriktur, segmentale portale Hypertension und Duodenalstenose. Lassen sich die Ursachen und Komplikationen beseitigen, kommt es zur Restitutio ad integrum. Selten entwickelt sich eine chronische Pankreatitis.

37.4.2 Chronische Pankreatitis

Die chronische Pankreatitis ist durch fokale Nekrosen, segmentale oder diffuse Fibrose mit segmentaler Gangerweiterung, Kalkeinlagerungen oder intraduktale Steine gekennzeichnet. Die morphologischen Veränderungen sind – auch wenn es gelingt, die Ursache (z. B. Gallensteinleiden) zu beseitigen – progredient, irreversibel und können mit einer Organinsuffizienz einhergehen (revidierte Marseille-Klassifikation 1985).
Ursachen: Meist Alkoholabusus (mehr als 60 – 70 g Alkohol/die), Gallenwegserkrankungen, Autoimmunprozesse und hereditäre Erkrankungen (Mukoviszidose), selten Papillitis stenosans, primärer Hyperparathyreoidismus, Hyperlipidämie, Medikamente (Kortison, Thiazid) oder Eiweißmangelernährung (Kwashiorkor).
Klinik: Leitsymptom ist ein **nahrungsabhängiger postprandialer heftiger Schmerz im Oberbauch**. Wenn das Pankreas vollständig narbig umgewandelt und funktionslos geworden ist, sistiert dieser Schmerz. Rasche Abmagerung, Pankreasinsuffizienz, Steatorrhö, Diarrhö sowie Diabetes melllitus sind Spätsymptome.
Komplikationen: Ulcera duodeni, Karzinom, Pseudozysten, Abszesse, Röhrenstenose des Ductus choledochus (Ikterus!), Duodenal- oder Kolonstenose, Milzvenenthrombose.
Diagnostik:
- *Labor:* Sekretin-Pankreozymin-Test zur Prüfung der exokrinen Pankreasfunktion, Chymotrypsin im Stuhl, fäkale Fettausscheidung. Zur Prüfung der endokrinen Funktion oraler Glukosetoleranztest. Die Verminderung der Enzymsekretion ist der feinste Parameter der Funktionseinschränkung.
- *Bildgebende Verfahren:*
  - *Röntgen-Abdomenübersicht:* Pankreasverkalkung in 30 % der Fälle.
  - *Indirekte, intravenöse Cholangiographie:* Steinnachweis und Choledochusstenose.
  - *Sonographie:* Zur Beurteilung der Größe des Pankreas und zum Nachweis von Gallensteinen und Pseudozysten. Bei Pseudozysten und Vergrößerung des Pankreaskopfes ggf Feinnadelbiopsie zur Diagnosesicherung bzw. zum Ausschluss von Tumoren.
  - *ERCP:* Zur Beurteilung des Gangsystems (Abb. 37.8), zum Nachweis von Stenosen, Gangdilatation, Steinen, Zysten.
  - *MDP:* Zum Nachweis von Verdrängungserscheinungen.

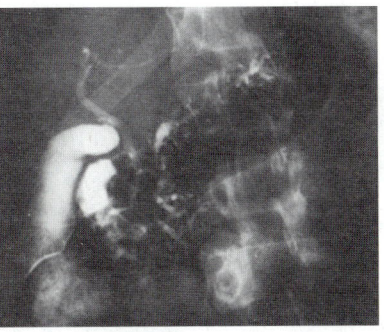

Abb. 37.8 ERCP bei chronischer Pankreatits mit starker Destruktion und Verästelung des Pankreasganges

■ *Kolonkontrastaufnahme:* Zum Nachweis einer Stenose im Bereich der linken Flexur.

■ *Angiographie:* Splenoportographie oder Angiographie der A. coeliaca (Zöliakographie) zum Nachweis von Gefäßverschlüssen (Milzvenenthrombose) und präoperativ zur Operationsplanung (Abgang der A. hepatica aus der A. mesenterica superior?).

■ *CT:* s. Sonographie.

Differenzialdiagnose: Angina abdominalis, rezidivierendes Ulcus duodeni, Pankreaskarzinom. Eine sichere Abgrenzung zum Pankreaskarzinom ist nur durch histologische bzw. zytologische Untersuchung von Biopsiematerial möglich.

> Vergrößerter Pankreaskopf: chronische Pankreatitis oder Karzinom?

Therapie: **Zunächst** immer **konservativ:** Schmerzbekämpfung, Diät, Substitution der exo- und endokrinen Pankreasfunktion.

Operationsindikationen:
■ therapieresistenter Schmerz
■ Komplikationen (s. o.)
■ biliäre Pankreatitis (Sanierung der Gallengänge)
■ V. a. Malignität.

> Chronische Pankreatitis: Operation bei Ikterus, therapieresistentem Schmerz und Tumorverdacht

Operationstechniken: In Frage kommen die Biopsie zum Ausschluss eines Karzinoms, die Pankreasdrainageoperation und die Resektion.

■ Die **Biopsie** kann als Feinnadelbiopsie perkutan unter CT- oder sonographischer Kontrolle vorgenommen werden. Ist dieses Vorgehen unzureichend, kann das Pankreas nach Laparotomie (ggf. Laparoskopie) mit einer feinen Nadel mehrfach an der suspekten Stelle punktiert werden (s. Kap. 1.5.1). Außerdem ist es möglich, intraoperativ eine Cholangio-, Pankreatiko- oder Sonographie durchzuführen. Letztere gewinnt zunehmend an Bedeutung.

■ Die **Drainageoperation** kann als termino-terminale (Du Val) oder latero-laterale (Puestow, Partington-Rochelle) **Pankreatikojejunostomie** durchgeführt werden (Abb. 37.9). Eine latero-laterale Anastomose sollte nur angelegt werden, wenn auf einer Strecke von ≥ 5 – 6 cm eine ausgeprägte Dilatation des Pankreasganges (Durchmesser 1 – 1,5 cm) vorliegt. Um ein Rezidiv zu vermeiden, sollte der Gang bis in den Bereich des Pankreaskopfes drainiert werden.

■ **Resektion:** Die Indikation zur Pankreatektomie ist wegen des Risikos eines insulinpflichtigen Diabetes mellitus, des hohen operatives Risikos und einer erheblichen Spätletalität äußerst zurückhaltend zu stellen. Vorzuziehen ist die **duodenumerhaltende Pankreaskopfresektion** mit Belassung eines halbmondförmigen Pankreasrestes in der kleinen Duodenalkurvatur oder die **pyloruserhaltende Pankreaskopfresektion** nach Longmire-Traverso, die eine Pankreasresektion unter Erhaltung des gesamten Magens und des proximalen Duodenums ermöglicht. Letztere garantiert durch die proximale Duodenalmanschette die Neutralisation des Magensaftes bei der Duodenojejunostomie und verhindert so ein Ulcus pepticum jejuni.

Die Indikation zur Resektion ist insgesamt zurückhaltend zu stellen, d. h. auf nicht drainierbare Pankreatitis, Karzinomverdacht oder therapieresistente, nach Drainageoperation persistierende Schmerzen zu beschränken.

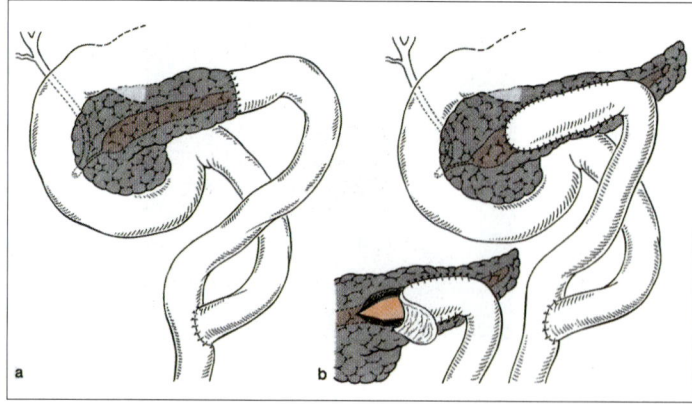

Abb. 37.9 a,b Drainageoperation bei chronischer Pankreatitis
a Pankreasschwanzresektion mit End-zu-End-Pankreatikojejunostomie (Roux-Y) (Du Val)
b Latero-laterale Pankreatikojejunostomie (Roux-Y) (Puestow)

Zur **passageren Schmerzlinderung** kann der Plexus coeliacus mittels hochkonzentrierten Alkohols verödet werden (ggf. CT-gesteuert).

Steht eine fibrös-sklerosierende Parenchymveränderung im Vordergrund, bei der keine mechanische Stauung des Ganges vorliegt, sollte die Indikation in Abhängigkeit von den Beschwerden gestellt werden.

Prognose: Die chronischer Pankreatitis führt zum Verlust erst der exokrinen, später auch der endokrinen Funktion.

Operationsletalität bei Drainageoperation < 2 %, bei Resektion 5 – 15 %, bei Zweiterkrankungen (Diabetes, Kachexie) 30 %. Postoperative Komplikationen sind Pankreasfisteln, Restpankreatitis, Gallefisteln, Anastomoseninsuffizienz.

37.5 Zysten und Pseudozysten

Die seltenen (echten) **Zysten** sind angeboren (polyzystisches Pankreas, zystische Fibrose [Mukoviszidose]) oder erworben (z. B. durch Echinokokkose). Sie sind mit Epithel ausgekleidet und kommen einzeln oder multipel vor.

Pseudozysten sind erworben. Es sind flüssigkeits- oder nekrosegefüllte, nicht epithelisierte Hohlräume innerhalb oder außerhalb der Pankreasgänge. Ein Teil ihrer Wand wird aus den umgebenden (z. B. Magen, Duodenum, Kolon) gebildet. Die spontane Rückbildung ist selten.

Ursachen: Akute oder chronische Pankreatitis, posttraumatisch.

Klinik: Oberbauchdruck oder -schmerz, abdominale Resistenz.

Komplikationen: Blutung (blutiges Erbrechen oder Blutung in die Zyste), Verschlussikterus (selten), Stenosen im oberen Magen-Darm-Trakt, Aszites bei Entleerung der Zyste in die Bauchhöhle, Pleuraerguss, Ruptur der Zyste (sehr selten), innere Fistel zu Magen, Duodenum oder Dünndarm. Arrosion großer Gefäße mit arterieller Blutung aus Pankreasgang (Hämosuccus pancreaticus).

Diagnostik: MDP: Ausweitung des duodenalen „C". Sonographie und CT lassen die flüssigkeitsgefüllten Zysten gut erkennen. Zur Vermeidung septischer Komplikationen sollte am Vortag der Operation eine ERCP durchgeführt werden.

Therapie: Therapie der Wahl ist die **innere Drainage**, d. h. die Anatomose mit einer in Roux-Y-Technik ausgeschalteten Jejunumschlinge **(Abb. 37.10)**. In der Regel ist die Zystenwand 6 – 8 Wochen nach dem akuten pankreatischen Schub fest genug, um eine Anastomosierung zu ermöglichen.

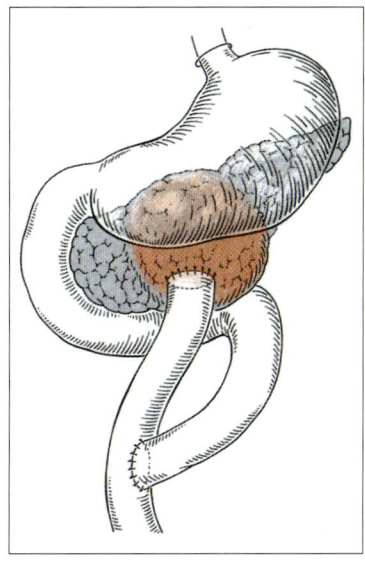

Abb. 37.10
Pankreaszystendrainage durch Zystojejunostomie (Roux-Y)

> Pankreas-Pseudozyste: Innere Zystendrainage frühestens 6 – 8 Wochen nach einem akuten pankreatitischen Schub

Bei kleinen Zysten gelegentlich Zystogastrostomie oder Zystoduodenostomie als Sonderform der inneren Drainage.

Ist die Abszess- oder **Zystenwand nicht nahtfähig**, erfolgt die **Marsupialisation**, d. h. die direkte Ableitung des Zysteninhalts nach außen durch Einnähen der Zystenwand in die Bauchdecke. Nachteile sind die Mazeration der Haut und die persistierende Pankreasfistel.

Liegt die Zyste im Schwanzbereich, Versuch der Exstirpation oder Pankreasschwanzresektion.

Bei jeder Zystenoperation **histologische Untersuchung der Zystenwand** zum Ausschluss zystischer Magenneurinome, zystischer Adenome oder von Malignomen.

Postoperative Komplikationen: Blutung, Pankreasfistel.

37.6 Tumoren

37.6.1 Tumoren des exokrinen Pankreas

Benigne Tumoren
Benigne Tumoren – Lipome, Zystadenome, Teratome – sind selten. Zystadenome neigen zu maligner Entartung und sollten daher entfernt werden.

Pankreaskarzinom

Ursachen: Unbekannt.

Einteilung und Lokalisation: Am häufigsten ist das **Adenokarzinom**. Es geht meist vom Gangepithel aus (duktales Adenokarzinom); die seltene azinäre Form besitzt eine außergewöhnlich schlechte Prognose. Außerdem gibt es **undifferenzierte und plattenepithelähnliche Karzinome** sowie schleimbildende **Zystadenokarzinome**.

Das Adenokarzinom kommt – selten – periampullär vor, als Papillen- oder intrahepatisch wachsender Choledochustumor. Papillentumoren besitzen eine bessere Prognose als Pankreaskarzinome, da sie meist früher Symptome zeigen und dadurch rechtzeitig zur Operation gelangen. Auch ist das Wachstum von Papillentumoren langsamer, Metastasen treten später auf.

Klinik: Appetitlosigkeit, Völlegefühl, Gewichtsabnahme und Verdauungsstörungen (z. B. Steatorrhö) sollten an ein Pankreaskarzinom denken lassen. Die Schmerzen – Früh- oder Spätsymptom – sind im Epigastrium lokalisiert und strahlen gürtelförmig in den Rücken aus. Weiterhin bestehen Schwäche, depressive Verstimmung und Antriebsarmut.

Ein begleitender Ikterus (vom periampullären Karzinom meist schon frühzeitig ausgelöst) ist nicht selten schmerzlos.

Diagnostik:

■ *MDP:* Häufig Erweiterung des duodenalen „C".

■ *ERCP:* Darstellung der Gänge (Abb. 37.11) und Aspiration von Pankreassekret zur Zytologie. Bei Papillentumor Probeexzision. Bei ausgeprägter Cholestase präoperative Entlastung durch Pigtail-Katheter oder nasobiliäre Sonde (Gefahr der Cholangitis) oder Durchführung einer perkutanen transhepatischen Cholangiographie mit externer Drainage (PTC-D, s. Kap. 33.3).

■ *Sonographie, Endosonographie*: s. Kap. 13.3.1 und 13.4.3.

■ *CT:* Beurteilung der Ausdehnung des Tumors. Metastasen? CT-gesteuerte Feinnadelpunktion.

■ *Arteriographie:* Nachweis anatomischer Varianten (Abgang der A. hepatica dextra aus A. mesenterica superior?), von Gefäßabbrüchen oder Infiltration der V. portae oder von Mesenterialgefäßen (= nicht-resektabler Tumor).

Differenzialdiagnose: Benigne Tumoren, Zysten, chronische Pankreatitis.

Therapie: Ist die Diagnose „Karzinom" vor der Operation nicht gesichert, intraoperativ gezielte Entnahme von Gewebe und histologische Untersuchung. Bestehen auch dann noch Zweifel, ist eine Resektion angezeigt.

Findet sich ein **nichtinfiltrierendes Pankreaskarzinom und** sind die **benachbarten Lymphknoten frei von Metastasen**, kann es **kurativ reseziert** werden. Zur Verfügung stehen:

■ die **totale Duodenopankreatektomie**

■ die **„Linksresektion"** des Pankreasschwanzes

■ **die proximale partielle Duodenopankreatektomie (Whipple-Operation, „Rechtsresektion")**, ggf. in Kombination mit Plexusblockade und intraoperativer Radiotherapie (IORT): Die Whipple-Operation erfordert die Resektion des Duodenums (Abb. 37.12) und die Wiederherstellung der Nahrungspassage über eine Gastrojejunostomie (Abb. 37.13). Da die Magensäure unweigerlich zu einem Ulcus jejuni pepticum führen würde, ist die Durchführung einer Magenteilresektion im Rahmen der Whipple-Operation unvermeidlich (Abb. 37.12). Die Whipple-Operation ist das Standardverfahren bei großen, d. h. den meisten Pankreaskarzinomen.

Die **pyloruserhaltende Pankreaskopfresektion** nach Longmire-Traverso eignet sich wegen ihrer Radikalität vor allem für **kleine periampulläre Karzinome**. Das proximale Duodenum bleibt erhalten (s. Kap. 37.4.2), so dass eine Magenresektion nicht

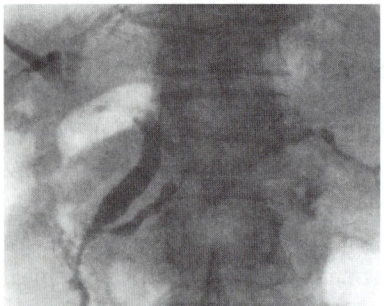

Abb. 37.11 ERCP bei Pankreaskarzinom mit Gangabbruch

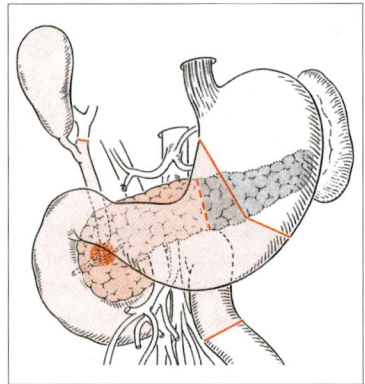

Abb. 37.12 Pankreaskopfresektion (Whipple-Operation) mit Darstellung des Resektionsausmaßes und der Resektionsgrenzen

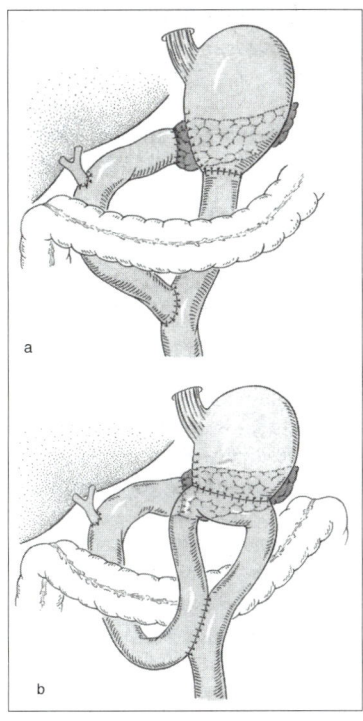

Abb. 37.13 a,b Reparations-methoden nach Pankreaskopf-resektion (Whipple-Operation): **a** Roux-Y **b** Billroth-II-Anastomose mit Einpflanzung von Gallengang und Pankreas-schwanz in die proximale Jejunumschlinge

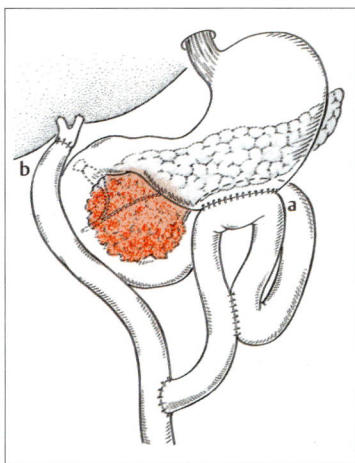

Abb. 37.14 a,b Palliativopera-tion bei nicht-resektablem Pankreas-karzinom: **a** Gastroentero-stomie (GE) **b** biliodigestive Anastomose: Anastomosie-rung mit Gallenblase oder besser Ductus hepati-cus communis

erforderlich ist. Allerdings führt diese Rekonstruk-tion gelegentlich zu hartnäckigen Magenentlee-rungsstörungen.

Bei periampullärem Karzinom und einge-schränkter Operabilität des Patienten (z. B. hohes Alter) kann eine ausschließliche **Papillektomie** mit Neuimplantation von Gallen- und Pankreasgang im Duodenum indiziert sein.

Bei **Pankreaskarzinom mit Befall mehrerer be-nachbarter Lymphknoten oder hämatogenen Me-tastasen** sind nur noch **palliative Maßnahmen** an-gezeigt: Passagewiederherstellung der Gallenwege, d. h. biliodigestive Anastomose, und Gastroenteros-tomie (GE, **Abb. 37.14**) wegen der in 30 % der Fälle im weiteren Verlauf auftretenden Magenausgangsste-nose.

Bei präoperativ gesicherter **Irresektabilität oder Fernmetastasierung ohne manifeste Magenaus-gangsstenose** ist die palliative **endoskopische The-rapie** mit Implantation eines selbstexpandierenden Wall-Stents in den Ductus choledochus das Vor-gehen der Wahl.

Prognose: Schlecht. Die Operationsletalität liegt bei den resezierenden wie palliativen Verfahren um 5 %. Die 5-Jahres-Überlebensrate insgesamt liegt bei 5 – 10 %. Das periampulläre Karzinom hat mit einer 5-Jahres-Überlebensrate von 28 – 36 % die beste Prognose. Durchschnittliche Überlebenszeit nach explorativer Laparotomie 5 Monate, nach bi-liodigestiver Anastomose 7 Monate, nach Duodeno-pankreatektomie 15 Monate.

Postoperative Komplikationen sind pulmonale Infekte, Nahtinsuffizienz, Blutungen (8 %), Rest-pankreatitis, Pankreasfistel (9 – 18 %), Gallefistel (6 – 7 %). Bei ausgedehnter Resektion (Pankreatek-tomie) resultiert Insulinpflichtigkeit. Spätmorbidi-tät: exokrine Pankreasinsuffizienz (22 %), Diabetes mellitus (15 %), Ulcus pepticum jejuni (7,5 %).

37.6.2 Tumoren des endokrinen Pankreas

Die Tumoren des endokrinen Pankreas gehören zu den **neuroendokrinen Tumoren** (NET). Sie sind hor-monaktiv oder hormoninaktiv.

Hormonaktive Tumoren

Sie treten solitär oder multipel auf, können karzi-nomatös entarten und zeigen eine unkontrollierte Hormonproduktion.

Pathogenese: Die Tumoren gehen von Zellen im Pankreas aus, die neuroektodermaler Herkunft sind und Amin-Vorstufen aufnehmen und sich durch Decarboxylierung in biogene Amine um-wandeln (Amin-Precursor-Uptake and Decarboxy-lation [= **APUD-] System**) **(Tab. 37.2)**.

Bei den erblichen **multiplen endokrinen Neopla-sien** (MEN) treten mehrere endokrin aktive Tumo-ren gleichzeitig auf:

- MEN I **(Wermer-Syndrom)**: Kombination aus:
  - multiplen Nebenschilddrüsenadenomen (Hy-perparathyreoidismus, HPT)
  - Gastrinom (Zollinger-Ellison-Syndrom, s. u.)

Tabelle 37.2 Hormonaktive Pankreastumoren

Tumor	Hormon	Hormon-produzie-rende Zelle
Inselzelltumoren		
Glukagonom	Glukagon	A
Insulinom	Insulin	B
Andere		
Somatostatinom	Somatostatin	D
VIPom	Vasoaktives intestinales Polypeptid (VIP)	D1
Gastrinom	Gastrin	G
PP-om	Pankreatisches Polypeptid	PP
Karzinoid	Serotonin	EC
Ektoper ACTH-Tumor	ACTH	?
CRF-om	CRF (Corticotropin-releasing factor)	?

- Hypophysenadenom
  und
- Insulinom (organischer Hyperinsulinismus, s. u.)
  oder VIPom (Verner-Morrison-Syndrom, s. u.)
  oder Glukagonom oder Somatostatinom.
- **MEN II:** Kombination aus:
  - C-Zell-Karzinom der Schilddrüse
  - Phäochromozytom
  - Nebenschilddrüsenhyperplasie (HPT).

MEN I: Endokrine Pankreastumoren, Hypophysenadenome, HPT
MEN II: C-Zell-Karzinom, Phäochromozytom, HPT

Ein MEN-Syndrom erfordert eine spezielle Reihenfolge des chirurgischen Vorgehens (z. B. Phäochromozytom vor C-Zell-Karzinom). Es sollte daher stets präoperativ ausgeschlossen werden (s. Kap. 38).
Diagnostik: Eine exakte Diagnose eines endokrin aktiven Pankreastumors setzt voraus
- präoperativ radioimmunologische Bestimmung der Hormone im Serum ggf. unter Anwendung spezieller Stimulationstests
- postoperative Sicherung durch qualitative und quantitative Bestimmung der Hormone im Tumor

- histologische, immunohistochemische und elektronenmikroskopische Untersuchung des Tumors.

Insulinom
β-Zelltumor des Pankreas mit geringer Speicherfähigkeit für Proinsulin und Insulin. Häufigster NET des Pankreas und häufigste Ursache des **organischen Hyperinsulinismus** (eine 2., seltene Ursache ist die Adenomatose der Speicheldrüse). Insulinome kommen sehr selten extrapankreatisch submukös im Magen, Dünndarm und Duodenum vor. In 5 % der Fälle sind sie multipel. In 10 – 20 % der Fälle ist das Insulinom zum Zeitpunkt der Diagnosestellung bereits maligne entartet.
Pathophysiologie: Der organische Hyperinsulinismus ist gekennzeichnet durch eine ungehemmte, vom Blutzuckerspiegel unabhängige Insulinausschüttung.
Klinik: Im Anfangsstadium stehen vasomotorische Symptome im Vordergrund (Schwitzen, Herzklopfen, Leistungsminderung, Müdigkeit, Schwindelgefühl). Schreitet die Erkrankung fort, treten zentralnervöse Störungen wie Krampfanfälle, Seh-, Sprachstörungen, Kopfschmerzen, Benommenheit, Bewusstseinsverlust, Depressionen und Vewirrtheitszustände sowie eine Gewichtszunahme auf. Die Erkrankung wird häufig wegen der anfangs uncharakteristischen Symptomatik verkannt und als ein psychiatrisches oder neurologisches Leiden (z. B. Hysterie, Tetanie, Enzephalopathie) fehlgedeutet.

Insulinom: Häufigste Fehldiagnose ist die psychische Erkrankung

Charakteristisch ist die **Whipple-Trias:**
- hypoglykämische Anfälle im Nüchternzustand oder bei körperlicher Anstrengung, gewöhnlich am Morgen oder am Nachmittag
- Absinken des Blutzuckerspiegels unter 50 mg/dl (2,78 mmol/l)
- sofortige Besserung nach Glukosezufuhr.
Diagnostik:
- *Funktionsdiagnostik:* Der **Hungerversuch** ist das zentrale diagnostische Instrument zum Nachweis eines organischen Hyperinsulinismus. Als biochemischer Nachweis gilt die Abnahme des Blutzuckerspiegels im Hungerversuch innerhalb von 72 Stunden ohne adäquate Abnahme von Insulin und C-Peptid.
- *Lokalisationsdiagnostik:* Sie wird durch die geringe Größe der meisten Insulinome erschwert. Bei größeren Insulinomen sind Sonographie, Endoso-

nographie und CT oder NMR geeignet. Fakultativ Somatostatinrezeptor-Szintigraphie.

▪ *simultane Funktions- und Lokalisationsdiagnostik:* Perkutane transhepatische Katheterisierung von Pfortader, Milzvene und Mesenterialvene unter Bildwandlerkontrolle zur selektiven Bestimmung der Insulinkonzentration.

▪ *explorative Laparotomie mit intraoperativer Sonographie:* Sie ist bei klinisch und laborchemisch gesichertem Insulinom als Alternative zu den o. g. Verfahren zu erwägen, da deren Sensitivität relativ gering ist.

Differenzialdiagnose: Spontanhypoglykämien anderer Genese, z. B. Hypophysenvorderlappen- und Nebenniereninsuffizienz, kongenitale Kohlenhydratstoffwechselerkrankung, Dumping-Syndrom, Tumor-Hypoglykämie durch retroperitoneale Fibrome und Sarkome.

Therapie: Die **Operation** ist die einzige langfristig erfolgversprechende Therapieform. Nach kompletter Freilegung des Pankreas wird der Tumor mittels Palpation und intraoperativer Sonographie lokalisiert. Die meisten Insulinome können durch Enukleation entfernt werden. Eine „blinde" subtotale Pankreasresektion sollte möglichst vermieden werden.

Ist eine Operation nicht möglich, ist eine medikamentöse Therapie mit Diazoxid angezeigt.

Prognose: Günstig. Bei Metastasierung sollten der Tumor und, soweit möglich, die Metastasen unbedingt entfernt werden. Dann sind die hypoglykämischen Attacken rückläufig. Zuweilen kann ein Wachstumsstillstand erzielt werden. Unbehandelt ist die Prognose schlecht (Hirnschädigung durch häufiges Coma hypoglycaemicum).

Gastrinom
G-Zelltumor, Ursache des **Zollinger-Ellison-Syndroms**. Gastrinome sind meist multipel (Abb. 37.15),

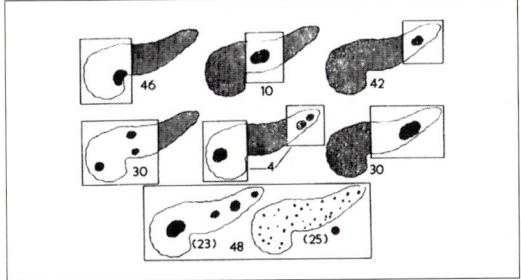

Abb. 37.15 Lokalisation der Tumoren beim Zollinger-Ellison-Syndrom (187 Patienten, nach Ellison et al. 1964)

sie treten häufig der MEN I auf. 61 % entarten. In 10 % der Fälle findet sich eine Inselzellhyperplasie.

Pathophysiologie: Die Gastrinsekretion führt zu Belegzellhyperplasie und vermehrter Säureproduktion **(Hyperazidität)**. Die Folge sind multiple und rezidivierende **Ulzera** des Magens, Duodenums, Ösophagus oder Jejunums mit Blutungen und Perforation. Durch Inaktivierung der Lipase kommt es zur **Steatorrhö** und **Diarrhö**.

Klinik: **Trias nach Zollinger:**
▪ exzessive gastrale Hypersekretion
▪ rezidivierende therapieresistente Ulzera
▪ gastrinproduzierender Tumor.

Im Vordergrund stehen Ulkussymptome und die Beschwerden von Seiten der Ulkuskomplikationen (s. Kap. 25.7.3). Bisweilen Diarrhö. In 70 % wird kein Ulkus nachgewiesen.

> Atypisch gelegene, multiple oder rezidivierende Ulzera: Gastrinom?

Diagnostik:
▪ *Labor:* Magensaftuntersuchung, radioimmunologische Gastrinbestimmung i. S., Sekretin-Test.
▪ *Bildgebende Verfahren:* Selektive Angiographie, Somatostatinrezeptor-Szintigraphie, CT, Gastro-Duodenoskopie mit Endosonographie, CT, NMR.

Differenzialdiagnose: Peptisches Ulkus anderer Genese (Hyperparathyreoidismus), Pylorusstenose mit rezidivierenden Ulcera ventriculi, nach Magenoperation zurückgelassene Antrumschleimhaut, Wermer-Syndrom.

Therapie: Die operative Entfernung des Tumors ist anzustreben, wegen des relativ hohen Malignitätsrisikos mit Sicherheitsabstand und Lymphadenektomie.

Prognose: Bei Früherkennung und Solitärtumor günstig. Ansonsten wird die Prognose durch die Dignität der Tumoren bestimmt (5-Jahres-Überlebensrate ca. 40 %). Todesursache: überwiegend Ulkuskomplikationen.

Seltene hormonaktive Tumoren
Seltene hormonaktive Pankreastumoren sind das **VIPom**, das die Ursache des **Verner-Morrison-Syndroms = WDHA[H]-Syndroms** (watery diarrhea, hypokalemia, achlorhydria bzw. hypochlorhydria) ist (evtl. sind auch die Sekretin- und GIP-Konzentrationen erhöht), außerdem das **Somatostatinom, Glukagonom** und das **CRF-om**. Über 60 % dieser Tumoren haben zum Zeitpunkt der Diagnose bereits metastasiert. Die chirurgische Therapie sollte deshalb onkologischen Prinzipien folgen (s. Kap. 8).

Hormoninaktive Tumoren

Mindestens 20 – 30 % aller NET sind hormoninaktiv. Da sie deshalb aufgrund uncharakteristischer Symptome meist erst sehr spät diagnostiziert werden, sind sie aufgrund ihrer Größe mittels Sonographie und CT leicht darstellbar. Auch bei lokal fortgeschrittenen Tumoren sollte ein radikales chirurgisches Vorgehen angestrebt werden.

37.7 Pankreastransplantation

Die Transplantation des Pankreas (oder des Pankreasschwanzes) ist aus der experimentellen Phase in die erfolgreiche klinische Anwendung (an mehreren Zentren) getreten.

Indikation: Insulinpflichtiger Diabetes mellitus, wegen der erforderlichen Immunsuppression jedoch nur bei gleichzeitiger Nierentransplantation wegen Niereninsuffizienz. Besteht keine Niereninsuffizienz, ist die Insulintherapie, ggf. in Form der Insulinpumpe, vorzuziehen.

Operationstechnik: Bei der Organtransplantation wird das gesamte Pankreas (Abb. 37.16) oder nur der Pankreasschwanz entnommen. Die Implantation erfolgt in die Iliakalregion (Abb. 37.17) mit Gefäßanschluss des Truncus coeliacus an die A. iliaca und der V. portae (oder V. lienalis) an die V. iliaca. Der Pankreasgang wird in eine in Roux-Y-Technik ausgeschaltete Schlinge des Dünndarms (Abb. 37.17) oder – besser – in die Blase eingepflanzt.

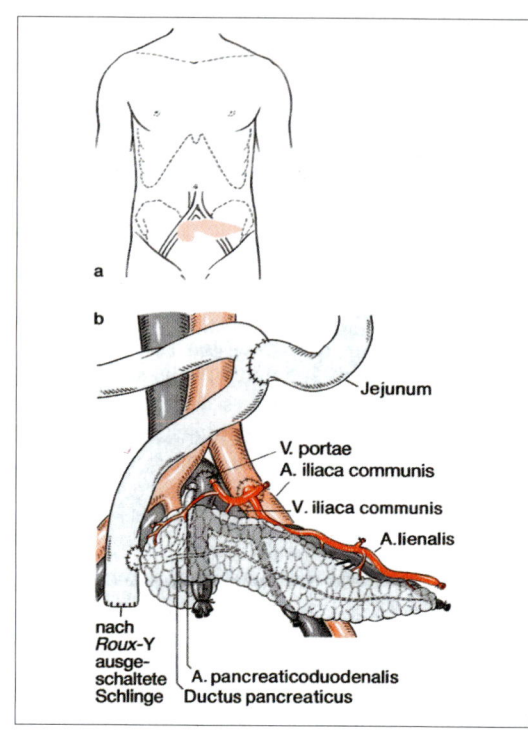

Abb. 37.17 a,b Empfängeroperation für Pankreastransplantation:
a Platzierung des Transplantates
b Gefäßanschluss der Iliakalgefäße, Pankreasganganschluss (hier Papille) mit Roux-Y-Schlinge (besser Blasenanschluss)

Ergebnisse: Die bisherigen Ergebnisse lassen in 50 % der Fälle einen Transplantationserfolg erwarten.

37.8 Operationsatlas: Pankreasresektion[1]

Präoperatives Vorgehen
- *Diagnostik:* Amylase und Lipase i. S., Sonographie, ERCP (PTC-D), Angio-CT, Angiographie.
- *Indikation:* Pankreaskarzinom.
- *Aufklärungspflichtige Operationsrisiken:* Kurative Resektion nach Whipple-Child, palliative biliodigestive Anastomose und GE, IORT, Splenektomie, evtl. Gastrektomie, Diabetes mellitus, Transfusionen, Intensivüberwachung, Gallefistel, Pankreasfistel.
- *Vorbereitung:* Hebe-Senk-Einlauf am Vorabend, 2 EK.

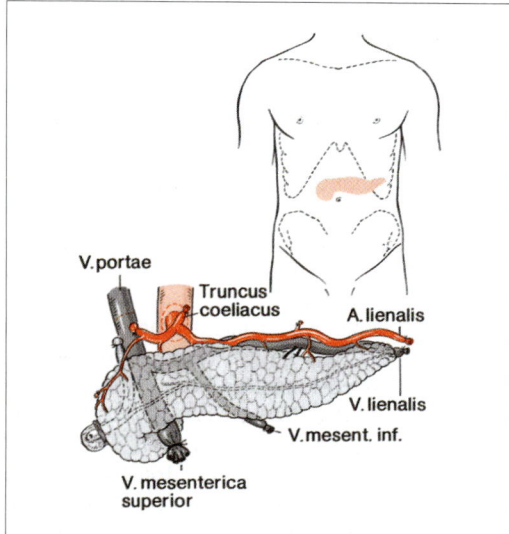

Abb. 37.16 Spenderoperation für Pankreastransplantation mit Entnahme des Gesamtorgans

---

[1] Abbildungen aus K. Kremer, V. Schumpelick, G. Hierholzer (Hrsg.): Chirurgische Operationen. Atlas für die Praxis. Thieme, Stuttgart – New York 1992.

Operationstechniken
- Pankreatozystogastrostomie, -duodenostomie, -enterostomie
- laterale Pankreatikojejunostomie
- distale Pankreatikojejunostomie
- Pankreasschwanzresektion
- Duodenopankreatektomie nach Whipple-Child **(Abb. 37.18 – 37.23)**
- biliodigestive Anastomose und GE.

Postoperatives Vorgehen
- *Entfernen von Drainagen u. ä.:* Redon-Drainage 2. Tag, Magensonde 3. Tag, Zieldrainage 6. Tag, Klammern 12. Tag.
- *Kontrollen:* Kontrolle der Pankreas- und Leberwerte, Sonographie (subphrenischer Verhalt, Pleuraerguss?).
- *Kostaufbau:* Trinken am 4. Tag, anschließend Kostaufbau unter BZ-Kontrolle.

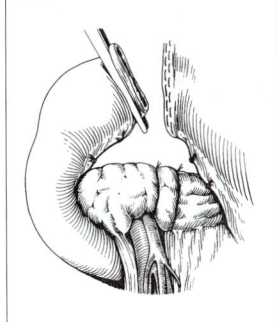

Abb. 37.21 Unterbindung der A. gastroduodenalis, Cholezystektomie und Durchtrennung des Gallenganges, Skelettierung des distalen Magens zur Durchführung einer ⅔-Resektion (zur Vermeidung von Anastomosenulzera). Nach Präparation der Flexura duodenojejunalis Durchtrennung des proximalen Jejunums und Entfernung des Präparates

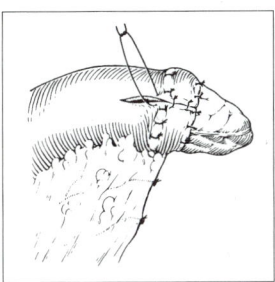

Abb. 37.22 Anlage einer Pankreatikojejunostomie End-zu-End oder End-zu-Seit. Anschließend biliodigestive Anastomose und Billroth-II-Gastrojejunostomie mit Braun-Fußpunktanastomose

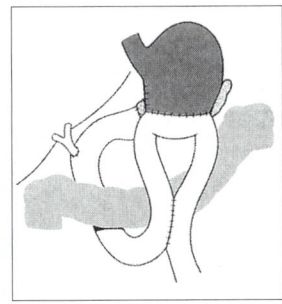

Abb. 37.23 Rekonstruktionsprinzip nach proximaler Duodenozephalopankreatektomie nach Whipple (Modif. nach Child)

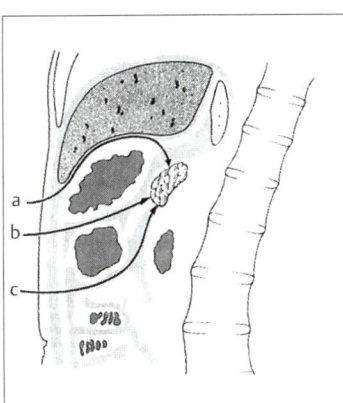

Abb. 37.18 Zugangswege zum Pankreas: **a** supragastral (durch Omentum minus **b** durch Lig. gastrocolicum **c** transmesokolisch. Beste Übersicht durchs Lig. gastrocolicum (b). Bester Zugang über Oberbauchquerschnitt

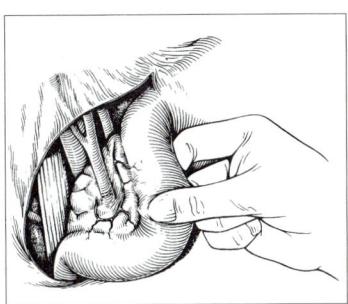

Abb. 37.19 Nach Mobilisation des Duodenums Darstellung der V. cava

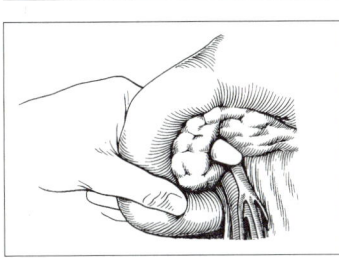

Abb. 37.20 Untertunnelung des Pankreas auf den Mesenterialgefäßen. Gelingt dies nicht, so ist der Tumor technisch nicht resektabel

▄▄▌ Merken
- **Die häufigsten Ursachen der akuten Pankreatitis sind Gallensteinleiden und Alkoholabusus.**
- **Normale Amylase- bzw. Lipasewerte i. S. schließen eine akute Pankreatitis nicht aus.**
- **Biliäre akute Pankreatitis: ERCP mit Steinextraktion und EPT**
- **Abgrenzung von Speichelödem und nekrotisierender Pankreatitis durch Kontrastmittel-CT mit Punktion (infizierte Nekrose?)**
- **Therapie der akuten Pankreatitis: primär konservativ (Ruhigstellung der Drüse durch Nulldiät, parenterale Ernährung, Analgetika, Volumensubstitution) unter Intensivüberwachung. Indikation zur Operation nur bei septischer Pankreasnekrose und zuneh-**

mendem Organversagen: Nekrosektomie, Drainage und Spülung, ggf. Laparostoma.

- Chronische Pankreatitis: progrediente, irreversible Organveränderungen mit exokriner und endokriner Pankreasinsuffizienz im Spätstadium
- Komplikationen der chronischen Pankreatitis: Ulcera duodeni, Karzinom, Pseudozysten, Abszesse, Röhrenstenose des Ductus choledochus, Duodenalstenose, Milzvenenthrombose
- Therapie der chronischen Pankreatitis: primär konservativ (Analgesie, Diät, Substitution der exokrinen und endokrinen Pankreasfunktion). Indikation zur Operation bei Ikterus, Pseudozysten, therapieresistentem Schmerz und Tumorverdacht: offene oder laparoskopische Exploration mit Biopsie zum Tumorausschluss, Pankreasdrainageoperation, nur in Ausnahmefällen Resektion.
- Pankreas-Pseudozysten: innere Zystendrainage frühestens 6 – 8 Wochen nach einem akuten pankreatitischen Schub
- Pankreaskarzinom: initial meist Ikterus, Appetitlosigkeit, Völlegefühl, Gewichtsabnahme und Verdauungsstörungen. Diagnostik: ERCP, CT. Therapie: bei großen Pankreaskarzinom partielle Duodenopankreatektomie nach Whipple, bei kleinen periampullären Karzinomen pyloruserhaltende Pankreaskopfresektion nach Longmire-Traverso; bei präoperativ gesicherter Irresektabilität oder Fernmetastasierung ohne manifeste Magenausgangsstenose: palliative endoskopische Therapie.
- Insulinom: häufigster neuroendokriner Tumor des Pankreas. Klinik: Spontane Hypoglykämien; Diagnose: Hungerversuch. Therapie: Resektion des Tumors.
- Gastrinom: Ursache des Zollinger-Ellison-Syndroms: therapierefraktäre Ulzera aufgrund einer Überproduktion von Magensäure → atypisch gelegene, multiple oder rezidivierende Ulzera: Gastrinom? Therapie: Resektion des Tumors.
- MEN I: endokrine Pankreastumoren, Hypophysenadenome, Hyperparathyreoidismus
- MEN II: C-Zell-Karzinom, Phäochromozytom, Hyperparathyreoidismus

38   Nebenniere

38.1   Anatomie, Physiologie und Pathophysiologie

Die beiden Nebennieren liegen in unmittelbarer Nachbarschaft der Nieren: rechts hutförmig auf dem oberen Nierenpol, links medial zwischen Nierenpol und -hilus (Abb. 38.1). Sie sind bereits makroskopisch gegliedert in **Rinde** (NNR) und **Mark** (NNM). Die NNR entstammt dem Mesoderm, das NNM – ähnlich wie die Paraganglien – dem Ektoderm. Entsprechend ihrer unterschiedlichen Abstammung haben sie unterschiedliche Funktionen.

Die **arterielle Blutversorgung** der Nebennieren übernehmen 3 paarige Gefäße (Abb. 38.1):
- Aa. suprarenales superiores aus der A. phrenica inferior
- Aa. suprarenales mediae aus der Aorta
- Aa. suprarenales inferiores aus der A. renalis.

38.1.1   Nebennierenrinde

Sie macht etwa 90 % des Gesamtorgans aus. Sie ist in 3 Schichten gegliedert, die Produktionsorte von Hormonen sind. Von außen nach innen finden sich (Abb. 38.2):
- **Zona glomerulosa:** Produktionsort der Mineralokortikoide (Aldosteron). Die Produktion wird gesteuert durch den Renin-Angiotensin-Mechanismus, ACTH, Serumnatrium und Serumkalium.
- **Zona fasciculata:** Produktionsort der Glukokortikoide (Kortisol); Steuerung der Produktion durch ACTH (Hypophyse) und CRF (Corticotropin releasing factor, Hypothalamus).
- **Zona reticularis:** Produktionsort der Sexualsteroide (Testosteron, 17-Ketosteroide); Sekretion gesteuert durch ACTH.

Krankhafte Veränderungen der NNR können sich als Über- oder Unterfunktion manifestieren (Tab. 38.1).

Eine **Überfunktion** der NNR ist meist Erstsymptom von Adenomen, seltener Karzinomen. Im Bereich der Zona fasciculata führt sie zum **Cushing-Syndrom**, im Bereich der Zona glomerulosa zum **Conn-Syndrom** (Hyperaldosteronismus) und der Zona reticularis zum **adrenogenitalen Syndrom** (AGS). Mischformen sind möglich. Man unterscheidet die primäre Überfunktion mit Ursprung in der NNR von der sekundären, die durch Dysregulation übergeordneter Zentren entsteht.

Eine **Unterfunktion** der NNR tritt postoperativ nach (beidseitiger) Adrenalektomie, bei lang dau-

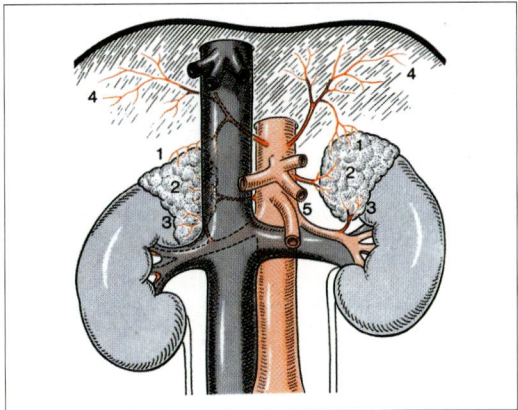

Abb. 38.1 Anatomie und Gefäßversorgung der Nebennieren:
1 Aa. suprarenales superiores (A. phrenica inferior)
2 Aa. suprarenales mediae (Aorta)
3 Aa. suprarenales inferiores (A. renalis)
4 Aa. phrenicae inferiores
5 A. renalis

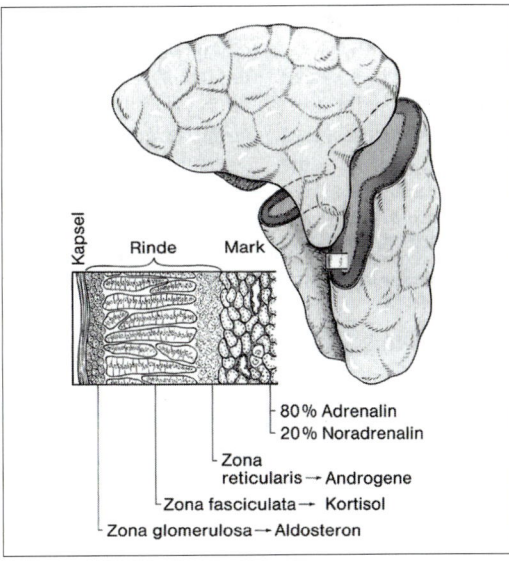

Abb. 38.2 Schematische Darstellung der Nebennierenregionen und ihrer hormonalen Aktivität

ernder Kortikoidtherapie, durch Ausfall der gesamten NNR bei akuten (Waterhouse-Friderichsen-Syndrom) oder chronischen Entzündungen (Tbc) auf (primäre Unterfunktion, **Morbus Addison**) oder im Rahmen einer Insuffizienz des Hypophysenvorderlappens (sekundäre Unterfunktion, **Sheehan-Syndrom**). Der Mangel an Gluko- und Mineralokorti-

Tabelle 38.1 Funktion und Funktionsstörungen der Nebennieren

Ausscheidungsort	Hormongruppe	Hormone	Krankheitsbild bei Überfunktion	Unterfunktion
Mark (NNM)	Katecholamine	Adrenalin (80 %) Noradrenalin (20 %)	Phäochromozytom	nicht manifest, da Kompensation durch Paraganglien
Rinde (NNR) Z. glomerulosa Z. fasciculata	Mineralokortikoide Glukokortikoide	Aldosteron Kortisol	Conn-Syndrom Cushing-Syndrom	primär: M. Addison sekundär: Sheehan-Syndrom (HVL-Insuffizienz)
Z. reticularis	Sexualsteroide	Androgene	Adrenogenitales Syndrom (AGS)	

koiden äußert sich durch Störungen der Kreislauffunktion und des Elektrolythaushalts.

38.1.2 Nebennierenmark

Es weist Parallelen zu den Paraganglien des sympathischen Nervensystems auf. Mark und Paraganglien werden als sympathoadrenales System zusammengefasst. Sie sind der Produktionsort der Katecholamine. Die Paraganglien produzieren ausschließlich Noradrenalin, das NNM produziert zu 20 % Noradrenalin und zu 80 % Adrenalin.

Störungen des NNM manifestieren sich nur als Überfunktion, da eine Unterfunktion des NNM (selbst nach beidseitiger Adrenalektomie, s. u.) von der Katecholaminproduktion der Paraganglien ausgeglichen wird. Das klinische Erscheinungsbild der **NNM-Überfunktion** ist das **Phäochromozytom**.

38.2 Diagnostik

Zur Lokalisationsdiagnostik sowie zur Differenzierung gesunden Gewebes von verändertem Gewebe dienen **MRT, CT**, die **Szintigraphie** mit ^{131}J-Aldosterol beim Conn-Syndrom bzw. mit ^{131}J-MIBG beim Phäochromozytom. Die **Sonographie** hat eine untersucherabhängige Treffsicherheit von bis zu 80 %.

Die **Katheterangiographie** sollte nur in Zweifelsfällen nach nichtinvasiver Diagnostik Anwendung finden.

38.3 Cushing-Syndrom

Überproduktion von Glukokortikoiden.
Ursachen:
■ **NNR-Adenom bzw. -Karzinom:** primäres oder adrenales Cushing-Syndrom (20 – 30 %)
■ **beidseitige Rindenhyperplasie** durch entkoppelte hypophysäre oder hypothalamische Stimulation:

sekundäres oder zentrales Cushing-Syndrom = Morbus Cushing (70 – 80 %)
■ **iatrogen:** Folge lang dauernder Kortikoid- oder ACTH-Medikation
■ **paraneoplastisches Syndrom:** ektope ACTH-Produktion z.B. bei Bronchial-, Schilddrüsen-, Leber-, Mamma- und endokrinem Pankreastumor.
Klinik: Erkrankungsgipfel zwischen dem 30. und 40. Lebensjahr. Frauen sind 4-mal häufiger betroffen als Männer.

Klassische Symptome sind Mondgesicht, Striae, Stammfettsucht **(Abb. 38.3)**, Osteoporose, Akne, Hypertonie, diabetische Stoffwechsellage, Infektanfälligkeit, Adynamie. Bei Frauen sind Hirsutismus, Amenorrhö und andere Formen des AGS (s. Kap. 38.5) häufig, da ACTH auch die Zona reticularis stimuliert. Bei Männern Verlust der Libido und Potenz sowie Gynäkomastie, bei Kindern Gewichtszunahme und Wachstumsverzögerung.
Spezielle Diagnostik: **Plasmakortisolspiegel im Tagesprofil** zur Bestimmung der Tagesrhythmik (charakteristisch ist die fehlende Abnahme gegen Abend) und Bestimmung des **freien Kortisols sowie der 17-Ketosteroide im Urin**. Zur weiteren diagnostischen Abklärung dienen spezielle Tests:

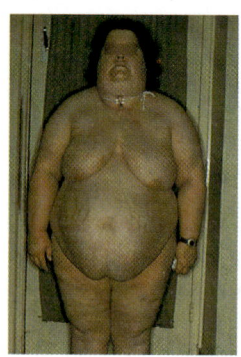

Abb. 38.3 Patientin mit Morbus Cushing in Frontalansicht

- **Dexamethason-Hemmtest:** Durch Zufuhr des synthetischen Kortikoids Dexamethason wird die ACTH-Ausschüttung im Normalfall supprimiert, d.h. die Plasmakortisolspiegel morgens unterschreiten 5 µg/100 ml (0,14 µmol/l). Diese Suppression tritt beim adrenalen Cushing-Syndrom nicht auf und ist beim zentralen Cushing-Syndrom deutlich geringer als bei Gesunden.
- Bestimmung der **17-Hydroxykortikosteroide** und der **17-Hydroxyketosteroide im Urin** über 24 Stunden: Beim adrenalen Cushing-Syndrom ist die Konzentration der 17-Hydroxyketosteroide im Normbereich.
- Bestimmung des **Plasma-ACTH**
- **Röntgen-Schädel** zum Nachweis einer Sella-Verbreiterung.

Therapie: Das **zentrale Cushing-Syndrom** wird **je nach Ätiologie** therapiert: Lässt sich ein Adenom im Hypophysenvorderlappen nachweisen, wird es neurochirurgisch angegangen (s. Kap. 17.1.3). Ist kein umschriebenes Adenom nachweisbar, ist die Therapie der Wahl die beidseitige totale Adrenalektomie (die früher favorisierte subtotale Adrenalektomie war mit einer Rezidivquote von 30 % behaftet). Die lebenslängliche Substitutionstherapie mit Steroiden ist heute unproblematisch und mindert die Lebensqualität nicht. Nach totaler Adrenalektomie besteht ein Risiko von 10 – 20 % der Entwicklung eines Hypophysenadenoms (Nelson-Tumor).

Beim **adrenalen Cushing-Syndrom** besteht die Therapie in der **Beseitigung des Adenoms oder Karzinoms**. Hierzu wird in der Regel eine unilaterale Adrenalektomie durchgeführt und in der postoperativen Phase die atrophische kontralaterale Seite durch Substitutionsbehandlung entlastet.

Inoperable Nebennierenrindenkarzinome werden durch **Radiochemotherapie** angegangen. Das Gleiche gilt für **paraneoplastische Cushing-Syndrome**, soweit der Primärtumor nicht beeinflussbar ist; zusätzlich Mitotan (Zytolyse der Zona fasciculata und reticularis) und Metyrapon (Hemmung der Kortisolsynthese).

38.4 Conn-Syndrom (primärer Hyperaldosteronismus)

Überproduktion von Aldosteron; Ursache für ca. 1 % aller Hypertonieformen.
Ursachen: Aldosteronproduzierendes Adenom (75 %), idiopathische Nebennierenrindenhyperplasie (25 %).
Klinik: Erkrankungsgipfel zwischen 30 und 50 Jahren. Frauen sind 2-mal häufiger betroffen als Männer.

Die gesteigerte Natriumretention und Kaliumsekretion bedingen Hypernatriämie und Hypokaliämie. Symptome sind Kopfschmerzen, Müdigkeit, Hypertension, Muskelschwäche, Parästhesien mit intermittierenden Lähmungen, Polyurie, Polydipsie und gelegentlich Tetanie (hypokaliämische Alkalose).
Spezielle Diagnostik: ^{131}J-Aldosterol-Szintigraphie; Plasmaaldosteron im Liegen und in aufrechter Haltung, Plasmareninaktivität (Achtung: Diuretika und orale Antikonzeptiva verfälschen die Hormonmessung!). Charakteristisch sind erhöhte Aldosteronwerte bei verminderten Reninwerten. Ergänzend kann der Desoxykortikosteron (DOC)-Suppressionstest Aufschluss geben.
Differenzialdiagnose: Sekundärer Hyperaldosteronismus. Hier wird aufgrund gesteigerter Renin-Angiotensin-Aktivität vermehrt Aldosteron produziert, z.B. bei renovaskulärem Hochdruck, Herzinsuffizienz, maligner essentieller Hypertonie.
Therapie: Bei Adenomnachweis unilaterale Adrenalektomie. Ohne Adenomnachweis beidseitige subtotale Adrenalektomie, um funktionsfähiges Gewebe zu belassen. In 75 % der Fälle ist die Hypertonie postoperativ reversibel.

Wichtig ist die präoperative Vorbereitung mit Kaliumsubstitution, Natriumentzug und Verabreichung des Aldosteronantagonisten Spironolacton (Aldactone®).

38.5 Adrenogenitales Syndrom (AGS)

Adrenale Überproduktion von Androgenen, die eine erhöhte Sekretion von 17-Ketosteroiden (Androgenmetaboliten) zur Folge hat.
Ursachen: Enzymdefekt der Kortisolbiosynthese (angeboren), NNR-Tumor (erworben).
Klinik: Bei Säuglingen gestörte Sexualentwicklung: Pseudohermaphroditismus beim Mädchen, verfrühte genitale Entwicklung beim Knaben. Jenseits des Säuglingsalters Hirsutismus, Virilismus, maskuliner Habitus und Amenorrhö bei Mädchen bzw. Frauen, Pseudopubertas praecox bei Knaben. Beim Mann bleibt das AGS häufig unbemerkt.
Spezielle Diagnostik: Bestimmung der 17-Ketosteroide im 24-Stunden-Urin. Dexamethason-Hemmtest zur Abgrenzung der erworbenen von der angeborenen Form.
Differenzialdiagnose: Androgenbildende Ovarialtumoren, polyzystische Ovarien.
Therapie: Bei Tumornachweis unilaterale Adrenalektomie. Bei der häufigeren angeborenen Form

Dauermedikation mit Kortisol bzw. – bei Salzverlustsyndrom – Fluorokortisol zur Prophylaxe der Virilisierung und des durch verfrühten Epiphysenschluss bedingten Zwergwuchses.

38.6 NNR-Unterfunktion

38.6.1 Morbus Addison

Ausfall der NNR-Funktion durch Untergang des NNR-Gewebes.
Ursachen: Autoimmunerkrankung, Tuberkulose, hämorrhagischen Nekrose, z. B. im Rahmen eines septischen Schocks (Waterhouse-Friderichsen-Syndrom); Arteriitis.
Klinik: Ausfall der Gluko- und Mineralokortikoidfunktion mit Kreislaufdysregulation. Dunkle Hautpigmentierung („Bronzehaut") durch vermehrte ACTH- und vor allem MSH (Melanozyten-stimulierendes Hormon)-Freisetzung. Adynamie, Hypotonie, Hypovolämie, Hypothermie, Hyponatriämie, Hypoglykämie.
Diagnostik: ACTH-Test (Bestimmung des Plasmakortisolspiegels nach Applikation von ACTH), Bestimmung des Plasma-ACTH, Sonographie, CT oder MRT.
Therapie: Substitution von Gluko- und Mineralokortikoiden.

38.6.2 Sheehan-Syndrom

Postpartale ischämische Hypophyseninsuffizienz (bei der Mutter) mit Panhypopituitarismus, der zu Nebennierenrindeninsuffizienz führt („weißer Addison").
Therapie: Hormonsubstitution.

38.7 Tumoren

38.7.1 Phäochromozytom

Tumor des chromaffinen Gewebes, überwiegend (80 – 90 %) benigne.
80 % der Phäochromozytome finden sich im NNM, 20 % in den lumbalen oder thorakalen Paraganglien. Bei 5 – 10 % der erwachsenen und bei 25 % der kindlichen Patienten sind sie beidseitig. Sie kommen vor allem im Rahmen eines MEN-II-Syndroms (C-Zell-Karzinom der Schilddrüse, evtl. bilaterales Phäochromozytom, Nebenschilddrüsenhyperplasie), aber auch des MEN-I-Syndroms (endokrine Pankreastumoren, Hypophysenadenome, Nebenschilddrüsenadenome) vor (s. Kap. 37.6.2).

> Bilaterales Phäochromozytom:
> MEN-II-Syndrom (Kalzitonin erhöht?)?

Pathophysiologie: Paroxysmale (anfallsartige) oder kontinuierliche Ausschüttung von Katecholaminen. Phäochromozytome sind für ca. 1 % der Hypertonieformen verantwortlich (wie das Conn-Syndrom).
Klinik: Paroxysmale oder permanente Tachykardie, Herzrhythmusstörungen, Hypertonie mit Schweißausbruch, Blässe, Kopfschmerz, Sehstörungen, Unruhe, Übelkeit, Erbrechen sowie Atemnot. Durch lipolytische und glykogenolytische Wirkung des Adrenalins erhöhte Fett- und Blutzuckerwerte. Es kann zu akuter Stoffwechselentgleisung in Form von Hypoglykämie, Laktatazidose, hyperkalzämischer Krise oder hypokaliämischer Alkalose kommen.
Spezielle Diagnostik: Bestimmung der Katecholamine (Adrenalin, Noradrenalin, Methyladrenalin, Methylnoradrenalin, Vanillinmandelsäure [VMS]) im 24-Stunden-Urin. Die eindeutige Erhöhung ist praktisch beweisend für ein Phäochromozytom. Blutzuckerprofile, Provokationstests (massiver Blutdruckanstieg und Anstieg der Katecholaminausschüttung durch Tyramin, Histamin, Glukagon?) und Hemmtests (Abnahme der Katecholaminausschüttung unter Phentolamin [Regitin®]?) sind wenig verlässlich.

Lokalisationsdiagnostik (CT, MRT). Bei V. a. extraadrenales Phäochromozytom außerdem etagenweise Katheterisierung der V. cava mit Bestimmung der Plasma-Katecholaminkonzentration und ^{131}J-MIBG-Szintigraphie zur Lokalisation. Zunehmende Bedeutung der intraoperativen Sonographie.
Therapie: Bei Diagnosesicherung eindeutige Operationsindikation. Ca. 7 – 14 Tage vor der Operation Beginn der **Vorbehandlung mit α-Blocker** (Phenoxybenzamin = Dibenzyran®, langsam ansteigende Dosierung bis maximal 200 – 300 mg/die, bis zur orthostatischen Hypotonie) **und/oder β-Blocker** (Propranolol = Dociton®).
■ bei nicht lokalisierbarem Tumor bilaterale Adrenalektomie unter Belassung eines kleinen Nebennierenrests, um eine Substitutionsabhängigkeit zu vermeiden
■ bei lokalisierbarem Tumor Exstirpation der betroffenen Nebenniere oder des Paraganglions.

Minimale Manipulation des Tumors, um intraoperative Katecholaminausschüttung zu vermeiden. Nach Abklemmen der Nebennierenvenen muss sich der Anästhesist auf einen rapiden Blutdruckabfall einstellen (Applikation pressorischer Substanzen).

Phäochromozytom: Präoperativ ausreichende Vorbehandlung mit α- und/oder β-Blocker! Cave intraoperative Manipulation ohne Vorbehandlung!

Bei Vorliegen eines MEN-II-Syndroms hat die Adrenalektomie wegen des Risikos der Stoffwechselentgleisung zeitlich Vorrang. Der V. a. C-Zell-Karzinom muss postoperativ erneut bestätigt werden, da eine Kalzitoninerhöhung auch durch das Phäochromozytom verursacht sein kann. Da das Phäochromozytom im Rahmen eines MEN-II-Syndroms sehr häufig bilateral auftritt, müssen beide Nebennieren inspiziert werden.

Prognose: In 90 % Rückgang der Hypertonie, bei Therapieversagern Ausschluss weiterer Adenome und ggf. Reoperation erforderlich. Mehrere Jahre nach einem C-Zell-Karzinom kann sich ein Phäochromozytom im Rahmen eines MEN-II-Syndroms entwickeln.

38.7.2 Hormoninaktive Nebennierentumoren

Durch verbesserte Diagnostik werden immer häufiger asymptomatische Nebennierentumoren entdeckt. Derartige „Inzidentalome" bedürfen nicht unbedingt der Therapie. Bei Tumordurchmesser < 3 cm beträgt das Risiko einer malignen Entartung < 1 %. Hier reicht die Größenkontrolle in dreimonatigen Intervallen mit dem Ziel der Resektion bei Größenzunahme.

Hormoninaktive **NNM-Tumoren** treten vor allem im Kindesalter in Form von Neuroblastomen (s. Kap. 53.10.2) oder Sympathoblastomen auf. Da sie sich weitgehend asymptomatisch im Retroperitoneum entwickeln, werden sie häufig erst erkannt, wenn sie durch Verdrängung benachbarter Organe Beschwerden bereiten. Die Therapie besteht in der radikalen Entfernung. Bei Metastasierung ergänzende Strahlen- und Chemotherapie.

Hormoninaktive **NNR-Tumoren** sind sehr selten. Sie können gut- oder bösartig sein. Gelegentlich weist erst die Metastasierung auf den Tumor hin.

38.8 Operationsverfahren

Zugang: Bei gutartigen Befunden ist das retroperitoneale oder transabdominelle **laparoskopische Verfahren** die **Methode der Wahl**. Die retroperitoneoskopische Exploration erfolgt in Bauchlagerung über drei unter dem Rippenbogen angesetzte Trokare und Eröffnung des Retroperitonealraumes, ohne das Peritoneum zu beteiligen. Durch die Minimierung des Zugangstraumas sind diese Eingriffe für den Patienten weniger belastend und atraumatischer als jeder offene Zugang, erfordern aber operative Erfahrung.

Die Alternative ist der offene transabdominelle Zugang **(Abb. 38.4)**. **Große Befunde** (Durchmesser > 5 cm) und vor allem **maligne Tumoren** sollte immer via **offenen transabdominellen Zugang** operiert werden.

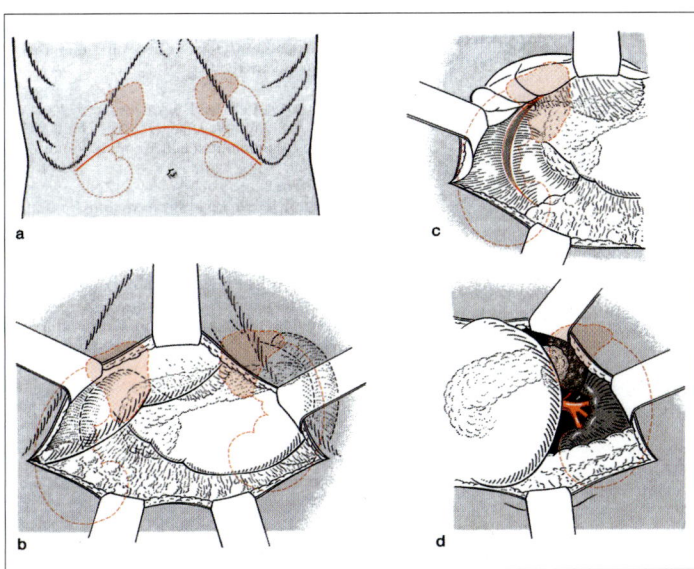

Abb. 38.4 a–d Offene Adrenalektomie:
a Schnittführung
b Intraoperativer Situs
c Freilegung der rechten Nebenniere nach Mobilisation des Duodenums (Kocher)
d Freilegung der linken Nebenniere nach Mobilisation der Milz und des Pankreasschwanzes

Operation:

■ **Adrenalektomie:** Anklemmung und Durchtrennung zuerst der Venen (Unterbindung des Hormonabstroms) durch Titanclips (laparoskopisch) oder Ligaturen, dann der Arterien. Bei Phäochromozytom minimale Manipulation des Tumors wegen der Gefahr der Hormonfreisetzung.

■ **Tumorfreilegung:** Bei offener Vorgehensweise stellt sich nach Mobilisation des Duodenums nach medial (Kocher) die rechte Nebenniere, nach Links-Mobilisation der Milz und Mobilisation des Pankreasschwanzes und der linken Flexur nach medial die linke Nebenniere dar (Abb. 38.4).

Bei Metastasen sorgfältige Mitentfernung des umgebenden Kapselgewebes.

Postoperative Therapie: Bei Cushing-Syndrom am Operationstag 200 – 300 mg Hydrokortison, am 1. und 2. postoperativen Tag 200 mg, anschließend tägliche Reduktion um 10 mg bis zur Erhaltungsdosis von 25 – 30 mg/die (20 – 0 – 10). Zusätzlich ggf. Substitution mit 0,1 mg Fludrocortison/die.

Prognose: OP-Letalität < 2 %, Langzeitprognose unter suffizienter Substitution gut.

■■I Merken

- **Conn-Syndrom: primärer Hyperaldosteronismus, meist durch NNR-Adenom. Bei Adenomnachweis einseitige Adrenalektomie.**
- **Klinisches Erscheinungsbild der NNM-Überfunktion: Phäochromozytom**
- **Bilaterales Phäochromozytom: MEN-II-Syndrom (Kalzitonin erhöht?)?**
- **Phäochromozytom: Vorbehandlung mit α- und/oder β-Blocker, Beginn ca. 7 – 10 Tage vor der Operation! Bei lokalisierbarem Tumor Exstirpation der betroffenen Nebenniere.**
- **Asymptomatische Nebennierentumoren („Inzidentalome"): Operation nur bei Durchmesser > 3 cm oder Größenzunahme**
- **Bei gutartigen Nebennierenbefunden retroperitoneale oder transabdominelle laparoskopische Resektion, bei Malignomen transabdominelles offenes Vorgehen**

39 Retroperitoneum

39.1 Anatomie und Pathophysiologie

Die **Grenzen des Retroperitoneums** (Retroperitonealraums) sind:
- kranial: Zwerchfell
- kaudal: Linea terminalis des kleinen Beckens
- ventral: dorsales Blatt des Peritoneums
- dorsal: Rückenmuskulatur und knöchernes Becken.

Kontakt zu intraabdominellen Organen besteht durch freie Kommunikation in der Mesenterialwurzel sowie in den Anheftungsstellen von Pankreas, Leber, Duodenum und Colon ascendens und descendens.

Die **wichtigsten Organe** des Retroperitoneums sind
- Nebennieren (s. Kap. 38), Nieren und Harnleiter
- die weiblichen Genitalorgane
- die großen Gefäße des Bauchraums (s. Kap. 42)
- die sekundär retroperitonealen Organanteile von Pankreas, Duodenum, Leber, Colon ascendens und descendens.

Das Retroperitoneum kann Schauplatz von Erkrankungen o. g. Organe und nicht organgebundener Erkrankung sein. Letztere entstehen im Retroperitoneum (z. B. Tumor, Aortenaneurysma) oder breiten sich dort aus (Abszess bei Divertikulitis, Appendizitis, Ileitis terminalis, Tumoreinbruch bei Dickdarm- oder Pankreaskarzinom). Nur von den nicht organgebundenen Erkrankungen ist im Folgenden die Rede.

39.2 Diagnostik

- **Sonographie** als Screening-Verfahren

Sonographie: Fenster zum Retroperitoneum

- **Röntgen-Abdomenübersicht:** Tumorschatten, Verkalkungen, Psoasschatten verlagert oder unscharf?
- **i. v.-Urographie in zwei Ebenen:** Ureter (diagnostische Leitschiene) verlagert (bei Tumoren, s. **Abb. 39.1**)?

Ureter = Diagnostische „Wetterfahne" des Retroperitoneums

- CT, MRT
- Aortographie: Aneurysma?
- ERCP

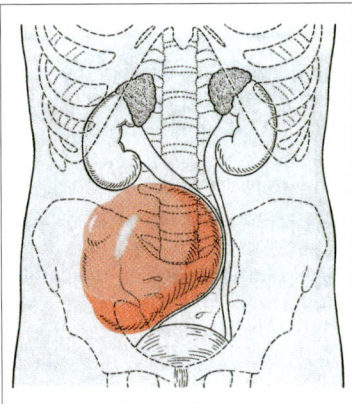

- spezielle Organdiagnostik: z. B. KKE, Koloskopie, Cavographie.

39.3 Retroperitoneale Blutung

Ursachen: Trauma (z. B. Wirbel-, Beckenfraktur), Gefäßerkrankungen (Aneurysmaruptur, Panarteriitis nodosa), Tumoreinblutungen, Verletzungen des Urogenitaltrakts, spontane Blutung unter Antikoagulation.

Klinik: Häufig symptomarm, gelegentlich Flankendämpfung, Schulterschmerz, paralytischer Ileus, selten hämorrhagischer Schock.

Primär retroperitoneale Hämatome (Abb. 39.2) können durch Ruptur des dorsalen parietalen Peritoneums zur intraperitonealen Blutung führen und bei der Lavage eine intraperitoneale Blutungsquelle vortäuschen.

Retroperitoneale Blutungen werden erst sekundär zu intraperitonealen Blutungen!

Therapie: **Operation bei** nachgewiesener **Verletzung des Urogenitaltraktes oder der großen Gefäße.** Bei **Beckenfrakturen** frühzeitige Stabilisierung (z. B. mit

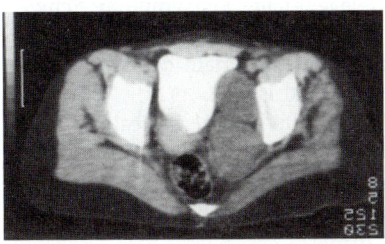

Abb. 39.2 CT bei retroperitonealer Einblutung

Fixateur externe, s. Kap. 50) zur lokalen Blutstillung.

Ansonsten ist die Behandlung **konservativ:**
- Blutersatz,
- Kreislaufstabilisierung und -überwachung
- Gerinnungskontrolle
- frühe Darmstimulation: Einläufe, Distigmin (Ubretid®) oder Neostigmin (Prostigmin®), Panthenol [Bepanthen®]).

Bei persistierender Blutung Versuch der **angiographischen Embolisation** mit Fibrinpartikeln. Falls dies misslingt, **operative Revision** durch retroperitonealen Zugang. Zur örtlichen Blutstillung Umstechungen, Koagulation oder Tamponade. In verzweifelten Fällen kann bei Beckenfrakturen die Ligatur beider Aa. iliacae internae erforderlich sein.

Ein bei der operativen Revision entdecktes **retroperitoneales Hämatom weder eröffnen noch ausräumen!** Die Blutstillung erfolgt in der Regel durch spontane Tamponade. Ein chirurgischer Versuch der Blutstillung ist wegen der unzähligen kleineren Gefäßäste im lockeren Fettbindegewebe des Retroperitoneums häufig frustran. Falls das Hämatom doch eröffnet wird, Tamponade mit Streifen oder Tüchern. Eine Ausnahme von dieser Vorgehensweise stellt der V. a. Verletzung retroperitonealer Organe oder Gefäße dar. Hier ist eine Revision obligat. Ansonsten gilt:

> Hände weg vom retroperitonealen Hämatom! Anhaltende Blutung: Vorsichtige Freilegung und Blutstillung, ggf. Tamponade

39.4 Entzündungen

Ursachen: Infektionen bzw. Entzündungen der Nachbarschaft (z.B. Pyelonephritis, tuberkulöser Senkungsabszess, retrozäkale Appendicitis perforata, Morbus Crohn) können zu **retroperitonealen Abszessen** führen.
Klinik: Septische Temperaturen, Leukozytose, bei Psoasirritation im Hüftgelenk gebeugtes Bein, Flankenschmerz. Gelegentliches Erstsymptom: Schwellung in der Leiste an der Lacuna musculorum durch Senkungsabszess, der im Verlauf des M. psoas retroperitoneal abgesackt ist (Abb. 39.3).
Therapie: Eröffnung über retroperitonealen Zugang, bakteriologische Kultur und Resistenzbestimmung, Spülung, Drainage, Antibiotika nach Testung.
Komplikationen: Perforation in Bauch- oder Thoraxraum, Gefäßarrosion.

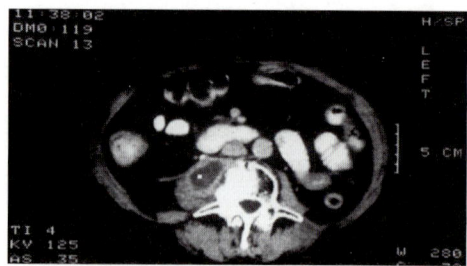
Abb. 39.3 CT bei Psoasabszess

39.5 Zysten

Meist gutartige Hohlraumbildung im Retroperitoneum, ausgehend von Traumen mit Einblutungen, Pankreatitis und paranephritischen Affektionen.
Klinik: Unspezifisch, Kompression der Ureteren.
Therapie: Eröffnung, Drainage.

39.6 Retroperitoneale Fibrose (Abb. 39.4)

- primäre, idiopathische Form **(Morbus Ormond):** Sie wird in Analogie zu den Kollagenosen als Autoimmunprozess eingestuft.
- sekundäre Form **(Ormond-Syndrom):** Folge auf das Retroperitoneum übergreifender Entzündungen, von Bestrahlung oder Narbenbildung (z.B. nach Rektumamputation).

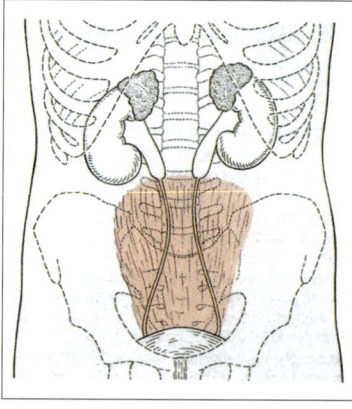
Abb. 39.4 Schematische Darstellung der retroperitonealen Fibrose mit Ummauerung beider Ureteren

39.7 Tumoren

Formen:
- **primär retroperitoneale Tumoren:** Sie sind selten. Ausgangspunkt sind alle Gewebsstrukturen des Retroperitoneums oder versprengte Embryonalreste.

Tabelle 39.1 Symptomatik retroperitonealer Tumoren

palpabler Tumor	75 %
Bauchschmerz	58 %
Appetitlosigkeit	53 %
Gewichtsverlust	50 %
Obstipation	48 %
Flankenschmerz	45 %
Fieber	20 %
neurologische Ausfälle	20 %
schmerzhafte Nierenlager	20 %
Miktionsbeschwerden	12 %
Kreuzschmerzen	8 %

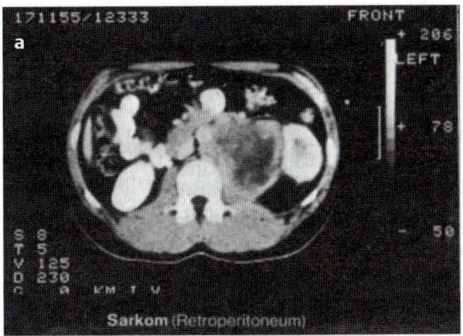

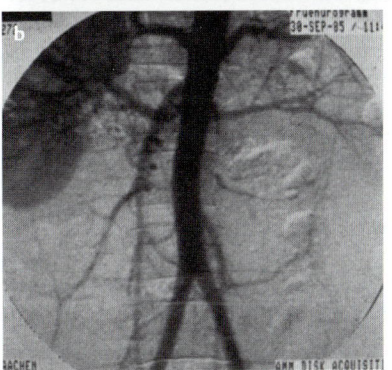

Abb. 39.5 a,b Retroperitoneales Sarkom (links):
a CT mit linksseitigem Befund
b Angiographie: Verdrängung der Aorta abdominalis nach rechts

60 % der Tumoren sind **maligne** (Lipo-, Fibro-, Leiomyo-, Rhabdomyosarkom oder Non-Hodgkin-Lymphom). Haupterkrankungsalter ist das 5.–6. Dezennium.

Benigne sind Lipom, Fibrom, Leiomyom, Lymphom und Angiom. Sie haben eine starke Tendenz zur malignen Entartung.

■ In enger Nachbarschaft zu den primär retroperitonealen Tumoren stehen die von den Paraganglien ausgehenden **Neuroblastome** des Kindesalters (s. Kap. 53.10.2).

■ **sekundär retroperitoneale Tumoren:** Metastasen oder Einbrüche primär außerhalb des Retroperitoneums gelegener Neoplasmen.

Klinik: Häufigstes Erstsymptom ist der palpable Tumor; weitere Symptome s. Tab. 39.1. Darüber hinaus können postrenales Nierenversagen, Ileus und Nervenirritationen auftreten.

Diagnostik: s. Kap. 39.2 und Abb. 39.5. Am wichtigsten ist, bei unklaren Abdominalschmerzen an die Möglichkeit eines retroperitonealen Tumors zu denken.

Im Zeitalter von Sonographie, CT und MRT darf der „tastbare Tumor" nicht länger das Erstsymptom eines retroperitonealen Tumors sein!

Therapie: Bei **primär retroperitonealen Tumoren** absolute Operationsindikation. Transabdominaler Zugang, **radikale Entfernung** unter Einbeziehung der Pseudokapsel auch bei gutartigen Tumoren (Rezidive und Malignisierung gehen von den Kapselresten aus!). Kurative Resektion bei malignen Tumoren nur in 10–15 % der Fälle möglich.

Bei **sekundär retroperitonealen oder nicht radikal resektablen primär retroperitonealen Tumoren** Tumorverkleinerung und adjuvante Radiochemotherapie.

Prognose: 5-Jahres-Überlebensrate 30–40 %, operative Morbidität 5–20 %, Rezidivrisiko 50–80 %, maligne Entartung.

■■I Merken

- **Retroperitoneale Blutungen werden erst sekundär zu intraperitonealen Blutungen.**
- **Retroperitoneales Hämatom: Therapie primär konservativ**
- **Anhaltende Blutung: vorsichtige Freilegung und Blutstillung, ggf. Tamponade**

40 Hernien

40.1 Definitionen und Einteilung

Als **abdominelle Hernie (abdomineller Bruch)** bezeichnet man die Vorwölbung von Baucheingeweiden **(Bruchinhalt)** in eine abnorme Peritonealaussackung **(Bruchsack)**. Die Bauchfellausstülpung wird ermöglicht durch eine Lücke **(Bruchpforte)** der Bauchdecken, des Beckenbodens, Zwerchfells (s. Kap. 24) oder der Rückenmuskulatur. Die Bruchpforte kann angeboren (kongenital) oder erworben sein.

Nach der **Beschaffenheit des Bruchsacks** unterscheidet man:
- **komplette Hernie:** Der Bruchinhalt ist von allen Seiten von viszeralem Peritoneum überzogen **(Abb. 40.1a)**.
- **Gleithernie:** Vorwölbung von Eingeweiden in eine Peritonealaussackung, wobei das vorgefallene Organ Bestandteil der Bruchsackwand ist (2 – 5 % aller Leistenhernien) **(Abb. 40.1b)**. Es sind folglich ausschließlich Eingeweide betroffen, die nur auf einer Seite von viszeralem Peritoneum überzogen sind (z. B. Colon ascendens, Zäkum, Colon descendens). Bei enger Nachbarschaft zur Bruchlücke kann das Organ durch Lösung der retroperitonealen Fixierung durch die Bruchlücke gleiten.
- **Darmwandhernie (Richter-Hernie)**: Vorwölbung und meist Einklemmung von Anteilen der Darmwand in eine(r) Peritonealausstülpung **(Abb. 40.1c)**. Enthält der Bruchsack ein Meckel-Divertikel, spricht man von einer **Littré-Hernie**.

Nach der **Lokalisation der Hernie** unterscheidet man:
- **äußere Hernie:** Ausstülpung des Peritoneums durch die Bauchwand (z. B. bei Leistenhernie, Schenkelhernie, Narbenhernie) nach außen
- **innere Hernie:** Hernie innerhalb des Bauchraums, die äußerlich nicht in Erscheinung tritt (z. B. Ileozäkalhernie, Treitz-Hernie).

Tabelle 40.1 Hernienklassifikation

L	= **Laterale Leistenhernie**
M	= **Mediale Leistenhernie**
Mc	= **Kombinierte Hernie**
F	= **Schenkelhernie**
I	lichte Weite der Bruchpforte <1,5 cm
II	lichte Weite der Bruchpforte 1,5–3 cm
III	lichte Weite der Bruchpforte > 3 cm

Beispiel: Mediale (direkte) Leistenhernie mit 3,5 cm Bruchpfortendurchmesser = MIII

Nach der **Genese der Hernie** unterscheidet man:
- **angeborene Hernie:** kongenital präformierter Bruchsack (z. B. offener Processus vaginalis peritonei bei der indirekten Leistenhernie, muskelschwache Bezirke im Zwerchfell, Nabel)
- **erworbene Hernie:** Ausstülpung des Peritoneums durch erworbene muskelschwache Bezirke (z. B. Narbe, Muskelschwäche der vorderen Bauchwand bei direkter Leistenhernie)
- **symptomatische Hernien:** Hernien bei generalisierter Bauchfellerkrankung, gelegentlich als Erstsymptom auftretend. Sie sind überwiegend Ausdruck pathologischer intraabdomineller Drucksteigerung.

Von der Hernie ist der **Prolaps (Vorfall)** abzugrenzen. Hierunter versteht man das Vordringen von Baucheingeweiden durch eine Peritoneallücke, z. B. nach offenen Verletzungen oder Operationen (Platzbauch), wobei die Baucheingeweide nicht von Peritoneum bedeckt sind **(s. Abb. 40.4)**.

Hernien werden **unter therapeutischen Gesichtspunkten nach der Größe der Bruchpforte klassifiziert**. Es gibt verschiedene Klassifikationen, deren Unterschiede wenig bedeutsam sind. Am einfachsten ist die Aachener Hernienklassifikation **(Tab. 40.1)**. Es handelt sich um eine intraoperative Klassifikation, da die präoperative Lokalisation selbst unter Anwendung der Sonographie unsicher ist.

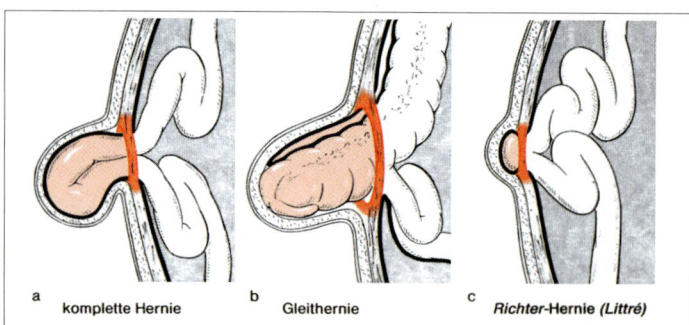

a komplette Hernie   b Gleithernie   c *Richter-Hernie (Littré)*

Abb. 40.1 a–c Hernientypen

40.2 Ätiologie und Epidemiologie

Ätiologie: **Angeborenen Hernien** liegt ein unvollständiger pränataler Verschluss der Bauchwand zugrunde.

Erworbene Hernien sind auf einen **Verlust der Bauchwandfestigkeit** oder unvollständige Narbenbildung zurückzuführen. Sie treten an Durchtrittsstellen größerer Blutgefäße (Lacuna vasorum, Schenkelhernie), des Samenstranges (erworbene Leistenhernie) oder anderen Stellen auf. Störungen des Kollagenstoffwechsels scheinen ein wesentlicher pathogenetischer Faktor zu sein. Als begünstigende Faktoren gelten außerdem intraabdominelle Druckerhöhung (häufiges Tragen schwere Lasten [z. B. Maurer], chronische Emphysembronchitis, Aszites, chronische Obstipation, Miktionsbeschwerden bei Prostatahypertrophie), Schwangerschaft, intraabdominelle Tumoren und Adipositas. Verletzungen sind als Ursache eine Rarität und nur bei schwerer Gewalteinwirkung mit starker Schädigung der Bauchwand (Quetschung, Überrolltrauma) ätiologisch, z. B. im Rahmen einer Begutachtung zu akzeptieren.

Epidemiologie: Allgemeine Inzidenz in der Bevölkerung: 2 – 4 %, im höheren Lebensalter bis zu 20 %. 95 % der Hernien sind äußere, 5 % innere Hernien. 75 % aller Hernien sind Leistenhernien, 10 % Narbenhernien und je 5 – 7 % Nabelhernien, Schenkelhernien und seltene Hernienformen. 90 % der Leistenhernien treten beim Mann auf, ca. 75 % der Schenkelhernien bei der Frau. Trotzdem ist auch bei der Frau die Leistenhernie insgesamt (2- bis 3-mal) häufiger als die Schenkelhernie.

40.3 Diagnostik

Klinische Untersuchung: Inspektion, Palpation, Auskultation sowie Diaphanoskopie (Durchleuchten mit starker Lichtquelle, z. B. Kaltlicht) zur Abgrenzung einer Skrotalhernie (sichtbare Bruchsackbestandteile) von einer Hydrozele (Transparenz).

Gegenstand der klinischen Untersuchung ist es, die **Bruchpforten** und ggf. den Bruchkanal **auszutasten sowie den Bruchsackinhalt zu palpieren**. Bei inspektorisch unauffälligem Befund muss der palpierende Finger (Zeigefinger für Erwachsene, Kleinfinger für Kinder) die häufigsten Bruchpforten systematisch untersuchen: Innerer und äußerer Leistenring werden durch **Austasten des Leistenkanals** nach Einstülpung der Skrotal- bzw. Leistenhaut untersucht **(Abb. 40.2)**, die **Lacuna vasorum** medial der A. femoralis **palpiert**. Eine kleinen Hernie ist evtl.

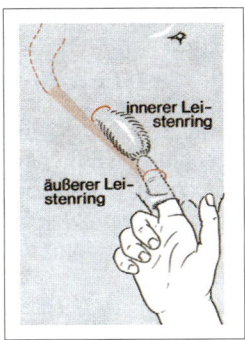

Abb. 40.2 Palpation des Leistenkanals

bei Bauchpresse (Husten oder Pressen) aufgrund der intraabdominellen Druckerhöhung besser zu tasten. Grundsätzlich müssen beide Seiten untersucht werden, da in 20 – 30 % der Fälle doppelseitige Befunde auftreten.

> Leisten- oder Schenkelhernie: auch die Gegenseite und andere Bruchpforten untersuchen!

Zur **Beurteilung der Hernie** sind die Konsistenz des Bruchinhalts (Dünndarm? Netz?), die Ausstreifbarkeit der Darmschlingen sowie deren Reponibilität heranzuziehen.

Bei nichtinkarzerierten Hernien ist der Inhalt reponibel, Bruchpforte, Bruchsack und Bruchinhalt lassen sich eindeutig austasten.

Ältere Hernien können durch Verwachsungen, Netzadhäsionen oder ihr Ausmaß (chronifizierte Riesenhernien, „der Bruch hat sein Heimrecht im Bauchraum verloren") irreponibel sein, ebenso Gleithernien. In diesem Fall sind Angaben des Patienten zu Repositionsversuchen und Tragen eines Bruchbands wichtig. Die größte Bedeutung hat die Irreponibilität bei Inkarzeration der Hernie (s. u.). Spontane Schmerzhaftigkeit, prall elastischer Tumor und lokaler Druckschmerz weisen hierauf hin (s. u.).

Sonographie (s. Kap. 13): Nachweis von Bruchlücke und -inhalt. Wichtigstes Hilfsmittel bei klinisch unklaren Befunden.

Radiologie: Organspezifische Diagnostik (MDP, Koloskopie) bei Hinweisen in der Anamnese. Bei V. a. Ileus durch inkarzerierte Hernie Abdomenübersicht (Dünndarmschlingen im Bruchsack?).

> Hernie: Kein Verfahren kann die klinische Untersuchung ersetzen!

40.4   Hernienkomplikationen

40.4.1   Darminkarzeration

Die Einklemmung (Inkarzeration, **Abb. 40.3a**) des Bruchinhalts Darm in der Bruchpforte ist die häufigste Komplikation des Bruchleidens.

Die **komplette Inkarzeration** (Einklemmung der gesamten Darmwand) führt zum Passagestopp mit nachfolgender Darmwandnekrose.

Die **inkomplette Inkarzeration** bei der Richter-Hernie (Einklemmung von Teilen der Darmwand) ohne Passagestopp kann symptomarm verlaufen: Erst die spätere Wandperforation mit Peritonitis weist auf sie hin.

Treten Eingeweide durch eine elastische, durch erhöhten intraabdominellen Druck (Husten, Pressen) vorübergehend erweiterte Bruchpforte, kommt es bei Normalisierung des intraabdominellen Drucks zur **elastischen Inkarzeration** (Abb. 40.3b).

Bei der **retrograden Inkarzeration** (Abb. 40.3c) ist durch mehrfache Abknickung des im Bruchsack vorgefallenen Dünndarms eine intraabdominell gelegene Schlinge inkarzeriert. Nach Operationen kommt selten eine retrograde Darmschlingeninkarzeration bei Prolaps (nicht Hernie!) im Drainkanal vor (Abb. 40.4).

Klinik:
- **komplette, inkomplette oder elastische Inkarzeration:** starke Schmerzhaftigkeit der Bruchgeschwulst, tastbarer, prall elastischer Tumor, lokale Umgebungsirritation, kaum tastbarer Bruchring (= Rand der Bruchpforte), Irreponibilität, Größenzunahme, kolikartige Schmerzen, Stuhl- und Windverhaltung, Stenoseperistaltik, Übelkeit, Erbrechen, Ileus, später Darmperforation und Peritonitis. Schocksymptomatik durch Strangulation der Gefäße und Nerven der Darmwand und des Mesenteriums.

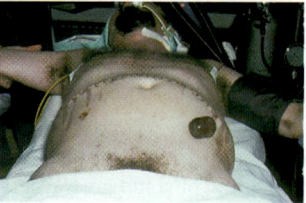

Abb. 40.4
Dünndarm-Vorfall mit Inkarzeration im Drainkanal

- **retrograde Inkarzeration:** bei wenig auffälliger Bruchgeschwulst Stuhl- und Windverhaltung, Meteorismus, Stenoseperistaltik, zunehmende Ileussymptome, später Peritonitis und Schock.
- *Therapie:*
- **komplette, inkomplette oder elastische Inkarzeration:** Versuch der manuellen Reposition (= Taxis) in Analgesie und Relaxation (s. u.). Bei erfolgloser Taxis Notfalloperation (s. u.), bei erfolgreicher Taxis Elektivoperation in den folgenden Tagen.
- **retrograde Inkarzeration:** bei Verdacht Laparotomie, Revision, bei Wandnekrose Dünndarmresektion, Bruchpfortenverschluss.

> Über einem eingeklemmten Bruch darf die Sonne weder auf- noch untergehen!

40.4.2   Netzeinklemmung

Vorgefallene Teile des Omentum majus können in der Bruchpforte eingeklemmt werden.
Klinik: Häufig druckschmerzhafte, nichtreponible Bruchgeschwulst bei geringerer Beeinträchtigung des Allgemeinzustands ohne Übelkeit, Erbrechen oder Ileus (keine Darmschlingen!). Erst bei Netznekrose sekundärer paralytischer Ileus.
Therapie: Operative Revision mit aufgeschobener Dringlichkeit.

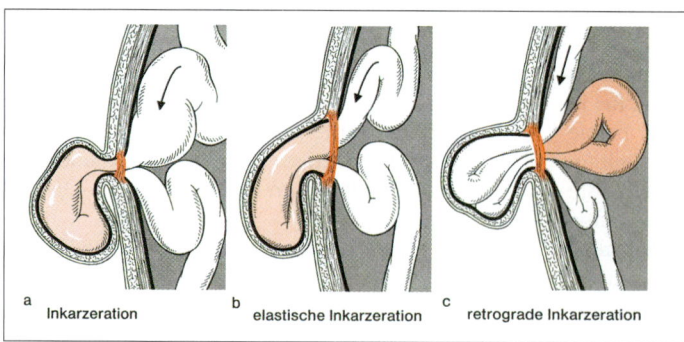

a Inkarzeration   b elastische Inkarzeration   c retrograde Inkarzeration

Abb. 40.3 a–c Formen der Hernieninkarzeration

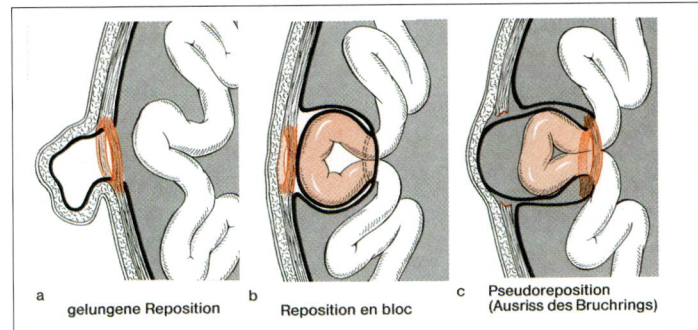

Abb. 40.5 a–c Formen der Reposition bei Brucheinklemmung
a erfolgreiche Reposition
b Reposition en bloc
c Pseudoreposition mit Ausriss des Bruchrings

a gelungene Reposition
b Reposition en bloc
c Pseudoreposition (Ausriss des Bruchrings)

40.4.3 Reposition en bloc und Pseudoreposition

Als **Reposition en bloc** bezeichnet man die Reposition der Bruchgeschwulst in die präperitoneale Bauchfelltasche infolge unsachgemäßer, forcierter Taxis (s. u.) **(Abb. 40.5b)**. Die Einklemmung ist nur scheinbar behoben, die fortbestehende Fesselung der Darmschlinge im Bruchring führt zur Persistenz der Inkarzerationssymptome mit lokaler Schmerzhaftigkeit, Ileus und nachfolgender Darmwandnekrose. Gleiches gilt für die forcierte Reposition mit Ausriss des Bruchrings **(Pseudoreposition)**.
Therapie: Revision, Beseitigung der Inkarzeration, ggf. Darmresektion, Bruchpfortenverschluss.

40.4.4 Pseudoeinklemmung

Im Rahmen einer seit längerem bestehenden Hernie mit lokaler Irreponibilität kann auf der Basis einer anderen intraabdominellen Erkrankung (Ulkusperforation, Appendizitis, Pankreatitis, Cholezystitis, Adnexitis) das Bild einer Inkarzeration vorgetäuscht werden. Die intraabdominelle Drucksteigerung durch die entzündlichen Veränderungen wirkt begünstigend.

40.4.5 Bruchentzündung

Eitrige Veränderungen des Bauchraums (Appendicitis acuta, Peritonitis, verjauchende Metastasen) und Reizzustände des Bruchinhalts (rezidivierende Inkarzeration, forcierte Taxis) können zu entzündlichen Reaktionen im Bruchsack führen.
Klinik: Schwellung, Rötung, Überwärmung, Schmerzhaftigkeit mit Fluktuation, Spontanperforation.
Therapie: Inzision, Spülung, Drainage, ggf. sekundäre Versorgung der Bruchlücke. Appendektomie nur bei akuter Appendizitis.

40.5 Hernienreposition

40.5.1 Manuelle Reposition (Taxis)

Bei jeder frischen Inkarzeration sollte der Versuch unternommen werden, die Bruchgeschwulst zu reponieren. Er sollte jedoch **nur in den ersten Stunden der Inkarzeration** erfolgen, da sonst die Gefahr der Darmperforation, der Reposition von gangränösem Darm und der Reposition en bloc besteht.

Voraussetzungen: Entspannung des Patienten durch Analgetika, Spasmolytika oder Lokalanästhetika, Entleerung der Blase und, soweit möglich, des Darms.

Durchführung: Die Taxis muss unter Kenntnis der anatomischen Gegebenheiten gefühlvoll erfolgen. Vorteilhaft ist es, sie bei entspannten Bauchdecken (angezogene Knie), ggf. im warmen Wasser (Badewanne) vorzunehmen. Prinzipiell sollte man zuerst versuchen, den Darminhalt durch die Bruchlücke mit massierenden Bewegungen auszumelken und dann den Darm zu reponieren. Das Vorgehen ist bimanuell mit Richtung auf den Bruchring, wobei eine Hand trichterförmig den Bruchhals, die andere komprimierend, drückend und massierend den Bruchsack umfasst **(Abb. 40.6)**.

Weiteres Vorgehen: Nach erfolgreicher Reposition wird die Bruchlücke in den folgenden Tagen operativ verschlossen. Bis dahin ist der Patient stationär zu überwachen. Mögliche Spätfolgen der Reposition sind sekundäre ischämische Stenosen durch Narbenschrumpfung, isolierte Geschwüre oder auch ausgedehnte Adhäsionen.

> Nach Reposition: Operation der Hernie während des gleichen Klinikaufenthalts

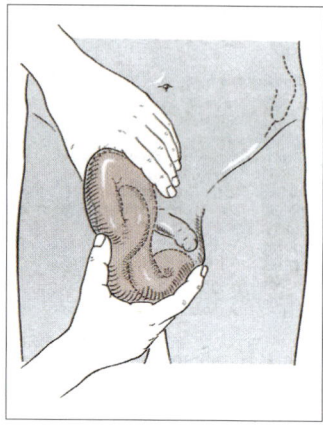

Abb. 40.6 Manuelle Reposition eines Leistenbruchs: Während die linke Hand trichterförmig den Eintritt in die Bruchlücke schient, fördert die rechte Hand durch melkende Bewegung die Entlastung und Reposition der Darmschlingen

40.5.2 Operative Reposition

Eine **nichtreponible inkarzerierte Hernie** muss **sofort operiert** werden. Die Taktik besteht in der operativen Freilegung der Bruchgeschwulst, bevor diese durch den Bruchring zurückgleiten kann. Nur hierdurch ist die Beurteilung der Vitalität des eingeklemmten Bruchinhalts möglich. Erst dann sollte die Bruchlücke gekerbt werden, so dass die Inkarzeration aufgehoben ist. In der Regel erholt sich der inkarzerierte Darm rasch, die anfangs blaulivide Verfärbung verschwindet innerhalb von Minuten. In Einzelfällen ist der Darm aber bereits so geschädigt, dass er reseziert werden muss. Kriterien hierfür sind Persistenz der lividen Verfärbung, nichtspiegelnde Serosa, fehlende Gefäßpulsation und trübes Bruchwasser.

Im Zweifelsfall, vor allem bei ausgedehnten Inkarzerationen, ist die Anlage eines Laparostomas mit einer Second-look-Operation innerhalb der ersten 24 Stunden der primären subtotalen Dünndarmresektion vorzuziehen.

40.6 Spezielle Hernien

40.6.1 Leistenhernie (Hernia inguinalis, Leistenbruch)

Häufigste Bruchform (ca. 75 %), in 90 % der Fälle sind Männer betroffen.

Nach der Lokalisation der Bruchpforte in Bezug auf die epigastrischen Gefäße unterscheidet man die mediale von der lateralen Leistenhernie.

■ Die **mediale Leistenhernie** wird als **direkte Leistenhernie** bezeichnet, weil sie in der Fossa inguinalis medialis medial der epigastrischen Gefäße (Abb.

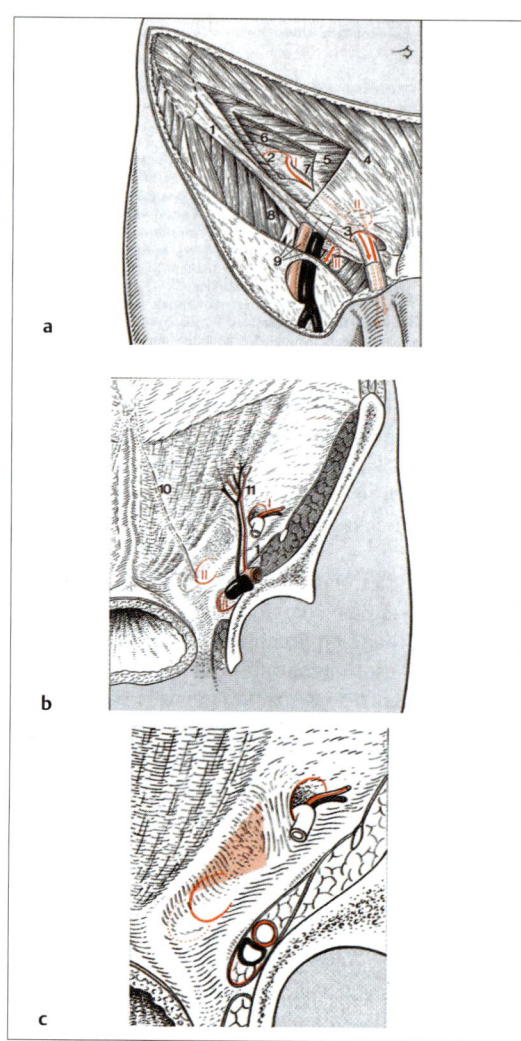

Abb. 40.7 a–c Anatomie der Leistenregion:
a Ventralansicht mit Darstellung der Bruchlücken
b Ansicht von abdominal her mit Darstellung der abdominellen Bruchlücken
c Hesselbach-Dreieck als Locus minoris resistentiae des medialen Leistenbruchs

1 Leistenband	8 Lacuna vasorum
2 Innerer Leistenring	9 N. A. V. femorales
3 Äußerer Leistenring	10 Plica umbilicalis medialis
4 M. obliquus externus	11 Vasa epigastrica
5 M. obliquus internus	I Indirekte Hernie
6 M. transversus	II Direkte Hernie
7 Fascia transversalis	III Schenkelhernie

40.7) auf direktem Wege durch die Bauchdecke tritt und hier am äußeren Leistenring erscheint.

■ Die **laterale Leistenhernie** wird als **indirekte Leistenhernie** bezeichnet, weil sie nicht den kürzesten

Weg durch die Bauchwand wählt, sondern am inneren Leistenring (lateral, **Abb. 40.7a**) in den Leistenkanal eintritt und am äußeren Leistenring (medial, **Abb. 40.7a, b**) in Erscheinung tritt. Die Wände des Leistenkanals (**Abb. 40.7**) sind:

- ventral: Aponeurose des M. obliquus externus
- dorsal: Fascia transversalis und Peritoneum parietale
- kranial: Unterrand des M. obliquus internus und M. transversus
- kaudal: Lig. inguinale.

Ursachen: Der mediale Leistenbruch ist praktisch immer erworben, der laterale angeboren (s. Kap. 53.7.6) oder erworben (Bindegewebsschwäche).
Diagnostik: Inspektion, Palpation, Diaphanoskopie, ggf. Sonographie. Bei Rezidivhernien Hoden-Dopplersonographie zur Überprüfung der Hodendurchblutung.

Indirekte Leistenhernie
Ca. 60–70 % aller Leistenhernien, in 49 % der Fälle rechts, in 36 % links, in 15 % bilateral (häufigste Hernie der Frau).
Pathogenese: Angeboren (partiell oder komplett offener Processus vaginalis peritonei infolge ausgebliebener Verklebung) oder erworben.
Bruchpforte: Anulus inguinalis internus, lateral der Vasa epigastrica inferiora.

Bruchkanal: Leistenkanal.
Austrittsstelle: Anulus inguinalis externus.
Bruchverlauf: Von lateral oben nach medial unten entlang dem Samenstrang, oberhalb des Leistenbandes (**Abb. 40.8, 40.9**). Häufig zieht der Bruch bis ins Skrotum (Skrotalhernie) und kann hier exzessive Ausmaße annehmen (**Abb. 40.10**).

Direkte Leistenhernie
30–40 % aller Leistenhernien, etwa halb so häufig wie die indirekte Leistenhernie.
Pathogenese: Muskelschwäche der vorderen Bauchwand am Hesselbach-Dreieck (**Abb. 40.7c**) bei prädisponierenden Faktoren (s. o.). Immer erworben, meist im fortgeschrittenen Lebensalter auftretend. Direkte Leistenhernien der Frau sind aufgrund des flachen Hesselbach-Dreiecks eine ausgesprochene Rarität.
Bruchpforte: Fossa inguinalis medialis.
Bruchkanal: Senkrecht durch die Bauchwand, medial der epigastrischen Gefäße, Beteiligung der Harnblase möglich, Inkarzeration selten.
Austrittsstelle: An der kranialen Zirkumferenz des Anulus inguinalis externus.
Differenzialdiagnose: Skrotaltumor, Hodentumor, Hydrozele.

Therapie
Die Behandlung der Leistenhernie ist **operativ**. Verschreibung eines Bruchbandes (externer Verschluss der Bruchpforte durch komprimierendes Bruchkissen, **Abb. 40.11**) ist therapeutischer Unsinn, da keine Heilungschance, aber volles Inkarzerationsrisiko.

Leistenbruch: Ohne Operation keine Heilung!

Als Anästhesieverfahren sind in der Elektivsituation in erster Linie die Lokalanästhesie, in zweiter Linie regionale Verfahren und die Intubationsnarkose zu empfehlen. In der Notfallsituation (z. B. Einklemmung) ist die Intubationsnarkose die Methode der Wahl.

Wegen der Ungefährlichkeit der Operation ist die Indikation auch im Greisenalter großzügig zu stellen.

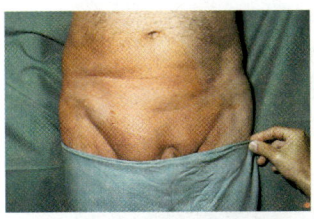

Abb. 40.8 Leistenhernie rechts

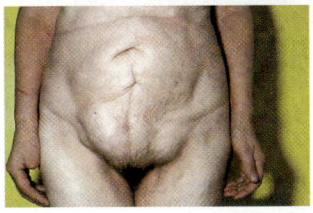

Abb. 40.9 Beidseitige Leistenhernie bei der Frau

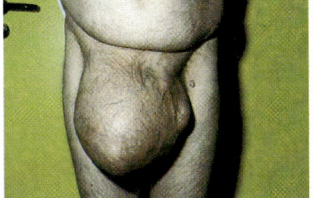

Abb. 40.10 Große Skrotalhernie rechts

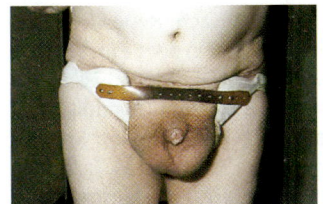

Abb. 40.11 Leistenhernieninkarzeration bei liegendem Bruchband

Der Operationszeitpunkt der unkomplizierten Hernie ist vom Patienten frei zu bestimmen: d. h. klassische Elektivindikation. Nur bei der Inkarzeration ist keine Zeit zu verlieren.

Das generelle **Prinzip** der vielen Verfahren zur Hernienreparation ist die **Verstärkung der Hinterwand des Leistenkanals** (erstes Verfahren nach Bassini 1887).

Allen Operationsverfahren gemeinsam ist die Phase der Präparation, die den Bruchsack versenkt, die Bruchlücke darstellt und die Reparation vorbereitet. Lediglich die Reparationsform ist unterschiedlich: Es gibt reine Nahtverfahren (Bassini, McVay, Shouldice) und Verfahren mit Einsatz eines alloplastischen Kunststoffnetzes. **Standardmethoden** sind die **Shouldice-Reparation** (zweireihige Doppelung der Fascia transversalis, zweireihige Naht der Internus- und Transversusmuskulatur an das Leistenband, **Abb. 40.12c**) und die **Lichtenstein-Reparation** mit Abdeckung der Bruchpforte durch ein 8 × 12 cm großes Kunststoffnetz (z. B. Vypro II, s. Lesezeichen). Beide Verfahren können in Lokalanästhesie mit einem postoperativen stationären Aufenthalt von 3 – 5 Tagen, bei kooperativen Patienten auch tageschirurgisch durchgeführt werden. Die Mobilisation erfolgt am Operationstag, anschließend keine spezielle körperliche Schonung, Belastung bis zur Schmerzgrenze.

> Leistenhernien-OP:
> Erste Wahl Shouldice oder Lichtenstein

Bei der **kindlichen Leistenhernie** (s. Kap. 53.7.6) wird nach **Halsted-Ferguson** lediglich der Bruchsack abgetragen, ohne dass eine Verstärkung der Hinterwand durch Naht oder Netze erforderlich wäre **(Abb. 40.12d)**.

Operationstechnik nach Shouldice: Quere Hautinzision oberhalb des Leistenbandes, Durchtrennung der Subkutis, Inzision der Externusfaszie in Faserrichtung (Schonung des N. ilioinguinalis) vom äußeren Leistenring aus. Spaltung der Kremastermuskulatur, die reseziert wird. Anzügeln des Funiculus spermaticus. Darstellung des inneren Leistenringes und des Bruchsacks. Resektion eines lateralen Lipoms. Eröffnung des Bruchsacks und Freilegung des Bruchsackinhalts. Nach Reposition des Bruchinhalts Abtragung (indirekt) oder Einstülpung (direkt) des Bruchsacks und Nahtverschluss. Spaltung der Fascia transversalis bis zum Os pubis. Ausschließen einer Schenkelhernie. Beginn der Reparation durch Doppelung der Transversalisfaszie in 2 Reihen (nichtresorbierbares, atraumatisches

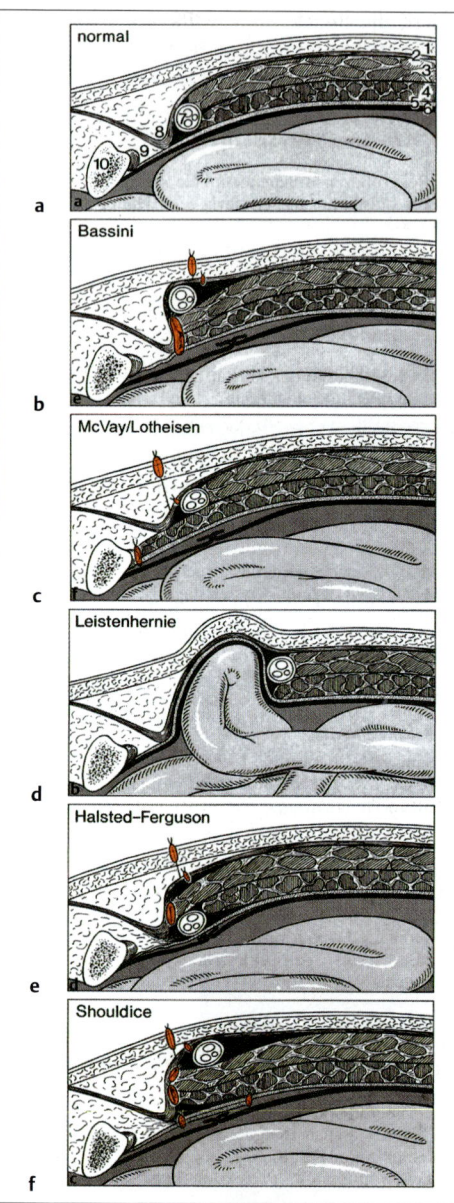

Abb. 40.12 a–f Reparationsverfahren des Leistenbruchs im Querschnitt:
a Normalbefund und anatomische Strukturen
b Befund bei Leistenhernie
c Reparation nach Shouldice
d Reparation nach Halsted-Ferguson
e Reparation nach Bassini
f Reparation nach McVay/Lotheisen

1 Subkutangewebe	6 Peritoneum
2 Externus-Aponeurose	7 Samenstrang
3 M. obliquus internus	8 Leistenband
4 M. transversus abdominis	9 Lig. Cooperi
5 Fascia transversalis	10 Schambein

Nahtmaterial, Stärke 1). Einengung des inneren Leistenrings, so dass der Funikulus nicht komprimiert wird. Die Doppelung erfolgt zur Vermeidung eines suprapubischen Rezidivs bis weit nach medial. Anschließend Naht der Internusmuskulatur in 2 Reihen an den Unterrand des Leistenbandes, wobei der innere Leistenring nicht weiter eingeengt werden darf. Anschließend wird die Externusfaszie über dem Funikulus bis zum äußeren Leistenring verschlossen.

Bei großen Defekten der Hinterwand kann man ein 10 × 12 cm großes Kunststoffnetz präperitoneal unter der Fascia transversalis platzieren, unter gleichzeitiger Abdeckung der Schenkelbruchpforte **(transinguinale präperitoneale Netzplastik, TIPP)**. Durchführen des Funikulus durch einen lateralen Schlitz.

Operationstechnik nach Lichtenstein: Präparation zur Reparation wie bei der Shouldice-Reparation, Platzierung eines 8 × 12 cm großen Kunststoffnetzes (z. B. Vypro II) hinter die Externusaponeurose, die den inneren Leistenring schwalbenschwanzartig umfasst und so einen neuen inneren Leistenring schafft.

Modifikationen der Verstärkung der Hinterwand sind u. a.:

■ **Reparation nach Bassini** (Abb. 40.12e): Fixation des M. obliquus internus, des M. transversus abdominis und der Fascia transversalis mit Einzelknopfnähten an das Leistenband
■ **Reparation nach McVay/Lotheisen** (Abb. 40.12f): Fixation des M. obliquus internus, des M. transversus abdominis und der Fascia transversalis mit Einzelknopfnähten an das Lig. Cooperi = Lig. pubicum superius.

Laparoskopische Techniken sind die **transabdominelle Netzplastik** (**TAPP**, Abb. 40.13) und die **total extraperitoneale Netzplastik (TEP)**. Diese neueren Verfahren, die allerdings eine Narkose erfordern und große (15 × 12 cm) Netzimplantate voraussetzen, sind aufgrund der höheren Kosten, des höheren Schwierigkeitsgrades und der Komplikationen (Abb. 40.14) und der unbekannten Langzeitverträglichkeit der großen Netzimplantate (Fremdkörperreaktion?) in den letzten Jahren seltener als Primär-

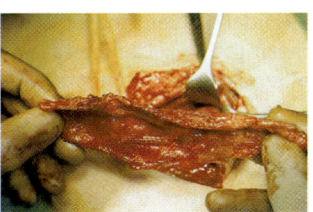

Abb. 40.14 Netzexplantation bei laparoskopischer Leistenhernienreparation wegen Netzschrumpfung (50 %) und chronischer Irritation des Nervus femoralis durch verhärtete Netzkanten

maßnahme durchgeführt worden und mehr den Rezidivhernien und den beidseitigen Befunden älterer Menschen vorbehalten.

Prognose: Gut. Rezidivrate nach 5 Jahren 1 – 5 %, je nach Technik und Verfahrenswahl. Bei Re-Rezidiven wird die Hernienreparation technisch zunehmend schwieriger, ggf. präperitoneale Vorgehensweise mit oder ohne alloplastisches Material (Stoppa, Nyhus, TAPP, TIPP oder TEP).

Aufklärungspflichtige Risiken: Einengung und Schädigung der Samenstranggefäße (Hodenatrophie 0,8 %) bzw. des Ductus deferens, Infektion (1 – 2 %), chronischer Leistenschmerz (1 – 5 %), Thrombembolie (1 %). Rezidiv (1 – 10 %), Letalität unter 0,2 %.

40.6.2 Kindliche Leistenhernie (s. Kap. 53 und Kap. 40.7.2)

40.6.3 Schenkelhernie

Ca. 5 – 7 % aller Hernien, viel seltener als die Leistenhernie. In ca. 75 % der Fälle sind Frauen betroffen, vornehmlich im fortgeschrittenen Lebensalter. Aber absolut seltener als die indirekte Leisten-

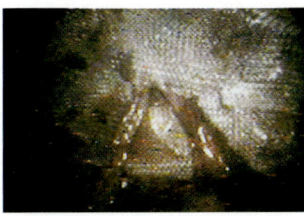

Abb. 40.13
Laparoskopische Hernienreparation (TAPP)

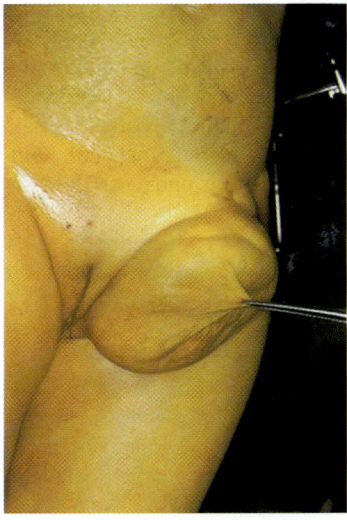

Abb. 40.15
Große Schenkelhernie links

hernie der Frau. Bei 9 % der Frauen und 50 % der Männer besteht gleichzeitig eine Leistenhernie.

Pathogenese: Schenkelhernien sind immer erworben. Bruchpforte ist die Lacuna vasorum **(s. Abb. 40.7)**. Der Bruchinhalt tritt medial der V. femoralis aus und am Oberschenkel in der Fossa ovalis als Bruchgeschwulst in Erscheinung **(Abb. 40.15)**.

Klinik und Diagnostik: Tastbare Bruchgeschwulst unterhalb des Leistenbandes medial der A. femoralis. Bei adipösen Patienten lässt sich eine kleine Bruchgeschwulst im Leistenfett nur mühsam tasten. Häufig besteht lediglich undeutlicher Druckschmerz in dieser Region. Bei der – häufigen – Inkarzeration Ileussymptomatik und Projektion der Schmerzen in die Leiste, ins Abdomen und an die Innenseite des Oberschenkels.

> Ältere Patientin mit unklarem Ileus: Inkarzerierte Schenkelhernie?

Bei größeren Brüchen kann die Abgrenzung zur Leistenhernie schwierig sein. Häufig ist allein sonographisch eine korrekte Diagnose zu erzielen.

Differenzialdiagnose: Entzündliche oder metastatisch veränderte Lymphknoten, Senkungsabszesse bei Tbc, Lipome, Gangrän des Hüftgelenkes.

> Schwellung in der Leiste: Lymphadenopathie? Senkungsabszess? Schenkelhernie? Aneurysma?

Therapie: Operativ: Über einen inguinalen oder femoralen (kruralen) Zugang wird der Bruchsack eröffnet, der Bruchinhalt reponiert, der Bruchsack abgetragen und verschlossen sowie nach intraperitoneal verlagert. Danach wird die Bruchpforte durch Naht des Leistenbandes an die Fascia pectinea des Os pubis fixiert. Wegen der hohen Rezidivquote bei reinen Nahtverfahren hat sich in letzter Zeit die alloplastische Nahtverstärkung zunehmend bewährt.

Aufklärungspflichtige Operationsrisiken: Infektion (2 %), Blutung (0,5 %), Verletzung oder Kompression der A. und V. femoralis und des N. femoralis (1 %), Thromboembolie (1 %).

Prognose: Gut. Letalität unter 1 %, Rezidive 2 – 10 %. Bei Inkarzeration mit Darmresektion beträgt die Letalität allerdings immer noch bis zu 20 %.

40.6.4 Nabelhernie

Die Nabelpforte stellt eine natürliche Bruchpforte der Bauchdecken dar. Hernien können im Säuglings-, Kleinkindes- sowie im Erwachsenenalter auftreten. Man unterscheidet:

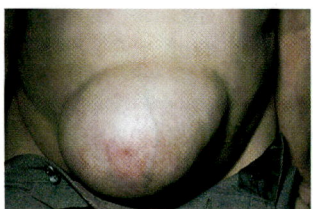

Abb. 40.16 Große Nabelhernie mit Inkarzeration

■ **Omphalozele:** Nabelschnurbruch (s. Kap. 53.7.2)
■ **Nabelhernie:** Vorwölbung von Baucheingeweiden durch die Faszienlücke mit Einbeziehung des Nabelbereiches
   ▪ Nabelhernie des Kleinkindes (s. Kap. 53.7.6)
   ▪ Nabelhernie des Erwachsenen **(Abb. 40.16):** häufig mehrkammerig und adhärent, d. h. irreponibel.

Operationsindikation: Bei Diagnosestellung.

Therapie: Reposition der Eingeweide, Abtragen des Bruchsacks, Verschluss der Bruchlücke durch Stoß-auf-Stoß-Nähte oder Verstärkung durch alloplastisches Netzimplantat.

40.6.5 Epigastrische Hernie

Vorwölbung von Baucheingeweiden durch präformierte Lücken der Linea alba zwischen Xiphoid und Nabel. Bruchinhalt meist präperitoneales Fett, Peritoneum (ggf. Netz), äußerst selten Magenwandanteile oder Kolon.

Klinik und Diagnostik: Charakteristische lokale Oberbauchschmerzen im Bereich der oberen Bauchdecken, die durch Körperhaltung (Streckung) oder Anspannung der Bauchmuskulatur (Pressen, Husten, Lachen, Niesen) verstärkt werden. Schmerzprovokation durch Bauchpresse. Sonographisch nachweisbare Faszienlücke.

Differenzialdiagnose: Oberbaucherkrankungen (z. B. Ulcus duodeni, Cholelithiasis, Pankreatitis).

Therapie: Ohne Einklemmung Elektivoperation, bei Einklemmung Notfalloperation mit Freilegung, Eröffnung des Bruchsacks, Resektion des inkarzerierten Gewebes, Verschluss der Bruchpforte durch Naht, ggf. alloplastische Netzverstärkung.

> Oberflächlich lokalisierter, bewegungsabhängiger Schmerz im mittleren Oberbauch: Epigastrische Hernie?

40.6.6 Rektusdiastase

Auseinanderweichen der Rektusmuskulatur in der Mittellinie (Linea alba) mit wulstförmiger Vorwölbung der Bauchwand in diesem Bereich. Die Rektusdiastase ist angeboren oder erworben. Die Lücke lässt sich beim Anspannen der Bauchmuskulatur (Aufrichten aus dem Liegen ohne Abstützen mit den Händen) gut tasten und ist meist zu weit, als dass sich Baucheingeweide einklemmen könnten.

Therapie: Die Behandlung ist primär konservativ und besteht in der Empfehlung zur Ertüchtigung der Bauchmuskulatur oder der Verschreibung einer Bauchbinde bzw. eines Korsetts. Nur selten ist ein direkter oder plastischer Nahtverschluss der Rektusdiastase indiziert. Dieser besteht in der retroperitonealen Netzimplantation wie bei der Narbenhernie (s. u.). Ohne Netzimplantat ist die Rezidivrate ist sehr hoch.

> Rektusdiastase: Restriktive OP-Indikation!

40.6.7 Narbenhernie

Hernien im Bereich einer Narbenregion (Abb. 40.17) treten nach operativen Eingriffen in über 10 % der Fälle auf.

Ursache: Dehiszenz der Faszie im Bereich des abdominellen Zugangs. Störungen des Kollagenstoff-

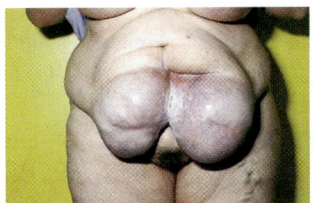

Abb. 40.17 Ausgedehnte Rezidivnarbenhernie

wechsels scheinen ein wesentlicher pathogenetischer Faktor zu sein. Begünstigend wirken Blutung, Infektion, Eiweißmangel, Faktor-XIII-Mangel sowie zu frühe postoperative Bauchpresse (forciertes Pressen bei Obstipation, heftiges Husten bei mangelhafter Atemgymnastik und Bronchitis). Auch die Schnittführung ist für die Inzidenz der Narbenhernie von Bedeutung. Die geringste Inzidenz weist der Wechselschnitt (s. Appendektomie) auf, die häufigste die mediane Laparotomie, wobei dies zugleich auch der häufigste Schnitt ist (s. Abb. 40.17).

Therapie: Operative Revision ca. 6 Monate – 1 Jahr nach der Operation (nach Stabilisation der nahtfähigen Wundränder). Operative Abtragung des Bruchsacks, Reposition der Eingeweide und schichtweiser Bauchdeckenverschluss unter Augmentation des Gewebes mittels eines Kunststoffnetzes (Abb. 40.18 – 40.20). Ein einfacher Nahtverschluss mit nichtresorbierbarem Fadenmaterial sollte nur noch bei kleinen, eindeutig auf technischen Fehlern beruhenden Hernien (Trokarhernien) erfolgen. Bei allen anderen Narbenhernien sollte die primäre Gewebeaugmentation durch ein alloplastisches Netz in präperitonealer, d. h. retromuskulärer Position erfolgen (Abb. 40.18). Besonders bewährt haben sich Netze aus Polypropylen mit weiten Poren und geringem Fremdkörperanteil, die folgenlos in das Gewebe inkorporiert werden. Das Netz sollte die Wundränder allseits um ca. 6 cm unterfüttern und stets die gesamte Narbe abdecken.

Prognose: Rezidivrate bei direkter Naht 30 – 50 %, auch nach Fasziendopplung nach Mayo. Durch prä-

Abb. 40.18 Retromuskuläre Netzplastik bei medianer Narbenhernie: **a** Nahtverschluss des Peritoneums und des hinteren Blattes der Rektusscheide und retromuskuläre Implantation eines Kunststoffnetzes **b** Nahtverschluss des vorderen Blattes der Rektusscheide

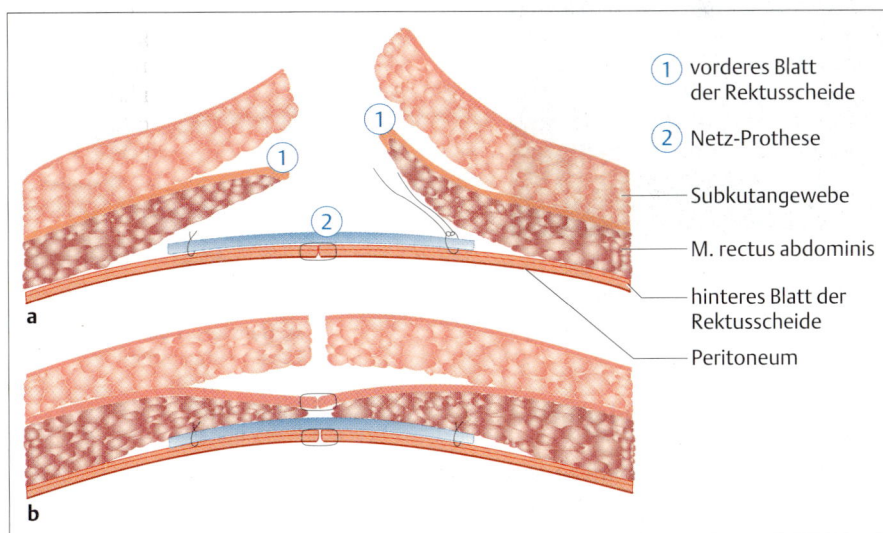

1 vorderes Blatt der Rektusscheide

2 Netz-Prothese

Subkutangewebe

M. rectus abdominis

hinteres Blatt der Rektusscheide

Peritoneum

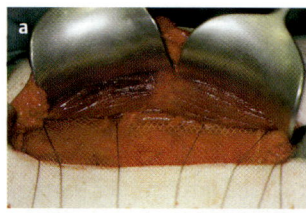
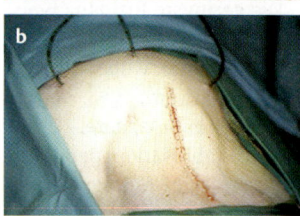

Abb. 40.19 a,b
Reparation einer Narbenhernie.
a Intraoperativer Situs mit präperitonealer, d. h. retromuskulärer Netzverstärkung
b Postoperativer Situs mit Redon-Drainagen

peritoneale Implantation eines alloplastischen Netzes (Vypro®) lässt sich die Rezidivrate auf unter 10 % senken. Postoperativ ist mit einer erhöhten Rate an Seromen und Hämatomen (Ausweitung der Wundfläche, Fremdkörperreaktion) zu rechnen.

> Narbenhernie: Netzimplantation obligat

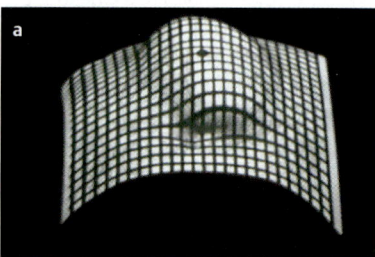
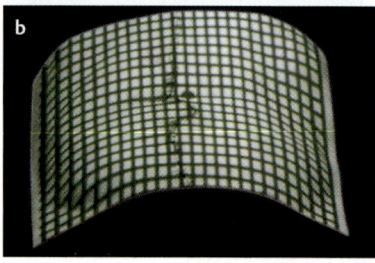

Abb. 40.20 a,b 3D-Stereographie einer Narbenhernie.
a Präoperativ
b Nach Reparation. Man sieht die Bauchdeckenabflachung durch implantiertes Netz

40.6.8 Seltene Hernienformen

Spieghel-Hernie (Hernia lineae semilunaris)
Diese Hernie hat ihre Austrittsstelle im muskelschwachen Bereich zwischen der Aponeurose des M. obliquus internus und dem Außenrand der Rektusscheide im unteren Mittelbauch. Sie ist sehr selten und wird daher wird häufig verkannt.
Klinik: Lokalisierter Bauchdeckenschmerz im beschriebenen Bereich.
Diagnostik: Sonographie oder CT.
Therapie: Freilegung und Abtragung des Bruchsacks, Verschluss der Bruchpforte.

Hernia obturatoria
Eine Form der Beckenbodenhernien (Abb. 40.21) mit Bruchaustritt entlang der Vasa obturatoria und des N. obturatorius in das Foramen obturatum. Betroffen sind meist ältere Frauen. Häufig verkannt, da äußerlich nicht sichtbar.
Klinik: Schmerzen im Unterbauch mit Ausstrahlung im Verlauf des N. obturatorius (an der Innenseite des Oberschenkels [Romberg-Zeichen]).
Therapie: Transabdominelle oder präperitoneale Freilegung, Reposition und Verschluss der Bruchpforte.

Hernia ischiadica
Bruchaustritt durch das Foramen ischiadicum (majus oder minus) im Bereich des M. glutaeus maximus. Gelegentlich lässt sich der Bruch am Unterrand des Glutaeus maximus tasten.
Therapie: Abdominelle operative Freilegung und Verschluss der Bruchpforte.

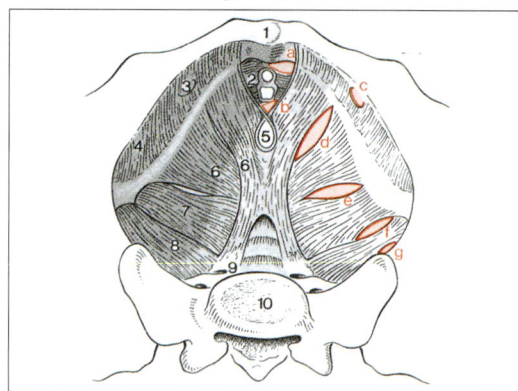

Abb. 40.21 Anatomie des Beckenbodens und Bruchpforten der Beckenbodenhernien:
1 Symphyse
2 M. transversus perinei profundus
3 Canalis obturatorius
4 M. obturatorius
5 Canalis analis
6 M. levator ani
7 M. coccygeus
8 M. piriformis
9 Os sacrum
10 Vertebra lumb. V

a Hernia paravesicalis
b Hernia retrovesicalis
c Hernia obturatoria
d Hernia ischiorectalis
e Hernia spinotuberosa
f Hernia infrapiriformis
g Hernia suprapiriformis

Hernia perinealis

Hernie im Bereich der Fossa ischiorectalis mit Manifestation am Perineum (Damm) oder in der großen Schamlippe. Differenzialdiagnostisch sind Abszesse, Zysten, Bartholinitiden und Lipome abzugrenzen.
Therapie: Operation mit perinealer Freilegung und Verschluss der Bruchpforte.

Hernia lumbalis

Hernie im Bereich des oberen Lendendreiecks (12. Rippe und M. sacrospinalis) oder unteren Lendendreiecks (oberhalb der Crista iliaca), sehr selten. Differenzialdiagnostisch sind Lipome, Fibrome und Senkungsabszesse abzugrenzen.
Therapie: Freilegung und operativer Verschluss der Bruchpforte.

Innere Hernien

Vorstülpen von Baucheingeweiden in innere – präformierte oder erworbene – Bauchfelltaschen. Präformierte Bauchfelltaschen liegen ileozäkal (Ileozäkalhernie), an der Flexura duodenojejunalis (Treitz-Hernie), am Foramen Winslowi (Hernia bursae omentalis) und am Sigma (Hernia intersigmoidea). Erworbene Hernien entstehen durch Adhäsionsbildung (nach Laparotomie in ca. 0,2 % der Fälle Bridenileus) oder postoperativ nicht exakt verschlossene Mesenterialschlitze.
Klinik: Bauchschmerz, Stuhl- und Windverhaltung, zunehmende Ileussymptomatik bis hin zum akuten Abdomen.
Therapie: Operation, Freilegung, Reposition, Verschluss der Bruchpforte, ggf. Dünndarmresektion.

> Unklarer mechanischer Ileus:
> Inkarzerierte innere Hernie?

40.7 Operationsatlas: Hernienreparation[1]

40.7.1 Hernienreparation beim Erwachsenen

Präoperatives Vorgehen
■ *Diagnostik:* Ggf. Sonographie, Hoden-Doppler-Sonographie bei Rezidiveingriffen.

■ *Indikation:* Jede Leistenhernie als Elektiveingriff. Durchführung tageschirurgisch und in Lokalanästhesie möglich.
■ *Aufklärungspflichtige Operationsrisiken:* Hodenverlust, Schädigung des Samenstrangs und der Hodendurchblutung (0,8 %), Leistenschmerzen (1 – 5 %), Rezidiv (1 – 10 %), Wundinfektion (1 – 2 %).
■ *Vorbereitung:* Keine.

Operationstechniken
■ *Operation nach Shouldice:* Reines Nahtverfahren, in Lokalanästhesie möglich **(Abb. 40.22 – 40.29)**.
■ *Operation nach Lichtenstein:* Netzeinlage, in Lokalanästhesie möglich.
■ *Präperitonealer Zugang (Wantz, Stoppa):* Bei Rezidiveingriffen.
■ *Laparoskopische Verfahren:* Präperitoneal oder transabdominell, Allgemeinanästhesie, obligate Netzeinlage.

Postoperatives Vorgehen
■ Vollständige Mobilisation am Operationstag.
■ Entfernung der Klammern am 5. Tag.
■ *Kostaufbau:* Trinken nach 8 Std. nach Intubationsnarkose, sonst sofort, anschließend Vollkost.
■ Keine spezielle körperliche Schonung erforderlich, Belastung bis zur Schmerzgrenze.
■ *Kontrollen:* Sonographie, da nach Implantation von alloplastischem Material gehäuft Serome auftreten. Sie sollten unter sonographischer Kontrolle punktiert werden.

I. Reparation nach Shouldice

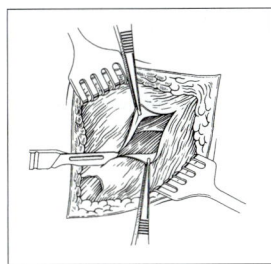

Abb. 40.22 Waagerechter Hautschnitt in der Leistenbeuge. Spaltung der Externusaponeurose in Faserrichtung bis zum äußeren Leistenring

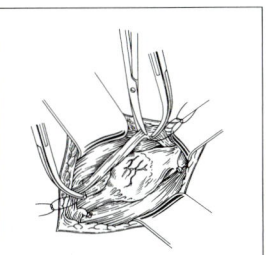

Abb. 40.23 Spaltung und Resektion der Kremastermuskulatur

---

[1] Abbildungen aus K. Kremer, V. Schumpelick, G. Hierholzer (Hrsg.): Chirurgische Operationen. Atlas für die Praxis. Thieme, Stuttgart – New York 1992.

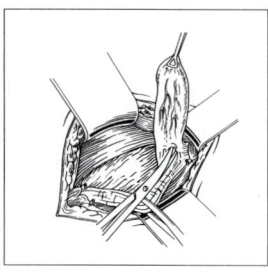

Abb. 40.24 Anzügeln des Samenstrangs, Darstellung des inneren Leistenrings, des Bruchsacks und ggf. Abtragung eines präperitonealen Lipoms

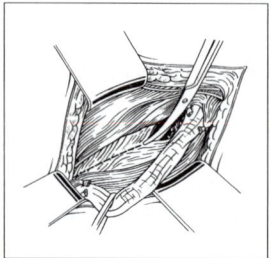

Abb. 40.25 Spaltung der Fascia transversalis vom inneren Leistenring bis zum Os pubis unter Schonung der unmittelbar darunter verlaufenden Vasa epigastrica

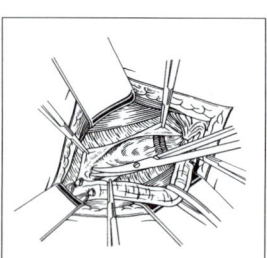

Abb. 40.26 Nach kranial Darstellung der Arcus aponeurosis m. transversi („weiße Linie")

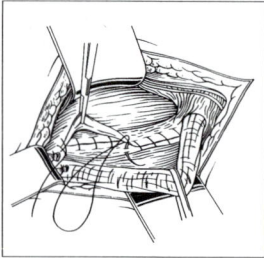

Abb. 40.27 Doppelung der Fascia transversalis unter Naht an den Tractus ileopubicius an der Basis des Leistenbandes (von medial nach lateral und zurück, fortlaufend, nichtresorbierbares Nahtmaterial)

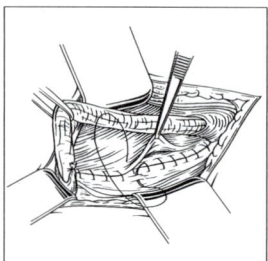

Abb. 40.28 Naht der Internusmuskulatur ans Leistenband, ebenfalls 2-reihig (von lateral nach medial und zurück), nichtresorbierbares Nahtmaterial

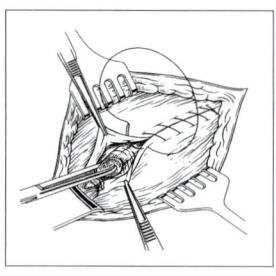

Abb. 40.29 Fortlaufender Verschluss der Externusfaszie

40.7.2 Leistenhernienreparation beim Kind

Präoperatives Vorgehen
- *Diagnostik:* Klinischer Befund, auch Beobachtung einer Vorwölbung in der Leiste durch die Eltern zur Indikationsstellung ausreichend.
- *Indikation:* Jede Hernie, bei Inkarzeration sofort; bei Alter < 3 Monaten frühelektiv zum nächstmöglichen Zeitpunkt. Durchführung meist tageschirurgisch.
- *Aufklärungspflichtige Operationsrisiken* (u. a.): Intubationsnarkose, Rezidiv, Verletzung von Hodengefäßen und Samenstrang, Hodenatrophie, Hodenverlust.
- *Vorbereitung:* Keine.

Operationstechniken
Hohe Abtragung des Bruchsacks (Abb. 40.30 – 40.35).

Postoperatives Vorgehen
Tageschirurgisch ambulant: 5 Tage Pflaster, bei Verwendung von intrakutan versenkten, resorbierbaren Fäden keine Entfernung der Hautnähte erforderlich.

II. Reparation nach Lichtenstein

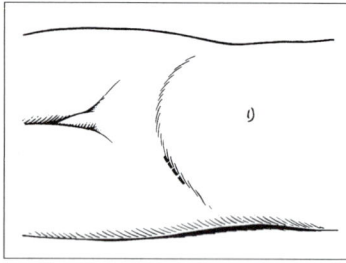

Abb. 40.30 Hautinzision 1,5–2 cm in der Hautfalte der Leistenbeuge

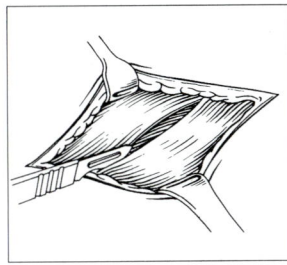

Abb. 40.31 Inzision der Externusaponeurose in Faserrichtung

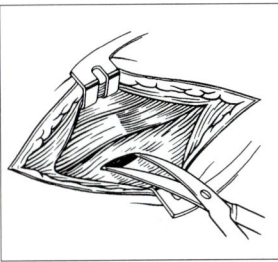

Abb. 40.32 Stumpfes Spalten der Kremaster-muskulatur

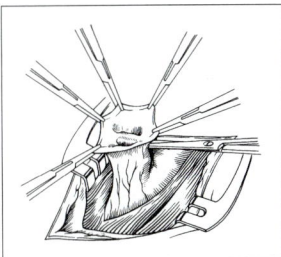

Abb. 40.33 Darstellen und Eröffnen des Bruchsacks, schrittweise Durchtrennung der Hinterwand unter Sicht (Cave: Samenstrang, Hodengefäße)

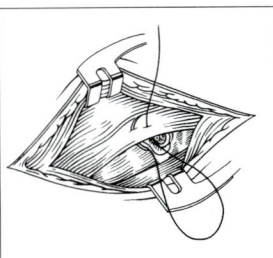

Abb. 40.34 Der Bruchsack wird torquiert, an der Basis durchstochen und abgetragen, beim Mädchen nach Bastianelli unter der Muskulatur fixiert

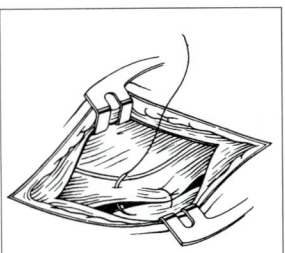

Abb. 40.35 Readaptation der Muskulatur ans Leistenband, Verschluss der Externusfaszie, subkutan und intrakutan versenkte, resorbierbare Hautnähte

■■I Merken
- **Hernie (Bruch): Vorwölbung von Baucheingeweiden (Bruchinhalt) in abnorme Peritonealaussackung (Bruchsack)**
- **Gleithernie: Hernie, bei der das vorgefallene Organ Bestandteil der Bruchsackwand ist**
- **Leisten- oder Schenkelhernie: auch die Gegenseite und andere Bruchpforten untersuchen!**
- **Diagnostik: klinische Untersuchung wesentlich! Wichtigstes Hilfsmittel: Sonographie**
- **Über einem eingeklemmten Bruch darf die Sonne weder auf- noch untergehen!**
- **Nach Reposition Operation der Hernie während des gleichen Klinikaufenthalts**
- **Laterale Leistenhernie (lateral der epigastrischen Gefäße): indirekte Hernie, mediale Leistenhernie (medial der epiastrischen Gefäße): direkte Hernie**
- **Die indirekte Leistenhernie ist die häufigste Hernie der Frau**
- **Die Therapie des Leistenbruchs ist die Operation!**
- **Operationsverfahren: Shouldice-Reparation, Lichtenstein-Reparation (Mesh), endoskopische Verfahren (extraperitoneal: TEP, transabdominell: TAPP)**
- **Schenkelhernie immer erworben, in 75 % Frauen betreffend**
- **Rektusdiastase: Restriktive OP-Indikation!**
- **Narbenhernie: Netzimplantation von wenigen Ausnahmen abgesehen obligat**
- **Unklarer mechanischer Ileus: inkarzerierte innere Hernie?**

41   Männliches Genitale

Dieses Kapitel enthält einige Erkrankungen des Urogenitaltrakts, mit denen der Chirurg notfallmäßig oder im Rahmen der Differenzialdiagnostik konfrontiert werden kann.

41.1   Hoden

Leitsymptom einer Hodenerkrankung ist die **Hodenschwellung**. Bei jeder Hodenschwellung muss eine Diagnose erzwungen werden, am ehesten durch Hodenfreilegung.

41.1.1   Maligne Hodentumoren

Seminome, Teratome, Teratokarzinome und Chorionkarzinome sind Keimzelltumoren und machen 95 % der Hodenmalignome aus. Die Leydigzelltumoren und Sertolizelltumoren entstammen dem Gonadenstroma. Selten findet man maligne Lymphome oder Metastasen eines Bronchialkarzinoms. *Therapie:* Alle Malignome des Hodens müssen radikal entfernt werden, mit Ausräumung der retroperitonealen und peritonealen Lymphknoten bis proximal der Nierenarterien. Prä- und postoperative Chemo- und Radiotherapie (Seminome) gehören zur adjuvanten Therapie.

41.1.2   Hydrozele

Flüssigkeitsansammlung innerhalb der Tunica vaginalis. Betroffen sind die Tunica vaginalis propria des Hodens **(Hydrocele testis)** oder die obliterierte Tunica vaginalis communis des Samenstrangs **(Hydrocele funiculi spermatici)**. Bei 63 % der Patienten mit Hydrozele findet sich auch eine indirekte Leistenhernie **(Abb. 41.1)**. *Pathogenese:* Die primäre Form entsteht durch gestörte Resorption der Flüssigkeit bei unveränderter

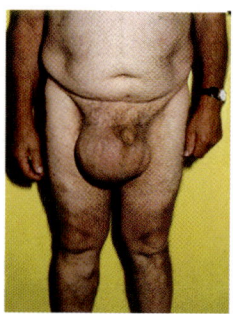

Abb. 41.1 Hydrozele rechts, gleichzeitig beidseitige Leistenhernie

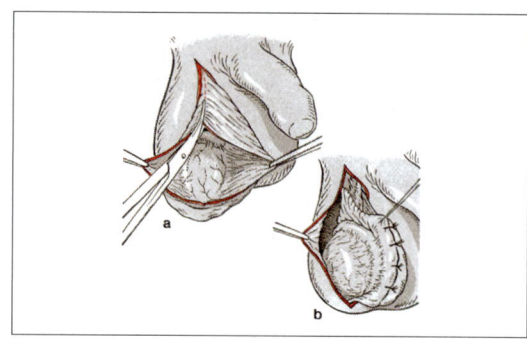

Abb. 41.2 Hydrocele testis rechts. Operation nach Winkelmann
a Die ganze Hydrozelenhülle wird längs inzidiert
b Die Ränder der Tunica vaginalis werden nach außen umgeschlagen, ggf. reseziert und miteinander vernäht

Produktion, die sekundäre (symptomatische) Form durch Entzündung oder Trauma.
Klinik: Leitsymptom ist die schmerzlose Hodenschwellung, die vor allem mechanisch hinderlich ist und selten die Miktion stören kann.
Differenzialdiagnose: Skrotalhernie. Die Abgrenzung gelingt mittels Diaphanoskopie: Die Hydrozele ist im Gegensatz zur Skrotalhernie transparent.
    Therapie: Punktion zur symptomatischen Behandlung. Dabei entleert sich eine wässrige Flüssigkeit. Bei Rezidiven Operation nach von Bergmann mit Resektion des Periorchiums oder Eventrierung nach Winkelmann **(Abb. 41.2)**.

41.1.3   Varikozele

Durch die hämodynamisch negativ wirksame spitzwinklige Einmündung der V. testicularis sinistra in die linke V. renalis kann es zu einer Varikosis des Plexus pampiniformis (= Varikozele) links, seltener rechts kommen. Eine symptomatische Varikozele durch einen obturierenden Nierentumor muss immer ausgeschlossen werden. Selten sind die Venenklappen beider Vv. testiculares insuffizient und verursachen eine doppelseitige Varikozele. Eine Varikozele kann monströse Ausmaße annehmen und zu mechanischer Infertilität führen.
Therapie: Bei der inguinalen Methode nach Kocher und Bennett werden die Venenkonvolute nach proximal und distal unterbunden und reseziert. Alternative: angiographische Techniken mit Verödung (in 80 % der Fälle erfolgreich).

41.1.4 Spermatozele

Retentionszyste mit spermienhaltiger Flüssigkeit meist im hodennahen Nebenhoden. Sie hat hauptsächlich differenzialdiagnostische Bedeutung, in der Regel verursacht sie keine Beschwerden. Bei fraglicher Dignität Exstirpation, um eine histologische Untersuchung zu ermöglichen.

41.1.5 Hodentorsion

Torsion des Samenstrangs bei weiter Tunica vaginalis testis, Hodenektopie oder Hodenretention. Sie tritt infolge eines Kremasterspasmus oder einer Manipulation auf und führt zur Strangulation des Hodens.
Klinik: Leitsymptom ist der **akute, heftige Schmerz im Bereich eines Hodens.** Initial fehlen Entzündungszeichen wie Fieber oder Leukozytose. Typisch ist die Zunahme der Beschwerden nach Hochlagerung des Hodens **(positives Prehn-Zeichen).**

> Akuter Hodenschmerz beim Jugendlichen: Hodentorsion?

Diagnostik: Doppleruntersuchung der Hodengefäße obligat.
Therapie: Operative Reposition und Fixation innerhalb von 2 Stunden nach Eintritt der Torsion, da sonst eine Hodennekrose zu befürchten ist.

41.1.6 Hodeninfektion

Bakterielle oder virale Orchitis bzw. Epididymitis.
Klinik: Hochakute, seitenbetonte Schmerzsymptomatik, Fieber und Leukozytose. Rückgang der Schmerzen bei Hochlagerung des Hodens **(negatives Prehn-Zeichen).**

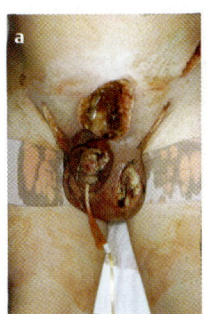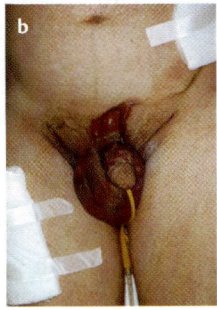

Abb. 41.3 Gasphlegmone des Skrotums und Penis bei Fournier-Gangrän.
a nach dem Débridement
b zwei Wochen später

Therapie: Unter Hochlagerung, Kühlung und antibiotischer Abdeckung kommt es bald zur Beschwerdebesserung; falls nicht, muss an ein Neoplasma gedacht werden. Chirurgische Therapie nur bei Abszedierung, insbesondere bei der das ganze Perineum und Skrotum erfassenden Fournier-Gangrän (Abb. 41.3).

41.2 Penis

41.2.1 Penistumoren

Die prognostisch wichtigste Erkrankung des Penis ist der Tumor. Folgende Veränderungen sind zu unterscheiden:
- **benigne Tumoren** wie Angiome, Nävi, Zysten, Condylomata accuminata
- **Präkanzerosen** wie Leukoplakie, Balanitis xerotica obliterans, Erythroplasie Queyrat, der Buschke-Löwenstein-Tumor (Condylomata acuminata gigantea, s. Kap. 28.10.1) und das Carcinoma in situ (Morbus Bowen)
- **maligne Tumoren** wie Plattenepithelkarzinom (90 %), Basaliom, Sarkom.
Therapie: S. urologische Lehrbücher.

41.2.2 Phimose

Verengung des Präputiums (Vorhaut). Man unterscheidet die hypertrophe und die atrophe Phimose.
Therapie: Eine Präputialverklebung liegt normalerweise bis zum Ende des 2. Lebensjahres vor, erst danach sollte eine Zirkumzision erwogen werden. Als **Indikationen zur Zirkumzision** gelten das **Miktionshindernis** (Ballonierung der verengten Vorhaut während der Miktion) und die **Prophylaxe rezidivierender Infekte**, von **Smegmaretention, Rhagaden, Fissuren** mit Narbenbildung, der **Paraphimose** (s. u.) und des **Peniskarzinoms.** Die Phimose soll auch das Risiko eines Zervixkarzinoms der Partnerin steigern, dies ist allerdings unbewiesen.

Die Zirkumzision z. B. nach Dieffenbach (Abb. 41.4) ist ein komplikationsarmer Eingriff, bei dem das Präputium von der Glans penis gelöst und angespannt wird. Zunächst wird das äußere, dann das innere Blatt der Vorhaut durchtrennt. Unter subtiler Schonung von Glans und Frenulum werden beide Blätter mit resorbierbaren Catgutfäden vereinigt.

Die Kinder können die Klinik meist am selben Tag verlassen. Die Wundheilung ist in der Regel problemlos.

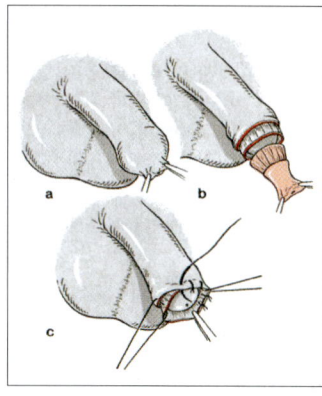

Abb. 41.4 Phimose. Zirkumzision nach Dieffenbach
a Vorbefund, Fassen mit Klemmen
b Mehrschichtige Zirkumzision
c Nahtvereinigung der Präputialblätter

Komplikationen: Nachblutung, Wundschwellung, Glansnekrose durch Infektion. Komplikationsrate < 1 %.

41.2.3 Paraphimose

Akuter Präputialverhalt = Einklemmung des Präputiums hinter der Glans penis (proximal des Sulcus coronarius penis) bei relativ engem Präputium. **Notfall**!

> Paraphimose („Spanischer Kragen") führt unbehandelt zur Nekrose der Glans

Pathogenese und Klinik: Kommt es bei zurückgestreifter, relativ enger Vorhaut zu einer Erektion oder anderen Reizung, z. B. durch Blasenkatheter oder postoperativ, lässt sich die Vorhaut nicht mehr über die geschwollene Glans penis streifen. Es entwickelt sich ein strangulierender Schnürring im Sulcus coronarius, der den venösen Rückstrom blockiert. Die Folge ist ein schmerzhaftes bläuliches Ödem der Glans penis und des inneren Vorhautblattes **(Abb. 41.5)**.
Therapie: Konservativer Therapieversuch mit behutsamer manueller Kompression der Glans über 5 Minuten unter Kühlung und Lokalanästhesie ohne Adrenalinzusatz. Führt der Repositionsversuch nicht bald zum Erfolg, muss der äußere Schnürring dorsal longitudinal inzidiert und transversal vernäht werden. Später elektive Zirkumzision.

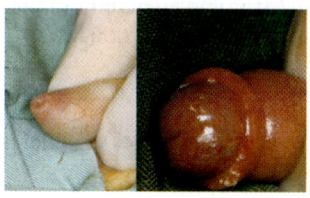

Abb. 41.5 Phimose mit Paraphimose nach Zurückstreifen des Präputiums

41.2.4 Priapismus

Jede Erektion, die länger als 2 Stunden dauert, nennt man Priapismus. Dabei sind nur die Corpora cavernosa mit dunklem, eingedicktem Blut gefüllt, das Corpus spongiosum und die Glans sind nicht betroffen. Durch einen ödembedingten Verschluss der abführenden Venen kommt es zur Dauererektion und Durchblutungsstörung.
Ursachen: Psychisch-vegetative Dysfunktion, Rückenmarkserkrankungen (Tabes dorsalis, MS), Leukämie, Sichelzellanämie und Medikamente, z. B. Chlorpromazin, Sildenafil (Viagra®). Häufig lässt sich keine Ursache finden.
Folgen: Unbehandelt mündet der Priapismus nach 24 Stunden in eine fixierte Erektionsinsuffizienz durch unelastische verödete Corpora cavernosa.
Therapie: Erstmaßnahme: Punktion der Corpora cavernosa durch die Glans penis. Später Anlage eines Shunts zwischen V. saphena magna und dem Corpus cavernosum, alternativ Shunt zwischen Corpus cavernosum und Corpus spongiosum oder zwischen V. dorsalis penis und Corpus cavernosum.

41.3 Operationsatlas: Operation bei Phimose und Kryptorchismus[1]

41.3.1 Zirkumzision bei Phimose

Präoperatives Vorgehen
- *Diagnostik:* Entfällt.
- *Indikation:* Religiöse, kosmetische und hygienische Gesichtspunkte, Miktionshindernis. Auf Wunsch sparsame oder radikale Zirkumzision. Bei Kindern tageschirurgische Durchführung.
- *Aufklärungspflichtige Operationsrisiken:* Entzündung, Glansnekrose, Nachblutung, Rezidiv bei nicht ausreichender Resektion.
- *Vorbereitung:* Keine.

Operationstechniken
- Zirkumzision nach Dieffenbach **(Abb. 41.6, 41.7)**
- Operation nach Schloffer (V-Plastik).

Postoperatives Vorgehen
- Postoperativ Verband mit Xylocain®-Gel.
- Täglich Sitzbäder, bis Catgutnähte abfallen.

---

[1] Abbildungen aus K. Kremer, V. Schumpelick, G. Hierholzer (Hrsg.): Chirurgische Operationen. Atlas für die Praxis. Thieme, Stuttgart – New York 1992.

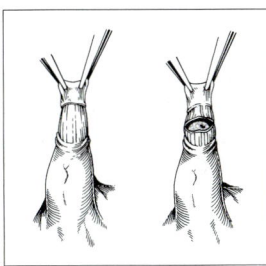

Abb. 41.6 Für äußeres und inneres Blatt (weiter peripher) getrenntes zirkuläres Umschneiden unter Schonung des Frenulums

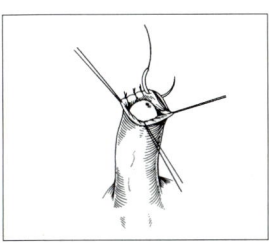

Abb. 41.7 Vernähung beider Blätter mit Catgut-Einzelknopfnähten

41.3.2 Operation bei Kryptorchismus (s. Kap. 53.7.8)

Präoperatives Vorgehen
- *Diagnostik:* Klinik, Sonographie, ggf. MRT, explorative Laparotomie.
- *Indikation:* Erfolglose Hormonbehandlung bei einem Kind im 2. Lebensjahr.
- *Aufklärungspflichtige Operationsrisiken* (u. a.): Rezidiv, Verletzung des Hodens, der Hodengefäße und des Samenstrangs.
- *Vorbereitung:* Keine.

Operationstechniken
Orchidopexie nach Shoemaker (Abb. 41.8 – 41.11).

Postoperatives Vorgehen
Keine Entfernung von Hautfäden erforderlich bei Verwendung von intrakutan versenkten, resorbierbaren Hautnähten.

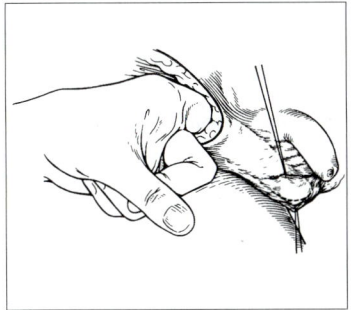

Abb. 41.8 Nach Präparation und Mobilisation (Präparation der Hodengefäße bis retroperitoneal, ähnlich wie beim Leistenbruch) stumpfes Kanalisieren von Leistenschnitt bis in den Hodensack

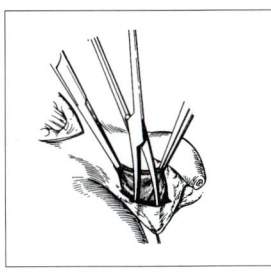

Abb. 41.9 Bildung einer Tasche durch gesonderte Inzision am Skrotum zwischen Skrotalhaut und Tunica dartos

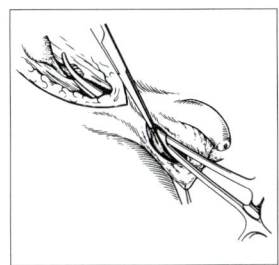

Abb. 41.10 Transposition des Hodens in die geschaffene Skrotaltasche (cave: Hodentorsion)

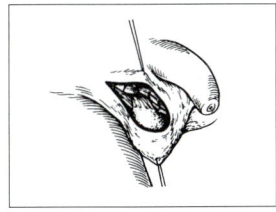

Abb. 41.11 Einengung des Schlitzes in der Tunica dartos, Hautverschluss mit resorbierbarem Nahtmaterial

▮▮I Merken
- **Bei jeder unklaren Hodenschwellung: Hodenfreilegung**
- **Malignome des Hodens: radikale Enfernung!**
- **Hydrozele: DD Skrotalhernie: Diaphanoskopie! Therapie: Operation nach Winkelmann mit Eventrierung des Periorchiums.**
- **Varikozele: varikös erweiterte Venen des Plexus pampiniformis, meist links. Therapie: inguinale Operation nach Kocher und Bennett.**
- **Leitsymptom der Hodentorsion: akuter, heftiger Schmerz im Bereich eines Hodens. Therapie: operative Reposition und Fixation innerhalb von 2 Stunden nach Eintritt der Torsion, sonst Hodennekrose!**
- **Phimose: Zirkumzision nach Dieffenbach**
- **Paraphimose (akuter Präputialverhalt): ohne Therapie Nekrose der Glans!**

42 Gefäße

Die Gefäßchirurgie befasst sich mit den Verletzungen, angeborenen Missbildungen und erworbenen Erkrankungen der makroskopisch sichtbaren Gefäße (Arterien, Venen und Lymphgefäße).

42.1 Anatomie

Die Gefäße sind die Blutleiter im Transportsystems des Körpers und dienen der Fortleitung des Blutes und seiner Bestandteile.

Arterien (Schlagadern) heißen alle Gefäße, die Blut vom Herzen zu einem Organ hinleiten.

Venen (Blutadern) sind Gefäße, die Blut aus den Organen zum Herzen zurückführen.

Das Netzwerk der **Blutkapillaren** (Haargefäße) verbindet beide miteinander.

Die **Lymphkapillaren** durchsetzen das Gewebe in nicht geringerer Zahl als die Blutkapillaren. Die größeren Lymphgefäße enthalten glatte Muskelfasern und – wie die Venen – Klappen. Die Lymphe wird in Lymphknoten geleitet und filtriert, um dann direkt oder über den Ductus thoracicus in das Venensystem einzufließen.

42.2 Angiologisches Untersuchungsschema

Das angiologische Untersuchungsschema besteht aus:
■ klinischer Untersuchung
■ Funktionsprüfungen
■ apparativen Untersuchungen.

42.2.1 Klinische Untersuchung

Anamnese:
■ *Eigen- und Familienanamnese:* Herz-Kreislauf-Erkrankungen (Hypertonie, Herzinfarkt, Schlaganfall, Raucherkrankheit)
■ *Risikofaktoren:* Nikotinabusus, Übergewicht, Bewegungsmangel, Stress
■ *Stoffwechselerkrankungen:* Diabetes mellitus, Hyperlipidämie, Hypercholesterinämie
■ *Beschwerden:*
  ▪ Schmerzen?
  ▪ Schmerzcharakteristik: Lokalisation, Art (Ruheschmerz, belastungsabhängige Schmerzen [Claudicatio intermittens], Tag/Nacht), Dauer?
  ▪ schmerzfreie Belastungsfähigkeit (Länge der schmerzfreien Gehstrecke oder Anzahl der Treppenstufen)?

▪ neurologische Defizite (sensible und motorische Störungen)?
Untersuchung:
■ *Inspektion:* Trophik, regionale Farb- und Temperaturunterschiede, Umfangsdifferenzen, Behaarung, Nekrosen (Mumifizierung, Gangrän, Demarkationsgrenzen)?
■ *Palpation:* Die Palpation der folgenden 12 Pulse ist obligatorisch: Aa. temporales, Aa. carotes, Aa. subclaviae, Aa. axillares, Aa. brachiales, Aa. radiales, Aa. ulnares, Aorta abdominalis, Aa. femorales, popliteae, Aa. dorsales pedium, Aa. tibiales posteriores (Abb. 42.1).
■ *Auskultation:* Über typischen Lokalisationspunkten sind bei stenosierenden Gefäßprozessen als Frühzeichen pulssynchrone Turbulenzgeräusche auskultierbar. Da das Geräusch in Richtung des Blutstromes ausgeleitet wird, ist die Stenose stets zentral von der Auskultationsstelle.
■ *Blutdruckmessung:* Die beidseitige vergleichende Blutdruckmessung mit der pneumatischen Manschette nach Riva-Rocci gehört zur routinemäßigen klinisch-angiologischen Untersuchung.

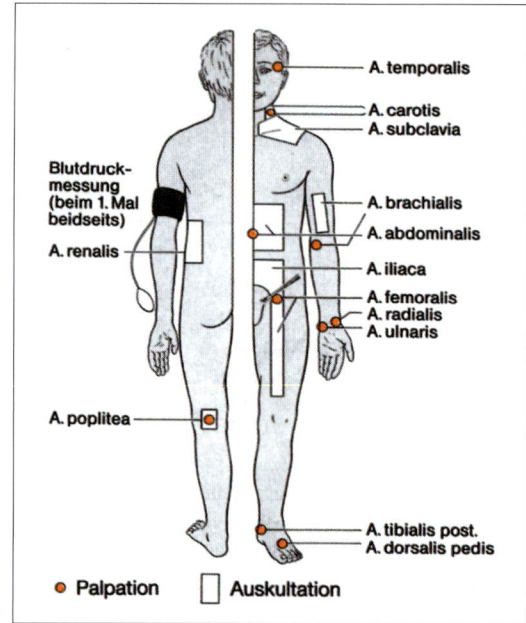

Abb. 42.1 Typische Auskultations- und Palpationspunkte

42.2.2 Funktionsprüfungen

Lagerungsprobe nach Ratschow: Hochhalten der Beine mit und ohne Fußrollen. Abblassen bzw. Schmerz oder deutliche Seitendifferenz spricht für arterielle Durchblutungsstörung. Anschließendes Herabhängen der Beine. Verlangsamte Venenfüllung, verspätete und verstärkte Rötung (reaktive bzw. postischämische Hyperämie) bestätigen den Befund.

Faustschlussprobe: Analoger Funktionstest für die obere Extremität. Kann verstärkt werden durch Öffnen und Schließen der Faust.

Standardisierter Gehtest: Bei genauer Schrittzahl pro Minute werden Zeit und/oder Gehstrecke bis zum Auftreten der Schmerzen gemessen. Ein Laufband mit elektronischer Messeinrichtung unter standardisierten Bedingungen ist besonders geeignet.

Angiologische Untersuchung:
- Nachweis oder Ausschluss von Durchblutungsstörungen
- Erfassung der Art und des Schweregrads der Läsion und ihrer Bedeutung für den Patienten
- Beurteilung der Prognose des Spontanverlaufs und des Verlaufs nach Therapie
- Indikationsstellung zur Therapie und Festlegung der Therapieform
- Aufklärung

42.2.3 Apparative Untersuchungen

Die apparativen Untersuchungen dienen der Bestätigung des klinischen Verdachts, der exakten Lokalisierung der Gefäßläsion und der Festlegung und Kontrolle der Therapieform.

Doppler-Sonographie

Die Frequenz von Ultraschallwellen verschiebt sich bei Reflexion an bewegten Grenzflächen (Erythrozyten). Diese Frequenzverschiebung wird bei der **Doppler-Sonographie** gemessen und akustisch und graphisch dargestellt (s. Abb. 42.3 unten). Hieraus lässt sich die Flussgeschwindigkeit des Blutes errechnen. Die Doppler-Sonographie wird als cw (continuous wave)- oder als pw (pulse wave)-Doppler mit Spektralanalyse eingesetzt.

Duplex-Sonographie: Kombination aus bildgebendem Ultraschallverfahren und Doppler-Sonographie, mit Computerunterstützung auch farbkodiert. Sie erfasst die Flussrichtung und -ge-

schwindigkeit des Blutes und erlaubt die Beurteilung der Wandbeschaffenheit (s. Abb. 42.3), den Nachweis und die Quantifizierung von Stenosen und den Nachweis von Thrombosen und Embolien (s. Abb. 42.22). Damit ist sie das wichtigste nichtinvasive diagnostische Verfahren präoperativ und im Rahmen der Verlaufskontrolle.

Oszillographie

Mit Hilfe von Blutdruckmanschetten und Pulssensoren werden Volumenänderungen bei verschiedenen Kompressionsdrucken registriert. Aus den verschiedenen Pulskurven (Zeit- und Formanalysen) lassen sich Rückschlüsse auf Gefäßstenosen und ihre Ausdehnung ziehen. Die Methode verliert an Bedeutung.

Angiographie

Digitale Subtraktionsangiographie (DSA): Die röntgenologische Darstellung des Gefäßsystems und seiner einzelnen Abschnitte mittels intraarterieller Injektion einer kontrastgebenden Substanz (**i. a.-DSA**, s. Abb. 42.7, 42.8) ist die wichtigste invasive Untersuchungsmethode zur exakten Lokalisierung von Gefäßläsionen und Wandbeschaffenheit, Ausmaß und Länge von Stenosen und Grad der Ausbildung eines Kollateralkreislaufes. Sie ist die wichtigste Untersuchungstechnik zur Darstellung der Herzkranzgefäße, der hirnversorgenden Gefäße, der Viszeralgefäße und Becken-Bein-Gefäße. Die typischen Punktionsstellen für derartige Katheterangiographien sind A. femoralis communis (**Seldinger-Technik**) und A. brachialis (**Sones-Technik**).

Angiographie zeigt Lokalisation der Gefäßläsion an, nicht die funktionelle Wertigkeit

Komplikationen: Gefäßverletzung (in der Regel direkt an der Punktionsstelle) mit Hämatombildung und/oder Entstehung eines falschen Aneurysmas (s. Kap. 42.5), Thrombose, Embolie; Häufigkeit insgesamt ca. 1%.
Kontraindikationen: Kontrastmittelallergie, hämorrhagische Diathese, Antikoagulanzientherapie (aktueller Quick-Wert sollte höher als 35% sein), wenn die Untersuchung keine therapeutischen Konsequenzen hat.

CT- und MR-Angiographie: Bei der **CT** mit oder ohne Kontrastmittel werden schmale und überlagerungsfreie Schichtaufnahmen der dritten Bildebene (axiale Schicht) angefertigt. Durch die Computerauswertung der Strahlenabsorption werden feinere Dichteunterschiede erfasst. Diese beiden Vorteile begründen in Verbindung mit dem nichtinvasiven Charakter den hohen Stellenwert der Untersuchungsmethode.

Mittels **MRT** lassen sich Gefäße ohne Kontrastmitteleinsatz darstellen.

Vorteile der Verfahren: nichtinvasiv, räumliche Darstellung möglich, Verzicht auf Kontrastmittel (MRT).

Nachteile der Verfahren: Strahlenbelastung (CT), lange Untersuchungszeit (MRT), hohe Kosten.

42.3 Arterienverletzung

Art und Lokalisation der Läsion bestimmen den Schweregrad der Arterienverletzung. So kann es bei Verletzung der A. carotis zur Funktionseinschränkung des Gehirns, bei Verletzung der A. femoralis zum Verlust einer Gliedmaße kommen. Im schlimmsten Fall führt eine Arterienverletzung durch Verblutung nach innen und außen zum Verlust des Lebens.

42.3.1 Direkte Arterienverletzung

Offene Verletzung (Abb. 42.2a und h)
Ursachen: Unfälle im Haushalt, Verkehr und Beruf (Schreiner, Metzger), Gewalttaten, iatrogen nach invasiven Untersuchungs- und Therapieverfahren (z. B. Angiographie, Linksherzkatheter, perkutane transluminale Angioplastie [PTA], Stentapplikation).

Pathogenese: Nach dem Verletzungsmechanismus unterteilt man die offene Arterienverletzung in Schnitt-, Stich-, Schuss- oder Pfählungsverletzung. Die Folge jeder offenen Gefäßverletzung ist der Kontinuitätsverlust des Gefäßes mit Blutung.

Klinik: Anamnese in der Regel eindeutig, äußere pulsierende oder nichtpulsierende Blutung mit sichtbarer Wunde (zweifach bei Durchstich bzw. Durchschuss oder multipel nach z. B. Schrotschuss).

Diagnostik: Klinisches Bild; nur selten ist eine Angiographie zur Lokalisation notwendig.

Therapie: s. u.

Geschlossene Verletzung (Abb. 42.2b – g, i, j)
Ursache: Stumpfes Trauma (Kontusion, Kompression), auch als Folge von Frakturen, insbesondere bei gelenknahen Frakturen der langen Röhrenknochen (Humerusfraktur, kniegelenknahe Femurfraktur).

Klinik: Meist besteht eine Media- und/oder Intimaschädigung mit konsekutiver Okklusion des Gefäßes → Ischämie („6P"-Regel, s. Kap. 42.4.1), selten Kontinuitätsverlust mit Blutung und großen Weichteilhämatomen.

> Umfangszunahme des Oberschenkels um 1 cm = 1000 – 1200 ml Volumenverlust (Normalperson: Gewicht 75 kg, Größe 175 cm)

Diagnostik: Bei Gliedmaßenfrakturen ist die Pulskontrolle distal der Frakturstelle obligatorisch. An-

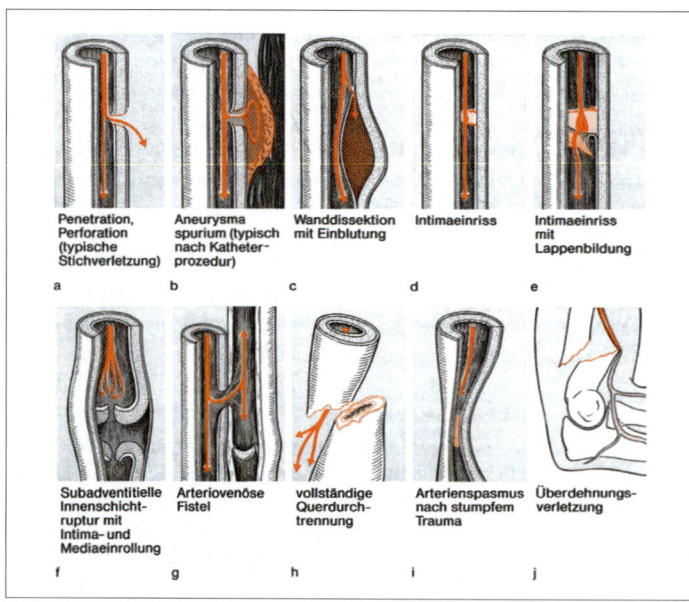

Abb. 42.2 a–j Pathogenese der typischen Formen der Arterienverletzung

giographie zur exakten Lokalisierung der Gefäßläsion unbedingt notwendig.

Therapie
- **Erstversorgung**: Blutung stoppen durch **digitale Kompression oder Druckverband**.

> Gefäßverletzung: Kompression, kein Tourniquet!

- In der Regel wird das Abbinden mittels Tourniquet unsachgemäß durchgeführt und führt nur zur venösen Stauung und Nerven- und Muskelfaserschädigung. Der Tourniquet ist nur im verzweifelten Ausnahmefall statthaft.
- **Schockbekämpfung und Transport in die Klinik** zur definitiven Versorgung.

> Arterienverletzung: kein Hoch- oder Tieflagern, kein Kühlen oder Wärmen

- **definitive Versorgung:** Rekonstruktion je nach Art der Verletzung: primäre Naht, Patchverschluss, Interponat oder Bypass (s. Kap. 42.7).

42.3.2 Indirekte Arterienverletzung

Ursachen: Überdehnungsverletzung, Dezelerationstrauma mit Thoraxkompression und -kontusion (bei Erwachsenen meist mit Rippenserienfraktur), Arterienspasmus.
Diagnostik: Verletzungsmechanismus und -art müssen den Verdacht erwecken, die Angiographie bestätigt die Diagnose.

Überdehnungsverletzung
Ursache: Luxationen und Frakturen mit extremer Dislokation der Knochenfragmente.
Klinik: Z. n. Luxation bzw. Fraktur mit Ischämiezeichen (Pulslosigkeit, Blässe, Kälte) im peripheren Stromgebiet; häufig ausgedehnte Hämatome im Verletzungsgebiet.
Diagnostik: Angiographie notwendig, da Lokalisation und Ausdehnung der Gefäßläsion klinisch nicht festzustellen sind.
Therapie: Freilegung und Rekonstruktion der Arterie. Sind auch Venen verletzt, sollten auch sie rekonstruiert und nicht nur ligiert werden. Dadurch lässt sich das Ausmaß des postischämischen Ödems reduzieren. Ggf. muss eine temporäre arteriovenöse (AV-) Fistel (für 3 Monate) angelegt werden, um die postoperative venöse Thromboserate zu verringern.

Dezelerationstrauma mit Verletzung der thorakalen Aorta
Ursachen: Lenkradverletzung (Auffahrunfall), Sturz aus großer Höhe.
Pathophysiologie: Die Verletzung der thorakalen Aorta betrifft fast ausschließlich den Isthmusbereich (Aortenabschnitt distal des Abganges der A. subclavia sinistra im Bereich des Lig. Botalli). Die Kompression des Thorax (z. B. bei Aufprall auf das Lenkrad) führt zur Überdehnung der Aorta im Bereich des Arcus aortae mit gleichzeitiger Kompression der distalen thorakalen Aorta und so zum kritischen Anstieg des Innendruckes.
- Die **komplette Ruptur** (sehr selten) führt zur Blutung in das Mediastinum und in die freie linke Pleurahöhle. Patienten erreichen nur selten lebend eine Klinik; bei Tamponade besteht eine Überlebenschance.
- Bei der **inkompletten Ruptur** sind nur Intima und Media betroffen, häufig nicht in ihrer gesamten Zirkumferenz (gedeckte Perforation mit erhaltenem Lumen!). Intima und Media können sich einrollen und zur Stenosierung bzw. Okklusion der distalen Aorta führen **(Abb. 42.2f)**.
Klinik: Der Patient ist meist polytraumatisiert. Bei Intimaeinrollung kommt es zur deutlichen Abschwächung der Pulse in den unteren Extremitäten, evtl. Pulslosigkeit, dann jedoch in der Regel mit Querschnittssymptomatik (Ischämie des Rückenmarks).
Diagnostik: Röntgen-Thorax a. p.: Verbreiterung des Mediastinums mit Ausbuckelung des Gefäßschattens in das linke Oberfeld; Verdrängung der Trachea nach rechts möglich.
Therapie: **Sofortige Operation** nur **bei anhaltender Blutung, neurologischem Defizit**, viszeralen Funktionsstörungen **(Niereninsuffizienz)** und **peripheren Durchblutungsstörungen**. Sie erfolgt in der Regel mit Hilfe der Herz-Lungen-Maschine (HLM) im Linksherzbypass (s. Kap. 22), kann aber im Notfall durch einfache Aortenabklemmung vor und hinter der Verletzungsstelle vorgenommen werden. Zugang mittels linksseitiger posterolateraler Thorakotomie im 4. ICR. Meist Interposition einer Gefäßprothese, selten direkte Naht.

Ansonsten Behandlung des Schocks sowie der übrigen Verletzungen, dann unter **antihypertensiver Therapie** 3 – 6 Tage abwarten, danach „elektiv" **Korrektur des** in der Zwischenzeit entstandenen **falschen Aneurysmas** (s. Kap. 42.5).

An Bedeutung gewinnen interventionelle Verfahren, bei denen eine **Stentprothese** eingebracht wird, um die Läsion zu überbrücken und abzudichten. Mit ihrer Hilfe lässt sich eine sehr komplikationsbehaftete Operation vermeiden. Nachteil ist die hohe Spätkomplikationsrate (Endoleaks).

Prognose: Eine sofortige Notoperation ist nicht günstig, da der Patient in der Regel im Schockzustand ist. Operationen mit aufgeschobener Dringlichkeit und elektive Operationen zeigen bessere Ergebnisse.

42.3.3 Spätschäden nach Arterienverletzung

Übersehene oder falsch behandelte Arterienverletzungen können zu bleibenden Schäden führen.
- **traumatischer Gefäßverschluss:** Symptomatik, Diagnostik und Therapie wie bei der chronischen arteriellen Verschlusskrankheit (AVK, s. Kap. 42.4.2).
- **traumatisches Aneurysma (Abb. 42.3):** Es handelt sich in der Regel um ein falsches Aneurysma (s. Kap. 42.5). Symptomatik, Diagnostik und Therapie wie bei der elektiven Aneurysmachirurgie (s. Kap. 42.5).
- **traumatische AV-Fistel (s. Abb. 42.17):** Symptomatik, Diagnostik und Therapie wie bei der angeborenen AV-Fistel (s. Kap. 42.6).
- **komplette Ischämie** mit der Notwendigkeit einer Amputation.

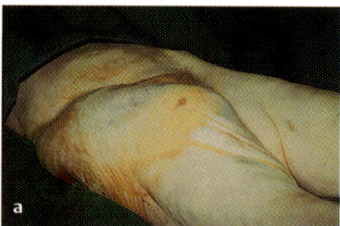

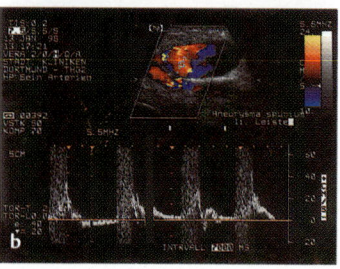

Abb. 42.3
Aneurysma spurium der A. femoralis communis
a Lokalbefund rechte Leiste
b Farbkodierte Duplexsonographie

42.4 Arterielle Verschlusskrankheit (AVK)

Pathophysiologie: Das morphologische Substrat der AVK ist die **Verengung (Stenose)** bzw. der **Verschluss (Obliteration) des Arterienlumens**. Die da-

raus resultierende Minderperfusion von Organen und Geweben führt zur **lokalen Hypoxie**. Es kommt **zuerst** zu **funktionellen, reversiblen Störungen** (Nichtüberschreiten der Ischämietoleranz), **später** zu sichtbaren **irreversiblen Schädigungen** (Überschreiten der Ischämietoleranz). Das Ausmaß des Schadens hängt von der Ischämietoleranz des Organs bzw. Gewebes und von der Größe der Restdurchblutung ab. Die Restdurchblutung wiederum hängt von der Viskosität des Blutes, dem Stenosegrad und der Kapazität des Kollateralkreislaufes ab. Die Kapazität des Kollateralkreislaufes hängt von der Lokalisation (anatomisch präformierte Kollateralen, z. B. Circulus arteriosus cerebri oder Gefäßarkaden in der Radix mesenterica) und der allgemeinen Kreislaufsituation (z. B. Herzinsuffizienz, Hypotonie, Low-output-Syndrom) ab.

> Arterieller Verschluss: Je akuter, desto schlechter der Kollateralkreislauf, desto gravierender die Symptomatik und desto dringlicher die Therapie

Das klinische Beschwerdebild wird durch die **Durchflussreserve** bestimmt, d. h. die Differenz zwischen Ruhedurchblutung und maximaler Durchblutung unter Belastung. Nimmt die Durchflussreserve ab bzw. ist sie aufgebraucht, d. h. reicht die Restdurchblutung unter Belastung (Belastungsinsuffizienz) bzw. in Ruhe (Ruheinsuffizienz) nicht mehr aus: Ischämiesymptome (s. u.) treten auf.

42.4.1 Akuter Arterienverschluss

> Gefäßchirurgischer Notfall mit engem Zeitlimit für die komplette Wiederherstellung der Funktion bzw. sogar für den Erhalt des Organs!

Ursachen:
- **Embolie:** Verschleppung von Thromben in die periphere Strombahn der Arterien
  - aus dem linken Vorhof bei Vorhofflimmern mit Thrombenbildung (mit oder ohne Mitralklappenfehler)
  - bei KHK (Ventrikelaneurysma)
  - bei Endokarditis (bakterielle Embolie)
  - Verschleppung von thrombotischen oder atheromatösen Auflagerungen zentraler Arterien, z. B. bei Aortenaneurysma
  - paradoxe Embolie (sehr selten)
  - Myxomembolie

> Akuter Arterienverschluss:
> 90 % kardiale, 10 % extrakardiale Ursachen

■ **Thrombose:** thrombotischer Verschluss der Arterie in Höhe der Wandläsion und als Appositionsthrombose darüber hinaus
= auf dem Boden arteriosklerotisch stenosierender Wandveränderungen
= bei peripheren Aneurysmen (typisch für den Verschluss der Aa. popliteae)
= bei Gefäßprothesen
= nach traumatischen Gefäßschäden, in der Regel begünstigt durch Systemerkrankungen (Polyzythämie, Polyglobulie, Leukämie, Hyperkoagulopathie) oder schlechte Kreislaufsituation (Low-output-Syndrom)
■ Andere seltene Ursachen:
= Arteriospasmus (traumatisch, medikamentös [Ergotismus!])
= Phlegmasia caerulea (coerulea) dolens (Arterie und Vene betroffen)
= externe Kompression (Hämatom, Tumor, Knochenfragmente)
= Aneurysma dissecans.

Arterielle Embolie
Plötzlich eintretende Verlegung einer Arterie durch einen Thrombembolus. Funktionsausfall eines mehr oder minder großen Organ- oder Gewebeabschnittes entsprechend dem Versorgungsgebiet der betroffenen Arterie.

Akuter Verschluss einer Extremitätenarterie
Klinik:

6 „P" nach Pratt:
Pain (Schmerz)
Paleness (Blässe)
Pulselessness (Pulslosigkeit)
Paraesthesia (Missempfindungen)
Paralysis (Lähmung)
Prostration (Schock)

Diagnostik: Die Seitendifferenz ist zu beachten. die kontralaterale Extremität ist häufig völlig gesund.
Therapie:
■ **Sofortmaßnahmen:** Analgetika, 5000 IE Heparin i. v. zur Vermeidung eines Appositionsthrombus, schnellster Transport in eine chirurgische Klinik
■ **definitive Versorgung:** nur in Zweifelsfällen Angiographie
= **operative Thrombembolektomie:** mittels Ballonkatheter nach Fogarty **(Abb. 42.4)**, anschließend temporäre Antikoagulanzientherapie sowie Suche nach Embolieherd

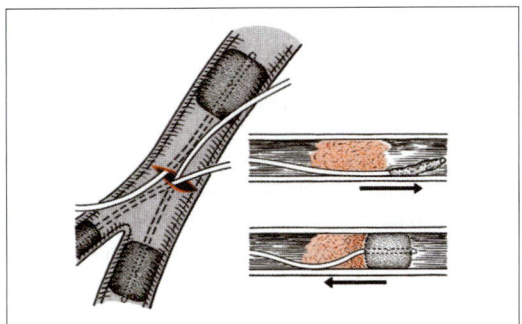

Abb. 42.4 Prinzip der Embolektomie nach Fogarty mittels Ballonkatheter

= **Fibrinolysetherapie** nur bei sehr peripheren Embolien
= **bei V. a. Kompartmentsyndrom** (s. Kap. 47.3.2) **frühzeitige Fasziotomie** zur Vermeidung von Folgeschäden. Bei der Einschätzung des Schweregrades eines Kompartmentsyndroms hilft die Druckmessung in der gefährdeten Muskelloge. Druckwerte > 30 mmHg sind bedrohlich und erfordern bei sensiblen und motorischen Ausfällen eine Fasziotomie.
Prognose: Innerhalb von 6 – 8 Stunden nach Auftreten der Embolie sehr gut.

Eher Versuch der Spätembolektomie (innerhalb von 24 – 36 Stunden nach Auftreten der Embolie) als primäre Amputation!
Cave: Tourniquet-Schock, Kompartmentsyndrom, Crush-Niere (s. Kap. 47.3.2)!

Akuter Verschluss im Versorgungsgebiet der
A. carotis
Klinik: Schlaganfall.
Therapie: Operativ nur im Frühstadium (innerhalb von 4 bis maximal 6 Stunden nach Auftreten des Verschlusses), solange noch keine Erweichungsherde vorliegen, in denen es zu Massenblutungen nach Wiederherstellung der Durchblutung kommen könnte.

Akuter Verschluss im Versorgungsgebiet
der Mesenterialarterien
Klinik:
■ **1. Phase** (1 – 6 Stunden): plötzlicher Schmerz im Abdomen, Schock, Durchfall
■ **2. Phase** (bis zu 12 Stunden): freies Intervall, Diskrepanz zwischen dem erheblich reduzierten All-

gemeinzustand und dem geringen Lokalbefund, beginnende Leukozytose
■ **3. Phase** (nach 12 Stunden): spontanes Absetzen blutiger Stühle, paralytischer Ileus, akutes Abdomen (s. Kap. 29).
Diagnostik: Anamnese (Embolieherd), i. a.-DSA.
Therapie: In der 1. Phase ist die Revaskularisation möglich, in der 2. und 3. Phase ist eine ausgedehnte Resektion nekrotischer Darmabschnitte nötig.
Prognose: Sehr ungünstig, Letalität in der 2. und 3. Phase über 90 %. Nach ausgedehnten Resektionen meist Kurzdarmsyndrom.

Arterielle Thrombose
Ursachen: s. o.
Lokalisation: Extremitäten-, Hals- oder Mesenterialarterien.
Klinik: Weniger dramatisch als bei arterieller Embolie, da sich bereits ein Kollateralkreislauf gebildet hat.
Diagnostik: Anamnese (AVK oder Aneurysma bekannt), i. a.-DSA.
Therapie: Meist operativ (Thrombektomie mit Fogarty-Katheter), selten konservativ (Fibrinolyse). In beiden Fällen anschließend Antikoagulanzientherapie.
Prognose: Ungünstig, da in der Regel ein generalisiertes Gefäßleiden und erhebliche Begleiterkrankungen (z. B. Herzinsuffizienz, Diabetes mellitus) vorhanden sind. Eine Revaskularisation ist nicht immer möglich.

42.4.2 Chronischer Arterienverschluss (bzw. -stenose)

Ursache: Arteriosclerosis obliterans. Sonderformen:
■ **diabetische Makroangiopathie:** früher, isolierter Befall der Unterschenkelarterien mit trophischen Störungen
■ **diabetische Mikroangiopathie:** Befall der kleinsten Arterien in der Peripherie. Ein typischer Befund ist der tastbare Fußpuls trotz Nekrose der Zehen!

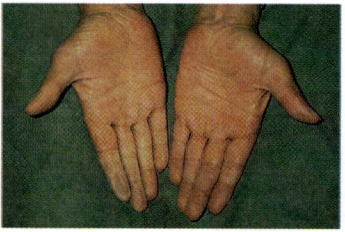

Abb. 42.5
Lokalbefund bei Morbus Raynaud der rechten Hand

■ **Thrombangitis obliterans** (Winiwarter-Buerger): entzündliche Systemerkrankung der Arterien und häufig der Venen meist bei jungen Rauchern
■ **Angioneuropathie (Morbus Raynaud):** vasomotorische Spasmen der Digitalarterien (Abb. 42.5) mit schmerzhaften Ischämieattacken, in der Regel nach Kälteexposition. Der primäre (idiopathische) Morbus Raynaud ist selten, häufiger ist die sekundäre Form infolge akraler arterieller Verschlüsse bei Kollagenosen und Systemerkrankungen.

Untere Extremität (Abb. 42.6)
Formen:
■ Beckentyp (Aortoiliakalbereich)
■ Oberschenkeltyp (Femoropoplitealbereich)
■ Unterschenkeltyp (Popliteokruralbereich).
Risikofaktoren:
■ **exogen:** Nikotinabusus, Übergewicht, mangelnde körperliche Bewegung
■ **endogen:** Diabetes mellitus, Hypercholesterinämie, Hyperurikämie, Hypertonie.
Klinik: Claudicatio intermittens, Ruheschmerzen, Gangrän.
Stadieneinteilung: **Klassifikation nach Fontaine-Ratschow:**
■ **Stadium I:** Beschwerdefreiheit, Verschluss oder Stenose als Zufallsbefund. Häufig trophische Störungen, z. B. prätibial schuppende Haut, Nageldystrophie, evtl. mit Onychomykose, insbesondere einseitig.

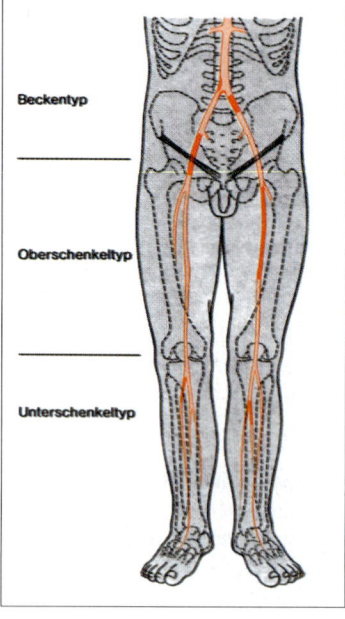

Abb. 42.6
Typische Lokalisationen von Stenosen und Verschlüssen an den unteren Extremitäten

■ **Stadium II:** Claudicatio intermittens (Muskelschmerzen im Bein beim Gehen mit Hinken, die zu Gehpausen zwingen; Folge von Belastungsinsuffizienz; Restdurchblutung unter Belastung nicht ausreichend, aber noch > Ruhedurchblutung)
  ▪ Stadium IIa: schmerzfreie Gehstrecke > 200 m
  ▪ Stadium IIb: schmerzfreie Gehstrecke < 200 m
■ **Stadium III:** Ruheschmerz (Dauer- oder Ruheinsuffizienz)
■ **Stadium IV:** Nekrose/Gangrän (Ischämietoleranz des Gewebes überschritten).

Beckentyp
Stenosen bzw. Verschlüsse im Bereich der infrarenalen Bauchaorta, der Bifurkation oder der Aa. iliacae.
Ursachen: Arteriosclerosis obliterans, selten posttraumatisch oder entzündlich (Thrombangitis obliterans).
Formen:
■ **Typ I** (**segmentärer Typ**, 37 %): kurzes Segment der kaudalen Aorta oder der Beckenarterien betroffen
■ **Typ II** (**Bifurkationstyp**, 55 %): im Bereich der Aortenbifurkation mit Einengung oder Verschluss der Aa. iliacae communes (**Abb. 42.7**), führt zum Leriche-Syndrom (s. u.)
■ **Typ III** (**hohe Aortenthrombose**, 8 – 12 %): Verschluss der distalen Aorta zentralwärts bis zum Abgang der Nierenarterien (**Abb. 42.8**).
Klinik: Claudicatio intermittens, Schmerzen ein- oder beidseitig in der Gesäßmuskulatur sowie Ober- und Unterschenkelmuskulatur, Impotenz (Erektionsschwäche), manchmal ischialgieforme Beschwerden (**Leriche-Syndrom**).

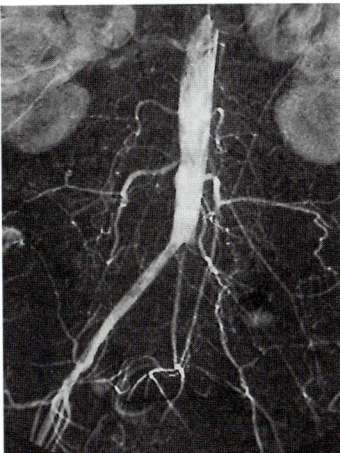

Abb. 42.7
i. a.-DSA:
Beckenarterienverschluss links,
Beckenarterienstenose rechts

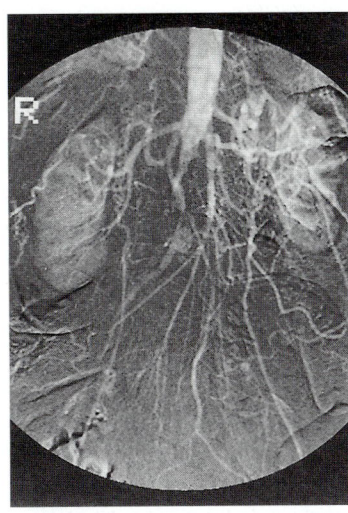

Abb. 42.8
i. a.-DSA: hoher
Aortenverschluss

Therapie: Operativ.
Zugang:
■ **einseitig:** Pararektalschnitt mit retroperitonealer Freilegung
■ **beidseitig:** mediane oder quere Laparotomie.
Operationstechnik:
■ **kurzstreckige Verschlüsse** (besonders einseitig): Desobliteration in der Regel mit Patchverschluss
■ **langstreckige Verschlüsse** (besonders beidseitig): Bypassverfahren mit Y-Kunststoffprothesen
■ **in ausgewählten Fällen Angioplastie** (Ballondilatation).
Prognose: Operationsletalität 5 – 10 %, Durchgängigkeitsrate nach 5 Jahren 80 %.

Oberschenkeltyp
Ursachen: Arteriosclerosis obliterans, Thrombangitis obliterans, selten posttraumatisch.
Typische Lokalisation: Femoralisgabel mit Abgangsstenose der A. profunda femoris, langstreckiger Verschluss der A. femoralis superficialis von der Femoralisgabel bis zum Adduktorenkanal (60 %).
Klinik: Claudicatio intermittens im Wadenbereich.
Therapie:
■ **konservativ in Stadium IIa: Gehtraining** zur Ausbildung des Kollateralkreislaufes.
■ **operativ in Stadium IIb und III:**
  ▪ Bypassverfahren mit autologen Venen (V. saphena)
  ▪ Desobliteration oder Bypass mit Kunststoffprothese
  ▪ in der Regel Kombination mit Profunda-Plastik wegen relativer Abgangsstenose der A. femoralis profunda von ca. 50 % bei jedem Verschluss der A. femoralis superficialis.

■ bei isolierter Stenose oder Verschluss < 10 cm auch perkutane Dilatation möglich.

■ **postoperativ Antikoagulation.**

Prognose: Operationsletalität 2 – 3 %, Durchgängigkeitsrate nach 5 Jahren bei Venenbypass 70 %, Desobliteration 40 %, Kunststoffprothese unter 40 %. Entscheidend für den langfristigen Erfolg ist die Durchgängigkeit des „Empfängersegmentes" (guter „run-in" und „run-off").

Unterschenkeltyp

Ursachen: Makroangiopathie bei Diabetes mellitus, Thrombangitis obliterans.

Klinik: Schmerzen und Brennen im Fußbereich, trophische Störungen, schlechte Heilungstendenz nach Bagatellverletzungen in diesem Bereich.

Therapie: Operativ: Venenbypass bis in die Knöchelregion, Sympathektomie im Bereich L2 – L4.

Prognose: Ungünstig, Durchgängigkeit des Venenbypasses nach 5 Jahren 30 – 50 %, meist schlechter „run-off".

Obere Extremität

Schultergürtelsyndrom (Thoracic-outlet-Syndrom, TOS, neurovaskuläres Kompressionssyndrom)

Ursache: Externe Kompression der A. subclavia und des Plexus brachialis an der Stelle, an der beide den knöchernen Thorax verlassen, durch 1. Rippe, Schlüsselbein und Musculus scalenus anterior.

Einteilung und Pathogenese: Man unterscheidet:

■ **Skalenussyndrom:** Auslösung des Kompressionsmechanismus durch Blick nach ipsilateral hinten oben

■ **kostoklavikuläres Syndrom:** Auslösung durch Hyperabduktion.

Die Kompression ist funktionell, d. h. bei bestimmten Bewegungen auslösbar. Es kommt also intermittierend zu einer Durchblutungsstörung. Bei Schmerzen in Ruhe liegt in der Regel eine Halsrippe oder Exostose an der Klavikula oder 1. Rippe vor. Häufig kommt es im Bereich der poststenotischen Dilatation zur Thrombose bzw. durch Verschleppung zur peripheren arteriellen Embolisierung

Klinik: Schmerz, Parästhesien sowie Taubheitsgefühl in Arm und Hand (meist im Verlauf des N. ulnaris), die Pulsqualität ist lageabhängig: Heben des Armes oder Kopfwendung nach hinten oben können den Kompressionsmechanismus auslösen, dadurch Abschwächung oder Verschwinden des Pulses.

Diagnostik: Röntgen-HWS und Röntgen-Thorax geben Hinweis auf Halsrippe, Exostosen, abnorme Processus transversi. Angiographien in Ruhe und unter Provokation bestätigen die Diagnose.

Differenzialdiagnose: HWS-Syndrom, Karpaltunnelsyndrom.

Therapie: Operative Dekompression je nach Ursache. Transaxillärer Zugang. Komplette Resektion der 1. Rippe bzw. der Halsrippe, Durchtrennung des M. scalenus.

Digitalarterienverschlüsse

Ursachen: Thrombangitis obliterans, sekundärer Morbus Raynaud (Spätform), selten Sklerodermie, Lupus erythematodes.

Klinik: Anfallsweise Schmerzen durch passagere Ischämie der Finger oder sogar der ganzen Hand, Übergang in Dauerschmerz mit weißen, kalten Fingern, Ruheschmerz (Stadium III), Fingerkuppennekrosen möglich (Stadium IV).

Diagnostik: Faustschlussprobe oder Kälteprovokation löst Ischämie aus. Duplex-Sonographie, Angiographie, Bestimmung antinukleärer Antikörper, Kapillarmikroskopie.

Therapie:

■ **konservativ:** Prostaglandine, ACE-Hemmer, Kalziumantagonisten

■ **thorakale Sympathektomie** (Th2 – Th4): Zugang via axilläre Thorakotomie im 3. ICR oder thorakoskopisch. Erfolge befriedigend.

Chronische Verschlüsse bzw. Stenosen der supraaortalen Äste (Abb. 42.9)

Aortenbogensyndrom („pulseless disease")

Ursachen: Arteriosclerosis obliterans, Arteriitis (Takayasu-Syndrom, meist bei jüngeren Frauen [25 – 40 Jahre]), selten kongenitale Missbildungen.

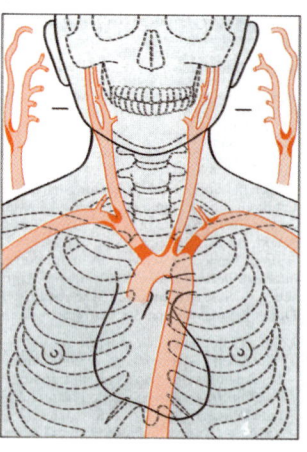

Abb. 42.9
Typische Veränderungen der supraaortalen Arterien

Klinik: Pulslosigkeit an beiden Armen mit belastungsabhängugen Schmerzen (Claudicatio intermittens), transitorische ischämische Attacken (TIA): intermittierende zerebrale Ausfallerscheinungen mit Konzentrationsschwäche, Schwindel, organischem Psychosyndrom, Amaurosis fugax, flüchtigen Paresen.
Therapie: Versuch der Revaskularisierung der Karotisgabel oder der Carotis interna extrakranial mit Kunststoffbypass von der Aorta ascendens aus. Bei kurzstreckigen Verschlüssen ist eine Thrombendarteriektomie möglich.

Karotisinsuffizienz
Ursachen: Stenose bzw. Verschluss der A. carotis interna oder der Bifurkation der A. carotis communis durch Arteriosklerose, selten Arteriitis (Takayasu), fibromuskuläre Hyperplasie.
Klinik: Stadienabhängig:
- **Stadium I:** asymptomatisch, Zufallsbefund bei Auskultation, Doppler-Sonographie oder Angiographie
- **Stadium II:** transitorische ischämische Attacken (TIA): z.B. Halbseitenlähmung, Aphasie, Ataxie, Amaurosis fugax, die sich innerhalb von 24 Stunden komplett zurückbilden
- **Stadium III:** prolongiertes reversibles neurologisches Defizit (PRIND): Symptome wie bei IIa, die sich innerhalb einiger Tage komplett zurückbilden
- **Stadium IV:** complete stroke: Schlaganfall mit Defektheilung.

Diagnostik: fachärztliche neurologische Untersuchung, Doppler-Sonographie, Duplexsonographie, i.a.-DSA, CCT.
Therapie:
- **Stadium I:** meist konservativ (Einstellung von Blutdruck und Blutzucker, Behandlung von Hypercholesterinämie und Herzerkrankungen). Indikation zur Operation nur bei hochgradigen Stenosen und perioperativer Komplikationsrate des Operateurs < 3%, insbesondere bei anstehenden größeren elektiven Eingriffen (Herzoperation, Darmresektion, TEP).
- **Stadium II:** operativ: Revaskularisation, um ein neurologisches Defizit zu vermeiden
- **Stadium III:** operativ: Revaskularisation innerhalb der ersten 6 Stunden, sonst nach Ausheilung
- **Stadium IV:** meist konservativ: Schlaganfall-Sekundärprophylaxe, Physiotherapie. Operative Therapie nur ausnahmsweise sinnvoll.

Operationstechnik: Lokale Endarteriektomie mit direkter Naht oder Patchverschluss, Eversionsendarteriektomie, mit oder ohne Verwendung eines intraluminalen Shunts und Neuro-Monitoring.

Vertebralis-Basilaris-Insuffizienz
Ursachen:
- Arteriosclerosis obliterans
- Stenosen und Verschlüsse der A. vertebralis
- Anzapfsyndrom der A. subclavia **(subclavian steal syndrome)**: Durch hochgradige Stenose bzw. Verschluss der A. subclavia proximal des Abganges der A. vertebralis kommt es bei physischer Anstrengung des ipsilateralen Armes vorübergehend zur Strömungsumkehr in der A. vertebralis (retrograder Fluss), so dass dem Gehirn Blut zugunsten des Armes entzogen wird.

Klinik: Schwindel, Drehschwindel, Paresen, Geh-, Schluck- und Sprachstörungen.
Diagnostik: Provokationstest mit Faustschlussprobe der betroffenen Seite. Die Angiographie bestätigt den Verdacht.
Therapie: Perkutane transluminale Angioplastie der A. subclavia, Transposition der A. subclavia in die A. carotis communis oder extraanatomischer Bypass zwischen A. carotis communis und A. subclavia mit Prothese (V. saphena oder Kunststoff).

Chronische Arterienverschlüsse der Viszeralgefäße
Synonyme: Angina intestinalis, Angina visceralis, Angina abdominalis, Ortner-Syndrom II.

Am häufigsten ist die A. mesenterica superior betroffen, gefolgt vom Truncus coeliacus und der A. mesenterica inferior.
Ursachen: Arteriosclerosis obliterans, beim Truncus coeliacus Kompression durch Lig. arcuatum.
Klinik: Wegen der präformierten Kollateralkreisläufe (s. Kap. 27.1) kommt es bei sich langsam ausbildenden Stenosen bzw. Verschlüssen der Mesenterialarterien nur selten zu klinisch manifesten Symptomen der Durchblutungsstörung. Anhand dieser unterscheidet man:
- **Stadium I:** symptomlos, Zufallsbefund bei Angiographie aus anderem Grund
- **Stadium II:** intermittierende postprandiale Schmerzen: „Angina abdominalis"
- **Stadium III:** Dauerschmerz wechselnder Intensität, Meteorismus, Hyperaktivität des Darmes, Gewichtsverlust
- **Stadium IV:** paralytischer Ileus, Darmgangrän, Durchwanderungsperitonitis: akutes Abdomen.

Der Verdacht sollte geäußert werden bei Stenosegeräuschen im Oberbauch mit intermittierenden postprandialen Schmerzen, Malabsorption mit Gewichtsverlust sowie krampfartigen, über Jahre progredienten Bauchschmerzen.

Diagnostik: Duplexsonographie und selektive Angiographie.

Therapie: Operativ ab Stadium II: Thrombendarteriektomie oder aortomesenterialer Bypass mit autologer Vene, Dekompression des Truncus coeliacus. Im Stadium III und IV gleiches Verfahren, jedoch ist in der Regel eine gleichzeitige Darmresektion notwendig (hohe Operationsletalität!).

Prognose: Im Stadium I und II sehr gut, mit geringer Operationsletalität.

Chronischer Verschluss bzw. Stenose der A. renalis

Ursachen: Arteriosclerosis obliterans (ca. 60 %, Abb. 42.10a), fibromuskuläre Hyperplasie (ca. 30 %, Abb. 42.10b).

Pathophysiologie: Bei Minderdurchblutung einer Niere kommt es zum **Goldblatt-Mechanismus:** Durch vermehrte Freisetzung von Renin aus den juxtaglomerulären Zellen wird das Renin-Angiotensin-Aldosteron-System angeregt. Es resultiert eine Erhöhung des systemischen (insbesondere des diastolischen) Blutdruckes (renovaskulärer Hochdruck) mit all den negativen Folgen für das Herz-Kreislauf-System.

Klinik: Hypertonie, oft plötzlich einsetzend und mit Kopfschmerzen; frühe Ermüdbarkeit. Stenosegeräusche über der A. renalis. Jugendliches Alter spricht eher für fibromuskuläre Hyperplasie.

Diagnostik: I.v.-Urographie: eine Niere häufig etwas kleiner (Drosselniere); Radioisotopen-Nephrogramm: Minderperfusion; seitengetrennte Reninaktivitätsbestimmung, Duplexsonographie, Angiographie.

Therapie: Ballondilatation. Erst beim Rezidiv operative Korrektur durch Thrombendarteriektomie mit Streifenplastik oder aortorenalen Bypass.

Prognose: Gute Resultate nach Dilatation mit Normalisierung des Blutdruckes, jedoch Rezidive nach 2–5 Jahren. 5 Jahre nach operativer Therapie sind bei fibromuskulärer Hyperplasie noch 70 % der Patienten normoton, bei Arteriosklerose 40 %.

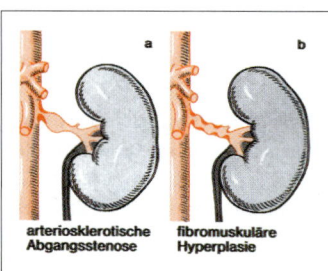

Abb. 42.10 a,b
Die beiden typischen Formen der Nierenarterienstenose **a** arteriosklerotische Abgangsstenose **b** fibromuskuläre Hyperplasie

42.5 Aneurysma

Umschriebene Ausweitung der Wand einer Arterie (auch die narbige Aussackung einer Herzkammer nennt man Aneurysma, s. Kap. 22).

Einteilung: Je nachdem, ob und welche Teile der **Wand von der Ausweitung betroffen** sind, unterscheidet man (Abb. 42.11):

- **Aneurysma verum (echtes Aneurysma)**: Alle drei Wandschichten (Intima, Media, Adventitia) sind ausgeweitet.
- **Aneurysma spurium oder falsum (falsches Aneurysma)**: Keine Wandschichten von der Ausweitung betroffen: Durch Verletzung der Gefäßwand bildet sich paravasal ein Hämatom; in der Hämatomhöhle zirkuliert das Blut. Die Hämatomhöhle wird organisiert und epithelial ausgekleidet.
- **Aneurysma dissecans (dissezierendes Aneurysma)**: Nur Teile der Wand von der Ausweitung betroffen: Nach Intimaeinriss kommt es zur Einblutung zwischen die Gefäßwandschichten (sog. Wühlblutung) mit oder ohne Wiederanschluss an das Gefäßlumen.

Nach der **Morphologie des Aneurysmas** unterscheidet man: Aneurysma sacciforme (sackförmig), fusiforme (spindelförmig), saccifusiforme (kombiniert sack- und spindelförmig), cuneiforme (kahnförmig), serpentinum (schlangenförmig). Beim Aneurysma serpentinum handelt es sich in der Regel um mehrere hintereinander geschaltete Aneurysmen, auch Aneurysmosis genannt.

Nach der **Ursache** unterteilt man Aneurysmen in
- **arteriosklerotisch:** am häufigsten im Bereich der Aorta abdominalis und der A. iliaca
- **entzündlich:** z. B. bei Lues oder bei bakterieller Destruktion der Gefäßwand (mykotisches Aneurysma)

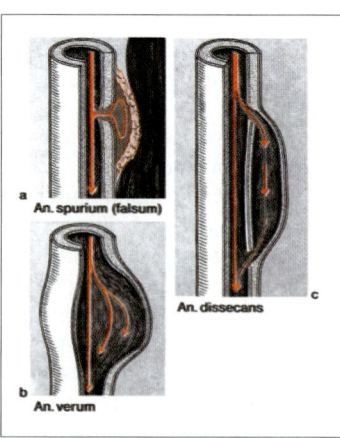

Abb. 42.11a–c
Aneurysmaformen

■ **traumatisch:** nach perforierenden Verletzungen, selten nach stumpfer Gewalteinwirkung

■ **iatrogen:** nach Katheterprozedur

■ **funktionell:** Poststenotisch kann es zu extremer Dilatation kommen.

■ **angeboren:** Fehlbildung der Gefäßwandschichten, betrifft in der Regel die innere elastische Faserschicht.

Komplikationen: Diese sind bestimmt durch die stete Größenzunahme bis zur Ruptur sowie die Bildung von Thromben im Aneurysmasack, begünstigt durch die rauhe ulzeröse Innenfläche und die turbulente Strömung.

■ **Embolie:** Durch Verschleppung thrombotischen Materials kommt es häufig zu multiplen peripheren Embolien mit akuter Verschlusssymptomatik.

■ **Thrombose:** Besonders bei allgemein schlechter Kreislaufsituation kommt es zum thrombotischen Verschluss, meist bei kleineren, peripheren Aneurysmen (A. poplitea).

■ **Penetration:** Durch ständige Größenzunahme kommt es zur Kompression oder Arrosion benachbarter Organe und Gewebe. So ist beim Bauchaortenaneurysma eine Kompression von Ureter und N. ischiadicus bzw. Arrosion der Lendenwirbelkörper möglich, gelegentlich bildet sich sogar eine aortointestinale Fistel mit massiver gastrointestinaler Blutung.

■ **Ruptur:** frei in präformierte Räume (Pleurahöhle, Peritonealhöhle, Retroperitonealraum) und in andere Organe (Duodenum, Bronchus, V. cava) oder gedeckt durch benachbarte Strukturen (z. B. Pleura) oder – bei niedrigem Innendruck – durch das paravasale Hämatom.

> Aneurysma: Rupturgefahr

42.5.1 Aneurysma verum

Aneurysma der Aorta thoracalis und thoracoabdominalis

Ursachen: Arteriosklerose im Abschnitt I – III **(Abb. 42.12a)**, Lues bzw. bakterielle Destruktion der Gefäßwand im Abschnitt I und II, Trauma meist in Abschnitt III, selten Wandfehlbildung.

Einteilung: Nach Crawford:

■ **Typ I:** distaler Aortenbogen bis in Höhe des Zwerchfells

■ **Typ II:** Aorta thoracica descendens mit Beteiligung der abdominalen Aorta im viszeralen Bereich

■ **Typ III:** Aorta thoracica descendens und gesamte abdominale Aorta

■ **Typ IV:** Aorta in Zwerchfellhöhe einschließlich des Bereiches der Viszeralarterienabgänge

■ **Typ V:** supra- und infrarenale Aorta.

Klinik: Schmerzen im Rücken und/oder in der linken Thoraxseite, Druckgefühl im Jugulum und hinter dem Brustbein. Dyspnö. Obere Einflussstauung bei Kompression der V. cava. Heiserkeit (Kompression des N. recurrens!), Horner-Syndrom.

Diagnostik: Bei klinischem Verdacht Angiographie, Angio-CT (auch zum Ausschluss eines Mediastinaltumors).

Therapie: Endovaskuläre Stentapplikation, Resektion des Aneurysmas und Ersatz durch Kunststoffprothese unter Einsatz der HLM (s. Kap. 22). Operationsmortalität 5 – 15 %.

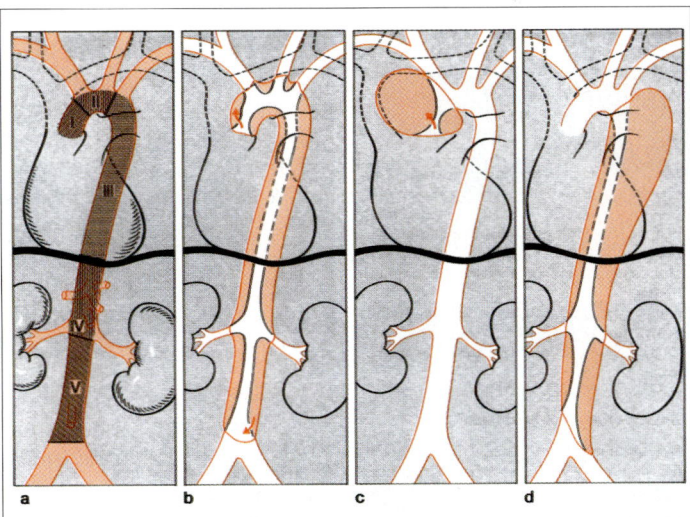

Abb- 42-12 a–d Aortenaneurysma:
a Die 5 Abschnitte der Aorta.
b–d Die häufigsten Formen der Aortendissektion

Aneurysma der Aorta abdominalis

In 97 % der Fälle ist Abschnitt V (infrarenal) betroffen.

Ursache: Fast ausschließlich Arteriosklerose.

Klinik:

- **Frühe Symptome** sind **uncharakteristisch:** Wechsel von Obstipation und Diarrhö, Völlegefühl bereits nach kleinen Mahlzeiten, postprandiale Schmerzen.
- **Spätsymptome:** meist anfallsartig auftretender, ischialgieformer oder linksseitig in den Oberschenkel einschießender oder als akutes LWS-Syndrom imponierender Schmerz, bedingt durch Kompression der Spinalwurzel bzw. des N. ischiadicus oder N. femoralis bei Expansion des Aneurysmas. Bei Kompression des Ureters überwiegend linksseitiger, in die Blasengegend ausstrahlender Flankenschmerz mit Hydronephrose.
- **Hauptbefund: pulsierender Tumor** (Abb. 42.13)!
- **Bei Ruptur** und Volumenmangelschock ist der pulsierende Tumor nicht mehr tastbar, kann auch selten als gastrointestinale Blutung (Einbruch ins Duodenum), als akute Herzinsuffizienz mit ausgeprägter Venenstauung der unteren Extremität (bei Einbruch in die V. cava inferior mit akutem AV-Shunt) oder sogar als Leistenhernie imponieren.

Diagnostik: Abdomenübersicht: häufig sichelförmige Verkalkungen der Aneurysmawand; Sonographie; CT, CT-Angiographie. DSA nur bei gleichzeitiger AVK.

Therapie: Da ca. 90 % aller symptomatischen Bauchaortenaneurysmen binnen 6 – 18 Monaten rupturieren, ist die Operation die Methode der Wahl. Die Rupturgefahr ist abhängig von der Aneurysmagröße: Bei einem Durchmesser < 4 cm rupturie-

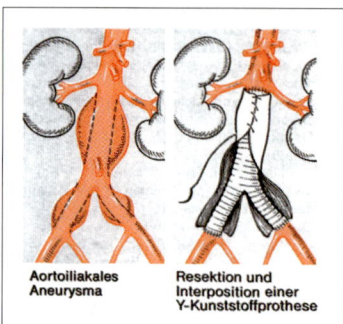

Abb. 42.14 a,b Chirurgische Therapie eines Aneurysmas der Aorta abdominals

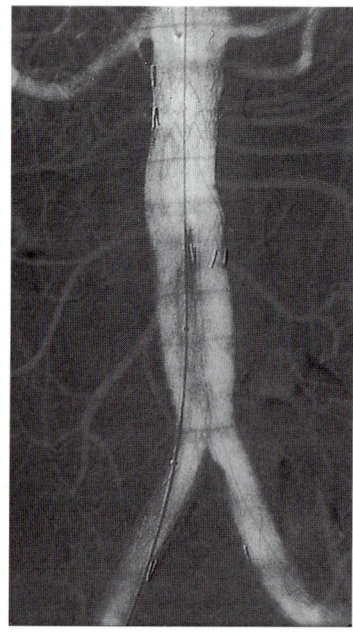

Abb. 42.15 Behandlung eines infrarenalen Aortenaneurysmas mit einer endovaskulären Stentprothese (i. a.-DSA)

ren ca. 10 %, bei einem Durchmesser > 6 cm rupturieren 40 – 60 % der Aneurysmen. Daraus leitet sich die **Indikation zur Operation** – Resektion und Protheseninterposition (Abb. 42.14) – **ab einem Durchmesser > 5 – 6 cm** ab.

Endovaskuläre prothesentragende Stents (Abb. 42.15) sind im klinischen Einsatz und zeigen gute Frühergebnisse. Die Spätergebnisse sind noch mit einer hohen Endoleakrate behaftet.

Prognose: Operationsletalität < 2 % bei elektiven Eingriffen, im Stadium der Ruptur bis 70 %, je nach Lebensalter.

Aneurysma der Viszeralarterien

Aneurysmen größerer Organarterien (Aa. renales, lienales, mesentericae, hepaticae) sind selten und in der Regel klinisch stumm, d. h. meist Zufalls-

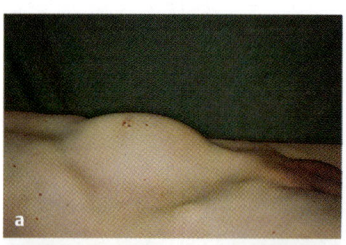

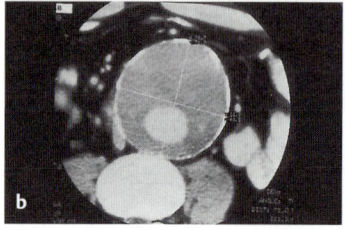

Abb. 42.13 Infrarenales Bauchaorten-aneurysma. **a** Lokalbefund **b** CT-Abdomen

befund. Wegen der Bedeutung für die Funktion des jeweiligen Organs ist die Resektion oder Ausschaltung des Aneurysmas obligatorisch.

Aneurysma der peripheren Arterien

Pathogenese: Aneurysma der
- A. carotis: meist arteriosklerotisch, selten entzündlich
- oberen Extremität; in der Regel traumatisch bzw. iatrogen
- unteren Extremität (A. poplitea am häufigsten) arteriosklerotisch, infektiös oder traumatisch.

Hohe Rate thromboembolischer Komplikationen.
Klinik: Pulsierender Tumor mit Schwirren.
Diagnostik: Duplexsonographie.
Therapie: Resektion, Interpositionsprothese.

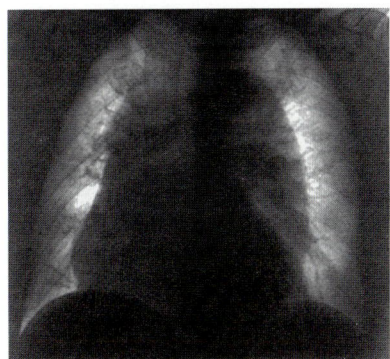

Abb. 42.16 Röntgen-Thorax bei Dissektion der gesamten Aorta thoracalis: Mediastinalverbreiterung

42.5.2 Aneurysma dissecans

Der **Intimaeinriss** (Entry) **erfolgt zu 95 % im Bereich der thorakalen**, zu 5 % im Bereich der abdominalen **Aorta**. Die Dissektion kann nach innen (Rekanalisation, Reentry), nach außen oder blind enden **(s. Abb. 42.12b – d)**. Sie kann sich auf die aus der Aorta abgehenden Arterien fortsetzen mit dem Resultat des Funktionsverlustes der betroffenen Organe (z. B. Nieren, Darm.
Ursachen: Arteriosklerose, Marfan-Syndrom, Lues, Hypothyreose, Trauma.
Einteilung:
- nach Lage des Entry: Standford-Klassifikation:
  - **Typ A:** Entry im Bereich der Aorta ascendens oder des proximalen Aortenbogens
  - **Typ B:** Entry im Bereich des distalen Aortenbogens oder der Aorta descendens
- nach **Ausdehnung der Dissektion** – entscheidend für das therapeutische Vorgehen: **De-Bakey-Klassifikation:**
  - **Typ I:** Erweiterung der gesamten thorakalen Aorta
  - **Typ II:** Dissektion der Aorta ascendens
  - **Typ III:** Dissektion der Aorta thoracica descendens

  Typ IIIa: thorakaler Abschnitt der Aorta

  Typ IIIb: thorakoabdominaler Abschnitt der Aorta.
Klinik: Die Dissektion ist ein akutes Ereignis mit heftigem Schmerz im Thorax, meist im Bereich des linken Schulterblatts, nicht selten auch im Abdomen oder Rücken. Anschließend Schockzustand, vielfältige Organbefunde (Anurie, Apoplex, Myokardinfarkt, Darmnekrose, akuter peripherer arterieller Verschluss). Verdacht ist zu erheben auf-

grund des akuten Ereignisses mit Thoraxschmerz und wechselnder Pulsqualität.
Diagnostik: Röntgen-Thorax: Mediastinalverbreiterung **(Abb. 42.16),** manchmal mit Pleura- und/oder Perikarderguss. CT-Angiographie, Sonographie, Linksherzkatheter zum Ausschluss einer KHK oder eines Klappenvitiums.
Differenzialdiagnose: Bei unspezifischer Symptomatik vielfältig, u. a. Herzinfarkt, Ösophagus-, Lungen-, Wirbelsäulenerkrankungen (s.o).
Therapie: Die Rekanalisation kann als Form der Selbstheilung angesehen werden, verhindert jedoch nicht die spätere Ruptur. Kommt es hingegen zur Thrombosierung des falschen blinden Lumens, so ist dieses als Spontanheilung zu werten.
- **Standford Typ A:** dringliche Operationsindikation wegen rascher Entwicklung von Perikardtamponade, oberer Einflussstauung, Aorteninsuffizienz und tödlichem Herzversagen. Mit Hilfe der HLM Ersatz der Aorta ascendens und Vereinigung der Kunststoffprothese mit dem echten Lumen des Arcus aortae. Meist auch Ersatz der Aortenklappe durch ein klappentragendes Konduit mit Reimplantation der Koronararterien notwendig, evtl. auch Aortenbogenersatz mit Reimplantation der supraaortalen Gefäße. Hirnprotektive Maßnahmen (systemische und lokale Kühlung sowie Hirnperfusion) erforderlich.
- **Standford Typ B:** Indikation zur dringlichen Operation nur bei viszeraler Minderperfusion oder Ischämie, Paresen, Ischämie der unteren Extremitäten oder Ruptur, ansonsten konservatives Vorgehen. bei drohender Ruptur, neurologischen Ausfällen oder Aortendurchmesser > 6 cm Operation im Intervall.

Operationstechnik: Ersatz der thorakalen und evtl. der abdominalen Aorta mit Reimplantation der Viszeralarterien und der rückenmarkversorgenden Gefäße. Ber der Dissektion vom Typ Standford B gewinnen endovaskuläre prothesentragende Stents zunehmend an Bedeutung.

Operationsrisiko: Querschnittslähmung (20 %).

42.6 Arteriovenöse Fistel (AV-Shunt)

Pathologische extrakardiale Kurzschlussverbindung (Shunt) zwischen dem arteriellen und dem venösen System.

Pathogenese:

■ **angeboren:** kann an den Extremitäten mit Gigantismus der betroffenen Extremität (Weber-Syndrom, Klippel-Trenaunay-Syndrom) einhergehen; ist am häufigsten jedoch in Gehirn und Lunge zu finden

■ **traumatisch:** nach perforierenden Verletzungen (z. B. Stich- oder Schussverletzung [Abb. 42.17])

■ **arteriosklerotisch:** selten.

Pathophysiologie: Vom Shuntvolumen hängen die Herzbelastung und die distal vom Shunt auftretende Venenstauung (aufgrund von Drucksteigerung) direkt ab.

Klinik: Tastbarer Tumor mit auskultierbarem und tastbarem Schwirren **(Maschinengeräusch)** über der Fistel. Bei Kompression der Fistel Verschwinden des Schwirrens **(Auslöschphänomen)**, Pulsverlangsamung und Blutdruckanstieg **(Nicoladoni-Branham-Test)**. Deutliche venöse Stauung mit ausgeprägten pulsierenden Varizen.

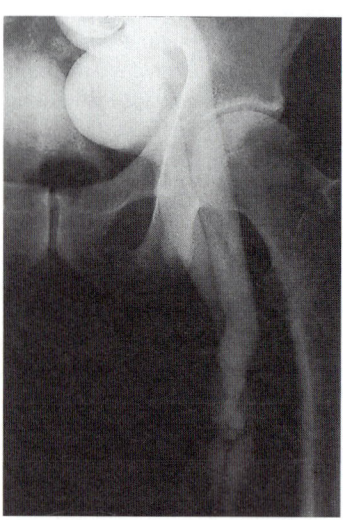

Abb. 42.17
Chronische
AV-Fistel nach
Schussverletzung
der A. und
V. femoralis
communis
(i. a.-DSA)

Diagnostik: i. a.-DSA, ggf. Aortographie, Duplexsonographie.

Therapie:

■ **angeborene Fistel:** Therapie problematisch. Strenge Indikationsstellung zur interventionellen Therapie (Embolisation) oder operativen Therapie (Skelettierungsoperation). Beseitigung des Shunts mit Rekonstruktion der Arterie und Vene.

■ **erworbene Fistel:** operative Darstellung und Durchtrennung der Fistelverbindung.

Prognose: Bei erworbenen Fisteln gut. Bei angeborenen häufig Rezidive zentral der ursprünglichen Fistel; gute Erfolge mit Embolisation.

42.7 Operationsverfahren

In der Gefäßchirurgie wird heute fast ausschließlich monofiles, nichtresorbierbares Nahtmaterial (s. Kap. 2.4) verwendet. Resorbierbare Nähte eignen sich bei Infektionen.

Grundsätzlich kommen 3 Methoden zur Anwendung:

1. Gefäßnaht
2. Desobliterationsverfahren
3. Gefäßtransplantation.

42.7.1 Gefäßnaht (Abb. 42.18)

Sie wird mit Einzelkopfnähten oder fortlaufender Naht mit monofilem atraumatischen Nahtmaterial ausgeführt.

■ Große Gefäße werden quer wie längs direkt genäht (nichtresorbierbares, doppelt armiertes Material der Fadenstärke 3 – 0 bis 8 – 0 je nach Gefäßkaliber).

■ Mittlere und kleinere Gefäße werden angeschrägt bzw. mit einem Patch verschlossen (Fadenstärke 5 – 0 bis 7 – 0).

■ Gefäßverbindungen (Anastomosen) können End-zu-End, Seit-zu-End oder Seit-zu-Seit hergestellt werden (Abb. 42.19).

42.7.2 Desobliterationsverfahren

Embolektomie, Thrombembolektomie:

■ direkt: Arteriotomie über der Stelle des Embolus (Thrombus)

■ indirekt: Arteriotomie an einer dem Sitz des Embolus fernen Stelle.

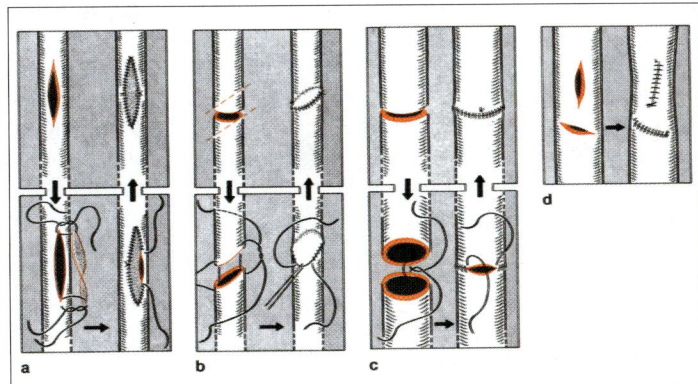

Abb. 42.18 a–d Die verschiedenen Formen der Gefäßnaht
a Patch-Naht
b schräge Naht
c gerade Naht
d direkte Nähte

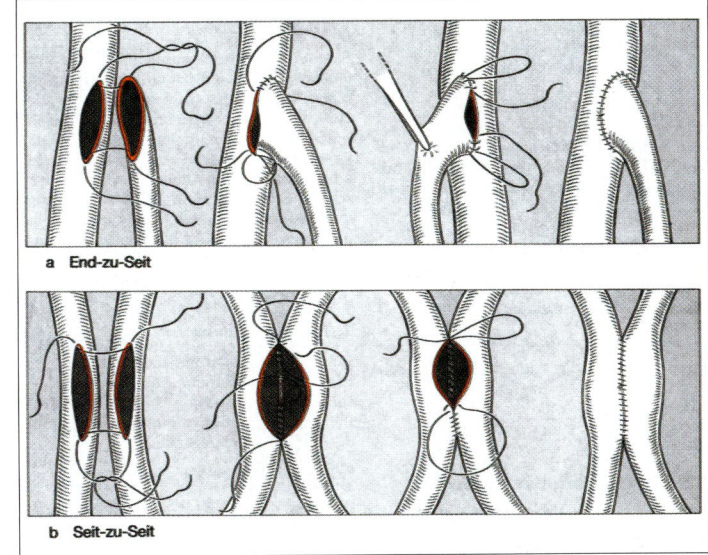

Abb 42.19 a,b Spezielle Anastomosetechniken bei Gefäßen

Typische Embolektomie nach Fogarty

Freilegung der Arteriengabel der betroffenen Extremität in Lokalanästhesie, Arteriotomie, Einführen eines Ballonkatheters erst ortho-, dann retrograd **(s. Abb. 42.4)** in nicht aufgeblasenem Zustand, nach Aufblasen des Ballons Extraktion des intravasalen Materials. Manöver mehrfach durchführen (im Zweifelsfall intraoperative Angiographie), intraarterielle Instillation von Heparinlösung, Verschluss der Arteriotomie.

Thrombendarteriektomie (TEA)

Der Thrombuszylinder wird offen **(Abb. 42.20)** oder halboffen zwischen Intima und Media oder in der Media entfernt.

42.7.3 Gefäßtransplantation

Krankhafte Gefäßabschnitte können exstirpiert (z. B. Aneurysmektomie) und durch ein Interponat ersetzt oder primär überbrückt werden. Hierbei gilt:

- **Große Arterien** werden durch **Kunststoffarterien** (z. B. Dacron, Teflon) ersetzt.
- **Mittlere und kleine Arterien** werden durch **autologe Venen** ersetzt **(Abb. 42.21)**, in der Regel durch die V. saphena magna, da dies bessere Langzeitergebnisse erzielt als alloplastisches Material.

Eine Besonderheit ist der **extraanatomische Bypass**. Bei einer Infektion im anatomischen Gefäßbett oder bei einem Gefäßverschluss durch einen inoperablen Tumor muss zur Überbrückung eine

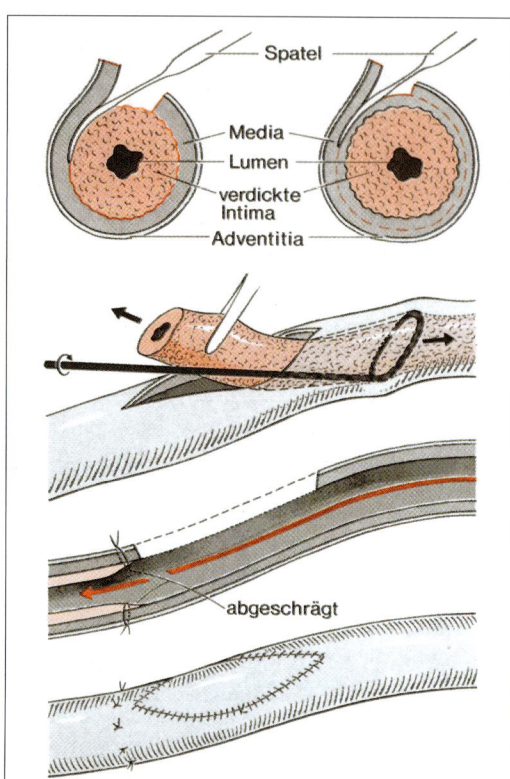

Abb. 42.20 Thrombendarteriektomie (TEA)

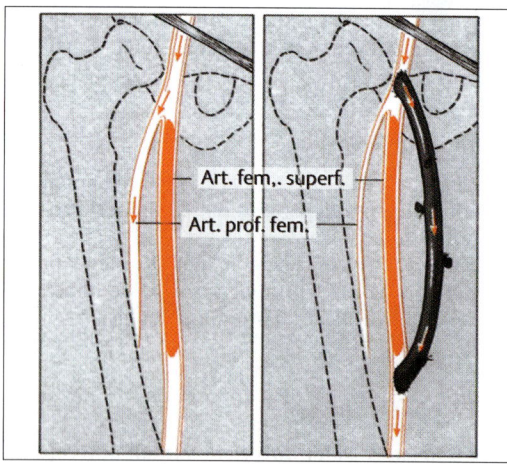

Abb. 42.21 Gefäßtransplantation bei Stenose der A. profunda femoris: links präoperativer Befund, rechts femorofemoraler Venenbypass

extraanatomische Route gewählt werden (z. B. axillofemoraler Bypass bei inoperablem Tumor im kleinen Becken).

42.8 Erkrankungen der Venen

Die wichtigsten Venenerkrankungen sind:
- Entzündungen
- Thrombose
- Klappeninsuffizienz mit Varikose (Bildung von Varizen = Krampfadern).

42.8.1 Oberflächliche Thrombophlebitis

Allgemeines
Ursache: Lokale Schädigung der Venenwand aufgrund exogener oder endogener Keimverschleppung (infektiöse Form) oder aufgrund chemischer Intimareizung (aseptische Form) durch Infusionslösung, Medikamente oder Kunststoffmaterial. Begünstigende Faktoren sind Pankreatitis, Hyperkoagulopathie, Varikose (ausgedehnte Krampfaderbildung) und Einnahme von Ovulationshemmern.
Klinik: Schmerzhafte Rötung und Schwellung des paravasalen Gewebes mit derbem druckempfindlichem Venenstrang. Subfebrile Temperaturen möglich.
Diagnostik: Phlebographie, Venen-Doppler-Sonographie.
Therapie:
- **lokal:** Umschläge, Heparinsalbe, elastischer Kompressionsverband
- **systemisch:** Antiphlogistika, evtl. Analgetika, Mobilisation!
Prognose: Gut, in der Regel Ausheilung mit Verödung der betroffenen Venenabschnitte.

Sonderformen

Abszedierende Thrombophlebitis
Lokale eitrige Einschmelzung, oft mit Schüttelfrost einhergehend.
Therapie: Inzision, Antibiotika.

Thrombophlebitis migrans (saltans)
Häufig in Verbindung mit anderen Krankheiten (bösartigen Tumoren, Allergien, Autoimmunerkrankungen, rezidivierenden Infekten).
Klinik: Multilokulär, sprunghaft, schubweise, und/oder rezidivierend auftretende Thrombophlebitis.
Therapie:
- **lokal:** s. oberflächliche Thrombophlebitis
- **systemisch:** Fokussuche und -behandlung, symptomatisch Antiphlogistika (evtl. Kortison).

Varikophlebitis
Klinik: In der Regel auf einen Varixknoten (s. u.) beschränkter, sehr schmerzhafte Entzündung.
Therapie: Stichinzision in den thrombosierten Varixknoten, Entleerung der Thromben durch Expression, Crossektomie oder Stammvenenexhairese. Achtung: Flottierenden Thrombus in der V. femoralis ausschließen, ggf. gleichzeitig entfernen.

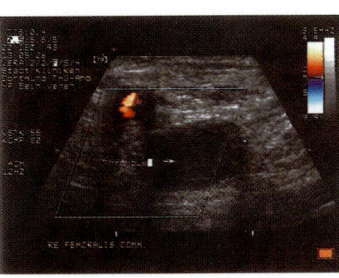

Abb. 42.22
Ultraschallbefund bei frischer Thrombose der rechten V. femoralis communis: kein Farbsignal, Vene lässt sich nicht komprimieren, schwache Binnenechos

42.8.2 Phlebothrombose

Kompletter oder inkompletter thrombotischer Verschluss einer oder mehrerer großer Leitvenen der oberen oder unteren Extremitäten, meist im Becken- und Beinbereich, mit Gefahr der Lungenembolie.

Allgemeines
Pathogenese: **Virchow-Trias:** Endothelläsion, Hyperkoagulopathie und Verlangsamung der Strömungsgeschwindigkeit des Blutes.
Klinik: Leichter Spontan- und Druckschmerz der betroffenen Extremität, meist nur Schweregefühl. Schwellung der Extremität infolge der venösen Stauung, Umfangsdifferenz, lokale Druckempfindlichkeit, Seitendifferenz hinsichtlich Hauttemperatur, gestaute oberflächliche Venen.
Diagnostik:
- *Anamnese:* Trauma, Operation, Tumor, Immobilisation, Hormontherapie (Antikonzeptiva), Nikotinabusus?
- *Untersuchung:*
  - **Lowenberg-Zeichen:** Manschettendruck zwischen 60 und 120 mmHg schmerzhaft auf betroffener Seite
  - **Homans-Zeichen:** Wadenschmerz bei Dorsalflexion des Sprunggelenkes
  - **Payr-Zeichen:** Druckschmerz im Verlauf der Vena saphena magna
  - **Umfangsmessung:** Eine Umfangsdifferenz von mehr als 1 cm ist als pathologisch zu betrachten.
- Labor:
  - Bestimmung der **D-Dimere:** Ein fehlender Nachweis von Dimeren schließt eine Thrombose mit hoher Wahrscheinlichkeit aus.
  - **Gerinnungsparameter:** angeborener Faktorenmangel?
- Bildgebende Verfahren:
  - *Farbkodierte Duplexsonographie* (Abb. 42.22): Wichtigste diagnostische Methode, mit hoher Sensitivität und Spezifität. Sie erlaubt neben dem Nachweis des Thrombus – u. a. flottierender, emboliegefährdeter Thromben – auch eine Aus-

sage über Ausdehnung, Alter der Thrombose, Wandadhärenz und Klappenzustand.
- *Doppler-Sonographie*
- *Phlebographie*
- *CT:* Zum Nachweis von Kavathrombose, Lungenembolie.

Differenzialdiagnose: Alle Erkrankungen, die mit lokalen Schwellungen einhergehen (Lymphödem, Erysipel, Trauma, postthrombotisches Syndrom).
Therapie: Richtet sich nach Lokalisation, Ausdehnung und Alter der Thrombose sowie Alter, Allgemeinzustand und Begleiterkrankungen des Patienten.
- **operativ:** Eine Operationsindikation besteht nur bei frischen Thrombosen (maximal 7 Tage alt), deszendierender Ausbreitungsform und gutem Allgemeinzustand des Patienten.
- **Lysetherapie:** indiziert bei frischen (maximal 14 Tage alten) aszendierenden Thrombosen. Kontraindiziert bei unkontrollierter Hypertonie, hämorrhagischer Diathese (s. Kap. 3.10), Aortenaneurysma, floridem Ulkus, Endokarditis, Perikarditis, Sepsis, Ösophagusvarizen, Gravidität, Z. n. arterieller Punktion, innerer Blutung, Operation, Apoplex oder Trauma.
- **konservativ:** bei allen übrigen Thrombosen:
  - Kompressionsverband
  - Immobilisation, wenn der Patient zum Zeitpunkt der Diagnosestellung bereits immobilisiert war und bei flottierenden, emboliegefährdeten Thromben
  - Mobilisation mit Kompressionsverband bei bislang mobilem Patienten
  - gewichtsadaptierte i. v.-Applikation von unfraktioniertem oder fraktioniertem (niedermolekularem) Heparin
  - anschließend orale Antikoagulanzientherapie (Marcumar®) für 6 – 12 Wochen.

Komplikation: Langfristig kommt es häufig zu einer chronisch venösen Insuffizienz im Sinne eines **postthrombotischen Syndroms** (PTS) und in 5 – 10 % der

Fälle zu **Lungenembolien** (bei rezidivierenden Lungenembolien Implantation eines Kava-Schirmes).

Sonderformen der Phlebothrombose

Armvenenstau (Paget-von-Schroetter-Syndrom)
Ursache: Akute Thrombose der V. subclavia und/oder V. axillaris auf der Basis chronischer Schädigungen (Schultergürtelsyndrom, Halsrippe, Aneurysma der A. subclavia, Überanstrengung bei Tennis und Kegeln), infolge peripher-zentraler Venenkatheter (über V. basilica) oder der Einnahme von Ovulationshemmern (insbesondere in Kombination mit Rauchen bei Frauen über 40).
Klinik: Akut auftretende Schmerzen und Schwellung mit livider Verfärbung des betroffenen Armes, Verstärkung bei Belastung.
Diagnostik: Sonographie, Phlebographie.
Therapie: Fibrinolyse zeigt bessere Ergebnisse als operative Thrombektomie (s. u.). Behandlung der Ursache: Entfernung der Halsrippe, des Subklavia-Aneurysmas usw.

Phlegmasia caerulea (coerulea) dolens
Foudroyant verlaufende Thrombose des gesamten Querschnittes der Extremität mit Kompression der Lymphgefäße. Der erhöhte Gewebsdruck kann zu Sistieren der kapillären Zirkulation und damit des arteriellen Zustroms führen.
Klinik und Diagnostik: Schmerz, kalte livide Haut mit Venenstauung, Schwellung, Hautblutungen, Zeichen der zunehmenden Ischämie mit Ausbildung von Nekrose bzw. Gangrän (oft hypovolämischer Schockzustand). Die Kombination der Zeichen einer akuten venösen und arteriellen Durchblutungsstörung sichert in der Regel die Diagnose.
Therapie: Operative venöse Thrombektomie **(Abb. 42.23)**. Fibrinolyse hier nur 2. Wahl!
Prognose: Schlecht, Letalitätsrate 22 – 40%. Häufig ausgedehnte Amputation notwendig.

42.8.3 Varikose

Vorliegen zahlreicher Varizen, d. h. knotenförmig (Varix = der Knoten) oder sackartig erweiterter, oft geschlängelter, oberflächlicher Venen.
Pathogenese: Der Rückstrom des Blutes zum Herzen wird an den unteren Extremitäten im tiefen Venensystem mittels dreier Mechanismen gefördert:
1. Die **Venenklappen** bestimmen die Richtung des Blutflusses auch gegen die Schwerkraft.
2. Die kontrahierende **Beinmuskulatur** wirkt durch Kompression auf die Gefäßscheide als Pumpe.

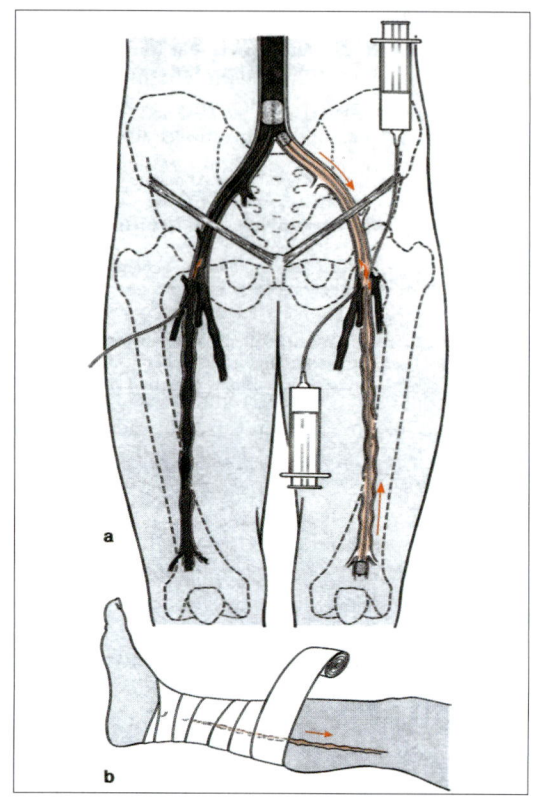

Abb. 42.23 a,b Venöse Thrombektomie:
a Platzierung der Ballonkatheter
b Auswickeln von distal

3. In Ruhe wird die **Pulswelle** der Arterie auf die Begleitvenen übertragen.
Der 2. und der 3. Mechanismus entfallen beim oberflächlichen Venensystem, d. h. den epifaszial und subkutan verlaufenden Venen (Vv. saphena magna et parva).
Oberflächliches und tiefes System sind durch die **Venae communicantes** (Verbindungsvenen) bzw. **Venae perforantes** (perforierende oder Perforansvenen) verbunden. Die Klappen in den Venae perforantes sind so gerichtet, dass das Blut normalerweise in Richtung der tiefen Venen strömt. Die **wichtigsten Perforansvenen** sind die **Dodd-** und die **Cockett-Gruppe** sowie die **Boyd-Vene (Abb. 42.24)**. Die Cockett-Gruppe besteht aus drei Perforansvenen, die in ca. 7, 14 und 18 cm Entfernung von der Fußsohle lokalisiert sind.
Die **primäre Varikose** entsteht aufgrund einer **angeborenen Bindegewebsschwäche**, die direkt oder über eine Erweiterung der Gefäßwand zur Klappeninsuffizienz führt. Begünstigende Faktoren

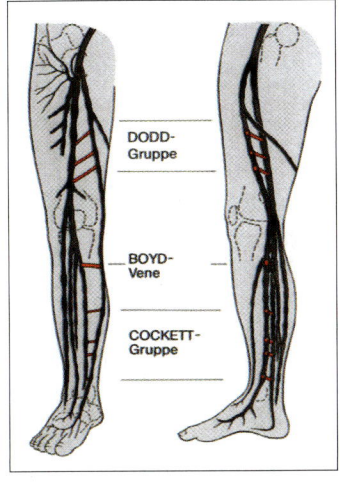

Abb. 42.24
Die wichtigsten
Venae perforantes

sind Stehberufe (hydrostatisch), Schwangerschaft (hormonell), Übergewicht und externe Kompression (z. B. Strumpfbänder).

Die **sekundäre Varikose** entsteht bei **Abflussbehinderung im tiefen Venensystem** (postthrombotisches Syndrom) als kompensatorischer Kollateralkreislauf. Extremform mit massiv gestauter unterer Körperhälfte bei Kavakompressionssyndrom, z. B. bei großen retroperitonealen Tumoren.

Klinik: Schweregefühl („Dickwerden") in den Beinen nach statischer Belastung, krampfartige Schmerzen in der Wadenmuskulatur (häufig nachts). Im Spätstadium chronisch venöse Insuffizienz (Tab. 42.1).

Diagnostik:

■ *Klinische Untersuchung:* Inspektion, Palpation. Klinische Tests sind im Vergleich zu bildgebenden Verfahren (s. u.) nur noch von untergeordneter Bedeutung, weil Fehlinterpretationen möglich sind:

▪ **Trendelenburg-Test** (Abb. 42.25): Nachweis einer Klappeninsuffizienz der Stammvene (V. saphena magna oder parva)

▪ **Pratt-Test:** Nachweis insuffizienter Perforansvenen: Nach Ausstreichen des Beines im Liegen Anlegen eines Tourniquets subinguinal (Abriegelung der oberflächlichen Venen) und zweier elastischen Binden, so dass zwischen Fuß und Leiste ein Areal einer Perforansvene von ca. 5–10 cm Breite frei bleibt. Füllt sich hier eine Varize, nachdem der Patient aufgestanden ist, ist der Test positiv.

▪ **Perthes-Test** (Abb. 42.26): Nachweis eines Verschlusses der tiefen Begleitvenen (durch Volumenzunahme der Varizen).

■ *farbkodierte Duplexsonographie:* Sie ist wichtigste Verfahren zum Nachweis der Crosseninsuffizienz,

zum Nachweis und zur Graduierung der Stammveneninsuffizienz (Tab. 42.2), zur Perforanslokalisation und zur Prüfung des tiefen Venensystems.

Tabelle 42.1 Stadien und Symptome der chronisch venösen Insuffizienz

Grad der chronisch venösen Insuffizienz	Symptome	Kompressionsklasse bei Stützstrümpfen
I	Knöchelödeme, Unterschenkelödeme, Schweregefühl, Spannungsgefühl, Corona phlebectatica paraplantaris	2
II	dystrophische Hautveränderungen: Siderosklerose, Purpura jauna d'ocre, Atrophie blanche, Pachydermie, Akrodermatis, Hypodermitis	2/3
III	florides oder abgeheiltes Ulcus cruris	3

Tabelle 42.2 Einteilung der Stammveneninsuffizienz der V. saphena magna nach Hach

Stadium I	Crosseninsuffizienz
Stadium II	Oberschenkel
Stadium III	Proximaler Unterschenkel
Stadium IV	Distaler Unterschenkel

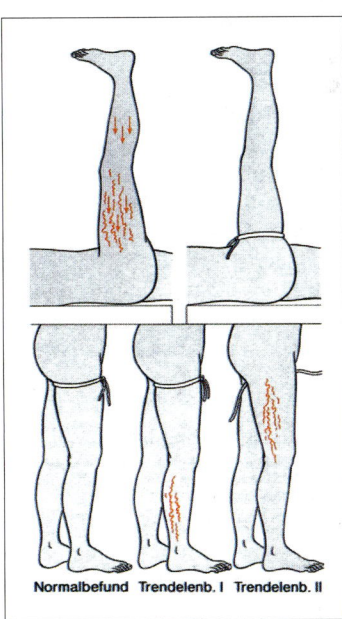

Normalbefund Trendelenb. I Trendelenb. II

Abb. 42.25
Trendelenburg-Test

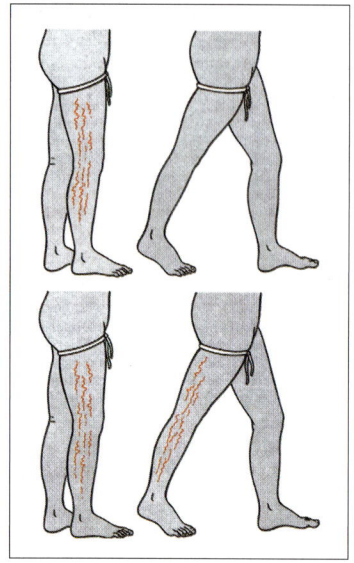

Abb. 42.26
Perthes-Test

- *aszendierende Plebographie:* Goldstandard der phlebologischen Diagnostik.

Therapie:

- bei **primärer Varikose**:

  - **konservativ:** im Frühstadium und bei leichten Fällen Kompressionsbehandlung (elastische Binde oder Kompressionsstrümpfe **(s. Tab. 42.1)**.

  - **Sklerosierung:** bei kleinen Varizen, Rest-, „Rezidiv"- oder Besenreiservarizen. Rezidivquote in 5 Jahren 40–80 %.

  - **operativ:** stadienabhängig. Entfernung der Stammvenen nur im insuffizienten Bereich: Freilegung der V. saphena magna an der Einmündungsstelle in die V. femoralis (Crosse) und Abtrennung. Ligatur aller hier einmündenden Venenäste. Freilegung der V. saphena magna vor dem Innenknöchel. Einführen einer Sonde, wenn möglich über die gesamte Länge der V. saphena magna. Aufsuchen aller insuffizienten Vv. perforantes durch gesonderte Inzisionen, Durchtrennung und Umstechungsligatur am Durchtritt durch die Faszie. Alternativ ist eine subfasziale endoskopische Dissektion der Perforansvenen über eine einzelne Inzision am Unterschenkel möglich (ESDP). Exhairese der einzelnen oberflächlichen Venenkonvolute, ebenfalls durch Extrainzisionen, anschließend „Strippen" (Herausziehen der V. saphena magna in toto mittels der Sonde. Hautnaht. Kompressionsverband für 6–8 Wochen. Rezidivquote in 10 Jahren unter 5 %.

- bei **sekundärer Varikose:** Eine Entfernung der Varizen ist nur indiziert, wenn das tiefe System wie-

der durchgängig ist. Die Rekonstruktion der tiefen Beinvenen befindet sich noch im experimentellen Stadium.

> Varizenchirurgie nur bei durchgängigem tiefem Venensystem!

42.9 Erkrankungen der Lymphgefäße

Aufgabe des Lymphsystems ist die Drainage der Lymphe, einer proteinreichen Flüssigkeit, die mit Partikeln, z. B. Bakterien, Fremdkörpern, Tumorzellen, durchsetzt ist und Hormone und Enzyme führt.

42.9.1 Akute Lymphangitis und Lymphadenitis

Lymphogene Ausbreitung einer akralen Infektion, in der Regel oberflächlich.

Ursachen: Panaritium, Furunkel, Phlegmone, Abszess.

Klinik: Lymphangitis („Blutvergiftung"): „roter Streifen" = geröteter, druckschmerzhafter, subkutan liegender Strang mit schmerzhafter Infiltration des umgebenden Gewebes. Erreicht die Entzündung die regionären Lymphknoten, schwellen diese an (Lymphadenitis).

Therapie:

- **lokal:** Eröffnung des Ausgangsherdes der Infektion, Ruhigstellung, feuchte Verbände
- **systemisch:** Antipyretika, Antiphlogistika, Antibiotika
- abszedierende Lymphknoten breit eröffnen.

Prognose: Typischerweise Ausheilung mit Obliteration des betroffenen Lymphweges, daher können rezidivierende Lymphangitiden zum sekundären Lymphödem (s. u.) führen.

42.9.2 Lymphödem

Obstruktion von Lymphgefäßen mit Ausbildung eines Ödems.

Primäres Lymphödem

Meist einseitiges Lymphödem, das vorwiegend in der Pubertät (Beginn zwischen 15. und 20. Lebensjahr) bei Frauen auftritt. Zugrunde liegt eine Hypo- oder Aplasie der subkutanen Lymphbahnen. Man unterscheidet eine familiäre, kongenitale Form (Nonne-Milroy-Syndrom), und eine familiäre, nichtkongenitale Form (Meige-Syndrom).

Sekundäres Lymphödem

Ursache: Rezidivierende Lymphangitiden (z. B. Erysipel, Malaria, Tuberkulose, Pilzinfektionen), Operationen (besonders in der Leistenregion und Ausräumung der Axillarregion beim Mammakarzinom), Bestrahlung, selten auch Trauma, dann meist als lokale entzündliche Lymphzyste.

Klinik: Auftreten meist in der 4. Lebensdekade, Männer und Frauen sind etwa gleich häufig betroffen.

Anfangs nur einseitiges Schwere- und/oder Spannungsgefühl mit Umfangsdifferenz bei weichem, eindrückbarem, aber keine Dellen zurücklassendem Ödem (das kardiale Ödem als Differenzialdiagnose tritt beidseits auf und bildet Dellen). Über Jahre stetige Zunahme und Verhärtung des Ödems bei weißer, gespannter Haut bis zur grotesken Unförmigkeit der betroffenen Extremität (Elephantiasis).

Therapie: Wenn möglich kausal, z. B. bei Herzinsuffizienz.

- **konservativ:** Lymphdrainage durch Hochlagern, Kompressionsverbände, pneumatische Massagen
- **operativ** nur in fortgeschrittenen Stadien:
  - Exzision von Subkutis und Faszie (Verkleinerung des subkutanen Ödemgebietes, Operation nach De Gaetano oder nach Charles)
  - Drainage des oberflächlichen Lymphstromes in die Muskelschichten und somit in die tiefen Lymphbahnen (Operation nach Thompson).

42.10 Operationsatlas: Gefäßoperationen[1]

42.10.1 Profunda-Plastik (A.-profunda-femoris-Plastik)

Präoperatives Vorgehen
- *Diagnostik:* Angiographie (auch Beckenetage), Duplexsonographie, Verschlussdrücke.
- *Indikation:* Im Rahmen von Eingriffen an der A. iliaca, bei Verschluss der A. femoralis superficialis, bei Abgangsstenose der A. profunda femoris mit ausreichendem „run-in" und „run-off" (offenes Empfängersegment).
- *Aufklärungspflichtige Operationsrisiken:* Blutung, Rezidivstenose, Nervenläsion, Embolien (Amputation), ischämischer Schaden.

- *Vorbereitung:* Konservative Therapie (krankengymnastisches Gefäßtraining). 3 EK.

Operationstechniken
Profunda-Plastik (Abb. 42.27 – 42.30).

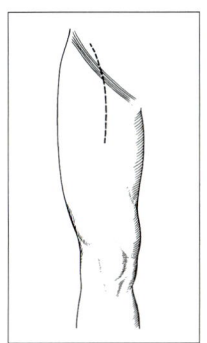

Abb. 42.27 Schnittführung

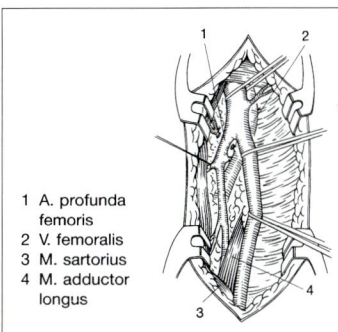

1 A. profunda femoris
2 V. femoralis
3 M. sartorius
4 M. adductor longus

Abb. 42.28 Darstellung des Abganges der A. profunda femoris, Anzügeln der Gefäße

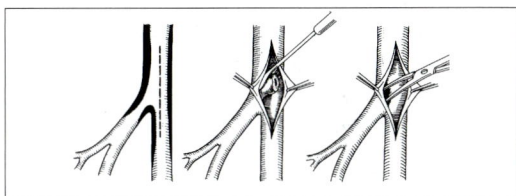

Abb. 42.29 Eröffnen der A. femoralis communis am Abgang der Profunda, Endarteriektomie und anschließend Erweiterung durch Venenpatch

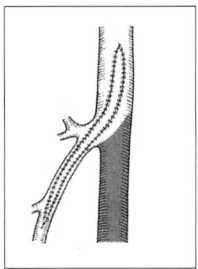

Abb. 42.30 Auch längerstreckige Stenosen können mittels Venenstreifens beseitigt werden

---

[1] Abbildungen aus K. Kremer, V. Schumpelick, G. Hierholzer (Hrsg.): Chirurgische Operationen. Atlas für die Praxis. Thieme, Stuttgart – New York 1992.

Postoperatives Vorgehen
- Engmaschige Kreislaufkontrolle.
- Vollständige Mobilisation am 1. postoperativen Tag.
- Antikoagulation mit niedermolekularem Heparin, nach 3 Tagen Umstellung auf Acetylsalicylsäure.
- *Entfernen von Drainagen u. ä.:* Redon 2. Tag. Klammern 12. Tag.
- *Kostaufbau:* Trinken nach 8 Stunden nach Intubationsnarkose, sonst sofort, anschließend Vollkost.

42.10.2 Operation bei Bauchaortenaneurysma

Präoperatives Vorgehen
- *Diagnostik:* Sonographie, Angiographie (nach kranial bis Nierenarterien, nach kaudal bis Oberschenkel = Empfängersegment), CT-Abdomen.
- *Indikation:* Sofern symptomatisch und Durchmesser > 5 – 6 cm unter Berücksichtigung der Operabilität.
- *Aufklärungspflichtige Operationsrisiken:* Myokardinfarkt 2 – 15 %, pulmonale Komplikationen 40 %, Paraplegie 0,25 %, Amputationen 2 %, Ischämie des linken Kolons 1 – 2 %, Impotenz 13 %, ischämische Rückenmarkschäden ca. 10 %, Transfusionen, akutes Nierenversagen.
- *Vorbereitung:* Darmvorbereitung mit abführenden Maßnahmen, Bereitstellung und Kreuzung von 5 EK.

Operationstechniken
- Rohr-Prothese **(Abb. 42.31 – 42.35)** unter Verwendung eines Cell-Savers
- Y-Prothese **(Abb. 42.31 – 42.35)** unter Verwendung eines Cell-Savers.

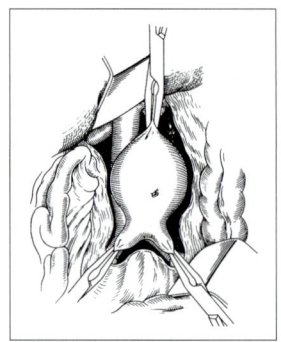

Abb. 42.32 Darstellung des Aneurysmas, Ligatur der A. mesenterica inferior (Cave: Kolonnekrose!), Abklemmen der Aorta nach proximal und distal

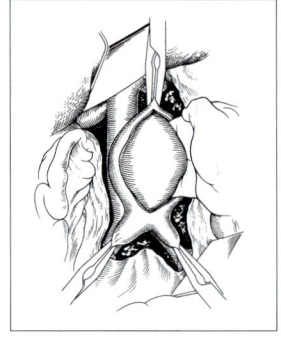

Abb. 42.33 Nach Inzision der Vorderwand Thrombektomie und Umstechung der Lumbalarterien vom Lumen aus

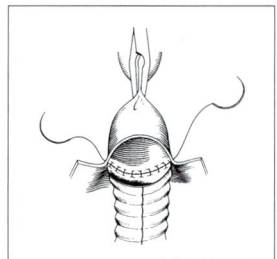

Abb. 42.34 Einpassen einer Dacronvelourprothese und proximale End-zu-End-Anastomose auf der Aneurysmahinterwand. Die Prothese ist je nach Aneurysmaausdehnung ein Rohr oder Y-förmig

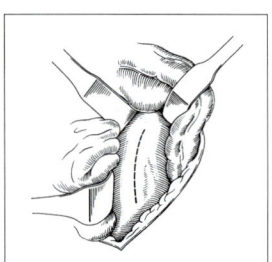

Abb. 42.31 Spaltung des Retroperitoneums nach Hochschlagen des Querkolons

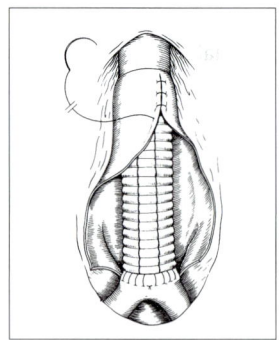

Abb. 42.35 Nach Fertigstellung der distalen Anastomose wird der Aneurysmasack über der Prothese vernäht

Postoperatives Vorgehen
- *Kontrollen:* Engmaschige Kontrolle des Kreislaufs und der peripheren Durchblutung.
- Vollständige Mobilisation am 1. postoperativen Tag.
- Antikoagulation mit niedermolekularem Heparin.
- *Kostaufbau:* Bei Peristaltik.
- *Entfernen von Drainagen u. ä.:* Redon-Drainage 2.–4. Tag, Klammern 12. Tag.

42.10.3 Varizen-Operation

Präoperatives Vorgehen
- *Diagnostik:* Duplexsonographie und Phlebographie, Nachweis eines durchgängigen tiefen Venensystems.
- *Indikation:* Stammveneninsuffizienz, insuffiziente Perforansvenen.
- *Aufklärungspflichtige Operationsrisiken:* Rezidiv, Thrombose, Sensibilitätsstörungen, Serom, postoperativ für 6–8 Wochen Kompressionsstrümpfe erforderlich.
- *Vorbereitung:* Präoperative Anzeichnung der Varizen und Perforansvenen.

Operationstechniken
- Varizenstripping **(Abb. 42.36 – 42.39)**
- Crossektomie **(Abb. 42.40)**
- Perforansligatur
- Endoskopische Perforansvenenligatur (ESDP).

Postoperatives Vorgehen
- Kompressionsverband auf dem Operationstisch anlegen
- Mobilisation am Operationstag
- Low-dose-Heparinisierung
- Entfernung des Nahtmaterials zwischen 8. und 10. postoperativen Tag.

I. Stripping der V. saphena magna

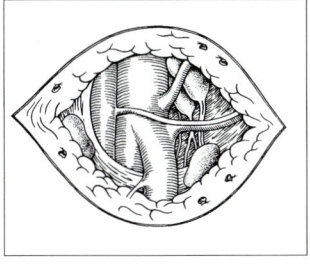

Abb. 42.36 Darstellung der Einmündungsstelle der V. saphena magna in die V. femoralis communis. Ligatur des Venensterns (Seitenäste der proximalen V. femoralis communis)

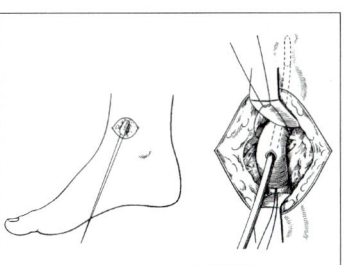

Abb. 42.37 Aufsuchen der distalen V. saphena magna kurz oberhalb des Innenknöchels. Einführen eines Venenstrippers von distal nach proximal

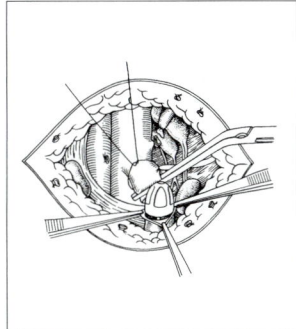

Abb. 42.38 Gelangt der Venenstripper bis nach proximal (oft mit Zwischeninzisionen und mehreren Sonden), wird dort die V. saphena magna ligiert und durchtrennt. Anschließend Aufsetzen des Sondenkopfes am distalen Ende, Extraktion der Vene von distal nach proximal

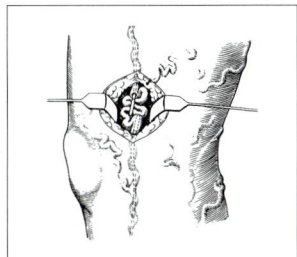

Abb. 42.39 Präoperativ markierte Seitenäste werden von zusätzlichen Inzisionen aus entfernt

II. Crossektomie

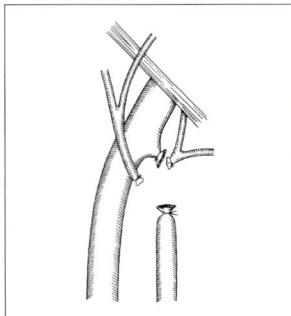

Abb. 42.40 Bei isolierter Mündungsklappeninsuffizienz reicht gelegentlich die Crossektomie, d. h. die Ligatur aller in den Venenstern einmündenden Gefäße inklusive der V. saphena magna

■■I Merken

- Nur die klinische Untersuchung mit Funktionsprüfungen gibt Aufschluss über die funktionelle Wertigkeit einer Gefäßläsion.
- Angiographie zeigt Lokalisation der Gefäßläsion an, nicht die funktionelle Wertigkeit
- Gefäßverletzung: Kompression! Kein Abbinden mittels Tourniquet, kein Hoch- oder Tieflagern, kein Kühlen oder Wärmen!
- Dissektion der thorakalen Aorta: Mediastinalverbreiterung
- Arterieller Verschluss: Je akuter, desto schlechter der Kollateralkreislauf, desto gravierender die Symptomatik und dringlicher die Therapie!
- Akuter arterieller Verschluss: 90 % kardiale, 10 % extrakardiale Ursachen
- Arterielle Embolie: notfallmäßige Embolektomie mittels Ballonkatheter nach Fogarty, bei eindeutiger Klinik ohne Angiographie
- Angina abdominalis: intermittierende postprandiale Schmerzen, Gewichtsverlust, krampfartige, über Jahre progrediente Bauchschmerzen
- Operationsindikation bei Aneurysma: Durchmesser > 5 cm. Bei elektiver Operation eines Bauchaortenaneurysmas geringe Komplikationsrate. Zunehmende Anwendung endovaskulärer Stentprothesen, jedoch hohe Spätkomplikationsrate (Leak).
- Das Aneurysma dissecans betrifft zu 95 % die thorakale Aorta.
- Phlebothrombose: meist konservative Therapie.
- Varizenchirurgie nur bei durchgängigem tiefem Venensystem!

43 Haut

Die Haut befindet sich im Grenzgebiet der Zuständigkeit von Dermatologen und Chirurgen. Im Rahmen eines chirurgischen Lehrbuchs sollen nur einige charakteristische Veränderungen erwähnt sein, die auch in der Chirurgie von klinischer Bedeutung sind.

43.1 Entzündungen

43.1.1 Furunkel

Eitrige, abszedierende Haarbalgentzündung, die die anatomischen Grenzen des Follikels überschreitet (s. Abb. 7.8). Auftreten nur im Bereich des behaarten Integuments.
Ursache und Pathogenese: Auslöser sind Staphylokokken. Vermehrtes Auftreten bei Diabetes und Abwehrschwäche.
Therapie: Konservativ (Antibiotikaprophylaxe, antiseptische Verbände) bis zur Reife der Nekrose (gelb), dann Eröffnung mit der Pinzette oder dem Skalpell. Kein Ausdrücken wegen der Gefahr der Erregerverschleppung!

> Furunkel: Nicht ausdrücken!

Bei generalisierter Furunkulose strenge Überwachung der Körperhygiene, Hexachlorophenbäder, aseptische Verbände, Antibiotika nach Resistenztestung, γ-Globuline, Autovakzine.

43.1.2 Karbunkel

Abszedierende Entzündung mehrerer benachbarter Follikel, meist im Nacken (s. Abb. 7.9) und am Rücken gelegen. Bevorzugt bei Diabetikern.
Klinik: Fieber, Schüttelfrost, stark schmerzhafte fluktuierende Schwellung.
Therapie: Exzision mit dem elektrischen Messer bis auf die Faszie. Einstellung des Diabetes.

43.1.3 Schweißdrüsenabszess

Eitrige Gewebseinschmelzung einer großen apokrinen Schweißdrüse, die auf die Umgebung übergreift. Meist im Bereich der Achselhöhle, seltener im Genitalbereich.
Ursache: Staphylokokken, selten Streptokokken.
Klinik: Schmerz, Schwellung, Überwärmung, tastbare Resistenz und Rötung in der Achselhöhle.

Therapie: Konservativ mit antiseptischen Salbenverbänden bis zur Fluktuation, dann operative Spaltung und Ausräumung.
Prognose: Rezidivgefahr.

43.2 Tumorartige Veränderungen und Tumoren

43.2.1 Zysten

Epithelzyste
Traumatisch verschleppte Epidermiszellen in der Subkutis.
  Auftreten an Hautstellen mit starker mechanischer Exposition der Epidermis, z. B. der Hohlhand bei Steinarbeitern, Metallhandwerkern.
Klinik: Schmerzhafter zystischer Knoten an der Palmarseite der Finger oder der Fußsohle.
Therapie: Exzision.

Atherom
Retentionszyste der Talgdrüsen, auch als Grützbeutel bezeichnet. Enthält Epidermiszellen, Fett, Cholesterin und Horn. Hauptmanifestationsorte sind die Kopfhaut und das Gesicht (Abb. 43.1)
Klinik: Teigige, bis pflaumengroße, nicht druckschmerzhafte Schwellung. Bei Infektion Umgebungsreaktion mit zum Teil beträchtlicher Irritation.
Therapie: Vollständige Exzision ohne Eröffnung der Kapsel, da bei Belassung von Kapselresten Rezidivgefahr. Bei Infektion Nachbargewebe mitentfernen.

> Blandes Atherom: Vollständig exzidieren!

Dermoidzyste (Dermoid)
Kongenitaler, benigner Tumor, der durch verlagerte Hautkeime (fetale Einstülpung, d. h. Doppelmissbil-

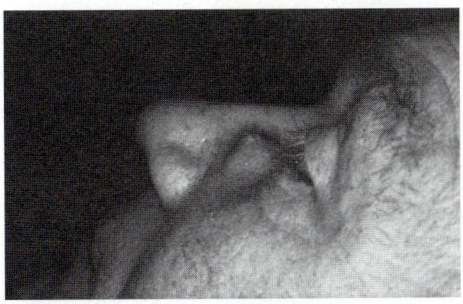

Abb. 43.1 Infiziertes Atherom des Gesichts

dung des äußeren Keimblattes) entsteht (reifes Teratom). Er kann Haut- und Anhangsgebilde wie Talgdrüsen und Haare enthalten. Hauptmanifestation an embryonalen Nahtstellen (Auge, Nase, Stirn), aber auch im Mediastinum und Abdomen.
Klinik: Meist asymptomatischer Tumor. Er kann allerdings durch Druckwirkung zur Knochenarrosion führen. Eine Dermoidzyste am Kopf erfordert daher eine Röntgenuntersuchung des Schädels (DD: Osteom, Meningeom).
Therapie: Operative Exzision.

Warze
Virusbedingte Hyperkeratose der Epidermis.
Therapie: Exzision, Exkochleation, Ätzung mit Argentum nitricum („Höllenstein") oder elektrische Verschorfung.
Prognose: Gut, allerdings Rezidivneigung.

Clavus
Diese auch als „Hühnerauge" bezeichnete Hornhautschwiele entsteht durch Dauerdruck an den Streckseiten der Zehengelenke bei zu engem Schuhwerk.
Therapie: Aufweichen mit Salicylvaseline, danach ggf. chirurgische Abtragung, weites Schuhwerk oder Auspolsterung.

43.2.2 Benigne Tumoren

Lipom
Weiche Fettgewebsgeschwulst in der Subkutis mit bevorzugter Lokalisation an den Extremitäten (Abb. 43.2). Gelegentlich multiples Auftreten. Langsames Wachstum. Maligne Entartung möglich,

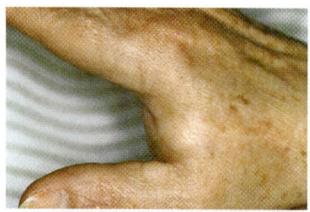

Abb. 43.2 Interdigitales Lipom (zwischen DI und DII) der rechten Hand

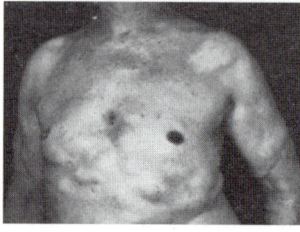

Abb. 43.3 Generalisierte Lipomatose des Körperstammes und der Extremitäten

aber selten. Bei generalisierter Lipomatose (Abb. 43.3) mechanische Behinderung, vor allem im Bereich der Handgelenke und des Halses (Madelung-Deformität = Fetthals).
Therapie: Bei solitären Befunden Exzision mit Kapsel. Bei generalisiertem Auftreten Entfernung nur der mechanisch behindernden oder ästhetisch störenden Lipome.

Fibrom
Bindegewebiger Tumor in der Kutis oder Subkutis, der meist von der Faszie und von den Sehnen ausgeht. Gelegentlich als sog. Fibroma pendulans wie ein Hautanhang imponierend (Abb. 43.4).
Therapie: Exzision.

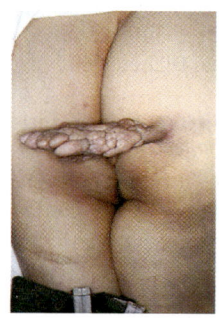

Abb. 43.4 Fibroma pendulans am Gesäß

Glomustumor
Vor allem an den Akren der Finger auftretender, ausgesprochen schmerzhafter neuromyo-angiomatöser Tumor. Häufig ist er zu klein, als dass er palpatorisch auszumachen wäre. Die histologische Sicherung gelingt erst nach der Exzision. Gelegentlich als bläulicher Tumor subkutan oder subungual zu vermuten.
Therapie: Exzision.

Neurofibromatose v. Recklinghausen
Hereditäre Erkrankung, die mit multiplen Neurofibromen der Haut und neuraler Tumoren des ZNS (z. B. Akustikusneurinom) einhergeht. Einzelne Neurofibrome können maligne entarten.
Klinik: Unterschiedlich große, z. T. pigmentierte, weiche bis derbe Knoten am ganzen Körper (Abb. 43.5), Café-au-lait-Flecken.
Therapie: Exzision der Neurofibrome nur bei V. a. maligne Entartung. Chirurgische Heilung nicht möglich.

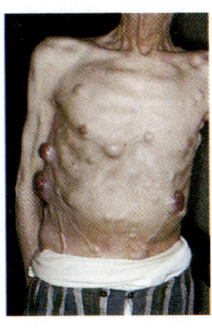

Abb. 43.5 Neurofibromatose v. Recklinghausen mit (z. T. entzündeten) generalisierten Neurofibromen des Rumpfes

Nävus (Nävuszell-Nävus)

Diese auch als Leberfleck bezeichneten pigmentierten Hauttumoren sind die häufigsten und zugleich auch bekanntesten Veränderungen der Haut. Die Differenzialdiagnose zum Melanom und das potentielle Entartungsrisiko machen sie darüber hinaus auch klinisch sehr bedeutsam.

Therapie: Bei kosmetischer Indikation oder druckexponierter Lage (Schulter, Fußsohlen, Gelenke) Exzision im Gesunden und histologische Diagnosesicherung. **Keine Probeexzision**!

Ein seit langem bekannter Nävus, der an Größe zunimmt, blutet, exulzeriert und perifokale Absiedlungen bildet, muss umgehend im Gesunden exzidiert und histologisch abgeklärt werden. Auch hierbei niemals Probeexzision!

> Nävus-Operation: Alles oder nichts!

43.2.3 Semimaligne und maligne Tumoren

Basaliom

Semimaligner, d. h. infiltrierender, aber nicht metastasierender, und langsam wachsender Tumor des Stratum basale der Haut. Typischer Alterskrebs. Bei Ulzeration als Ulcus rodens bezeichnet. Häufigster Manifestationsort nasolabial oder retroaurikulär (Abb. 43.6).

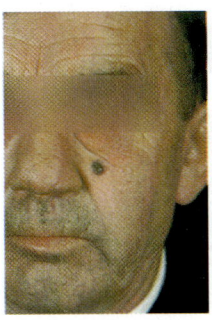

Abb. 43.6 Basaliom der linken Gesichtshälfte

Therapie: Exzision im Gesunden, ggf. mit plastischer Deckung.

Spinaliom

Dieses Karzinom geht vom Stratum spinosum der Haut aus und neigt zur lymphogenen Metastasierung. Bevorzugte Manifestationsorte sind die UV-Lichtexponierte Haut, Verbrennungsnarben sowie chronische Ulzera und Fisteln. Es gibt papilläre und primär ulzerierende Formen (Abb. 43.7).

Therapie: Exzision aller Hautschichten weit im Gesunden, Ausräumung der regionären Lymphknotenstationen (z. B. neck dissection), Nachbestrahlung.

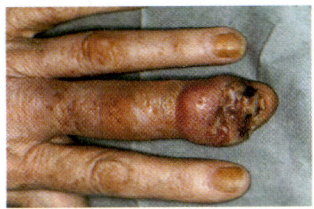

Abb. 43.7 Primär ulzerierendes Spinaliom des linken Mittelfingers

Malignes Melanom

Von den epidermalen Melanozyten ausgehendes Malignom. Tumor mit der weltweit am schnellsten zunehmenden Häufigkeit.

Morphologie: Unterschieden werden:

- das langsam wachsende **Lentigo-maligna-Melanom** (LMM)
- das **oberflächlich spreitende Melanom** (Abb. 43.8)
- die **noduläre Verlaufsform** mit primär knotigem infiltrativem Wachstum (Abb. 43.9, 43.10)
- das **akrolentiginöse Melanom** (Abb. 43.11).

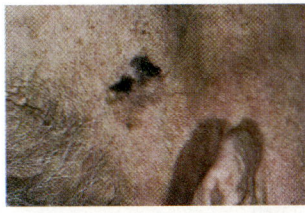

Abb. 43.8 Oberflächlich spreitendes Melanom

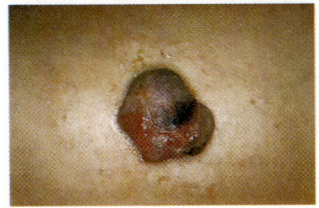

Abb. 43.9 Noduläres Melanom mit typischer perifokaler Depigmentierung

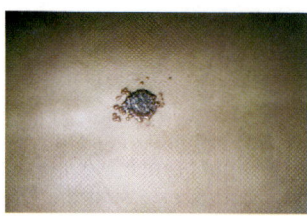

Abb. 43.10
Noduläres Melanom
mit typischen
Satellitenknoten

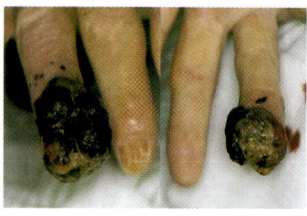

Abb. 43.11
Akrolentiginöses
Melanom mit Zer-
störung des Endglie-
des (links: Ansicht
von dorsal, rechts:
Ansicht von ventral)

Tabelle 43.1 TNM-Klassifikation des malignen Melanoms

T1	= Tumor nicht dicker als 0,75 mm und mit Infiltra-tion des Stratum papillare
T2	= Tumor hat eine Dicke von mehr als 0,75 mm, aber nicht mehr als 1,5 mm und/oder infiltriert bis zur Grenze zwischen Stratum papillare und Stratum reticulare
T3	= Tumor hat eine Dicke von mehr als 1,5 mm, aber nicht mehr als 4,0 mm und/oder infiltriert das Stratum reticulare
T3a	= Tumordicke > 1,5 mm, < 3,0 mm
T3b	= Tumordicke > 3,0 mm, < 4,0 mm
T4	= Tumor hat eine Dicke von mehr als 4,0 mm und/oder infiltriert die Subkutis und/oder Vorliegen von Satelliten im Umkreis von 2 cm vom Primärtumor
T4a	= Tumordicke > 4,0 mm und/oder Infiltration des Subkutis
T4b	= Satelliten im Umkreis von 2 cm vom Primärtumor
N0	= Keine regionären Lymphknotenmetastasen
N1	= Metastasen mit größter Ausdehnung ≤ 3 cm in irgendeinem regionären Lymphknoten
N2	= Metastasen mit größter Ausdehnung > 3 cm in irgendeinem regionären Lymphknoten und/oder In-transit-Metastasen
M0	= Keine Fernmetastasen
M1	= Fernmetastasen
M1a	= Befall von Haut, Subkutis oder Lymphknoten jen-seits der regionären Lymphknoten
M1b	= Viszerale Metastasen

Tabelle 43.2 Stadieneinteilung des malignen Melanoms nach Clark

Level I:	Innerhalb der Epidermis (oberhalb der Basalmembran)
Level II:	In den Papillarkörper reichend (Basalmembran durchbrochen)
Level III:	Den Papillarkörper ausfüllend
Level IV:	Bis in das Korium reichend
Level V:	Bis in das subkutane Fettgewebe reichend

Tabelle 43.3 Klinische Stadien des malignen Melanoms

Stadium I:	Primärtumor ohne Lymphknoten oder Fernmetastasen, Lokalrezidive (Ia) und Transit-Metastasen (Ib) werden zu Stadium I gerechnet
Stadium II:	Primärtumor mit regionalen Lymphknotenmetastasen
Stadium III:	Vorliegen von Fernmetastasen

Lokalisation: Bevorzugte Lokalisationen sind die Extremitäten und der Rumpf.
Stadieneinteilung: s. Tab. 43.1 – 43.3. Lymphknotenbefall im klinischen Stadium I 20 – 30 %, im Stadium
II bereits 80 %, in Stadium III generalisierte – pigmentierte oder amelanotische – Metastasen.
Klinik: Häufig zunächst als harmloser Nävus (Abb.
43.12, 43.13) imponierend, der durch Wachstum,
Entzündung, Juckreiz, Schmerz oder Nässen den
Verdacht auf ein Melanom aufkommen lässt. Mechanische Reizung bei bestehenden Nävi kann zur
malignen Entartung führen.

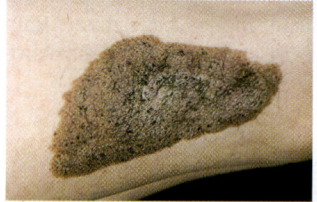

Abb. 43.12 Angebor-
ener Tierfellnävus

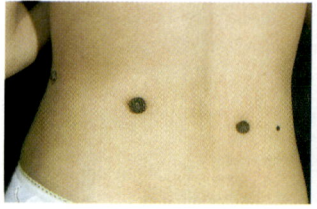

Abb. 43.13 Naevus
papillomatosus

Therapie: Exzision im Gesunden unter Mitnahme der regionären Lymphknotenstation. Die Sicherheitszone im Bereich der Haut sollte bei einer Tumordicke von mehr als 1 mm mindestens 3 cm betragen und bis zur Faszie reichen, bei einer Tumordicke von weniger als 1 mm wird ein Sicherheitsabstand von 0,5 – 2 cm für ausreichend gehalten. Plastische Deckung der Defekte!

■ **Stadium I:** lokale Exzision des Tumors, keine prophylaktische Lymphadenektomie bei Tumordicke unter 1 mm (bei Tumordicke > 1 mm umstritten). Bei Satelliten- und In-transit-Metastasen selektive Perfusion der betroffenen Extremität mit Melphalan in Hyperthermie.

■ **Stadium II:** chirurgische Entfernung der befallenen Lymphknoten

■ **Stadium III:** operative Reduktion der Tumormasse der Metastasen zur Erleichterung der Chemo-, Immuno- oder Strahlentherapie.

Bei Lymphknotenbefall und Organmetastasen Versuch der Chemotherapie mit Dimethyltrizenoimidazolcarboxamid (DTIC) sowie palliative Lymphknoten- und Metastasenentfernung zur Tumorverkleinerung oder Beseitigung vital bedrohlicher Komplikationen.

Prognose: Sie richtet sich nach dem Tumorstadium. Die 5-Jahres-Heilungsrate liegt zwischen 90 % (Stadium I) und 2 % (Stadium III). Die guten Ergebnisse bei rechtzeitiger Exzision rechtfertigen eine großzügige Indikationsstellung zur Exzision bei jedem V. a. Melanom.

> Allein die Frühdiagnose entscheidet über den Erfolg der Melanomtherapie!
> Nävus mit V. a. Melanom: Exzision im Gesunden und Histologie!

43.3 Erkrankungen der Hautanhangsgebilde (Nägel)

43.3.1 Unguis incarnatus

Der eingewachsene Nagel, meist im Bereich der Großzehe, ist eine häufige, bei unsachgemäßer Behandlung zu Rezidiven neigende Erkrankung.

Ursache: In Relation zum Nagelfalz zu breit angelegtes Nagelbett.

Klinik: Hartnäckige Paronychien (Nagelumlauf, s. Kap. 52.9.1) mit überschießendem Granulationsgewebe und Sekretion im Bereich des Nagelfalzes. Tiefe Taschenbildung möglich. Gelegentlich

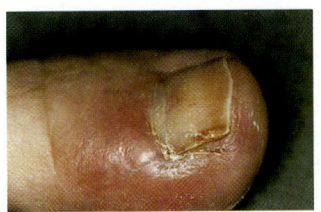

Abb. 43.14 Unguis incarnatus der linken Großzehe. Zustand nach Kocher-Emmert-Plastik

Schwellung des gesamten Endgliedes; der Nagel unterwandert dabei den Entzündungsherd.

Therapie: Im Stadium der akuten Entzündung lokal antiseptische Maßnahmen, z. B. Alkoholverbände, später kausale Therapie: Keilresektion von Nagel, Nagelfalz und vor allem Nagelbett (meist in Form einer ⅓- bis ¼-Resektion). Dadurch Anpassung der Nagelgröße an die Größe des Nagelfalzes **(Kocher-Emmert-Plastik)** (Abb. 43.14). Eine Alternative ist die chemische Obliteration von Teilen des Nagelbettes durch hochprozentige Phenollösung.

Konservative Maßnahmen (Fußpflege!) können die kausale Therapie nicht ersetzen, nur hinauszögern.

43.3.2 Subunguales Hämatom

Pathogenese: Blutergüsse unter den Nägeln sind Folge einer Quetschverletzung der Endglieder. Einrisse subungualer Gefäße führen zum Blutaustritt. Der schmale subunguale Raum limitiert die Ausdehnung, die Blutung kommt spontan durch Tamponade (Druck) zum Stillstand. Dies erklärt die starken Schmerzen.

Klinik: Sehr schmerzhafte Blutansammlung unter dem Nagel nach Endgliedquetschung (z. B. durch Hammerschlag, Autotür).

Therapie: Trepanation des Nagels zur Druckentlastung (Schutz des Nagelbettes, Schmerzlinderung) mit (2er) Einmalkanüle oder ausgeglühter Nadel. Nagel nicht entfernen! Der belassene Nagel dient dem Schutz des Nagelbettes und des nachwachsenden Nagels.

43.3.3 Subungualer Fremdkörper

Einspießung von Fremdkörpern (z. B. Holzsplitter) unter dem Nagel.

Klinik: Schmerzhafte Rötung und Schwellung des Endgliedes, häufig Fremdkörper im Zentrum der Rötung sichtbar (Farbkontrast!).

Therapie: Fremdkörperextraktion in Leitungsanästhesie (s. Kap. 1.3) nach Keilinzision des Nagels. Bei starker Infektion ist die Ablatio des gesamten

Nagels indiziert. Ruhigstellung, antiseptische offene Wundbehandlung, Tetanusprophylaxe.

▰▰▰I Merken

- **Furunkel: Nicht ausdrücken!**
- **Atherom: Vollständige Exzision ohne Eröffnung der Kapsel, sonst Rezidivgefahr**
- **Nävus-Operation: immer vollständige Entfernung, keine Probeexzision!**
- **Basaliom: keine Metastasierung, aber Tiefeninfiltration möglich. Therapie: Exzision im Gesunden.**
- **Malignes Melanom: Exzision weit im Gesunden mit stadienabhängigem Sicherheitsabstand und Lymphadenektomie**
- **Großzügige Indikationsstellung zur Exzision bei V. a. Melanom: Allein die Frühdiagnose entscheidet über den Erfolg der Melanomtherapie!**

44 Weichteiltumoren

44.1 Definition

Laut WHO-Definition werden – von einigen Ausnahmen abgesehen – alle mesenchymalen Tumoren, die zwischen Haut und Skelett liegen, als Weichteiltumoren (WTT) bezeichnet. Diese Ausnahmen sind Tumoren des lymphatischen, des retikuloendothelialen Systems und des Stützgewebes von Viszera sowie die mesenchymalen Tumoren spezifischer Organe, wie Leberzellkarzinom oder Sarkome der Eingeweide. Die Grenze der WTT zur Haut und zum Skelett ist nicht scharf definiert.

Von den echten WTT sind sog. Pseudotumoren (Tab. 44.1) abzugrenzen.

44.2 Epidemiologie

Die Inzidenz der benignen Weichteiltumoren beträgt 1 – 3/1000/Jahr. Maligne WTT (Weichteilsarkome, WTS) weisen bei Erwachsenen nur einen Anteil von 0,5 – 1 % an allen malignen Tumoren, bei Kindern jedoch einen Anteil von 6 – 8 % auf.

44.3 Ätiologie

Die Ätiologie ist weitgehend ungeklärt. Bei einigen WTS werden Zusammenhänge mit einer vorangegangenen Hochdosisstrahlentherapie, Exposition gegenüber Herbiziden (Phenoxyessigsäure), Holzschutzmitteln (Chlorophenole) u. a. Substanzen (s. Tab. 44.2) diskutiert. Prädisponierende Faktoren sind in Tab. 44.2 dargestellt.

Genetische Störungen scheinen in der Genese von WTS eine besondere Rolle zu spielen. Bei verschiedenen Entitäten sind genetische Defekte (Tab. 44.3, 44.4) und die Vergesellschaftung mit chromosomalen Translokationen bekannt. Zudem sind verschiedene molekulare Störungen in bestimmten Genen mitverantwortlich für die Entstehung der WTS: Bei verschiedenen Sarkomen sind die Tumorsuppressorgene p53 und RB inaktiviert; auch Störungen der den Zellzyklus regulierenden Gene spielen eine Rolle in der Pathogenese.

Diese genetischen Veränderungen werden bereits mit zur Tumorklassifikation herangezogen und können prognostischen Wert besitzen. Auch die DNA-Ploidie scheint zumindest diagnostisch aussagekräftig zu sein. So können Rhabdomyosarkome sowohl diploid als auch aneuploid sein. Welche Korrelation zwischen der DNA-Ploidie und der Prognose besteht, ist noch nicht zu beantworten.

Tabelle 44.1 Pseudotumoren der Weichteile

- Palmare und plantare Fibromatose (Morbus Dupuytren, Morbus Ledderhose)
- Fasciitis nodularis
- Retroperitoneale Fibrose
- Proliferative Fasziitis und proliferative Myositis, Myositis ossificans
- Elastofibrome
- Xanthome, infantile Xanthogranulome
- Muköse Zysten (sog. Ganglien) z. B. der Synovialis, der Menisken
- Amputationsneurome, Morton-Neurome
- Synoviale Chondromatose
- Pseudotumoröse Calcinosis
- Pigmentierte, villonoduläre Synovitis, Tenosynovitis oder Bursitis bzw. synoviale Riesenzelltumoren
- Fettnekrosen
- Lipogranulome
- Pannikulitis
- Amyloidablagerungen

Tabelle 44.2 Zu Weichteilsarkomen prädisponierende Faktoren

- Ionisierende Strahlung
- Genetische Prädisposition:
  - Neurofibromatose v. Recklinghausen
  - NF-1-Genexpression
  - Li-Fraumeni-Syndrom
  - Retinoblastom
  - Familiäre Polyposis coli (Gardner-Syndrom)
- Chemische Substanzen
  - Phenoxyessigsäure
  - Chlorophenole
  - Thorotrast
  - Vinylchlorid
  - Arsen
- Chronisches Lymphödem
  - Stewart-Treves-Syndrom
  - Filariosis
- Traumata
- abdominelles Desmoid (postpartal)

Tabelle 44.3 Genetische Anomalien in Weichteilsarkomen: zytogenetische Störungen

Histologie	zytogenetische Störung
▪ Synoviales Sarkom	T (X, 18) (p 11.2; q 11.2)
▪ Myxoides Liposarkom	T (12; 16) (q 13; p 11)
▪ Ewing-Sarkom	T (11; 22) (q 21–24; q 11–14)
▪ Alveoläres Rhabdo-myosarkom	T (2; 13) (q 35–37; q 14)
▪ Extraskelettales, myxo-ides Chondrosarkom	T (9; 22) (q 22; q 11–22)
▪ Desmoplastischer klein-rundzelliger Tumor	T (11; 22) (q 13; q 12)

Tabelle 44.4 Genetische Anomalien in Weichteilsarkomen: molekulare Störungen

Histologie	molekulare Störung
Leiomyosarkom Malignes fibröses Histiozytom Maligner peripherer Nerven-scheidentumor	RB1-Punktmutation oder Deletionen
Malignes fibröses Histiozytom Leiomyosarkom Liposarkom Rhabdomyosarkom	p53-Punktmutation oder -deletion
High-grade-Sarkome	INK4-A/B-Deletionen Überexpression von Cyclin A, D1, E

44.4 Klinik

Benigne wie maligne WTT bereiten unabhängig von der Lokalisation lange Zeit keine Beschwerden. Häufig ist eine vom Patienten selbst bemerkte Weichteilschwellung das erste Symptom. Beschwerden treten häufig erst dann auf, wenn – meist bei WTS – der Tumor Nerven, Gefäße oder Organe (Retroperitoneum) bedrängt.

Während Tumoren an den Extremitäten und am Rumpf meist tastbar sind, entziehen sich retroperitoneale Tumoren häufig der Palpation bzw. sind erst bei erheblicher Größe palpabel. Die Dignität lässt sich weder anhand der Symptomatik noch anhand der klinischen Untersuchungsbefunde oder der Tumorgröße klären. Lediglich ein schnelles Wachstum innerhalb von Wochen lässt eher an einen malignen Tumor denken.

> Jede Weichteilschwellung ist bis zum Beweis des Gegenteils ein Tumor; jeder Weichteiltumor bis zum Beweis des Gegenteils bösartig

44.5 Diagnostik

Die Diagnostik verfolgt folgende Ziele: exakte Bestimmung der Tumorgröße bzw. des Volumens und der anatomischen Lage, Abgrenzung des Tumors von den umliegenden Strukturen, Bestimmung der Art und Dignität des Tumors (soweit möglich), Verlaufskontrolle und Rezidivdiagnostik.

Für die Planung der operativen Therapie ist zu beachten, dass nicht nur der Tumor und seine unmittelbare Umgebung, sondern an Extremitäten auch die Lagebeziehung zu den Nachbargelenken sowie bei großen, wahrscheinlich malignen Tumoren das gesamte Kompartment dargestellt wird, um so die intraoperative Orientierung zu verbessern und entfernte Tumorabsiedlungen, sog. skip lesions, zu erkennen. Bei retroperitonealen Tumoren ist die Kenntnis der Lagebeziehung zu den abdominellen oder thorakalen Organen und den neurogenen Strukturen wichtig.

44.5.1 Labor

Spezifische labordiagnostische Marker gibt es bei WTT nicht.

44.5.2 Bildgebende Verfahren

Röntgenaufnahmen in zwei Ebenen dienen dem Ausschluss von Knochentumoren bzw. -arrosionen und der Erkennung von Weichteilverkalkungen. Diese treten sowohl bei benignen WTT, insbesondere bei heterotopen Ossifikationen, Lipomen, Chondromen und Hämangiomen, als auch bei malignen WTT auf, insbesondere bei Synovial-, Lipo- und Osteosarkomen.

Die **Sonographie** kann zur orientierenden Untersuchung eingesetzt werden. Mit ihr ist eine erste Abgrenzung solider WTT von zystischen Raumforderungen und eine relativ gute Darstellung der Tumorgrenzen möglich.

Die höchste diagnostische Wertigkeit besitzt die **MRT** (Abb. 44.1). Ihre Vorteile bestehen in der multiplanaren Darstellungsmöglichkeit, der guten Weichteilkontrastierung und Abbildung der Tumorgrenzen, insbesondere der Lagebeziehung zu neurovaskulären Strukturen und den Kompartimentgrenzen.

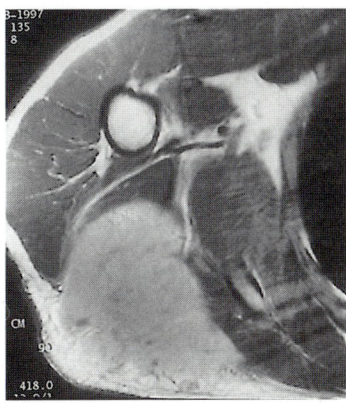

Abb. 44.1 MRT der linken Schulter: großer überwiegend subfaszial liegender Weichteiltumor an der dorsalen Schulter. Das Signal des Tumors ist relativ homogen, die Grenze zur umgebenden Muskulatur scharf, die Grenze zur Subkutanschicht jedoch unscharf. Inzisionsbiopsie: Desmoid, d. h. aggressiver, benigner Weichteiltumor, der eine weite Resektion erfordert

Der Wert der **CT** zur Lokaldiagnostik von WTT ist seit der breiten Anwendung und Verfügbarkeit der MRT deutlich gesunken. Ihre wesentliche Funktion besteht in der Diagnostik von Metastasen (besonders in Lunge, Thorax).

44.5.3 Nuklearmedizinische Methoden

Die **3-Phasen-Knochenszintigraphie** besitzt für die Diagnostik des Primärtumors einen untergeordneten diagnostischen Wert, z. B. zur Klärung der Frage einer Kortikalisarrosion.

Die **Positronen-Emissions-Tomographie (PET)** (mit radioaktiv markiertem Fluor [Fluor-18-Deoxyglukose] als sog. Onko-PET) erlaubt die bildliche Darstellung des Tumorstoffwechsels in Primärtumoren und Metastasen.

44.5.4 Biopsie

Die Biopsie stellt die **wichtigste diagnostische Maßnahme** dar. Sie ist zur Sicherung der histopathologischen Diagnose unabdingbar, da sich benigne und maligne WTT durch bildgebende Verfahren nicht sicher voneinander abgrenzen lassen.

Man unterscheidet die **geschlossene** Stanz- oder Feinnadelbiopsie von der **offenen** Biopsie, die als Inzisions- oder Exzisionsbiopsie durchgeführt werden kann. Bei der **Exzisionsbiopsie** wird der gesamte Tumor enukleiert. Diese Form der Biopsie ist daher nur bei kleinen Tumoren (< 5 cm) mit

oberflächlicher Lage und geringer Wahrscheinlichkeit der malignen Entartung sinnvoll. Die **Inzisionsbiopsie** (chirurgische Entfernung eines mindestens $1 \times 1 \times 1$ cm großen Bezirkes aus dem Randbereich des Tumors) ist bei großen (> 5 cm im größten Durchmesser), in der Tiefe bzw. subfaszial liegenden Tumoren mit hoher Malignitätswahrscheinlichkeit indiziert.

Die **Prinzipien** für alle Arten der Biopsie, insbesondere bei V. a. Malignom, sind:
- Planung der Biopsiestelle am MRT
- Bei malignen WTT muss bei der späteren Tumorresektion der Biopsiekanal zusammenhängend mit dem Tumor entfernt werden, da er als mit Tumorzellen kontaminiert gilt.
- Vermeidung der Verletzung neurovaskulärer Strukturen.
- Drainage aus Wundwinkel ausleiten.

44.6 Differenzialdiagnose

Abzugrenzen sind:
- **an den Extremitäten:** Hämatome, Abszesse, Neoplasien der Haut und Hautanhangsgebilde, Lymphome, Knochentumoren mit großer Weichteilkomponente sowie – gelenknah – nichttumoröse Raumforderungen der synovialen Strukturen, d. h. der Gelenksynovialis, der Bursen und der Sehnenscheiden
- **an Rumpf und Hals:** Hernien, Strumen, Zysten, Neoplasien der Haut und Hautanhangsgebilde sowie Lymphome
- **retroperitoneal:** primäre Tumoren der Bauchorgane, der Gefäße und der neurogenen Strukturen.

WTS sind von den sehr viel (ca. 100-mal) häufigeren benignen WTT abzugrenzen.

44.7 Einteilung

44.7.1 Histopathologische Einteilung

Da die Histogenese der meisten WTS nicht bekannt ist (z. B. beim Synovialsarkom, das in der Regel nicht von synovialen Gelenk- oder Sehnenstrukturen ausgeht), erfolgt die histopathologische Einteilung heute zunehmend nach dem Phänotyp und nicht nur nach dem früher gebräuchlichen histogenetischen Prinzip (Tab. 44.5).

44.7.2 Staging und Grading

Die gebräuchlichsten Einteilungssysteme zur Bestimmung der Tumorausbreitung (**Staging**) in

Tabelle 44.5 Einteilung der Weichteiltumoren nach dem histogenetischen Prinzip

Ausgangsgewebe	Beispiele benigner Tumoren	Beispiele maligner Tumoren
Bindegewebe	Fibrom, Fibromatose, Desmoid	Fibrosarkom
Tenosynoviales Gewebe	Tenosynoviale Riesenzelltumoren	
Fettgewebe	Lipom, Lipomatose	Liposarkom
Gefäße	Hämangiom	Malignes Hämangioperizytom
Peripheres Nervengewebe	Periphere Nervenscheiden-tumoren (PNST), Neurofibrom	Maligne periphere Nervenscheidentumoren, Klarzell-sarkom
Extraskelettale Knochentumoren	Myositis ossificans, heterotope Ossifikationen	Osteo-, Chondro- und Ewing-Sarkom der Weichteile
Muskelgewebe	Leio-, Rhabdomyom	Leio-, Rhabdomyosarkom
Unbekannte Histogenese und nichtklassifizierbare Tumoren	Benigner Granularzelltumor	Alveolarzellsarkom; malignes fibröses Histiozytom (MFH), Synovialsarkom, rund-, spindel- oder polymorphzelliges Sarkom

Tabelle 44.6 Staging von Weichteiltumoren nach dem Surgical Staging System (SSS) und nach der G/TNM-Klasssifikation

SSS	G/TNM-Klassifikation
Benigne Tumoren	
Stage 1: inaktive benigne Tumoren	G0, T0, M0
Stage 2: aktive benigne Tumoren	G0, T0, M0
Stage 3: aggressive benigne Tumoren	G0, T1 – 2, M0
Maligne Tumoren	
Stage I: niedrigmaligne, keine Metastasen	
▪ A: intrakompartimentale Lage	T1*, N0, M0
▪ B: extrakompartimentale Lage	T2*, N0, M0
Stage II. hochmaligne, keine Metastasen	
▪ A: intrakompartimentale Lage	T1*, N0, M0
▪ B: extrakompartimentale Lage	T2*, N0, M0
Stage III: niedrig- und hochmaligne Tumoren mit Metastasen	
▪ A: intrakompartimentale Lage	T1*, M1
▪ B: extrakompartimentale Lage	T2*, M1

* T1 = maximaler Durchmesser < 5 cm;
T2 = maximaler Durchmesser > 5 cm;
T3 = Infiltration der umgebenden Gefäß- und Nerven-
strukturen unabhängig von der Tumorgröße

Tabelle 44.7 Internationale Tumorstadieneinteilung (UICC)

Stadium I A	G1	T1	N0	M0
Stadium I B	G1	T2	N0	M0
Stadium II A	G2	T1	N0	M0
Stadium II B	G2	T2	N0	M0
Stadium III A	G3–4	T1	N0	M0
Stadium III B	G3–4	T2	N0	M0
Stadium IV A	jedes G	jedes T	N1	M0
Stadium IV B	jedes G	jedes T	jedes N	M1

T1-Tumorgröße < 5 cm
T2-Tumorgröße > 5 cm

Europa sind das **S**urgical **S**taging **S**ystem **SSS** der Musculoskeletal Tumor Society (MSTS 1986, Tab. 44.6) und die **G/TNM-Klasssifikation** (UICC 1997, Tab. 44.6). Tab. 44.7 zeigt die internationale Tumorstadieneinteilung. In Amerika wird häufig das AJCC (American Joint Committee of Cancer)-System von 1997 (Tab. 44.8) angewendet.

Leider erfolgt auch die Bestimmung des Tumordifferenzierungsgrades **(Grading)** uneinheitlich entweder nach der **Broders-Klassifikation** (1939) (4 Grade), der **AJCC-Klassifikation** (3 Grade, Tab. 44.8) oder nach der binären Einteilung des Memorial-Sloan-Kettering-Cancer-Center **(MSKCC)**. Das Graduierungssystem der **FNCLCC** (nach Coindre et al. 1986) vergibt für die Kriterien „Differenzierung", „Mitosen" und „Nekrosen" jeweils 1 – 3 Punkte und ist somit sehr reproduzierbar.

Tabelle 44.8 Staging und Grading nach dem AJCC-System

Stage	Grade	Tumorgröße	Lymph-knoten-metas-tasen	Fern-metas-tasen
IA	low	≤ 5 cm	–	–
IB	low	> 5 cm, oberflächliche Lage	–	–
IIA	low	> 5 cm, tiefe Lage	–	–
IIB	high	≤ 5 cm	–	–
IIC	high	> 5 cm, oberflächliche Lage	–	–
III	high	> 5 cm, tiefe Lage	–	–
IVA	alle	alle	+	–
IVB	alle	alle	–	+

44.8 Therapie

Das primäre Behandlungsziel für benigne und maligne WTT besteht in der lokalen Tumorkontrolle und damit der Vermeidung von Rezidiven, das sekundäre darin, Rezidive und/oder Metastasen zu behandeln.

44.8.1 Benigne Weichteiltumoren

Die Behandlung von benignen WTT ist ausschließlich chirurgisch durch **Resektion** möglich. Das Ausmaß der Resektion richtet sich nach dem Grad der Aggressivität. Bei inaktiven Tumoren, z. B. einem Lipom, d. h. SSS-Stage 1 (G0, T0, M0) ist in der Regel eine Tumorenukleation mit makroskopisch vollständiger Tumorentfernung ausreichend. Aktive Tumoren (SSS-Stage 2; UICC: G0, T0, M0) sollten zur Vermeidung von Rezidiven mittels einer marginalen bis weiten Resektion (UICC: R0 – R1, s. u.) entfernt werden. Aggressive Tumoren (SSS-Stage 3; UICC: G0, T1 – 2, M0), z. B. Desmoide (s. Abb. 44.1) bedürfen unbedingt einer weiten Resektion (R0).

Ob bei aggressiven benignen WTT eine adjuvante Strahlentherapie hilfreich sein kann, ist umstritten.

44.8.2 Weichteilsarkome

Wie bei den benignen WTT steht bei WTS die chirurgische Therapie im Zentrum der Behandlung.

Da bei WTS jedoch das Problem der Rezidivbildung und Metastasierung besteht, reicht eine alleinige Enukleation auch bei kleinen WTS nicht aus. Voraussetzung für eine optimale lokale Tumorkontrolle ist die Resektion mit einem Sicherheitsabstand (sog. R0-Resektion nach der UICC-Klassifikation bzw. weite Resektion nach MSTS). Mit einer weiten Resektion lässt sich zwar eine optimale lokale Tumorkontrolle erreichen, eine etwaige spätere Metastasierung (bei peripheren Tumoren meist in die Lunge, selten in die Lymphknoten) ist von anderen Faktoren abhängig (s. u.).

Operative Therapie

Bei der operativen Entfernung muss das Wachstumsverhalten der Tumoren berücksichtigt werden. WTS werden von einer Pseudokapsel umgeben und respektieren natürliche Gewebegrenzen wie Faszien, Periost, Perineurium und die Adventitia der Gefäße über relativ lange Zeit. Ihr Wachstum ist vorwiegend longitudinal und zentripetal. Hochmaligne WTS weisen häufig entfernte Tumorzellnester, sog. skip lesions, auf. Ziel der operativen Behandlung ist die vollständige Tumorentfernung.

Nach **radikaler Resektion** – bei intrakompartimentaler Lage des Tumors also Entfernung des befallenen Kompartiments – beträgt die Rezidivquote 0 – 10 %. Sollten mehrere Kompartimente betroffen sein, so müssten diese komplett reseziert werden. Da eine radikale Resektion, z. B. bei primär extrakompartimentaler Lage oder im Retroperitoneum, häufig aufgrund der anatomischen Beziehungen nicht möglich ist, muss die operative Behandlung mit neoadjuvanten oder adjuvanten Maßnahmen (s. u.) kombiniert werden. Deshalb sollte, soweit möglich, bereits präoperativ abgeklärt werden, ob intraoperativ Afterloading-Sonden zur postoperativen Bestrahlung (Brachytherapie, z. B. bei retroperitonealen WTS) appliziert werden sollen.

Die **Resektionsstadien der UICC-Klassifikation** heißen R0 (Tumor makro- und mikroskopisch im Gesunden entfernt), R1 (Verbleib mikroskopischer Tumorreste) und R2 (Verbleib makroskopischer Tumorreste).

Liegen **WTS der Extremitäten** intrakompartimental, wird eine sog. **Kompartmentresektion**, d. h. die vollständige Entfernung der das Kompartment bildenden Muskelgruppe, empfohlen. Sind sie keinem Kompartiment zuzuordnen, muss eine **weite Resektion** durchgeführt werden. Der minimale Sicherheitsabstand wird mit 1 cm angegeben. Es gilt:

Der Operateur soll den Tumor bei der Resektion nicht sehen

Um den Tumor weit zu resezieren, sind häufig Gefäß- und/oder Nervenresektionen notwendig. Die Defekte können durch Gefäßprothesen und Nerveninterponate sowie plastische Rekonstruktionsmaßnahmen behoben, die Funktion der resezierten Muskeln kann durch Transpositionen – zumindest teilweise – wiederhergestellt werden. Eine Indikation zur Amputation ist nur selten gegeben. Neoadjuvante Maßnahmen (s. u.) können den Tumor verkleinern (Downstaging) und so eine Resektion mit ausreichendem Sicherheitsabstand und den Erhalt der Extremität ermöglichen.

WTS der Brust- und Bauchwand können mit der gleichen operativen Radikalität angegangen und die entstandenen Defekte in aller Regel durch plastisch-chirurgische Maßnahmen korrigiert werden. Ist dies nicht der Fall, kann auch hier der Versuch eines Downstagings unternommen werden.

Retroperitoneale WTS sind ebenfalls nur durch vollständige **Resektion** mit Sicherheitsabstand lokal zu kurieren. Diese ist jedoch häufig aufgrund der Tumorgröße und der Infiltration wichtiger, nicht entfernbarer Strukturen unmöglich, so dass **neoadjuvante Maßnahmen** erforderlich sind. Auch befallene Lymphknoten sind zu resezieren (s. Kap. 39).

Metastasen, meist von WTS der Extremitäten ausgehend und in der Lunge lokalisiert, sollten **operativ entfernt** werden.

Rezidive sollten, soweit möglich, erneut mit Sicherheitsabstand, d. h. im Sinne der **weiten Resektion** entfernt werden.

Adjuvante und neoadjuvante Therapiemodalitäten

Strahlentherapie
Die Strahlentherapie hat als lokale Therapiemaßnahme einen festen Stellenwert in der Behandlung von WTS der Extremitäten.

Sie kann postoperativ, d. h. als **adjuvante Maßnahme**, durchgeführt werden, und zwar perkutan oder als Brachytherapie im Afterloadingverfahren. Der Goldstandard besteht bei Tumoren im Stadium G2 – G3 in der weiten Resektion plus adjuvanter perkutaner Strahlentherapie. Letztere ist auch indiziert, wenn G1-Tumoren nicht weit reseziert werden konnten.

Alternativ wird sie präoperativ, d. h. als **neoadjuvante Maßnahme**, und zwar in Form fraktionierter Bestrahlung bis 50 Gy durchgeführt, z. B. bei primär nicht weit resektablen Tumoren. Wesentliche Nachteile sind, dass eine histopathologische Beurteilung des Resektats nur noch sehr eingeschränkt möglich ist, die Resektionsgrenzen meist nicht verändert werden können und die Rate der postoperativen Wundheilungsstörung 30 – 35 % beträgt.

Intraoperative Strahlentherapie (IORT): Die IORT ist nur an wenigen Zentren möglich und immer mit einer postoperativen perkutanen Bestrahlung zu kombinieren. Sie ist besonders bei retroperitonealen WTS indiziert und kann mit einer Applikation von Seeds (verbleibenden Strahlenquellen) kombiniert werden. Insgesamt ist die Erfahrung mit IORT gering.

Chemotherapie
Bei **Erwachsenen** gibt es derzeitig außerhalb von Therapiestudien keine breite Indikation zur neoadjuvanten und/oder adjuvanten systemischen Chemotherapie. Metaanalysen zeigen aber, dass sie adjuvant in ausgewählten Einzelfällen sinnvoll sein kann.

Bei **Kindern und Jugendlichen** stellt die Chemotherapie in der Behandlung von WTS (meist Rhabdomyosarkome) einen **essentiellen Therapiebestandteil** dar. Es gibt verschiedene Therapiekombinationen, die eine neoadjuvante Chemotherapie mit der operativen Therapie verbinden, soweit der Tumor chemosensibel ist. Als Chemotherapeutika kommen u. a. Actinomycin D, Ifosfamid, Vincristin, Carboplatin, Epirubicin und Ethoposid in Frage.

Bei anderen kindlichen WTS, die nicht chemotherapierbar sind, ist die operative Therapie mit der Strahlentherapie zu kombinieren.

44.9 Verlauf und Prognose

44.9.1 Benigne Weichteiltumoren

Nach adäquater operativer Therapie gibt es kein nennenswertes Rezidivrisiko.

44.9.2 Weichteilsarkome

■ **im Kindesalter:** Meist wird ein Rhabdomyosarkom diagnostiziert. Die Prognose hängt vom histologischen Subtyp und der Lokalisation und somit der operativen Resektabilität ab. Nach operativer Entfernung und adjuvanter Chemotherapie hängt die Prognose unabhängig vom Subtyp vom Sicherheitsabstand ab. Die 5-Jahres-Überlebensrate bei kompletter Resektion beträgt 80 – 85 %.

- **im Erwachsenenalter:**
  - **periphere WTS:** Nach den Standardtherapie-schemata – weite Resektion und Strahlenthera-pie (prä- oder postoperativ, Brachytherapie bei hochmalignen WTS) – ergeben sich für die Rezi-divrate andere prognostische Faktoren als für die Metastasierung bzw. Überlebensrate: Der we-sentliche prognostische Faktor für die Rezidivrate ist die operative Radikalität, der wesentliche prognostische Faktor für die Metastasierung der Malignitätsgrad.
  - **zentrale WTS:** Die Prognose bei zentralen, d. h. insbesondere retroperitonealen WTS, ist ungüns-tiger, da sie häufig erst spät erkannt werden (wenn sie bereits andere Organe befallen haben) und somit eine komplette Resektion erschwert oder (in 25 – 65 % der Fälle) unmöglich ist. Den wesentlichen prognostischen Faktor für das Über-leben stellt die operative Resektabilität, den zwei-ten – unabhängigen – der Malignitätsgrad dar. Patienten mit retroperitonealen WTS weisen eine signifikant schlechtere 5-Jahres-Überlebens-rate (40 – 50 %) auf als diejenigen mit WTS am Stamm (59,9 %) oder an den Extremitäten (68,4 %).

◼◼◼ Merken

- **Jede Weichteilschwellung ist bis zum Beweis des Gegenteils ein Tumor, jeder Weichteiltumor bis zum Beweis des Gegenteils bösartig.**
- **Diagnostik bei malignen Weichteiltumoren: Domäne der MRT**
- **Wichtigste diagnostische Maßnahme ist die Biopsie.**
- **Maligne Weichteiltumoren: radikale chirurgische Resektion**

45   Knochentumoren

45.1   Allgemeines

45.1.1   Definition

Knochentumoren stellen eine inhomogene Gruppe von Geschwülsten am Knochen dar. Man unterscheidet **primäre Knochentumoren**, die durch autonomes Wachstum eines am Aufbau des Knochens beteiligten Gewebes entstehen, von **sekundären Knochentumoren (Knochenmetastasen)**, die durch Absiedlung von Tumorzellen im Knochen (auf dem Blutweg) entstehen. Hinsichtlich der Dignität unterscheidet man benigne und maligne Knochentumoren.

Von diesen echten Neoplasien, also atypischen Geweben mit autonomem Wachstum, sind Hyperplasien (z. B. überschießende Kallusbildung, periostale oder muskuläre Ossifikationen) und Hamartome, d. h. in der Embryogenese falsch differenzierte Gewebe (z. B. Exostosen, Angiome, Chondrome), sowie tumorähnliche Läsionen (tumor-like lesions, TLL) abzugrenzen.

45.1.2   Epidemiologie

Benigne Knochentumoren treten vorwiegend in den ersten beiden Dezennien auf (Abb. 45.1).

Für das Osteosarkom, dem häufigsten malignen Primärtumor des Knochens, wird eine Inzidenz von 2 – 3/1 Million/Jahr angegeben. Die Altersverteilung der Patienten mit osteo- und Ewing-Sarkom weist einen Gipfel im 2. Dezennium ohne Geschlechtsdifferenz auf. Die Häufigkeit nimmt mit dem Alter kontinuierlich ab. Dagegen kommt das Chondrosarkom im Adoleszentenalter kaum vor. Die Inzidenz nimmt mit dem Alter kontinuierlich zu und erreicht ihren Gipfel um das 70. Lebensjahr.

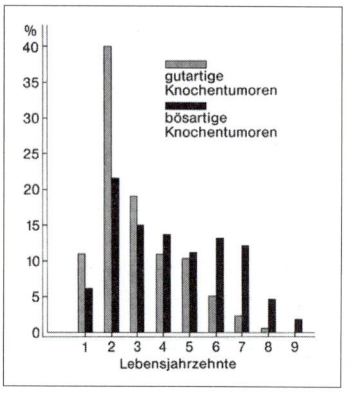

Abb. 45.1
Häufigkeit und Altersverteilung gutartiger und bösartiger Knochentumoren

45.1.3   Ätiologie

Die Ätiologie ist meist unbekannt.

Beim Enchondrom und Osteochondrom vermutet man, dass es sich um versprengte bzw. verbliebene Reste der Wachstumsfuge handelt. Deshalb werden diese Läsionen auch als Hamartome bezeichnet.

Bei den malignen Tumoren ist für das klassische Osteosarkom die Korrelation in der Häufigkeits- bzw. Lokalisationsverteilung zu den aktivsten Wachstumsfugen rund um das Kniegelenk auffällig. Welcher ätiologische Faktor sich darin ausdrückt, ist bisher unklar.

Die Verteilung von Knochenmetastasen korreliert, da sie hämatogen mit der Durchblutung entstehen: Metastasen entstehen im spongiösen Bereich, wahrscheinlich nehmen sie ihren Ausgang vom Knochenmark. Der für die Manifestation einer klinisch relevanten Metastase verantwortliche Mechanismus ist noch nicht geklärt. Mikrometastasen im Knochenmark (Beckenkammbiopsie) haben keinen prädiktiven Wert, sie können sich spontan zurückbilden.

45.1.4   Lokalisation

Die verschiedenen Knochentumoren weisen eine sehr unterschiedliche Lokalisation auf (s. Kap. 45.2ff.). Auffällig ist, dass die Wirbelsäule selten von benignen Tumoren und sehr selten von primären Malignomen befallen wird, dass jedoch 60 – 80 % der Knochenmetastasen hier lokalisiert sind. Knochenmetastasen distal der Knie- und Ellenbogengelenke sind selten.

Hinsichtlich der Lokalisation an Epi-, Meta- oder Diaphyse gilt: Benigne Tumoren sind meist metaphysär lokalisiert, die epiphysäre Lokalisation ist typisch für Riesenzelltumoren und Chondroblastome; Enchondrome treten typischerweise an den Phalangen der Hände und Füße auf. Osteosarkome sind meist metaphysär in der Kniegelenkregion lokalisiert. Alle Sarkome können mehr oder minder weit bis in die Diaphyse reichen. Tumoren der Ewing-Sarkomgruppe und Chondrosarkome sind häufig am Becken lokalisiert.

45.1.5   Klinik

Pathognomonische Symptome gibt es nicht. Benigne Knochentumoren werden oft zufällig entdeckt. Häufig bemerkt der Patient eine zunehmende Schwellung, ggf. kombiniert mit Einschränkung der Beweglichkeit. Symptome entstehen durch mechanische Irritation der Umgebung (Osteochondrome) oder des Knochens (pathologische Fraktur z. B. bei solitärer Knochenzyste, Sarkomen, Metastasen). Funktionsstörungen durch Kompression von Nerven oder Gefäßen sind selten.

Knochentumoren an der Wirbelsäule können ohne Beschwerden einhergehen (z. B. Hämangiom des Wirbelkörpers) oder starke Schmerzen verursachen (metastatische Sinterung, Osteoid-Osteom), eine Fehlstellung (z. B.: Skoliose) oder akut neurologische Symptome (Querschnittssyndrom) bewirken.

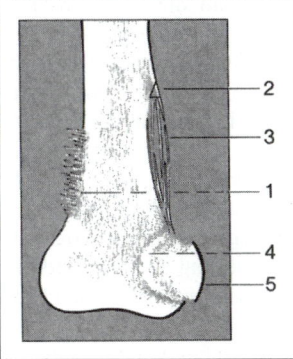

Abb. 45.2 Röntgenzeichen maligner Knochentumoren:
1 Spiculae
2 Codman-Dreieck
3 Zwiebelschalenartige Struktur
4 Sklerosierungssaum
5 Unterbrechung der Kortikalis

45.1.6 Diagnostik

Labor
Spezifische labordiagnostische Marker gibt es nicht. Evtl. erhöht sind BSG, CRP sowie die Ausscheidung der Kollagen-cross-links (Pyridinoline im Urin). Zur Abgrenzung eines sog. braunen Tumors (bedingt durch Hyperparathyreoidismus, s. Kap. 19) sollten Kalzium und Phosphat im Serum und Urin sowie das Parathormon im Serum bestimmt werden.

Bildgebende Verfahren
Röntgenaufnahmen in zwei Ebenen sind die erste, einfachste und kostengünstigste Maßnahme. Sie ermöglichen zum einen eine grobe Einschätzung der Läsion, zum anderen gibt es für einzelne Tumoren typische Röntgenzeichen, die jedoch nicht pathognomonisch sein müssen. Beispiele sind:
- epiphysäre Lage, rein lytisch, Kortikalisdestruktion, exzentrische Lage: Riesenzelltumor
- Vertebra plana beim Kind: eosinophiles Granulom
- zystische Läsion mit milchglasartigem Erscheinungsbild: fibröse Dysplasie
- Finger-in-the-Balloon-Zeichen: aneurysmatische Knochenzyste
- fallen fragment: solitäre oder juvenile Knochenzyste; ein Teil der Zystenwand ist nach einer pathologischen Fraktur der Schwerkraft folgend in den abhängigen Teil der Zyste gerutscht.

Periostreaktionen (Abb. 45.2) sprechen für Malignität.

Die **Sonographie** kann als supportive Maßnahme und zur ersten Orientierung eingesetzt werden, hat jedoch keinen größeren Stellenwert.

Den **höchsten diagnostischen Stellenwert** besitzen die **MRT und** die **CT**.

Die **MRT** ermöglicht eine multiplanare Darstellung, eine gute Weichteilkontrastierung und die Darstellung der Tumorgrenzen, insbesondere der

Lagebeziehung zu neurovaskulären Strukturen und den Kompartimentgrenzen. Die differenzialdiagnostische Aussagekraft kann durch zusätzliche Applikation von Kontrastmittel (Gadolinium-DTPA [Gd]) erhöht werden. Die dynamische Untersuchung der Kontrastmittelanflutung erlaubt zusätzlich eine Aussage über die Tumorperfusion. Nach neoadjuvanter Therapie (präoperativer Radio- oder Chemotherapie zur Tumorverkleinerung) ist mittels MRT ggf. eine Aussage über das Ansprechen bzw. die verbliebene Vitalität des Tumors möglich. Die MRT erlaubt eine optimale Planung der Biopsiestelle, so dass eine Materialentnahme aus Nekroseareale vermieden wird.

In der Rezidivdiagnostik besitzt die MRT ebenso die höchste diagnostische Wertigkeit, da sie insbesondere die Abgrenzung postoperativer Narben von Lokalrezidiven erlaubt. Mittels MR-Angiographie lassen sich Gefäße mit einem Durchmesser > 1 mm gut darstellen.

Mittels **CT** lassen sich insbesondere kortikale, knochendichte Strukturen sowie Kalzifikationen nachweisen (s. Abb. 45.7c). Ihr wesentlicher Einsatz ist jedoch im Rahmen des Stagings maligner Tumoren zur Detektion pulmonaler Metastasen zu sehen. Ansonsten ist der diagnostische Wert der CT durch die breite Verfügbarkeit der MRT gesunken.

Eine **Angiographie** ist heute nur noch zur Klärung spezieller Fragestellungen indiziert, da die MR-Angiographie vieles weniger invasiv klären kann.

Nuklearmedizinische Methoden
Die **3-Phasen-Knochenszintigraphie** besitzt bei Knochentumoren die Funktion einer **Screening-Untersuchung**.

Die **Positronen-Emissions-Tomographie (PET)** mit radioaktiv markiertem Fluor (Fluor-18-Deoxyglukose, sog. Onko-PET) kann die Knochenszinti-graphie vielfach ersetzen. Die Auflösung liegt derzeit bei einem Minimum von 5 mm. Im Rahmen von Verlaufsbeobachtungen erlaubt sie eine quantitative Aussage über Veränderungen der Vitalität des Tumorgewebes.

Biopsie
Die Biopsie stellt die **wichtigste diagnostische Maßnahme** dar. Sie ist zur Sicherung der histopathologischen Diagnose meist unabdingbar, da sich benigne und maligne Knochentumoren durch bildgebende Verfahren nicht sicher voneinander abgrenzen lassen.

45.1.7 Differenzialdiagnose

Benigne Knochentumoren müssen von malignen Knochentumoren, letztere von entzündlichen Veränderungen abgegrenzt werden: Ein Osteosarkom kann wie eine chronische Osteomyelitis, ein Tumor der Ewing-Sarkomgruppe wie eine Markraumphlegmone eines langen Röhrenknochens imponieren. Osteolytische Läsionen müssen von braunen Tumoren bei Hyperparathryreoidismus abgegrenzt werden. Eine weitere Differenzialdiagnose von Knochentumoren stellen reaktive Knochenveränderungen dar.

Für Malignität spricht ein schnelles Wachstum, das sich z. T. in radiologischen Zeichen wie Osteolysen ohne Sklerosierung oder Periostreaktionen (s. Abb. 45.2) äußert.

45.1.8 Staging und Grading

Die gebräuchlichsten **Stagingsysteme** in Europa sind die G/TNM-Klassifikation (UICC 1997) sowie das Surgical Staging System **SSS** der Musculoskeletal Tumor Society. In Amerika erfolgt das Staging eher mit dem AJCC-System (s. Kap. 44.7.2).

Das **Grading** geschieht leider uneinheitlich nach der Broders-Klassifikation (1939) (4 Grade), der AJCC-Klassifikation (3 Grade) oder der binären Einteilung des Memorial-Sloan-Kettering-Cancer-Center (MSKCC) (s. Kap. 44.7.2).

45.1.9 Therapie

Therapiegrundsätze
Eine **systemische medikamentöse Therapie** hat in der Behandlung von Knochentumoren abgesehen von Chemotherapie und Osteolysetherapie mittels Bisphosphonaten keinen Stellenwert.

Nuklearmedizinische Therapien kommen bei Knochenmetastasen strahlensensibler Primärtumoren zur Anwendung, z. B. bei Schilddrüsenkarzinom.

Grundsätze der operativen Therapie: Voraussetzungen einer erfolgreichen operativen Therapie sind eine suffiziente Bildgebung sowie die histopathologische Diagnosesicherung.

Bei **Tumoren mit hohem Rezidivrisiko** wird ein **zweizeitiges Vorgehen** empfohlen: Nach Eröffnung erfolgt eine intraläsionale Ausräumung und Auffüllung durch Knochenzement (Polymethylmethacrylat, PMMA). Die Polymerisation von PMMA führt zu Hitzeentwicklung und so zur chemischen Kauterisierung der Umgebung. Außerdem erleichtert PMMA postoperativ im Röntgenbild die Rezidiverkennung (s. Abb. 45.4d). Nach Ausschluss eines Rezidivs wird in einer 2. Operation die Knochenzementplombe durch autologe Spongiosa ersetzt. Ein derartiges Vorgehen ist auch zu empfehlen, wenn Zweifel an der histopathologischen Diagnose bestehen.

Eine Tumorentfernung unter Präparation an der Pseudokapsel entspricht einer **marginalen Resektion** mit verbleibendem mikroskopischen Tumorresten. In den meisten Fällen handelt es sich bei marginaler Resektion um eine zu knapp geratene weite Resektion.

Die **weite Resektion** entfernt den Tumor vollständig mit einem Sicherheitsabstand. Sie führt hinsichtlich der langfristigen Prognose bei den meisten primären malignen Knochentumoren zu optimalen Ergebnissen.

Selten ist eine **radikale Resektion** mit erweitertem Sicherheitsabstand indiziert (z. B. beim dedifferenzierten Chondrosarkom).

Die verschiedenen Gewebe, die den Tumor umgeben und den **Sicherheitsabstand** gewährleisten sollen, haben unterschiedliche Güte: Bei einem Knochentumor mit meta-diaphysärer Lage, der auf einer Seite durch ein Gelenk begrenzt ist und auf der diaphysären Seite ohne erkennbare Barriere im Knochenmark endet, erfolgt die Resektion unter Mitnahme der Gelenkfläche und diaphysär unter Mitnahme eines 5 cm langen, gesunden Knochenstückes. Ist der Tumor auf den Markraum begrenzt, fungiert die Kortikalis seitlich als Barriere. Ist er in das umgebende Weichgewebe eingedrungen, wird eine Weichteilmanschette über dem Tumor als Sicherheitsabstand belassen. Faszien besitzen eine bessere Barrierefunktion als Muskulatur oder Fett. Immer muss der Biopsiekanal am Präparat verbleiben, da er als tumorzellkontaminiert gilt.

Ist der Tumor in ein Gelenk eingebrochen, muss eine **extraartikuläre Resektion** erfolgen, d. h. eine Resektion unter Mitnahme des gesamten Gelenkes, welches knöchern und kapsulär nicht eröffnet wird. Sind neurovaskuläre Strukturen betroffen, müssen diese auch reseziert werden. Nerven werden meist geopfert, Gefäße durch autologen oder alloplastischen Gefäßersatz rekonstruiert. Auch Nerven können durch Transplantate ersetzt werden. Zum Erhalt einer akzeptablen Funktion kann eine Tenodese, d. h. eine operative Fixation der Sehnen in Funktionsstellung, erfolgen.

Als **rekonstruktive Standardmaßnahmen** werden eingesetzt: alloplastischer Ersatz durch Implantation einer Tumorendoprothese (s. Abb. 45.10 und 45.12), Implantation eines allogenen Knochen- oder Gelenktransplantates, Arthrodese, Umkehrplastiken (s. Abb. 45.8), Amputation und Resektion mit Verkürzung der – meist oberen – Extremität.

Benigne Knochentumoren und tumorähnliche Läsionen (TLL)

Bei manchen Läsionen ist lediglich **Verlaufsbeobachtung** indiziert, um Komplikationen frühzeitig zu erkennen, z. B. bei nichtossifizierendem Knochenfibrom, osteofibröser Dysplasie Typ Campanacci der Tibia, unkomplizierter Vertebra plana bei eosinophilem Granulom.

Bei anderen kommen **gering invasive Maßnahmen** wie die Instillation von Kortikoiden in Frage, z. B. bei eosinophilem Granulom, solitärer Knochenzyste.

Bei aggressiveren Läsionen wie aneurysmatischer Knochenzyste oder knöchernem Riesenzelltumor mit hoher Rezidivgefahr kommt häufig ein **zweizeitiges Vorgehen** zur Anwendung: Nach Eröffnung erfolgt eine intraläsionale Ausräumung durch Kürettage in Kombination mit einer intraoperativen adjuvanten Maßnahme zur Verminderung der mikroskopischen Tumorzellreste, z. B. chemische Kauterisierung durch Phenol und/oder thermische Kauterisierung durch die Polymerisationshitze von PMMA. In einer 2. Operation wird nach Ausschluss eines Rezidivs der knöcherne Defekt mit autologer Spongiosa aufgefüllt.

Maligne Knochentumoren

Für die drei häufigsten primären malignen Knochentumoren – Osteosarkom, Chondrosarkom und Tumoren der Ewing-Sarkomgruppe – gibt es standardisierte Behandlungsschemata. Für das klassische hochmaligne Osteosarkom besteht das Regime aus neoadjuvanter Chemotherapie, weiterer Resektion und anschließender adjuvanter Chemotherapie. Eine Bestrahlung ist bei Osteo- und Chondrosarkomen nur sehr selten indiziert, z. B. bei Tumoren des Gesichts oder als Palliativmaßnahme. Bei Tumoren der Ewing-Sarkomgruppe kommt besteht neben der neoadjuvanten und adjuvanten Chemotherapie die Option der Strahlentherapie.

Die Therapie der selteneren malignen Tumoren (Liposarkom des Knochens, Hämangioendotheliom, malignes fibröses Histiozytom des Knochens) orientiert sich an diesen Prinzipien. Chemo- und/oder Strahlentherapie sind nur bei mäßig und hochmalignen Tumoren wirksam. Bei G1-Tumoren, d. h. niedrigmalignen bzw. hochdifferenzierten Tumoren, sind adjuvante Maßnahmen, von Ausnahmen abgesehen, wenig wirksam.

45.2 Gutartige Tumoren und tumorähnliche Läsionen (TLL)

45.2.1 Knorpelbildende Tumoren und TLL

Osteochondrom

Synonyme: kartilaginäre Exostose, solitäre Exostose, Ekchondrom.

Metaplastische Knochenneubildung, wahrscheinlich aus versprengtem Wachstumsfugengewebe. Aktives Zentrum ist die Knorpelkappe.

Bei der **Exostosenkrankheit** (multiple kartilaginäre Exostosen) mit autosomal-dominantem Erbgang finden sich multiple Osteochondrome am gesamten Skelett, die häufig zu Wachstumshemmung des betroffenen Knochens führen. Erhöhtes Entartungsrisiko beim Erwachsenen (5 – 15 %), besonders stammnahe Exostosen sind gefährdet.

Klinik: Unspezifisch. Teilweise Zufallsbefund, häufig tastbar, aber symptomlos. Selten neurovaskuläre Kompression. Sistieren des Wachstums bei Wachstumsende, daher besteht bei erneutem Wachstum im Alter Malignitätsverdacht. Bei Exostosenkrankheit daher auf neue Symptome oder Symptomenwechsel achten!

Diagnostik: Im Röntgenbild breitbasige oder schmal gestielte Knochenneubildung in den Weichteilen mit teilweise abstrus großen, blumenkohlartigen Knorpelkappen (Abb. 45.3a). Beste Darstellung im MRT (Abb. 45.3b), da sich hier das Ausmaß der knorpeligen Anteile darstellt. Achtung: Knorpelkappe stärker als 1 – 2 cm → Malignomverdacht! Bei Exostosenkrankheit Verlaufskontrolle mittels Knochenszintigraphie empfehlenswert.

Differenzialdiagnose: Myositis ossificans, Weichteilverkalkung, überschießende Kallusbildung, Chondrosarkom.

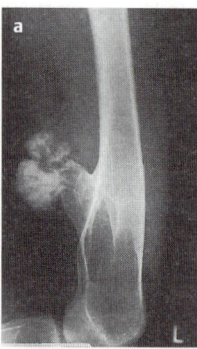

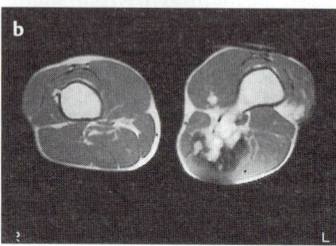

Abb. 45.3 a,b
Großes Osteochondrom des linken Oberschenkels (beugeseitig) bei Exostosenkrankheit.
a Röntgenbild
b MRT: Es zeigt den Stiel und die große Knorpelkappe des Osteochondroms

Therapie: Entfernung der Exostose mit vollständiger Resektion der knorpeligen Anteile. Muldung der Basis nicht notwendig.
Prognose: Bei solitären Exostosen gut, Rezidive äußerst selten.

Enchondrom

Synonyme: zentrales Chondrom, Chondrom.

Tumor aus hyalinem Knorpelgewebe, der maligne entarten kann. Bei der **Enchondromatose** (Morbus Ollier; Marfucci-Syndrom bei zusätzlichen Weichteilhämangiomen) kommen multiple Enchondrome vor.
Klinik: Häufig Zufallsbefund im Rahmen anderer Diagnostik. Schmerzen und pathologische Frakturen sind selten.
Diagnostik: Röntgen: typische, stippchenartige Verkalkungen in der Spongiosa meta-diaphysär, lobuläre Begrenzung. Ein Verdachtsmoment für maligne Entartung ist das sog. Scalopping: Ausdünnung oder Auflösung der Kortikalis von innen. Das MRT zeigt die Knorpelanteile deutlich.
Differenzialdiagnose: Knocheninfarkt, Chondrosarkom aller Grade inklusive dedifferenziertem Chondrosarkom.
Therapie: Großzügige Resektion, evtl. Auffüllung mit autologem Knochentransplantat.

Weitere, seltene Entitäten

Chondroblastom, Periostales Chondrom, Chondro-Myxoid-Fibrom.

45.2.2 Osteom

Synonym: solitäre Kompakta- oder Knocheninsel, bone island.

Benigne, langsam wachsende Läsion mit Bildung von kompaktem, kortikalem Knochen im Markraum.
Lokalisation: Juxtakortikal, besonders an Klavikula und langen Röhrenknochen. Beim Gardner-Syndrom (s. Kap. 27.7.2) treten Osteome der Mandibula auf.
Klinik: Kaum Beschwerden, häufig Zufallsbefund.
Diagnostik: Im Röntgenbild finden sich typischerweise kleine, intramedulläre Kompaktainseln. Weitere Diagnostik ist kaum notwendig. Die CT zeigt die Kompakta im Schnittbild. Das Knochenszintigramm ist meist positiv.
Differenzialdiagnose:
- bei **intramedullärer Lage** (größere Osteome): Knocheninfarkt, Enchondrom, Osteoid-Osteom
- bei **juxtakortikaler Lage:** parossales Osteosarkom, kartilaginäre Exostose, periostales Chondrom, Osteoid-Osteom.

Therapie: Keine.
Prognose: Gut.

45.2.3 Nicht klassifizierbare Läsionen und tumorähnliche Läsionen (TLL)

Solitäre oder juvenile Knochenzyste

Osteolytische Läsion, die mit seröser Flüssigkeit gefüllt ist und typischerweise an den Metaphysen der langen Röhrenknochen und gehäuft zwischen dem 5. und 15. Lebensjahr auftritt.
Klinik: Oft Zufallsbefund, manchmal ist eine pathologische Fraktur das Erstsymptom.
Diagnostik: Röntgen und MRT. Mittels MRT lässt sich die Flüssigkeit in der Zyste nachweisen.
Differenzialdiagnose: Am ehesten die aneurysmatische Knochenzyste, besonders bei älteren Patienten alle anderen osteolytischen Läsionen.
Therapie: Bei latenten Zysten ohne Frakturgefahr Verlaufskontrolle. Bei aktiven Zysten Kortisoninstillationen oder Entfernung der Zystenflüssigkeit durch Einbringen kanülierter Schrauben, um den Überdruck in der Zyste zu reduzieren. Nach offener Operation sind häufige Rezidive zu erwarten, wenn nach Zystenwandentfernung eine Zystenauffüllung mit autogenem Knochen erfolgt. Frakturierte Zysten heilen manchmal unter konservativer Therapie mit Immobilisation aus.
Prognose: Gut. Eine maligne Entartung ist äußerst selten; wenn sie auftritt, handelt es sich wahr-

scheinlich um einen Tumor mit großen zystischen Anteilen.

Aneurysmatische Knochenzyste

Die primäre aneurysmatische Knochenzyste ist eine osteolytische Läsion unbekannter Ätiologie. Prinzipiell kann sie an allen Knochen auftreten. Sekundäre aneurysmatische Knochenzysten treten periostal bei Osteosarkom, Chondroblastom, Riesenzelltumoren, braunen Tumoren und anderen Tumoren sowie posttraumatisch auf.

Klinik: Unspezifisch: Schmerzen, ggf. pathologische Frakturen.

Diagnostik: Das Röntgenbild **(Abb. 45.4a)** lässt meist schon aufgrund der typischen Konstellation (Finger-in-the-Balloon-Zeichen) die Verdachtsdiagnose erheben. Im CT **(Abb. 45.4b)** lässt sich das Ausmaß feststellen. Die MRT **(Abb. 45.4c)** stellt die Methode der Wahl dar, um den Zysteninhalt mit seiner typischen Kammerung aufzuzeigen.

Differenzialdiagnose: Wesentlich ist, primäre von sekundären aneurysmatischen Knochenzysten zu unterscheiden.

Therapie: Um die Rezidivrate bei primärer aneurysmatischer Knochenzyste (bis über 50 %) möglichst gering zu halten, empfiehlt sich ein **zweizeitiges Vorgehen:** Zunächst wird die Zyste intraläsional sehr filigran ausgeräumt und der Defekt mit einer Knochenzementplombe aufgefüllt **(Abb. 45.4d)**. Zusätzlich kann eine chemische Kauterisierung mit Phenol oder thermische mit Kälte (Stickstoff) oder Wärme (Knochenzement) erfolgen, die mikroskopische Tumorzellreste zerstört. Erst wenn nach ca. 1 Jahr ein Rezidiv ausgeschlossen ist, sollte die Knochenzementplombe gegen autologe Spongiosa ausgetauscht werden **(Abb. 45.4e)**. Eine nochmalige Biopsie aus dem Rand der Läsion schließt ein Rezidiv aus. Bei Lokalisation an der Fibula oder Rippe empfiehlt sich die marginale Resektion ohne Ersatz. *Prognose:* Bei subtiler Vorgehensweise ist die Rezidivrate der primären aneurysmatischen Knochenzyste gering (ca. 10 %). Die Prognose der sekundären aneurysmatischen Knochenzyste hängt von der Ursache ab.

Riesenzelltumor des Knochens

Der Riesenzelltumor des Knochens stellt eine besondere Entität der lytischen Knochendefekte dar. Er ist vom synovialen Riesenzelltumor, der sog. pigmentierten, villonodulären Synovitis, eindeutig abzugrenzen. Der Riesenzelltumor des Knochens ist der einzige benigne Tumor, der Lungenmetastasen bildet. Das Grading und Staging ist schwierig. Der benigne oder maligne Charakter wird nicht nur durch die histopathologischen Befunde, sondern auch durch den klinischen Verlauf bestimmt.

Das Hauptmanifestationsalter liegt zwischen 20 und 40 Jahren, Frauen : Männer = 2 : 1. *Lokalisation:* Hauptlokalisationen sind distales Femur, proximale Tibia und Fibula, distaler Radius

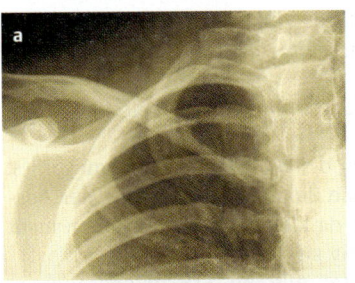
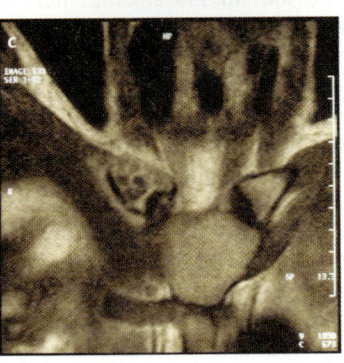
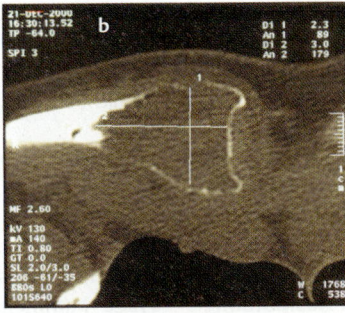
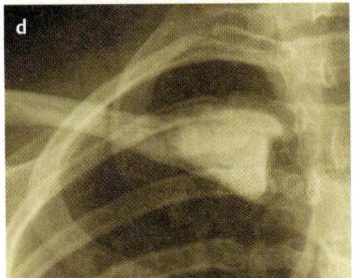
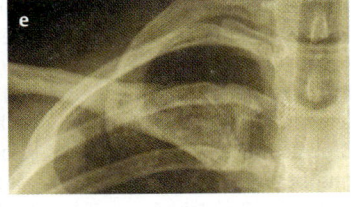

Abb. 45.4 a–e Aneurysmatische Knochenzyste der proximalen, sternumnahen Klavikula bei einem 16-jährigen Mädchen.
a Röntgenbild
b CT
c MRT
d Röntgenbild nach intraläsionaler Ausräumung und Applikation einer Knochenzementplombe
e Röntgenbild nach Entfernung der Zementplombe und Auffüllung mit autologer Beckenkammspongiosa

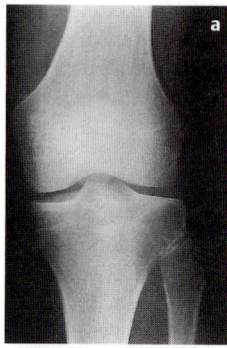

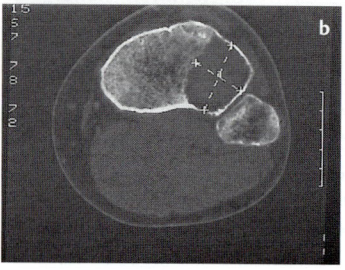

Abb. 45.5 a,b
Riesenzelltumor
des Knochens in
der linken pro-
ximalen lateralen
Tibiaepiphyse.
a Röntgenbild
b CT

und proximaler Humerus. Eine Sonderstellung aufgrund der anatomischen Strukturen hat das relativ häufig befallene Sakrum.

Klinik: Unspezifisch: Schmerzen, Schwellung, Bewegungseinschränkung.

Diagnostik: Im Röntgenbild stellt sich eine exzentrische, meist rein lytische Läsion dar, die typischerweise epiphysär lokalisiert ist (Abb. 45.5). Sie kann auch eine epi-metaphysäre Ausdehnung aufweisen. Die Begrenzung ist scharf, teilweise hauchdünn, die Nähe zur Gelenkfläche typisch (Abb. 45.5).

Differenzialdiagnose: Alle lytischen Tumoren wie Osteosarkom, aneurysmatische Knochenzyste, Chondroblastom, Chondrosarkom, Knochenmetastasen und braune Tumoren bei Hyperparathyreoidismus.

Therapie: Bei **Primärmanifestation** empfiehlt sich ein **zweizeitiges Vorgehen** (s. o.), da eine primäre Spongiosaplastik mit einem hohem Rezidivrisiko verbunden ist. Bei der intraläsionalen Ausräumung ist eine breite Eröffnung des tumortragenden Knochens zwecks guter Übersicht anzuraten. Eine makroskopisch vollständige Entfernung der weichen Tumormassen ist zwingend. Grate in der knöchernen Wand sollten geglättet werden. Hilfreich scheint die Säuberung der Knochenhöhle mittels Jet-Lavage zu sein. Als adjuvante Maßnahme wird die chemische Kauterisierung mittels Phenol empfohlen. Anschließend wird eine Knochenzementplombe appliziert, die eine thermische Kauterisierung herbeiführt.

Die Behandlung von **Rezidiven** ist z. T. sehr schwierig, da der Tumor häufig knochenseitig bis an die Gelenkfläche reicht. Je nach knöcherner Situation kann das intraläsionale Vorgehen wiederholt werden. Bei schlechter knöcherner Situation empfehlen sich die weite Resektion und Implantation einer Tumorendoprothese oder eines Allografts.

Eine Bestrahlungstherapie ist prinzipiell möglich, aber nur als adjuvante Maßnahme bei operativ kaum beherrschbarer Situation zu empfehlen, z. B. bei sakraler Lokalisation.

Prognose: Die Rezidivrate wird mit bis zu 50 % angegeben. Eine subtile Operationstechnik, die Ausnutzung der adjuvanten Maßnahmen und ein zweizeitiges Vorgehen helfen, sie zu verringern. In 10 % der Fälle treten trotz des benignen Tumorcharakters Lungenmetastasen auf. Die chirurgische Resektion kann eine Heilung ermöglichen.

Eosinophiles Granulom

Synonyme: Histiozytosis X (alt), Langerhans-Zell-histiozytose.

Rein lytische Läsion, die solitär, multipel oder sogar mit extraskelettaler Beteiligung auftritt. Typisch ist ein Auftreten im 1. und 2. Dezennium, das männliche Geschlecht ist diskret häufiger betroffen.

Lokalisation und Einteilung: Schädel, Kiefer, Rippen, Becken, Wirbelsäule, lange Röhrenknochen. Je nach Befall erfolgt die Unterteilung in „single system disease" (Knochen oder Haut oder Lymphknoten) oder „multisystem disease" (Befall mehrerer Organsysteme).

Klinik: Schmerz, Schwellung, pathologische Frakturen.

Diagnostik: Neben der bildgebenden Diagnostik (s. Kap. 45.1.6) ist die Biopsie zur Erfassung der Ausbreitung wichtig, da kleine, solitäre Läsionen nicht unbedingt operativ zu behandeln sind.

Differenzialdiagnose: Alle im Erkrankungsalter in Frage kommenden Läsionen: Osteomyelitis, Sarkom, Neuroblastom.

Therapie: Die Behandlung richtet sich nach der Ausbreitung der Läsionen, der mechanischen Problematik sowie Sekundärsymptomen. Bei solitären Läsionen ohne weitere Problematik kann eine Spontanheilung abgewartet werden. Die typische Vertebra plana des Kindes ohne Komplikationen wird häufig nur beobachtet. Bei solitären Läsionen anderer Lokalisation kann die Abheilung durch Kortisoninstillation unterstützt werden. Bei mechanischen Problemen, z. B. am proximalen Femur, kommt die Ausräumung mit anschließender Stabilisierung in Frage. Eine zusätzliche Therapieoption besteht in der Strahlentherapie mit 6–10 Gy. Bei multiplem Knochenbefall und/oder extraskelettaler Manifestation kann eine milde Chemotherapie mit z. B. Vinblastin und Prednison indiziert sein.

Prognose: Alle Patienten mit Knochenbefall überleben, auch bei häufigen Rezidiven; bei Organbefall beträgt die Letalität ca. 20 %.

45.3 Primäre maligne Knochentumoren

45.3.1 Osteosarkom

Das klassische Osteosarkom ist eine Erkrankung des 2. Lebensdezenniums (Abb. 45.6); die Altersverteilung ist zweigipfelig. Männer : Frauen = 2 : 1.
Ursachen und Pathogenese: Die Ätiologie ist bei den meisten Osteosarkomen nicht bekannt (primäre Osteosarkome). Häufig entdeckt man in Osteosarkomgewebe das RB-(Retinoblastom)-Gen. Sekundäre Osteosarkome treten im Rahmen anderer Knochenerkrankungen wie Morbus Paget, Knocheninfarkt, fibröse Dysplasie, Osteomyelitis, nach Strahlentherapie und – äußerst selten – im Rahmen von Syndromen auf.
Lokalisation (Abb. 45.6): Häufig in Metaphysen langer Röhrenknochen mit besonders starkem Wachstum

der Epiphysenfugen (Femur, Tibia). Am häufigsten ist die Kniegelenkregion betroffen. Äußerst selten sind multizentrische Osteosarkome und Osteosarkome der Weichteile.
Einteilung: Nach der Wuchsform unterscheidet man zentrale von juxtakortikalen (Oberflächen-) Osteosarkomen. Zu den **zentralen Osteosarkomen** gehören die sklerosierenden (hoher Osteoidgehalt), die chondroblastischen (mäßiger Osteoidgehalt) und die teleangiektatischen Osteosarkome (geringer Osteoidgehalt). Bei den **juxtakortikalen oder Oberflächenosteosarkomen** unterscheidet man hochdifferenzierte, parossale (typischerweise am dorsalen distalen Femur) und periostale, mehr diaphysär liegende, hochmaligne Osteosarkome (Abb. 45.7).
Klinik: Unspezifisch: Häufig bestehen nur geringe Schmerzen. Meist bemerkt der Patient eine Schwellung. Neurovaskuläre Symptome sind äußerst selten. Bei pathologischen Frakturen ist Vorsicht geboten, da die Gefahr der Verkennung besteht.
Diagnostik: Die Befunde der bildgebenden Verfahren sind nicht spezifisch. Im Röntgenbild können osteolytische neben osteoblastischen Veränderungen vorhanden sein, auch Periostreaktionen sind nicht spezifisch, aber hochverdächtig auf ein Osteosarkom. Neben Röntgenbildern in zwei Ebenen ist eine MRT mit Kontrastmittelgabe erforderlich. Die Diagnosesicherung durch Biopsie ist unabdingbar.

Ein Knochenszintigramm ist als Ganzkörperuntersuchung zu erstellen, um skip lesions im gleichen Knochen sowie Knochenmetastasen zu erkennen. Zum weiteren Staging gehört die CT der Lungen. An einigen Zentren wird außerdem ein Onko-PET durchgeführt.
Differenzialdiagnose: Prinzipiell kommen alle anderen primären malignen Knochentumoren in Betracht, am ehesten das Ewing-Sarkom und das maligne fibröse Histiozytom. Das Chondrosarkom ist meistens aufgrund des Alters und der Bildgebung leicht abzugrenzen. Klassisch ist die Verwechslung mit einer chronischen Osteomyelitis. Das Osteosarkom kann wie eine aneurysmatische Knochenzyste imponieren.
Therapie: Nach Diagnosestellung ist – außer bei Low-grade-Osteosarkomen – eine **neoadjuvante Chemotherapie** indiziert. Die verschiedenen Chemotherapieprotokolle verfolgen mehrere Ziele:
- Bekämpfung der okkulten Metastasen, von denen man bei bis zu 85 % der Patienten ausgeht
- Induktion einer Tumornekrose
- Tumorverkleinerung zwecks Verbesserung der Resektabilität

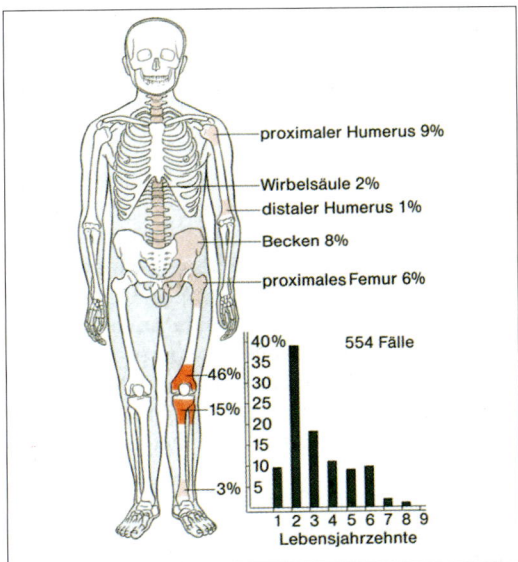

proximaler Humerus 9%

Wirbelsäule 2%
distaler Humerus 1%

Becken 8%

proximales Femur 6%

40% 35 30 25 20 15 10 5

554 Fälle

46%

15%

3%

1 2 3 4 5 6 7 8 9
Lebensjahrzehnte

Abb. 45.6 Lokalisation und Altersverteilung des Osteosarkoms

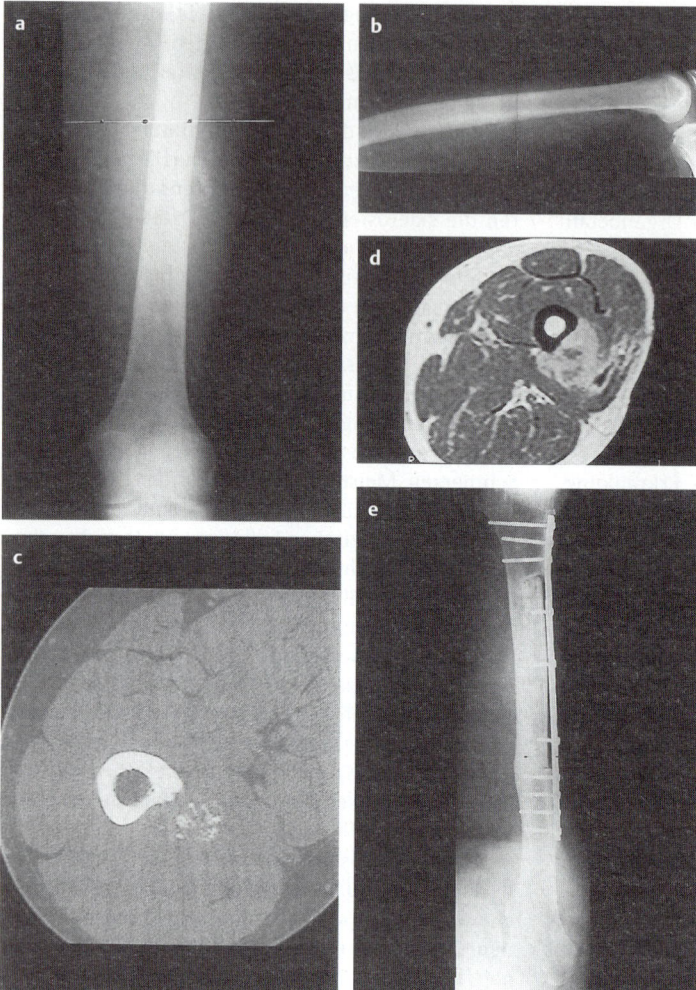

Abb. 45.7 a–e Hochmalignes periostales Oberflächenosteosarkom in der Diaphyse des linken Femurs bei 24-jährigem Mann, Z. n. neoadjuvanter Chemotherapie.
a und **b:** Röntgenaufnahmen in zwei Ebenen
c Weichteilverkalkung im CT
d Darstellung der reellen Tumorgröße im MRT
e Röntgenbild nach weiterer Resektion des Tumors und Stabilisierung des Femurs mit autologem Tibiaspan

■ verbesserte Abgrenzbarkeit von neurovaskulären Strukturen.

Es werden mehrere Chemotherapeutika eingesetzt, z. B. Methotrexat, Ifosfamid, Cisplatin, Adriablastin (je nach Protokoll).

Bei der anschließenden Operation ist die oberste Prämisse die Entfernung des Tumors im Gesunden, d. h. die **weite Resektion** unter Einschluss des Biopsiekanals und von skip lesions. Der Tumor darf dabei nicht eröffnet werden, sonst verschlechtert sich die Prognose erheblich.

Rekonstruktive Maßnahmen: Ist ein Extremitätenerhalt möglich, können der resezierte Knochen und das Gelenk durch eine Tumorendoprothese ersetzt werden. Alternativ Implantation eines Allografts. Ist die Gelenkfunktion durch das verblei-

bende Gewebe nicht gewährleistet, muss eine Arthrodese oder eine Amputation durchgeführt werden. Als probate Methode hat sich die Umdrehplastik **(Abb. 45.8)** mit ihren zahlreichen Varianten erwiesen. Ist ein Erhalt von Nerven aus onkologischen Gründen nicht möglich, muss amputiert werden. Ggf. kann eine Nervenersatzoperation in Erwägung gezogen werden. Ein autogener oder alloplastischer Gefäßersatz bzw. die Gefäßnaht wird bei endoprothetischem Ersatz und bei Umdrehplastiken durchgeführt.

Strahlentherapie: Selten indiziert, z. B. bei zentraler Lokalisation und mangelnder Resektabilität. *Prognose:* Abhängig vom Malignitätsgrad, Tumorvolumen (kleiner oder größer 150 ml), Ansprechen auf Chemotherapie, histologischem Befund der Re-

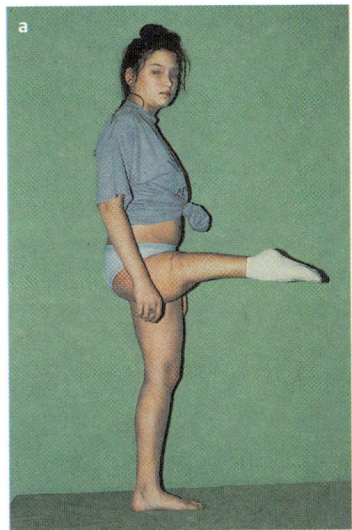

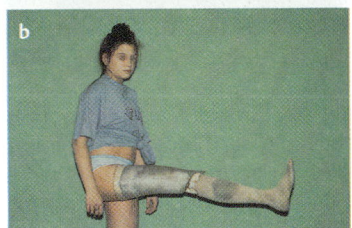

Abb. 45.8 a,b Umkehrplastik in Hüftbeugung ohne Prothesenversorgung **a** und mit Exoprothese **b**

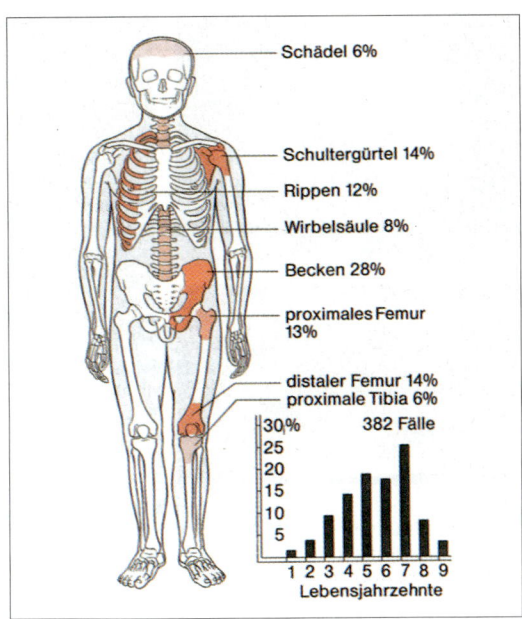

Abb. 45.9 Lokalisation und Altersverteilung des Chondrosarkoms

sektionsränder bzw. Sicherheitsabstand und Stadium der Erkrankung (Metastasen). Die 5-Jahres-Überlebensrate liegt bei 60 – 80 %.

45.3.2 Chondrosarkom

Tumor aus atypischem Knorpelgewebe, der gehäuft im 7. Dezennium auftritt (Abb. 45.9).
Einteilung: Wie beim Osteosarkom gibt es beim Chondrosarkom verschiedene Entitäten, die hinsichtlich ihrer Prognose stark differieren. Man unterscheidet Chondrosarkome Grad I – III, das mesenchymale, das Klarzell- und das mit äußerst schlechter Prognose verbundene dedifferenzierte Chondrosarkom sowie sehr seltene Chondrosarkome: periostale und extraossäre Chondrosarkome der Bursen, Gelenke, Faszien und Muskeln und extraskelettale myxoide Chondrosarkome.
Ursachen und Pathogenese: Die Ätiologie ist nicht geklärt. Bei klassischen ossären Chondrosarkomen wird ein Zusammenhang mit alten Enchondromen diskutiert. Bei multiplen Enchondromen (Morbus Ollier) und bei der Exostosenkrankheit ist ein

erhöhtes Entartungsrisiko mit Entstehung von Chondrosarkomen bekannt.
Klinik: Unspezifisch, wie bei Osteosarkom. Das dedifferenzierte Chondrosarkom wächst sehr schnell und ist häufig mit einer pathologischen Fraktur verbunden.
Diagnostik: Wie bei Osteosarkom (Abb. 45.10a – c). Wichtig ist zu berücksichtigen, dass bei chondroiden Tumoren Schnellschnittergebnisse nicht unbedingt dem endgültigen entsprechen und die Biopsie daher durchgeführt werden sollte, als ob ein hochmaligner Tumor vorläge.
Differenzialdiagnose: Die Abgrenzung eines Chondrosarkoms Grad I von einem **Enchondrom** kann schwierig sein. Wichtig ist, ein vermeintlich günstiges Ergebnis der Schnellschnittuntersuchung kritisch zu betrachten und eine endgültige Diagnose erst nach Aufarbeitung des gesamten Tumorgewebes zu stellen. **Knocheninfarkte** können wie Chondrosarkome aussehen, dedifferenzierte Chondrosarkome in einer Biopsie, die nur den dedifferenzierten Anteil enthält, mit **anderen Malignomen** verwechselt werden. Der histologische Befund eines **chondroid differenzierten Osteosarkom** kann wie ein Chondrosarkom aussehen.
Therapie: Bei den **klassischen Chondrosarkomen** ausschließlich **operativ**. Für das Chondrosarkom Grad I ist es strittig, ob eine intraläsionale Ausräumung

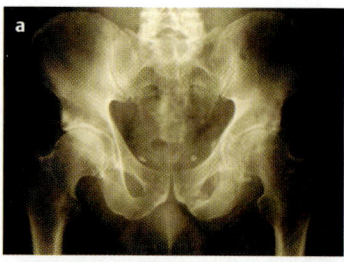
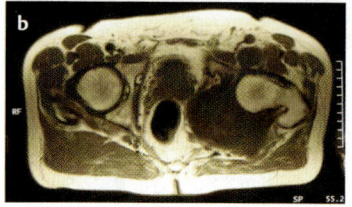
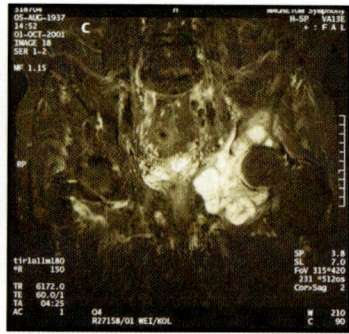
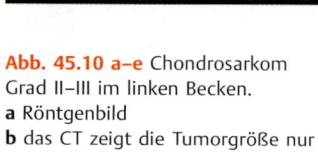
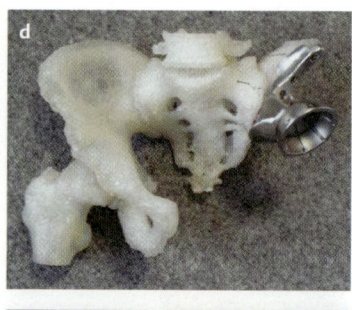
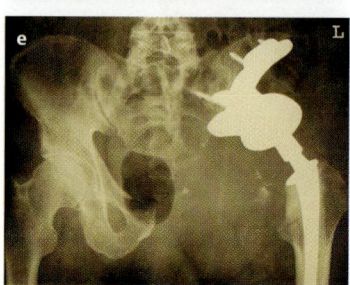

Abb. 45.10 a–e Chondrosarkom Grad II–III im linken Becken.
a Röntgenbild
b das CT zeigt die Tumorgröße nur unvollständig
c das MRT zeigt die tatsächliche Tumorgröße und eine Verdrängung des Rektums
d Operationsplanung mit individuellem Beckenmodell
e Röntgenbild nach weiterer Resektion und alloplastischem Beckenteilersatz

ausreicht oder eine weite Resektion notwendig ist. Aufgrund der nicht auszuschließenden Metastasierung und Rezidivbildung sollte auch ein Chondrosarkom Grad I weit reseziert werden. Eindeutig weit zu resezieren sind alle anderen Entitäten **(Abb. 45.10d–e)**, beim dedifferenzierten Chondrosarkom wird sogar die radikale Resektion empfohlen.

Liegt ein **mesenchymales Chondrosarkom** vor, ist eine neoadjuvante Chemotherapie wie beim Osteosarkom hilfreich. Die fatale Prognose des dedifferenzierten Chondrosarkoms kann ggf. ebenfalls durch Chemotherapie verbessert werden.
Prognose: Am günstigsten bei Chondrosarkom Grad I, am ungünstigsten bei dedifferenziertem Chondrosarkom. Patienten mit dedifferenziertem Chondrosarkom haben eine Überlebenszeit von ca. 2 – 3 Jahren. Die 5-Jahres-Überlebensrate der klassichen Chondrosarkome Grad II – III liegt bei 60 – 80 %. Die funktionellen Ergebnisse sind weniger von der Entität als vielmehr von lokalen Faktoren und vom Alter abhängig.

45.3.3 Tumoren der Ewing-Sarkomgruppe

Dies sind klein- und rundzellige Tumoren, die ca. 5 – 10 % aller primären malignen Tumoren ausmachen. Der primitive neuroektodermale Tumor (PNET) ist aufgrund immunhistochemischer Marker von Ewing-Sarkomen abgrenzbar, eine wesentliche Konsequenz für Therapie und Prognose hat diese Unterscheidung jedoch nicht.

Der Altersgipfel liegt im 2. Dezennium **(Abb. 45.11)**. Betrachtet man nur das 1. und 2. Dezennium, stellt das Ewing-Sarkom bzw. der PNET das zweithäufigste Sarkom dar. Männer: Frauen = 2 : 1.
Lokalisation: Überwiegend meta-diaphysär an den langen Röhrenknochen. In über 60 % ist die untere

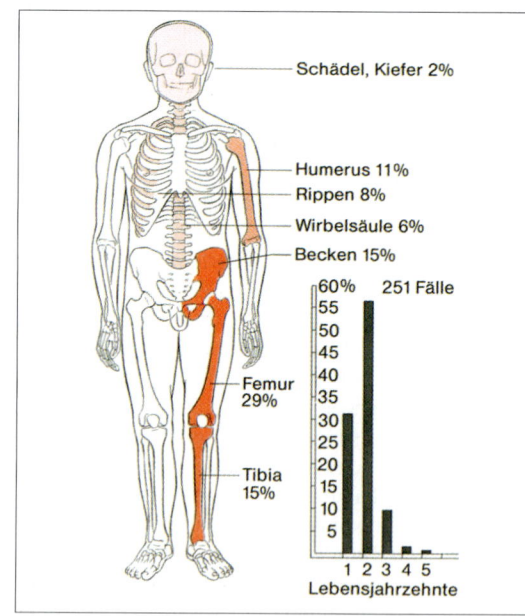

Abb. 45.11 Lokalisation und Altersverteilung des Ewing-Sarkoms

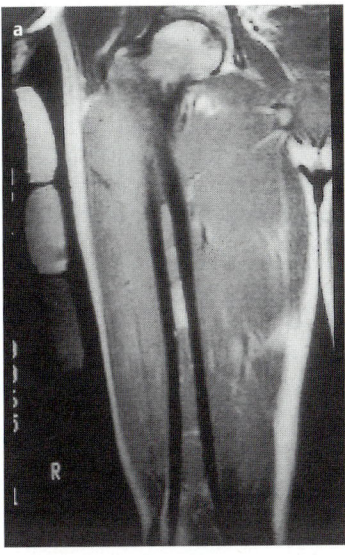
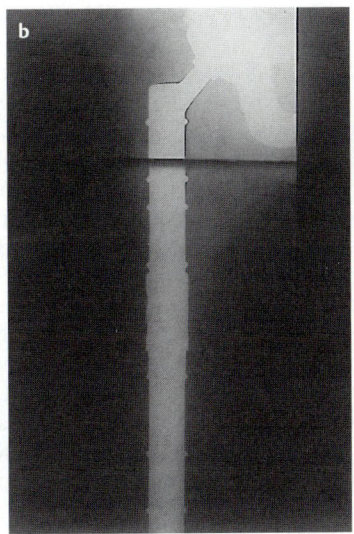
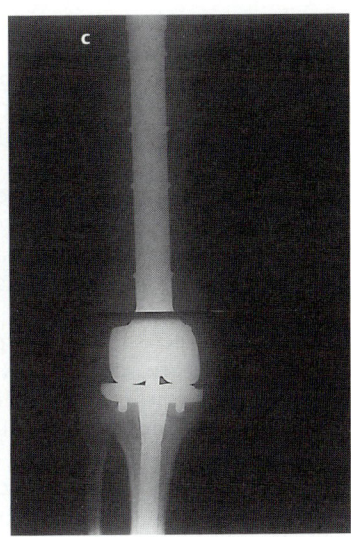

Abb. 45.12 a–c Ewing-Sarkom des rechten Femurs.
a MRT
b,c Röntgenbild nach Femurtotalersatz mit modularem Tumorendoprothesensystem MUTARS

Extremität betroffen. Weitere häufige Lokalisationen sind das Becken und die Wirbelsäule.
Klinik: Unspezifisch, wie bei Osteosarkom.
Diagnostik: Das Röntgenbild zeigt meist die klassischen Zeichen eines schnell wachsenden Malignoms (s. Abb. 45.2). Häufig sieht man im Röntgenbild ein sog. permeatives Wachstum. Die MRT (Abb. 45.12a) ist das diagnostische Verfahren der Wahl zur Schnittbildgebung. Weiteres diagnostisches Vorgehen wie bei Osteosarkom. Die endgültige Diagnose wird mittels Biopsie gestellt.
Differenzialdiagnose: Alle anderen Sarkome, Osteomyelitis. Röntgenologisch ist das Ewing-Sarkom häufig nicht vom Osteosarkom zu unterscheiden oder mit einer Markraumphlegmone zu verwechseln.
Therapie: Nach Diagnosestellung **neoadjuvante Chemotherapie** mit z. B. Etoposid, Vincristin, Actinomycin, Ifosfamid oder Adriablastin. Zusätzlich Bestrahlung möglich, Risiken sind jedoch Strahlenfolgen (Wundheilungsstörung und Infektion nach operativer Therapie) und die Induktion von Tumoren.

In der Regel schließen sich die operative Entfernung im Sinne der **weiten Resektion** und rekonstruktive Maßnahmen (Abb. 45.12b, c) an, gefolgt von Chemotherapie und ggf. Bestrahlung.
Prognose: Sie hängt von der Größe, Lage (axial oder peripher), dem Stadium und dem Ansprechen des

Tumors auf Chemotherapie sowie vom Alter des Patienten ab. Die 5-Jahres-Überlebensrate liegt je nach Ausgangssituation bei 50 – 70 %.

45.3.4 Seltene primäre maligne Knochentumoren

Das maligne fibröse Histiozytom, das Fibrosarkom und das Adamantinom machen ca. 1 – 3 % der primären malignen Knochentumoren aus. Sie treten im mittleren Lebensalter auf. Ihre Diagnostik entspricht der der anderen Sarkome. Therapeutisch stellt auch hier die weite Resektion die wesentliche Maßnahme dar, begleitet durch neoadjuvante und adjuvante Chemotherapie und ggf. Strahlentherapie.

45.4 Knochenmetastasen und multiples Myelom

Knochenmetastasen und Osteolysen durch das multiple Myelom, heute als B-Zell-Non-Hodgkin-Lymphom klassifiziert, sind die häufigsten malignen Knochentumoren.

Die häufigsten Primärtumoren von Knochenmetastasen sind das Mamma-, Prostata-, Bronchial- und Nierenzellkarzinom. Knochenmetastasen, bei denen kein Primärtumor zu finden ist, werden als CUP-Syndrom (Carcinoma of unknown primary) bezeichnet; meist handelt es sich um Metastasen eines Adenokarzinoms.

Die Metastasierung in den Knochen entspricht der Intensität seiner Durchblutung: Erste Metastasen betreffen das Knochenmark, danach wird die Spongiosa, im weiteren Verlauf die Kortikalis befallen. Der prognostische Stellenwert sog. Mikrometastasen im Knochenmark und die Notwendigkeit einer Therapie sind nicht geklärt.

Häufigste Lokalisation (60 – 80 %) von Knochenmetastasen ist die Wirbelsäule – meist sind die spongiösen Anteile der Wirbelkörper betroffen – gefolgt von Knochen, die ebenfalls reichlich Spongiosa aufweisen: Beckenskelett, Femora, Humeri, Rippen. Knochenmetastasen distal des Knie- und Ellenbogengelenkes sind selten.

Klinik: Häufig besteht nur ein leichter skelettaler Schmerz, selten eine neurovaskuläre Störung. Dramatische Symptome stellen pathologische Frakturen oder die akut bis langsam auftretende Querschnittssymptomatik durch Myelonkompression dar. Tumorassoziierte Allgemeinsymptome wie Inappetenz, Gewichtsverlust, Abgeschlagenheit, Leistungsknick.

Diagnostik: Sie richtet sich nach den Symptomen sowie den Anamnesedaten: Die Knochenszintigraphie dient als Screening-Methode, Röntgenaufnahmen geben einen ersten Überblick, MRT und CT genauere Auskunft über die Tumorausdehnung. Bei Querschnittssymptomatik Notfalldiagnostik zur Analyse der Höhe der Myelonkompression.

Differenzialdiagnose: Osteomyelitis, Knochentumoren, Lymphome, Osteoporose.

Therapie: Bei **Knochenmetastasen** steht meist die Therapie des Grundleidens im Vordergrund. Je nach Primärtumor werden Chemotherapie, Strahlentherapie, ggf. nuklearmedizinische Therapie (Schilddrüsenkarzinom) oder Zytokintherapie (Nierenzellkarzinom), kombiniert. Die Operation stellt häufig eine palliative Maßnahme (mechanische Stabilisierung, Myelondekompression) dar. Im Einzelfall kann je nach Primärtumor, Prognose und Lokalisation eine weite Resektion unter kurativer Intention indiziert sein. Bisphosphonate dienen der medikamentösen Therapie und der Prophylaxe von Osteolysen.

Beim **multiplen Myelom** steht die Chemotherapie im Zentrum der Behandlung; die Operation ist zur Stabilisierung des Skeletts oder zur Dekompression bei Querschnittssymptomatik indiziert.

Prognose:

- bei **Knochenmetastasen** abhängig von der Grunderkrankung (beste Prognose bei Mamma- oder Prostatakarzinom) sowie vom Ausmaß der Metastasierung. Die Lebenserwartung variiert von wenigen Wochen bis zu mehreren Jahren.
- Beim **multiplen Myelom** beträgt die mittlere Überlebenszeit im Stadium III 3 – 5 Jahre.

▆▆I Merken

- **Den höchsten diagnostischen Stellenwert besitzen die MRT und die CT.**
- **Wichtigste diagnostische Maßnahme ist die Biopsie.**
- **Osteochondrom: häufigster gutartiger Knochentumor. Therapie: Entfernung mit vollständiger Resektion der knorpeligen Anteile.**
- **Hochmalignes Osteosarkom: neoadjuvante Chemotherapie, weite Tumorresektion und adjuvante Chemotherapie**
- **Klassisches Chondrosarkom: adäquate Therapie ausschließlich operativ**
- **Ewing-Sarkom: multimodale Therapie: neoadjuvante Chemotherapie und ggf. Bestrahlung, operative Entfernung und adjuvante Chemotherapie, ggf. Bestrahlung**
- **Knochenmetastasen: Operation meist als palliative Maßnahme (mechanische Stabilisierung, Myelondekompression), ggf. Bestrahlung**

46   Sehnen, Sehnengleitgewebe, Schleimbeutel und Muskulatur

Die Sehnenfasern übertragen druckfrei die Muskelkraft auf den Knochen. Die Sehnen als bradytrophes kollagenes Fasergewebe verändern sich durch mechanische Beanspruchung oder bei Stoffwechselstörungen frühzeitig degenerativ.

46.1   Erkrankungen der Sehnen

46.1.1   Degenerative Veränderungen im Bereich des Schultergelenkes

Die Bezeichnung **Periarthritis humeroscapularis** ist ein Sammelbegriff für Schmerzen im Schultergelenkbereich bei degenerativen Erkrankungen der Sehnen und des Kapselbandapparates:
- Veränderungen der Rotatorenmanschette:
  - akutes Supraspinatussyndrom
  - chronisches Supraspinatussyndrom
  - Tendinosis calcarea
  - Rotatorenmanschettenruptur
- Veränderungen der langen Bizepssehne:
  - degenerative Schädigung
  - Ruptur der langen Bizepssehne
- **Veränderungen der Gelenkkapsel:** Schultersteife („frozen shoulder").

Supraspinatussyndrom (Supraspinatus-outlet-Syndrom, Impingementsyndrom)

Schmerzhafte Funktionsstörung der Schulter durch mechanische Belastung der Rotatorensehnen (s. „Rotatorenmanschettenruptur") im subakromialen Raum, der durch das Akromion, das Korakoid, das Lig. coracoacromiale und den Humeruskopf begrenzt wird.
Ursachen: Mechanische Enge des subakromialen Raumes, z. B. durch einen akromialen Knochensporn, oder funktionelle Enge, z. B. bei in Fehlstellung verheilter Fraktur des Tuberculum majus oder insuffizienter Rotatorenmanschette mit fehlender Zentrierung des Humeruskopfes.
Stadieneinteilung: Nach Neer:
- **Stadium I:** Ödem und Einblutung
- **Stadium II:** Fibrose und Verdickung
- **Stadium III:** Sehnenruptur und knöcherne Veränderung.

Klinik: **Bewegungs- und Nachtschmerz.** Belastungsabhängige Schmerzen werden insbesondere bei Bewegungen im Schultergelenk gegen Widerstand

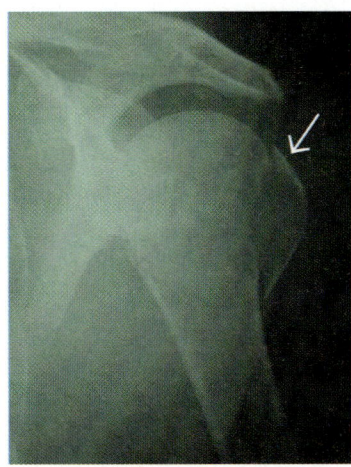

Abb. 46.1
Abrissfraktur des Tuberculum majus

ausgelöst, u. U. Schmerzausstrahlung bis in die Hand (DD: Sulcus-ulnaris-, Karpaltunnelsyndrom).

Im **chronischen Stadium Painful-arc-Syndrom** mit schmerzhafter aktiver Abduktion zwischen 60° und 110°, ausgelöst durch eine verstärkte Kompression des betroffenen Sehnengewebes zwischen osteofibrösem Schulterdach und Humeruskopf. Kann nach einer subakromialen Lokalanästhesie noch immer nicht abduziert werden, handelt es sich um eine Rotatorenmanschettenruptur (s. u.).
Diagnostik:
- *Röntgen:* a. p.-Aufnahme, axiale Aufnahme und Outlet-view-Aufnahme: zystische Veränderungen und/oder kalkdichte Verschattungen in Höhe des Ansatzes der Rotatorenmanschette, Schulterhochstand, ggf. in Fehlstellung verheilte Abrissfraktur des Tuberculum majus **(Abb. 46.1)**.
- *MRT:* Degeneration oder Riss der Rotatorenmanschette, knöcherne Veränderungen, Bursitis subacromialis oder subdeltoidea, Veränderungen der langen Bizepssehne, Einengung des subakromialen Raumes.
- *Sonographie:* Synovialitis, Gelenkerguss, Veränderungen der Rotatorenmanschette und der langen Bizepssehne, Bursitis subacromialis, Osteophyten.
Therapie:
- Im **Stadium I und II** Versuch **konservativer** Maßnahmen: Im akuten Stadium kurzzeitige Ruhigstellung im Verband, Analgetika und Antiphlogistika, ggf. Instillation von Lokalanästhetika unter Vermeidung einer intratendinösen Injektion wegen der Gefahr der Sehnenruptur durch Sehnennekrose. Physiotherapie zur Steigerung der Beweglichkeit und des Muskelaufbaus.

■ bei kalkdichten Verschattungen im Ansatz der Rotatorenmanschette ggf. Versuch der Beseitigung mittels extrakorporaler Stoßwellenlithotripsie (ESWL)

■ **bei Persistenz der Beschwerden operatives** Vorgehen: Akromioplastik mit Resektion des Lig. coracoacromiale und der angrenzenden Akromionunterfläche. Naht der Sehnen.

Bei Tendinosis calcarea zusätzliche Entfernung der Kalkherde.

Rotatorenmanschettenruptur

Die Rotatorenmanschette besteht aus dem M. supraspinatus, M. infraspinatus, M. subscapularis, M. teres minor und M. teres major. Sie inseriert mit ihrer Sehnenplatte am Tuberculum majus und Tuberculum minus humeri und sorgt dafür, dass bei der Abduktion und Elevation des Armes der Humeruskopf in die Fossa glenoidalis gepresst und ein Höhertreten und Anstoßen des Humeruskopfes am Akromion verhindert wird. Eine Abduktion des Armes über 90° ist erst möglich, wenn das Tuberculum majus unter dem Akromion hindurchgleiten kann.

Ursachen: Am häufigsten degenerative Veränderungen, selten Trauma (Patienten in der Regel unter 40 Jahren) oder Schultergelenkluxation (Patienten meist über 40 Jahre).

Formen: s. **Abb. 46.2**.

Klinik: Nach Trauma initial starke Schmerzen. Kennzeichen der **degenerativen Ruptur** ist der **painful arc** (s. o.). Die Ruptur der Rotatorenmanschette führt zu einem erheblichen **Kraftverlust**. Bei großem Defekt entsteht das Bild des sog. **drop arm:** Der Arm kann aktiv nicht in der horizontalen Abduktion gehalten werden. Ausgedehnte Rupturen führen zu einer Instabilität im Schultergelenk, die

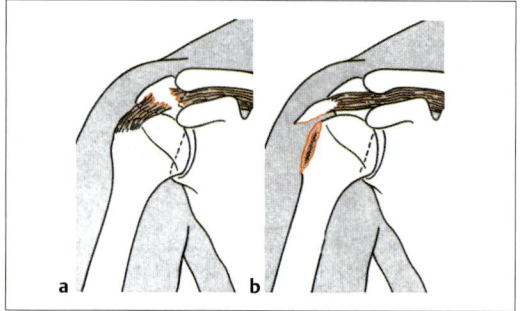

Abb. 46.2 Formen der Rotatorenmanschettenverletzung: **a** Zerreißung der Rotatorenmanschette **b** knöcherner Abriss der Rotatorenmanschette aus dem Oberarmkopf

zu einer erheblichen Einschränkung der aktiven Beweglichkeit führt, da der M. deltoideus den Oberarmkopf nach kranial zieht.

Diagnostik: Im Röntgenbild degenerative Veränderungen: Hochstand des Humeruskopfes, Aufrauung und zystische Veränderungen am Tuberculum majus, Kalkdepots, älterer Abriss des Tuberculum majus **(Abb. 46.1, 46.2b)**. Exakter Nachweis mittels MRT, Sonographie und Arthroskopie.

Differenzialdiagnose: Läsion des N. axillaris, partielle obere Armplexusparese.

Therapie: Bei kurzer Anamnese, degenerativen Veränderungen, mangelnder Compliance und älterem inaktivem Patienten konservativer Behandlungsversuch mittels physikalischer Therapie (passive Bewegungsübungen, Muskelaufbau mit dem Ziel der aktiven freien Beweglichkeit), Antiphlogistika und Analgetika.

Da die konservative Therapie langfristig keine gute Prognose hat, gewinnt die operative Therapie an Bedeutung: Es erfolgt eine offene Rekonstruktion durch Naht. Bei großen Defekten ist ggf. ein Muskeltransfer (z. B. Latissimus-dorsi-Transfer) erforderlich. Das Alter des Patienten allein stellt kein Ausschlusskriterium für eine operative Therapie dar. Maßgeblichen Anteil am Erfolg der Operation hat die Bereitschaft des Patienten zur Physiotherapie. Behandlungszeiträume über 6 Monate sind nicht selten. Kontraindikationen der Operation sind Morbus Sudeck der Schulter, Armplexusläsion, Infekt der Schulter und die Omarthrose.

Schmerzhafte Schultersteife ("frozen shoulder")

Schmerzhafte Einsteifung des Schultergelenkes durch chronisch degenerativen Entzündungsprozess im Bereich der gesamten Gelenkkapsel (adhäsive Kapsulitis). Auftreten nach Bagatelltraumen, vornehmlich im höheren Lebensalter oder postoperativ, insbesondere nach Eingriffen an der Rotatorenmanschette.

Klinik: Gesamtes Schultergelenk druckschmerzhaft, schmerzhafte aktive und passive Bewegungseinschränkung.

Diagnostik: Röntgenbild im Frühstadium unauffällig, später Verringerung der Kalksalzdichte. Im MRT Verdickung der Gelenkkapsel.

Differenzialdiagnose: Immobilisationsschaden nach Trauma, außerdem Schultergelenkempyem, Omarthrose und tuberkulöse Entzündung.

Therapie: Eispackungen, Antiphlogistika, Analgetika, Kortikoide. Nach Reduktion der Schmerzen Beginn mit Physiotherapie. Nach Abklingen der akuten Phase ggf. arthroskopische Kapsulotomie und subakromiales Débridement.

46.1.2 Sehnenruptur

Auf dem Boden degenerativer Veränderungen des Sehnengewebes kann es durch ein Bagatelltrauma zur Ruptur der Sehne kommen. Am häufigsten betroffen sind die Supraspinatussehne, die lange Bizepssehne, die Strecksehne des Fingerendgliedes, die Quadrizepssehne und die Achillessehne. Es handelt sich also meist um eine subkutane Sehnenruptur.

Klinik: Funktionsverlust des betroffenen Gelenkes.

Therapie: Mit wenigen Ausnahmen, z. B. Strecksehne des Fingerendgliedes (s. Kap. 52.3.2), operativ innerhalb von Stunden, spätestens nach 8 – 10 Tagen. Postoperativ Immobilisation bis zu 8 Wochen (z. B. Strecksehne Fingerendglied).

Ruptur der langen Bizepssehne

Pathogenese: Bis auf wenige Ausnahmen treten Rupturen der langen Bizepssehne bei degenerativen Veränderungen der Sehne auf (Ausnahme: Ruptur durch eine passive, plötzliche Belastung der aktiv vorgespannten Sehne).

Klinik: Sicht- und tastbar retrahierter Muskelbauch des M. biceps brachii oberhalb der Ellenbeuge mit Dellenbildung proximal **(Abb. 46.3)**, insbesondere bei dem Versuch, den Ellenbogen gegen Widerstand zu beugen.

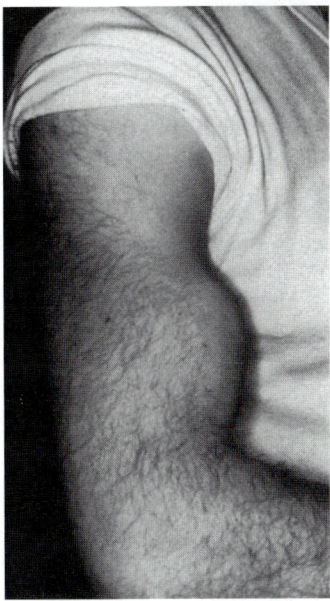

Abb. 46.3
Ruptur der langen Bizepssehne mit Kuadalverlagerung des Bizeps-Muskelbauchs

Diagnostik: Klinik, MRT, Sonographie, Schulterarthroskopie.

Therapie:

- **konservativ, falls keine Beschwerden** vorhanden sind, die grobe Kraft nicht gemindert ist und die Veränderung der Oberarmkontur akzeptiert wird: Ruhigstellung z. B. im Gilchrist-Verband (s. Kap. 14.4.1) für ca. 6 Tage, dann Bewegungsaufbau.
- **bei Beschwerden**, z. B. infolge Einklemmung des intraartikulären Stumpfes oder Läsionen des Sehnenansatzes am Labrum (SLAP), **operativ:** Zwei Verfahren haben sich bewährt, die jedoch die Sehne nicht anatomisch refixieren:
  - Verankerung des Sehnenstumpfes im Humerusschaft (Schlüssellochplastik nach Froimson): erlaubt unmittelbar postoperativ eine funktionelle Behandlung
  - Vereinigung des distalen Bizepssehnenstumpfes mit der intakten kurzen Bizepssehne in Höhe des Korakoids: erfordert eine vorübergehende Ruhigstellung für 2 – 3 Wochen. Ein weiterer Nachteil ist die Entwicklung eines subakromialen Impingements.

Ruptur der distalen Bizepssehne

Pathogenese: Im Gegensatz zur Ruptur der langen Bizepssehne ist der Riss der distalen Bizepssehne häufig traumatisch: abruptes Hebetrauma unter schwerer Last.

Klinik: Muskelbauch des M. biceps nach proximal verlagert. Minderung der groben Kraft bei Beugung im Ellenbogengelenk gegen Widerstand und bei Supination. Bei diesem Manöver ist die distale Bizepssehne nicht tastbar.

  Cave: Verwechslung mit dem evtl. erhaltenen Lacertus fibrosus (Aponeurosis musculi bicipiti brachii).

Diagnostik:

- *Röntgen:* Evtl. Ausriss aus der Tuberositas radii.
- *Sonographie:* Nachweis eines Hämatoms im Bereich der distalen Bizepssehne.
- *MRT:* Bei unklaren Befunden.

Therapie: Infolge des Funktionsverlustes des Ellenbogengelenkes ist eine Operation angezeigt. Refixation mit Hilfe zweier Anker (z. B. Mitek) oder transossäre Refixation der Sehne an der Tuberositas radii. Ruhigstellung für 4 – 6 Wochen.

Ruptur der Quadrizepssehne

Ursachen und Pathogenese: Degenerative Veränderungen des Sehnengewebes aufgrund von Stoffwechselstörungen (chronische Niereninsuffizienz) oder wiederholten Mikrotraumen. Ruptur der

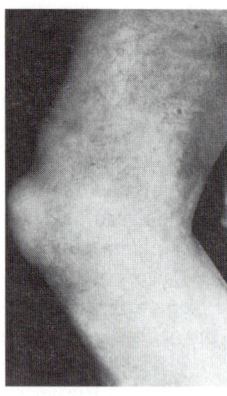

Abb. 46.4 Ruptur der Quadrizepssehne mit „Herunterrutschen" der Kniescheibe und Hämatom

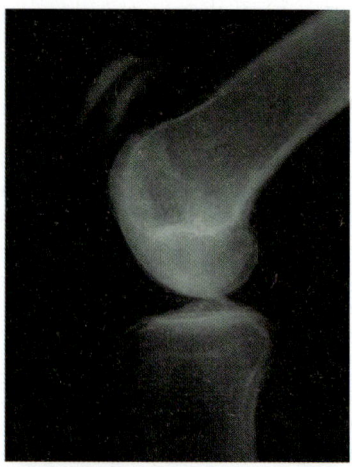

Abb. 46.5 Hochstand der Patella bei Patellarsehnen- ruptur

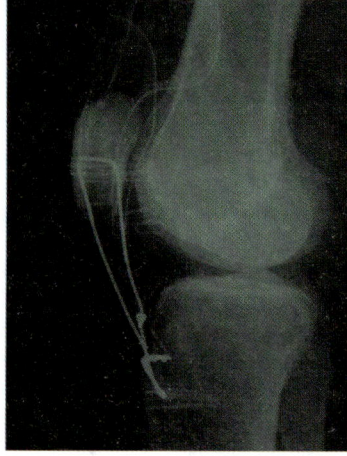

Abb. 46.6 Neutralisation der Sehnennaht durch Draht- cerclage

Sehne bei Anspannungstrauma gegen Widerstand oder bei Überspannung, z. B. beim Versuch, einen Sturz abzufangen.

Klinik: Unmittelbar nach dem Unfall deutliche De- hiszenz oberhalb der Patella in der Quadrizeps- sehne tastbar, später oft verdeckt durch Weichteil- schwellung und Bluterguss (Abb. 46.4). Das Kniege- lenk kann aktiv nicht gegen Widerstand gestreckt und das gestreckte Bein im Liegen nicht aktiv von der Liege angehoben werden.

Diagnostik:
- *Röntgen:* Tiefstand der Patella, kleine knöcherne Ausrisse aus der Patella.
- *Sonographie oder MRT:* Dehiszenz, Hämatom.

Therapie:
- bei inkomplettem Riss (Nachweis durch Sonogra- phie oder MRT) und erhaltener aktiver Streckung konservative Therapie: für 6 Wochen Ruhigstellung in Streckstellung
- bei akuter kompletter Ruptur ohne ausgeprägte degenerative Veränderungen End-zu-End-Naht, ggf. transossäre Refixation
- bei veralteten Rissen (Gleiten der Sehne nach pro- ximal mit Verlöten der Sehne auf dem Femur) und bei ausgedehnten degenerativen Veränderungen plastische Rekonstruktion der Sehne.

Postoperativ Ruhigstellung in Streckstellung für 6 Wochen.

Patellarsehnenruptur

Pathogenese: Wie bei Quadrizepssehnenruptur.
Klinik: Aktive Streckung im Kniegelenk unmöglich. Hochstand der Patella, Delle distal der Patella.
Diagnostik: Im Röntgenbild Hochstand der Patella (Abb. 46.5), ggf. knöcherner Ausriss des Sehnenan- satzes.
Therapie: Bei frischer Ruptur Naht plus Draht- cerclage zwischen Tuberositas tibiae und distalem

Patellapol zur Neutralisation der Naht (Abb. 46.6). Bei alter Ruptur Ersatz mittels Sehnentransfer (z. B. Semitendinosus, Gracilis). Drahtcerclage zur Sicherung.

Postoperativ Ruhigstellung in Streckstellung für 6 Wochen, dann geführte Bewegungsübungen aus der Schiene 0-0-90°.

Achillessehnenruptur

Pathogenese: Meist indirektes Trauma durch for- cierte Kontraktion der Wadenmuskulatur, oft beim Tennis oder Basketball, bei starker Dorsalfle- xion (Laufen) oder bei Sturz nach vorn (Skifahren). Selten direktes Trauma (Schlag, Stoß) oder Durch- trennung mit scharfem Gegenstand.

Meist sind männliche sog. Wochenendsportler zwischen 30 und 50 Jahren betroffen. Degenerative Veränderungen (herabgesetzte Durchblutung der

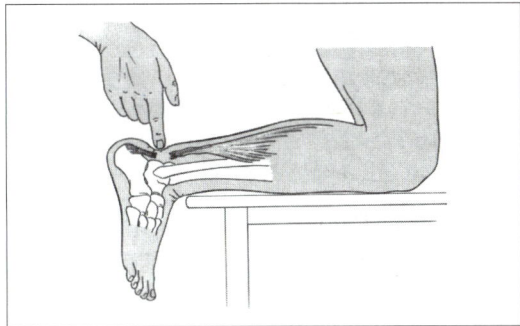

Abb. 46.7 Klinischer Befund bei der Achillessehnenruptur. Tastbare Delle in Höhe der Ruptur

Sehne, Überbeanspruchung, Tendinose) sind Voraussetzung.
Lokalisation: 3 – 7 cm proximal der Sehnenansatzstelle (loco typico) oder distal mit knöchernem Ausriss des Sehnenansatzes am Kalkaneus (Entenschnabelfraktur).
Klinik: Bei Ruptur der Sehne reißender, peitschenhiebartiger Schmerz (Gefühl eines Tritts in die Wade). Hörbares Krachen. Anschließend Schwellung, lokaler Druckschmerz.
Diagnostik:
- *Klinische Untersuchung:*
  - **tastbare Delle im Sehnenprofil** (Abb. 46.7); Schwellung und Hämatom des Peritendineums können das Palpieren der Delle jedoch erschweren.
  - **kraftgeminderte Plantarflexion im Stehen**, Zehenstand unmöglich. Cave: Wegen der erhaltenen Sehnen des M. tibialis posterior, des M. peronaeus und der langen Flexoren ist die Plantarflexion gegen Widerstand im Liegen möglich!
  - **Thompson-Test:** Kompression der Wadenmuskulatur von lateral und medial löst bei intakter Sehne eine Plantarflexion des Fußes aus, die bei Ruptur ausbleibt.
- *Röntgen:* Evtl. Entenschnabelfraktur (s. o.), Verkalkung der Sehne.
- *Sonographie:* Dehiszenz der Sehnenstümpfe.
Therapie:
- **In der Regel operativ.** Vorteile der Operation sind eine geringe Rate von Rerupturen, hohe Festigkeit der Sehne, besseres Endergebnis infolge größerer Muskelkraft. Durchflechtungsnaht nach Bunnell mit verzögert resorbierbarem Nahtmaterial und zusätzliche feine Adaptionsnähte des Peritendineums. Bei deutlichen degenerativen Veränderungen zusätzliche Verwendung der distal gestielten Sehne

des M. plantaris longus. Bei alter Ruptur mit großer Distanz der Sehnenstümpfe Rekonstruktion der Sehne durch Umkippplastik.
Postoperativ Ruhigstellung für 2 Wochen in einer Unterschenkelgipsschiene in Neutralstellung, dann für 4 Wochen Gehgips, anschließend für 3 Wochen Absatzerhöhung von 3 cm, für weitere 3 Wochen Absatzerhöhung von 1 cm. Alternativ frühfunktionelle Behandlung in einem Spezialschuh, der eine Vollbelastung bereits 3 Tage postoperativ erlaubt.
- Bei Patienten mit erhöhtem Operationsrisiko, lokalen Risikofaktoren und geringen sportlichen Ansprüchen ist eine **konservative Therapie** möglich, wenn sich die Sehnenenden in Spitzfußstellung im Sonogramm gut adaptieren.
Komplikationen: Wundheilungsstörung, schmerzhafte Narben, Neurome des N. suralis. Vermeidbar durch posteromediale Schnittführung.

46.1.3 Achillodynie

Schmerzhafte umschriebene Verdickung der Achillessehne mit Peritendinitis.
Ursache: Überbeanspruchung.
Therapie: Absatzerhöhung um 2 cm für 6 Wochen, Antiphlogistika, Kryotherapie, ggf. Lasertherapie.

46.1.4 Tendopathien

Primär nichtentzündliche, degenerative Veränderungen der Sehnenansätze.
Pathogenese: Kleinflächige sehnige Ansätze kräftiger Muskeln sind im Knochen über Faserknorpel verankert. Durch Überbeanspruchung kann es in diesem Bereich über Mikrorupturen zu degenerativen Veränderungen (Verknöcherungen) kommen.
Lokalisation: Typische Lokalisationen sind Supraspinatussehne, Epicondylus humeri radialis („Tennis-Ellenbogen"), Epicondylus humeri ulnaris („Werfer-Ellenbogen"), Proc. styloideus radii, Trochanter major, Ansatz der Adduktoren (Fußballer) und Ansatz der Achillessehne.
Klinik: Lokaler Druckschmerz und schmerzbedingte Funktionseinschränkung der betroffenen Extremitätenabschnitte.
Diagnostik:
- *Röntgen:* Verknöcherung in Höhe des Sehnenansatzes, Kalkablagerungen im Verlauf der Sehnen.
- *Sonographie:* Ödematöse Auflockerungen.
Therapie: Konsequente Schonung des betroffenen Extremitätenabschnitts, ggf. durch Ruhigstellung im Gips, lokale Hyperämie, antiphlogistische Salben, Ultraschall, Iontophorese. Bei Therapieresis-

tenz Operation (z. B. Denervation nach Wilhelm oder Hohmann).

46.2 Erkrankungen des Sehnengleitgewebes

Hierunter versteht man Erkrankungen des Peritendineums scheidenloser Sehnen und krankhafte Veränderungen der Sehnenscheiden.

46.2.1 Paratenonitis crepitans (Paratendinitis crepitans)

Aseptische, unspezifische Entzündung des Peritendineums scheidenloser Sehnen.
Pathogenese: Häufig Folge von Überlastung, außerdem von Rheuma und stumpfem Trauma mit Reizerguss.
Lokalisation: Typische Lokalisationen sind die Sehnen im Handgelenkbereich, die Achillessehne und die Sehnen der Mm. fibularis und tibialis.
Klinik: Schwellung, Überwärmung, Druckschmerz, Bewegungsschmerz bei Bewegung gegen Widerstand, Reibegeräusche („Schneeballknirschen", „Seidenpapierknistern") beim Durchziehen der Sehne unter der tastenden Hand.
Diagnostik:
■ *Röntgen:* Zum Ausschluss degenerativer Veränderungen der Gelenke.
■ *Sonographie:* Ödematöse Auflockerung, peritendinöse Flüssigkeit.
Therapie: Ruhigstellung, Gabe von Antiphlogistika (NSAR), in Ausnahmefällen auch einmalige paratendinöse Kortisoninjektion. Cave: Kortikoidbedingte Sehnennekrose!

46.2.2 Ganglion („Überbein")

Zyste(n) im Bereich der Gelenkkapsel infolge schleimiger Umwandlung umschriebener Bindegewebsbezirke. Vermutlich mukoide (myxoide) Degeneration. Betroffen sind vor allem junge Frauen.
Lokalisation: Vorwiegend an der dorsalen oder volaren Seite der radialen Handwurzel, der Kniekehle, am Fußrücken und am lateralen Meniskus.
Klinik: Prall-elastische, rundliche, zur Unterlage nicht verschiebliche Schwellung („Tumor") unterschiedlicher Größe **(Abb. 46.8a, b)**. Bewegungsschmerzhaftigkeit durch Verdrängung von Begleitstrukturen.
Diagnostik:
■ *Röntgen:* Zum Ausschluss von Arthrosen.
■ *Sonographie:* Abgrenzung zu anderen „Tumoren".

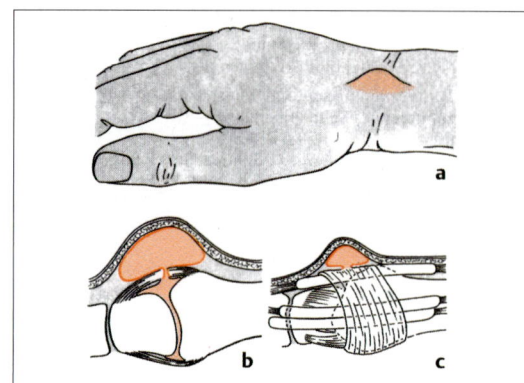

Abb. 46.8 Prall-elastische Schwellung im Handgelenkbereich (**a**) und ihre Ursachen:
b Ganglion
c Sehnenscheidenhygrom

Differenzialdiagnose: Tendovaginitis stenosans (De Quervain, s. Kap. 52.10.2), schnellender Finger (s. Kap. 52.10.3) und Sehnenscheidenhygrom (chronischer seröser Erguss in der Sehnenscheide, s. Kap. 52.10.4 und **Abb. 46.8c**).
Therapie: Stets operativ: vollständige Exstirpation. Zertrümmerungs- oder Verödungsbehandlung unzureichend!

> Ganglion-Operation: Alles oder nichts!

Komplikationen: Rezidivgefahr bei unvollständiger Exstirpation.

46.2.3 Erkrankungen der Sehnenscheiden (s. Kap. 52.10.2 – 52.10.4)

46.3 Erkrankungen der Schleimbeutel: Chronisch-seröse Bursitis

Pathogenese: Durch rezidivierende äußere Irritationen (z. B. häufiges Knien beim Fliesenleger) füllt sich der Schleimbeutel immer wieder mit serösem Erguss. Nach längerem Bestehen kommt es zur Wandverdickung und durch Fibrinniederschläge zum Reiskornphänomen oder zu knorpelartigen Leisten.
Lokalisation: Typische Lokalisationen sind Bursa subdeltoidea, Bursa olecrani, Bursa trochanterica, Bursa iliopectinea, Bursa praepatellaris (Fliesenleger) und Bursa infrapatellaris (Surfer).

Klinik: Prall-elastische, häufig indolente Schwellung, besonders gut tastbar über Olecranon und Patella. Oft Knirschen nachweisbar, im akuten Schub Funktionseinschränkung durch Schmerzen.
Diagnostik: Röntgen, z. B. zur Erfassung eines Olekranonsporns.
Differenzialdiagnose: Rheumatische Arthritis, Gicht.
Therapie: Ausschaltung der Irritation (z. B. bei Bursitis praepatellaris des Fliesenlegers kniende Tätigkeit meiden), Punktion sowie Druckverband. Bei Rezidiv Exstirpation der Bursa.
Komplikationen: Infektion.

46.4 Erkrankungen der Muskulatur

46.4.1 Myositis ossificans localisata

Pathogenese: Durch einmaliges Trauma oder rezidivierende mechanische Schädigungen – z. B. verfrühte posttraumatische Massage und passive Bewegungsübungen – kann es über Hämatome, Nekrosen und Metaplasien innerhalb der Muskelsepten zu geflechtartiger Knochenneubildung kommen. Generalisiertes Auftreten bei schwerem Schädel-Hirn-Trauma (apallisches Syndrom) und bei Querschnittslähmung.
Lokalisation: Bevorzugt M. brachialis, Adduktorengruppe (Reiter-Knochen), M. quadriceps.
Klinik: Derbe, druckempfindliche, später harte Stelle im Muskelbauch.
Diagnostik: Im Röntgenbild kalkdichte Verschattung im Weichteilgewebe.
Differenzialdiagnose: Paraartikuläre Ossifikation.
Therapie:
■ prophylaktisch Indometacin 75 mg/die
■ bei Beginn der Erkrankung lokal Kortikoide und Hyaluronidase
■ nach Abschluss des Umbauprozesses nur operative Entfernung möglich, ggf. in Kombination mit postoperativer Bestrahlung (7–12 Gy, beginnend am OP-Tag).
Komplikationen: Bei Operation ohne adjuvante Maßnahmen häufig Rezidive.

46.4.2 Muskel- und Faszienverletzungen

Subkutaner Muskelriss
Pathogenese: Zerreißung von Muskelfasern durch direktes Trauma (z. B. Tritt gegen die Wade) oder indirektes Trauma (z. B. plötzliche Anspannung des untrainierten oder nicht ausreichend aufgewärmten Muskels). Nach Rissbildung sofortige Ausfüllung des Defektes durch Hämatom mit anschließender Narbenbildung.
Lokalisation: Bevorzugt untere Extremität: M. quadriceps (insbesondere M. vastus medialis), M. biceps femoris und M. gastrocnemius.
Klinik: Fließender Übergang von Muskelzerrung über Muskelfaserriss zum kompletten Muskelriss.
Diagnostik: Anamnese (Verletzungsmechanismus [z. B. Sprint → Zerrung des Quadrizeps femoris]?), Palpation (Muskelzerrung: Druckschmerz im Muskelverlauf, Muskelfaserriss: punktförmiger Schmerz, Faserunterbrechung), Sonographie (bei Muskelfaserriss).
Therapie:
■ **Muskelzerrung:** sofortige Eismassage für 15–20 Minuten, statisches Dehnen, Massage, nach 3–4 Tagen Wiederaufnahme der Belastung
■ **Muskelfaserriss:** Eiskompressionsverband, ggf. Punktion des Hämatoms, nach 24–48 Stunden hyperämisierende Behandlung, keine Dehnungsübungen. Nach Beschwerderückgang Funktionsübungen mit langsam zunehmender Beanspruchung.
■ bei ausgedehnter und kompletter Ruptur ohne Synergistenkompensation operative Behandlung durch Muskelnaht.

Durch Ausbildung eines narbigen Ersatzgewebes wird die Kontinuität des Muskels wiederhergestellt. Unter zunehmender Beanspruchung kommt es zu einer weitgehenden Normalisierung des Muskelvolumens und einer Wiederherstellung der Funktion.
Komplikationen: In der Regel keine.

Muskelquetschung
Pathogenese: Direktes Trauma. Je nach Größe der einwirkenden Gewalt (z. B. Einklemmung oder Überrolltrauma) ausgedehnte Zerstörungen der Muskulatur und Muskelgefäße möglich.
Klinik: Bei ausgedehnten Verletzungen prall gespannte Extremität mit Spannungsblasen, livide verfärbte Haut, neurogene Ausfälle und Funktionseinschränkung.
Diagnostik: Röntgenaufnahmen der verletzten Extremität mit angrenzenden Gelenken zum Ausschluss knöcherner Begleitverletzungen.
Therapie: Bei ausgedehnter Quetschung operative Versorgung mit Débridement und Entlastung der Muskellogen durch Faszienspaltung (Prophylaxe des Kompartmentsyndroms, s. Kap. 47.3.2).

> Muskelquetschung: Cave Kompartmentsyndrom!

Wegen der ausgedehnten Nekrosenbildung besteht eine erhöhte Infektionsgefahr durch Anaerobier (Gasbrand, Tetanus), daher hochdosierte **Antibiotikagabe** und **Tetanusprophylaxe** (s. Kap. 1.4).

Forcierte Diurese zur Prophylaxe der Crush-Niere (Monitoring durch Myoglobinbestimmung im Serum und im Urin).

Kleinere Quetschungen können konservativ behandelt werden: Antiphlogistika und Ruhigstellung.

Komplikationen: Bei ausgedehnten Verletzungen erhöhte Infektionsgefahr, ggf. Amputation erforderlich. Kann die Extremität erhalten werden, verbleiben wegen der ausgedehnten Muskelzerstörungen erhebliche Funktionseinbußen.

Faszienriss

Pathogenese: Begleitverletzung von Muskelquetschung und Frakturen.

Klinik: Tastbare Faszienlücke bei Muskelanspannung, Vorwölbung eines scharfrandig begrenzten Muskelbauches (Muskelhernie). Kein Funktionsverlust.

Therapie: Bei kleinen schmerzhaften oder ausgedehnten Defekten, besonders am Oberschenkel, Verschluss durch Naht oder plastische Deckung.

Komplikationen: In der Regel keine.

46.5 Muskelbiopsie

Sie wird zur differenzialdiagnostischen Klärung bei Myopathien eingesetzt.

Ein 3 cm langes, ca. 0,5 cm dickes Muskelbündel des betroffenen Muskels wird in Verlaufsrichtung der Muskelfasern in situ an Holzstäbchen gebunden, anschließend exzidiert und sofort in 6 %iger Lösung von 100 ml Glutaraldehyd mit 0,1 mol Phospatpuffer Soerensen (pH 7,4) für elektronenmikroskopische Untersuchungen fixiert.

Ein zweites Präparat wird in 4 % Formaldehyd für lichtmikroskopische Untersuchungen fixiert.

Ein drittes, 2 × 1 cm großes Gewebsstück wird für die enzymhistochemische Untersuchung nicht fixiert. Es muss im Gegensatz zu den ersten beiden Proben für den Versand in flüssigem Stickstoff konserviert werden.

▰▰▮ Merken

- **Impingementsyndrom: schmerzhafte Funktionsstörung der Schulter durch Enge des subakromialen Raumes infolge Trauma oder Degeneration. Therapie zunächst konservativ, bei persistierenden Schmerzen operativ.**
- **Rotatorenmanschettenruptur: zunehmende Indikation zur operativen Therapie (schlechte konservative Therapieergebnisse)**
- **Ruptur der langen Bizepssehne: meist konservative Therapie**
- **akute Quadrizeps- oder Patellarsehnenruptur: operative Therapie**
- **Achillessehnenruptur: häufig Folge degenerativer Veränderungen. Meist operative Therapie.**
- **Ganglion-Operation: vollständige Exstirpation, sonst Rezidiv**
- **Muskelquetschung: Cave Kompartmentsyndrom und Crush-Niere!**

47   Allgemeine Traumatologie

Die Allgemeine Traumatologie umfasst die Untersuchung, Behandlung und Rehabilitation direkter und indirekter Folgen äußerer Gewalteinwirkung auf den Organismus. Die Gewalteinwirkung kann bestehen in Stoß, Schlag, Anprall, Schnitt, Stich, Geschoss oder der Einwirkung von Hitze, Strahlen oder Chemikalien. Je nach Ort, Art, Ausmaß und Richtung der Gewalteinwirkung resultieren oberflächliche oder tiefe lokale und allgemeine Folgen. Die wichtigste allgemeine Folge ist der Volumenverlust. Größere Traumen, z. B. Frakturen mehrerer großer Röhrenknochen, ausgedehnte Beckenfrakturen oder die Kombination mit Verletzungen innerer Organe, gehen regelhaft mit einem Volumenmangelschock einher. Daher müssen schon am Unfallort vorbeugende Maßnahmen (Volumengabe, Schmerzbekämpfung) ergriffen werden (s. Kap. 5). Zur Erstversorgung des Verletzten s. Kap. 5.

> Bewusstloser Verletzter: Stets Röntgen von Schädel, Thorax, Wirbelsäule und Becken!

47.1   Spezielle Verletzungen der einzelnen Körperregionen

- Schädel/Hirn: s. Kap. 17, 18
- Thorax: s. Kap. 21
- Bauch: s. Kap. 29
- Gefäße: s. Kap. 42
- Bewegungsapparat: s. u. und s. Kap. 48 – 50 und 52.

47.2   Untersuchungstechniken bei Verletzungen des Bewegungsapparates

47.2.1   Allgemeine Prinzipien

Anamnese
- Unfallzeitpunkt, -ort und -hergang?
- Eigenanamnese: angeborene Erkrankungen (z. B. Hüftdysplasie), erworbene Erkrankungen (z. B. rheumatische Erkrankungen, Poliomyelitis)?
- Familienanamnese: hereditäre Leiden (z. B. Hämophilie)?
- Allergien (Chrom-Nickel-Allergie, Penicillin-Allergie)?
- Einnahme gerinnungshemmender Medikamente (z. B. Marcumar, ASS, Ticlopidin, Clopidogrel)?

Klinische Untersuchung
Stets am entkleideten Patienten !
Inspektion:
- im **Stehen**, wenn möglich: Beckenschiefstand, Skoliose, Weichteilatrophie?
- beim **Gehen**: hinkender Gang?
- im **Liegen**: Deformitäten, Weichteilschwellung, Hautfarbe, Hautbehaarung, Narben, Fisteln?
Palpation: Durchblutung und Beschaffenheit des Muskel-Weichteilmantels, der Knochen und Gelenke: tanzende Patella bei Kniegelenkerguss, Crepatio bei Fraktur, Dehiszenz bei Sehnenruptur, fehlende Fußpulse bei Durchblutungsstörungen?
Funktionsprüfung:
- **Motorik**
- **Sensibilität**
- **Gelenkbeweglichkeit**: nach der **Neutral-0-Methode**: Der Bewegungsumfang eines Gelenkes wird von einer exakt definierten Neutral- oder Nullstellung aus mit Hilfe eines Winkelmessers gemessen. Die Neutralstellung entspricht der Gelenkposition, die ein gesunder Mensch beim aufrechten Stand mit hängenden Armen, nach vorne gerichteten Daumen, parallel gestellten Füßen und Blick nach vorn einnimmt. Bei der Messung von dieser Stellung aus werden die für jede Bewegung und Gegenbewegung ermittelten Winkel abgelesen und unter Aufrundung auf 5 bzw. 0 notiert. Zwischen den beiden gemessenen Werten steht eine Null für die Neutralstellung. Kann die Neutralstellung nicht erreicht werden, steht die Null vor dem ermittelten Wert (Abb. 47.1). Zum Bewegungsausmaß der einzelnen Gelenke s. Abb. 47.2.
Umfangsmessung: Sie dient der Quantifizierung von Muskelatrophie, -hypertrophie, Gelenkergüssen und anderen Schwellungen (z. B. Ödeme). Sie muss an definierten, reproduzierbaren Punkten (Tab. 47.1) im Rechts-Links-Vergleich durchgeführt

Tabelle 47.1 Umfangsmessung

Messpunkte der Umfangmaße
Obere Extremität: Oberarm, 15 cm oberhalb des Epicondylus radialis Ellenbogengelenkmitte Unterarm, 10 cm unterhalb des Epicondylus radialis Handgelenk Mittelhand ohne Daumen
Untere Extremität: Oberschenkel, 20 cm oberhalb des Kniegelenkspaltes Oberschenkel, 10 cm oberhalb des Kniegelenkspaltes Kniegelenkmitte Unterschenkel, 15 cm unterhalb des Kniegelenkspaltes kleinster Unterschenkelumfang Knöchelgabel Mittelfuß

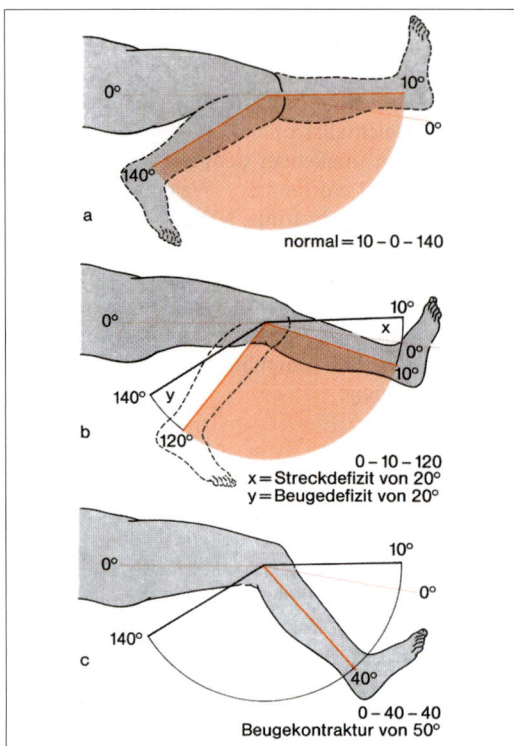

Abb. 47.1 a–c Bewegungsausmaß des Kniegelenkes, gemessen nach der Neutral-0-Methode:
a Freie Beweglichkeit bei Bewegungsausmaß Strecken/Beugen: 10–0–140°
b Beuge- und Streckdefizit von jeweils 20° bei Bewegungsausmaß Strecken/Beugen: 0–10–120°
c Beugekontraktur von 50° bei Bewegungsausmaß Strecken/Beugen: 0–40–40°

werden. Um eine Anspannung der Muskulatur auszuschließen, wird im Liegen bei entspannter Muskulatur gemessen.
Längenmessung: Untersuchung am stehenden Patienten. Der Arm wird gemessen von der Akromionspitze bis zum Processus styloideus radii, das Bein von der Spina iliaca anterior superior bis zur Spitze des Außenknöchels.

Abb. 47.2 Bewegungsausmaß der einzelnen Körpergelenke
I HWS
 Seitwärtsneigen rechts/links: 45–0–45°
 Beugung/Streckung: 40–0–40°
 Drehung rechts/links: 70–0–70°
II Schultergelenk
 Arm seitwärts/körperwärts, Heben 180–0–40°
 Arm vorwärts/rückwärts, Heben 170–0–40°
 Drehung auswärts/einwärts (Oberarm 90° seitwärts angehoben): 70–0–70°
III Ellenbogengelenk
 Strecken/Beugen: 10–0–150°
IV Unterarm
 Drehung auswärts/einwärts (Oberarm am Thorax anliegend): 90–0–90°
V Handgelenk
 Heben/Senken des Handrückens: 60–0–60°
 Führung der Hand speichen-/ellenwärts: 30–0–40°
VI Hüftgelenk
 Strecken/Beugen: 10–0–130°
 Abspreizen/Anführen: 45–0–30°
 Drehung auswärts/einwärts (Hüftgelenk 90° gebeugt): 50–0–45°
VII Kniegelenk
 Strecken/Beugen: 10–0–140°
VIII Oberes Sprunggelenk
 Heben/Senken des Fußes: 30–0–50°

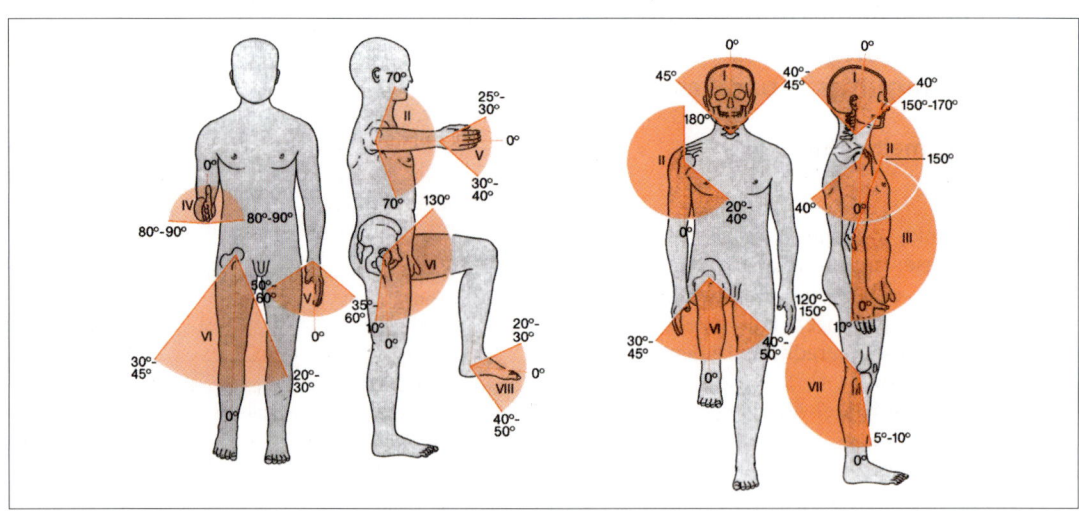

Röntgendiagnostik

Nativaufnahmen in 2 Ebenen sind unerlässlich bei Verletzungen des Bewegungsapparates.

Bei Unklarheiten: Spezialaufnahmen (z. B. Schrägaufnahmen, Kahnbein-Serie, Tomographie, gehaltene Aufnahmen, Arthrographie, CT oder MRT (Kernspintomographie) zum Nachweis von Knorpel-, Band-, Sehnen- und Muskelläsionen).

Vergleichsaufnahmen der gesunden Seite im Kindesalter nur in Ausnahmefällen, keine Routineuntersuchung.

Weitere Untersuchungen

- *Diagnostische Gelenkpunktion:* Seröser Erguss, Gelenkempyem, hämorrhagischer Gelenkerguss ohne oder mit Fettaugen?
- *Sonographie:* Abdomensonographie bei stumpfem Bauchtrauma oder Polytrauma zur Diagnostik von Organläsionen oder freier Flüssigkeit; Sonographie des Bewegungsapparates zum Nachweis von Sehnen- oder Muskelrupturen, Hämatomen, Weichteilabszessen, Gelenkergüssen, Pleuraergüssen, Bursitiden, Ganglien s. auch Kap. 13.
- *Doppler-Sonographie:* Verletzung peripherer arterieller Gefäße?
- *Farbduplexsonographie:* Phlebothrombosen im Oberschenkel-Becken-Bereich?
- *Angiographie* (DSA): Verletzungen der herznahen oder peripheren Gefäße s. auch Kap. 42.2.1.
- *Arthroskopie:* Insbesondere des Kniegelenkes, z. B. bei V. a. Meniskusschaden, isolierte Knorpelläsion oder Bandverletzungen.
- *Elektromyographie:* Nervenschädigung?

47.2.2 Spezielle Untersuchung der Extremitäten und der Wirbelsäule

Schultergürtel und Schultergelenk

Die Beweglichkeit des Schultergürtels kommt zustande durch die Bewegungen im glenohumeralen Gelenk und die Bewegungen der Skapula gegen den Brustkorb (Thorakoskapulargelenk). Auch Funktionsstörungen der HWS können die Beweglichkeit des Schultergürtels beeinflussen. Die Untersuchung sollte so ausgerichtet sein, dass am Ende eine klare Diagnose gestellt werden kann.
Anamnese:
- Beschwerden: Art, Beginn (Unfall oder spontan), Verlauf (gleich bleibend, zunehmend), Lokalisation, Ausstrahlung, Funktionsabhängigkeit, Zeitpunkt (Ruheschmerzen, Nachtschmerzen?)?
- Alter des Patienten.

Inspektion: Sie erfolgt von ventral und dorsal, in Ruhe und in Funktion. Festzuhalten sind:
- **Haltung:** z. B. Zwangshaltung bei Luxation oder Fraktur
- **Konturen:** Schwellungen, Atrophie des M. deltoideus, des M. supraspinatus oder M. infraspinatus, Konturunterbrechung unterhalb des Akromions (sog. Epaulettenzeichen) als Hinweis auf eine Luxation, Stufen im Verlauf der Klavikula oder des Akromioklavikulargelenkes, Rippenbuckel bei thorakaler Skoliose, Scapula alata bei Lähmung des M. serratus, Verschiebung des Muskelbauches des M. biceps brachii nach distal
- **Abschürfungen, Prellmarken und Hämatome.**

Palpation: Aufsuchen der typischen **knöchernen Fixpunkte:** Akromionrand, Korakoid, Akromioklavikulargelenk, Tuberculum majus, Sternoklavikulargelenk, Druckschmerzmaximum?

Beurteilung des Muskeltonus: z. B. fehlende Tonisierung des M. deltoideus bei Axillarislähmung.

Funktionsprüfung:
- **Erfassung der aktiven und passiven Gelenkbeweglichkeit** und Dokumentation nach der Neutral-0-Methode (s. Abb. 47.2). Die Differenz zwischen aktiver und passiver Beweglichkeit ist ebenso festzuhalten wie die Unfähigkeit, den passiv eingestellten Bewegungsgrad zu halten, z. B. bei Rupturen der Rotatorenmanschette. Wichtig zur Erfassung von Kombinationsbewegungen ist die Überprüfung des **Nackengriffes** (Abduktion und Außenrotation) und des **Schürzengriffes** (Innenrotation und Extension) unter Beobachtung der Stellung des Ellenbogengelenkes. Elevation und Abduktion sollten unter Anheben beider Arme erfolgen. Rotationsbewegungen sind einzeln zu prüfen.
- **Beurteilung der Rotatorenmanschette**: Geprüft werden die Außenrotations-, die Innenrotations- und Abduktionskraft.
  - Prüfung der Kraft der **Außenrotatoren** (Mm. supraspinatus und infraspinatus und M. teres minor): Bei in Neutralstellung herabhängendem Arm und 90° Beugung im Ellenbogengelenk soll gegen den Widerstand des Untersuchers außenrotiert werden. Alternativ wird der Test in 90° Abduktion durchgeführt (nach Patte).
  - Prüfung der Kraft der **Innenrotatoren** (M. subscapularis): Bei in Neutralstellung herabhängendem Arm und 90° Beugung im Ellenbogengelenk soll gegen den Widerstand des Untersuchers innenrotiert werden (nach Gerber).
  - Die **Abduktionskraft** kann durch den 90°-Supinationstest nach Jobe geprüft werden: Zur Beurteilung des M. supraspinatus versucht der Unter-

suchte den innenrotierten Arm in 90° Abduktion und 30° in der Horizontalen gegen den Widerstand des Untersuchers zu halten. Eine weitere Möglichkeit stellt der sog. Lift-off-Test nach Gerber dar.

■ **Impingementtests:** Beim **Impingementtest nach Neer** wird der schmerzhafte Kontakt zwischen Tuberculum majus und Akromionrand provoziert, indem der Untersucher den innenrotierten Arm eleviert. Unter Außenrotation kann das Tuberculum aus der Konfliktzone herausgedreht werden.
Beim sog. **schmerzhaften Bogen** wird bei aktiver Abduktion ein Schmerz zwischen 60 und 120° angegeben.

■ **Instabilitätszeichen:**

■ **vordere und hintere Schublade (Translation):** Sie können im Sitzen mit leicht nach vorn gebeugtem Oberkörper oder im Liegen durchgeführt werden. Eine Hand umgreift dabei die Schulter, während die andere Hand den Humeruskopf soweit wie möglich nach vorn (vordere Schublade) bzw. nach hinten schiebt (hintere Schublade). Die Ausschläge werden mit der Gegenseite verglichen.

■ **untere Schublade (Sulkustest)** (Translation): Im Sitzen oder Stehen zieht man den entspannt herabhängenden Arm nach unten. Der Test ist positiv, wenn unterhalb des Akromionrandes eine Rinne sichtbar ist. Bei Auslösen eines Schmerzes besteht der V. a. Labrum-Kapsel-Läsion.

■ **vorderer Apprehensionstest:** Er ist besonders geeignet zur Feststellung einer vorderen Instabilität. Am sitzenden oder stehenden Patienten wird der betroffene Arm in 90° Abduktion und Außenrotation geführt und dann mit der anderen Hand ein Druck von hinten und oben ausgeführt. Der Test ist positiv, wenn der Untersuchte unwillkürlich die Muskeln anspannt, um eine Luxation oder Subluxation zu verhindern. Ein positiver Test weist auf eine Bankart-Läsion (Abriss des Labrum glenoidale inferius bei Schulterluxation) hin.

■ **Klaviertastenphänomen** zur Prüfung des Akromioklavikulargelenkes: Die vertikale Stabilität wird durch Fingerdruck auf die laterale Klavikula geprüft, die horizontale Stabilität wird geprüft, indem mit Zeigefinger und Daumen versucht wird, die laterale Klavikula zu verschieben.
Röntgen: Stets in 2 Ebenen. Standardaufnahmen sind die a. p.- und die axiale Aufnahme. Keine axiale Aufnahme bei schmerzhaft eingeschränkter Schulterbeweglichkeit, stattdessen Y-View, transthorakale oder transskapuläre Aufnahme oder Aufnahme nach Velpeau.

Das Akromioklavikulargelenk wird mittels Aufnahme nach Zanka beurteilt. Bei Dokumentation von Instabilitäten sind Belastungsaufnahmen stets im Seitenvergleich zu veranlassen.
Sonographie: Beurteilung des Weichteilmantels: Rotatorenmanschette, lange Bizepssehne. Impingement, Gelenkerguss, Muskeldefekte, Verkalkungen, Zysten, Hämatome?
Konventionelle CT: Zur besseren Differenzierung bei Humerus-Mehrfragmentfrakturen, bei Frakturen der Skapula und vor allem bei Skapulahals- und Gelenkfrakturen und zur Beurteilung einer Luxation oder Subluxation im Sternoklavikulargelenk. Aufnahmen ggf. mit 3D-Rekonstruktion.
Arthro-CT: Exakte Beurteilung der Gelenkflächen und der Kapsel-Labrum-Strukturen, z. B. bei habitueller Schulterluxation oder rezidivierenden posttraumatischen Luxationen: Hill-Sachs-Läsion (Impressionsfraktur im dorsolateralen Bereich des Humeruskopfes bei Schulterluxation), Bankart-Läsion (s. o.), Größenverhältnis Kopf-Pfanne?
MRT: Gut geeignet zur Beurteilung von Verletzungen oder degenerativen Veränderungen der Rotatorenmanschette und der langen Bizepssehne, Knorpel- und Labrumverletzungen. Bei frischen traumatischen Luxationen ist das MRT eine Standarduntersuchung zum Ausschluss von Begleitverletzungen geworden.

Ellenbogengelenk

Inspektion: Bei Streckstellung und Supination physiologischer Cubitus valgus von 10° beim Mann und 20° bei der Frau.
Funktionsprüfung: Strecken, Beugen, Pronation, Supination.
Röntgen: Bei der **suprakondylären Fraktur im Kindesalter** müssen eine Extensions- oder Flexionsfehlstellung, Rotationsfehler und eine Varus- oder Valgusfehlstellung erfasst werden:

■ Im seitlichen Bild muss die Roger-Linie (entlang der Vorderkante des Humerusschaftes) das Capitulum humeri am Übergang vom mittleren zum hinteren Drittel schneiden. Dann ist eine Extensions- oder Flexionsfehlstellung ausgeschlossen.

■ **Rotationsfehler** sind im seitlichen Bild durch einen Sporn, den der Humerusschaft gegenüber dem distalen Fragment bildet, zu erkennen.

■ Da in reponierter Stellung der Winkel zwischen Humerusschaft und Ulna nicht beurteilt werden kann, bedient man sich des Baumann-Winkels (Winkel zwischen der Senkrechten zur Humerusschaftachse und der Orientierungsgeraden durch die Epiphysenfuge des Capitulum humeri in der a. p.-Röntgenaufnahme [normal 12 – 20°]) zur Beurteilung von Varus- oder Valgusfehlstellungen.

Bei unsicherem Befund beim Erwachsenen Schrägaufnahmen, im Kindesalter wegen sehr variabel ausgebildeter Apophysen ggf. Vergleichsaufnahmen der gesunden Seite.

Bei **V. a. Radiusköpfchenfraktur Zielaufnahmen** und **Tomographie**.

Hand und Handgelenk (s. a. Kap. 52)

Inspektion: Hautfarbe, Hautfältelung, Beschwielung, Arbeitsspuren, Muskelatrophie und Deformitäten, z. B. bajonettförmige (in Aufsicht) und gabelförmige (in seitlicher Ebene) Fehlstellung des Handgelenkes bei der distalen Radius-Extensionsfraktur.

Funktionsprüfung:

■ **Handgelenk:** Heben/Senken im Handgelenk (Normwerte **s. Abb. 47.2**)

■ **Fingergelenke:** Beim Faustschluss reichen die Langfinger bis in die Hohlhand und der Daumen kann bis in Höhe des Kleinfingergrundgelenkes eingeschlagen werden.

Typische Störungen der Fingerfunktion sind die Schwurhand bei hoher Lähmung des N. medianus, die Krallenhand bei Lähmung des N. ulnaris und die Fallhand bei hoher Lähmung des N. radialis.

Röntgen: Handgelenk in 2 Ebenen, Arthrographie (Discus articularis), Zielaufnahmen der Handwurzelknochen (Navikulare-Serie = in 4 Ebenen), ggf. Tomographie, CT, MRT.

Wirbelsäule

Anamnese:

■ genaue Klärung des Unfallhergangs (z. B. Rasanztrauma, Sturz aus großer Höhe, Sprung in flaches Gewässer)

■ sorgfältige Differenzierung unfallabhängiger und unfallunabhängiger Wirbelsäulenerkrankungen (Infektionen, degenerative Veränderungen)

■ Beschwerden: Seit wann, schleichender oder plötzlicher Beginn, Auslöser, intermittierend oder kontinuierlich, umschrieben oder diffus? Belastungsschmerz (bei degenerativen Erkrankungen), nächtlicher Schmerz (z. B. bei Morbus Bechterew), plötzlich auftretender Schmerz z. T. mit Parästhesien (bei medullärer Beteiligung, z. B. HWS-Distorsionstrauma)?

Bei anamnestischem V. a. Fraktur: sehr vorsichtig und am liegenden Patienten untersuchen!

> **Wirbelsäulenverletzung:**
> Cave iatrogene Querschnittslähmung!

Inspektion: Je nach Erkrankung am liegenden, gehenden oder stehenden Patienten. Zu beachten

sind Hämatome, Schürfungen, Zwangshaltung des Rumpfes, Gibbusbildung, Rippenbuckel, Schulter- und Beckenschiefstand, Hyperlordose der LWS.

Palpation: Muskelverspannungen, Klopfschmerz, Stufenbildung? Durch Markierung der Dornfortsätze kann eine Seitverbiegung der Wirbelsäule (Skoliose) nachgewiesen werden.

Neurologische Untersuchung: Jeder Patient mit einer Wirbelsäulenverletzung muss einer neurologischen Untersuchung unterzogen werden.

> **Wirbelsäulenverletzung:**
> Neurologische Untersuchung obligat!

Funktionsprüfung: Erst nach radiologischem Ausschluss einer Luxation oder Fraktur zulässig.

■ **HWS:** Beuge- und Streckfähigkeit der HWS, Bestimmung in Winkelgraden (Normwerte **s. Abb. 47.2**).

■ **BWS und LWS:**

  ■ Prüfung der groben Funktion durch Rumpfbeugen nach vorne mit Bestimmung des **Fingerkuppen-Boden-Abstands**

  ■ Quantifizierung der Beuge- und Streckfähigkeit der BWS und LWS mittels **Ott-** und **Schober-Zeichen** (Abb. 47.3)

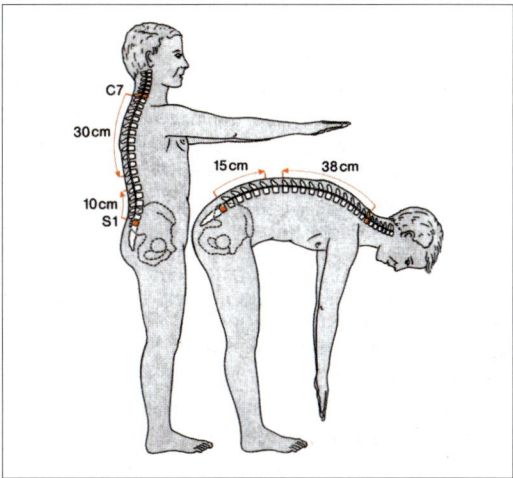

Abb. 47.3 Quantifizierung der Beugefähigkeit von BWS und LWS mittels Ott- und Schober-Zeichen: Am stehenden Patienten werden in Höhe C7 und 30 cm kaudal davon (Ott-Zeichen) bzw. in Höhe S1 und 10 cm kranial davon (Schober-Zeichen) Hautmarken angebracht. Bei vornübergeneigtem Oberkörper erneute Vermessung der Strecke zwischen den jeweiligen Hautmarken. Der resultierende Differenzbetrag quantifiziert die Beugefähigkeit von BWS und LWS (hier 5 cm in der LWS, 8 cm in der BWS). Quantifizierung der Streckfähigkeit durch Erfassung der Messstrecken bei rückwärtsgeneigtem Oberkörper.

■ Quantifizierung der **Rotation** und **Seitwärtsneigung** der BWS und LWS in Winkelgraden. Normwert jeweils 30 – 0 – 30°.

Röntgen: Die konventionellen Aufnahmen – stets in 2 Ebenen – sind Basis jeder Wirbelsäulendiagnostik. Bei Verletzungen der HWS stets Dens-Zielaufnahme und Aufnahme des zervikothorakalen Überganges. Funktionsaufnahmen vor allem der HWS (nur nach Ausschluss knöcherner Verletzungen!).

> Bei Röntgenaufnahmen der HWS auf Vollständigkeit achten: Densverletzungen? Veränderungen des zervikothorakalen Übergangs (HWK 6 und 7)?

CT: Am besten geeignet zur Beurteilung der Fraktur und der möglichen Einengung des Spinalkanals, des okzipitozervikalen und zervikothorakalen Überganges. Standarduntersuchung zur präoperativen Planung und zum Frakturausschluss bei unklarem Befund.

MRT: Sehr hilfreich bei Verletzungen oder Kompression des Myelons (z. B. durch Einblutung, Knochenfragmente oder Bandscheibengewebe) und zum Nachweis okkulter Frakturen. Bei Verletzungen der A. vertebralis ggf. MR-Angiographie.

Becken und Hüftgelenk

Anamnese: Unfallhergang und -mechanismus (z. B. Anprallverletzung am Armaturenbrett [dashboard injury] → Hüftluxationsfraktur), Alter des Patienten (mediale Schenkelhalsfraktur typisch für höheres Lebensalter!), unfallunabhängige Vorerkrankungen (Hüftdysplasie beim Kleinkind, Morbus Perthes im Kindesalter, Epiphyseolyse in der Präpubertät, Coxarthrose im Alter)?

Inspektion: Beinverkürzung, Rotationsfehlstellung, Hämatom, Schürfungen?

Palpation: Beckenkompressionsschmerz von lateral oder ventral (bei Beckenringfraktur), Stauchungsschmerz, Klopfschmerz über dem Trochanter major, aufgehobene oder schmerzhaft eingeschränkte Beweglichkeit des Hüftgelenkes?

Funktionsprüfung:

■ **im Liegen:**

  ■ Prüfung auf Beugekontraktur mittels **Thomas-Handgriff** (Abb. 47.4): Die maximale Beugung des gegenseitigen Beines führt zur Aufhebung der Lendenlordose und deckt so eine Beugekontraktur auf.

  ■ Bestimmung des wahren **Bewegungsausmaßes** im Hüftgelenk unter Anwendung des Thomas-Handgriffs (er verhindert ein Verkippen des Be-

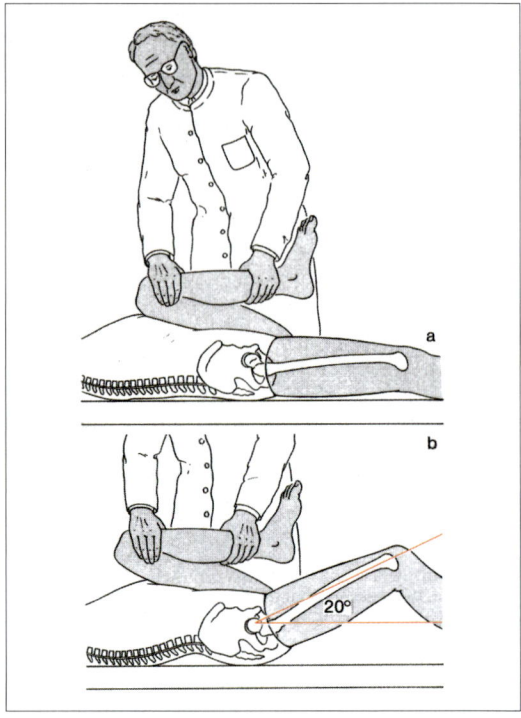

Abb. 47.4 Prüfung auf Beugekontraktur im Hüftgelenk durch Thomas-Handgriff:
a Fortbestehen der Streckstellung im untersuchten Hüftgelenk auch bei maximaler Beugung des gegenseitigen Beines schließt Beugekontraktur aus.
b Bei Beugekontraktur kommt es dagegen durch maximale Flexion des gegenseitigen Beines zur Beugung im erkrankten Hüftgelenk

ckens gegenüber der Lendenwirbelsäule). Normwerte s. Abb. 47.2.

■ **im Stehen und Gehen:**

  ■ **Trendelenburg-Zeichen:** Der Patient steht auf einem Bein und hebt das andere hoch. Beim Gesunden steht die Gesäßhälfte der Spielbeinseite höher. Bei **Insuffizienz der Glutäalmuskulatur**, insbesondere des Glutaeus medius, tritt diese Gesäßhälfte entweder tiefer oder steht in gleicher Höhe wie die Gesäßhälfte der Standbeinseite (Trendelenburg-Zeichen positiv).

  ■ Fallen beim Stand auf ebener Erde eine **vermehrte Beckenkippung** (normal 10 – 15° nach vorn unten) und eine **vermehrte Lendenlordose** auf, ist an eine **Beugekontraktur** zu denken.

Röntgen: Standardaufnahme ist die **Beckenübersicht**. Sie dient dem Nachweis von Frakturen oder degenerativen Veränderungen und zur Bestimmung des **Caput-Collum-Diaphysenwinkels** (CCD-

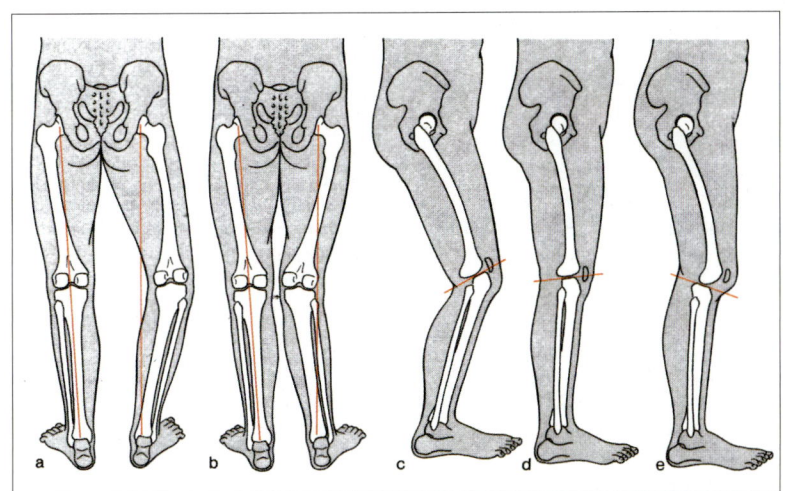

Abb. 47.5 Achsenfehlstellungen
a Valgusfehlstellung des rechten Hüftgelenkes mit Varusfehlstellung des rechten Kniegelenkes (Genu varum)
b Varusfehlstellung des rechten Hüftgelenkes mit Valgusfehlstellung des rechten Kniegelenkes (Genu valgum)
c Antekurvationsfehlstellung des Kniegelenkes (Genu flexum)
d physiologische Stellung des Kniegelenkes
e Rekurvationsfehlstellung des Kniegelenkes (Genu recurvatum)

Winkel = Winkel zwischen Femurschaft und Schenkelhals): Normwert: 125–130°. CCD-Winkel > 130°: Coxa valga, CCD-Winkel < 125°: Coxa vara (Abb. 47.5a,b).

Der Schenkelhals ist gegenüber der Frontalachse der Kniegelenkkondylen nach ventral verdreht. Dieser **Antetorsionswinkel** beträgt normalerweise 12°. Ist er größer als 12°, besteht eine Coxa antetorta. Der Winkel lässt sich mittels Röntgenaufnahme nach Rippstein II oder CT bestimmen.

Frakturverlauf und **Grad der Dislokation** lassen sich nur durch **Zusatzaufnahmen** erkennen, z.B. Hüftgelenk axial bei medialer Schenkelhalsfraktur, Inlet- und Outletaufnahmen bei Beckenfraktur, Ala- und Obturator-Aufnahmen bei Hüftpfannenfrakturen. Bei der **Obturator-Aufnahme** wird die verletzte Beckenhälfte um 45° angehoben, so dass besonders Pfannendach und dorsaler Pfannenrand zur Darstellung kommen (Foramen obturatum parallel zum Röntgentisch). Bei der **Ala-Aufnahme** wird die unverletzte Beckenhälfte um 45° angehoben, was die Beurteilung der Darmbeinschaufel, des ventralen Pfannenrandes und des Pfannenbodens erleichtert (Beckenschaufel parallel zum Röntgentisch).
CT: Heute Standard bei Becken- und Acetabulumfrakturen zur Differenzierung der Fraktur und zur präoperativen Planung. Besonders geeignet zur Beurteilung des hinteren Beckenringes und des Acetabulums.
MRT: Keine Standarduntersuchung. Indiziert bei Komplikationen von Verletzungen, z.B. Läsion des N. ischiadicus durch Hämatom, und zur Beurteilung von Hüftkopfnekrosen und deren Verlauf. Ggf.

Alternative zum CT bei kindlichen Beckenverletzungen.

Kniegelenk

Untersuchungsgang
Anamnese: Art und Richtung der einwirkenden Gewalt, Gelenkstellung im Augenblick der Gewalteinwirkung, Streck- bzw. Beugehemmung (bei Meniskusschaden bzw. freiem Gelenkkörper), rezidivierende Kniegelenkergüsse (bei rheumatischen Erkrankungen), Belastungs-, Bewegungs- oder Ruheschmerz (bei Gonarthrose)?
Inspektion:
■ **Rötung, Hämatom, Schwellung**? Bei einer Bursitis praepatellaris liegt die Schwellung direkt über der Kniescheibe, bei chronischem Kniegelenkerguss vorzugsweise im Bereich des Recessus suprapatellaris.
■ **Atrophie der Oberschenkelmuskulatur** (Zeichen chronischer Inaktivität)?
■ **Achsenfehlstellungen** im Stehen und Liegen?
 ▪ Genu varum: O-Bein-Stellung (Abb. 47.5a)
 ▪ Genu valgum: X-Bein-Stellung (Abb. 47.5b)
 ▪ Genu flexum: vermehrte Beugestellung (Abb. 47.5c)
 ▪ Genu recurvatum: unphysiologische Überstreckung (Abb. 47.5d).
■ Stellung der Kniescheibe (z.B. Kniescheibenhochstand bei Abriss des Lig. patellae)?
Palpation:
■ **Nachweis eines Kniegelenkergusses:** Eine Hand umfasst den suprapatellaren Bereich und drückt den Recessus suprapatellaris zusammen, gleich-

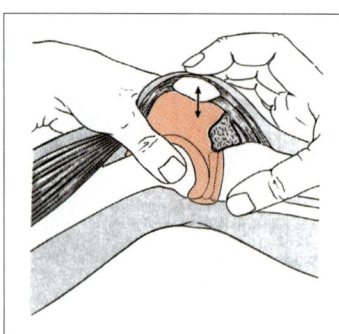

Abb. 47.6
Nachweis einer tanzenden Patella bei Gelenkerguss durch Auspressen der im Recessus suprapatellaris befindlichen Gelenkflüssigkeit und gleichzeitige Palpation der Patella.

zeitig setzt der Zeigefinger der anderen Hand die Patella einem wechselnden Druck aus (**„tanzende Patella"**, Abb. 47.6).

■ **Nachweis einer Ruptur der Quadrizepssehne oder des Lig. patellae** (Dehiszenz oberhalb bzw. distal der Patella) oder einer **Patellafraktur** (Dehiszenz im Bereich der Patella durch Zerstörung des Reservestreckapparates).

■ **palpatorische Schmerzlokalisation:** z. B. Druckschmerz über dem Kniegelenkinnenspalt bei Innenmeniskusläsion, Druckschmerz über dem vorderen Kniegelenkspalt bei Verletzung des Meniskusvorderhorns oder Entzündung des Hoffa-Fettkörpers; Druckschmerz über den Seitenbändern, der sich bei Überdehnung verstärkt, bei Seitenbandverletzung; Patella-Andruckschmerz bei Chondropathia patellae (Zohlen-Zeichen), Druckschmerz über der Tuberositas tibiae bei Morbus Schlatter.

Funktionsprüfung: Einschränkung der aktiven und/oder passiven Beweglichkeit? Eine aktive Streckung ist z. B. nicht möglich bei Patellafraktur, Ruptur des Lig. patellae oder der Quadrizepssehne. Aktive und passive Streck- bzw. Beugehemmung bei Meniskuseinklemmung bzw. interponiertem freien Gelenkkörper.

Prüfung des Kapselbandapparates: Im Seitenvergleich beurteilt man den Grad der Aufklappbarkeit und der Schubladenbewegung – bis 5 mm (+), bis 10 mm (++) und mehr als 10 mm (+++) – bei definierten Winkelstellungen. Der Anschlag wird als „fest" oder „weich" angegeben.

■ **Stabilitätsprüfung der Seitenbänder:** Die hintere Gelenkkapsel unterstützt in Streckstellung die Seitenbänder. Seitenbandrupturen lassen sich daher nur bei entspannter hinterer Kapsel in 30° Beugung durch Varus- oder Valgusstress nachweisen (Abb. 47.7a,b).

■ **Stabilitätsprüfung der Kreuzbänder:**
　▪ **Schubladenphänomen:** Bei stabilem Seitenbandapparat lässt sich eine isolierte Kreuzband-

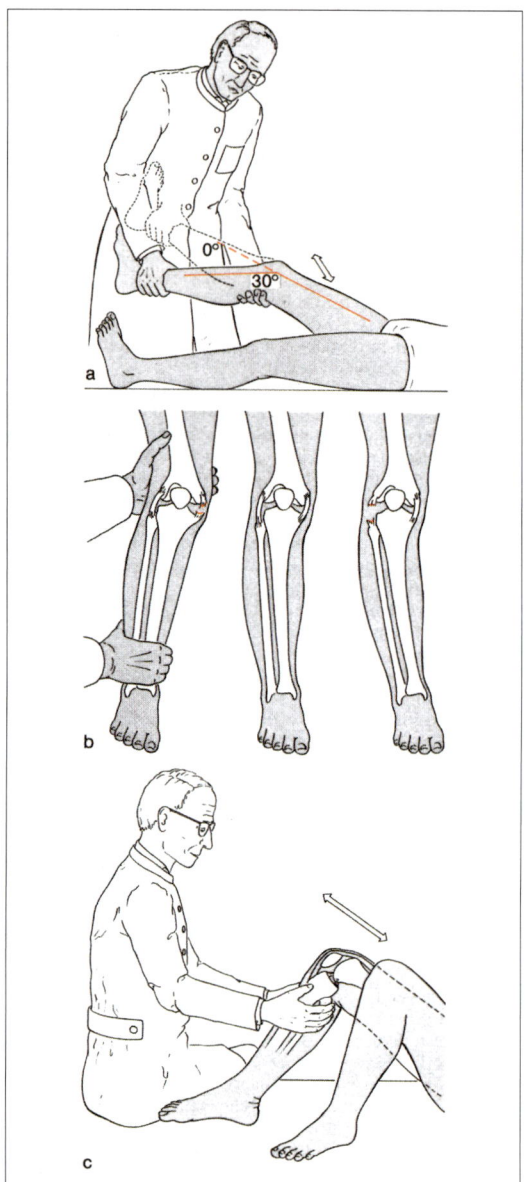

Abb. 47.7 a–c Stabilitätsprüfung des Kapselbandapparates.
a Untersuchungshaltung
b Überprüfung des lateralen und medialen Kollateralbandes sowie der hinteren Kapsel durch Abduktion und Adduktion in Streckstellung und 30° Beugung
c Stabilitätsprüfung des vorderen und hinteren Kreuzbandes durch Schubladenbewegungen am rechtwinklig gebeugten Kniegelenk

verletzung so allerdings kaum nachweisen. Bei positivem Schubladenphänomen ist in der Regel der laterale oder der mediale Kapselbandapparat mit verletzt.

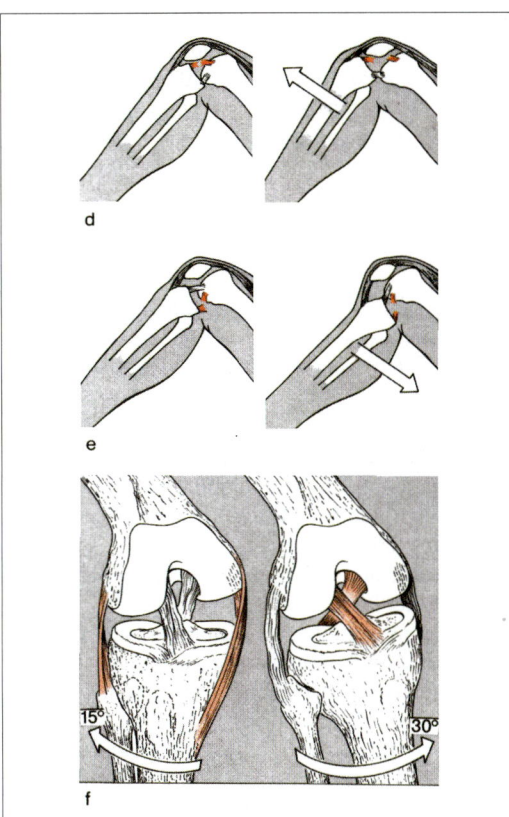

Abb. 47.7 d–f Stabilitätsprüfung des Kapselbandapparates (Fortsetzung)
d vorderes Schubladenphänomen
e hinteres Schubladenphänomen
f Prüfung des Rotationsumfanges

> Isolierte Kreuzbandruptur:
> Meist kein positives Schubladenphänomen

Vorderes Schubladenphänomen: Bei liegendem Patienten und annähernd rechtwinkelig gebeugtem Knie umfasst der Untersucher den Schienbeinkopf mit beiden Händen **(Abb. 47.7c)**. Der Fuß wird gegen Wegrutschen gesichert. Zur Beurteilung der Stellung der Tibiavorderkante zu den Femurkondylen liegen die Daumen parallel beidseits des Lig. patellae. Beim Zug nach vorne werden das Ausmaß der Translation und die Qualität des Anschlages geschätzt.

Achtung: Bei vorbestehendem hinteren Kreuzbandschaden kann ein nach dorsal gesunkener Tibiakopf eine vordere 90°-Schublade vortäuschen.

Deshalb zu Beginn der Untersuchung die Kniekonturen bei aufgestellten Unterschenkeln vergleichen!

Eine positive Schublade **(Abb. 47.7d)** bedeutet meist eine Kombinationsverletzung von Gelenkkapsel und Kreuzband.

Hinteres Schubladenphänomen (Abb. 47.7e): Analog zur vorderen Schublade wird die Translation nach hinten geprüft. Eine frische isolierte Kreuzbandruptur ist hierdurch in der Regel nicht nachzuweisen, da der Kapselbandapparat erst nach einigen Wochen nachgibt.

Hinteres und vorderes Schubladenphänomen: Ruptur beider Kreuzbänder und zusätzliche Zerreißung des lateralen oder medialen Seitenbandapparates.

■ **Quadrizeps-Kontraktionstest:** Er weist eine frische isolierte hintere Kreuzbandruptur nach. Spannt der Patient bei fixiertem Fuß und gebeugtem Knie den Quadrizeps an, gleitet der infolge hinterer Kreuzbandruptur nach dorsal gesunkene Tibiakopf nach vorn.

■ **Prüfung der Rotationsschublade:** Prüfung des Schubladenphänomens in Neutralstellung und, um eine Stabilisierung allein durch Anteile des Kapselbandapparates auszuschließen, in Außen- und Innenrotationsstellung **(Abb. 47.7f)**.

Einfache oder direkte Schublade: Schubladenphänomen in Neutralstellung positiv, in Außen- und Innenrotationsstellung negativ

Anteromediale Rotationsinstabilität: deutliches vorderes Schubladenphänomen in Außenrotationsstellung bei ansonsten negativem Schubladenphänomen

Anterolaterale Rotationsinstabilität: deutliches vorderes Schubladenphänomen in Innenrotationsstellung bei ansonsten negativem Schubladenphänomen

Posterolaterale Rotationsinstabilität: hinteres Schubladenphänomen bei Innenrotationsstellung.

■ **Lachmann-Test:** Bei 20° Beugung im Kniegelenk und fixiertem Oberschenkel wird der Tibiakopf nach ventral und dorsal bewegt. Vermehrte Translation und weicher Anschlag sind zusammen mit dem positiven Pivot-shift-Test das sicherste klinische Zeichen für eine **vordere Kreuzbandruptur**.

■ **Pivot-shift-Test:** zahlreiche Modifikationen, z. B. nach McIntosh: Bein gestreckt, Fuß in Innenrotationstellung, gleichzeitig Druck auf lateralen Femurkondylus (Valgusstress). Bei langsamer Beugung im Kniegelenk kommt es bei 30 – 50° durch Zug des Tractus iliotibialis zum Zurückspringen eines vorher nach ventral subluxierten Tibiakopfes.

Wichtig: Der Patient muss seine Muskulatur völlig entspannen. Bei frischen Verletzungen kann der Test wegen schmerzbedingter reflektorischer Muskelanspannung deshalb falsch-negativ ausfallen. *Röntgen:* Immer Kniegelenk in 3 Ebenen (a. p., seitlich und Patella axial).

Gehaltene Aufnahmen am Knie sind unsicher, da es wegen der muskulären Stabilisierung und den Reservestreckapparaten des Kniegelenkes meist nicht zu vermehrter Aufklappbarkeit kommt. Die Untersuchung müsste bei sehr guter Analgesie bei 0°, 30° und 60° Beugung durchgeführt werden und ist somit in der Regel zu aufwendig.

Bei unsicherem Befund: Patellazielaufnahmen, Defiléeaufnahmen, Tomographie.
CT, MRT, Sonographie: Bei unsicherem Befund.
Arthrographie: Sie ist mittlerweile fast vollständig ersetzt durch die Arthroskopie (s. u.).
Diagnostische Kniegelenkpunktion (Technik s. Kap. 1.5): Zu unterscheiden sind der hämorrhagische, der seröse und der eitrige Erguss (Kniegelenkempyem).
■ **Der hämorrhagische Erguss** bildet sich früh (Früherguss) und kann mit oder ohne Fettaugen auftreten. Fettaugen sind ein Hinweis auf eine Knorpel-Knochen-Verletzung.

> Hämorrhagischer Kniegelenkerguss mit Fettaugen: dringender V. a. Knorpel-Knochen-Verletzung!

Ein hämorrhagischer Erguss ohne Fettaugen tritt auf bei Band-, Synovialis- und Meniskusverletzungen sowie bei der Hämophilie.
■ Ein **seröser Kniegelenkerguss** findet sich bei degenerativen Erkrankungen, freiem Gelenkkörper, chronischen Meniskusschäden, rheumatischen Erkrankungen, im Sinne einer sympathischen Reaktion, als seröser Späterguss 4 – 6 Stunden nach Zerrungen, Prellungen und bei Erkrankungen des angrenzenden Skelettabschnittes, z. B. bei Osteomyelitis oder unspezifischer Synovialitis.
■ Ein **eitriger Kniegelenkerguss** entsteht durch perforierende Verletzungen, hämatogen (z. B. bei Gonorrhö) oder per continuitatem.
Arthroskopie: Inspektion des Gelenkbinnenraumes durch spezielle Optiken. Dieses invasive diagnostische Verfahren ist angezeigt bei Hämarthros unklarer Genese, V. a. Meniskusläsion, Knorpelschaden, Kreuzbandschaden, Retropatellararthrose, Erkrankungen der Synovialis sowie zur Abklärung intraartikulärer Ursachen einer Baker-Zyste. Es hat eine hohe Treffsicherheit und erlaubt in gleicher Sitzung

die Sanierung pathologischer Veränderungen: Meniskusresektion oder -refixation, Kreuzbandnaht oder Kreuzbandersatzplastik, Entfernung freier Gelenkkörper, Knorpelglättung, Synovektomie oder Platzieren einer Spüldrainage.

> Arthroskopie: Hohe Treffsicherheit bei Kniegelenk-Binnenschäden

Klinische Hinweise auf Meniskusschäden
Klassische Zeichen:
■ Streckausfall von 20 – 30° mit typischem federndem Widerstand
■ Extensionsschmerz
■ Außenrotationsschmerz (Innenmeniskus) oder Innenrotationsschmerz (Außenmeniskus).
Weitere Befunde bei Meniskusläsionen:
■ diskreter Gelenkerguss
■ Hyperextensionsschmerz bei passivem Durchstrecken (bei 50 % der Patienten positiv)
■ Abduktionsschmerz (bei Läsion des Außenmeniskus) bzw. Adduktionsschmerz (bei Läsion des Innenmeniskus) im betroffenen Gelenkspalt: **Böhler-Zeichen**
■ Druckschmerz zirkulär in Höhe des Gelenkspaltes oder im Gelenkspalt (bei 90 % der Patienten)
■ Außenrotationsschmerz in Flexion (bei Innenmeniskusschaden) bzw. Innenrotationsschmerz in Flexion (bei Außenmeniskusschaden): **Steinmann-Zeichen I** (bei 50 % der Patienten positiv)
■ Wanderung des Schmerzes von dorsal nach ventral bei Streckung bzw. in umgekehrter Richtung bei Flexion: **Steinmann-Zeichen II** (bei 50 % der Patienten positiv)
■ Schmerz auf der Innenseite des seitlich abgespreizten und gebeugten Kniegelenkes (im Yoga-Sitz) bei Läsion des Innenmeniskus: **Payr-Zeichen** (bei 80 % der Patienten positiv)
■ Kompressions- und Rotationsschmerz (bei Innenrotation → Läsion des Außenmeniskus, bei Außenrotation → Läsion des Innenmeniskus) bei rechtwinklig gebeugtem Kniegelenk in Bauchlage: **Apley-Grinding-Test**
■ Schnappen am medialen bzw. lateralen Gelenkspalt durch maximale Flexion im Kniegelenk und Außenrotation bzw. Innenrotation und nachfolgende Streckung: **McMurray-Zeichen**
■ Schnappen am medialen Gelenkspalt bei Streckung des Kniegelenks aus maximaler Beugung bis 90° und Innenrotation: **Fouche-Test**.

Die Kombination aus Fouche-Test und McMurray-Zeichen ist bei 90 % der Patienten positiv.

Sprunggelenk und Fuß

Inspektion: Weichteilmantel, Fußgewölbe, Konfiguration des Fußes. Deformitäten (z. B. Platt-, Hohl-, Spreiz-, Knickfuß), Schwellungen (z. B. Ödem), Durchblutungsstörungen? Achse des Rückfußes (Valgus bzw. Varus), Zehenstellung (z. B. Hallux valgus, Digitus quintus superductus)? Die Fußsohlenbeschwielung gibt Aufschluss über eine Fehlbelastung des Fußes, z. B. beim Spreizfuß.

Palpation: Pulse, Hauttemperatur, Sensibilität (z. B. Sensibilitätsstörungen dorsal über dem 1. Interdigitalraum beim Ischämiesyndrom), Druckdolenz, Abtasten der gesamten Fibula (Weber-C- bzw. Maisonneuve-Fraktur?) und des 5. Mittelfußknochens (Abrissfraktur Basis MFK V?).

Funktionsprüfung: Dorsal- und Plantarflexion (findet vorwiegend im oberen Sprunggelenk statt), Pro- und Supination (findet vorwiegend im unteren Sprunggelenk statt). Normwerte **s. Abb. 47.2.**

Durch passive Supination wird der laterale Bandapparat und durch laterale Verschiebung des Talus die Syndesmosenstabilität geprüft.

Röntgen: Sprunggelenk und Fuß in 2 Ebenen obligatorisch. Bei unklaren Befunden Schrägaufnahmen, CT, MRT. Bei Bandverletzungen gehaltene Aufnahmen **(Abb. 47.8).** Bei V. a. Maisonneuve-Fraktur (s. Kap. 50.6.2) muss am entkleideten Patienten der ganze Unterschenkel inkl. Fibulaköpfchen dargestellt sein.

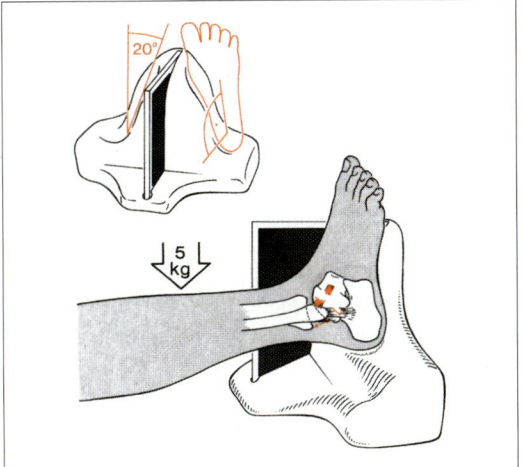

Abb. 47.8 Festigkeitsprüfung des Außenbandapparates (rechtes Sprunggelenk) durch gehaltene Aufnahmen unter definierter Krafteinwirkung. Bei Zerreißung des Außenbandapparates, insbesondere des Lig. fibulotalare anterius, Verschiebung der distalen Tibiagelenkfläche nach dorsal (Talusvorschub)

47.3 Verletzungsformen des Bewegungsapparates

Verletzungen des Bewegungsapparates entstehen durch direkte oder indirekte Gewalteinwirkung. Sie können mit oder ohne Stabilitätsverlust einhergehen.

- **Verletzungen ohne Stabilitätsverlust:**
  - Prellung = Contusio (z. B. Gelenkprellung, Unterschenkelprellung)
  - Zerrung oder Dehnung = Distorsion (z. B. Sprunggelenkdistorsion)
  - Wunde (z. B. Haut-, Muskel-, Sehnen-, Nerven-, Gefäßwunde, s. Kap. 1.4)
  - Fissur oder Infraktion des Knochens.
- **Verletzungen mit Stabilitätsverlust:** Je nach Art und Lokalisation der Gewalteinwirkung **(Abb. 47.9)** können entstehen:
  - Fraktur
  - Riss oder Ausriss des Kapselbandapparates (Ruptur)
  - Luxation
  - Luxationsfraktur.

Die Verletzungen des Bewegungsapparates werden wegen der unterschiedlichen Prognose und Therapie in **Gelenkverletzungen, Frakturen** (s. u.) und **Muskel-, Faszien-** sowie **Sehnenverletzungen** (s. Kap. 46) unterteilt. Hierbei gibt es allerdings fließende Übergänge (z. B. Luxationsfraktur).

47.3.1 Gelenkverletzungen

Allen Gelenken gemeinsam ist folgender anatomischer Aufbau **(Abb. 47.10)**:
1. konkave und konvexe, mit Gelenkknorpel überzogene Knochenenden
2. Gelenkspalt, gelegentlich mit Zwischenknorpelscheibe (z. B. Meniskus)
3. zweischichtige Gelenkkapsel:
- Membrana synovialis (Synovialis), die die Synovia – die Schmierflüssigkeit des Gelenkkörpers – produziert
- Membrana fibrosa aus Kollagenfasern
4. Bandapparat.

Gelenkprellung (Kontusion)

Pathogenese: Durch direkte stumpfe Gewalteinwirkung (Aufprall, Sturz, Schlag, Stoß oder Stauchung) und lokale Schädigung des Gewebes wie auch der Blutgefäße kommt es zu Weichteilschwellung und Hämatom (Bluterguss). Diese führen durch Nervenreiz zu Schmerzen und reflektorischer Bewegungseinschränkung. Bei Einrissen der Synovialis ent-

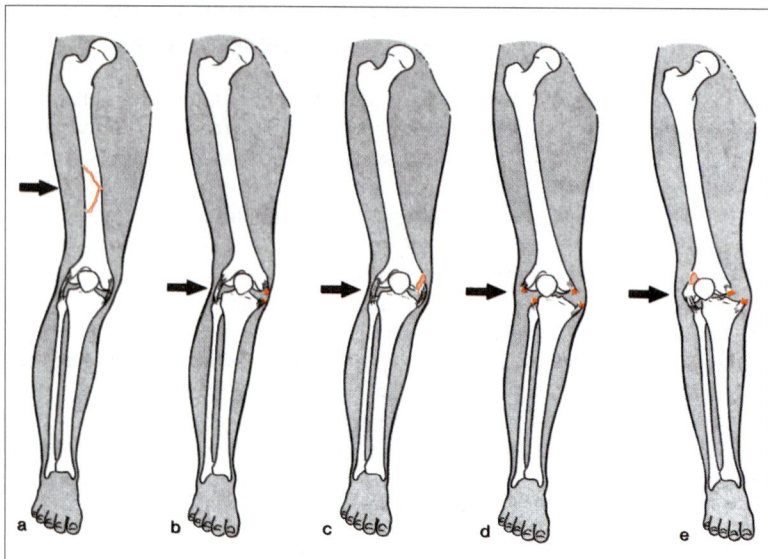

Abb. 47.9 a–e Verletzungen mit Stabilitätsverlust:
a Oberschenkelschaft-Mehrfragmentfraktur
b Ruptur des medialen Kapselbandapparates
c Knöcherner Abriss des medialen Kapselbandapparates
d Zerreißung des medialen und lateralen Seitenbandapparates mit Luxation
e Luxationsfraktur mit Zerreißung des medialen Bandapparates und Fraktur des lateralen Femurkondylus

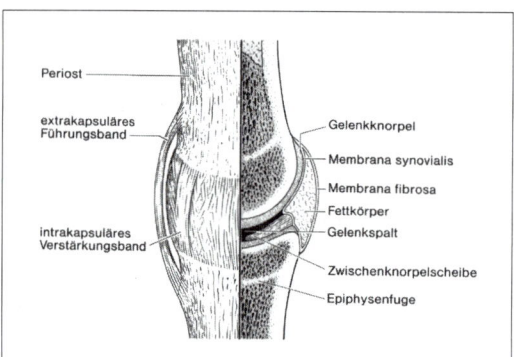

Abb. 47.10 Anatomischer Aufbau eines Gelenkes

steht ein blutiger Gelenkerguss (Hämarthros), ansonsten ein seröser Spätzerguss.

Klinik: Druckschmerzhafte Weichteilschwellung, schmerzhafte Bewegungseinschränkung und gelegentlich auch Gelenkerguss.

Diagnostik: Bei **Erwachsenen** Röntgenaufnahmen des Gelenkes in 2 Ebenen zum sicheren Ausschluss von Frakturen. Bei unsicherem Befund Ziel- und Schichtaufnahmen.

Im **Kindesalter** nach klinischem Befund Ruhigstellung und Kontroll-Röntgen in 8 Tagen, da eine Fraktur dann wegen der Kallusbildung und der Resorptionsvorgänge meist besser sichtbar ist. Röntgenaufnahme der Gegenseite nur bei therapeutischer Konsequenz und in der Regel nur bei über 10-Jährigen, da bei ihnen die Apophysen wegen ihrer Formvariabilität schwer zu beurteilen sind.

Bei Kindern kontralaterales Gelenk nur bei therapeutischer Konsequenz und Alter > 10 Jahre röntgen!

Therapie: Schmerzlinderung durch Analgetika und abschwellende Maßnahmen: Heparin-Salbenverbände, kühlende Umschläge, Ruhigstellung und Schonung des Gelenkes.

Komplikationen: Am gesunden Gelenk in der Regel keine; lediglich bei Vorerkrankungen (z. B. Gonarthrose, Periarthritis humeroscapularis) rezidivierende Schmerzen und Gelenkergüsse möglich.

Zerrung und Dehnung (Distorsion)

Pathogenese: Überbeanspruchung des Kapselbandapparates durch indirekte Gewalteinwirkung. Je nach Ausmaß des Traumas kommt es zu elastischer Dehnung (Zerrung) oder interligamentären Auffaserungen (Überdehnung). Die Kontinuität des Kapselbandapparates bleibt jedoch erhalten.

Lokalisation: Häufig Sprung- und Kniegelenk, Fingergelenke.

Klinik: Initial isolierter Schmerz über der gedehnten Bandstruktur oder den Bandansatzpunkten. Später durch Kapselödem häufig diffuser Druckschmerz über dem betroffenen Gelenkanteil. Weichteilschwellung, Hämatomverfärbung, schmerzhafte Bewegungseinschränkung, Dehnungsschmerz der betroffenen Kapselbandanteile (häufig stärker als bei kompletter Bandruptur) und nur gelegentlich blutiger Früherguss, meist seröser Spätzerguss.

Diagnostik: Röntgen in 2 Ebenen zum Ausschluss einer knöchernen Verletzung. Bei V. a. Bandverletzung gehaltene und gedrückte Aufnahmen (s. Abb. 47.8).

Bei Hämarthros am Kniegelenk diagnostische Punktion, anschließend ggf. MRT oder Arthroskopie zum Ausschluss einer Meniskus- oder Kreuzbandverletzung bzw. einer rein chondralen Läsion.

Therapie: Schmerzlinderung und abschwellende Maßnahmen (s. Kontusion). Ruhigstellung des Gelenkes im Gips- oder Tape-Verband für 1–2 Wochen.

Komplikationen: In der Regel keine (s. Kontusion).

Bandausriss und Bandriss (Bandruptur)

Pathogenese: Bandruptur oder Ausriss aus dem Knochenansatz (vor allem bei Kindern) nur durch erhebliche indirekte Gewalteinwirkung. Häufig sind mehrere Bandstrukturen betroffen (z. B. Seitenband- und Kreuzbandverletzung am Kniegelenk). Bei ausgedehnten Bandverletzungen kann die erhebliche Instabilität des Gelenkes zu einer Subluxation oder Luxation (Abb. 47.11) führen. Diese finden sich vorzugsweise an der unteren Extremität (aufgrund deren hoher mechanischer Beanspruchung), insbesondere am anteromedialen Kapselbandapparat des Kniegelenkes und dem lateralen Kapselbandapparat des Sprunggelenkes. Verletzungen des Kapselbandapparates an den Grundgelenken der Finger I, II und V und an den PIP-Gelenken der Finger II–V werden oft verkannt.

Klinik: Hämatom und Weichteilschwellung; häufig hämorrhagischer Gelenkerguss, der jedoch insbesondere bei ausgedehnten Verletzungen fehlen kann, weil die Zerreißung der Gelenkkapsel zum Austritt der Synovia in den umliegenden Weichteilmantel führt. Druckschmerz und Überdehnungsschmerz der verletzten Kapselbandstrukturen. Im Vergleich zur gesunden Seite deutlich vermehrte Aufklappbarkeit des betroffenen Gelenkanteiles.

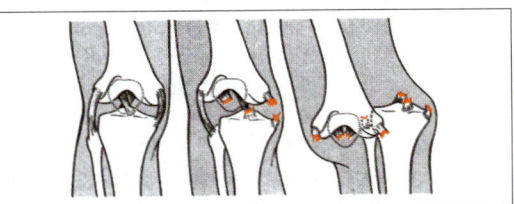

Abb. 47.11 Traumatische Subluxation (Mitte) und Luxation (rechts) des Kniegelenkes, meist kombiniert mit ausgedehnten Gelenkkapselzerreißungen

Diagnostik: Vor klinischer Prüfung der Stabilität (schmerzhaft) Ausschluss knöcherner Gelenkverletzungen durch Röntgenaufnahmen in 2 Ebenen. Am Sprunggelenk Sicherung der Diagnose durch gehaltene Aufnahmen. Am Knie ggf. MRT oder Arthroskopie (s. Distorsion).

Therapie: Wiederherstellung der anatomischen Verhältnisse in der Regel nur durch Kapselbandnaht oder Refixation möglich. Intraoperativ Revision der Gelenkfläche zum Ausschluss von Knorpelverletzungen. Mit oder ohne Operation ist der Schutz des gerissenen Bandes durch eine Orthese erforderlich, die Bewegung nur in den nicht betroffenen Gelenkachsen zulässt. Bei Entlastung und/oder Gipsruhigstellung Thromboseprophylaxe mit niedermolekularem Heparin.

Komplikationen: Bei insuffizienter Behandlung Schlottergelenk mit konsekutiver Gelenkarthrose. Sogar bei operativer Behandlung kann durch eine traumatisch bedingte Ernährungsstörung eine Bandinstabilität resultieren. Traumabedingte Knorpelkontusionen können zu vorzeitigen Verschleißerscheinungen des Gelenkes (Arthrose) führen.

Verrenkung (Luxation)

Gelenkverletzung mit vollständigem und dauerndem Kontaktverlust der gelenkbildenden Knochenenden. Nach dem Entstehungsmechanismus wird unterschieden zwischen traumatischer, habitueller, angeborener und pathologischer Verrenkung.

Traumatische Verrenkung

Pathogenese: Erhebliche direkte oder (häufig) indirekte Gewalteinwirkung. Dabei kommt es zur ausgedehnten Zerreißung des Kapselbandapparates und schließlich zur Luxation des Gelenkes (Häufigkeitsverteilung s. Abb. 47.12).

Klinik:
- **sichere Zeichen:** Fehlstellung, federnde Fixation des Gelenkes, leere Gelenkpfanne und dislozierter Gelenkkopf
- **unsichere Zeichen:** Schmerz, Schwellung, Funktionseinschränkung.

Begleitverletzungen: Durch den Luxationsmechanismus können auch Knorpel-Knochen-Verletzungen

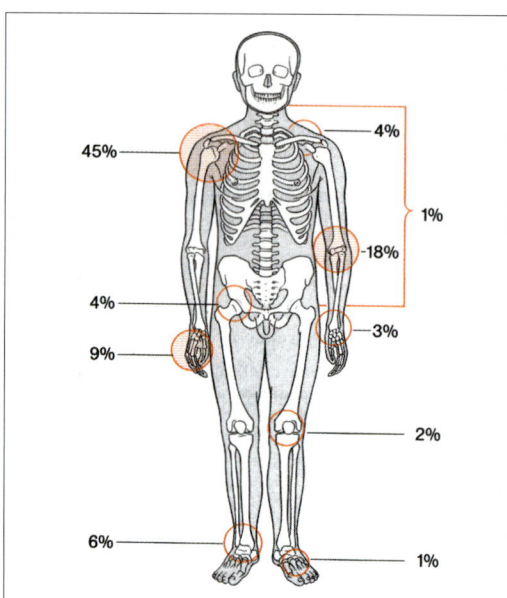

Abb. 47.12 Häufigkeitsverteilung der Luxationen

auftreten. Auf Begleitverletzung von Gefäßen und Nerven achten!

Diagnostik: Sicherung der Diagnose und Erfassung knöcherner Begleitverletzungen durch Röntgenaufnahmen des betroffenen Gelenkes stets in 2 Ebenen (Abb. 47.13).

Therapie: Nach Schmerzausschaltung Reposition entgegengesetzt zum Unfallmechanismus durch Zug und Gegenzug. Vor und nach der Reposition stets Kontrolle der peripheren Durchblutung, Motorik und Sensibilität und Röntgenkontrolle des verletzten Gelenkes in 2 Ebenen zur Überprüfung des Repositionsergebnisses.

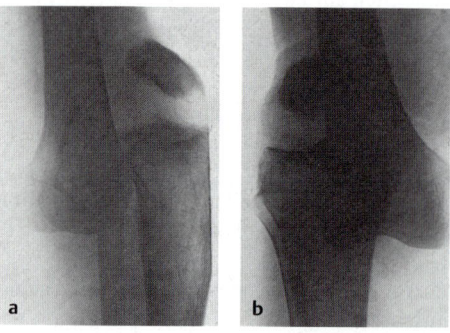

Abb. 47.13 a,b Kniegelenkluxation: Röntgenaufnahme seitlich (**a**) und a. p. (**b**)

> **Luxation: Vor und nach Reposition stets Kontrolle der peripheren Durchblutung, Motorik und Sensibilität!**

Bei erfolgloser geschlossener Reposition besteht die Indikation zur sofortigen Operation.

Bei erfolgreicher geschlossener Reposition ist die weitere Therapie abhängig von Lokalisation, Begleitverletzungen und Alter des Patienten. So wird die Kniegelenkluxation in der Regel operativ, die erstmalige Schulterluxation ohne Begleitverletzung meist konservativ behandelt.

Komplikationen: Posttraumatische Arthrose, Myositis ossificans (insbesondere bei falscher Nachbehandlung), aseptische Knochennekrose auf dem Boden einer Durchblutungsstörung, rezidivierende Verrenkungen.

Habituelle Verrenkung

Pathogenese: Bei angeborener Gelenkdysplasie (z. B. des Femoropatellargelenkes) oder posttraumatischer Gelenkinstabilität kommt es durch Bagatelltraumen zu rezidivierenden Verrenkungen.

Klinik und Diagnostik: s. traumatische Luxation.

Therapie: Reposition (s. o.). Ein anhaltender Therapieerfolg lässt sich nur durch operative Korrekturmaßnahmen erreichen, z. B. durch Medialisierung der Patella nach Emslie und Trillart.

Pathologische Verrenkung

Aus einer chronischen Schädigung des Gelenkkörpers und Kapselbandapparates (neurogene Schäden oder chronische Infekte) resultiert eine unzureichende Führung des Gelenkes und damit eine Luxationsneigung.

Gelenkknorpelverletzung

Pathogenese: Direkte Traumen (Anprallverletzung) führen zu Fissuren, Kontusionen und Impressionsverletzungen des Knorpels. Indirekte Gewalteinwirkung kann chondrale (Abb. 47.14) oder osteochondrale Abscherverletzungen bewirken (z. B. am lateralen Kondylus bei Patellaluxation).

Klinik: Häufig dezente Symptomatik. Bei stärkerer Verletzung hämorrhagischer Kniegelenkerguss mit Fettaugen, gelegentlich Streckhemmung.

Diagnostik:

■ *Bildgebende Verfahren:* Im Röntgenbild lassen sich nur osteochondrale Frakturen nachweisen; rein chondrale Verletzungen sind nur durch MRT oder Sonographie nachzuweisen.

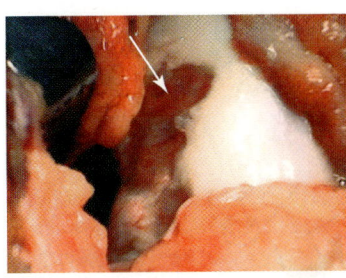

Abb. 47.14
Operationssitus einer chondralen Verletzung an der lateralen Taluskante

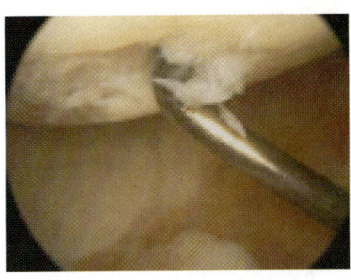

Abb. 47.15
Arthroskopisches Bild eines Gelenkknorpelschadens

■ *Arthroskopie:* Sicheres Verfahren zum Nachweis chondraler (Abb. 47.15) und osteochondraler Gelenkverletzungen.

> Chondrale Gelenkverletzung:
> Arthroskopische Diagnose!

Therapie: Bei **Fissuren** und **Kontusionen** Punktion des hämorrhagischen Ergusses, antiphlogistisch-analgetische Medikation und Entlastung des verletzten Gelenkabschnittes für 6–12 Wochen.

Größere **osteochondrale Fragmente** werden operativ refixiert, kleinere entfernt.

Rein **chondrale Abscherungen** müssen beseitigt werden, da sie nicht einheilen. Zur Bildung eines Ersatzknorpelgewebes Eröffnung des subchondralen Knochenraumes durch Bohrlöcher (Mikrofracturing oder Pridie-Bohrungen). Defektdeckung durch Knorpel-Knochen-Transplantation (Abb. 47.16) oder Knorpelzelltransplantation.

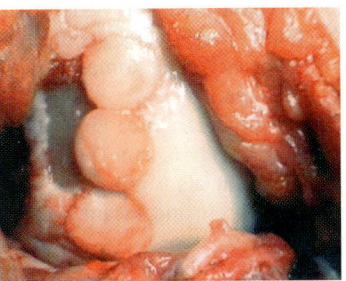

Abb. 47.16
Operationssitus einer Knorpel-Knochen-Transplantation

Komplikationen: Im Vordergrund steht die Entwicklung einer posttraumatischen Arthrose.

47.3.2 Frakturen

Als Fraktur bezeichnet man die vollständige Durchtrennung des Knochens durch eine direkte oder indirekte Gewalteinwirkung, die die Elastizität und die Festigkeit des Knochens überschreitet. Eine Sonderform ist die Grünholzfraktur des Kindesalters (s. u.).

Die Fraktur ist abzugrenzen von der Fissur (Knochenriss) und der Infraktion (Spaltbruch), bei denen die Knochenstruktur nur teilweise unterbrochen ist.

Einteilung und Dislokationsformen

Einteilung
Aufgrund ihres **Entstehungsmechanismus** lassen sich Frakturen in 3 Typen unterteilen:
■ **traumatische Fraktur:** Sie wird durch eine einmalige, plötzliche, auf den gesunden Knochen direkt (Stoß, Schlag, Schuss) oder indirekt (Biegung, Stauchung, Scherung, Torsion, Abriss) einwirkende Gewalt hervorgerufen.
■ **pathologische Fraktur:** vollständige Kontinuitätsdurchtrennung eines pathologisch veränderten Knochens ohne adäquate Gewalteinwirkung. Eine Schwächung der Knochenstruktur bewirken entzündliche Veränderungen (Osteomyelitis), benigne Tumoren (Riesenzelltumor, s. Kap. 45.2.3), maligne Tumoren (Sarkome, Metastasen [Abb. 47.17], multiples Myelom), generalisierte Knochenerkrankungen

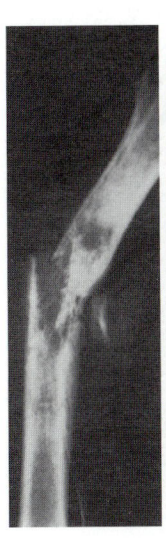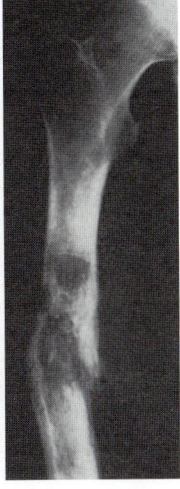

Abb. 47.17 a,b
Pathologische Oberschenkelschaftfraktur auf dem Boden einer Knochenmetastase

(Osteoporose, Osteogenesis imperfecta, Osteomalazie, Morbus Paget) sowie trophische Störungen bei Tabes dorsalis und Syringomyelie.

■ **Ermüdungsfraktur:** Ohne äußere Gewalteinwirkung auftretender Bruch infolge chronischer Schwächung gesunden Knochengewebes durch rezidivierende Mikrotraumen. Typische Beispiele sind Marschfrakturen im Bereich der Metatarsalia (Jogger!) oder des Schenkelhalses und der Abbruch der Dornfortsätze des 7. HWK und des 1. und 2. BWK bei der Schipper-Krankheit (Ermüdungsfraktur durch chronische Belastung infolge ständigen Sandschaufelns).

Nachstehend wird nur die traumatische Fraktur besprochen, weil die Versorgung des Knochenbruches (konservativ oder operativ) – ggf. nach Behandlung der Grundkrankheit – bei den anderen Frakturtypen identisch ist.

Einteilung der traumatischen Frakturen: Sie lassen sich nach der Art der Gewalteinwirkung unterteilen in:

■ **Biegungsfraktur:** Entstehung durch direkte oder indirekte, das Biegemoment des Knochens überschreitende Gewalteinwirkung. Dabei wird die Elastizitätsgrenze auf der Konvexseite des Knochens durch Zug, auf der Konkavseite durch Druckspannung überschritten. Auf der Konvexseite reißt der Knochen ein, auf der Konkavseite wird ein Biegungskeil ausgesprengt (Abb. 47.18).

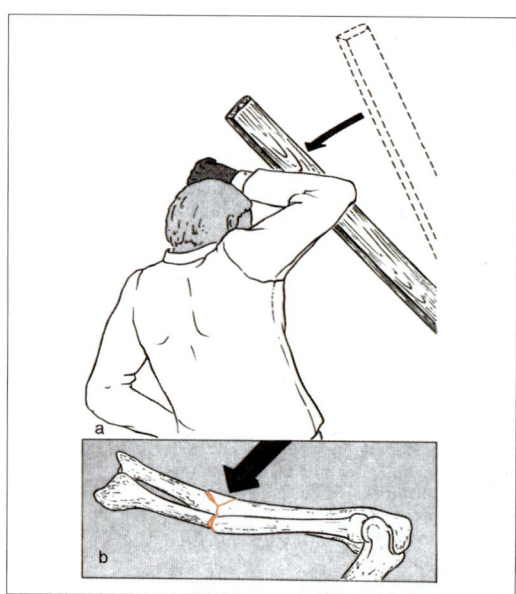

Abb. 47.18 a,b Biegungsfraktur mit Biegungskeil auf der Konkavseite am Beispiel der Parierfraktur des Unterarmes

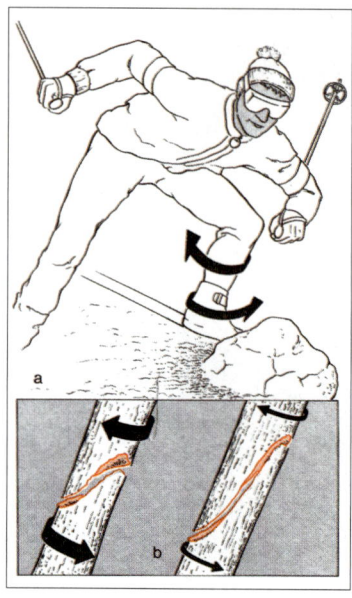

Abb. 47.19 a,b Torsionsfraktur. Folge indirekter Gewalteinwirkung durch gegenläufig einwirkende Torsionskräfte

■ **Drehfraktur (Torsionsbruch**): typische Verletzung des Ski-Fahrers. Immer Folge einer indirekten Gewalteinwirkung, wobei der an einem Ende fixierte Knochen einer gegenläufigen Drehung ausgesetzt wird (Abb. 47.19a). Die Frakturlinie verläuft spiralförmig. Sie ist um so kürzer, je vehementer die einwirkende Gewalt ist (Abb. 47.19b).

■ **Schub- oder Abscherfraktur:** meist Querbruch infolge direkter Gewalteinwirkung. Bei geringerem Trauma kann ein kurzer Schrägbruch entstehen (Abb. 47.20). Die **Knorpel-Knochen-Absprengung (flake fracture**) bei Luxationen ist eine Abscherfraktur.

■ **Abrissfraktur:** Abriss eines Knochenfragments infolge von Zugkräften, die über ein Band oder einen Sehnenansatz auf den Knochen einwirken. Die Frakturlinie steht senkrecht zur Zugspannung. Wegen der einwirkenden Zugkräfte kommt es zu erheblicher Dislokation der Fragmente (Abb. 47.21).

■ **Kompressionsfraktur (Stauchungsfraktur**): Durch Stauchung in der Längsachse des Knochens kann am jugendlichen Röhrenknochen ein Wulstbruch (s. „Frakturen im Kindesalter") , am spongiösen Knochen (z. B. Wirbelkörper) eine Kompressionsfraktur (Abb. 47.22) entstehen.

■ **Mehrfragment- und Trümmerfraktur:** Eine Mehrfragmentfraktur besteht aus 4 – 6, eine Trümmerfraktur (Abb. 47.23a) aus mehr als 6 größeren Fragmenten. Ursache ist eine breit und rasant auftreffende Gewalteinwirkung.

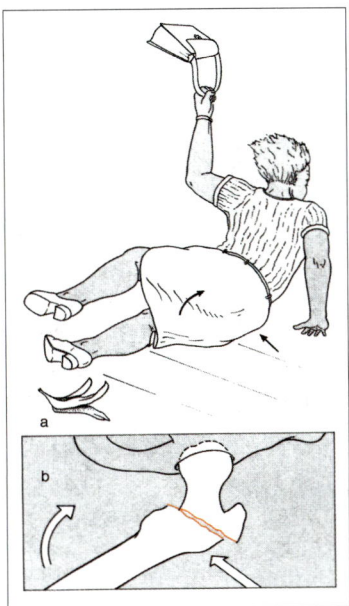

Abb. 47.20 a,b
Schub- oder Abscherfraktur als Folge direkter Gewalteinwirkung

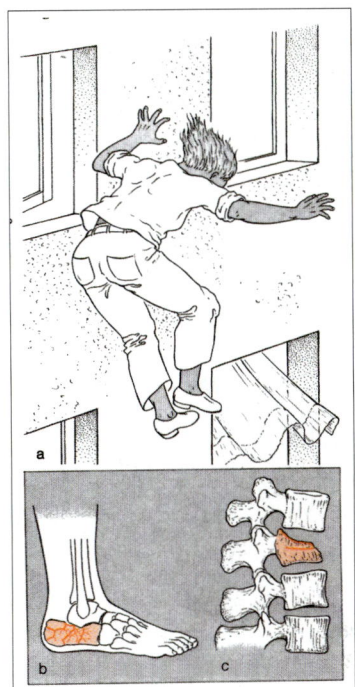

Abb. 47.22 a–c
Kompressionsfraktur: Entstehungsmechanismus (**a**), und Beispiele (Kalkaneus, **b**, und Wirbelkörper, **c**)

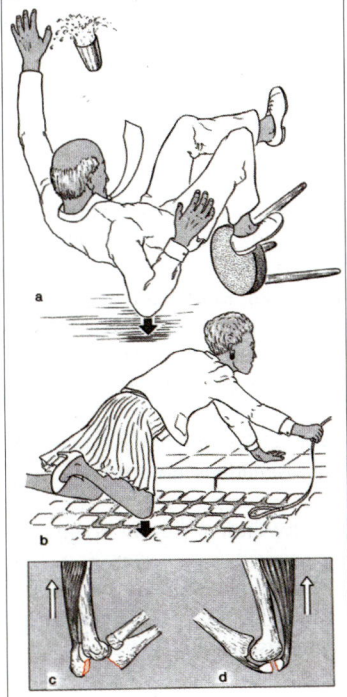

Abb. 47.21 a–d
Abrissfraktur: Meist erhebliche Dislokation der Fragmente durch die einwirkenden Zugkräfte des Muskelsehnenapparates. Typische Frakturen: **a,c)** Olekranon, und **b,d)** Patellafraktur

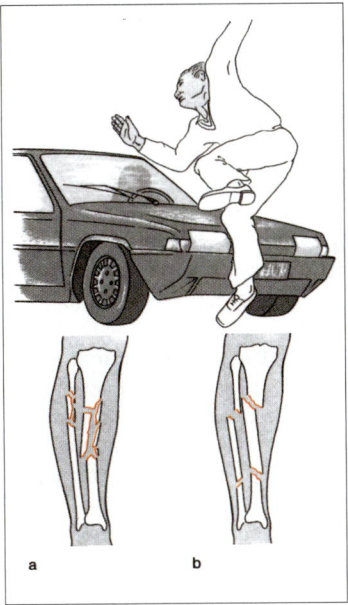

Abb. 47.23 a,b
Mehrfragment- und Etagen- oder Stückfraktur: immer Folge breit und rasant einwirkender Gewalt (z. B. Stoßstangenverletzungen): **a** Mehrfragmentfraktur **b** Etagen- oder Stückfraktur

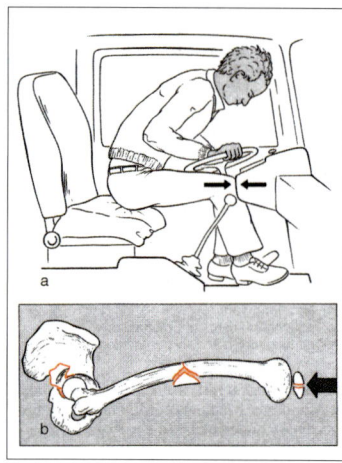

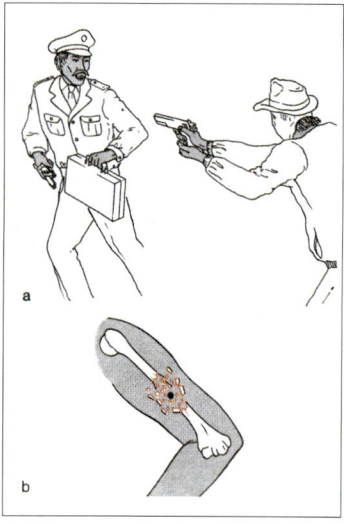

Abb. 47.24 a,b Ketten- oder Serienfraktur: häufig Folge einer dashboard injury

Abb. 47.25 a,b Defektfraktur: meist Folge einer Schussverletzung

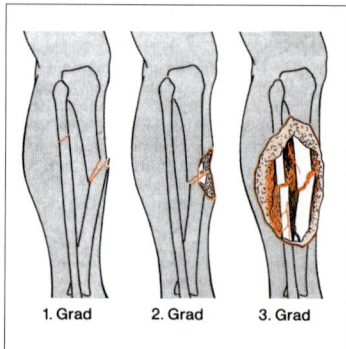

Abb. 47.26 Einteilung der offenen Frakturen

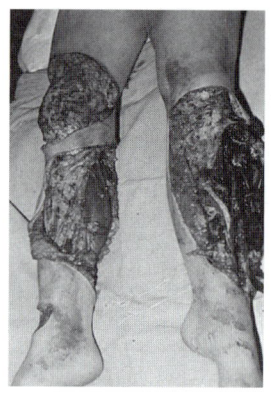

Abb. 47.27 Offene Unterschenkelfraktur Grad II–III beidseits

- **Etagen- oder Stückfraktur:** entsteht durch breitflächig auftretende Gewalt (Stoßstangenverletzung des Fußgängers). Zwischen den Hauptfragmenten findet sich ein mehr oder minder langes Knochenfragment mit vollständig erhaltenem Kortikaliszylinder (Abb. 47.23b).
- **Ketten- oder Serienfraktur:** Vorliegen mehrerer Frakturen an einer Extremität, z. B. Patella-, Oberschenkelschaft- und Azetabulumfraktur bei dashboard injury (Abb. 47.24)
- **Defektfraktur:** Fraktur mit ausgedehnten Knochenzerstörungen. Häufigste Ursache: Schussverletzung (Abb. 47.25).
- **Luxationsfraktur:** Kombination aus Fraktur und Verrenkung eines benachbarten Gelenkes. In der Regel komplexe Verletzung des Kapselbandappara-

tes mit Gelenkinstabilität. Hohe Rate an Begleitverletzungen (Gefäße, Nerven). Sie erfordert meist die umgehende operative Therapie.

Nach der **Intaktheit der Haut** über der Fraktur unterscheidet man **offene** und **geschlossene Frakturen:** Bei der offenen Fraktur hat ein Fragment die Haut durchtrennt, bei der geschlossenen Fraktur ist die Haut intakt.

Offene Frakturen werden nach dem Ausmaß des begleitenden Weichteilschadens unterteilt in (Abb. 47.26):
- **Grad I:** kleine Hautwunden durch Fragmentdurchspießung
- **Grad II:** größere Hautwunden durch Verletzung von außen, jedoch ohne wesentliche Verschmutzung der Wunde und zusätzliche Quetschung des Weichteilmantels
- **Grad III:** breite Eröffnung der Fraktur mit massiver Zerstörung des bedeckenden Weichteilmantels (Abb. 47.27), häufig kombiniert mit Sehnen-, Gefäß- und Nervenläsionen.

> Behandlung der offenen Fraktur:
> Über den Erfolg entscheidet der Weichteilschaden

Geschlossene Frakturen gehen ebenfalls mit Weichteilschäden einher und stellen daher ein ebenso schwerwiegendes Problem dar wie offene Frakturen. Ihre Gefahr liegt vor allem darin, dass das Ausmaß des Weichteilschadens verkannt wird, da er unter der Haut versteckt ist.

> Bei geschlossenen Frakturen mit schwerem Weichteilschaden gelten die gleichen Prinzipien wie bei offenen Frakturen

Geschlossene Frakturen werden nach dem Ausmaß des Weichteilschadens nach Oestern und Tscherne unterteilt in:
- **Grad 0:** keine oder nur unbedeutende Weichteilverletzung
- **Grad I:** oberflächliche Schürfung oder Kontusion durch Fragmentdruck von innen. Meist einfache bis mittelschwere Bruchformen.
- **Grad II:** tiefe kontaminierte Schürfung, lokalisierte Haut- oder Muskelkontusion; Kompartmentsyndrom
- **Grad III:** ausgedehnte Hautkontusion, Quetschung oder Zerreißung der Muskulatur; subkutanes Décollement.

Dislokationsformen
Bei jeder Fraktur verschieben sich die Fragmente durch Gewalteinwirkung und Muskelzug (Dislokation). Man unterscheidet 4 Dislokationsformen:
- **Dislocatio ad axim:** Verschiebung der Fragmente im Sinne eines Achsenknickes (Abb. 47.28a), z. B. Recurvatio, Antecurvatio, Varus- oder Valgusfehlstellung
- **Dislocatio ad latus:** Verschiebung der Bruchstücke in seitlicher Richtung (Abb. 47.28b)
- **Dislocatio ad peripheriam:** Verschiebung im Sinne eines Drehfehlers (Rotationsfehlstellung, Abb. 47.28c). Der Drehfehler lässt sich nur selten röntgenologisch, aber immer klinisch feststellen und absolut sicher im CT nachweisen.
- **Dislocatio ad longitudinem:** Verschiebung der Bruchstücke in Längsrichtung
  - cum distractione: unter Verlängerung (Abb. 47.28d) oder
  - cum contractione: unter Verkürzung (Abb. 47.28e).

> Rotationsfehlstellung: Klinische Diagnose!

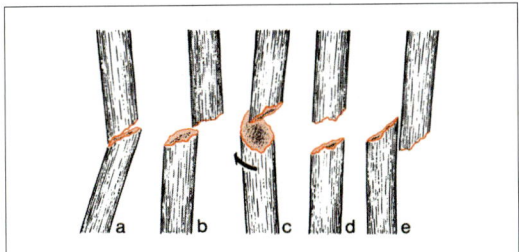

Abb. 47.28 a–e Formen der Fragmentdislokation:
a ad axim
b ad latus
c ad peripheriam
d ad longitudinem cum distractione
e ad longitudinem cum contractione

Klinik und Diagnostik
Klinik:
- **sichere Frakturzeichen:** Fehlstellung (Deformität), Knochenreiben (Crepitatio), abnorme Beweglichkeit und Sichtbarwerden der freien Knochenenden bei offenen Brüchen.

Aufgrund der Möglichkeit, Frakturen radiologisch nachzuweisen, wird beim bewusstseinsklaren Patienten auf die mit Schmerzen verbundene Überprüfung der sicheren Frakturzeichen (abnorme Beweglichkeit) verzichtet. Beim bewusstlosen Patienten müssen diese Zeichen jedoch stets überprüft werden.
- **unsichere Frakturzeichen:** Schmerzen, Schwellung, Hämatom sowie eingeschränkte oder aufgehobene Gebrauchsfähigkeit (Functio laesa).
- in der Regel **Begleitverletzungen:** Aufgrund der erheblichen Gewalteinwirkung, die zur Fraktur geführt hat, sind Begleitverletzungen (z. B. Gefäß-, Nerven-, Gelenkläsionen) die Regel.

> Bei Schaftfrakturen auf Verletzungen der benachbarten Gelenke achten!

- Im Verlauf ist auf die mögliche Entwicklung eines **Kompartmentsyndroms** (ischämische Muskelnekrose infolge Druckanstiegs in Muskellogen auf > 40 mmHg, s. u.) zu achten.

Diagnostik: Bei jedem V. a. Fraktur **Röntgenaufnahmen** des betroffenen Extremitätenabschnitts **in 2 Ebenen**, stets unter Enbeziehung der benachbarten Gelenke.

> Fraktur = dreidimensional, daher immer Röntgen in 2 Ebenen

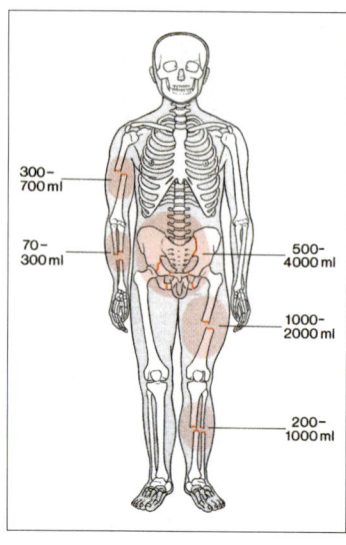

Abb. 47.29
Menge des durchschnittlichen Blutverlustes in Abhängigkeit von der Frakturlokalisation

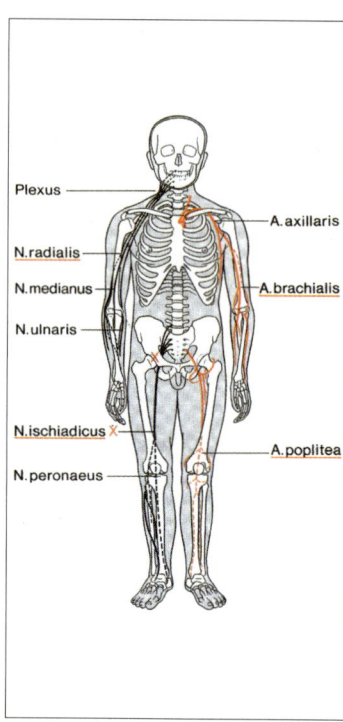

Abb. 47.30
Häufigste Verletzungen von Nerven und Gefäßen infolge von Frakturen:
– Schädigung des N. radialis beim Oberarmschaftbruch
– Läsion des N. ischiadicus bei der Hüftpfannenluxationsfraktur
– Verletzung der A. brachialis beim suprakondylären Oberarmbruch im Kindesalter
– Schädigung der A. poplitea bei kniegelenknahen Frakturen, z. B. dem suprakondylären Oberschenkelbruch, oder kniegelenknahen Luxationen

Folgen

Allgemeine Folgen
Möglich sind:
- **hypovolämischer Schock:** Blutverlust je nach Frakturlokalisation s. Abb. 47.29
- **Fettembolie:** in der Regel nach Schaftfraktur großer Röhrenknochen oder Beckenfraktur auftretende Lungenembolie. Bei hypovolämischem Schock im Rahmen einer solchen Fraktur kann es nach einem freien Intervall zu disseminierter intravasaler Gerinnung (**Fettemboliesyndrom**) mit Petechien und Fettembolie des Gehirns (Bewusstseinsstörung) kommen.

Lokale Folgen
- **Weichteilschäden** (s. „Einteilung und Dislokationsformen")
- **Verletzungen von Nerven und größeren Gefäßen:** s. Abb. 47.30 und 47.31

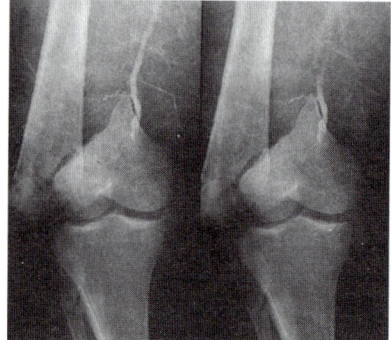

Abb. 47.31 a,b Angiographisches Bild einer Verletzung der A. poplitea beim suprakondylären Oberschenkelbruch

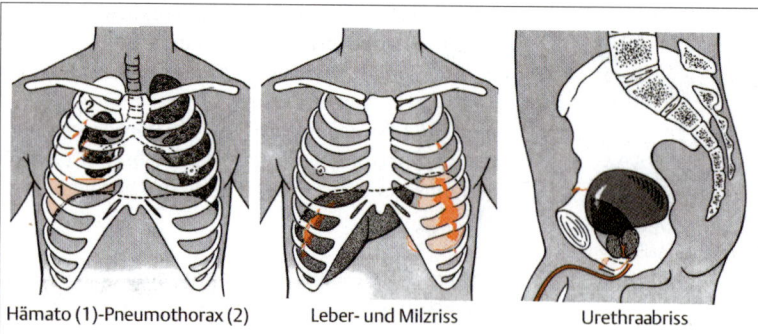

Hämato (1)-Pneumothorax (2)   Leber- und Milzriss   Urethraabriss

Abb. 47.32 a–c Verletzungen innerer Organe infolge Frakturen:
a Pneumo- und/oder Hämatothorax bei Rippenfrakturen
b Milz- und Leberruptur bei Rippenfrakturen
c Verletzung von Blase und Urethra bei Beckenfrakturen

Fraktur: Stets Überprüfung der peripheren Durchblutung, Motorik und Sensibilität!

- **Verletzungen der Sehnen:** relativ selten, nur bei scharfkantigen Fragmenten in unmittelbarer Nachbarschaft der Sehnen, z.B. Radiusfraktur „loco typico".
- **Verletzung innerer Organe:** s. Abb. 47.32.

Frakturheilung und ihre Störungen

Frakturheilung
Der Knochen ist zur organtypischen Regeneration fähig, d.h. Knochendefekte werden durch neu gebildetes Knochengewebe ersetzt. Die Knochenneubildung kann vom Endost, vom Periost oder dem Havers-System ausgehen.

Voraussetzungen einer ungestörten Frakturheilung sind:
1. enger Kontakt der Fragmente
2. ununterbrochene Ruhigstellung der Frakturflächen
3. ausreichende Durchblutung der Fragmente und der umgebenden Weichteile.

Es gibt drei Formen der Frakturheilung:
- **primäre Frakturheilung (Kontaktheilung):** Bei absoluter Ruhigstellung der Fragmente und engem Kontakt der Frakturflächen, d.h. in der Regel nur bei stabiler osteosynthetischer Versorgung der Fraktur, wird der Frakturspalt direkt durch in Längsrichtung vorwachsende Osteone überbrückt (Abb. 47.33 links).
- **Spaltheilung:** Finden sich zwischen zwei mit einer Osteosynthese stabil fixierten Fragmenten minimale Spalten, werden diese zunächst durch Geflechtknochen aufgefüllt, der anschließend in Lamellenknochen umgewandelt wird.
- **sekundäre Frakturheilung:** Sie findet statt, wenn zwischen den Fragmentenden ein Spalt von mehreren Millimetern besteht, ist also typisch für die konservative Frakturversorgung. Der Frakturspalt wird durch ein Hämatom ausgefüllt, das durch Einsprossen von Fibroblasten und Bildung von Granulationsgewebe **(bindegewebiger Kallus)** organisiert wird (Abb. 47.33 rechts). Das Granulationsgewebe wandelt sich in Geflechtknochen **(provisorischer knöcherner Kallus)** um, der unter zunehmender funktioneller Belastung zu Lamellenknochen **(definitiver knöcherner Kallus)** umgebaut wird. Dessen Struktur ist nach Monaten bis Jahren nicht mehr von der normalen Knochens zu unterscheiden.

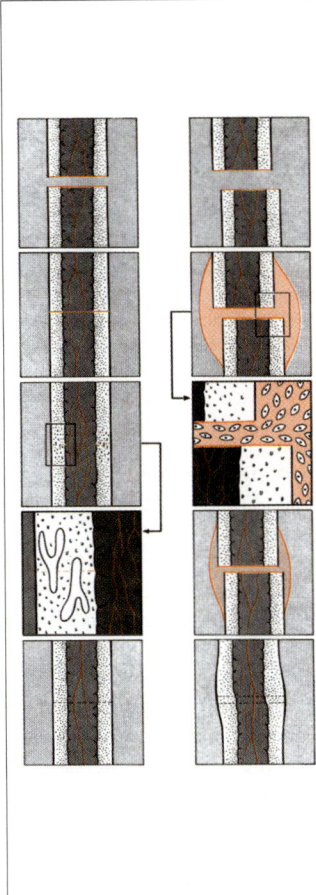

Abb. 47.33 a,b
Primäre und sekundäre Frakturheilung (Schema und Detailausschnitt):
Links: Primäre Frakturheilung: Konsolidierung der Fraktur durch in Längsrichtung vorwachsende Osteone (s. Ausschnitt). Kein Frakturkallus!
Rechts: Sekundäre Frakturheilung: Zunächst Auffüllung des Frakturspaltes mit Hämatom, dann Einsprossen von Fibroblasten (s. Ausschnitt) und Bildung von Granulationsgewebe (bindegewebiger Kallus) mit sekundärer Differenzierung zu Geflechtknochen (provisorischer knöcherner Kallus) und anschließender Ausbildung von Lamellenknochen (definitiver knöcherner Kallus) und funktioneller Belastung

Störungen der Frakturheilung
Bei insuffizienter Ruhigstellung, ausgedehnten Knochendefekten, großem Frakturspalt, unzureichender Durchblutung oder Infektion kommt es zu Störungen der Frakturheilung. Hierzu zählen die **verzögerte Frakturheilung** (Fraktur nach 20 Wochen noch nicht knöchern verheilt) und die Falschgelenkbildung **(Pseudarthrose)**. Letztere kommt vor als:
- **hypertrophe Pseudarthrose (Elefantenfuß-Pseudarthose,** Abb. 47.34) bei insuffizienter Ruhigstellung, aber ausreichender Durchblutung der Fragmente
- **atrophe Pseudarthrose (Defektpseudarthrose)** bei Avitalität der Fragmente und Instabilität der Fraktur (s. Abb. 47.41).

Prinzipien der Frakturbehandlung
- Einrichtung der Fraktur in der gewünschten Stellung (= Reposition)

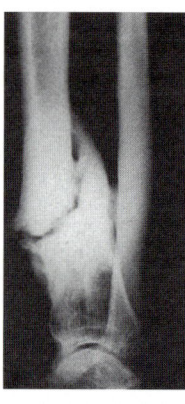

Abb. 47.34 Röntgenbild einer hypertrophen Pseudarthrose. Frakturspalt bei überschießendem Kallusgewebe noch deutlich sichtbar

- ununterbrochene Ruhigstellung der Fraktur bis zur knöchernen Ausheilung (= Retention, Fixation)
- Wiederherstellung der Funktion durch Übungsbehandlung.

Diese Therapieziele lassen sich je nach Frakturlokalisation und -typ sowie Lebensalter des Patienten auf konservative oder operative Weise erreichen.

> Die beste Methode der Frakturbehandlung ist diejenige, die mit geringstem Risiko und in kürzester Zeit die Stabilität und Funktion wiederherstellt

Konservative Frakturbehandlung

Die nichtoperative Behandlung von Frakturen richtet sich im Wesentlichen nach den oben angegebenen Prinzipien und erfolgt somit in 3 Schritten:
1. Reposition
2. Retention
3. funktionelle Behandlung.

Reposition: Sie muss möglichst rasch erfolgen, um den Druck der Fragmente auf Gefäße, Nerven und den Weichteilmantel zu verringern.
Technik:
- Bei der **manuellen Reposition** wird unter Analgesie und evtl. Muskelrelaxation versucht, unter Durchleuchtung durch Zug und Gegenzug sowie Druck das distale Fragment rotations- und achsengerecht zum proximalen Fragment einzustellen. Hierbei sind geringgradige Seitverschiebungen und Verkürzungen ohne Bedeutung. Dagegen sind Drehfehler, Achsenknicke und Distraktionen zu vermeiden.
- Eine **Reposition durch Anlage eines Streckverbandes** (s. Kap. 14) ist bei Frakturen großer Röhrenknochen (insbesondere Ober- und Unterschenkel) die

Regel. Hierdurch wird gleichzeitig eine Retention erreicht (s. u.)
Kontraindikationen: Primär eingekeilte Frakturen des Humeruskopfes und Oberschenkelhalses.
Retention:
Technik: Die Fixation des Repositionsergebnisses lässt sich auf verschiedene Weise erreichen:
- Häufigstes Verfahren ist die Anlage eines **Gipsverbandes**. Er sollte die benachbarten Gelenke in Funktionsstellung einbeziehen (s. Kap. 14).

> Länger dauernde Gipsfixation nur in Funktionsstellung

Bei frischen Traumen darf wegen der zu erwartenden Weichteilschwellung kein zirkulärer Gips angelegt werden. Ist dieser wegen der Retention dennoch erforderlich, so muss er gespalten und bis auf den letzten Faden aufgeschnitten werden, sonst besteht die Gefahr von Durchblutungsstörungen, Drucknekrosen der Haut oder der Nerven (s. Kap. 14).

> Bei frischem Trauma kein geschlossener Gipsverband!

Durch die Rigidität des Gipsverbandes können diese Komplikationen trotz Spaltung des Gipses auftreten. Deshalb sollte bei anhaltenden Beschwerden und klinischem V. a. Druck- und Kompressionsschäden der Verband in jedem Fall überprüft und ggf. gewechselt werden.

> Ein klagender Patient im Gips hat immer recht!

- Eine weitere Fixationsmöglichkeit, besonders an der unteren Extremität, ist der **Streckverband (Extension):** Durch ständigen Zug (Extensionsgewicht) und Gegenzug (Körpergewicht) wird die Fraktur durch Neutralisation der dislozierenden Muskelkräfte reponiert und gleichzeitig stabilisiert. Erforderliches Zubehör s. Kap. 14. Die Extension erfolgt bei Kindern jenseits des 3. Lebensjahres und Erwachsenen über einen in den Knochen eingebrachten Kirschner-Draht oder Steinmann-Nagel, bei Kindern bis zum 3. Lebensjahr durch Klebeverbände (s. Kap. 14).

Bei ausreichender Verfestigung der Fraktur in achsengerechter Stellung kann die Extensionsbehandlung je nach Lokalisation der Fraktur (z. B. am Unterschenkel) durch einen Gipsverband abgelöst werden.

Dauer: Sie richtet sich nach Frakturtyp, -lokalisation und dem Lebensalter des Patienten.

Kontrollen: Wichtig ist die lückenlose Kontrolle der Frakturheilung. Zu achten ist auf eine achsengerechte Stellung unter Vermeidung von Rotationsfehlern und Distraktion. Bei Gipsverbänden muss überdies die Reaktion des Weichteilmantels sorgfältig kontrolliert werden. Nicht selten kommt es infolge unsachgemäßer oder schnürender Verbände zur Ödembildung. Aus diesem Grunde sollte jeder Gipsverband am Tage nach der Anlage vom Arzt nachgeprüft werden. Außerdem muss der Patient darauf hingewiesen werden, dass er beim Auftreten geringster Beschwerden sofort einen Arzt aufsucht bzw. rufen lässt.

> Gipskontrolle am nächsten Tag!

Funktionelle Behandlung: s. „Nachbehandlung".

Vorteile der konservativen Behandlung: kein Operationsrisiko, keine Infektionsgefahr und kein Re-Eingriff zur Entfernung des Osteosynthesematerials.

Nachteile der konservativen Behandlung: Meist ist nur eine approximative Reposition der Fragmente möglich (ungeeignet für dislozierte Gelenkfrakturen!). Die lang dauernde Immobilisation der Extremität kann zu Muskelatrophie und Bewegungseinschränkung durch Schrumpfung der Gelenkkapsel führen. Außerdem besteht die Gefahr einer Thrombose mit konsekutiver Lungenembolie.

Spezieller Nachteil der Gipsbehandlung ist die Unmöglichkeit der Weichteilinspektion. Diese Behandlung ist daher nur bei intaktem Weichteilmantel vertretbar.

Spezielle Nachteile der Extensionsbehandlung sind die lange Bettlägerigkeit mit Gefahr thrombembolischer Komplikationen, einer Pneumonie und eines Dekubitus. Auch kann durch anhaltende Extension der Kapselbandapparat gelockert werden. Die Gefahr einer Bohrdraht-Osteomyelitis ist gering, aber dennoch vorhanden. Weitere mögliche Komplikationen sind Überdehnungsschäden an Nerven und Gefäßen sowie Schienendruckschäden (N. peronaeus).

> Extension am Bein:
> Achse? Durchblutung? N. peronaeus?

Operative Frakturbehandlung

Osteosynthese

Die operative Vereinigung der Frakturfragmente durch Schrauben, Nägel, Drähte oder Platten ermöglicht eine anatomisch korrekte Reposition (wichtig bei Gelenkfrakturen) und eine stabile Fixation der Fragmente, wodurch die Übungsbehandlung früh einsetzen kann (Vermeidung von Muskelatrophie und Gelenksteife).

Voraussetzungen: geschultes Team, vollständiges Instrumentarium, metallurgisch geprüfte, korrosionsfreie Implantate, aseptische Operationsbedingungen, gewebeschonendes Operieren, Beachtung der biomechanischen Prinzipien bei der Stabilisierung von Frakturen und eine gesicherte Nachbehandlung.

Prinzip: Ziel der Osteosynthese ist die optimale Unterstützung der physiologischen Abläufe mit einem Minimum an operativen Maßnahmen. Für das operative Vorgehen heißt dies:
- sparsame Freilegung der Frakturzone ohne Schädigung der Durchblutung von Knochen und Weichteilen oder Verwendung intramedullärer Kraftträger (Marknagel)
- Größere Fragmente sollen möglichst nicht devaskularisiert werden, die Durchblutung ist wichtiger als die korrekte anatomische Reposition.
- Eine vollständige Ruhigstellung mit dem Ziel einer primären Frakturheilung ist nicht erforderlich, zumal der Knochen nach sekundärer Frakturheilung in der Regel belastbarer ist.

Osteosynthesearten: Nach dem erzielten Stabilitätsgrad der Frakturfragmente wird die Osteosynthese als **lagerungsstabil** (z. B. Bohrdrahtosteosynthese bei Condylus-radialis-Fraktur im Kindesalter), **übungsstabil** (z. B. Plattenosteosynthese) oder **belastungsstabil** (z. B. Marknagelosteosynthese) bezeichnet. Eine lagerungsstabile Osteosynthese muss, um eine sekundäre Dislokation zu vermeiden, zusätzlich mit einem Gipsverband ruhiggestellt werden.

Zeitpunkt der Operation: Eine Primärversorgung der Fraktur muss innerhalb von 6 – 8 Stunden erfolgen. Ist dies nicht möglich, kann die Fraktur in der Regel erst nach Rückbildung der Weichteilschwellung und der katabolen Stoffwechsellage (erhöhte Infektionsgefahr!) operativ angegangen werden. Da bei jeder Osteosynthese die Gefahr eines Weichteil- oder Knocheninfektes besteht, sollte die Möglichkeit einer konservativen Therapie mit in das Behandlungskonzept einbezogen werden.

Indikationen zur Osteosynthese:
- offene Frakturen Grad II und III
- geschlossene Frakturen Grad II und III nach Oestern und Tscherne
- Frakturen mit Gefäß- und Nervenverletzungen
- dislozierte Gelenkfrakturen
- Frakturen beim Mehrfachverletzten zur Pflegeerleichterung
- Oberschenkelfrakturen beim Erwachsenen
- dislozierte Unterschenkelfrakturen
- Pseudarthrosen.

Kontraindikationen:
- **allgemeine Faktoren:** Bedrohung lebenswichtiger Funktionen durch Schock, schweres Schädel-Hirn-Trauma, Stoffwechselentgleisung (z. B. Diabetes mellitus), dekompensierte kardiale oder pulmonale Insuffizienz und systemische Infektionen (z. B. Pneumonie)
- **lokale Faktoren:** Infektionen (z. B. superinfizierte Nekrosen, Ulzerationen), Weichteilnekrosen im Bereich des Operationsgebietes und schwere Ernährungsstörungen der verletzten Extremität (z. B. Status varicosus oder schwere Arteriosklerose).

Osteosyntheseverfahren: Die Stabilisierung von Frakturen kann durch intra- oder extramedulläre Kraftträger erfolgen.
- **intramedulläre Kraftträger:** Biomechanisches Prinzip ist die intramedulläre Schienung der Fragmente durch einen Kraftträger (Marknagel) (Abb. 47.35). Es findet eine sekundäre Frakturheilung statt.

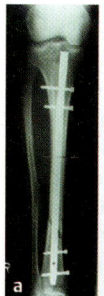
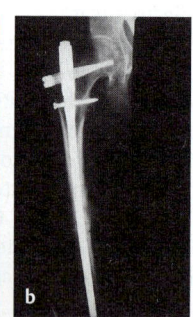
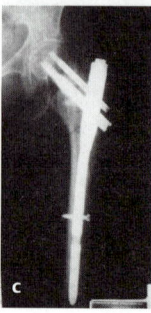
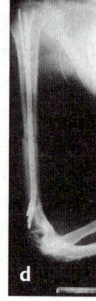

Abb. 47.35 a–d
Intramedulläre Kraftträger:
a Verriegelungsnagel
b unaufgebohrter Femurnagel mit Flügelschraube
c proximaler Femurnagel
d Bündelnägel

Der von Küntscher entwickelte Marknagel war ursprünglich nur zur Versorgung diaphysärer Frakturen geeignet. Eine Fülle von Weiterentwicklungen hat den Indikationsbereich für die Marknagelung stark vergrößert, so dass heute metaphysäre, pertrochantäre und Schenkelhalsfrakturen intramedullär versorgt werden können.

In der Regel gelingt es, den Nagel ohne Freilegung der Fragmente über die Bruchstelle zu führen **(gedeckte Marknagelung)**. Muss man offen reponieren **(offene Marknagelung)**, entleert sich das die Kallusbildung stimulierende Frakturhämatom. Die Nachteile der Aufbohrung des Markraumes (Hitzenekrosen an der inneren Kortikalis und Einschwemmung von Knochenmark in den Kreislauf mit nachfolgender Störung der Lungenfunktion) umgeht der ungebohrte Marknagel, der für Femur, Tibia und Humerus angeboten wird.
- **extramedulläre Kraftträger:** Hier erzielt man die Stabilisierung der Fraktur durch von außen an den Knochen angebrachte Implantate. Neben der Sicherung des Repositionsergebnisses ist eine interfragmentäre Kompression möglich. Die wichtigsten extramedullären Osteosyntheseformen sind Schraubenosteosynthese, Plattenosteosynthese, Spickdrahtosteosynthese, Zuggurtung mit der Drahtschlinge (Abb. 47.36) sowie Fixateur externe und interne.

- **Schraubenosteosynthese:** Durch Zugschrauben lässt sich eine interfragmentäre Kompression erzielen, indem das Schraubengewinde den Knochen nur jenseits der Frakturlinie fasst. Im spongiösen Knochenbereich lässt sich dieses Prinzip mit Hilfe der **Spongiosaschraube**, die kein durchgehendes Gewinde aufweist, verwirklichen. Mit der **Kortikalisschraube**, die ein durchgehendes Gewinde besitzt (Anwendungsgebiet im diaphysären Knochenabschnitt), lässt sich eine interfragmentäre Kompression nur erreichen, wenn die Schraube in der schraubenkopfnahen Kortikalis in einem entsprechend erweiterten Schraubenloch gleiten kann (Abb. 47.37).
Die Stabilisierung einer diaphysären Fraktur allein mit einer Schraubenosteosynthese ist nur selten möglich. In der Regel ist zusätzlich eine Plattenosteosynthese oder ein Fixateur externe erforderlich.

- **Plattenosteosynthese:** Die Platte soll die schädlichen Druck- und Biegekräfte aufnehmen, neutralisieren und über den Frakturbereich hinweg in den gesunden Knochen überleiten. Die axiale Kompression einer Fraktur durch Plattenosteosynthese erfolgt nach dem **Prinzip der Zuggur-**

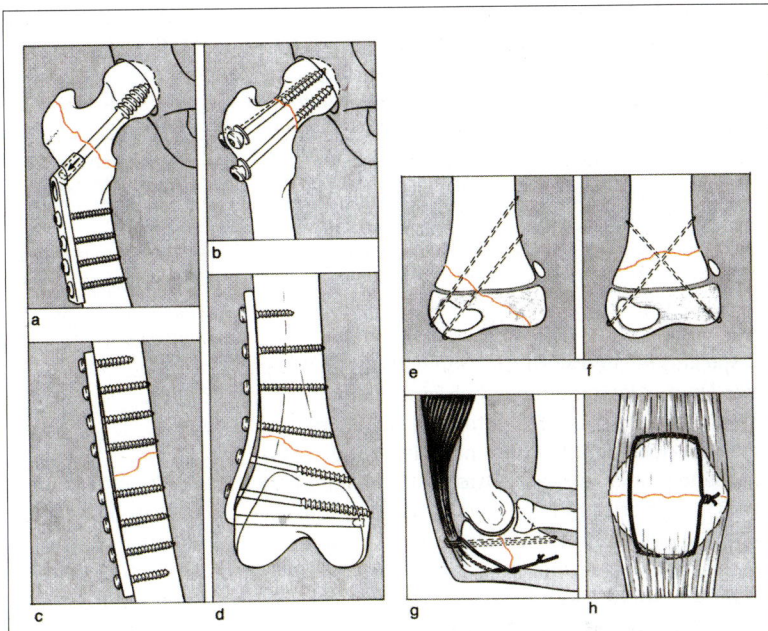

Abb. 47.36 a–h Extramedulläre Kraftträger:
a osteosynthetische Versorgung einer pertrochantären Fraktur mit der Pohl-Laschenschraube
b Spongiosaschraubenosteosynthese einer Schenkelhalsfraktur
c Plattenosteosynthese bei Oberarmschaftbruch
d Winkelplattenosteosynthese
e Spickdrahtosteosynthese einer Condylus-radialis-Fraktur
f gekreuzte Spickdrahtosteosynthese eines suprakondylären Oberarmbruches im Kindesalter
g Zuggurtungsosteosynthese mit 2 zusätzlichen Kirschnerdrähten bei Olekranonfraktur
h Zuggurtungsosteosynthese einer Patellafraktur

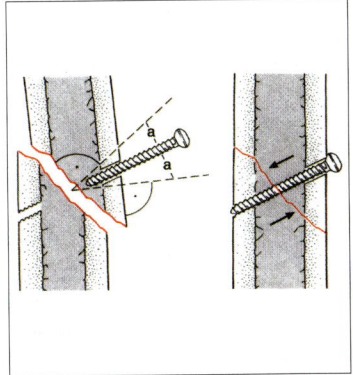

Abb. 47.37
Prinzip der interfragmentären Schrauben-Kompressionsosteosynthese mit der Kortikalisschraube. Interfragmentäre Kompression nur durch Gleitloch im Bereich der schraubenkopfnahen Kortikalis möglich

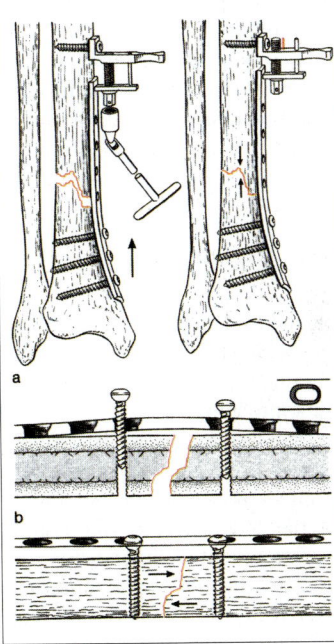

Abb. 47.38 a,b
Prinzip der axialen Frakturkompression mit der Zuggurtungsplatte:
a mit Hilfe des Plattenspanners
b durch exzentrisches Besetzen der Schraubenlöcher einer DC-Platte

tung. Die Platte wird auf der unter Zug stehenden Seite angebracht. Dadurch wird sie nur auf Zug und nicht auf Biegung oder Drehung beansprucht. Die axiale Kompression der Fraktur wird erzeugt, indem die Zuggurtungsplatte mit Hilfe des Plattenspanners oder durch exzentrisches Besetzen der Schraubenlöcher (DC-Platte) unter Spannung gesetzt wird **(Abb. 47.38)**. Durch konvexe Verbiegung der Platte wird auch Druck auf der gegenüberliegenden Seite erzeugt.
Das Prinzip der Zuggurtung kann mit **geraden Platten** oder **Winkelplatten** verwirklicht werden. Eine weitere Entwicklung stellt die **winkelstabile Platte** dar. Hier wird der Schraubenkopf im Gewinde des Plattenloches fixiert.

Diese Platten dürfen nicht mit der Neutralisationsplatte verwechselt werden, die bei der interfragmentären Schrauben-Kompressionsosteosynthese Druck- und Biegekräfte aufnimmt, sie neutralisiert und über den Frakturbereich hinweg in den gesunden Knochen ableitet.

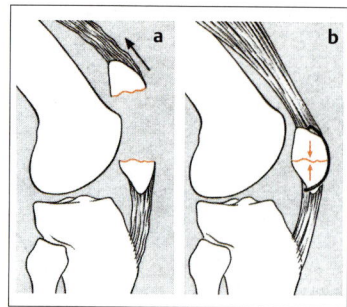

Abb. 47.39 a,b
Prinzip der Zuggurtung bei Patellaquerfraktur:
a vor Versorgung
b interfragmentäre Kompression der Patellaquerfraktur nach Anlage der Drahtzuggurtung

■ **Spickdrahtosteosynthese:** Durch Drahtspickung der Fraktur lässt sich lediglich eine Adaptationsstabilität erreichen. Sie erfordert in jedem Fall eine zusätzliche Fixation, entweder durch Gipsverbände oder weitere Osteosyntheseverfahren (z. B. Zuggurtungsdraht bei Olekranonfraktur oder Abstützplatte am Schienbeinkopf). Ein wichtiges Indikationsgebiet sind die Epiphysenfugenfrakturen im Kindesalter (s. Abb. 47.36e, f).

■ **Zuggurtung mit der Drahtschlinge (Cerclage):** Mit der auf der Zuggurtungsseite angebrachten Drahtschlinge werden die Biegekräfte in axiale Druckkräfte umgewandelt (Abb. 47.39). Voraussetzung für die Wirksamkeit dieser dynamischen axialen Kompression ist die Beanspruchung der verletzten Extremität, d. h. die Bewegung der betroffenen Gelenkabschnitte. Typische Anwendungsgebiete sind die Olekranon- und die Patellafraktur (s. Abb. 47.36g, h).

| Zuggurtungsosteosynthese: Übungsstabil |

■ **Fixateur externe:** Indikationen sind vor allem offene Frakturen mit ausgedehnten Knochen- und Weichteilschäden und geschlossene Frakturen mit schwerer Hautkontusion.

■ Die Fixateur-externe-Osteosynthese ist ein risikoarmes Therapiekonzept, das Weichteile und Knochen schont und so das Infektionsrisiko minimiert. Prinzip ist die Stabilisierung der Fraktur durch von außen eingebrachte Schanz-Schrauben oder Steinmann-Nägel, die ober- und unterhalb der Fraktur platziert und durch Rohre aus Stahl oder Kohlefaser, Gelenkstücke und Spangen fest miteinander verbunden werden. Bevorzugte Montage ist der Klammerfixateur (Abb. 47.40a). Eine Sonderform des Klammerfixateurs wird für die Ilizarow-Kallotaxis genutzt (s. u.). Der V-Fixateur (Abb. 47.40b) bietet eine höhere Stabilität. Der Rahmenfixateur leistet zusätzlich eine axiale Kompression, z. B. bei Kniegelenkarthrodesen.

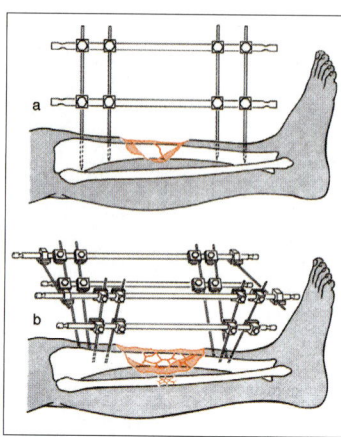

Abb. 47.40 a,b
Formen des Fixateur externe:
a Klammerfixateur
b V-Fixateur

■ **Fixateur interne:** wie Fixateur externe, nur werden die Rohre, Gelenkstücke und Spangen im Weichteilmantel versenkt. Indikation: Wirbelsäulenfraktur der BWS oder LWS (s. Kap. 49.2.3).

■ **Verbundosteosynthese:** Dieses Kombinationsverfahren kommt bei pathologischen Frakturen im Rahmen maligner Erkrankungen zur Anwendung. Prinzip ist die Auffüllung des Defektes mit Knochenzement zur Abstützung und die zusätzliche Stabilisierung der Fraktur mit metallischen Implantaten. Ohne zusätzliche Überbrückung des Defektes mit Spongiosa ist eine dauerhafte Stabilität wegen der allmählichen Lockerung der Zementplombe nicht zu erreichen. Daher ist die alleinige Verbundosteosynthese nur in außergewöhnlichen Situationen vertretbar.

Primär alloplastischer Gelenkersatz
Hauptanwendungsgebiet ist die dislozierte mediale Schenkelhalsfraktur des Patienten jenseits des 70. Lebensjahres in Form der Hüftgelenk-Totalendoprothese (s. Kap. 50).

Knochentransplantation (Spongiosaplastik)
Autologe Knochentransplantation (Abb. 47.41): Die Transplantation eigenen, rein spongiösen oder kortikospongiösen Knochens führt sofort zu Knochenneubildung durch die transplantierten Osteoblasten, weshalb sie für die Frakturheilung und Auffüllung von Knochendefekten besonders geeignet ist. Entnahmestellen der 1. Wahl sind der vordere und der hintere Beckenkamm (parasakral), da die Spongiosaentnahme hier die Stabilität des Beckenringes nicht vermindert. In Ausnahmefällen ist eine Entnahme von Spongiosa aus dem Trochantermassiv und dem Schienbeinkopf möglich, jedoch

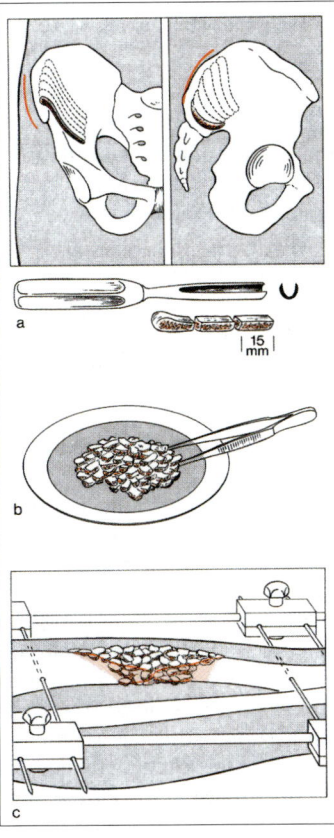

Abb. 47.41 a–c
Autologe
Knochen-
transplantation.
a Entnahme kor-
tikospongiöser
Späne aus dem
vorderen oder
hinteren Becken-
kamm mit dem
Hohlmeißel
b Transplanta-
tionsfähige
Spongiosa auf
Metallteller
c Z. n. Implanta-
tion der auto-
logen Knochen-
späne in den
Bereich einer mit
Rahmenfixateur
externe ruhig-
gestellten
atrophen
Unterschenkel-
pseudarthrose

Indikationen zur Knochentransplantation:
- Knochendefekte bis 3 cm (Defektfrakturen, Impressionsfrakturen)
- Trümmerzone bei statisch rigider externer Fixation
- Stimulation der Frakturheilung bei rigider Osteosynthese
- gestörte Fragmentdurchblutung (Devaskularisation mit atropher Pseudarthrose)
- fehlende mediale Abstützung bei lateraler Osteosynthese
- Fusionsoperationen (kortikospongiöser Span zur Wirbelkörperperfusion, Arthrodese).

Ilizarow-Kallotaxis
Knochenneubildung durch zirkuläre Durchtrennung der Kortikalis unter Erhaltung der medullären Durchblutung (Kortikotomie) und anschließende kontinuierliche Distraktion der Knochenenden mit Hilfe eines Fixateur externe (Abb. 47.42). Ilizarow verwendete gekreuzte Kirschner-Drähte, die an die Extremität umgebenden Ringen fixiert und nach Art eines Fixateur externe miteinander verbunden waren. Alternativen sind der modifizierte Klammerfixateur und der Hybridringfixateur, eine Kombination beider Techniken.

Die Kallotaxis erweitert die Therapieoptionen bei (septischen) Defektpseudarthrosen und posttraumatischen Knochendefekten erheblich und ermöglicht Knochenverlängerung und Achsenkorrektur. Nach der Kortikotomie wird zwecks Konsolidierung der Durchblutung einige Tage abgewar-

kann die Stabilität dieser Knochen dadurch erheblich beeinträchtigt werden.

Homologe Knochentransplantation: Die homologe Spongiosa stammt in der Regel von bei – 30 bis – 40 °C konservierten Hüftköpfen, die beim alloplastischen Ersatz des Hüftgelenkes anfallen. Sie regt die Osteoblasten des Empfängers zur Knochenneubildung an. Diese tritt daher wesentlich später und in geringerem Umfang als bei autologer Knochentransplantation ein.

> Bei Verwendung homologer Spongiosa Infektionsgefahr (wie bei Transfusion)

Voraussetzungen einer erfolgreichen Knochentransplantation sind **Ruhigstellung** und **gute Durchblutung des Transplantatlagers**. Bei gestörter Frakturheilung lässt sich die Durchblutung des Transplantatlagers durch Dekortikation verbessern: Die Kortikalis wird im Verbund mit den anhaftenden Weichteilen abgemeißelt. Hierdurch erfolgt eine Eröffnung der Havers-Systeme des kortikalen Knochens.

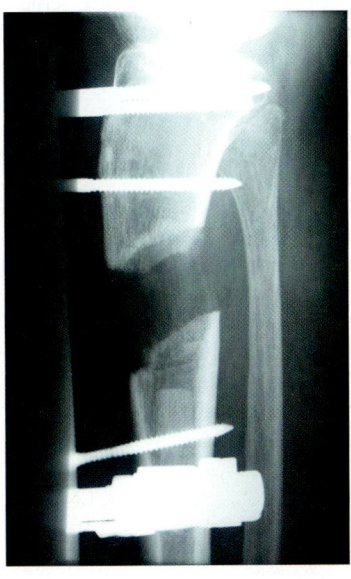

Abb. 47.42
Ilizarow-Kallotaxis

tet, dann in mehreren Teilschritten pro Tag um 1 mm distrahiert. Nach Überbrückung der erforderlichen Distanz muss der Distraktionskallus noch reifen, d. h. zu Lamellenknochen umgebaut werden. Dies nimmt mehrere Monate in Anspruch. An der Andockstelle der Knochenenden sind (bei vorbestehenden Defekten) häufig noch zusätzliche Maßnahmen erforderlich, z. B. Knochentransplantation, Osteosynthese.

Besonderheiten der operativen Frakturbehandlung
■ **bei offenen Frakturen:** Verhütung zusätzlicher bakterieller Kontamination durch sterilen Verband am Unfallort, der erst im aseptischen Operationsbereich entfernt werden darf.

Die Wundversorgung muss unter aseptischen Bedingungen im Operationssaal erfolgen. Dabei wird das gesamte nekrotische und verschmutzte Gewebe radikal exzidiert.

> Offene Fraktur: Sterile Bedingungen zur Prophylaxe weiterer Kontamination! Sorgfältige Nekrosektomie (Nekrose → erhöhte Infektionsgefahr)!

Offene Frakturen 1. Grades werden nach Wundversorgung **wie geschlossene Frakturen behandelt**.

Offene Frakturen 2. und 3. Grades erfordern neben der Wundversorgung die **stabile Osteosynthese**. Wegen der geringen zusätzlichen Traumatisierung eignet sich hierfür insbesondere bei Schaftfrakturen der **Fixateur externe**. Bei gelenknahen Frakturen gelenküberbrückender Fixateur (Kombination mit Schraubenosteosynthesen) oder Hybridringfixateur. Die Stabilisierung mit einem Marknagel sollte wegen der erhöhten Gefahr einer Markraumphlegmone nur mit unaufgebohrten Marknägeln erfolgen.

> Offene Fraktur Grad III: Fixateur externe

Ist ein spannungsfreier Wundverschluss nicht möglich, wird der Defekt bis zu seiner endgültigen Deckung (durch Sekundärnaht oder Transplantat) durch Vakuumversiegelung (Vacuseal®) oder synthetischen Hautersatz gedeckt.
■ **bei Gefäß- und Nervenschäden:** Hier ist eine primäre operative Versorgung der Fraktur indiziert. Vor der Gefäß- und Nervennaht wird die Fraktur stabilisiert.

Frakturbehandlung bei Polytrauma (s. Kap. 5)

Nachbehandlung

Funktionelle Behandlung
Sie ist ein wesentlicher Bestandteil der Frakturbehandlung und beginnt unmittelbar nach dem Unfall.

Bei **konservativer Frakturbehandlung** werden alle nicht ruhiggestellten Gelenke unter krankengymnastischer Anleitung ausgiebig aktiv bewegt. Nach Entfernung des Gipsverbandes erfolgt die Remobilisation der ruhiggestellten Gelenke ebenfalls unter krankengymnastischer Anleitung (s. Kap. 15.1.2).

> Über den Erfolg der Osteosynthese entscheidet die Nachbehandlung!

Bei einer **übungsstabilen Osteosynthese** werden alle Gelenke der verletzten Extremität direkt postoperativ funktionell behandelt (s. Kap. 15.1.2).

Bei **nicht belastungsstabilen Osteosynthesen der unteren Extremität** wird **frühzeitig** mit einer **Gehschulung** an 2 Unterarmgehstützen zunächst **unter Entlastung der verletzten Extremität** begonnen. Im weiteren Verlauf darf der Patient je nach Frakturheilung die verletzte Extremität zunehmend belasten (Ermittlung der zulässigen Teilbelastung mittels Waage).

Entfernung des Osteosynthesematerials
Wann das Osteosynthesematerial entfernt werden kann, hängt von der Art und Lokalisation der Fraktur ab: am Sprunggelenk und Olekranon nach ca. 3 – 4 Monaten, bei Plattenosteosynthesen an großen Röhrenknochen oder Marknagelung erst nach 1,5 – 2 Jahren. Vor der Entfernung sollte die verletzte Extremität erneut funktionell und radiologisch kontrolliert werden.

Nach der Plattenentfernung im diaphysären Bereich langer Röhrenknochen darf wegen der Gefahr einer Refraktur im ehemaligen Plattenlager (Schwächung der Kortikalis) die betroffene Extremität für 2 – 4 Wochen nicht voll belastet werden.

Komplikationen

Allgemeine Komplikationen
Hypovolämischer Schock, Fettembolie, Thrombembolie (insbesondere bei Beckenverletzungen), Pneumonie, Dekubitus, Harnwegsinfekte, zerebrale Verwirrtheitszustände bei Zerebralsklerose und Entzugsdelir beim alkoholkranken Patienten.

Lokale Komplikationen

■ **Nervendruckschäden** durch Schienenlagerung oder unsachgemäße Gipsbehandlung. Besonders gefährdet ist der N. peronaeus in Höhe des proximalen Wadenbeinköpfchens (Lähmung der Zehen und Fußheber).

■ **Drucknekrosen der Haut**

■ **Knocheninfekte** (vor allem bei operativer Behandlung, offenen Frakturen)

■ **Störung der Frakturheilung** (s. o.)

■ **Durchblutungsstörungen** infolge komprimierender Verbände oder idiopathischer Genese: **Kompartmentsyndrom:** In 70 % der Fälle durch Frakturhämatom und posttraumatisches Muskelödem bedingt, die zum Anstieg des Gewebedrucks in den unnachgiebigen Muskellogen (Unterarm und vor allem Unterschenkel) und so zu einer Ernährungsstörung der Muskulatur führen **(Abb. 47.43a)**. Unbehandelt resultiert eine **ischämische Muskelnekrose**. Folge ist die **narbige Kontraktur**.

Das Kompartmentsyndrom tritt besonders bei leichteren Verletzungen auf, bei denen die Muskellogen unversehrt bleiben, bevorzugt am **Unterschenkel**, insbesondere in der Tibialis-anterior-Loge. Seltener tritt es am **Unterarm** auf, wo die narbige Kontraktur von Volkmann erstmals beschrieben wurde (**Volkmann-Kontraktur**, s. Kap. 52.8.2).

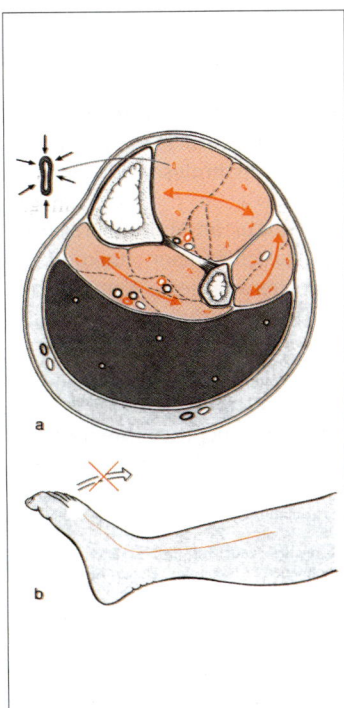

Abb. 47.43 a,b Pathomechanismus des Kompartmentsyndroms am Unterschenkel: **a** Durch erhöhten Binnendruck innerhalb der Muskellogen (bevorzugt Tibialis-anterior-Loge) Kompression der kleinen Venen mit daraus resultierender Stase des arteriellen Zuflusses und konsekutiver Muskelnekrose **b** Spätsymptome: Sensibilitätsstörungen über dem Fußrücken in Höhe der 1. bis 2. Zehe, später Zehen- und Fußheberschwäche

Klinik: Zunächst **deutliche Weichteilschwellung mit druckdolenter Muskulatur**. Dann zunehmende Schmerzen, Muskeldehnungsschmerzen und deutlich verhärtete Muskulatur bei tastbaren peripheren Pulsen. **Sensibilitätsstörungen** (beim Tibialis-anterior-Syndrom zwischen der 1. und 2. Zehe) und ischämiebedingte **Motilitätsstörungen** (z. B. Zehen- und Fußheberschwäche) **(Abb. 47.43b)** sind Spätsymptome.

Bei zu spät oder nicht erkanntem Kompartmentsyndrom ist neben einer Nekrose der tiefen und oberflächlichen Muskulatur die Entwicklung einer sog. **Crush-Niere** (akutes Nierenversagen bei Zerfall größerer Muskelmassen) mit späterem Multiorganversagen möglich.

Diagnostik: **Gewebedruckmessung**. Der kritische intrakompartimentelle Druck, bei dem die Mikrozirkulation sistiert, beträgt unter normalen Kreislaufverhältnissen ca. 40 mmHg.

Zur Gewebedruckmessung eignen sich:

■ Nadelinjektionstechnik nach Whitesides

■ kontinuierliche invasive Messung auf piezoresistiver Basis

■ kontinuierliche Messung mit Venenverweilkanüle (7 ml NaCl-Lösung/24 h mit Perfusor nach Matsen).

Differenzialdiagnose: Das Kompartmentsyndrom ist von anderen postoperativen oder posttraumatischen Schmerzen abzugrenzen.

Differenzialdiagnosen am **Unterschenkel** sind z. B. akute Phlebothrombose, Lagerungsschäden (z. B. Schädigung des N. peronaeus durch Schienenverbände), Hämatom, Wund- und/oder Knocheninfekt sowie das funktionelle Kompartmentsyndrom. Letzteres ist bei Sportlern – in erster Linie Läufern – anzutreffen und durch große Muskelmasse infolge Trainingseffekts bedingt. Es wird daher zunächst konservativ behandelt (Sportverbot, Antiphlogistika), erst bei anhaltenden Beschwerden ist die Faszienspaltung – in der Regel nur der Peronaeus- und Tibialis anterior-Loge – indiziert.

Therapie: Bei **drohendem Kompartmentsyndrom** ist, wenn eine konsequente Überwachung gewährleistet ist, ein Versuch mit abschwellenden Maßnahmen und Entfernung schnürender Verbände möglich.

Ein **manifestes Kompartmentsyndrom** ist ein **Notfall**. Es erfordert bei Frakturen zunächst die Stabilisierung durch Fixateur externe, dann eine **großzügige Faszienspaltung (Fasziotomie)** zur Druckentlastung **(Abb. 47.44)**. Am Unterschenkel Längsinzisionen lateral, ggf. auch medial der Tibia mit Eröffnung der vier Muskellogen, am Unterarm Entlastung der drei volaren Muskelgruppen und

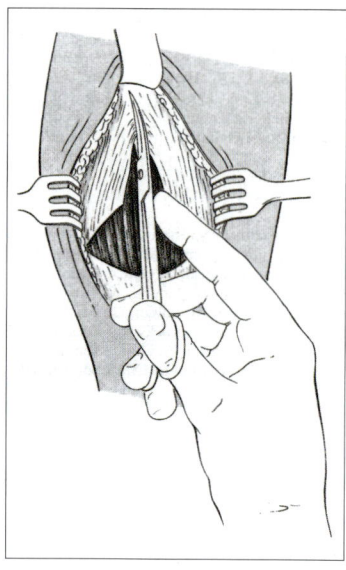

Abb. 47.44
Therapie des Kompartment- syndroms: Faszienspaltung der betroffenen Muskellogen

des Lig. carpi transversum (Karpaltunnel). Am Fuß werden die vier Kompartimente der Planta pedis über einen medialen Zugang und die zwei Logen des Vorfußes über zwei Inzisionen am Fußrücken (Mittelfußknochen IV und II) gespalten.

Großzügige Indikationsstellung bei polytrauma- tisierten oder bewusstlosen Patienten.

> V. a. Kompartmentsyndrom:
> Frühzeitige Faszienspaltung!

■ **Morbus Sudeck:** posttraumatische Dystrophie von Extremitäten, vor allem von Hand und Unterarm. Die Ursache der Erkrankung ist ungeklärt; wahr- scheinlich ist eine neurovaskuläre Fehlregulation. Der Morbus Sudeck tritt bevorzugt nach brüsken und wiederholten Repositionsmanövern und zu früh einsetzender Nachbehandlung gelenknaher Frakturen, insbesondere am distalen Radius, auf.
Klinik und Diagnostik:
▪ **Stadium I** (**Entzündung**, Dauer: 1 – 8 Wochen): teigige Weichteilschwellung, glänzende, livide verfärbte, schwitzende Haut. Bewegungsschmerz und nächtlicher Ruheschmerz (Charakteristi- kum!). Vermehrtes Nagel- und Haarwachstum, Muskeltonus herabgesetzt. Im Röntgenbild Rare- fizierung der subchondralen Spongiosa.
▪ **Stadium II** (**Dystrophie**, Dauer: 8 Wo- chen – 1 Jahr): Nachlassen der Schmerzen und Zu- nahme der trophischen Veränderungen: Haut blass und kühl, Schrumpfung der Weichteile, Muskelatrophie. Im Röntgenbild beginnende fle-

ckige Entkalkung des Knochens, insbesondere der gelenknahen Abschnitte.
▪ **Stadium III (Atrophie):** Endstadium mit weit- gehendem Funktionsverlust der Extremität durch Einsteifung der Gelenke infolge der Weich- teilschrumpfung und Muskelatrophie. Haut dünn und gespannt. Im Röntgenbild diffuse, gleichmä- ßige Osteoporose mit Verminderung der Kno- chenbälkchen und Verschmälerung der Kortikalis.
Therapie: Eine Rückbildung ist nur in Stadium I und II möglich. Ruhigstellung, Analgetika und Ka- theter-Anästhesie z. B. des Armplexus. Lachs-Kalzi- tonin als Nasenspray oder parenteral. Ggf. Sym- pathikusblockade und Gabe von Psychopharmaka (bei ängstlichen, sensiblen Patienten), Antiphlogis- tika, Kortikoiden und Sympathikolytika (Alterna- tive zur Sympathikusblockade). Vorsichtige aktive Bewegungsübungen, kombiniert mit Eisanwendun- gen sowie Teilbädern.

> Morbus Sudeck: Wehret den Anfängen!

■ **Frakturkrankheit:** Folge unfallbedingter Schädi- gung von Bändern, Muskeln, Blut- und Lymphgefä- ßen oder einer länger dauernden Ruhigstellung der verletzten Extremität.
Klinik: Ruhe- und Belastungsschmerz, durchblu- tungsbedingte Schwellneigung, Muskelatrophie, Gelenkversteifung, Kontrakturen, Knorpelatrophie und Knochenentkalkung.
Therapie: Intensive krankengymnastische Nach- behandlung. Bleiben Versteifungen und Kontraktu- ren in ungünstiger Stellung zurück, ist ein Korrek- tureingriff indiziert, z. B. Arthrolyse, Umstellungs- osteotomie, Arthrodese.
■ **Refraktur:** erneute Fraktur im Frakturbereich in- folge noch nicht abgeschlossener funktioneller Adaptation des Knochens. Diese Komplikation kann bei jeder Art der Frakturbehandlung auftre- ten.
Therapie: Sie richtet sich nach den allgemeinen Richtlinien der Frakturbehandlung (s. o.).
■ **sekundäre Arthrose:** degenerative Veränderung des Gelenkknorpels und des Gelenkes infolge trau- matischer Schädigung des Gelenkknorpels (Knor- pelkontusionsschaden) oder einer Fehlbelastung durch Gelenkstufe oder Achsenfehlstellung (Abb. 47.45). Besonders wichtig im Rahmen der Begutach- tung.
Klinik: Belastungs-, später Bewegungs-, schließlich Ruheschmerz; rezidivierende Gelenkergüsse, Ver- dickung der Gelenkkapsel, Bewegungseinschrän- kung.

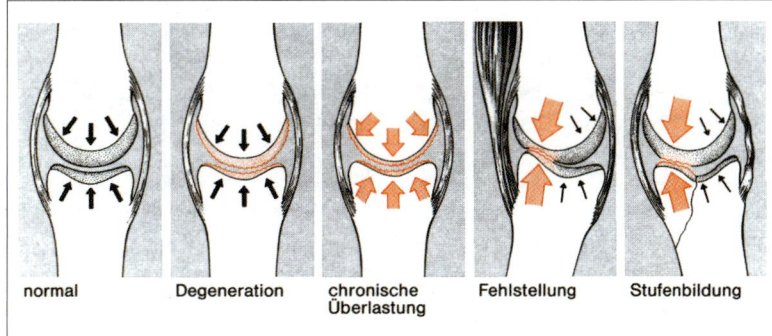

Abb. 47.45 a–e Ursachen des Gelenkknorpelverschleißes:
a Gelenkknorpel unter physiologischen Bedingungen
b Altersbedingter Verschleiß des Gelenkknorpels
c Zerstörung des Gelenkknorpels aufgrund einer chronischen Überlastung
d Zerstörung des Gelenkknorpels infolge unphysiologischer Belastung bei Achsenfehlstellung
e Zerstörung des Gelenkknorpels bei Gelenkstufe

Diagnostik: Im Röntgenbild zunächst Verschmälerung des Gelenkspalts, dann Sklerosierung und Zystenbildung des subchondralen Knochens sowie Randwulstbildung (Osteophyten).
Therapie: Beseitigung der auslösenden Faktoren (z. B. Korrektur von Achsenfehlstellungen, Beseitigung von Gelenkinkongruenzen). Bei fortgeschrittener Arthrose je nach Alter des Patienten Alloarthroplastik oder Arthrodese des Gelenkes.
■ **sonstige Komplikationen:** Nach Osteosynthese: Implantatfraktur bei Nichtbeachtung der biomechanischen Prinzipien, Fraktur in Höhe des Implantatendes oder in Höhe des Implantatlagers nach Metallentfernung. Metallallergie.

Frakturen im Kindesalter

Spezielle Frakturfomen

■ **Grünholzfraktur:** Bei dieser Verletzung bleibt der im Kindesalter kräftige Periostschlauch vollständig oder teilweise erhalten, während die Kortikalis ganz oder teilweise durchbrochen ist (vergleichbar mit dem Bruch eines grünen Astes). Häufigstes Vorkommen am distalen Unterarm.

> Unterarmprellung des Kindes:
> Cave Grünholzfraktur!

■ **Stauchungsfraktur (Wulstbruch):** Stauchung der dorsalen oder der dorsalen und ventralen weichen Kortikalis durch Stauchung in der Längsachse. Am häufigsten am distalen Unterarm.
■ **bowing fracture:** Durch übermäßige Biegung der Kortikalis entstehen an mehreren Stellen kleine Einrisse, die radiologisch meist nicht sichtbar sind (Periost intakt). Diese Fraktur heilt meist primär.
■ **Epiphysenfugenverletzungen** (Anatomie der Epiphysenfuge s. Abb. 47.46): Sie werden eingeteilt in:
  ■ reine Epiphysenfugenlösung (Salter I, Abb. 47.47a)

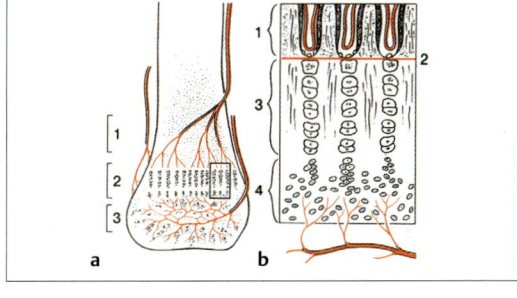

Abb. 47.46 a,b Anatomie der Epiphysenfuge:
a) Übersichtsfeld
1. metaphysärer Knochenabschnitt
2. Epiphysenfuge
3. Epiphysenkern
b) Histologisches Bild der Epiphysenfuge
1. Zone der primären Verknöcherung
2. Lokalisation der Epiphysenlösung
3. Zone der knorpeligen Umwandlung
4. Zone des Wachstums

  ■ Epiphysenfugenlösung mit Aussprengung eines metaphysären Fragments (Aitken I, Salter II, Abb. 47.47b)
  ■ Epiphysenfugenfraktur ohne metaphysäres Fragment (Aitken II, Salter III, Abb. 47.47c) oder mit metaphysärem Fragment (Aitken III, Salter IV, Abb. 47.47d)
  ■ Crush-Verletzung der Epiphysenfuge (Salter V) (Abb. 47.47e).

Bei **Epiphysenfugenfrakturen** (Aitken II bzw. Salter III und Aitken III bzw. Salter IV) handelt es sich um **Gelenkfrakturen**. Sie entstehen durch vertikale Scher- und/oder Stauchungsmechanismen. Die Fraktur läuft immer durch das für das Längenwachstum verantwortliche Stratum germinativum. Durch Einsprossen von Bindegewebe und dessen Umwandlung in eine Knochenbrücke entsteht eine Art Epiphysiodese. Hieraus resultiert die Gefahr

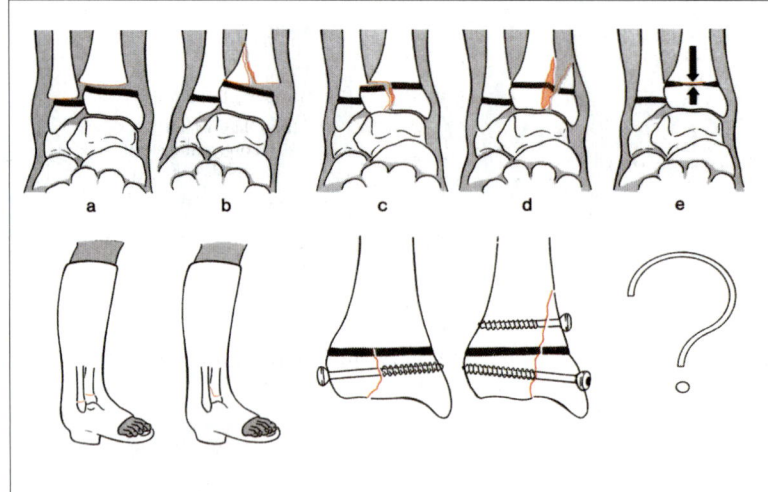

Abb. 47.47 a–e Klassifikation und Therapie der Epiphysenfugenverletzung:
a Epiphysenfugenlösung (Salter I): Therapie konservativ
b Epiphysenfugenlösung mit metaphysärem Fragment (Aitken I, Salter II): Therapie in der Regel konservativ
c Epiphysenfraktur ohne metaphysäres Fragment (Aitken II, Salter III): in der Regel operativ
d Epiphysenfugenfraktur mit metaphysärem Fragment (Aitken III, Salter IV): operativ
e Crush-Verletzung (Salter V). Primär radiologisch nicht nachweisbar und daher primär keine Therapie möglich. Spätfolgen: Wachstumsstörungen

einer einseitigen Wachstumshemmung mit Gelenkinkongruenz.

Bei der **Crush-Verletzung der Epiphysenfuge** (Salter V) kommt es durch direkte Gewalteinwirkung zu einer Quetschung und konsekutiven irreversiblen partiellen Zerstörung des Stratum germinativum. Es resultiert ein Wachstumsstop, der je nach Alter des Patienten zu erheblichen Fehlstellungen führen kann. Crush-Verletzungen sind radiologisch primär nicht nachweisbar.

Klinik
Bei kompletten Schaftfrakturen entspricht das klinische Bild dem bei Erwachsenen. Wulstbrüche und Gelenkfrakturen werden jedoch wegen der geringen Symptomatik häufig übersehen.

Röntgendiagnostik
Wegen der noch nicht vollständig angelegten Knochenkerne bzw. der unvollständigen Ossifikation ist die röntgenologische Beurteilung des Skeletts im Kindesalter besonders anspruchsvoll.

Prinzipiell gilt, dass bei deutlichen klinischen Beschwerden und unauffälligem Befund der Röntgenaufnahmen in 2 Ebenen die Extremität ruhiggestellt wird. Nach 8 Tagen wird erneut geröntgt, da etwaige Frakturen dann aufgrund der Resorptionsvorgänge bzw. der Kallusbildung nachzuweisen sind. Röntgenaufnahmen der Gegenseite sind lediglich bei unmittelbarer therapeutischer Konsequenz gerechtfertigt, meist bei 10- bis 14-Jährigen, bei denen eine Beurteilung der Apophysen wegen deren Formvariabilität schwierig sein kann.

Bei Kleinkindern ist die röntgenologische Beurteilung wegen der unvollständigen Ossifikation besonders problematisch. Bei ihnen lassen sich Frakturhämatom und Kortikalisdefekt oft sonographisch nachweisen.

Frakturbehandlung
Konservative Frakturbehandlung: Sie überwiegt aufgrund der hohen Reparationsreserve des wachsenden Skeletts. Häufig wählt man konventionelle Gipsverbände. Die Extensionsbehandlung ist nur noch selten indiziert, z. B. zur Therapie von Femurschaftfrakturen bis zum 3. Lebensjahr.
Operative Frakturbehandlung:
■ **Indikationen:**
  ■ **Absolute Indikationen** sind Epiphysenfugenfrakturen (Dislokation > 2 mm), Frakturen mit Nerven- und Gefäßläsionen, offene Frakturen Grad II und III, Olekranon- und Patellafraktur, hüftnahe Frakturen des Oberschenkels und Frakturen mit Repositionshindernis infolge Weichteilinterposition.
  ■ **Relative Indikationen** sind Polytrauma, Kettenfraktur, bilaterale Frakturen und instabile Schaftfraktur.
■ **Osteosyntheseformen:**
  ■ perkutane Bohrdrahtosteosynthese (Kirschner-Drähte) zur Stabilisierung von Frakturen, die zum Abrutschen tendieren, z. B. metaphysäre distale Unterarmfraktur
  ■ Fixateur externe (z. B. offene Fraktur)
  ■ intramedulläre dynamische Nagelung mit elastischen dünnen Drähten, z. B. Nancy-Nägel, Kirschner-Drähte

■ offene Osteosynthesen: Plattenosteosynthese (z.B. Schaftfrakturen), Zuggurtung (Olekranon- und Patellafraktur), Zugschrauben (Epiphysen- frakturen).

Die **klassische Marknagelung** ist **im Kindesalter kontraindiziert** wegen Schädigung der Epiphysen- fuge (Fehlwachstum!) und unzureichender Ver- klemmung des Marknagels im Markraum (Rota- tionsinstabilität!). Zu bevorzugen sind elastische Rundnägel, die metaphysär eingebracht werden (Nancy-Nägel).

> Bei offenen Epiphysenfugen kein Marknagel!

Nachbehandlung:
■ **funktionelle Behandlung:** Vor allem bei Frakturen der unteren Extremität kann nach der Ausheilung eine Gehschulung erforderlich sein. Die Übungs- behandlung stabiler Osteosynthesen entspricht der beim Erwachsenen.
■ Aufgrund der raschen Konsolidierung der Fraktu- ren und des Wachstums ist **eine frühzeitige Metall- entfernung** indiziert: Spickdrähte und Schrauben können nach 3 – 8 Wochen, Platten nach 8 – 12 Monaten entfernt werden.
■ Nach der Ausheilung der Frakturen muss das **Wachstum** der betroffenen Extremität mindestens 2 Jahre lang **kontrolliert** werden, um Wachstums- störungen (Verlängerung, Verkürzung, Achsen- abweichung) mit Sicherheit ausschließen und ggf. rechtzeitig behandeln zu können.

■■I Merken
- **Untersuchung immer am entkleideten Patienten**
- **Bewusstloser Patient: stets Schädel, Thorax, Wirbelsäule und Becken röntgen**
- **Frakturen stets in zwei Ebenen röntgen**
- **Fraktur: periphere Durchblutung, Motorik und Sensibilität prüfen**
- **Bei Röntgenaufnahmen der HWS auf Vollständigkeit achten (HWK 1 – 7)**
- **Bei Schaftfrakturen auf Verletzungen benachbarter Gelenke achten**
- **Oberschenkel- oder Beckenfraktur: cave hypovolämischer Schock**
- **Konservative Frakturbehandlung: Reposition, Retention, funktionelle Behandlung**
- **Länger dauernde Gipsfixation nur in Funktionsstellung**
- **Bei frischem Trauma kein zirkulärer Gipsverband**
- **Ein klagender Patient im Gips hat immer recht, Gipswechsel!**
- **Gelenkfraktur: anatomisch korrekte Reposition essentiell**
- **Primäre Osteosynthese innerhalb von 6 – 8 Stunden**
- **Nachbehandlung maßgeblich für den Erfolg der Osteosynthese**
- **Bei V.a. Kompartmentsyndrom frühzeitige Faszienspaltung**
- **Keine Marknagelung bei offenen Epiphysenfugen**

48 Traumatologie des Schultergürtels und der oberen Extremität

48.1 Schultergürtel

48.1.1 Anatomie

Die knöcherne Grundlage des Schultergürtels bilden die Skapula und die Klavikula. Bestimmend für die Form des Schultergürtels ist die Entfaltung der Muskulatur, die vom Thorax, der Halswirbelsäule, dem Kopf und dem oberen Abschnitt des Armes zum Schultergürtel ausstrahlt.

Verletzungen können im ligamentären oder im knöchernen Anteil des Schultergürtels auftreten.

48.1.2 Verletzungen des Sternoklavikulargelenkes

Hierzu zählen die Distorsion, die Subluxation und die – vordere oder hintere – Luxation.

Pathogenese: Bei Erwachsenen meist direkte, seltener indirekte Gewalteinwirkung auf die medialen Klavikulaanteile. Bei Kindern ist eine Luxation erst im jugendlichen Alter zu erwarten, häufig handelt es sich um eine Epiphysenlösung des medialen Klavikulaendes.

Klinik: Schmerzen im Sternoklavikulargelenk beim Bewegen des Armes. Druckschmerzhafte, federnde Schwellung bei der vorderen und Delle im Sternoklavikulargelenk bei der hinteren Luxation.

Begleitverletzungen: Bei hinterer Luxation Gefahr für die großen Gefäße, Ösophagus, Trachea, Pleura und Ductus thoracicus.

Diagnostik: Auf Thoraxübersichtsaufnahmen ist eine Luxation nicht immer nachweisbar. Bei klinischem Verdacht auf Luxation und unklarem radiologischem Befund Tomographie, CT, ggf. Angio-CT. Bei der hinteren Luxation ist das Erheben des neurovaskulären Status obligat.

Therapie: **Distorsion** und **Subluxation** werden **konservativ** behandelt: Analgetika und vorübergehende Ruhigstellung mittels Rucksackverband bis maximal 14 Tage in Abhängigkeit vom Beschwerdebild.

Bei **vorderer Luxation** ist die Reposition leicht möglich, jedoch kommt es wegen mangelhafter Retention meist zu Reluxation, so dass die **Indikation zur Operation** besteht.

Die **hintere Luxation** ist schwieriger zu reponieren und neigt ebenfalls zur Reluxation, so dass auch hier die **Indikation zur Operation** besteht.

Die **geschlossene Reposition** sollte immer in Vollnarkose und Relaxation erfolgen, bei **hinterer Luxation mit neurovaskulärer Kompression** in OP-Bereitschaft oder besser als **primär offene Reposition.**

Operationstechnik: Offene Reposition, Kapselbandnaht (Lig. costoclaviculare und Lig. sternoclaviculare), Fixation mit Gelenkplatte nach Rüter. Von einer temporären Arthrodese mit Kirschner-Drähten ist wegen des Risikos der Verletzung von Gefäßen, Trachea und Ösophagus abzuraten.

Da die Stabilisierung älterer Luxationen oft misslingt, ist die primäre Erkennung der Verletzung und adäquate Behandlung um so wichtiger.

48.1.3 Klavikulafraktur

Die Fraktur des Schlüsselbeins ist eine der häufigsten Frakturen im Kindes- und Erwachsenenalter.

Pathogenese: Selten direkte (Schlag, Stoß, Schuss), häufiger indirekte Gewalteinwirkung (Sturz auf den ausgestreckten Arm).

Direkte Traumen führen häufig zu Frakturen des lateralen Klavikuladrittels, indirekte Traumen zu Frakturen des mittleren Drittels im Scheitelpunkt der S-förmigen Krümmung der Klavikula (Abb. 48.1).

Einteilung: Man unterscheidet eine **laterale**, eine **mittlere** und eine **mediale Fraktur.**

Die **laterale Fraktur** wird wegen ihrer Beziehung zum Lig. coracoclaviculare **unterteilt:** Die Klassi-

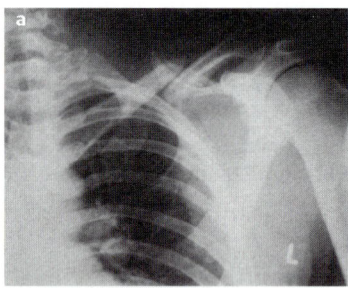

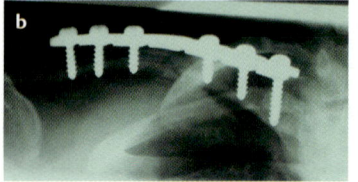

Abb. 48.1 a,b Fraktur der linken Klavikula im mittleren Drittel (a.p.-Röntgenaufnahmen linker Schultergürtel)
a Präoperativer Befund: Dislokation des medialen Fragmentes nach kranial durch Zug des M. sternocleidomastoideus
b Nach operativer Versorgung mit Rekonstruktionsplatte und interfragmentärer Zugschraube

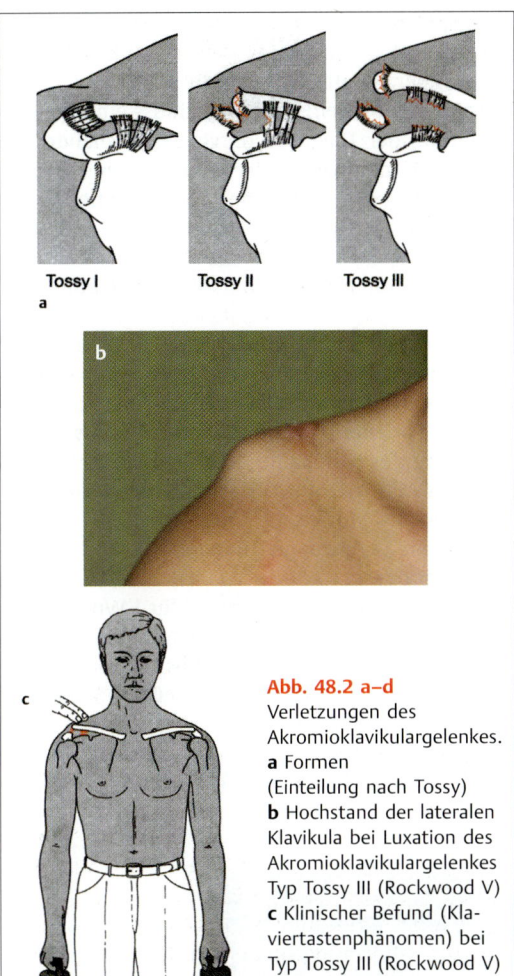

Tossy I Tossy II Tossy III

a

b

c

d

Abb. 48.2 a–d
Verletzungen des
Akromioklavikulargelenkes.
a Formen
(Einteilung nach Tossy)
b Hochstand der lateralen
Klavikula bei Luxation des
Akromioklavikulargelenkes
Typ Tossy III (Rockwood V)
c Klinischer Befund (Kla-
viertastenphänomen) bei
Typ Tossy III (Rockwood V)
d Röntgenuntersuchung
unter Gewichtsbelastung

Klinik: Geringe Weichteilschwellung, typische Dislokation des medialen Bruchstückes nach kranio-
dorsal durch Zug des M. sternocleidomastoideus;
Crepitatio, Functio laesa des Schultergürtels und
Verminderung der Schulterbreite.

Begleitverletzungen: Bei starker Dislokation, insbesondere bei medialen Frakturen, Schädigung des
Armplexus und der A. subclavia möglich.

Diagnostik: a.p.-Röntgenaufnahme des Schultergürtels, ggf. Zielaufnahmen oder Tomogramm, insbesondere bei der lateralen Klavikulafraktur. Bei
dislozierten Frakturen des medialen Klavikuladrittels CT zum Ausschluss einer Verletzung neurovaskulärer Strukturen durch nach dorsal aus-
gesprengte Fragmente.

Therapie:

■ **konservativ** bei
   ▪ Frakturen des mittleren Klavikuladrittels
   ▪ folgenden lateralen Frakturen: nicht dislozierten Typ-I- und Typ-II-Frakturen sowie bei Typ-IV-
Frakturen mit geringer Dislokation (entsprechend
Tossy I und II, s. Kap. 48.1.4) und den meisten
Typ-III-Frakturen. Bei Typ-II-Frakturen sind engmaschige Verlaufskontrollen zum Ausschluss
einer sekundären Dislokation erforderlich.

Die konservative Therapie besteht in **Analgetika,
vorübergehender Ruhigstellung** z. B. im Gilchrist-
oder Rucksackverband bis zum Abklingen der
Schmerzen, **Entlastung** und **Sportverbot** für
6 Wochen.

Bei **dislozierten Frakturen** mit einer Verkürzung
von ≥ 25 mm sowie einem Achsenknick von > 25°
sollte das Für und Wider einer **Operation** einge-
hend mit dem Patienten besprochen werden. Eindeutige Grenzwerte, oberhalb derer mit einem
Funktionsverlust zu rechnen ist, existieren nicht.
Die **konservative Therapie** besteht in einem redres-
sierenden Rucksackverband (s. Kap. 14) für
3 – 4 Wochen und Analgetika. Während dieser Zeit
soll der Patient den Arm auch im Schultergelenk
bewegen (regelmäßiges Nachziehen des Rucksack-
verbandes!). Bei erheblicher Dislokation kann eine
primäre Reposition in Bruchspaltanästhesie versucht werden.

■ **operativ** bei
   ▪ folgenden lateralen Frakturen: Typ-I-Frakturen
mit größeren dislozierten Fragmenten, den meisten Typ-II-Frakturen (Instabilität!) sowie dislozierten Typ-IV-Frakturen (entsprechend Tossy
III)
   ▪ offenen Frakturen
   ▪ schlechtem Repositionsergebnis
   ▪ Gefäß- und Nervenverletzungen

fikation nach Jäger und Breitner unterscheidet
(s. Abb. 48.2):

■ **Typ I:** Das Band ist intakt, da die Fraktur lateral
davon liegt. Die Fraktur ist stabil.

■ **Typ II:** Die Fraktur verläuft interligamentär und
geht mit einer Ruptur der Pars conidea oder der
Pars trapezoidea einher. Sie ist daher in der Regel
instabil.

■ **Typ III:** Die Fraktur verläuft medial des Lig. coracoclaviculare; sie entspricht einer Fraktur des medialen Klavikuladrittels.

■ **Typ IV:** Die Fraktur entspricht einer Pseudoluxa-
tion des Schultereckgelenkes (Tossy III, s. Kap.
48.1.4). Es handelt sich um eine metaphysäre Aus-
rissverletzung aus dem kräftigen Periostschlauch
im Kindesalter.

- ausbleibender Frakturheilung (Pseudarthrose)
- drohender Durchspießung
- floating shoulder (Skapulafraktur mit Klavikulafraktur oder Instabilität des Akromioklavikulargelenkes)
- Vorliegen einer Rippenserienfraktur (um die Atemhilfsmuskulatur zu unterstützen)
- anhaltenden Frakturschmerzen nach 4–6 Wochen konservativer Therapie.

Die Operation erfolgt über eine säbelhiebartige Schnittführung im Verlauf der Hautfalten. Die Fraktur wird offen reponiert und mittels Plattenosteosynthese stabilisiert. Bewährt haben sich die Haken- und die Balser-Platte bei den lateralen Frakturen. Wegen der geschwungenen Form der Klavikula muss die Plattenosteosynthese bei mittleren Frakturen mit einer exakt angepassten Rekonstruktionsplatte erfolgen. Bei knöchernen Defekten, z.B. bei Trümmerfrakturen oder Pseudarthrose, kann eine Spongiosaplastik (s. Kap. 47.3.2) erforderlich sein.

Komplikationen: Bei Fraktur des medialen Klavikuladrittels Nerven- oder Gefäßirritationen durch überschießende Kallusbildung; in seltenen Fällen Pseudarthrose.

48.1.4 Verletzungen des Akromioklavikulargelenkes

Pathogenese: Sturz auf die Schulter (z.B. Reitunfall).
Formen und Einteilung:
- Überdehnung der Ligg. acromio- und coracoclaviculare ohne Dislokation (**Tossy I**)
- Ruptur des Lig. acromioclaviculare und Überdehnung des Lig. coracoclaviculare mit resultierender Subluxation (weniger als Schaftbreite) im Akromioklavikulargelenk (ACG) (**Tossy II**)
- Ruptur der Ligg. coraco- und acromioclaviculare mit resultierender Luxation (mehr als Schaftbreite) im ACG (**Tossy III**) (Abb. 48.2a).

Die Klassifikation wurde von Rockwood über den Typ III hinaus erweitert:
- Bei **Typ IV nach Rockwood** erfolgt die Luxation nach dorsal.
- bei **Typ V nach Rockwood** ausgeprägte Dislokation der lateralen Klavikula
- Beim sehr seltenen **Typ VI nach Rockwood** verhakt sich die laterale Klavikula unter dem Akromion oder dem Korakoid.

Klinik: Bewegungsschmerz im Schultergelenk, der Arm wird häufig am Körper fixiert. Bei Verletzungstyp Tossy III (Rockwood V) Hochstand der lateralen Klavikula (Abb. 48.2b), der infolge der Schwellung jedoch häufig nicht zu beurteilen ist. Das sog. **Klavier-**

tastenphänomen (federnder Widerstand des hochstehenden Klavikulaendes [Abb. 48.2c]) kann wegen der Schmerzen oft nicht geprüft werden.

Diagnostik: Röntgen: Nach Ausschluss einer Fraktur Sicherung der Diagnose durch vergleichende, gehaltene Aufnahmen beider ACG. Bei jeweils 5 kg Gewichtszug an jedem Arm (Abb. 48.2d) findet sich eine Subluxation oder Luxation des verletzten ACG. Bei Typ IV nach Rockwood zeigt die transaxilläre Aufnahme eine horizontale Verschiebung.

Therapie:
- bei **Tossy I und II konservativ:** Schonung und symptomatische Therapie (Analgetika, kühlen)
- bei **Tossy III bei Jugendlichen** sowie bei **körperlich aktiven Patienten** und **Rockwood IV–V operativ.** Sicherung der Bandnähte durch temporäre Arthrodese des ACG, z.B. durch Hakenplatte oder Zuggurtung (Abb. 48.3) für ca. 12–16 Wochen.
- bei **alten Verletzungen Bandplastik und temporäre Arthrodese.**

Postoperativ Desault-Verband für 1 Woche, dann Beginn mit krankengymnastischen Übungen, wobei eine Abduktion bis 90° erlaubt ist. Materialentfernung nach ca. 8 Wochen, anschließend Steigerung der Belastung und des Bewegungsausmaßes.

Komplikationen: Bei operativer Versorgung kosmetisch störende Narbe und gelegentlich persistierende Schmerzen im ACG.

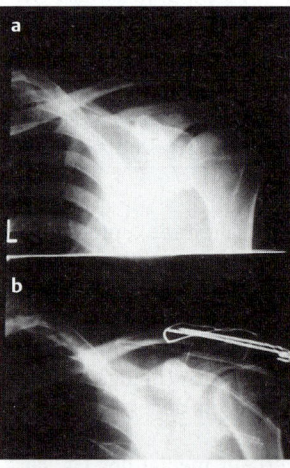
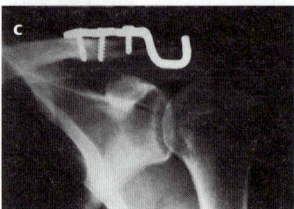

Abb. 48.3 a–c
Verletzung des Akromioklavikulargelenkes Typ Tossy III.
a Präoperativer Befund
b nach operativer Versorgung mit Zuggurtungsosteosynthese
c nach operativer Versorgung mit Hakenplatte

48.1.5 Skapulafraktur

Formen und Einteilung: Trümmerfraktur und Stückfraktur der Skapula, Abrissfrakturen des Proc. coracoideus, des Akromions und des Schulterblattwinkels, Stauchungsfraktur der Schultergelenkpfanne, Skapulahalsfraktur, Gelenkfrakturen (Abb. 48.4). Klassifikation nach Euler und Rüedi:
- Typ A: Korpusfrakturen
- Typ B: Fortsatzfrakturen
- Typ C: Kollumfrakturen (Pfannenhalsbrüche)
- Typ D: Gelenkfrakturen
- Typ E: Kombinationsfrakturen mit Humeruskopfbeteiligung.

Pathogenese: Trümmer- und Stückfrakturen der Skapula kommen, da die Skapula durch den starken Muskelmantel geschützt ist, vor allem bei direkter starker Gewalteinwirkung (häufig beim Polytrauma) vor. Bei indirekter Gewalteinwirkung sind eher Brüche des Pfannenhalses oder der Pfanne zu erwarten.

Klinik: Druck- und Stauchungsschmerz im Frakturbereich, schmerzhafte Bewegungseinschränkung im Schultergelenk, Absinken der Schulter.

Diagnostik: Sicherung der Diagnose durch a. p.-Röntgenaufnahme des Schultergelenkes, evtl. Schrägaufnahmen und CT.

Therapie:
- **Korpusfrakturen** (Typ A): in der Regel **konservativ:** Ruhigstellung des Schultergelenkes bis zum Abklingen der akuten Schmerzen mit einem Desault- oder Gilchrist-Verband (s. Kap. 14), danach frühfunktionelle Behandlung. Belastungsbeginn nach Konsolidierung der Fraktur, d.h. nach ca. 6 Wochen.
- **Fortsatzfrakturen** (Typ B): Nicht dislozierte Frakturen werden konservativ versorgt, dislozierte sollten osteosynthetisch versorgt werden.
- **Kollumfrakturen** (Typ C): Besteht keine wesentliche Fehlstellung, sind sie konservativ zu behandeln. Nach Habermeyer sind Verschiebungen der Pfanne über 1 cm und Verdrehungen der Pfanne über 40° osteosynthetisch zu versorgen. Ein Sonderfall ist die floating shoulder (Fraktur des Pfannenhalses plus Klavikulafraktur): Hier ist häufig eine Stabilisierung der Klavikula ausreichend.
- **Gelenkfrakturen** (Typ D): Sie sind überwiegend operativ zu behandeln, da im Falle einer Bankart-Fraktur (s. Kap. 48.2.2) häufig eine Schultergelenk-Reluxation oder bei Frakturen des Glenoids infolge der Verschiebung eine Arthrose auftritt. Sie werden offen oder arthroskopisch reponiert und mit Kleinfragmentzugschrauben stabilisiert.
- **Kombinationsfrakturen** (Typ E): Sie werden in der Regel operativ versorgt, das Verfahren richtet sich nach der Verletzungsart.

Komplikationen: Schädigung des N. suprascapularis und des N. axillaris, instabiles Schultergelenk, Bewegungseinschränkung, Arthrose.

48.2 Schultergelenk

48.2.1 Anatomie

Der Oberarmkopf wird ohne knöcherne Sicherung lediglich durch den Kapselbandapparat, die Rotatorenmanschette und den M. deltoideus auf der kleinen, durch den Limbus nur geringfügig vergrößerten, flachen Pfanne geführt. Hierdurch ist das Schultergelenk das beweglichste, aber auch anfälligste Gelenk des menschlichen Organismus. So führt jede längere Ruhigstellung bereits nach kurzer Zeit zur Kapselschrumpfung und Bewegungseinschränkung.

48.2.2 Schulterluxation

Häufigste Verrenkung.

Pathogenese: Die **traumatische Luxation** setzt ein adäquates Trauma voraus. Zur **atraumatischen = habituellen Luxation** bei angeborener Gelenkdysplasie führen Bagatelltraumen.

Formen: s. Abb. 48.5a.

Klinik: Zwangshaltung des Armes, federnde Fixation im Schultergelenk und leere Gelenkpfanne (Abb. 48.5b).

Begleitverletzungen:
- **Bankart-Läsion:** Abriss des Labrum glenoidale und Ablösung des Lig. glenohumerale inferius mit Gelenkkapsel (Abb. 48.6) bei der vorderen Luxation
- **Andrews-Läsion:** Bankart-Läsion, die bis zur langen Bizpssehne reicht
- **Bankart-Fraktur:** Das Labrum glenoidale bricht zusammen mit einem Teil des Pfannenrandes ab.

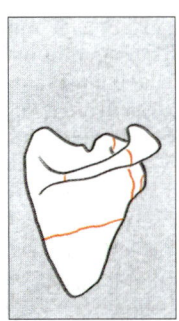

Abb. 48.4 Häufige Frakturform der Skapula

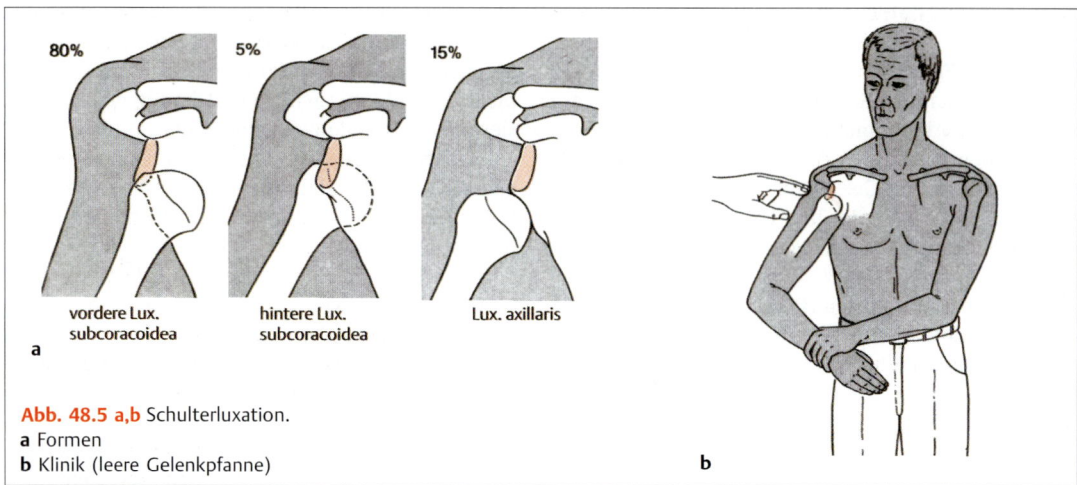

Abb. 48.5 a,b Schulterluxation.
a Formen
b Klinik (leere Gelenkpfanne)

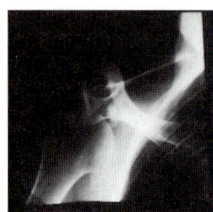

Abb. 48.6 Vordere Schulterluxation mit großer Bankart-
Läsion (Röntgenaufnahme a. p.)

■ **Hill-Sachs-Läsion:** Impressionsfraktur im dorsola-
teralen Bereich des Humeruskopfes durch den vor-
deren Pfannenrand beim Austreten des Kopfes
■ **Humeruskopffraktur:** vor allem Abrissfraktur des
Tuberculum majus (s. Kap. 48.2.3)
■ **Rotatorenmanschettenruptur:** Ihre Wahrschein-
lichkeit steigt mit dem Alter, bei über 60-Jährigen
80 %
■ **Verletzung des N. axillaris, Plexusläsion** und **Ge-
fäßschäden**.
Diagnostik:
■ *Anamnese:* Präzise Schilderung des Unfallhergan-
ges; liegt eine Erst- oder Rezidivluxation vor?
■ *Klinische Untersuchung:*
  ▪ Prüfung der unverletzten Schulter hinsichtlich
  Laxität oder Instabilität (s. Kap. 47.2.2)
  ▪ Prüfung der Durchblutung, Sensibilität und Motorik, vor allem der Funktion des N. axillaris, der
  verletzten Extremität.
■ *Röntgen:* Sicherung der Diagnose durch Röntgenaufnahmen des Schultergelenkes in 2 Ebenen: a. p.
sowie transthorakal oder transskapulär (Abb. 48.7),
jedoch nie axial.
■ *Arthro-CT:* Kein Notfallstandard. Es ist angezeigt
bei V. a. Bankart- oder Humeruskopffraktur.

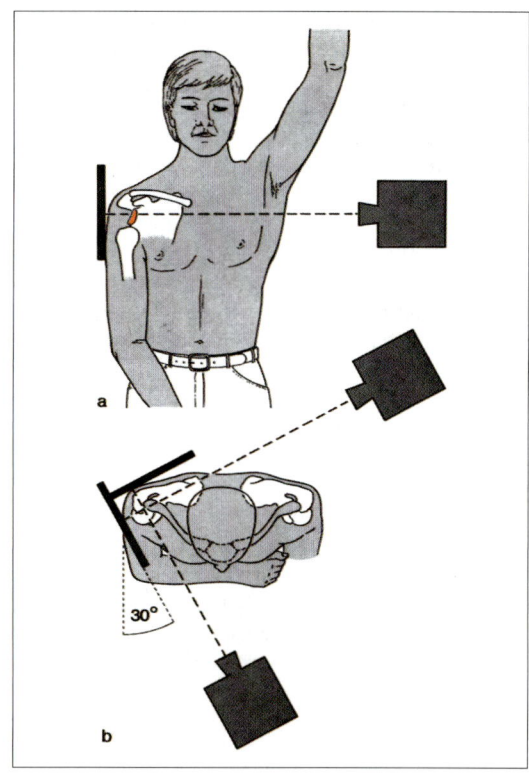

Abb. 48.7 a,b Röntgenuntersuchung in der 2. Ebene (neben
a. p.) bei Verletzungen des Schultergelenkes
a Transthorakale Aufnahme
b Transskapuläre Aufnahmen

■ *Sonographie:* Zum Ausschluss einer Rotatorenmanschettenruptur, vor allem bei über 40-Jährigen
sinnvoll.

■ *MRT:* Zum Ausschluss von Labrumverletzungen und Verletzungen der Rotatorenmanschette. Liefert insgesamt präzise Daten zur Operationsplanung.

> Schulterluxation: Keine axiale Röntgenaufnahme! An hintere Schulterluxation denken, da sie häufig übersehen wird!

Therapie:
■ sofortige Reposition:
  ■ **vordere Luxation:** Steht **kein Helfer** zur Verfügung, Reposition nach Arlt oder Hippokrates: Bei der **Reposition nach Arlt** wird am sitzenden Patienten durch langsamen, kontinuierlichem Zug am Oberarm über einer gepolsterten Stuhllehne reponiert, wobei das Ellenbogengelenk rechtwinklig gebeugt ist (Abb. 48.8a). Die **Reposition nach Hippokrates** erfolgt am liegenden Patienten. Durch Zug am Oberarm bei gestrecktem Ellenbogengelenk wird über ein Hypomochlion in der Axilla (z. B. Fuß des Arztes) reponiert (Abb. 48.8b). Steht ein **Helfer** zur Verfügung, ist die **Reposition nach Matsen** zu empfehlen, da sie sehr schonend ist: Der Helfer übt einen Gegenzug am Thorax aus, während der Arzt kontinuierlich am Unterarm des Patienten, dessen Ellenbogengelenk rechtwinklig gebeugt ist, zieht. Der Arzt führt dabei eine leichte Außenrotationsbewegung durch, am besten unterstützt z. B. durch ein Tuch, das um den Unterarm und um die Hüfte des Arztes geschlungen wird.

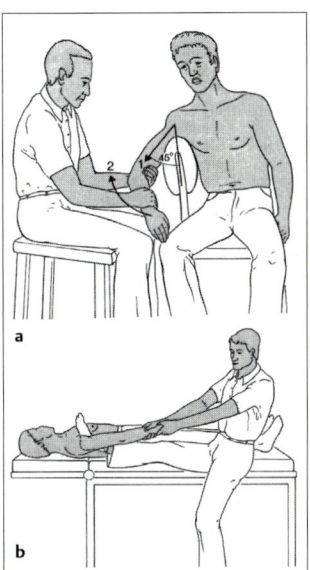

Abb. 48.8 a,b
Repositionsverfahren bei der Schulterluxation
a nach Arlt:
1. Zug über Hypomochlion (Stuhllehne)
2. Außenrotation des gebeugten Unterarmes
b nach Hippokrates

  ■ **hintere Luxation:** Der um 90° angehobene Arm wird innenrotiert und abduziert. Gleichzeitig sollte zur Unterstützung Druck auf den Humeruskopf von dorsal ausgeübt werden.
Die Reposition sollte immer schonend erfolgen. Sie gelingt meistens unter Analgesie und Sedierung. Cave Atemstillstand durch Überdosierung! Gelingt die Reposition so nicht, muss sie in Allgemeinanästhesie erfolgen.
■ **Nach dem Repositionsmanöver** sind folgende Maßnahmen obligat:
  ■ Stellungskontrolle und Ausschluss sonstiger knöcherner Begleitverletzungen durch a. p.- sowie transthorakale oder transskapuläre Röntgenaufnahmen des Schultergelenkes. Sonographie, CT und MRT bei V. a. Rotatorenmanschettenverletzung, Bankart-Läsion oder Bankart-Fraktur.
  ■ Kontrolle der Innervation (N. axillaris: Anspannen des M. deltoideus bei Abduktionsversuch) und der Durchblutung
  ■ Nach erfolgter Reposition Ruhigstellung des Gelenkes mit Desault- oder Gilchrist-Verband. Dauer der Ruhigstellung beim jüngeren Patienten 3 Wochen, beim älteren (ab 50 Jahren) Ruhigstellung für 1 bis maximal 2 Wochen, um Immobilisationsschäden zu vermeiden.

Indikationen zur Operation:
■ geschlossene Reposition gelingt nicht (Notfallindikation)
■ begleitender Gefäßschaden (Notfallindikation)
■ Reluxation oder rezidivierende Subluxation
■ Bankart-Läsion
■ dislozierte Bankart-Fraktur
■ Humeruskopfimpression bei Hill-Sachs-Läsion von mehr als 20 % der Gelenkfläche (Vorkommen vor allem bei der traumatischen hinteren Luxation)
■ Abriss der Subskapularissehne
■ Riss der Rotatorenmanschette.

Da die Reluxationsneigung bei der traumatischen ersten Luxation um so höher ist (bis zu 80 %), je jünger und sportlich aktiver der Patient ist, wird heute Patienten unter 30 Jahren ein stabilisierender Eingriff empfohlen.

Operationstechniken: In Abhängigkeit von der Art der Läsion werden arthroskopische und offene Verfahren durchgeführt.

Die **Arthroskopie** bietet sich bei Bankart-Läsion zur Vervollständigung der Diagnostik an.

Offene Verfahren sind bei knöchernen Verletzungen (z. B. Bankart-Fraktur, Tuberculum-majus-Fraktur), begleitender Rotatorenmanschettenruptur und Z. n. mehrfachen Schulterluxationen angezeigt. Man unterscheidet:

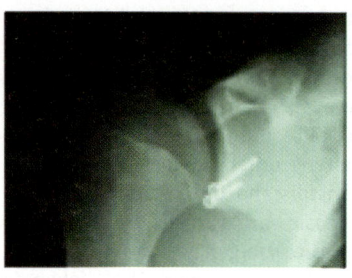

Abb. 48.9
Versorgung einer
Bankart-Fraktur
mit 2 Kleinfrag-
mentschrauben

■ **anatomische Verfahren:** Operation nach Bankart,
Zugschraubenosteosynthese einer Bankart-Fraktur
(Abb. 48.9), vordere Kapselplastik nach Neer, J-Span
nach Resch bei veralteten, ausgedehnten Pfannen-
randdefekten
■ **extraanatomische Verfahren:** Drehosteotomie
nach Weber bei großen Hill-Sachs-Läsionen, alternativ Auffüllen der Hill-Sachs-Läsion mit einem Beckenkammspan, Einbolzen eines Knochenspans in
den Skapulahals nach Eden-Hybinette-Lange.
Komplikationen: Rezidiv, Nervenschädigung (in erster Linie N. axillaris), Bewegungseinschränkung,
Arthrose, Kraftminderung, Humeruskopfnekrose.

48.2.3 Oberarmkopffraktur

Pathogenese: Typische Verletzung des älteren Menschen. In der Regel handelt es sich um eine subkapitale Fraktur, und zwar in Höhe des Collum chi-
rurgicum durch indirektes Trauma (Sturz auf die
ausgestreckte Hand oder den Ellenbogen, Abb.
48.10). Bei jüngeren Patienten ist sie eher Folge
einer größeren Gewalteinwirkung, daher häufig begleitet von weiteren Verletzungen.

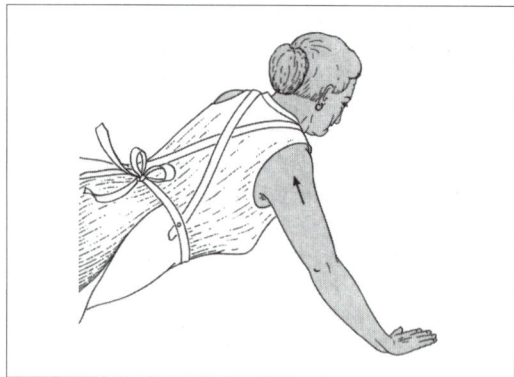

Abb. 48.10 Verletzungsmechanismus bei der Oberarmkopffraktur

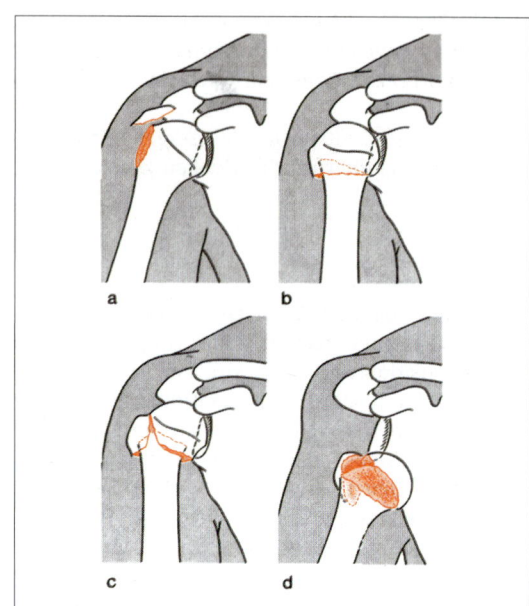

Abb. 48.11 a–d Formen der Oberarmkopffraktur
a Abriss des Tuberculum majus
b Abduktionsfraktur
c Subkapitale Fraktur mit Abriss des Tuberculum majus
d Luxationsbruch

Formen: Abrissfraktur des Tuberculum majus (Abb.
48.11a, s. Abb. 46.1), Adduktionsfraktur, Abduktionsfraktur (Abb. 48.11b, eingestaucht, daher günstige
Prognose), subkapitale Fraktur mit Abriss des Tuberculum majus (Abb. 48.11c), Trümmerfraktur, Luxationsfraktur (Abb. 48.11d, schlechte Prognose).
Bei Frakturen im Wachstumsalter kann es zu
einer Epiphysenlösung mit metaphysärem Fragment kommen. Epiphysenfrakturen Typ Aitken II
und III kommen praktisch nie vor.
Einteilung: Die Einteilung erfolgt nach der Zahl der
Fragmente und dem Grad der Dislokation. Am gebräuchlichsten ist die **Einteilung nach Neer**. Grundlage ist die Einteilung des Humeruskopfes in
4 Segmente: Kopfkalotte, Tuberculum majus bzw.
minus, proximaler Humerusschaft. Diese Einteilung
unterscheidet:
■ **nicht dislozierte Frakturen:** alle Frakturen mit
einer Verschiebung der Fragmente um weniger als
1 cm und einer Abkippung weniger als 45°
■ **dislozierte Frakturen,** die in Zwei-, Drei- und Vier-
fragmentfrakturen unterteilt werden
■ **Luxationsfrakturen**
■ **Impressionsfrakturen.**
Klinik: Weichteilschwellung, Druckschmerz und
schmerzhafte Bewegungseinschränkung im Schul-

tergelenk. Nach Tagen ausgedehnte Hämatomverfärbung im Bereich der Achselhöhle, der seitlichen Thoraxwand und auf der Innenseite des Armes.

Begleitverletzungen: Schädigung des N. axillaris, Plexus brachialis und Verletzung der A. brachialis.

Diagnostik:

■ *Klinische Untersuchung:* Erhebung des Pulsstatus und Prüfung der Motorik und Sensibilität

■ *Röntgen:* Sicherung der Diagnose durch a. p.- sowie transthorakale oder transskapuläre Röntgenaufnahmen. Die axiale Aufnahme ist schmerzbedingt oft nicht möglich.

■ *CT:* Besonders hilfreich zur Beurteilung der Mehrfragmentfrakturen, besonders im Hinblick auf eine evtl. erforderliche prothetische Versorgung.

Therapie:

■ bei **Erwachsenen:**

  ■ bei **geschlossener, stabiler,** d. h. nicht oder nur wenig dislozierter **Fraktur konservativ:** Eine Ruhigstellung des Schultergelenkes von mehr als 2 Wochen führt zu schlechten Ergebnissen infolge Verklebung des unteren Rezessus und Schrumpfung der Gelenkkapsel. Daher erfolgt die **Ruhigstellung im Gilchrist-Verband** nur **bis zum Abklingen der akuten Schmerzen,** in der Regel für 1 Woche. Im Anschluss frühfunktionelle Übungsbehandlung (Beginn mit Pendelbewegungen [Abb. 48.12], nach 3 Wochen Rotationsbewegungen). Regelmäßige Röntgenverlaufskontrollen sind erforderlich. Erweist sich die Fraktur als instabil, ist eine operative Stabilisierung notwendig.

  ■ Gelegentlich kann bei dislozierten Frakturen eine geschlossene Reposition mit anschließender frühfunktioneller Behandlung versucht werden.

  ■ bei **offenen** und **dislozierten Frakturen** (nach Neer) **operativ:** Mit Ausnahme der isolierten Tu-berculum-majus-Fraktur erfolgt die offene Reposition über einen deltoideopektoralen Zugang nach Kocher. Die Wahl des Implantates richtet sich nach der Frakturform, es sollte so weichteilschonend wie möglich sein. Zur Verfügung stehen Kirschner-Drähte, Zuggurtung, Kleinfragmentschrauben und Platten (auch winkelstabil).

Eine **Alternative** ist die **perkutane Reposition und Stabilisierung** mit Kirschner-Drähten oder kanülierten Schrauben.

  ■ Bei der **Mehrfragmentfraktur des älteren Menschen** ist, da diese Fraktur häufig durch das Collum anatomicum verläuft, bei nicht ausreichender Rekonstruktionsmöglichkeit primär eine prothetische Versorgung indiziert.

  ■ Bei der **Kalottentrümmerfraktur des Älteren** ist ebenfalls eine primäre prothetische Versorgung indiziert, beim jüngeren Patienten kann bei guter Knochenqualität eine Rekonstruktion versucht werden.

Postoperativ sollte eine frühfunktionelle Therapie durchgeführt werden.

■ bei **Kindern:** Frakturen des proximalen Humerus haben im Kindesalter ein hohes spontanes Korrekturpotential. Bis zum Alter von 12 Jahren können Seit-Seit-Verschiebungen und Achsabweichungen in der Frontal- und Sagittalebene bis zu 60° toleriert werden. Bei über 12-Jährigen können Fehlstellungen bis 30° toleriert werden. Frakturen jenseits dieser Obergrenzen werden geschlossen reponiert. Im Alter bis zu 12 Jahren ist bei gegebener Stabilität keine weitere Retention (Kirschner-Draht-Osteosynthese) erforderlich. Bei Instabilität oder Alter über 12 Jahren sollte nach geschlossener Reposition eine Retention mit Kirschner-Drähten erfolgen.

Ist die geschlossene Reposition nicht möglich, muss offen reponiert und die Fraktur mit Kirschner-Drähten fixiert werden (Abb. 48.13).

Komplikationen: Bewegungseinschränkung, Oberarmkopfnekrose (insbesondere nach Luxationsfraktur), schmerzhafte Schultersteife (insbesondere bei Vorschäden), Implantatlockerung. Die Prognose der Humerusfraktur sinkt mit steigender Zahl der Fragmente.

Wachstumsstörungen sind selten und kommen vornehmlich nach Epiphysenlösung vor.

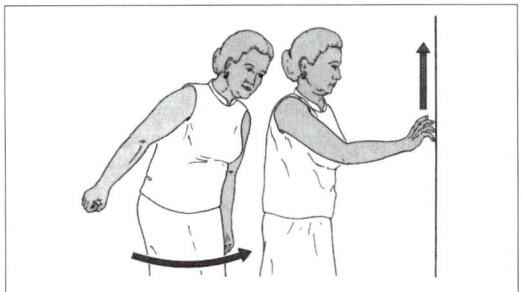

Abb. 48.12 Frühfunktionelle Behandlung beim Oberarmkopfbruch durch Pendelbewegungen und aktives Anheben des Armes im Schultergelenk

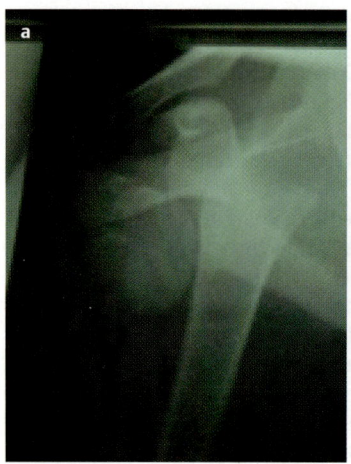
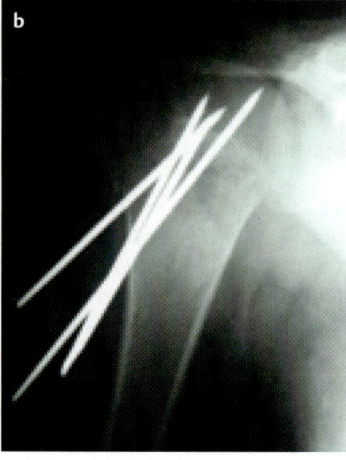

Abb. 48.13 a,b Epiphysenlösung mit vollständiger Dislokation des Humeruskopfes.
a Präoperativer Befund
b nach offener Reposition und Kirschner-Drahtspickung

48.2.4 Frakturen der Schultergelenkpfanne (s. Kap. 48.1.5)

48.3 Oberarm

48.3.1 Anatomie

Oberarmkopf und -schaft werden von einem kräftigen Muskelweichteilmantel umgeben. Am Oberarmschaft besteht eine enge Nachbarschaft zum N. radialis, der im Rahmen von Oberarmschaftfrakturen in 10 % der Fälle in Mitleidenschaft gezogen wird.

48.3.2 Oberarmkopffraktur (s. Kap. 48.2.3)

48.3.3 Oberarmschaftfraktur

Pathogenese: Direkte und indirekte Traumen.
Formen: Alle Frakturformen möglich, vorwiegend Quer- und Spiralbrüche, seltener Trümmer- und offene Frakturen.
Einteilung: Nach AO (Arbeitsgemeinschaft für Osteosynthesefragen).
Klinik: Bei instabiler Fraktur sichere Frakturzeichen (Fehlstellung, abnorme Beweglichkeit).
Begleitverletzungen: Aufgrund der engen topographischen Beziehung zum Oberarmschaft findet sich am häufigsten (in 10 % der Fälle) eine Läsion des N. radialis (Fallhand), seltener eine Läsion der A. brachialis (Abb. 48.14).

Oberarmschaftfraktur: Parese des N. radialis?

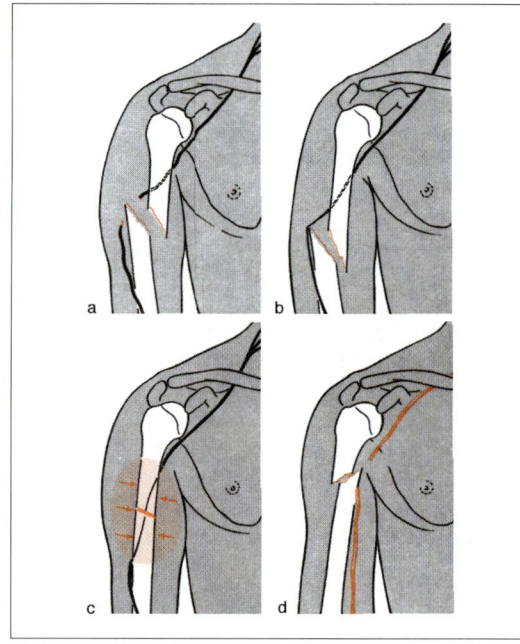

Abb. 48.14 a–d Begleitverletzungen beim Oberarmschaftbruch.
a Zerreißung des N. radialis
b Überdehnung des N. radialis
c Kompression des N. radialis durch Kallusmanschette (selten)
d Verletzung der A. brachialis

Diagnostik: Röntgenaufnahmen des Oberarmes in 2 Ebenen (mit den angrenzenden Gelenken).
Therapie: **Bei Erwachsenen** wegen der besonders guten Frakturheilung **in der Regel konservativ**, da die Osteosyntheseverfahren mit Risiken verbunden

sind. Wegen seines spiralförmigen Verlaufs ist das Risiko einer Läsion des N. radialis besonders hoch.

Primär Ruhigstellung im Desault-, Gilchrist-Verband oder Gips-U-Schiene bis zur Abschwellung, dann Sarmiento-Brace (s. Kap. 14.4.2). Der „hanging cast" (s. Kap. 14.4.2) ist eher ungünstig für die Frakturheilung.

Geringe Achsenabweichungen (25–30°), Verkürzungen und Rotationsfehler können belassen werden; wegen der fehlenden statischen Belastung sind sie ohne Bedeutung.

Bei Kindern ist die Behandlung **fast ausschließlich konservativ.** Ruhigstellung für 3 Wochen im Desault- oder Gipsverband, anschließend Bewegungstherapie. Seit-zu-Seitverschiebung um eine ganze Schaftbreite, Valgus und Varus bis 10° können belassen werden. Pseudarthroserate bei konservativer Therapie < 5%.

Die **operative Versorgung**

■ ist **bei Erwachsenen** indiziert bei offenen Frakturen Grad II und III, Defektfrakturen (Schussverletzung), begleitenden Gefäßverletzungen, bei Polytraumatisierten, Weichteilinterposition, Mehretagenfraktur (gleichseitige Etagenfraktur des Unterarms), Torsionsfrakturen im distalen Drittel mit Drehkeil, drohender Perforation der Fragmente sowie sekundär auftretender Radialisparese.

Bei primärer Radialisparese (bei 80% der Patienten durch Überdehnung bzw. Frakturhämatom, bei 20% durch Ruptur bedingt) ist eine sofortige operative Revision nicht zwingend erforderlich, eine abwartende Haltung erlaubt.

Die osteosynthetische Versorgung erfolgt mit Platten, Bündelnagelung nach Hackethal oder ante-

rogradem oder retrogradem Verriegelungsnagel (Abb. 48.15). Der Fixateur externe hat seine Indikation bei schweren Weichteilverletzungen oder beim Polytrauma.

Da die operativen Verfahren eine rasche Rehabilitation gewährleisten, ist das Vorgehen – konservativ oder operativ – im Einzelfall mit dem Patienten zu besprechen.

■ erfolgt **bei Kindern**, wenn sich primär oder sekundär die Indikation zur Reposition in Allgemeinnarkose stellt oder eine offene Fraktur Grad II oder III vorliegt. Auch bei Schräg- oder instabilen Trümmerfrakturen ist eine Osteosynthese (Fixateur externe oder Plattenosteosynthese) empfehlenswert. Bei Querfrakturen bietet sich die intramedulläre dynamische Nagelung (Nancy-Nägel) an.
Komplikationen: Sekundäre Radialisschädigung, Pseudarthrose.

Cave: Radialisverletzung bei Plattenentfernung

48.3.4 Frakturen des distalen Oberarmendes

Pathogenese und Formen: Direktes Trauma (Schlag, Stoß, Sturz auf Ellenbogen) und indirektes Trauma (Sturz auf die Hand beim Kind, Abb. 48.16a). Bei Frakturen im Kindesalter herrscht der Biegemechanismus vor, beim Erwachsenen die Stauchung in der Längsachse. Hieraus resultieren folgende Bruchformen:

■ **Kindesalter:** in 60–80% der Fälle suprakondyläre Extensionsfraktur, seltener Flexionsfraktur, Abrissfraktur des Epicondylus humeri ulnaris (< 10%, meist in Verbindung mit einer Luxation) und Abscherfaktur des Condylus humeri radialis (Gelenkfraktur Typ Aitken III) (Abb. 48.16b–e).

■ **Erwachsenenalter:** meist typischer Y-förmiger Gelenkbruch, seltener isolierte suprakondyläre Oberarmfraktur oder Abbruch des Condylus humeri radialis oder ulnaris (Abb. 48.17).
Einteilung: Nach AO:

■ **A: extraartikuläre Fraktur**
  ■ **A1:** Ausriss des Epicondylus ulnaris
  ■ **A2:** suprakondylärer Bruch
  ■ **A3:** suprakondyläre Mehrfragmentfraktur
■ **B: intraartikuläre, unikondyläre Fraktur**
  ■ **B1:** Querfraktur
  ■ **B2:** Kondylenfraktur
  ■ **B3:** tangentialer Bruch (ohne Condylus radialis)
■ **C: intraartikuläre, bikondyläre Frakturen**
  ■ **C1:** Y-Fraktur

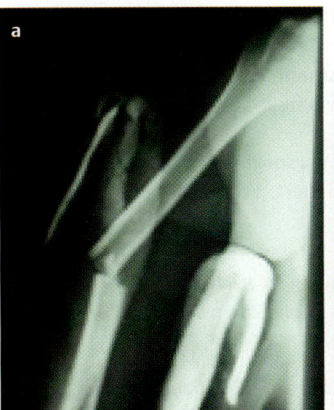
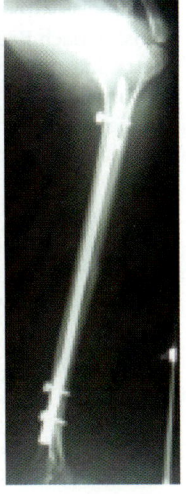

Abb. 48.15 a,b Oberarmschaftfraktur.
a Präoperativer Befund
b nach operativer Versorgung mit Verriegelungsnagel

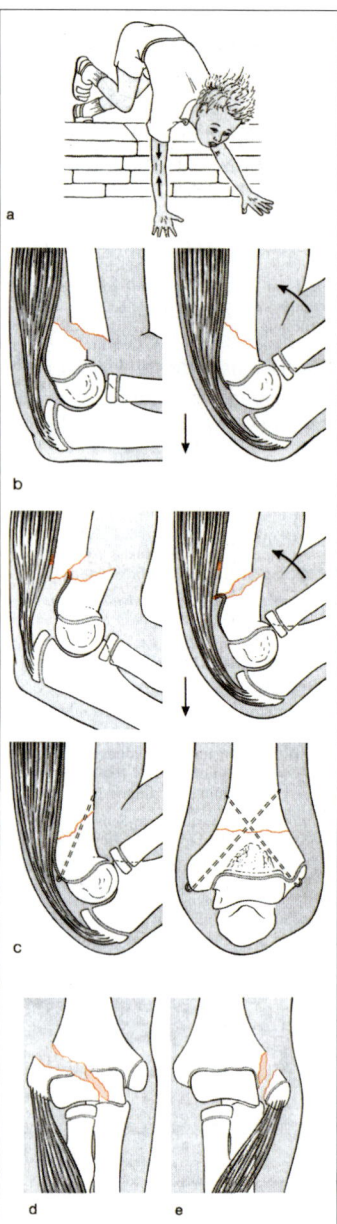

Abb. 48.16 a–e Mechanismus, Formen und Therapie der Frakturen des körperfernen Oberarmendes im Kindesalter.
a Fraktur-mechanismus
b Suprakondy-läre Extensions-fraktur vor und nach geschlosse-ner Reposition (Verfahren von Blount-Charnley)
c Suprakondyläre Flexionsfraktur vor und nach geschlossener Reposition (Sta-bilisierung des Repositionser-gebnisses mit gekreuzten Kirschner-Drähten)
d Abscherfraktur des Condylus humeris radialis
e Abrissfraktur des Epicondylus humer ulnaris

■ **C2:** Y-Fraktur mit suprakondylärem Mehrfrag-mentbruch

■ **C3:** Einstauchungs-, Trümmerfraktur.

Klinik: Rasch einsetzende Schwellung und hochgra-dige, schmerzhafte Bewegungseinschränkung.

Begleitverletzungen: Bei Frakturen im Bereich des Condylus und Epicondylus humeri ulnaris ist der N. ulnaris, bei der suprakondylären Humerusfrak-tur sind die A. radialis, der N. medianus und der N. radialis besonders gefährdet.

Diagnostik: Sicherung der Diagnose durch Röntgen-aufnahmen in 2, ggf. in 4 Ebenen.

Therapie:

■ **bei Kindern:** Wichtig ist die Unterscheidung zwi-schen stabilen (nicht dislozierten) und instabilen Frakturen. Das Korrekturpotenzial ist gering. Ach-senfehler in der Frontalebene (Cubitus varus und hypervalgus) korrigieren sich nicht. Eine Antekur-vationsfehlstellung von 20° bei bis zu 6-Jährigen kann sich korrigieren. Rotationsfehler sind fast immer mit einer Varisierung oder Valgisierung kombiniert.

■ Die **stabile Fraktur** lässt sich mit gutem Erfolg **konservativ nach Blount-Charnley** behandeln. Eine konservative Therapie ist auch möglich bei Antekurvationsstellung von 20° bei bis zu 6-Jähri-gen und bei einer Antekurvation von mehr als 20°, wenn eine Reposition in Analgesie möglich ist: Die Retention des Repositionsergebnisses wird durch maximale spitzwinklige Beugung im Ellen-bogengelenk und Fixation des Handgelenkes in einer **Charnley-Schlinge** (Abb. 48.18) für 3 – 4 Wo-chen erreicht. Bei angelegter Schlinge Kontrolle des Radialispulses!

Sekundäre Physiotherapie 12 Wochen nach Bewe-gungsfreigabe, falls erforderlich.

Die konservative Behandlung mit der **Vertikalex-tension nach Baumann** ist aufwendiger und erfor-dert eine mehrwöchige stationäre Krankenhaus-behandlung.

■ Eine **operative Versorgung** ist bei allen instabi-len Frakturen indiziert. Wann immer eine Reposi-

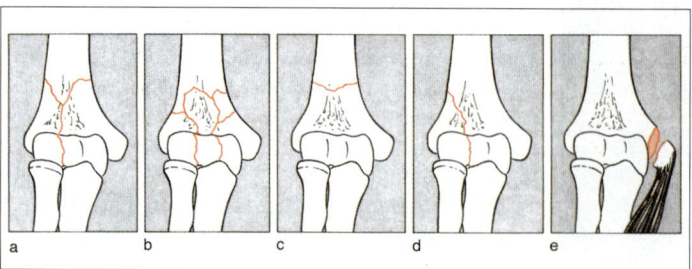

Abb. 48.17 a–e Bruchformen im Bereich des körperfernen Oberarmendes im Erwachsenenalter.
a Y-förmiger Gelenkbruch
b Gelenktrümmerfraktur
c Suprakondyläre Oberarmfraktur
d Abscherfraktur des Condylus humeri radialis
e Abrissfraktur des Epicondylus humeri ulnaris

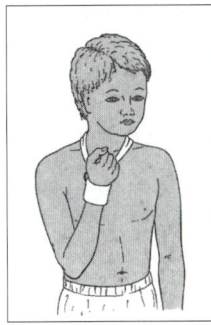

Abb. 48.18 Suprakondyläre Oberarm-Extensionsfraktur im Kindesalter:
Fixation des Repositionsergebnisses durch Halsschlinge nach Blount-Charnley

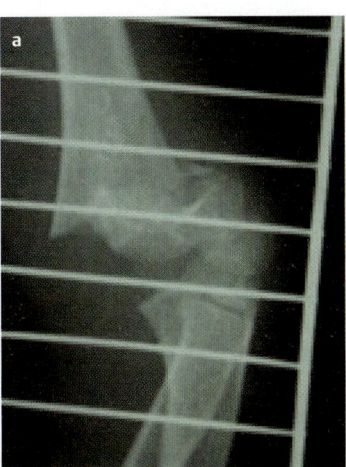

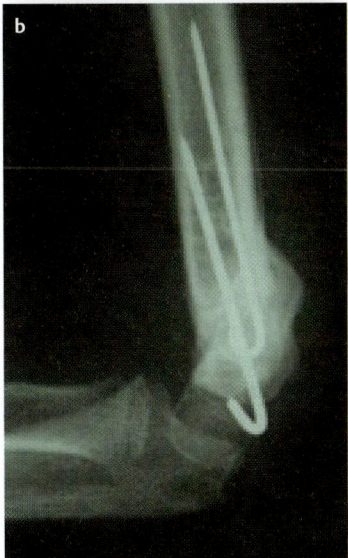

Abb. 48.19 a,b Kindliche suprakondyläre Humerusfraktur. **a** Präoperativer Befund **b** nach operativer Versorgung mit Kirschner-Drähten

tion in Narkose erforderlich ist, sollte eine operative Stabilisierung erfolgen. Wenn möglich, wird die Reposition geschlossen durchgeführt und anschließend mit gekreuzten Kirschner-Drähten stabilisiert. Zuerst wird ein Kirschner-Draht perkutan von radial eingebracht, dann von ulnar. Cave Verletzung des N. ulnaris. Einbringen des Drahtes stets ventral des Sulcus ulnaris.

Ist eine geschlossene Reposition nicht möglich **(Abb. 48.19a)** oder besteht eine zweit- oder drittgradig offene suprakondyläre Extensionsfraktur, eine Fraktur mit Gefäß- und sekundärer Nervenläsion, Flexionsfraktur oder eine dislozierte Abrissfraktur des Epicondylus humeri ulnaris, muss die Reposition offen durchgeführt werden. Die Stabilisierung erfolgt mit Kirschner-Drähten **(Abb. 48.19b)**. Immer ist eine zusätzliche Gipsfixation (Oberarmgipsschiene oder Baycastschiene) erforderlich. Der Gipsverband kann nach 3 – 4 Wochen, das Osteosynthesematerial nach knöcherner Konsolidierung, d. h. nach ca. 4 – 6 Wochen, entfernt werden. Condylus-radialis-Frakturen mit einer Dislokation von mehr als 2 mm müssen unter Kompression durch Schraubenosteosynthese versorgt werden.

▪ **bei Erwachsenen:** bei nicht dislozierten Frakturen Oberarmgips für 4 – 6 Wochen, ansonsten operative Behandlung mit Platten, Schrauben oder Drähten, ggf. mit Olekranonosteotomie. Materialentfernung nach 1 – 2 Jahren.

Komplikationen:

▪ **bei Kindern:** Kompartmentsyndrom (Volkmann-Kontraktur, s. Kap. 52.8.2) und Fehlwachstum im Sinne eines Cubitus varus (20 – 50 %), insbesondere bei suprakondylärer Fraktur und Fraktur des Condylus humeri radialis; Drehfehler bei bis zu 66 % der Patienten nachweisbar (Korrekturosteotomie ab 35° indiziert).

▪ **bei Erwachsenen:** häufig Bewegungseinschränkungen im Ellenbogengelenk, auch bei anatomisch korrekter Reposition. Arthrose, Schwellneigung.

48.4 Ellenbogengelenk

48.4.1 Anatomie

Kompliziertestes Gelenk des menschlichen Skeletts. Die gelenkbildenden Knochenteile sind die Oberarmrolle, das Olekranon und das Radiusköpfchen. Die Beugung und Streckung im Ellenbogengelenk erfolgen vorwiegend im humeroulnaren Gelenkanteil, während die Rotationsbewegungen humeroradial und radioulnar stattfinden. Der Muskelsehnenmantel, die beiden Seitenbänder und das Ringband (Lig. anulare) in Höhe des Radiusköpfchens geben diesem Gelenk seinen Halt.

48.4.2 Ellenbogenluxation

Die Luxation erfolgt in der Regel im Humeroulnar-, selten im Radioulnargelenk.

Humeroulnare Luxation

Sie ist mit einem Anteil von 20 % die zweithäufigste Luxation.

Pathogenese: Gewalteinwirkung in Längsrichtung durch Sturz auf den gestreckten oder leicht gebeugten Arm.

Formen: s. Abb. 48.20. Am häufigsten ist die hintere, am seltensten die vordere Luxation. Bei Kindern häufig Kombination mit Abriss des Epicondylus ulnaris (60 %).

Klinik: Deformität des Gelenkes, federnde Fixation im Gelenk, schmerzhafte Bewegungsblockade.

Begleitverletzungen: Rupturen des ulnaren oder radialen Kapselbandapparates, Abriss- oder Abscherfrakturen des Epicondylus ulnaris oder radialis, des Processus coronoideus, des Olekranons und des Radiusköpfchens.

Diagnostik: Röntgen des Ellenbogengelenkes in 2 Ebenen, ggf. Schrägaufnahmen zum Ausschluss knöcherner Zusatzverletzungen.

Therapie:

- Unter Analgesie **möglichst rasche Reposition** durch Zug am Unterarm unter gleichzeitiger Fixation des Oberarmes. Gleichzeitig Überprüfung der Stabilität. Anschließend Röntgen zur Stellungskontrolle bzw. zum Ausschluss knöcherner Begleitverletzungen. Überprüfung der ulnaren und radialen Stabilität.
- **Ruhigstellung** des Gelenkes im Oberarmgipsverband bei 100° Beugung für 2 – 3 Wochen. Danach vorsichtige aktive Bewegungstherapie.
- Eine **Operationsindikation** ist gegeben bei einem Repositionshindernis (Abb. 48.21), bei Instabilität und Reluxation sowie bei größeren Knorpel-Knochen-Fragmenten. Bei kindlicher Abrissfraktur des

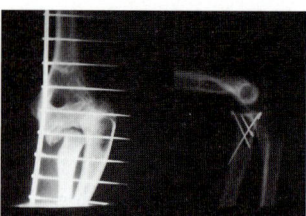

Abb. 48.21 a,b
Kindliche Ellenbogenluxation mit Epiphysenlösung des Radiusköpfchens.
a Präoperativer Befund
b nach operativer Versorgung mit Kirschner-Drähten

Epicondylus ulnaris mit Dislokation > 3 mm Fixation mit Kirschner-Draht und Kleinfragmentschraube.

Komplikationen: Periartikuläre Verknöcherungen, Nervenläsion (14 %) und bei Luxationsfrakturen häufig bleibende Bewegungseinschränkung auch nach operativer Versorgung.

Radioulnare Luxation

Luxation des Radiusköpfchens
Die isolierte Luxation des Radiusköpfchens ist äußerst selten, meist ist sie kombiniert mit einer Fraktur des Ulnaschaftes (Monteggia-Fraktur, s. Kap. 48.5.2).

Subluxation des Radiusköpfchens
Synonyme: Chassaignac-Lähmung, Pronation douloureuse, Pronatio dolorosa.
Pathogenese: Typische Verletzung des Kindes zwischen dem 2. und 6. Lebensjahr. Durch plötzlichen Zug am gestreckten Ellenbogengelenk und proniertem Unterarm (an der Hand der Mutter) luxiert das Radiusköpfchen aus dem oberen Anteil des Ringbandes und klemmt dieses am Capitulum humeri ein (Abb. 48.22).
Klinik: Der Arm hängt wie gelähmt in Pronationsstellung herab, Beugehemmung im Ellenbogengelenk.

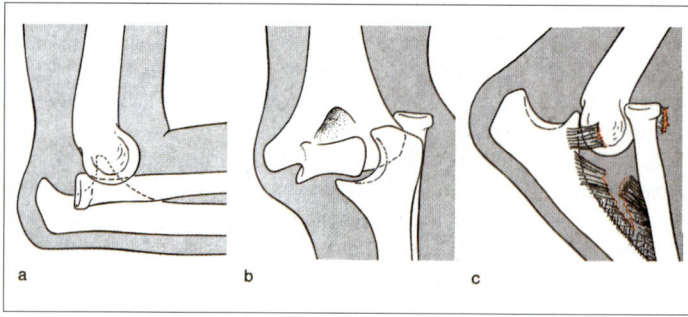

Abb. 48.20 a–c Formen der Ellenbogenluxation.
a Luxation nach hinten
b Luxation nach radial (seitlich)
c divergierende Luxation

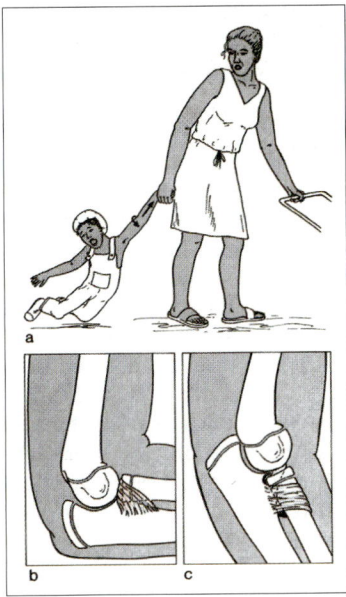

Abb. 48.22 a–c
Subluxation des
Radiusköpfchens

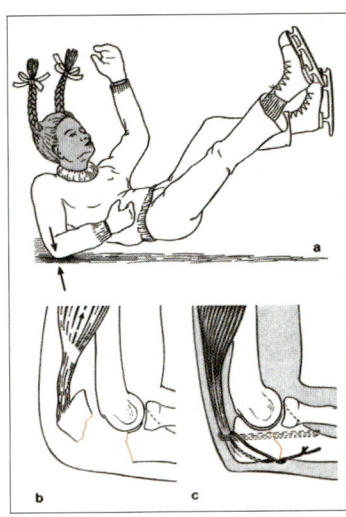

Abb. 48.23 a–c
Olekranonfraktur
a Typischer
Verletzungs-
mechanismus
b Situs vor
operativer
Versorgung
c Zuggurtungs-
osteosynthese

Diagnostik: Röntgen des Ellenbogengelenkes in 2 Ebenen zum Ausschluss einer Fraktur oder einer Gelenkluxation. Das Röntgenbild zeigt in der Regel keine krankhaften Veränderungen.
Therapie: Reposition (sofern sie nicht spontan beim Röntgen erfolgt) durch passive Supination und Beugung des Unterarmes mit der rechten Hand des Untersuchers, während die linke Hand den Oberarm fixiert. Das Kind ist anschließend sofort beschwerdefrei. Ruhigstellende Verbände oder Nachbehandlung nur bei Rezidiv erforderlich.
Komplikationen: Keine.

48.4.3 Ellenbogenfrakturen

Olekranonfraktur
Relativ häufig (ca. 10 % aller Armfrakturen), im Kindesalter jedoch äußerst selten.
Pathogenese: In der Regel direkte Gewalteinwirkung durch Schlag oder Sturz auf das gebeugte Ellenbogengelenk, seltener indirekt (Hebel-, Biege- oder Schermechanismus) (Abb. 48.23a).
Einteilung: Nach AO:
■ **Typ A:** extra- und intraartikuläre Abrissfrakturen im proximalen Drittel
■ **Typ B:** Schräg- und Querfrakturen im mittleren Drittel der Gelenkfläche
■ **Typ C:** lange Schrägfrakturen, Frakturen mit lateraler Instabilität, Luxationsfrakturen (ggf. mit Abriss des Processus coronoideus)

■ **Typ D:** Mehrfragment-, Trümmer-, Impressionsfrakturen.
Klinik: Die häufig massive Diastase durch Zug des M. triceps (Abb. 48.23b) ist als Lücke über dem Olekranon tastbar. Schmerzhafte Bewegungseinschränkung des Ellenbogengelenkes bis zur Unfähigkeit, den Arm gegen Widerstand zu strecken.
Diagnostik: Röntgenaufnahmen des Ellenbogengelenkes in 2 Ebenen zeigen Frakturform und Ausmaß der Verschiebung.
Therapie:
■ **konservativ** nur bei **nicht dislozierten Frakturen**, insbesondere im Kindesalter
■ **ansonsten operativ:** bei Abrissfrakturen durch übungsstabile Zuggurtungsosteosynthese (Abb. 48.23 c, 48.24), postoperativ bald Bewegungsübungen aus der Schiene heraus; Schiene obligat nur für 1 Woche. Bei Trümmerfrakturen Plattenosteosynthese.

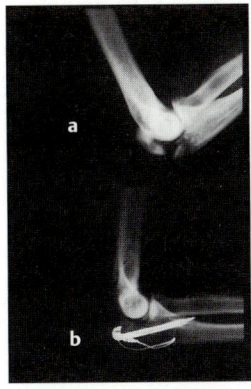

Abb. 48.24 a,b
Olekranonfraktur
a Präoperativer Befund
b nach operativer Versorgung mit Zuggurtungsosteosynthese

Olekranonfraktur: Operation fast immer obligat

Komplikationen: Pseudarthrose (10%), Arthrose bei ausgedehnten Trümmerzonen, Infektion (2%).

Abrissfraktur des Processus coronoideus

Pathogenese: In der Regel Begleitverletzung der Ellenbogenluxation.
Klinik und Diagnostik: s. Kap. 48.4.2.
Therapie: Größere Fragmente werden aus Gründen der Stabilität und der Gelenkflächenkongruenz operativ refixiert und für 3 – 4 Wochen im Gipsverband ruhiggestellt.
Komplikationen: Bei Verlust eines größeren Fragmentes des Processus coronoideus bleibende Gelenkinstabilität.

Radiusköpfchen- und Radiushalsfraktur

Pathogenese: Sturz auf die Hand bei gestrecktem Ellenbogen und proniertem Unterarm.
Formen und Einteilung: Meißelfraktur (Spaltbruch), Radiusköpfchentrümmerfraktur und Radiushalsfraktur **(Abb. 48.25)**. Die Radiushalsfraktur ist eine typische Verletzung des Kindesalters, es handelt sich überwiegend um subkapitale Halsfrakturen und Epiphysenlösungen mit oder ohne metaphysären Keil. Ihre Einteilung erfolgt nach Judet (Typ I – IV).

Klinik: Schwellung, Bewegungseinschränkung vor allem der Pro- und Supination.
Diagnostik: Röntgen des Ellenbogengelenkes in 2 Ebenen.
Therapie:

■ **bei Kindern:** Es besteht ein gutes Korrekturpotenzial für Achsenabweichungen in der Frontal- und Sagittalebene. Seit-zu-Seitverschiebungen, die mehr als eine halbe Schaftbreite betragen, korrigieren sich nicht, sie sollten geschlossen reponiert werden. Achsenabweichungen von bis zu 60° bei bis zu 9-Jährigen können ohne jeden Repositionsversuch für 2 Wochen mit einer dorsoradialen Gipsschiene ruhiggestellt werden, danach frühfunktionelle Behandlung. Achsenabweichungen von mehr als 60° bei bis zu 9-Jährigen oder mehr als 20° jenseits des 10. Lebensjahres sollten geschlossen reponiert werden. Unter Bildwandlerkontrolle wird dann bei Pro- und Supination die Stabilität geprüft. Bei Instabilität ist eine Fixation mit

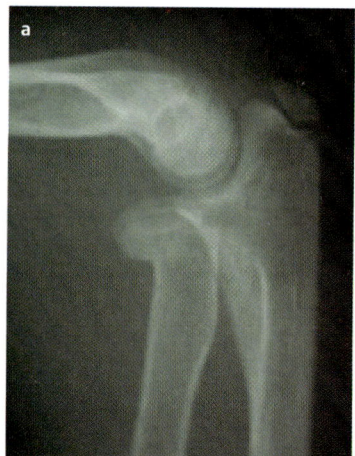

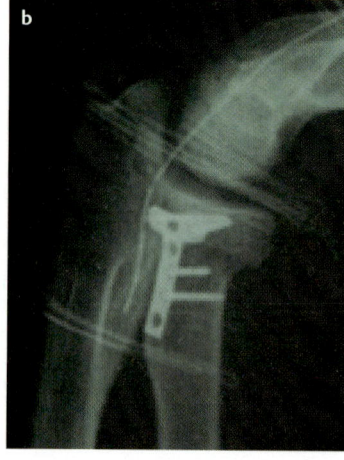

Abb. 48.26 a,b
Dislozierte
Radiushalsfraktur
Typ Judet IV.
a Präoperativer
Befund
b nach operativer Versorgung
mit Minifragmentplatte

Abb. 48.25 a–d Formen der Radiusköpfchenfraktur.
a Meißelfraktur
b Trümmerfraktur
c,d Radiushalsfraktur:
c Epiphysenlösung
d Epiphysenlösung mit metaphysärem Fragment
(Aitken-I-Fraktur)

Kirschner-Drähten indiziert. Völlig dislozierte Fragmente (Judet IV) sollten offen reponiert und mit Kirschner-Drähten oder Minifragment-T-Plättchen stabilisiert werden **(Abb. 48.26)**.

■ **beim Erwachsenen:** Nicht dislozierte Frakturen werden konservativ behandelt. Eine Operationsindikation besteht ab einer Stufenbildung von mehr als 2 mm und einer Fragmentgröße von mehr als einem Drittel des Radiusköpfchens. Osteosynthese mit Schrauben, Kleinfragmentplatte oder Kirschner-Drähten. Bei Trümmerbrüchen ist die Resektion des Radiusköpfchens (evtl. Ersatz durch Prothese) angezeigt (Ergebnisse bei primärer Radiusköpfchenresektion besser). Diese ist im Kindesalter wegen der Gefahr einer Wachstumsstörung der Oberarmrolle kontraindiziert.

Komplikationen: Bewegungseinschränkungen, insbesondere der Unterarmdrehung, vorwiegend nach Trümmerfrakturen und dislozierten Radiushalsfrakturen. Bei Kindern sind Wachstumsstörungen selten. Bei Judet-IV-Verletzungen ist ein vorzeitiger partieller Fugenschluss möglich. Er führt zu einer ulnaren Verkürzung mit Einschränkung der Pro- und Supination. Bei nicht ausreichend korrigierten Achsenabweichungen kann es vor allem nach dem 10. Lebensjahr zu erheblichen Funktionsstörungen kommen.

48.5 Unterarm

48.5.1 Anatomie

Radius und Ulna bilden am Unterarm das knöcherne Gestänge und stellen die Verbindung zwischen Ellenbogen- und Handgelenk her. Die Ulna übernimmt die Führung des Unterarmes im Ellenbogengelenk, während der Radius der Träger der Hand einschließlich der Handwurzel ist. Die beiden Knochen sind durch die Membrana interossea verbunden.

Bei der Unterarmdrehbewegung (Supination, Pronation) bewegt sich der Radius im proximalen und distalen Radioulnargelenk um die Ulna **(Abb. 48.27)**. Mit einer Einschränkung der Unterarmdrehbewegung ist daher insbesondere bei Fehlstellung in diesem Knochenabschnitt zu rechnen. Während der Radiusschaft durch einen kräftigen Muskelweichteilmantel geschützt ist, wird die Ulna an ihrer Streckseite lediglich durch die eng anliegende Haut bedeckt. Darum ist insbesondere in diesem Bereich häufiger mit offenen Brüchen zu rechnen. Wie am Unterschenkel muss man am Unterarm infolge der straffen Muskellogen bei Verletzungen an ein Kompartmentsyndrom (s. Kap. 47.3.2) denken.

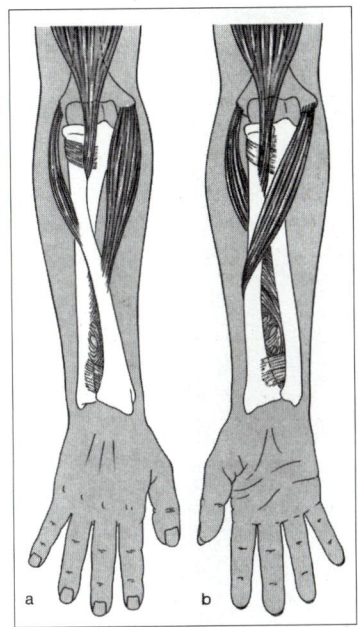

Abb. 48.27 a,b Funktionelle Anatomie des Unterarmes:
a bei Pronation
b bei Supination

48.5.2 Schaftfrakturen am Unterarm

Schaftfrakturen im Erwachsenenalter

Pathogenese: Direkte Gewalteinwirkung (z. B. bei der Parierfraktur der Ulna [von „parieren" als Abwehrbewegung beim Fechten]), indirekte oder kombinierte Gewalteinwirkung. In 20 % der Fälle mit Begleitverletzungen.

Formen: Quer-, Schräg- und Trümmerfraktur. Man unterscheidet:

■ Radiusschaftfraktur (15 %)
■ Ulnaschaftfraktur (25 %)
■ Fraktur beider Knochenschäfte (60 %) = **Unterarmschaftfraktur.**
■ **Monteggia-Fraktur:** Kombination einer Ulnaschaftfraktur mit einer Luxation des Radiusköpfchens **(Abb. 48.28a)**
■ **Galeazzi-Fraktur:** Kombination einer Fraktur des distalen Radiusschaftes mit einer Luxation der Ulna im distalen Radioulnargelenk **(Abb. 48.28b)**.

Klinik: Ist nur ein Unterarmknochen beteiligt, ist die Fraktur klinisch oft nur schwer zu diagnostizieren. Nur wenn beide Knochen betroffen sind, treten sichere Frakturzeichen auf.

Diagnostik: Röntgen des Unterarmes in 2 Ebenen, stets auch der benachbarten Gelenke zum Ausschluss von Gelenkverletzungen.

> Unterarmfraktur:
> Immer benachbarte Gelenke röntgen!

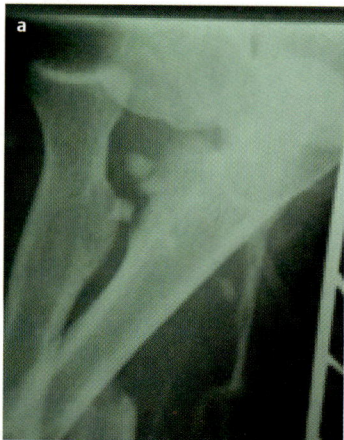

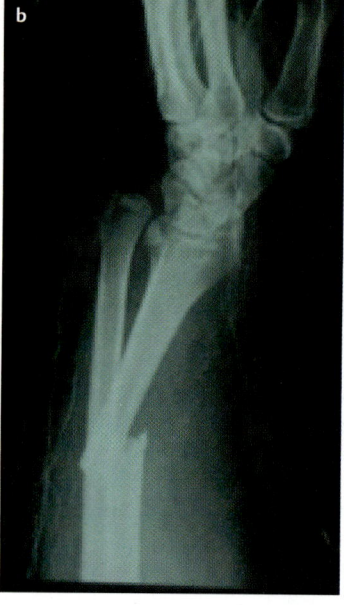

Abb. 48.28 a,b
Luxations-
frakturen am
Unterarm.
a Monteggia-
Fraktur (Ulna-
schaftfraktur mit
Luxation des
Radiusköpfchens)
b Galeazzi-Frak-
tur (Fraktur des
distalen Radius-
schaftes mit
Luxation der
Ulna im distalen
Radioulnargelenk)

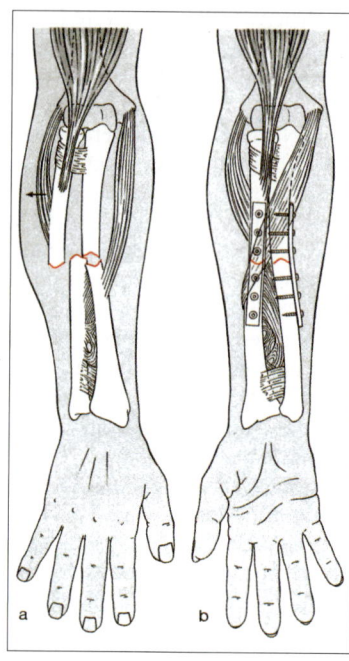

Abb. 48.29 a,b
Behandlung der
Unterarmschaft-
fraktur:
a Präoperativer
Befund
b Zustand nach
Versorgung mit
zweifacher
Plattenosteo-
synthese

Therapie: Wegen der unbefriedigenden Ergebnisse bei konservativer Therapie (schwierige Reposition und Retention, lange Ruhigstellung, hohe Rate an Pseudarthrosen) werden die Unterarmschaftfrakturen des Erwachsenen wie auch die Ulna- und Radiusschaftfrakturen mit oder ohne Luxation **in der Regel** operativ mittels **Plattenosteosynthese** stabilisiert (erst Ulna, dann Radius) (Abb. 48.29). Bei 20 % der Patienten ist eine autologe Spongiosaplastik erforderlich.

Postoperativ für 3 – 4 Tage Oberarmgipsschiene in 60° Beugung, dann Bewegungstherapie. Materialentfernung nach 2 Jahren.

Komplikationen: Infektion (2 – 3 %), Pseudarthrose (> 5 %), Kompartmentsyndrom, Behinderung der Unterarmdrehbewegung durch Schrumpfung der Membrana interossea oder Brückenkallus.

Schaftfrakturen im Kindesalter

Pathogenese: Wie beim Erwachsenen (s. o.).
Formen: Aufgrund des kräftigen Periosts häufig Grünholzfrakturen.
Klinik und Diagnostik: s. o.
Therapie: Frakturen des proximalen und mittleren Drittels zeigen nur ein geringes Korrekturpotential für Achsenabweichungen. Seit-zu-Seitverschiebungen werden ausgeglichen.

Grünholzfrakturen gelten als stabile Frakturen. Wenig dislozierte Grünholzfrakturen (bei bis zu 5-Jährigen Achsenabweichung bis 20°, bei Älteren bis 10°) werden im Oberarmgips ruhiggestellt. Bei Achsenabweichungen jenseits dieser Obergrenzen Reposition in Narkose mit vollständigem Durchbrechen der Gegenkortikalis und Retention im Oberarmgips. Ist die Fraktur nach Reposition instabil, sollte eine intramedulläre Schienung z. B. mit Nancy-Nägeln erfolgen.

Komplette Frakturen sind instabil und sollten primär mit Nancy-Nägeln versorgt werden (Abb. 48.30), bei Jugendlichen besser mit Plattenosteosynthese. Auch **offene Frakturen 2. und 3. Grades** werden mit Nancy-Nägeln versorgt.

Komplikationen: Ischämische Muskelnekrose, Refrakturen bei geschlossener Reposition und nicht

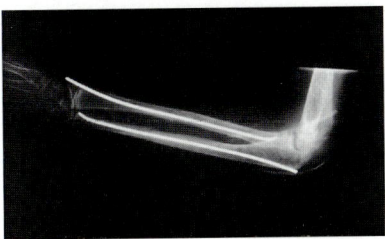

Abb. 48.30 Behandlung der Unterarmschaftfraktur beim Kind mit dynamischer Markdrahtung (Nancy-Nägel)

durchbrochener Gegenkortikalis. Pro- und Supinationseinschränkung bei belassener Fehlstellung oder Verknöcherung der Membrana interossea.

48.5.3 Distale Radiusfraktur

Distale Radiusfraktur des Erwachsenen
Distale Radiusfrakturen werden eingeteilt sowohl
■ nach **morphologischen Gesichtspunkten:** z.B. Klassifikation nach Frykman (Tab. 48.1, Abb. 48.31), dorsale Abscherfraktur des Radius (Barton-Fraktur), volare Abscherfraktur (umgekehrte Barton-Fraktur) als auch
■ nach dem **Verletzungsmechanismus:** Extensionsfraktur (Colles-Fraktur, 85% der Fälle), Flexionsfraktur (Smith-Fraktur).

*Radiusextensionsfraktur
(Colles-Fraktur, Radiusfraktur „loco typico")*
Die Radiusextensionsfraktur ist mit einem Anteil von 25% die häufigste Fraktur überhaupt und die typische Radiusfraktur.
Pathogenese: Sturz auf die dorsal flektierte Hand. Hierbei kommt es zur Einstauchung sowie Verschiebung nach dorsal und bei der Hälfte der Fälle auch zum Abriss des Griffelfortsatzes der Ulna (Abb. 48.32a).

Tabelle 48.1 Einteilung der distalen Radiusfrakturen nach Frykman

Typ	Frakturverlauf
1	Extraartikuläre Querfraktur
2	1 + Fraktur des Proc. styloideus ulnae
3	Frakturlinie ins Radiokarpalgelenk
4	3 + Fraktur des Proc. styloideus ulnae
5	Frakturlinie ins Radioulnargelenk
6	5 + Fraktur des Proc. styloideus ulnae
7	Y-Fraktur mit Beteiligung des Radioulnar- und Radiokarpalgelenkes
8	7 + Fraktur des Proc. styloideus ulnae

Klinik: Weichteilschwellung und typische Fehlstellung: **Bajonett-Fehlstellung** bei Ansicht von der Beuge- und Streckseite infolge der radialen Abknickung (Abb. 48.32b) und **Gabelstellung (Fourchette-Stellung)** bei seitlicher Ansicht wegen des dorsalen Achsenknickes (Abb. 48.32c).

> **Fourchette-Stellung: Im seitlichen Röntgenbild Daumen auf der Beugeseite!**

Begleitverletzungen: Navikularefraktur, perilunäre Luxation.
Diagnostik: Röntgen des Unterarmes mit Handgelenk und Handwurzelknochen in 2 Ebenen. Neigung der Gelenkflächen am distalen Radius (Normwerte): a. p. 23° (15–30°) nach radial ansteigend, seitlich 11° (1–23°) nach volar abgekippt.

> **Radiusfraktur „loco typico": Zusatzverletzungen beachten!**

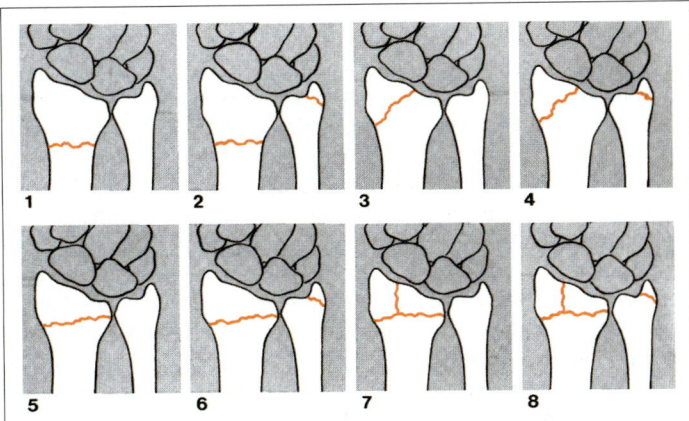

Abb. 48.31 Einteilung der distalen Radiusfrakturen nach Frykman

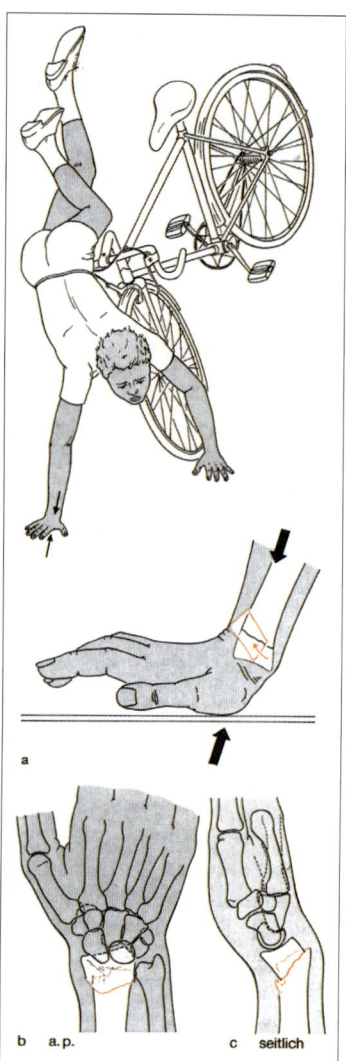

Abb. 48.32 a–c Radiusextensionsfraktur „loco typico". **a** Unfallmechanismus **b,c** typische Frakturdislokation nach radial („Bajonett"-Stellung) und zur Streckseite („Fourchette"-Stellung)

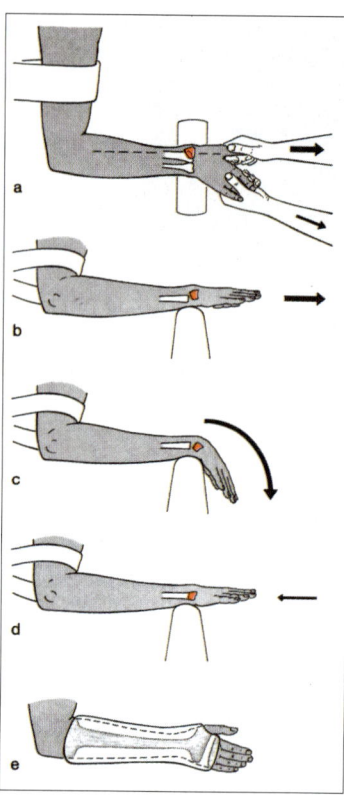

Abb. 48.33 a–e Repositionsmanöver und Gipsfixation der Radiusextensionsfraktur „loco typico". **a,b** Zunächst axiale Extension in ulnarer Richtung, **c** danach Beseitigung der Extensionsstellung durch forcierte Volarflexion über ein Hypomochlion. **d** Nach Reposition Impaktierung der Fraktur und **e** Fixation des Repositionsergebnisses mittels radial umgreifender dorsaler Unterarmgipsschiene mit Daumensteg. Ideale Stellung: 10° Plantarflexion und 25° Ulnarneigung der Radiusgelenkfläche

Therapie:
- in über 90 % der Fälle **konservativ:** Reposition der Fraktur durch Extension in volarer und ulnarer Zugrichtung sowie Ruhigstellung durch radial umgreifende dorsale Unterarmgipsschiene mit Daumensteg **(Abb. 48.33)**. Engmaschige Röntgenkontrollen (3, 7, 14, 28 und 42 Tage nach Reposition) zur Erkennung einer erneuten Dislokation, vor allem dann, wenn Hohlräume in der Spongiosa verbleiben und so eine sekundäre Sinterung möglich wird. Nach 14 Tagen Gipswechsel: Anlage eines geschlossenen Unterarmgipses in Neutralstellung. Dauer der Gipsfixation 4–6 Wochen.

Die Nachbehandlung ist für den weiteren Verlauf entscheidend: intensive Krankengymnastik.

Nach 4 Jahren beziehen immerhin noch 11 % der Patienten eine Unfallrente.
- Die **operative Behandlung** ist indiziert bei offenen Frakturen 2. und 3. Grades, instabilen Frakturen (Zertrümmerung der streckseitigen Kortikalis), Gelenkbeteiligung, radioulnarer Separation, Randfrakturen mit Dislokation, Luxationsfrakturen und nach sekundärer Sinterung einer primär geschlossen reponierten Fraktur.

Zur Stabilisierung werden eingesetzt:
- bei Frakturen ohne Gelenkbeteiligung perkutan eingebrachte Kirschner-Drähte in der Technik nach Kapandij
- T-Platten (vor allem als winkelstabile Platten), wenn möglich, über einen volaren Zugang
- bei größeren Defekten autologe Spongiosaplastik
- bei ausgedehnten Trümmerfrakturen oder schlechter Weichteilsituation der gelenküberbrückende Fixateur externe.

Beim älteren Patienten ist die Indikation zur operativen Therapie strenger zu stellen. Hier ist im Einzelfall zugunsten eines raschen, schmerzfreien und komplikationslosen Verlaufes auch eine gröbere Fehlstellung mit eingeschränktem Bewegungsumfang zu tolerieren.

Komplikationen: Häufig posttraumatische Arthrose, bis zu 20 % der Patienten haben nachweisbare Funktionsstörungen im Handgelenk. Bei instabilen Frakturen häufig sekundäre Fehlstellung der Fraktur durch Sinterung der Fragmente (ulnarer Vorschub, Abkippung der Gelenkfläche nach dorsal und radial). Morbus Sudeck (s. Kap. 47.3.2). Bei erheblicher Fehlstellung gelegentlich posttraumatisches Karpaltunnelsyndrom (Einklemmung des N. medianus) oder sekundäre Ruptur der Daumenstrecksehne.

> Distale Radiusfraktur: Cave Morbus Sudeck und Ruptur der langen Daumenstrecksehne!

Radiusflexionsfraktur (Smith-Fraktur)

Pathogenese: Durch Sturz auf den gebeugten Handrücken kommt es an derselben Stelle wie bei der Extensionsfraktur zur Flexionsfraktur (Abb. 48.34).

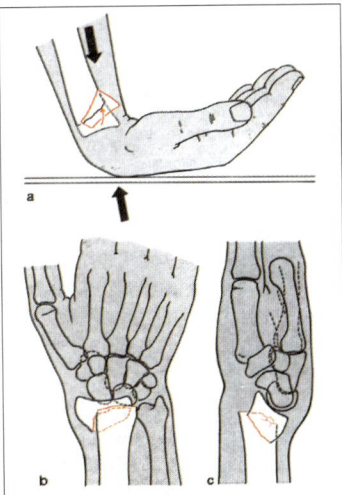

Abb. 48.34 a–c Pathomechanismus und Fragmentdislokation bei der Flexionsfraktur des distalen Radius (Smith-Fraktur) **a** Pathomechanismus **b,c** Typische Fragmentdislokation (Einstauchung, Verschiebung des distalen Fragmentes zur Speichen- und Beugeseite)

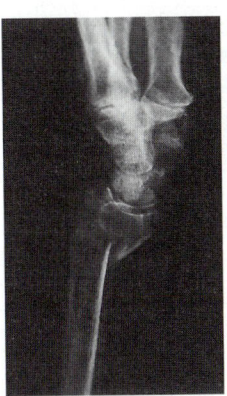

Abb. 48.35 Radiusflexionsfraktur

Einteilung: Nach Thomas:
- **Typ I:** umgekehrte Colles-Fraktur mit querem Frakturverlauf (extraartikulär)
- **Typ II:** volare Abscherfraktur (umgekehrte Barton-Fraktur)
- **Typ III:** umgekehrte Colles-Fraktur mit schrägem Frakturverlauf (mit Gelenkbeteiligung).

Klinik: Palmarer Achsenknick, schmerzhafte Weichteilschwellung und eingeschränkte Beweglichkeit im Handgelenk.

Diagnostik: Röntgenaufnahmen des Handgelenkes in 2 Ebenen zeigen die Abkippung des distalen Radiusendes nach volar (Abb. 48.35).

Therapie: Wegen der schlechten Retentionsmöglichkeit im Gips und der häufigen Gelenkbeteiligung muss diese Fraktur vielfach offen reponiert und mit einer volar angebrachten T-Platte (winkelstabil) stabilisiert werden. Oft ist eine Spongiosaplastik erforderlich.

Komplikation: s. Radiusextensionsfraktur.

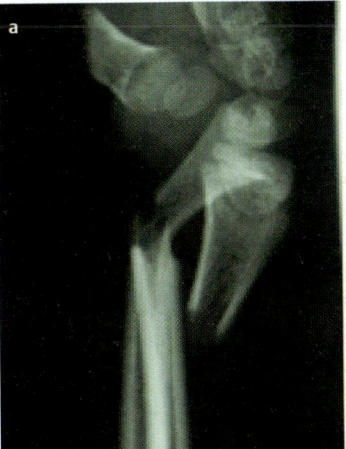

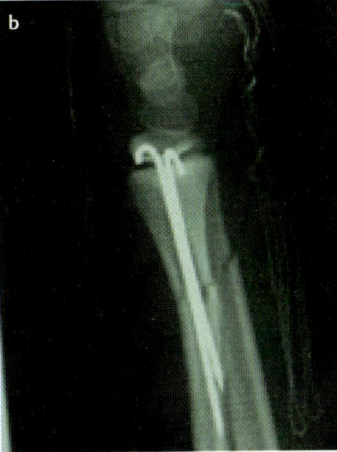

Abb. 48.36 a,b Distale metaphysäre Unterarmfraktur. **a** Präoperativer Befund **b** nach operativer Versorgung mit Kirschner-Drähten

Distale Unterarmfaktur im Kindesalter

Pathogenese: Wie beim Erwachsenen.

Formen: Es handelt sich meist um eine Epiphysenlösung oder Epiphysenlösung mit metaphysärem Fragment (Typ Aitken I, s. Kap. 47.3.2 „Frakturen im Kindesalter").

Klinik: Wie beim Erwachsenen, häufig jedoch dezenter, insbesondere beim Wulst- und Grünholzbruch.

Diagnostik: Röntgen des Handgelenkes in 2 Ebenen.

Therapie: In der Regel konservativ.

Operativ bei

- **komplett dislozierten und verkürzten Frakturen:** wenn möglich, geschlossene Reposition und perkutane Fixation mit Kirschner-Drähten **(Abb. 48.36)**
- **offenen Frakturen 2. und 3. Grades:** Versorgung mit Kirschner-Drähten, bei Frakturen im diaphysär-metaphysären Übergangsbereich ggf. auch mit Plattenosteosynthese.

48.6 Operationsatlas: Unterarm-Osteosynthese[1]

48.6.1 Schaftfrakturen am Unterarm

Indikationen zur Osteosynthese
- Therapie der Wahl beim Erwachsenen
- bei Kindern: dislozierte Frakturen.

Osteosyntheseverfahren
- Plattenosteosynthese **(Abb. 48.37 – 48.45)**
- Fixateur externe
- bei Kindern: Nancy-Nägel.

I. Osteosynthese der Unterarmschaftfraktur

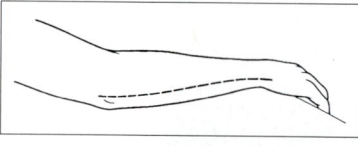

Abb. 48.37
Laterale Hautinzision

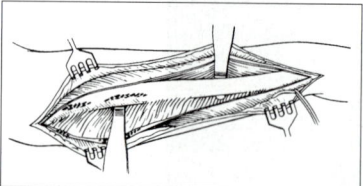

Abb. 48.38
Durchtrennung der Faszie und Abschieben der Muskulatur

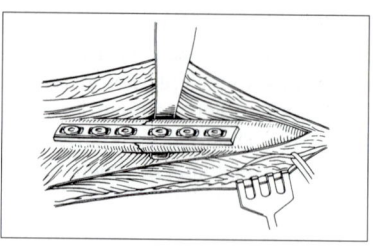

Abb. 48.39
Osteosynthese, z. B. Kleinfragment-DC-Platte

II. Osteosynthese der Ulna

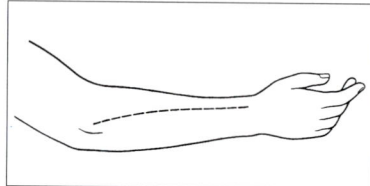

Abb. 48.40
Hautinzision (Zugang zum Radiusschaft nach Thompson)

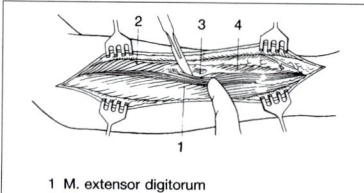

1 M. extensor digitorum
2 M. extensor carpi radialis brevis
3 M. adductor pollicis longus
4 M. adductor pollicis brevis

Abb. 48.41
Durchtrennung der Faszie zwischen M. extensor digitorum communis und radialen Streckern

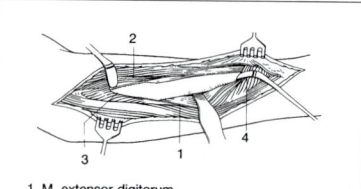

1 M. extensor digitorum
2 M. extensor carpi radialis brevis
3 M. supinator
4 Mm. adductor pollicis longus et extensor pollicis brevis

Abb. 48.42
Scharfes Ablösen des M. supinator bei supiniertem Unterarm möglichst weit radial (Cave: Ramus profundus nervi radialis)

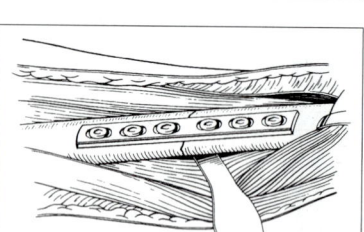

Abb. 48.43
Osteosynthese des Radius, z. B. Kleinfragment-DC-Platte

---

1 Abbildungen aus K. Kremer, V. Schumpelick, G. Hierholzer (Hrsg.): Chirurgische Operationen. Atlas für die Praxis. Thieme, Stuttgart – New York 1992.

III. Osteosynthese des Radius

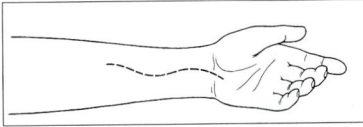

Abb. 48.44
Hautinzision

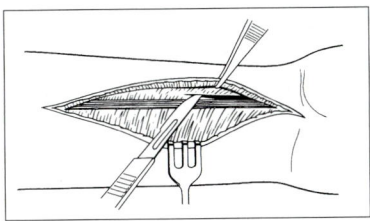

Abb. 48.45
Inzision der
Faszie am
radialen Rand
der Sehne des
M. flexor carpi
radialis

Postoperatives Vorgehen
■ Krankengymnastik bei übungsstabiler Osteosynthese.
■ Nach 6 – 8 Wochen Vollbelastung.
■ Metallentfernung: Platten nach 2 Jahren, Nancy-Nägel nach 2 – 3 Monaten.

Komplikationen
■ Behinderung der Unterarmdrehbewegung durch Schrumpfung der Membrana interossea oder Brückenkallus
■ Refraktur.

48.6.2 Distale Radiusfraktur

Indikationen zur Ostesynthese
■ Mehrfragmentfrakturen, die sich nicht reponieren bzw. halten lassen (z. B. Frykman 7 und 8)
■ Smith-Fraktur
■ Offene Fraktur

Osteosyntheseverfahren
■ Kirschner-Drähte (perkutan)
■ T-Platte (Abb. 48.46, 48.47)
■ Fixateur externe.

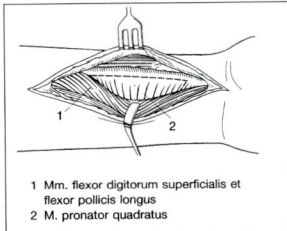

Abb. 48.46 Abschieben
der Mm. flexor digitorum superficialis und
flexor pollicis longus,
scharfes Ablösen des
M. pronator quadratus
und Darstellung des
Radius

1 Mm. flexor digitorum superficialis et
flexor pollicis longus
2 M. pronator quadratus

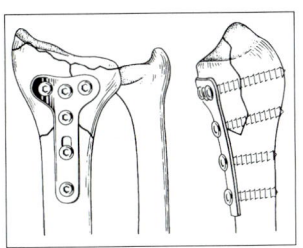

Abb. 48.47
Osteosynthese, z. B.
mit Kleinfragment-
T-Platte

■■I Merken

■ **Klavikulafraktur: in der Regel konservative Therapie (Rucksackverband), bei stark dislozierten und instabilen Frakturen Operation**
■ **Luxation des Akromioklavikulargelenkes: Diagnose: gehaltene Aufnahmen mit Gewichtszug an beiden Armen. Therapie: Tossy I und II konservativ, Tossy III meist operativ.**
■ **Skapulafraktur: in der Regel konservative Therapie**
■ **Schulterluxation: traumatisch oder habituell. Meist vordere Luxation. Begleitverletzungen: Bankart-Läsion, Hill-Sachs-Läsion. Therapie: sofortige Reposition, ab ca. 50. Lebensjahr, möglichst kurze Ruhigstellung der Schulter wegen rascher Schrumpfung der Gelenkkapsel, sonst 3 Wochen.**
■ **Subkapitale Humerusfraktur: häufige Fraktur des alten Menschen. Bei offenen und dislozierten Frakturen operative Therapie unter maximaler Weichteilschonung, bei Trümmerfrakturen ggf. Oberarmkopfprothese.**
■ **Oberarmschaftfraktur: Parese des N. radialis?**
■ **Distale Oberarmfrakturen: Therapie meist operativ**
■ **Unterarmfraktur: immer benachbarte Gelenke mitröntgen**
■ **Schaftfrakturen am Unterarm: Plattenosteosynthese**
■ **Distale Radiusfraktur: Zusatzverletzungen (Ruptur der langen Daumenstrecksehne, perilunäre Luxation)? Therapie: bei Dislokation Reposition und Gipsfixation, bei Trümmer- und Gelenkfrakturen osteosynthetische Versorgung mit Platte. Cave: Sudeck-Dystrophie!**

49 Wirbelsäule

49.1 Anatomie

Die Wirbelsäule besteht aus 7 Halswirbeln, 12 Brustwirbeln, 5 Lendenwirbeln, 5 fusionierten Kreuzbeinwirbeln und 4 – 5 Steißbeinwirbeln.

Wirbelkörper und Wirbelfortsätze, Bandscheiben, Bänder und der muskuläre Apparat bilden ein funktionelles System. Dessen kleinste morphologische und funktionelle Einheit ist das Bewegungssegment, zu dem die Bandscheiben, die Wirbelgelenke, Bänder, Muskeln und die Leitungsbahnen gehören.

Die größte Beweglichkeit besitzt die Halswirbelsäule, gefolgt von der Lendenwirbelsäule. Am geringsten ist die Beweglichkeit der Brustwirbelsäule, bedingt durch die Rippen und die schräg (fußwärts) gestellten Dornfortsätze.

Durch die physiologischen Krümmungen der Wirbelsäule entsteht ein federndes System, das Stauchungen abfängt. Die Federung wird durch die Bandscheiben, die auch Zug- und Scherkräfte neutralisieren, noch verbessert.

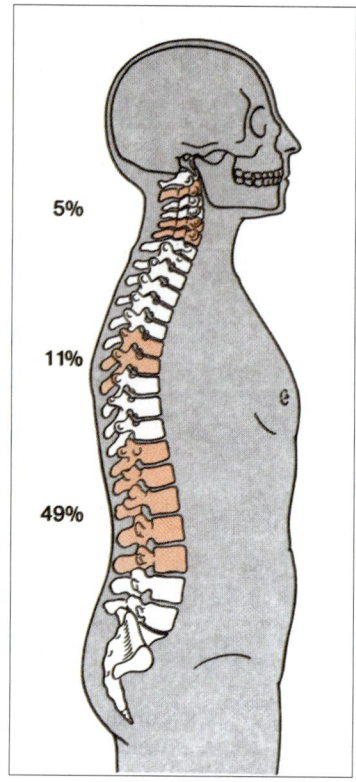

Abb. 49.1
Häufigkeit der Frakturen im Bereich der Wirbelsäule

49.2 Wirbelsäulenverletzungen

49.2.1 Allgemeines

Verletzungsgefährdet sind die Übergänge von bewegungsarmen zu bewegungsreichen Wirbelsäulenabschnitten: HWS/BWS, BWS/LWS und LWS/Os sacrum **(Abb. 49.1)**.

Wirbelsäulenverletzungen werden häufig übersehen, insbesondere bei Polytraumatisierten.

> Polytrauma: Wirbelsäulenverletzung?

Pathogenese: Wirbelsäulenverletzungen setzen, abgesehen von Frakturen bei Osteoporose oder anderen Erkrankungen mit Rarefizierung der Spongiosa, immer die Einwirkung großer Kräfte voraus: Sturz aus der Höhe auf Kopf, Gesäß oder ausgestreckte Beine, Stauchung, Rotation oder Überbiegung. Bei Stauchung kann der Wirbelkörper durch Einpressen der benachbarten Bandscheibe auseinandergesprengt werden. Bei Überbiegung nach vorn können Wirbelkörperfrakturen mit Zerreißung des hinteren Längsbandes entstehen, bei Überbiegung nach hinten Bogen- und Gelenkfortsatzfrakturen, evtl. mit Zerreißung von Bandscheiben. Im Vergleich zu diesen Formen indirekter Gewalteinwirkung ist die direkte Gewalteinwirkung (Schlag, Geschoss) eine seltene Verletzungsursache.

Zum besseren Verständnis der vielfältigen Wirbelsäulenverletzungen entwickelten Whitesides u. a. ein **Zweisäulenmodell**, mit dem sich derzeitigen Klassifikationen und Instabilitätskriterien hinreichend erklären lassen: Die dorsale Säule (Wirbelbögen, Wirbelfortsätze und Bänder) steht unter Zug (Zuggurtung), die ventrale Säule (Wirbelkörper und Bandscheibe) ist einer Druckbeanspruchung ausgesetzt.

Einteilung: (modifiziert nach Lob):
1. Kontusion (Prellung) und Distorsion (Zerrung oder Dehnung), z. B. HWS-Schleudertrauma Grad I
2. isolierte Kapsel-, Band- und Weichteilverletzung, z. B. HWS-Schleudertrauma Grad II und III
3. isolierte Bandscheibenverletzung (Bandscheibenprotrusion oder -prolaps, s. Kap. 17.7.1)
4. isolierter Wirbelkörperbruch, Kompressionsbruch (Ursache: Hyperflexion = „Klappmessermechanismus")
5. Wirbelkörperbruch mit Bandscheibenverletzung, inkompletter Berstungsbruch

6. voll ausgebildete Wirbelsäulenverletzung, kompletter instabiler Berstungsbruch (Wirbelkörper-, Bogen- und Gelenkfortsatzbruch mit Ligamentzerreißung, häufig Luxationsfraktur mit Rückenmarkbeteiligung)

7. Wirbelverrenkung ohne Fraktur (selten, am ehesten im HWS-Bereich)

8. isolierte Bogen- und Fortsatzbrüche.

Bei 20 % der Patienten mit Wirbelfrakturen sind zwei oder mehr Wirbelkörper betroffen.

Klinik: Druck-, Klopf- und Stauchungsschmerz im betroffenen Wirbelsäulenabschnitt. Je nach Ausdehnung der Verletzung Geh-, Steh- und Bewegungsunfähigkeit.

Im Falle einer Rückenmarkbeteiligung Paresen, Lähmungen, Sensibilitätsstörungen.

Bei Frakturen im thorakolumbalen Übergang kann ein retroperitoneales Hämatom zum paralytischen Ileus führen (Irritation des Sympathikus) (s. Kap. 29.3).

Begleitverletzungen: Im Vordergrund steht die Schädigung des Rückenmarks und der Nervenwurzeln (Häufigkeit 10 %).

Diagnostik:

- *Anamnese und körperliche Untersuchung:* Genaue Erhebung der unfallabhängigen und unfallunabhängigen Beschwerden und des Unfallmechanismus und sorgfältige Untersuchung.

- *Röntgen:* Stets Aufnahmen in 2 Ebenen. Schrägaufnahmen zur Beurteilung der Gelenkfortsätze und der Foramina intervertebralia. Zielaufnahmen (Dens, HWK 7, BWS/LWS-Übergang), konventionelle Tomographie, Funktionsaufnahmen der HWS zur Erkennung von isolierten diskoligamentären Verletzungen.

- *CT:* Insbesondere zur Beurteilung der Weite des Spinalkanals, der Stabilität der Hinterkante des Wirbelkörpers sowie der Wirbelbögen und des kraniozervikalen Übergangs.

- *MRT:* Bei Querschnittssymptomatik oder Verschlechterung des neurologischen Befundes: Hämatome im Spinalkanal, Einblutung ins Rückenmark, Bandscheibenprolaps?

Therapie und Prognose: Therapieziel ist das Erreichen stabiler, achsengerechter Verhältnisse, normaler Funktionen und Schmerzfreiheit. Für die Stabilität sind die Wirbelkörperhinterkante, das hintere Längsband, die Bogenwurzeln und die Bandscheibe verantwortlich.

Isolierte knöcherne Verletzungen der Wirbelsäule sind mit Ausnahme der oberen Halswirbelsäule häufig unproblematisch: Sie sind stabil und

können mit guter Prognose meist konservativ behandelt werden.

Eine Zerstörung der ligamentären Strukturen (Bandscheibe, Ligg. supra- und intraspinalia, Lig. flavum) und der Gelenkkapsel führt zu einer Instabilität, die die Therapie und Prognose wesentlich beeinflusst (s. u.).

Bei Rückenmarkbeteiligung hängt die Prognose von den anfangs intakten Funktionen (kompletter oder inkompletter Querschnitt) und dem zeitlichen Verlauf der Erholung ab.

Komplikationen: Statische Beschwerden bei Fehlheilung (Gibbus, Skoliose). Eine Deformität wird begünstigt durch eine Mitbeteiligung der ligamentären Strukturen oder einer Verminderung des Kalksalzgehaltes (Osteoporose). Bei posttraumatischer Spinalkanalstenose Entwicklung einer Myelopathie. Auftreten degenerativer Veränderungen an den Nachbarsegmenten. Narbenbildungen nach Verletzungen der Dura.

49.2.2 Halswirbelsäulenverletzungen

Pathogenese: 65 % dieser Verletzungen werden durch Verkehrsunfälle hervorgerufen: Frontalaufprall mit starker Hyperflexion und anschließender Hyperextension der Wirbelsäule oder mit umgekehrten Bewegungsausschlägen beim Auffahrunfall (Peitschenhiebverletzung, s. u., „HWS-Distorsion").

Eine weitere typische Verletzungsursache ist der Badeunfall mit Kopfsprung in seichtes Wasser. Durch Stirnaufprall entsteht eine starke Hyperextension mit Riss des vorderen Längsbandes, Bogenbrüchen und einer Teil- oder Vollverrenkung der Halswirbel.

Rotations- und Hyperextensionskräfte sind die Ursache für eine ein- oder beidseitige, verhakte oder reitende Verrenkung sowie für Brüche der Gelenkfortsätze.

Verletzungen der oberen Halswirbelsäule (Okzipitalkondylen, 1. und 2. HWK)

Frakturen der Okzipitalkondylen
Sie sind selten und werden leicht übersehen. Man sollte sie ausschließen bei Vorliegen eines Schädel-Hirn-Traumas, prävertebralen Hämatoms oder von Verletzungen des 1. und 2. HWK.

Pathogenese: Größere Gewalteinwirkung z. B. bei einem Rasanztrauma oder einem Sturz auf den Kopf.

Klinik: Unspezifisch.

Diagnostik: Wichtigste Untersuchung zum Frakturnachweis ist die CT.

Therapie: Isolierte Frakturen werden konservativ mit einer Zervikalstütze versorgt. Bei Kombination mit einer atlantookzipitalen Dislokation operative Therapie: dorsale Spondylodese.

Atlantookzipitale Dislokation

Partielle bis vollständige Trennung der Schädelbasis von der HWS. Seltene Verletzung, die nur bei schwachen Formen der Dislokation überlebt wird. Vor allem Kinder und Jugendliche sind betroffen.

Klinik: Kardiopulmonale Instabilität (Dysfunktion des Hirnstamms), Hirnnervenläsionen und asymmetrische periphere Lähmungen weisen auf die Verletzung hin.

Diagnostik: Röntgen: obere HWS seitlich (Stellung des Dens zum vorderen Rand des Foramen magnum?). Sicherste diagnostische Methode ist die CT mit Rekonstruktion. MRT zur Beurteilung von Hirnstamm- und Bandverletzungen.

Therapie: Unmittelbare geschlossene Reposition und Versorgung mit einem Halo-Fixateur essentiell! Das weitere Vorgehen ist abhängig vom Grad der Dislokation und der Stabilität der Verletzung sowie vom Alter des Verletzten. Ggf. dorsale okzipitozervikale Fusion.

Atlantoaxiale Luxation

Transligamentäre Verrenkung des Atlas (Abb. 49.2a).

Pathogenese: Ruptur des Lig. transversum infolge Hyperflexion oder Hyperextension. Das Lig. transversum setzt an der medialen Fläche der Massae laterales atlantis an und teilt den vom Atlasring gebildeten Anteil des Spinalkanals in einen kleineren zur Aufnahme des Dens und einen größeren zur Aufnahme des Rückenmarks. Durch die Ruptur entsteht eine Instabilität mit ventraler Luxation des Atlasbogens.

Klinik: Unspezifische Symptome: schmerzhafte Bewegungseinschränkung, Nackenschmerzen, Muskelhartspann.

Diagnostik: Bestimmung der atlantoaxialen Distanz im seitlichen Röntgenbild, MRT.

Therapie: Da eine Rückenmarkschädigung möglich ist und eine alleinige Ruhigstellung nicht zur Heilung der Bandstrukturen führt, ist eine operative Versorgung erforderlich. Direkte Verschraubung der atlantookzipitalen Gelenke nach Magerl; dorsale Fusion.

Im Gegensatz dazu bedarf die auf degenerativer Basis entstehende Subluxation des Atlas beim Patienten mit chronischer Polyarthritis nur selten der operativen Stabilisierung.

Densfraktur

Sie wird häufig übersehen.

Einteilung: Nach Anderson (Abb. 49.3):

- **Typ I:** Fraktur der Densspitze. DD: Os odontoideum.

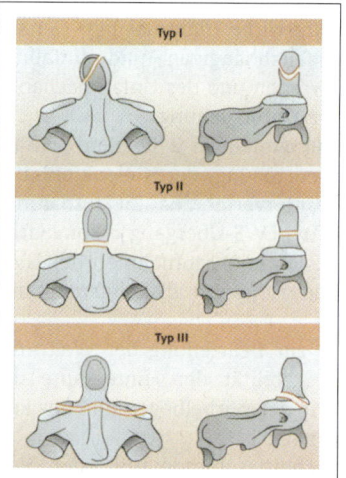

Abb. 49.3 Einteilung der Densfraktur nach Anderson

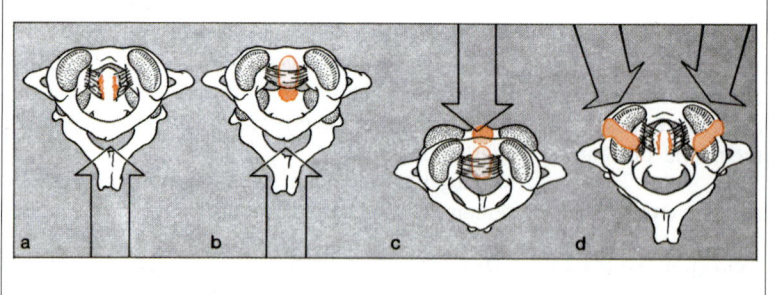

Abb. 49.2 a–d Verletzungen des 1. und 2. Halswirbelkörpers und ihr Pathomechanismus.
a Transligamentäre Verrenkung des Atlas nach vorn
b Transdentale Verrenkung des Atlas nach vorn bei Densfraktur
c Verrenkung des Atlas nach hinten bei Densfraktur
d Atlasberstungsfraktur (Jefferson): Fraktur der Massae laterales und Zerreißung des Lig. transversum

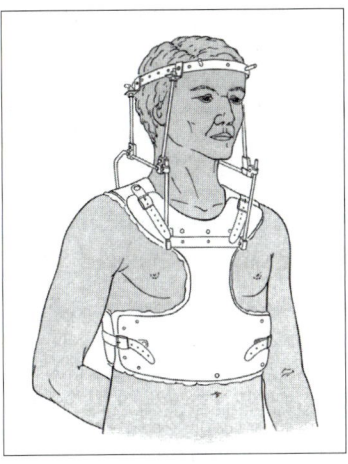

Abb. 49.4
Halo-Fixateur

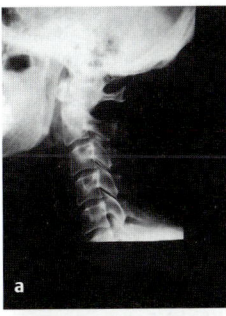

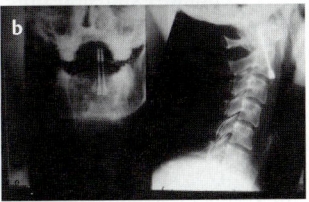

Abb. 49.5 a,b
Densfraktur.
a Präoperativer
Befund
b nach operativer
Versorgung mit
Schraubenosteo-
synthese

- **Typ II:** Fraktur verläuft in Höhe der Densbasis am Übergang zum Wirbelkörper. Unbehandelt führt sie häufig zur Pseudarthrose.
- **Typ III:** Fraktur verläuft unterhalb der Densbasis durch den Wirbelkörper selbst. Gute Heilungstendenz, da spongiöser Knochen.

Bei den Typ II- und Typ-III-Verletzungen handelt es sich um Luxationsfrakturen. Es sind Luxationen des Dens nach ventral oder dorsal (s. Abb. 49.2b, c) und (selten) Rotationsverschiebungen möglich.
Klinik: Unspezifisch: Kopf- und Nackenschmerzen, Bewegungseinschränkung.
Diagnostik: Röntgen der HWS in 2 Ebenen, transorale Aufnahme, konventionelle Tomographie, CT zur Abklärung von Begleitverletzungen, MRT bei neurologischer Symptomatik.

Therapie: Konservativ nur bei geringer Dislokation (< 1/4 der Densbreite), jedoch monatelange Ruhigstellung im Minerva-Gips oder Halo-Fixateur (Abb. 49.4) erforderlich. Undislozierte Typ-III-Frakturen sind hierfür eher geeignet als Typ-II-Frakturen.

Daher **meist operative Therapie** durch **Schraubenosteosynthese** (Kompressionsosteosynthese mit kanülierten Schrauben von ventral, Abb. 49.5), ggf. dorsale Spondylodese C1/C2. Postoperativ Ruhigstellung mittels Kunststoffkrawatte für ca. 6 Wochen. Keine Rotationsbehinderung im atlantookzipitalen Gelenk.

Atlasberstungsfraktur (Jefferson-Fraktur)
Fraktur der beiden Atlasbögen. Typischer Frakturverlauf im Sulcus a. vertebralis. Die Massae laterales werden nach außen gedrängt. Bei großer Distanz (> 7 mm) in der a. p.-Röntgenaufnahme ist das Lig. transversum zerrissen (s. Abb. 49.2d, Instabilität!).
Klinik: Unspezifisch: Nackenschmerzen, schmerzhafte Bewegungseinschränkung, Muskelhartspann, Schluckstörungen.
Diagnostik: Röntgen der HWS in 2 Ebenen, CT; MRT bei neurologischer Symptomatik.
Therapie: Meist konservativ. Zunächst Behandlung mit Halo-Extension. Nach Konsolidierung der Fraktur Mobilisation des Patienten mit Halo-Weste. Gesamtdauer: 8 – 12 Wochen.

Dorsale bzw. ventrale Fraktur des Atlasbogens
Die dorsale Faktur ist fast immer stabil; Behandlung mit Schanz-Krawatte.

Die ventrale Fraktur ist instabil; Behandlung konservativ, z.B. Halo-Fixateur für 6 – 12 Wochen je nach Röntgenbefund.

Bogenfrakturen des Axis
(„Hangman's fracture", „Hanged man's fracture")
Pathogenese: z.B. Erhängen, daher ist „hanged man's fracture" das korrekte Synonym. Fast immer bestehen auch diskoligamentäre Verletzungen zwischen 1. und 2. Halswirbelkörper.
Einteilung: Nach Effendi in Typ I – III. Einteilungskriterium ist das Ausmaß der Dislokation zwischen C2 und C3.
Klinik: Bewegungsabhängige Beschwerden, Nackenschmerzen.
Diagnostik: Röntgen der HWS in 2 Ebenen, CT; MRT bei neurologischer Symptomatik.
Therapie: Abhängig vom Grad der diskoligamentären Verletzung: Typ-I-Verletzungen werden mit einer Schanz-Krawatte funktionell behandelt. Typ-

II-Verletzungen werden, wenn möglich, geschlossen reponiert und mit Halo-Fixateur versorgt, Typ-III-Verletzungen eher operativ versorgt (ventrale Fusion C2/C3).

Atlasfrakturen und nicht dislozierte Bogenfrakturen des Axis eignen sich zur konservativen Therapie

Luxationen und Frakturen der übrigen HWS-Abschnitte

Die Prädilektionsstelle für Verletzungen liegt zwischen C4 und C6. Es finden sich Kompressionsfrakturen der Wirbelkörper oder Luxationen mit oder ohne Gelenkfortsatzfraktur, häufig mit Begleitverletzungen. Wirbelkörperfrakturen sind seltener als Luxationen.

Klinik: Nacken- und Bewegungsschmerzen, Kopf wird von den Händen gestützt, Vermeidung jeglicher Erschütterung oder Bewegung. Schluckbeschwerden sind das Leitsymptom eines retropharyngealen Hämatoms. Bei einer einseitigen Luxation ist der Kopf zur gesunden Seite gedreht oder zur kranken Seite geneigt (Torticollis).

Stabile Verletzungen können gelegentlich völlig symptomlos sein.

Symptomlosigkeit schließt eine HWS-Verletzung nicht aus!

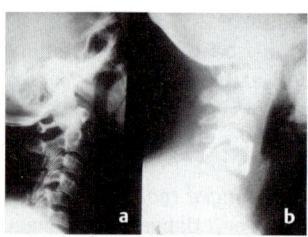

Abb. 49.6 a,b
Luxation HWK 4/5.
a Präoperativer Befund
b nach operativer Versorgung mit ventraler Fusion

Begleitverletzungen: Schädigung des Halsmarkes mit – je nach Lokalisation der Verletzung – kompletter oder inkompletter Querschnittssymptomatik. Isolierte Nerven-Muskel-Syndrome (motorische und sensible Störungen im Bereich des Armes und Schultergürtels), Schädigung der Nervenwurzeln sowie Halsmarkerschütterungen, die zu flüchtigen neurologischen Ausfällen führen können.

Diagnostik: Röntgen der HWS zunächst in 2 Ebenen (Abb. 49.6a). Bei V. a. Densfraktur transorale Aufnahme, ggf. Ziel-, Schräg- und Schichtaufnahmen oder CT. MRT bei neurologischer Symptomatik.

Therapie:

▪ **konservativ** bei geringen Keildeformitäten und isolierten Quer- und Dornfortsatzfrakturen: kurzzeitige Ruhigstellung mit Halskrawatte.

▪ **operativ** bei

▪ Frakturen mit Keilwirbelbildung, da sie sich meist nicht geschlossen reponieren lassen. Zugang von ventral, Entfernung der zerrissenen Bandscheibe, Einsetzen eines kortikospongiösen Spans und Stabilisierung mit H-Platte (Abb. 49.6b).

▪ Berstungsfrakturen mit Einengung des Spinalkanals: Sie erfordern häufig eine Entfernung des Wirbelkörpers mit Fusionsoperation über 2 Segmente.

▪ Luxationen und Luxationsfrakturen: Sie werden, falls möglich, mittels Crutchfield-Extension unter Röntgen-Kontrolle geschlossen reponiert mit anschließender ventraler und/oder dorsaler Fusion.

HWS-Distorsion (Schleudertrauma)

Pathogenese: Bei Auffahrunfällen erfährt der Schädel eine negative oder positive Akzeleration. Hierdurch wird die HWS im Sinne eines Peitschenhiebmechanismus forciert bewegt (Abb. 49.7).

Klinik: Nackenschmerzen mit Einschränkung der Beweglichkeit bis hin zur Haltungsinsuffizienz (Un-

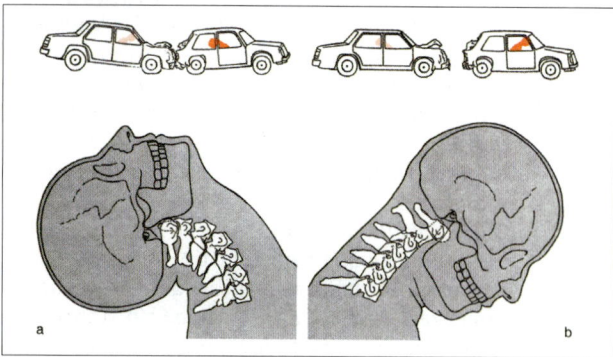

Abb. 49.7 a,b Pathomechanismus des Halswirbelsäulen-Schleudertraumas

fähigkeit, den Kopf ohne Abstützen zu halten), Schluckstörungen, neurologische Symptome.
Diagnostik:
■ *Anamnese und körperliche Untersuchung:* Wichtig sind eine exakte Erhebung des Unfallgeschehens und der Beschwerden und eine gründliche körperliche Untersuchung einschließlich des neurologischen Status und der Dokumentation des Bewegungsumfanges der HWS nach der Neutral-0-Methode (s. Kap. 47.2.1).
■ *Röntgen:* Standarduntersuchungen sind HWS-Aufnahmen in 2 Ebenen mit vollständiger Darstellung des Dens und des 7. HWK, sowie – nach Frakturausschluss – Funktionsaufnahmen zur Feststellung diskoligamentärer Verletzungen. Bei neurologischer Symptomatik oder Persistenz der Beschwerden MRT.
Therapie: Nach Ausschluss einer knöchernen und/oder diskoligamentären Verletzung ist eine frühfunktionelle Therapie angezeigt, begleitet von Analgetika und ggf. Muskelrelaxanzien sowie physikalischer Therapie. Eine Halskrawatte sollte nur in Ausnahmefällen und nur für wenige Tage verordnet werden.

49.2.3 Verletzungen der Brust- und Lendenwirbelsäule

Am häufigsten ist der thorakolumbale Übergang (T11 – L2) betroffen. Der am häufigsten verletzte Wirbelkörper überhaupt ist L1.
Pathogenese: Vor allem Sturz aus der Höhe und Verkehrsunfälle, selten direkte Gewalteinwirkung, z. B. durch einen schweren Gegenstand.
Einteilung: Nach Magerl und Engelhardt:
■ **Kompressionsverletzungen** (Typ A1 – A3): Charakteristika sind Deckplattenimpression, keilförmige Deformierung, Spaltfraktur, Berstungsfraktur.
■ **Distraktionsverletzungen** (Typ B1 – B3): Charakteristikum ist eine horizontale Zerreißung einer oder beider Säulen (s. Kap. 49.2.1).
■ **Rotationsverletzungen** (Typ C1 – C3): Sie sind meist kombiniert mit Kompressions- und Distraktionsverletzungen.

Berstungsfrakturen vom Typ A3 sowie B- und C-Frakturen gelten als instabil.
Klinik: Klopf- und Stauchungsschmerz des betroffenen Wirbelsegments. Häufig nur geringe spontane Beschwerden, insbesondere bei stabiler Fraktur. Überlagerung durch alte degenerative Veränderungen möglich.
Begleitverletzungen: Schädigung von Rückenmark und Nervenwurzeln, Nierenkontusion, gelegentlich

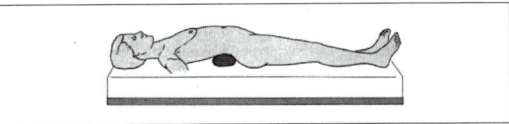

Abb. 49.8 Konservative Behandlungsmethode bei Frakturen im dorsolumbalen Übergang durch Lagerung in Hyperlordosierung

Milzruptur und reflektorische Darmparalyse, evtl. Retentionsblase durch retroperitoneales Hämatom.
Diagnostik: Zum Ausschluss einer Rückenmarkbeteiligung ist die neurologische Untersuchung obligat. Röntgen der Wirbelsäule in 2 Ebenen, ggf. Ziel- oder konventionelle Schichtaufnahmen, CT vor allem zur Beurteilung des Spinalkanals und zur Darstellung der oberen und mittleren Brustwirbelsäule. MRT bei neurologischer Symptomatik.
Therapie: Therapieziele sind die Wiederherstellung der Achse und der Stabilität der Wirbelsäule, die Beseitigung einer spinalen oder radikulären Kompression und die Beschleunigung der Heilung und der Rehabilitation. Die Entscheidung, ob eine Verletzung konservativ **(Abb. 49.8)** oder operativ zu behandeln ist, muss anhand dieser Ziele entschieden werden.
■ **Wiederherstellung der Achse:** Veränderungen der Wirbelkörperform gehen mit Veränderungen der Wirbelsäulenachse in ein oder zwei Ebenen einher. Kyphosewinkel von über 20° verursachen auf Dauer Beschwerden, so dass operative Maßnahmen indiziert sind.

Bei Verletzungen der Brustwirbelsäule sind folgende Gesichtspunkte zu berücksichtigen: Einerseits bietet der Brustkorb (Rippen) eine zusätzliche Stabilität, andererseits kann die relative Enge des Spinalkanals leicht zu einer Verschlechterung des neurologischen Befundes führen und bei Implantation eines Fixateur interne können die relativ schmalen Pedikel durch Pedikelschrauben verletzt werden und so den Spinalkanal weiter einengen.
■ **Wiederherstellung der Stabilität:** Die Notwendigkeit eines operativen Vorgehens hängt vom Grad der Instabilität ab. Diskoligamentäre Instabilitäten sind eine Indikation zur operativen Therapie, da sie unter konservativer Behandlung nicht ausheilen. Ossäre Instabilitäten können zwar unter konservativer Therapie konsolidieren, sind aber mit einer langen Immobilisation (Bettruhe) verbunden, so dass sie heute operativ versorgt werden. Die Reposition sollte vor Organisation des Hämatoms erfolgen, um zu verhindern, dass intraossäre Hohl-

räume von Narbengewebe ausgefüllt werden, was zu einer sekundären Instabilität führen kann.

■ **Beseitigung einer spinalen oder radikulären Kompression:** bei neurologischem Defizit so schnell wie möglich operative Dekompression und Stabilisierung. Bei Einengung des Spinalkanals ohne neurologisches Defizit ist eine operative Dekompression nicht in jedem Falle erforderlich. Entscheidungskriterien sind die Höhe und die Ausdehnung der Einengung. Thorakal ist die Indikation zur operativen Dekompression großzügiger als lumbal (Kauda) zu stellen. Je ausgeprägter die Verlagerung der Fragmente in den Spinalkanal ist (Beurteilung z. B. anhand der MRT [aufgebrauchter Liquorraum]), desto eher sollte eine operative Dekompression erfolgen.

> Wirbelsäulenverletzung mit neurologischem Defizit = Operationsindikation

Operationstechniken: Standardverfahren ist der **dorsale Zugang mit Reposition und Stabilisierung mittels Fixateur interne** (Abb. 49.9). Bei ausgedehnter ventraler Zerstörung des Wirbelkörpers ist bei alleiniger Versorgung von dorsal ein späterer Korrekturverlust möglich. Daher kann **zusätzlich eine Versorgung von ventral** mit Entfernung der betroffenen Bandscheibe und Aufbau des zerstörten Wirbelkörpers mittels kortikospongiösen Spans (Abb. 49.10) oder Cage (= Wirbelkörperersatz) erforderlich sein; ventrolateraler Zugang je nach Lokalisation der Verletzung (transthorakal, transabdominal oder retroperitoneal). Die isolierte ventrale Stabilisierung führt häufig zu einem Korrekturverlust mit Ausbildung einer Kyphose und Skoliose. Bei freien Fragmenten im Spinalkanal ist im Einzelfall zu entscheiden, ob die Dekompression von dorsal oder von ventral erfolgt. Die Dekompression von ventral beseitigt die Spinalkanalstenose signifikant besser als die dorsale Dekompression, ist jedoch aufwendiger und verursacht einen größeren Wirbelkörperdefekt, der durch einen kortikospongiösen Span oder einem Wirbelkörperersatz (z. B. Cage) aufgefüllt werden muss. Zu einer wesentlichen Verringerung des operativen Traumas haben die minimalinvasiven Verfahren beitragen, z. B. die ventrale Stabilisierung mittels Thorakoskopie.

Die **Ligamentotaxis** sollte in das Therapiekonzept einbezogen werden: Bei erhaltenem hinterem Längsband und intakten Wirbelbögen ist bei früher Reposition und Instrumentation von dorsal eine Reposition der Fragmente möglich. Das Ergebnis sollte anhand einer Kontroll-CT überprüft werden.

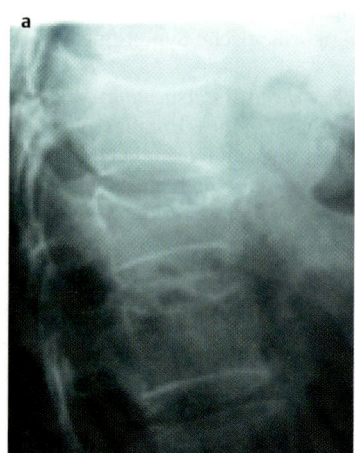

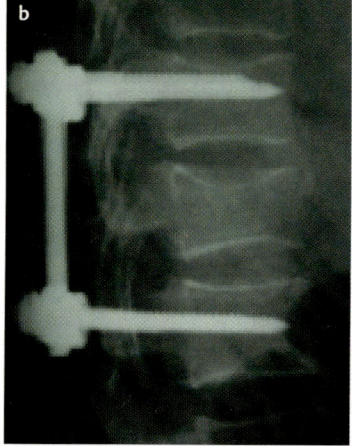

Abb. 49.9 a,b
LWK-1-Kompressionsfraktur.
a Präoperativer Befund
b nach operativer Versorgung von dorsal mit Fixateur interne

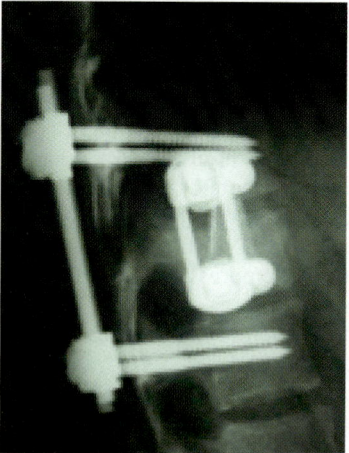

Abb. 49.10
Operative Versorgung einer BWK-12-Berstungsfraktur von dorsal und ventral mit Entfernung der betroffenen Bandscheibe und Aufbau des betroffenen Wirbelkörpers mit Beckenkammspan

49.2.4 Wirbelverletzungen beim Kind

Pathogenese: Durch die große Elastizität von Knochen und Bandscheiben, knorpeligen Abschlussplatten, Bändern und die ausgeprägte Beweglichkeit des Rumpfes sind Wirbelsäulenverletzungen im Kindesalter relativ selten.

Die typische Wirbelfraktur ist ein Stauchungsbruch. Frakturen mehrerer Wirbelkörper sind häufiger als eine isolierte Wirbelfraktur.

Bei einer Schädigung der Knorpelplatten (Wachstumszentrum des Wirbelkörpers) kann eine Wachstumsstörung mit konsekutiver Veränderung der Wirbelsäulenachse entstehen.

Klinik: Klopf- und Stauchungsschmerz des betroffenen Wirbelsäulensegments.

Begleitverletzungen: Wie beim Erwachsenen.

Diagnostik: Röntgen. Fehldeutungen aufgrund der Besonderheiten des kindlichen Skeletts (Keilform von C3 – C7, Subluxationsstellung von C2 – C4, Apophysenkamm des Dens, Distanz zwischen Dens und Atlas) sind möglich.

Differenzialdiagnose: Scheuermann-Krankheit, Klippel-Feil-Syndrom, anlagebedingte Wirbeldeformitäten, Wirbelgleiten, Spondylolyse und entzündliche Erkrankungen.

Therapie: Korrekturen posttraumatischer Fehlstellungen sind möglich, vor allem in der Sagittalebene. Ist die Höhe der Vorderkante um weniger als 50 % vermindert und sind keine anderen Fehlstellungen in der Frontalebene vorhanden, kann je nach Schmerzsymptomatik frühfunktionell behandelt werden. Bei einer Höhenminderung von über 50 % ist ein operatives Vorgehen zu empfehlen. Auf eine ventrale Fusionierung sollte jedoch wegen der Zerstörung der Knorpelplatte verzichtet werden.

Bei Fehlstellungen in beiden Ebenen Anlage eines Gipskorsetts.

49.2.5 Querschnittslähmung

Bei 10 % der Patienten mit einer Wirbelsäulenverletzung ist mit Nerven- und Rückenmarkschäden zu rechnen. Ursache der Rückenmarkschädigung ist eine Quetschung infolge der Luxation von Wirbelkörper oder Bandscheiben. Das begleitende Ödem kann die Lokalisation der Rückenmarkschädigung initial verwischen (spinaler Schock).

Klinik: Meist vollständige Querschnittlähmung. Bei der **kompletten Halsmarklähmung Tetraplegie:** Lähmung der Muskulatur beider Arme und Beine, von Rumpf-, Interkostal- und Bauchmuskulatur sowie Verlust der Blasen-, Mastdarm- und Sexualfunktion. Störungen der Kreislauf- und Atemfunktion durch Dysfunktion des vegetativen Nervensystems.

Bei **Verletzungen unterhalb von C8** entwickelt sich eine **Paraplegie** (Lähmung beider Beine).

Entscheidend ist das Erkennen der Verletzung am Unfallort. Größte Vorsicht bei der Umlagerung! In über 20 % der Fälle sind Begleitverletzungen zu verzeichnen.

> Querschnittslähmung:
> Entscheidend ist das Erkennen am Unfallort!

Diagnostik: Neurologischer Status und vollständiges Röntgen der Wirbelsäule (zunächst nur a. p., Umlagerung erst nach Befundung). Bei V. a. Querschnittslähmung umgehend CT oder MRT.

Therapie: Patienten mit einer Querschnittslähmung sollten in speziellen Zentren behandelt werden. Regelmäßig treten Komplikationen – Infektionen (speziell Urosepsis), Dekubitus, Kontrakturen – ein, die die Lebenserwartung des Paraplegikers früher um 10 – 15 %, des Tetraplegikers um 30 % minderten. Durch eine gezielte Behandlung und frühzeitige Rehabilitation sind die Lebenserwartung und Lebensqualität in den letzten Jahren deutlich gestiegen.

Bei offener Rückenmarkverletzung, Auftreten der Querschnittslähmung nach freiem Intervall, imprimierenden Fragmenten im Wirbelkanal, Zunahme des neurologischen Defizits und kompletter Querschnittslähmung muss so schnell wie möglich eine **operative Dekompression** erfolgen, um eine Progredienz der Schädigung zu vermeiden, und die **Wirbelsäule stabilisiert** werden, so dass eine frühzeitige Rehabilitation möglich ist. Die alleinige Laminektomie sollte wegen der zunehmenden Instabilität nicht mehr durchgeführt werden. Ob die Dekompression von dorsal oder ventral indiziert ist, wird kontrovers diskutiert und ist im Einzelfall zu entscheiden. Als Notfallversorgung ist es vorteilhafter, zunächst von dorsal zu stabilisieren und die Dekompression ebenfalls von dorsal durchzuführen.

■■■ Merken

- **Polytrauma: Wirbelsäulenverletzung ausschließen**
- **Schädigung des Rückenmarks und der Nervenwurzeln bei 10 % der Patienten!**

- Bei Frakturen im thorakolumbalen Übergang häufig paralytischer Ileus (retroperitoneales Hämatom)
- Diagnostik: Röntgen (Aufnahmen in 2 Ebenen, Schrägaufnahmen, ggf. Zielaufnahmen: Dens, HWK 7), CT, MRT
- Atlasfrakturen und nicht dislozierte Bogenfrakturen des Axis: konservative Therapie
- Symptomlosigkeit schließt eine HWS-Verletzung nicht aus!
- HWS-Distorsion: Funktionsaufnahmen zur Feststellung diskoligamentärer Verletzungen. Frühfunktionelle Therapie, Halskrawatte nur in Ausnahmefällen und für wenige Tage!

- Verletzungen der BWS und/oder LWS: Diskoligamentäre oder ossäre Instabilität → operative Therapie. Ziele: Wiederherstellung der Achse und der Stabilität der Wirbelsäule, Beseitigung einer spinalen oder radikulären Kompression, Beschleunigung der Heilung und der Rehabilitation.
- Alle Wirbelsäulenverletzungen mit neurologischen Ausfällen sind eine Operationsindikation.
- Querschnittslähmung der HWS → Tetraplegie, der BWS → Paraplegie. Entscheidend ist das Erkennen der Lähmung am Unfallort!

50   Becken und untere Extremität

50.1   Becken

50.1.1   Anatomie

Der Beckenring ist die knöcherne Grundlage des Beckens. Er setzt sich zusammen aus den beiden Ossa coxae und dem Os sacrum. Der Beckenring ist zentraler Baustein der Statik des menschlichen Skeletts und das Bindeglied zwischen dem Achsenskelett und den unteren Extremitäten.

Im Stand wird das Körpergewicht von der Basis des Os sacrum beidseits auf das Acetabulum und das Caput femoris übertragen (Abb. 50.1), im Sitzen auf das Tuber ischiadicum. Wie zwei Strebepfeiler halten die beiden Schambeine die Bogenkonstruktion zusammen und verhindern die Sprengung des belasteten Ringes. Über die beiden Hüftköpfe entsteht ein Gegendruck. Statisch gesehen kommt dem vorderen Beckenring (Symphyse und Anteile des Scham- und Sitzbeinastes) eine geringere Bedeutung zu als dem hinterem Beckenring.

Der Beckenring selbst ist unbeweglich. Das Iliosakralgelenk und die Symphyse erhöhen die Elastizität und gestatten geringe Rotations- und Translationsbewegungen. Bei kranialem Druck auf das Kreuzbein werden die starken Ligamente des Beckenringes gespannt und das Kreuzbein zwischen beiden Beckenhälften eingeklemmt, um so stärker, je größer die Belastung ist. Ein Stabilitätsverlust des Gewölbes geht mit einer statischen Insuffizienz einher.

50.1.2   Beckenfrakturen

Beckenfrakturen bei Erwachsenen

Pathogenese: Um eine Beckenfraktur hervorzurufen, ist eine erhebliche äußere Gewalteinwirkung erforderlich. Häufigster Mechanismus ist der Verkehrsunfall, gefolgt von Sturz aus großer Höhe und Überrolltrauma.

Beckenfrakturen sind infolge der starken Gewalteinwirkung häufig kombiniert mit weiteren schweren Verletzungen, z. B. Schädel-Hirn-Trauma, thorakoabdominellen Verletzungen, Frakturen der Extremitäten. Neben schweren Weichteilschäden finden sich außerdem Verletzungen der Beckenorgane (Harn- und Geschlechtsorgane, Rektum und Anus) und ausgeprägte retroperitoneale Blutungen.

Hiervon abzugrenzen sind die Abrissfrakturen der Spina iliaca anterior superior oder inferior oder des Tuber ischiadicum. Sie sind meist Folge unkoordinierter Bewegungen bei jungen Sportlern.

Einteilung: Entscheidendes Einteilungskriterium ist die Stabilität des Beckenringes nach der Fraktur, da sie therapeutische Konsequenzen hat. Die AO-Klassifikation teilt die Beckenringfrakturen in drei Hauptgruppen ein:

▪ **Typ A: stabile**, minimal dislozierte **Frakturen** mit erhaltener osteoligamentärer Integrität des hinteren Beckenringes. Die Übertragung des Körpergewichtes auf die Femora ist nicht gestört. Frakturen vom Typ A werden unterteilt in:

  ▪ **A1:** Abrissfrakturen (Spina iliaca anterior superior oder inferior, Tuber ischiadicum, Abb. 50.2)

  ▪ **A2:** einseitige Frakturen des vorderen Beckenringes (Abb. 50.3) und nicht dislozierte beidseitige vordere Beckenringfraktur (Schmetterlingsfraktur), Beckenschaufelfrakturen ohne Einbeziehung des Beckenringes

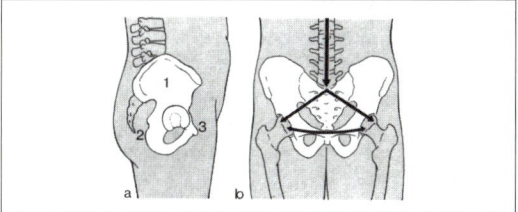

Abb. 50.1 a,b
Funktionelle Anatomie des Beckens:
a Einteilung in
1 kranialen,
2 dorsalen,
3 ventralen Pfeiler
b Die axial auf das Becken einwirkende Kraft wird wie bei einem Gewölbebogen auf den linken und rechten Oberschenkel übergeleitet

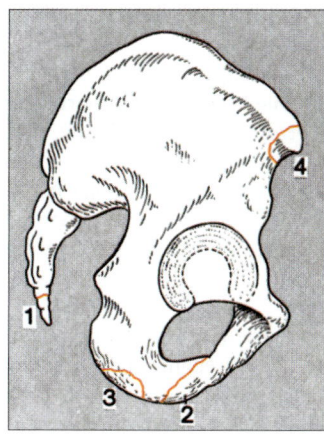

Abb. 50.2
Beckenrandfrakturen:
1 Steißbein-,
2 Sitzbeinfraktur,
3 Abrissfraktur des Tuber ischiadicum bzw.
4 der Spina iliaca ant. sup.

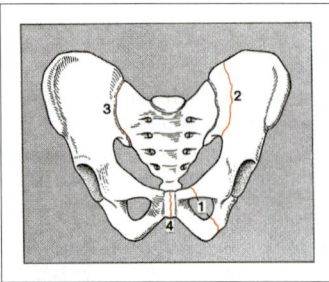

Abb. 50.3
Beckenring-
verletzungen:
1 vordere Becken-
ringfraktur,
2 hintere Becken-
ringfraktur,
3 Sprengung der
Iliosakralfuge,
4 Symphysenrup-
tur

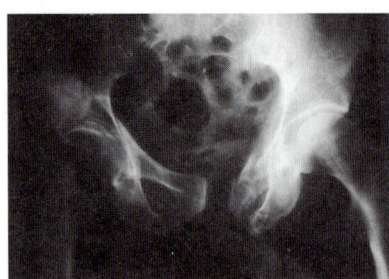

Abb. 50.5 Komplette bilaterale Beckenringverletzung mit Azetabulumfraktur und Luxationsfraktur des Femurkopfes

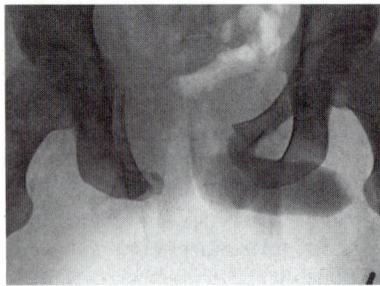

Abb. 50.4 Röntgenbild einer Symphysenruptur

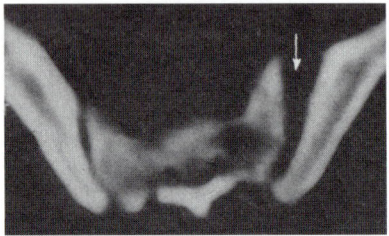

Abb. 50.6 CT-Darstellung einer Sprengung der Iliosakralfuge

■ **A3:** Querfrakturen des Kreuz- und des Steiß-beins (Abb. 50.2).
■ **Typ B: rotationsinstabile Frakturen bei erhaltener vertikaler Stabilität**, d. h. die Beckenhälften klappen nach außen auf oder die verletzte Beckenhälfte zeigt eine Einwärtsdrehung. Der hintere Beckenring ist nicht vollständig unterbrochen, denn die sakro-iliakalen Bänder (Lig. sacroiliacum dorsale, Lig. sacrospinosum, Lig. ilium lumbale) – und der Beckenboden – sind intakt. Man unterscheidet:
  ■ **B1:** Symphysensprengung (Symphysenruptur, „Open-book-Verletzung", Abb. 50.3, 50.4)
  ■ **B2:** laterale Kompressionsverletzungen mit In-nenrotationsfehlstellung. Sprengung des Becken-ringes vorn und ipsilateral hinten oder vorn und kontralateral hinten.
  ■ **B3:** bilaterale Typ-B-Fraktur.
■ **Typ C: rotationsinstabile Frakturen mit vertikaler Verschiebung** der betroffenen Beckenhälfte. Der hintere Beckenring ist vollständig unterbrochen und die gesamte Beckenbodenstruktur einschließ-lich der vorderen und hinteren Ligamente zerrissen, der vordere Beckenring ist gebrochen bzw. zerris-sen (Abb. 50.3).
  ■ **C1:** unilateraler Typ
  ■ **C2:** bilateraler Typ: einseitige komplette, gegen-seitige inkomplette Unterbrechung des hinteren Beckenringes

  ■ **C3:** komplette bilaterale Unterbrechung des hin-teren Beckenringes (Abb. 50.5).
  Die **instabilen Beckenringfrakturen (Typ B und C)** sind gekennzeichnet durch eine Unterbrechung der Kraftübertragung auf die Femora.
Klinik und Diagnostik:
■ *Klinische Untersuchung:* Prüfung auf Außenrota-tionsstellung und Beinverkürzung, Asymmetrie des Beckens, Stauchungs- und Kompressions-schmerz, Prellmarken, Weichteilverletzungen und Hämatome, Beckenstabilität (Druck auf beide Beckenschaufeln), Blutungen aus der Harnröhre, der Vagina oder dem Rektum.
■ *Röntgen:* Beckenübersicht, ggf. Inlet- und Outlet-Aufnahmen, evtl. Ala- und Obturator-Aufnahmen, Thoraxaufnahmen zum Ausschluss einer Zwerch-fellruptur.
■ *CT:* Standardverfahren zur Detaildiagnostik. Ver-fahren der 1. Wahl zur Beurteilung einer Sprengung des Iliosakralgelenkes (Abb. 50.6) und des hinteren Beckenringes sowie der Ausdehnung eines retrope-ritonealen Hämatoms.
■ *retrograde Urethrographie:* Bei V. a. Verletzung der Harnorgane.
■ *Abdomensonographie:* Routinemäßig zur raschen Erkennung intraabdomineller Verletzungen.

Therapie:

■ **konservativ** bei **gering dislozierten Typ-A- und Typ-B-Verletzungen**. Bei Typ-A-Verletzungen wird nach Rückgang der akuten Schmerzsymptomatik eine schmerzadaptierte Mobilisation angestrebt, Typ-B-Frakturen können unter Entlastung der betroffenen Seite für 6 Wochen frühzeitig mobilisiert werden. Wegen der Gefahr der sekundären Dislokation ist eine Röntgenkontrolle nach Mobilisation erforderlich.

■ **Alle anderen Verletzungen** sind, wenn möglich, **operativ** zu versorgen, da sonst wegen der Beeinträchtigung der Beckenstatik anhaltende Beschwerden zu befürchten sind. Die Rauchfuß-Schwebe sollte wegen der Entstehung von Druckulzera, der Unsicherheit der Methode und der langen Liegezeit nicht mehr zur Therapie der Symphysensprengung eingesetzt werden.

Die operative Versorgung besteht in offener Reposition und Platten- und/oder Schraubenosteosynthese, um ausreichende Stabilität zu gewährleisten. Ggf. Fixateur externe zur temporären Notfallstabilisierung, evtl. verbunden mit einer Extensionsbehandlung.

Instabile Verletzungen sollten **so früh wie möglich operativ versorgt** werden. Die operative Stabilisierung der Beckenringverletzung ist jedoch ein anspruchsvoller Eingriff und für den Verletzten belastend. Daher ist bei instabilem Kreislauf die notfallmäßige Erstversorgung mit Fixateur externe oder Beckenzwinge mit frühsekundärer Stabilisierung unter optimalen Bedingungen zu bevorzugen. Wegen der Komplexität der Operation ist ihre Durchführung während des Bereitschaftsdienstes kritisch zu betrachten.

Der Umfang der Stabilisierung hängt vom Frakturtyp ab: Bei Typ-B-Verletzungen ist die alleinige Stabilisierung des vorderen Beckenringes häufig ausreichend, Typ-C-Verletzungen bedürfen einer zusätzlichen Stabilisierung des hinteren Beckenringes.

Komplikationen: Die Letalität hängt ab vom Grad der Instabilität der Fraktur, den Begleitverletzungen, dem Blutverlust und dem Alter des Verletzten.

Hohes Thrombose- und Lungenembolierisiko. Weiterhin können durch Nervenläsionen Störungen der Kontinenz, Sexualfunktion sowie der Motorik und Sensibilität auftreten. Sekundäre Schäden sind Verknöcherung, Arthrose der Iliosakralgelenke und der Symphyse sowie Narbenhernien.

Beckenfrakturen bei Kindern

Pathogenese, Klinik und Diagnostik: s. o.

Therapie:

■ **Typ-A-Verletzungen** und **nicht dislozierte Typ-B-Verletzungen** sind **konservativ** zu behandeln. Spätfolgen sind nicht zu erwarten.

■ **dislozierte Verletzungen:** Bei stark dislozierten Beckenschaufelfrakturen ist, da ein kosmetisch störender Formfehler zu erwarten ist, eine offene Reposition und Stabilisierung mit Kirschner-Drähten durchzuführen.

Bei dislozierten Schambeinastfrakturen ist nur bei operativ zu versorgenden Begleitverletzungen (Blasenverletzung) eine offene Reposition erforderlich. Ansonsten kann man die Korrekturkräfte nutzen. Eine frühfunktionelle Therapie ist anzustreben, falls es die Begleitverletzungen zulassen.

Deutlich dislozierte und instabile Beckenringverletzungen sollten operativ versorgt werden. Die Art der Osteosynthese entspricht bei Kindern ab ca. 13 – 14 Jahren bei angepasster Implantatgröße der der Erwachsenen. Bei jüngeren Kindern, deren anatomische Verhältnisse noch wesentlich von denen der Erwachsenen abweichen, ist eine Stabilisierung mittels Fixateur externe, bei Symphysenruptur eine Stabilisierung mit Schrauben und Drahtcerclage anzustreben.

50.2 Hüftgelenk

50.2.1 Anatomie

Das Hüftgelenk besteht aus dem **Hüftkopf** (Caput femoris) und der halbkugeligen **Hüftpfanne** (Acetabulum), die von den gelenktragenden Abschnitten des Os ischii, Os ilii und Os pubis gebildet wird. Der periphere Anteil des Acetabulums ist überknorpelt (Facies lunata), das Zentrum (Fossa acetabuli) rauh und von einem Fettpolster ausgefüllt.

Eine enge Beziehung zum Acetabulum besitzt der N. ischiadicus, der aus dem Foramen infrapiriformis, nur durch Weichteile geschützt, über den hinteren Pfeiler verläuft. Er ist daher bei allen Azetabulumfrakturen, vor allem solchen mit Beteiligung des hinteren Pfeilers, gefährdet.

In der kräftigen **Gelenkkapsel** finden sich verstärkende, schraubenförmig verlaufende Bänder (Ligg. iliofemorale, ischiofemorale und pubofemorale, **Abb. 50.7**). Die distale Begrenzung der Gelenkkapsel liegt ventral in Höhe der Linea intertrochanterica, dorsal in Höhe des mittleren Schenkelhalsbereiches. Kranial setzt die Gelenkkapsel am Pfannenrand an.

Die **arterielle Versorgung des Hüftkopfes** erfolgt über die Aa. circumflexae femoris lateralis und me-

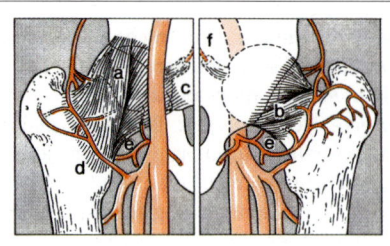

Abb. 50.7 Kapselbandapparat und arterielle Gefäßversorgung des Femurkopfes:
a Lig. iliofemorale
b Lig. ischiofemorale
c Lig. pubofemorale
d A. circumflexa femoris lateralis
e A. circumflexa femoris medialis
f Lig. capitis femoris

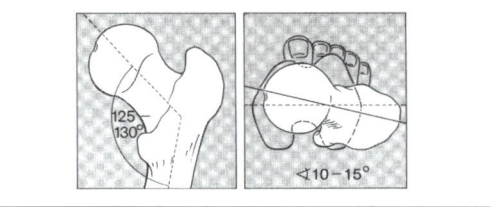

Abb. 50.8 a,b Collum-Diaphysen- und Antetorsionswinkel des Schenkelhalses:
a Normaler Collum-Diaphysen-Winkel
b Normaler Antetorsionswinkel (Winkel zwischen Schenkelhalsachse und Kondylenebene)

dialis (Abb. 50.7) und vor allem im Kindesalter auch über die A. lig. capitis femoris.

Der Schenkelhals steht zur Schaftachse des Oberschenkels in einem Winkel von 125° – 130° (**Caput-Collum-Diaphysen-Winkel = CCD-Winkel**). Der **Antetorsionswinkel** zwischen Schenkelhalsachse und der Ebene der Femurkondylen beträgt 10 – 15° (Abb. 50.8).

50.2.2 Hüftgelenkluxation

Pathogenese: Starke Gewalteinwirkung mit Stauchung oder Hebelung des Oberschenkels bei Entspannungsstellung der Kapsel, d. h. gebeugtem, leicht abduziertem, außen- oder innenrotiertem Bein (Sturz aus großer Höhe oder dashboard injury, s. Abb. 47.24).
Formen:
■ **hintere Luxationen** (ca. 75 %): Luxatio iliaca (häufigste Form der Hüftgelenkluxation), Luxatio ischiadica

■ **vordere Luxationen** (ca. 25 %): Luxatio pubica, Luxatio obturatoria.
Klinik: Beinfehlstellung, Schmerzen, federnde Gelenkfixation.
Begleitverletzungen: Ruptur der den Hüftkopf versorgenden Kapselgefäße mit Hüftkopfnekrose (5 – 20 %), Nervenschäden (N. femoralis, N. ischiadicus, 10 %), Läsion der A. femoralis, häufig Fraktur der Hüftpfanne sowie Knorpelschäden am Hüftkopf. Selten knöcherne Verletzungen im Bereich des Hüftkopfes (Pipkin-Frakturen).

> Hüftgelenkluxation:
> Häufig kombiniert mit Hüftpfannenfraktur

Diagnostik:
■ *Anamnese:* Typischer Verletzungsmechanismus (s. o.).
■ *Röntgen:* Beckenübersicht und Hüftgelenk axial.

> Ausschluss einer Luxation nur durch Röntgenaufnahmen in 2 Ebenen!

Therapie:
■ **Rasche, zunächst geschlossene Reposition** (Blutversorgung des Hüftkopfes!) – stets in Vollnarkose und Muskelrelaxation – z. B. durch Zug am im Hüftgelenk rechtwinklig gebeugten Bein (Abb. 50.9). Gelingt diese nicht, ist umgehend offen zu reponieren.
■ **Nach geschlossener Reposition Kontrolluntersuchungen:**
■ **Röntgenkontrolle** des verletzten Hüftgelenkes in 2 Ebenen zur Dokumentation des Repositionsergebnisses und zum Ausschluss knöcherner Begleitverletzungen. Zu achten ist auf eine zentrale Lage des Hüftkopfes und auf einen symmetrischen Gelenkspalt. Bei V. a. osteochondralem Ge-

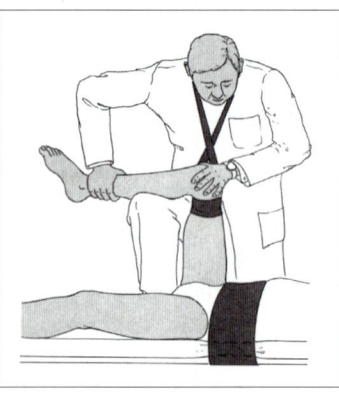

Abb. 50.9 Repositionsmanöver bei der häufigsten Hüftgelenkluxation (Luxatio iliaca)

lenkinterponat CT des betroffenen Hüftgelenkes, bei asymmetrischem Gelenkspalt unklarer Ursache MRT, denn dieses kann z. B. ein eingeschlagenes Labrum oder abgesprengte Knorpelfragmente nachweisen.

- **Stabilitätsprüfung** (Luxationsneigung auch nach Reposition?). Gelingt die Reposition zwar, aber besteht eine Instabilität, ist bis zur endgültigen Operation eine Extension erforderlich.
- **neurologische Untersuchung** zum Ausschluss einer Läsion des N. ischiadicus. Liegt eine Nervenläsion vor, ist die Revision obligatorisch.

■ Nach geschlossener Reposition einer **isolierten Luxation** Bettruhe bis zur Schmerzfreiheit, dann Mobilisation zunächst unter Entlastung des betroffenen Beines für 3 Wochen, anschließend zunehmende Belastung des Beines, Gabe von nichtsteroidalen Antiphlogistica.

■ Bei **Gelenkinterponaten, Instabilität** und **operationspflichtigen Begleitverletzungen** (Azetabulum-, Hüftkopffraktur) und bei **nach Reposition aufgetretener Nervus-ischiadicus-Läsion operative Versorgung**. Die Wahl des Zugangs hängt von der Frakturlokalisation bzw. dem Gelenkinterponat und der Richtung der Instabilität ab. Dorsaler Zugang nach Kocher-Langenbeck, ventraler Zugang oder ggf. anterolateraler Zugang nach Watson-Jones.

Bei primärer Verletzung des N. ischiadicus ist eine Revision des Nervs nur obligat bei V. a. Kompression durch ein größeres, nach dorsal disloziertes Fragment.

Komplikationen: Hüftkopfnekrose (5 – 20 %), posttraumatische Arthrose, periartikuläre Verkalkungen. Früher Zeitpunkt der Reposition mitentscheidend!

> Hüftgelenkluxation:
> Rasche Reposition (cave Hüftkopfnekrose)!

50.2.3 Fraktur der Hüftgelenkpfanne (Azetabulumfraktur)

Pathogenese: Die wichtigsten Ursachen sind Verkehrsunfall und Sturz aus großer Höhe. Es ist eine erhebliche Gewalteinwirkung erforderlich. Im Vordergrund steht die indirekte Gewalteinwirkung mit Kraftüberleitung durch das Femur. Ein typischer Unfallmechanismus ist das Kniepralltrauma (dashboard injury, s. **Abb. 47.24**). Die Stellung des Hüftkopfes im Augenblick der Gewalteinwirkung ist entscheidend für die Art der Fraktur.

Einteilung: Judet und Letournel teilen das Acetabulum (wie das Becken, s. **Abb. 50.1**) in drei Grundpfei-

ler ein: Der dorsale Pfeiler wird überwiegend vom Os ischii, der ventrale Pfeiler vom Os pubis und der kraniale Pfeiler (auch Dom genannt) im Wesentlichen vom Os ilii gebildet (**Abb. 50.10a**). Es gibt zwei Klassifikationen der Azetabulumfrakturen: die nach Judet und Letournel (**Tab. 50.1**, **Abb. 50.10b – e**, nicht abgebildet ist Typ III = Fraktur des vorderen Pfannenrandes) und die AO-Klassifikation. Die Einteilung nach Judet und Letournel basiert auf anatomischen Strukturen. Die AO-Klassifikation erweitert dieses System, indem sie nahezu alle Frakturtypen einschließlich der Zusatzverletzungen (z. B. Hüftkopffrakturen) berücksichtigt; sie dient eher der wissenschaftlichen Ausweitung.

Beim Erwachsenen ist die dorsale Pfannenrandfraktur (dorsale Luxationsfraktur) am häufigsten, die ventrale Pfannenrandfraktur am seltensten.

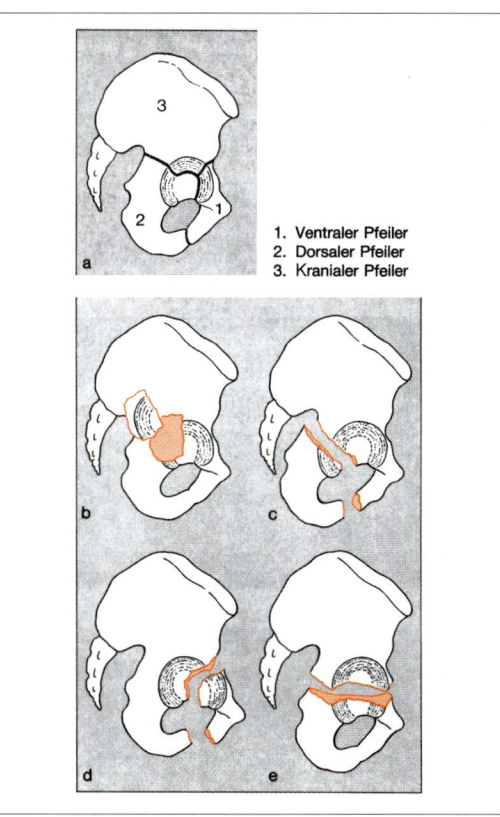

Abb. 50.10 a–e Funktionelle Anatomie des Acetabulums (**a**) und Einteilung der Azetabulumfrakturen nach Judet und Letournel (**b–e**):
b hintere Pfannenrandfraktur (Typ I)
c hintere Pfeilerfraktur (Typ II)
d vordere Pfeilerfraktur (Typ IV)
e Querfraktur (Typ V)

Tabelle 50.1 Einteilung der Azetabulumfrakturen nach Judet und Letournel

Typ	Frakturform
I	Fraktur des hinteren Pfannenrandes
II	Fraktur des hinteren Pfeilers
III	Fraktur des vorderen Pfannenrandes
IV	Fraktur des vorderen Pfeilers
V	Querfraktur
VI – X	kombinierte Frakturen, z. B. Querfraktur plus Fraktur des hinteren Pfannenrandes

Bei Kindern sind Azetabulumfrakturen selten und betreffen fast immer die Epiphysenfuge (Y-Fuge).
Klinik: Schmerzhafte Einschränkung der Hüftbeweglichkeit. Stauchungs- und Beckenkompressionsschmerz. Bei Luxationsfrakturen Verkürzung des betroffenen Beines und fixierte Rotationsfehlstellung.
Begleitverletzungen: Sie sind infolge der starken Gewalteinwirkung häufig, so z. B. die Kettenfraktur der unteren Extremität. Eine begleitende Femurfraktur führt zur floating hip. Außerdem treten Verletzungen des N. ischiadicus (Häufigkeit 10 – 15 %), besonders der peronäalen Anteile bei Frakturen des hinteren Pfeilers, und Gefäßverletzungen auf.
Diagnostik:
▪ *Klinische Untersuchung:* Eine orientierende neurologische Untersuchung ist Pflicht. Erhebung des Pulsstatus zum Ausschluss einer Gefäßverletzung.
▪ *Röntgen:* Die Beckenübersicht gibt Hinweise auf das Vorliegen einer Fraktur oder Luxation. Ala- und Obturatoraufnahmen zur besseren Einsicht des Pfannendaches, des dorsalen und ventralen Pfeilers. Eine hintere Luxation kann leicht übersehen werden, insbesondere in Kombination mit einer Azetabulumfraktur.
▪ *CT:* Standard der Diagnostik. Liefert das exakte Ausmaß der Fragmentdislokation und Impression.
▪ *MRT:* Zur Abklärung von Verletzungen bei Kindern (keine Strahlenbelastung), zur Beurteilung und Verlaufskontrolle von Osteonekrosen.
Therapie: Therapieziel ist eine anatomische Wiederherstellung des Gelenkes, vor allem des Domfragmentes, um Spätkomplikationen, z. B. einer posttraumatischen Arthrose, vorzubeugen.
▪ Die **Reposition** ist **so schnell wie möglich** durchzuführen, da das Intervall bis zur Reposition und die spätere Gelenkfunktion korrelieren. Die Reposi-

tion gelingt am schonendsten in Vollnarkose und Relaxation.

> Azetabulumluxationsfraktur = Notfallsituation!

▪ **Weitere Therapie beim Erwachsenen:**
▪ **Konservativ** behandelt werden nicht dislozierte Frakturen und kleine Fragmente bei dorsalen oder ventralen Pfannenrandfrakturen ohne Luxationsneigung. Angestrebt wird eine frühfunktionelle Therapie: passive Bewegungsübungen im Hüftgelenk, nach Rückbildung der Frakturschmerzen Mobilisation unter Entlastung der betroffenen Extremität für 6 Wochen. Röntgenkontrolle nach Mobilisation!
Bei gegebener Operationsindikation, aber deutlich reduziertem Allgemeinzustand kann eine Extensionsbehandlung über 3 Wochen erforderlich sein.
▪ **Operativ** behandelt (Platten- und/oder Schraubenosteosynthese) werden dislozierte Frakturen, insbesondere bei Inkongruenz der Gelenkfläche des kranialen Pfeilers (Domfragment) und Instabilität des Hüftgelenkes (Abb. 50.11). Bei schlecht rekonstruierbaren Trümmerfrakturen oder symptomatischer Arthrose sollte ein gutes knöchernes Lager für eine prothetische Versorgung geschaffen werden.
Voraussetzung für die Osteosynthese sind **stabile Kreislaufverhältnisse**, da der Eingriff eine große Belastung für den Verletzten darstellt. **Ausnahmen** von dieser Regel sind die seltenen **offenen Frakturen, nicht zu reponierende Luxationsfrakturen** und eine zunehmende oder nach Reposition aufgetretene **Nervenschädigung**.
Der **operative Zugang** richtet sich nach dem zu rekonstruierenden Pfeiler: Bei Frakturen des dorsokranialen Pfeilers hat sich der Zugang nach Kocher-Langenbeck in Seitenlage des Patienten be-

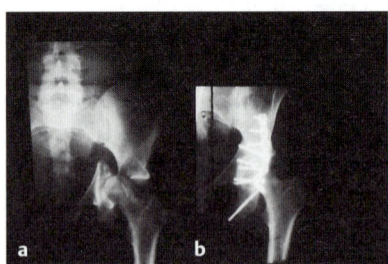

Abb. 50.11 a,b Zentrale Hüftgelenkluxationsfraktur.
a Präoperativer Befund
b nach operativer Versorgung mit Plattenosteosynthese (Rekonstruktionsplatte)

währt. Er bietet eine gute Übersicht und Kontrolle des Hüftkopfes und Knorpels. Bei Frakturen des ventralen Pfeilers ist der Zugang nach Letournel (ilioinguinaler Zugang) zu empfehlen. Sind beide Pfeiler betroffen, kann in Einzelfällen ein isolierter vorderer oder dorsaler Zugang ausreichen. Häufiger ist jedoch ein sog. erweiterter Zugang erforderlich, z. B. nach Maryland oder ein dorsaler plus ventraler Zugang. Nachteile der erweiterten Zugänge sind postoperative Weichteilprobleme und periartikuläre Ossifikationen.

■ **Postoperativ** sind Physiotherapie und Mobilisation unter Entlastung der betroffenen Extremität für 6 – 12 Wochen zu veranlassen. Nichtsteroidale Antiphlogistika zur Prophylaxe periartikulärer Verknöcherungen sind Standard.

■ **Weitere Therapie beim Kind:**

■ Nicht oder gering dislozierte Frakturen werden **konservativ** mittels Bettruhe für 3 – 4 Wochen und ggf. mit Beckengips für 3 Wochen behandelt.

■ Dislozierte Frakturen sollten unabhängig vom Alter **operiert** und die Fraktur durch Platten oder Schrauben stabilisiert werden. Anschließend Entlastung der betroffenen Extremität für 4 – 6 Wochen.

■ **Radiologische Verlaufskontrollen** zur Erkennung eines Fehlwachstums halbjährlich bis zu 2 Jahren nach dem Unfall. Bei vorzeitigem Schluss der Epiphysenfuge mit Entwicklung einer Hüftdysplasie kann eine Beckenosteotomie notwendig werden.

Komplikationen: Verletzung des N. ischiadicus oder der A. glutealis superior (mit erheblicher Blutung). Beim ventralen Zugang Verletzung des N. femoralis sowie der A. und V. femoralis. Periartikuläre Verkalkungen, Nekrosen der Fragmente oder des Hüftkopfes. Früharthrose.

> Azetabulumfraktur: Peronäusschaden?

50.2.4 Hüftkopffraktur

Pathogenese: Direkte oder indirekte Gewalteinwirkung. In der Regel Begleitverletzung bei der Hüftgelenkluxation.

Formen: Osteochondrale Impressionen und segmentale Knochenabsprengungen (**Pipkin-Frakturen**, Tab. 50.2 und Abb. 50.12).

Klinik und Diagnostik: s. Hüftgelenkluxation.

Therapie:

■ **Sofortige Reposition** des Hüftgelenkes (s. Hüftgelenkluxation), wenn möglich geschlossen, und anschließende Stabilitätsprüfung.

Tabelle 50.2 Einteilung der Hüftkopffrakturen (nach Pipkin)

Typ	Frakturform	Therapie
I	Kalottenfraktur mit kleinem Hüftkopffragment unterhalb der Fovea capitis, d. h. außerhalb der Belastungszone	konservativ
II	Fraktur reicht kranial über die Fovea in die Belastungszone mit meist großem Hüftkopffragment	evtl. operativ
III	Kombination von Typ II und Schenkelhalsfraktur	absolute Operationsindikation
IV	Kombination von Typ I oder II mit Azetabulumfraktur	absolute Operationsindikation

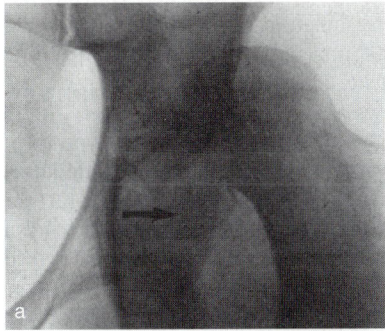

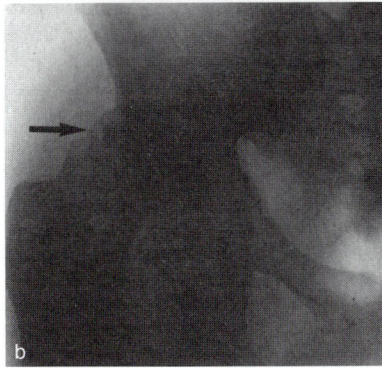

Abb. 50.12 a,b Hüftkopffrakturen:
a Hüftkopffraktur bei Luxation iliaca mit kaudalem Kopffragment (Pipkin-I-Fraktur)
b Hüftkopf-Mehrfragmentfraktur bei Luxatio iliaca (Pipkin-II-Fraktur)

■ **Konservative Therapie** bei Pipkin-I-Frakturen, da sich nach Beseitigung der Luxation das Fragment in der Regel dem Hüftkopf gut anlegt. Geringe Dislokationen können akzeptiert werden, da die Fraktur außerhalb der Belastungszone liegt. Legt sich bei Pipkin-II-Frakturen das Fragment nach geschlossener Reposition gut an den Hüftkopf an, ist auch hier eine operative Versorgung nicht erforderlich. Frühfunktionelle Therapie, bei Pipkin-I-Frakturen Entlastung für 2 – 3 Wochen, je nach Dauer der akuten Frakturschmerzen, bei Pipkin-II-Frakturen Entlastung für 8 Wochen.

■ Eine **operative Therapie** ist indiziert, wenn eine geschlossene Reposition nicht möglich ist, bei Instabilität des Gelenkes nach Reposition, blockierenden Gelenkinterponaten und Begleitverletzungen des Schenkelhalses und des Acetabulums (Pipkin III und IV). Der operative Zugang richtet sich nach der Lage der Fragmente und den Begleitverletzungen des Schenkelhalses und des Acetabulums. Fixation der Fragmente mit Titanschrauben, ggf. Defektdeckung durch Knorpel-Knochen-Transplantation. Bei Impressionen in der Belastungszone können eine Anhebung und Spongiosaunterfütterung indiziert sein. Bei alten Patienten primär prothetischer Ersatz des Hüftgelenkes.

Prognose: Bei Pipkin-I-Frakturen gut, bei Typ Pipkin II – IV wegen Hüftkopfnekrose und Sekundärarthrose ungünstig. Entscheidend ist die Dauer der Luxation. Mit einer Hüftkopfnekrose ist noch nach bis zu 5 Jahren zu rechnen. Die MRT weist deutlich früher auf eine Hüftkopfnekrose hin als Nativ-Röntgenaufnahmen. Zur Prophylaxe periartikulärer Ossifikationen sollten nichtsteroidale Antiphlogistika, z. B. Indometacin, verordnet werden.

50.2.5 Schenkelhalsfraktur

Pathogenese: Biege-, Dreh- und Scherkräfte durch Sturz auf gleichseitige Hüfte. Typische Verletzung des osteoporotischen Knochens. Frauen sind häufiger betroffen als Männer.

Einteilung: Nach der Lokalisation der Fraktur unterscheidet man die intrakapsuläre **mediale** von der extrakapsulären **lateralen Schenkelhalsfraktur**.

Die **medialen Schenkelhalsfrakturen** lassen sich unterteilen in **Abduktionsfraktur** und **Adduktionsfraktur** (Abb. 50.13).

Die **Klassifikation** der Schenkelhalsfrakturen **nach Pauwels** (Abb. 50.14) basiert auf mechanischen Gesichtspunkten, die von großer Bedeutung für die Prognose sind:

■ Pauwels I: Winkel zwischen der Horizontalen und der Bruchlinie < 30°
■ Pauwels II: Winkel zwischen der Horizontalen und der Bruchlinie 30 – 50°
■ Pauwels III: Winkel zwischen der Horizontalen und der Bruchlinie > 50°.

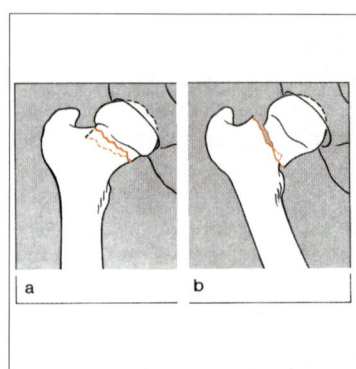

Abb. 50.13 a,b Einteilung der Schenkelhalsfrakturen. **a** Abduktionsfraktur (Valgusstellung und Einstauchung der Bruchfragmente) **b** Adduktionsfraktur (Varusstellung und fehlende Einkeilung der Fragmente)

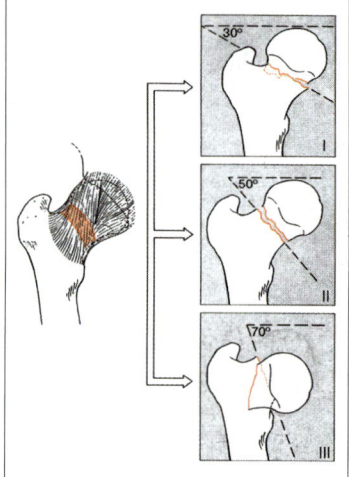

Abb. 50.14 Einteilung der Schenkelhalsfrakturen nach Pauwels: Pauwels I: Winkel zwischen der Horizontalen und der Bruchlinie unter 30° Pauwels II: Winkel zwischen der Horizontalen und der Bruchlinie 30°–50° Pauwels III: Winkel zwischen der Horizontalen und der Bruchlinie über 50°

> Je steiler der Bruchlinienverlauf, desto ungünstiger ist die Prognose der Frakturheilung

Klinik: Abhängig von der Frakturform:
■ **Abduktionsfraktur:** häufig asymptomatisch, lediglich Stauchungs- und Klopfschmerz im Hüftgelenk
■ **Adduktionsfraktur:** Beinverkürzung, Außenrotationsfehlstellung des Beines und schmerzhaft eingeschränkte Hüftgelenkbeweglichkeit.

Diagnostik: Röntgen: Beckenübersicht (Ausschnitt s. Abb. 50.15a) und Hüftgelenk axial, bei fraglichem Befund Schichtaufnahmen.

Therapie:
■ **bei Erwachsenen:**

■ **Abduktionsfraktur:** Aufgrund der Einstauchung der Fragmente, die Stabilität verleiht, ist bei **älteren Patienten** eine **konservative** funktionelle Therapie möglich. Nach Mobilisation und bei Auftreten von Schmerzen Röntgenkontrolle (Fraktur stabil?). Bei fraglicher Stabilität mit Neigung zu

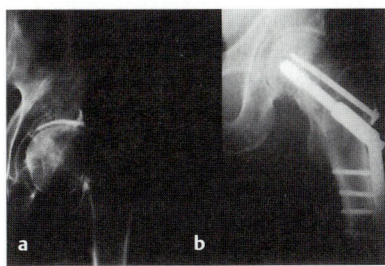
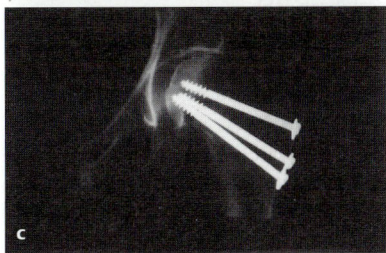
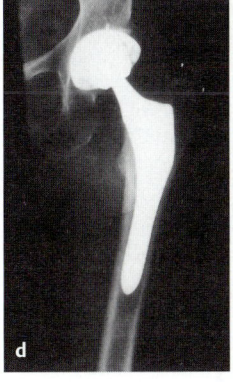

Abb. 50.15 a–d Mediale Schenkelhalsfraktur Typ Pauwels III.
a Präoperativer Befund
b operative Versorgung mit DHS und Antirotationsschraube
c operative Versorgung mit Zugschraubenosteosynthese
d operative Versorgung mit Totalendoprothese, zementfrei

sekundärer Dislokation prophylaktische osteosynthetische Versorgung (Schraubenosteosynthese) oder prothetische Versorgung.

Bei **jüngeren Patienten** besteht die Indikation zur notfallmäßigen **operativen** Frakturversorgung (Spongiosaschrauben oder dynamische Hüftschraube [DHS]) und Kapsulotomie. Die DHS ermöglicht eine Stauchung der Fraktur ohne Perforation der Schraube in das Gelenk.

Häufigkeit der Hüftkopfnekrose bei der Abduktionsfraktur 10–20% (konservative Therapie erhöht die Nekroserate).

▪ **Adduktionsfraktur:** Immer **operativ**, da die konservative Behandlung durch Schenkelhalspseudarthrosen, Hüftkopfnekrosen und die Gefahr von Sekundärerkrankungen (kardiopulmonale, thrombembolische Komplikationen, Dekubitus) der alten Patienten belastet ist.

Bei bis zu 65-Jährigen in der Regel hüftkopferhaltendes Operationsverfahren (s. u.). Endoprothetische Versorgung nur bei Arthrose und reduziertem Allgemeinzustand.

Bei über 65-Jährigen richtet sich das Operationsverfahren nach ihrer Aktivität und Knochenstruktur.

▪ **bei Kindern: Nicht dislozierte Frakturen** werden **konservativ** therapiert: Punktion des Gelenkes und Becken-Bein-Gips für 4–6 Wochen. Röntgenkontrolle zum Ausschluss einer Sekundärdislokation.

Dislozierte Frakturen werden notfallmäßig **operativ** versorgt: Kapsulotomie und Stabilisierung mit Kirschner-Drähten. Die Epiphysenfugen sollten nicht tangiert werden, außer bei Epiphysenlösung. Entlastung der Extremität für 6 Wochen. Mit Konsolidierung der Fraktur erfolgt der Belastungsaufbau.

Bei unkompliziertem Verlauf Kontrolluntersuchung nach 2 Jahren.

Operationstechniken:

▪ **hüftkopferhaltend:** Durch DHS mit Antirotationsschraube (Abb. 50.15b) oder Zugschraubenosteosynthese (Abb. 50.15c). 130°-Winkelplatte oder 3-Lamellen-Nagel sind nicht mehr Therapie der Wahl.

Komplikationen: Hüftkopfnekrose (30%) und Schenkelhalspseudarthrose (15%), insbesondere bei Frakturen Typ Pauwels III.

▪ **prothetischer Ersatz:** Ersatz des Hüftgelenkes durch Totalendoprothese (TEP) oder bei reduziertem Allgemeinzustand durch bipolare Prothese (Abb. 50.15d). Mobilisierung sofort möglich. Frühmortalität nach Operation 5–30% (korreliert mit der präoperativen Liegedauer).

50.3 Oberschenkel

50.3.1 Anatomie

Das Femur, der stärkste Extremitätenknochen, wird unterteilt in einen trochantären, einen diaphysären und einen suprakondylären Abschnitt (Abb. 50.16). Sein Achsenverlauf ist anterolateral konvex, die Oberschenkelschaftachse liegt außerhalb der Tragachse. Der Knochen wird deshalb stark durch Biegung beansprucht. Die Biegekräfte werden in hohem Maße durch die Zuggurtung des Tractus iliotibialis neutralisiert (Abb. 50.16).

Entsprechend der Femurabschnitte werden pertrochantäre, diaphysäre und (supra- und dia-) kondyläre Frakturen unterschieden.

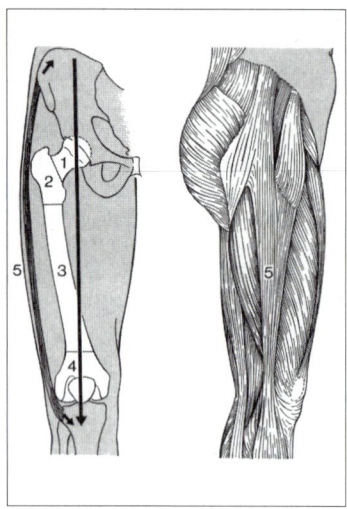

Abb. 50.16
Funktionelle Anatome des Oberschenkels
1 Schenkelhals-region
2 trochantärer Abschnitt
3 diaphysärer Abschnitt
4 suprakondy-lärer Abschnitt
5 Tractrus iliotibialis
Beachte: Der Achsenverlauf des Oberschen-kelknochens liegt außerhalb der Tragachse

■ **bei Kindern: Nicht dislozierte Frakturen** werden im **Becken-Bein-Gips** für 4 – 6 Wochen ruhiggestellt. Röntgenkontrolle im Gips nach ca. 8 Tagen.

Bei **dislozierter Fraktur operativ**. Bei einer Knochenzyste sollte eine PE entnommen und die Fraktur z. B. mit einer Winkelplatte stabilisiert werden.

Der **postoperative** Belastungsaufbau hängt von der Frakturform ab. Bei intaktem medialem Pfeiler ist meistens eine Belastungsstabilität gegeben. *Osteosyntheseverfahren* (Abb. 50.18):
1. **extramedulläre Kraftträger:** DHS. Die Winkelplatte ist nur noch in Ausnahmefällen zu verwenden, Berechtigung im Kindesalter.
2. **intramedulläre Kraftträger:** Gamma-Nagel, proximaler Femurnagel (PFN). Rundnägel nach Simon-Weidner-Ender haben an Bedeutung verloren.

50.3.2 Pertrochantäre Oberschenkelfraktur

Pathogenese: Sturz auf die Hüfte bei gleichzeitiger Drehung des Körpers. Typische Verletzung des alten Menschen. Im Kindesalter selten; häufig pathologische Fraktur, z. B. bei juveniler Knochenzyste.
Einteilung: Man unterscheidet stabile und instabile Frakturen (Abb. 50.17).
Klinik: Beinverkürzung, Außenrotationsfehlstellung und schmerzhafte Bewegungseinschränkung des Hüftgelenkes.
Diagnostik: Röntgen: Beckenübersicht und Hüftgelenk axial.
Therapie:
■ **bei Erwachsenen:** meist **operativ**; die konservative Extensionsbehandlung (Dauer 10 – 12 Wochen) wird heute wegen der hohen Komplikationsrate (kardiopulmonale, thrombembolische und urologische Komplikationen; Letalität 15 – 50 %!) nur noch in Ausnahmefällen durchgeführt. Bei operativer Therapie beträgt die Letalität ca. 10 %.

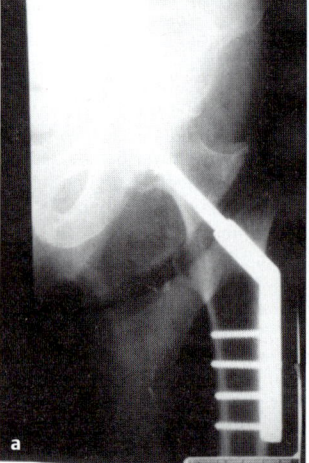

Abb. 50.18 a–c
Osteosyntheseformen bei der pertrochantären Fraktur:
a DHS
b Gamma-Nagel
c proximaler Femurnagel (PFN)

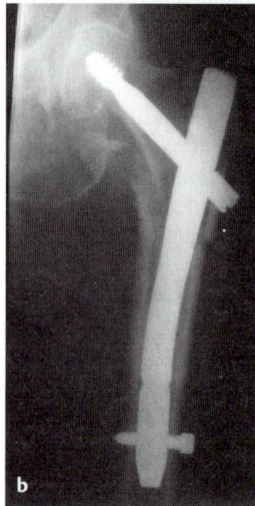
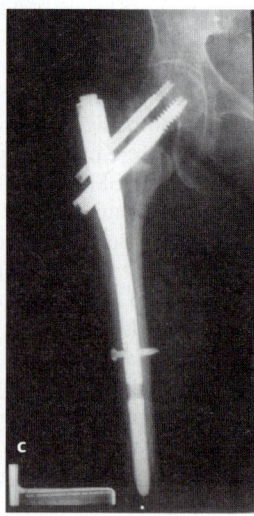

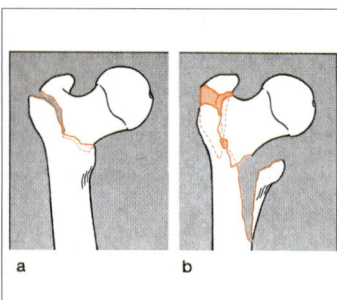

Abb. 50.17 a,b
Einteilung der pertrochantären Frakturen:
a stabiler Bruchtyp
b instabiler Bruchtyp (Zerstörung des biomechanisch wichtigen medialen Tragpfeilers)

Komplikationen: Nur bei instabilen Frakturen Gefahr der sekundären Sinterung der Fragmente. Gefahr der Hüftkopfnekrose gering.

50.3.3 Fraktur des Trochanter major

Pathogenese: Direkte Gewalteinwirkung (Sturz oder Stoß).
Klinik: Lokaler Druckschmerz, schmerzhafte Abduktionsbewegung.
Diagnostik: Röntgen des Hüftgelenkes in 2 Ebenen.
Therapie: Nicht dislozierte Frakturen werden durch Bettruhe für ca. 7 Tage behandelt, bei dislozierten Frakturen empfiehlt sich eine offene Reposition und Stabilisierung mittels Zuggurtungsosteosynthese. Gleiches Vorgehen im Kindesalter.

50.3.4 Abrissfraktur des Trochanter minor

Pathogenese: Meist Folge einer Sportverletzung im jugendlichen Alter, insgesamt selten.
Klinik: Lokaler Druckschmerz und Schmerzen bei Bewegungen im Hüftgelenk.
Diagnostik: Röntgen des Hüftgelenkes in 2 Ebenen.
Therapie: Konservativ: Schonung für wenige Tage.
Prognose: Gut.

50.3.5 Subtrochantäre Oberschenkelfraktur

Betroffen sind Trochantergebiet und obere Diaphyse (Abb. 50.19).
Pathogenese: Ähnlich der pertrochantären Fraktur. Meist handelt es sich um Mehrfragmentfrakturen im Sinne eines Dreh- oder Biegungsbruches.
Klinik: Sichere Frakturzeichen, durch den Muskelzug der Iliopsoas- und Glutäalmuskulatur Verkürzung mit Außenrotationsstellung des Beines und Functio laesa des Hüftgelenkes.

> Dislozierte Fraktur der proximalen Femurmetaphyse: Beinverkürzung und Außenrotation

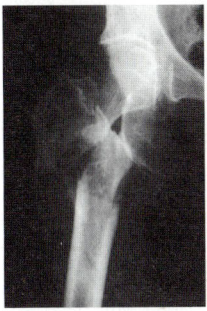

Abb. 50.19 Subtrochantäre Femurfraktur

Diagnostik: Röntgen: Beckenübersicht und proximales Femur in 2 Ebenen.
Therapie:
- **bei Erwachsenen:** wenn möglich operativ, da Retention und Reposition durch den Zug der Hüftmuskulatur erschwert sind. Die operative Versorgung erfolgt je nach Frakturtyp mit PFN, Gamma- oder Verriegelungsnagel. Postoperativ sofort übungsstabil, Entlastung der Extremität für 4 Wochen, dann zunehmende Belastung. Vollbelastung nach 3 Monaten.

   Konservative Therapie im Streckverband über 10 – 14 Wochen nur bei allgemeiner Operationsunfähigkeit.
- **bei Kindern:** Nicht dislozierte Frakturen werden im Becken-Bein-Gips für 3 – 4 Wochen ruhiggestellt, dislozierte Frakturen werden, wenn möglich, geschlossen reponiert und intramedullär (z. B. mit Nancy-Nägeln) stabilisiert.

Komplikationen: Verzögerte Frakturheilung, Varus- und Rotationsfehler.

50.3.6 Oberschenkelschaftfraktur (diaphysäre Fraktur)

Pathogenese: Direkte oder indirekte Gewalteinwirkung. Mehr als 10 % sind offene Frakturen. Schräg- und Querfrakturen gehören zu den typischen Verletzungen bei Motorradunfall. Schussverletzung und Absturz aus größerer Höhe können Stück- und Trümmerfrakturen hervorrufen. Drehfrakturen entstehen bei forcierter Rotation um die Körperlängsachse unter Fixation des Unterschenkels (z. B. Sturz beim Skifahren).
Klinik: Sichere Frakturzeichen. Durch Muskelzerreißungen entstehen in der Regel ausgedehnte Hämatome (Blutverlust 500 – 2500 ml), die bei kräftiger Oberschenkelmuskulatur leicht verkannt werden können.

> Oberschenkelschaftbruch:
> Großer Blutverlust und Weichteilschaden!

Begleitverletzungen: Muskelzerreißungen mit konsekutivem Hämatom. Verletzungen der großen Beingefäße und des N. ischiadicus kommen auf Grund des kräftigen Muskelmantels nur selten vor.
Diagnostik: Röntgen des Femurs (Abb. 50.20) in 2 Ebenen, Zusatzaufnahmen von Hüft- und Kniegelenk.
Therapie:
- **bei Erwachsenen:**
1. **Schockbehandlung**

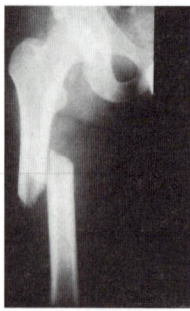

Abb. 50.20 Oberschenkel-schaftfraktur

2. **Frakturbehandlung: in der Regel operativ:** geschlossene Reposition und intramedulläre Schienung mit Marknagel. Nur in Ausnahmefällen (bei pulmonalen Komplikationen) primär Tibiakopfextension (um den Markraum des Oberschenkelschafts nicht zu kontaminieren, Extensionsgewicht $\frac{1}{10} - \frac{1}{7}$ des Körpergewichts, je nach Muskelmasse) und nach Besserung des Allgemeinzustandes Osteosynthese.

Trümmerfrakturen und Frakturen des proximalen oder distalen Femurschafts können aufgrund der fehlenden Verklemmungen nicht mit dem einfachen Marknagel stabilisiert werden (Gefahr des sekundären Rotationsfehlers oder der Verkürzung). Hier wird zunehmend der Verriegelungsnagel angewandt (Abb. 50.21). Bei gelenknahen Schaftfrakturen mit oder ohne Gelenkbeteiligung werden außerdem die Plattenosteosynthese und die Kondylenabstützplatte eingesetzt. Verriegelungsnagel und Platten sind postoperativ sofort übungsstabil; Teilbelastung erst nach 4 – 6 Wochen, Vollbelastung nach 3 Monaten.

Bei offenen Frakturen 2. oder 3. Grades hängt das Vorgehen vom Ausmaß der Weichteilkontusion ab. Nach ausgedehnter Nekrosektomie kann hier häufig eine primäre Osteosynthese mit dem unaufgebohrten Verriegelungsnagel erfolgen. In den übrigen Fällen wird die vorübergehende Stabilisierung mit Fixateur externe, in der Nähe des Kniegelenkes auch gelenküberbrückend, bevorzugt.

Bei allgemeiner oder lokaler **Kontraindikation zur Operation** ist eine temporäre Ruhigstellung mit **Fixateur externe** anzustreben. Die alleinige Extensionsbehandlung ist nur in Ausnahmefällen indiziert. Die Tibiakopfextension sollte zur Prophylaxe einer Überdehnung des Kapselbandapparates nach 2 – 3 Wochen in eine suprakondyläre Extension umgewandelt werden. Insgesamt muss der verletzte Oberschenkel für 12 Wochen ruhiggestellt werden.
▪ **bei Kindern:** Die Oberschenkelschaftfraktur ist, mit Ausnahme der Aitken-II- und -III-Frakturen

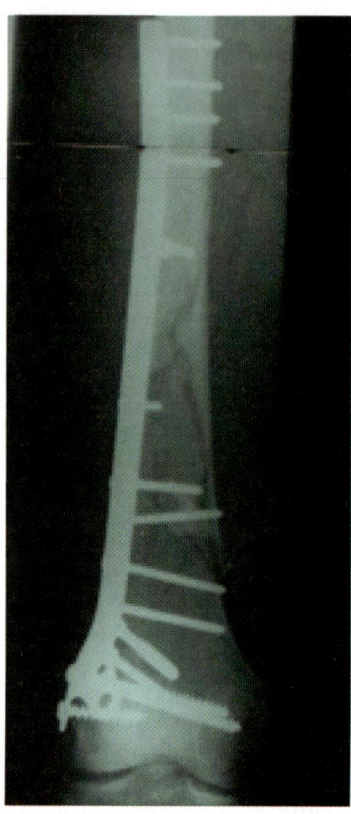

Abb. 50.21 Operative Versorgung einer distalen Oberschenkelschaft-Trümmerfraktur mit Gelenkbeteiligung durch Kondylenabstützplatte

am distalen Oberschenkel, **bis zum 3. Lebensjahr** eine Domäne der **konservativen Therapie: Pflasterzugextension** (s. Kap. 14.5.4). **Ab dem 3. Lebensjahr** bevorzugt man die **operative** Stabilisierung mit dynamischer Markraumdrahtung (Nancy-Nagel) (Abb. 50.22). Ab dem 12. Lebensjahr ist die Platten-

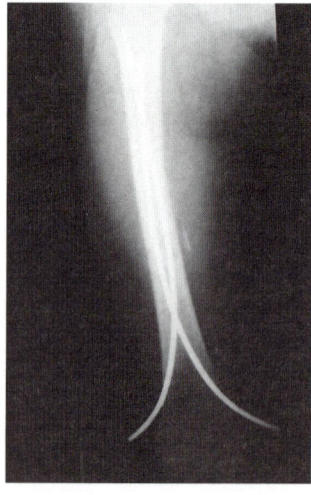

Abb. 50.22 Versorgung einer kindlichen Oberschenkelschaftfraktur mit Nancy-Nägeln

osteosynthese oder der Fixateur externe Therapie der Wahl. Eine Marknagelung verbietet sich aufgrund der Schädigung der Traktionsapophyse im Trochantermassiv.

Die suprakondyläre Extension und Lagerung auf einer Braun-Schiene ist Ausnahmefällen vorbehalten, ebenso der Extensionstisch nach Weber mit dem Vorteil der besseren Kontrolle der Rotation und der leichteren pflegerischen Handhabung. Dauer der Extensionsbehandlung je nach Alter des Kindes 6–10 Wochen. Bei vorzeitigem Abbruch der Extensionsbehandlung ist eine Ruhigstellung im Becken-Bein-Gips erforderlich.

Prognose: In der Regel gut, allerdings ist mit einer Stimulierung des Längenwachstums auf der betroffenen Seite zu rechnen. Varusfehlstellungen haben im Gegensatz zu Valgusfehlstellungen ein hohes Korrekturpotential, besonders im Alter unter 10 Jahren. Gleiches gilt für eine verstärkte Antekurvation. Drehfehler werden ebenfalls gut korrigiert, vor allem eine Außenrotation des distalen Fragmentes.

50.3.7 Supra- und diakondyläre Oberschenkelfraktur

Suprakondyläre Fraktur: im distalen Drittel des Oberschenkels.

Diakondyläre Fraktur: im Bereich der Gelenkrolle.

Pathogenese: Meist direktes Trauma (Knieanpralltrauma bei Verkehrsunfall).

Einteilung: Die distalen Oberschenkelfrakturen werden unterteilt in extraartikuläre Frakturen (Typ A1–A3), unikondyläre Frakturen (Typ B1–B3) und bikondyläre Frakturen (Typ C1–C3) **(Tab. 50.3)**.

Klinik: Sichere Frakturzeichen.

Begleitverletzungen: s. **Abb. 50.23**. Außerdem finden sich aufgrund des Verletzungsmechanismus häufig Zusatzverletzungen im Bereich des Hüftgelenkes.

Distale Femurfraktur: Azetabulumfraktur?

Diagnostik: Röntgen des Femurs in 2 Ebenen mit Kniegelenk und Beckenübersicht.

Therapie:

▪ **Frakturen ohne Gelenkbeteiligung (Typ A): in der Regel operativ**, auch im Kindesalter. Ausnahme: metaphysäre suprakondyläre Stauchungsbrüche bei Kleinkindern, hier genügt in der Regel ein Oberschenkelgips. Operative Therapie beim Erwachsenen durch Platte oder retrograden Nagel, bei Kindern durch gekreuzte Kirschner-Drähte. Bei nicht

Tabelle 50.3 Einteilung der distalen Oberschenkelfrakturen (nach Müller)

Typ	Frakturformen
A1	Ausriss des medialen Bandansatzes
A2	Einfache suprakondyläre Fraktur
A3	Suprakondyläre und distale Trümmerfraktur
B1	Unikondyläre Fraktur
B2	Unikondyläre, bis zum Femurschaft reichende Fraktur
B3	Tangentiale dorsale Fraktur einer oder beider Kondylen (Hoffa-Fraktur)
C1	Inter- und suprakondyläre Fraktur (T-, Y-Fraktur)
C2	Bikondyläre oder distale Femurtrümmerfraktur
C3	Bikondyläre und distale Femurtrümmerfraktur mit tangentialer ventraler Fraktur einer oder beider Kondylen

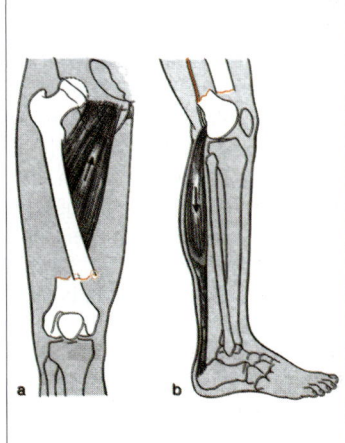

Abb. 50.23 a,b Typische Begleitverletzungen beim suprakondylären Oberschenkelbruch: **a** Durchspießung des Weichteilmantels infolge Zug der Adduktoren **b** Verletzung der A. poplitea infolge Abkippung des distalen Fragmentes nach dorsal durch Zug des M. gastrocnemius

dislozierten Frakturen ggf. konservative Therapie mittels Gipsfixation, die Extensionsbehandlung ist obsolet.

▪ **Frakturen mit Gelenkbeteiligung (Typ B und C): stets operativ**, auch im Kindesalter.

Die **unikondylären Frakturen (Typ B)** werden nach anatomisch korrekter Reposition in der Regel durch **Spongiosazugschrauben** stabilisiert. Bei langen Frakturausläufern ist ggf eine Plattenosteosynthese erforderlich.

Die **diakondylären Frakturen (Typ C)** erfordern eine exakte Wiederherstellung der Gelenkfläche. Die Frakturstabilisierung erfolgt mittels Kondylenabstützplatte oder mit 95°-Winkelplatte oder mit einer DCS. Erreicht werden sollte eine sofortige Übungsstabilität. Teilbelastung nach 4–6 Wochen, Vollbelastung nach 3–4 Monaten.

Im **Kindesalter** Stabilisierung durch Schrauben und/oder Kirschner-Drähte. Entfernung des Materials nach 4–8 Wochen, danach zunehmende Belastung (cave: Epiphysenfugenverletzung!).

Die Behandlung mittels Fixateur externe (gelenkübergreifend) ist nur bei polytraumatisierten Patienten zur Primärbehandlung oder bei schweren Weichteilschäden indiziert.

Komplikationen: Durch verbleibende Gelenkinkongruenzen oder Achsenfehler posttraumatische Arthrose. Bleibende Bewegungseinschränkung im Kniegelenk infolge von Verklebungen des Recessus suprapatellaris, Narbenschrumpfung oder Muskelverwachsungen.

Prognose: Bei 70–80 % der Patienten gutes Ergebnis.

50.4 Kniegelenk

50.4.1 Anatomie

Im Kniegelenk sind Ober- und Unterschenkel beweglich miteinander verbunden. Eine knöcherne Gelenkführung fehlt, die Stabilisierung erfolgt über ligamentäre und muskuläre Strukturen (Abb. 50.24). Diese werden nach Strobel et al. in fünf Funktionskomplexe unterteilt: ventral (M. quadriceps femoris), zentral (vorderes und hinteres Kreuzband), medial (mediales Seitenband), lateral (laterales Seitenband und Tractus iliotibialis) und dorsal (M. biceps femoris).

Die **Kreuzbänder** sind die zentralen passiven Führungselemente des Kniegelenkes. Sie steuern vor allem die Rollgleitbewegungen des Gelenkes. Bei einer Schädigung des vorderen Kreuzbandes wird die Rollgleitbewegung empfindlich gestört und führt zu Knorpel- und Meniskusschäden.

Das **vordere Kreuzband** (Abb. 50.25) spannt sich zwischen der Area intercondylaris und der Innenseite des lateralen Femurkondylus aus. Es begrenzt die Streckung des Kniegelenkes. In Extension liegt es dem First der Fossa intercondylaris an. Es wird durch die Kniebeuger aktiv unterstützt.

Das **hintere Kreuzband** – kräftigste ligamentäre Struktur des Kniegelenkes – ist kräftiger als das vordere. Es entspringt an der lateralen Fläche des Condylus medialis und zieht schräg nach distal dorsal zur Area intercondylaris posterior. Es kreuzt das vordere Kreuzband in einem Winkel von ca. 90°. Das hintere Kreuzband verhindert eine gerade hintere Translation des Tibiakopfes.

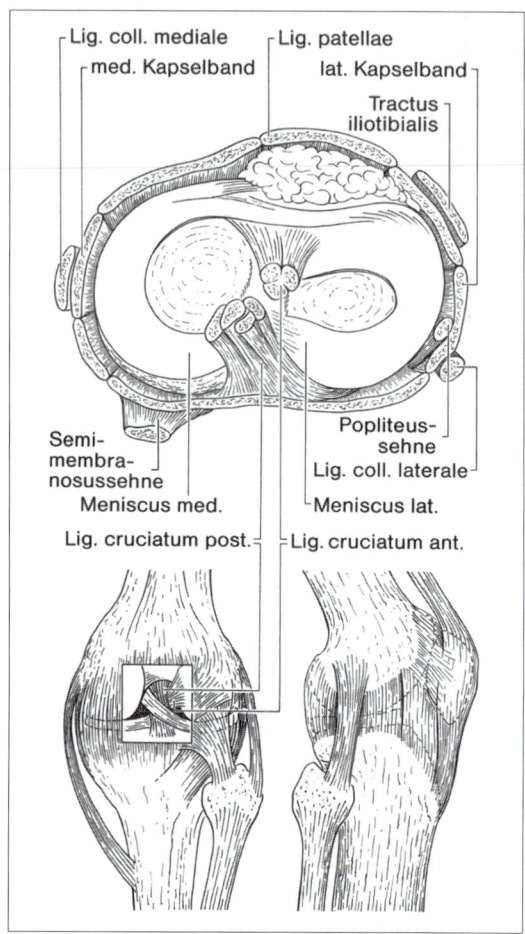

Abb. 50.24 Anatomischer Aufbau des Kniegelenkes

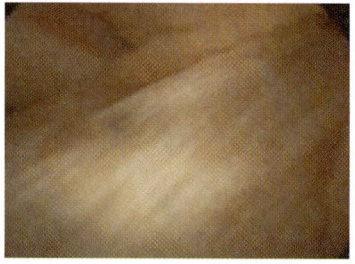

Abb. 50.25 Arthroskopisches Bild eines intakten vorderen Kreuzbandes

Der **M. quadriceps femoris** ist der kräftigste aktive Kniestabilisator. Neben seiner Streckfunktion des Kniegelenkes ist er der dynamische Partner des hinteren Kreuzbandes.

Die **Menisci** bestehen aus kollagenen und elastischen Fasern. Sie sind im Querschnitt keilförmig (Abb. 50.26), femurwärts entsprechend der Rundung

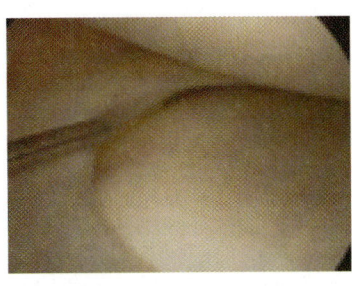

Abb. 50.26
Arthroskopisches
Bild eines
intakten
Innenmeniskus

der Femurkondylen ausgehöhlt, gegen die Tibia plan und an ihren Außenflächen mit der Gelenkkapsel verwachsen. Bei Beugung des Kniegelenkes gleiten sie nach dorsal, bei Extension nach ventral. Sie wirken als Puffer zwischen Femur und Tibia, vergrößern die femorotibiale Kontaktfläche und steigern so Durchsaftung und Substrataustausch des hyalinen Gelenkknorpels. Sie nehmen ca. 45 % des Körpergewichtes auf und sind entscheidende Stabilisatoren des Kniegelenkes.

Der **Innenmeniskus** ist mit der medialen Gelenkkapsel verwachsen und über Bandzüge eng mit hinteren Kreuzband und dem M. semimembranosus verbunden. Hieraus resultiert seine geringe Mobilität. Die Verletzungshäufigkeit ist daher größer als beim **Außenmeniskus**, der nur punktuell mit den Kapselbandstrukturen und über das Lig. meniscofemorale posterius mit dem hinteren Kreuzband verbunden ist.

Das **mediale Seitenband** ist die wichtigste Verstärkung der medialen Gelenkkapsel. Es entspringt am Epicondylus medialis femoris ventral des Tuberculum adductorium und setzt an der medialen Tibiafläche an. Das mediale Seitenband stabilisiert das Kniegelenk gegen Valguskräfte – in Extension und Flexion – und gegen Außenrotationskräfte.

Das **laterale Seitenband** erstreckt sich vom Epicondylus lateralis femoris zum Fibulaköpfchen. Zwischen Gelenkkapsel und lateralem Seitenband finden sich lockeres Bindegewebe und die Sehne des M. popliteus; das Band hat keinen Kontakt zur Gelenkkapsel. Es ist ein Stabilisator des Kniegelenkes, wichtiger sind jedoch der Tractus iliotibialis und der M. biceps femoris.

50.4.2 Bandverletzungen

Verletzung des vorderen Kreuzbandes

Verletzung bei Erwachsenen
Pathogenese: Die Verletzung entsteht typischerweise durch einen Richtungswechsel. Häufig liegt eine Außenrotationsstellung des Unterschenkels

mit Valgusflexionsstress oder eine Innenrotationsstellung mit Varusflexionsstress vor. Auch Hyperextensions- und Hyperflexionsbewegungen können Auslöser sein. Sportverletzungen überwiegen. Eine Ruptur des vorderen Kreuzbandes kann auch durch eine Patellaluxation mit plötzlichem Stabilitätsverlust des Kniegelenkes bedingt sein.

Pathophysiologie: Durch die Insuffizienz des vorderen Kreuzbandes ist die Funktion der sekundären Stabilisatoren gestört, es resultiert eine pathologische Bewegungsfreiheit des Tibiakopfes nach ventral (Tibiavorschub). Gelenkkapsel, Seitenbänder, hinteres Kreuzband und Menisken werden vermehrt beansprucht, um den Tibiavorschub zu bremsen. Es kommt zur Überdehnung der Bandstrukturen. Die Meniskushinterhörner sind durch eine extensionsnahe Subluxation besonders gefährdet. Bei Zunahme des Tibiavorschubs, besonders nach Resektionen des Meniskushinterhorns, kommt es zu Knorpelschäden und es entwickelt sich eine Arthrose. Instabile Gelenke „stabilisieren" sich selbst, indem die Osteophyten eine stabilisierende Kongruenz bilden.

Klinik: Blutiger Gelenkerguss, schmerzhafte Bewegungseinschränkung, Instabilität.

Begleitverletzungen: Verletzung des hinteren Kreuzbandes. Rupturen des vorderen Kreuzbandes sind häufig kombiniert mit Meniskus- und/oder Knorpelverletzungen sowie Verletzungen des medialen Seitenbandes.

Diagnostik:
- *Klinische Untersuchung:* Stabilitätsprüfung (s. Kap. 47.2.2)
- *Röntgen:* Kniegelenk in 2 Ebenen und Patella axial zum Ausschluss einer knöchernen Verletzung
- *MRT:* Besonders geeignet zur Diagnostik von Begleitverletzungen.
- *Arthroskopie:* Zur Beurteilung der Kreuzbandläsion (Abb. 50.27) und zum Nachweis von Begleitverletzungen, ggf. auch zu ihrer Therapie.

Therapie: Ziel der Therapie sollte nicht die alleinige Wiederherstellung der Stabilität sein, sondern vielmehr die Erhaltung der gesamten Gelenkfunktion,

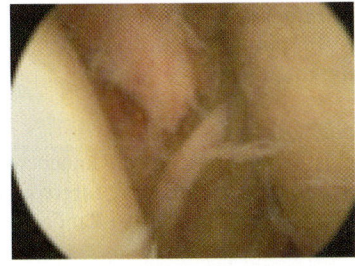

Abb. 50.27
Arthroskopisches
Bild einer
vorderen Kreuzbandruptur

d. h. Stabilität inklusive des Gefühls eines stabilen Kniegelenkes, freie Gelenkbeweglichkeit, vor allem bei der Streckung, und Beschwerdefreiheit.

Für eine **konservative Therapie** eignen sich die Elongation, die Ruptur von weniger als 50 % der Kreuzbandfasern sowie sog. Lambdarupturen, bei denen der Stumpf des vorderen Kreuzbandes mit dem hinteren Kreuzband verwächst. Sie ist außerdem indiziert bei Kindern mit offenen Epiphysenfugen (Kreuzbandplastik kontraindiziert!). Daneben sind Lebensalter, Aktivität und Compliance des Patienten zu berücksichtigen. Daher bedarf die Therapieentscheidung eines eingehenden Gesprächs mit dem Patienten.

Die konservative Therapie ist eine individuelle Therapie. Ein intensives Training der Gelenkbeweglichkeit, Muskelaufbautraining, insbesondere der ischiokruralen Muskulatur, und Koordinationsübungen sind erforderlich. Eine regelmäßige Befundkontrolle ist geboten, um ggf. das Therapiekonzept zu ändern.

Jede **Rekonstruktion** des vorderen Kreuzbandes kann nur die mechanische Funktion ersetzen, die propriozeptive Funktion ist endgültig verloren.

Von der notfallmäßigen primären Versorgung wird heute Abstand genommen, da sie häufig zu Arthrofibrosen (Streckdefizit, Narbenbildung) führt. Es empfiehlt sich eine **verzögerte primäre Rekonstruktion** etwa ab der 3. Woche unter intensiver Bewegungstherapie. Bei gleichzeitiger Ruptur des medialen Seitenbandes ist eine primäre Versorgung anzustreben.

Das Verfahren der Wahl ist die Rekonstruktion mit Hilfe des mittleren Patellasehnendrittels mit Knochenblöcken (bone-tendon-bone) oder mit Hilfe der Sehne des M. semitendinosus. Die Kreuzbandersatzplastik erfolgt mittels Miniarthrotomie oder arthroskopisch. Die korrekte Lage der Bohrkanäle ist zu beachten und ein isometrischer Bandverlauf anzustreben. Hinsichtlich der Isometrie ist die Lage der femoralen Bohrung wichtiger als die der tibialen. Knöcherne Ausrisse des vorderen Kreuzbandes werden reinseriert. Bandnähte allein haben sich nicht bewährt, da bei der Ruptur die Gefäßversorgung unterbrochen wird.

Komplikationen: Arthrofibrose, Restinstabilität, Infekt, Bewegungseinschränkung.

Verletzung bei Kindern

Bei Kindern bis 12 Jahren überwiegen die knöchernen Bandausrisse (Ausriss der Eminentia intercondylaris), jenseits des 12. Lebensjahres die Bandrupturen.

Klinik und Diagnostik: Wie beim Erwachsenen.
Therapie: Nicht dislozierte knöcherne **Bandausrisse** werden konservativ behandelt, z. B. Gipstutor für 5 Wochen. Dislozierte Ausrissfrakturen werden arthroskopisch oder offen reponiert und mit Kleinfragmentschrauben oder Kirschner-Drähten fixiert. Bei Bandverletzungen in Höhe des distalen oder proximalen Ansatzes ist der Versuch einer transossären Naht legitim.

Bei isolierten **Bandrupturen** sollte bei noch offenen Wachstumsfugen ein konservativer Therapieversuch mit Entlastung für 6 Wochen und intensiver Physiotherapie unternommen werden. Bei bleibender Instabilität geht die Tendenz etwa ab dem 12. Lebensjahr in Richtung Kreuzbandersatzplastik trotz offener Wachstumsfugen. Die Bohrkanäle sollten möglichst klein sein. Ein vorzeitiger Verschluss der Wachstumsfugen wurde bisher nicht beobachtet. Bei Begleitverletzungen (Meniskus, Knorpel) kann man zunächst eine Bandnaht erwägen.

Verletzung des hinteren Kreuzbandes

Verletzung bei Erwachsenen

Rupturen des hinteren Kreuzbandes sind seltener als vordere Kreuzbandrupturen (ca. 1 : 10).
Pathogenese: Überwiegend Folge von Verkehrs- und Sportunfällen, vor allem bei direkter Gewalteinwirkung, z. B. dashboard injury.
Klinik: Gelenkerguss, hintere Schublade (s. Kap. 47.2.2). Der Stabilitätsverlust tritt mit zunehmender Flexion im Kniegelenk ein und ist bei Extension nicht vorhanden. Dadurch erklären sich die erstaunlich geringen Beschwerden bei isolierten Rupturen. Beschwerden werden vor allem beim Treppensteigen retropatellar angegeben (erhöhter femoropatellarer Druck!). Auf Dauer ist eine Arthrose unumgänglich.
Begleitverletzungen: Häufig Meniskus- und Seitenbandverletzungen, selten Ruptur des vorderen Kreuzbandes.
Diagnostik: Röntgen des Kniegelenkes in 2 Ebenen und Patella axial zum Ausschluss knöcherner Verletzungen. Die MRT ist bei hinteren Kreuzbandrupturen aussagekräftiger als bei vorderen. Probleme stellen ältere partielle Rupturen dar.
Therapie: Die Entscheidung, ob eine Ruptur konservativ oder operativ zu behandeln ist, wird kontrovers diskutiert. Dies ist einerseits durch die geringen Fallzahlen, andererseits durch die Problematik der operativen Therapie zu erklären.

■ Die **konservative Therapie** wird **bei isolierten Rupturen mit geringer Translation** empfohlen. Wichtig ist ein intensives Aufbautraining des M. quadriceps, denn die Zufriedenheit des Patienten korreliert mit dem Trainingszustand des Muskels.

■ Bei **deutlicher Instabilität** (Translation von mehr als 15 mm) wird eine **Operation** empfohlen. Rekonstruktionen mittels Lig. patellae oder der Sehne des M. semitendinosus zeigen häufig unbefriedigende Ergebnisse. Daher besteht bei chronischer Insuffizienz erst dann eine Operationsindikation, wenn der Patient über ein deutliches Instabilitätsgefühl klagt und starke femoropatellare Beschwerden vorhanden sind. Zu achten ist auf die korrekte isometrische Lage des Transplantates. Bei frischen distalen oder proximalen Rupturen wird eine primäre Naht empfohlen, da sie wegen der guten Durchblutung des hinteren Kreuzbandes gute Erfolgsaussichten hat. Die Naht bei intraligamentären Rupturen zeigt keine befriedigenden Ergebnisse, so dass die Bandplastik hier die Therapie der Wahl ist.

Komplikationen: s. „Verletzung des vorderen Kreuzbandes".

Verletzung bei Kindern
Im Kindesalter ist die Verletzung des hinteren Kreuzbandes ausgesprochen selten und fast immer mit Begleitverletzungen verbunden. Im Rahmen der Versorgung der Begleitverletzungen sollten transossäre Nähte oder Bandnähte erfolgen.

Verletzung der Seitenbänder
Pathogenese: Mediale Seitenbandrupturen entstehen durch Valgus- und Rotationsstress, laterale durch Varusstress. Isolierte Rupturen, vor allem des lateralen Seitenbandes, sind selten. Bei Kindern überwiegen knöcherne Ausrisse.
Klinik: Schmerzen und Schwellung im Bereich des medialen oder lateralen Kniegelenkes.
Diagnostik: Vermehrte Aufklappbarkeit (**Abb. 50.28**).
Therapie: Verletzungen der lateralen Kapselbandstrukturen sind schwerwiegend und infolge der Gewalteinwirkung meist mit Kreuzbandverletzungen verbunden. Daher müssen sie meist operativ versorgt werden. Eine Operationsindikation besteht bei distalen Rupturen, Valgusfehlstellung und bei knöchernen Ausrissen sowie im Rahmen einer komplexen Verletzung. Isolierte Verletzungen des medialen Seitenbandes können konservativ frühfunktionell therapiert werden.

Bei Kindern werden nicht dislozierte knöcherne Ausrisse konservativ im Tutor behandelt, dislozierte knöcherne Ausrisse werden offen reponiert und mit Kleinfragmentschrauben fixiert.

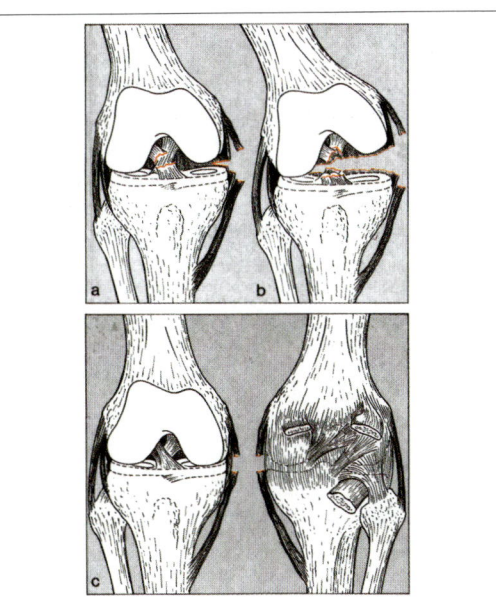

Abb. 50.28 a–c Klinischer Untersuchungsbefund bei der Kapselbandverletzung des Kniegelenkes:
a Vermehrte Aufklappbarkeit des medialen Kniegelenkspaltes bei 30°-Beugestellung, wenn mediales Seitenband, mediale Kapsel und vorderes Kreuzband zerrissen sind
b Vermehrte Aufklappbarkeit des medialen Kniegelenkes in Streckstellung, wenn mediales Seitenband, mediale **und** dorsale Kapsel sowie vorderes Kreuz- und evtl. auch hinteres Kreuzband zerrissen sind
c Keine vermehrte Aufklappbarkeit in 30°-Beuge- oder Streckstellung, wenn lediglich das mediale Seitenband zerrissen ist.

50.4.3 Meniskusverletzungen

Sie gehören zu den häufigsten Verletzungen des Kniegelenkes.
Pathogenese: Forcierte Rotationstraumen bei fixiertem Fuß, seltener banale Traumata wie Stolpern oder Ausgleiten.
Formen: Längsruptur, Korbhenkelriss, Querruptur und Radiärruptur (**Abb. 50.29**).
Klinik: Eines der häufigsten Symptome der Meniskusverletzung ist die **schmerzhafte Streckhemmung**, die entweder unmittelbar nach dem Trauma (und kontinuierlich) oder intermittierend auftreten kann. Evtl. Gelenkerguss.
Begleitverletzungen: Kapselbandverletzungen sind häufig.
Diagnostik:
■ *Klinische Untersuchung:* Außer den o. g. Befunden **positives Steinmann-I- und -II-Zeichen** (s. Kap.

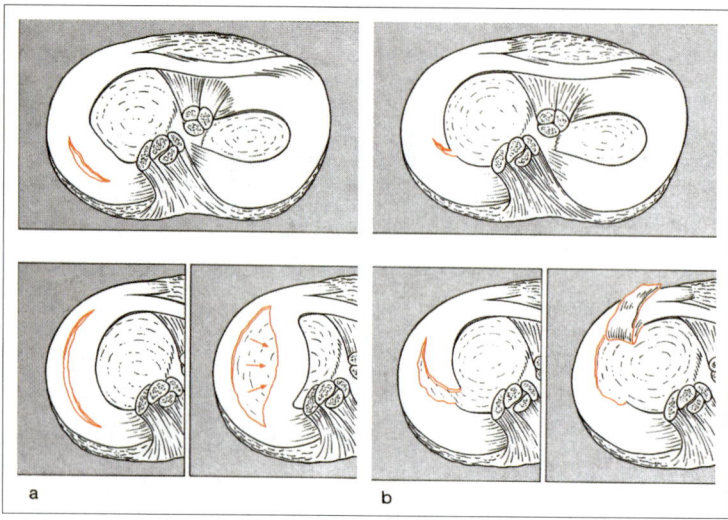

Abb. 50.29 a,b
Formen der Meniskusverletzung:
a Längseinriss bis hin zum Korbhenkelriss
b Querriss bis hin zur zungenförmigen Ruptur

47.2.2). Bei chronischem Meniskusschaden Atrophie des M. vastus medialis.
- *Röntgen:* Kniegelenk in 2 Ebenen, Patella axial: degenerative Veränderungen, Meniskusverkalkungen, Verschmälerung des Gelenkspaltes, Patellafehlformen, Ausschluss von Frakturen. Evtl. Messaufnahmen zum Ausschluss von Achsenfehlern und Längendifferenzen.
- *Arthroskopie:* Zur Beurteilung der Meniskusläsion **(Abb. 50.30)** und zur Therapie.
- *MRT:* Bei anhaltenden Beschwerden.
Therapie:
- **bei Meniskusluxation Reposition** nach Ausschluss einer knöchernen Verletzung. Vorsichtig und unter Relaxation reponieren.
- **bei Meniskusläsionen:**
  - bei geringer Symptomatik und Funktionseinschränkung konservativ: physikalische Maßnahmen, Reduktion der sportlichen Aktivitäten, Aufklärung des Patienten.
  - Bei stärkerer Symptomatik und Funktionseinschränkung operativ (arthroskopisch). Eine Meniskusresektion sollte sich auf das Notwendige

beschränken, da die Gelenkinkongruenz mit steigendem Resektionsausmaß wächst. Bei Insuffizienz des vorderen Kreuzbandes ist das Innenmeniskushinterhorn essentiell, denn nach seiner Entfernung kann die Instabilität von einem kompensierten in einen dekompensierten Zustand übergehen.

Periphere longitudinale Meniskusrisse können arthroskopisch refixiert werden (Outside-in- oder Inside-out-Technik), da sie in der durchbluteten Meniskuszone liegen. Voraussetzung ist die Kooperation des Patienten. Radiale, Lappen- und eher zentral in der nicht durchbluteten Zone liegende Risse sollten nicht refixiert werden. Bei Kindern sollten größere Risse genäht werden.
Komplikationen: Nach arthroskopischer Therapie sehr selten. Erguss (Hämarthros), Infektion, Reruptur nach Meniskusnaht, Bewegungseinschränkung.

50.4.4 Luxation

Man unterscheidet die Luxation im Femoropatellargelenk (Patellaluxation) und die im Gelenk zwischen Oberschenkelrolle und Schienbeinkopf (Kniegelenkluxation).

Patellaluxation
Pathogenese: Häufig habituelle Luxation bei Gelenkdysplasie (Abflachung der patellaren Gelenkfläche oder der lateralen Femurkondylen, Patellamissbildung). Traumatische Luxation nur bei grober Gewalteinwirkung.
Klinik: Deformität des Gelenkes, „Patella neben dem Knie".

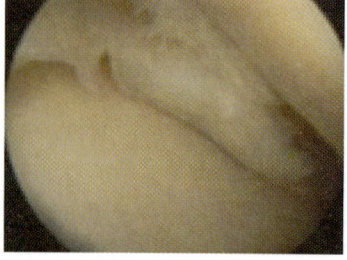

Abb. 50.30
Arthroskopisches Bild eines Innenmeniskusrisses

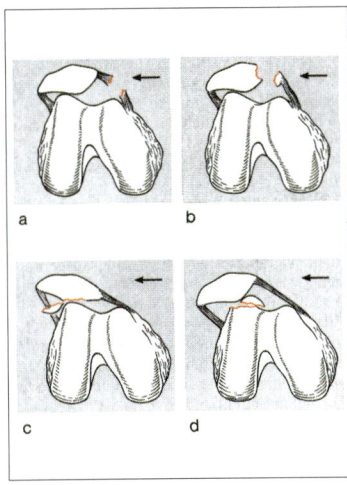

Abb. 50.31 a–d
Begleitverletzungen bei der Patellaluxation:
a Ruptur des Retinaculum patellae
b Knöcherner Abriss des Retinaculum patellae
c Knorpel-Knochen-Abscherung von der medialen Patellafacette
d Knorpel-Knochen-Abscherung von der lateralen Femurkondylenkante

Diagnostik: Röntgen des Kniegelenkes in 2 Ebenen, wenn möglich, Patella axial. Ausschluss einer osteochondralen Fraktur. Ggf. MRT zum Auschluss rein chondraler Läsionen und ausgedehnter Rupturen des medialen Retinaculums und des vorderen Kreuzbandes.

Therapie:
- in Analgesie **Reposition** der Patella bei gestrecktem Kniegelenk. Nach erfolgreicher Reposition Punktion des Hämarthros. Bei Fettaugen V. a. osteochondrale Fraktur. Axialaufnahme der Patella sowie Arthroskopie zum Ausschluss tangentialer Knorpel-Knochen-Absprengungen.
- bei **traumatischer Luxation ohne** Anhalt für **Begleitverletzungen konservativ:** 3-wöchige Ruhigstellung im Tutor
- bei **Begleitverletzungen** (Abb. 50.31) **operativ**
- bei **habitueller Luxation operativ:** zur Prophylaxe weiterer Luxationen z. B. Verlagerung der Tuberositas tibiae nach medial (nach Elmslie), bei offenen Epiphysenfugen besser Medialisierung der Patellaansatzsehne (nach Goldthwait), Quadrizepsplastik nach Insall oder Raffnaht des medialen Retinaculums mit lateralem Release (nach Krogius-Lanz-Witt). Osteochondrale Fragmente werden refixiert.

Kniegelenkluxation

Pathogenese: Direkt auf Ober- und Unterschenkel getrennt einwirkende grobe Gewalt. Luxation nach vorne oder nach hinten.
Klinik: Deformität des Gelenkes, Instabilität.
Begleitverletzungen: Ausgedehnte Rupturen des Kapselbandapparates, Knorpel-Knochen-Verletzungen, Meniskusläsionen. In über 25 % der Fälle Nervenläsionen, in 25 % Verletzung der A. poplitea.

> Kniegelenkluxation:
> Cave Gefäß-, Nerven- oder Bandläsion!

Diagnostik:
- *Klinische Untersuchung:* Stabilitätsprüfung, neurologische Untersuchung und Erhebung des Pulsstatus.
- *Röntgen:* Kniegelenk in 2 Ebenen zum Ausschluss knöcherner Begleitverletzungen.
- *MRT:* Bestimmung des Ausmaßes der Kapselbandapparat- und Meniskusverletzung.
- *Doppler-Sonographie:* Ausschluss einer Gefäßverletzung.
- *Angiographie:* Ausschluss einer Intimaläsion.
Therapie: Rasche Reposition in Analgesie und Muskelrelaxation, anschließend erneut neurologische Untersuchung und Pulsstatus. Operative Versorgung der ausgedehnten Kapselbandrupturen. Bei reduziertem Allgemeinzustand oder starker Weichteilschädigung ggf. zweizeitiges Vorgehen: primär lediglich Stabilisierung im Gips oder besser gelenküberbrückenden Fixateur externe (bessere Wundkontrolle).

> Die traumatische Luxation ist ein Notfall!

Komplikationen: s. Kap. 50.4.2.

50.4.5 Patellafraktur

Pathogenese: Sturz auf das Knie, Schlag auf die Patella bei angespanntem M. quadriceps, Anprall auf das Knie bei gebeugtem Kniegelenk (dashboard injury).
Formen: Osteochondrale Absprengungen, untere und obere Polabrisse, Querfrakturen (Abb. 50.32), Längs-, Schräg- und Mehrfragmentfrakturen sowie Stern-, Trümmerfrakturen und Fissuren.
Klinik: Weichteilschwellung, Bewegungseinschränkung.
Begleitverletzungen: Fraktur des Oberschenkels, Fraktur des Unterschenkels.
Diagnostik:
- *Klinische Untersuchung:* Häufig Gelenkerguss (Hämarthros), tastbarer klaffender Frakturspalt und Streckausfall bei kompletter Zerstörung des Streckapparates (Bein kann bei gebeugtem Kniegelenk nicht aktiv gestreckt werden).
- *Röntgen:* Patella in 3 Ebenen (seitlich, a. p. und axial).
Differenzialdiagnose: Patella bipartita oder tripartita (angeborene Variante der Patella).

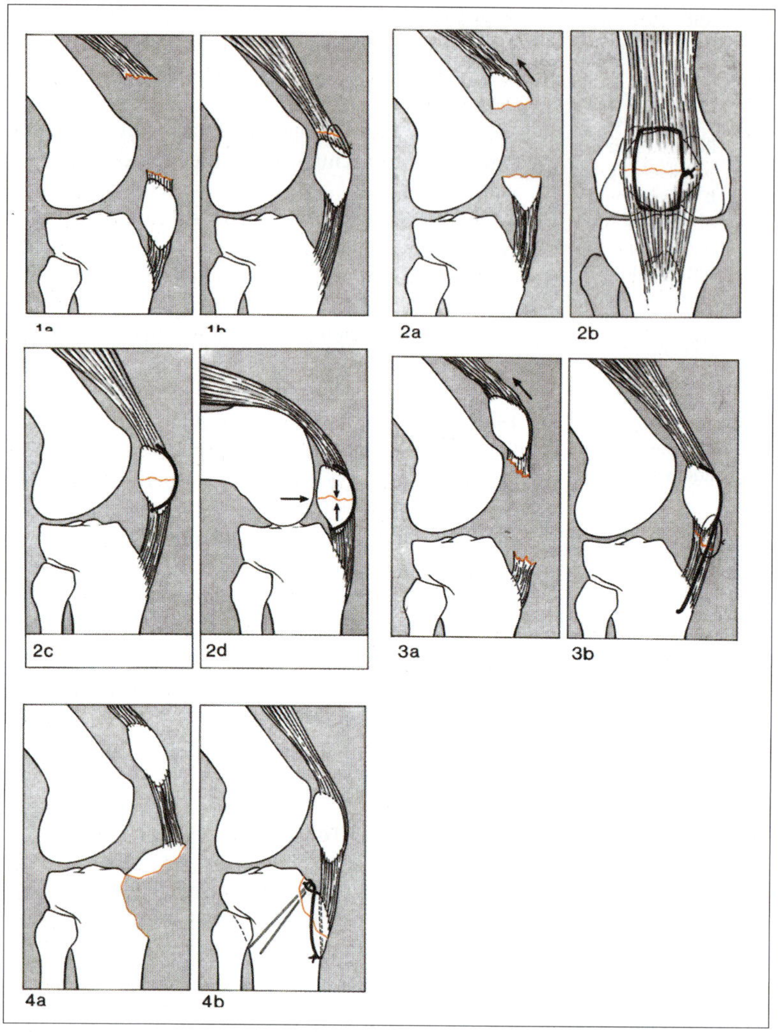

1a   1b   2a   2b

2c   2d   3a   3b

4a   4b

Abb. 50.32 Verletzungen des
Knie-Streckapparates und deren
operative Versorgung:
1a Ruptur der Quadrizepssehne
1b Sehnennaht
2a Patellafraktur
2b Zuggurtung a. p.
2c Zuggurtung seitlich
2d Prinzip der Cerclage
3a Ruptur des Lig. patellae
3b Sehnennaht
4a Knöcherner Ausriss des
Lig. Patellae aus der Tuberositas
tibiae
4b Zuggurtung

Therapie: In der Regel operativ. Nur bei nicht dislozierten Frakturen ist eine konservative Therapie
mit Gipstutor über 6 Wochen möglich.

Dislozierte Patellaquerfraktur: Operation!

Operationstechniken: Übungsstabile Zuggurtungsosteosynthese bei Querfraktur, übungsstabile
Schraubenosteosynthese bei Längsfraktur **(Abb.**
50.33). Postoperativ Frühmobilisation. Belastung
nach 6–8 Wochen.
Komplikationen: Durch Kontusion des Gelenkknorpels häufig Chondropathie mit konsekutiver Retropatellararthrose.

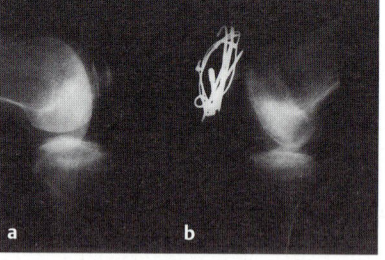

Abb. 50.33 a,b Patellamehrfragmentfraktur.
a Präoperativer Befund
b nach operativer Versorgung mit Zuggurtungs- und Zugschraubenosteosynthese

50.4.6 Knorpel-Knochen-Verletzungen

Man unterscheidet zwischen **Kontusion, Impression** mit oder ohne knöcherne Beteiligung (Abb. 50.34a) und **Knorpelfrakturen** mit oder ohne knöcherne Beteiligung (Abb. 50.34b, c). Osteochondrale Absprengungen (Abb. 50.35) werden als **flake fractures** bezeichnet.

Pathogenese: Der hyaline Gelenkknorpel besitzt ein geringes Regenerationspotential. Bereits kleinste Läsionen können zu einer Zerstörung der Knorpelzellen führen. Freigesetzte Enzyme schädigen den Knorpel weiter bis zur Erweichung des Knorpels und Entwicklung einer Arthrose.

Kontusionen und Impressionen entstehen durch direkte Gewalteinwirkung (z. B. Anprallverletzung, Sturz auf das Kniegelenk). Knorpelfrakturen mit oder ohne Beteiligung des subchondralen Knochens werden häufig durch indirekte Gewalteinwirkung hervorgerufen, z. B. die osteochondrale Fraktur des lateralen Femurkondylus bei der Patellaluxation. Des Weiteren können rezidivierende Mikrotraumen zu Knorpelverletzungen führen, z. B. zur Osteochondrosis dissecans.

Klinik: Prellmarke, druckschmerzhafte Weichteilschwellung, Schonhaltung, Bewegungseinschränkung, häufig hämorrhagischer Kniegelenkerguss mit Fettaugen. Freie Fragmente führen zu einer Blockierung des Gelenkes und rezidivierenden Gelenkergüssen (Reizerguss).

Diagnostik:

- *Röntgen:* Kniegelenk in 2 Ebenen und Patella axial. Auffälliger Befund nur bei Beteiligung des subchondralen Knochens.
- *MRT:* Besonders geeignet zur Demonstration von Knorpelläsionen, okkulten Frakturen und zur Stadieneinteilung der Osteochondrosis dissecans.
- *Weitere Untersuchungen:* Diagnostische Punktion (Hämarthros? Fettaugen?), Arthroskopie zum Nachweis einer rein chondralen Verletzung (s. Abb. 47.15).

> Ohne Arthroskopie ist die Diagnostik des Kniegelenkes einäugig!

Therapie:

- bei **Kontusion** und **Impression ohne knöcherne Beteiligung konservativ:** 6- bis 8-wöchige Entlastung
- **Knorpelfrakturen** mit oder ohne knöcherne Verletzung werden **operiert;** isolierte Knorpelfragmente werden entfernt, Defektränder geglättet und die subchondrale Knochenmembran durch Bohrungen nach Pridie oder durch sog. Microfracturing eröffnet. Es entsteht faseriger Ersatzknorpel, da hyaliner Gelenkknorpel beim Erwachsenen nicht regenerationsfähig ist. Evtl. Defektdeckung durch Knorpel-Knochen-Transplantat oder – bei ausgedehnten Defekten – Knorpelzelltransplantation.
- **Impressionen mit knöcherner Beteiligung** werden **operiert:** Sie werden angehoben und mit Spongiosa unterfüttert, osteochondrale Fragmente – wenn möglich – reinseriert. Die Fixation erfolgt mit Fibrinkleber und zusätzlichen Pins bzw. Kleinfragmentschrauben. Postoperativ frühzeitige Mobilisation des Gelenkes unter Entlastung von mindestens 12 Wochen.

Prognose: Bei stufenfreier Wiederherstellung der Gelenkoberfläche gut. Entwicklung einer Arthrose jedoch grundsätzlich möglich.

50.4.7 Gelenkfrakturen des distalen Oberschenkels (s. Kap. 50.3.7)

50.4.8 Gelenkfrakturen des proximalen Unterschenkels (s. Kap. 50.5.6)

50.5 Unterschenkel

50.5.1 Anatomie

Der Unterschenkel besteht aus Tibia (Schienbein) und Fibula (Wadenbein), die im Schaftbereich durch die Membrana interossea verbunden sind,

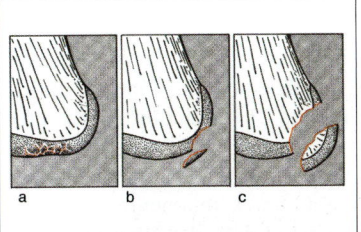

Abb. 50.34 a–c
Formen des Knorpelschadens:
a Knorpelimpression
b Knorpelabscherung
c osteochondrale Fraktur

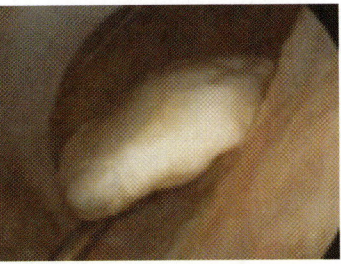

Abb. 50.35
Arthroskopischer Nachweis einer älteren osteochondralen Fraktur (freier Gelenkkörper)

sowie aus den umgebenden Muskel- und Weichteilstrukturen.

Im ventralen Umfang der Tibia ist die Weichteilbedeckung nur gering ausgebildet. Die deckende Haut ist bei ossären Traumen daher häufig beteiligt. Dies bedingt eine Neigung zu Wundheilungsstörungen und eine Gefährdung der Frakturheilung.

Eine Besonderheit des Unterschenkels ist die Umhüllung der Muskelgruppen durch straffe Faszien. Bei Muskelschwellung kann daher ein Kompartmentsyndrom (s. Kap. 47.3.2) entstehen.

Die statische Achse des Unterschenkels verläuft durch den Tibiaschaft zur Mitte der Talusrolle. Parallel hierzu liegt das Wadenbein, dessen Bedeutung für die statische Funktion gering ist. Daher ist die Sperrwirkung der Fibula bei isolierter, nicht dislozierter Tibiafraktur nicht so hoch zu bewerten wie die der Ulna.

50.5.2 Tibiakopffraktur

Pathogenese: Stauchungskräfte in Längsachse des Unterschenkels oder Gewalteinwirkung von der Seite auf das gestreckte Kniegelenk. Durch die axiale Stauchung wird der Tibiaschaft mit seiner festen Kortikalis meißelartig in den Tibiakopf hineingetrieben. Dabei werden die Kondylen nach außen abgedrängt, es entstehen V- oder Y-förmige Frakturen. Bei seitlichen Traumen kommt es zu einseitigen Kondylenabbrüchen (z. B. Depressionsfrak-

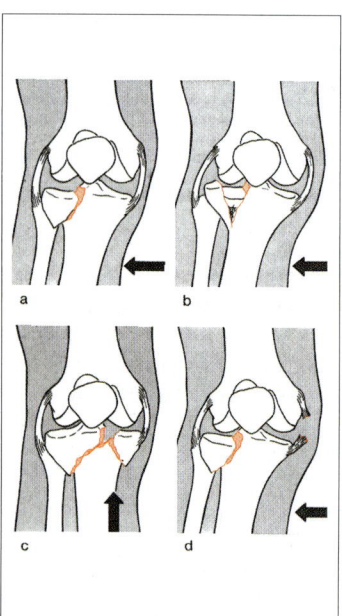

Abb. 50.36 a–d
Pathomechanismus und Formen des Schienbeinkopfbruches:
a Lateraler Spaltabbruch bei medialer Gewalteinwirkung (Typ I)
b Impressionsfraktur mit lateralem Spaltabbruch (Typ III)
c V-Y-Fraktur bei axialer Gewalteinwirkung (Typ IV)
d Lateraler Kondylenabbruch mit Ruptur des medialen Seitenbandes bei Gewalteinwirkung im Abduktionssinne

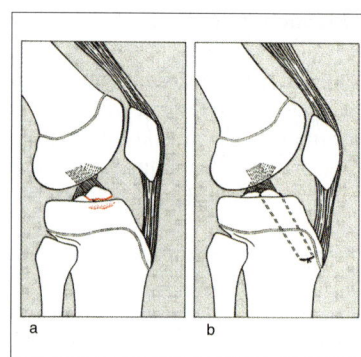

Abb. 50.37 a,b
Abrissfraktur des vorderen Kreuzbandhöckers im Kindesalter und seine operative Versorgung:
a Präoperatives Bild
b Versorgung mit transossärer Drahtnaht

turen) oder Impressionsfrakturen (**Abb. 50.36**, isolierte Impressionsfraktur [Typ III] nicht dargestellt). Zusätzlich kann es zu einer Ruptur des Kapselbandapparates auf der Gegenseite kommen.

Im Kindesalter sind Schienbeinkopfbrüche selten. Meist handelt es sich um knöcherne Kreuzbandausrisse (**Abb. 50.37**).

Einteilung: Nach **morphologischen Gesichtspunkten** werden Tibiakopffrakturen unterteilt in Spalt-, Depressions-, Impressions-, Trümmerfrakturen und kombinierte Frakturen.

Nach der **AO-Klassifikation** unterscheidet man A-Frakturen (extraartikulär), B-Frakturen (intraartikulär ohne Einstauchung der Gelenkfläche) und C-Frakturen (intraartikulär mit Einstauchung der Gelenkfläche).

Klinik: Hämatomverfärbung, Weichteilschwellung, Prellmarke, Druckschmerz, Hämarthros (tanzende Patella), Krepitation, abnorme Beweglichkeit durch ligamentäre oder ossäre Instabilität und schmerzhafte Bewegungseinschränkung (Functio laesa).

Diagnostik: Röntgen: Bei V. a. Tibiakopffraktur sind Aufnahmen des Kniegelenkes in 4 Ebenen obligat, bei unsicherem Befund CT (Computertomographie) des Tibiakopfes.

Therapie: Therapieziele sind die Wiederherstellung der anatomischen Gelenkkomponenten, freie Beweglichkeit und eine stabile Bandführung. Daher ist die Indikation zur Operation weit zu stellen.

■ **konservative Therapie** bei **nicht dislozierten Frakturen** (ohne Meniskusverletzung) und bei **dislozierten Frakturen und allgemeiner oder lokaler Inoperabilität**. In jedem Fall muss der Hämarthros abpunktiert werden. Nicht dislozierte Frakturen werden zunächst im Tutor ruhiggestellt. Nach Abklingen der akuten Schmerzen frühfunktionelle Therapie unter Entlastung der verletzten Extremität. Die Heilungsdauer beträgt 8 – 12 Wochen. Dis-

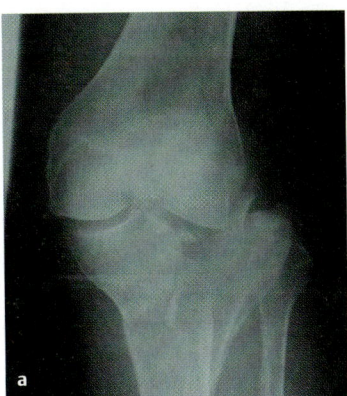

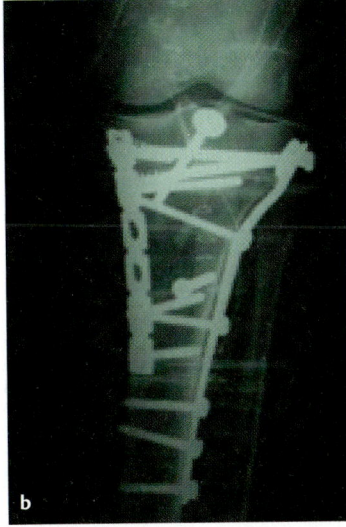

Abb. 50.38 a,b
V-Y-Fraktur des Tibiakopfes.
a Präoperativer Befund
b nach operativer Versorgung mit Plattenosteosynthese von medial und lateral und Zugschraube

dement primär allenfalls Grobreposition größerer Fragmente und Stabilisierung mit Kirschner-Drähten oder Schrauben in Kombination mit gelenkübergreifendem Fixateur externe oder Hybridfixateur. Nach Stabilisierung der Weichteilverhältnisse erfolgt die definitive Versorgung der Fraktur.
Komplikationen: Schädigungen des N. peronaeus, hohe Infektionsgefahr der schwammartigen Knochenstruktur, Kompartmentsyndrom. Arthrose des Gelenkes je nach Ausmaß des primären Knorpelschadens und der Wiederherstellung der Gelenkfläche. Die Komplikationsrate ist mit 10 – 40 % hoch, insgesamt 23 – 40 % mäßige bis schlechte Langzeitergebnisse.

50.5.3 Unterschenkelschaftfraktur

Hierunter versteht man die gleichzeitige Fraktur von Tibia und Fibula. Wegen der schlechten Weichteildeckung dieser Knochen sind offene Frakturen häufig.
Pathogenese: Biegung, Stauchung, Torsion (z. B. Skilaufen) und direktes Anralltrauma (z. B. Stoßstange). Alle typischen Bruchformen sind möglich, z. B. Spiral-, Quer-, Biegungsfraktur und Mehrfragment- oder Etagenfraktur als typische Stoßstangenverletzung des Fußgängers **(Abb. 50.39)**.
Einteilung: Nach der Höhenlokalisation werden Brüche im oberen, mittleren und unteren Drittel unterschieden. Die AO-Klassifikation unterscheidet einfache Frakturen (Typ A), Keilfrakturen (Typ B) und Komplexfrakturen (Typ C).
Klinik: Sichere Frakturzeichen.
Begleitverletzungen: Schädigungen des Hautweichteilmantels (Hautkontusionen, offene Frakturen Grad I – III), Nerven- und Gefäßverletzungen.

> Unterschenkelschaftfraktur:
> Cave Kompartmentsyndrom!

Diagnostik: Röntgen des Unterschenkels in 2 Ebenen einschließlich der angrenzenden Gelenke.
Therapie: Therapieoptionen **bei Erwachsenen** sind:
■ **konservative Therapie** bei geschlossenen oder erstgradig offenen nicht dislozierten, stabilen Frakturen sowie ggf. bei dislozierten, geschlossen reponierbaren Frakturen. Mögliche Behandlungsformen sind:

■ **Oberschenkelliegegips:** radiologische Stellungskontrollen unmittelbar nach Gipsanlage, nach 48 Stunden und danach wöchentlich! Achsenfehlstellungen können durch Keilung des Gipsverbandes korrigiert werden **(Abb. 50.40)**.

lozierte Frakturen werden nach Abklingen der Schmerzsymptomatik unter Extensionsbehandlung frühzeitig auf der Motorschiene mobilisiert.
■ **operativ** bei **dislozierten Frakturen** (Ausnahmen s. o.): Sie erhalten eine möglichst übungsstabile Osteosynthese innerhalb der 8-Stunden-Grenze. Postoperativ frühfunktionelle Therapie unter Entlastung des Kniegelenkes für 12 – 16 Wochen.
Operationstechnik: Freilegung der Fraktur, anatomisch korrekte Reposition der Gelenkfläche ggf. unter arthroskopischer Kontrolle, Stabilisierung mit Schrauben und Abstützplatten **(Abb. 50.38)**. Imprimierte Gelenkflächen werden durch ein gesondertes Knochenfenster angehoben und mit Spongiosa unterfüttert. Obligater Bestandteil der Operation ist die Überprüfung des Bandapparates.
Bei ausgedehnten Weichteilverletzungen ist folgendes Vorgehen zu empfehlen: nach dem Débri-

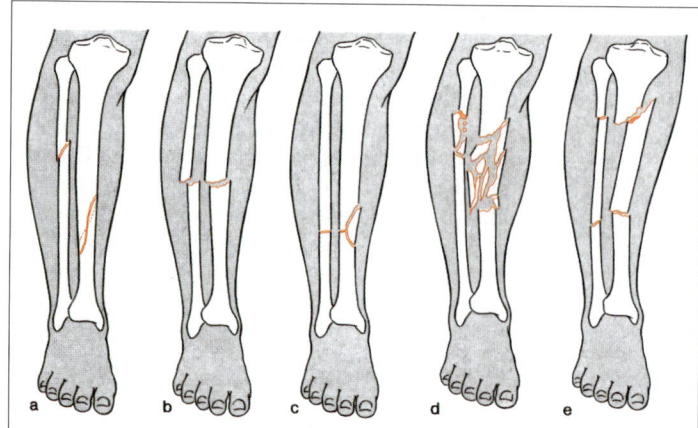

Abb. 50.39 a–e Formen des Unterschenkelschaftbruches:
a Torsionsfraktur
b Querfraktur
c Biegungsfraktur
d Trümmerfraktur
e Etagenfraktur

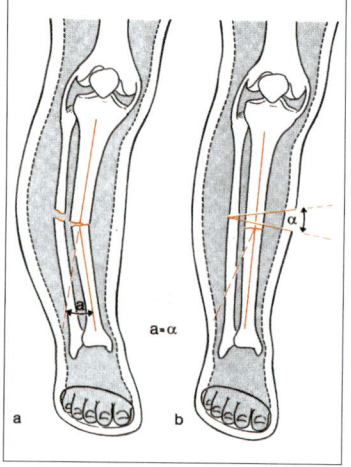

Abb. 50.40 a,b Korrektur einer Achsenfehlstellung im Bereich des Unterschenkels bei liegendem Gipsverband durch Keilung des Gipses:
a Fehlstellung im Varussinne
b Beseitigung der Varusfehlstellung durch Aufbiegen des Gipsverbandes auf der Medialseite („Keilung") um den Winkel α

- **Kalkaneusextension:** regelmäßige radiologische Stellungskontrollen! Tägliche Untersuchung auf Rotationsfehler, sonstige Achsenabweichungen, Durchblutung und Neurostatus (cave Kompartmentsyndrom, Peronäusschaden). Nach 3 – 4 Wochen kann ein Oberschenkelgehgips angelegt werden.
- **frühfunktionelle Behandlung nach Sarmiento** im Brace oder Gips: häufig angewendet als Verfahrenswechsel nach Oberschenkelliegegips- oder Extensionsbehandlung, bietet die Möglichkeit der Kniegelenkmobilisation (s. Kap. 14.4.2).
Bei der Therapieentscheidung sollten die Risiken der langen Gips- oder Extensionsbehandlung und die Beeinträchtigung des Patienten berücksichtigt werden.

Bei folgenden Begleiterkrankungen ist der konservativen Therapie der Vorzug zu geben:
- periphere Durchblutungsstörungen
- Hautschäden (Ulzera, trophische Veränderungen bei postthrombotischem Syndrom, Diabetes mellitus)
- lokale Infektion
- mangelnde Compliance, z. B. bei chronischem Alkoholabusus.

Komplikationen bei konservativer Therapie sind Thrombose und ggf. Embolie, Achsen- und Drehfehler, verzögerte Frakturheilung, Dekubitus, Bewegungseinschränkung der benachbarten Gelenke.
- **operative Therapie** bei Kompartmentsyndrom; Frakturen, die nicht geschlossen reponiert werden können (Seitverschiebung über Schaftbreite, Achsenfehler > 10°, primäre Diastase, Verkürzung > 10 mm); instabile Frakturen nach mehr als 4 Monaten (verzögerte Frakturheilung); dislozierte Etagenfraktur; begleitende Femurfraktur (Kettenfraktur); sperrende Fibula (dislozierte Tibia und intakte Fibula oder Varusfehlstellung der Tibia unter konservativer Therapie): offene Frakturen Grad II – III und Frakturen bei Polytraumatisierten (Pflegeerleichterung).

Besonders problematisch ist die Versorgung von offenen Frakturen und Frakturen mit schweren Hautkontusionen wegen der deutlich erhöhten Infektionsgefahr.

Eine begleitende Fibulafraktur muss nur bei distaler dislozierter Fraktur und bei Instabilität der Malleolengabel im Sinne einer Knöchelfraktur operativ versorgt werden.

Bei Kindern werden Unterschenkelschaftfrakturen **in der Regel konservativ** behandelt. Dislozierte Frakturen sollten geschlossen reponiert werden, vor allem Rotationsfehler sind zu beseitigen. Achsenfehler in der Frontal- und Sagittalebene korrigieren sich zwar im Verlauf des Wachstums, sollten aber wegen der resultierenden Beinlängendifferenz, der Verlagerung der Belastungsebene und aus kosmetischen Gründen beseitigt werden. Zeigen die Röntgenverlaufskontrollen eine Varusfehlstellung, kann diese durch eine Gipskeilung korrigiert werden. Erfolgt die Reposition in Narkose, sollte das anschließend gewählte Verfahren die definitive Therapie sein.

Eine **Operationsindikation** besteht bei instabilen und deutlich dislozierten Frakturen, offenen Frakturen 2. oder 3. Grades, Frakturen im Rahmen des Polytraumas (Pflegeerleichterung) und bei drohendem Kompartmentsyndrom.

Osteosyntheseverfahren:

■ **bei Erwachsenen:** aufgebohrter Marknagel/Verriegelungsnagel, unaufgebohrter Marknagel, Plattenosteosynthese und Fixateur externe.

▪ Der **aufgebohrte Marknagel** ist besonders geeignet für die Quer- oder kurze Schrägfraktur im mittleren Unterschenkeldrittel. Nach Marknagelung ist Vollbelastung bei reizlosen Wundverhältnissen schon nach wenigen Tagen möglich.

▪ Der **Verriegelungsnagel** ist indiziert bei instabilen Tibiafrakturen (lange Torsionsfrakturen, Segment- oder Trümmerfrakturen) **(Abb. 50.41)** und gelenknahen Frakturen. Proximale Tibiafrakturen sind nur bedingt geeignet. Achsenabweichungen beim Nageleinschlag führen häufig zu Fehlschlägen. Eine sichere Verankerung von 2 Verriegelungsbolzen proximal muss gewährleistet sein.

▪ **Unaufgebohrte Marknägel** sind bei allen Frakturtypen einschließlich offener Frakturen und Weichteilkontusionen möglich.

▪ **Schrauben- und Plattenosteosynthesen** werden angewandt bei Schaftfrakturen mit Gelenkbeteiligung, proximalen Tibiafrakturen, engem oder deformiertem Markraum und Korrekturosteotomien, begleitender Gefäß-Nervenverletzung und bei Kombination einer Unterschenkelfraktur mit einer Fraktur der benachbarten Gelenke. Eine Plattenosteosynthese sollte nur erfolgen, wenn eine spannungsfreie Deckung mit gut durchblutetem Gewebe möglich ist.

■ Die Behandlung mit dem **Fixateur externe** ist vor allem bei drittgradig offenen Frakturen, Frakturen mit schweren Weichteilkontusionen und bei Patienten mit instabilen Kreislaufverhältnissen (z. B. Polytrauma) indiziert. Ggf. ist sekundär ein Verfahrenswechsel (Plattenosteosynthese, Marknagel, Gips) angezeigt.

■ **bei Kindern:** dynamische Markraumdrahtung (Nancy-Nagel), Plattenosteosynthese oder Fixateur externe. Die Marknagelung ist kontraindiziert, solange die Epiphysenfugen offen sind.

Komplikationen: Zu den **Frühkomplikationen** gehören das Kompartmentsyndrom, die Durchspießung der Haut infolge persistierender Achsenfehlstellung, Schäden des N. peronaeus, Hämatome, Hautnekrosen und Infektionen. **Spätkomplikationen** sind die verzögerte Frakturheilung, die Pseudarthrose, der Immobilisationsschaden mit Bewegungseinschränkung im Sprunggelenk, Lockerung oder Bruch des Osteosynthesematerials und die Arthrose bei bleibenden Achsenfehlern.

50.5.4 Isolierte Tibiafraktur

Pathogenese: Direktes Trauma, häufige Bruchform im Kindesalter.
Formen: Quer- und Drehbrüche. Isolierte Tibiaschaftfrakturen sind fast immer stabil.
Therapie: Wie bei Unterschenkelschaftfraktur (s. Kap. 50.5.3).

50.5.5 Isolierte Fibulafraktur

Pathogenese: Ausschließlich direktes Trauma, z. B. Tritt gegen Wadenbein beim Fußball.
Klinik: Druckschmerzhafte Weichteilschwellung.
Diagnostik: Röntgen des Unterschenkels mit Sprung- und Kniegelenk in 2 Ebenen. In Höhe des proximalen oder mittleren Fibulaschaftdrittels häufig Querfraktur mit Biegungskeil.
Differenzialdiagnose: Maisonneuve-Fraktur (Sonderform der Knöchelfraktur Typ Weber C) sowie knöcherner Ausriss des lateralen Kniegelenkbandapparates aus dem Fibulaköpfchen. Beide Verletzungen

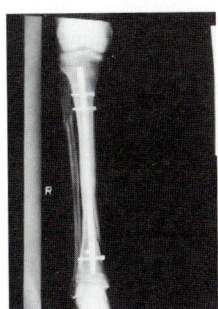

Abb. 50.41 Versorgung einer distalen Unterschenkelspiralfraktur mit Verriegelungsnagel

werden im Gegensatz zur isolierten Fibulafraktur durch ein indirektes Trauma hervorgerufen.
Therapie: Konservativ: abschwellende antiphlogistische Maßnahmen, Belastungsaufbau nach Rückgang der Beschwerden.

50.5.6 Distale Unterschenkelstauchungsfraktur (Pilon[1]-tibial-Fraktur)

Fraktur des distalen Unterschenkeldrittels mit Gelenkbeteiligung, häufig kombiniert mit einer Impression der Gelenkfläche des distalen Tibiaendes.
Pathogenese: Einstauchung des Talus in das Tibiaplateau bei Sturz aus größerer Höhe oder bei schweren Verkehrsunfällen. Die Fraktur wird geprägt durch die Stellung des Fußes zum Zeitpunkt der Gewalteinwirkung (Abb. 50.42). Häufig findet sich eine Kombination aus Stauchungs- und Rotationskräften, was zu zusätzlichen Frakturen des Innen- und Außenknöchels und zu Ruptur der Syndesmose führt. In 75 % der Fälle ist auch die Fibula frakturiert. Häufig wird die Fraktur von schweren Weichteilschäden begleitet.
Einteilung: Die AO-Klassifikation unterscheidet A-Frakturen (extraartikulär), B-Frakturen (intraartikulär ohne Einstauchung der Gelenkfläche) und C-Frakturen (intraartikulär mit Einstauchung der Gelenkfläche).
Klinik: Rasch auftretende Weichteilschwellung im Bereich des distalen Unterschenkels und Sprunggelenkes, Deformität, Druck- und Stauchungsschmerz, schmerzhafte Bewegungseinschränkung im Sprunggelenk.

Diagnostik:
- *Röntgen:* Sprunggelenk mit Unterschenkel in 2 Ebenen, bei unsicherem Befund Schräg- und Schichtaufnahmen.
- *CT:* Ermöglicht eine exakte Frakturanalyse. Als Routine in der Regel nicht erforderlich, eher angezeigt bei Sekundärversorgung zur besseren OP-Planung und zur Beurteilung des postoperativen Ergebnisses.

Therapie: Therapieziel ist die Wiederherstellung der Gelenkfläche, der Achse und eines intakten Weichteilmantels, was in Anbetracht des Zerstörungsausmaßes nicht immer gelingt.
- konservative Therapie nur bei nicht dislozierten Frakturen mit stufenfreier Gelenkfläche.
- operative Therapie: dislozierte Frakturen mit Gelenkbeteiligung möglichst innerhalb der 8-Stunden-Grenze. In der Regel wird zunächst die Fibula offen reponiert und osteosynthetisch versorgt. Im Anschluss daran wird die Tibiagelenkfläche wiederhergestellt, ggf. eine Spongiosaplastik durchgeführt und die Tibia osteosynthetisch versorgt. In vielen Fällen ist infolge der Weichteilsituation ein minimalinvasives Vorgehen anzustreben: zunächst Reposition und Stabilisierung der Fibula, dann Rekonstruktion der Gelenkfläche, Stabilisierung der Tibiafraktur mit Schrauben oder Kirschner-Drähten (Minimalosteosynthese) und Anlage eines gelenkübergreifenden Fixateur externe (Abb. 50.43).

Bei ausgedehnten Weichteilschäden oder instabilem Allgemeinzustand sollte primär ein gelenküberbrückender Fixateur externe angelegt werden. Unter Berücksichtigung des Weichteilschadens sind ein exakter Längenausgleich und eine korrekte Achsenstellung zu unterlassen, um die Durchblu-

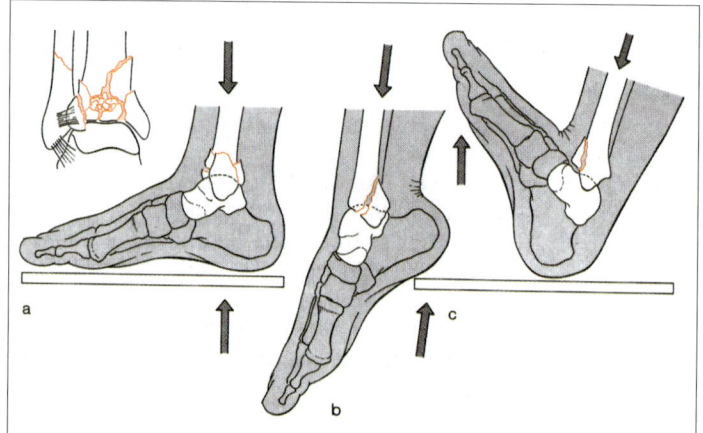

Abb. 50.42 a–c Pathomechanismus und Klassifikation des Unterschenkelstauchungsbruches (Pilon-tibial-Fraktur) mit Stauchung in:
a Normalstellung mit vorderer und hinterer Kantenabsprengung
b Spitzfußstellung mit hinterer Kantenabsprengung
c Hackenfußstellung mit vorderer Kantenabsprengung

---

[1] Pilon = frz. Stampfer, Keule

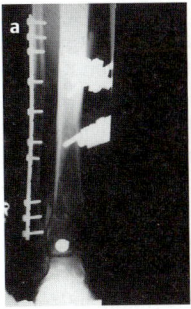
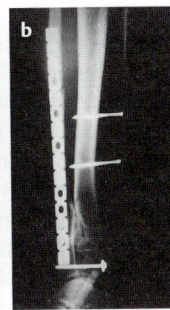

Abb. 50.43 a,b
Versorgung einer Pilon-tibial-Fraktur. Osteosynthese der Fibula. Minimalosteosynthese der Tibia mit Schraube, gelenkübergreifender Fixateur externe
a a. p.-Aufnahme
b seitlich

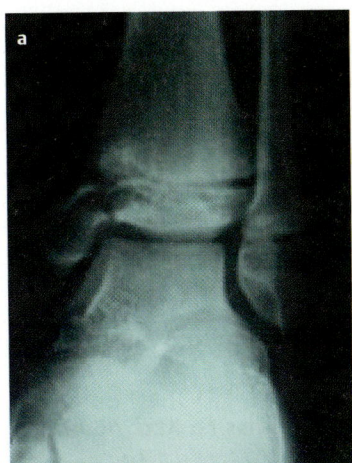

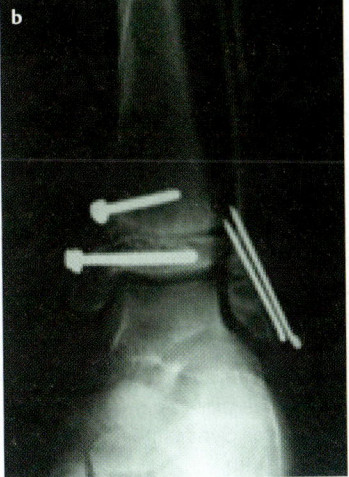

Abb. 50.44 a,b
Epiphysenfugenfraktur Typ Salter IV.
a Präoperativer Befund
b nach osteosynthetischer Versorgung mit Kleinfragmentzugschrauben und Kirschner-Drähten

tung der Weichteile nicht zu verschlechtern. Die Fraktur wird endgültig versorgt, nachdem sich der Allgemeinzustand stabilisiert hat und intakte Weichteile vorliegen.

Postoperativ Ruhigstellung mit dorsaler Unterschenkelgipsschiene. Nach Abschwellung Bewegungsübungen aus der Schiene. Ein Fixateur wird für 6–8 Wochen belassen, danach intensive Bewegungsübungen. Belastung erst ab der 10.–12. Woche.

Komplikationen: Weichteilnekrosen und Wundheilungsstörungen. Eine häufige Spätfolge ist die posttraumatische Arthrose aufgrund von Knorpelkontusionsschäden oder persistierender Gelenkinkongruenzen. In diesen Fällen ist zur Schmerzausschaltung die Arthrodese des oberen Sprunggelenkes zu empfehlen.

50.5.7 Typische Frakturen des distalen Unterschenkelendes im Kindesalter

Formen: Es handelt sich um **metaphysäre Frakturen** (Stauchungsfrakturen, Biegungsbrüche oder Epiphysenfugenlösung – Salter I und II oder Aitken I), **Epiphysenfugenfrakturen** (Salter III und IV oder Aitken II und III) oder eine **Kompression der Epiphysenfuge (Crush-Verletzung**, Salter V, s. Abb. 47.47). Eine Besonderheit stellen die sog. **Übergangsfrakturen** dar. Dies sind Frakturen bei Beginn des Epiphysenschlusses. Sie werden unterteilt in two-plane fractures (die Fraktur betrifft die Epiphyse) und triplane fractures (zusätzliche metaphysäre Fraktur).

Therapie:

■ Die **metaphysären Frakturen** des distalen Tibiaendes können **fast immer konservativ** im Gips behandelt werden. Dislozierte Frakturen lassen sich in der Regel geschlossen in Narkose reponieren und können, da sie selten sekundär dislozieren, anschließend im Unterschenkelgips behandelt wer-

den. Ist eine definitive Stabilität durch geschlossene Reposition nicht zu erreichen, ist eine Stabilisierung mit 2 Kirschner-Drähten erforderlich. Ist eine geschlossene Reposition nicht möglich (z. B. wegen eingeschlagenen Periosts), muss offen reponiert werden. Anschließend sollte die Fraktur mit Kirschner-Drähten stabilisiert werden.

■ Unter den **epiphysären Frakturen** können nur nicht dislozierte Frakturen (Frakturspaltbreite bis 2 mm) konservativ behandelt werden. Dislozierte Frakturen werden offen anatomisch korrekt reponiert und mit Kleinfragmentzugschrauben, ggf. auch Kirschner-Drähten stabilisiert (Abb. 50.44). Liegt gleichzeitig eine Epiphysenfugenlösung der distalen Fibula vor, stellt diese sich nach Reposition von medial ein und muss nicht fixiert werden.

■ Unter den **Übergangsfrakturen** können nur nicht dislozierte Frakturen konservativ behandelt werden.

Konservative Therapie: Ruhigstellung des Sprunggelenkes im Unterschenkelgips für 3 – 5 Wochen. Nach Röntgenkontrolle ohne Gips kann bei Konsolidierung der Fraktur der Belastungsaufbau beginnen.

Postoperative Therapie: Ruhigstellung für ca. 3 Wochen in Unterschenkelschiene. Bewegungen aus der Schiene sind unmittelbar postoperativ erlaubt. Belastungsaufbau nach 3 – 5 Wochen. Metallentfernung nach 3 – 4 Monaten.

50.5.8 Kompartmentsyndrom (s. Kap. 47.3.2)

50.5.9 Wadenmuskelriss (s. Kap. 46.4.2)

50.6 Sprunggelenk und Fuß

50.6.1 Anatomie

Das **obere Sprunggelenk** (Articulatio talocruralis) ist ein reines Scharniergelenk, gebildet von der Malleolengabel und der Trochlea tali. Die Malleolengabel besteht aus Innen- und Außenknöchel sowie der sie verbindenden vorderen und hinteren fibulotibialen Syndesmose. Sie bildet eine Klammer, in der die Trochlea tali geführt wird. Aufgrund der Keilform der Trochlea tali (vorne breit, hinten schmal) ist die elastische Verbindung der Knöchel durch die Syndesmose Voraussetzung für eine freie Beweglichkeit im Gelenk bei dennoch straffer Gelenkführung. Die in der Syndesmose auftretenden Kräfte reichen bis 20 kp.

Bei dorsal flektiertem Fuß sind im oberen Sprunggelenk keine seitlichen Bewegungen möglich, da der breite vordere Talusanteil fest in der Malleolengabel fixiert ist. Bei plantarflektiertem Fuß wird der schmale hintere Talusanteil von der Malleolengabel bei erschlaffter Syndesmose weniger fest umklammert. In dieser Stellung beruht ein großer Teil der Gelenkstabilität auf den **Kollateralbändern:** Medial befindet sich das Lig. deltoideum (Verbindung zwischen Innenknöchelspitze und Taluskörper), lateral befinden sich das Lig. fibulotalare anterius (Verbindung zwischen Außenknöchelspitze und Taluskörper), das Lig. fibulocalcaneare (Verbindung zwischen Außenknöchelspitze und Kalkaneus) und das Lig. fibulotalare posterius (Verbindung zwischen Außenknöchelspitze und Dorsalseite des Talus) **(Abb. 50.45).**

Im **unteren Sprunggelenk** artikulieren die Fußwurzelknochen, Talus, Kalkaneus und das Os naviculare miteinander. Wichtigste Gelenkfläche ist die Articulatio talocalcaneonavicularis.

Der **Talus** ist das Bindeglied zwischen Unterschenkel und Fuß. Er besitzt keine Sehnen- oder Muskelansätze und ist somit nur passiv beweglich. Die Last wird von der Tibia auf den Talus übertragen und von dort über das Talonavikulargelenk auf den medialen Fußrand, über das subtalare Gelenk auf den Kalkaneus und von dort über das Kalkaneokuboidalgelenk auf den lateralen Fußrand. Der Talus ist einer hohen Druck- und Scherbelastung ausgesetzt. Da die Gelenkfläche ⅗ seiner Oberfläche ausmachen, verbleiben nur kleine Areale für zu- und abführende Gefäße. Der Talus wird überwiegend von medial durch die A. canalis tarsi, einen Ast der A. tibialis posterior, mit Blut versorgt, außerdem von lateral durch die A. sinus tarsi, einen Ast der A. tibialis anterior. Bei Talusfraktur wird die Blutversorgung häufig unterbrochen, so dass es zur Nekrose der Fragmente kommt. Die Nekrosegefahr steigt mit zunehmender Dislokation der Fragmente. Bei Talusluxationsfrakturen werden in der Regel beide Arterien zerstört.

Das **Os naviculare** bildet den Schlüsselteil des medialen Fußlängsgewölbes.

Die **Ossa cuneiformia** sind Hauptbestandteil des Fußquergewölbes. Dieses wird durch die plantare Aponeurose, die kleinen Fußmuskeln, das Lig. plantare longum und die langen Plantarflektoren verspannt.

Der **Kalkaneus** ist der Schlussstein des Fußgewölbes. Er bildet den Hebelarm für den M. triceps surae und ist der Ursprung der Plantaraponeurose. Bei ⅔ der Kalkaneusfrakturen ist das untere Sprunggelenk betroffen. Sehr häufig wird der Kalkaneus durch die Fraktur in der Breite und Achse verformt, so dass eine Störung der statischen und dynamischen Balance eintritt. Eine Verformung führt infolge der nachlassenden Weichteilspannung

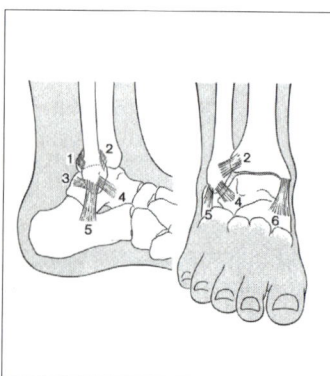

Abb. 50.45
Bandapparat des oberen Sprunggelenkes:
1 Hintere Syndesmose
2 Vordere Syndesmose
3 Lig. fibulotalare posterius
4 Lig. fibulotalare anterius
5 Lig. fibulocalcaneare
6 Lig. deltoideum

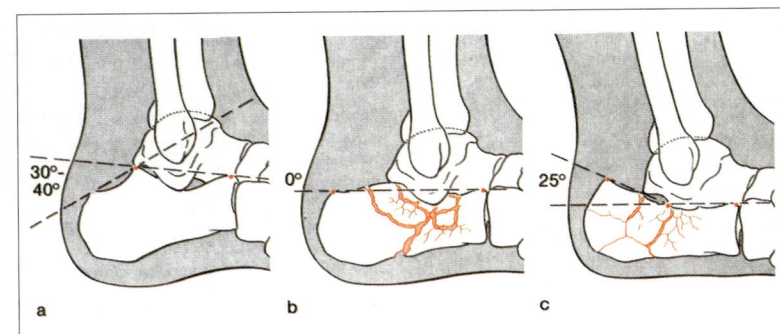

Abb. 50.46 a–c Formen des Tubergelenkwinkels bei der Kalkaneusfraktur:
a Physiologischer Tubergelenkwinkel
b abgeflachter bzw. aufgehobener Tubergelenkwinkel
c negativer Tubergelenkwinkel

des Fußes zu einem posttraumatischen Plattfuß. Achsenfehler (Valgus oder Varus) bedeuten eine Fehlbelastung des Sprunggelenkes. Ein Kriterium für die Formkonstanz des Kalkaneus ist der sog. Tubergelenkwinkel **(Abb. 50.46a)**. Bei Kompressionsfrakturen kann es zur Abflachung dieses Winkels bis zur Negativierung kommen (**Abb. 50.46b,c)**.

Die **Articulatio tarsi transversa (Chopart-Gelenk)** setzt sich aus den Gelenken zwischen Talus und Os naviculare und zwischen Kalkaneus und Os cuboideum zusammen. Die **Tarsometatarsalgelenke** bezeichnet man auch als **Lisfranc-Gelenk**. Sie sind Amphiarthrosen und lassen daher nur minimale Bewegungen zu.

50.6.2 Verletzungen im Bereich des Sprunggelenkes

Sie entstehen am häufigsten durch das „Umknicken" des Fußes, eine Kombination aus Plantarflexion, Supination und Adduktion **(Abb. 50.47)**. In die-

ser Stellung sichert das Lig. fibulotalare anterius die Gelenkführung und zerreißt daher als erstes. Bei größerer Gewalteinwirkung kann auch das Lig. fibulocalcaneare zerreißen. Forcierte Supinations- oder Pronationstraumen **(Abb. 50.47)** können auch knöcherne Verletzungen hervorrufen. Das Supinationstrauma führt zu Abscherverletzungen am Innenknöchel und Bandrupturen bzw. ossären Bandausrissen am Außenknöchel. Das Pronationstrauma führt zu Bandrupturen oder knöchernen Bandausrissen am Innenknöchel und zu Schrägfrakturen unterschiedlicher Lokalisation am Wadenbein. Je nach Stärke der Gewalteinwirkung entstehen Zerrungen und Dehnungen des Bandapparates (Distorsion), Bandrupturen oder Frakturen.

Sprunggelenkdistorsion
Pathogenese: s. o.
Klinik: Schwellung, Bluterguss, Schmerz über dem Außenknöchel, Bewegungseinschränkung im Sprunggelenk.

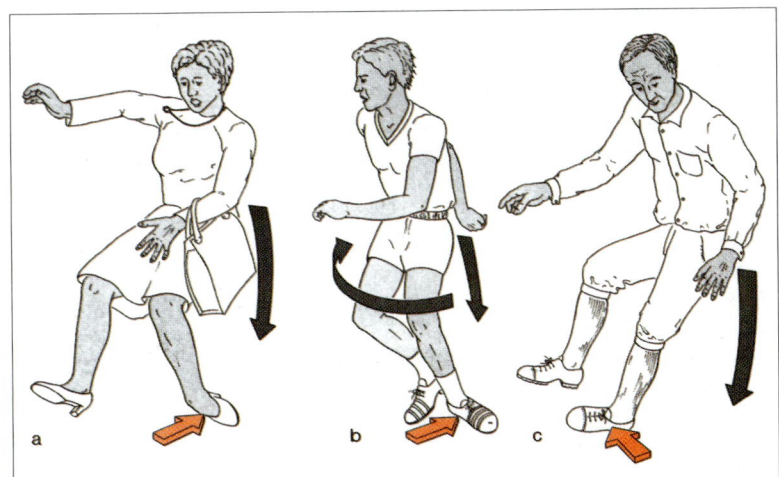

Abb. 50.47 a–c Verletzungsmechanismen im Bereich des oberen Sprunggelenkes:
a Pronations-Abduktionsverletzung
b Pronations-Eversionsverletzung
c Supinations-Adduktionsverletzung

Diagnostik: Röntgen des Sprunggelenkes in 2 Ebenen, bei klinischem Verdacht mit Fibula (hohe Weber-C-Fraktur?) und Mittelfuß (Abrissfraktur Basis MFK V?) zum Ausschluss von Frakturen sowie gehaltene Aufnahmen in 2 Ebenen, bei starken Schmerzen ggf. in Leitungsanästhesie, zum Ausschluss ligamentärer Instabilitäten.

Therapie: Abschwellende Maßnahmen: feuchte, kühlende Verbände, Hochlagerung sowie Ruhigstellung in Unterschenkelgipsschiene oder besser Aircastschiene (deutlich geringeres Thromboserisiko und bessere Abschwellung als bei Gipsbehandlung) für einige Tage. In leichteren Fällen sofortiger elastischer Stützverband möglich.

Komplikationen: In der Regel keine.

> Sprunggelenkdistorsion: Bandruptur?

Talusluxation

Pathogenese: Durch die feste Führung der Malleolengabel sind ohne Knöchelfraktur nur vordere oder hintere Luxationen möglich, seitliche treten nur bei Knöchelfraktur auf. Das typische Trauma der hinteren Luxation ist die extreme Plantarflexion etwa durch Rückwärtsfallen bei fixiertem Fuß oder Hängenbleiben des Fußes beim Laufsport.

Klinik: Deformität, federnde Fixation.

Begleitverletzungen: Bandrupturen, Knorpelverletzungen, Knöchelfrakturen.

Diagnostik: Röntgen des Sprunggelenkes in 2 Ebenen, ggf. Tomographie oder CT.

Therapie: Sofortige Reposition in Analgesie und Muskelrelaxation. Bei knöchernen Verletzungen und Bandrupturen operative Versorgung (Abb. 50.48), sonst konservativ (Ruhigstellung für 6 Wochen in einer Unterschenkelschiene). In jedem Fall Entlastung des Sprunggelenkes für 4 – 6 Monate (Gehapparat).

Komplikationen: Talusnekrose (Folge der Unterbrechung der Blutzufuhr beim Trauma), Arthrose im oberen und unteren Sprunggelenk.

Bandruptur

Pathogenese: s. o. Bei Kindern überwiegt der knöcherne Bandausriss.

Klinik: Hämatom, Schwellung und Druckschmerz über der Außenknöchelspitze und dem lateralen Talusbereich, schmerzhafte Bewegungseinschränkung, Schmerz bei Supination.

Diagnostik: Röntgen des Sprunggelenkes in 2 Ebenen zum Ausschluss knöcherner Verletzungen, erst danach gedrückte und gehaltene Röntgenaufnahmen.

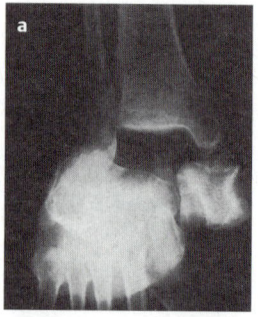 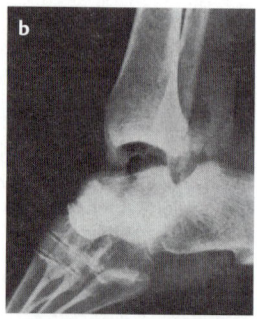
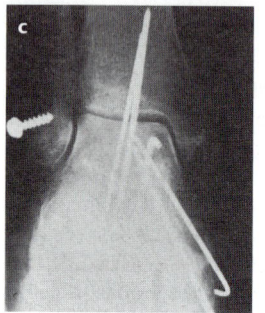 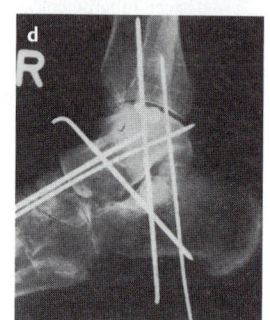

Abb. 50.48 a–d Röntgenbilder einer Talusluxation in 2 Ebenen.
a,b Präoperativer Befund
c,d Zustand nach Versorgung mit Kirschner-Drähten und Kleinfragmentschraube distale Fibula

Gedrückte Aufnahmen zeigen einen vermehrten Talusvorschub (Abb. 50.49), gehaltene Aufnahmen (s. Abb. 47.8, 50.49) eine vermehrte Aufklappbarkeit des lateralen Gelenkspaltes. Gelegentlich Nachweis eines kleinen Knochenausrisses (knöcherner Bandausriss).

Therapie: Ziel ist die Ausheilung ohne wesentliche Dehiszenz. Dies ist durch konservative oder operative Therapie zu erreichen.

■ Die **konservative Therapie** führt bei 60 % der Patienten zur stabilen Ausheilung, bei 40 % zur Bildung einer Narbenbrücke. Bei ca. 10 % der Patienten muss man mit einer manifesten chronischen Instabilität rechnen, die einer Bandplastik zugeführt werden muss.

■ **operative Therapie:**

■ Die **primäre Bandnaht** ist indiziert bei Luxationen, Subluxationen und bei Z. n. einer früheren Bandruptur. Vorgehen: exakte Rekonstruktion, Gelenklavage und Gelenkrevision zum Ausschluss chondraler und osteochondraler Verletzungen. Postoperativ wird das obere Sprunggelenk bis zum Abschluss der Wundheilung in einer Unterschenkelschiene (Gips oder Baycast) ruhiggestellt.

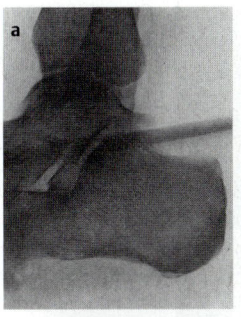
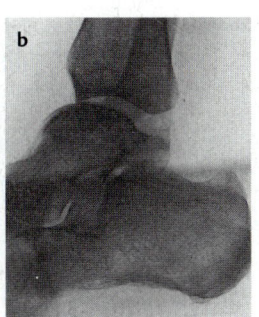
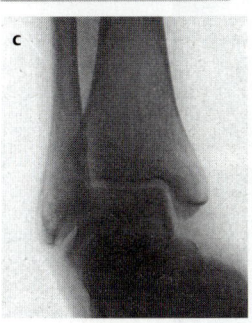
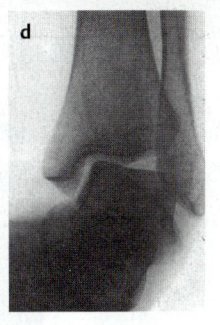

Abb. 50.49 a–d Außenbandverletzung des oberen Sprunggelenkes. Radiologischer Nachweis in 2 Ebenen.
a,b Bei gehaltenen Aufnahmen im seitlichen Strahlengang deutlich vermehrter Talusvorschub
c,d Bei gehaltener Aufnahme im a. p.-Strahlengang deutlich vermehrte laterale Aufklappbarkeit des oberen Sprunggelenkspaltes

Im Anschluss Therapie mit Aircastschiene Malleoloc oder Gehgips für 4 Wochen. 3-monatiges Sportverbot.
■ Bei chronischer Instabilität ist eine **Bandplastik** erforderlich, z. B. Sehnenstreifenplastik aus der Peroneaus-brevis-Sehne nach Watson-Jones, modifiziert nach Holz und Weller, oder Periostlappenplastik. Falls möglich, sollte eine Ligamentoplastik durchgeführt werden, also eine Rekonstruktion der Ligamente mit Refixation am anatomischen Ansatz.

Knöchelfrakturen
Pathogenese: s. o.
Einteilung: Die Einteilung **nach Weber** orientiert sich an der Beziehung der Fibulafraktur zur Syndesmose:
■ **Typ A:** Quere Abrissfraktur des Außenknöchels **unterhalb der Syndesmose**. Äquivalente Verletzung: Zerreißung der fibularen Kollateralbänder (gedrückte Röntgenaufnahmen!). Zusätzlich kann eine Abscherfraktur des Innenknöchels vorliegen. Die **Syndesmose**, die **Membrana interossea** und das **Lig. deltoideum** sind **intakt** (Abb. 50.50a).
■ **Typ B:** Schräge Abscherfraktur des Außenknöchels **in Höhe der Syndesmose**. Zusätzlich kann eine quere Abrissfraktur des Innenknöchels oder eine Ruptur des Lig. deltoideum bestehen. Hinzu

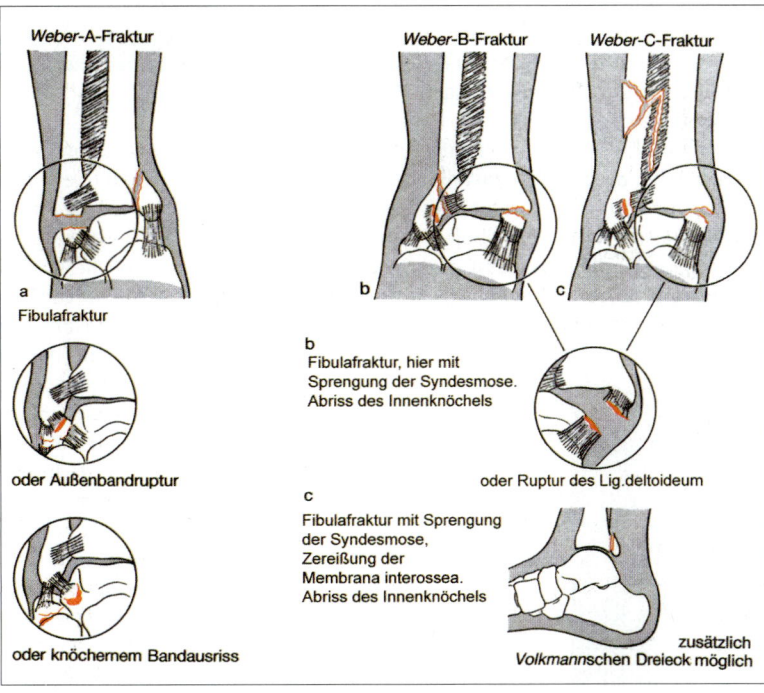

Abb. 50.50 a–c Einteilung der Knöchelfrakturen nach Weber.
a Abrissfraktur Typ Weber A
b Fraktur Typ Weber B. Häufig kombiniert mit Syndesmosenruptur, Abrissfraktur des Innenknöchels oder Zerreißung des Lig. deltoideum und Volkmann-Dreieck (Abbruch der dorsalen Tibiakante)
c Fraktur Typ Weber C. Immer kombiniert mit Zerreißung der Syndesmose und der Membrana interossea und Innenknöchelabriss oder einer Zerreißung des Lig. deltoideum, häufig kombiniert mit Volkmann-Dreieck

Weber-A-Fraktur

Weber-B-Fraktur   Weber-C-Fraktur

a
Fibulafraktur

oder Außenbandruptur

oder knöchernem Bandausriss

b
Fibulafraktur, hier mit Sprengung der Syndesmose. Abriss des Innenknöchels

oder Ruptur des Lig. deltoideum

c
Fibulafraktur mit Sprengung der Syndesmose, Zerreißung der Membrana interossea. Abriss des Innenknöchels

zusätzlich *Volkmann*schen Dreieck möglich

kommt in ca. 50 % der Fälle eine Zerreißung der vorderen Syndesmose **(Abb. 50.50b)**.

■ **Typ C:** Die schräge Abscherfraktur der Fibula verläuft **oberhalb der Syndesmose**. Abspreizung der distalen Fibula, Zerreißung der Syndesmose und der Membrana interossea bis zur Höhe der Fraktur. Zusätzlich besteht eine **Abrissfraktur des Innenknöchels** (C1) **oder** eine **Ruptur des Lig. deltoideum** (C2) **(Abb. 50.50c)**. Bei der Innenknöchelfraktur ist meist Periost interponiert. Häufig besteht eine Luxationsneigung.

Eine **Sonderform** ist die **Maisonneuve-Fraktur:** hohe Weber-C-Fraktur mit meist schrägem Frakturlinienverlauf, Längsriss der Membrana interossea und ggf. begleitender Innenknöchelfraktur.

Bei allen 3 Frakturtypen kann zusätzlich ein Abbruch der dorsalen Tibiakante vorliegen (**Volkmann-Dreieck**). Bei der Weber-A-Fraktur handelt es sich dabei um eine Abscherfraktur, bei der Weber-B- und -C-Fraktur dagegen meist um eine Ausrissfraktur der dorsalen Tibiabasis aus der hinteren Syndesmose.

Klinik: Hämatom, Druckschmerz, Deformierung, ggf. Subluxationsstellung.

Begleitverletzungen: Bandrupturen, Weichteilverletzungen bis hin zur offenen Fraktur, flake fracture, Knorpelkontusion.

Diagnostik: Röntgen des Sprunggelenkes in 2, ggf. in 4 Ebenen.

Therapie:

■ **konservativ** bei **nicht dislozierten Frakturen** (Typ Weber A) sowie bei **dislozierten Frakturen und Kontraindikation zur Operation**. Nach Reposition der Fraktur wird das Sprunggelenk im Unterschenkelgipsverband für 6–8 Wochen ruhiggestellt.

■ **operativ** bei **dislozierten, instabilen Frakturen**. Bei den bimalleolären Frakturen hat die Reposition der biomechanisch wichtigen Fibula Priorität. Nur bei regelrechter Fibulalänge passt die distale Fibula in die Incisura tibiae und gewährleistet eine Ausheilung der Syndesmose und Membrana interossea.

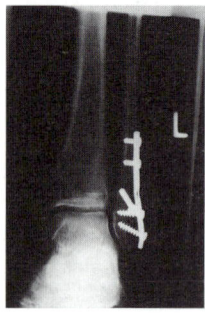

Abb. 50.51 Versorgung einer Knöchelfraktur Typ Weber B mit ⅓-Rohrplatte und Schrauben

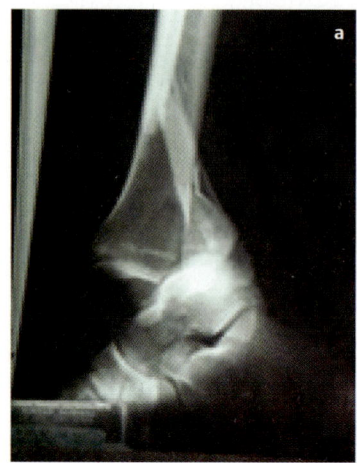

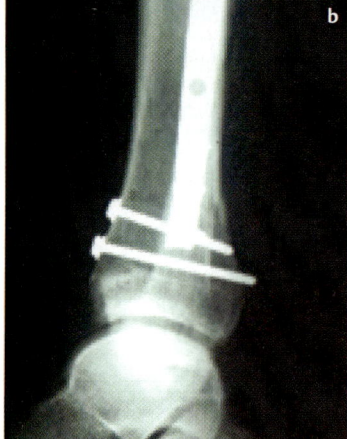

Abb. 50.52 a,b Sprunggelenkluxationsfraktur: Knöchelfraktur Typ Weber C und Volkmann-Dreieck. **a** Präoperativer Befund **b** nach operativer Versorgung des Außenknöchels mit Plattenosteosynthese und Zugschraubenosteosynthese des Volkmann-Dreiecks

Die Operation sollte innerhalb der 8-Stunden-Grenze erfolgen: offene Reposition der Fragmente, Fixation durch Zugschrauben, Platten oder Zuggurtung **(Abb. 50.51, 50.52)**. Zuerst wird die Stabilität des Außenknöchels wiederhergestellt. Zerrissene Bänder werden genäht, die gesprengte Syndesmose wird durch Naht fixiert. Sicherung mit einer Stellschraube nur bei Instabilität der Malleolengabel, Entfernung der Stellschraube nach 6 Wochen. Ziel der Operation sind anatomisch korrekte Gelenkverhältnisse, insbesondere der Fibula, und Übungsstabilität. Weist die Fibula eine Fragmentdislokation von 1–2 mm oder eine Rotation um 2° auf, führt dies bereits zur Inkongruenzarthrose.

Postoperativ kann früh mit aktiver Übungsbehandlung begonnen werden, eine zunehmende Teilbelastung ist ab der 6. Woche zulässig. Gute funktionelle Langzeitergebnisse bei 80–90 % der Patienten.

■ Bei offenen Frakturen mit schwerem Weichteil-schaden ggf. gelenkübergreifender Fixateur exter-ne.

Komplikationen: Abhängig vom Ausmaß der Verlet-zung und der Wiederherstellung der Gelenkkon-gruenz. Häufig Arthrose, besonders bei zusätz-lichem Volkmann-Dreieck.

Talusfraktur

Pathogenese: Talusfrakturen erfordern eine erhebli-che Krafteinwirkung, z. B. bei Sturz aus der Höhe und durch das Bremspedal bei Verkehrsunfall. Der Talus gerät bei Dorsalextension in die Zange zwi-schen Kalkaneus und Tibiavorderkante. Abscher-frakturen entstehen durch Scherbewegungen, z. B. bei Luxation im Chopart-Gelenk.

Einteilung: Die gebräuchlichste Klassifikation – nach Hawkins, modifiziert nach Canale und Kelly – richtet sich nach der Dislokation im unteren und oberen Sprunggelenk **(Abb. 50.53)**:

■ **Typ I:** nicht dislozierte Talushalsfraktur
■ **Typ II:** Fraktur des Talushalses mit Dislokation im unteren Sprunggelenk. Kalkaneus mit nach vorn ge-nommen, der Fuß erscheint verlängert.
■ **Typ III:** Fraktur des Talushalses mit Dislokation im oberen und unteren Sprunggelenk
■ **Typ IV:** wie Typ 3, zusätzlich Luxation im Talona-vikulargelenk.

Die Klassifikation nach Hawkins unterscheidet nur 3 Frakturtypen.

Klinik: Schwellung, Schmerz, Bewegungseinschrän-kung.

Begleitverletzungen: Bei nahezu jeder 2. Talusfrak-tur: Frakturen der unteren Extremität, des Beckens und der Wirbelsäule.

Diagnostik:
■ *Röntgen:* Sprunggelenk in 2 Ebenen, evtl. Schräg-aufnahmen.

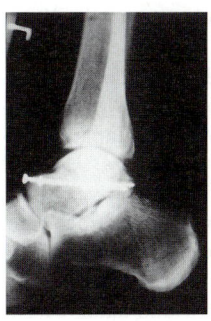

Abb. 50.54 Talusfraktur Typ Hawkins II nach operativer Versorgung mit Schrauben-osteosynthese

■ *CT:* Zur Beurteilung der Größe und Dislokation der Fragmente.
■ *MRT:* Nachweis okkulter Frakturen, Diagnostik und Verlaufskontrolle einer drohenden Talusnekro-se, Erfassung von Knorpelverletzungen.

Therapie:
■ **konservativ** bei nicht dislozierten peripheren Frakturen und nicht dislozierten zentralen Fraktu-ren ohne Einstauchung: Ruhigstellung im Gips für 6 Wochen, anschließend weitere Entlastung für 6 Wochen unter Übungsbehandlung. Das Ausmaß der Dislokation ist sorgfältig zu prüfen.

Bei V. a. oder Nachweis einer Talusnekrose sollte eine Teilentlastung erfolgen. Nicht jede Nekrose ist mit einem funktionell schlechtem Ergebnis ver-knüpft.

■ **notfallmäßige operative Versorgung** bei offenen Frakturen und dislozierten Frakturen **(Abb. 50.54)** mit dem Ziel der Vermeidung von Gelenkstufen und der Revaskularisation.

Komplikationen: Talusnekrose. Ihre Häufigkeit hängt vom Frakturtyp ab:
■ Typ Hawkins I: 5–10 %
■ Typ Hawkins II: 40–50 %
■ Typ Hawkins III: 80–100 %.

Arthrose, auch hier hängt die Häufigkeit vom Frakturtyp ab.

Kalkaneusfraktur

Pathogenese: Die wesentlichen Verletzungsmecha-nismen sind Stauchung bei Sturz auf die Ferse und direkte Gewalteinwirkung bei Verkehrsunfall. Die Frakturart hängt von der Fußstellung zum Zeit-punkt des Unfalls ab.

Einteilung: Die gebräuchlichsten Klassifikationen sind die nach Essex-Lopeste, nach Tscherne und Zwipp sowie die AO-Klassifikation in Anlehnung an die Einteilung nach Regazzoni. Grundlage aller Klassifikationen ist, dass bis zu 5 Hauptfragmente vorliegen können: Tuberositas-, Sustentakulum-,

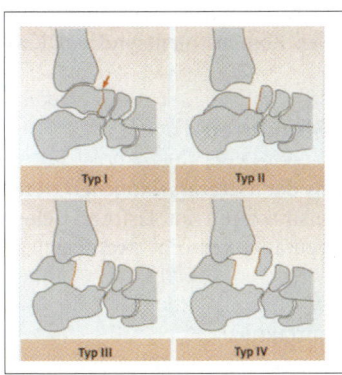

Abb. 50.53 Einteilung der Talusfrakturen nach Hawkins, modifiziert nach Canale und Kelly

anteriores Hauptfragment und selten anteriores Facettenfragment.

Klinik: Erhebliche Schwellung der Ferse, oft mit Blasenbildung. Eine Belastung ist nicht möglich. Verformung des Rückfußes. Gefahr des Kompartmentsyndroms!

Begleitverletzungen: In ca. 30 % der Fälle, vor allem Verletzungen der thorakolumbalen Wirbelsäule, des Oberschenkels und des Beckens.

Diagnostik: Prüfung der Sensibilität und Durchblutung, Röntgenaufnahmen seitlich und axial, CT zur Beurteilung von Lage und Ausmaß der Zerstörung und Fehlstellung.

Therapie: Therapieziel ist die Wiederherstellung der Form und der Gelenkflächen, die jedoch durch die komplexe Geometrie des Kalkaneus erschwert wird.

■ **konservative Therapie** bei geschlossenen Frakturen ohne wesentliche Fehlstellung, Durchblutungsstörungen infolge Mikro- oder Makroangiopathie und bei unkooperativem Patient. Zunächst Ruhigstellung und abschwellende Maßnahmen, dann frühfunktionelle Behandlung.

■ **operativ** bei dislozierten Frakturen (Abb. 50.55) und bei offenen Frakturen. Letztere werden notfallmäßig, geschlossene Frakturen nach Abschwellung, d. h. ca. 5 – 7 Tage nach dem Trauma versorgt. Ab der 3. Woche ist die Reposition durch Verkürzung des M. triceps surae, die Operation durch die beginnende Frakturkonsolidierung erschwert.

Postoperativ beginnt man nach der Abschwellung mit der Mobilisation. Belastungsaufbau je nach Frakturtyp zwischen der 6. und 12. Woche.

Komplikationen: Arthrose; ihre Häufigkeit hängt ab vom Frakturtyp, dem Ausmaß der Knorpelschädigung und vom Grad der Wiederherstellung des Kal-

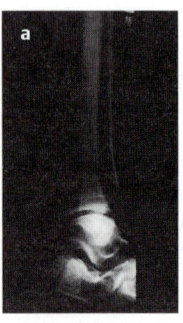
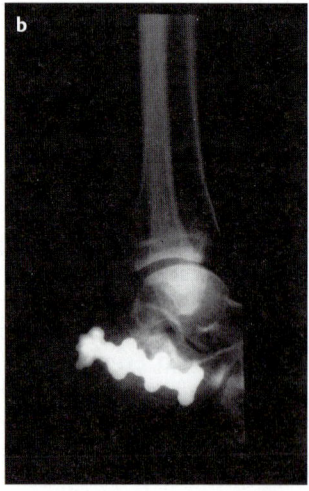

Abb. 50.55 a,b
Kalkaneusfraktur.
a Präoperativer Befund
b nach operativer Versorgung mit Plattenosteosynthese und Spongiosaplastik

kaneus. Bewegungseinschränkung im Subtalargelenk. Eine Schmerzlinderung und Funktionsverbesserung kann je nach Ursache durch orthopädisches Schuhwerk, Korrekturosteotomien oder eine Arthrodese des Subtalargelenkes erreicht werden.

Nach Operation Hämatome und Wundinfektion. Da Hämatome zu Nekrosen im Wundgebiet führen können, sollten sie frühzeitig ausgeräumt werden. Bei Nekrosen Débridement.

50.6.3 Fraktur der Fußwurzelknochen

Pathogenese: Am häufigsten Stauchung, Quetschung und Distorsion. Je nach Krafteinwirkung können ein oder mehrere Knochen betroffen sein.

Klinik: Schwellung, eingeschränkte oder aufgehobene Belastbarkeit des Fußes, Veränderung der Fußform.

Begleitverletzungen: Frakturen des Os naviculare, der Ossa cuneiformia und des Os cuboideum sind häufig kombiniert mit komplexen Fußverletzungen.

Diagnostik: Stets sind die Weichteilsituation, die Sensibilität und Durchblutung zu beurteilen. Röntgen des Fußes in 2 Ebenen, evtl. streng seitliche Aufnahme und ergänzende Schrägaufnahmen. Auf begleitende Luxationen achten, ggf. CT des Fußes!

Therapie:

■ **konservativ** bei stabilen und bei nicht dislozierten Frakturen: zunächst dorsale Unterschenkelgipsschiene, nach Abschwellung Unterschenkelgehgips für 6 Wochen

■ **operativ** bei dislozierten Frakturen, Trümmerfrakturen, Luxationsfrakturen des Chopart- oder Lisfranc-Gelenkes, offenen Frakturen (bei offenen und Luxationsfrakturen notfallmäßig): offene Reposition und osteosynthetische Versorgung mit Schrauben und/oder Kirschner-Drähten.

Postoperativ Entlastung für 6 – 12 Wochen.

Komplikationen: Hämatom, Wundrandnekrosen, posttraumatische Arthrose, Varus- oder Valgusfehlstellung des Vorfußes, Kompartmentsyndrom, Knochennekrosen.

50.6.4 Mittelfußfrakturen

■ **Frakturen der Basis der Metatarsalknochen** treten häufig bei Luxationsfrakturen im Lisfranc-Gelenk auf und sollten operativ versorgt werden (Abb. 50.56).

> Basisnahe Mittelfußfraktur:
> Luxation im Lisfranc-Gelenk ausschließen!

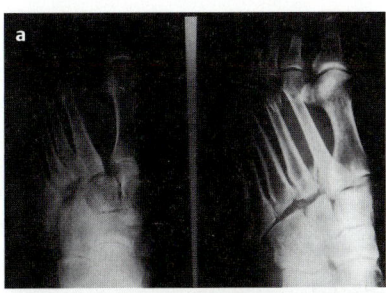

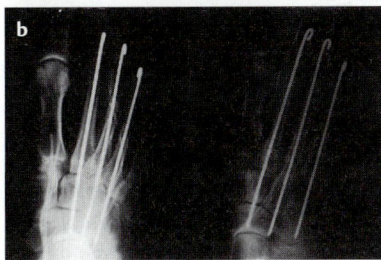

Abb. 50.56 a,b Mittelfußfraktur mit Luxation im Lisfranc-Gelenk.
a Präoperativer Befund
b nach operativer Versorgung mit Kirschner-Drähten

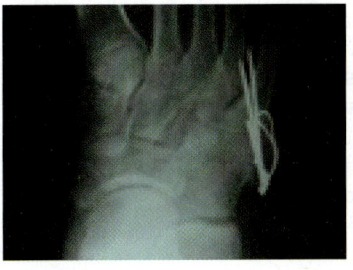

Abb. 50.57
Versorgung einer Abrissfraktur der Basis des 5. Mittelfußknochens mit Zuggurtungsosteosynthese

■ Die **Abrissfraktur der Basis des 5. Mittelfußknochens (Jones-Fraktur)** neigt infolge des Zuges der Peronaeus-brevis-Sehne zur Dislokation. Bei Dislokation ist sie mittels Zuggurtung zu versorgen **(Abb. 50.57)**.

■ **Schaftfrakturen:** Undislozierte Frakturen können konservativ behandelt werden, dislozierte Frakturen – offen oder geschlossen – sind eine Operationsindikation. In der Regel wird eine Kirschner-Drahtspickung durchgeführt.

■ **Subkapitale Frakturen** sollten bei Dislokation ebenfalls mittels Kirschner-Drahtspickung versorgt werden.

Unter konservativer Behandlung sind langdauernde, schmerzhafte Verläufe bekannt. Alle Frakturen der Metatarsalia sollten in anatomisch korrekter Stellung ausheilen, da sonst Metatarsalgien auftreten können.

50.6.5 Luxation und Fraktur der Zehen

Luxationen und Frakturen können fast immer in Leitungsanästhesie geschlossen reponiert werden. Eine osteosynthetische Versorgung ist fast nur am Großzehengrundglied oder bei Reluxationstendenz erforderlich. Ansonsten sind ein Pflasterzügelverband für 5 – 7 Tage und das anschließende Tragen von Schuhen mit steifer Sohle ausreichend.

50.7 Operationsatlas: Osteosynthese und Bandnaht an der unteren Extremität[1]

50.7.1 Osteosynthese der Schenkelhalsfraktur

Indikationen zur Osteosynthese
■ alle Frakturen mit Ausnahme der Abduktionsfraktur
■ eingekeilte Abduktionsfraktur, wenn Teilbelastung unmöglich bzw. Retrotorsion über 30°

Osteosyntheseverfahren
■ Verschraubung bei Jugendlichen und Kindern, bei offenen Wachstumsfugen Kirschner-Drähte
■ DHS bei lateraler Schenkelhalsfraktur **(Abb. 50.58 – 50.60)**
■ Hüftkopfendoprothese (z. B. Duokopf-Prothese)
■ Totalendoprothese bei Koxarthrose.

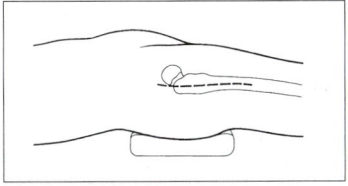

Abb. 50.58
Hautinzision

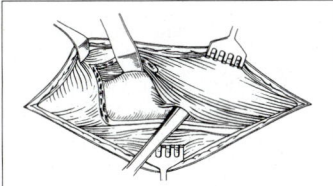

Abb. 50.59
Scharfes Abtrennen des M. vastus lateralis dicht unterhalb des Tuberculum majus

---

[1] Abbildungen aus K. Kremer, V. Schumpelick, G. Hierholzer (Hrsg.): Chirurgische Operationen. Atlas für die Praxis. Thieme, Stuttgart – New York 1992.

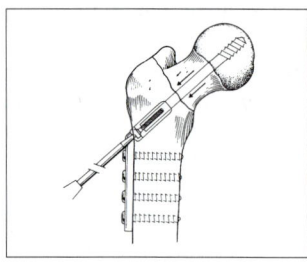

Abb. 50.60
Osteosynthese,
z. B. DHS

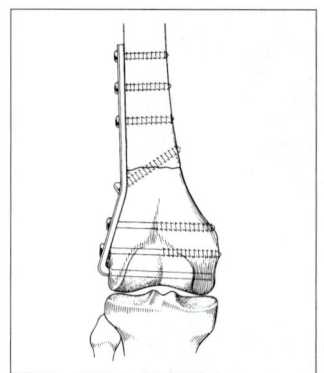

Abb. 50.63
Osteosynthese, z. B.
Kondylenplatte

Postoperatives Vorgehen
- Belastung nach DHS und Endoprothetik sofort möglich, nach DHS und Verschraubung Teilbelastung für 6 Wochen, dann Vollbelastung.
- Metallentfernung beim jungen Patienten nach 2 Jahren.

Komplikationen
- Infektion, Blutung (1 – 3 %)
- Hüftkopfnekrose bei medialer Fraktur.

50.7.2 Osteosynthese der Oberschenkelfraktur

Indikationen zur Osteosynthese
- alle Frakturen beim Erwachsenen
- offene Frakturen
- Pflegeerleichterung bei Polytraumatisierten.

Osteosyntheseverfahren
- Marknagel
- Plattenosteosynthese (Abb. 50.61 – 50.63), z. B. DC-Platte
- Fixateur externe.

Postoperatives Vorgehen
- Physiotherapie bei übungsstabiler Osteosynthese.
- Belastung nach Marknagel sofort möglich, nach Plattenosteosynthese Teilbelastung für 6 – 8 Wochen, Vollbelastung nach 12 Wochen.
- Metallentfernung nach 2 Jahren.

Komplikationen
- Infektionen (Marknagel 1,5 – 2 %)
- Störung der Frakturheilung (ca. 5 %).

50.7.3 Osteosynthese der Unterschenkelschaftfraktur

Indikationen zur Osteosynthese
- offene Frakturen
- dislozierte Frakturen (relativ).

Osteosyntheseverfahren
- DC-Platte (Abb. 50.64, 50.65)
- Fixateur externe
- Marknagel mit oder ohne Verriegelung
- Verschraubung.

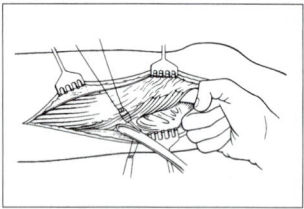

Abb. 50.61 Lateraler Zugang: längsverlaufender Hautschnitt bis oberhalb des Tuberculum Gerdy

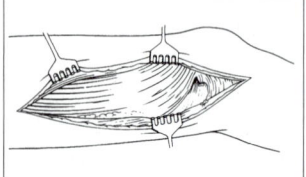

Abb. 50.62 Ablösen des M. vastus lateralis

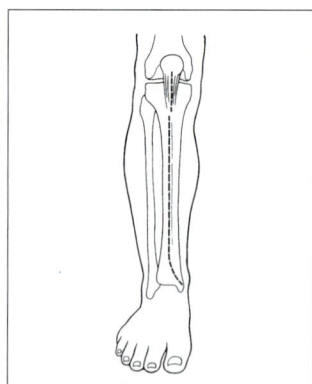

Abb. 50.64
Hautinzision ca. 0,5 cm lateral der Tibiavorderkante. Osteosynthesematerial in der Regel an der Medialseite

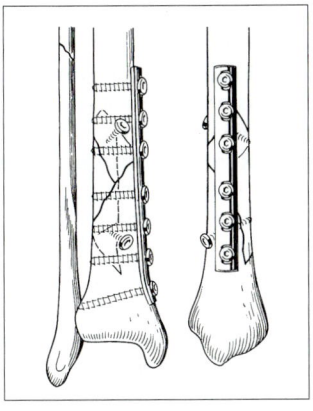

Abb. 50.65 Osteosynthese, z. B. DC-Platte mit Zugschrauben

Postoperatives Vorgehen
▪ Physiotherapie bei übungsstabiler Osteosynthese.
▪ Belastung nach Marknagel sofort möglich, bei übungsstabiler Osteosynthese Teilbelastung nach 6 – 8 Wochen, Vollbelastung nach 12 Wochen.
▪ Metallentfernung nach 2 Jahren.

Komplikationen
Infektion (4 – 40 %).

50.7.4 Außenbandnaht

Indikationen zur Bandnaht
▪ klinisch nachweisbare Instabilität (radiologisch gehaltene Aufnahme: Talusvorschub, vermehrte Aufklappbarkeit)
▪ chronische Instabilität.

Operationstechniken
▪ Bandnaht (Abb. 50.66, 50.67)
▪ Bandplastik (z. B. Peronäussehne nach Watson-Jones, Periostlappenplastik).

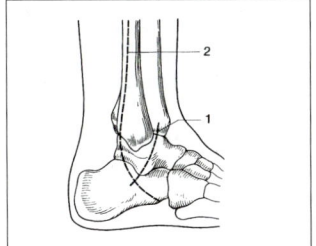

Abb. 50.66 Hautinzision bei frischer Ruptur (1) oder chronischer Bandinsuffizienz (2)

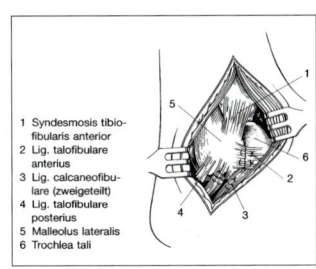

1 Syndesmosis tibio-fibularis anterior
2 Lig. talofibulare anterius
3 Lig. calcaneofibulare (zweigeteilt)
4 Lig. talofibulare posterius
5 Malleolus lateralis
6 Trochlea tali

Abb. 50.67 Bandnaht bei frischer Ruptur

Postoperatives Vorgehen
▪ Ruhigstellung des OSG im Gips, Aircastschiene oder Malleoloc-Bandage über 6 Wochen.
▪ Anschließend Vollbelastung.

Komplikationen
Chronische Instabilität nach Bandnaht (10 %).

50.7.5 Osteosynthese der Knöchelfraktur

Indikationen zur Osteosynthese
▪ alle Frakturen mit Gelenkbeteiligung oder Zerreißung wesentlicher Bandstrukturen (Syndesmose)
▪ Weber-B- und Weber-C-Frakturen
▪ Weber-A-Frakturen bei starker Dislokation.

Osteosyntheseverfahren (Abb. 50.68 – 50.72)
▪ Plattenosteosynthese
▪ Schrauben
▪ Spickdrähte
▪ Zuggurtungsosteosynthese.

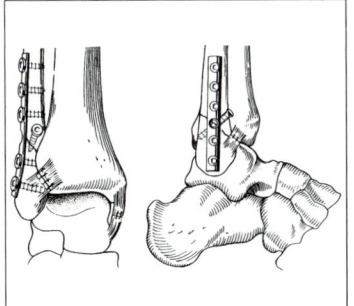

Abb. 50.68 Nach Darstellung der Fraktur und Reposition Fixation mit Zugschraube und Plattenosteosynthese mit ⅓-Rohrplatte der distalen Fibula, anschließend adaptierende Naht der Syndesmose

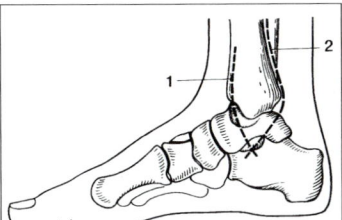

Abb. 50.69 Zugang zum Innenknöchel (1) bzw. bei Abbruch der dorsalen Tibiakante (sog. Volkmann-Dreieck) (2)

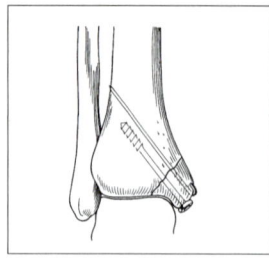

Abb. 50.70 Osteosynthese des Innenknöchels z. B. mit Kirschner-Draht und Spongiosaschraube

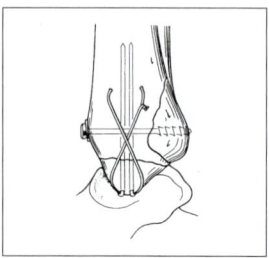

Abb. 50.71 Bei Volkmann-Dreieck Osteosynthese z. B. mit Zugschraube und Zuggurtungsosteosynthese des Innenknöchels

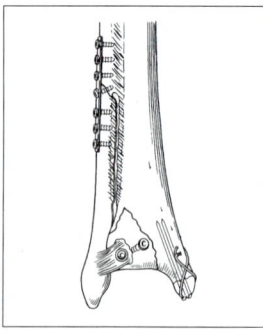

Abb. 50.72 Bei Sprunggelenkluxationsfraktur Typ Weber C und Osteosynthese z. B. mit Verplattung der Fibula, Verschraubung der Schienbeinfragmente und Zuggurtungsosteosynthese des Innenknöchels

Postoperatives Vorgehen
- Physiotherapie bei übungsstabiler Osteosynthese.
- Nach 6 – 8 Wochen Vollbelastung (bei allen Verfahren).
- Metallentfernung nach ½ – 1 Jahr.

Komplikationen
Posttraumatische Arthrose.

▮▮▮ Merken

- **Beckenfrakturen: konservative Therapie bei stabilen, minimal dislozierten Frakturen (Typ A) und gering dislozierten rotationsinstabilen Frakturen bei erhaltener vertikaler Stabilität (Typ B). Röntgenkontrolle nach Mobilisation. Alle anderen Verletzungen: wenn möglich, operative Therapie.**
- **Hüftgelenkluxation: Ausschluss nur durch Röntgenaufnahmen in 2 Ebenen! Rasche Reposition (cave Hüftkopfnekrose)!**
- **Schenkelhalsfraktur: Je steiler der Bruchlinienverlauf, desto ungünstiger die Prognose bei konservativer Behandlung**
- **Pertrochantäre Femurfraktur: immer operative Therapie**
- **Dislozierte Fraktur der proximalen Femurmetaphyse: Beinverkürzung und Außenrotation**
- **Oberschenkelschaftfraktur: hoher Blutverlust und großer Weichteilschaden!**
- **Distale Femurfraktur: häufig Zusatzverletzungen im Bereich des Hüftgelenkes**
- **Vordere Kreuzbandruptur: individuelle Therapie!**
- **Meniskusverletzung: häufig schmerzhafte Streckhemmung**
- **Kniegelenkluxation: Cave Gefäß-, Nerven- oder Bandläsion!**
- **Dislozierte Patellaquerfraktur: Operationsindikation**
- **Unterschenkelschaftfraktur: Behandlung so konservativ wie möglich, so operativ wie nötig. Cave Kompartmentsyndrom!**
- **Tibiaschaftfraktur: operative Therapie: Marknagel**
- **Unterschenkelfraktur beim Kind: Achsenfehler korrigieren!**
- **Knöchelfrakturen: Einteilung nach Beziehung der Fraktur zur Syndesmose (nach Weber, Typ A, B oder C). Bei dislozierten oder instabilen Frakturen operative Therapie.**
- **Talusfraktur: Cave Knochennekrose!**
- **Dislozierte Kalkaneusfraktur: Operationsindikation!**
- **Bei basisnahen Mittelfußfrakturen Luxation im Lisfranc-Gelenk ausschließen!**

51 Knochen- und Gelenkinfekte

51.1 Knocheninfektion (Osteomyelitis, Osteitis)

Die eitrige Entzündung des Knochens ist eine schwere Erkrankung mit ungünstiger Prognose (chronische Persistenz, Fistelung). Hinsichtlich der Pathogenese unterscheidet man zwischen einer endogenen und einer exogenen Form. Die **endogene Form (Osteomyelitis)** entsteht durch Erregeraussaat auf dem Blutweg (hämatogen) und betrifft daher primär das Knochenmark, die **exogene Form (Osteitis)** entsteht durch Eindringen von Erregern von außen im Rahmen einer posttraumatischen oder postoperativen Infektion und betrifft primär das Knochengewebe.

51.1.1 Osteomyelitis

Pathogenese: Hämatogene Streuung von Erregern von einem Herd (Fokus) aus, z. B. Tonsillen, Kieferhöhlen, Zahngranulome, Furunkel, Pyodermie.

Die Erreger – meist Staphylococcus aureus – gelangen über die A. nutricia in die Metaphysengefäße und embolisieren hier. So entsteht eine septische Metastase im Knochenmark, die den Ausgangspunkt der Osteomyelitis bildet.

Die Osteomyelitis tritt **vor allem bei Kindern und Jugendlichen** auf, ausgelöst durch Staphylococcus aureus, Streptokokken, Meningokokken oder Pneumokokken.

Besonders gefürchtet ist sie **bei Säuglingen und Kleinkindern bis zum 2. Lebensjahr:** Da diese noch keine Epiphysenfuge haben, kann sich die Osteomyelitis von der Metaphyse direkt in die Epiphyse und indirekt (subperiostal) in das benachbarte Gelenk ausdehnen. Infolge der Lyse von Knorpel, Knochenkern und der in Ausbildung begriffenen Epiphysenfuge ist **mit schwersten Destruktionen des Gelenkes** und **Fehlwachstum zu rechnen.**

Bei **Kindern und Jugendlichen zwischen dem 2. und dem 17. Lebensjahr** ist die Osteomyelitis vorwiegend in der Metaphyse lokalisiert, die Epiphyse ist nicht beteiligt. Die Infektion dehnt sich in der Markhöhle aus **(Markraumphlegmone), Wachstumsstörungen** sind damit vergleichsweise **selten.**

Im Erwachsenenalter ist eine Osteomyelitis eine Rarität. Sie breitet sich diffus aus, da die Epiphysenfugenlinie nicht mehr als Barriere dient.

> Osteomyelitis beim Säugling: Ungehemmte Ausbreitung wegen fehlender Epiphysenfugen!

Verlaufsformen: Man unterscheidet eine akute und eine chronische Verlaufsform sowie Sonderformen.

Akute Osteomyelitis

Klinik: Beginn mit schwerer Beeinträchtigung des Allgemeinbefindens, Mattigkeit, Fieber bis 40 °C, Schüttelfrost. Im betroffenen Extremitätenbereich Rubor, Calor, Tumor, Dolor, Functio laesa, oft tastbare Fluktuation (Abszessstadium).

Diagnostik:
- *Labor:* Massive Leukozytose mit Linksverschiebung, hohes CRP, hohe BSG, gelegentlich positive Blutkultur.
- *Röntgen:* Im Anfangsstadium ist nur selten ein pathologischer Befund nachweisbar, im weiteren Verlauf unregelmäßig konturierte Aufhellung in der Spongiosa, ggf. mit mäusefraßartiger Destruktion der Kortikalis und zarten Verschattungen (Verdickungen) des Periosts (Abb. 51.1).

Therapie:
- Wird die Osteomyelitis frühzeitig diagnostiziert, behandelt man systemisch mit bakteriziden Breitbandantibiotika. Begleitende Maßnahmen sind Ruhigstellung der Extremität und Bettruhe. So besteht die Aussicht, dass der Infekt ausheilt. Die Suche und die Sanierung des streuenden Primärherdes sind obligat.
- Liegt bereits eine Osteomyelitis im Stadium der Abszessbildung vor, d. h. mit tastbarer Fluktuation,

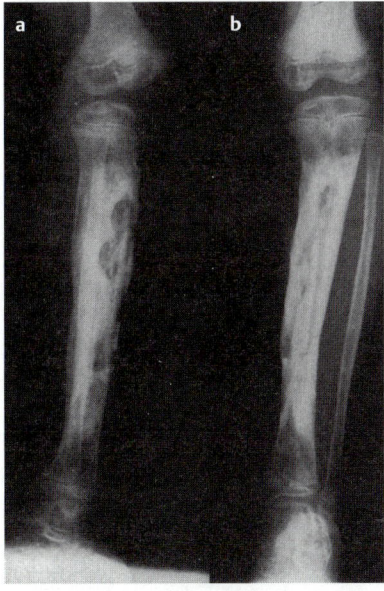

Abb. 51.1 a,b Nativ-Röntgenbilder bei akuter Osteomyelitis der Tibia

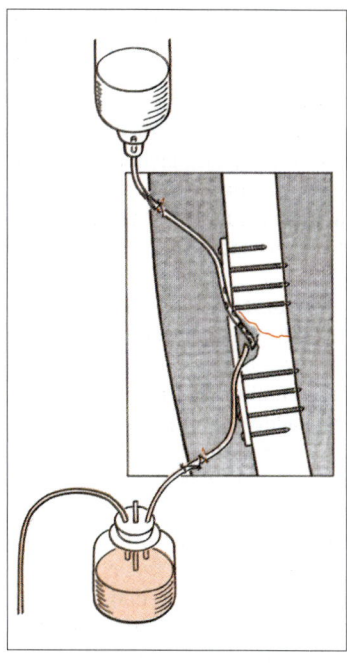

Abb. 51.2
Saug-Spül-
Drainage nach
Willenegger

ist die Indikation zur chirurgischen Behandlung gegeben. Diese besteht in der breiten Inzision, Abstrichentnahme und Drainage des Eiters. Die Drainage muss an der tiefsten Stelle des Abszesses eingelegt werden, um einen sicheren Sekretabfluss zu gewährleisten. Man sollte sich nicht scheuen, ausgedehnte Inzisionen vorzunehmen, um eine vollständige Sanierung des Herdes zu erreichen.

Osteomyelitis: Ubi pus, ibi evacua!

Außerdem werden Breitbandantibiotika verabreicht, die nach Resistenzbestimmung durch ein spezifisches Antibiotikum ersetzt werden. Bei stark gekammerten Höhlen und unübersichtlichen Markraumverhältnissen ist die Einlage einer Saug-

Spül-Drainage nach Willenegger (Abb. 51.2) indiziert, evtl. mit antibiotikahaltiger Spülflüssigkeit.

Chronische Osteomyelitis

Aus einem Fokus heraus wird im Markraum eine septische Metastase gesetzt. Dieser Infektherd (Nidus) breitet sich nicht wie bei der akuten Osteomyelitis explosionsartig aus, sondern schreitet langsam fort. Er arrodiert und perforiert die Kortikalis, dehnt sich subperiostal aus, drängt sich zwischen die Muskelfaszien und entleert sich durch die Haut nach außen. Als Folge der Abszedierung kann es durch Thrombose der A. nutricia und Abhebung der Periostgefäße zu einer Nekrose in der Kortikalis kommen. Der abgestorbene Knochenbezirk **(Sequester)** wird im Rahmen der Selbstheilung mit neugebildetem Knochen umscheidet, der als **Totenlade** bezeichnet wird (s. Abb. 51.3). Gelingt es dem Organismus nicht, den Sequester auf diese Weise zu eliminieren, bleibt der Infekt bestehen.

Klinik: Nur geringe Allgemeinerscheinungen, Temperatur häufig normal bis subfebril. Lokal findet sich eine Fistel, aus der sich eitriges Sekret entleert, die Fistelöffnung kann jedoch vom Nidus weit entfernt sein.

Diagnostik:
■ *Labor:* Geringe Leukozytose mit mäßiger Linksverschiebung im Differenzialblutbild, mäßig erhöhte BSG, evtl. erhöhtes CRP.
■ *Röntgen:* Sklerosierung als Zeichen der Selbstheilung, durchsetzt mit Aufhellungen, in denen strahlendichte Knochenteilchen (Sequester oder Totenlade) liegen.
■ *weitere Diagnoseverfahren:* Fistulographie und Tomographie, Szintigraphie, CT, MRT.
Therapie: Bei Nachweis eines Sequesters Sequestrotomie und Drainage. Offene Wundbehandlung (s. Kap. 1.4.3). Nach Abklingen der akuten Entzündung Ausmuldung des Knochens und autologe Spongiosaplastik unter gentamicinhaltigem Kollagenvlies. Zusätzlich systemische Antibiotikagabe.

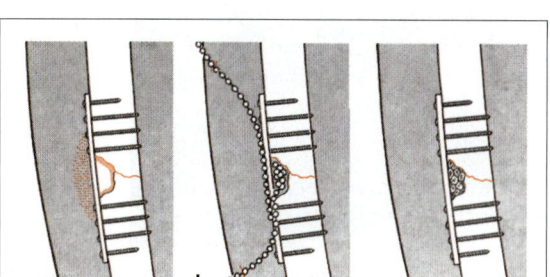

a b c

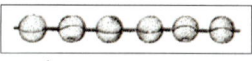

Detail einer PMMA-Kette

Abb. 51.3 a–c Therapeutisches Prinzip bei chronischer Osteomyelitis
a Chronische Osteomyelitis mit Todenlade und periostaler Auflagerung
b Ausmuldung des Herdes und Einlage einer PMMA-Kette
c Zustand nach Kettenentfernung und Auffüllung mit Spongiosa

Sonderformen

Brodie-Abszess

Pathogenese: Bei guter Abwehrlage des Organismus wird die septische Metastase durch sklerosierende Spongiosa abgekapselt.

Klinik: Oft geringe Symptome, gelegentlich nächtliche Schmerzen im befallenen Skelettabschnitt.

Diagnostik: Röntgen: Umschriebener Rundherd im Bereich der Metaphyse.

Differenzialdiagnose: Knochenzysten, Tumoren.

Therapie: Operative Freilegung und Entfernung des Herdes, histologische und bakteriologische Untersuchung. Nach Abklingen der lokalen Entzündung evtl. Einlage von PMMA-Ketten – Ketten aus Knochenzementkugeln (Abb. 51.3, Knochenzement = Polymethylmethacrylat, PMMA), denen Gentamicin (Refobacin®) und das Röntgenkontrastmittel Zirkonium(IV)oxid zugesetzt ist – oder gentamicinhaltigem Kollagenvlies, in jedem Fall Auffüllen mit autologer Spongiosa.

Osteomyelitis tuberculosa

Pathogenese: Hämatogene Erregeraussaat bei Lungentuberkulose, meist in die Wirbelkörper und Metaphysen großer Röhrenknochen (proximales und distales Femur).

Klinik: Meist geringe Symptome, überlagert von denen der Lungentuberkulose, gelegentlich uncharakteristische, nächtliche Schmerzen in den befallenen Skelettabschnitten.

Diagnostik: Röntgen: Meist nicht abgegrenzte Aufhellung mit zirkumskripter Spongiosararifizierung. Manchmal ist die Kortikalis hochgradig verdünnt (Abb. 51.4).

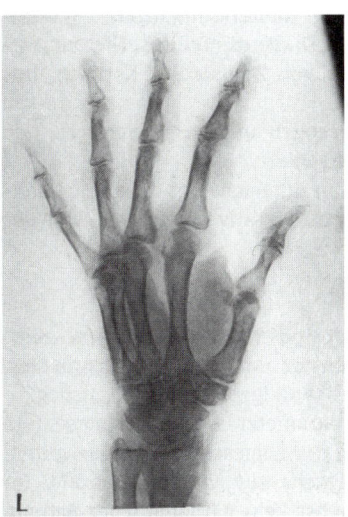

Abb. 51.4
Röntgenbild bei Tbc der Hand

Differenzialdiagnose: Brodie-Abszess, Knochentumoren, braune Tumoren (Hyperparathyreoidismus), Knochenzysten.

Therapie: Bei larvierter, unkomplizierter Form und bei Erhaltung der Tragfähigkeit des Skelettabschnitts systemische Behandlung der Grundkrankheit, bei drohender Instabilität oder komplizierten Formen außerdem Ausräumung des Herdes, Auffüllung des Defektes, ggf. Saug-Spül-Drainage.

Komplikationen: Perforation des tuberkulösen Herdes in benachbarte Gelenke (Gelenkempyem), Wirbelkörperdestruktion mit Absenkung des Exsudats entlang des M. iliopsoas in die Leistenbeuge (Senkungsabszess, ggf. Querschnittssymptomatik), vom Knochen ausgehende Abszedierung in die benachbarten Weichteile (kalter Abszess).

Osteomyelitis luetica

Pathogenese: Infektion des Knochens durch Treponema pallidum im Rahmen einer Neugeborenen-Lues.

Klinik: Pseudoparalysis infantum (Bewegungshemmung aufgrund von Bewegungsschmerz durch entzündliche Epiphysenlösung). Später überwiegend als Periostitis syphilitica an der Medialseite der Tibia. Tastbare Rauhigkeit in dieser Region.

Diagnostik: Röntgen: „Hahnenkamm"-Kortikalis (Weinberger-Zeichen).

Therapie und Prognose: Behandlung der Grundkrankheit. Prognose: gut.

Osteodystrophia deformans Paget (Morbus Paget)

Pathogenese: Unklare Ätiologie, Entzündung fraglich. Vermehrte Knochenapposition bei gesteigertem Knochenabbau. Betroffen sind vor allem Patienten jenseits des 50. Lebensjahres.

Klinik: Uncharakteristische Schmerzen, Überwärmung der Haut über der befallenen Region, Zunahme des Schädelumfanges, zunehmende Schwerhörigkeit durch Veränderung des Mittel- und Innenohrskeletts. Skelettveränderungen mit statischen Beschwerden, Spontanfrakturen.

Diagnostik:
■ *Röntgen:* z. T. massive, strähnige Verbreiterung der Kortikalis bis zur Sklerosierung des gesamten Knochens (Abb. 51.5).
■ *Labor:* Alkalische Phosphatase erhöht, vermehrte Ausscheidung von Hydroxyprolin im Urin.

Therapie: Symptomatisch (eine kausale Therapie ist nicht bekannt): Analgetika, Antiphlogistika sowie Kalzitonin oder Bisphosphonate (Hemmung der Osteoklasten). Frakturen werden wie traumatische Frakturen behandelt (s. Kap. 47.3.2).

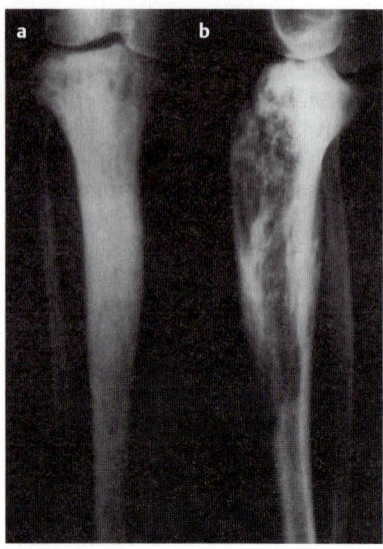

Abb. 51.5 a,b Nativ-Röntgenbilder bei Morbus Paget der Tibia

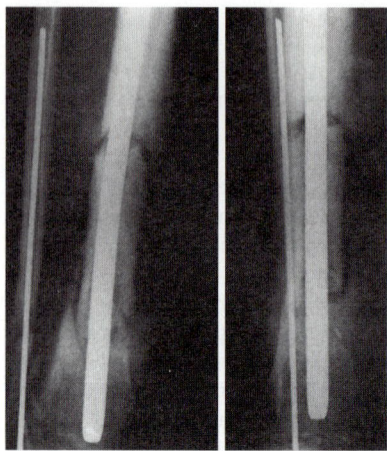

Abb. 51.6 Nativ-Röntgenbild einer chronischen Osteitis mit Sequesterbildung bei Z. n. mit Marknagel versorgter Unterschenkeletagenfraktur

51.1.2 Osteitis

Posttraumatische oder postoperative bakterielle Knochenentzündung.

Pathogenese: Grundlage eines jeden Knocheninfektes sind Knochennekrosen. Sie entstehen, wenn die Blutzufuhr via Arterien in den Havers-Kanälen durch ein Trauma oder einen operativen Eingriff unterbrochen wird und Bakterien in den Knochen eindringen. Sie finden in den verwinkelten Kanälen des nekrotischen Knochens einen idealen Nährboden und werden mangels Blutzirkulation weder vom (humoralen bzw. zellulären) Abwehrsystem noch von Antibiotika erreicht, können sich also vermehren und Jahre überdauern.

Um das infizierte nekrotische Knochengewebe entsteht ein Wall aus Fibrin und faserreichem Bindegewebe, im Grenzzonenbereich treten insbesondere Granulozyten massenweise auf. Osteoklasten beginnen mit dem Abbau des nekrotischen Knochens. Im günstigsten Fall gelingt es, ihn abzubauen und zu ersetzen. Kommt der Abbau vorzeitig zum Stehen oder ist das zu resorbierende Knochenareal zu groß, bleiben infizierte Sequester erhalten **(s. Abb. 51.6)**. Die Erreger in den Sequestern unterhalten den Infekt. Die Abwehrreaktion führt zur Eiteransammlung (Granulozyten!), die fast immer eine Fistelbildung zur Folge hat.

Das Risiko einer posttraumatischen Infektion hängt ab von

- dem Ausmaß des Gewebeschadens
- der Zahl der virulenten Keime
- der Funktion der Infektabwehr.

Da die posttraumatische Infektion zu den schwerwiegenden Komplikationen in der Traumatologie gehört, ist ihre Prävention essentiell:

- konsequentes Débridement des gesamten avitalen Weichteil- und Knochengewebes
- gewebeschonendes Operieren, angepasste Osteosynthesetechniken (biologische Osteosynthesen)
- primäre oder frühsekundäre plastische Maßnahmen zur Defektdeckung
- frühzeitige Erfassung von Risikofaktoren: Durchblutungsstörungen, Schwellneigung (postthrombotisches Syndrom), Hauterkrankungen, Systemerkrankungen (z. B. Diabetes mellitus, Niereninsuffizienz), Einnahme von Zytostatika, Kortison, Immunsuppressiva?
- strenge Anforderungen an die Hygiene
- Antibiotikaprophylaxe.

Verlaufsformen: Man unterscheidet die akute Osteitis (unmittelbar postoperativ auftretend) von der chronischen Osteitis.

Akute Osteitis

Klinik: Zunahme der posttraumatischen bzw. postoperativen Schwellung und des Wundschmerzes. Überwärmung des Wundgebietes, Fieberanstieg.

Diagnostik: Laborparameter wie Leukozytose und BSG sind zunächst nur eingeschränkt zu verwerten. CRP eignet sich mehr zur Verlaufskontrolle. Im Röntgenbild zunächst kein pathologischer Befund.

Die Sonographie eignet sich eher zur Verlaufskontrolle als zur Diagnostik.

Differenzialdiagnose: Kompartmentsyndrom.

Therapie: Die frühzeitige Diagnose ist essentiell. Resektion allen avitalen Gewebes. Von vitalem Knochen umgebenes avitales Knochengewebe kann ggf. belassen werden, da evtl. eine Revitalisierung möglich ist. Stabile Osteosynthesen können belassen werden. Ausgiebige Wundspülung und Einlage von Drainagen. Weichteildefekte mit Saugverbänden decken, ggf. plastische Maßnahmen zur Verbesserung der Durchblutung. Zeigt sich keine Besserung, ist eine erneute Revision mit kompromissloser Nekrosektomie durchzuführen. Metallentfernung und Anlage eines Fixateur externe. Ausnahme: gelenkstabilisierendes Osteosynthesematerial kann evtl. belassen werden. Applikation erregerspezifischer Antibiotika.

Chronische Osteitis

Einteilung: Die chronische Osteitis lässt sich histomorphologisch in drei Formen einteilen:

- **chronisch aggressive Osteitis:** Das histologische Bild ähnelt dem der akuten Osteitis, wird aber mehr von disseminierten Nekrosen, deren Resorption durch Osteoklasten und Eiterbildung beherrscht. Man findet häufig kleine Abszesse und Fistelbildungen.
- **chronisch persistierende Osteitis:** Sie ist durch reparative Vorgänge gekennzeichnet. Osteoblasten bilden Knochen, Granulationsgewebe füllt den Defekt. Zwischen Arealen mit Granulationsgewebe finden sich Knochennekrosen, außerdem von Narbengewebe umgebene Abszesse, von denen jederzeit wieder ein akuter Entzündungsschub ausgehen kann.
- **chronisch vernarbende (inaktive) Osteitis:** Sie ist durch faserreiches Narbengewebe und eine narbige Knochenstruktur charakterisiert. Die Markhöhle ist meist obliteriert, periostal finden sich massive Knochenneubildungen. Der Knochen verliert an Elastizität und neigt zu Refrakturen. Nach wie vor finden sich eingemauerte Abszesse.

> Eine chronische Osteitis heilt nie spontan aus

Klinik: Sofern kein akuter Schub vorliegt, fehlen Allgemeinsymptome. Lokal finden sich häufig Fisteln.

Diagnostik:
- *Labor:* Oft unauffällig. CRP zur Verlaufskontrolle.
- *Röntgen:* Defekte, Konturveränderungen, Sequestration **(Abb. 51.6)**, Osteolysen.

- *CT:* Bei fraglichem Sequester sowie zur Beurteilung des Markraumlumens und der Demineralisation.

Therapie: Konsequente Resektion allen avitalen Knochens – nur sicher durchbluteter Knochen darf belassen werden – und schlecht durchbluteten Narbengewebes. Bei Instabilität zunächst Fixateur externe, nach Ausheilung des Infektes interne Osteosynthese, Spongiosaplastik und evtl. plastische Hautdeckung. Bei langstreckigen Defekten ist die Kallusdistraktion **(s. Abb. 47.42)** besonders geeignet, da sie deren Rekonstruktion ohne aufwendige Knochentransplantation (z. B. Fibulatransfer) ermöglicht. Auch Gelenke können einbezogen werden und es kann eine Arthrodese erfolgen, z. B. bei infizierten Pilon-tibial-Frakturen (s. Kap. 50.5.6).

51.2 Gelenkinfektion

Pathogenese und Klinik: Am häufigsten ist die direkte Kontamination mit pathogenen Keimen über das eröffnete Gelenk, sei es unfallbedingt oder iatrogen **(primäre Infektion)**. Ein Übergreifen auf das Gelenk **(sekundäre Infektion)** bei chronischem Knochen- oder Weichteilinfekt oder Allgemeininfektion (Lues, Tbc, Sepsis) ist selten.

Im **Frühstadium** liegt eine **Synovialitis** vor mit serösem Erguss, Schwellung, Überwärmung und Bewegungsschmerz.

Später findet sich ein **Gelenkempyem**, das sich durch Zunahme der Schwellung und deutliche Entzündungszeichen (Fieber, Leukozytose, erhöhte BSG) äußert.

Schreitet der Infekt fort und erfasst die tieferen Schichten und das periartikuläre Gewebe, so liegt eine **Panarthritis** vor. Es besteht eine deutliche Reduzierung des Allgemeinbefindens. Durch Nekrosen und Knorpeldefekte entsteht häufig ein irreversibler Schaden. Beim Übergang in eine chronische Infektion kommt es zur Gelenkdestruktion und zur Beteiligung des gelenkbildenden Knochens mit Nekrosen und Sequestration. Hierbei geringe Beeinträchtigung des Allgemeinbefindens, subfebrile Temperaturen, chronisch-rezivierende Gelenkergüsse, mäßige Leukozytose und geringe Erhöhung der BSG.

Diagnostik: Labor (s. o.). Das Röntgenbild ist in den ersten beiden Stadien unauffällig. Bei Panarthritis Verschmälerung des Gelenkspaltes und unregelmäßige Gelenkkonturen.

Therapie: Bei **akuter Entzündung** arthroskopische **Gelenkspülung** mit anschließender Saug-Spül-Drainage. **Ruhigstellung** mittels Schiene. Zeigt sich keine Besserung, erfolgt die arthroskopische **Synovialektomie**, ggf. auch offene Saug-Spül-Drainage. Bei Rückgang der Entzündung Beginn mit Bewegungsübungen.

Bei der **Panarthritis** oder **chronischer Gelenkinfektion** ist eine **Gelenkresektion mit Arthrodese** in das Therapiekonzept einzubeziehen.

Prognose: Bei Synovialitis und Gelenkempyem häufig gut.

▬▬▮ Merken

- **Osteomyelitis: hämatogene Entstehung, Vorkommen vor allem bei Kindern und Jugendlichen. Cave ungehemmte Ausbreitung beim Säugling wegen fehlender Epiphysenfugen! Therapie: Breitbandantibiotika (systemisch), Ruhigstellung der Extremität, Bettruhe. Bei Abszess Inzision und Drainage. Suche und Sanierung des Primärherdes.**
- **Osteitis: exogene bakterielle Infektion nach Trauma oder Operation. Prävention (z. B. konsequentes Débridement, gewebeschonendes Operieren, biologische Osteosynthesen) essentiell! Therapie: radikales Debridement mit Sequestrotomie, Saug-Spül-Drainagen, ggf. Metallentfernung, Fixateur externe.**

52 Chirurgie der Hand

Die Behandlung der Verletzungen und Erkrankungen der Hand verfolgt das Ziel, ihre spezifische Funktion als differenziertes Greif- und Tastorgan wiederherzustellen oder zu erhalten. Bei deren Verlust gilt es, physiologisch entwickelte sekundäre Greifformen aufzubauen oder zu verstärken. Die Vielzahl der auf engstem Raum zusammengedrängten Strukturen erfordern genaue Kenntnisse der topographischen und funktionellen Anatomie. Unzureichende oder verzögerte Diagnostik und nicht sachgerechte Erstmaßnahmen führen oft zu irreparablen Schäden und machen sekundäre Rekonstruktionen schwierig oder unmöglich.

52.1 Diagnostik, operative Therapie und Nachbehandlung

52.1.1 Untersuchung der Hand

Die klinische Untersuchung der Hand ist die wichtigste diagnostische Maßnahme. Sie ist immer – auch bei einer schweren Handverletzung – durchführbar und durch Röntgenuntersuchungen zu ergänzen. Eine Anästhesie darf erst nach der Diagnosestellung erfolgen, da sonst wichtige Funktionsprüfungen nicht möglich sind.

> Die Wundinspektion allein ermöglicht keine exakte Diagnose

Anamnese und Inspektion
Anamnese: Beruf, Hobbys, vorbestehende Erkrankungen und Verletzungen, Unfallmechanismus.
Inspektion: Hautfarbe und -fältelung, Papillenrelief, Beschwielung, Arbeitsspuren, Hand- und Fingerstellung, Schwellungen, Muskelatrophie (Seitenvergleich).

Prüfung der sensiblen Versorgung
Die sensible Versorgung der Hand zeigt **Abb. 52.1**.
- **2-Punkte-Diskrimination:** Erfassung des minimalen Abstands, bei dem 2 Punkte noch als getrennt wahrgenommen werden **(Abb. 52.2)**. Normwerte: Fingerkuppen 2–4 mm, Abstandsverbreitung bis zur proximalen Hohlhand auf 10 mm.
- **Aufleseprobe**

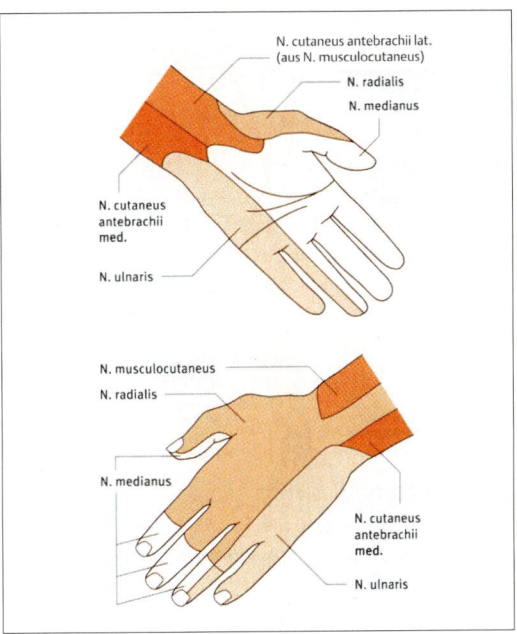

Abb. 52.1 Sensible Versorgung der Hand

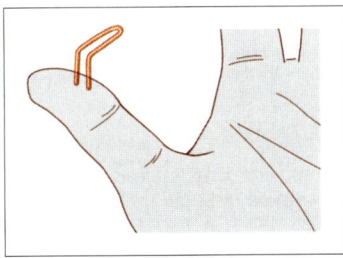

Abb. 52.2
Prüfung der 2-Punkte-Diskrimination der Hand

- **Hoffmann-Tinel-Zeichen:** elektrisierende Missempfindung beim Beklopfen der Verletzungsstelle eines peripheren Nervs
- **Ninhydrin-Test:** Schweißsekretion.

Prüfung der Motorik
Die motorische Innervation der Hand ist in **Abb. 52.3–52.5** zusammengefasst. Natürliche Greifformen der Hand sind in **Abb. 52.6** dargestellt.
  Von einem Innervationsverlust kann die Extrinsic-Muskulatur am Unterarm und/oder die Intrinsic-Muskulatur in der Hohlhand betroffen sein, je nach Lokalisation der Nervenläsion.
- **N. medianus:**
  - Verletzung am Oberarm: Schwurhand
  - Verletzung über dem Handgelenk: Verlust der palmaren Daumenabduktion (M. abductor pollicis brevis).

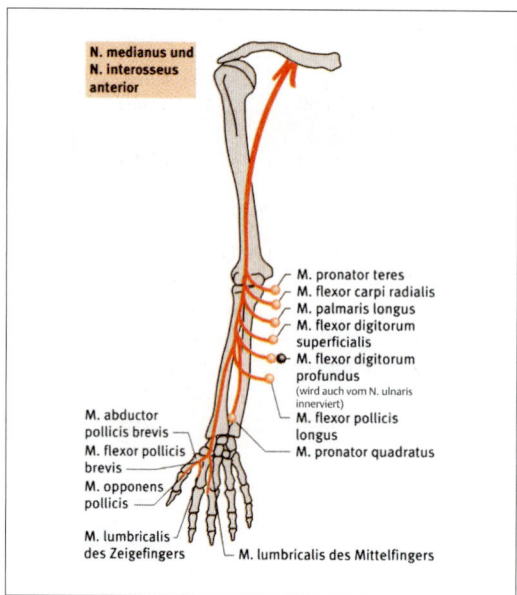

Abb. 52.3 Motorische Versorgung der Hand durch den N. medianus

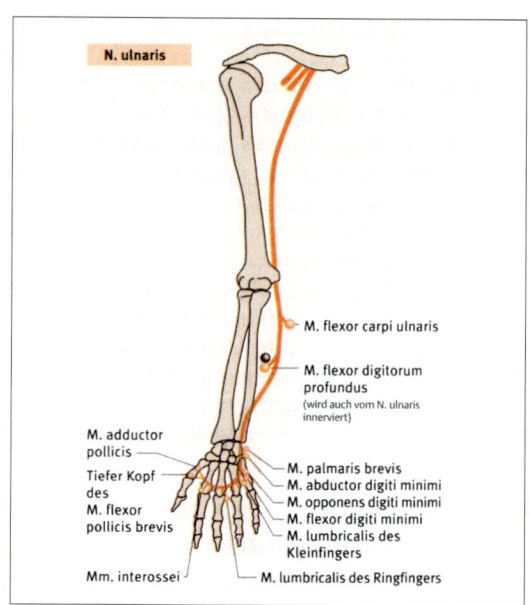

Abb. 52.5 Motorische Versorgung der Hand durch den N. ulnaris

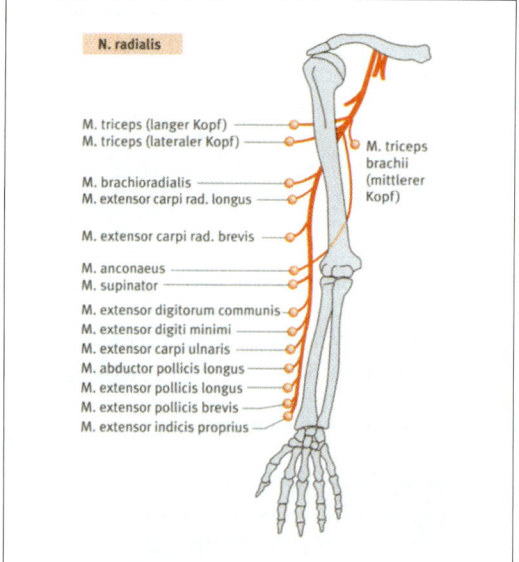

Abb. 52.4 Motorische Versorgung der Hand durch den N. radialis

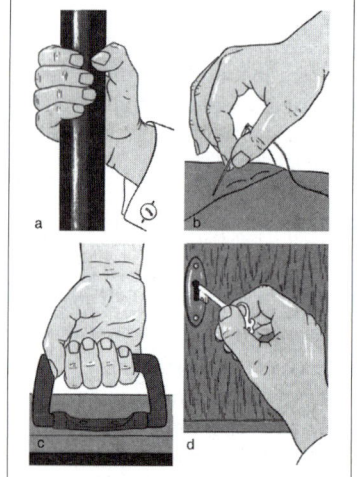

Abb. 52.6 a–d Natürliche Greifformen der Hand:
a Breit- oder Grobgriff
b Spitz- oder Feingriff
c Hakengriff
d Schlüsselgriff

■ **N. radialis:**
■ Verletzung am Oberarm: Fallhand (Ausfall aller Extrinsic-Strecker)
■ Verletzung am Unterarm: Ausfall der Daumenstreckung, Streckdefizit der Langfingegrund- und Mittelgelenke.

■ **N. ulnaris:**
■ inkomplette Krallenhand (Überstreckung der Fingergrundgelenke, Beugung im Mittel- und Endgelenk infolge Störung des Muskelgleichgewichts)
■ Froment-Zeichen (Unvermögen, ein Blatt Papier zwischen Daumen und Zeigefingerkuppe kraftvoll festzuhalten)
■ Störung der Langfingerspreizung.

Prüfung der Sehnen

- **Beugesehnen der Langfinger:**
  - Durchtrennung der **oberflächlichen** Beugesehne: fehlende Beugung im Mittelgelenk bei Fixierung der übrigen Langfinger in Streckstellung (Abb. 52.7a)
  - Durchtrennung der **tiefen** Beugesehne: fehlende Beugung im Endgelenk bei Fixierung des Mittel- und Grundgelenkes in Streckstellung (Abb. 52.7b)
  - Durchtrennung der **oberflächlichen und der tiefen** Beugesehne: fehlende Beugung im Mittel- und Endgelenk (Beugung im Grundgelenk durch Mm. lumbricales und interossei).
- **Beugesehne des Daumens:**
  - Durchtrennung der **langen** Beugesehne: Ausfall der Beugung im Endgelenk, Beugeschwäche im Grundgelenk
  - Durchtrennung der **kurzen** Beugesehne: unvollständige Beugung im Grundgelenk.
- **Strecksehnen der Langfinger:**
  - Durchtrennung **proximal der Juncturae tendinum:** geringes Streckdefizit und Streckschwäche im Grundgelenk, Teilstreckung über die Juncturae tendinum möglich. Nur bei Durchtrennung mehrerer Strecksehnen Streckausfall im Grundgelenk
  - Durchtrennung **über dem Grundgelenk:** Ausfall der Grundgelenkstreckung
  - Durchtrennung **über dem Mittelgelenk:** bei Durchtrennung des Mittel-(Extrinsic-)Zügels der

Streckerhaube Entwicklung der **Knopflochdeformität (s. Abb. 52.15c)**
  - Durchtrennung **über dem Endgelenk:** Ausfall der Endgelenkstreckung („drop finger").
- **Strecksehnen des Daumens:**
  - Durchtrennung der Sehne des **M. extensor pollicis longus:** Streckschwäche des Daumenendgelenkes
  - Durchtrennung der Sehne des **M. abductor pollicis longus:** Abduktionsschwäche des Daumens in der Hohlhandebene
  - Durchtrennung der Sehne des **M. abductor pollicis brevis:** Oppositionsschwäche des Daumens.

Prüfung der Gefäße

- **arterielles System:**
  - *Inspektion und Palpation:* Hautblässe, Weißverfärbung, Hauttemperatur ↓, Pulse ↓, spritzende Blutung?
  - **Allen-Test:** Prüfung der Hand- und Fingeranastomosen durch Kompression der A. radialis und A. ulnaris bzw. der bei den palmaren Fingerarterien. Im Normalfall bei wechselseitiger Freigabe sofortige Rötung der Hand bzw. des Fingers (Abb. 52.8).
- **venöses System:** Schwellung und Blauverfärbung der Haut, Hämatom.

Prüfung der Knochen und Bänder

Fehlstellung, Schwellung, Bewegungsschmerz, abnorme Beweglichkeit, Gelenkbeweglichkeit, Stabilität?

Schon beim geringsten Verdacht auf Frakturen oder Kapselbandverletzungen: **Röntgenuntersuchung!** Standardebenen, ggf. gehaltene Aufnahmen, Spezialaufnahmen, Tomographie, MT, Arthrographie. Bei unklarem Erstbefund (Handwurzel) Wiederholungsuntersuchung, Arthroskopie.

> Der Chirurg bedauert am meisten die Untersuchungen, die er nicht durchgeführt hat. Ohne sichere Diagnose keine Therapie

52.1.2 Operation

Anästhesie

Sichere Schmerzausschaltung und ggf. Aufhebung der Willkürmotorik müssen gewährleistet sein. Leitungsanästhesien (s. Kap. 1.3.1) sind zu bevorzugen:

- **Oberst-Leitungsanästhesie:** nur geeignet bei Bagatellverletzungen. Das Lokalanästhetikum darf kein Adrenalin enthalten!

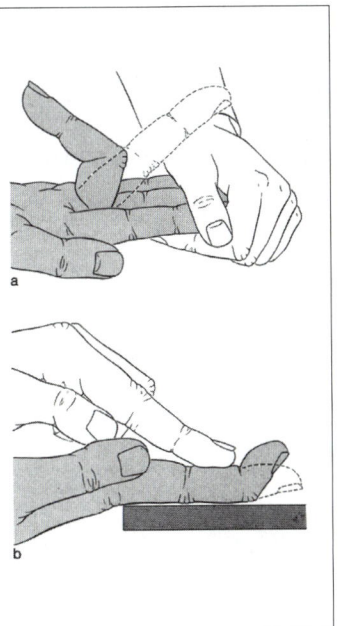

Abb. 52.7 a,b
Funktionsprüfung der Langfingerbeugesehnen.
a Oberflächliche Beugesehne: Fixierung der benachbarten Langfinger in Streckstellung, bei Insuffizienz der oberflächlichen Beugesehne fehlende Beugung im Mittelgelenk
b Tiefe Beugesehne: Fixation des Grund- und Mittelgliedes in Streckstellung, bei Durchtrennung der tiefen Beugesehne fehlende Beugung im Endgelenk

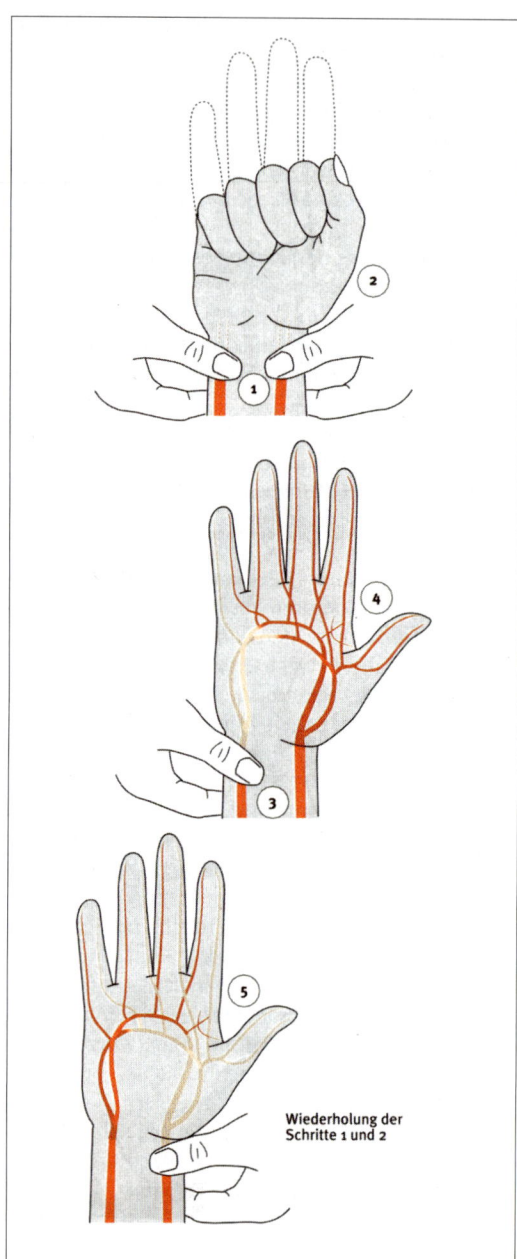

Abb. 52.8 Allen-Test zur Prüfung der arteriellen Versorgung

- **Mittelhandblock:** bei grundgelenknahen Verletzungen
- **selektive Blockade:** N. medianus, N. radialis, N. ulnaris
- **axilläre und subaxilläre Plexusblockade:** Wirkungseintritt nach 20 Minuten, gebräuchlichste Form

- **supraklavikuläre Plexusanästhesie:** rascher Wirkungseintritt. Nie doppelseitig anlegen (Cave: Pneumothorax, Phrenikusparese).

Blutleere (-sperre)

Unabdingbare Voraussetzung zur Identifizierung und fachgerechten Versorgung der anatomischen Strukturen.
- **Oberarm:** Manschettendruck 250–300 mmHg. Im Regelfall bis maximal 2 Stunden.
- **Finger:** Stauschlauch bis 15 Minuten.

> Handchirurgie ohne Blutsperre gleicht einer Uhrreparatur im Tintenfass

Instrumentarium

Spezielles Handinstrumentarium, das gewebeschonendes Operieren erlaubt. Atraumatisches, nicht quellendes Nahtmaterial. Fadenstärke 4/0–5/0, bei Gefäß- und Nervennähten bis 12/0.

Operationstechnik

Prinzip: Maximale Schonung des Gewebes (Pinzettendruck auf Sehnen führt zu Verwachsungen!). Feuchthalten und Säuberung des Gewebes durch Spülung mit Ringer-Lösung. Haltefäden für die Wundränder, sparsame Wundrandexzision; bei glatten, frischen Wunden keine Wundrandexzision.

Adäquate Zugangswege: Meist sind zusätzliche Inzisionen (Schnitterweiterungen) notwendig, um ein übersichtliches Operationsfeld zu schaffen. Keine Angst vor Hilfsinzisionen!

Schnittführung: Sie folgt den Spaltlinien der Haut oder verläuft parallel zu den Gelenkfalten (Abb. 52.9). Gelenkfalten dürfen nur in einem spitzen Winkel (max. 60°) überkreuzt werden. Senkrechtes

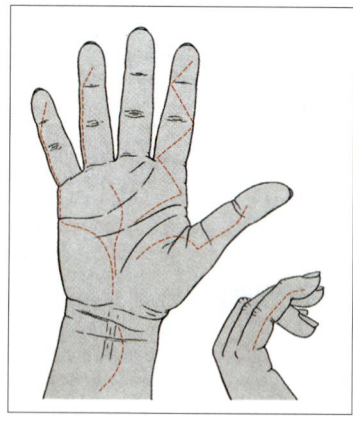

Abb. 52.9
Typische
Schnittführungen
an der Hand und
den Fingern

Kreuzen der Gelenkfalten oder der Interdigitalfalten führt zu Narbenkontrakturen.

52.1.3 Nachbehandlung

Nur eine gezielte, konsequente und frühzeitig beginnende funktionelle Nachbehandlung, die durch physikalische und ggf. auch durch medikamentöse Maßnahmen unterstützt wird, kann den Operationserfolg sichern.

Diagnostik, operative Therapie und Nachbehandlung sind gleichwertige Glieder des handchirurgischen Behandlungskonzepts

52.2 Offene Handverletzungen

Diese häufigste Verletzungsform der Hand reicht von oberflächlichen Schnittverletzungen über ausgedehnte Quetschungen bis zur Amputation. Jede offene Handverletzung muss sofort untersucht und adäquat chirurgisch versorgt werden. Instrumentelle Ausstattung und handchirurgische Qualifikation sind unabdingbare Voraussetzungen für die definitive operative Versorgung, so dass ggf. nach Ruhigstellung und, soweit möglich, auch Wundverschluss und sterilem Verband die Verlegung in ein geeignetes Zentrum notwendig sein kann. Sehnen- und Nervenrekonstruktionen können mit aufgeschobener Dringlichkeit durchgeführt werden, während die Naht großer stammnaher Gefäße und der Fingergefäße (mindestens eine palmare Arterie und zwei Venen) keinen Aufschub duldet. Voraussetzung sekundärer Rekonstruktionen ist besonders bei Quetsch- und Kombinationsverletzungen ein vollständiger spannungsfreier Hautverschluss, ggf. mit Hilfe plastisch-chirurgischer Maßnahmen.

Exemplarisch für alle Handverletzungen gilt folgendes **Procedere:**
1. **Diagnostik:**
    1.1 Sensibilität
    1.2 Motorik
    1.3 Durchblutung
    1.4 Röntgenaufnahmen
    1.5 Wundinspektion unter sterilen Bedingungen
    1.6 Festlegung von Zeit und Ort der Operation und der Anästhesieform
2. **Anästhesie**
3. **Lagerung, Desinfektion, sterile Abdeckung**
4. **Operation**
5. **Verband**, ggf. sofortiger Funktionsverband
6. **Festlegung der Nachbehandlung.**

Operieren ohne vorherige exakte Diagnose ist wie Segeln ohne Kompass

Operative Versorgung:
1. **Wunddébridement:** Entfernung von Fremdkörpern sowie avitaler und erheblich minder durchbluteter Gewebsanteile. Keine oder sparsame Wundrandexzision (Gefährdung des Wundverschlusses).
2. Möglichst **primäre Versorgung** aller verletzten anatomischen Strukturen. Bei schweren Quetsch- und Kombinationsverletzungen müssen Knochen (einfache Osteosynthesen mit Kirschner-Drähten), Gefäße, Strecksehnen – wenn möglich – und Haut sofort versorgt werden. Ggf. zweizeitiges Vorgehen zur Versorgung von Beugesehnen und Nerven. Bei älteren Wunden, Quetschungen und Fremdkörpereinsprengung systemisch Antibiotika (spätestens mit der Narkoseeinleitung).

Antibiotika: Früh, hochdosiert, kurz, systemisch

Verschluss des Hautdefektes: Hautplastiken werden erforderlich, wenn ein spannungsfreier Wundverschluss nicht möglich ist. Die Art der Hautplastik richtet sich nach Lokalisation, Defektbreite und -tiefe. Zur Verfügung stehen (s. Kap. 10):

■ **Freie Hauttransplantate:** Anwendung nur bei erhaltenem oder verzichtbarem Subkutangewebe. Vorzugsweise Anwendung auf der Handstreckseite oder zur temporären palmaren Defektdeckung. Bei fehlendem Gleitgewebe sind Verwachsungen mit dem Wundgrund unvermeidlich.
Nachteil: Keine sensible Versorgung.

  ■ **fettfreie Vollhaut:**
Vorteil: Größere mechanische Beanspruchbarkeit.
Nachteil: Höhere Anforderungen an das Transplantatlager.

  ■ **Spalthaut:**
Vorteil: Geringere Anforderungen an das Transplantatlager.
Nachteil: Geringe mechanische Belastbarkeit.

  ■ **Maschentransplantate** (Mesh graft): Deckung großflächiger Defekte.
■ **Gestielte Hautplastiken und Fernlappenplastiken:** Anwendung bei freiliegenden Knochen, Sehnen, Gefäßen und Nerven.

  ■ **Nahtlappen:**
  1. Verschiebelappen und **Rotationslappen:** Verschluss kleinerer Defekte bei gut verschieblicher Haut
  2. Z-Plastik: bei Narbenkontrakturen oder Wunden, die die Beugefalten senkrecht kreuzen (Längengewinn auf Kosten der Breite) **(Abb. 52.10a)**.

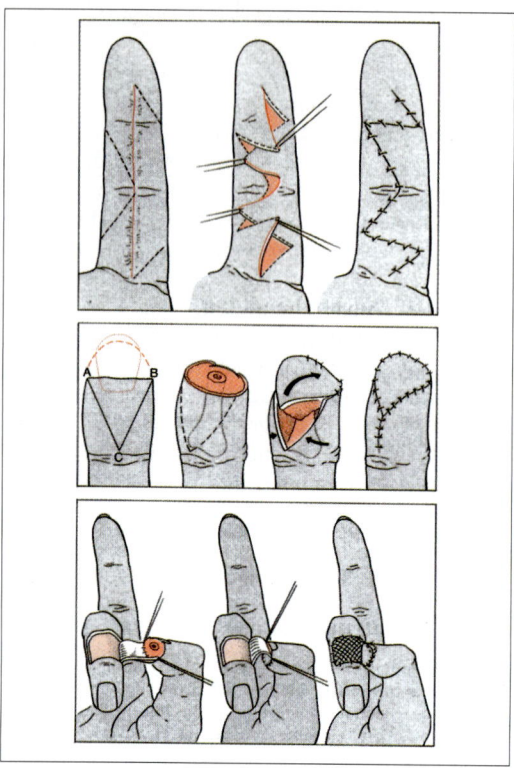

Abb. 52.10 a–c Nahlappenplastiken:
a Z-Plastik
b V-Y-Plastik (Strecke A–C muss länger sein als Strecke A–B = Länge des Defektrandes)
c Cross-finger-Plastik

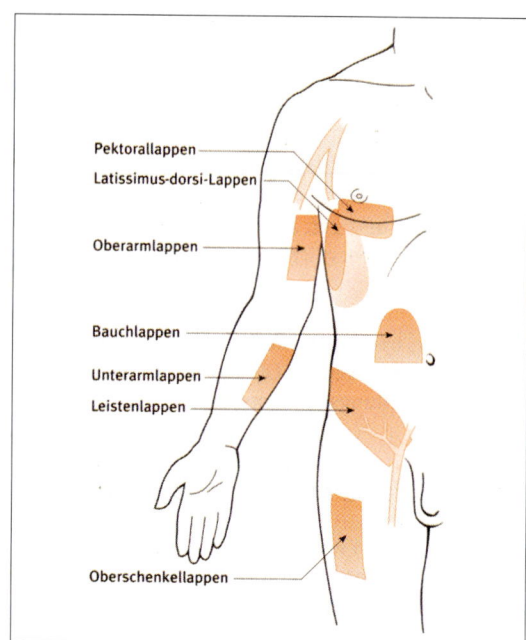

Abb. 52.11 Häufig verwendete Fernlappen

3. V-Y-Plastik: neurovaskulär gestielte Plastik (Insellappen, s. Kap. 10) zur Deckung von Fingerkuppendefekten **(Abb. 52.10b)**.
4. Cross-finger Plastik: Defektdeckung auf Fingerbeugeseite durch kapillarisierten Hautlappen von der Streckseite eines Nachbarfingers **(Abb. 52.10c)**. Deckung des Hebedefekts durch Spalthaut.
▪ **Fernlappen (Abb. 52.11):**
1. Muffplastik: geeignet zur Deckung von Skelettierungsverletzungen der Hand- und Fingerstreckseite (kapillarisiert)
2. gestielte Lappen: von Leiste, Oberarm, Thorax oder Bauchwand (Längen-Breiten-Verhältnis nicht > 2 : 1)
3. Lappen mit axialem Gefäßstiel (größeres Längen-Breiten-Verhältnis möglich) **oder mikrovaskulärem Gefäßanschluss**, z.T. auch zur Resensibilisierung verwendbar. Gebräuchlich: Leistenlappen, A.-dorsalis-pedis-Lappen, A.-radialis-Lappen (letzterer auch gestielt an A.-radialis-Reverselap-

pen mit retrograder Versorgung über den oberflächlichen Hohlhandbogen).

52.3 Sehnenverletzungen

Die Gefäßversorgung der Sehnen erfolgt über die Muskelübergänge, die Vincula tendinum und die Sehnenscheiden.

Bei der Heilung einer Sehne oder eines Sehnentransplantats tritt das gefäßführende Bindegewebe an die Nahtstelle heran und verursacht **Verwachsungen** zwischen Gleitlager und Sehne. Das Ausmaß der Verwachsungen wird bestimmt durch:
▪ die lokale Gewebszerstörung
▪ die Distanz zwischen den Sehnenstümpfen und deren Zugbelastung
▪ die Lokalisation der Verletzung: In dem früher als „Niemandsland" bezeichneten Hohlhandbereich, in dem die beiden Beugesehnen mit der Sehnenscheide in einem engen fibrösen Kanal aus Ring- und Kreuzbändern verlaufen, werden die Sehnen besonders durch die Vincula **(Abb. 52.12)** ernährt, die z.T. nach Durchtritt durch die oberflächliche Beugesehne die tiefe Beugesehne erreichen. Zerreißungen der Vincula oder die Resektion der oberflächlichen Beugesehne bedingen partielle Sehnennekrosen.

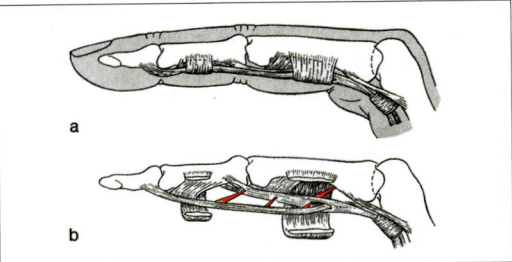

Abb. 52.12 a,b Anatomie der Langfingerbeugesehnen:
a Verlauf der tiefen und oberflächlichen Beugesehne bei
intakten Ringbändern
b Darstellung der die tiefe und oberflächliche Beugesehne
ernährenden Vincula (rot) durch Ablösung der Ringbänder

■ die Dauer der postoperativen Ruhigstellung: beginnende Verwachsungen nach dem 2. postoperativen Tag; nach dem 10. Tag sind nichtopeative Mo-
bilisierungsversuche meist erfolglos.

Prophylaxe von Sehnenverwachsungen: subtile
Nahttechnik, frühfunktionelle Übungsbehandlung
mit reduzierter Zugbelastung der Sehnennaht
(Schienung mit Sehnenzügelung nach Kleinert
(s. u.) oder geschützte passive Mobilisierung).

52.3.1 Beugesehnenverletzungen

Primäre Rekonstruktion

Präoperativ: Funktionsprüfungen mit Diagnose. Die
Diagnose kann nicht intraoperativ gestellt werden!

Operationstechnik: Schnitterweiterung mit Darstellung und Mobilisierung der Sehnenstümpfe.
Kein Fassen der Sehnen mit Klemmen! Nach Annä-
herung der Sehnenstümpfe temporäre Blockierung
mit Nadeln oder Kanülen.

Nahttechnik:
■ bei Abriss oder Durchtrennung der tiefen Beugesehne am Ansatz transossäre Ausziehnaht **(Abb.
52.13a)**
■ bei Sehnenstümpfen gleichen Durchmessers
glatte Adaptation ohne Querschnittverbreiterung,
adaptierende Kernnaht und nachfolgende Fein-
adaptation, Knoten der Kernnaht versenkt **(Abb.
52.13b)**. Empfohlene Modifikation: Zechner. **Beachte:** Bei Verletzungen im „Niemandsland" müssen
die Ringbänder A2 und A4 erhalten oder rekonstruiert werden: „String-bow"-Effekt.
■ bei Sehnenstümpfen ungleichen Durchmessers
(bei Sehnentransplantationen) Durchflechtungsnaht (Pulvertaft) **(Abb. 52.13c)**.

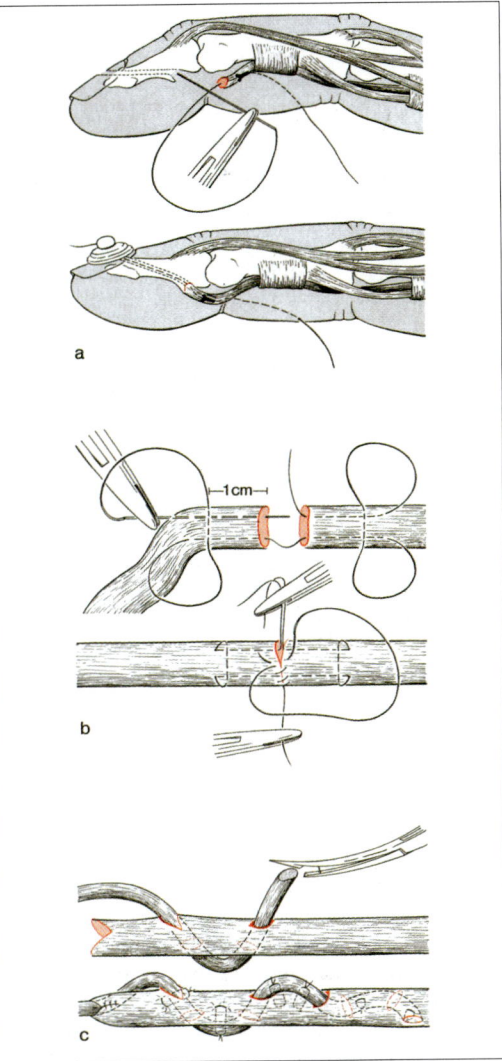

Abb. 52.13 a–c Formen der Beugesehnennaht:
a Transossäre Ausziehnaht
b Kirchmayr-Kessler-Naht
c Pulvertaft-Naht

Beugesehnennähte:
Nur durch erfahrenen Operateur

Nachbehandlung: Sie ist mitentscheidend für den
Operationserfolg.
Prinzip: Frühfunktionelle Behandlung mit Nutzung
der Sehnengleitamplituden unter Entlastung der
Sehnennaht.
Technik: Geschützte Mobilisierung.

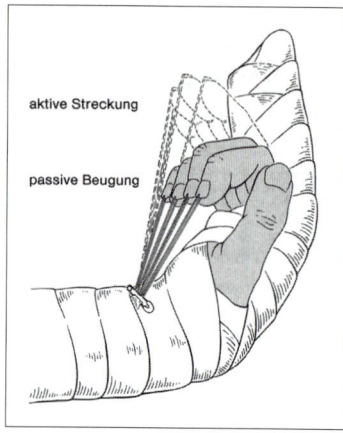

Abb. 52.14
Dynamische Schiene nach Kleinert: Ruhigstellung des betroffenen Fingers mit einem am Fingernagel befestigten Gummiband in mittlerer Beugestellung, aus der heraus die Streckung (gestrichelt gezeichnet) aktiv geübt wird

aktive Streckung

passive Beugung

■ **aktive Mobilisierung nach Kleinert** (Abb. 52.14): dorsale, die Fingerspitzen überragende Gipsschiene mit leichter Flexionsstellung im Handgelenk und Einschränkung der Fingerstreckung um 20°. Beugesehnenentlastung durch elastische Zügel von den Fingernägeln zum Unterarm über die Kahnbeinregion, d. h. die Streckung erfolgt aktiv, die Beugung passiv durch die Zügel. Bei aktiver Streckung reflektorische Erschlaffung der Beuger, daher keine Zugbelastung der Sehnennaht. Durch das Gleiten der Sehne Vermeidung von Sehnenverwachsungen mit dem Gleitgewebe. Gips für 3 Wochen, danach weitere Zügelung zum Handgelenk ohne Gips für 2–3 Wochen, anschließend dosiert gesteigerte Belastung.
■ **passive Mobilisierung nach Duran** (bei mangelnder Compliance): Gipsanlage wie in der Kleinert-Technik, dreimal täglich passive Bewegungen mit Nutzung der Gleitamplituden, Gipsentfernung nach 5–6 Wochen, dann dosiert gesteigerte Belastung.

Sekundäre Rekonstruktion
Indikation: Bei nicht möglicher Primär- oder früher Sekundärnaht und
■ Durchtrennung beider Langfingerbeugesehnen oder
■ Durchtrennung der langen Daumenbeugesehne.
Prinzipien:
1. Ersatz der zerstörten Sehne durch ein autologes Sehnentransplantat. Die Nähte erfolgen außerhalb des „Niemandlandes" (ggf. Kürzung der Sehnenstümpfe!):
■ **distal:** tansossäre Fixierung am Endglied
■ **proximal:** proximal des Handgelenks, ggf. in der Hohlhand.

Als **Spendersehnen** kommen die Sehnen des M. palmaris longus, M. plantaris sowie der Zehenstrecker II–V infrage.
■ **einzeitige Transplantation:** nur bei intaktem Gleitlager
■ **zweizeitige Transplantation:** nach Einlegen eines Silikonstabs in den früheren Sehnenverlauf. Entwicklung eines Gleitlagers in 6–8 Wochen. Mit der Stabentfernung erfolgt die Sehnentransplantation.

Bei **Verwachsungen** sind Tendolysen nach Ablauf der bindegewebigen Reparationsvorgänge (frühestens nach 4 Monaten) möglich.
Nachteile sind hohes (erneutes) Verwachsungs- und Kontrakturrisiko und Rupturen.
2. Ersatz funktionell wichtiger Sehnen durch eher entbehrliche Sehnen, z. B. Ersatz der langen Daumenbeugesehne durch die oberflächliche Beugesehne des Ringfingers. Einsatzbereich besonders bei motorischen Ersatzplastiken nach irreversiblen Nervenschäden.

52.3.2 Strecksehnenverletzungen

Bei Fingerstreckapparat ist durch eine komplexe Verzahnung der Extrinsic- und Instrinsic-Muskulatur („Streckerhauben") gekennzeichnet. Trotz gut verschieblicher Haut und fehlenden engen Gleitkanälen sind detaillierte anatomische Kenntnisse für die chirurgische Versorgung unabdingbar. Die Diagnose ist durch Funktionsprüfungen (s. Kap. 52.1.1) relativ leicht zu stellen.

Strecksehnenverletzung am Endgelenk
Pathogenese: Meist subkutane Ruptur durch Stauchungsmechanismus (Ballsportarten, Bettenmachen).
Klinik: Abb. 52.15b.
Therapie:
■ **konservativ:** permanente Ruhigstellung auf Stack-Schiene für 6–8 Wochen, anschließend nachts für weitere 4 Wochen (Abb. 52.16a).
■ **operativ** (bevorzugt bei Schnittverletzungen oder grobem Knochenausriss): transossäre Ausziehnaht (Abb. 52.16b), bei veralteten Rupturen ggf. Ersatzplastik oder Raffnaht mit temporärer Arthrodese des Gelenkes (6–8 Wochen).

Strecksehnenverletzung über dem Mittelgelenk
Pathogenese: Direktes Trauma oder Luxation des Grundgliedköpfchens gegen die dorsale Gelenkkapsel. Bei Durchtrennung des Mittelzügels (gebildet vom M. extensor digitorum) und erhaltenen Sei-

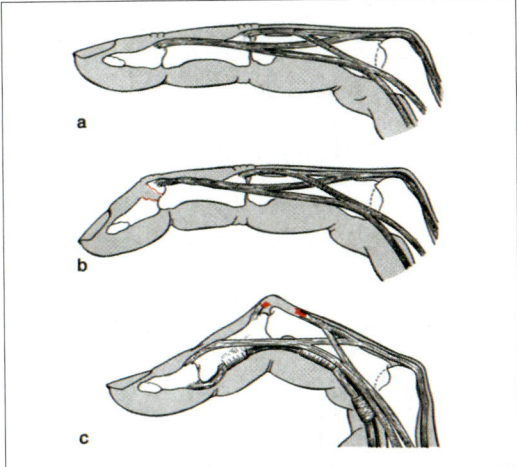

Abb. 52.15 a–c Anatomie der Langfingerstrecksehnen (**a**) und ihre typischen Verletzungen:
b Aktive Streckhemmung im Endgelenk bei Abriss der Strecksehne in Höhe des Endgliedes
c Knopflochdeformität bei isolierter Druchtrennung des Strecksehnenmittelzügels in Höhe des Mittelgelenkes

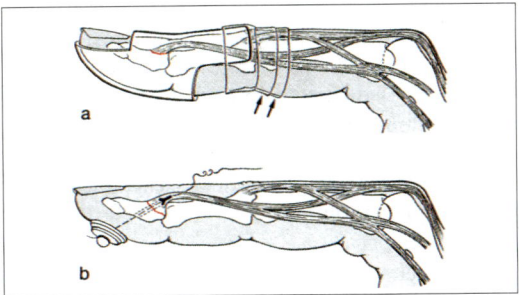

Abb. 52.16 a,b Therapie der Strecksehnenverletzung am Endgelenk:
a Konservative Behandlung mit der Stack-Schiene (z. B. bei Strecksehnenabriss ohne knöcherne Beteiligung)
b Transossäre Reinsertion mit der Drahtausziehnaht (z. B. bei knöchernem Strecksehnenausriss)

tenzügeln (gebildet durch Mm. interossei und lumbricales) schlüpft das Grundgliedköpfchen allmählich zwischen den erhaltenen Seitenzügeln hindurch, wie ein Knopf durch ein Knopfloch. Die Seitenzügel rutschen unter die Gelenkachse und werden funktionell zu Beugern → **Knopflochdeformität** (Abb. 52.15c). Bei Streckung des Fingers kommt es zur Beugung im Mittelgelenk und Überstreckung im Endgelenk. Cave: wird häufig erst nach einigen Tagen deutlich, Wiederholungsuntersuchung!

Bei kompletter Durchtrennung auch der Seitenzügel ist keine aktive Streckung möglich.

Therapie: Primäre Sehnennaht, Ruhigstellung in Streckstellung für 5–6 Wochen, evtl. Entlastungszügelung mit frühfunktioneller Behandlung (umgekehrter Kleinert).

Bei veralteter Knopflochdeformität konservativer Behandlungsversuch mit dynamischer oder starrer Schiene, bei ungenügendem Erfolg Ersatzplastik.

Strecksehnenverletzung über dem Grundgelenk

Pathogenese: Direktes Trauma (Schnittverletzung).
Differenzialdiagnose: Luxation der Strecksehne (meist nach ulnar) durch Verletzung des Sehnenhäubchens.
Therapie: Primäre Nahtversorgung (Schlingen-, Matratzennaht). Ruhigstellung für 4 Wochen unter Einschluss der Nachbarfinger (Juncturae tendinum!) im Gipsverband mit Dorsalflexion des Handgelenkes, Grundgelenkbeugung von 30–40°, Streckung der Mittel- und Endgelenke.

Strecksehnenverletzung über dem Handgelenk

Pathogenese: Direktes Trauma, Schnittverletzung.
Therapie: Primäre Nahtversorgung (Schlingen-, Matratzennaht), Ruhigstellung für 4 Wochen.

Verletzung der langen Daumenstrecksehne

Pathogenese: Direktes Trauma, Degeneration, Begleitverletzung bei schweren Handgelenk- und Handwurzeltraumen (Radiusfrakturen).
Therapie: Bei frischen Verletzungen Primärnaht; bei veralteten Verletzungen Ersatzplastik durch Transposition der Sehne des Extensor indicis proprius.

52.4 Nervenverletzungen

Pathogenese: Scharfe oder stumpfe Gewalteinwirkung, Dehnung, Ischämie, thermische Verletzung, Druckschädigung.
Einteilung:
1. **Neurapraxie:** vorübergehende Leitungs-, jedoch keine Kontinuitätsunterbrechung. Spontane Regeneration.
2. **Axonotmesis:** Unterbrechung der Achsenzylinder bei intakten Nervenhüllen. Nach Waller-Degeneration Regeneration der Leitbahnen (1–2 mm/die).
3. **Neurotmesis:** vollständige Durchtrennung. Regeneration nur nach Nervennaht.
Klinik: Motorische und sensible Störungen entsprechend dem Versorgungsgebiet.

Diagnostik:
- *Klinische Untersuchung:* Überprüfung der Motorik und der Sensibilität (2-Punkte-Diskrimination).
- *Elektrophysiologische Untersuchung:* EMG, NLG.

Therapie: **Operativ:** Mikrochirurgische Nahttechnik: optische Vergrößerung, Zuordnung der Faszikel, ggf. Kürzung der Nervenstümpfe, Präparation des Epineuriums, Naht des Epineurius, evtl. zusätzlich perineurale Faszikeladaptation oder interfaszikuläre Nahttechniken:
- **Primärnaht** (immer anzustreben): problemlos bei glatten Schnittverletzungen ohne Substanzdefekt
- **Sekundärnaht:** bei ausgedehnten Weichteildefekten oder fehlenden technischen Voraussetzungen. Spannungsfreie, möglichst frühe mikrochirurgische Versorgung, ggf. nach Zuschneiden der Nervenstümpfe und (bei Defektbildung oder Nahtspannung) autologem Nerveninterponat (N. suralis).

Gefahren: ungenügende Faszikelzuordnung, Aufstauchung der Faszikel.

Postoperativ entlastende Gipsruhigstellung für 14 Tage, danach dosiert gesteigerte Bewegungsübungen. Das Hoffmann-Tinel-Zeichen wandert nach erfolgreicher Nervennaht mit dem Aussprossen der Axone peripherwärts.

Bei fehlenden Regenerationszeichen **Revisionsoperation** ab dem 4. postoperativen Monat. Bei ausbleibender Regeneration oder irreparabler Schädigung motorische Ersatzplastiken, Verwendung von Kraftspendern aus innervierten Muskelgruppen zur funktionellen Kompensation von Paresen durch Sehnentranspositionen, Tenodesen und ggf. Arthrodesen.

52.5 Verletzungen des Handskeletts und der Bänder im Handbereich

52.5.1 Luxationen der Handwurzel

Verrenkung einzelner Handwurzelknochen. Nicht selten in Kombination mit Frakturen der Handwurzelknochen oder der Griffelfortsätze von Speiche und Elle.

Perilunäre Luxation

Verschiebung der distalen Reihe der Handwurzelknochen plus Dreieck- und Kahnbein gegen das Mondbein.

> Die perilunäre Luxation ist die häufigste verkannte Verletzung des Handgelenks!

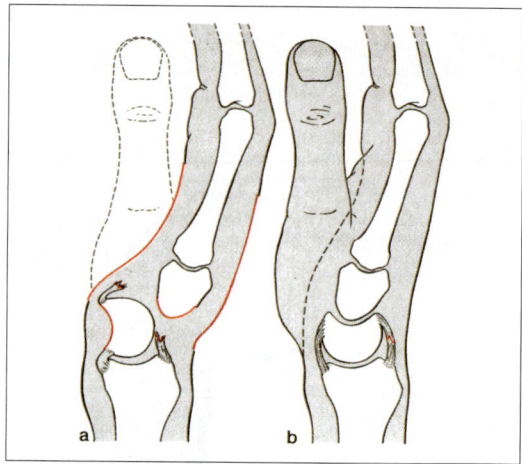

Abb. 52.17 a,b Perilunäre dorsale Luxation (Schema): **a** Unfallbild **b** nach Reposition

Pathogenese: Sturz auf die dorsal oder palmar flektierte Hand.

Einteilung:
- perilunäre dorsale Luxation (häufigste Form, Abb. 52.17)
- perilunäre palmare Luxation
- transstyloperilunäre Luxation (Abb. 52.18)
- transscaphoido transcapitato perilunäre Luxation
- transscaphoido perilunäre Luxationsfraktur (Mondbeinluxation mit Kahnbeinbruch = De-Quervain-Luxationsfraktur)
- Subluxation des Kahnbeins und des Mondbeins.

Klinik: Schwellung, schmerzhafte Bewegungseinschränkung, manchmal Missempfindungen im Versorgungsbereich des N. medianus.

Diagnostik: **Röntgen** des Handgelenkes:
- **a. p.:** Lücke zwischen Mond- und Kahnbein, Rotation meist des Kahnbeins mit Verkürzung und Ringphänomen distal, Inkongruenz der Handwurzelreihen, Frakturen
- **streng seitlich:** sichere Luxationsdiagnostik, bei Subluxationen: Veränderung der physiologischen Winkelstellungen der Handwurzelknochen zueinander und zum Handgelenk (Abb. 52.18) (vgl. karpale Instabilität).

Therapie: Sofortiger Repositionsversuch in Leitungsanästhesie. Nach Dauerzug an den Langfingern gibt das Kopfbein die Mondbeinloge frei und das Mondbein kann durch manuellen Druck reponiert werden. Bei Misslingen offene Reposition mit temporärer Kirschner-Draht-Fixierung. Ruhigstellung für 6 Wochen.

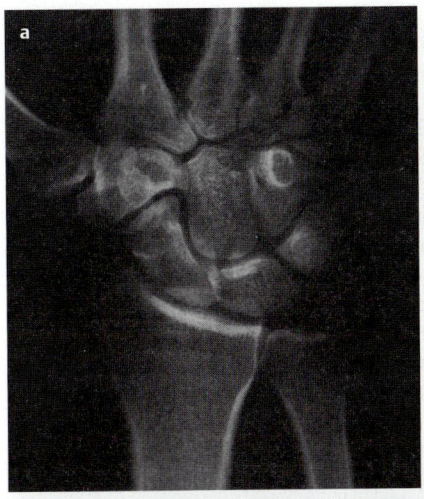
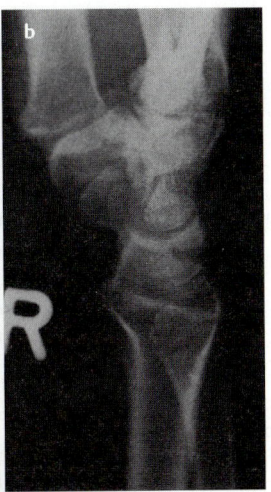
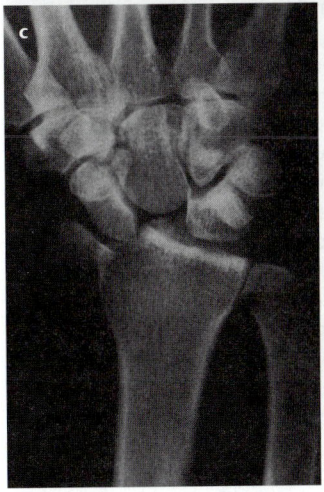
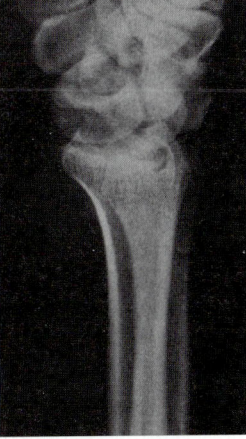

Abb. 52.18 a–d
Perilunäre Luxation (Röntgenaufnahmen in 2 Ebenen):
a,b Unverletztes Handgelenk und
c,d Handgelenk mit perilunärer Luxation und Abriss
des Proc. styloideus radii, sog. transstyloperilunäre
Luxation

Karpale Instabilität

Am häufigsten reißen die Bandverbindungen zwischen Kahn- und Mondbein, die palmaren Bandverbindungen zwischen Radius, Kahn- und Mondbein und die zwischen Kahnbein und Kopfbein (Abb. 52.19). Häufig kombiniert mit einer Drehfehlstellung des Kahnbeins. Folge der Bandrupturen ist eine Instabilität im Gelenk zwischen Kahn- und Mondbein mit **skapholunärer Dissoziation** und karpaler Instabilität.

Diagnostik: Röntgen des Handgelenkes:
- **a. p.:** Diastase zwischen Mond- und Kahnbein (Abb. 52.20)
- **seitlich:**
  - **bei dorsaler Instabilität (DISI):** Mondbein nach palmar gekippt, Kahnbein dreht sich um die Längsachse nach palmar. Der skapholunäre Winkel beträgt > 70° (Abb. 52.21).

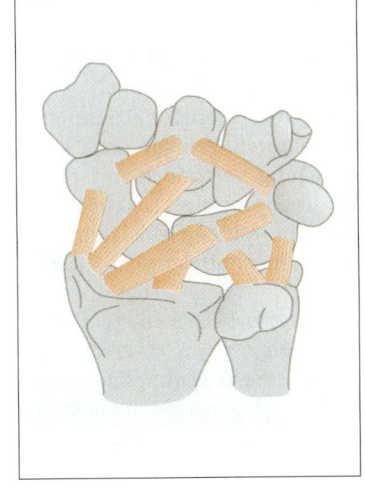

Abb. 52.19
Palmarer Bandapparat der Handwurzel

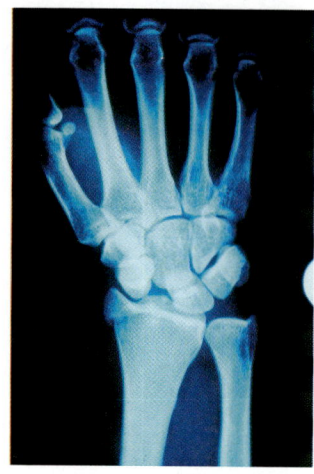

Abb. 52.20
Skapholunäre
Dissoziation

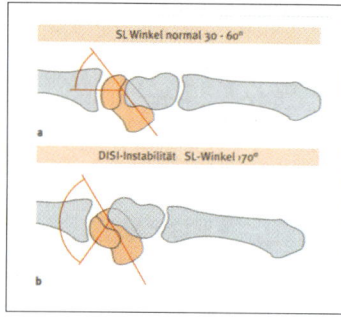

Abb. 52.21 a,b
Skapholunärer
Winkel:
a normal
b bei DISI-Insta-
bilität

■ **bei palmarer Instabilität (PISI):** Mondbein nach
dorsal subluxiert. Der skapholunäre Winkel beträgt < 30°.
Therapie: Rekonstruktion des Bandapparates und
temporäre Kirschner-Draht-Fixation.

52.5.2 Luxation der Fingergelenke

Pathogesene: Stauchung der gestreckten Fingerge-
lenke.
Klinik: Bajonettstellung mit federnder Fixierung.
Begleitverletzungen: Frakturen. Palmare Luxationen
im Endgelenk sind häufig verbunden mit einem
Strecksehnenabriss. Die dorsale Luxation des
Grundgliedköpfchens im Mittelgelenk führt zur
Zerreißung des Strecksehnenmittelzügels → **Knopf-
lochdeformität**.
Diagnostik: Röntgen in zwei Ebenen zum Aus-
schluss von Begleitfrakturen.
Therapie: Reposition in Oberst-Leitungsanästhesie
durch axialen Zug, bei verbleibender Inkongruenz
operative Therapie (Interposition von palmarer
Platte, Kapsel- oder Sehnenanteilen!), Ruhigstel-

lung für 2–3 Wochen. Bei Instabilität und/oder
Ruptur der palmaren Platte dynamische Extensi-
onsschiene für 6–8 Wochen.

52.5.3 Bandverletzungen:
Seitenbandrupturen

Die **Ruptur des ulnaren Seitenbandes des Daumengrundgelenks** ist die häufigste und klinisch wichtigste Seitenbandverletzung der Hand.
Pathogenese: Indirekte Gewalteinwirkung: Sturz auf
den abduzierten Daumen, Skistockverletzung.
Klinik: Schwellung, Bewegungsschmerz. Infolge der
ulnaren Instabilität kann der Daumen seine Halte-
funktion beim Spitzgriff nicht aufrechterhalten
und weicht nach radial aus (Wackeldaumen).
Diagnostik: Ulnare Aufklappbarkeit. Röntgen in 2
Ebenen (knöcherner Bandausriss?), ggf. Funktionsaufnahmen in Valgusstress (> 30° im Seitenvergleich sind beweisend für eine Ruptur (Abb. 52.22).
Therapie: Bei frischen Rupturen Reinsertion des
knöchernen Ausrisses oder des Bandansatzes
durch transossäre Ausziehnaht (Abb. 52.23) in Band-
mitte U-Nähte. Ruhigstellung im Gipsverband für 5
Wochen. Bei veralteten Rupturen Bandplastik.
Bei **Distorsion oder Ruptur des radialen Seitenbandes des Daumengrundgelenks** und der übrigen
Fingergelenke chirurgisches Vorgehen nur bei Ausriss eines ossären Fragments oder deutlicher Instabilität (begleitende Ruptur der palmaren Platte).
Sonst konservative Flexion des Grundgelenks 70°,
Streckung des Mittel- und Endgelenkes.

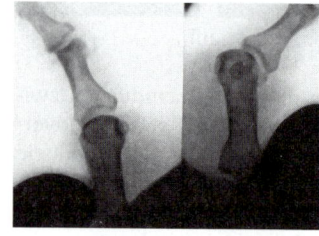

Abb. 52.22
Ruptur des ulnaren
Seitenbandes des
Daumengrund-
gelenkes

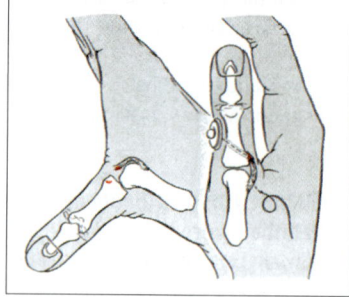

Abb. 52.23
Ruptur des ulna-
ren Seitenbandes
am Daumen-
grundgelenk und
operative Versor-
gung durch
Reinsertion mit
transossärer
Ausziehnaht

52.5.4 Frakturen der Handwurzel

Kahnbeinfraktur

Häufigste Fraktur der Handwurzel.

Pathogenese: Sturz auf das dorsal flektierte, ulnar abduzierte Handgelenk.

Formen (s. Abb. 52.24). Die Gefäßversorgung des Kahnbeins erfolgt von distal, so dass die Gefäßversorgung bei Frakturen im proximalen Drittel unterbrochen sein kann. Ungünstig sind auch vertikal und schräg verlaufende Brüche.

Klinik: Druckschmerz in der Tabatière (charakteristisch), Stauchungsschmerz des Daumens, Bewegungsschmerz im Handgelenk.

Diagnostik: Röntgen in 2 Ebenen und Kahnbeinquartett (Abb. 52.25), bei fehlender Dislokation ist der Frakturnachweis bei Erstaufnahmen gelegentlich nicht möglich. Kontrolluntersuchungen nach 7 und 14 Tagen (frühere Verifizierung durch CT oder Szintigraphie). Zu beachten sind Handwurzeldissoziationen (s. Kap. 52.5.1).

> Jede Handgelenkdistorsion gilt bei adäquatem Unfallmechanismus bis zum Beweis des Gegenteils als Fraktur.

Therapie:

■ **konservativ** nur bei fehlender Dislokation oder Dissoziation: Gebräuchlich ist ein Oberarmgips für 2–3 Wochen, danach Unterarmgips bis zur Frakturheilung (bis 12 Wochen). Obligatorisch ist die Ruhigstellung des Handgelenkes, der Mittelhand und des Daumens bis zum Endgelenk in Funktionsstellung.

■ **operativ:** Kompressionsschraubenosteosynthese (z. B. Herbert-Schraube), alternativ Kirschner-Drähte, Klammer.

    Postoperativ Ruhigstellung wie bei konservativer Behandlung.

Komplikationen: Fragmentnekrose, Kahnbeinpseudarthrose.

Kahnbeinpseudarthrose (Abb. 52.26)

Ursache: Meist unerkannte und nicht behandelte Kahnbeinfrakturen.

Klinik: Oft über Jahre symptomlos, allmählich zunehmende Handgelenkbeschwerden infolge arthrotischer Veränderungen.

Therapie:

■ Osteosynthese mit Spongiosaplastik bei großen Fragmenten ohne Zystenbildung

■ Matti-Russe-Plastik: Ausfräsen der Kahnbeinfragmente und Einbolzen eines kortikospongiösen

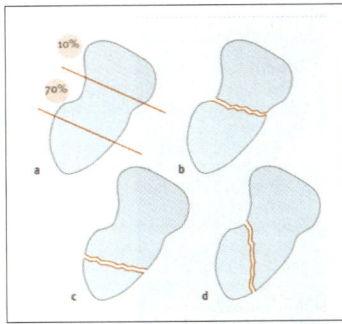

Abb. 52.24 a–d
Häufigkeit (**a**) und Formen (**b–d**) der Kahnbeinfraktur.
b Querfraktur
c proximale Fraktur
d Schrägfraktur

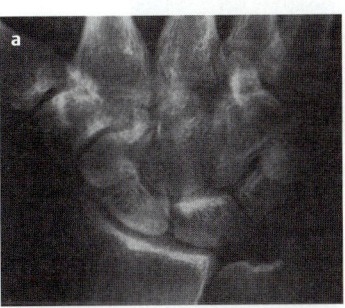

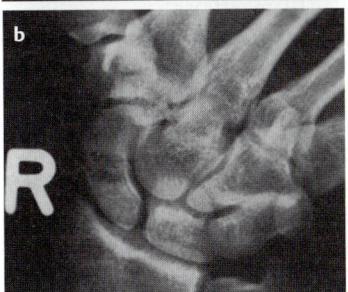

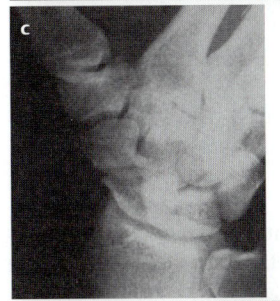

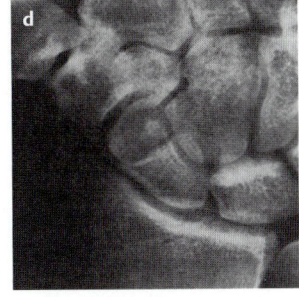

Abb. 52.25 a–d
Radiologische Darstellung einer Kahnbeinfraktur durch „Kahnbeinquartett"

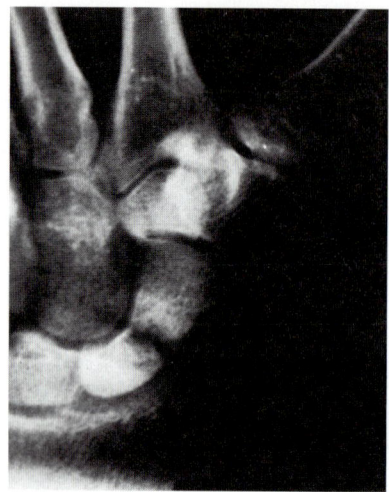

Abb. 52.26 Kahnbeinpseudarthrose

Spans, Ausfräsen eines Achsenzylinders mit Press-fit-Spongiosaersatz (Diamantfräse).
■ bei Therapieresistenz Denervierung nach Wilhelm, Sehneninterpositionsarthroplastik, Teilarthrodese des Carpus, evtl. prothetischer Ersatz.

De-Quervain-Fraktur
Kombination einer Kahnbeinfraktur mit einer perilunären Luxation.
Therapie: Beseitigung der Luxation und operative Stabilisierung der Kahnbeinfraktur.

Mondbeinfraktur
Meist kombiniert mit Handgelenkluxationsfrakturen.
Therapie: Unterarmgips für 8–12 Wochen.
Komplikationen: Mondbeinnekrose.

Mondbeinnekrose
Ursache: Chronische Traumen, unerkannte Mondbeinfrakturen, relative Häufung bei Minusvariante der Elle, z. T. ungeklärt.
Klinik: Schleichender Verlauf mit zunehmenden Handgelenkbeschwerden.
Diagnostik: Röntgen: Zunächst Verdichtung des Mondbeins (Stadium I), später Auftreten von sklerotischen und zystischen Veränderungen (Stadium II), Zusammenbruch des Mondbeins (Stadium III), Einsinken des Kopfbeins in die proximale Handwurzelreihe mit Karpalarthrose (Stadium IV).
Therapie: Im Frühstadium Gipsruhigstellung für 2–3 Monate, bei Minusvariante der Elle Verkür-

zungsosteotomie des Radius, Resektionsarthroplastik, prothetischer Ersatz, Arthrodese.

Frakturen der übrigen Handwurzelknochen
Bei Dislokation operative, sonst konservative Therapie.

52.5.5 Mittelhand- und Fingerfrakturen

Pathogenese: Direkte oder indirekte Gewalteinwirkung, Luxationen, Kreissägenverletzungen, Quetschungen.
Klinik: Schwellung, Deformität, Stauchungs- und Bewegungsschmerz.
Diagnostik: Röntgen der Hand in 2 Ebenen.
Therapie: Abhängig von Bruchform, Lokalisation, Begleitverletzungen und Compliance des Patienten. Durch neue Titan-Osteosynthesematerialien mit flachen Schraubenköpfen und verminderter Verwachsungs- und Infektionsgefahr ist das Spektrum für primär übungsstabile Osteosynthesen (Abb. 52.27) mit bevorzugter Anwendung bei instabilen

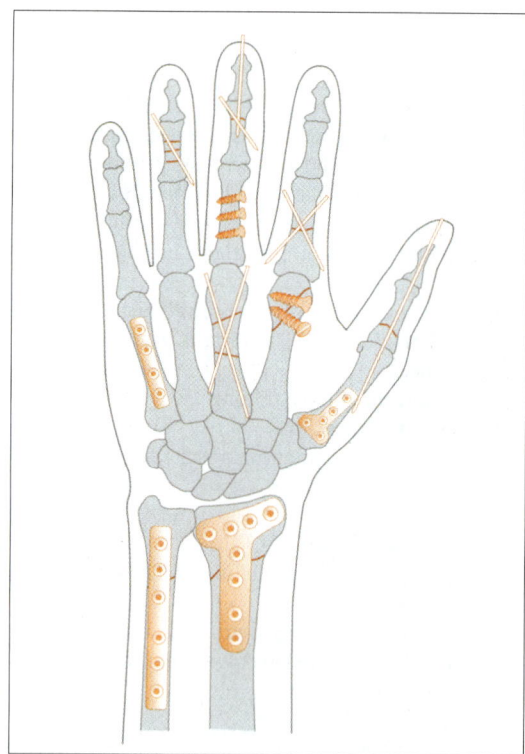

Abb. 52.27 Möglichkeiten der Osteosynthese an der Hand: Plattenosteosynthese, Kirschner-Drähte, Zugschraubenosteosynthese

Frakturformen verbreitert worden (Ausnahme: offene Frakturen 2. und 3. Grades).
   Mögliche Therapieprinzipien sind:
- sofortige Mobilisierung
- Schienen- oder Gipsruhigstellung
- Reposition, Kirschner-Draht-Osteosynthese
- offene Reposition, Minimalosteosynthese
- offene Reposition, stabile Osteosynthese
- Reposition, Fixateur externe.

Mittelhandfrakturen

- **Köpfchenfrakturen:** Bei Inkongruenz der Gelenkflächen operative Rekonstruktion der Gelenkflächen
- **Köpfchennahe Frakturen der Mittelhandknochen II–V:** neigen zur palmaren Abkippung (Intrinsic-Muskulatur!). Abkippung bis 20° konservativ, sekundäre Dislokationen > 20° operativ behandeln
- **Schaftfrakturen:** Die Mittelhandknochen III und IV neigen wegen intakter Ligg. metacarpea transversa meist nicht zur Dislokation, daher meist konservative Therapie. Operativ bei Achsenabweichungen > 20°, stärkeren Verkürzungen (Schräg- und Trümmerbrüche), Rotationsfehlstellungen (Prüfung: bei Beugung der Langfinger müssen diese alle auf das Kahnbein zeigen, sonst Rotationsfehler, Abb. 52.28). Basisnahe Schaftfrakturen II–V: meist konservativ.
- **Basisfrakturen des I. Mittelhandknochens** (Abb. 52.29a–d): Es kommt zur Subluxation des Schaftfrag-

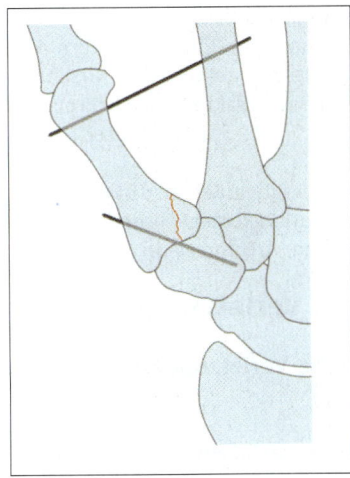

Abb. 52.30
Operative Versorgung einer Bennett-Fraktur

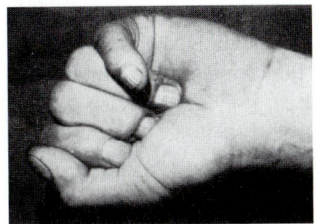

Abb. 52.28
Rotationsfehler nach Mittelhand- oder Grundgliedfraktur

mentes nach proximal, während das kleine ulnare Fragment meist in anatomischer Lage verbleibt.
Formen:
- **Bennett-Fraktur:** einfache intraartikuläre Schrägfraktur der Basis
- **Rolando-Fraktur:** intraartikuläre T- oder Y-förmige Fraktur der Basis
- **Winterstein-Fraktur:** extraartikuläre, basisnahe Schaftfraktur.

Therapie: Operativ. Reposition durch axialen und radialen Zug und Stabilisierung durch Zugschrauben oder Kirschner-Drähte (Abb. 52.30).

Fingerfrakturen
- **Endglied:** meist konservative Behandlung, bei dislozierten Frakturen Kirschner-Drähte, bei Frakturen mikt Gelenkbeteiligung bestehen Übergänge zu Strecksehnenabrissen (s. o.), bei ausgedehnter Zerstörung des Gelenkes (Kreissäge) primäre Arthrodese.

Abb. 52.29 a–d Basisnahe Frakturen des 1. Mittelhandknochens:
a Normale Skelettform des Daumenstrahles
b Schrägfraktur an der Basis des 1. Mittelhandknochens mit Subluxation im Daumensattelgelenk (Bennett-Fraktur)
c Y-förmige Gelenkfraktur des 1. Mittelhandknochens mit Subluxation im Daumensattelgelenk (Rolando-Fraktur)
d Basisnahe Schrägfraktur des 1. Mittelhandknochens ohne Gelenkbeteiligung (Winterstein-Fraktur)

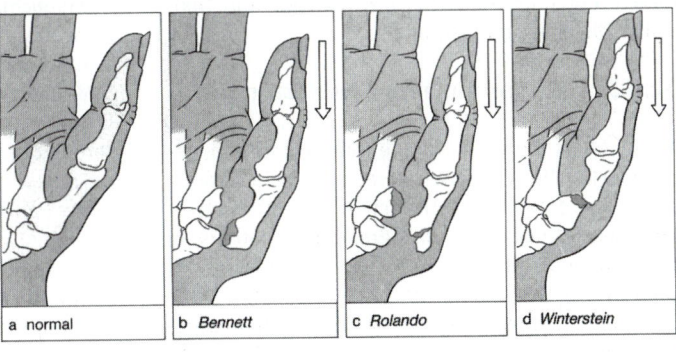

a normal   b Bennett   c Rolando   d Winterstein

- **Mittel- und Grundglied:** meist konservativ, nur bei Achsenverschiebung und Rotationsfehlern operative Therapie mittels gekreuzter Kirschner-Drähte (dürfen nicht im Frakturbereich kreuzen), Schrauben (Schräg- und Spiralfrakturen), evtl. Miniplatten.
- **Gelenkfrakturen:** operative Rekonstruktion.

Komplikationen: Rotationsfehler, Pseudarthrosen, Sehnenverwachsungen, Arthrodesen.

52.6 Weitere Verletzungsformen

52.6.1 Thermische Verletzungen der Hand (s. Kap. 6)

52.6.2 Chemische Verletzungen der Hand

Verletzungen durch Säuren oder Laugen mit nachfolgender partieller oder totaler Hautnekrose.

Wichtig: Anamnese mit Angaben zur chemischen Substanz.

Therapie:

- **allgemein:** Spülung bis zur sicheren Entfernung von Säure- und Laugenresten (z. B. Natriumbikarbonat bei Säuren, Essigsäure bei Laugen). Weitere Behandlung wie bei Verbrennungen.
- **speziell:** bei Flusssäureverätzung: Sie führt zu tiefreichenden, sehr schmerzhaften und unbehandelt über Tage bis Wochen fortschreitenden Kolliquationsnekrosen des Gewebes. Flusssäure wird inaktiviert durch intraarterielle Perfusion des Unterarms mit 10- bis 20 %iger Kalziumglukonat-Lösung über 4 Stunden und Kalziumglukonat getränkte Kompressen. Heparinisierung. Frühzeitige Exzision des verletzten Gewebes.
- **Tintenstiftverätzung:** Entfernung der Fremdkörpereinsprengungen und Exzision des Anilinfarbstoff-imbibierten Gewebes.
- **Quecksilberverätzung:** Exzision mit vollständiger Quecksilberentfernung zur Vermeidung von Granulomen, entzündlichen Einschmelzungen und toxischen Allgemeinerscheinungen.

52.6.3 Hochdruckinjektionsverletzungen

Klinik: Meist initial nur kleine Hautperforation, geringe Schwellung und Schmerzen. Verletzungsausmaß wird daher meist unterschätzt! In Abhängigkeit vom Druck kann das Fremdmaterial bis in den Arm vordringen.

Diagnostik:

- Genaue Anamnese mit Bestimmung der eingesprengten Substanz.

- **Röntgen in 2 Ebenen:** Luft, Fremdkörpereinsprengungen?

Therapie: Sofort breite Eröffnung und Druckentlastung, ausgiebiges Debridement, Fensterung der Sehnenscheiden, lokale Spülbehandlung wie bei chemischen Verletzungen, offene Wundbehandlung mit weiterer Spülung und operativem **second look** bis zur sicheren Entfernung aller Fremdmaterialein und Nekrosen.

52.7 Amputation und Replantation nach Handverletzungen

52.7.1 Amputationen im Bereich der Hand

Indikation: Nicht replantationspflichtige Verletzungsfolgen.

Prinzip: Erhaltung funktionell einsatzfähiger Hand- oder Fingerreste. Nachamputationen sparsam, wobei der Amputationsstumpf gut gepolstert sein muss und möglichst sensibel versorgt sein sollte (palmare Lappendeckung). Keine Exartikulationen. Am Daumen ist jeder Millimeter Knochenstrecke wichtig. Der für die Handfunktion extrem wichtige Daumen sollte, ggf. mit plastisch rekonstruktiven Maßnahmen, in voller Länge erhalten werden (einziger Gegengreifer der Langfinger). Auch ein unbeweglicher Daumen erfüllt noch seinen Zweck als Widerlager der Langfinger. An den Langfingern kann bei der Amputation zugunsten eines guten Amputationsstumpfes großzügiger verfahren werden. Beachtung der **funktionellen Wertigkeit einzelner Fingerstrahlen:**

1. Daumen   sehr wichtig
2. Zeigefinger
3. Kleinfinger
4. Mittelfinger
5. Ringfinger   weniger wichtig

Möglichkeiten der Daumenrekonstruktion sind:
1. Wiederaufbau durch Knochen- und Hauttransplantationen
2. Verlängerung durch Distraktion
3. Phalangisation des Os metacarpale I durch Vertiefung der 1. Interdigitalfalte
4. Transposition eines Langfingers (z. B. des 2. Fingers = Pollizisation)
5. Ersatz durch Zehentransplantat.

Bei multiplem Verlust der **Langfinger II–IV:** Umstellungsosteotomie des 5. Fingers im Mittelhandknochen V zur Verbesserung der Greiffunktion.

52.7.2 Replantation

Wiedervereinigung eines abgetrennten Körperteils mit dem Körper durch Osteosynthese und Naht der Gefäße, Nerven, Muskeln und Sehnen.

Einteilung: Im Handbereich unterscheidet man:

■ **Makroreplantation:** Wiedervereinigung proximal des Handgelenks. Wiederherstellung der Blutzirkulation innerhalb von 24 Stunden nach Trauma möglich.

■ **Mikroreplantation:** Wiedervereinigung distal des Handgelenks. Indikation zur Replantation nach Fingerwertigkeit und Verletzungsmuster.

Indikationen und Kontraindikationen:

    Absolute Indikationen:

■ Amputation der Hand

■ Amputation der Mittelhand

■ Amputation des Daumens

■ Amputation mehrerer Langfinger

■ Amputation bei gleichzeitiger Verletzung mehrerer Langfinger

■ Amputationsverletzung bei Kindern.

    Relative Indikationen:

■ Amputation eines isolierten Langfingers

■ Amputation einzelner Endglieder

    Bei der Indikationsstellung müssen auch die Wünsche, die Berufstätigkeit des Patienten und seine Freizeitaktivitäten berücksichtigt werden. Die Gesamtdauer der Berufsunfähigkeit nach Replantation beträgt 3–18 Monate.

    Allgemeine Kontraindikationen sind Diabetes mellitus, besonders mit Angio- und Neuropathie, Arteriosklerose, Neoplasien mit zytostatischer Therapie, schwere Begleitverletzungen (Polytrauma), schwere Gerinnungsstörungen, Polyarthritis, Eiweißmangel, Anämie, Alter über 50 Jahre und mangelnde Compliance

    Lokale Kontraindikationen sind erhebliche Vorschäden der betroffenen Gliedmaße, ausgedehnte Zerstörung oder unsachgemäße Lagerung des Amputats.

Vorbereitung zur Replantation: **Am Unfallort** Einlegen des Amputats in sterile Kompressen, die in eine Plastiktüte gelegt werden. Diese wird in eine 2., mit Eis gefüllte Plastiktüte gesteckt. Kein direkter Kontakt zwischen Amputat und Eis! Amputationsstumpf mit sterilem Kompressionsverband versorgen. Nur in Ausnahmefällen Blutsperre (verkürzt die bei der definitiven Versorgung erforderliche Ischämiezeit).

    Die Replantation kann nur in einem **handchirurgischen Zentrum** mit entsprechender technisch-instrumenteller (Operationsmikroskopie, Mikroin-strumentarium) und personeller Ausstattung durchgeführt werden.

Technik der Replantation: Präparation von Knochen, Sehnen, Nerven und Gefäßen der korrespondierenden Stümpfe, möglichst durch 2 Teams.

    Reihenfolge der Versorgung:

1. Knochenkürzung und einfache Osteosynthese
2. Beugesehnennaht
3. Arteriennaht (am Finger mindestens 1 Arterie, in der Mittelhand oberflächlicher Hohlhandbogen, am Handgelenk A. radialis und A. ulnaris), ggf. Veneninterponat, wenn die Anastomose nicht spannungsfrei genäht werden kann
4. Nervennaht (epiperineural)
5. Strecksehnennaht
6. Venennaht (am Finger 1 Vene, im Handbereich 2 Venen)
7. locker adaptierende Hautnaht.

    Je nach Amputationshöhe muss die Wiederherstellung der arteriovenösen Strombahn innerhalb von 6–12 Stunden erfolgt sein.

Prognose: Bei richtiger Indikation Revitalisierungswahrscheinlichkeit 60–90 %. In der Regel wird zumindest eine periphere Schutzsensibilität erreicht, mit länger andauernden Durchblutungsstörungen und Kälteempfindlichkeit ist zu rechnen. Die Dauer der Nachbehandlung führt oft zu Arbeitsplatzproblemen.

Komplikationen: **Frühkomplikationen** sind:

■ Infektion

■ venöse Thrombose: Blauverfärbung des Fingers, Spannungsblasen, Schwellung, Stauung. Nach Skarifizierung entleert sich nach kurzer Zeit hellrotes Blut.

■ arterielle Thrombose (seltener): Finger blass, kühl, fleckig, livide.

Therapie: Rasche Revision der Anastomose (meist Veneninterponat notwendig).

    Spätkomplikationen: Sehnenverwachsungen und -rupturen, ausbleibende Reinnervation, Fehlstellungen.

> Ein belastungsfähiger Amputationsstumpf ist günstiger als ein schmerzendes Replantat

52.8 Komplikationen nach Handverletzungen

52.8.1 Morbus Sudeck (s. Kap. 47.3.2)

52.8.2 Ischämische Kontrakturen

Als Folge einer Mangeldurchblutung der Muskulatur durch Drucksteigerung in der Faszienloge (**Kompartmentsyndrom** [s. Kap. 47.3.2]) kommt es zur Muskelnekrose. Das nekrotische Muskelgewebe wird allmählich durch Bindegewebe ersetzt, das durch Schrumpfung zur Kontraktur führt.
Ursachen: Frakturen, Quetschung, unsachgemäße Gipsverbände, Druckschäden nach längerer Bewusstlosigkeit (z. B. Alkohol-, Schlaftablettenintoxikation), Verbrennung. Am Unterarm ist vorwiegend die Beugemuskulatur, an der Hand die Binnenmuskulatur betroffen.

Volkmann-Kontraktur
Klinik: Schwellung, Schmerzen, livide Verfärbung; Sensibilitäts- und Bewegungsstörungen der Finger sind Spätsymptome; später Atrophie der Muskulatur, mäßige Beugekontraktur im Handgelenk, Krallenstellung der Fingermittel- und Endgelenke.

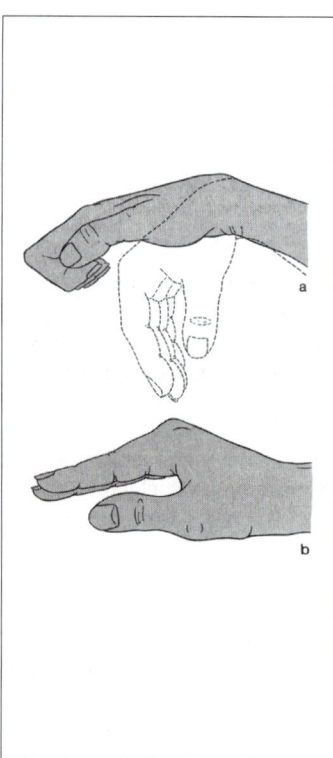

Abb. 52.31 a,b Spätfolgen ischämischer Muskelnekrosen am Unterarm und im Bereich der Hand **a** Krallenstellung der Langfinger bei Nekrose der Unterarmmuskulatur. Abnahme der Krallenstellung bei zunehmender Beugung (gestrichelt gezeichnet) im Handgelenk **b** Zustand nach Nekrose der Handbinnenmuskulatur: Streckstellung der End- und Mittelgelenke bei gleichzeitiger Beugung der Langfingergrundgelenke sowie Adduktion des Daumens

Diagnostik: Bei maximaler Beugung im Handgelenk teilweise Streckung der Fingergelenke möglich, beim Übergang in die Handgelenkstreckung zunehmende Krallenstellung **(Abb. 52.31a)**.
Therapie: Analgetika, Physiotherapie, Kalzitonin im Frühstadium.
Prophylaxe: s. u.

Ischämische Kontraktur der Handbinnenmuskulatur
Klinik: Finger geschwollen, livide verfärbt, kalt, Sensibilitätsstörungen; später **Intrinsic-plus-Deformität** (= Beugestellung der Fingergrundgelenke, Streckung der Fingermittel- und -endgelenke), palmare Adduktion des Daumens **(Abb. 52.31b)**.
Diagnostik: Test nach Parks: Bei Fixation der Grundgelenke in Streckstellung können die Finger im Mittel- und Endgelenk weder aktiv noch passiv gebeugt werden (Wirkung der fibrotisch verkürzten Mm. interossei und lumbricales).
Differenzialdiagnose: Nervenläsion, Gelenkkontraktur, tendinöse Kontraktur, spastische Kontraktur.
Therapie: Narbenexzision, Desinsertion der Muskelansätze, Beugesehnenverlängerung, Sehnentransposition.
Prophylaxe: Frühe Frakturreposition, keine zirkulär schnürenden Verbände, frühzeitige Faszienspaltung (innerhalb von 4–6 Stunden).

52.9 Pyogene Infektionen der Hand

Infektionen der Hand durch Eitererreger werden meistens durch Bagatellverletzungen hervorgerufen.
Ursachen: **Häufigster Eitererreger** ist Staphylococcus aureus, seltener sind Streptokokken, Enterobakterien, bei älteren Infektionen auch Anaerobier.
Pathogenese: In Abhängigkeit von Virulenz und Menge der eingedrungenen Erreger einerseits und betroffener Gewebeart, lokaler Durchblutung und immunologischer Abwehrsituation andererseits können sich Infektionen entwickeln, die sich entlang der spezifischen anatomischen Strukturen der Hand ausbreiten.

Eine eitrige Entzündung der Finger bezeichnet man als **Panaritium**. Die **Streckseite** der Finger mit ihrer gut verschieblichen Haut und parallelen Bindegewebszügen ist **bevorzugt** von **phlegmonösen Entzündungen** betroffen. Beugeseitig spannen sich straffe, senkrecht zur Oberfläche verlaufende Bindegewebsstränge zwischen Palmaraponeurose bzw. Periost der Phalangen und der Haut aus und vermindern so die Verschieblichkeit der Haut gegen die Unterlage. Das Subkutangewebe ist in ein System druckaufnehmender Kammern gegliedert, die eine gleichmäßige Druckverteilung auf die darunter liegenden Strukturen ermöglichen. Infektionen dieser Kammern mit begleitendem Ödem führen rasch zu Schmerzen und zur Nekrose dieses bradytrophen Gewebes. Die Haut ist palmarseitig vergleichsweise dick und wird daher bei einer Infektion selten perforiert. Vielmehr breiten sich die Infektionen palmarseitig entlang der ebenfalls bradytrophen Sehnen und Sehnenscheiden bis in die Hohlhandräume und Unterarm aus.

Einteilung: Nach Gewebstiefe und Gliederabschnitt. Diese sind entscheidend für Verlauf und Therapie.

Klinik und Diagnostik: Schwellung, Rötung, Bewegungsschmerz, Funktionsausfall, Schonhaltung, Knopfsondenuntersuchung zur Lokalisation des Schmerzmaximums **(Abb. 52.32).**

Therapieprinzipien:

Operative Therapie:
1. frühe Inzision und Ausräumung (spätestens nach der ersten schlaflosen Nacht!)
2. keine Infiltrationsanästhesie, Leitungsanästhesie nur bei umschriebenen Infektionen, sonst Allgemeinanästhesie
3. Blutsperre, keine Blutleere
4. breite Eröffnung des Infektionsbereichs mit handtypischer Schnittführung **(Abb. 52.33)**, vollständiges Débridement.
5. Spülung, ggf. offene Wundbehandlung mit geplanten Nachoperationen, Drainagen
6. bei Sehnennekrosen vollständige Nekrosektomie
7. bakteriologischer Abstrich und Antibiogramm
8. ggf. Röntgenuntersuchung.

Begleittherapie:
■ Ruhigstellung, feuchte Verbände

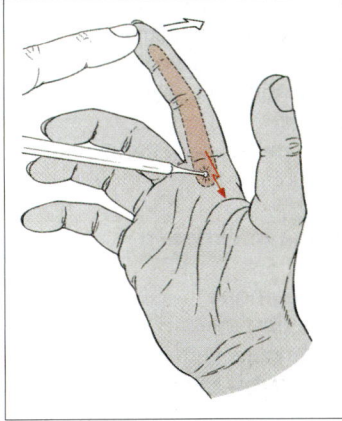

Abb. 52.32
Klinische Prüfung bei V. a. Beugesehnenphlegmone. Heftiger Schmerz bei punktförmigem Druck auf die betroffene Sehnenscheide. Die Untersuchung erfolgt bei gestrecktem Finger mit einer Knopfsonde

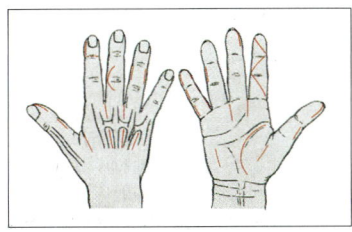

Abb. 52.33
Typische Schnittführung bei der operativen Versorgung von Finger- oder Handeiterungen

■ Antibiotikatherapie bei fortgeleiteten Infektionen
■ nach Rückgang der entzündlichen Veränderungen frühe Übungstherapie.

52.9.1 Oberflächliche Infektionen

Nagelwallinfektion (Paronychie)
Therapie: Nur im Initialstadium konservativer Behandlungsversuch, sonst operativ **(Abb. 52.34).**
Komplikationen: Ausbreitung peri-, para- und subungual. Bei Persistenz der Symptome an Mykose denken.

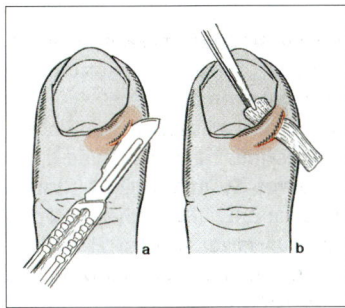

Abb. 52.34 a,b
Operatives Vorgehen bei Paronychie.
a Inzision
b Lascheneinlage

Nagelbettinfektion (Panaritium subunguale)
Therapie: Bei distal gelegener Eiterung keilförmige Exzision des Nagels, bei proximaler Eiterung Querinzision des Nagels und Entfernung des proximalen Nagelanteils.

Subepitheliale eitrige Infektion (Panaritium cutaneum)
Therapie: Tangentiale Abtragung der Eiterblase, Exzision der Nekrose. Sorgfältige Inspektion des Wundgrundes auf evtl. Fistelbildung.
Komplikationen:
■ **Kragenknopfabszess** (Kragenknopfpanaritium = Panaritium subcutaneum mit Fistelverbindung zu Panaritium cutaneum). Er entsteht durch Ausbreitung der Infektion in das Subkutangewebe und ist mit dem kutanen Panaritium durch eine Fistel ver-

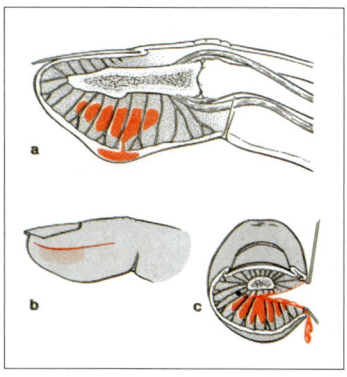

Abb. 52.35 a–c
Kragenknopf-
panaritium und
Panaritium sub-
cutaneum:
a Kragenknopf-
panaritium
b,c Operatives
Vorgehen bei
Panaritium
subcutaneum

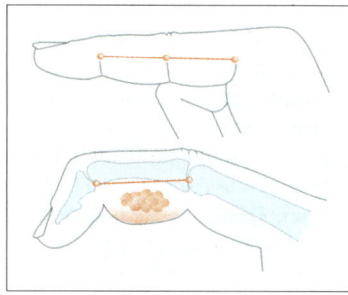

Abb. 52.36
Schnittführung
bei Panaritium
subcutaneum
des Grundglie-
des (oben) bzw.
des Mittelgliedes
(unten)

bunden (Abb. 52.35). Heftige, pochende Schmerzen, Schwellung und Rötung des Fingers.
Therapie: Fistel- und Nekrosenexzision, ggf. Vorgehen wie bei subkutanem Panaritium.
■ Übergreifen der Infektion auf Knochen, Gelenke, Sehnenscheiden.

52.9.2 Subkutane eitrige Infektionen

Panaritium subcutaneum des Fingerendglieds
Klinik: Heftige, klopfende Schmerzen, Rötung und Schwellung, selten Perforation der Haut.
Therapie: Frühzeitige Inzision über einen unilateralen Schnitt 3 mm palmar des Nagelwalls und damit dorsal der Gefäß-Nerven-Stränge, ggf. L-förmige Verlängerung. Durchtrennung aller radiären Septen der Fingerbeere bis zur gegenseitigen Haut (Abb. 52.35b,c) (cave: Beugesehnenscheide). Vollständige Nekrosenausräumung, Drainage. Evtl. second look.
Komplikationen: Übergreifen der Infektion auf Knochen, Gelenke (Röntgen!), Sehnenscheide (selten).

> Panaritien nie bagatellisieren!

Panaritium subcutaneum des Grund- oder Mittelglieds
Klinik: Symptome geringer ausgeprägt als am Endglied (deshalb häufig verschleppt!), Fingerbeugung schmerzhaft (DD Panaritium tendineum).
Therapie: Mediolaterale Inzision bis zur Gegenseite (Abb. 52.36), Nekrosenausräumung, ggf. Gegeninzision und Laschenlinlage, alternativ: Bruner-Schnittführung (bessere Übersicht und Beurteilung der Sehnenscheide).
Komplikationen: Übergreifen der Infektion auf die Sehnenscheiden.

Interdigitalphlegmone
Infektion der Zwischenfingerfalten.
Klinik: Neben den klassischen Entzündungszeichen Handrückenödem und Abspreizstellung der benachbarten Finger (pathognomonisch).
Therapie: Längsinzision palmar oder dorsal zwischen den Mittelhandköpfchen (Abstand von der Interdigitalfalte mindestens 5 mm, sonst Narbenkontraktur), ggf. Gegeninzision. Aufzweigungen der Gefäße und Nerven beachten!
Komplikationen: Übergreifen der Infektion auf Handrücken, oberflächlichen und tiefen Mittelhohlhandraum.

Infektion des subkutanen Hohlhandraumes
Eiterung zwischen Haut und Palmaraponeurose.
Pathogenese und Klinik: Direkte Verletzung oder fortgeleitet. Lokaler Druckschmerz und Rötung.
Therapie: Großzügige Schnittführung entlang der Hohlhandbeugefalten, Fensterung der Palmaraponeurose zum Ausschluss einer tiefer reichenden Eiterung.
Komplikationen: Übergreifen der Infektion auf den oberflächlichen und tiefen Hohlhandraum.

Schwielenabszess
Subkutane Eiterung einer Hornhautschwiele, meist über den Köpfchen der Mittelhandknochen.
Klinik: Im Frühstadium nur Druckdolenz.
Therapie: Tangentiale Abtragung der Schwiele und Inzision.
Komplikationen: Übergreifen der Eiterung auf alle benachbarten Strukturen.

52.9.3 Tiefe eitrige Infektionen

Sehnenscheidenphlegmone (Panaritium tendineum)
Pathogenese: Penetrierende Verletzung oder fortgeleitet. Durch das Ödem kommt es spätestens

nach 48–72 Stunden zum Verschluss der die Sehne ernährenden Gefäße und zur Sehnennekrose.

Klinik und Diagnostik: **Charakteristische Symptomatik:** Finger steht in mittlerer Beugestellung, jeder Bewegungsversuch des Fingers, insbesondere die passive Streckung, ist äußerst schmerzhaft (DD: subkutane Eiterung), Druckempfindlichkeit entlang der gesamten Sehnenscheide – Prüfung mit der Knopfsonde obligatorisch (Frühsymptom), Rötung, kollaterales Ödem, Allgemeinsymptome.

Therapie: Schon bei Verdacht sofortige operative Revision erforderlich! Fernab vom Entzündungsherd zunächst Darstellung und Inspektion der Sehnenscheide von einer queren Inzision distal der distalen Hohlhandbeugefalte, bei Befall des 1. oder 5. Fingers über dem Handgelenk. Weiteres Vorgehen je nach Befund:

■ Die Synovialflüssigkeit ist klar, die Sehne glatt und spiegelnd: Abstrichentnahme und Verschluss der Wunde. Anschließend Revision des Entzündungsherdes ohne erneute Eröffnung der Sehnenscheide und weiteres Vorgehen wie bei subkutanen Eiterungen.

■ Die Synovialflüssigkeit ist trüb-eitrig, die Sehne noch glatt oder ödematös und nur gering gelblich verfärbt: Einlage eines dünnen Kunststoffkatheters, Spaltung des A1-Ringbandes. Anschließend Revision des distalen Entzündungsherdes über einen Bruner-Schnitt und Eröffnung der Sehnenscheide, Ausräumung der eitrigen Nekrosen und Einlage eines Spülkatheters **(Abb. 52.37)**. Evtl. Saug-Spül-Drainage.

■ Die Synovialflüssigkeit ist eitrig, die Sehne nekrotisch: Freilegung der gesamten Sehnenscheide (Bruner-Schnittführung) und Resektion der Sehnen

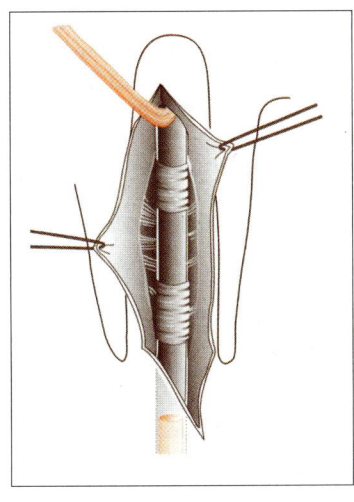

Abb. 52.38
Sehnenresektion bei Panaritium tendineum

einschließlich der Sehnenscheiden. Nach Möglichkeit Erhaltung der Ringbänder (**Abb. 52.38**, wichtig für sekundäre Sehnenrekonstruktion), Einlage einer Redon-Drainage, lockere Adaptation der Hautzipfel.

Komplikationen: Häufig Sehnenverwachsungen, Sehnennekrosen, Ausbreitung der Infektion mit Beteiligung des Knochens, der Gelenke, des Interdigital-, Thenar-, Hypothenar- und subaponeurotischen Raumes.

Eine **Sonderform** ist die **V-Phlegmone** = Phlegmone der Sehnenscheiden des 1. und 5. Fingers. Diese erstrecken sich bis zur Handwurzel, wo sie in einen Sehnenscheidensack münden. In 50 % der Fälle weisen sie dort eine Verbindung auf, so dass sich die Entzündung auf beide Finger ausbreitet **(Abb. 52.39)**.

Klinik: Beugestellung von Daumen und Kleinfinger, evtl. Krallenstellung der gesamten Hand, V-förmiger Druckschmerz, Rötung der Hohlhand, kollaterales Handrückenödem.

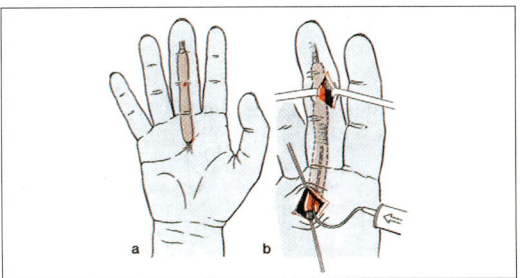

Abb. 52.37 a,b Operatives Vorgehen bei V. a. Sehnenscheidenphlegmone:
a Zunächst Freilegung des proximalen Sehnenscheidenendes und Punktion der Sehnenscheide
b Bei makroskopischem Nachweis einer Sehnenscheidephlegmone sekundär Gegeninzision am distalen Sehnenscheidenende und Anlage eines Spül-Katheters

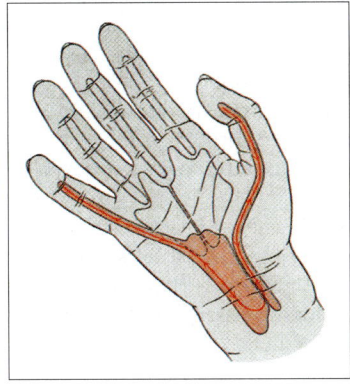

Abb. 52.39
Ausbreitungsweg der V-Phlegmone

Therapie: Bruner-Inzision bis in die Hohlhand mit Fortführung über das Handgelenk und Spaltung des Retinaculum flexorum (Dekompression des N. medianus). Weiteres Behandlungsprinzip wie bei Panaritium tendineum.

Komplikationen: Wie bei Panaritium tendineum.

Infektionen des oberflächlichen und tiefen Hohlhandraumes

Eiterung zwischen Palmaraponeurose und Beugesehnen (oberflächlich), meist infolge direkter Verletzung, oder zwischen den Beugesehnen und den Mittelhandknochen (tief), meist infolge fortgeleiteter Entzündung.

Klinik: Heftiger Druckschmerz in der Hohlhand, die Finger sind im Grundgelenk gestreckt, im Mittel- und Endgelenk gebeugt („Lumbricalissydrom"), ausgeprägtes Handrückenödem, meist erhebliche Allgemeinsymptome.

Therapie: Inzision entlang der Daumenfurche, großzügige Fensterung der Palmaraponeuosose, Nekrosenausräumung, Drainage.

Komplikationen: Übergreifen auf den Thenarraum, die Guyon-Loge (Ulnartunnel im Kleinfingerballen) und den Parona-Raum (zwischen M. pronator quadratus bzw. Membrana interossea und den Beugern).

Infektionen des Thenarraums

Pathogenese: Meist fortgeleitet.

Klinik: Ähnlich wie Hohlhandinfektion, Daumen abduziert mit mittlerer Beugestellung im Endgelenk.

Therapie: Bogenförmige Inzision am Daumenballenrand, evtl. dorsale Gegeninzision im ersten Interdigitalraum und Drainage.

Infektionen des Hypothenarraums

Pathogenese: Meist direkte Verletzung (selten).

Klinik: Schwellung, Rötung, Druckschmerz.

Therapie: Längsinzision an der Stelle der größten Druckdolenz.

Infektion des Parona-Raums

Infektion zwischen M. pronator quadratus bzw. Membrana interossea und den Beugern.

Pathogenese: Meist fortgeleitet von den karpalen Sehnenscheiden.

Klinik: Lebensbedrohliche Allgemeinsymptome, starke Schwellung, Rötung und Druckschmerzhaftigkeit des distalen Unterarms, Handgelenk steht in leichter Beugestellung, passive Streckung, Pro- und Supination schmerzhaft.

Therapie: Notfallmäßige Eröffnung der Hohlhand mit Schnittverlängerung zum Unterarm, Spaltung des Retinaculum flexorum und Revision des Karpaltunnels, Drainage.

Gelenkinfektion (Panaritium articulare)
(Abb. 52.40)

Pathogenese: Meist direkte Verletzung oder fortgeleitet.

Klinik: Gelenk spindelförmig aufgetrieben, Finger in mittelgradiger Beugestellung, Beugung und Streckung schmerzhaft, Stauchungsschmerz.

Diagnostik: Gelenkpunktion und bakteriologische Untersuchung.

Therapie:

■ **Punktat serös:** konservativ (Ruhigstellung, Kühlung und systemische Antibiotikatherapie)

■ **Punktat eitrig:** dorsale bogen- oder Z-förmige Inzision, laterale Spaltung der Streckaponeurose und Inspektion des Gelenkes

■ **Knorpel intakt:** Gelenkspülung und Einlage einer Septopal-Minikette.

■ **Knorpel destruiert und sequestriert:** keine Gelenkerhaltung möglich. Gelenkresektion, Einlage einer Septopal-Minikette, sekundär Arthroplastik oder Arthrodese mit Mini-Fixateur.

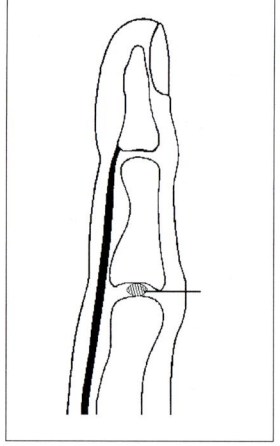

Abb. 52.40 Panaritium articulare

Knocheninfektion (Panaritium ossale)

Pathogenese: Direkte Verletzung, fortgeleitet oder hämatogen (selten).

Klinik: Schwellung, Rötung, Schmerzen, evtl. Fistelbildung.

Diagnostik: Röntgen: zunächst, nach 1 Woche Osteolysen (Knochen erscheint infolge subperiostaler Einschmelzung angenagt), nach 3 Wochen Sequesterbildung.

Therapie: Beseitigung des Eiterherdes, Fistelexzision, Curettage des Knochens mit Entfernung des Knochensequesters, Einlage von Septopal-Miniketten, evtl. Mini-Fixateur, Amputation bei totaler Knochennekrose und globalem Weichteilinfekt.

52.10 Erkrankungen der Sehnen und Sehnenscheiden

52.10.1 Paratenonitis crepitans (s. Kap. 46.2.1)

52.10.2 Tendovaginitis stenosans (De Quervain)

Reizzustand des Sehnengleitgewebes im ersten Strecksehnenfach (Sehnen der Mm. abductor pollicis longus und extensor pollicis brevis).
Pathogenese: Überlastung, selten stumpfe Traumen.
Klinik und Diagnostik: Bewegungsschmerz des Daumens bei Extension und Abduktion.
   Finkelstein-Zeichen: Einschlagen des Daumens in die Hohlhand und Abwinkelung der Hand nach ulnar schmerzhaft.
Differenzialdiagnose: Styloiditis radii.
Therapie: Zunächst konservativ wie bei Paratenonitis crepitans.
   Bei Misserfolg Spaltung des ersten Strecksehnenfachs über dem Processus styloideus radii.

52.10.3 Schnellender Finger

Verdickung der Sehnenscheide oder seltener Verdickung der Sehne (Kinder) mit Einengung des Sehnengleitkanals am Beginn des fibrösen Sehnenscheidenkanals über den Mittelhandköpfchen in Höhe des Ringbandes A1. Betroffen sind besonders Daumen, Mittel- und Ringfinger.
Klinik: Bei Beugung tritt die verdickte Sehne aus der Sehnenscheide heraus. Bei Streckung des Fingers blockiert das Ringband und kann nur durch erhöhten Kraftaufwand überwunden werden. Dadurch erfolgt die Streckung ruckartig.
Therapie: Spaltung des Ringbandes A1 über dem Mittelhandköpfchen.

52.10.4 Sehnenscheidenhygrom

Chronisch seröser Erguss mit Reiskornbildung (Fibrinausfällung), in der Sehnenscheide.
Pathogenese: Rheumatische Erkrankungen, Tbc.
Klinik: Indolente, fluktuierende Schwellung.

Therapie: Exstirpation der Sehnenscheide und bakteriologische Untersuchung.

52.11 Tumorähnliche Veränderungen und Tumoren

Grundsätzlich können alle an den Extremitäten vorkommenden Tumoren auch an der Hand auftreten. Tab. 52.1 zeigt tumorähnliche Tumoren der Hand. Es bestehen jedoch wesentliche Unterschiede in der Häufigkeit und der Prognose bösartiger Tumoren.

Tabelle 52.1 Tumorähnliche Veränderungen und Tumoren der Hand

gutartig	bösartig
von den Weichteilen ausgehend	
Ganglion	Plattenepithelkarzinom
Hämangiom	Malignes Melanom
Glomustumor	Synovialsarkom
Epithelzyste	Rhabdomyosarkom
Lipom	
Schwannom	
Benignes Synovialom	
Lymphangiom	
Fibrom	
Granulom	
Schleimzyste	
Aneurysma	
AV-Fistel	
von den Knochen ausgehend	
Endchondrom	Tumormetastasen
Osteochondrom	
Knochenzyste	
Osteoidosteom	
Riesenzelltumor	
Exostosen	
Kartilaginäre Exostosen	

52.11.1 Ganglion (s. Kap. 46.2.2)

52.11.2 Epithelzysten

Entwicklung aus traumatischer Einsprengung epidermalen Gewebes. Plattenepithelzyste, die mit Keratin, Cholesterin, Protein und Fettsäuren gefüllt ist.
Lokalisation: Meist Beugeseite der Finger und Hohlhand.

Klinik: Derbe, meist nicht schmerzhafte Schwellung.

Therapie: Exstirpation.

52.11.3 Fremdkörpergranulom

Fibröse Ummauerung eines eingedrungenen Fremdkörpers. Lokalisation, Klinik und Therapie wie bei Epithelzysten.

52.11.4 Benignes Synovialom

Gelbbraune Tumoren aus Fremdkörperriesenzellen, Spindelzellen, Schaumzellen und Makrophagen, wahrscheinlich synovialen Ursprungs. Langsam, verdrängendes Wachstum. Rezidivgefahr hoch.

Lokalisation: Beugeseite der Finger (kann zur Streckseite durchbrechen), Handgelenk (meist streckseitig).

Klinik und Diagnostik: Unregelmäßige, weiche Tumoren, kaum verschieblich. Röntgen: oft Knochenarrosion durch Verdrängung.

Therapie: Exstirpation.

52.11.5 Glomusturmor

Gefäßtumor mit afferentem und efferentem Gefäß, Glomuszellen, Nervenfasern und Vater-Pacini-Körperchen.

Lokalisation: Meist unter dem Fingernagel.

Klinik: Rötlich-bläuliches Knötchen mit charakteristisch anfallsweise auftretenden heftigsten Schmerzen.

Therapie: Radikale Exstirpation.

52.11.6 Malignes Malanom

(s. a. Kap. 43)

Lokalisation: Meist subungual.

Therapie: Fingeramputation, sonst Exzision weit im Gesunden und plastische Deckung.

52.11.7 Enchondrom

Häufigster Knochentumor der Hand. Solitäres oder multiples Vorkommen.

Lokalisation: Vorwiegend Langfinger der Mittelhand.

Klinik: Gelegentlich Schwellung und Deformität. Diagnose häufig erst nach Rarifizierung der Kortikalis mit pathologischer Fraktur.

Therapie: Enukleation des Tumors und Spongiosaplastik. Bei Frakturen Osteosynthese.

52.12 Kontraktur der Hohlhandfaszie (Morbus Dupuytren)

Fibromatose des hohlhandseitigen Bindegewebes mit Knoten- und Strangbildungen, die in späteren Stadien auf die Finger übergreifen.

Pathogenese: Nicht geklärt. Familiäre Häufung mit Bevorzugung des männlichen Geschlechts zwischen dem 5. und 7. Lebensjahrzehnt (6-mal häufiger). Als Zusatzfaktoren werden Alkoholabusus, Leberschäden, Diabetes mellitus u. a. diskutiert. Gelegentlich kombiniert mit Fibromatose der Fußsohle (**Morbus Ledderhose**) und **Induratio penis plastica**. Die Erkrankung verläuft schubweise.

Histologisch finden sich Myofibroblasten. Man vermutet, dass sie die normale Textur der Faszie zerstören und durch neu gebildetes Kollagen (Typ III) ersetzen. Lokale Wachstumsfaktoren (u. a. TGF-β) scheinen eine Rolle bei der Umwandlung von Fibroblasten in Myofibroblasten zu spielen.

Lokalisation: Bevorzugt 4. und 5. Mittelhandstrahl mit Übergreifen auf die Langfinger IV und V.

Einteilung:

Stadium 0: Knötchen oder längsverlaufende Strangbildung, gelegentlich mit Hauteinziehung ohne Kontraktur der Langfinger

Stadium I: beginnende Kontraktur der Langfinger (Summe des Streckdefizits 0–45°, Abb. 52.41)

Stadium II: Beugekontraktur der Langfinger (Summe des Streckdefizits 45–90°)

Stadium III: Beugekontraktur der Langfinger (Summe des Streckdefizits 90–135°)

Stadium IV: Beugekontraktur der Langfinger (Summe des Streckdefizits > 135°).

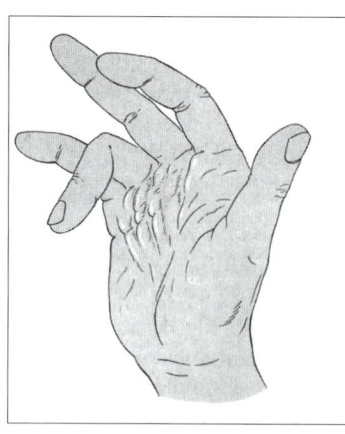

Abb. 52.41
Dupuytren-
Kontraktur
(Stadium II)

Therapie: Operationsindikation im Übergang der Stadien I/II. In späteren Stadien Schrumpfung des fibrösen Kapselgewebes und der Gefäße! Inzision der Haut (meist Y-Schnittführung). Ggf. Verlängerung zu den kontrakten Fingerstrahlen. Im Stadium III/IV oft Z-Plastiken erforderlich. Vollständige Entfernung des Fasziengewebes (sonst hohe Rezidivrate). Im Stadium IV kann die Amputation des betroffenen Fingers notwendig werden.

Komplikationen: Hämatome, Wundrandnekrosen, Narbenkontrakturen, Rezidive, Verletzung der Gefäßnervenbündel.

52.13 Nervenkompressionssyndrome

52.13.1 Kompression des Nervus medianus im Karpaltunnel

Pathogenese: Einengung des Tunnels durch Veränderungen des Tunnelbodens (Radiusfraktur), Hämatome, Tendosynovitiden, Tumoren, Verdickung des Retinaculum flexorum, degenerativ-idiopathisch, rheumatisch.

Klinik und Diagnostik: Parästhesien und Hypalgesie in den Fingern I–III/IV, nächtliche Schmerzen mit Ausstrahlung in den Unterarm, gestörte Feinmotorik, z. T. Thenaratrophie mit Störung der Umwendebewegungen des Daumens, positives Hoffmann-Tinel-Zeichen (s. Kap. 52.1.1), positiver Phalen-Test (nach einminütiger, maximaler Handgelenkbeugung zunehmende Parästhesien in den Fingern I–III).

EMG und NLG können trotz eindeutiger Klinik gelegentlich noch normal sein (Klinik entscheidend).

Therapie: Vollständige Längsspaltung des Lig. carpi transversum mit Darstellung des motorischen Astes des N. medianus zum Daumen, der meistens postligamentär abgeht (Cave: gelegentlich intraligamentärer Abgang). Evtl. intraneurale Neurolyse.

Komplikationen: Schädigung des Ramus palmaris und des motorischen Astes. Unvollständige Spaltung des Lig. carpi transversum, bei korrekter Operationstechnik vermeidbar.

Prognose: Gut bei rechtzeitiger Indikationsstellung.

52.13.2 Kompression des N. ulnaris in der Guyon-Loge

Guyon-Loge: Raum zwischen Pronator quadratus bzw. Membrana interossea und Beugemuskulatur.

Pathogenese: Idiopathisch, Druck- oder Dehnungsschädigung durch Lagerung, chronische Traumen (Handarbeit, Radfahren), Infektionen, Tumoren.

Klinik und Diagnostik: Parästhesien und sensible Ausfälle im Ulnaris-Versorgungsbereich (Dig. V, evtl. IV), motorische Schwäche der vom N. ulnaris innervierten Handbinnenmuskulatur. Sicherung der Diagnose durch EMG, NLG.

Therapie: Spaltung des Tunneldachs der Guyon-Loge, ggf. Neurolyse.

Prognose: Gut bei rechtzeitiger Indikationsstellung (vor fortgeschrittener Muskelatrophie).

▆▆▌ Merken
- **Wichtigste diagnostische Maßnahme: Klinische Untersuchung: Prüfung von Sensibilität, Motorik, Sehnen, Durchblutung, Knochen und Bändern**
- **Handchirurgische Operationen stets in Blutsperre**
- **Nach Sehnenverletzungen frühfunktionelle Übungsbehandlung zur Prophylaxe von Verklebungen**
- **Beugesehnennähte nur durch erfahrenen Operateur**
- **Nachbehandlung durch aktive Mobilisation nach Kleinert**
- **Kahnbeinfraktur: häufigste Fraktur der Handwurzel. Therapie: ohne Dislokation 12 Wochen Gipsbehandlung, bei Dislokation Osteosynthese.**
- **Jede Handgelenkdistorsion gilt bei adäquatem Unfallmechanismus bis zum Beweis des Gegenteils als Fraktur.**
- **Replantation: Ein belastungsfähiger Amputationsstumpf ist günstiger als ein schmerzendes Replantat.**
- **Infektionen der Hand nie bagatellisieren!**
- **Tiefe Sehnenscheidenphlegmone: schon bei Verdacht sofortige operative Revision erforderlich, Cave V-Phlegmone!**
- **Karpaltunnelsyndrom: vollständige Längsspaltung des Lig. carpi transversum**

53 Kinderchirurgie

Kinderchirurgen behandeln Kinder bis zum Abschluss des Wachstums. In einem chirurgischen Lehrbuch lässt sich nur ein kleiner Teil der kinderchirurgischen Krankheitsbilder darstellen. Für spezielle Fragestellungen wird daher auf Lehrbücher für Kinderchirurgie verwiesen.

53.1 Pathophysiologie des Neugeborenen

Um Kinder chirurgisch behandeln zu können, muss man die pathophysiologischen Merkmale der verschiedenen Altersstufen des Kindesalters, insbesondere des Neugeborenen, kennen. Die drei wesentlichen pathologischen Zustände des Neugeborenen sind:
- das **Frühgeborene:** Schwangerschaftsdauer $\leq$ 259 Tage, d. h. Geburt vor Vollendung der 37. Schwangerschaftswoche (SSW)
- das **Mangelgeborene:** Gewicht unterhalb der 10er Perzentile der intrauterinen Wachstumskurve
- eine **Kombination** beider Zustände.

53.1.1 Das reife Neugeborene

Das gesunde reife Neugeborene hat einen Zustand erreicht, der ein Überleben ohne Unterstützung – mit Ausnahme der mütterlichen Pflege – ermöglicht. Muss ein reifes Neugeborenes aber einem größeren chirurgischen Eingriff unterzogen werden, können die noch begrenzten Reserven seiner Organsysteme offensichtlich werden.

53.1.2 Das Frühgeborene

Beim Frühgeborenen ist die **Unreife der Organfunktionen** wesentlich stärker ausgeprägt als beim gesunden Neugeborenen. Am bedrohlichsten ist die Unreife der **Lungen**, speziell der Mangel an dem Antiatelektasefaktor „Surfactant", denn er kann postpartal zum **Atemnotsyndrom** führen. Die Lungenreife wird erst in der 36. SSW erreicht. Wegen der Unreife des **Hirnstammes** kann es insbesondere während des Schlafes zu **Apnoen** kommen. Dauern diese länger als 30 Sekunden, treten Bradykardien auf. Solche Apnoen können sich insbesondere im Anschluss an eine Allgemeinanästhesie zeigen. Die Gefährdung besteht auch noch in den ersten Lebensmonaten. Ehemalige Frühgeborene sollten daher in diesem Zeitraum postoperativ mindestens

12 – 18 Stunden am Monitor überwacht und nicht ambulant operiert werden.

53.1.3 Das Mangelgeborene

Synonyme: Hypotrophes Neugeborenes, „small for gestational age infant" (SGA)
    Das Gestationsalter von Mangelgeborenen variiert.
Pathogenese: Plazentainsuffizienz, intrauterine Infektion, Alkoholkonsum der Mutter.
Pathophysiologie: Die Kinder sind postpartal besonders durch ihre geringen Glykogenreserven gefährdet und neigen zu **Hypoglykämien**. Wegen der mangelhaften Ausbildung des subkutanen Fettgewebes kommt es schnell zu Wärmeverlusten mit **Hypothermie**.

53.2 Der Fetus als Patient (Pränatale Diagnostik)

53.2.1 Allgemeines

Kinderchirurgie beginnt nicht erst mit der Geburt des Kindes. Die meisten angeborenen Fehlbildungen bzw. Erkrankungen können heute bei der routinemäßig durchgeführten Sonographie der Schwangeren mit einem hohen Maß an Genauigkeit diagnostiziert werden. So ist schon der Fetus zu einem Patienten geworden. Einige Erkrankungen können bereits in der Fetalperiode behandelt werden. In die oft schwierigen Entscheidungsprozesse, die sich aus der Diagnose von Fehlbildungen oder Erkrankungen beim Feten ergeben, muss der Kinderchirurg frühzeitig einbezogen werden, da er am besten die Prognose beurteilen kann und die weitere Behandlung übernehmen muss.
    Fehlbildungen bzw. Erkrankungen beim Feten werden nach ihrem Schweregrad eingeteilt **(Tab. 53.1)**:
- **Gruppe I:** Bei diesen Fehlbildungen bzw. Erkrankungen wird die Schwangerschaft in der Regel beendet, da der Fetus postpartal keine Überlebenschance hat. Beispiele sind Anenzephalus, schwere Fehlbildungen mit Chromosomenanomalien (Trisomie 13) und die bilaterale Nierenagenesie, die zum Potter-Syndrom führt.
- **Gruppe II:** Diese größte Gruppe beinhaltet Fehlbildungen bzw. Erkrankungen, die intrauterin diagnostiziert, aber erst nach einer normalen Entbindung korrigiert werden; die wichtigsten zeigt **Tab. 53.2**. Sie lassen sich heute meist ohne Verbleib

Tabelle 53.1 Fetale Fehlbildungen: Einteilung und Therapieoptionen

Grad der Fehlbildung	Therapeutische Maßnahme
I. Fehlbildung mit dem Leben nicht vereinbar	Möglicherweise Beendigung der Schwangerschaft
II. Fehlbildung korrigierbar nach normaler Geburt	Abwarten der normalen Geburt
III. Missverhältnis zwischen der Größe des fehlgebildeten Feten und der Weite des Geburtskanals	Sectio
IV. Fortschreitende Schädigung bestimmter Organe in utero	Vorzeitige Entbindung
V. Mangelhafte Entwicklung von Organen beim Feten	Intrauterine Korrektur (?)

Tabelle 53.2 Fetale Fehlbildungen, die nach einer normalen Entbindung am Termin korrigiert werden

- Ösophagusatresie, Duodenalatresie, Dünn- und Dickdarmatresie
- Mekoniumileus (zystische Fibrose)
- Darmduplikaturen
- kleine intakte Omphalozele
- kleine intakte Meningozele oder Meningomyelozele
- unilaterale multizystische Niere oder Hydronephrose
- kraniofaziale Deformität, Extremitäten- und Thoraxwanddeformitäten
- Lymphangiom
- kleine sakrokokzygeale Teratome, mesoblastische Nephrome
- benigne Zysten, z. B. des Ovars Mesenteriums, Choledochus

von Residualschäden korrigieren bzw. heilen. Der wesentliche Vorteil der Kenntnis der Diagnose liegt hier darin, dass man die Schwangere zur Entbindung in ein Zentrum mit allen therapeutischen Möglichkeiten verlegen kann, um dem kranken Neugeborenen weite Transportwege zu ersparen. Der sicherste Weg, ein postpartal gefährdetes Kind zu transportieren, ist nicht der Inkubator, sondern der mütterliche Uterus.

■ **Gruppe III:** Bei diesen Fehlbildungen ist eine Sectio indiziert, weil ein Missverhältnis zwischen der Größe des fehlgebildeten Kindes und der Weite des Geburtskanals besteht. Beispiele sind siamesische Zwillinge, große oder rupturierte Omphalozelen, große oder rupturierte Meningozelen, große sakrokokzygeale Teratome und große Halslymphangiome.

■ **Gruppe IV:** Bei diesen Fehlbildungen ist evtl. eine vorzeitige Entbindung zur frühzeitigen Korrektur der Fehlbildung ex utero indiziert. Beispiele sind Hydronephrose, obstruktiver Hydrozephalus, Gastroschisis, rupturierte Omphalozele, intestinale Ischämie oder Nekrose infolge eines Volvulus oder Mekoniumileus und der immunologisch bedingte Hydrops fetalis.

■ **Gruppe V:** Bei diesen Fehlbildungen kann eine intrauterine Operation Heilung bringen. Eingriffe beim Feten am eröffneten Uterus wurden bisher nur an wenigen Zentren bei folgenden Krankheitsbildern durchgeführt:

- doppelseitige Hydronephrose
- Zwerchfellhernie
- zystisch adenomatoide Malformation der Lunge
- fetaler Hydrothorax
- sakrokokzygeales Teratom.

Der Wert der intrauterinen Operationen ist noch nicht bewiesen.

53.2.2 Der Fetus mit Bauchwanddefekt

Omphalozele und Gastroschisis (s. Kap. 53.7) gehören zu den angeborenen Fehlbildungen, die durch die pränatale Sonographie sehr sicher erkannt werden können. An ihnen soll das interdisziplinäre Vorgehen nach pränataler Diagnose beispielhaft geschildert werden. Ihre perinatale Behandlung erfordert, wie die anderer pränatal diagnostizierter Fehlbildungen auch, die Kooperation zahlreicher Spezialisten, z. B. von Geburtshelfern, Genetikern, Sonographikern, Neonatologen und Kinderchirurgen sowie pädiatrischen Kardiologen (perinatologisches Zentrum). Die Behandlung hängt von der Art der Fehlbildung und evtl. assoziierten Fehlbildungen ab **(Abb. 53.1)**.

Die **Sonographie** dient vor allem der Feststellung des Fehlbildungstyps. Die entscheidenden Merkmale sind das Vorhandensein eines Bruchsacks und die Position der Leber. Außerdem wird nach zusätzlichen Fehlbildungen gesucht.

Chromosomenanomalien werden durch **Amniozentese** möglichst vor der 24. SSW ausgeschlossen.

Liegen zusätzliche letale Anomalien vor, sollte die Schwangerschaft beendet werden.

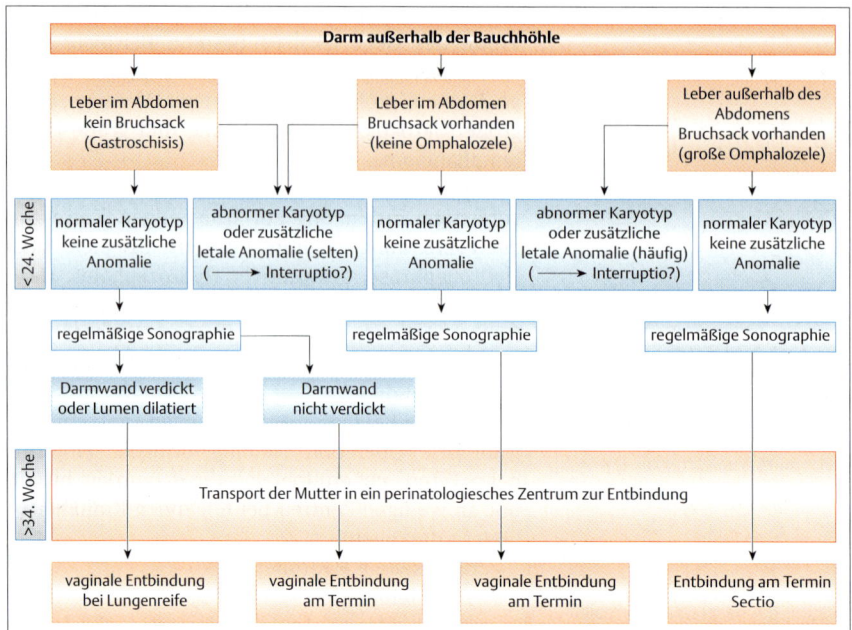

Abb. 53.1
Diagnostisches und therapeutisches Vorgehen bei Feten mit Bauchwanddefekt

Bei Feten ohne zusätzliche Anomalien werden im weiteren Verlauf routinemäßig sonographische Kontrollen durchgeführt, da sich manche Begleitfehlbildungen erst in höherem Gestationsalter nachweisen lassen. Vor der Entbindung sollte die Schwangere in ein perinatologisches Zentrum mit allen therapeutischen Möglichkeiten verlegt werden, um dem kranken Neugeborenen weite Transportwege zu ersparen.

Bei der Gastroschisis kann es durch den Kontakt der Darmschlingen mit der Amnionflüssigkeit zu schweren entzündlichen Veränderungen des Darmes kommen, die postpartal einen lang dauernden paralytischen Ileus hervorrufen. Bei ausgedehnten Darmwandveränderungen, die sonographisch an der verdickten Darmwand oder der Dilatation des Darmes erkennbar sind, sollte nach Erreichen der Lungenreife eine vorzeitige vaginale Entbindung durchgeführt werden, um die Kontaktzeit des Darmes mit der Amnionflüssigkeit zu verringern. Bei der Gastroschisis ohne wesentliche Darmwandveränderungen und bei kleinen Omphalozelen sollte eine vaginale Entbindung zum Termin durchgeführt werden. Eine Sectio ist nur bei großen Omphalozelen indiziert.

53.3 Kinderchirurgische Erkrankungen des Halses

53.3.1 Zystisches Lymphangiom (Lymphangioma colli)

Pathogenese: Zystische Lymphangiome sind Fehlbildungen des Lymphsystems. Ursache ist wahrscheinlich das Ausbleiben der Vereinigung des lymphatischen Systems mit dem venösen System.
Lokalisation: Lymphangiome können überall im Körper vorkommen. Die häufigsten Lokalisationen sind die Axilla, das Mediastinum und der Hals.
Klinik: Die Halslymphangiome sind in ca. 50 % der Fälle bereits bei der Geburt als uni- oder multizystische Tumoren vorhanden. In den übrigen Fällen manifestieren sie sich im Laufe des 1. Lebensjahres.

Sie gehen meist von der Supraklavikulargrube oder vom hinteren Halsdreieck aus und können sich bis in den Mundboden oder das Mediastinum ausdehnen. Sehr große Tumoren (Abb. 53.2) stellen evtl. ein Geburtshindernis dar. Werden diese intrauterin diagnostiziert, ist eine Sectio indiziert. Durch Druck auf die Trachea können sie zum lebensbedrohlichen Stridor führen. Die meisten Lymphangiome beeinträchtigen das Allgemeinbefinden jedoch nicht.

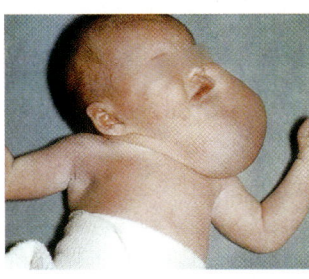

Abb. 53.2 Großes Lymphangioma colli beim Neugeborenen

Therapie: Da Infektion, Blutung und Größenzunahme mit Gefahr der Trachealkompression drohen, müssen Halslymphangiome nach Diagnosestellung exstirpiert werden. Die Operation kann technisch schwierig sein.

53.3.2 Halszysten und Halsfisteln

Mediale Halszyste
Ursache: Partielle Persistenz des Ductus thyreoglossus.
Pathogenese und Klinik: Der von den Epithelzellen produzierte Schleim führt zur Zyste, die meist erst im Alter von 2–5 Jahren als zystischer Tumor in der Mittellinie des Halses in Höhe des Zungenbeins oder darunter auffällt (Abb. 53.3).

Da die medialen Halszysten über den Ductus thyreoglossus immer eine Verbindung zum Foramen caecum haben, kommt es früher oder später zur Infektion. Diese bricht nach außen durch, so dass eine Fistel entsteht.
Differenzialdiagnose: Dermoidzyste, Lobus pyramidalis der Schilddrüse, ektope Schilddrüse (selten). Letztere ist dann immer einziges Schilddrüsengewebe und darf keinesfalls entfernt werden. Ist der Tumor nicht eindeutig zystisch, sollte ein Schilddrüsenszintigramm durchgeführt werden.
Therapie: Exstirpation der Zyste mit dem mittleren Zungenbeinanteil und der Verbindung zum Foramen caecum. Bei unvollständiger Entfernung entsteht ein Rezidiv.

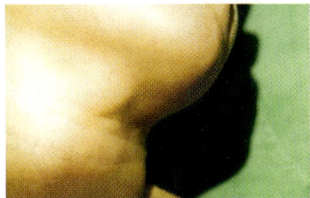

Abb. 53.3 Mediale Halszyste

Laterale Halsfistel und -zyste
Ursache: Partielle Persistenz der primitiven Kiemengänge, am häufigsten des 2. Kiemenganges.
Klinik: Die kleine, kaum sichtbare Fistelöffnung am Vorderrand des M. sternocleidomastoideus ist bereits bei der Geburt vorhanden. Der Gang verläuft durch die Karotisgabel und mündet am hinteren Gaumenbogen in den Rachen. Laterale Halszysten liegen im vorderen Halsdreieck und können durch einen Fistelgang sowohl mit der Hautoberfläche als auch mit dem Pharynx in Verbindung stehen.
Therapie: Radikale Exzision im 1. Lebensjahr, bevor es zur Infektion kommt, die eine Operation erschwert.

53.4 Kinderchirurgische Erkrankungen des Thorax

53.4.1 Brustwanddeformitäten

Trichterbrust
Es handelt sich um eine unterschiedlich ausgeprägte Einsenkung des Sternums und der angrenzenden Rippenabschnitte (Abb. 53.4). Die Deformität besteht manchmal bereits bei der Geburt, in anderen Fällen bildet sie sich in den ersten Lebensjahren aus. Sie kann mit anderen Skelettanomalien kombiniert sein, am häufigsten mit dem Marfan-Syndrom.
Ursache: Unbekannt.
Klinik: Die meisten Kinder mit einer Trichterbrust sind beschwerdefrei; in schweren Fällen kann es zu Störungen von Herz- und Lungenfunktion kommen.
Therapie: Eine ausgeprägte Trichterbrust sollte operiert werden. Über den günstigsten Operationszeitpunkt sind die Meinungen geteilt.

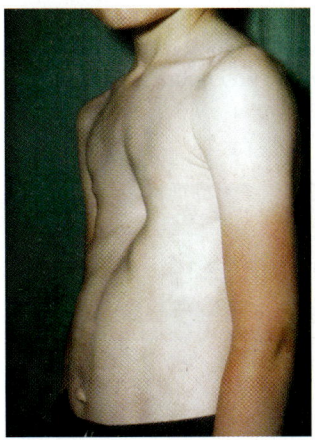

Abb. 53.4 Trichterbrust

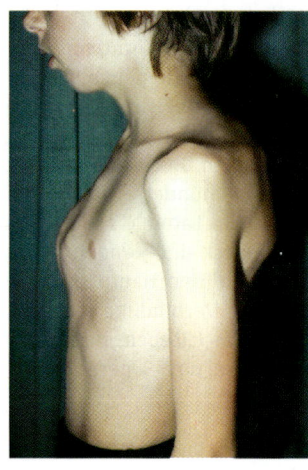

Abb. 53.5 Kielbrust
(Hühnerbrust)

Kielbrust (Hühnerbrust)

Ventrale Vorwölbung des Sternums (Abb. 53.5); wesentlich seltener als die Trichterbrust.
Klinik: Keinerlei funktionelle Störungen.
Therapie: In schweren, entstellenden Fällen ist eine operative Korrektur angezeigt.

Sternumspalten

Sehr selten.
Ursache: Fusionsstörung des primär paarig angelegten Brustbeins.
Pathologie: Man unterscheidet die obere von der kompletten und der unteren Sternumspalte. Die **komplette Sternumspalte kann mit** einer **totalen Ectopia cordis kombiniert** sein. Dabei liegt das Herz frei vor der vorderen Brustwand (Abb. 53.6). Bei der **unteren Sternumspalte** bestehen meist zusätzliche Fehlbildungen: Omphalozele, ventraler Zwerchfelldefekt, Perikardlücke, Herzfehlbildungen (**Pentalogie von Cantrell**).
Klinik: Folge der instabilen Brustwand sind Störungen der Atmung und des venösen Rückflusses. Es kann zu Zyanose, Dyspnö und pulmonalen Infektionen kommen.

Therapie: Verschluss der Spalte bald nach der Geburt. In der Regel ist die direkte Vereinigung der Sternumhälften möglich.
Prognose: Gut, wenn keine zusätzlichen Fehlbildungen bestehen.

53.4.2 Zwerchfellhernien

Bochdalek-Hernie
Posterolaterale Zwerchfellhernie; weitaus häufigste angeborene Zwerchfellhernie (Häufigkeit ca. 1 auf 2500 Geburten).
Pathogenese: Die vollständige Trennung von Brust- und Bauchhöhle durch das Zwerchfell in der 8.–10. SSW unterbleibt. Ein unterschiedlich großer Defekt im hinteren lateralen Zwerchfell entsteht, meist in der linken Zwerchfellhälfte (Abb. 53.7). Es handelt sich um einen einfachen anatomischen Defekt, der sich meist leicht verschließen lässt. Dennoch versterben auch heute noch ca. 30–50% der Kinder. Ursache ist eine **fast immer** bestehende **Lungenhypoplasie**, denn meist verlagern sich Baucheingeweide bereits in utero in den Thorax, so dass sich die Lungen nicht entwickeln können. In seltenen Fallen verlagern sich Bauchorgane erst postpartal – manchmal erst nach Jahren – in den Thorax.
Klinik: Die Symptome hängen vom Ausmaß der Lungenhypoplasie ab. Je früher die Kinder nach der Geburt symptomatisch werden, um so schlechter ist die Prognose. Bei ausgeprägter Lungenhypoplasie kommt es schon Minuten bis Stunden nach der Geburt zu rasch progredienter Atemnot und zu Zyanose. Manche Kinder werden tot geboren.

Beim Schreien füllen sich der in den Thorax verlagerte Magen und Darm mit Luft, was zu weiterer

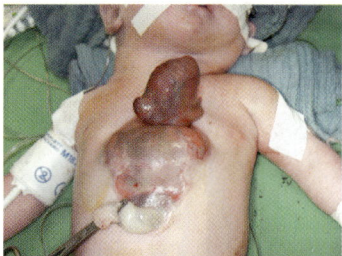

Abb. 53.6
Ectopia cordis
mit Omphalozele

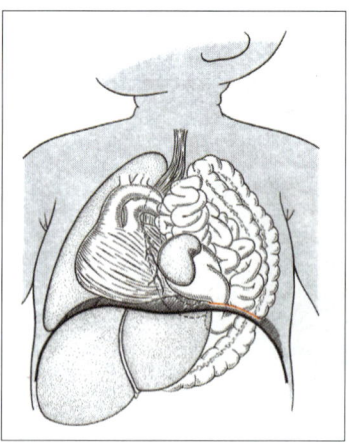

Abb. 53.7
Kongenitale
Bochdalek-Hernie

Kompression der Lungen führt. Das Abdomen ist eingefallen, da es kaum Organe enthält.

> **Zyanotische Neugeborene mit eingefallenem Abdomen: Zwerchfellhernie**

In den seltenen Fällen, in denen es erst Wochen bis Jahre postpartal zur Verlagerung von Baucheingeweiden in den Thorax kommt, stehen meist Ileussymptome im Vordergrund, bei großen Bruchlücken mit Verdrängung von Lunge und Mediastinum Tachykardie und Dyspnö. Die Lungen sind bei diesen Kindern normal entwickelt, die Prognose daher sehr gut.

Diagnostik: Heute wird die Diagnose meist bereits durch die pränatale sonographische Untersuchung gestellt. Gesichert wird sie durch Röntgenaufnahmen von Thorax und Abdomen mit liegender Magensonde (**Abb. 53.8**).

Therapie: Die Schwangere sollte zur Entbindung in ein perinatologisches Zentrum mit einer kinderchirurgischen Abteilung verlegt werden. Wichtigste Maßnahmen unmittelbar nach der Geburt im Kreißsaal sind die endotracheale Intubation und das Einführen einer doppelläufigen Magensonde, über die der Magen abgesaugt wird. Auf diese Weise wird verhindert, dass sich Magen und Darm mit Luft und Flüssigkeit füllen und die Lungen weiter komprimieren. Aus demselben Grund gilt:

> **Zwerchfellhernie: Keinesfalls Maskenbeatmung!**

Die Operation wird nur durchgeführt, wenn das Kind stabilisiert werden kann. Dies kann mehrere Tage dauern und erfordert das gesamte Rüstzeug

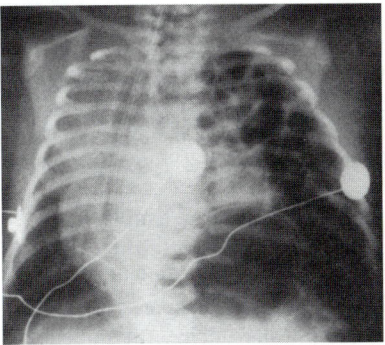

Abb. 53.8 Röntgen-Thorax bei linksseitiger Bochdalek-Hernie. Darmschlingen im linken Hemithorax. Verdrängung des Mediastinums nach rechts

der modernen neonatologischen Intensivmedizin. Der Wert der extrakorporalen Membranoxygenation (ECMO) ist für die Zwerchfellhernie noch nicht eindeutig bewiesen.

Die Operation wird transabdominell durchgeführt: Nach Reposition der Bauchorgane lässt sich der Defekt im Zwerchfell meist direkt verschließen. Handelt es sich um einen großen Defekt oder gar um eine Aplasie des Zwerchfells, ist ein Zwerchfellersatz erforderlich. Meist wird Gore-Tex eingesetzt.

Prognose: Der weitere Verlauf hängt vom Ausmaß der Lungenhypoplasie ab. In vielen Fällen ist eine lang dauernde Intensivtherapie erforderlich.

Morgagni-Hernie

Wölben sich Baucheingeweide durch eine präformierte muskelfreie Lücke zwischen Pars sternalis und Pars costalis des Zwerchfells vor, bezeichnet man dies als **Morgagni-Hernie**. Diese ventralen, retrosternal lokalisierten Zwerchfellhernien sind selten.

Klinik: Symptome meist erst im Erwachsenenalter, überwiegend bei Frauen: Druckgefühl hinter dem Brustbein, unspezifische Oberbauchschmerzen, selten Einklemmungsbeschwerden.

Diagnostik: Röntgen-Thorax: luftgefüllte Dünndarm- oder Dickdarmschlingen im Thorax bei retro- oder parasternalem Schatten oder Spiegelbildung (**Abb. 53.9**).

Therapie: Defektverschluss.

Prognose: Sehr gut.

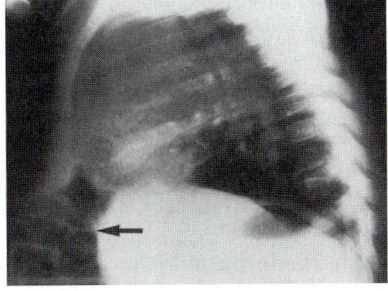

Abb. 53.9 Morgagni-Hernie mit Dickdarm (Pfeil) als Bruchsackinhalt

53.4.3 Relaxatio diaphragmatica

Erschlaffung einer Zwerchfellhälfte mit einseitigem Zwerchfellhochstand.

Ursachen:

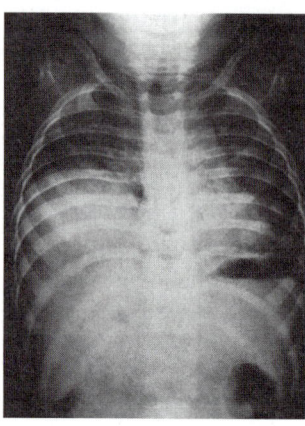

Abb. 53.10
Relaxatio diaphrag-
matica rechts

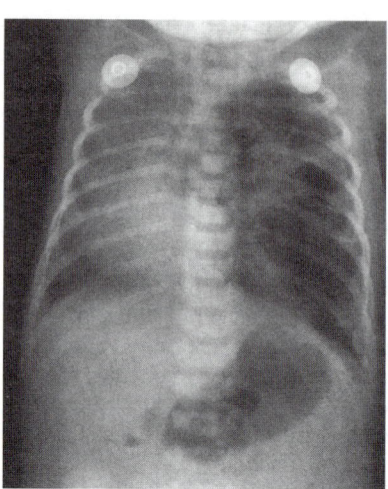

Abb. 53.11 Zystisch-adenomatoide Malformation der linken Lunge

- **kongenitale Form:** Entwicklungsanomalie: muskuläre Hypoplasie des Zwerchfells, das nur als bindegewebige Membran ausgebildet ist
- **erworbene Form:** Folge einer Phrenikusschädigung, z. B. nach Geburtstrauma, dann in der Regel mit einer oberen Plexuslähmung kombiniert, Folge intrathorakaler Operationen oder einer degenerativen Gefügedilatation.
Klinik: Etwa 50 % der Fälle sind asymptomatisch. Bei den übrigen manifestieren sich in unterschiedlicher Stärke respiratorische Symptome. Rezidivierende Pneumonien, Tachypnö und leichte Ermüdbarkeit sind Zeichen verminderter Ventilation.
Diagnostik: Röntgen-Thorax (Abb. 53.10). Bei der Durchleuchtung erkennt man evtl. eine paradoxe Zwerchfellbeweglichkeit.
Therapie: Eine symptomatische Relaxatio wird operiert. Dabei wird das Zwerchfell auf transthorakalem oder transabdominalem Wege gerafft.
Prognose: Bei frühzeitiger Operation sehr gut.

53.5 Kinderchirurgische Erkrankungen der Lunge

53.5.1 Zystisch-adenomatoide Malformation der Lunge

Zystisch-adenomatoide Umwandlung eines oder mehrerer Lungenlappen.
Einteilung und Pathophysiologie: Man unterscheidet eine makrozystische von einer mikrozystischen Form. Die **makrozystische Form** hat eine gute Prognose. Die Prognose der **mikrozystischen Form** ist schlecht. Diese Form ist **häufig mit** einem **fetalen Hydrops kombiniert**. Er ist wahrscheinlich Folge

einer Kavakompression bei massiver Mediastinalverschiebung. Bei schweren Formen wird das restliche Lungengewebe so stark komprimiert, dass postpartal die Oxygenierung des Organismus inadäquat ist.
Klinik: Die Symptomatik hängt vom Ausmaß der Lungenveränderungen ab. Bei ausgeprägten Veränderungen kann es zur Totgeburt kommen oder es treten wie bei der Zwerchfellhernie unmittelbar postpartal lebensbedrohliche Tachypnö und Zyanose auf. Im Gegensatz zu Kindern mit Zwerchfellhernie ist das Abdomen nicht eingefallen. Bei geringeren Lungenveränderungen kommt es nur zu leichten respiratorischen Symptomen. Bei symptomlosen Kindern wird die Diagnose zufällig bei einer Röntgenuntersuchung gestellt.
Diagnostik: Die Diagnose wird heute meist bereits intrauterin mittels Sonographie gestellt. Postpartal kann sie häufig durch die Röntgenaufnahme gesichert werden (Abb. 53.11). Am besten lassen sich die Veränderungen im CT darstellen.
Therapie: Lobektomie oder, wenn die ganze Lunge befallen ist, Pneumonektomie.

53.5.2 Kongenitales lobäres Emphysem

Bei dieser seltenen Erkrankung handelt es sich um die Überblähung eines Lungenlappens.
Ursache: In 50 % der Fälle unklar. Oft finden sich Anomalien des zugehörigen Bronchus (z. B. Knorpeldysplasie, abnorme Schleimhautfalten). Manchmal besteht eine extrabronchiale Kompression.

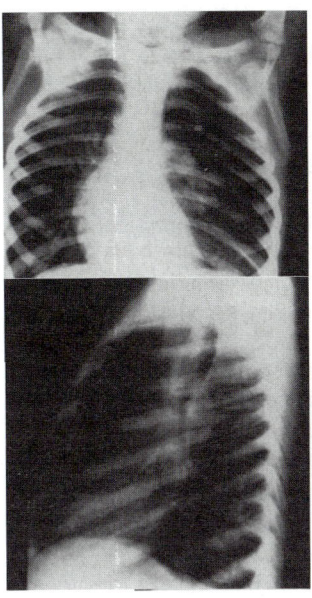

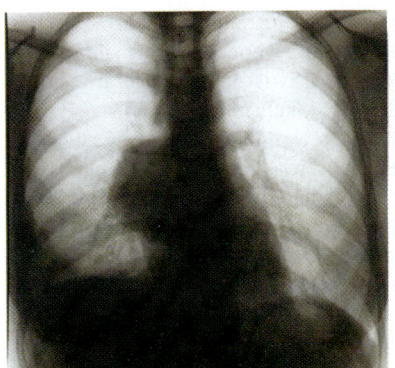

Abb. 53.13 Rechtsseitige bronchogene Zyste

Abb. 53.12 Röntgen--Thorax in 2 Ebenen bei kongenitalem lobärem Emphysem des linken Lungen-oberlappens

Pathophysiologie und Klinik: Der überblähte Lappen komprimiert die Restlunge. Folgen sind Tachypnoe, Dyspnö und Zyanose. Fast immer werden die Kinder in den ersten 6 Lebensmonaten symptomatisch.
Diagnostik: Röntgen-Thorax (Abb. 53.12). Typische Zeichen sind Transparenz der befallenen Lunge, Mediastinalverdrängung zur gesunden Seite, erweiterte Interkostalräume auf der erkrankten Seite, im Seitenbild retrosternale Aufhellung.
Therapie: Lobektomie.
Prognose: Gut.

53.5.3 Bronchogene Zyste

Ausprossung vom primordialen Tracheobronchialbaum; selten.
Pathologie: Bronchogene Zysten können im Mediastinum, in der Lunge, selten sogar am Hals lokalisiert sein. Die Größe variiert stark. Manche kommunizieren mit dem Tracheobronchialbaum. In der Zystenwand finden sich Knorpel, Flimmerepithel und glatte Muskulatur.
Klinik: Die Symptome hängen von der Größe und Lokalisation der Zyste ab. Oft wird sie zufällig auf einer Röntgen-Thoraxaufnahme entdeckt. Komprimiert die Zyste Trachea oder Bronchien, treten Dyspnoe und rezidivierende Pneumonien auf. Häufig kommt es zur Infektion der Zyste. Im Gegensatz zu enterogenen Zysten (Darmduplikaturen) bestehen keine zusätzlichen Wirbelfehlbildungen.

Diagnostik: Röntgen-Thorax (Abb. 53.13). Bei unauffälligem Befund (Überlagerung durch mediastinale Strukturen oder entzündliche Veränderungen) und V. a. bronchogene Zyste CT oder Sonographie.
Therapie: Exzision.
Prognose: Gut.

53.5.4 Sequestration der Lunge

Bei diesem seltenen Krankheitsbild findet sich akzessorisches Lungengewebe, das keine Verbindung zum Tracheobronchialbaum hat und daher nicht am Gasaustausch teilnimmt.
Einteilung und Pathologie: Man unterscheidet extralobäre und intralobäre Sequestration (Abb. 53.14).

Bei der **extralobären Form** ist das akzessorische Lungengewebe völlig vom übrigen Lungengewebe getrennt und von einer eigenen Pleura visceralis überzogen. In seltenen Fällen ist es infradiaphragmal lokalisiert.

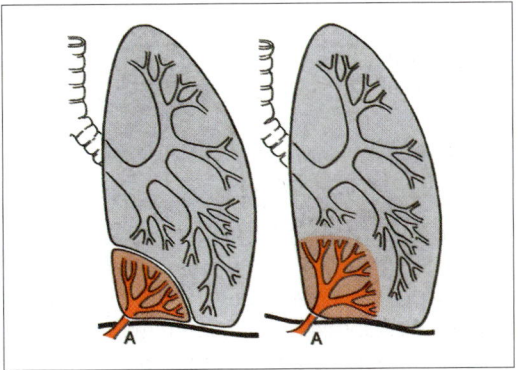

Abb. 53.14 Lungensequestration: extralobäre Form (links) und intralobäre Form (rechts). A: Akzessorische Arterie aus dem großen Kreislauf

Bei der häufigeren **intralobären Form** ist das akzessorische Lungengewebe von normalem Lungengewebe umgeben. Es ist in der Regel im Unterlappen (meist links) lokalisiert.

Das zystisch umgewandelte Lungengewebe wird über eine oder mehrere Arterien des großen Kreislaufs aus der thorakalen, seltener aus der abdominalen Aorta versorgt. Der venöse Abfluss erfolgt bei der intralobären Form meist in die Lungenvene, bei der extralobären in der Regel in das Azygossystem.

Klinik: Die extralobäre Sequestration ist meist asymptomatisch und wird zufällig auf einer Thoraxaufnahme entdeckt. Die intralobäre Form führt fast immer zu rezidivierenden Pneumonien oder Hämoptyse.

Therapie: Resektion; bei der intralobären Form ist dazu in der Regel eine Lobektomie erforderlich. Intraoperativ ist sorgfältig auf die akzessorischen Gefäße zu achten.

53.5.5 Bronchiektasen

Dies sind abnorme Aussackungen der Bronchien und Bronchiolen. In ihnen sammelt sich Sekret, was zu einer chronischen eitrigen Entzündung führt. Meist sind die Unterlappen befallen.

Ursachen: Häufig besteht eine zystische Fibrose oder ein Immundefekt.

Klinik: Chronischer Husten mit eitrigem Auswurf, rezidivierende Pneumonien und Hämoptysen.

Diagnostik: Röntgen-Thorax. Sicherung der Diagnose durch CT: exzellente Darstellung der Aussackungen.

Therapie: Zunächst konservativ. Bei lokalisierten Bronchiektasen kommt eine Lobektomie oder Segmentresektion in Betracht.

53.6 Kinderchirurgische Erkrankungen des Ösophagus

53.6.1 Ösophagusatresie

Angeborener Verschluss des Ösophagus; Häufigkeit: 1 : 2000 – 3000 Geburten.

Pathogenese: Entwicklungsstörung des Septum oesophagotracheale, das den Respirations- und den Gastrointestinaltrakt normalerweise voneinander trennt. Meist ist die Ösophagusatresie mit einer ösophagotrachealen Fistel kombiniert. In fast 50 % der Fälle bestehen zusätzliche Missbildungen (Herzfehler, Duodenalatresie, Analatresie, Wirbel-, Nieren- und Extremitätenfehlbildungen) oder Frühgeburtlichkeit.

Einteilung: Die häufigsten Formen der Ösophagusatresie (Einteilung nach Vogt) zeigt **Abb. 53.15**.

Ösophagusatresie mit unterer ösophagotrachealer Fistel

Die weitaus **häufigste Form** der Ösophagusatresie (90 %) ist der **Typ IIIb nach Vogt** **(Abb. 53.15)** mit proximalem Blindsack und distaler ösophagotrachealer Fistel.

Klinik: In der Regel besteht ein Hydramnion, da der Fet kein Fruchtwasser trinken kann. Schon kurz nach der Geburt ist ein ausgeprägter schaumiger Speichelfluss aus Mund und Nase auffällig. Werden trotzdem Fütterungsversuche unternommen, kommt es zur Regurgitation der angebotenen Nahrung und evtl. zur Aspiration mit Zyanoseanfällen. Schreien und Husten erhöhen den intratrachealen Druck und führen zum Übertritt von Luft durch die Fistel in Ösophagus und Magen. Gefährlich ist ein gastroösophagealer Reflux, da durch den Übertritt von Magensaft über die Fistel in den Tracheobronchialbaum **(Abb. 53.16)** Pneumonien und Atelektasen entstehen.

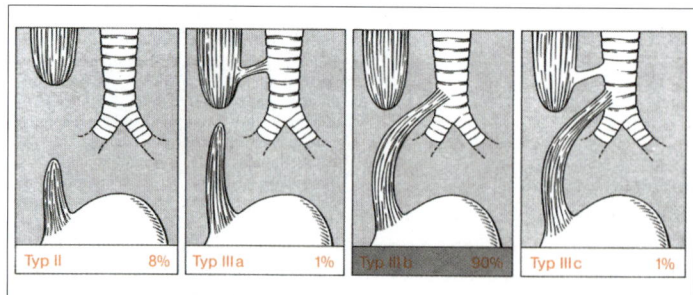

Typ II   8%   Typ IIIa   1%   Typ IIIb   90%   Typ IIIc   1%

Abb. 53.15 Formen der Ösophagusatresie (Einteilung nach Vogt)

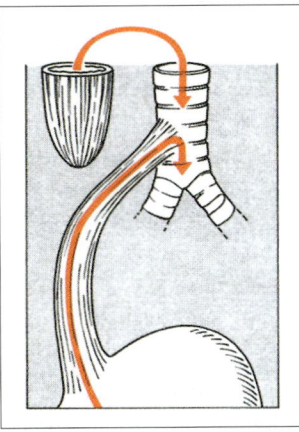

Abb. 53.16
Aspirationspneumonie bei ösophagotrachealer Fistel durch Regurgitation und Aspiration (oben) oder gastroösophagealen Reflux via Fistel (unten)

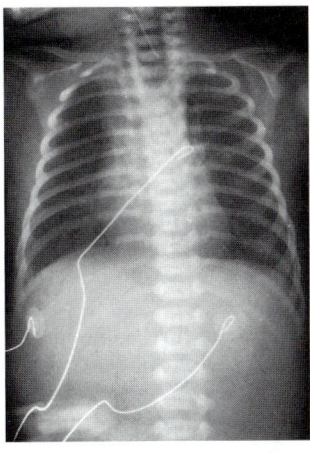

Abb. 53.18 Röntgenaufnahme im Hängen bei Ösophagusatresie Typ II. Sonde im oberen Blindsack, Abdomen luftleer

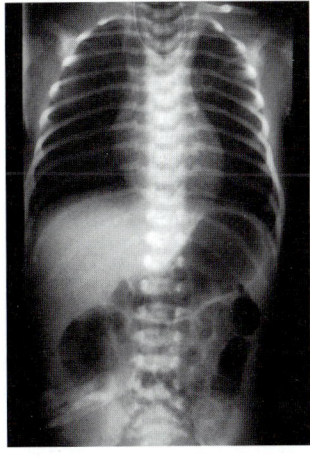

Abb. 53.17 Röntgenaufnahme im Hängen bei Ösophagusatresie Typ IIIb. Umgeschlagene Sonde im oberen Blindsack, Abdomen luftgefüllt

Diagnostik: Die Diagnose sollte unmittelbar nach der Geburt gestellt werden, bevor es zu Aspirationen kommt. Dazu wird eine **Sonde** (steifer Gummikatheter) in die Speiseröhre eingeführt. Stößt man nach 10 – 12 cm auf einen unüberwindlichen Widerstand, ist die Diagnose gesichert. Mit liegender Sonde wird dann eine Übersichtsaufnahme von Thorax und Abdomen im Hängen angefertigt **(Abb. 53.17)**. Die Miterfassung des Abdomens ist aus zwei Gründen wichtig:
1. Ist keine Luft im Abdomen nachweisbar, liegt in der Regel ein Typ II vor **(Abb. 53.18)**. In diesen Fällen wird zunächst nur eine Gastrostomie zur Fütterung angelegt.
2. Zusätzliche intraabdominelle Fehlbildungen (Duodenalatresie) müssen frühzeitig erkannt werden, da sie evtl. das taktische Vorgehen verändern.

> Bei jedem Neugeborenen muss der Ösophagus sondiert werden!

Therapie: **Präoperative Maßnahmen zur Verhinderung von Aspirationen:**
■ In den oberen Blindsack wird eine doppelläufige Sonde eingeführt, über die alle 10 Minuten der Speichel abgesaugt wird.
■ Das Kind wird in eine halbsitzende Position gebracht. Dadurch vermindert sich das Risiko des Übertritts von Magensaft über das untere Segment in den Tracheobronchialraum.
■ parenterale Flüssigkeitszufuhr. Ausgleich des Säure-Basen-Haushaltes
■ antibiotische Therapie.

Operation: Der operative Zugang erfolgt durch den 4. ICR rechts. Das extrapleurale Vorgehen hat entscheidende Vorteile. Die Fistel zur Trachea wird verschlossen, eine primäre End-zu-End-Anastomose ist in der Regel möglich.
Komplikationen: Eine **Nahtinsuffizienz** ist nach spannungsfreier Anastomose sehr selten.

Eine **ösophagotracheale Rezidivfistel** (sehr selten) macht sich durch rezidivierende Pneumonien sowie durch Husten und Zyanoseanfälle beim Trinken bemerkbar.

Häufigste Komplikation ist die **Stenose im Anastomosenbereich**, die durch Bougierung meist leicht zu beheben ist.

Zu **gastroösophagealem Reflux** kommt es vorwiegend bei Anastomosen, die unter Spannung angelegt werden.

Bei ca. 25 % der Kinder besteht eine **Tracheomalazie**. Meist kommt es im Laufe von Monaten zu einer spontanen Besserung. Bei einigen Kindern treten jedoch rezidivierende lebensbedrohliche Zyanose- und Apnoeanfälle auf, die eine Aortopexie erfordern. Dabei wird der Aortenbogen mit mehreren Nähten an der Hinterseite des Sternums fixiert. Dadurch wird die an der Hinterwand der Aorta fixierte vordere Trachealwand nach ventral gezogen, was zu einer Erweiterung des Tracheallumens führt.

Prognose: Die Überlebensrate wird in erster Linie durch zusätzliche Fehlbildungen, Frühgeburtlichkeit oder eine bereits bestehende Aspirationspneumonie bestimmt. Sie beträgt bei reifen Kindern ohne zusätzliche Fehlbildungen nahezu 100 %.

Ösophagusatresie ohne ösophagotracheale Fistel

Beim Typ II nach Vogt besteht eine völlig andere Problematik. Der Abstand zwischen den beiden Segmenten ist so groß, dass eine primäre Vereinigung nicht möglich ist. Da eine Fistel fehlt (luftleeres Abdomen auf dem Röntgenbild, **Abb. 53.18**), ist bei diesen Kindern eine Thorakotomie in der Neugeborenenperiode nicht erforderlich.

Therapie: Zur Ernährung der Kinder wird nach der Geburt nur eine Magenfistel angelegt. Speichel und Schleim werden über eine in den oberen Blindsack eingeführte Sonde laufend abgesaugt. Früher wurde bei diesen Kindern im Alter von einigen Monaten eine Kolonersatzplastik vorgenommen. Heute gibt es bessere Verfahren. Eine Vereinigung der beiden Segmente sollte angestrebt werden. Meist ist dies nach einer mehrwöchigen Bougierungsbehandlung möglich, die zu einer Verlängerung von oberem Blindsack und unteren Segment führt. Bei sehr großer Distanz kann ein Magenhochzug notwendig werden.

53.6.2 Isolierte ösophagotracheale Fistel (H-Fistel)

Klinik: Typische Symptome der sehr seltenen H-Fistel sind rezidivierende Pneumonien, Hustenanfälle beim Trinken und aufgeblähtes Abdomen (durch Luftübertritt über die Fistel) **(Abb. 53.19)**.

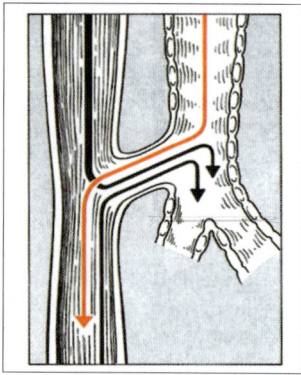

Abb. 53.19 Isolierte ösophagotracheale Fistel (H-Fistel). Durch Übertritt von Speisen aus dem Ösophagus in die Trachea (grau) kommt es zu Hustenanfällen, durch Luftübertritt von der Trachea in den Ösophagus (rot) zu aufgeblähtem Abdomen

Diagnostik: Röntgenkontrastuntersuchung des Ösophagus: Fisteldarstellung nicht immer möglich. Am sichersten gelingt der Nachweis durch Bronchoskopie.

Therapie: Durchtrennung der Fistel mit Übernähung von Speise- und Luftröhre. Die meisten Fisteln liegen oberhalb des 2. Brustwirbels und können von einem zervikalen Zugang aus verschlossen werden.

53.6.3 Gastroösophagealer Reflux

Der gastroösophageale Reflux ist eine häufige Erkrankung des Neugeborenen und jungen Säuglings. Später tritt er vorwiegend bei geistig retardierten Kindern auf. Er kommt mit und ohne Hiatushernie vor.

Ursache: Mangelhafter Verschlussmechanismus im Bereich des gastroösophagealen Übergangs (Kardiainsuffizienz).

Klinik und Komplikationen: Leitsymptom ist das **Erbrechen im Anschluss an die Mahlzeiten**, das im Gegensatz zum Erbrechen bei der hypertrophen Pylorusstenose nicht explosionsartig im Schwall erfolgt. Das saure Erbrechen kann zu Komplikationen führen:
- Gedeihstörung
- Ösophagitis mit Ulkus oder Striktur **(Abb. 53.20)**
- Aspiration mit Pneumonie, Bronchitis und Apnoeanfällen.

Diagnostik: Ösophagusbreischluck, ÖGDskopie, Ösophagusmanometrie, 24-Stunden-pH-Metrie im Ösophagus.

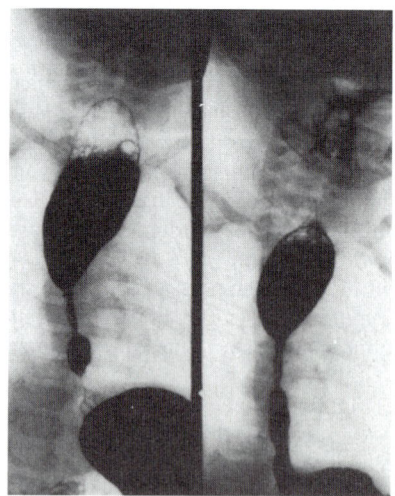

Abb. 53.20 Röntgen-Breischluck bei axialer Hiatushernie: peptische Ösophagusstenose

Therapie: Eine **konservative Behandlung** bringt in vielen Fällen Erfolg. Sie besteht in einer halbsitzenden Lagerung (60°), im Andicken der Nahrung sowie vielen kleinen Mahlzeiten. Zur Verhinderung einer Ösophagitis werden Antazida verabreicht. Kommt es unter der konservativen Behandlung nicht innerhalb von 2 – 3 Monaten zur Heilung, wird operiert.

Operative Verfahren sind die Fundoplicatio oder die Hiatoplastik mit Gastropexie. Paraösophageale Hernien müssen primär operiert werden. Liegt bereits eine Ösophagusstenose vor, wird diese aufbougiert.

Prognose: Gut.

53.7 Kinderchirurgische Erkrankungen der Bauchwand

53.7.1 Gastroschisis

Prolaps von Darmschlingen durch eine mediane Nabellücke. Häufigkeit: 1 auf 12000 Geburten.

Ursache: Unbekannt.

Klinik: Es besteht eine Bauchwandlücke im Nabel rechts neben den Nabelgefäßen, durch die bereits intrauterin Darmschlingen vorfallen (Abb. 53.21). Diese können durch den Kontakt mit der Amnionflüssigkeit entzündlich verändert und mit Fibrin belegt sein. Es gibt **keinen Bruchsack**, die Nabelschnur inseriert an normaler Stelle. Zusätzliche Fehlbildungen sind selten, in ca. 10 % der Fälle besteht eine Darmatresie.

Therapie: Nach der Geburt werden die vorgefallenen **Darmschlingen** sofort **in sterile, feuchte Kom-**

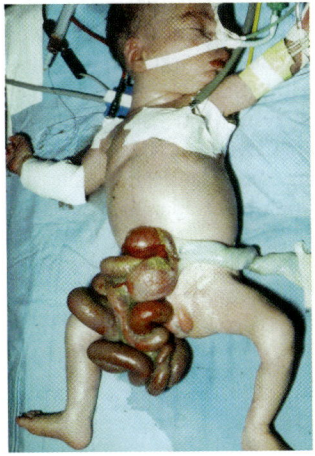

Abb. 53.21
Gastrochisis

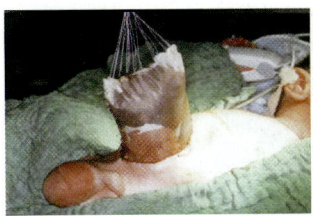

Abb. 53.22
Temporärer Bauchdeckenverschluss bei Gastroschisis mit Silastika

pressen eingepackt. Die **sofortige Intubation** verhindert die Füllung der Darmschlingen mit Luft. Die Kinder sind extrem durch Auskühlung, Exsikkose und Infektionen gefährdet. Zu den Erstmaßnahmen gehört das Legen einer **Magensonde** und eines **intravenösen Zugangs**.

Operation: Meist gelingt ein primärer Verschluss der Bauchhöhle. Gelingt er nicht, hat sich ein temporärer Verschluss mit Silastikfolie bewährt, die in die Bauchdeckenränder eingenäht und über den Darmschlingen verschlossen wird (Abb. 53.22). Diese gleiten in den folgenden Tagen langsam in die Bauchhöhle hinein. Der Foliensack wird alle 2 – 3 Tage verkleinert und nach etwa 10 Tagen ganz entfernt. Die Bauchdecke wird endgültig durch Naht verschlossen.

Bis zum Einsetzen der normalen Darmtätigkeit können in seltenen Fällen Wochen vergehen. So lange müssen die Kinder parenteral ernährt werden.

Prognose: Über 90 % der Kinder überleben.

53.7.2 Omphalozele (Nabelschnurbruch)

Hernie in die Nabelschnur durch eine Lücke variablen Durchmessers in der vorderen Bauchwand.

Pathogenese: Entwicklungshemmung der Bauchwand. Häufigkeit: 1 auf 5000 Geburten.

Klinik: Der Bruchsack ist im Gegensatz zum Nabelbruch (s. Kap. 53.7.6) nicht mit normaler Haut bedeckt, sondern besteht aus einer Membran, die innen von Peritoneum und außen von Amnionepithel gebildet wird. Dazwischen liegt die Wharton-Sulze. Durch den zarten Bruchsack sind die vorgefallenen Organe (Leber, Darm) gut zu erkennen (Abb. 53.23).

Die Größe der Omphalozele ist sehr variabel. Kleine Omphalozelen können bei der Geburt übersehen werden. Dann besteht die Gefahr der Verletzung einer Darmschlinge beim Abbinden der Nabelschnur. Große Omphalozelen erreichen die Größe eines Kindskopfes.

Bei über 50 % der Kinder liegen zusätzliche Fehlbildungen vor.

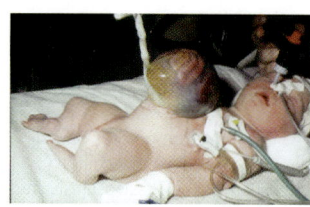

Abb. 53.23 Große Omphalozele

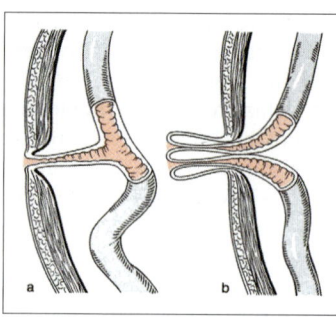

Abb. 53.24 a,b Persistierender Ductus omphaloentericus **a** Stuhlfistel **b** Prolaps des Ductus

Therapie: Sofort nach der Geburt wird die **Omphalozele mit feuchten, sterilen Kompressen bedeckt**, um eine Austrocknung zu verhindern. Die Kinder müssen vor Auskühlung und Hypovolämie geschützt werden. Die **sofortige Intubation** und das Einführen einer **Magensonde** dekomprimieren den Magen und verhindern die Luftfüllung der Darmschlingen.

Die weitere Behandlung richtet sich nach dem Zustand des Kindes, der Größe der Omphalozele sowie eventuellen zusätzlichen Fehlbildungen: Bei **kleinen** und **mittleren Omphalozelen** wird der **Bruchsack abgetragen** und die **Bauchdecke primär verschlossen**. Ist die **Omphalozele** so **groß**, dass ein primärer Verschluss nicht möglich ist, hat man die Wahl zwischen zwei Verfahren:

- **konservative Behandlung nach Grob:** Bepinselung des Bruchsackes mit antiseptischen Lösungen, bis sich dieser nach einigen Wochen überhäutet hat. Die Bauchwandhernie wird später korrigiert.
- **operative Behandlung:** wie bei der Gastroschisis mit Silastikfolie. Kommt es während oder nach der Geburt zur Ruptur des Omphalozelensackes, muss sofort operiert werden.

Prognose: Die Letalität ist aufgrund zusätzlicher Fehlbildungen immer noch relativ hoch (20–30%).

53.7.3 Kloakenekstrophie

Eine der schwersten Fehlbildungen ist die Kloakenekstrophie. Die wesentlichen Komponenten sind:
- Omphalozele
- Blasenekstrophie
- externe Fistel des Ductus omphaloentericus
- Analatresie
- verkürztes Kolon.

Eine funktionell befriedigende Korrektur ist schwierig.

53.7.4 Persistierender Ductus omphaloentericus

Fehlende Rückbildung der Verbindung zwischen fetaler Nabelschleife und Dottersack. Es verbleibt eine Verbindung zwischen Ileum und Nabel.

Klinik: Aus einem Schleimhautbezirk im Nabel entleeren sich Schleim, Gasblasen oder auch Stuhl. Der Ductus omphaloentericus kann durch den Nabel prolabieren (Abb. 53.24).

Diagnostik: Die Diagnose wird klinisch gestellt. In unklaren Fällen Fisteldarstellung mit Kontrastmittel.

Therapie: Resektion des Fistelganges von einer infraumbilikalen Inzision aus.

Prognose: Sehr gut.

53.7.5 Persistierender Urachus

Der Urachus ist die fetale Verbindung zwischen Blasenscheitel und Nabel. Diese obliteriert normalerweise zum Lig. vesicoumbilicale mediale. Bleibt die Obliteration vollständig aus, resultiert die **Urachusfistel** (Abb. 53.25a). Bei unvollständiger Obliteration können verschiedene Krankheitsbilder resultieren: Bleibt nur der distale Anteil des Urachus offen, entsteht ein **Urachusdivertikel** (Abb. 53.25b) am Blasenscheitel. Obliterieren der proximale und der distale Anteil und bleibt der mittlere offen, resultiert eine **Urachuszyste** (Abb. 53.25c).

Klinik: Für die **Urachusfistel** ist der **nässende Nabel** charakteristisch. Der Urin entleert sich tropfenweise, bei Druck auf die Blase verstärkt sich der Fluss. Der Nabel und seine Umgebung sind entzündlich gerötet. Die **Urachuszyste** tritt als **rundlicher Tumor in der Mittellinie zwischen Nabel und Symphyse** in Erscheinung. Oft manifestiert sie sich erst durch eine Infektion (medianer Bauchdeckenabszess).

Diagnostik: Sonographie, Kontrastmitteldarstellung vom Nabel aus, ggf. Zystographie.

Therapie: Exzision nach Diagnosestellung.

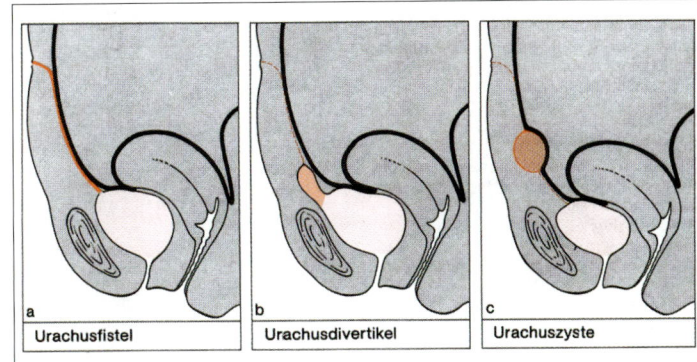

Abb. 53.25 a–c Persistierender Urachus
a Urachusfistel
b Urachusdivertikel
c Urachuszyste

53.7.6 Hernien

Nabelhernie (Abb. 53.26)
Sie entsteht durch inkompletten Verschluss der Faszie im Nabelbereich nach der Geburt.

Nabelhernien mit kleiner Bruchpforte (Durchmesser unter 2 cm) heilen in den ersten 4 Lebensjahren in ca. 80 % der Fälle spontan. Da Nabelhernien im Kindesalter zudem praktisch niemals einklemmen, sollte bei kleiner Bruchpforte der Spontanverlauf in den ersten 4 Lebensjahren abgewartet werden. Auch eine konservative Behandlung (Nabelpflaster, Nabelbinden) ist überflüssig. Sie beschleunigt die Heilung nicht, führt aber häufig zur Hautschädigung. Die Operation sollte im 5. Lebensjahr vor der Einschulung vorgenommen werden.

Nur die seltenen Nabelhernien mit großer Bruchpforte (Durchmesser über 2 cm) heilen nicht spontan und sollten früher operiert werden.

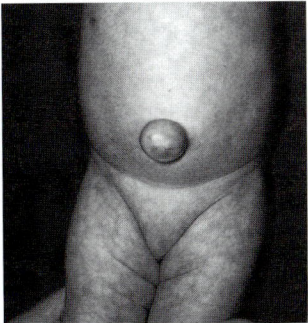

Abb. 53.26 Nabelhernie beim Säugling

Supraumbilikalhernie
Bruchpforte ist eine Faszienlücke direkt oberhalb des Nabels, die leicht getastet werden kann. Im Gegensatz zur Nabelhernie verschließt sich diese nicht spontan. Die Lücke wird von einem kleinen supraumbilikalen Schnitt aus verschlossen.

Epigastrische Hernie
Hierbei wölbt sich präperitoneales Fettgewebe durch eine Faszienlücke zwischen Processus xiphoideus und Nabel in das Subkutangewebe vor. Diese Hernie kann Bauchschmerzen verursachen. Bei der Operation findet sich in der Regel ein kleines gestieltes präperitoneales Lipom, das durch die Lücke hindurchgetreten ist. Dieses wird abgetragen und die Lücke verschlossen.

Leistenhernie
Die Leistenhernie ist die häufigste chirurgische Erkrankung des Kindesalters. Sie tritt bei 1–2 % aller Kinder auf. Knaben sind fünfmal häufiger betroffen als Mädchen. Praktisch immer liegt eine angeborene indirekte (laterale) Hernie (s. Kap. 40.6.1) vor. Bruchsack ist der nicht obliterierte Processus vaginalis (Abb. 53.27). Die rechte Seite ist doppelt so häufig betroffen (60 %) wie die linke (30 %). In 10 % der Fälle tritt die Leistenhernie doppelseitig auf.

Klinik: Meist tritt die Hernie bereits im Säuglingsalter in Erscheinung (Abb. 53.28). Es findet sich eine Schwellung im Bereich des äußeren Leistenringes, die bis in das Skrotum hinunterreichen kann und sich meist leicht in die Bauchhöhle reponieren lässt.

Differenzialdiagnose: Hydrocele testis (s. u., Abb. 53.27b, Abb. 53.29), Hydrocele funiculi spermatici (Abb. 53.27c), Lymphknotenschwellung.

Therapie: Operation nach Diagnosestellung! Eine abwartende Haltung ist wegen möglicher Komplikationen (je jünger, desto häufiger) nicht angezeigt. Die Operation unterscheidet sich von der im Erwachsenenalter, da lediglich eine hohe Bruchsack-

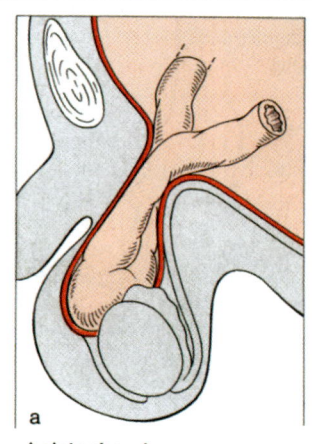

a
Leistenhernie

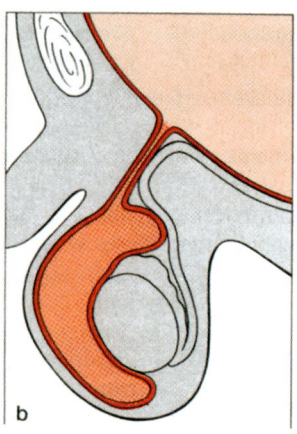

b
Hydrocele testis

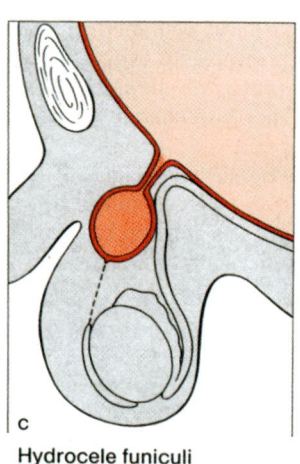

c
Hydrocele funiculi spermatici

Abb. 53.27 a–c Offener Processus vaginalis, gefüllt mit **a** Darm = Leistenhernie **b** Flüssigkeit = Hydrocele testis **c** Flüssigkeit bei distaler Obliteration = Hydrocele funiculi spermatici

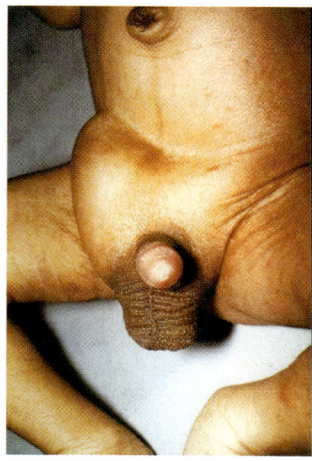

Abb. 53.28 Leistenhernie rechts beim Säugling

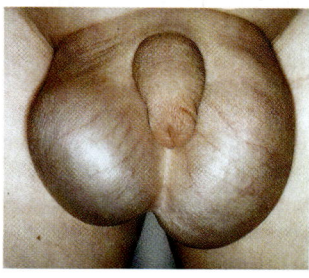

Abb. 53.29 Doppelseitige Hydrocele testis beim Säugling

abtragung mit Belassung des distalen Bruchsackanteils vorgenommen wird. Rekonstruktionen des Leistenkanals sind beim Kind unnötig und gefährlich, da sie zur Hodenatrophie führen können.

Leistenbruch: Operation nach Diagnosestellung!

Prognose: Rezidive sind selten (1 %).

Inkarzeration
Die Einklemmung ist die häufigste Komplikation der Leistenhernie. Sie tritt meist im Säuglingsalter auf und ist nicht selten Erstsymptom.
Klinik und Diagnostik: Erste Zeichen sind Unruhe, Schmerzen und Nahrungsverweigerung. Später entwickeln sich die Symptome eines mechanischen Ileus mit galligem Erbrechen und aufgetriebenem Abdomen. Die Untersuchung deckt die pralle, druckschmerzhafte Schwellung in der Leiste auf.
Therapie: In der Regel gelingt die manuelle Reposition, evtl. in Sedierung. In solchen Fällen wird am folgenden Tag nach Abklingen des Begleitödems operiert. Nicht nur der eingeklemmte Darm, sondern auch der Hoden ist durch Kompression der Samenstranggefäße gefährdet.

Leistenhernie beim Mädchen

Beim Mädchen handelt es sich in ca. ¼ der Fälle um Gleithernien. Tube und Ovar bilden den Bruchinhalt (Ovarialhernie). Da es durch Torsion dieser Organe zu Durchblutungsstörungen kommen kann, ist die Operation immer dringlich. Bei einem doppelseitigen Befund muss man an eine testikuläre Feminisierung denken (Diagnose durch Nachweis des Geschlechtschromatins im Mundschleimhautabstrich).

53.7.7 Hydrozele

Flüssigkeitsansammlung innerhalb der Tunica vaginalis.

Pathogenese: Die Obliteration des Processus vaginalis bleibt – wie bei der indirekten Leistenhernie – aus (Abb. 53.27b, c). Es handelt sich im Gegensatz zu den Hydrozelen beim Erwachsenen immer um **kommunizierende Hydrozelen**, d. h. es besteht eine feine Verbindung zwischen der Bauchhöhle und dem Hydrozelensack. Die in der Hydrozele befindliche Flüssigkeit stammt aus der Bauchhöhle.

Klinik und Diagnostik: Prall elastischer, schmerzloser Tumor im Skrotum (Hydrocele testis, Abb. 53.29) oder entlang des Samenstranges (Hydrocele funiculi spermatici).

Therapie: Während der **ersten 2 Lebensjahre** ist **keine Behandlung** indiziert, da es im Gegensatz zu den Leistenhernien in diesem Zeitraum oft zu einer Spontanheilung durch vollständige Obliteration des Processus vaginalis kommt. Danach ist bei Persistenz die Indikation zur Operation gegeben. Die Hydrozele wird wie eine Leistenhernie operiert. Eine **Winkelmann-Operation** (s. Abb. 41.2) ist beim Kind **kontraindiziert**.

53.7.8 Maldescensus testis

Hierunter fasst man alle Lageanomalien des Hodens zusammen. Ein Maldescensus testis liegt bei ca. 0,8 % aller 1-jährigen Knaben vor.

Formen: Ist ein Hoden weder sicht- noch tastbar, spricht man von **Kryptorchismus**. Ursache kann eine Anorchie, ein intrakanalikulärer Hoden oder ein Bauchhoden (Retentio testis abdominalis) sein.

Befindet sich der Hoden in der Leiste, spricht man von einem **Leistenhoden** (Retentio testis inguinalis). Eine Sonderform des Leistenhodens ist der **Gleithoden**. Dieser lässt sich manuell in das Skrotum hinunterbringen. Da die Samenstranggebilde zu kurz sind, wird er nach dem Loslassen wieder in die alte Position zurückgezogen.

Tabelle 53.3 Therapie des Maldescensus testis

Lageanomalie	Therapie
Retentio testis abdominalis (Kryptorchismus)	Beim doppelseitigen Kryptorchismus zunächst endokrinologischer Ausschluss einer Anorchie, danach ggf. Operation
Retentio testis inguinalis Gleithoden	Hormontherapie Bei Misserfolg: Operation
Hodenektopie	Operation. Hormontherapie kontraindiziert
Pendelhoden	Keine Therapie

Bei der **Hodenektopie** ist es zu einer Abweichung vom normalen Abstiegsweg gekommen. Der Hoden kann sich am Damm, an der Peniswurzel oder am Oberschenkel befinden. Eine Sonderform ist der nicht behandlungsbedürftige **Pendelhoden**. Dieser befindet sich normalerweise im Skrotum, kann sich aber gelegentlich in den Leistenkanal zurückziehen.

Therapie (Tab. 53.3): Mit Beendigung des 1. Lebensjahres sollten sich die Hoden im Skrotum befinden. Ist dies nicht der Fall, sollte man mit der Therapie beginnen; bei späterem Behandlungsbeginn kommt es in zunehmendem Maße zur Infertilität.

Primär kann eine **konservative Behandlung** mit humanem Choriongonadotropin (HCG) oder luteinising hormone releasing hormone (LHRH) durchgeführt werden: **HCG** wird im 2. Lebensjahr zweimal wöchentlich 5 Wochen lang i. m. gespritzt. **LHRH** hat den Vorteil, dass es schmerzlos als Nasenspray (4 Wochen lang) verabreicht werden kann.

■ Maldescensus testis: Therapie im 2. Lebensjahr!

Kontraindikationen der Hormontherapie:
1. Alter über 10 Jahre
2. Hodenektopie
3. Kombination von Hodenhochstand und Leistenhernie
4. sekundärer Hodenhochstand (nach Leistenbruchoperation).

Die Erfolgsquote der Hormonbehandlung ist nicht sehr hoch.

Die **operative Verlagerung** tastbarer Hoden ist in der Regel unproblematisch. Schwierig ist sie beim nicht tastbaren Hoden (intrakanalikulärer oder Bauchhoden).

Fehlt auf einer Seite ein Hoden, kann nach Abschluss der Pubertät eine Hodenprothese in das Skrotum eingesetzt werden.

53.8 Erkrankungen des Gastrointestinaltraktes

53.8.1 Ileus beim Neugeborenen

Allgemeines

Klinik: Die **klassischen Symptome** des Neugeborenenileus, die aber nicht alle vorhanden sein müssen, sind:

- **Hydramnion der Mutter:** Dieses tritt in der Regel nur bei hohen Verschlüssen des Gastrointestinaltraktes auf. Der gesunde Fet trinkt 25 – 40 % der Amnionflüssigkeit, die im Jejunum resorbiert wird. Bei hohen Verschlüssen (Pylorus-, Duodenal- und Jejunumatresie) kann die Amnionflüssigkeit jedoch wie bei der Ösophagusatresie nicht in das Jejunum gelangen.
- **galliges Erbrechen:** Nur bei Pylorusatresie oder suprapapillärem Duodenalverschluss ist das Erbrochene nicht gallig. Je höher die Lokalisation des Verschlusses, desto früher setzt das Erbrechen ein.
- **aufgetriebenes Abdomen:** je tiefer der Verschluss, umso ausgeprägter die Auftreibung des Abdomens
- **fehlender Mekoniumabgang** in den ersten 24 Stunden nach der Geburt.

Diagnostik: Meist reicht eine Röntgen-Abdomenübersicht im Hängen, bei tiefen Verschlüssen kann ein Kontrasteinlauf hilfreich sein.

Differenzialdiagnose: Sie umfasst beim Neugeborenen die Duodenalatresie und -stenose, die Dünn- und Dickdarmatresie, den Mekoniumileus, den Morbus Hirschsprung, die Analatresie und die nekrotisierende Enterokolitis.

Therapie: Wichtigste Erstmaßnahme ist das Legen einer ausreichend dicken Magensonde, um Aspirationen zu vermeiden. Nach Ausgleich des Wasser- und Elektrolytdefizits, Bereitstellung von Blut und Gabe von Vitamin K erfolgt die Operation.

Duodenalatresie und Duodenalstenose

Fehlen oder Einengung des Duodenallumens; Häufigkeit ca. 1 auf 5000 Geburten.

Pathogenese: s. **Abb. 53.30.** Die Duodenalatresie ist eine Hemmungsfehlbildung. Sie kommt gehäuft bei Kindern mit Trisomie 21 (Down-Syndrom) vor.

Klinik: Da der Verschluss meist unterhalb der Papilla Vateri liegt, ist **galliges Erbrechen** das **Leitsymptom**. Nur wenn der Verschluss oberhalb der

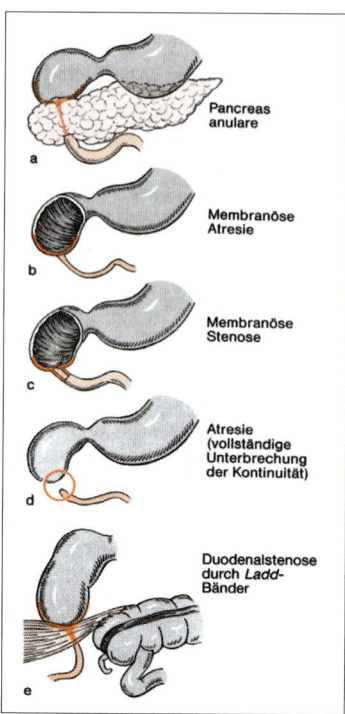

Abb. 53.30 a–e
Ursachen der Duodenalatresie und -stenose

Papille liegt, ist das Erbrochene nicht gallig. Der Oberbauch ist durch den dilatierten Magen meist vorgewölbt, der Unterbauch eingefallen. In über 50 % der Fälle liegen zusätzliche Fehlbildungen vor.

Diagnostik: Röntgen-Abdomenübersicht im Hängen. Sie zeigt den typischen Doppelspiegel im Magen und im Zwölffingerdarm („double bubble", **Abb. 53.31**).

> Duodenalatresie: Doppelspiegel („double bubble"), galliges Erbrechen!

Therapie: Das operative Vorgehen hängt von der Art des Verschlusses ab: Bei **vollständiger Unterbrechung** und beim **Pancreas anulare** erfolgt eine **Seit-zu-Seit-Duodeno-Duodenostomie. Membranen** werden nach Duodenotomie **exzidiert.** Bei der **Malrotation** wird die **Ladd-Operation** durchgeführt. Dabei wird nach Durchtrennung der Briden die Malrotation in eine Nonrotation umgewandelt. Da das Zäkum danach im linken Oberbauch liegt, sollte gleichzeitig eine Appendektomie vorgenommen werden.

Prognose: Diese hängt vom Reifegrad des Kindes und von zusätzlichen Fehlbildungen ab. Am gefährlichsten ist die Malrotation, da ein vor der operativen Korrektur auftretender Volvulus zu einer Nekrose des gesamten Darmes führen kann.

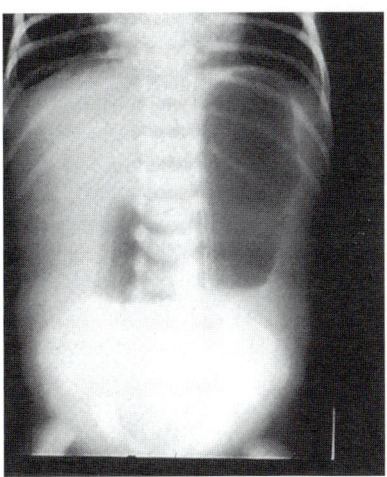

Abb. 53.31 Röntgen-Abdomenübersicht im Hängen bei Duodenalatresie: typischer Doppelspiegel („double bubble")

Dünndarmatresie

Fehlen des Dünndarmlumens (Abb. 53.32); Häufigkeit: 1 auf 8000 Geburten.

Ursachen: Dünndarmatresien können bei Tierfeten experimentell durch Unterbindung von Mesenterialgefäßen erzeugt werden. Die meisten Dünndarmatresien entstehen wahrscheinlich aufgrund intrauteriner Zwischenfälle wie Invagination, Volvulus oder Thrombose.

Klinik: Galliges Erbrechen, aufgetriebenes Abdomen. Wenn überhaupt, wird nur wenig gräuliches Mekonium entleert.

Diagnostik: Röntgen-Abdomenübersicht im Hängen. Die Anzahl der Spiegel lässt Rückschlüsse auf die Lokalisation des Verschlusses zu.

Therapie: Operation. Nach Resektion des Blindsackes wird die Darmkontinuität durch eine End-zu-End-Anastomose wiederhergestellt.

Prognose: Über 90 % der Kinder überleben.

Dickdarmatresie

Sie ist wesentlich seltener als die Dünndarmatresie.

Mekoniumileus

Pathogenese: Der Mekoniumileus stellt eine typische Erstmanifestation der Mukoviszidose dar und tritt bei 5 – 10 % aller Neugeborenen mit dieser Erkrankung auf. Das pathologisch zähe Mekonium führt zum Obturationsileus.

> **Mekoniumileus:**
> Typische Erstmanifestation der Mukoviszidose!

Pathologie: Man unterscheidet den unkomplizierten vom komplizierten Mekoniumileus.

Der Befund bei der **unkomplizierten Form** ist charakteristisch: Es liegt ein Mikrokolon vor. Die letzten 10 – 20 cm des Ileums sind ebenfalls enggestellt und perlschnurartig mit eingedickten Mekoniummassen ausgefüllt. Das oralwärts gelegene Ileum ist stark dilatiert und enthält zähe dunkle Mekoniummassen (Abb. 53.33).

Das Bild des **komplizierten Mekoniumileus** ist vielfältig: Die Komplikationen sind Folge einer Überdehnungsperforation oder eines Volvulus einer mekoniumgefüllten Dünndarmschlinge. Bei pränataler Perforation kann es zu diffuser oder lokalisierter steriler Mekoniumperitonitis, zu Darmstenosen, Atresien oder intraabdominellen Pseudozysten kommen. Beim postnatalen Volvulus kommt es zum Pneumoperitoneum mit bakterieller Peritonitis.

Klinik und Diagnostik: Leitsymptome sind galliges Erbrechen und aufgetriebenes Abdomen kurz nach der Geburt. Die Röntgen-Abdomenübersicht im Hängen zeigt unterschiedlich gefüllte Dünndarmschlingen, wobei Flüssigkeitsspiegel wegen des stark eingedickten Mekoniums oft fehlen. Beim komplizierten Mekoniumileus erkennt man gele-

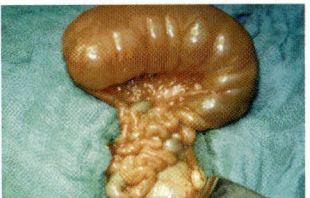

Abb. 53.32
Dünndarmatresie

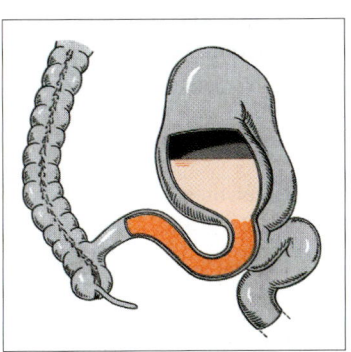

Abb. 53.33
Mekoniumileus

gentlich feine Verkalkungen (verkalkte Fremdkör-pergranulome).

Therapie: Beim **unkomplizierten Mekoniumileus** ist ein konservativer Behandlungsversuch mit **Gastro-grafineinläufen** in ca. 50 % der Fälle erfolgreich. Das hypertone Kontrastmittel führt zu einer Ver-schiebung von Flüssigkeit in das Darmlumen und zur Auflösung des eingedickten Mekoniums. Ge-lingt dies nicht, muss operiert werden. Kann der Darm nicht über eine Enterotomie leergespült wer-den, muss eine temporäre Enterostomie angelegt werden.

Beim **komplizierten Mekoniumileus** wird **primär operiert**. Das operative Vorgehen richtet sich nach der Art der vorliegenden Komplikation.

Prognose: Abhängig von der Schwere der Grund-erkrankung. Am häufigsten führen pulmonale Kom-plikationen zum Tod.

Morbus Hirschsprung (Megacolon congenitum)

Aplasie der intramuralen parasympathischen Gan-glienzellen (Auerbach- und Meißner-Plexus) eines distal lokalisierten Kolonabschnitts mit sekundärer Dilatation des proximal davon gelegenen Darm-abschnitts. Häufigkeit l auf 4000 Geburten. Knaben/Mädchen 4 : 1.

Pathogenese: Störung der Einsprossung der para-sympathischen Ganglienzellen in die Wand eines Kolonabschnitts. Da diese Einsprossung zwischen der 7. und 12. Embryonalwoche von oral nach ab-oral erfolgt, reicht das aganglionäre Segment immer vom Anus aus unterschiedlich weit oral-wärts. Am häufigsten (60 %) ist das Rektosigmoid befallen. Es gibt aber alle Übergänge vom ultrakur-zen Segment bis zur totalen Aganglionose des Ko-lons (Zuelzer-Wilson-Syndrom), sogar Aganglio-nosen des gesamten Darmes (Abb. 53.34). Die funktio-nelle Stenose im aganglionären Darmabschnitt führt zur Koprostase mit Erweiterung und Mus-kelhypertrophie des oralwärts gelegenen, gesunden Darmes (Abb. 53.35), d. h. zum Megakolon.

Klinik: **Chronische Obstipation**. Die meisten Kinder entwickeln bereits in der Neugeborenenperiode

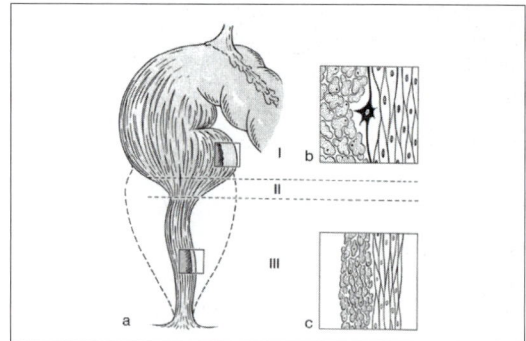

Abb. 53.35 a–c Schematische Darstellung der Pathologie des Morbus Hirschsprung:
a I Megakolon, Wandhypertrophie
II Übergangszone (3–5 cm)
III Aganglionäres (enges) Segment
b Histologischer (rechts) und histochemischer (links) Nor-malbefund
c Aplasie des intramuralen Parasympathikus (rechts), Hy-perplasie und erhöhte Acetylcholinesteraseaktivität (links) des extramuralen Parasympathikus

Symptome einer tiefsitzenden Darmobstruktion. Praktisch immer wird das erste Mekonium verspä-tet (> 24 Stunden) abgesetzt. In schweren Fällen folgt rasch ein kompletter Ileus. Zwei weitere Ereig-nisse in der **Neugeborenen- und frühen Säuglings-periode** müssen an einen Morbus Hirschsprung denken lassen:

■ **Diarrhö:** Infolge der Obstruktion kann sich eine Enterokolitis entwickeln. Diese ist Haupttodesursa-che beim Morbus Hirschsprung im Neugeborenen-alter. Außerdem aufgetriebenes Abdomen, galliges Erbrechen.

■ **Kolonperforation:** Dieses relativ seltene Ereignis tritt in der Neugeborenenperiode auf. Ursache ist eine Überdehnung des Darmes proximal des engen Segmentes.

Beim **älteren Kind** wird meist das klassische Bild mit **schwerer Obstipation** und **aufgetriebenem Ab-domen** beobachtet (Abb. 53.36). Manchmal entleeren die Patienten nur alle 2 – 3 Wochen Stuhl.

Abb. 53.34 a–e Manifestationsformen des Morbus Hirschsprung:
a ultrakurzes Segment
b und **c** typisches enges Segment im Rektosigmoid
d langes enges Segment
e totale Aganglionose des Dickdarms

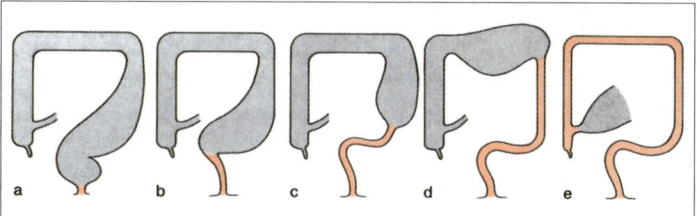

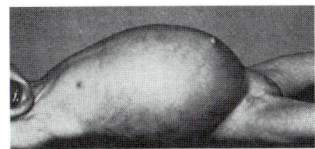

Abb. 53.36 Aufgetriebenes Abdomen bei Morbus Hirschsprung

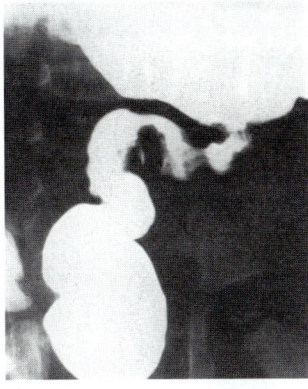

Abb. 53.37 Bariumkontrasteinlauf bei Morbus Hirschsprung mit engem Segment im Rektosigmoid

Diagnostik:

■ *rektale Untersuchung:* Der Untersuchungsbefund ist häufig charakteristisch: Der **Sphinktertonus** ist **erhöht**. Typisch ist die **explosionsartige Entleerung von Luft und Stuhl** beim Herausziehen des Fingers bei kurzem engem Segment oder nach Einführen des Darmrohres nach Überwinden des engen Segmentes.

■ *Röntgenkontrasteinlauf:* Mit ihm lässt sich das enge Segment meist eindeutig darstellen (Abb. 53.37).

■ *Rektumschleimhautbiopsie:* Die histochemische Untersuchung der Biopsie zeigt die für den Morbus Hirschsprung typische Vermehrung der parasympathischen Fasern in der Lamina propria mucosae, die mit einer erhöhten Acetylcholinesterase-Konzentration einhergeht. Die Biopsie muss 2 cm oberhalb der anokutanen Grenze entnommen werden, damit ein ultrakurzes Segment nicht übersehen wird.

Morbus Hirschsprung:
Sicherung der Diagnose durch Stufenbiopsie!

■ *Analdruckmessung:* Manometrisch ist der Morbus Hirschsprung durch fehlende Internusrelaxation, fehlende Fortleitung der propulsiven Wellen im aganglionären Segment, ein stark erhöhtes anorektales Druckprofil und eine fehlende Adaptationsreaktion gekennzeichnet.

Therapie: **Entfernung des aganglionären Segmentes** mit tiefer kolorektaler Anastomose (Operation nach Rehbein). Weitere Operationsmethoden sind die von Swenson, Duhamel und Soave.

Beim **Neugeborenenileus** wird bis zur endgültigen Operation **vorübergehend** eine **endständige Kolostomie** in der Übergangszone angelegt.

Prognose: Haupttodesursache ist die Enterokolitis. Die Operationsletalität ist minimal. Nach durchgeführter Operation werden bei 80 % der Patienten gute Resultate erzielt.

Anorektale Verschlüsse

Ursache: Ungenügende Trennung des Enddarmes vom ventral gelegenen Urogenitalsystem.

Pathologie: Anorektale Verschlüsse sind **häufig** mit **zusätzlichen Fehlbildungen** kombiniert, meist im Urogenitalbereich, gefolgt von solchen des Gastrointestinaltraktes (Ösophagusatresie, Duodenalatresie), des Herzens und des Skelettes (Wirbel).

Man unterscheidet hohe und tiefe anorektale Verschlüsse. Entscheidender Bezugspunkt ist die Puborektalisschlinge (Abb. 53.38). Bei den **hohen Formen** (40 %) endet der Rektumblindsack oberhalb dieser Schlinge, bei den **tiefen Formen** (60 %) ist er durch diese hindurchgetreten. Zwischenformen

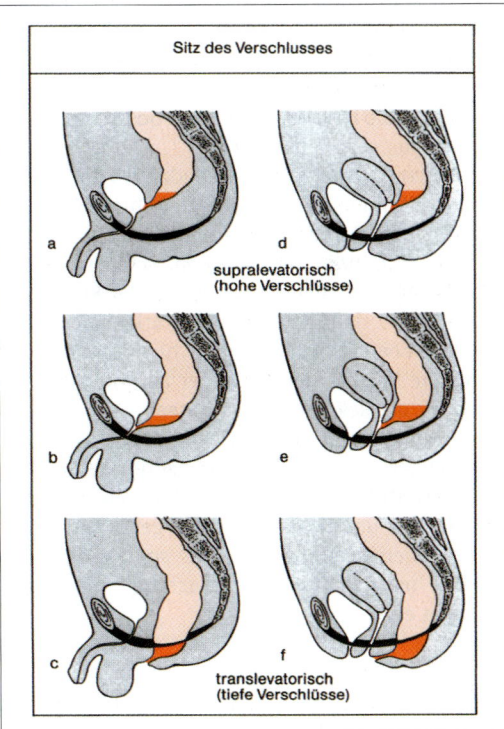

Abb. 53.38 a–f Anorektale Verschlüsse. Varianten bei Knaben (a–c) und Mädchen (d–f)

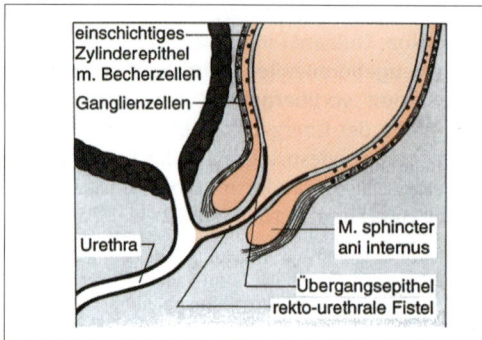

Abb. 53.39 Schematische Darstellung der Anatomie bei hoher Analatresie mit rektourethraler Fistel

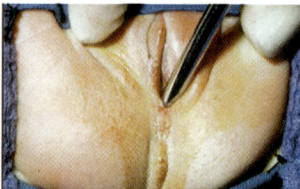

Abb. 53.40 Analatresie mit anovestibulärer Fistel beim Mädchen. Hegar-Stift in der Fistel

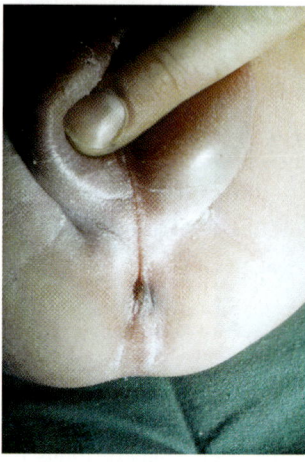

Abb. 53.41 Analatresie beim Jungen

werden als intermediär bezeichnet. Fast immer bestehen **Fisteln** zum Urogenitaltrakt oder zum Damm. Bei den hohen Formen münden diese Fisteln proximal: beim Mädchen in die Scheide, beim Jungen in den Blasenhals oder die Urethra. Bei den tiefen Formen münden die Fisteln distal: beim Mädchen in den Scheidenvorhof oder in den Damm, beim Jungen in den Damm oder in das Skrotum. Neue Untersuchungen haben gezeigt, dass diese Fisteln embryologisch und morphologisch einen ektopen (stenosierten) Anus darstellen. Sie sind immer von einem M. sphincter ani internus umgeben, es findet sich eine Zone von Übergangsepithel und die Fistel ist im Bereich des M. sphincter ani internus ganglienzellfrei (Abb. 53.39). Auch der M. sphincter ani externus ist kaudal des Blindsacks in der Mittellinie meist angelegt. Fehlen mehr als 2 Sakralwirbel, ist der M. levator ani nur rudimentär angelegt. Die drei wesentlichen Schließmuskeln sind also auch bei der Analatresie in der Regel vorhanden. Mit den heutigen Operationsmethoden lässt sich aber insbesondere der für die Kontinenz wichtigste Muskel, der Sphinkter ani internus, nur selten für die Rekonstruktion nutzen.

Klinik: Beim **Jungen** entwickelt sich nach 1 – 2 Tagen ein mechanischer Ileus, da über die sehr feinen Fisteln kein Stuhl entleert wird. Dagegen scheiden **Mädchen** in der Regel zunächst genügend Stuhl über die meist weiten Fisteln aus, so dass die Atresie bei mangelhafter Untersuchung manchmal verspätet entdeckt wird.

Diagnostik:
■ *Klinische Untersuchung:* Meist weist sie die Lokalisation des Verschlusses – für die einzuschlagende Therapie von entscheidender Bedeutung – nach:
　■ Bei den **tiefen Formen** findet man beim Mädchen in der Regel eine Fistel zum Damm oder

zum Scheidenvorhof (Abb. 53.40). Beim Jungen besteht fast immer eine sichtbare Fistel zum Damm. Sie kann bis in das Skrotum oder an die Penisunterseite verlaufen. Enthält sie Mekonium, wird sie als blauschwarzer Strich deutlich erkennbar. Eine hohe Form kann man vermuten, wenn keine Analöffnung und keine äußere Fistel erkennbar ist (Abb. 53.41).
■ Beim Mädchen zeigt die Entleerung von Mekonium durch die Scheide eine rektovaginale Fistel und damit die **hohe Form** an. Beim Knaben findet sich bei der hohen Form ebenfalls keine äußerlich sichtbare Fistel. Beimischung von Mekonium zum Urin beweist eine rektovesikale oder rektourethrale Fistel.
■ *Wangensteen-Aufnahme:* Seitliche Röntgenaufnahmen des Beckens in Kopftieflage lassen die Distanz zwischen luftgefülltem Rektumblindsack und markiertem Damm evtl. erkennen.
■ *Sonographie:* Zur Lokalisationsdiagnostik und zum Ausschluss von Fehlbildungen des Urogenitaltraktes und des unteren Spinalkanals („tethered cord").
■ *Röntgen-Abdomenübersicht im Hängen:* Obligat.
■ *Sondierung des Ösophagus:* Obligat, zur frühzeitigen Erfassung einer zusätzlichen Ösophagusatresie.

Therapie: Die 1980 von Pea und deVries entwickelte **posteriore sagittale Anorektoplastik** hat die frühe-

ren Operationsverfahren weitgehend verdrängt. Die Methode hat den Vorteil, dass sie in unterschiedlicher Ausdehnung für alle Formen der Analatresie angewandt werden kann. Sie wird meist von einem alleinigen sakralen Zugang aus durchgeführt und ist daher wenig belastend. Nur bei den höchsten Formen (10 %) muss zusätzlich eine Laparotomie durchgeführt werden. Bei den tiefsten Formen kann der Eingriff ohne protektive Sigmoidostomie durchgeführt werden, bei den übrigen Formen wird in der Neugeborenenperiode eine Sigmoidostomie angelegt und die endgültige Korrektur nach einigen Monaten durchgeführt.
Komplikationen: Eine häufige Komplikation stellt die partielle Stuhlinkontinenz dar, insbesondere bei den supralevatorischen Verschlüssen.

Nekrotisierende Enterokolitis

Die nekrotisierende Enterokolitis (NEC) ist die häufigste Ursache des akuten Abdomens in der Neugeborenen- und frühen Säuglingsperiode. Meist tritt sie zwischen dem 3. Lebenstag und der 4. Lebenswoche auf. In der Regel sind Frühgeborene und Neugeborene mit schweren Grunderkrankungen betroffen.
Ursache: Intestinale Ischämie mit Schädigung der Darmschleimhaut als Folge von Schock, Asphyxie oder Hypoxie. Die Invasion von meist gasbildenden Bakterien in die geschädigte Darmwand führt dort zur Entzündung und zur Ausbreitung von Gas. Dieses kann bis in die Pfortader gelangen. Bei fortschreitender Ischämie und Entzündung kommt es zu transmuraler Nekrose, Perforation, Peritonitis und Tod.
Klinik: Gespanntes Abdomen, Erbrechen, gastrointestinale Blutung, Lethargie, Apnoe, fortschreitende Azidose. Ein Pneumoperitoneum als Folge der Perforation ist ein Spätsymptom.

> Leitsymptome der NEC: Galliges Erbrechen, aufgeblähtes Abdomen, dünne Stühle!

Diagnostik: In typischen Fällen zeigt die Röntgen-Abdomenübersicht im Hängen Gas in der Wand der geblähten Darmschlingen, manchmal auch in der Pfortader (schlechtes prognostisches Zeichen). Die metabolische Azidose ist ein indirekter Hinweis auf die Minderperfusion des Darmes. Eine Thrombopenie ist Zeichen der Sepsis oder einer Verbrauchskoagulopathie.
Therapie: Im **Frühstadium konservative Behandlung:** Die orale Nahrungszufuhr wird eingestellt, der Darm durch eine Magensonde entlastet.

Schockbekämpfung durch Substitution mit Plasma oder Blut. Breitbandantibiotika; nach Eintreffen des Antibiogramms ggf. Umstellung auf ein spezifisches Antibiotikum.

Die Wahl des richtigen Operationszeitpunktes ist oft schwierig. Eine absolute Indikation ist die Perforation. Die **chirurgische Therapie** besteht in der Resektion der befallenen Darmabschnitte. Meist werden die Darmenden als endständige Enterostomien herausgeleitet. Die Darmkontinuität wird 2 – 3 Monate später wiederhergestellt.
Prognose: Hohe Letalität (10 – 20 %). Spätkomplikationen sind Darmstenosen (10 – 20 %) als Folge der Ischämie. Nach ausgedehnten Resektionen Kurzdarmsyndrom.

53.8.2 Ileus beim Säugling und Kleinkind

Häufigste Ursachen eines Ileus beim Säugling jenseits der Neugeborenenperiode sind die eingeklemmte Leistenhernie (s. o.), die hypertrophe Pylorusstenose und der Volvulus bei Malrotation. Weitere Ileusursachen im Kindesalter sind die Invagination, die Appendizitis, postoperative Adhäsionen und Briden, Darmduplikaturen, Mesenterialzysten und Rückbildungsstörungen des Ductus omphaloentericus (Meckel-Divertikel).

Hypertrophe Pylorusstenose (Pylorospasmus)

Hypertrophie der Pylorusmuskulatur, die eine Magenausgangsstenose zur Folge hat. Häufigkeit 3 auf 1000 Lebendgeborene. Knaben : Mädchen = 4 : l.
Ursache: Unbekannt.
Klinik: Die Symptome entwickeln sich in der Regel zwischen der 2. und 6. Lebenswoche. Charakteristisch ist **explosionsartiges, nicht galliges Erbrechen nach der Nahrungsaufnahme**, welches im Verlauf der ersten Lebenswochen typischerweise an Intensität zunimmt. Eine sichtbare Magenperistaltik zieht quer über den Oberbauch. Häufig, aber nicht immer ist der Pylorus als Resistenz im rechten Oberbauch zu tasten („Pylorustumor"). Das Erbrechen führt zu Gewichtsverlust und Exsikkose, der Verlust von Salzsäure zur hypochlorämischen Alkalose.

> Hypertrophe Pylorusstenose: Explosionsartiges Erbrechen, Pylorustumor, hypochlorämische Alkalose in der 2. – 6. Lebenswoche

Diagnostik:
- Klinische Untersuchung: s. o.
- Labor: s. o.

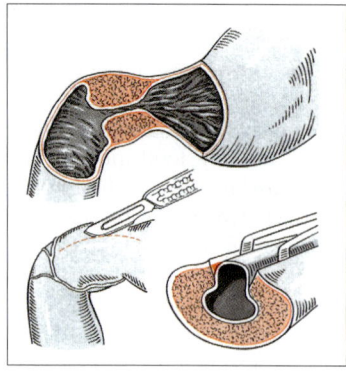

Abb. 53.42 a–c
Operation des
Pylorospasmus
(Pyloromyotomie
nach Ramstedt):
a Querschnitt
b Inzision
c Spreizung des
hypertrophischen
Muskelmantels

■ Sonographie: Wandverdickung im Bereich des Pylorus.

■ Magen-Darm-Passage: Pyloruskanal verengt und verlängert.

Differenzialdiagnose: **Kardiainsuffizienz**; diese kann allerdings auch gleichzeitig bestehen kann (Roviralta-Syndrom). Beim **adrenogenitalen Syndrom** bestehen neben dem Erbrechen Veränderungen des Genitales und eine andere Elektrolytkonstellation.

Therapie: Ist die Diagnose gestellt, ist die Indikation zur Operation gegeben. Nur leichte Fälle sollten konservativ behandelt werden. Die Operation ist niemals ein Notfall. Sie erfolgt nach Legen einer Magensonde und nach Ausgleich der hypochlorämischen Alkalose sowie des Wasser- und Elektrolytdefizits. Die **Pyloromyotomie nach Ramstedt** besteht in der Längsspaltung der Serosa des Pylorus und einem stumpfen Auseinanderdrängen der Muskulatur, bis sich die Schleimhaut hernienartig zwischen der Muskulatur vorwölbt **(Abb. 53.42)**. Der Eingriff wird von einem bogenförmigen Schnitt direkt oberhalb des Nabels durchgeführt, der keine sichtbare Narbe hinterlässt. 6 Stunden postoperativ kann mit der vorsichtigen Nahrungszufuhr begonnen werden. Wenige Tage nach der Operation werden die Kinder nach Hause entlassen. Die Letalität des Eingriffes liegt nahe 0 %.

Invagination

Einstülpung eines Darmanteils in den benachbarten – meist den aboralen – Darmanteil.

Ursachen: Für das **Säuglings- und Kleinkindalter** ist die **idiopathische ileokolische Invagination** typisch. Sie tritt vorwiegend im Alter zwischen 4 und 18 Monaten auf. Beim Säugling findet sich nur selten eine eindeutig anatomische Ursache (Meckel-Divertikel, Polyp, Duplikatur) für die Invagination. Fast immer bestehen allerdings vergrößerte mesen-

teriale Lymphknoten – wahrscheinlich Folge einer Virusinfektion –, die ursächlich angeschuldigt werden.

Bei der Invagination des **Neugeborenen** und des **älteren Kindes** liegt in der Regel eine **anatomische Ursache** (Meckel-Divertikel, Polyp, Duplikatur) vor. *Klinik:* Aus voller Gesundheit heraus treten **kolikartige Bauchschmerzen** auf. Meist kommt es auch zu **initialem Erbrechen**. Während der Attacken wird der Säugling blass, schreit und zieht die Beine an. Zwischenzeitlich ist das Kind beschwerdefrei. In verschleppten Fällen kommt es zum Vollbild des mechanischen Ileus mit aufgetriebenem Abdomen und wiederholtem galligen Erbrechen. Blutige Stühle sind ebenfalls ein Spätsymptom. *Diagnostik:* Die Diagnose kann meist klinisch aufgrund der Anamnese und des tastbaren Invaginationstumors gestellt werden. Sie wird gesichert durch Sonographie und Kontrasteinlauf **(Abb. 53.43)**. *Therapie:* Bei **Säuglingen und Kleinkindern** im Frühstadium Reposition mit Hilfe eines Kontrasteinlaufs unter Durchleuchtungskontrolle. Bei Versagen (10–30 %) wird operiert. In fortgeschrittenen Stadien oder beim 2. Rezidiv wird primär operiert. Meist gelingt die manuelle Reposition. Ist der Darm nekrotisch, muss reseziert werden.

Neugeborene und **ältere Kinder** sollten primär operiert werden, damit gleichzeitig die Ursache der Invagination beseitigt werden kann. *Prognose:* Gut.

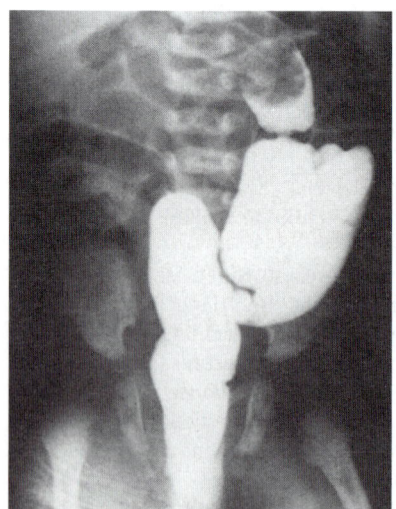

Abb. 53.43 Ileokolische Invagination. Röntgenkontrasteinlauf mit Stopp im Bereich der linken Flexur

Duplikaturen des Intestinaltraktes

Doppelbildungen von Abschnitten des Intestinaltraktes; selten. Typisch sind zusätzliche Wirbelfehlbildungen.

Pathologie: Duplikaturen können vom Mund bis zum Anus vorkommen. **Am häufigsten** sind sie **im Dünndarmbereich**. Duplikaturen liegen auf der mesenterialen Seite des Darmes und haben mit diesem eine gemeinsame Blutversorgung. Zystische Duplikaturen haben im Gegensatz zu den tubulären meist keine Verbindung zum Darm.

Klinik: Duplikaturen werden meist bereits im Säuglings- oder Kindesalter bemerkt. Thorakale Duplikaturen können durch Ösophaguskompression zu Dysphagie und durch Trachealkompression zu Stridor führen. Abdominelle Duplikaturen können durch eine Ileussymptomatik oder eine intestinale Blutung auffallen, wenn sie ektope Magenschleimhaut enthalten, deren HCl-Produktion Ulzerationen verursacht.

Diagnostik: Thorakale Duplikaturen sind auf der Thoraxaufnahme erkennbar, abdominelle lassen sich manchmal mittels MDP oder Kolonkontrasteinlauf nachweisen.

Therapie: Wegen möglicher Komplikationen werden Duplikaturen **operiert**. Meist muss der angrenzende Darm mit entfernt werden. Bei langen tubulären Duplikaturen wird nur die Schleimhaut ausgeschält.

53.8.3 Gastrointestinale Blutungen

Bei einer gastrointestinalen Blutung im Kindesalter spielt neben dem Charakter der Blutung vor allem das Lebensalter eine bedeutende Rolle für die Differenzialdiagnose (Tab. 53.4).

Gastrointestinale Blutung beim Neugeborenen
Eine Blutung am 1. Lebenstag wird fast immer durch **verschlucktes mütterliches Blut** vorgetäuscht. Das Fruchtwasser war in diesen Fällen blutig. Mit Hilfe des Apt-Testes kann das mütterliche vom fetalen Blut unterschieden werden. Die sog. **Melaena vera neonatorum**, die durch eine transitorische Funktionsschwäche der Leber und Mangel an Vitamin K bedingt ist, kommt heute bei der routinemäßigen Anwendung von Vitamin K kaum noch vor. Diese Blutungen treten meist am 2. oder 3. Lebenstag auf.

Bei einer **starken** oberen gastrointestinalen **Blutung** muss man auch an ein **Magen- oder Duodenalulkus** denken. Häufig bleibt die Ursache beim Neugeborenen unklar. Eine gastrointestinale Blutung

Tabelle 53.4 Differenzialdiagnose der rektalen Blutung im Kindesalter

Ätiologie	Neuge-borenes	Säugling	Kind
Gerinnungsstörung	+++	+	+
Verschlucktes Blut	+++		
Nekrotisierende Enterokolitis	+++		
Enteritis	+	+++	+++
Analfissur		+++	+
Invagination		+++	+
Meckel-Divertikel		+++	+
Juveniler Polyp			+++
Peptisches Ulkus	+	+	+++
Ösophagusvarizen			+++
Kolitis			+++
Duplikatur		+	+
Volvulus mit Gangrän	+	+	
Hämangiome		+	+

+++ = häufige Ursachen
+ = seltene Ursachen

während der Neugeborenenperiode, die chirurgisch behandelt werden muss, ist eine Rarität.

Analfissur
Diese stellt die häufigste Ursache hellroter Blutauflagerungen auf dem Stuhl in der Säuglingsperiode dar. Meist werden diese durch eine Obstipation verursacht. Die Diagnose wird durch die Inspektion des Anus gestellt. Die meisten Analfissuren heilen aus, wenn die Obstipation behandelt wird. Bei Misserfolg wird eine Sphinkterdehnung oder eine Sphinkterotomie durchgeführt.

Polypen
Die juvenilen Kolonpolypen sind in der Altersgruppe zwischen 2 und 12 Jahren die häufigste Ursache einer rektalen Blutung. Das Blut ist meist hellrot und dem Stuhl aufgelagert oder folgt der Stuhlentleerung nach. Eine maligne Entartung dieser Polypen kommt nicht vor. 70 % der Polypen sind im Rektum lokalisiert. Sie werden röntgenologisch oder besser endoskopisch diagnostiziert. Fast alle Polypen können endoskopisch abgetragen werden. Adenomatöse Polypen sind beim Kind sehr sel-

ten. Ausnahmen sind solche bei der familiären Polyposis coli (s. Kap. 27.7.2).

Ösophagusvarizen

Anders als beim Erwachsenen wird die portale Hypertension im Kindesalter **häufig** durch eine **Pfortaderthrombose** verursacht (**prähepatischer Block**). Blutungen vor dem 2. Lebensjahr sind selten. Da die Leberfunktion normal ist, besteht eine weitaus bessere Langzeitprognose als beim Erwachsenen.

Ursachen für den **intrahepatischen Block** im Kindesalter sind die biliäre Zirrhose als Folge einer Gallengangsatresie, die posthepatische Zirrhose, der Alpha-1-Antitrypsinmangel, der Morbus Wilson und die Mukoviszidose.

Meckel-Divertikel

Das Meckel-Divertikel (s. Abb. 26.3) ist die **häufigste Ursache einer massiven rektalen Blutung** im Kindesalter. Es kommt bei 1 – 2 % der Bevölkerung vor.
Pathogenese: Hemmungsfehlbildung des Ductus omphaloentericus .
Klinik: 90 % der Divertikel bleiben asymptomatisch. Symptome können in jedem Lebensalter auftreten, sind allerdings in den ersten beiden Lebensjahren am häufigsten.
Komplikationen:
- **Ileus** als Folge eines Volvulus oder einer Strangulation um eine strangförmige Verbindung zum Nabel oder um eine strangförmige Bride zum Mesoileum. Letztere entspricht der obliterierten A. omphalomesenterica.
- **Invagination**
- **Divertikulitis und Perforation:** Die Divertikulitis hat das klinische Bild einer Appendizitis.
- **Blutung:** Charakteristisch ist die **schmerzlose massive rektale Blutung**, die meist spontan zum Stehen kommt, aber Transfusionen erfordern kann. Zu den Blutungen kommt es, wenn das Divertikel Inseln ektoper Magenschleimhaut enthält. Diese produzieren Salzsäure, die peptische Ulzerationen in der benachbarten Dünndarmschleimhaut erzeugen.
Diagnostik: Das Divertikel lässt sich röntgenologisch nur schwer darstellen.

Bei **V. a. blutendes Divertikel** ist das ^{99m}**Tc-Szintigramm** die diagnostische Methode der Wahl. Das intravenös gegebene Technetium reichert sich in der Magenschleimhaut an und wird wie die Salzsäure über diese ausgeschieden (Abb. 53.44).

V. a. blutendes Meckel-Divertikel: Tc-Scan!

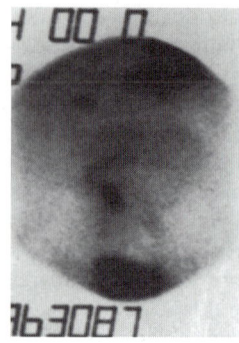

Abb. 53.44 ^{99m}Tc-Szintigramm beim blutenden Meckel-Divertikel, oben Magen, unten Blase, in der Mitte das Divertikel

Therapie: Im Kindesalter wird **jedes Meckel-Divertikel** wegen möglicher Komplikationen **entfernt**. Meist reicht die keilförmige Exzision mit anschließender Quervernähung des Darmes. Bei Komplikationen wird oft eine Dünndarmsegmentresektion erforderlich.

53.9 Kinderchirurgische Erkrankungen der Leber und Gallenwege

53.9.1 Gallengangsatresie

Bei der Gallengangsatresie liegt eine Obstruktion aller oder eines Teiles der extrahepatischen Gallengänge vor. Häufigkeit 1 auf 15000 Geburten.
Ursache: Unklar. Am wahrscheinlichsten ist eine entzündliche Genese. Möglicherweise haben neonatale Hepatitis und Gallengangsatresie die gleiche Ursache.
Einteilung: s. Abb. 53.45. Am häufigsten ist der Typ D mit Umwandlung aller extrahepatischen Gänge in fibröse Stränge. Typ C und D stellen sog. „nichtkorrigierbare" Formen dar. Typ A und B („korrigierbare Formen") sind sehr selten (< 10 %).
Klinik: Leitsymptom ist der **Ikterus**, der **kurz nach der Geburt** auftritt. Die Stühle werden weiß, der Urin dunkel. Der Allgemeinzustand des Säuglings ist zunächst nicht beeinträchtigt.
Differenzialdiagnose und Diagnostik: Der **physiologische Neugeborenenikterus** geht innerhalb von 14 Tagen spontan zurück. Jeder länger bestehende **Ikterus** ist pathologisch und bedarf der raschen Abklärung. Zugrunde liegen können bakterielle Sepsis, Zytomegalie, Syphilis, Toxoplasmose, hämolytische Erkrankungen, Galaktosämie u. a. Diese können in der Regel durch Laboruntersuchungen abgegrenzt werden.

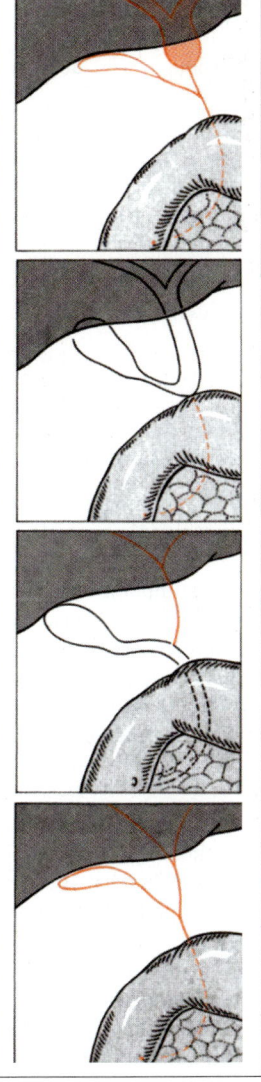

Therapie: Bei den sehr seltenen „**korrigierbaren**" **Formen** erfolgt eine **Roux-Y-Anastomose zwischen** dem **Ductus hepaticus und** einer **Jejunumschlinge**. Bei den „**nicht korrigierbaren**" **Formen** wird eine **Hepatoportojejunostomie** nach Kasai durchgeführt, die zu einem ausreichenden Gallefluss führen kann.

Prognose: Schlecht, da sich auch bei fast allen „erfolgreich" operierten Kindern, die anikterisch werden, im Laufe der Jahre eine Leberzirrhose mit portaler Hypertension ausbildet. Nach erfolgloser Kasai-Operation besteht die Indikation zur Lebertransplantation.

53.9.2 Choledochuszysten

Angeborene zystische Erweiterungen der abführenden Gallenwege. Die Zystengröße reicht von Walnussgröße bis zu Tumoren, die den rechten Oberbauch ausfüllen.

Abb. 53.45 a–d
Variationen der Gallengangsatresie:
a Atresie des Ductus hepaticus communis und Ductus choledochus (Typ A),
b Atresie des Ductus choledochus (Typ B),
c Atresie des Ductus hepaticus (Typ C),
d Atresie aller extrahepatischen Gallenwege (Typ D)

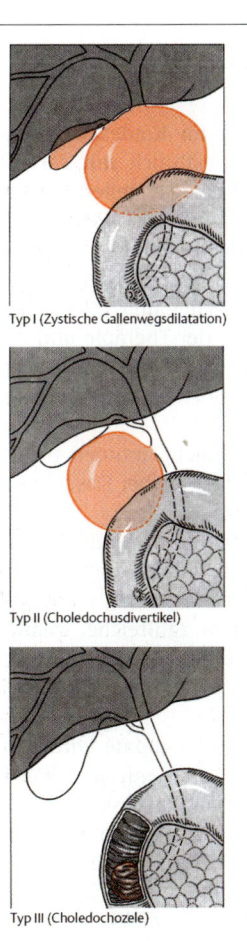

Typ I (Zystische Gallenwegsdilatation)

Typ II (Choledochusdivertikel)

Typ III (Choledochozele)

Abb. 53.46 a–c Einteilung der Choledochuszysten nach Alonso-Lej

Dagegen sind eine **neonatale Hepatitis** oder ein **Syndrom der eingedickten Galle** oft nur schwer von der Gallengangsatresie zu differenzieren. Klärung bringt häufig erst die explorative Laparotomie mit Cholangiographie. Sie muss spätestens bis zur 6.–8. Lebenswoche erfolgt sein, da im Falle einer Atresie die chirurgische Korrektur bei späterer Diagnose wegen der dann bereits fortgeschrittenen biliären Leberzirrhose wenig Aussicht auf Erfolg hat.

Die Diagnose einer Gallengangsatresie muss bis zur 6.–8. Lebenswoche gestellt werden!

Ursache: Unklar.

Einteilung: s. **Abb. 53.46.**

Klinik: Die klassische Symptomentrias Ikterusschübe, Schmerzen und tastbarer Tumor im rechten Oberbauch findet sich nur in 20 % der Fälle.

Leitsymptom beim Säugling ist der **Ikterus**, während **beim älteren Kind** eher **Schmerzen** im Vordergrund stehen. 3/4 aller Choledochuszysten werden im Kindesalter diagnostiziert.

Diagnostik: Die **Sonographie** ist die am wenigsten eingreifende Methode. Aussagefähigste Untersuchungsmethode ist die Magnetresonanzcholangiopankreatikographie (**MRCP**).

Therapie: Therapie der Wahl ist die **Exstirpation** der Zyste **mit** anschließender **Roux-Y-Hepatikojejunostomie**. Dabei wird die Gallenblase mit entfernt.

Prognose: Bei frühzeitiger Operation gut.

53.10 Maligne Tumoren im Kindesalter

53.10.1 Allgemeines

Obwohl maligne Tumoren im Kindesalter selten sind – in Deutschland ist jährlich mit ca. 1800 Neuerkrankungen zu rechnen – stellen sie nach den Unfällen die **zweithäufigste Todesursache nach der Neugeborenenperiode** dar. Wegen der Seltenheit maligner Tumoren im Kindesalter und des hohen Maßes an ärztlicher und pflegerischer Erfahrung in der Steuerung der Therapie und ihrer Nebenwirkungen sollten Kinder mit Malignomen ausschließlich in onkologischen Spezialabteilungen behandelt werden.

Die **Häufigkeit** der malignen Tumoren im Kindesalter zeigt **Tab. 53.5**. Anders als bei Erwachsenen sind Karzinome bei Kindern Raritäten.

Die **Prognose** hat sich bei vielen kindlichen Malignomen in den letzten 25 Jahren durch intensivierte Therapie, insbesondere durch verbesserte Chemotherapie und durch zahlreiche, planvoll durchgeführte Therapiestudien erheblich verbessert, so dass heute über 50 % aller Kinder mit Malignomen überleben.

Die **Therapie** kindlicher Malignome wird daher auch bei fortgeschrittenen Fällen mit kurativer Intention betrieben. Die Behandlungspläne für fast alle Malignome wurden in prospektiven klinischen Therapiestudien entwickelt. Ihnen gemeinsam ist die Kombination von lokaltherapeutisch (Operation, Strahlentherapie) und systemisch wirkenden Maßnahmen (Chemotherapie).

Tabelle 53.5 Verteilung der Leukämien und malignen Tumoren im Kindesalter (Manchester Children's Tumor Registry, 1580 Patienten, 1974)

Leukämien und maligne Lymphome	**38 %**
Embryonale Tumoren ▪ Neuroblastom ▪ Wilms-Tumor ▪ Rhabdomyosarkom ▪ Recinoblastom ▪ Hepatoblastom	23 %
Hirntumoren	18 %
Tumoren des Stütz- und Bindegewebes	8 %
Karzinome	4 %
Sonstige	9 %

Bei fast allen Kindern mit Malignomen werden zur Durchführung der Chemotherapie zentrale Venenverweilkatheter (Broviac- oder Hickman-Katheter) oder Port-a-Cath-Systeme implantiert, in der Regel über eine Jugularvene. Auf diese Weise werden die sonst so belastenden, notwendigerweise häufigen Punktionen der Venen vermieden. Diese Kathetersysteme können in der Regel bis zur Beendigung der Chemotherapie belassen werden.

53.10.2 Wilms-Tumor

7 – 10 % aller kindlichen Malignome sind Wilms-Tumoren. In Deutschland treten jährlich ca. 100 Neuerkrankungen auf. Häufigkeitsgipfel 2. – 4. Lebensjahr.

Klinik: **Leitsymptom** ist der **tast- oder sichtbare Flankentumor**. Der Allgemeinzustand ist wenig beeinträchtigt. Bauchschmerzen, Fieber, Makrohämaturie oder Hypertonie können auftreten. Wilms-Tumoren kommen gehäuft bei Aniridie, Wiedemann-Beckwith-Syndrom und Hemihypertrophie vor.

Diagnostik: Mittels **Sonographie** und **CT** **(Abb. 53.47)** lässt sich die Tumorausdehnung meist genau darstellen. Für das operative Vorgehen ist besonders

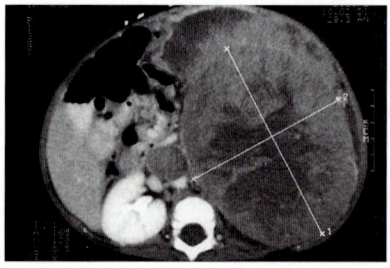

Abb. 53.47
Abdominelle CT: großer linksseitiger Wilms-Tumor

Tabelle 53.6 Stadieneinteilung des Wilms-Tumors (Einteilung erst nach Operation möglich)

Stadium	Tumorausdehnung
I	Tumor auf eine Niere begrenzt, Kapsel nicht durchbrochen
II	Tumor einseitig, Kapsel durchbrochen, aber vollständig entfernt
III	Tumor einseitig, nicht vollständig entfernt, keine Fernmetastasen
IV	Hämatogene Fernmetastasen
V	Doppelseitiger Wilms-Tumor

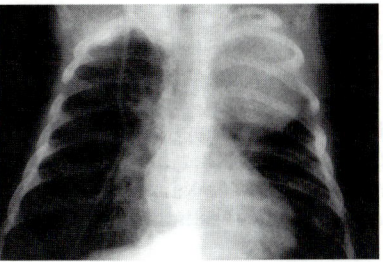

Abb. 53.48 Röntgenaufnahme des Thorax bei Neuroblastom

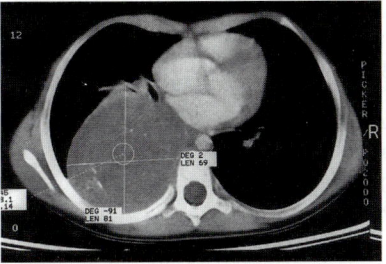

Abb. 53.49 Thorax-CT: Neuroblastom im rechten hinteren Mediastinum mit typischen Verkalkungen

wichtig, ob ein Tumorthrombus in der Nierenvene, der V. cava oder gar im rechten Vorhof vorliegt. Lungenmetastasen – zum Zeitpunkt der Diagnosestellung in 10 – 20 % der Fälle vorhanden – werden durch **Röntgen-Thorax** und **Thorax-CT** dargestellt. Die Stadieneinteilung des Wilms-Tumors zeigt **Tab. 53.6**.

Therapie: Zurzeit werden Wilms-Tumoren in Deutschland nach dem SIOP/GPOH-Protokoll behandelt. Hiernach werden **nur Säuglinge** im **Alter unter 6 Monaten primär operiert. Bei allen Anderen** wird **praöperativ** eine **Chemotherapie** durchgeführt, deren Dauer je nach Tumorstadium bei 4 – 6 Wochen liegt. Dieser folgt die **transabdominelle Tumornephrektomie.** Postoperativ wird mit Ausnahme von Stadium I die Chemotherapie fortgesetzt und evtl. auch eine Strahlentherapie durchgeführt. Die Intensität dieser Behandlung richtet sich nach dem Tumorstadium und der Tumorhistologie. Doppelseitige Tumoren erfordern eine individuelle Behandlung. Meist kann durch organerhaltende Tumorresektionen genügend funktionsfähiges Nierengewebe erhalten werden. Die seltenen Tumorthromben, die über die Nierenvene und die Vena cava bis in den rechten. Vorhof reichen, werden unter Einsatz der Herz-Lungen-Maschine entfernt.

Prognose: Gut. Insgesamt beträgt die 2-Jahres-Überlebensrate, die einer Heilung entspricht, über 80 %. Selbst Kinder im Stadium IV mit Lungenmetastasen haben bei entsprechender Behandlung eine Überlebenschance von etwa 50 %.

53.10.3 Neuroblastom

Das Neuroblastom ist ähnlich häufig wie der Wilms-Tumor und manifestiert sich meist schon beim Säugling und Kleinkind.

Pathologie: Das Neuroblastom ist ein Abkömmling primitiver sympathischer Ganglienzellen und sezerniert fast immer Katecholamine, deren Endprodukte vermehrt im Urin ausgeschieden werden. Es metastasiert früh, hauptsächlich in Lymphknoten, Knochenmark, Knochen, Leber und Haut. Obwohl es in ca. 50 % der Fälle trotz intensiver Therapie zum Tode führt, kann es sich spontan zurückbilden oder in ein benignes Ganglioneurom ausreifen.

Lokalisation: Im Bereich des Grenzstranges und des Nebennierenmarkes: Hals (5 %), Mediastinum (15 %) **(Abb. 53.48, 53.49)**, Retroperitoneum (75 %), Becken (5 %).

Klinik: Im Halsbereich manifestiert sich das Neuroblastom als derber Knoten, evtl. mit Horner-Syndrom oder Rekurrensparese. Mediastinale Neuroblastome führen erst bei beträchtlicher Größe durch Tracheal- oder Bronchuskompression zu respiratorischen Symptomen oder zu einer oberen Einflussstauung. Wenn der Tumor in die Foramina intervertebralia einwächst (Sanduhrgeschwulst), kann eine Querschnittsymptomatik Leitsymptom sein. Abdominelle Neuroblastome fallen als tastbare Resistenzen auf. Häufiger als lokale Symptome sind **allgemeine Krankheitszeichen** als Folge der Metastasierung: Fieber, Appetitlosigkeit, Gewichtsabnahme, Knochenschmerzen und Anämie. In ca.

75 % der Fälle bestehen zum Zeitpunkt der Diagnosestellung bereits Metastasen.

Diagnostik:

■ *Radiologie:* Röntgenologisch sind die Tumoren häufig durch feine Verkalkungen charakterisiert. CT zur exakten Bestimmung der Lokalisation, Knochenstatus zum Nachweis von Knochenmetastasen.

■ *Sonographie:* Zur exakten Bestimmung der Lokalisation.

■ *24-Stunden-Sammelurin:* Abbauprodukte der Katecholamine (Vanillinmandelsäure und Homovanillinmandelsäure) meist erhöht.

■ *Skelett-Szintigraphie:* Zum Nachweis von Knochenmetastasen. Die Szintigraphie mit ^{131}J-Metaiodobenzylguanidin hat die diagnostischen Möglichkeiten erweitert.

■ *Knochenmarkpunktion:* Zum Nachweis von Knochenmetastasen.

Screening-Verfahren: In den vergangenen Jahren wurden weltweit verschiedene Massenscreening-Programme für das Neuroblastom entwickelt mit dem Ziel, die immer noch schlechte Prognose zu verbessern. Dabei wird bei allen Kindern im Alter von ca. 1 Jahr der Urin auf Abbauprodukte der Katecholamine untersucht. Überraschenderweise wurden dadurch doppelt so viele Neuroblastome diagnostiziert wie zuvor, d. h. es wurden zahlreiche klinisch stumme Neuroblastome diagnostiziert, die sich entweder spontan zurückgebildet hätten oder die zu einem gutartigen Ganglioneurom ausgereift wären. Andererseits werden durch das Screening nicht alle Neuroblastome entdeckt. Bis heute ist nicht bewiesen, ob sich durch diese aufwendige Methode die Letalität des Neuroblastoms senken

lässt; in Deutschland wurde das Screening inzwischen wieder eingestellt.

Therapie: Sie ist abhängig vom Tumorstadium **(Tab. 53.7)**, von der Tumorlokalisation und vom Alter des Kindes (bessere Prognose bei Alter < 1 Jahr). Meist ist eine kombinierte Therapie bestehend aus **Operation, Chemo- und Strahlentherapie** erforderlich. Im Gegensatz zu anderen embryonalen Tumoren haben Chemo- und Strahlentherapie beim Neuroblastom bisher keine wesentliche Verbesserung der Überlebensrate erbracht, die etwa 50 % beträgt. Eine Sonderform stellt das Stadium IV-S dar. In vielen Fällen kommt es hier trotz der diffusen Metastasierung zur Spontanheilung. Andernfalls wird eine Chemotherapie durchgeführt.

53.10.4 Rhabdomyosarkom

Das Rhabdomyosarkom ist das häufigste Weichteilsarkom des Kindesalters und macht etwa 5 % aller kindlichen Malignome aus. Ausgangspunkt ist die quergestreifte Muskulatur. Häufigkeitsgipfel: 2. – 6. Lebensjahr.

Lokalisation: Hauptlokalisationen sind Kopf, Hals, Urogenitaltrakt (Sarcoma botryoides), Rumpf und Extremitäten.

Klinik und Diagnostik: Die Klinik ist abhängig von der Lokalisation und der Größe des Tumors. Die histologische Diagnose ist häufig schwierig.

Therapie: Sie richtet sich nach dem Tumorstadium. Meist wird kombiniert chirurgisch, chemo- und strahlentherapeutisch behandelt. Als Chemotherapeutika kommen z. B. Actinomycin D, Vincristin, Adriamycin, DTIC und Cisplatin in Frage.

Prognose: Sie ist abhängig vom Tumorstadium, von der Lokalisation, vom Alter des Kindes und vom histologischen Typ. Insgesamt überleben etwa 60 % der Kinder.

53.10.5 Lebertumoren

Häufigster maligner Lebertumor bei Kindern ist das **Hepatoblastom**. Meist wird es in den ersten 4 Lebensjahren manifest. Die Kinder fallen in der Regel durch den tast- oder sichtbaren Tumor im Oberbauch auf, seltener durch Ikterus.

Die meisten Leberfunktionstests sind normal. Das Alpha-Fetoprotein ist fast immer deutlich erhöht. Die genaue Tumorausdehnung wird mittels Sonographie und CT **(Abb. 53.50)** bestimmt.

Die Therapie besteht in der Resektion. Primär nicht resektable Tumoren können durch chemotherapeutische Vorbehandlung resektabel werden.

Tabelle 53.7 Stadieneinteilung des Neuroblastoms (nach Evans)

Stadium	Tumorausdehnung
I	Tumor auf Nebenniere oder sonstige Ursprungsstruktur begrenzt
II	Tumor über Ursprungsstruktur hinausgehend, jedoch Mittellinie nicht überschreitend Evtl. Lymphknotenbefall auf homolateraler Seite
III	Tumor hat Mittellinie überschritten
IV	Hämatogene Fernmetastasen (Lymphknoten, Knochen u. a.)
IV–S	Kinder unter 1 Jahr, kleiner Primärtumor, Fernmetastasen in Leber, Haut, Knochenmark, aber nicht im Knochen

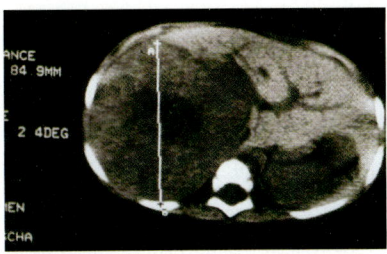

Abb. 53.50 CT des Abdomens: großes Hepatoblastom

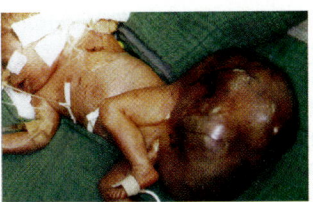

Abb. 53.51 Riesiges sakrokokzygeales Teratom

Die Prognose hängt von der Resektionsfähigkeit ab.

Zweithäufigster maligner Lebertumor beim Kind ist das **hepatozelluläre Karzinom**. Er tritt meist zwischen dem 10. und 15. Lebensjahr auf. Die Prognose ist schlechter als beim Hepatoblastom, da der Tumor häufig nicht resektabel ist.

Weitere seltene Lebertumoren sind das **mesenchymale Hamartom** und das **Angiosarkom**.

53.12.6 Teratome

Teratome enthalten Bestandteile aller 3 Keimblätter. Sie können benigne oder maligne sein. Die Lokalisationen zeigt **Tab. 53.8**. Die thorakalen Teratome sind im vorderen Mediastinum lokalisiert. Die Teratome des Ovars führen zu Verdrängungserscheinungen im Abdomen und können torquieren oder rupturieren. Die retroperitonealen Teratome imponieren als Flankentumoren. Am häufigsten sind die sakrokokzygealen Teratome **(Abb. 53.51)**. Sie gehen vom Steißbein aus. Ihre Größe kann sehr unterschiedlich sein. Sie reicht von der kaum erkennbaren Geschwulst bis zum Riesentumor, der die Größe des Neugeborenen erreicht. Manche Teratome wachsen nicht nach außen, sondern in den

Tabelle 53.8 Häufigkeit der verschiedenen Teratom-Lokalisationen

Kopf und Hals	6 %
Mediastinum	4 %
Abdomen und Retroperitoneum	5 %
Sakrokokzygeal	40 %
Ovar	37 %
Hoden	3 %
Gehirn, Rückenmark	3 %
Andere	2 %

Präsakralraum und sind dann äußerlich nicht erkennbar. Die meisten sakrokokzygealen Tumoren sind benigne, sie können aber rasch nach der Geburt entarten. Die Entfernung ist daher schon in der Neugeborenenperiode indiziert. Die Prognose ist gut. Sakrokokzygeale Teratome, die intrauterin schon vor der 30. SSW erkennbar sind, haben eine schlechte Prognose. Sie werden in der Regel sehr groß und besitzen ausgedehnte arteriovenöse Shunts. Die Folgen sind Herzversagen, Hydrops und intrauteriner Fruchttod.

▪▪▪ Merken

- **Ehemalige Frühgeborene: postoperative Überwachung mindestens 12 – 18 Stunden am Monitor, keine ambulante OP in den ersten Monaten**
- **Zyanotische Neugeborene mit eingefallenem Abdomen: Zwerchfellhernie**
- **Bei jedem Neugeborenen Sondierung des Ösophagus zum Ausschluss einer Ösophagusatresie**
- **Gastroschisis: Bauchwandlücke mit bereits intrauterin vorgefallenen Darmschlingen, kein Bruchsack**
- **Omphalozele: Hernie (Bruchsack!) in die Nabelschnur durch eine Lücke in der vorderen Bauchwand**
- **Nabelhernie: Spontanverlauf in den ersten 4 Lebensjahren abwarten**
- **Leistenhernie: häufigste chirurgische Erkrankung des Kindesalters. Therapie: Operation unmittelbar nach Diagnosestellung**
- **Hydrozele: Flüssigkeitsansammlung innerhalb der Tunica vaginalis. OP-Indikation nur bei Persistenz nach dem 2. Lebensjahr, Operation wie Leistenhernie**
- **Maldescensus testis: Therapie im 2. Lebensjahr**
- **Mekoniumileus: typische Erstmanifestation der Mukoviszidose**
- **Nekrotisierende Enterokolitis: häufigste Ursache des akuten Abdomens in der Neu-**

geborenen- und frühen Säuglingsperiode. Leitsymptome: galliges Erbrechen, aufgeblähtes Abdomen, dünne Stühle.
- Hypertrophe Pylorusstenose: explosionsartiges Erbrechen, Pylorustumor, hypochlorämische Alkalose in der 2. – 6. Lebenswoche
- Wilms-Tumor: Leitsymptom: tast- oder sichtbarer Flankentumor. Therapie: transabdominelle Tumornephrektomie nach präoperativer Chemotherapie.
- Neuroblastom: Tumor im Bereich des Grenzstranges und des Nebennierenmarkes. Therapie: Kombination aus Operation, Chemo- und Strahlentherapie.

Quellenverzeichnis der Abbildungen

Abb. 42.7, 42.8, 42.13, 42.15 und 42.17 wurden im Institut für Strahlendiagnostik (Direktor: Prof. Dr. K. Mathias) des Klinikum Dortmund gGmbH angefertigt.

Teileröffnungsabbildung Teil 1 und Teil 2: Photodisc

Sachverzeichnis
Halbfette Seitenzahl = Haupttextstelle

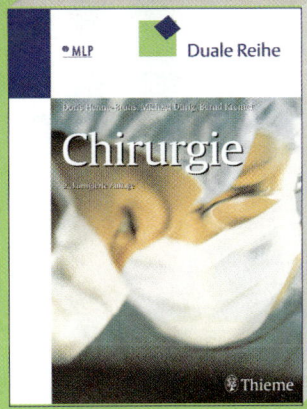
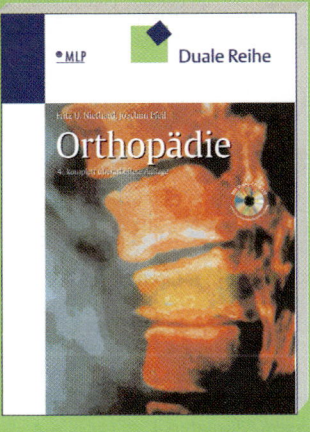
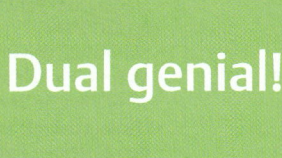
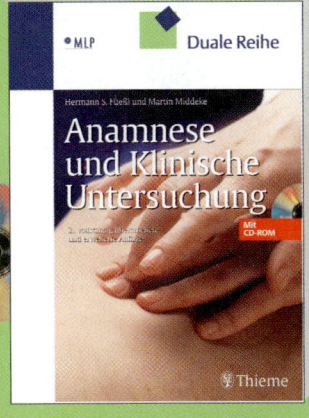
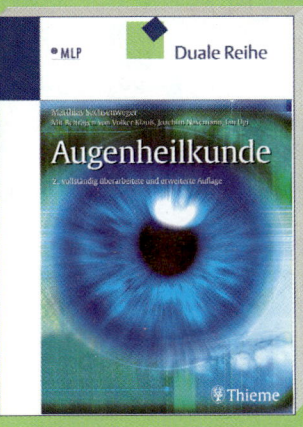
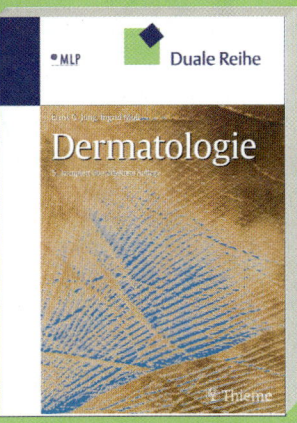
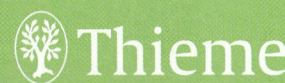

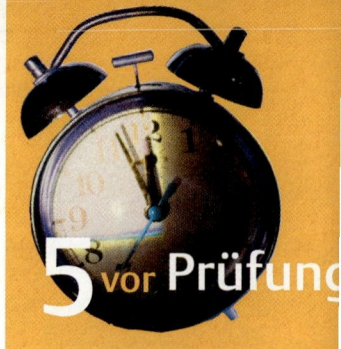
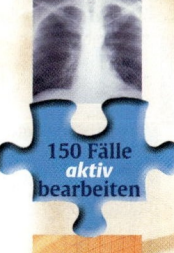
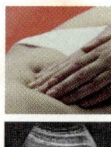
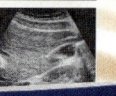
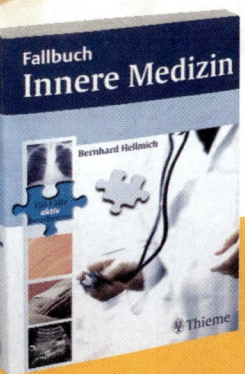
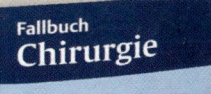
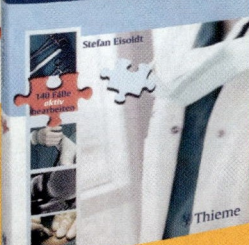
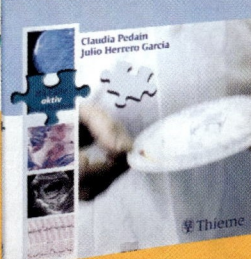
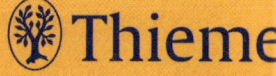